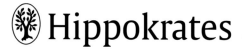

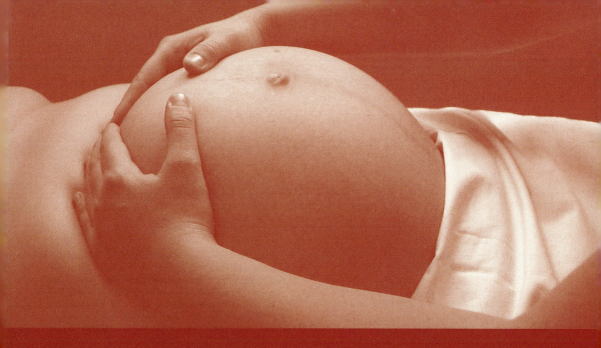

Hebammenkunde

Lehrbuch für Schwangerschaft,
Geburt, Wochenbett und Beruf

Andrea Stiefel, Christine Geist, Ulrike Harder

Unter Mitarbeit von

Cordula Ahrendt	Sabine Krauss-Lembcke	Petra Schönberner
Nicola Bauer	Frauke Lippens	Antje Schoppa-Remm
Yvonne Bovermann	Marion Lübke	Clarissa Schwarz
Jule Friedrich	Susanne Mack	Peggy Seehafer
Martha Halbach	Ina Mailänder	Susanne Simon
Regula Hauser	Elisabeth Ortmeier	Gisèle Steffen
Astrid Herber-Löffler	Heike Polleit	Ilse Steininger
Silvia Höfer	Clarissa Richter	Yvonne Stephan
Johanna Hoepner	Anna Rockel-Loenhoff	Nora Szász
Grit Kalisch	Josepha Rodriguez	Monika Tschernko
Marianne Kerkmann	Christl Rosenberger	Ulrike Willoughby
Simone Kirchner	Rose Maria Schilling	
Susanne Kluge	Cornelia Schirren	

5., überarbeitete und erweiterte Auflage

746 Abbildungen

Hippokrates Verlag · Stuttgart

Impressum

Bibliografische Information
der Deutschen Nationalbibliothek

Die Deutsche Nationalbibliothek verzeichnet diese Publikation in der Deutschen Nationalbibliografie; detaillierte bibliografische Daten sind im Internet über http://dnb.d-nb.de abrufbar.

1. Auflage 1995, Verlag Walter de Gruyter
2. Auflage 1998, Verlag Walter de Gruyter
3. Auflage 2005, Hippokrates Verlag
4. Auflage 2007, Hippokrates Verlag

© 2013 Hippokrates Verlag in
MVS Medizinverlage Stuttgart GmbH & Co. KG
Oswald-Hesse-Straße 50, 70469 Stuttgart

Unsere Homepage: www.hippokrates.de

Printed in Germany

Lektorat: Dr. Renate Reutter
Zeichnungen: Hopek Quirin-Harder, Berlin
Abbildungsnachweise s. S. 892 ff
Umschlaggestaltung: Thieme Verlagsgruppe
Umschlagfotos: Eike und Ulrike Harder
Satz: primustype Hurler GmbH, 73274 Notzingen
gesetzt in: Indesign 5.5
Druck: Grafisches Centrum Cuno, 39240 Calbe

ISBN 978-3-8304-5493-9   1 2 3 4 5 6

Auch erhältlich als E-Book:
eISBN (PDF) 978-3-8304-5525-7
eISBN (ePub) 978-3-8304-5526-4

Wichtiger Hinweis: Wie jede Wissenschaft ist die Medizin ständigen Entwicklungen unterworfen. Forschung und klinische Erfahrung erweitern unsere Erkenntnisse, insbesondere was Behandlung und medikamentöse Therapie anbelangt. Soweit in diesem Werk eine Dosierung oder eine Applikation erwähnt wird, darf der Leser zwar darauf vertrauen, dass Autoren, Herausgeber und Verlag große Sorgfalt darauf verwandt haben, dass diese Angabe dem Wissensstand bei Fertigstellung des Werkes entspricht.

Für Angaben über Dosierungsanweisungen und Applikationsformen kann vom Verlag jedoch keine Gewähr übernommen werden. Jeder Benutzer ist angehalten, durch sorgfältige Prüfung der Beipackzettel der verwendeten Präparate und gegebenenfalls nach Konsultation eines Spezialisten festzustellen, ob die dort gegebene Empfehlung für Dosierungen oder die Beachtung von Kontraindikationen gegenüber der Angabe in diesem Buch abweicht. Eine solche Prüfung ist besonders wichtig bei selten verwendeten Präparaten oder solchen, die neu auf den Markt gebracht worden sind. Jede Dosierung oder Applikation erfolgt auf eigene Gefahr des Benutzers. Autoren und Verlag appellieren an jeden Benutzer, ihm etwa auffallende Ungenauigkeiten dem Verlag mitzuteilen.

Geschützte Warennamen (Warenzeichen) werden nicht besonders kenntlich gemacht. Aus dem Fehlen eines solchen Hinweises kann also nicht geschlossen werden, dass es sich um einen freien Warennamen handelt.

Das Werk, einschließlich aller seiner Teile, ist urheberrechtlich geschützt. Jede Verwertung außerhalb der engen Grenzen des Urheberrechtsgesetzes ist ohne Zustimmung des Verlags unzulässig und strafbar. Das gilt insbesondere für Vervielfältigungen, Übersetzungen, Mikroverfilmungen und die Einspeicherung und Verarbeitung in elektronischen Systemen.

Ethik des Hebammenberufs

Hebammen arbeiten in einer gesellschaftlichen Verantwortung und begleiten Frauen, Kinder, Partner und Familien besonders während Schwangerschaft, Geburt und Wochenbett. Die Menschenwürde und die Rechte der Frau sind wesentliche Maßstäbe für ihr Handeln. Eine qualifizierte Ausbildung befähigt sie dazu.

Hebammen sehen in menschlicher Fortpflanzung und Geburt natürliche Lebensvorgänge, die einer fachkundigen Begleitung bedürfen. Wo Menschen in diese Vorgänge eingreifen, muss die Würde der Frau gewahrt sein und ihr Selbstbestimmungsrecht geachtet werden. Umfassende Information und ausreichend Zeit sind die Voraussetzungen für eine Entscheidungsfindung.

Hebammen unterstützen sich gegenseitig und arbeiten mit anderen Berufsgruppen zusammen, die sie beratend hinzuziehen. Sie überweisen, wenn die Situation es erfordert.

Hebammen haben eine staatlich geregelte Schweigepflicht und ein Zeugnisverweigerungsrecht.

Hebammen sollten keiner Frau die für sie notwendige Hilfe verweigern, unabhängig von Rasse, Kultur, Weltanschauung, gesellschaftlicher Stellung und Lebensführung.

Hebammen schützen in ihrem beruflichen Alltag Frauen und Familien vor körperlichen und seelischen Schäden. Deren Gesundheit und Wohlergehen ist Ziel ihres gesellschaftspolitischen Engagements.

Hebammen erforschen ihre Arbeit und begleiten sie wissenschaftlich, um die Qualität zu sichern. Sie gestalten ihre Aus-, Fort- und Weiterbildung. Ihr Wissen und ihre beruflichen Fähigkeiten geben ihnen Macht über die ihnen anvertrauten Menschen; diese Macht darf nicht missbraucht werden.

Hebammen bemühen sich gemeinsam um ihre gesellschaftliche Anerkennung und eine gerechte Entlohnung.

Hebammen beobachten mit kritischer Aufmerksamkeit neue Entwicklungen auf den Gebieten Geburtshilfe, Reproduktionsmedizin und Genforschung.

Diese **Ethik-Grundsätze** sind 1992 von der Delegiertenversammlung des Bundes Deutscher Hebammen (BDH) einstimmig angenommen worden. Sie wurden von Kolleginnen erarbeitet, nachdem der Internationale Hebammenverband (ICM) alle Mitgliedsverbände dazu aufgerufen hatte, berufsethische Fragen zu diskutieren und ethisch-moralische Grundlagen für Hebammen in einem Kodex zu formulieren.

Vorwort zur 1. Auflage

Schwangerschaft, Geburt und Wochenbett stellen für jede Frau einen bedeutenden Lebensabschnitt dar. Hebammen sind in dieser Zeit wichtige Bezugspersonen, denn sie sind durch ihre fachspezifische Ausbildung dazu befähigt, Frauen in der Schwangerschaft zu beraten und zu betreuen, normale Geburten zu leiten, Komplikationen frühzeitig zu erkennen, Neugeborene zu versorgen und das Wochenbett zu überwachen.

Dieser vielseitige Beruf bedarf einer soliden Ausbildung und regelmäßiger Fortbildung. Leider gibt es hierfür nur sehr wenig Fachliteratur von Hebammen. Das hat uns dazu bewogen, gemeinsam mit Kolleginnen ein Lehrbuch zu schreiben, das hebammenrelevantes Wissen, insbesondere über die physiologischen Vorgänge in Schwangerschaft, Geburt und Wochenbett vermittelt. Großen Wert legen wir dabei auf gute Lesbarkeit, verständliche Formulierungen und aussagekräftige Abbildungen. Die Darstellung pathologischer Vorgänge wird bewußt kürzer gefaßt und orientiert sich an der aktuellen ärztlichen Fachliteratur.

Um einen guten Praxisbezug zu gewährleisten, wurden ausschließlich Hebammen als Autorinnen gewonnen, die über viel Erfahrung durch Klinikarbeit, freiberufliche Praxis und Lehrtätigkeit an Hebammenschulen verfügen oder durch ihren „Zweitberuf" Ärztin, Psychologin, Juristin, Sozialpädagogin bzw. Politologin spezielles Fachwissen erworben haben.

Wir hoffen, dass die Hebammenkunde für zukünftige Hebammen eine hilfreiche Ausbildungsgrundlage darstellt und den Kolleginnen in der Praxis als nützliches Nachschlagewerk dient.

Mit der Bezeichnung Hebamme meinen wir stets auch die wenigen männlichen Berufskollegen. Der Ausdruck Entbindungspfleger wird in diesem Buch vermieden, da er sich im Sprachgebrauch nicht durchgesetzt hat und das Arbeitsgebiet von Hebammen auf die Pflege während der Geburt reduziert.

Die Mitglieder einer Berufsgruppe werden im Text oft in der weiblichen Form benannt, um Doppelungen (Arzt/Ärztin) und eine nicht im Duden zugelassene Form (ÄrztIn) zu vermeiden. Die weibliche Form schließt die dieser Berufsgruppe angehörigen Männer natürlich stets mit ein.

Bedanken möchten wir uns bei allen Autorinnen für die gute Zusammenarbeit und bei Herrn Quirin-Harder für die gelungenen Zeichnungen sowie die geduldige Berücksichtigung all unserer Vorstellungen.

Ebenso gebührt dem Walter de Gruyter Verlag und seinen Mitarbeitern unser Dank für die offene Unterstützung dieses Lehrbuchprojektes, namentlich der Herstellerin Frau Dabrowski und dem Verlagsdirektor Medizin Herrn Priv. Doz. Dr. Radke.

Ein besonderer Dank geht an unsere Ehemänner und Kinder, deren Geduld und Verständnis uns eine große Hilfe war.

Wir bitten die Leserinnen und Leser der Hebammenkunde, uns ihre Anregungen und Kritik mitzuteilen, damit wir diese in der nächsten Auflage berücksichtigen können.

Berlin, Januar 1995   Christine Geist
Ulrike Harder
Gisela Kriegerowski-Schröteler
Andrea Stiefel

Vorwort zur 5. Auflage

Nach der ersten Auflage 1995 konnten wir die 3. Auflage der Hebammenkunde im Jahr 2005 mit dem Hippokrates Verlag vollkommen neu strukturieren. Neben einem ansprechenden neuen Layout und gründlicher inhaltlicher Aktualisierung, durch zum Teil neue Autorinnen, wurden besonders die Kapitel zur Pathologie in Schwangerschaft, Geburt und Wochenbett erheblich erweitert. Sehr schnell überarbeiteten wir unser Werk, um mit der Herausgabe der 4. Auflage (2007) aktuelle Trends aufzugreifen und Unklarheiten zu korrigieren.

Nun sind weitere fünf Jahre vergangen, in Österreich, der Schweiz und Deutschland haben sich wesentliche Veränderungen für die Hebammenausbildung ergeben. Der Berufsabschluss kann in Österreich und der Schweiz nur noch an einer Fachhochschule erworben werden, in Deutschland wird der akademische Weg entweder durch die Ausbildung begleitende Studienmöglichkeiten oder grundständige Studiengänge (z. B. Pilotprojekt Studiengang Hebammenkunde) beschritten. – Ein langer Weg, den wir mit unserem Lehrbuch und unseren Autorinnen begleitet haben, indem wir z.B. das Thema Hebammenforschung von Anfang an thematisierten. Viele unserer Autorinnen erwarben mit den Jahren akademische Grade, ihr Fachwissen wird auch wieder in die 5. Auflage einfließen.

Genauso wichtig und bedeutsam ist für uns auch die Expertise der Praktikerinnen, Hebammen die täglich in der Klinik, im Geburtshaus und im häuslichen Umfeld Frauen und ihre Familien begleiten und für sie da sind. Der Transfer von Wissen aus der Praxis an die Hochschule und zurück ist der Schlüssel für unser gemeinsames Wachstum und das Überleben unseres Berufsstandes. Daher haben wir uns bemüht, beiden Aspekten Rechnung zu tragen und die Notwendigkeit eines evidenzbasierten Arbeitens zu betonen, ohne sie zum Dogma zu erheben.

Wir hoffen, dass Hebammen in Ausbildung und Studium, aber auch langjährig tätige Hebammen und andere Berufsgruppen im Bereich der Geburtshilfe von den Veränderungen des Lehrbuches profitieren. Möge es weiter als Lehrbuch und Nachschlagewerk dienen, um eine fachkompetente, einfühlsame Hebammenbetreuung und eine familienfreundliche Geburtshilfe zu fördern und die interdisziplinäre Zusammenarbeit zu stärken und auszubauen.

Wir danken allen Autorinnen für die gute Zusammenarbeit und vielen unseren Leserinnen und Lesern für die konstruktiven Kritiken und Anregungen. Ein besonderer Dank gebührt Frau Dr. Renate Reutter und dem Hippokrates Verlag, die sich wie immer sehr für das Buch eingesetzt haben und offen für Anregungen und Wünsche waren. Ebenso bedanken wir uns bei unseren Familien und Freunden, die uns nach wie vor tatkräftig unterstützten.

Berlin und Konstanz, Mai 2012

Andrea Stiefel
Christine Geist
Ulrike Harder

Herausgeberinnen

Andrea Stiefel
*Lehrerin für Hebammenwesen,
MSc. Midwifery
Stellvertretende Studiengang-
leitung BSc Hebamme*
Zürcher Hochschule für Ange-
wandte Wissenschaften Dept. G
Institut für Hebammen
Technikumstraße 71
CH-8401 Winterthur, Schweiz

Christine Geist
Lehrerin für Hebammenwesen
Quantzstr. 18 b
14129 Berlin

Ulrike Harder
*Lehrerin für Hebammenwesen,
freie Dozentin*
Hebammenschule im IbBG
Vivantes Klinikum Neukölln
Rudower Str. 48
12351 Berlin

Andrea Stiefel
E-Mail: dea.stiefel@web.de

Geboren 1959 in Wuppertal.
1977 Hebammenausbildung in München, anschließend angestellte Hebamme in Berlin.
1989 Weiterbildung zur staatlich anerkannten Lehrerin für Hebammen beim Senat für Gesundheit Berlin.
1991 Lehrerin für Hebammen am Martin-Luther-Krankenhaus Berlin.
1995 Stationsleitung der Neugeborenenabteilung.
1996 Lehrerin für Hebammen am Vivantes Klinikum Neukölln, ab 2003 Leitung der Hebammenschule.
1997–2005 ICM-Delegierte des Bund Deutscher Hebammen, 2005–2008 Regionalvertreterin des ICM für Zentraleuropa.
2007–2009 Masterstudium
2009 Dozentin ZHAW, Dept. G, Institut für Hebammen, Winterthur, Schweiz.
2010 Stellvertretende Studiengangleitung.

Christine Geist
E-Mai: chriwi72@yahoo.de

Geboren 1943 in München.
1967 Hebammenausbildung in Berlin, anschließend angestellte Hebamme.
1985 Weiterbildung zur staatlich anerkannten Lehrerin für Hebammen beim Senat für Gesundheit Berlin.
1986 Lehrerin für Hebammen am Krankenhaus Berlin Neukölln.
1996 bis September 2003 Leitung der Hebammenschule am Vivantes Klinikum Neukölln.

Ulrike Harder
E-Mai: u.harder@gmx.de

Geboren 1955 in Hamburg.
1975 Studium der Erziehungswissenschaften.
1978 Hebammenausbildung in Berlin, anschließend angestellte Hebamme in Hamburg.
1984 Leitende Hebamme an einem Krankenhaus in Saudi Arabien.
1987 Weiterbildung zur staatlich anerkannten Lehrerin für Hebammen.
1989 Leitung der Hebammenschule am Martin-Luther-Krankenhaus Berlin.
1995 Lehrerin für Hebammen in Speyer.
1997 Leitung der Hebammenschule in Bensberg.
1998–2005 Mitherausgeberin der Fachzeitschrift „Die Hebamme".
2000 Freiberufliche Hebamme in der Fera Gemeinschaftspraxis Berlin.
2002 Lehrerin für Hebammen am Vivantes Klinikum Neukölln, Dozentin für geburtshilfliche Fortbildungen und freiberufliche Hebamme.

Autorinnen

Cordula Ahrendt
Hebamme, Dipl.-Medizinpädagogin
Ausbildungszentrum für Gesundheitsfachberufe des Universitätsklinikums
Leipziger Str. 44, Haus 117
39120 Magdeburg

Prof. Dr. phil. Nicola H. Bauer
Hebamme, Dipl.-Pflegewirtin,
Professorin für Hebammenwissenschaft
Studienbereich Hebammenkunde
Hochschule für Gesundheit
Universitätsstr. 105
44789 Bochum

Yvonne Bovermann
Hebamme MSc, Stillberaterin
Miningstr. 95
12359 Berlin

Jule Friedrich
Hebamme, Sozial- und Gesundheitsmanagerin
Op de Elg 52
22393 Hamburg

Martha Halbach
Lehrerin für Hebammenwesen
Kurfürstenstr. 38
42369 Wuppertal

Regula Hauser
Hebamme, M.P.H.
Leitung Fort- und Weiterbildung
Institut für Hebammen
Technikumstraße 71
8401 Winterthur, Schweiz

Astrid Herber-Löffler
Lehrerin für Hebammenwesen
Gesundheit Nordhessen Holding AG
Mönchebergstr. 41-43
34125 Kassel

Silvia Höfer
Hebamme
Schwendener Str. 21
14195 Berlin

Johanna Hoepner
Falkenstr. 3
90562 Heroldsberg

Grit Kalisch
Hebamme, Dipl.-Medizinpädagogin
Hebammenschule im IbBG
Vivantes Klinikum Neukölln
Rudower Str. 48
12351 Berlin

Marianne Kerkmann
Lehrerin für Hebammenwesen
Staatliche Berufsfachschule für Hebammen
am Klinikum der Universität München
Maistr. 11
80337 München

Simone Kirchner
Lehrerin für Hebammenwesen, Dipl.-Psychologin
Kaiser-Friedrich-Str. 7
10585 Berlin

Susanne Kluge
Hebamme / Dipl.-Sozialpädagogin
Fischergasse 32
89073 Ulm

Sabine Krauss-Lembcke
Hebamme, Supervisorin
Am alten Hof 15
27398 Kirchlinteln

Frauke Lippens
Hebamme
Hebammenpraxis Jarrestr. 44
22303 Hamburg

Dr. med. Marion Lübke
Hebamme, Gynäkologin
Krankenhaus Bad Cannstatt
Frauenklinik Stuttgart
Prießnitzweg 24
70374 Stuttgart

Susanne Mack
Hebamme, Dipl.-Pflegepädagogin (FH)
Bahnhofstr. 4
66133 Saarbrücken

Ina Mailänder
Hebamme
Osterfeldstr. 10 A
31515 Wunstorf

Elisabeth Ortmeier
Hebamme BSc
Sturmbergweg 7
94034 Passau

Autorinnen

Heike Polleit
Hebamme, Dipl.-Pflegewirtin
Hebammenschule im IbBG
Vivantes Klinikum Neukölln
Rudower Str. 48
12351 Berlin

Clarissa Richter
Hebamme
Glasgower Str. 31
12051 Berlin

Anna Rockel-Loenhoff
Hebamme, Ärztin
Birkenweg 11
59425 Unna

Josepha Rodriguez
Hebamme, Gynäkologin
Uhlandstr. 87
10717 Berlin

Christl Rosenberger
Hebamme, Berufsschullehrerin für Gesundheitsberufe, M. A.
Ziegeleistr. 21
9300 Wittenbach/St. Gallen, Schweiz

Rose Maria Schilling
Hebamme / Diplom Medizinpädagogin
Charité Gesundheitsakademie
Ausbildungsbereich Hebammenwesen
Augustenburger Platz 1
13353 Berlin

Cornelia Schirren
Lehrerin für Hebammenwesen
Elisabeth von Thüringen Akademie für
Gesundheitsberufe am Klinikum der
Philipps-Universität, Hebammenschule
Sonnenblickallee 13
35039 Marburg

Petra Schönberner
Hebamme , Dipl.-Psychologin
Markelstr. 17
12163 Berlin

Antje Schoppa-Remm
Hebamme
Buchen Weg 3
56075 Koblenz

Prof. Dr. Clarissa Schwarz
Hebamme, Lehrerin, Gesundheitswissenschaftlerin MPH
Alte Jacobstr. 133
10967 Berlin

Peggy Seehafer
Hebamme, Anthropologin
AnthropologenKontor
Deichstr. 39
20459 Hamburg

Susanne Simon
Hebamme, Dipl.-Medizinpädagogin
Hochschule Osnabrück
Fakultät Wirtschafts- und Sozialwissenschaften
Postfach 1940
49009 Osnabrück

Gisèle Steffen
Hebamme
Propsteiweg 13
79112 Freiburg-Waltershofen

Ilse Steininger
Hebamme/BSc, Lehrerin für Gesundheitsberufe, Dozentin
Belpstr. 21
3007 Bern, Schweiz

Yvonne Stephan
Hebamme, Dipl.-Berufspädagogin
Elisabeth von Thüringen Akademie für
Gesundheitsberufe am Klinikum der
Philipps-Universität, Hebammenschule
Sonnenblickallee 13
35039 Marburg

Nora Szász
Hebamme, Gynäkologin
Friedrich-Ebert-Str. 130
34119 Kassel

Monika Tschernko
Hebamme, Dipl.-Medizinpädagogin
Ostrauer Str. 12
01277 Dresden

Ulrike Willoughby
Hebamme, Juristin
Fischbacher Weg 6
65719 Hofheim

Inhalt

Berufsbild 1

1 Geschichte des Hebammenberufs ... 2
Nora Szász, Andrea Stiefel, Monika Tschernko

1.1 Antike und Mittelalter ... 2
1.2 17. und 18. Jahrhundert ... 4
1.3 19. Jahrhundert ... 5
1.4 Hebammenbewegung ... 7
1.5 Erster Weltkrieg und Weimarer Republik ... 8
1.6 Hebammen im Nationalsozialismus ... 10
1.7 Entwicklung des Hebammenberufs in der Bundesrepublik Deutschland ... 11
1.8 Entwicklung des Hebammenberufs in der DDR ... 13

2 Der Hebammenberuf heute ... 16
Andrea Stiefel, Jule Friedrich, Susanne Simon

2.1 Arbeitsbereiche und Arbeitsformen ... 16
2.2 Fort- und Weiterbildung, Studium ... 19
2.3 Hebammenforschung ... 21
2.4 Berufsverbände für Hebammen ... 24
2.5 Hebammenausbildung und -beruf in anderen europäischen Ländern ... 29

3 Hebammenrolle, Kommunikation und pädagogische Hebammenaufgaben ... 33
Cordula Ahrendt

3.1 Hebammenrolle ... 33
3.2 Grundlagen der Kommunikation ... 39
3.3 Beratung ... 44
3.4 Pädagogische Grundlagen der Kursgestaltung ... 55
Literatur Kap. 1–3 ... 57

Sexualität und Familienplanung 61

4 Psychosexuelle Entwicklung der Frau ... 62
Susanne Kluge

4.1 Sexualität im Kindesalter ... 62
4.2 Sexualität in Pubertät und Adoleszenz ... 62
4.3 Sexualität als erwachsene Frau ... 63
4.4 Sexualität in der Schwangerschaft ... 63
4.5 Sexualität der Geburt ... 64
4.6 Sexualität nach der Geburt ... 65
4.7 Sexualität in den Wechseljahren ... 66
4.8 Sexualität im Alter ... 67
4.9 Die Rolle der Frau in unserer Gesellschaft ... 67

5 Betreuung von Frauen mit Gewalterfahrung ... 69
Jule Friedrich

5.1 Gewalterfahrungen ... 69
5.2 Betreuung von Frauen mit Genitalverstümmelung ... 74

6 Familienplanung ... 77
Cordula Ahrendt, Clarissa Richter

6.1 Hebamme und Kontrazeption ... 77
6.2 Möglichkeiten der Kontrazeption ... 78
6.3 Zuverlässigkeit der Verhütungsmethoden ... 79

6.4	Natürliche Familienplanung nach sensiplan®	79	6.9	Irreversible Methoden	94
6.5	Andere Verhütungsmethoden ohne Mittelanwendung	84	6.10	Vor- und Nachteile der einzelnen Verhütungsmethoden	95
6.6	Chemische Methoden	86	6.11	Empfängnisverhütung nach der Geburt	97
6.7	Mechanische Methoden	86	6.12	Kinderwunsch, Sterilität, Reproduktionsmedizin	99
6.8	Hormonelle Methoden	90		Literatur Kap. 4–6	103

Anatomie und Physiologie — 107

7 Weibliche Genitalorgane — 108
Ulrike Harder, Peggy Seehafer

- 7.1 Anatomische Fachbegriffe — 108
- 7.2 Vulva — 109
- 7.3 Vagina (Scheide) — 110
- 7.4 Uterus (Gebärmutter) — 111
- 7.5 Tuba uterina (Eileiter) — 115
- 7.6 Ovar (Eierstock) — 116
- 7.7 Blutversorgung der weiblichen Genitalorgane — 118
- 7.8 Menstruationszyklus — 118

8 Beckenboden, Bindegewebe und Haltebänder — 121
Ulrike Harder, Peggy Seehafer

- 8.1 Beckenboden — 121
- 8.2 Bindegewebe und Haltebänder — 125

9 Embryonale und plazentare Entwicklung — 128
Simone Kirchner, Susanne Mack

- 9.1 Präimplantationsphase — 128
- 9.2 Implantation, Nidation — 129
- 9.3 Entwicklung der dreiblättrigen Keimscheibe — 129
- 9.4 Embryonalperiode — 130
- 9.5 Fetalperiode — 134
- 9.6 Plazentaentwicklung und -funktion — 134
- Literatur Kap. 7–8 — 140

Schwangerschaft — 141

10 Feststellung der Schwangerschaft — 142
Silvia Höfer

- 10.1 Schwangerschaftsdauer — 142
- 10.2 Schwangerschaftstest — 142
- 10.3 Schwangerschaftszeichen — 143
- 10.4 Schwangerschaftsalter und Bestimmung des Geburtstermins/Geburtszeitraums — 144

11 Physiologie und Psychologie der Schwangerschaft — 147
Silvia Höfer

- 11.1 Hormone — 147
- 11.2 Uterus — 148
- 11.3 Zervix und Vagina — 149
- 11.4 Herz-Kreislauf-System — 149
- 11.5 Lunge und Atemwege — 151
- 11.6 Nieren und Harnwege — 151
- 11.7 Magen-Darm-Trakt, Leber — 151
- 11.8 Stoffwechsel — 151
- 11.9 Körpergewicht und Körperform — 152
- 11.10 Skelett und Muskulatur — 153
- 11.11 Haut — 154
- 11.12 Brüste — 154
- 11.13 Psychologie der Schwangerschaft — 155

12 Die Entstehung einer Familie — 157
Silvia Höfer

- 12.1 Definition von Familie — 157
- 12.2 Funktionen und Dynamiken in der Familie — 157
- 12.3 Kultur und Herkunft — 158

13 Schwangerschaftsbeschwerden bei gesunden Schwangeren ... 160
Silvia Höfer

13.1 Ödeme ... 160
13.2 Vaginaler Fluor und Pilzinfektionen ... 161
13.3 Verdauung und Ausscheidung ... 161
13.4 Herz- und Kreislaufsystem ... 163
13.5 Bewegungsapparat ... 163

14 Schwangerenvorsorge ... 165
Silvia Höfer

14.1 Schwerpunkte und Rolle der Hebamme ... 165
14.2 Rechtliche Grundlagen ... 166
14.3 Ethische Aspekte ... 166
14.4 Ausstattung für die Schwangerenvorsorge ... 167
14.5 Prinzipien der Vorsorgeuntersuchungen ... 168
14.6 Der erste Vorsorgetermin ... 168
14.7 Weitere Vorsorgetermine ... 170
14.8 Betreuung bei Terminüberschreitung und Übertragung ... 171
14.9 Betreuung von Mehrlingsschwangerschaften ... 171

15 Untersuchung der schwangeren Frau ... 173
Silvia Höfer

15.1 Regeln für körperliche Untersuchungen ... 173
15.2 Untersuchung des Bauches und der Brüste ... 173
15.3 Untersuchung des Beckens ... 176
15.4 Die vaginale Untersuchung ... 178
15.5 Beurteilung der Entwicklung des Kindes ... 179
15.6 Urinuntersuchungen ... 180
15.7 Blutuntersuchungen ... 180
15.8 Weiterführende Untersuchungen ... 182
15.9 Untersuchungsergebnisse und die Notwendigkeit einer ärztlichen Diagnose ... 182

16 Beratung der schwangeren Frau ... 183
Silvia Höfer, Andrea Stiefel

16.1 Prinzipien der Schwangerenberatung ... 183
16.2 Gesprächsgestaltung ... 183
16.3 Beratungsthemen ... 185
16.4 Soziale Beratung der Schwangeren ... 186
16.5 Pränatale Diagnostik ... 187
16.6 Sexualität in der Schwangerschaft ... 189
16.7 Arzneimittel und Schwangerschaft ... 190
16.8 Genussmittel, Drogen und Schwangerschaft ... 190
16.9 Der Nestbautrieb in der Schwangerschaft ... 191
16.10 Sport und Bewegung in der Schwangerschaft ... 192
16.11 Reisen in der Schwangerschaft ... 192
16.12 Spezielle Körperpflege in der Schwangerschaft ... 193
16.13 Stillen, Vorbereitung auf die Ernährung des Kindes ... 194
16.14 Auswahl des Geburtsortes ... 195

17 Ernährung in der Schwangerschaft ... 198
Silvia Höfer

17.1 Grundprinzipien der Ernährungsberatung ... 198
17.2 Energiebedarf, Fette, Kohlenhydrate und Eiweiß ... 198
17.3 Wasser, Flüssigkeit ... 199
17.4 Mineralien und Spurenelemente ... 199
17.5 Vitamine ... 201
17.6 Vor- und Nachteile typischer Nahrungsmittel ... 202
17.7 Nahrungsergänzungsmittel („Supplements") und Diäten ... 203
17.8 Ernährungsgewohnheiten ... 203

18 Geburtsvorbereitung ... 204
Sabine Krauss-Lembcke

18.1 Methoden der Geburtsvorbereitung ... 204
18.2 Ziele eines Geburtsvorbereitungskurses ... 206
18.3 Aufgaben der Kursleiterin ... 206
18.4 Organisation und Ausstattung ... 207
18.5 Inhalte eines Geburtsvorbereitungskurses ... 208

19 Risikoabschätzungen und Risikokataloge ... 212
Silvia Höfer

19.1 Risikokatalog der Mutterschafts-Richtlinien ... 213
19.2 Risikokatalog des Mutterpasses ... 214
19.3 Risikokatalog der Weltgesundheitsorganisation (WHO) ... 214

20 Überwachungsmethoden und Pränataldiagnostik ... 216
Silvia Höfer

20.1 Ultraschall-Screening ... 216
20.2 Amnioskopie ... 218
20.3 Amniozentese ... 219
20.4 Chorionzottenbiopsie ... 219
20.5 Alpha-Fetoprotein-Bestimmung und Triple-Diagnostik im Serum ... 220
20.6 Nabelschnurpunktion ... 221
20.7 Kardiotokografie (CTG) ... 221

21	**Besondere Schwangerschaften** 222

*Andrea Stiefel, Simone Kirchner,
Christl Rosenberger, Anna Rockel-Loenhoff,
Susanne Kluge*

21.1	Mehrlingsschwangerschaft 222
21.2	Beckenendlagen (BEL) 225
21.3	Abruptio gravitatis (Schwangerschaftsabbruch) 227

22	**Erkrankungen und Komplikationen in der Schwangerschaft** 230

Silvia Höfer, Andrea Stiefel, Susanne Kluge

22.1	Anzeichen von Komplikationen in der Schwangerschaft 230
22.2	Bedeutung psychosozialer Probleme für den Schwangerschaftsverlauf 231
22.3	Emesis, Hyperemesis und Ptyalismus 232
22.4	Eisenmangelanämie 234
22.5	Differenzialdiagnosen der Anämie 236
22.6	Blutungen in der Schwangerschaft 237
22.7	Drohende Frühgeburt 238
22.8	Aborte (Fehlgeburten) 241
22.9	Infektionen in der Schwangerschaft 243
22.10	Wachstumsretardierung und Plazentainsuffizienz 253
22.11	Hypertensive Erkrankungen in der Schwangerschaft (HES), Präeklampsie, Eklampsie 254
22.12	HELLP-Syndrom 258
22.13	Diabetes und Schwangerschaft 259
	Literatur Kap. 10–22 264

Die normale Geburt 267

23	**Der Geburtsvorgang** 268

*Christl Rosenberger, Rose Maria Schilling,
Ulrike Harder*

23.1	Wehenphysiologie 268
23.2	Geburtsmechanische Begriffe zur Position des Kindes 275
23.3	Geburtsmechanische Faktoren des kindlichen Kopfes 278
23.4	Knöcherner Geburtsweg 280
23.5	Weicher Geburtsweg 288
23.6	Vaginale und rektale Untersuchung 289
23.7	Phasen der Geburt 291
23.8	Blasensprung 293
23.9	Geburtsmechanik 294

24	**Geburtsleitung und Betreuung der Gebärenden in der Eröffnungsperiode** 299

Ulrike Harder

24.1	Geburtsbeginn 299
24.2	Dokumentation der Geburt 302
24.3	Beobachtung von Wehen und kindlicher Herzfrequenz 305
24.4	Begleitung der Gebärenden 307
24.5	Körperhaltungen während der Eröffnungs- und Übergangsphase 307
24.6	Nahrungsaufnahme 313
24.7	Kontrolle des Allgemeinzustandes 313
24.8	Kontrolle des Geburtsfortschrittes 314

25	**Geburtsleitung und Betreuung der Gebärenden in der Durchtrittsphase (Austreibungsperiode)** 315

Ulrike Harder, Frauke Lippens

25.1	Erkennen des Geburtsfortschrittes 315
25.2	Durchtrittsphase (Austreibungsperiode) ... 315
25.3	Dammschutz und Entwicklung des Kindes ... 317
25.4	Geburt in unterschiedlichen Gebärpositionen 321

26	**Wassergeburt** 328

Ulrike Harder

27	**Abnabeln und Erstversorgung des Neugeborenen** 332

Ilse Steininger

28	**Die Nachgeburtsperiode** 336

Ulrike Harder, Ilse Steininger, Simone Kirchner

28.1	Plazentalösung und Plazentageburt 336
28.2	Leitung der Nachgeburtsperiode 339
28.3	Plazentaform und Nabelschnur 344
28.4	Betreuung der Familie post partum 346

29 Schmerzerleichterung während der Geburt — 349

Gisèle Steffen, Marion Lübke, Ulrike Harder, Christl Rosenberger

29.1	Geburtsschmerz	349
29.2	Möglichkeiten der Schmerzerleichterung	351
29.3	Psychopharmaka, Spasmolytika und Analgetika	355
29.4	Inhalationsanalgesie mit Lachgas	357
29.5	Lokalanästhesien	357
29.6	Rückenmarksnahe Leitungsanästhesien	358
29.7	Kurznarkose	361

30 Besonderheiten der Hausgeburtshilfe — 362

Frauke Lippens

30.1	Vorteile und Nachteile	362
30.2	Voraussetzungen für eine Hausgeburt	363
30.3	Kontinuierliche Betreuung	363
30.4	Ausrüstung	364
30.5	Vorbereitungen im Hause der Schwangeren	365
30.6	Einsatz sanfter Heilmethoden	366
30.7	Verlegung der Geburt in die Klinik	366
	Literatur Kap. 23–30	367

Abweichungen von der normalen Geburt — 371

31 Mütterliche Geburtsverletzungen und Nahtversorgung — 372

Petra Schönberner, Anna Rockel-Loenhoff, Ulrike Harder

31.1	Dammriss, Scheidenriss	372
31.2	Labienriss, Schürfungen, Klitorisriss	374
31.3	Zervixrisse und tiefe Scheidenrisse	375
31.4	Nahtversorgung	376
31.5	Episiotomie	380
31.6	Nachbehandlung	382

32 Einleitung der Geburt — 383

Ulrike Harder, Regula Hauser

32.1	Methoden der Einleitung	383
32.2	Terminüberschreitung und Übertragung	386
32.3	Grünes Fruchtwasser	387
32.4	Vorzeitiger Blasensprung	388
32.5	Amnioninfektionssyndrom	389

33 Abweichende Fruchtwassermengen — 391

Ulrike Harder, Susanne Mack

33.1	Polyhydramnion	391
33.2	Oligohydramnion	392

34 Suspektes und pathologisches CTG — 394

Ulrike Harder

34.1	CTG Beurteilung	394

35 Protrahierter Geburtsverlauf — 397

Ulrike Harder

35.1	Wehenanomalien	397
35.2	Weichteilanomalien	400
35.3	Anomalien des knöchernen Geburtsweges	401
35.4	Relatives Kopf-Becken-Missverhältnis	403
35.5	Armvorfall bei Schädellage	404

36 Einstellungs- und Haltungsanomalien — 405

Ulrike Harder

36.1	Hintere Hinterhauptshaltung	405
36.2	Deflexionshaltungen	407
36.3	Hoher Geradstand	413
36.4	Tiefer Querstand	415
36.5	Roederer-Einstellung	418
36.6	Asynklitische Einstellungen	419

37 Erschwerte und forcierte Kopfentwicklung — 421

Ulrike Harder

37.1	Kristeller-Handgriff	421
37.2	Hinterdammgriff nach Ritgen	423
37.3	Vaginal-operative Entbindung	424

38 Schulterdystokie, verzögerte Schultergeburt — 426

Ulrike Harder

38.1	Diagnose	426
38.2	Mögliche Folgen	427
38.3	Beckenmobilisationen	427
38.4	Suprapubischer Druck	433
38.5	Episiotomie	434

38.6	Eingehen mit der Hand beim hohen Schultergeradstand	435	**44**	**Geburtshilfliche Besonderheiten bei mütterlichen Erkrankungen**	**466**
38.7	Hoher Schultergeradstand, weitere Maßnahmen	436		*Ulrike Harder, Susanne Mack*	
38.8	Tiefer Schulterquerstand, weitere Maßnahmen	437	44.1	Präeklampsie	466
			44.2	HELLP-Syndrom	468
38.9	Schulterdystokie bei Wassergeburten	437	44.3	Diabetes mellitus	469
38.10	Dokumentation	437	**45**	**Geburt eines toten, fehlgebildeten oder kranken Kindes**	**471**
39	**Sectio caesarea**	**439**		*Clarissa Schwarz*	
	Ulrike Harder, Astrid Herber-Löffler		45.1	Totgeburt	471
39.1	Häufigkeit, Indikationen, Nachteile	439	45.2	Geburt eines fehlgebildeten, kranken oder nicht lebensfähigen Kindes	476
39.2	Prä- und postoperative Maßnahmen bei Sectio caesarea	441			
			46	**Notfälle in der Geburtshilfe**	**479**
40	**Beckenendlage (BEL)**	**445**		*Ilse Steininger*	
	Ulrike Harder, Anna Rockel-Loenhoff		46.1	Schwere kindliche Bradykardie	479
40.1	Einteilung der Beckenendlagen	445	46.2	Nabelschnurvorfall	480
40.2	Geburtsmodus	446	46.3	Vorzeitige Plazentalösung	481
40.3	Geburtsmechanik	447	46.4	Placenta praevia	482
40.4	Geburtsleitung	449	46.5	Nabelschnurgefäßriss	483
40.5	Handgriffe zur Entwicklung der BEL	450	46.6	Uterusruptur	484
			46.7	Fruchtwasserembolie	484
41	**Querlage, Schräglage**	**456**	46.8	Mütterliche Schocksymptomatik	485
	Ulrike Harder, Anna Rockel-Loenhoff		**47**	**Regelwidrigkeiten in der Nachgeburtsperiode**	**487**
42	**Mehrlingsgeburten**	**458**		*Ilse Steininger*	
	Ulrike Harder		47.1	Allgemeine Betreuungsaufgaben der Hebamme	487
42.2	Zwillingsgeburt	458			
42.3	Komplikationen und Besonderheiten	460	47.2	Retention der ungelösten Plazenta	487
42.4	Geburtsleitung	460	47.3	Retention der gelösten Plazenta	489
42.5	Leitung der Nachgeburtsperiode	462	47.4	Uterusatonie	490
			47.5	Rissblutungen	491
43	**Frühgeburt**	**464**		Literatur Kap. 31–47	492
	Ulrike Harder, Susanne Mack				

Das Wochenbett 495

48	**Wochenbettbetreuung in der Klinik**	**496**	**49**	**Physiologische Veränderungen im Wochenbett**	**504**
	Christine Geist			*Christine Geist*	
48.1	Integrative Wochenbettbetreuung	496	49.1	Hormonelle Umstellung	504
48.2	Bonding	498	49.2	Extragenitale Rückbildung	505
48.3	Wochenbettbesuch	500	49.3	Rückbildung des Uterus	510
48.4	Beratung der Wöchnerin	502			

49.4	Rückbildung von Vagina, Vulva und Beckenboden	513		
49.5	Heilung der Geburtsverletzungen	514		
49.6	Lochien (Wochenfluss)	516		
49.7	Rückkehr von Menstruation und Fertilität	518		

50 Laktation und Stillen ... 520
Christine Geist, Jule Friedrich, Yvonne Bovermann, Dorothea Tegethoff

50.1	Entwicklung der Brust	520
50.2	Anatomie der Brustdrüse	522
50.3	Hormonelle Beeinflussung des Brustdrüsengewebes	524
50.4	Stillreflexe	526
50.5	Erstes Anlegen	528
50.6	Muttermilch	528
50.7	Die Bedeutung des Stillens	532
50.8	Korrektes Anlegen und Stillpositionen	534
50.9	Stillen nach Bedarf (ad libitum)	538
50.10	Stillberatung	540
50.11	Stillgruppen und Informationsmaterial	543

51 Stillprobleme ... 544
Yvonne Bovermann, Dorothea Tegethoff

51.1	Probleme bei der Mutter	544
51.2	Probleme beim Kind	555
51.3	Besondere Stillsituationen	558
51.4	Hilfsmittel beim Stillen	564
51.5	Abpumpen von Muttermilch und Entleeren von Hand	566
51.6	Aufbewahren der Muttermilch	569
51.7	Alternative Fütterungsmethoden	570
51.8	Rückstände in der Muttermilch	571
51.9	Stillhindernisse	572
51.10	Abstillen	572

52 Wochenbettbetreuung zu Hause ... 576
Nicola Bauer

52.1	Organisatorische Voraussetzungen	576
52.2	Ausstattung und Materialien	579
52.3	Betreuungszeitraum	580
52.4	Vorbesuch in der Schwangerschaft	581
52.5	Wochenbettbesuche zu Hause	583
52.6	Wichtige Themen in der weiteren Wochenbettbetreuung	584
52.7	Besondere Wochenbettsituationen	585
52.8	Die Hebamme als Begleiterin	585

53 Betreuung nach einer Sectio caesarea ... 587
Astrid Herber-Löffler, Nicola Bauer

53.1	Wochenbettverlauf	587
53.2	Drainagen, Verbandwechsel	587
53.3	Wundheilung, Fäden ziehen	589
53.4	Entlassung	590
53.5	Wochenbettbetreuung zu Hause	591

54 Betreuung verwaister Mütter ... 594
Clarissa Schwarz

54.1	Betreuung im Wochenbett	594
54.2	Körperliche Prozesse	594
54.3	Die Zeit zwischen Tod und Bestattung	595
54.4	Bestattungsrecht	597
54.5	Finanzielle Ansprüche der verwaisten Mutter	597
54.6	Begleitung des Trauerprozesses	598
54.7	Betreuung der Mutter eines fehlgebildeten oder kranken Neugeborenen	601

55 Körperliche Erkrankungen im Wochenbett ... 603
Andrea Stiefel

55.1	Rückbildungsstörungen des Uterus	603
55.2	Lochialstau	604
55.3	Infektionen im Wochenbett	605
55.4	Gestörte Wundheilung von Geburtsverletzungen	609
55.5	Initiale Brustdrüsenschwellung/Milchstau/Mastitis puerperalis	610
55.6	Störungen im Bereich des Urogenitaltraktes	610
55.7	Störungen im Darm- und Analbereich	612
55.8	Blutungen	613
55.9	Thromboembolische Erkrankungen	616
55.10	Präeklampsie, HELLP-Syndrom	616
55.11	Symphysenschäden	616
55.12	Steißbeinverletzungen	618

56 Psychische Krisen und Erkrankungen in der Postpartalzeit ... 619
Petra Schönberner

56.1	„Babyblues", das postpartale Stimmungstief	620
56.2	Postpartale Depression (PPD)	620
56.3	Postpartale Psychose (PPP)	621
56.4	Posttraumatische Belastungsstörung (PTBS)	622

56.5 Psycho- und Pharmakotherapie bei psychisch erkrankten Müttern ... 623
56.6 Vorgehen bei einem psychiatrischen Notfall 625
56.7 Betreuungsaspekte ... 625
Literatur Kap. 48–56 ... 628

Neugeborenes und Säugling 633

57 Die Umstellung des Körpers nach der Geburt ... 634
Andrea Stiefel

57.1 Fetaler Kreislauf ... 634
57.2 Der Kreislauf des Neugeborenen ... 635
57.3 Herz und Blutdruck ... 636
57.4 Blut ... 637
57.5 Lunge, Atmung, Temperaturregulation ... 637
57.6 Magen-Darm-Trakt, Leber und Nieren ... 638
57.7 Nervensystem ... 638
57.8 Skelett ... 639
57.9 Knöcherner Schädel ... 639
57.10 Zahnentwicklung ... 641

58 Das gesunde Neugeborene ... 642
Andrea Stiefel

58.1 Erstversorgung ... 642
58.2 Klassifikation der Neugeborenen ... 645
58.3 Reifebestimmung ... 646
58.4 Erstuntersuchung des Neugeborenen (U1) ... 650
58.5 Prophylaxen post natum ... 654
58.6 Weitere Versorgung des Neugeborenen ... 655

59 Besonderheiten der frühen Neugeborenenperiode ... 656
Heike Polleit, Elisabeth Ortmeier

59.1 Anpassung an das extrauterine Leben ... 656
59.2 Magen-Darm-Funktion ... 656
59.3 Leberfunktion und -stoffwechsel ... 657
59.4 Nierenfunktion ... 658
59.5 Geschlechtsorgane ... 659
59.6 Nabel ... 659
59.7 Haut ... 661
59.8 Temperaturregulation ... 662
59.9 Gewichtsentwicklung ... 663

60 Betreuung des gesunden Neugeborenen in den ersten Lebenstagen ... 664
Andrea Stiefel

60.1 Pflege und Überwachung des Neugeborenen ... 664
60.2 Vorsorgeuntersuchungen ... 665
60.3 Neugeborenen-Screening (Stoffwechselerkrankungen) ... 665
60.4 Prophylaxen ... 670
60.5 Hüftscreening ... 671
60.6 Hörscreening ... 672
60.7 Weitere Untersuchungen ... 673

61 Das gefährdete und das kranke Neugeborene ... 674
Heike Polleit, Andrea Stiefel, Elisabeth Ortmeier

61.1 Risikofaktoren ... 674
61.2 Beobachtungen des Neugeborenen ... 675
61.3 Reanimation in der Klinik ... 675
61.4 Anpassungsstörungen ... 681
61.5 Infektionen ... 681
61.6 Geburtsverletzungen ... 683
61.7 Fehlbildungen ... 685
61.8 Hyperbilirubinämie ... 689
61.9 Frühgeborene ... 692
61.10 Hypotrophe Reifgeborene ... 694
61.11 Hypertrophe Reifgeborene ... 695

62 Umgang mit Neugeborenen und Säuglingen ... 696
Antje Schoppa-Remm, Ina Mailänder, Andrea Stiefel

62.1 Heben, Wickeln, Lagerung, Anfassen, Tragen ... 696
62.2 Lagerstätten ... 699
62.3 Unterwegs mit dem Neugeborenen und Säugling ... 700
62.4 Raumausstattung und Bekleidung ... 703
62.5 Körperreinigung ... 703
62.6 Körperpflege ... 707
62.7 Nabelpflege ... 708
62.8 Wickeltechniken ... 709

63	Ernährung des gesunden Neugeborenen und Säuglings	712

Heike Polleit

63.1	Stillen	712
63.2	Flüssigkeitssubstitution bei gestillten Säuglingen	712
63.3	Muttermilchersatznahrung	712
63.4	Zwiemilchernährung: Stillen und Zufüttern	716
63.5	Zubereitung von Formulanahrung	717
63.6	Tagestrinkmenge bei Formulanahrung	717
63.7	Beikost	718

64	Die Entwicklung des Kindes im ersten Lebensjahr	719

Ina Mailänder, Andrea Stiefel

64.1	Körpergröße und Gewicht	719
64.2	Schlaf- und Wachverhalten	719
64.3	Sinne und Wahrnehmungen	719
64.4	Motorik	720
64.5	Sozialverhalten	721
64.6	Entwicklungstabellen	721
64.7	Entwicklungsförderung des Säuglings	721
	Literatur Kap. 57–64	725

Medikamente 729

65	Allgemeine Arzneimittellehre	730

Josepha Rodriguez

65.1	Wichtige Grundbegriffe	730
65.2	Applikationsformen	730
65.3	Medikamentenwirkung	731
65.4	Medikamentenverträglichkeit	731

66	Medikamente in der Geburtshilfe	732

Josepha Rodriguez, Ulrike Harder

66.1	Uterotonika	732
66.2	Laktationshemmende Mittel	734
66.3	Tokolytika (Wehenhemmer)	734
66.4	Antihypotonika	735
66.5	Antihypertensiva	735
66.6	Antibiotika	736
66.7	Magen-Darm-Medikamente	737
66.8	Mineralien und Spurenelemente	738
66.9	Antikoagulanzien	739

66.10	Analgetika und Spasmolytika	740
66.11	Sedativa	741
66.12	Anästhetika	741
66.13	Infusionen	742
66.14	Diuretika (harntreibende Mittel)	742
66.15	Insuline	742
66.16	Herzglykoside	742
66.17	Glukokortikoide	743

67	Impfungen	744

Josepha Rodriguez

68	Homöopathische Arzneimittel	747

Ulrike Harder

68.1	Grundprinzipien der Homöopathie	747
68.2	Die Auswahl des homöopathischen Mittels	748
	Literatur Kap. 65–68	750

Instrumente und Geräte in der Geburtshilfe 751

69	Medizinproduktegesetz (MPG) und Medizinprodukte-Betreiberverordnung (MPBetreibV)	752

Andrea Stiefel

69.1	Ziele des Medizinproduktegesetzes (MPG)	752
69.2	Einteilung der Medizinprodukte	752
69.3	Verantwortung für den Einsatz von Medizinprodukten	753
69.4	Führen eines Medizinproduktebuches	754

70	Überwachung von Schwangerschaft und Geburt	755

Andrea Stiefel, Ulrike Harder, Regula Hauser

70.1	Herztonüberwachung	755
70.2	Kardiographie (Überwachung der kindlichen Herzfrequenz)	756
70.3	Tokographie (Überwachung der Wehentätigkeit)	761
70.4	Kardiotokographie (CTG)	762
70.5	Ultraschalldiagnostik	774
70.6	Amnioskopie	778

Inhalt

70.7	Fetalblutanalyse (FBA) oder Mikroblutuntersuchung (MBU)	779
70.8	Pulsoxymetrie	780

71 Instrumente und Zubehör für die Geburt 781
Rose Maria Schilling, Andrea Stiefel

71.1	Normale Geburt	781
71.2	Zervixeinstellung und Kürettage	782
71.3	Vaginal-operative Entbindung	783

72 Infusionsapparate 788
Marianne Kerkmann, Andrea Stiefel

72.1	Gerätetypen	788
72.2	Gefahren	788
72.3	Sicherheitsmaßnahmen	789

73 Reanimations- und Überwachungsgeräte 790
Marianne Kerkmann, Andrea Stiefel

73.1	Reanimationsplatz für Neugeborene im Kreißsaal	790
73.2	Beatmungsgeräte für das Neugeborene	791
73.3	Sauerstoffmessgeräte	791
73.4	Blutdruckmessgerät, EKG-Monitor	792
73.5	Inkubator, Wärmebett, Apnoemonitor	792
73.6	Reanimations- und Überwachungsgeräte für Erwachsene	794
	Literatur Kap. 69–73	795

Spezielle Pflegeaufgaben 797

74 Wahrnehmung und (Kranken-) Beobachtung 798
Martha Halbach

74.1	Der erste Eindruck	799
74.2	Beobachtung von Körperfunktionen	799
74.3	Beobachtung von Körperausscheidungen	806
74.4	Blutveränderungen	810
74.5	Haut und Hautveränderungen	811

75 Pflegerische Tätigkeiten 814
Martha Halbach

75.1	Haare kürzen, entfernen, rasieren	814
75.2	Klistier, Darmeinlauf	814
75.3	Uringewinnung	816
75.4	Thrombose- und Embolieprophylaxe	820
75.5	Maßnahmen zur Fiebersenkung	825

76 Physikalische Therapie 827
Martha Halbach

76.1	Wärme, Kälte, Wasser	827
76.2	Licht, Strahlen	828
76.3	Vollbad	828
76.4	Halbbad, Wechselduschen	829
76.5	Sitzbad	829
76.6	Unterschenkelbad	829
76.7	Fußbad, Güsse	829
76.8	Warme Wickel als Ganzkörper- oder Teilwickel (Wärmezufuhr)	830
76.9	Kalte Wickel (Wärmeentzug)	830
76.10	Kalte Auflagen	831
76.11	Warme Auflagen	831
76.12	Wärmflasche	831
76.13	Eisblase, Eiskrawatte	831
76.14	Infrarotbestrahlung, Rotlicht	832
76.15	Sonnenlicht (UV-Strahlung)	832

77 Injektionen und Infusionen 833
Martha Halbach

77.1	Injektionen	833
77.2	Infusionen	836

78 Gewinnung und Umgang mit Untersuchungsmaterial 840
Martha Halbach

78.1	Abstriche	840
78.2	Blutentnahme	840
78.3	Blutkultur	842

79 Grundlagen der Hygiene 843
Grit Kalisch, Christine Geist

79.1	Definitionen und Grundbegriffe	843
79.2	Krankenhaushygiene	845
79.3	Persönliche Hygiene im Krankenhaus	845
79.4	Desinfektion und Sterilisation	847
79.5	Instrumentenpflege	849
79.6	Verhalten bei Unfällen	850
	Literatur Kap. 74–79	851

Berufskunde — 853

80 Qualitätsmanagement — 854
Nicola Bauer

- 80.1 Qualität — 854
- 80.2 Qualitätssicherung und Hebammenarbeit — 855

81 Gesetze und Verordnungen zum Hebammenberuf — 858
Cornelia Schirren, Yvonne Stephan, Johanna Hoepner

- 81.1 Hebammengesetz (HebG) — 858
- 81.2 Hebammen-Ausbildungs- und Prüfungsverordnung (HebAPrV) — 860
- 81.3 EU-Richtlinie — 862
- 81.4 Hebammenberufsordnungen (HebBo) — 863
- 81.5 Hebammen-Vergütungsvereinbarung — 865

82 Andere relevante Gesetze — 868
Ulrike Willoughby, Cornelia Schirren, Yvonne Stephan

- 82.1 Bürgerliches Recht, Zivilrecht — 868
- 82.2 Strafrecht — 870
- 82.3 Haftungsrecht — 874
- 82.4 Gesetz zum Schutz der erwerbstätigen Mutter (MuSchG) — 874
- 82.5 Mutterschaftsrichtlinien (MSR) — 876
- 82.6 Gesetz zum Elterngeld und zur Elternzeit (Bundeselterngeld- und Elternzeitgesetz – BErzGG) — 876
- 82.7 Bundeskindergeldgesetz (BKGG) — 878
- 82.8 Gesetz über den Verkehr mit Arzneimitteln (Arzneimittelgesetz – AMG) — 878
- 82.9 Gesetz über den Verkehr mit Betäubungsmitteln (Betäubungsmittelgesetz, BtMG) — 878
- 82.10 Gesetz zur Verhütung und Bekämpfung von Infektionskrankheiten beim Menschen (Infektionsschutzgesetz, IfSG) — 879

Literatur Kap. 80–82 — 881

Maßeinheiten und Referenzwerte — 883

83 Wichtige Einheiten und Umrechnungen in der Medizin — 884
Christine Geist

- 83.1 SI-Einheiten (Système International d'Unités) — 884
- 83.2 Umrechnung älterer Maßeinheiten — 886
- 83.3 Umrechnung von Einheiten für Infusionen — 887

84 Referenzwerte labormedizinischer Parameter — 888
Christine Geist

Literatur Kap. 83–84 — 891

Abbildungsnachweise — 892

Sachverzeichnis — 895

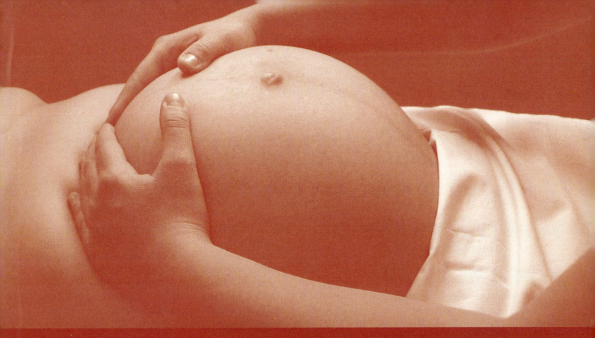

Berufsbild

1 Geschichte des Hebammenberufs 2
2 Der Hebammenberuf heute 16
3 Hebammenrolle, Kommunikation und pädagogische
  Hebammenaufgaben............................... 33

1 Geschichte des Hebammenberufs

Nora Szász, Andrea Stiefel und Monika Tschernko

1.1 Antike und Mittelalter

Nora Szász

Archäologische Funde legen Zeugnis davon ab, dass schon in prähistorischer Zeit Helferinnen bei der Geburt anwesend waren. Dennoch berechtigt dies nicht zu der Aussage, dass der Beruf der Hebamme so alt wie die Menschheit sei. Dies ist vielmehr einer von vielen wenig hinterfragten Mythen in der Hebammengeschichtsschreibung.

Antike

Schon aus der Zeit der Antike (500 vor Chr. bis 500 nach Chr.) ist eine bedeutende geburtshilfliche Tradition von Hebammen (gr. *maia*, *ioatromaia*, röm. *obstetrix*) überliefert. Für sie geschriebene Texte, wie etwa die berühmte Gynaikeia des Soranos von Ephesus aus dem ersten Jahrhundert n. Chr. belegen den hohen Stand der antiken Geburtshilfe. In der Zeit des Hellenismus und des Römischen Reiches erbrachten Frauen beachtliche medizinische Leistungen, die weit über die Funktion von Kräuterfrauen oder Helferinnen bei der Geburt hinausgehen konnten. Dabei ist meist keine deutliche Grenze zwischen der Tätigkeit einer Hebamme und der einer Ärztin zu ziehen, und oft muss auch die Frage offenbleiben, ob in griechischen oder lateinischen Inschriften oder in antiken Texten nun eine Ärztin als Geburtshelferin, eine gynäkologische Spezialistin oder eine „einfache" Hebamme gemeint ist.

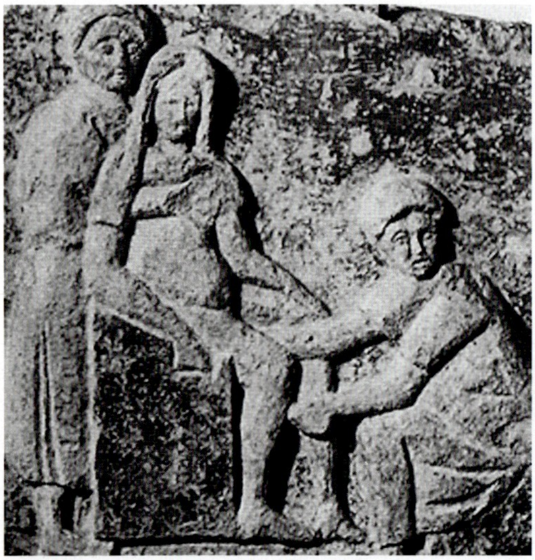

Auf dem Grabstein der Hebamme Scribonia Attice in Ostia bei Rom aus dem 2. Jhd. n. Chr. ist die wohl berühmteste antike Geburtsdarstellung zu sehen, die die „Obstetrix" bei ihrer Arbeit zeigt (Abb. 1-1). Im Gegensatz dazu sind die meisten geburtshilflichen Darstellungen aus der Zeit der Antike eher mythologischen Inhalts und geben keine reale Geburtsszene wieder.

Mit Ende der Antike verschwand der Typ der eher als Ärztin anzusehenden Hebamme weitgehend. In den folgenden Jahrhunderten oblag die Geburtshilfe den Weisen Frauen und nachbarschaftlichen Helferinnen.

Mittelalter

Die zur Gegenwart führende Entstehungsgeschichte berufsmäßiger Hebammen ist in den Städten des Mittelalters anzusiedeln. Hier organisierten sie sich zunftähnlich, bildeten einem Handwerk entsprechend Lehrmädchen aus und wurden zum Bestandteil einer geregelten medizinischen Versorgung der städtischen Bevölkerung. Die Hebammen waren in eine Hierarchie aus **Ehrbaren Frauen** (ehrenamtlich tätige Patrizierfrauen), **Oberhebammen, Lehrmägden, Stuhlweibern** und anderen **Gehülfinnen** eingegliedert.

Diese schon auf Geburtshilfe spezialisierten Hebammen sind abzugrenzen von **heilkundigen Frauen**, die zugleich Hebamme und Weise Frau waren und neben Geburtshilfe als Nachbarschaftshilfe auch allgemein Krankheiten behandelten. Für sie, die ihr Erfahrungswissen und Können wahrscheinlich mündlich weitergaben, gibt es in historischen Quellen kaum Belege.

Abb. 1-1 Grabstein der Scribonia Attice

Stadtärzte

Zu Beginn des 14. Jahrhunderts wurde in den Städten die Position der Stadtärzte geschaffen und mit an Universitäten ausgebildeten Medizinern besetzt. Das ihnen an den ersten Hochschulen vermittelte Wissen beruhte ausschließlich auf antiken Texten. Die wegen ihrer vorwiegend theoretischen Bildung und Einstellung auch als „**Buchärzte**" bezeichneten Mediziner verfügten über wenig Volksnähe und Praxis. Sie errangen bis zum Ende des 15. Jahrhunderts die ärztliche Vormachtstellung in den Städten. Nur die Geburtshilfe, Frauen- und Kinderheilkunde blieben in den Händen von Hebammen und anderen heilkundigen Frauen.

Ab dem 16. Jahrhundert übernahmen die Stadtärzte allmählich die Kontroll- und Machtfunktion der Ehrbaren Frauen über die Hebammen. Mit dieser Aufsichtspflicht konnten die Ärzte ihre geburtshilflichen Kenntnisse auch durch Erfahrungen von Hebammen, die sie darüber examinierten, erweitern. In der Folgezeit verfassten Ärzte **Hebammenbücher** und Schriften, die mit Erfindung des Buchdrucks (etwa 1440) in größeren Auflagen Verbreitung fanden. Sie geben neben antiken Überlieferungen auch zeitgenössisches Hebammenkönnen wieder, werten dieses zugleich aber auch ab.

So im ersten, 1513 in deutscher Sprache gedruckten, mehrfach übersetzten Hebammenlehrbuch „Der Swangern frawen und Hebammen Rosegarten" des Frankfurter Stadtarztes Eucharius Rößlin, das auch als Richtschnur für die aufkommenden Hebammenprüfungen diente: „… ich meyn die hebammen alle sampt/Die also gar kein wissen handt …"

Stadthebammen

Diese Geringschätzung der Hebammen, die unter Medizinern ab dem 16. Jahrhundert weit verbreitet war, stand im Kontrast zu der hohen, geachteten Stellung besonders der Stadthebamme. Sie wurde als Sachverständige vom Gericht hinzugezogen, um bei Verdacht auf Schwangerschaft, Abort, begangenen Kindsmord, aber auch über Jungfräulichkeit und Impotenz ein Urteil abzugeben. Hebammen waren als **rechtsmedizinische Expertinnen** so etabliert, dass ihre Hinzuziehung vor Gericht auch in der Carolina, der Peinlichen Gerichtsordnung Karls V. (1532), festgelegt wurde.

Hier wie auch in den zu **Beginn des 15. Jahrhunderts** aufkommenden Kirchenordnungen wurden Abtreibungen unter Strafe gestellt. Dass diese aber Bestandteil geburtshilflicher Praxis waren, verdeutlichen auch Hebammenbücher dieser Zeit mit ihrem reichen Arsenal wirksamer Abortivmittel.

Dorfhebammen

Bis zum ausgehenden Mittelalter hatte es nur geringfügige Vorbedingungen zur Ausübung des Hebammengewerbes gegeben. Auf dem Lande, wo die Geburt bis ins 19. Jahrhundert ein öffentliches Ereignis war, wählte vielerorts die Gemeinschaft verheirateter Frauen die Hebamme. Der Aufgabenbereich dieser meist älteren Dorfhebamme umfasste neben der Sorge um Geburt und Neugeborenes, die Nottaufe oder das Zur-Taufe-Tragen, auch rituelle Komponenten. Oft übernahm sie auch die Haushaltsführung nach der Geburt oder war zugleich dörfliche Leichenwäscherin.

Diese auf Tradition und Nachbarschaftshilfe beruhende Arbeit war eher eine Ehrentätigkeit als ein Beruf im modernen Sinn. Eine Bezahlung erfolgte in Form von Dankesbekundungen, Geschenken oder Naturalien. Mit Bestimmungen und Erlassen der Obrigkeit, wie sie allmählich in den Städten aufkamen, hatte diese ländliche Geburtshilfe noch wenig zu tun.

Hebammenordnungen

Pestepidemien, Kriege und wirtschaftliche Krisen seit dem 14. Jahrhundert hatten gesundheitliche und hygienische Probleme zur Folge, denen die städtischen Obrigkeiten mit Medizinalgesetzen begegneten. Auch die Geburtshilfe sollte nun als Teil der Medizinversorgung geregelt werden. Mitte des 15. Jahrhunderts kamen in den Städten Hebammenordnungen auf, die Hilfe bei Armengeburten vorsahen. Erstmals aber wurden hier den Hebammen in schriftlicher Form einschränkende Vorschriften gemacht und diese vereidigt, um dann als **geschworene Hebammen** zu gelten.

In der **ältesten überlieferten Hebammenordnung** (Regensburg 1452) wurde festgelegt, dass die Hebamme bei Armen und Reichen gleichermaßen Hilfe leisten, keine Jüdinnen betreuen und bei komplizierten Geburten eine zweite Hebamme oder Ehrbare Frau hinzuziehen sollte. Weiter wurde ein Trinkverbot während der Geburt, das Durchführen eines Kaiserschnitts beim Tod der Frau und Gehorsamspflicht den Ehrbaren Frauen gegenüber angeordnet. Ohne deren Erlaubnis sollte die Hebamme die Stadt nicht verlassen und ihr bekannte ungeschworene Hebam-

1 Geschichte des Hebammenberufs

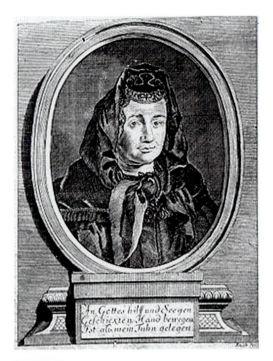

Abb. 1-2 Justina Siegemund

men anzeigen. Ausbildungsvorschriften waren noch nicht enthalten.

In späteren Hebammenordnungen ab dem 16. Jahrhundert kam zunehmend die **Aufsichts- und Prüfungspflicht** durch die Stadtärzte anstelle der Ehrbaren Frauen auf und dazu kirchliche Gebote (Abtreibungsverbot, Nottaufe u. a.) und medizinische Bestimmungen (Einschränkungen bestimmter Arzneien u. a.). Die Beziehung der Hebamme zu schwangeren und gebärenden Frauen wurde immer mehr beaufsichtigt und die Geburtshilfe nach und nach aus dem alleinigen Frauenbereich herausgelöst.

Hexenverfolgung

Während geschworene Hebammen zunehmend kontrolliert wurden, aber auch selbst Kontrolle ausüben sollten, setzte eine allmähliche Verfolgung der freien Hebammen als **Hexenhebammen** ein. Im „Hexenhammer" (Malleus maleficarum) der Dominikanermönche Institoris und Sprenger, der als Prozessordnung zwischen 1487 und 1609 viele Auflagen erlebte, wurden u. a. auch diese Hexenhebammen genannt, die „alle anderen Hexen an Schandtaten übertreffen". Gemäß der Hexenbulle (Papst Innozenz VIII. 1484) und unter dem Hexenhammer-Postulat „Niemand schadet dem katholischen Glauben mehr als die Hebammen …" fielen den großen Hexenverfolgungen bis zum 18. Jahrhundert auch Hebammen zum Opfer.

1.2 17. und 18. Jahrhundert

Nora Szász

Lehrbücher von Hebammen

Zu Beginn des 17. Jahrhunderts setzte mit dem Werk von **Marie Louise Bourgeois** (1563–1636) eine Erscheinung ein, die sich bis ins 18. Jahrhundert über halb Europa erstreckte: Hebammen traten als Autorinnen geburtshilflicher Bücher auf, die ihnen Berühmtheit und Anerkennung, aber auch Anfeindungen brachten. Meist wurden sie als Hofhebamme an Königs- und Fürstenhäuser berufen und stellten als gelehrte Frauen eine Verbindung zwischen der akademischen Medizin und dem in der Praxis erworbenen handwerklichen Erfahrungswissen dar. In Deutschland war es die Hebamme **Justina Siegemund** (1636–1705), die als erste Frau ein Hebammenlehrbuch (1690) im deutschen Sprachraum veröffentlichte (Abb. 1-2).

Im 17. und 18. Jahrhundert, dem **Zeitalter der Aufklärung und des Absolutismus**, galt der Grundsatz, dass der Reichtum an Bevölkerung der Reichtum des Staates sei. Davon abgeleitet kam es zu Reformen im Gesundheitswesen. Erste landesgesetzliche Regelungen in den einzelnen Staaten des Deutschen Reiches brachten einschneidende Änderungen für Hebammen: Im preußischen Medizinaledikt (1725) wurde angeordnet, dass alle Hebammen vor der Zulassung von Medizinalkollegien „ordentlich examiniret und approbiret" sowie in der Anatomie an weiblichen Leichen zu unterrichten seien. Bei komplizierten Geburten sollten sie nun einen Arzt hinzuziehen, womit der Grundstein zur **Reduzierung der Hebammentätigkeit auf die normale Geburt** gelegt wurde.

Hebammenausbildung

Hebammenschulen

Mitte des 18. Jahrhunderts entstanden in Deutschland die ersten Hebammenschulen. Nach dem Vorbild der ersten, 1728 in Straßburg gegründeten Schule waren sie an eine Gebäranstalt angegliedert und standen unter ärztlicher Leitung. 1751 wurden in der Charité (Berlin) und in Göttingen die ersten Schulen eröffnet, zahlreiche weitere folgten in den nächsten Jahrzehnten. Daneben ließen sich in Städten ohne Schule ortsansässige **Hebammenlehrer** nachweisen. An den Schulen wurden Hebammenschülerinnen und auch Geburtshelfer, später Medizinstudenten ausgebildet. Der bis zu 4 Monate dauernde Lehrkurs war von Schule zu Schule unterschiedlich geregelt. Er beinhaltete eine theoretische Unterweisung in der Anatomie an weiblichen Leichen, Übungen am Phantom sowie dem Vortragen aus dem Lehrbuch.

Die **praktische Ausbildung** erfolgte an dem in der Klinik vorhandenen „Material". Damit waren die meist ledigen Schwangeren gemeint, die Wochen vor der Geburt kostenlos aufgenommen wurden, bis nach dem Wochenbett dort blieben und sich als lebendige Phantome für Ausbildungs- und Wissenschaftszwecke zur Verfügung stellen mussten.

Professionalisierung der Hebammen

Während die Hebammenschülerinnen für die komplikationslose Geburt ausgebildet wurden, lernten die Geburtshelfer bzw. Medizinstudenten die operativen Handgriffe anzuwenden. Diese Arbeitsteilung, die ein zentraler Bestandteil der Professionalisierung der Hebammen war, hat bis in die Gegenwart ihre Gültigkeit behalten.

Mit der Entstehung von Gebäranstalten und Schulen sowie der Einrichtung von Lehrstühlen an den Universitäten entwickelte sich die **Geburtshilfe** ab der zweiten Hälfte des 18. Jahrhunderts unter allmählicher Loslösung von der Chirurgie zu einem **eigenständigen wissenschaftlichen Fach** – eine Entwicklung, die erst nach mehr als einem Jahrhundert überall abgeschlossen war. Sowohl unter handwerklich ausgebildeten Chirurgen als auch Schulmedizinern kam der Einsatz geburtshilflicher Instrumente, vor allem der Geburtszange, in Mode. So führte Friedrich Benjamin Osiander (1759–1822), Professor in Göttingen, bei insgesamt 2540 Geburten 1016 Zangenextraktionen durch. Schon Zeitgenossen kritisierten diese „Operationswütigkeit", die für die gebärende Frau und das Kind nicht selten den Tod bedeutete.

Kontrolle der Hebammen

Mit der **Verwissenschaftlichung der Geburtshilfe** einhergehend kam es über die Gründung von Hebammenschulen hinaus zu vermehrten staatlichen Reformbemühungen um das Hebammenwesen. Diese führten bis Anfang des 19. Jahrhunderts zu Neuregelungen, die eine stärkere Kontrolle und Reglementierung der Ausbildung und Berufspraxis der Hebammen durch die Obrigkeit zur Folge hatten. Per Landesgesetz drohten Hebammen nun Geld- und Gefängnisstrafen bei Abtreibung, Nichtmelden eines Kindsmords, einer sog. Missgeburt und bei unterlassener Hilfeleistung.

1.3 19. Jahrhundert
Nora Szász

Niederlassung als Hebamme

Die geburtshilfliche Versorgung besonders auf dem Land sollte durch mehr ausgebildete und examinierte Hebammen verbessert werden. So auch in Preußen, wo im Zuge von Medizinalreformen in den ersten beiden Jahrzehnten des 19. Jahrhunderts Hebammen zu **Gewerbetreibenden** wurden. Ein bestandenes Examen und die ministerielle Erteilung der Approbation wurden hier zur Voraussetzung, um in freier Praxis oder als Bezirkshebamme in einem Hebammenbezirk das Gewerbe auszuüben. Neben Beihilfen für angestellte Hebammen galt erstmals eine, wenn auch unverbindliche Medicinaltaxe (1815). Im gleichen Jahr wurde auch das erste amtliche Hebammenlehrbuch herausgegeben.

Im Zuge dieser Neuerungen bildeten sich besonders auf dem Land **zwei Hebammentypen** heraus: solche, die aus alter Tradition eher nebenberuflich, ohne spezielle Ausbildung und festen Lohn arbeiteten, und solche, die sich nach Lehrkurs und Examen weigerten, ohne Bezahlung zu helfen.

Die von oben eingesetzten, ausgebildeten und geprüften Hebammen wurden von der Bevölkerung oft nicht akzeptiert, erhielten aber insofern Unterstützung von Ärzten, als sie die schwer zu kontrollierenden nachbarschaftlichen Helferinnen am wirksamsten verdrängten. Dieser Prozess vollzog sich nur sehr langsam: Noch zu Beginn unseres Jahrhunderts gab es Gegenden im Deutschen Reich, in denen mehr Geburten ohne als mit approbierter Hebamme stattfanden.

Kindbettfieber

Anfang des 19. Jahrhunderts breitete sich vor allem in den Universitätskliniken das Kindbettfieber aus und wurde vielen der meist ledigen Unterschichtsfrauen, die zur Geburt in die Anstalten kamen, zum Verhängnis.

1 Geschichte des Hebammenberufs

Den Zusammenhang zwischen Kindbettfieber und mangelnder Hygiene erkannte erstmals der an der I. Gebärklinik des Wiener Allgemeinen Krankenhauses arbeitende Ungar **Ignaz Philipp Semmelweis** (1818–1865). Er zeigte in den Jahren 1847–49 auf, dass dem Kindbettfieber, an dem an seiner Klinik zu dieser Zeit ca. 10 % der Wöchnerinnen starben, durch Chlorwaschungen der untersuchenden Hände der von der Leichensektion kommenden Studenten vorgebeugt werden konnte. Obwohl die Anzahl der Erkrankungen und Todesfälle abrupt sank, fand Semmelweis' Methode der Desinfektion erst nach seinem Tod in der zweiten Hälfte des 19. Jahrhunderts allgemeine Anerkennung und Umsetzung in die Praxis.

Die Einführung von **Asepsis** (Zustand der Keimfreiheit) und **Antisepsis** (Vernichtung von Krankheitskeimen) sowie die Entdeckung von Äther 1846 und Chloroform 1847 zur **Anästhesie** waren entscheidende Meilensteine in der Entwicklung und für den Aufschwung der Gynäkologie und Geburtshilfe.

Wirtschaftliche Lage der Hebammen

Die Lage der Hebammen hingegen verschlechterte sich in der zweiten Hälfte des 19. Jahrhunderts zunehmend. Die 33 134 im Jahr 1876 im Deutschen Kaiserreich registrierten Hebammen waren von der Verarmung der Bevölkerung im Zuge der Industrialisierung als meist selbständig Arbeitende betroffen. Gebärende und Wöchnerinnen konnten häufig nicht bezahlen oder wandten sich gleich an eine kostengünstigere Wickelfrau. Auch hatte die Zahl der Hebammen und damit die Konkurrenz untereinander seit der Aufhebung der Niederlassungsbeschränkungen durch das Freizügigkeitsgesetz (1867) und die Gewerbeordnung (1869) besonders in den Städten enorm zugenommen.

Diffamierung der Hebammen

Trotz der rasanten Entwicklung der wissenschaftlichen Geburtshilfe fanden auch nach der Reichsgründung kaum 5 % aller Geburten in Anstalten statt. War bislang das **Kindbettfieber** als Problem der Gebärkliniken begriffen worden, das nun mit antiseptischen Maßnahmen bekämpfbar wurde, brachten die Ergebnisse der ersten umfassenden Puerperalfieberstatistik für Preußen eine entscheidende Wende. Die 1878 von der Gesellschaft für Geburtshilfe und Gynäkologie in Berlin veröffentlichten Ergebnisse lieferten insgesamt „erschreckend hohe Zahlen" an Todesfällen und Erkrankungen.

Unter Ärzten weckten sie ein lebhaftes Interesse an der **Hebammenfrage**. Hebammen wurden nun zu Hauptverantwortlichen für das Auftreten von Kindbettfieber erklärt. Obwohl schon Zeitgenossen die Zuverlässigkeit dieser Statistik bezweifelten und kritisierten, erfolgte nun eine breite Schuldzuweisung an die Hebammen, deren Arbeit als völlig veraltet angesehen wurde. Diese Haltung bestimmte die bald darauf einsetzende **Bewegung zur Reform des Hebammenwesens**. In einer vor allem in Fachzeitschriften und Ärztevereinssitzungen geführten Debatte von Ärzten, Hebammenlehrern und Medizinalbeamten tauchten die verschiedensten, z. T. utopischen Vorschläge zur Lösung der Hebammenfrage auf.

> **M** Ziel war es, die Hebammengeburtshilfe im Privathaus als veraltet abzuwerten, um damit das Krankenhaus mehr ins Zentrum der Geburtshilfe zu rücken und antiseptische Maßstäbe der Klinik auf die Arbeit der Hebamme zu übertragen.

Die Spannbreite der Positionen reichte von Forderungen nach der Abschaffung des gesamten Hebammenstandes über zahlreiche Vorschläge zur stärkeren Kontrolle und Beaufsichtigung bis hin zum Ruf nach gebildeten Frauen oder Diakonissen für die Geburtshilfe zur Hebung des Hebammenstandes. Die meisten der Beiträge sind geprägt von außerordentlicher Geringschätzung und Diffamierung besonders der alten Hebammen oder gleich des ganzen „Hebammenmaterials", wie oft gesagt wurde.

Arbeitsverbot bei Kindbettfieber

Im Zuge dieser Reformbewegung kam es in den 80er Jahren zur Verabschiedung von **Desinfektionsordnungen** mit genauen Anweisungen für die Anwendung von Desinfektionsmitteln und einer Meldepflicht bei Kindbettfieber mit zeitweiligem Arbeitsverbot der Hebammen bei einem Kindbettfieberfall in ihrer Praxis. Die Dauer dieses zwangsweise, meist mehrere Tage dauernden Pausierens wurde vom Physikus (= Amtsarzt) angeordnet. In dieser Zeit durfte die Hebamme zu keiner Geburt oder Wöchnerin gehen und hatte den entsprechenden finanziellen Verlust.

In den Jahren des deutschen Kaiserreichs (1870–1918) wurden die Hebammen zunehmend durch nahezu undurchschaubar viele **gesetzliche Vorschriften und Kontrollmechanismen** reglementiert, und kaum eine Hebamme beendete ihr Berufsleben, ohne mit Polizei, Gericht oder auch Gefängnis in Kontakt gekommen zu sein. Dabei blieb die wirtschaftliche Lage der meisten Hebammen unverändert schlecht: Eine 1902/03 durchgeführte Umfrage unter 19 665 preußischen Hebammen ergab, dass über 50 % unter 400 Mark pro Jahr verdienten.

Obwohl die Diskussion der Hebammenfrage immer breitere Kreise erfasste, bestand insgesamt wenig Interesse an einer sinnvollen Reform der Einkommens-, Arbeits- und Rechtsverhältnisse des Hebammenberufs. Dafür zu kämpfen, konnten Hebammen nur selbst übernehmen.

1.4 Hebammenbewegung

Nora Szász

Die Hebammenbewegung nahm **1885** in Berlin ihren Ausgang. Nach dem Tod einer verarmten Hebamme organisierte dort Rosalie Neumann eine Sammlung für die Beerdigung und ein Treffen der Berliner Hebammen. Fast die Hälfte der in Berlin registrierten 732 Hebammen nahm daran teil. So wurde am 3.10.1885 der **Verein Berliner Hebammen** gegründet, der schnell an Mitgliedern zunahm und ab April 1886 eine eigene Zeitung herausgab. Ziel des Vereins war, eine eigene Kranken-, Hilfs- und Sterbekasse zu gründen, eine neue Hebammentaxe durchzusetzen, gegen die Konkurrenz der Nichthebammen zu kämpfen und sich selbst oder durch ärztliche Vorträge weiterzubilden.

Olga Gebauer

Die Geschichte der Hebammenbewegung ist eng mit dem Namen Olga Gebauer (1858–1922) verbunden. Die gebürtige St. Petersburgerin aus bürgerlichen Verhältnissen hatte zunächst den Beruf der Lehrerin erlernt. Nach der Geburt ihrer beiden Kinder besuchte sie 1884 die Hebammenschule in Wittenberg, legte nach 6-monatiger Ausbildung das Examen ab und ließ sich 1885 in Berlin nieder. Bis zu ihrem Tod war sie eine zentrale Persönlichkeit und bedeutende Führerin dieser ersten Berufsorganisation der Hebammen in Deutschland.

In ihr vereinigten sich verschiedenste Leitungsfunktionen. Die zunächst im Selbstverlag von Olga Gebauer herausgegebene **Berliner Hebammen-Zeitung** wurde schon nach wenigen Ausgaben aus finanziellen Gründen vom Elwin Staude-Verlag in Berlin übernommen, der sie von da an unter ärztlicher Redaktion als **Allgemeine Deutsche Hebammen-Zeitung (ADHZ)** über Jahrzehnte herausgab.

Vereinigung Deutscher Hebammen (VDH)

Angeregt durch die vielen Agitationsreisen, die vor allem Olga Gebauer, vom Staude-Verlag mitfinanziert, unternahm, kam es zur Gründung von **Hebammenvereinen** in vielen Städten. Um einer Vereinzelung dieser Vereine entgegenzuwirken, fand **1890** der **Erste Deutsche Hebammentag** in Berlin statt, auf dem beschlossen wurde, eine **Vereinigung Deutscher Hebammen als Dachverband** zu gründen und sich zur Verbesserung des Ansehens nicht mehr Hebamme, sondern Geburtshelferin zu nennen. Diese Entscheidung wurde aber wieder zurückgenommen, nachdem gegen Hebammen, die auf ihrem Schild die Bezeichnung Geburtshelferin anbrachten, Verwarnungen durch Polizei und Amtsärzte ausgesprochen und auch Prozesse geführt wurden.

Über die VDH, deren langjährige Geschäftsführerin Olga Gebauer wurde, kam es zur Gründung einer Allgemeinen Versorgungskasse für Mitglieder. Parallel zu diesem auf Selbsthilfe beruhenden Kassensystem kämpften die Hebammen für ihre Aufnahme in die in den 80er Jahren geschaffenen staatlichen Sozialversicherungen, die letztlich wegen ihres meist freigewerblich-selbständigen Status nicht zustande kam. Darüber hinaus wurden Forderungen für Ausbildung und Berufsausübung formuliert, wie die nach einem Reichsgesetz, der Hinzuziehung einer Hebamme zu jeder Geburt oder der staatlichen Anstellung aller Hebammen.

Obwohl sich die Hebammen in Deutschland, im Gegensatz zu anderen Ländern, selbständig zusammengeschlossen hatten, war es von Anfang an ihre Strategie, **Unterstützung bei Ärzten** zu suchen. In den meisten Hebammenvereinen war der Ehrenvorsitzende ein Hebammenlehrer oder Medizinalbeamter. Zwar ordneten sich die Hebammen in Entscheidungsprozessen und Belehrungen diesen Ärzten oft unter, gewannen aber dennoch ein neues Selbstbewusstsein als Vereinshebammen. Es wurde Vereinsethos und Programm, sowohl in den eigenen Reihen als auch beim Publikum gegen Pfuschertum, Abtreibungen und Aberglaube zu kämpfen.

Trotz des beständigen Anwachsens der Hebammenbewegung zog Olga Gebauer 1907 angesichts recht geringer Erfolge das Fazit, dass die dem „Volkswohl hochnotwendige Hebammenreform" erst zustande käme, „wenn endlich die Frauen in den Parlamenten mitbestimmen werden".

Zur **bürgerlichen Frauenbewegung** bestanden seit den 90er Jahren Kontakte, aber erst 1915 wurde die

1 Geschichte des Hebammenberufs

1.5 Erster Weltkrieg und Weimarer Republik

Nora Szász

Erster Weltkrieg

Mit Ausbruch des Ersten Weltkriegs folgten die meisten Hebammen, so wie große Teile der bürgerlichen Frauenbewegung, dem „Ruf des Vaterlandes in der Stunde der Not". Zahlreiche Hebammenvereine beschlossen, für eine Kriegstaxe mit ermäßigten Gebühren zu arbeiten. In Zeitungen fanden sich Angebote von Hebammen, Frauen, deren Männer im Krieg waren, unentgeltlich zu entbinden. Im Rahmen des Vaterländischen Frauendienstes beteiligten sich die Hebammen an Sammlungen für die Kriegspflege, unterstützten geflüchtete ostpreußische Hebammen, verteilten Kriegskochbücher an die Bevölkerung oder arbeiteten mit dem Roten Kreuz an der Front.

1915 schrieb Olga Gebauer in der ADHZ ganz im nationalistischen Taumel der Zeit: „Geben und Opfern sind unsere Waffen gegen die Feinde unseres Volkes; je mehr wir helfen, je größeren Anteil haben wir an dem Sieg unseres tapferen Heeres: Und wir werden siegen!"

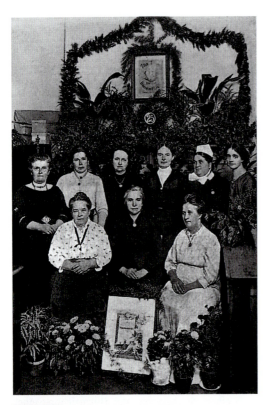

Abb. 1-3 Aufnahme im Bureau der Vereinigung Deutscher Hebammen anlässlich ihres 25-jährigen Jubiläums 1915. Von links nach rechts obere Reihe: M. Mehl, Th. Böttcher, O. Ellfeld, E. Kauder, J. Gebauer. Vordere Reihe: A. Klewe, O. Gebauer, M. Michaelis.

In dem Maße, wie im Laufe des Krieges Armut, Hunger und Tod auch für Hebammen immer erfahrbarer wurden, rückten viele von ihrer anfänglichen Kriegsbegeisterung ab.

Nach Inkrafttreten der Reichswochenhilfe Ende 1914, die neben Wochen- und Stillgeld auch Zahlung von **Hebammenhilfe** durch die Krankenkassen vorsah, versuchten die Hebammen anstelle der ermäßigten Kriegstaxe wieder normale Gebühren zu verlangen, hatten damit aber keinen Erfolg. Dies führte zu erheblicher Unzufriedenheit unter den Hebammen und machte einmal mehr deren nach wie vor ungeregelte Stellung deutlich. Auch trug der schon vor dem Krieg einsetzende Geburtenrückgang zur Verschlechterung der sozialen Lage vieler Hebammen bei.

VDH Mitglied im Bund Deutscher Frauenvereine. 1908 organisierte der Bund für Mutterschutz, der aus dem linken Flügel der bürgerlichen Frauenbewegung hervorgegangen war, eine Tagung zur Reform des Hebammenwesens, an der mehrheitlich Hebammen teilnahmen. Das Verhältnis der Hebammen zur Frauen- bzw. Fürsorgebewegung gestaltete sich nicht spannungsfrei. Durch neu entstehende Frauenberufe wie Fürsorgerinnen und Säuglingspflegerinnen sahen sie ihre Arbeitsbereiche bedroht und fürchteten Einschränkungen ihrer Kompetenzen.

Das Ziel, die gesamte deutsche Hebammenschaft im Vereinswesen zusammenzuführen, konnte bis zum Ersten Weltkrieg nicht erreicht werden, aber immerhin waren 1914 von den ca. 40 000 Hebammen reichsweit über 22 000 Mitglieder in der VDH (Abb. 1-3).

Der jahrelange Kampf um die Schaffung einer einheitlichen gesetzlichen Regelung des Hebammenwesens war, bis auf die Verabschiedung recht unverbindlicher Richtlinien im Bundesrat 1917, erfolglos geblieben. So wuchs gegen Ende des Krieges der Unmut der Hebammen auch über die mangelnde Durchsetzungsfähigkeit ihrer eigenen Organisationsspitze. Sie verlangten nach einer innerverbandlichen Erneuerung und mehr Mitsprachemöglichkeiten.

Weimarer Republik

Eintritt in den Gewerkschaftsbund

Zahlreiche Vereinshebammen, auch aus den Vorständen, entwickelten die Ansicht, dass die bisherige Organisationsform zur Bewältigung der Aufgaben und Durchsetzung auf gesetzgeberischem Weg nicht ausreiche und nahmen Kontakt zu Gewerkschaften zwecks eines etwaigen Anschlusses auf. Ab 1919 traten vor allem die Anstaltshebammen im VDH dem Allgemeinen Deutschen Gewerkschaftsbund bei und gründeten **1921** den **Deutschen Hebammenbund**. Ziel war dabei eine einheitliche Überführung der Gesamtorganisation der Hebammen in die Gewerkschaft, um mehr Macht bei der Durchsetzung von Forderungen zu erlangen.

An der Umsetzung dieses Ziels und der Frage einer Verstaatlichung des Hebammenwesens zerbrach die Bewegung. Aus Angst vor einer „roten" Hebammenbewegung traten vielerorts reaktionäre Kreisärzte, Professoren und Hebammenlehrer im Einklang mit höchsten Regierungsbeamten auf den Plan, um einer Radikalisierung der Hebammen entgegenzuwirken.

Spaltung der Vereinigung Deutscher Hebammen

Eine zentrale Rolle bei der Einmischung in die Strategie der Verbandspolitik der Hebammen, die mittlerweile kurz vor einem Hebammenstreik standen, kam dabei dem Staude-Verlag zu. Die Fäden gegen einen fortschrittlichen Kurs der VDH wurden, so der Vorwurf, schon seit vielen Jahren von der Allgemeine Deutsche Hebammen-Zeitung gesponnen. So seien Artikel in der Zeitung vielfach nur gekürzt oder gar nicht erschienen bzw. wurden zur Korrektur ans Ministerium weitergeleitet. Der Verlag habe so in Zusammenarbeit mit Ärzten und Regierungsbeamten maßgeblich die Spaltung der Hebammenbewegung in den ersten Jahren der **Weimarer Republik** herbeigeführt. Als der Verlag 1921 eine immer härtere Gangart vor allem gegen die Berliner Hebammen einschlug und keine Mitteilungen von diesen mehr abdruckte, kündigte die VDH ihre bisherige Verbandszeitung.

Eine neue Hebammenzeitung, die **Zeitschrift für die Hebammen Deutschlands**, war in Berlin entstanden und wurde zum offiziellen Sprachrohr der VDH. Der Staude-Verlag, inzwischen vom Verleger Rudolf Zickfeldt (Osterwieck a. H.) übernommen, investierte nun erhebliche Mittel, um eine Oppositionsbewegung gegen die VDH aufzubauen. 1922 kam es so zur Gründung der Arbeitsgemeinschaft der Landesverbände mit Sitz in Leipzig, die sich in der Folgezeit **Allgemeiner Deutscher Hebammenverband** nannte und deren Zeitung nun die ADHZ wurde.

Daneben entstanden weitere Hebammenorganisationen und -zeitungen, aber aus dieser zahlenmäßig größten gingen nach 1933 vor allem Hebammenfunktionärinnen der NS-Zeit hervor, wie etwa die spätere Reichshebammenführerin Nanna Conti (1881–1951).

Preußisches Hebammengesetz

Am 1.4.1923 trat das von den Hebammen hart erkämpfte Preußische Hebammengesetz in Kraft. Von den Hebammen mit großer Hoffnung auf Anstellung, ausreichendes Gehalt und finanzielle Sicherheit bei Krankheit und im Alter erwartet, war das Ergebnis enttäuschend: Neben geringen Mindesteinkommen und Niederlassungsbeschränkungen fehlte trotz einer vorgesehenen Zwangspensionierung aller über 65-jährigen Hebammen jegliche Regelung der Altersversorgung. Selbst die wenigen Errungenschaften wie etwa die Einrichtung von Hebammenstellen als kommunale Mitbestimmungsorgane für Hebammen wurden in einer Gesetzesänderung wieder gestrichen.

Ein zentrales Problem der folgenden Jahre war für die Hebammen der mit der begrenzten Erteilung der Niederlassungserlaubnis verbundene geplante zahlenmäßige Abbau von Hebammen. Ungefähr 4000 Hebammen in der gesamten Republik hätten gezwungenermaßen den Beruf aufgeben müssen und ihre Existenzgrundlage verloren, wenn nicht 1926 durch Klage einer Hebamme vor dem Oberverwaltungsgericht die Niederlassungsbegrenzung als mit der Reichsgewerbeordnung unvereinbar wieder aufgehoben worden wäre.

Insgesamt ging die Entwicklung der **Volkswohlfahrt** gerade in den 20er Jahren über die Köpfe der Hebammen hinweg. Während der Anteil der Anstaltsgeburten in den Städten stetig anstieg (1924 um insgesamt 9 %, Berlin 39,3 %), wurden Hebammen kaum in die neu geschaffenen Fürsorgeeinrichtungen wie die Schwangeren- und Säuglingsberatung miteinbezogen.

1.6 Hebammen im Nationalsozialismus

Nora Szász

In ihrem z. T. aussichtslosen Kampf für die Durchsetzung ihrer Interessen als Berufsstand waren die Hebammen in dieser Zeit besonders empfänglich für Konzepte der seit der Jahrhundertwende verstärkt aufkommenden bevölkerungspolitischen Bewegungen und Ideen, die für die Hebammen eine wichtige Position im Kampf gegen den Geburtenrückgang propagierten. Hier gewann zunehmend die Eugenik und Rassenhygiene auch im Bezug auf die Hebammen an Bedeutung. In diesem Zusammenhang ist dann auch der relativ hohe Grad der Zustimmung der Hebammen zum Nationalsozialismus mit seiner Aufwertung der **„Hebammen als Hüterin der Volksgesundheit"** im Rahmen einer verbrecherischen Erb- und Rassenpolitik zu sehen.

Reichshebammenschaft

Nachdem die Nationalsozialisten 1933 die Macht übernommen hatten, wurden die freien Gewerkschaften und damit auch der Deutsche Hebammenbund verboten, zwangsaufgelöst und des Eigentums beraubt. Die anderen Hebammenorganisationen wurden in der **Reichsfachschaft Deutscher Hebammen** (ab 1939 Reichshebammenschaft) unter Leitung von **Nanna Conti**, nun **Reichshebammenführerin**, zwangsvereinigt bzw. mussten sich vorher selbst auflösen. Das gesamte Vermögen der Verbände wurde konfisziert und entwendet. Allein der Allgemeine Deutsche Hebammenverband wurde als Vorgängerorganisation gewertet und nach Namens- und Satzungsänderung zur Reichsfachschaft Deutscher Hebammen. Über die konkreten Abläufe des Gleichschaltungsprozesses in den einzelnen Hebammenverbänden und das weitere Schicksal von Funktionärinnen des Hebammenbundes in der Zeit vor 1933 und die Verfolgung jüdischer Hebammen besteht noch erheblicher Forschungsbedarf.

Pro- und antinatalistische Bevölkerungspolitik

Hebammen waren in beide Seiten der Bevölkerungspolitik der Nationalsozialisten, der pro- und der antinatalistischen, eingebunden. Das Ziel der Schaffung einer leistungsfähigen erbgesunden, rassenreinen Volksgemeinschaft wurde zur staatlichen Prämisse, in der der Hebamme eine Schlüsselfunktion als bevölkerungspolitische Propagandistin und Multiplikatorin der „Erb- und Rassenpflege"-Ideen zukam.

Der ideologischen Schulung von Hebammen wurde daher größte Aufmerksamkeit gewidmet. Eine wichtige Bedeutung hatte dabei die Hebammenzeitung, die als **„Zeitschrift der Reichsfachschaft Deutscher Hebammen"**, später unter dem Titel **„Die deutsche Hebamme"** weiter im Staude-Verlag erschien. In dieser Zeitschrift nahm die Rubrik „Bekanntmachungen, Verordnungen, Erlasse und Bescheide" einen breiten Raum ein und verlieh der Zeitschrift den Charakter eines nationalsozialistischen Amtsblattes. Kaum Fachartikel war frei von erb- und rassenbiologischer Ausrichtung. Geplant war auch die Schaffung einer nationalsozialistischen Hebammenelite, für deren Bildung zwischen 1935–1941 Kurse in der Reichsärzteschule Alt-Rehse abgehalten und eine Hebammenoberschule in Berlin-Neukölln eingerichtet wurde.

Kindereuthanasie

Die antinatalistische Seite der Bevölkerungspolitik wurde schon 1933 mit dem **Gesetz zur Verhütung erbkranken Nachwuchses** umgesetzt. Aufgrund dieses Gesetzes fielen zwischen 200.000 und 350.000 als erbkrank eingestufte Männer und Frauen, teilweise auch von Hebammen gemeldet, der Zwangssterilisation zum Opfer. Hebammen wurden auch dazu angehalten, jedes Neugeborene mit Behinderungen oder Auffälligkeiten zu melden. Auch wenn es Hinweise dafür gibt, dass vereinzelt diese Meldepflicht umgangen wurde, leisteten hier Hebammen entscheidende Zuarbeit bei der Erfassung dieser Kinder, von denen über 5000 bis 1945 der sog. Kindereuthanasie zum Opfer fielen.

1936 fand der **Internationale Hebammenkongress** in Berlin statt. Vor der Olympiade diente er als geeignete Propagandaveranstaltung des nationalsozialistischen Deutschlands vor internationalem Publikum für seine Frauen- und Gesundheitspolitik und zur Bekundung eines angeblichen Friedenswillens.

Reichshebammengesetz

Am 21.12.1938 wurde das **Reichshebammengesetz** verabschiedet. Mit der darin enthaltenen Zwangmitgliedschaft aller Hebammen in der Reichshebammenschaft, mit Niederlassungsbeschränkung, Mindesteinkommen und Hinzuziehungspflicht wurden vor allem die Hausgeburtshebammen mehr an Staat und Partei gebunden. Um die nun zugewiesene Rolle als staatliche Funktionsträgerinnen auszufüllen, bedeutete dies für Hebammen zugleich, weniger Verbündete mit den sie betreuenden Frauen und Familien zu sein.

Nach dem Ende der nationalsozialistischen Gewaltherrschaft 1945 wurde das Reichshebammengesetz in der sowjetischen Besatzungszone außer Kraft gesetzt, in den westlichen Besatzungszonen lediglich entnazifiziert und behielt in der Bundesrepublik Deutschland im Wesentlichen seine Gültigkeit. Erst 1985 kam es zu einer Novelle des Gesetzes.

In den Nachkriegsjahren ist das Hebammengesetz von 1938 als eine große Errungenschaft für Hebammen begriffen worden. Erst neuere Forschungsergebnisse ermöglichen einen kritischen Blick auf die Auswirkungen dieses autoritären, nach dem Führerprinzip ausgerichteten Reichsgesetzes auf den Wiederaufbau des Hebammenwesens in der föderalistischen Bundesrepublik.

1.7 Entwicklung des Hebammenberufs in der Bundesrepublik Deutschland

Andrea Stiefel

Gesetzliche Änderungen

Nach dem 2. Weltkrieg setzten die alliierten Militärregierungen der Franzosen, Engländer und Amerikaner das Reichshebammengesetz von 1938 nicht außer Kraft, entfernten aber die nationalsozialistisch geprägten Inhalte. Sie hoben jedoch die Niederlassungserlaubnis für Hebammen zunächst auf.

Mit der Einführung des **Grundgesetzes** ergaben sich geringfügige Änderungen im Hebammengesetz, welche durch die konkurrierende Gesetzgebung von Bund und Ländern bedingt waren. Dies betraf besonders Regelungen zur Niederlassungserlaubnis und der Gewährung des Mindesteinkommens. Seit dem 4.1.1954 gibt es eine **bundeseinheitliche Gebührenordnung** für freiberufliche Hebammen.

Mit dem 25.3.1963 trat eine neue **Ausbildungs- und Prüfungsverordnung** für Hebammen in Kraft. Die Ausbildungsdauer wurde auf 2 Jahre angehoben und festgelegt, dass die Ausbildung kostenlos ist. Leider wurde schon an dieser Stelle versäumt, die Ausbildung dem europäischen Standard anzugleichen. In vielen anderen Ländern Europas dauerte die Ausbildung bereits 3 Jahre, und die Zugangsvoraussetzungen waren mindestens Mittlere Reife, meist Abitur.

Im **Hebammengesetz von 1938** und den nachfolgenden Verordnungen waren folgende Besonderheiten enthalten, die bis 1985 galten:

Niederlassungserlaubnis

Bevor Hebammen selbständig in freier Praxis tätig werden konnten, benötigten sie eine Niederlassungserlaubnis. So sollte vermieden werden, dass sich Hebammen an einem Ort konzentrieren, während an anderer Stelle ein Mangel an Hebammen herrscht. Die Erlaubnis wurde von der Verwaltungsbehörde des Bezirks (z. B. Oberstadt- oder Oberkreisbehörde) erteilt und der Hebamme ein Wohnsitz zugewiesen. Die Hebamme war verpflichtet, sich innerhalb von drei Monaten nach Erteilung der Erlaubnis am zugewiesenen Wohnsitz niederzulassen. Längere Abwesenheit (länger als drei Wochen oder im Kalenderjahr länger als zwei Monate) ohne Erlaubnis der Behörde konnte zur Rücknahme der Niederlassungserlaubnis führen.

Mindesteinkommen

Nach § 14 HebG. wurde Hebammen mit einer Niederlassungserlaubnis ein jährliches Mindesteinkommen gewährt. Dies sollte Hebammen in geburtenschwachen Regionen wirtschaftlich absichern. Träger waren meist die Länder oder Stadt- und Landkreise. Erreichte die Hebamme ihr Mindesteinkommen nicht, erhielt sie den Fehlbetrag als Zuschuss. In den einzelnen Bundesländern waren die Zuschüsse unterschiedlich geregelt. Vorschüsse wurden zum Teil gewährt, mussten aber zurückgezahlt werden.

Nachprüfung und Fortbildung

Freiberufliche Hebammen waren vor 1985 gesetzlich verpflichtet,
- sich alle drei Jahre einer Nachprüfung durch den Amtsarzt zu unterziehen (§ 13 ff 6. DVO) und
- alle fünf Jahre an einem zweiwöchigen Fortbildungslehrgang teilzunehmen, zu dem sie einberufen wurden (§ 17 ff 6. DVO).
- Fortbildungslehrgänge fanden meist an Hebammenschulen oder Universitätskliniken statt. Teilnehmen sollten möglichst nicht mehr als 15 Hebammen.

Hebammengesetz von 1985

Die Gesetzesregelungen entfielen in dieser Form mit dem neuen Hebammengesetz von 1985, andere Regelungen wie die Gewährung des Mindesteinkommens und eine Verpflichtung zur Fortbildung wurden in die Hoheit der Länder überstellt bzw. in die Berufsordnungen der Länder eingearbeitet.

Zähes Ringen um die Beibehaltung der Hinzuziehungspflicht und die vorbehaltenen Tätigkeiten der Hebamme und der Druck der EU-Richtlinien (damals noch EWG) führte nach 11 Jahren Vorarbeit zur Verabschiedung des **Hebammengesetzes**, das am 1.7.1985 in Kraft trat. Die Ausbildungsdauer wurde auf drei Jahre angehoben und erstmalig wurde mit diesem Gesetz auch Männern der Zugang zum Hebammenberuf ermöglicht. Männliche Absolventen tragen in Deutschland die Berufsbezeichnung Entbindungspfleger, in Österreich und der Schweiz denselben Titel wie weibliche Berufsangehörige.

Die **Berufsausübung von Hebammen und Entbindungspflegern** ist heute gesetzlich geregelt durch:

Gesetze der Europäischen Union (EU)

Gesetze bzw. Verordnungen auf Bundesebene
- Hebammengesetz
- Infektionsschutzgesetz

Gesetze und Verordnungen der einzelnen Bundesländer
- Landeshebammengesetze
- Berufsordnungen

> M Grundsätzlich steht das Bundesgesetz über dem Landesgesetz.

Berufspolitische Entwicklungen

In der ersten Zeit nach dem Zweiten Weltkrieg waren aus politischen Gründen Versammlungen nicht möglich, deshalb konnte die Verbandsarbeit erst langsam wiederaufgenommen werden.

Im Dezember 1948 trafen sich mehrere Landesvorsitzende in Stuttgart, um aktuelle Probleme zu klären. Im März 1949 fand die erste Delegiertentagung in Wuppertal statt und die Hebammen schlossen sich zur „**Arbeitsgemeinschaft Deutscher Hebammenverbände**" zusammen. Seit Januar 1949 wurde wieder eine Verbandszeitschrift, die **Deutsche Hebammenzeitschrift** (DHZ), im Staude Verlag publiziert.

1954 erfolgte die Umbenennung in „Bund Deutscher Hebammenverbände", dem auch der Verband der Anstaltshebammen angehörte. Dieser hatte sich seit 1952 organisiert, aber erst 1955 offiziell gegründet.

1974 erfolgte eine erneute Namensänderung in „**Bund Deutscher Hebammen e.V.**" 1982 löste sich der Verband Deutscher Anstaltshebammen offiziell auf, nachdem er bereits lange dem BDH e.V. angehört hatte.

Seit 1959 unterhält der Hebammenverband eine eigene Rechtsstelle. 1962 wurde die „**Hebammengemeinschaftshilfe**" gegründet, um Hebammen in Notlagen Zuschüsse und Unterstützung zu gewähren.

1966 fand der erste **Internationale Hebammenkongress des ICM** in Berlin statt, 1971 wieder der erste **Nationale Hebammenkongress**. 1991 schlossen sich Hebammen der neuen Bundesländer dem BDH e.V. an.

Entwicklungen in der Geburtshilfe seit den 50er Jahren

> M Im Jahr 1949 fanden noch bis zu 90 % aller Geburten zu Hause statt, dies betraf alle Bevölkerungsschichten.

Sehr schnell zeichnete sich in den Folgejahren eine **Trendwende** ab, bereits 1952 suchten 47,4 % aller Frauen zur Geburt eine Klinik auf, 1960 waren es schon 66,3 % (Trombik 1985). Dieser Trend setzte sich fort und erreichte seinen Höhepunkt im Jahr 1981, als nur noch 1–2 % aller Frauen zu Hause ihre Kinder gebaren.

Die **Zahl der Hebammen** nahm parallel dazu ebenfalls ab und erreichte Anfang der 80er Jahre ihren Tiefstand. Im Vergleich:
- Anzahl der Hebammen 1950: 11700
- Anzahl der Hebammen 1983: 5528

> M Neuerungen in der Medizin führten zudem zu einem veränderten Berufsalltag der Hebammen in den Kliniken.

Die Einführung des **Kardiotokographen**, der **Amnioskopie** und **Mikroblutuntersuchung** in den 60er Jahren forderten eine andere Herangehensweise an die Arbeit der Hebamme. Dies sind nur einige wenige Veränderungen von vielen, mit denen Hebammen sich vertraut machen mussten und die dazu führten, Eigenständigkeit und Selbstverständnis des Berufsstandes durch die Einführung einer „**Geburtsmedizin**" in Frage zu stellen. Dazu gehörte auch die Einführung des Mutterpasses 1968 und die Festlegung der ärztlichen Leistungen im Rahmen der Schwangerenvorsorge (Mutterschaftsrichtlinien).

In den **80er Jahren** forderten **Frauen und Familien** vermehrt, in Ruhe, Sicherheit und selbstbestimmt zu gebären und überzeugten Hebammen von ihren Anliegen. Geburtshäuser wurden gegründet und die Zahl der freiberuflich tätigen Hebammen nahm wieder zu. Die Wochenbettbetreuung im häuslichen Bereich wurde wieder fester Bestandteil der Hebammenarbeit.

Anfang der 90er Jahre reagierten auch viele Kliniken auf die Forderung nach einer **familienorientierten Geburtshilfe** und stellten ihr Angebot darauf ein (24-Stunden-Rooming-in, Familienzimmer, Kursangebote etc.).

> M Trotz dieser positiven Veränderungen hat jedoch die Medikalisierung und Pathologisierung der normalen Schwangerschaft und Geburt in den 90er Jahren zugenommen und steigt weiter an (Trend zum Wunschkaiserschnitt, Reproduktionsmedizin, Pränataldiagnostik). Kaiserschnittraten von 30 % und mehr sind 2010 landesweit verbreitet (BQS 2009).

Die sich daraus entwickelnden Konsequenzen für den Hebammenberuf sind noch nicht absehbar. Versorgungskonzepte, die die ambulante und stationäre Betreuung vernetzen, sowie Möglichkeiten der Gesundheitsförderung aufzeigen, müssen erarbeitet und als originäre Hebammenaufgaben wahrgenommen werden (Betreuungsbogen 2007).

1.8 Entwicklung des Hebammenberufs in der DDR

Monika Tschernko

In der DDR gab es im Vergleich zur Entwicklung in der BRD andere Bedingungen und Voraussetzungen für das Hebammenwesen und die Ausbildung von Hebammen. Eines der ersten Gesetze, welches die Volkskammer der DDR verabschiedete, war das **Gesetz über den Mutter- und Kindesschutz** und die Rechte der Frau (27.9.1950). Während der Mutterschaft hatte die Frau Anspruch auf besonderen Schutz des Staates. Gleichzeitig wurde das nationalsozialistische Reichshebammengesetz von 1938 außer Kraft gesetzt. Damit entfiel auch die Niederlassungserlaubnis für Hebammen.

Schwangeren- und Mütterberatungsstellen

Die Bestimmungen über die Organisation des Gesundheitsschutzes und die Schaffung sozialer Einrichtungen für Mutter und Kind führten zur Errichtung von Schwangeren- und Mütterberatungsstellen. Sie garantierten eine engmaschige Erfassung und Betreuung aller Schwangeren und stillenden Mütter.

In der **Schwangerenberatung** – als staatliche Einrichtung – arbeiteten die Hebammen und erfüllten folgende Aufgaben:
- Überwachung des Schwangerschaftsverlaufes
- Beratung zur gesunden Lebensführung
- Informationen über soziale Leistungen
- Vorbereitung auf die schmerzarme Geburt.

Die **Mütterberatungsstellen** führten die Arbeit der Schwangerenberatungsstellen fort. Die Mitarbeiter waren in der Regel ein Arzt (möglichst Pädiater), eine Hebamme und eine Fürsorgerin. Sie betreuten die stillenden Mütter und deren Säuglinge und Kleinkinder bis zum dritten Lebensjahr. Im Zentrum der Bestrebungen stand die Senkung der Säuglingssterblichkeit. Aufgaben der Mütterberatung waren:
- Sicherung der regelrechten Entwicklung der Kinder
- Vorsorgeuntersuchungen, Prophylaxen
- Verhütung von Infektionskrankheiten, Schutzimpfungen (Pflicht in der DDR)
- Optimale Ernährung, Stillpropaganda
- Soziale und rechtliche Beratung der Mütter.

Bei erbrachtem Stillnachweis erhielten die Mütter Stillgeld. Das Ziel der Mütterberatung bestand darin, Gefahren für Mutter und Kind rechtzeitig zu erkennen.

Von der klassischen Geburtshilfe zur Geburtsmedizin

Die Hebammen arbeiteten zunächst noch selbstständig und eigenverantwortlich in der Freiberuflichkeit sowie in Kliniken und Schwangerenberatungsstellen. **Anfang der 60er Jahre** wurden die letzten freiberuflich tätigen Hebammen zwangsweise in die Kliniken überführt.

Musste der **Arzt** bisher nur in Gefahrensituationen zugegen sein, so änderten sich jetzt die Verantwortlichkeiten. Gelegentlich zeigten Ärzte Tendenzen, die Hebammen von der Leitung der normalen Geburt auszuklammern. Dieser Umstellungsprozess verlief nicht konfliktlos, denn viele Hebammen fühlten sich in ihrer Handlungs- und Entscheidungsfreiheit eingeschränkt. Dieser Grundkonflikt besteht leider noch heute.

Das **Tätigkeitsfeld der Hebamme** umfasste nun die Schwangerenberatung, die Kreißsaaltätigkeit und die Arbeit auf der Präpartalen- und der Wochenstation. Letzteres wurde jedoch weitgehend von Vertreterinnen der Fachrichtungen Krankenpflege und Kinderkrankenpflege besetzt.

Die tiefgreifenden Veränderungen, die der Wandel von der klassischen Geburtshilfe zur Geburtsmedizin in den **70er Jahren** brachte, zeigten bald, dass die aktive Mithilfe der Hebammen unerlässlich war. Der Arzt allein war überfordert, und in vielen Gesundheitseinrichtungen entstand eine echte Partnerschaft und sinnvolle Aufgabenteilung. Bedauerlicherweise fielen der Zentralisierung der Geburtshilfe (Technisierung, Frühgeburtenzentren etc.) zahlreiche sehr familienorientierte Einrichtungen zum Opfer.

Aus- und Weiterbildung

Die Aus- und Weiterbildung von Hebammen erfolgte überwiegend regional und klinikintern, wobei es keinerlei Fachaustausch mit Hebammen außerhalb der DDR gab.

Die Hebammen in der DDR konnten sich weder in einem Berufsverband organisieren, noch hatten sie die Möglichkeit, sich in einer eigenen Fachzeitschrift zu artikulieren.

Die Hebammenkongresse der DDR organisierte das Institut für Weiterbildung mittlerer medizinischer Fachkräfte in Potsdam.

In den 60er und 70er Jahren war die **Ausbildung zur Hebamme** vielfältigen Veränderungen unterworfen, entscheidend wirkte sich jedoch die Einordnung in das einheitliche Bildungssystem und die Anerkennung als Berufsausbildung aus. Mit Wirkung vom 1.9.1974 wurde die Hebammenausbildung in eine 3-jährige medizinische Fachschulausbildung umgewandelt. Die Zulassung zum Fachschulstudium erfolgte auf der Grundlage der Delegierung durch eine Klinik, die auch die Finanzierung des dritten Ausbildungsjahres übernahm.

Die **Medizinischen Fachschulen** waren in der Regel größere Schulzentren, in denen mehrere Fachrichtungen zusammengefasst waren. Die Ausbildung an diesen Schulen führte, vernachlässigt man dabei die Ideologisierung und Überfrachtung mit politischen Inhalten, zu einer qualitativen Verbesserung, zur konsequenten Verwirklichung der pädagogischen Instrumentarien und zur ständigen Überprüfung und Ist-Analyse der Ausbildungsprozesse (Ziel-Ergebnis-Vergleich). Dieses Profil ermöglichte eine Koordinierung aller beteiligten Lehrkräfte und zugleich eine bessere Vorbereitung der Fachschüler auf die künftigen Forderungen der beruflichen Praxis.

Folgende **Lehrergruppen** unterrichteten an den Medizinischen Fachschulen: Diplom-Medizinpädagogen und Diplom-Pädagogen mit abgeschlossener Berufsausbildung und Universitäts- oder Hochschulabschluss und Medizinpädagogen mit medizinischem Grundberuf und pädagogischer Qualifizierung. Letztere bildeten die überwiegende Zahl der Praxislehrer an medizinischen Fachschulen. In den Fachschulen unterrichteten in bestimmten medizinischen Fächern auch Ärzte z. B. Geburtshilfe, Innere Medizin und Psychiatrie (Theorie).

Die Ausbildung umfasste insgesamt 1600 Stunden Theorie und 3000 Stunden Berufspraxis. Nach dem 5. Semester erfolgten die theoretischen Abschlussprüfungen. Die Berufsfähigkeit musste am Ende des 6. Semesters durch eine komplexe praktische Abschlussprüfung nachgewiesen werden.

Das **Institut für Weiterbildung mittlerer medizinischer Fachkräfte** in Potsdam regulierte im Auftrag des Ministeriums für Gesundheitswesen die regelmäßige Überarbeitung der Studienpläne. Eine zentrale Fachkommission von Hebammen am Institut erarbeitete die Studienpläne für die Fachrichtung Geburtshilfe. Vorschläge und Hinweise zur weiteren Präzisierung der Studienpläne waren an das Institut zu richten.

1982 erarbeitete eine zeitweilige Arbeitsgruppe der Berufsfachkommission Hebammen einen Studienplan für die **Weiterbildung zur „Fachhebamme"**. Sie dauerte in der Regel 1 Jahr (40 Wochen) mit einem Unterrichtstag pro Woche. Grund für diese Subspezialisierung war die tarifliche Gleichstellung der Hebamme mit allen anderen Grundberufen des mittleren medizinischen Personals, die die Möglichkeit der Fachspezialisierung mit höherer Vergütung bereits erhalten hatten.

Mit dieser fachspezifischen Weiterbildung erhielten Hebammen, die bereits in Entbindungsabteilungen mit den speziellen Aufgaben der Intensivgeburtshilfe betraut waren, die Möglichkeit, zur Vervollkommnung und Erweiterung ihrer theoretischen Kenntnisse und praktischen Fertigkeiten bei der Anwendung spezieller diagnostischer Maßnahmen und moderner Überwachungsmethoden. Nach einigen Jahren wurde die Fachspezialisierung eingestellt, weil die im Stundenplan geforderten Qualifikationen sich nicht mehr vom Anforderungsprofil einer jeden Hebamme unterschieden.

Literatur zu Kapitel 1 s. S. 57

2 Der Hebammenberuf heute

Andrea Stiefel, Jule Friedrich, Susanne Simon

2.1 Arbeitsbereiche und Arbeitsformen

Andrea Stiefel

> **M** Laut **Hebammengesetz** soll die Hebamme „Frauen während der Schwangerschaft, Geburt und dem Wochenbett Rat erteilen und die notwendige Fürsorge gewähren, normale Geburten leiten, Komplikationen des Geburtsverlaufs frühzeitig erkennen, Neugeborene versorgen, den Wochenbettverlauf überwachen und eine Dokumentation über den Geburtsverlauf anfertigen".

Hebammen sind vorwiegend in folgenden Arbeitsformen tätig:
- angestellt. (Klinik oder Praxis)
- freiberuflich (Geburtshaus, Praxis, Beleghebamme, häusliche Vor- und Nachsorge)
- angestellt und freiberuflich (Klinik und z. B. häusliche Nachsorge)

Angestellte Hebamme im Krankenhaus

Im Krankenhaus gibt es unterschiedliche Arbeitsbereiche für Hebammen. Je nach der hausinternen Organisationsstruktur können Hebammen in folgenden Abteilungen tätig sein:
- Schwangerenberatung
- Präpartale Station
- Gebärabteilung
- Wochenstation

Hebamme in der klinischen Geburtshilfe

Die Kompetenzen der Hebamme unterliegen den Bestimmungen des jeweiligen Krankenhauses und können sehr stark differieren. In manchen Kliniken haben Hebammen nur geringe Entscheidungsbefugnis, andere Häuser etablieren eine hebammengeleitete Geburtshilfe. In Bremen nahm 2003 der erste hebammengeleitete Kreißsaal als wissenschaftlich begleitetes Modellprojekt (Bauer, Sayn-Wittgenstein 2009) seine Arbeit auf. Weitere Kliniken in verschiedenen Bundesländern (z. B. in Hamburg, Hessen, Baden-Württemberg, Nordrhein-Westfalen) folgten diesem Beispiel.

Leitende Hebamme

Zu ihren Aufgaben gehören Organisationsaufgaben (z. B. Materialbeschaffung, Medikamentenbestellung, Reparaturaufträge), Dienstpläne erstellen, fachliche Fortbildung und regelmäßige Dienstbesprechungen. Je nach der Größe der Abteilung schränkt dies ihre Tätigkeit im geburtshilflichen Bereich ein. Seit dem 1.4.2009 sind Krankenhäuser verpflichtet, die Kreißsaalleitung einer Hebamme oder einem Entbindungspfleger zu übertragen. Bis zum 31.12.2011 muss die leitende Hebamme spätestens eine Leitungsqualifikation erworben haben.

Hebamme auf der Wochenstation

Die Betreuung im Wochenbett gehört zu den vorbehaltenen Tätigkeiten der Hebamme. Sie wird im klinischen Alltag noch immer von zu wenigen Hebammen wahrgenommen. Dieser wichtige Arbeitsbereich wird vorwiegend anderen Berufsgruppen überlassen und das Beratungs- und Gesundheitsförderungspotenzial von Seiten der Hebammen nicht adäquat genutzt.

Hebamme in der Schwangerenberatung

Häufig betreuen Hebammen die Schwangerenambulanz (meist Anmeldung zur Geburt mit Anlegen einer Karteikarte) neben ihrer Tätigkeit im Kreißsaal. Kliniken, die eine eigene Hebammensprechstunde unterhalten, oder Schwangerenambulanzen, in denen Ärztinnen und Hebammen Frauen gemeinsam betreuen, sind andere mögliche Varianten.

D Definition Merke

Hebamme auf der präpartalen Station

Eine weitere Arbeitsmöglichkeit für Hebammen ist die Betreuung von Frauen, die aufgrund von Risiken im Schwangerschaftsverlauf (Infektionen, vorzeitige Wehen, Gestationsdiabetes etc.) in der Klinik stationär aufgenommen werden. Auch hier sind die Aufgaben der Hebammen vielfältig. Pflegerische und betreuende Maßnahmen, Beratung über Ernährung, Anleitung zur Entspannung bei vorzeitigen Wehen und Risikoaufklärung können interdisziplinär zwischen Hebammen, Ärztinnen und Pflegefachkräften aufgeteilt werden.

Hebamme im Familienzentrum / Elternschule

Viele Kliniken haben in den letzten Jahren (nicht zuletzt durch den Konkurrenzdruck) Elternschulen oder Familienzentren gegründet und bieten unterschiedliche Kurse für werdende Eltern und junge Familien, z. B. Geburtsvorbereitung, Säuglingspflegekurse, Elternkurse oder PEKIP (Prager Eltern-Kind-Programm). Meist arbeiten angestellte Hebammen und freiberufliche Dozentinnen in diesem Bereich eng zusammen.

Lehrerin für Hebammenwesen, Schulleitung

Gesetzliche Voraussetzung war bisher eine erfolgreich abgeschlossene Weiterbildung. Die Arbeitgeber verlangen heute analog zur Pflege in der Regel einen akademischen Abschluss. Für die Ausbildung auf tertiärem Niveau (Hochschule, Fachhochschule) ist ein akademischer Grad für Dozentinnen und Studiengangsleitungen obligat.

Die Lehrtätigkeit und die administrativen Aufgaben sind vielfältig. Dazu gehören u. a.
- Unterrichten (theoretische Ausbildung)
- Dozentenauswahl
- Stundenpläne erstellen, Unterrichtsvorbereitung
- Medienbeschaffung
- Prüfungsvorbereitung und -durchführung usw. sowie die Praxisanleitung (praktische Ausbildung) der Schülerinnen
- Einsatz- und Dienstpläne erstellen
- Stations- und Teambesprechungen
- Zusammenarbeit mit Krankenhausverwaltung, Pflegedienstleitung und Chefarzt der Geburtshilfe.

Eine Lehrerin für Hebammenwesen ist entweder fest angestellt, oder sie arbeitet als freie Dozentin an einer Kranken-, Kinderkrankenpflege- oder Hebammenschule. Die **Honorierung** erfolgt dann pro Unterrichtsstunde (45 Min.), das Honorar wird von der zuständigen Gesundheits-, oder Schulbehörde oder den Regelungen für akademische Dozentinnen an Hochschulen in jedem Bundesland festgelegt und ist unterschiedlich hoch.

Sonderwachen

Ein Sonderwachenvertrag mit einem Krankenhaus ermöglicht es der Hebamme, sehr „dosiert" zu arbeiten. Im Vertrag sind Vergütung und rechtliche Absicherung geregelt. Die Hebamme wird vom Krankenhaus angefordert, sobald Kolleginnen ausfallen.

Freiberuflich tätige Hebamme

Vor dem Einstieg in die Freiberuflichkeit, die jede Hebamme in Deutschland sofort nach bestandener Prüfung und Erhalt ihrer Anerkennung aufnehmen kann, sollte sie einige grundlegende Aspekte für sich klären:
- Arbeitsform und Arbeitsgestaltung
- besondere Fähigkeiten und Erfahrungen
- persönliche Möglichkeiten, eigene Motivation
- finanzielle Grundlagen und Finanzierungsmöglichkeiten
- notwendige Anschaffungen (Material, Räume, Computer, Auto etc.)
- organisatorische Voraussetzungen (s. S. 576 ff Kap. 52).

Günstig ist auch, vorab **Beratungsgespräche** mit Steuerberatern, Unternehmensberatern, Banken oder Sparkassen zu führen. Als Arbeitshilfe und **Informationsquelle** können Hebammen mittlerweile auf verschiedene Publikationen zurückgreifen:
- Informationspakete (Existenzgründungsmappe) der Berufsverbände DHV e. V. und BfHD für den Einstieg in die Selbstständigkeit
- Bücher (z. B. DHV: Praxisbuch für Hebammen: Erfolgreich in der Selbstständigkeit)
- Hebammen sollten sich auch über die verschiedenen **Förderprogramme für Frauen** bei Arbeitsämtern oder beim Bundesministerium für Wirtschaft informieren. Einige Bundesländer gewähren Darlehen zur Existenzgründung, die Bedingungen müssen vor Ort erfragt werden.

Hebammen, die in der außerklinischen Geburtshilfe tätig werden, sollten unbedingt an **Qualitätssicherungsmaßnahmen** (s. S. 854 Kap. 80) teilnehmen. Dadurch konnte belegt werden (Loytved 2009), dass Geburten außerhalb der Klinik sicher sind. Für weitere Informationen steht die jeweilige Landeskoordinatorin zur Verfügung oder Quag e. V., (Gesellschaft für Qualität in der außerklinischen Geburtshilfe).

2 Der Hebammenberuf heute

Quag e. V. kann unter folgender E-Mail-Adresse erreicht werden: geschaeftsstelle@quag.de

Arbeitsbereiche sind z. B. Schwangerenvorsorge, Geburtsvorbereitung, Schwangerenschwimmen, Säuglingspflegekurse, Geburtsbetreuung zuhause oder in einer Hebammen- bzw. Arztpraxis, Überwachung im Wochenbett mit Betreuung des Kindes und Rückbildungsgymnastik und Familienberatung.

Die Hebamme kann allein oder mit Kolleginnen in unterschiedlichen **Arbeitsmodellen** zusammenarbeiten.

Hebammengemeinschaftspraxis

Dies ist ein Zusammenschluss von mehreren Hebammen, die gleichberechtigt miteinander arbeiten und sich gegenseitig vertreten. Der Vorteil liegt in der gemeinsamen Nutzung von Räumen, Apparaten, Materialien (Teilung der Betriebskosten) und der Arbeitsaufteilung (freie Tage sind planbar durch gegenseitige Vertretung). Die Geburten können in den Praxisräumen oder im Haus der Frau stattfinden. Außerdem sind die Angebote (z. B. Säuglingspflegekurs, Schwangerenschwimmen) an die werdenden Eltern größer, da jede Hebamme einen bestimmten Bereich übernehmen kann.

Hebammenpraxis

Meist betreibt eine Hebamme eigenverantwortlich ihre private Praxis. Dieses Modell ist zeitintensiv und bietet weder Möglichkeiten zum Austausch mit Kolleginnen, noch kann die Arbeitsbelastung verteilt werden.

Eine Hebamme kann auch Arbeitgeberin sein und andere Hebammen einstellen. Im Arbeitsvertrag sind dann Arbeitszeit, Tätigkeit und Gehalt festgelegt. Die Leistung, die die angestellten Hebammen erbringen, werden von der Praxisbesitzerin mit den Krankenkassen abgerechnet.

Geburtshäuser

Ähnlich wie bei der Hebammengemeinschaftspraxis arbeiten hier mehrere Hebammen gleichberechtigt miteinander. Die Geburten finden im Geburtshaus statt, im Wochenbett wird die Frau zuhause betreut. Ein Geburtshaus kann als gemeinnütziger Verein eingetragen und mit öffentlichen Geldern gefördert werden, wenn ein allgemein zugängliches Beratungs- und Informationsangebot besteht.

Hebamme im Belegsystem

Die Möglichkeit, als Beleghebamme zu arbeiten, gibt es in Deutschland, in der Schweiz und in Österreich. Das Belegsystem ist in den deutschen Bundesländern sehr unterschiedlich verbreitet. Verschiedene Modelle sind möglich:

- Die Beleghebamme arbeitet **im Krankenhaus**, Vertragspartner ist der Krankenhausträger, der oft auch Verträge mit Belegärzten (niedergelassenen Gynäkologen) hat. Die Hebamme betreut und entbindet Frauen, der Arzt wird meist nur zur Geburt gerufen. Beide rechnen getrennt mit der zuständigen Krankenkasse der Frau ab. Da häufig mehrere Hebammen in einem Belegkrankenhaus arbeiten, gibt es feste Dienstpläne (Schichtdienst und Rufbereitschaft). Kommt eine Frau zur Entbindung, wird die zuständige Hebamme gerufen. Dies bedeutet für die Frauen, dass sie sich „ihre" Hebamme nicht aussuchen können (Einzelabsprachen sind jedoch üblich). Der Vertrag mit dem Belegkrankenhaus sollte einen Paragrafen über Versicherungsschutz und Haftung der Hebamme enthalten.
- Beleghebammen können aber auch mit einer Klinik einen Vertrag abschließen, der ihnen ermöglicht, mit den von ihnen betreuten Frauen zur Geburt die Klinik aufzusuchen und die Räumlichkeiten und Materialien zu nutzen. Die ärztliche Begleitung (wenn nötig) wird durch die angestellten Ärztinnen gewährleistet. Bei dieser Form arbeitet die Beleghebamme im selben Bereich wie die von der Klinik angestellten Hebammen, betreut aber nur „ihre" Frauen. Gelegentlich bestehen Absprachen, dass die Beleghebamme bei hohem Arbeitsanfall mithilft.

Das **Gesundheitsstrukturgesetz (GSG)** hat auch Auswirkungen auf die Hebammentätigkeit. Beleghebammen werden zunehmend interessanter für die Krankenhausträger und Krankenkassen. Sie arbeiten preisgünstiger, da die Klinik die Gehaltskosten spart. Die Auswirkungen des GSG auf den Arbeitsmarkt sind eindeutig, tendenziell ist erkennbar, dass weniger Hebammen nach bestandenem Examen einen Arbeitsplatz als angestellte Hebamme finden. Die dadurch zunehmende Freiberuflichkeit muss in der Ausbildung berücksichtigt werden. Dieser Aspekt wird in der neuen Ausbildungs- und Prüfungsverordnung (HebAPrVo) verankert werden.

Angestellte und freiberuflich tätige Hebammen

Hebammen arbeiten voll- oder teilzeitbeschäftigt in einem Krankenhaus. Eine zusätzliche freiberufliche Nebentätigkeit muss beim Arbeitgeber beantragt und genehmigt sein, auch wenn sie nur stundenweise anfällt. Der Arbeitgeber kann eine Zustimmung nur zurücknehmen, wenn die Arbeit im Krankenhaus davon beeinträchtigt wird.

Angestellte Hebammen müssen sich für die Freiberuflichkeit bei der Berufsgenossenschaft (BGW) zur Berufsunfallversicherung anmelden und versichern. Sie werden, da sie neben ihrer angestellten Tätigkeit Einkommen haben, zur Einkommensteuer veranlagt.

Hebammenarbeit in anderen Bereichen

Beratende Tätigkeiten im sozialen Bereich, Familienhebammen

In den letzten Jahren haben sich Hebammen zunehmend Arbeitsgebieten zugewandt, die verstärkt neben ihrem Hebammenfachwissen soziale und beratende Kompetenzen beanspruchen. Dazu gehören:
- Sozialberatungsstellen für werdende Eltern
- Projekte für Migrantinnen
- Gesundheitsämter und Krankenkassen
- Familienberatungsstellen, Familientherapieeinrichtungen
- Beratungsangebote zur Pränataldiagnostik
- Unterricht an Schulen und Kindergärten über Geburt und Stillen
- Familienhebammenprojekte

Vom Berufsverband werden solche Projekte unterstützt und gefördert (z. B. AG Hebammen an Schulen, Fortbildung Systemische Familientherapie), um den präventiven Charakter der Hebammenarbeit deutlich zu machen. Familienhebammen sind bereits seit 20 Jahren aktiv. In mehreren Bundesländern wurden Fortbildungskurse für Familienhebammen eingerichtet, in Niedersachsen begann 2011 eine Weiterbildung mit staatlicher Anerkennung. Seit 2009 findet eine jährliche Fachtagung der Familienhebammen statt. Der Deutsche Hebammenverband hat eine eigene Bundesbeauftragte für Familienhebammen etabliert.

Andere Arbeitsmöglichkeiten

Hebammen in Arztpraxen
Hier gibt es unterschiedliche Modelle, von der Hebamme, die die Funktion einer Arzthelferin übernimmt, bis hin zur gleichberechtigten Partnerin.

Hebammen im Berufsverband
Sowohl auf Landes- wie auf Bundesebene können Aufgaben übernommen werden, wobei auf Landesebene häufig nur die Vorsitzende und ihre Vertretung eine Bezahlung erhalten. Diese ist unter anderem abhängig von der Größe des Landes und der Zahl der Mitglieder. Hebammen arbeiten ebenfalls in der Geschäftsstelle der Verbände und für die Fachzeitschriften.

Hebammen an Universitäten und Fachhochschulen
Durch das wachsende Angebot an Studiengängen, die auch von Hebammen immer mehr in Anspruch genommen werden, ist auch eine universitäre Karriere attraktiv. Die Zahl der Arbeitsstellen auf diesem Gebiet ist in Deutschland noch nicht sehr hoch. Der erste grundständige Bachelor-Studiengang für Hebammen startete im Herbst 2010 an der Fachhochschule Bochum, ein weiterer 2012 in Fulda. Konsekutive Modelle neben und nach der Berufsausbildung zur Hebamme bietet die Fachhochschule Osnabrück an, weitere Studienangebote gibt es an Fachhochschulen in Ludwigshafen, Mainz und Nürnberg.

In Österreich und der Schweiz findet die Hebammenausbildung ausschließlich an Fachhochschulen statt.

2.2 Fort- und Weiterbildung, Studium

Andrea Stiefel

Fortbildung

Fortbildung ist für jeden im medizinischen Bereich Tätigen notwendig, um auf dem aktuellen Wissensstand zu sein. In mehreren Bundesländern werden in den Berufsordnungen für Hebammen regelmäßige Fortbildungen vorgeschrieben. Dazu gehören das Lesen von Fachliteratur (Zeitschriften, Bücher) sowie die Teilnahme an Seminaren, Tagungen, Kongressen und Vorträgen mit folgenden Angeboten:
- **Neue Erkenntnisse in der Geburtshilfe**, z. B. Fachvorträge bei Hebammen- und Ärztekongres-

sen sowie an Bildungseinrichtungen für Hebammen
- **Vertiefung von Spezialwissen**, z. B. Seminare zur Geburtsvorbereitung, Wochenbettbetreuung, Homöopathie, Trauerbegleitung und Mentorinnenkurse
- **Reflexion der eigenen Arbeit**, z. B. Fallbesprechungen bei Diensttreffen der geburtshilflichen Abteilung sowie Supervisions- und Balint-Gruppen mit geschulter psychologischer Begleitung
- **Einblick in andere berufsrelevante Themen**, z. B. Veranstaltungen des Berufsverbandes, Steuer- und Computerseminare für Hebammen, Vorträge zur Neonatologie, Reanimation, Hygiene etc.

Wenn der Arbeitgeber durch die Fort- oder Weiterbildung des Angestellten einen Nutzen hat, muss er Dienstbefreiung und Kostenübernahme gewähren. Dies gilt z. B. für alle innerbetrieblichen Fortbildungen und regelmäßigen Dienstbesprechungen.

Für eine ein- bis mehrtägige Fortbildung kann beim Arbeitgeber auch **Bildungsurlaub** nach dem im jeweiligen Bundesland gültigen Bildungsurlaubsgesetz beantragt werden (jedoch keine Kostenübernahme). Ist eine Freistellung aus dienstlichen Gründen nicht möglich, kann der Arbeitgeber den Antrag ablehnen.

Der Besuch einer Fortbildung bietet immer einen Blick über den klinikinternen „Tellerrand" und wertvolle Austauschmöglichkeiten mit Kolleginnen. Dies kann die eigene Berufszufriedenheit fördern, ein „Freizeit- und Geldverlust" wird dadurch meist ausgeglichen.

Weiterbildung

Weiterbildung dient der aufbauenden Qualifizierung und Spezialisierung im Beruf. Hebammen mit mindestens 2-3-jähriger Berufspraxis können in einem Vollzeit- oder einem den Beruf begleitenden Lehrgang über ½ bis 3 Jahre fachbezogenes, theoretisches Wissen und praktische Fertigkeiten erlernen.

Die Weiterbildung muss an einer von der zuständigen Landesgesundheitsbehörde anerkannten Weiterbildungsstätte erfolgen und endet mit einer Abschlussprüfung, die der Absolventin erlaubt, ihrer Berufsbezeichnung Hebamme eine **Weiterbildungsbezeichnung** hinzuzufügen: z. B. Stationsleitung, Lehrerin für Hebammenwesen, Hygienefachkraft.

Eine **Weiterbildung zur Leitenden Hebamme** im Kreißsaal oder auf einer Wochenstation dauert meist ½-1 Jahr (Vollzeit oder den Beruf begleitend). Die Lehrgänge zur Leitung einer Station oder Abteilung werden oft gemeinsam für Kranken-, Kinderkrankenschwestern, Hebammen und Altenpflegerinnen angeboten.

Seit 2003 bietet der Deutsche Hebammenverband e. V. (DHV, früher BDH) eine Leitungsfortbildung an, die nur für Hebammen konzipiert ist und mit einem anerkannten Abschluss endet.

Träger von Weiterbildungsstätten sind z. B. Pflegeverbände, Gewerkschaften sowie gemeinnützige, konfessionelle oder private Vereine, Stiftungen oder Universitäten und Fachhochschulen. Je nach Weiterbildungsstätte variieren Theorie- und Praktikumsanteile, Lehrpläne und Lehrgangskosten.

Ist eine Hebamme an einer Weiterbildung interessiert, kann sie bei ihrem momentanen und/oder zukünftigen Arbeitgeber eine **Kostenübernahme** beantragen, vorausgesetzt, in der Klinik oder Hebammenschule besteht in Zukunft Personalbedarf für eine leitende Hebamme oder Lehrerin für Hebammenwesen.

Studium

Hebammen, die als **Lehrerinnen an Hebammenschulen** tätig werden möchten, wird ein Studium (ggf. mit Bafög-Förderung) empfohlen. Um eine höhere Qualifizierung leitender Pflegekräfte und Lehrerinnen an medizinischen Fachschulen (z. B. Hebammenschulen) zu erreichen, wurden in den letzten Jahren in mehreren Bundesländern Studiengänge an Universitäten oder Fachhochschulen eingerichtet.

In der ehemaligen DDR war es Hebammen möglich, in Vollzeit oder den Beruf begleitend (Fernstudium) ein Medizinpädagogik-Studium zu absolvieren mit dem akademischen Abschluss Diplom-Medizinpädagogin.

Jedes Bundesland kann individuell entscheiden, ob und wo (Fachhochschule oder Universität) ein Studiengang eingerichtet wird. Daher sind Studienvoraussetzungen, -dauer und -abschluss sehr unterschiedlich.
- **Die Studiengänge** heißen: Pflegepädagogik, Medizinpädagogik oder Pflegemanagement, Pflegewissenschaft, Berufspädagogik, Management im Gesundheitswesen, Gesundheitsökonomie etc.
- **Die Studienvoraussetzungen** lauten: Allgemeine Hochschulreife oder Fachhochschulreife. Zu einigen Studiengängen werden auch Quereinstei-

gerinnen mit Pflegeberuf (oder Hebammenausbildung) und mind. 2-jähriger Berufserfahrung oder Fachweiterbildung zugelassen, evtl. wird dann eine Einstufungsprüfung gefordert.
- **Die Studiendauer** variiert je nach Studienordnung, Bachelor-Studiengänge dauern in der Regel 6 Semester, wird ein Master angeschlossen, folgen weitere 2–3 Semester.
- **Der Abschluss** des Studiums führt zu den unterschiedlichsten Berufsbezeichnungen: Diplom-Medizinpädagogin, Diplom-Pflegepädagogin oder Diplom-Pflegedienstleiterin, Diplom-Pflegewirtin, Diplom-Pflegemanagerin, Bachelor oder Master of Science in Midwifery,

2.3 Hebammenforschung

Jule Friedrich

Woher wissen wir, ob wir die Frauen und Kinder „richtig" betreuen? Was ist die Basis unseres Wissens, unserer Praxis? Wie treffen wir Entscheidungen, und wieso glauben wir, dass Betreuungsform A eher angemessen ist als Betreuungsform B?

Keine Hebamme wird willentlich einer Frau schaden wollen, und doch haben wir beispielsweise lange Zeit geglaubt, dass eine Episiotomie besser sei als ein Riss. Durch die wissenschaftliche Untersuchung einer Hebamme wurde dies vor über 25 Jahren widerlegt (Sleep 1984 [81]). Inzwischen sind zahlreiche weitere Studien hinzugekommen (Carroli 2000 [20]).

Die Umsetzung dieser Erkenntnis hat weitreichende Folgen für das Geburtsmanagement und die Zeit danach: Die Frau kann die Gebärposition frei wählen, weil der Damm nicht unbedingt für einen Schnitt zugänglich sein muss, die Leitung der Austreibungsperiode wird sanfter sein, die Wünsche der Frau können mehr berücksichtigt werden, die erste Zeit nach der Geburt mit dem Kind (Bonding) und das Stillen ist ungestörter, wenn keine Naht erforderlich ist und die Wundheilung verläuft in der Regel bei einem kleinen Riss problemloser. Durch dieses Wissen besteht also die Möglichkeit, die klinische Praxis zu verändern.

> M Um etwas zu verändern, muss ich in unserer Gesellschaft gute Gründe haben und belegen können, dass eine Methode effektiver ist als eine andere.

Daten aus systematischen Untersuchungen liefern bessere Argumente als nur die Aussage: „Ich **glaube**, dass die Dauer der Austreibungsperiode nicht begrenzt werden sollte." Wenn ich die Quelle, d. h. die Studie sowie Ort und Jahr der Veröffentlichung, nennen kann (z. B. Menticoglou 1995 [61]) und wenn die Untersuchung valide ist, d. h. wenn sie wissenschaftlichen Kriterien standhält, kann ich sagen: „Ich **weiß**, dass die Dauer der AP nicht begrenzt werden sollte." Ich kann entsprechend handeln und Frauen eine operative Geburtsbeendigung aufgrund einer „protrahierten" Austreibungsphase ersparen, solange es Mutter und Kind gut geht.

Die Kenntnisse von Hebammen beruhen auf einer Mischung aus Erfahrung, Routine, Intuition, Tradition, Krankenhauspolitik und sie werden erweitert durch Lehrbücher, Fachzeitschriften, Forschung und zunehmend durch das Internet. Dazu kommt der kollegiale und interdisziplinäre Austausch.

> M Ein durch Forschung gestütztes Hebammenwissen ist ein wichtiger Ausgangspunkt, um die Definitionsmacht über unser Wissen zurückzuerobern und damit eine Professionalisierung unseres Berufes zu erreichen. Gleichzeitig ist es ein Beitrag zur Qualitätssicherung.

Forschungsansätze

Hebammen waren an der Entstehung der wissenschaftlichen Geburtshilfe nur indirekt beteiligt (s. Kap. 1.1). Im Mittelalter gaben Hebammen und weise Frauen ihre Erfahrungen mündlich weiter, darum ist dieses Wissen zum großen Teil verloren gegangen. Da wir heute lesen und schreiben können, sollten wir in einem ersten Schritt hin zu wissenschaftlichem Arbeiten unser **empirisches Wissen** sammeln und dokumentieren. Ein detailliert geführtes Geburtenbuch oder eine ausführliche Wochenbettdokumentation ermöglichen retrospektive (d. h. zurückschauende) Untersuchungen.

In der Praxis und aus Neugierde entstehen die besten **Forschungsfragen**. Wissenschaftlich arbeiten heißt, diese Fragen nach bestimmten Regeln zu formulieren und zunächst das zur Beantwortung dieser Fragen vorhandene Wissen systematisch auszuwerten (s. u.). Das Benutzen von Bibliotheken und Datenbanken ist am Anfang mühsam, aber es lohnt sich und es macht Spaß, zu entdecken, dass vieles schon längst erforscht worden ist: z. B. dass **Routinemaßnahmen** wie Rasur der Schamhaare, Dauer-CTG, Episiotomie, tiefes Absaugen des gesunden Neugeborenen, Methergingabe post partum und Zufüttern von gestillten Neugeborenen nach gegenwärtigem Forschungsstand aufgegeben werden sollten (Enkin et al. 2000).

Es gibt keine endgültigen Antworten. Unsere Aufgabe ist es, möglichst neueste wissenschaftliche Erkenntnisse in unser Handeln zu integrieren. Englischsprechende Kolleginnen sind hinsichtlich der Lektüre von **Forschungsliteratur** im Vorteil, weil die Wissenschaftssprache Englisch ist. Dennoch gibt es auch deutschsprachige Literatur und auch deutschsprachige Datenbanken (s. u.).

Wissenschaftliche Texte kritisch lesen

Zum wissenschaftlichen Arbeiten gehört, die Untersuchungen, die meist in Form von Artikeln in medizinischen Zeitschriften erscheinen oder online veröffentlicht werden, kritisch zu lesen:
- Wann, wo und von wem wurde die Studie durchgeführt?
- Welche Hypothese wurde aufgestellt?
- Welche Methode wurde angewandt?
- Wie groß war die Stichprobe?
- Erfolgte – bei einer experimentellen Studie – eine randomisierte (d. h. zufallsgesteuerte) Gruppenzuweisung zur Experiment- und Kontrollgruppe?
- Welche Ergebnisse gibt es?
- Welche Konsequenzen ergeben sich daraus für die Praxis?
- Wer hat die Studie finanziert? Ergeben sich daraus Interessenskonflikte bezüglich Ergebnis bzw. Veröffentlichung?

Der **Abstract**, die kurze Zusammenfassung des Artikels, gibt über diese Fragen Auskunft und ermöglicht nach einiger Übung zu entscheiden, ob es sich lohnt, den ganzen Artikel zu lesen und ob die Untersuchung für die Hebammenpraxis relevant ist oder nicht.

Die **kritische Analyse** ist nicht nur zur Überprüfung der methodischen Qualität einer Arbeit notwendig, denn Erkenntnisse allgemein, also auch medizinische Erkenntnisse, sind nie wertfrei, sondern auch immer eingebunden in soziale und kulturelle Lebensweisen und Erkenntnisinteressen.

Die **etablierte medizinische Wissenschaft** betreibt in der Regel Forschung vom Standpunkt der Pathologie aus, sie ist auf der Suche nach der Abweichung (Krankheit) von der Norm (Gesundheit). Frauen hatten keinen Anteil an der Entstehung dieser wissenschaftlichen Methode, die im Prinzip auf einer Trennung von Körper und Seele, von untersuchendem Subjekt und untersuchtem Objekt, beruht. Eine Trennung, die zu der Annahme geführt hat, es gäbe eine einzige und wahre Wirklichkeit, genannt „Objektivität". Die Subjektivität der untersuchten Frau, ihr kultureller und sozialer Lebenszusammenhang, kommt in dieser rein wissenschaftlichen Forschung nicht vor. Es ist daher eine der Aufgaben der Hebammenforschung, die historischen, geschlechtsspezifischen und gesellschaftspolitischen Entstehungsbedingungen von Wissenschaft kritisch zu reflektieren.

Die **einzigartige Position von Hebammen an der Seite von Frauen** ermöglicht es ihnen, als Forscherinnen zu sehen, was wirklich für Frauen und Neugeborene gut, notwendig, schädlich, überflüssig oder hilfreich sein könnte und entsprechende Fragen zu stellen. Dieser Blick, gepaart mit der Anwendung systematischer Untersuchungsmethoden, befähigt, auf all diese Fragen Antworten zu finden, aber auch zu zweifeln, die eigene Handlung und Haltung zu reflektieren, Verantwortung zu übernehmen und sich nicht auf „Das haben wir schon immer so gemacht …" auszuruhen. So waren es Hebammen, die einige der oben beschriebenen Routinemaßnahmen hinterfragten.

Hebammenforschung als Bestandteil der Ausbildung und Praxis

Forschungsergebnisse sollten in die theoretische und praktische Ausbildung von Hebammen einbezogen werden. Um das zu erreichen, muss Forschung in die Weiterbildung der Lehrerinnen für Hebammenwesen integriert und auch die klinische Praxis evidenzbasiert sein. In Großbritannien, den skandinavischen Ländern sowie Holland und den USA ist Hebammenforschung bereits Bestandteil der Ausbildung. Einige Hebammenschulen in Deutschland führen regelmäßig kleinere Studien durch und veröffentlichen die Ergebnisse der Hebammenschülerinnen bereits. In den neu geschaffenen, an Hochschulen angebundenen Ausbildungsgängen ist Forschung integraler Bestandteil.

Seit 2004 besteht an der Hochschule Osnabrück der „**Verbund Hebammenforschung**", der frauen- und familienorientiert geburtshilfliche Versorgungskonzepte erforscht und eine enge Verzahnung von Theorie und Praxis ermöglicht (www.hebammenforschung.de).

2008 wurde die „**Deutsche Gesellschaft für Hebammenwissenschaft**" gegründet, sie fördert als Fachgesellschaft die Weiterentwicklung des Hebammenwesens (www.dghwi.de).

In **interdisziplinären Forschungsprojekten**, in denen die verschiedenen Sichtweisen, Arbeitsschwerpunkte und Fähigkeiten zu spannenden und sich gegenseitig befruchtenden Ergebnissen führen, bringen Hebammen ihre Qualitäten mit ein. Z. B. werden die Ergebnisse der außerklinischen Geburtshilfe und die der Hebammenkreißsäle auf diese Weise erforscht.

Die Internationale Hebammenvereinigung (ICM) ist der Ansicht, dass die weitere Entwicklung des Hebammenwissens und der -praxis essenziell ist für die Verbesserung der Gesundheit der Frauen und jungen Familien und auf einer Forschung aufbauen sollte, die die Rechte der Frauen und der Hebammen respektiert. Die Forschung muss sowohl die Bewertung technischer Neuerungen als auch die physiologischen, psycho-sozio-kulturellen und spirituellen Aspekte der Gesundheit der Frauen einschließen (ICM 2008).

Der Forschungsprozess

Je nach Forschungsfrage kommen unterschiedliche Methoden zur Anwendung. Bei den meisten Studien wird der Forschungsprozess in folgende Phasen unterteilt:
1. **Erkundungsphase:** Problembestimmung, kurzer Literaturüberblick, Diskussion mit Kolleginnen, Formulierung einer vorläufigen Forschungsfrage, Klärung finanzieller Ressourcen, Erstellen eines Forschungsantrags.
2. **Theoretische Phase:** gründliches, zielgerichtetes Literaturstudium (wichtig: Anlegen einer Datei mit genauen Quellenangaben), um eine Wiederholung der Studie auszuschließen sowie einen Überblick über die theoretischen Grundlagen und die methodologischen Hinweise zu erhalten, die dann bei der Formulierung der Hypothese, der Forschungsfrage, helfen.
3. **Planungsphase:** Wahl der Forschungsmethode, z. B. Fragebogenuntersuchung, Beobachtung, Interview, Experiment. Daraus ergibt sich die Bestimmung der Stichprobengröße und die Erstellung eines Forschungs- und Kostenplans. Falls erforderlich muss die Genehmigung der Ethikkommission eingeholt werden.
4. **Durchführungsphase:** Pre-Test, evtl. Überarbeitung der Erhebungsinstrumente, z. B. bei einem Fragebogen, Datenerhebung.
5. **Auswertungsphase:** nach der Datenaufbereitung statistische Datenanalyse bzw. Verschriftlichung von Interviews und inhaltliche Analyse, Interpretation der Ergebnisse.
6. **Berichtsphase:** Schreiben des Forschungsberichts, Veröffentlichung in der Fachliteratur oder auf Kongressen, Hinweise auf die sich aus dieser Untersuchung ergebenden weiteren Forschungsfragen.
7. **Implementationsphase:** Empfehlungen für eine Umsetzung der Ergebnisse in die Praxis ausarbeiten.

Bibliotheken, Datenbanken und Literaturdienste

Im Zeitalter von Computern und weltweiter Vernetzung ist es möglich, Zugriff auf sehr viel mehr Wissen zu haben als z. B. nur auf das in der (Universitäts-) Bibliothek vor Ort. So tritt die klassische Suche in Bibliotheken in den Hintergrund.

Die bisher einzige **Hebammenbibliothek** im deutschsprachigen Raum ist in Osnabrück, in der von Hebammen verfasste wissenschaftliche Arbeiten aus den Gesundheitswissenschaften und angrenzenden Gebieten gesammelt werden (www.hebammen.uni-osnabrueck.de).

Die deutschsprachige Benutzeroberfläche von **Medline**, der weltweit größten medizinischen Literaturdatenbank, ist über DIMDI (Deutsches Institut für Medizinische Dokumentation und Information) zu erreichen: www.dimdi.de/static/de/index.html

Der **HebammenLiteraturDienst (HeLiDi)** erscheint seit 1993 mit Abstracts (Zusammenfassungen) in den Frühjahrs- und Herbstausgaben der Fachzeitschriften Die Hebamme, Hebammenforum, Österreichische Hebammenzeitung und Schweizer Hebamme: www.mh-hannover.de/weiterbildung0.html.

Das **Deutsche Cochrane Zentrum**, ein Zweig der cochrane collaboration, ist über www.cochrane.de zu erreichen. Deren Hauptaufgabe ist die Erstellung, Verbreitung und Aktualisierung von systematischen Übersichtsarbeiten.

Englischsprachige Literaturdatenbanken sind z. T. kostenpflichtig, haben allerdings auch Zugriff auf wesentlich umfangreichere Daten.

National Institute for Health and Clinical Excellence: http://www.nice.org.uk
PubMed: http://www.ncbi.nlm.nih.gov/pubmed

Der in Großbritannien ansässige **Midwives Information and Resource Service (MIDIRS)** sammelt weltweit die für Hebammen relevanten Forschungsergebnisse und veröffentlicht diese in monatlich und vierteljährlich erscheinenden Zeitschriften. Auf der

Webseite www.midirs.org sind viele Informationen frei zugänglich, die Suche in der umfangreichen Datenbank ist kostenpflichtig.

2.4 Berufsverbände für Hebammen

Andrea Stiefel

Deutscher HebammenVerband (DHV) e. V. (vormals Bund Deutscher Hebammen, BDH)

In Deutschland gibt es Hebammenberufsverbände seit über 120 Jahren. In dieser Zeit wechselten die Namen, entstanden neue Organisationen, und wieder andere vereinten sich (s. S. 7 ff). Seit 1982 bestand der Bund Deutscher Hebammen, der sich seit 2003, begleitet von einer professionellen Organisationsentwicklungsberatung, umstrukturierte. 2008 wurde nach mehreren vergeblichen Versuchen in den Vorjahren der Antrag zur Namensänderung durch die Bundesdelegiertenversammlung angenommen.

Der DHV ist heute die **Dachorganisation von 16 Hebammenlandesverbänden,** die insgesamt etwa 17000 Mitglieder haben. Er vertritt die Belange sowohl der angestellten Hebammen wie auch der freiberuflich tätigen Hebammen, der Lehrerinnen für Hebammenwesen und der werdenden Hebammen.

Aufgaben des DHV

- Koordination der Arbeit der Landesverbände
- Vertretung der Hebammenbelange bei Volksvertretern, Behörden und Gewerkschaften auf Bundes- und Landesebene
- Öffentlichkeitsarbeit (Pressereferentin)
- Fortbildung der Hebammen, auch in Zusammenarbeit mit der gemeinnützigen Hebammengemeinschaftshilfe e. V. (HGH), dem Fortbildungs- und Forschungsförderungsorgan des DHV
- Wahrung der berufspolitischen und wirtschaftlichen Interessen von Hebammen
- Rechtliche Beratung von Hebammen (Rechtsstelle, Gutachterinnenkommission)
- Pflege der internationalen Beziehungen des Hebammenwesens (ICM, WHO, EMA).

Die einzelne Hebamme oder werdende Hebamme kann über ihre Mitgliedschaft in einem der Hebammenlandesverbände Einfluss auf die Arbeit des DHV nehmen (Abb. 2-1).

Bundesdelegiertenversammlung

In jedem Landesverband werden Delegierte für die Bundesdelegiertenversammlung des BDH gewählt. Diese Versammlung ist die **höchste beschlussfassende Kommission** und tagt mindestens einmal im Jahr. Sie erteilt Arbeitsaufträge an das Präsidium und verabschiedet den Haushalt. Die Delegierten bestimmen über Satzungsänderungen, wählen das Präsidium und die Bundesbeauftragten.

Präsidium

Das Präsidium setzt sich zusammen aus einer hauptamtlichen **Präsidentin,** drei **Beirätinnen** (für Angestelltenbereich, Freiberuflichkeit und Bildungsbereich) sowie einer Schatzmeisterin und einer Schriftführerin. Es ist in seiner Arbeitsausrichtung an die Beschlüsse der Delegiertenversammlung gebunden.

Als Vermittler zwischen Präsidium und Delegiertentagung dient der **Hauptausschuss,** der aus den Vorsitzenden aller Hebammenlandesverbände, dem Präsidium und je einer Bundesbeauftragten für Internationale Hebammenarbeit, Berufsgenossenschaft, Stillen und Ernährung, Fortbildung, Familienhebammen, Sponsoring, hebammengeleitete Einrichtungen sowie den Sachverständigen im Hebammenwesen besteht. Sie sind alle stimmberechtigt. Anwesend, aber nicht stimmberechtigt sind die Geschäftsführerin, der Justiziar, die Bundesreferentinnen für Öffentlichkeitsarbeit und für Hebammenvergütung, eine Hebamme der Geschäftsstelle sowie eine Vertreterin der Zeitschrift Hebammenforum.

Der Hauptausschuss tagt zweimal im Jahr, er dient der Koordination der Verbandsarbeit der einzelnen Länder und des Bundes sowie der Vorbereitung der Beschlussthemen für die Delegiertentagung.

Die Fachzeitschrift **Hebammenforum** ist das monatlich erscheinende Verbandsorgan des DHV. Der DHV unterhält eine eigene **Geschäftsstelle** in Karlsruhe, die die wirtschaftlichen Angelegenheiten (Finanzen, Mitgliederdatei etc.) des Verbandes bearbeitet. Für fachliche Fragen und die Betreuung der Homepage des DHV sind die Hebammen in der Geschäftsstelle zuständig.

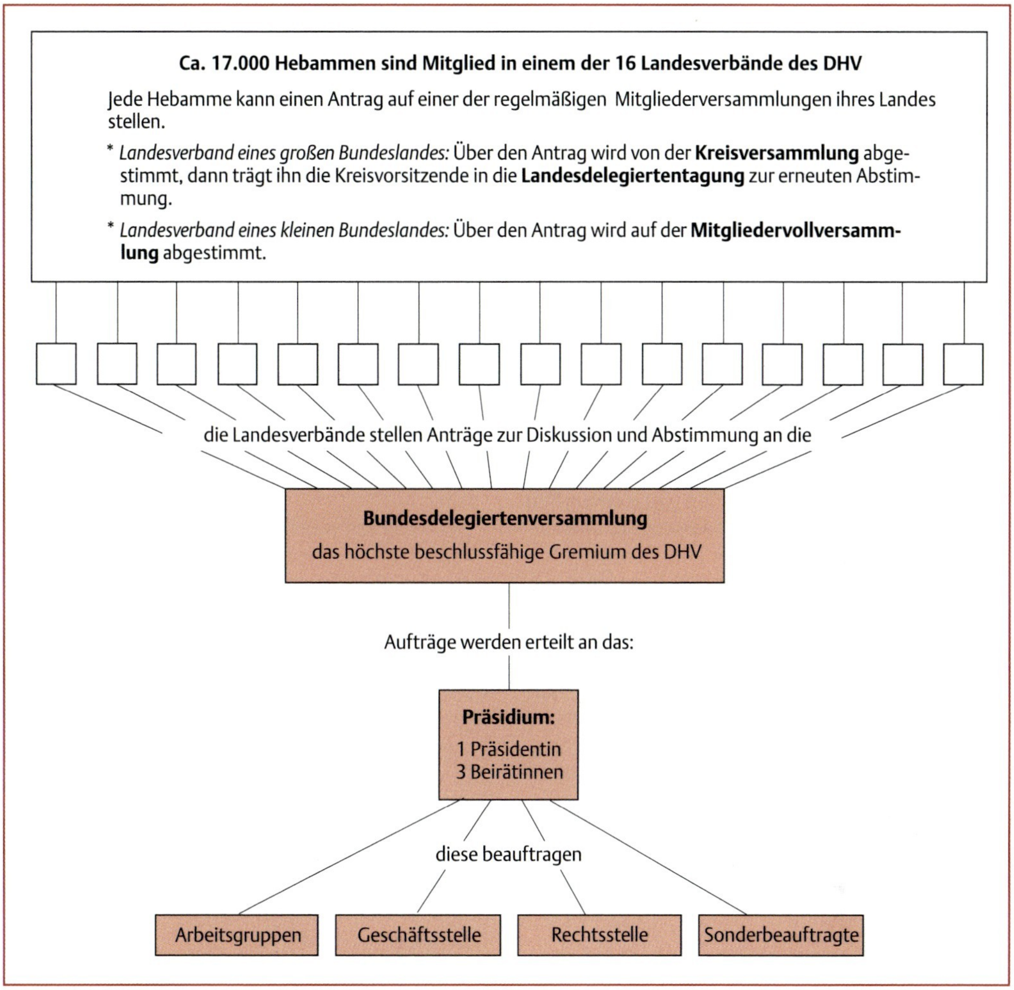

Berufsverbände für Hebammen 2

Ca. 17.000 Hebammen sind Mitglied in einem der 16 Landesverbände des DHV

Jede Hebamme kann einen Antrag auf einer der regelmäßigen Mitgliederversammlungen ihres Landes stellen.

* *Landesverband eines großen Bundeslandes:* Über den Antrag wird von der **Kreisversammlung** abgestimmt, dann trägt ihn die Kreisvorsitzende in die **Landesdelegiertentagung** zur erneuten Abstimmung.
* *Landesverband eines kleinen Bundeslandes:* Über den Antrag wird auf der **Mitgliedervollversammlung** abgestimmt.

die Landesverbände stellen Anträge zur Diskussion und Abstimmung an die

Bundesdelegiertenversammlung
das höchste beschlussfähige Gremium des DHV

Aufträge werden erteilt an das:

Präsidium:
1 Präsidentin
3 Beirätinnen

diese beauftragen

| Arbeitsgruppen | Geschäftsstelle | Rechtsstelle | Sonderbeauftragte |

Abb. 2-1 Möglichkeiten der Einflussnahme einer einzelnen Hebamme auf die Arbeit des Deutschen HebammenVerbandes (DHV).

Adresse:
Deutscher HebammenVerband e. V.
Gartenstr. 26
76133 Karlsruhe
Tel: 07 21/98 189-0
Fax: 07 21/98 189-20
E-Mail: info@hebammenverband.de
Internet: www.hebammenverband.de

Bund freiberuflicher Hebammen Deutschlands (BfHD) e. V.

Der BfHD wurde 1984 als Interessenvertretung der freiberuflichen Hebammen gegründet und zählt bundesweit ca. 1000 Mitglieder. Als Berufsverband vertritt der BfHD auf gesellschaftlicher und politischer Ebene die sozialen und wirtschaftlichen Interessen seiner Mitgliedsfrauen, die überwiegend als Selbständige in eigener Verantwortung tätig sind. Dazu gehören die Teilnahme an den Gebührenverhandlungen in Zusammenarbeit mit dem DHV, die Bemühungen um eine Kompetenzerweiterung im Sinne einer eigenständigen Rundum-Betreuung, ebenso wie rechtliche Beratung und die Suche nach günstigen Gruppenversicherungen.

Der BfHD setzt sich besonders ein für:
- die Förderung der außerklinischen Hebammengeburtshilfe
- die reguläre Basisbetreuung durch Hebammen in der Schwangerschaft
- die Erweiterung der Ausbildungsanteile praktischer, umfassender freiberuflicher Hebammentätigkeit in der Hebammenausbildung.

Der BfHD bietet Fachfortbildungen an und unterstützt Hebammen auf dem Weg in die Freiberuflichkeit.

Verbandsstruktur

Die vierteljährlich stattfindenden **Quartalstreffen** dienen als Forum der Auseinandersetzung und Unterstützung für Hebammen, die außerklinische Geburtshilfe praktizieren. Auf Landesebene wird der BfHD durch gewählte **Landessprecherinnen** vertreten (zur Zeit nicht in allen Bundesländern). Einmal jährlich findet eine Mitgliederversammlung statt. Diese wählt einen Vorstand, bestehend aus zwei Vorsitzenden und einer Schatzmeisterin. Der Verband unterhält eine Geschäftsstelle und bietet juristische Beratung für Mitglieder an. Das Verbandsorgan **Hebammeninfo** erscheint sechsmal jährlich.

Adresse:
Bund freiberuflicher Hebammen Deutschlands e. V.
Kasseler Str. 1 A
60 486 Frankfurt/Main
Tel: 069/79 53 49 71
Fax: 069/79 53 49 72
E-Mail: geschaeftsstelle@bfhd.de
Internet: www.bfhd.de

BundesRat Werdender Hebammen (WeHe)

Mitte der 1980er Jahre begannen sich Hebammen in Ausbildung aus westlichen Bundesländern erstmals überregional zusammenzufinden. Sie gründeten den BHSR (seit Oktober 2010 nicht mehr BundesHebammenSchülerinnen Rat, sondern WeHE) zum Erfahrungsaustausch und zur Einflussnahme auf die Ausbildungsbedingungen. Inzwischen wird das Forum von den Ausbildungsstätten und den Berufsverbänden als Ansprechpartner anerkannt. Auf der Bundesdelegiertenversammlung des DHV ist der WeHe stimmberechtigt.

WeHe ist kein eingetragener Verein und hat keine gebundene Rechtsform. Er ist **unabhängig von den Berufsverbänden.** Mitglied kann jede Auszubildende oder Studentin für die Dauer ihrer Ausbildung werden. Es wird kein Mitgliedsbeitrag erhoben. WeHe setzt sich zusammen aus delegierten Hebammenschülerinnen der Hebammenschulen in Deutschland, zwei Bundesdelegierten, einer Schatzmeisterin und einer Beirätin.

An den **Ratssitzungen,** die dreimal im Jahr an einer Gastgeberschule stattfinden, können je zwei Delegierte jeder Hebammenschule teilnehmen. Sie wählen die WeHe-Sprecherinnen für die Amtsdauer von 2 Jahren. Inhaltlich geben die Ratstreffen Raum für:
- Berichte der Bundesdelegierten
- Informationsweitergabe
- Ausbildungsspezifische Fragen und Problematiken
- Vorbereitung weiterer Verbandstreffen, Teilnahme an Kongressen und Tagungen
- Persönlichen Austausch und Diskussionen
- Referate zu aktuellen ausbildungsrelevanten und hebammenspezifischen Themen

Die von den Teilnehmerinnen an den Ratstreffen entrichteten Beiträge werden für die weitere Arbeit verwendet.

WeHe kann die Verbandszeitschriften des DHV und BfHD für Mitteilungen und Veröffentlichungen nutzen. Internet: www.br-wehe.de

International Confederation of Midwives (ICM)

Seit 1919 gibt es die Internationale Hebammenvereinigung als globalen Zusammenschluss unabhängiger Hebammenverbände. Sie hat zurzeit 101 Mitglieder in 90 Ländern der Erde und ist unterteilt in die Regionen Nord,- Süd,- und Zentral-Europa, Nord und Südamerika, West- und Ostafrika und den asiatischpazifischen Raum. Jeder Verband ist im ICM mit zwei Delegierten vertreten und kann seine Interessen wahrnehmen. Im Jahr 1999 verlegte der ICM den Hauptsitz der Organisation von London nach **Den Haag** in den Niederlanden.

Alle drei Jahre tagt im Vorfeld der Internationalen Kongresse des ICM die **Delegiertenversammlung** (Council). Sie ist das oberste beschlussfassende Organ der Internationalen Hebammenvereinigung. Im Council werden Resolutionen und Positionspapiere diskutiert und verabschiedet, die dann von den Delegierten in ihre Landessprache übersetzt und ihren Verbänden zur Abstimmung vorgelegt werden.

Neu muss nach holländischem Verbandsrecht eine jährliche Delegiertenversammlung zur Abstimmung der Finanzen erfolgen. Dies kann in schriftlicher Form geschehen.

Ziele der Internationalen Hebammenvereinigung

- Verbesserung der Qualität der Versorgung von Müttern, Kindern und Familien
- Reduzierung der hohen mütterlichen und kindlichen Mortalitäts- und Morbiditätszahlen weltweit
- Entwicklung und Förderung der Schlüsselrolle der Hebamme als eigenständiger und eigenverantwortlicher Fachkraft für Schwangerschaft, Geburt und Wochenbett
- Unterstützung und Beratung von Hebammenverbänden gegenüber Regierungen und Behörden
- Repräsentation des Hebammenberufes in Internationalen Gremien, Verbänden und auf Leitungsebene führender Gesundheitsorganisationen.

ICM unterhält offizielle Kontakte zu den Vereinten Nationen, ebenso zu anderen Organisationen wie:
- FIGO (Internationale Vereinigung der Gynäkologen und Geburtshelfer)
- IPPF (International Planned Parenthood Federation)
- UNFPA (United Nations Population Fund)
- PMNCH (Partnership for Maternal and Child Health)
- WRA (White Ribbon Alliance)
- Global Health Workforce Alliance
- Weltbank u. a.

Die Internationale Hebammenvereinigung arbeitet eng mit der WHO, UNICEF und UNFPA zusammen. Daraus entstand 1987 das gemeinsame Projekt „Safe Motherhood Initiative" sowie weitere Projekte, deren Zielsetzung die Reduzierung der jährlich über 400 Mio mütterlichen Todesfälle in Zusammenhang mit Schwangerschaft, Geburt und Wochenbett ist. Hebammen aus Ländern mit hoher Müttersterblichkeit erhalten die Möglichkeit, an speziellen Programmen teilzunehmen und die dort erarbeiteten Strategien in ihren Heimatländern umzusetzen. Die Kosten für die Teilnahme werden über Sponsorenprojekte aufgebracht. Kolleginnen, die sich besonders für Hebammen, Mütter und Kinder engagiert haben und denen geringe finanzielle Ressourcen zur Verfügung stehen, erhalten Preise, die es ihnen ermöglichen, ihre Arbeit fortzusetzen oder auszubauen, z. B. der **Marie-Goubran-Gedächtnispreis** und der **ICM Safe the Children Award.**

Wichtige Dokumente wurden 2010 und 2011 veröffentlicht und weltweit anerkannt:
- State of the World's Midwifery Report
- Global Standards for Education and Regulation
- Essential Competencies for Basic Midwifery Practice

Mehrmals pro Jahr erscheint der ICM Newsletter online.

Adresse:
International Confederation of Midwives (ICM)
Laan van Meerdervoort 70
2517 AN The Hague, The Netherlands
Tel: 0031 70 306 0520
Fax: 0031 70 355 5651
E-Mail: info@internationalmidwives.org
Internet: www.internationalmidwives.org

European Midwives Association (EMA)

Im September 2001 entstand aus dem ehemaligen European Midwives Liaison Committee der Europäische Hebammenverband (EMA). Einer der Gründe für eine neue Verbandsgründung war die Tatsache, dass sich Hebammenarbeit in einem immer größer werdenden Europa neuen Verantwortungen und Herausforderungen stellen muss.

Der Europäische Hebammenverband ist eine gemeinnützige, nicht-staatliche Organisation. In EMA sind Mitgliedsverbände der Europäischen Union vertreten, ebenso wie andere europäische Länder, die dem europäischen Wirtschaftsraum (European Economic Area) angehören und solche, die derzeit eine EU-Mitgliedschaft anstreben. Einige haben vollen Mitgliedsstatus, andere Beobachterstatus. Die Verbände entsenden zum jährlichen Mitgliedertreffen meist die Präsidentinnen und/oder ICM-Delegierte.

Aufgaben und Ziele von EMA

- Einflussnahme auf die Gesetzgebung auf nationaler und internationaler Ebene, um einen einheitlichen Minimalstandard der Hebammenausbildung zu gewährleisten, wie er in den EU-Richtlinien vorgesehen ist
- Unterstützung aller EMA-Mitgliedsverbände

- Verbreitung von aktuellem Hebammenwissen und wissenschaftlichen Erkenntnissen

EMA setzt sich außerdem dafür ein, dass:
- Schwangerschaft und Geburt als normale Ereignisse im Leben von Frauen betrachtet werden
- alle Frauen in Europa Zugang zu qualifizierter Hebammenbetreuung haben und Hebammen eine Schlüsselrolle bei der Begleitung von Frauen übernehmen
- Schwangerschaft und Geburt weniger medikalisiert und die Betreuung auf die individuellen Bedürfnisse der Frauen zugeschnitten wird.

Die Internetseite der EMA ist zu finden unter: www.europeanmidwives.org

Österreichisches Hebammengremium (ÖHG)

1887 wurde die erste Vereinigung österreichischer Hebammen gegründet, die bis in die 30er Jahre ihre eigene Verbandszeitung herausgab. Bereits im April 1928 richteten die österreichischen Hebammen den zweiten Internationalen Kongress der Welthebammenvereinigung in Wien aus. 1938 wurde der Verband mit Zustimmung der meisten Hebammen in die nationalsozialistische Reichshebammenschaft eingegliedert. Das Reichshebammengesetz von 1938 war in Österreich mit einigen Novellierungen bis 1994 gültig.

Nach dem Krieg existierte ein eher lockerer Zusammenschluss der Hebammengremien der einzelnen österreichischen Bundesländer. Ab 1954 wurde wieder die Österreichische Hebammenzeitung herausgegeben, welche jedoch aus finanziellen Gründen 1986 wieder eingestellt werden musste.

1994 gründete sich das bundesweite Österreichische Hebammengremium (ÖHG) und damit erschien auch erneut die Verbandszeitung. Im April 2002 richtete das ÖHG den 26. Weltkongress des Internationalen Hebammenverbandes (ICM) in Wien aus.

Verbandsstruktur

Das Österreichische Hebammengremium vertritt die beruflichen Interessen der ca. 1600 Hebammen des Landes. Jedes der 9 österreichischen Bundesländer hat eine eigene Landesgeschäftsstelle. Einmal jährlich findet die **Hauptversammlung** des ÖHG statt. Hier wird über alle wichtigen berufspolitischen Belange abgestimmt. Alle 5 Jahre wählen die ordentlichen Mitglieder des ÖHG den so genannten Gremialvorstand, dieser wiederum wählt die **Präsidentin** und die **Vizepräsidentin**.

Im Frühjahr 2002 wurden Geschäftsordnung, Beitragsordnung und Satzung des ÖHG novelliert, ebenso das Hebammengesetz.

Aufgaben und Ziele

Die Aufgaben des ÖHG unterscheiden sich in einigen wesentlichen Punkten von denen anderer Berufsverbände. Dies sind:
- Führung eines Hebammenregisters
- Ausstellen von Hebammenausweisen
- seit 1.1.2003 auch Ausstellung der EWR-Qualifikationsnachweise (betrifft ausländische Kolleginnen, die in Österreich arbeiten wollen)
- Erstellung von Richtlinien für Fortbildungskurse
- Durchführung und Dokumentation der Pflichtfortbildungen für österreichische Hebammen (5 Fortbildungstage in 5 Jahren müssen nachgewiesen werden, um die Berufsberechtigung zu behalten).

Vordringliche Ziele des ÖHG für die kommenden Jahre sind:
- Verbesserung der Gehaltseinstufung für angestellte Hebammen
- Einsatz von angestellten Hebammen in allen geburtshilflichen Bereichen wie präpartale Station, Schwangerenambulanz, Wochenstation
- eigenverantwortliche Schwangerenvorsorge durch die Hebamme und Einbeziehung in den Mutter-Kind-Pass.

Das ÖHG arbeitet eng mit den Verbänden der Nachbarländer und der Zentraleuropäischen Region des ICM und EMA zusammen.

Adresse:
Bundesgeschäftsstelle Österreichisches Hebammengremium
Postfach 438
A-1060 Wien
Tel. und Fax: 0043 1 597 1404
E-Mail: oehg@hebammen.at
Internet: www.hebammen.at

Schweizerischer Hebammenverband (SHV)

Zum Ende des 19. Jahrhunderts gab es bereits Vereinigungen von Hebammen in mehreren Schweizer Kantonen. Am 3. März 1894 wurde dann offiziell in Zürich der Schweizer Hebammenverein gegründet. Heute ist der Schweizerische Hebammenverband (SHV) als Nachfolgeorganisation verantwortlich für die berufspolitischen Belange von über 2300 Hebammen. Er vertritt angestellte und freiberufliche Kolleginnen.

Verbandsstruktur

Der Schweizerische Hebammenverband ist in 13 Sektionen unterteilt. Jede Sektion mit mehr als 30 Mitgliedern entsendet eine Delegierte in den Zentralvorstand. Der Zentralvorstand wird von der Delegiertenversammlung gewählt und besteht aus Präsidentin, Vizepräsidentin und drei weiteren Frauen. Der SHV unterhält eine eigene Geschäftsstelle, welche die Verbandsleitung unterstützt. Das Verbandsorgan des SHV ist die Fachzeitschrift „Schweizer Hebamme", die 11-mal jährlich in Französisch und Deutsch erscheint.

Aufgaben und Ziele

Der SHV vertritt die Belange der Hebammen gegenüber Behörden, Arbeitgebern, Krankenkassen und anderen Gremien auf lokaler und nationaler Ebene. Die **vordringlichen Ziele** sind:
- Erhalt der Berufskompetenzen
- Förderung der Ausbildung von Hebammen und der Nachdiplomausbildung (Fort- und Weiterbildung)
- Verbesserung und Optimierung der Arbeitsbedingungen im angestellten und freiberuflichen Bereich
- Mitarbeit an gesetzlichen Veränderungen, die den Hebammenberuf und die Gesundheitspolitik betreffen.
- Hohe Anerkennung der Hebammen in der Öffentlichkeit und der Politik

1996 wurden im Rahmen der Änderungen des Krankenversicherungsgesetzes alle Berufsorganisationen in der Schweiz verpflichtet, Qualitätssicherungsmaßnahmen einzuleiten. Der SHV erstellte ein Qualitätskonzept, und im Jahr 2002 wurde ein Rahmenvertrag mit den Krankenversicherern unterzeichnet. Eine Qualitätsbeauftragte, unterstützt von einer Qualitätskommission, sorgt für die Umsetzung der Maßnahmen.

Adresse:
Schweizerischer Hebammenverband
Rosenweg 25 c
CH-3000 Bern 23
Tel: 0041 31 332 6340
Fax: 0041 31 332 7619
E-Mail: info@hebamme.ch
Internet: www.hebamme.ch und
www.sage-femme.ch

2.5 Hebammenausbildung und -beruf in anderen europäischen Ländern

Susanne Simon

Der Beruf der Hebamme gehört zu den reglementierten Berufen[1], die durch die EU-Richtlinie 2005/36/EG geregelt sind. Diese Richtlinie regelt die gegenseitige Anerkennung von Berufsqualifikationen auf der Grundlage harmonisierter Mindestanforderungen innerhalb der Europäischen Union (EU). Hat eine Hebamme nach der Ausbildung in ihrem Herkunftsland eine offizielle Berufserlaubnis erhalten, wird diese automatisch in jedem anderen EU-Land anerkannt. Die Hebamme hat somit das Recht, ihre berufliche Tätigkeit in jedem anderen EU-Mitgliedsland aufzunehmen.

Um eine Gleichheit der Ausbildungsabschlüsse zu gewährleisten, definiert die Richtlinie 2005/36/EG sowohl Mindestaktivitäten für die berufliche Praxis von Hebammen als auch Minimalstandards für die Ausbildung. Die Richtlinie gilt derzeit in 30 Ländern Europas (EU und EFTA-Länder[2]), und zwar in Belgien, Bulgarien, Dänemark, Deutschland, Estland, Finnland, Frankreich, Griechenland, Großbritannien, Irland, Island, Italien, Lettland, Litauen, Luxemburg, Malta, den Niederlanden, Norwegen, Österreich, Polen, Portugal, Rumänien, Schweden, der Schweiz, Slowakei, Slowenien, Spanien, Tschechien, Ungarn und Zypern.

---

1 Ein Beruf gilt als reglementiert, wenn die Aufnahme oder die Ausübung durch Rechts- oder Verwaltungsvorschriften an den Besitz einer bestimmten Qualifikation gebunden ist.

2 EFTA = Länder der Europäischen Freihandelsassoziation (Island, Liechtenstein, Norwegen und Schweiz)

2 Der Hebammenberuf heute

Tabelle 2-1 Einstiegsmöglichkeiten in europäischen Ländern.

Direkter Einstieg	Indirekter Einstieg nach erfolgreichem Abschluss einer Pflegeausbildung: Ausbildungsdauer 18–24 Monate	beide Zugänge möglich
Österreich, Frankreich, Italien, Slowenien, Deutschland, Dänemark, Litauen, Lettland, Niederlande	Norwegen, Schweden, Spanien und Portugal, Luxemburg, Island	Belgien, Großbritannien, Schweiz, Irland, Slowakei, Finnland

Tabelle 2-2 Ausbildungsstätten.

Akademische Ausbildung (Bachelorstudium)	Berufsschulausbildung
Österreich, Schweiz, Belgien, Deutschland (Modellversuch), Spanien, Frankreich, Irland, Polen, Portugal, Slowakei, Großbritannien, Schweden, Norwegen, Dänemark, Niederlande, Griechenland, Finnland, Island, Litauen, Dänemark, Niederlande	Deutschland, Estland, Luxemburg, Lettland

Automatische Anerkennung des Berufsabschlusses

Nach EU-Richtlinie 2005/36/EG, Artikel 41, Absatz 1 werden die Ausbildungsnachweise einer Hebamme nur dann automatisch anerkannt, wenn
a) eine mindestens dreijährige Hebammenausbildung auf Vollzeitbasis
   i. den Besitz einer Hochschulzugangsberechtigung voraussetzt, oder
   ii. nach deren Abschluss eine zweijährige Berufserfahrung erworben wird;
b) bei einer zweijährigen Hebammenausbildung auf Vollzeitbasis eine abgeschlossene Ausbildung zur Gesundheits- und Krankenpflegerin vorliegt;
c) bei einer Hebammenausbildung von mindestens 18 Monaten auf Vollzeitbasis eine abgeschlossene Ausbildung zur Gesundheits- und Krankenpflegerin vorliegt und nach deren Abschluss eine einjährige Berufserfahrung erworben wird.

Da das Deutsche Hebammengesetz als Ausbildungsvoraussetzung nur den mittleren Bildungsabschluss erfordert, wird von Hebammen aus Deutschland im Europäischen Ausland in der Regel der Nachweis einer zweijährigen Berufserfahrung verlangt. Damit ist die Mobilität innerhalb des Europäischen Arbeitsmarktes für Hebammen ohne Berufserfahrung zumindest nicht uneingeschränkt gewährleistet. Die Erfahrung frisch examinierter Hebammen in den vergangenen Jahren hat jedoch gezeigt, dass die sofortige Anerkennung der Berufserlaubnis auch immer von der Situation auf dem Arbeitsmarkt im einzelnen Land abhängig ist. So wurden in der Vergangenheit auch Kolleginnen ohne Berufserfahrung direkt im Europäischen Ausland zugelassen.[1]

Hebammenausbildung in Europa

In allen Europäischen Ländern gibt es spezielle Ausbildungsprogramme für Hebammen. Diese Programme unterscheiden sich hauptsächlich nach:

Art der Einstiegsmöglichkeit und Dauer des Ausbildungszeitraums

Die Ausbildungslänge zur Hebamme variiert insgesamt zwischen 3–5 Jahren. Während in einigen Ländern die Ausbildung erst nach einem erfolgreichen Berufsabschluss als Gesundheits- und Krankenpflegerin begonnen werden kann, ist in den meisten Ländern ein direkter Einstieg in die Ausbildung möglich (Tab. 2-1).

Ausbildungsniveau

In der Mehrzahl der europäischen Länder findet die Ausbildung auf Hochschulebene statt. Ausbildungsorte sind in der Regel Universitäten und (Fach-)

---

[1] Die aktuelle Neufassung der Europäischen Berufsanerkennungsrichtlinie sieht eine Anhebung der Schulausbildung von zehn auf zwölf Jahre als Zugangsvoraussetzung zur Hebammenausbildung in allen EU Ländern vor. Eine endgültige Verabschiedung der Richtlinie lag zum Zeitpunkt der Herausgabe der 5. Auflage der „Hebammenkunde" noch nicht vor.

Hochschulen. Die Hebammenausbildung in der klassischen Form als Berufsschulausbildung wie in Deutschland existiert nur noch in wenigen Ländern und findet entweder an einer dem Krankenhaus zugeordneten Schule oder anderen Institutionen statt (Tab. 2-2). In den meisten europäischen Ländern sind Hebammen in die Ausbildung ihres eigenen Berufsnachwuchses integriert und gestalten die Ausbildungsprozesse federführend mit. Die zunehmend steigende Zahl von Kaiserschnitten und geburtshilflichen Interventionen in vielen Ländern führt dazu, dass die Auszubildenden Probleme haben, die in der EU-Richtlinie geforderte Mindestanzahl von selbständig begleiteten spontanen Geburten zu erreichen.

In 8 EU-Ländern ist es mittlerweile möglich, nach der Hebammenausbildung ein Masterstudium im Bereich Hebammenwissenschaft (MSc Midwifery) zu absolvieren: Irland, Italien, Malta, Österreich, Polen, Portugal, Ungarn und Großbritannien. Seit 2010 bieten 6 EU-Länder einen gemeinsamen Europäischen Masterstudiengang für Hebammenwissenschaft an. Die kooperierenden Partneruniversitäten befinden sich in Großbritannien, Slowenien, Niederlande, Deutschland, Österreich und in der Schweiz.

Hebammenberufspraxis in der EU

Die **Bandbreite der Tätigkeiten**, die Hebammen innerhalb der EU ausführen dürfen, ist groß und variiert in den einzelnen Ländern erheblich. Die Mindestaktivitäten sind durch die EU-Richtlinie 2005/36/EG festgelegt. Artikel 43 beschreibt insgesamt zehn Aktivitäten, die zur Berufsausübung einer Hebamme gehören.

Die Festlegung dieser Mindestaktivitäten in den 1980er Jahren führte aber nicht dazu, dass in allen Ländern Hebammen ihren Beruf in der geforderten Bandbreite ausüben können. Das Hebammenberufsbild in Europa variiert zunehmend. Es ist geprägt durch eine unterschiedlich gelebte Autonomie in der Berufsausübung und gekennzeichnet durch verschiedene Befugnisse und Aktivitäten. Hebammen in den Niederlanden arbeiten z. B. sehr selbständig und betreuen alle physiologischen Geburten eigenverantwortlich. Nur bei pathologischen Schwangerschaftsverläufen wird eine ärztliche Behandlung durch die Krankenkassen überhaupt übernommen. In Belgien führen Hebammen bei physiologischen Schwangerschaften eigenverantwortlich Ultraschalluntersuchungen durch. Die französischen Hebammen sind zusätzlich für gynäkologische Nachuntersuchungen bei gesunden Frauen zuständig und dürfen auch Medikamente verschreiben.

In anderen Ländern können Hebammen weder in der Schwangerenvorsorge noch in der Wochenbettbetreuung tätig werden. In Italien kämpft der Hebammenverband seit Jahren um die Erlaubnis, dass Hebammen Schwangerschaften diagnostizieren dürfen. Die bulgarischen Hebammen beklagen das Problem, trotz weitestgehender Erfüllung der EU-Richtlinie in anderen EU-Ländern nicht automatisch anerkannt zu werden.

Auch die Zahl der **Geburtshäuser und hebammengeleiteter Einrichtungen** variiert deutlich von Land zu Land. Einer aktuellen Umfrage der Allianz Europäischer Hebammenaufsichtsbehörden zufolge existieren Geburtshäuser nur in Österreich, Belgien, Italien, der Schweiz, Großbritannien, Deutschland und Irland (hier nur hebammengeleiteter Kreißsaal).

Der Europäische Hebammenverband (EMA) setzt sich seit Jahren mit Nachdruck dafür ein, die vielen Unterschiede in der Berufspraxis von Hebammen zu erfassen und eine autonome Hebammentätigkeit zu ermöglichen.

Arbeiten im europäischen Ausland

Informationen über die Ausbildungsbedingungen, Voraussetzungen für die Berufsanerkennung und Möglichkeiten der Berufsausübung in den einzelnen Ländern bieten die nationalen Hebammenberufsverbänden an.

Um als Hebamme in einem anderen EU-Land arbeiten zu können, müssen bei der jeweilig zuständigen Aufsichtbehörde in dem betreffenden Land ein Antrag gestellt und Nachweise über die Berufsqualifikation vorgelegt werden. In einigen Ländern ist die Pflege- und Hebammenkammer für die Prüfung der Anträge zuständig. Grundsätzlich muss die Behörde spätestens nach vier Monaten entscheiden, ob dem Antrag stattgegeben wird. Die Namen und Adressen der jeweiligen Aufsichtsbehörden sind auf der Internetseite der Europäischen Kommission in der Datenbank für reglementierte Berufe zu finden: http://ec.europa.eu/internal_market/qualifications/regprof.

Weitere nützliche Anlaufstellen für die Arbeitssuche:
EURES (European Employment Service – das Europäische Portal zur beruflichen Mobilität): http://ec.europa.eu/eures/home.jsp?lang=de

ZAV (Zentrale Auslands- und Fachvermittlung für Arbeit): www.arbeitsagentur.de

Europäische Kommission: http://ec.europa.eu/youreurope/citizens/work/index_de.htm

Außerdem bieten professionelle Rekrutierungsfirmen umfangreiche Dienste an. Sie helfen bei der Stellensuche und regeln unter anderem sämtliche bürokratischen Formalitäten für die Hebamme.

Literatur zu Kapitel 2 s. S. 57

3 Hebammenrolle, Kommunikation und pädagogische Hebammenaufgaben

Cordula Ahrendt

3.1 Hebammenrolle

Arbeitsbeziehung zwischen Hebamme und Frau

Von der Hebamme wird erwartet, dass sie eine professionelle Arbeitsbeziehung zur Frau gestaltet. Basis der Beziehung zwischen Frau und Hebamme ist die Vertrauensbildung. Günstig wirkt sich eine langfristige kontinuierliche Betreuung, möglichst schon während der Schwangerschaft, aus.

Kennzeichen einer tragfähigen Beziehungsarbeit sind (Lohmann 2007, Schönberner et al. 2010):
- die Frau fühlt sich in ihrer Individualität wahrgenommen und respektiert
- die Autonomie der Frau wird gewahrt, in dem sie informierte und partizipative Entscheidungen treffen kann
- die Erwartungen und Bedürfnisse der Frau werden erkannt und berücksichtigt
- die Frau kann auf den ehrlichen Beistand und die Anwesenheit ihrer Hebamme vertrauen, damit sie sich öffnen und auf schwierig auszuhaltende Zustände und Umstände einlassen kann
- die Frau wird in ihrer Intimsphäre geschützt
- die Frau erhält Zeit und Raum für die Geburtsarbeit.

> **M** Eine vertrauensvolle Beziehung entsteht vor allem durch die Verinnerlichung einer personenzentrierten Grundhaltung, gestützt auf Empathie, Akzeptanz (Wertschätzung) und Kongruenz (Echtheit).

Diese basiert auf den Ansichten der **Humanistischen Psychologie** und dem Konzept der **Klientenzentrierten Gesprächsführung** bzw. nicht-direktiven Beratung nach Rogers. In dem zugrunde liegenden Menschenbild wird von einem selbstbestimmten, entscheidungsfähigen Menschen ausgegangen, der alle Potenziale zur Weiterentwicklung in sich trägt.

Damit die Hebamme ein **professionelles Arbeitsbündnis** eingehen kann, sollte sie mit der Klientin die Erwartungen und Grenzen ihrer Beziehung beim Erstkontakt authentisch besprechen (Kirchner 2007, Bloemeke/Erfmann 2007):
- Aufgaben der Hebammenbetreuung
- Erreichbarkeit der Hebamme
- Einhaltung der Schweigepflicht durch die Hebamme
- Anrede (Du oder Sie)
- Vorstellungen und Erwartungen der Frau und der Hebamme.

Anschließend bekommt die Frau Gelegenheit, den Betreuungsauftrag offiziell auszudrücken oder zurückzuziehen. Gibt es unüberwindbare Widersprüche zwischen den Vorstellungen der Frau und der Hebamme, ist die Ablehnung des Betreuungsauftrages durch die Hebamme folgerichtig.

Für eine professionelle Arbeitsbeziehung ist es zusätzlich wichtig, **die eigenen Gefühle und Erwartungen** aufgrund der persönlichen Biografie wahrzunehmen und zu bearbeiten, um die Probleme der Klienten mit einer professionellen Distanz betrachten zu können.

Der Einfluss früherer Beziehungserfahrungen kann zu den Phänomenen der **Übertragung** bzw. Gegenübertragung führen (Lohmann 2007). Dabei können verinnerlichte Erfahrungen aus der Beziehung mit einer weiblichen Bezugsperson von der Frau unbewusst auf die Beziehung mit der Hebamme übertragen werden. In der aktuellen Situation ist die Wahrnehmung verzerrt. Von **Gegenübertragung** spricht man, wenn die Hebamme infolge persönlicher unbewusster Beziehungserwartungen auf das Beziehungsangebot der Frau eingeht.

Tabelle 3-1 Negative Sanktionen bei Nichterfüllen der Erwartungen.

Art der Erwartungen	Beispiele	Art negativer Sanktionen
Muss-Erwartung	- Einhalten der Hygienestandards - rechtzeitiges Erkennen von Pathologie - Einhalten der Schweigepflicht - Arbeiten ohne Einfluss von Alkohol und Drogen	- Abmahnung, Kündigung - Strafverfolgung
Soll-Erwartung	- Sozialkompetenz gegenüber Klientinnen und deren Angehörigen - Betreuung der Frau/ Familie nach den Leitlinien der geburtshilflichen Einrichtung - Teamfähigkeit	- Kritik durch Vorgesetzte - Ablehnung im Team - Mobbing
Kann-Erwartung	- Teamrituale akzeptieren (Geburtstagskasse, Feiern, Fortbildung)	- Antipathie - Mobbing

Es ist nicht Aufgabe der Hebamme, diese Phänomene mit der Frau zu thematisieren. Jedoch ist es bedeutsam, sich die Frage zu stellen, welche Signale der Hebamme Anlass für diese Beziehungsgestaltung waren. Fortbildung und Supervision helfen, die von der eigenen gewohnten Art abweichenden Handlungsimpulse wahrzunehmen und zu reflektieren.

Erwartungen an die Hebamme – Soziale Rolle

Während der Ausbildung setzt sich die Hebammenschülerin/-studentin mit den an eine Hebamme gestellten Erwartungen auseinander. Konflikte zwischen dem Rollenselbstbild und dem Rollenfremdbild sind unumgänglich. Durch ihr erfolgreich bestandenes Examen kann sie ihre soziale Position als Hebamme einnehmen.

> **D** **Soziale Rolle:** Gesamtheit der Erwartungen, die an der Inhaber einer sozialen Position gestellt werden.
> **Soziale Position:** Stellung im System sozialer Beziehungen, die durch eine Qualifikation legitimiert ist.
> (Lektorat Pflege 2007, Willig/Kommerell 2008, Oelke 2007, Ekert/Ekert 2010)

Die Erwartungen der (werdenden) Hebamme an sich selbst (**Rollenselbstbild**) sind abhängig von:
- den eigenen Normen, Werten, Idealen
- der Persönlichkeitsstruktur
- den Erfahrungen während der Hebammenausbildung
- der beruflichen Motivation
- ggf. Erfahrungen mit einer eigenen Schwangerschaft.

An eine Hebamme werden von mehreren Seiten Erwartungen gestellt (**Rollenfremdbild**), z. B. von
- den Klientinnen und deren Angehörigen (z. B. Zuverlässigkeit, Zeit, Freundlichkeit)
- den Kolleginnen (z. B. Teamfähigkeit)
- der Leitenden Hebamme (z. B. Einsatz- und Kompromissbereitschaft, Verantwortungsübernahme)
- den Ärzten (z. B. Fachkompetenz)
- der Institution, vertreten durch die Klinikleitung (z. B. Einsatzbereitschaft, Klientenbindung)
- der Öffentlichkeit (z. B. Akzeptanz der Selbstbestimmung der Frau, Engagement)
- dem Berufsverband (z. B. Interesse, Umsetzung der Berufsethik, Gesundheitsförderung).

Das Rollenfremdbild wird vor allem durch gesellschaftliche Entwicklungen bestimmt. Ein Nichterfüllen der Erwartungen kann zu verschiedenen negativen **Sanktionen** (Konsequenzen) führen (Tab. 3-1) (Willig/Kommerell 2008, Ekert/Ekert 2010).

Während der Berufstätigkeit muss die Hebamme reflektieren, in welchem Arbeitsfeld sie ihr Rollenselbstbild und das Rollenfremdbild in Einklang bringen und ihre soziale Rolle als Hebamme verinnerlichen kann. Gelingt ihr dies nicht, kommt es zur **Rol-**

Hebammenrolle 3

a   **Intra-Rollenkonflikt**
Erwartungen an eine Rolle des Rolleninhabers sind subjektiv nicht vereinbar.

mehrere Rollensender haben unvereinbare Erwartungen	ein Rollensender hat unvereinbare Erwartungen	eigene und fremde Erwartungen sind unvereinbar	eigene Erwartungen sind unvereinbar
Bsp. Klinikleitung fordert Geburtsbetreuung mit geringem Personalschlüssel, Gebärende kontinuierliche Betreuung, Wochenstation fordert Hilfe	Bsp. Schwangere wünscht eine Informierte Entscheidung und möchte, dass die Hebamme die Entscheidung für sie trifft	Bsp. eigener Anspruch einer selbstbestimmten Geburt kollidiert mit der Forderung einer Frau nach einer Wunsch-Sectio	Bsp. eigener Anspruch, alle Erwartungen umfassend zu erfüllen

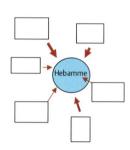 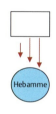 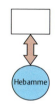

b   **Inter-Rollenkonflikt**
Erwartungen an verschiedene Rollen einer Person sind subjektiv nicht vereinbar

Bsp: Es gibt unvereinbare Erwartungen zwischen den Rollen als Hebamme(nschülerin), Mutter, Tochter, Partnerin, Freundin u. a. einer Frau

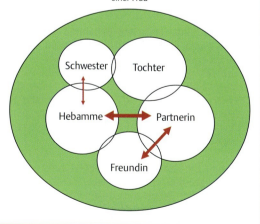

Abb. 3-1 modifiziert nach Ekert/Ekert 2010
a Intra-Rollenkonflikt
b Inter-Rollenkonflikt

lendistanz. Eine innerliche Distanzierung kann sich z. B. zeigen, indem die Frauen meist routiniert, aber nicht entsprechend ihren Bedürfnissen betreut werden oder äußerlich durch Ironie, Sarkasmus und Körpersprache. Burnout ist eine mögliche Folge.

Rollenkonflikte in der Hebammenarbeit

Schon in der Hebammenausbildung sollte eine regelmäßige Selbst- und Fremdreflektion der Rollenerwartungen geübt werden, um Rollendistanz und Rollenkonflikten vorzubeugen (Abb. 3-1).

> **D** Ein **Konflikt** ist das Aufeinandertreffen zweier unterschiedlicher, sich gegenseitig ausschließender Positionen oder Motive, die eine Entscheidung zur Positionierung bzw. zu einem Kompromiss erfordern (Lektorat Pflege 2007, Willig/Kommerell 2008).

Eine Hebamme arbeitet in einem konfliktreichen Arbeitsfeld. **Ursachen** können neben Rollenkonflikten Beziehungs- und Kommunikationsprobleme sowie hierarchische Leitungsstrukturen sein. Verschiedene Strategien können helfen, Konflikte zu erkennen bzw. zu bewältigen. Konflikte stellen immer eine Chance auf Veränderung dar.

Bewältigung von Konflikten

Eine qualifizierte Teamleitung kann durch entsprechende Kommunikations- und Arbeitsstrukturen emotionale Belastungen im Team auffangen und zur Bewältigung von Konflikten beitragen.

Zum **personalistischen Führungsansatz** gehören der demokratische, autokratische, und Laissez-faire Führungsstil.

Im **demokratischen Führungsstil** ist die leitende Hebamme Teil der Gruppe mit speziellen Aufgaben. Sie informiert umfassend, berücksichtigt individuelle Gegebenheiten, fördert den Teamentwicklungsprozess und präsentiert das Team nach außen. Das Hebammenteam kann gegenseitige Akzeptanz und Unterstützung sowie fachlichen Austausch leben. Dadurch steigern sich das eigene Wohlbefinden, die interprofessionelle Akzeptanz bzw. Zusammenarbeit und auch die Nachfrage der Klientinnen.

In bestimmten Situationen ist ein **autokratischer Führungsstil** mit klaren Aussagen bzw. Anordnungen durch die leitende Hebamme notwendig, z. B. in Not- oder Gefahrensituationen. Beim **situativen Führungsansatz** bezieht die leitende Hebamme neben der Mitarbeiter- und Aufgabenorientierung zusätzlich die Motivation und Qualifikation der Hebammen sowie institutionelle Bedingungen in ihr Führungsverhalten mit ein (Poser/Schneider 2005).

> **M** Bei einer Konfliktlösung geht es nicht um Gewinnen und Verlieren bzw. Recht oder Unrecht.

Folgende Schritte sind bei der **Konfliktlösung** hilfreich (Lektorat Pflege 2007, Willig/Kommerell 2008):
1. **Wir haben einen Konflikt:** Beide Parteien gestehen einander ein, dass ein Konflikt vorliegt. Ohne diese Erkenntnis und die Bereitschaft, den Konflikt lösen zu wollen (Ziel), stagniert der Prozess.
2. **Beschreibung der Konfliktsituation:** Möglichst mit Hilfe eines Gesprächsleiters legen die Konfliktpartner ihre Positionen und Emotionen dar und versuchen, die Perspektive des anderen zu verstehen. Bedürfnisse und Wünsche können geäußert werden.
3. **Konflikt versachlichen:** Das Problem wird als gemeinsamer Konflikt sachlich beschrieben.
4. **Lösung aushandeln:** Ressourcen werden benannt und alle möglichen Lösungen wertfrei gesammelt. Die Beteiligten entscheiden sich gemeinsam für einen Lösungsansatz.
5. **Umsetzen und beibehalten:** Mögliche Sanktionen bei der Umsetzung der neuen Strategie werden gemeinsam erarbeitet. An einem festgelegten Termin erfolgt die Evaluation des Prozesses und ggf. eine Entscheidung für einen anderen Lösungsansatz.

Bei **Konflikten zwischen Hebamme und Klientin bzw. Partner** liegen die Ursachen meist in Beziehungs- und Kommunikationsproblemen. Die Analyse des eigenen Verhaltens und der Kommunikationsqualität ist unerlässlich. Die Arbeitsbeziehung zwischen Hebamme und Frau muss so gestaltet werden, dass die Frau darin ermutigt wird, jederzeit ein Feedback zu geben. Der Klientin ist für jedes Feedback zu danken.

Nimmt die Hebamme den Konflikt aufgrund **nonverbal geäußerter Reaktionen** während einer Beratungs- oder Betreuungssituation wahr, sollte sie diese wertfrei paraphrasieren bzw. verbalisieren. So kann sie überprüfen, ob ihre Beobachtungen und Interpretationen richtig waren und adäquat reagieren.

Erhält die Hebamme direkt **verbale Kritik**, schafft sie eine offene Gesprächsatmosphäre, hört aktiv zu und kann nachfragen:
- Welches Verhalten stört Sie an mir?
- Wie sind Sie emotional davon betroffen?
- Was ist Ihr Wunsch an mich?

Wichtig ist, nachvollziehbare Aspekte anzunehmen, in dem die Hebamme sagt: Ich kann verstehen, dass…". Bei nicht nachvollziehbarer, aber konstruktiver Kritik könnte sie zum besseren Verstehen sagen: „Ich habe es noch nicht richtig verstanden. Könnten Sie mir noch einmal erklären, was Sie damit meinen?" Anteile, die sie als unzutreffend empfindet, kann sie bestimmt zurückweisen, z. B. mit dem Satz: „Das sehe ich anders." Rechtfertigungen sind fehl am Platz.

Anschließend fragt die Hebamme, ob die Frau und ihre Angehörigen die Gründe für ihr Verhalten erfahren möchten und erklärt diese transparent. Weiterhin muss besprochen werden, ob und wie die Arbeitsbeziehung zwischen Frau und Hebamme weiter gestaltet werden soll (Nowak 2002).

Eine **persönliche sorgfältige Psychohygiene** unterstützt die Bewältigung von Konflikten. Wichtig sind dabei die Entwicklung der Selbstreflektionsfähigkeit, eines Selbstpflegekonzeptes (Tab. 3-2) und der Kommunikations- und Konfliktlösungsfähigkeiten.

> **D** **Psychohygiene** beinhaltet die eigene Gesundheitsvorsorge durch Selbstpflege und die Bearbeitung emotional belastender persönlicher und beruflicher Situationen. (Lektorat Pflege 2007, Willig/Kommerell 2008, Ekert/Ekert 2010).

(Tab. 3-2)
Vorschläge für die Selbstpflege
(Ekert/Ekert 2010)
- Ich achte auf meine eigenen Grenzen.
- Ich achte auf körperliche Warnsignale.
- Ich gestehe mir Schwäche zu.
- Ich versuche Positives verstärkt wahrzunehmen.
- Ich trenne Arbeits- und Pausenzeiten.
- Ich fühle mich nicht für alles zuständig.
- Ich delegiere Aufgaben.
- Ich formuliere meine Wünsche.
- Ich äußere meine Meinung.
- Ich ziehe das Team zur Lösung von Problemen heran.
- Ich genieße es, mit meinen Kolleginnen herzlich zu lachen.
- Ich versuche, wo es geht, Situationen mit Humor zu betrachten.
- Ich nehme Fortbildungen wahr.
- Ich interessiere mich für Dinge außerhalb des Berufes.
- Ich pflege Kontakte und Freundschaften zu Menschen außerhalb meines Kolleginnenkreises.
- Ich halte Zeit für mich frei.
- Ich treibe Sport und nehme mir Zeit für Bewegung.

Rolle der Hebamme im Team

Teamarbeit ist in der Geburtshilfe nicht unbedingt notwendig, da Hebammenbetreuung selbstständig in der individuellen Beziehung zur Frau geleistet wird. Auf lange Sicht verbraucht „Alleinkämpfertum" aber eigene Kräfte und Motivation. Teamarbeit kann personelle, strukturelle und materielle Ressourcen effizient nutzen, die Qualität der Hebammenbetreuung und damit eine Existenz auf dem Markt sichern. **Beispiele:** Hebammenteam im Geburtshaus, in der Hebammenpraxis, im Kreißsaal, in einer geburtshilflichen Abteilung.

Ein Hebammenteam ist eine soziale Gruppe (Willig/Kommerell 2008) mit folgenden Merkmalen:
- mindestens drei Personen
- gemeinsame Ziele
- mit WIR-Gefühl kommunizieren und handeln
- nach gemeinsamen Normen handeln
- unterschiedliche, aufeinander abgestimmte Rollen übernehmen.

Voraussetzungen für eine professionelle Teamarbeit ist die Bereitschaft jeder Hebamme, die eigene berufliche Rolle zu professionalisieren und eine gemeinsame Kommunikations- und Streitkultur auf der Basis gegenseitiger Wertschätzung zu entwickeln. Weiterhin sind die verantwortungsvolle Übernahme von Aufgaben im Team, die gestalterische Beteiligung an Teamsitzungen, das Einhalten demokratischer Beschlüsse sowie die Akzeptanz einer Teamleitung bedeutsam.

Ziele der Teamentwicklung beinhalten die Entwicklung einer Gesprächskultur, die Klärung der Aufgaben im Team, die Identifizierung mit dem Team, die Erarbeitung von Betreuungszielen und Betreuungsrichtlinien. Bei der Diskussion über die Betreuungsziele sollten die Erwartungen der Klientinnen und ihrer Familien (Betreuungsnachfrage) sowie die speziellen Kompetenzen und Wünsche der Hebammen einfließen (Kirchner 2010).

Tabelle 3-2 Vergleich: Informieren, Aufklären, Beraten, Anleiten.

	Informieren	Gesundheitliche Aufklärung	Beraten	Anleiten
Vergleichbare Begriffe	Expertenberatung, Fachberatung, aufgabenorientierte oder direktive Beratung	Informierte Zustimmung (informed consent), Partizipative Entscheidungsfindung (shared decision making)	Prozessberatung, personenzentrierte Beratung, nicht-direktive Beratung, ergebnisoffene Beratung, informierte Entscheidung (informed choice)	
Anlass	Klientin sucht Unterstützung aufgrund von fehlendem oder unsortiertem Wissen	Hebamme erkennt ein Erfordernis zur Wissensvermittlung für gesundheitsförderliches Verhalten	Klientin und ihre Angehörigen sind unsicher / haben ein Problem und müssen eine Entscheidung treffen	Klientin kann bestimmtes Wissen noch nicht eigenständig einsetzen, um einen Handlungsablauf folgerichtig anzuwenden bzw. Lösungsalternativen begründet zu wählen
Ziele	Wissen der Frau erweitern, um individuelle Handlungsvoraussetzungen zu verbessern	Wahrnehmungsfähigkeit der Frau fördern, Wissen erweitern, um individuelle Einstellungen und Handlungsvoraussetzungen zu verbessern, Zustimmung oder Ablehnung in Bezug auf gesundheitliche Themen ermöglichen oder Entscheidung fördern, die Klientin und Hebamme gemeinsam tragen können	Ratsuchende befähigen, eine tragfähige Entscheidungsstrategie zu finden bzw. eine informierte Entscheidung zu treffen, Hilfe zur Selbsthilfe geben	Klientin kann selbständig, folgerichtig und gesundheitsförderlich handeln
Rolle der Hebamme	klientenorientierte (Wissens-)Vermittlerin	Objektive Beobachterin, klientenorientierte (Wissens-)Vermittlerin, Gesprächsförderin	Objektive Beobachterin, Gesprächsförderin, Diagnostikerin, konfrontierende, intuitive und einfühlende Begleiterin	klientenorientierte (Wissens-)Vermittlerin, Lehrerin, Unterstützende
Beispiele während Vorsorge, Geburtsbegleitung, Wochenbettbetreuung	Fragen der Klientin und ihrer Angehörigen beantworten	Gesundheitliche Aufklärung zu Ernährung, Lebensweise, Gebärpositionen, Klinikstandards, medizinischen Interventionen, Bedürfnissen des Säuglings, Rückbildungsvorgängen	Beraten bei Bedarf zu Pränataldiagnostik, Geburtsort, Geburtsmodus, Stillwunsch, Ängsten, Schmerzverarbeitung, Umstellungen im Familienleben, Pflegeprodukten, Abstillen, Verhütung, Beikost	Anleiten zu rückenschonendem Bewegungsverhalten, Gymnastik, Gebär- und Stillpositionen, Handling mit dem Neugeborenen, Herstellen und Verabreichen von Muttermilchersatznahrung, Rückbildungsübungen

Die **Themenzentrierte Interaktion** (TZI) von Ruth Cohn (Psychologin, 1912–2010) beschreibt, dass eine Gruppe nur dann arbeitsfähig ist, wenn eine dynamische Balance zwischen der Gruppe (WIR), der einzelnen Persönlichkeit (ICH), den inhaltlichen Aufgaben (ES) und dem Umfeld (GLOBE) erreicht wird. Die leitende Hebamme muss entsprechend der Situation das jeweils notwendige Element in den Vordergrund der Gespräche rücken. Die Teammitglieder tragen für sich selbst und andere Verantwortung. Sie bringen sich ein mit ihren Fähigkeiten, Wünschen und Bedürfnissen und sprechen für sich in der „Ich-Form". Äußerungen sind geprägt von Ehrlichkeit und Aufrichtigkeit und beschränken sich auf das Wesentliche. Generalisierende Aussagen oder unpersönliche Ausdrucksweisen wie „man" und „wir" sind zu vermeiden. Störungen werden angesprochen und von der Leitung aufgenommen.

Spezifische Beratungsformen können Teamprozesse begleiten (Kuckeland 2008):

Kollegiale Beratung: Eine Gruppe von 5–10 Berufspraktikerinnen entwickelt nach einem Handlungsschema Lösungen für konkrete Probleme aus der beruflichen Praxis.

Mentoring: Ein erfahrener Mentor hilft einem Unerfahrenen bei der Integration in eine Organisation.

Supervision: Durch ein Beratungs- und Reflektionsverfahren mit Hilfe eines Supervisors können Beziehungs- und Interaktionsprobleme in beruflichen Zusammenhängen bewältigt werden.

Coaching: Personen im Führungs- und Managementbereich werden professionell darin unterstützt, Rollen- und Teamkonflikte zu bewältigen.

Mediation: Konfliktlösungsverfahren mit Hilfe eines professionellen Mediators.

3.2 Grundlagen der Kommunikation

Ziele

Eine gelungene Kommunikation führt zur Zufriedenheit der Frauen und ihrer Angehörigen sowie der Hebammen, ermöglicht eine interdisziplinäre Zusammenarbeit, verringert die Arbeitsbelastung und ist damit ein Ausdruck von Qualität, Kompetenz und Effizienz. Professionelle Kommunikation durch die Hebamme hat zusätzlich eine präventive Funktion.

Sie kann eine (Re-)Traumatisierung verhindern, fördert das Kohärenzgefühl der Frau und eine sichere Bindung des Säuglings sowie die psychische und physische Gesundheit der Familie. Dies spiegelt sich in den Konzepten Empowerment und Salutogenese wider, die ein wichtiges Fundament der Hebammenbetreuung darstellen.

Das **Betreuungskonzept Empowerment** stellt die Erweiterung der Selbstkompetenzen, die Befähigung zur Selbstbestimmung der Klientin und Kontrolle über die eigene Situation. Es beinhaltet Vertrauen in die menschliche Kompetenz und Respekt der Autonomie (Dunkley 2003, Hummel-Gatz/Doll 2007, Schwarz 2007, Birner 2008).

Das **salutogenetische Modell** nach Antonovsky (Medizinsoziologe, 1923–1994) widmet sich den gesunderhaltenden und fördernden Faktoren im somatischen, emotionalen, kognitiven, handlungsbezogenen und sozialen Bereich. Dabei hat der **Kohärenzsinn** (Gefühl für Zusammenhang) einen bedeutsamen Einfluss auf die Erhaltung bzw. Wiederherstellung der Gesundheit eines Menschen. Kohärenzgefühl umschreibt eine generelle Einstellung zum Leben als ein verstehbares, bedeutungsvolles und beeinflussbares Geschehen (Ekert/Ekert 2010). Eine Frau mit einem ausgeprägten Kohärenzgefühl versteht die Schwangerschaft als Teil ihres Lebens. Sie empfindet diese normative Lebenskrise als positive Herausforderung, deren Bewältigung (Coping) sinnvoll ist. Sie erkennt ihre Ressourcen, kann durch eigene Entscheidungen Situationen handhaben, Hilfe einfordern und annehmen. Ihr Kind erhält die Möglichkeiten zum Aufbau einer sicheren Bindung.

Arten der Kommunikation und beeinflussende Faktoren

Der Hebamme stehen viele Kommunikationsmöglichkeiten zur Verfügung: verbale, para(prä)verbale, nonverbale sowie ritualisierte Gesten bzw. das Malen und Schreiben.

Verbale Kommunikation umschreibt z. B. die Sprachentwicklung, Zwei- bzw. Fremdsprachigkeit, den Dialekt/Akzent und Sprachstil einer Person, die direkte oder indirekte Anrede.

Para(prä)verbale Kommunikation beschreibt die Variationen der Stimme, z. B. Lautstärke, Stimmlage, Sprachmelodie, Präzision, Betonung, Sprachtempo, die Dauer des Redens mit der Art der Pausen.

Nonverbale Kommunikation drückt sich z. B. aus in Mimik, Gestik, Körperhaltung, vegetativen Körperreaktionen, Nähe und Distanz, Augenkontakt, Pünktlichkeit, der Art der Kleidung, dem Verwenden von Gegenständen.

Ritualisierte Gesten sind z. B. Kopfnicken oder Kopfschütteln, wobei beachtet werden muss, dass es in den Kulturen verschiedene Interpretationen für diese Gesten gibt.

Informationen können auch durch das **Schreiben** von Texten, im **Spielen** oder in **Bildern** ausgedrückt werden.

Der Einsatz der Kommunikationsmöglichkeiten hängt auch von **beeinflussenden Faktoren** ab:
- Körperliche Faktoren, z. B. eine Hör- oder Seheinschränkung, Schmerzen
- Psychologische Faktoren, z. B. die Persönlichkeit und die Biografie, Gefühle, Sympathie bzw. Antipathie, eine psychische Erkrankung
- Soziokulturelle Faktoren, z. B. die Muttersprache oder ein Dialekt, die Kultur oder die soziale Schicht des Menschen
- Situationsbedingte Faktoren, z. B. eine (un)-gewohnte Umgebung, der Zeitfaktor, die Menge der Eindrücke.

Definitionen und Grundsätze

Die Hebamme muss ihre Beobachtungsfähigkeit schulen, um die nonverbalen Signale der Frau/des Paares und des Säuglings wahrzunehmen, ggf. zu verbalisieren und adäquat handeln zu können.

Ihre persönliche Einstellung drückt sich dabei in kongruenten bzw. inkongruenten Botschaften aus und wird wiederum feinfühlig von der Klientin wahrgenommen. Kongruente Botschaften werden vor allem (oft unbewusst) durch die Körpersprache ausgedrückt und schaffen für die Klientin Vertrauen und Sicherheit. Informationen werden dann klarer und deutlicher verstanden. Drückt das Gesagte etwas anderes aus als die Mimik, Gestik und Körperhaltung (inkongruente Botschaften), führt dies zu Missverständnissen und einer gestörten Arbeitsbeziehung.

> **D** **Kommunikation** (lat.: communicare = verbinden) ist die Übermittlung von Informationen.
> **Interaktion** ist die wechselseitige Kommunikation zwischen Personen bzw. Gruppen.
> **Metakommunikation** (lat.: meta = über) ist die Kommunikation über die Kommunikation, d. h. ein reflektierendes Gespräch über einen erfolgten Kommunikationsprozess.
> **Kongruenz** ist die Übereinstimmung von verbaler und nonverbaler Kommunikation.
> (Lektorat Pflege 2007, Willig/Kommerell 2008, Oelke 2007, Ekert/Ekert 2010)

Allgemeine Regeln der Kommunikation:
- die Frau und ihre Angehörigen begrüßen
- sich und alle weiteren Betreuungspersonen vorstellen
- nach Wünschen und Vorstellungen fragen
- Räumlichkeiten, Abläufe, Vorgehen, Befunde erklären
- Berührungen ankündigen und das Einverständnis abwarten
- Kommunikation an die Klientin anpassen
- Zuhören und ausreden lassen
- Angst erzeugende Begriffe vermeiden (z. B. Blasensprengung, Einschneiden des Kopfes)
- den Partner einbeziehen
- Feedback einholen
- eine angenehme geschützte Umgebung schaffen
- Zeitnot erklären
- die eigene Kommunikation reflektieren.

Grundsätze der Kommunikation zur Förderung des Kohärenzgefühls (Bloemeke/Erfmann 2007, Ekert/Ekert 2010):
- für die Frau da sein, die Situation beobachten und nur das Nötige tun
- die Frau unterstützen, ihre eigenen Ressourcen und Bewältigungsstrategien auszuschöpfen
- der Frau die Situation, alle nötigen Maßnahmen und deren Sinn erklären
- der Frau eigene Entscheidungen ermöglichen
- der Frau viel positive Rückmeldung für genutzte Ressourcen und Fähigkeiten geben
- Wünsche und Bedürfnisse der Frau an weiter betreuende Hebammen korrekt übergeben
- unbequeme und abweisende Verhaltensweisen der Frau nicht persönlich nehmen, als Bewältigungsstrategie der Frau begreifen und sie freundlich und korrekt betreuen
- in Notsituationen Ruhe bewahren, Augenkontakt halten, kurze präzise Informationen geben
- der Frau die Gelegenheit geben im Wochenbett über das Geburtserlebnis zu sprechen, dabei

Anerkennung ausdrücken, die Betreuungssituation ehrlich erklären und evtl. Schuldgefühle der Frau relativieren.

Kommunikationsmodelle

Die einzelnen Kommunikationsmodelle unterscheiden sich in ihren Grundaussagen. Sie eignen sich, um professionelle Kommunikation zu erlernen und um Ursachen für Kommunikationsprobleme mit den Klientinnen und Kolleginnen zu klären bzw. diese zu bewältigen.

Die Umsetzung der **Klientenzentrierte Gesprächsführung nach Rogers** (Psychologe, 1902–1987) bedarf der persönlichen Einstellung, jede Klientin als Individuum zu verstehen und personenzentriert betreuen zu wollen. Empathie, Akzeptanz und Kongruenz sind die Basis des Handelns und drücken sich durch nicht-direktive Beratungstechniken und Hilfe zur Selbsthilfe aus. Die Klientin wird darin unterstützt, neue eigene Wege zur Lösung ihrer Probleme zu finden und selbstständig zu handeln.

> **D** **Empathie** ist das Einfühlen in die innere Erlebenswelt des anderen, das Spüren und Verstehen seiner Gefühle und Erfahrungen, ohne selbst so zu fühlen.
> **Akzeptanz** (positive Wertschätzung) ist das bedingungslose Respektieren und Annehmen des anderen mit seinen Stärken und Schwächen, auch wenn seine Ansichten nicht mit den eigenen übereinstimmen.
> **Kongruenz** (Echtheit) ist das Wahrnehmen und akzeptieren eigener Gefühle und das Gestalten einer echten Beziehung zum anderen. Durch die Übereinstimmung von verbaler und nonverbaler Kommunikation wird Kongruenz ausgedrückt.
> (Bohrer/Rüller 2005, Lektorat Pflege 2007, Lohmann 2007, Oelke 2007, Schönberner 2010)

Der lösungsorientierte Beratungsansatz nach G. G. Bamberger (Psychologe) versucht eine sinnvolle Bedeutung für das Verhalten der Klientin im Kontext ihres sozialen Umfeldes zu erkennen. Ziel ist die Persönlichkeitsentwicklung. Es geht vor allem um das Konstruieren und Evaluieren von Lösungen unter Ausnutzung der Ressourcen der Klientin anstelle der Analyse von Problemen (Bamberger 1999, Schneider 2005, Hummel-Gatz/Doll 2007, Klein 2008, von Schlippe et al. 2007).

Im Kommunikationsmodell nach **Watzlawick** (Psychologe, Soziologe, 1921–2007) werden folgende Grundsätze (Axiome) der Kommunikation beschrieben:
- Man kann nicht nicht kommunizieren. (Jedes menschliche Verhalten hat Mitteilungscharakter.)
- Jede Kommunikation enthält einen Inhaltsaspekt (Was wird gesagt?) und einen Beziehungsaspekt (Wie wird es gesagt?).
- Die Kommunikationspartner sind sowohl Sender als auch Empfänger von Nachrichten. (Kommunikation ist ein Prozess mit Ursache und Wirkung.)
- Kommunikation hat digitale (verbale) und analoge (nonverbale) Anteile.
- Kommunikation beruht auf symmetrischen (jede Person hat die gleichen Handlungsmöglichkeiten) und komplementären Interaktionen (die Personen haben unterschiedliche Handlungsspielräume, die sich möglichst gegenseitig ergänzen).

Schulz von Thun (Psychologe, Kommunikationswissenschaftler, geb. 1944) erklärt in seinem Modell jeweils die Sach-, Beziehungs- Selbstoffenbarungs- und Appellebene für den Sender und Empfänger (Abb. 3-2).

Kommunikationsstörungen werden vermieden, wenn sich die Gesprächspartner ein **Feedback** einholen. Der **Sender** kann nach dem Senden seiner Nachricht nachfragen oder schauen, ob und wie seine codierte Botschaft beim Empfänger angekommen ist.

Der **Empfänger** kann sich ein Feedback auf seiner Empfangebene einholen, um sicherzugehen, dass er auf der richtigen Ebene gehört/decodiert hat. Feedback auf der
- **Sachebene:** Sind die inhaltlichen Aussagen richtig verstanden worden?
- **Selbstoffenbarungsebene:** Sind die Gefühle und das Erleben des Senders richtig verstanden worden?
- **Beziehungsebene:** Habe ich richtig verstanden, was der andere von mir hält?
- **Appellebene:** Ist die Nachricht als Auftrag gemeint gewesen?

Der Sender hat nun die Möglichkeit, die Decodierung zu bestätigen oder die anders gemeinte Ebene zu erläutern.

Die **Transaktionsanalyse nach Eric Berne** (Psychologe, 1910–1970) begründet die Kommunikation über drei Ich-Zustände, die in jedem (erwachsenen) Menschen existieren und sich während einer Transaktion gegenüberstehen. Eine Transaktion besteht aus einem verbalen oder nonverbalen Reiz und sei-

3 Hebammenrolle, Kommunikation und pädagogische Hebammenaufgaben

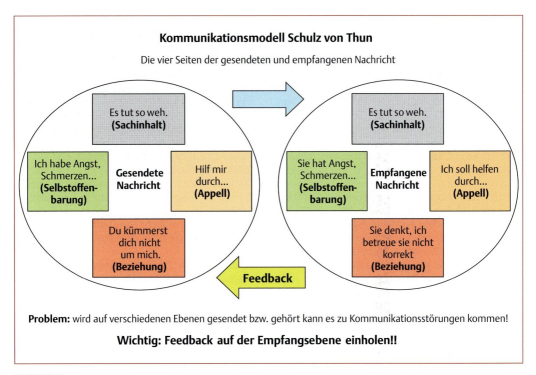

Abb. 3-2 Vier-Ohren-Modell nach Schulz von Thun. Die 4 Seiten der gesendeten und empfangenen Nachricht von Frau und Hebamme.

ner ausgelösten Reaktion. Die Ich-Zustände sind durch die Biografie verinnerlichte Verhaltensmöglichkeiten, die während der Kommunikation abgerufen werden (Bohrer/Rüller 2006, Lektorat Pflege 2007, Oelke 2007, Schönberner 2010):
- **Eltern-Ich:** fürsorglich, stützend *oder* zurechtweisend, kritisch, ermahnend
- **Erwachsenen-Ich:** respektvoll, objektiv, konstruktiv, sachlich
- **Kind-Ich:** spontan klagend, weinend, lachend *oder* angepasst, sich schuldig und unsicher fühlend.

Eine reibungslose Kommunikation wird durch **Komplementär-Transaktionen** erreicht, d. h. der Kommunikationspartner reagiert aus dem angesprochenen Ich-Zustand.

Beispiel 1:
- **Kind-Ich** einer Gebärenden: Ich will etwas trinken.
- **Eltern-Ich** der Hebamme: Ich bringe Ihnen gern etwas zu trinken. Was möchten Sie?

Beispiel 2:
- **Erwachsenen-Ich** einer Schwangeren: Ich möchte etwas über die PDA erfahren.
- **Erwachsenen-Ich** der Hebamme: Ich kann Ihnen gern etwas zu den Vor- und Nachteilen einer PDA während der Geburt sagen ... Möchten Sie, dass ich Sie zusätzlich über weitere schmerzlindernde Möglichkeiten aufkläre?

Kreuztransaktionen führen zu Kommunikationsstörungen, die durch Analyse und ein Zurückfinden zu Komplementär-Transaktionen gelöst werden können. Bei einer Kreuztransaktion reagiert der Kommunikationspartner aus einem anderen als dem angesprochenen Ich-Zustand.

Beispiel 3:
- **Erwachsenen-Ich** einer Schwangeren: Ich möchte heute keine Einleitung, weil ich fühle, dass die Wehen in den nächsten Tagen einsetzen.
- **spricht Erwachsenen-Ich** der Hebamme an, möchte z. B. Akzeptanz und Beratung
- **Eltern-Ich** der Hebamme antwortet: Die Einleitung ist das Beste für Sie und das Kind.

Die Hebamme drückt ihre fachlichen Sorge und Perspektive aus. Hier fühlt sich die Schwangere nicht wertschätzend betreut und verliert das Vertrauen in die Hebamme und Geburtsklinik. Oder sie könnte Schuldgefühle entwickeln und das Vertrauen in sich selbst hinterfragen.

Beispiel 4:
- **Kind-Ich** einer Gebärenden: Ich will nicht mehr! Machen Sie was!
- spricht **Eltern-Ich** der Hebamme an, möchte z. B. dass ihr Problem gelöst wird.
- **Erwachsenen-Ich** der Hebamme: Sie sind an einem Punkt angekommen, wo sie das Gefühl haben, nicht mehr zu können bzw. zu wollen. Die Geburt ist schon weit fortgeschritten, und Sie haben schon einen langen Teil des Weges geschafft. Was glauben Sie, könnte Ihnen helfen, wieder Kraft zu tanken? ... Aus meiner Sicht gäbe es folgende Möglichkeiten. ... Was möchten Sie?

Hier versucht die Hebamme professionell, die Gebärende auf die Erwachsenen-Ebene zurückzuführen, um die Frau in ihrer Autonomie zu unterstützen. Würde das Eltern-Ich der Hebamme aus Mitgefühl reagieren und die Führungsrolle übernehmen, wäre die Frau zunächst dankbar für die mütterliche Hilfe, könnte aber in eine Abhängigkeit zur Hebamme geraten und letztendlich ihre Geburt als Versagerin erleben.

Besonderheiten in der Kommunikation mit dem Säugling

Hebammenaufgabe ist die **Förderung der Eltern-Kind-Interaktion** als ein wichtiger Einflussfaktor auf die gesundheitliche und seelische Entwicklung des Kindes. Ziel ist eine sichere Bindung beim Kind als Voraussetzung für Selbstvertrauen und das Gefühl von Selbstwirksamkeit. Dies sind Ressourcen für die Entwicklung von Bewältigungsstrategien (Derksen/Lohmann 2009, Niessen 2010, Ensel 2010, Ziegenhain et al. 2010). Dabei ist das eigene Verständnis zu den pränatalen und postnatalen sozialen Kompetenzen eines Kindes bedeutsam.

Pränatale Möglichkeiten der Hebamme:
- über die Entwicklung der Sinnesfähigkeiten, die sozialen Kompetenzen und Kommunikationsmöglichkeiten des Säuglings aufklären
- Vertrauen in die Sensitivität als Eltern stärken
- die Interaktion zwischen Eltern und Kind im Mutterleib beobachten
- Wahrnehmung der Mutter/des Vaters durch gelenkte Aufmerksamkeit (Traumreisen, Erzählungen) sensibilisieren
- Ermutigen, sich Zeit für die Interaktion zu nehmen, das Kind über die Bauchdecke zu berühren und diesem (alle) Gefühle und Erlebnisse mitzuteilen
- verbalisierte Wahrnehmungen der Mutter/des Vaters und Kommunikation der Eltern mit ihrem Kind positiv rückmelden
- als Hebamme das Kind vor der äußeren Untersuchung begrüßen
- die Leopoldschen Handgriffe feinfühlig durchführen und dabei beschreiben, was zu tasten ist

Perinatale Möglichkeiten der Hebamme:
- die Gebärende ermutigen, mit ihrem Kind zu sprechen
- ggf. die Bedürfnisse des Kindes und der Mutter während der Geburt verbalisieren
- Ruhe und ungestörten Blick- bzw. Hautkontakt nach der Geburt zwischen Mutter und Kind ermöglichen
- langsames und ruhiges Handling mit dem Kind

Postnatale Möglichkeiten der Hebamme:
- als Hebamme mit dem Säugling entwicklungsfördernd und wertschätzend umgehen (Kinästhetik Infant Handling, Müller 2009)
- die Interaktion von Mutter und Kind beobachten
- jede zeitnahe adäquate Reaktion der Mutter auf die Bedürfnisse ihres Kindes positiv bestärken
- eine persönliche Anrede für das Kind verwenden (Ihr Sohn, Ihre Marie ...)
- viel Körperkontakt zwischen Eltern und Kind fördern
- ggf. die Wahrnehmung der Mutter fördern (fragen, was sie denkt, fühlt, sieht in Bezug auf ihr Kind)
- ggf. als Hebamme Beobachtungen wertfrei verbalisieren (Ich sehe, wie Ihre Tochter den Kopf zur Seite dreht und den Blick abwendet. Was meinen Sie? Was möchten Sie tun?)
- ggf. Zeichen der Interaktion/Zuwendung bzw. Abwendung/Irritation des Säuglings erläutern und ein promptes adäquates Reagieren unterstützen
- ggf. Früh- und Spätzeichen von Hunger beschreiben
- ggf. Bewusstseinszustände des Kindes beschreiben (Tiefschlaf, Traumschlaf, Dösen, ruhige und aktive Wachheit, Quengeln, Schreien)
- ggf. Ansichten und Einstellungen der Eltern zum Schreien und Verwöhnen reflektieren
- ggf. Anleiten der Eltern (Kind begrüßen, Berührung ankündigen, Rituale einführen, dem Kind

alle Situationen und Maßnahmen begleitend beschreiben, langsame entwicklungsfördernde Bewegungen, auf die Körpersignale des Kindes achten, sich Zeit für Interaktion nehmen, eigene Gefühle mitteilen)
- für eine entspannte Atmosphäre und Entlastung der Eltern sorgen
- die Eltern darin unterstützen, Interaktion mit ihrem Kind als Lernprozess zu begreifen

3.3 Beratung

Theoretische Konzepte

Beratung ist der am häufigsten, sehr unterschiedlich verwendete Begriff und hat seine Tradition in den Bezugswissenschaften Psychologie, Pädagogik, Sozialarbeit. Neben dem Konzept der **Klientenzentrierten** Gesprächsführung nach Rogers kann in der Hebammenarbeit der aus dem **Systemtheoretischen Ansatz** entwickelte Lösungsorientierte Beratungsansatz nach Bamberger genutzt werden (s. Kap. Kommunikationsmodelle).

Auch Grundsätze der **Patienten- und Angehörigenedukation** (Hummel-Gatz/Doll 2007, Elzer/Sciborski 2007) können in der Hebammenberatung Anwendung finden, vor allem beim Anleiten. Der Ursprung liegt in verhaltensorientierten psychologischen Lerntheorien (z. B. von Pawlow und Skinner) und der kognitiven Verhaltenstherapie (Bandura). Es wird ein didaktisch strukturierter Lernprozess gestaltet, bei dem die Pflegekraft und der Patient/Angehörige gemeinsam Lernziele festlegen, die sich aus dem objektiven Lernbedarf und dem subjektiven Lernbedürfnis ableiten. Die pädagogisch qualifizierte Pflegekraft plant Lernmethoden und Medien zur Erreichung des Zieles.

Beratung ist ein übergeordnetes Konzept (Schneider 2005 und Elzer/Sciborski 2007), in das alle anderen pädagogischen Interventionsstrategien einfließen. Weiterhin ist das am Pflegeprozess orientierte Phasenmodell (Hummel-Gatz/Doll 2007) für die Hebammenarbeit praktikabel einsetzbar, weil es Beratung als Problemlösungsprozess beschreibt und offen für verschiedene theoretische Beratungsansätze ist.

Beratungsprozess

Beratung ist ein prozesshaftes Geschehen, in dem verschiedene Beratungsphasen durchlaufen werden (Abb. 3-3).

Beratungsphase 1: Beziehung herstellen

Die Phase der Kontaktaufnahme ist die wichtigste Phase von Beratungsprozessen. Je nachdem, ob die Situation geplant oder situativ entstanden ist, muss die Beratungsphase bewusst unterschiedlich gestaltet werden. Dabei ist von entscheidender Bedeutung, wie die Hebamme eine Beziehung zu der Frau aufbaut bzw. gestaltet.

Fehl am Platze sind paternalistische (überzeugende) Bemerkungen wie „Sie brauchen keine Angst zu haben!" oder „Wir kriegen das schon hin…!", da sie in keinster Weise die Autonomie der Frau unterstützen (Perl 2007, Lenz 2007). Folglich können verbale und nonverbale Signale den Beziehungsaufbau stören und dazu führen, dass die Frau eine Beratung durch die Hebamme nicht annimmt.

Grundlage einer echten Vertrauensbasis ist, dass die Hebamme uneingeschränkt mit einer offenen zugewandten Körperhaltung zuhört, dabei Blickkontakt aufnimmt und sich auf die Höhe der Frau begibt. Die Klientin wird darin ermutigt, sich frei zu äußern und darin bestärkt, sich ihrem Problem eigenverantwortlich mit Unterstützung durch die Hebamme zu stellen. Hat die Hebamme die notwendigen Informationen gesammelt, klärt sie mit der Frau, ob eine Beratungssituation gewünscht wird oder angenommen werden kann.

Beratungsphase 2: Beratungsbedarf und -bedürfnisse erfassen

Durch weitere Informationssammlung wird die Frau dabei unterstützt, ihre **Wünsche und Erwartungen** für die Beratungssituation zu formulieren. Probleme können unter Anwendung von Gesprächstechniken aufgeschlüsselt und möglichst gemeinsam formuliert werden. Die Hebamme sollte dabei erfassen und thematisieren, was die Frau aufgrund ihrer eigenen Betroffenheit nicht sieht. In dieser Phase ist es auch bedeutsam, die **Ressourcen** (Kraftquellen, Fähigkeiten) der Frau und ihres sozialen Systems zu thematisieren.

Durch diagnostisches Denken sollte die Hebamme sowohl den objektiven Beratungsbedarf als auch die subjektiven Beratungsbedürfnisse der Frau auf der kognitiven, psychomotorischen, emotionalen und psychosozialen Ebene herausfiltern.

Nach Hummel-Gatz/Doll 2007 wird ein **Beratungsbedürfnis** von der Klientin empfunden und in der Regel auch geäußert. Schwierig wird es, wenn die

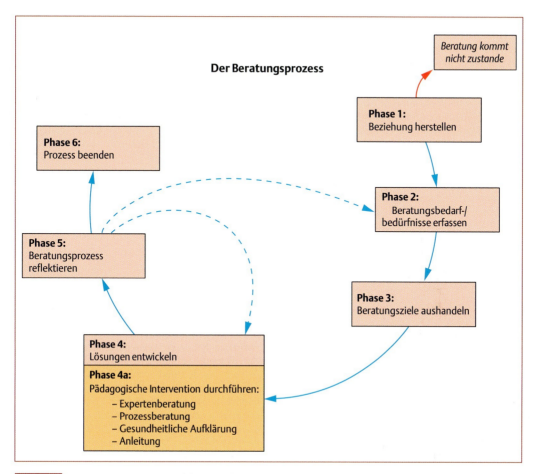

Abb. 3-3   Der Beratungsprozess modifiziert nach Schneider 2005 und Hummel-Gaatz/Doll 2007.

Klientin ihr Beratungsbedürfnis bzw. ihr Problem nicht eindeutig signalisiert oder nicht bewusst erkennen kann. Wenn objektiver Beratungsbedarf und subjektives Beratungsbedürfnis im Widerspruch zueinander stehen, kommt ein Beratungsgespräch erst gar nicht zustande bzw. bleibt ohne Erfolg, weil die Hebamme das eigentliche subjektive Beratungsbedürfnis nicht identifiziert und thematisiert.

Die **gesundheitliche Aufklärung** hat in dieser Phase einen besonderen Stellenwert, da hier die Klientin nicht von selbst Hilfestellung sucht. Die Hebamme muss den **objektiven Beratungsbedarf** bzw. das Erfordernis zur gesundheitlichen Aufklärung erfassen. Der Klientin ist ihr eigenes Informationsdefizit nicht bewusst. Entsprechend ist es wichtig, ihr wertfrei die Problemlage zu beschreiben, ihre Motivation zu wecken und sich ihre Zustimmung für die Aufklärung einzuholen.

In dieser Phase ist es also wichtig, Wünsche, Bedürfnisse, Einstellungen und Ressourcen der Frau zu analysieren und einen möglichen Bedarf an Gesundheitlicher Aufklärung, Experten- oder Prozessberatung bzw. Anleitung zu thematisieren.

Beratungsphase 3: Beratungsziele aushandeln

In einer planmäßigen Beratungssituation können aus den deutlich formulierten Wünschen der Frau die Ziele relativ schnell erfasst und von der Hebamme formuliert werden. Viel schwieriger sind Situationen, wenn ein **komplexes Problem** vorliegt, das zunächst entwirrt und dann mit der Klientin gemeinsam geklärt werden sollte, welches Teilproblem als Erstes zu bearbeiten sei. Die Hebamme sollte erfassen, was das eigentliche Problem ist und welche Ziele angestrebt werden sollen, z. B. das Verstehen/

Annehmen von Emotionen nach einem belastenden Geburtserlebnis, die Stärkung des Selbstvertrauens der Frau, die Lösung eines Rollenkonflikts, die Stärkung der Selbstkompetenz durch Vermittlung von Informationen.

Die **Aufgabe der Hebamme** ist es, durch die Anwendung verschiedener Gesprächstechniken das Problem zu entschlüsseln und zu verschiedenen Optionen realistische Ziele vorzuschlagen. Zum Abschluss der Phase sollte das Problem benannt und das Ziel formuliert werden können. Der Beratungsprozess ist nur erfolgreich, wenn die **Ziele von Seiten der Mutter** formuliert sind und die Hebamme mit ihren eigenen fachlichen und persönlichen Vorstellungen nicht in unüberwindbare Widersprüche mit den Zielen der Frau gerät. Können die gegenseitigen Vorstellungen nicht auf einander abgestimmt werden, sollte die Hebamme den Betreuungsauftrag ablehnen (Kirchner 2007).

Beratungsphase 4: Lösungen entwickeln

In dieser Phase geht es darum, auf welchen Wegen das Ziel erreicht werden kann. Dabei können emotionale, kognitive und/oder handlungsbezogene Strategien unter Einbeziehung der Ressourcen und des biografischen/sozialen Kontextes der Frau genutzt werden.

Beratungsphase 4a: Pädagogische Intervention durchführen

Kommunikative (Informieren, Aufklären, Beraten) und zusätzlich handlungsorientierte (Anleiten) Interventionsstrategien sind originäre Hebammenaufgaben und haben eine große Bedeutung für die Gesundheitsförderung. Sie werden unmittelbar in der prozessualen Beziehung zwischen Hebamme und Frau angewendet (s. Abb. 3-3).

Beispiel:
Fragt eine Schwangere in der 36. SSW beim Erstkontakt während der Hebammensprechstunde in der Klinik ihrer Wahl, welche Möglichkeiten der Geburtsleitung es bei einer Beckenendlage gibt, kann es sein, dass sie zunächst nur über die Möglichkeiten informiert (Expertenberatung) werden möchte. Eine gesundheitliche Aufklärung führt die Hebamme durch, wenn sie die Schwangere über die Vor- und Nachteile der vaginalen oder abdominalen Geburtsleitung bei BEL und die Möglichkeiten zur Wendung des Kindes aufklärt. Entwickelt sich im Laufe des Kontaktes eine Beziehung zwischen Hebamme und Klientin, nimmt die Schwangere gern eine Prozessberatung in Anspruch, die sie darin unterstützt, Entscheidungen zu treffen. Mal besteht Anleitungsbedarf zu den Möglichkeiten der sanften Wendung. Prozessberatung könnte auch notwendig werden, wenn hinter der sachlichen Frage der Schwangeren ein anderes verstecktes Problem zu finden ist.

Dieses Beispiel zeigt, wie sich aus einem Informationsbedarf oder -defizit der Klientin das Erfordernis einer ergebnisoffenen Prozessberatung ergibt. Dabei muss die Hebamme entscheiden, welches theoretische Beratungskonzept anzuwenden und ob eine Anleitungssituation erforderlich ist.

Phase 4a kann sehr vielschichtig ablaufen. Entsprechend den ausgehandelten Lösungswegen vermittelt die Hebamme Informationen, klärt gesundheitlich auf, regt die Frau an, über sich nachzudenken und Lösungen bzw. Entscheidungen zu finden oder trainiert praktische Fähigkeiten zur Stärkung der Kompetenzen der Klientin.

Beim Vergleich der pädagogischen Interventionsstrategien (Abb. 3-3) wird deutlich, dass Aufklären, Beraten und Anleiten immer einen Informationsteil enthalten. Neben der Wissensvermittlung muss sich die Hebamme beim Anleiten ihrer **Rolle als Lehrerin** bewusst werden und Lernsituationen gestalten. Informieren und Aufklären unterscheiden sich vor allem im Anlass, nämlich ob die Frau selbst Unterstützung sucht oder die Hebamme aufgrund ihrer Fachkompetenz ein Informationsdefizit für ein gesundheitsförderliches Verhalten erkennt. Außerdem lassen sich fließende Übergänge zwischen den pädagogischen Interventionen feststellen.

Bei der Weitergabe von **Informationen (Expertenberatung)** geht es vorrangig um die Vermittlung von evidenzbasiertem Wissen. Die Frau hat konkrete Fragen und erwartet von der Hebamme kompetente Lösungen bzw. Lösungsvorschläge; dennoch liegt bei der Klientin die Entscheidungsverantwortung. Die Informationsinhalte müssen individuell angepasst werden, damit diese in das bestehende Wissensrepertoire integriert werden können. Ein wohlgemeinter, dennoch bevormundender Sprachstil ist dabei zu unterlassen (Beachten Sie …! Vermeiden Sie …!) (Lenz 2007). Eine einfache, präzise Sprache ist zu verwenden. Die Klientin wird gefragt, ob sie schriftliches Informationsmaterial benötigt. Das schriftliche Informationsmaterial sollte Qualitätskriterien (Steckelberg 2005, Wittener Liste in Lektorat Pflege 2007) unterliegen.

Schon in den Phasen 2 und 3 sind mit der Klientin die motivationalen Grundlagen für eine **gesundheit-**

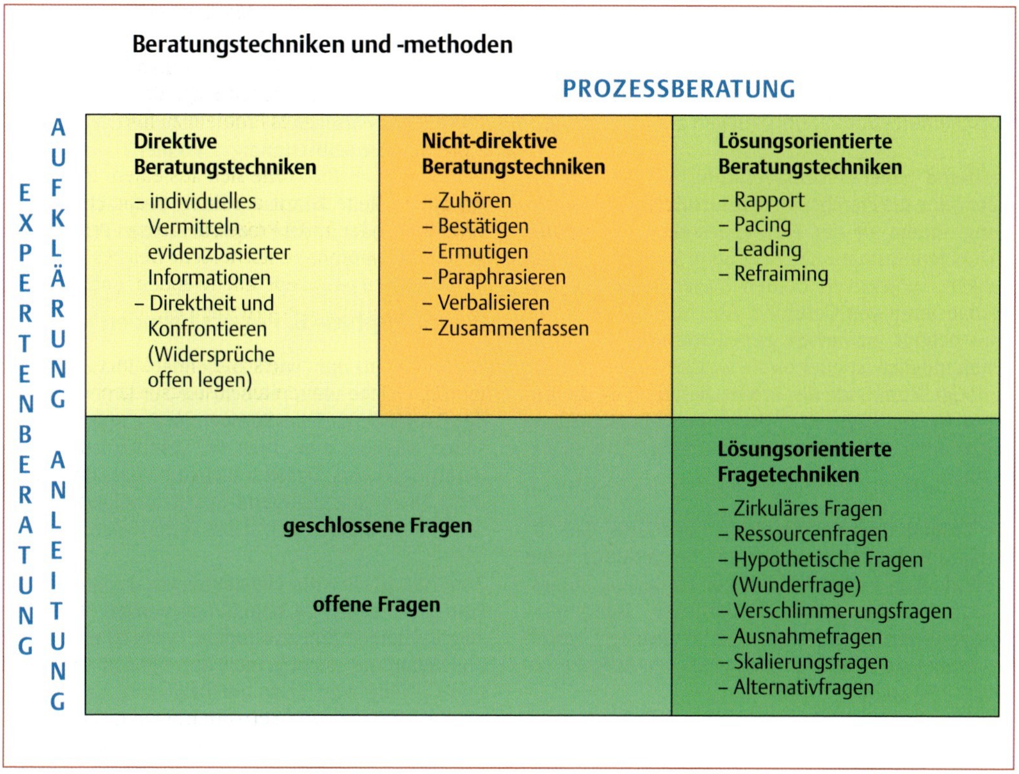

Beratungstechniken und -methoden

EXPERTENBERATUNG — **AUFKLÄRUNG** — **ANLEITUNG**

PROZESSBERATUNG

Direktive Beratungstechniken	Nicht-direktive Beratungstechniken	Lösungsorientierte Beratungstechniken
– individuelles Vermitteln evidenzbasierter Informationen – Direktheit und Konfrontieren (Widersprüche offen legen)	– Zuhören – Bestätigen – Ermutigen – Paraphrasieren – Verbalisieren – Zusammenfassen	– Rapport – Pacing – Leading – Reframing

geschlossene Fragen offene Fragen	**Lösungsorientierte Fragetechniken** – Zirkuläres Fragen – Ressourcenfragen – Hypothetische Fragen (Wunderfrage) – Verschlimmerungsfragen – Ausnahmefragen – Skalierungsfragen – Alternativfragen

Abb. 3-4   Beratungstechniken und -methoden.

---

liche **Aufklärung** gelegt worden. Gesundheitliche Aufklärung sollte durch die Hebamme erfolgen, wenn
- ein Informationsdefizit bei der Klientin zu erkennen ist, z. B. zu Vorsorgemaßnahmen, Mutterschutzgesetz, Hebammenleistungen
- rechtzeitig vor der Durchführung medizinischer Maßnahmen, z. B. Injektionen von Spasmolytika, Episiotomie
- bei Defiziten im gesundheitsförderlichen Verhalten, z. B. bei unausgewogener Ernährung, Einnahme von Genussmitteln während Schwangerschaft und Stillzeit, Rauchen in der Umgebung des Säuglings.

Steht das **Erwirken einer Verhaltensänderung** im Vordergrund, reicht es nicht aus, Wissen zu vermitteln oder Ratschläge zu erteilen. Vor allem moralisierende Vorwürfe bewirken das Gegenteil. Es geht darum, ein Problemverständnis und die Bereitschaft zu Einstellungsänderungen zu erzeugen (vgl. Schaeffer 2008). Wichtig ist, die eigenen Beobachtungen zum problematischen Verhalten wertfrei zu thematisieren, die Motivation der Frau zu Veränderungen zu hinterfragen und dabei innere Widersprüche offenzulegen (vgl. Dunkley 2003, von Rahden 2007).

> **M** Eine frühzeitige kontinuierliche Hebammenbetreuung ist die ideale Grundlage, um gesundheitsförderndes Verhalten der Schwangeren zu entwickeln. Voraussetzung ist eine verständnisvolle und von gegenseitigem Respekt gekennzeichnete Beziehung zwischen Hebamme und Frau.

Fehlt der Frau für eine Entscheidung evidenzbasiertes Wissen oder verfügt sie über sehr viele Informationen, müssen diese von der Hebamme geordnet bzw. übersetzt werden. Eine **informierte Zustimmung** der Klientin erfordert eine angemessene Aufklärung über Zweck und Art der Intervention sowie über deren Folgen und Risiken (vgl. Diefenbacher 2004). Für eine **partizipative Entscheidungsfindung** (Loh et al. 2007, Schäfers 2010) sollte der Frau mitgeteilt werden, dass eine Entscheidung ansteht, in die sie gleichberechtigt einbezogen wird, und welche

Wahlmöglichkeiten mit Vor- und Nachteilen vorhanden sind. Die Frau erhält die Möglichkeit, Verständnisfragen zu stellen bzw. eigene Überlegungen zu äußern. Das Ergebnis ist eine gemeinsam getragene Entscheidung mit Vereinbarungen zur Umsetzung.

Während einer Prozessberatung unterstützt die Hebamme die Frau bei ihrer **informierten Entscheidung**, indem sie der Frau Hilfestellung gibt durch adäquate Informationen bzw. beim Sortieren der Gedanken, subjektiven Deuten dieser Gedanken und Verbalisieren von Gefühlen. Abschließend wird die Frau befragt, inwieweit eine Entscheidung für sie schon möglich ist oder ob sie weitere Unterstützung benötigt. Zum Ende der Prozessberatung ist die Klientin in der Lage, ihre persönliche Entscheidung mitzuteilen und weitere Handlungsschritte zu benennen.

Die Besonderheit des **Anleitens** liegt darin, dass die Hebamme **Lernsituationen** zur Bewältigung eines individuellen Problems oder zur Förderung alltagspraktischer, gesundheitsförderlicher Handlungskompetenzen zielgerichtet und strukturiert gestaltet, wobei sie sich ihrer pädagogischen Aufgabe bewusst sein sollte.

Anleitung erfolgt fortlaufend, bis die Klientin verinnerlicht routiniert handelt, d. h. bis sie z. B. beim Wickeln des Neugeborenen die Bedürfnisse ihres Säuglings selbstständig erkennt und erfüllt, sicher im Handling und in der Wahl der Pflegemittel ist und auf Veränderungen ihres Kindes folgerichtig reagieren kann. In diesem Sinne werden durch weitere Anleitungen Fertigkeiten trainiert, wobei die Frau in ihrer zunehmenden Selbstständigkeit unterstützt wird und die Hebamme immer mehr eine Beobachterrolle einnimmt.

Beratungsphase 5: Prozess reflektieren

In dieser Phase wird gemeinsam reflektiert, ob das Ziel erreicht wurde, ob sich die Klientin verstanden fühlte und ob Wünsche oder Erwartungen offengeblieben sind. Die Hebamme fasst den bisherigen Verlauf des Beratungsprozesses bzw. die Ergebnisse zusammen und recherchiert, inwieweit die Klientin selbstständig in der Lage ist, eine Informierte Entscheidung zu treffen, praktische Handlungen durchzuführen oder ob sie dazu weitere Hilfestellungen benötigt. Mögliche Fragen zur Überprüfung des Erfolges der Beratungstätigkeit (Kuckeland/Schneider 2008) wären bei einer

- **Expertenberatung**: Haben Sie noch Fragen zu dem von mir erläuterten Inhalt?
- **Prozessberatung**: Wie fühlen Sie sich nach unserem Gespräch? Wie fühlen Sie sich mit ihrer Entscheidung? Sind noch Fragen offengeblieben?
- **Anleitung**: Wie haben Sie sich in der Situation gefühlt? Benötigen Sie noch Hilfe bei …? Glauben Sie, dass Sie selbstständig … können?

An dieser Stelle können weitere Gesprächstermine vereinbart oder andere Experten in den Prozess eingebunden werden.

Beratungsphase 6: Prozess beenden

Nachdem in der vorhergehenden Phase geklärt wurde, welche weiteren Schritte zur Unterstützung der Frau in ihrer Selbstkompetenz gegangen werden sollen, beendet eine deutliche Verabschiedung den Beratungszyklus. Damit wird betont, dass die Frau in ihrer Unabhängigkeit und Selbstständigkeit unterstützt wird und für sich selbst Verantwortung trägt.

Zum Abschluss einer Hebammenberatung sollte die Frau in der Lage sein, unabhängig von der Hebamme zu entscheiden und zu handeln. Dabei ist es auch für die Hebamme wichtig, sich der eigenen Gedanken und Gefühle zum Ende der Beziehung bewusst zu werden und den Beratungsprozess zu evaluieren.

Handlungsleitfaden

Der vorgestellte Handlungsleitfaden (Tab. 3-3) beschreibt die erforderlichen Fach-, Methoden-, Sozial- und Personalkompetenzen der Hebamme für eine Beratungssituation. Zusätzlich hilft er, die eigene Beratungsarbeit zu reflektieren und zu verbessern.

- **Selbstbeobachtung**: Wie ist mir dieser Schritt gelungen?
- **Fremdbeobachtung**: Was konnte ich beobachten?

Gesprächstechniken

Bei der Expertenberatung (Informieren), Gesundheitlichen Aufklärung und Anleitung kann die Hebamme tendenziell eher **direktive Beratungstechniken** (Abb. 3-4) einsetzen, indem sie relevante evidenzbasierte Informationen individuell vermittelt, die Vor- und Nachteile verschiedener Optionen aufzeigt und die Frau bei einer informierten Zustimmung auf der Grundlage einer wertschätzenden Arbeitsbeziehung unterstützt.

Nachdem die Hebamme sich das Einverständnis zu einer pädagogischen Intervention eingeholt hat, stimmt sie die Informationen auf den Sprachge-

Tabelle 3-3 Handlungsleitfaden Beratung.

Handlungsablauf

Handlungsablauf vor oder zu Beginn der geplanten Beratungssituation

Allgemeine Grundsätze:
- eigene Motivation und Gefühlslage zu der Thematik, Klientin und zur Situation bewusst machen
- evidenzbasiertes Wissen (externe Evidenz) mit eigenen beruflichen Erfahrungen (interne Evidenz) abgleichen
- innerlich zur Ruhe kommen

Phase 1: Beziehung herstellen:
- Informationen sammeln
- Rolle der Hebamme klären
- sich gemeinsam mit der Klientin für eine Beratungssituation entscheiden
- Zeitpunkt und Dauer der Situation festlegen
- angenehme Umgebung schaffen
- ggf. Materialien bereitlegen
- eine vertrauensvolle Situation schaffen

Handlungsablauf während der Beratungssituation

Allgemeine Grundsätze:
- Begrüßung, Zeitfenster deutlich klären
- eigenen Sprachgebrauch auf die Klientin abstimmen
- kongruente Botschaften senden
- auf nonverbale Signale der Klientin achten
- auf gleicher Höhe mit der Klientin agieren
- Blickkontakt herstellen
- Fachinhalte korrekt und vollständig darlegen
- Zusammenhänge logisch und nachvollziehbar erläutern
- auf Einfachheit, Gliederung, Prägnanz achten

Phase 2: Beratungsbedarf und -bedürfnisse erfassen:
- Anlass der Situation, theoretische Vorkenntnisse, praktische Erfahrungen/Fähigkeiten und Ansichten/Einstellungen mit der Klientin analysieren, dabei der Klientin Gelegenheit geben, eigene Wünsche, Probleme, Ressourcen zu äußern, diese wahrnehmen und darauf respektvoll reagieren
- Ressourcen und Selbstvertrauen stärken
- die Autonomie der Klientin unterstützen
- Einflussfaktoren erkennen
- Hypothesen aufstellen und prüfen
- den Bedarf an gesundheitlicher Aufklärung, Experten- oder Prozessberatung, Anleitung einschätzen
- Thema/Problemsituation klären

Handlungsablauf

Phase 3: Beratungsziele aushandeln:
- gegenseitige Erwartungen ausbalancieren
- realistische Ziele gemeinsam formulieren
- Struktur/Ablauf der Beratungssituation klären

Phase 4: Lösungen entwickeln:
- ggf. Gesprächstechniken einsetzen
- Ressourcen entdecken
- Gefühle verbalisieren
- die subjektive Deutung der Problemsituation herausarbeiten
- Lösungen gemeinsam suchen
- keine Ratschläge geben
- Wünsche einbeziehen
- Klientin ausreden lassen, voreilige Zwischenfragen vermeiden
- die Aussagen der Klientin nicht werten
- sich des gegenseitigen Verstehens versichern, Feedback einholen
- ggf. schriftliche Informationen ausgeben
- Experten- oder Prozessberatung, Aufklärung und Anleitung anbieten
- die eigene Grenzen erkennen und ggf. weitere Experten hinzuziehen

Phase 4 a: ggf. pädagogische Intervention durchführen
(Experten- oder Prozessberatung, Aufklärung, Anleitung) durchführen

Phase 5: Prozess reflektieren:
- wichtigste Erkenntnisse und Abläufe zusammenfassen
- überprüfen, ob sich die Klientin verstanden fühlte und ob ihrer Meinung nach das Ziel erreicht wurde
- ggf. neue pädagogische Interventionsschritte vereinbaren

Phase 6: Prozess beenden:
- die Situation deutlich beenden

Handlungsablauf nach der Beratungssituation

Dokumentation:
- Anlass, Ziel, Ergebnis, Beobachtungen und Konsequenzen der pädagogischen Intervention dokumentieren

Selbstreflektion durchführen:
- Wurden realistische Ziele vereinbart und erreicht?
- Wie waren die eigenen Gefühle und das Befinden in der Situation?
- Welche Qualität hatte die Beziehungsgestaltung und die Kommunikation?

(modifiziert nach Bohrer/Rüller 2005 und 2006, Oelke 2007)

brauch der Frau ab und formuliert diese verständlich und prägnant. Das Vorwissen und die Erfahrungen der Klientin bezieht die Hebamme dabei ein.

Steht das Erwirken einer Verhaltensänderung im Vordergrund, sind Techniken wie **Direktheit und Konfrontieren (Widersprüche offenlegen)** hilfreich. Es geht darum, die Klientin auf direktivem Wege anzuregen, über ihr Verhalten nachzudenken. Die Hebamme teilt der Frau mit, wie ihr Verhalten auf sie wirkt, ob sie Widersprüche zwischen Selbsteinschätzung und gezeigtem Verhalten der Frau und ihrer eigenen Einschätzung bemerkt. Die Hebamme konfrontiert die Frau mit Unstimmigkeiten zwischen ihren Aussagen und ihrem Handeln. Sie macht die Frau auf ein vermutetes Problem aufmerksam, das diese nicht selbst erkennen will oder kann (Dunkley 2003, Hummel-Gatz/Doll 2007, Oelke 2007, von Rhaden 2007, Ahrendt 2009).

Eine verständnisvolle und von gegenseitigem Respekt gekennzeichnete Beziehung zwischen der Hebamme und der Frau kann die Hebamme in jeder Beratungsphase durch **nicht-direktive Beratungstechniken** (s. Tab. 3-4) zum Ausdruck bringen. Diese basieren auf der personenzentrierten Grundhaltung nach Rogers (1999), die von vielen Verfassern differenziert weiterentwickelt wurden (Tschudin 1990, Pallasch 2004, Büttner/Schneider 2005, Quindel 2005, Bohrer/Rüller 2006, Hummel-Gatz/Doll 2007, Itzenplitz et al. 2008).

Lösungsorientierte Beratungstechniken sind u. a. Rapport, Pacing, Leading, Reframing.

Unter **Rapport** wird eine „gute Arbeitsbeziehung" zwischen Klient und Berater verstanden, die durch Wertschätzung, die Anwendung einer gemeinsamen, einander verstehenden Sprache und eine lösungsorientierte Grundeinstellung gekennzeichnet ist.
Beispiele für Wertschätzung (Anerkennung ausdrücken):
- Ich finde es toll, wie Sie die Signale Ihres Sohnes verstehen und darauf rasch und sicher reagieren!
- Ich sehe, wie wichtig Ihnen die Pflege Ihres Sohnes ist. Das beeindruckt mich.

Um der Frau zu signalisieren, dass die Hebamme sich auf sie einstimmt und sie in ihrer Welt abholt (**Pacing**), kann die Hebamme versuchen, sich auf den Kommunikationsstil der Frau einzustellen sowie Sprachtempo, Mimik und Gestik zu übernehmen.

Das schrittweise Hinführen der Klientin zu neuem Denken, Fühlen und Handeln (**Leading**) soll die Frau befähigen, neue Lösungsansätze zu finden bzw. auszuprobieren und dabei erfolglose Strategien loszulassen. Durch die Anwendung von Fragetechniken kann die Frau darin unterstützt werden, neue Wege zu erkennen und mit Begleitung ihrer Hebamme zu begehen.

Durch positives Umdeuten (**Reframing**) irrationaler oder der Klientin in ihrer Entwicklung behindernder Denkmuster kann die Frau erstaunt und zu Veränderungen angestoßen werden. Beispielsweise könnte eine Unsicherheit der Frau dementsprechend umgedeutet werden, dass ihr dieses Thema wichtig ist und sie eine sorgsame Mutter ist.

Fragetechniken

Hummel-Gatz/Doll, Oelke und Itzenplitz, B. et al. formulieren offene und geschlossene Fragen für ein gesundheitliches Beratungsgespräch.

Offene Fragen beginnen mit einem Fragewort: Wer? Wo? Was? Wann? Wie kam es dazu? Diese fördern den Dialog zwischen Hebamme und Klientin. Sie geben der Frau die Möglichkeit, sich umfassend in allen Phasen des Beratungsprozesses frei zu äußern. Beispiele: Welche aktuellen Wünsche oder Probleme möchten Sie während der heutigen Vorsorge klären? Wie fühlen Sie sich nach der Vorsorge?

Geschlossene Fragen sind gezielte einfache Fragen, die immer mit einem Verb beginnen und meist nur die Antwort „ja" oder „nein" zulassen. Sie eignen sich vor allem zum Erheben der Anamnese, zum Bestätigen von Zusammenfassungen durch die Hebamme und auch zum Finden von eindeutigen Aussagen bzw. Stellungnahmen.
Beispiele:
- Hatten Sie schon eine gynäkologische Erkrankung?
- Sind noch Fragen oder Wünsche offengeblieben?
- Genügen Ihnen die Informationen zu den Vor- und Nachteilen der …, um sich zu entscheiden?

Vor allem für die Beratungsphasen „Beratungsbedarf und -bedürfnisse erfassen" und „Lösungen entwickeln" sind **Lösungsorientierte Fragetechniken** gut geeignet, um Probleme und deren Bedeutung für die Frau genauer zu analysieren und neue Blickwinkel zu eröffnen. Die im Beratungsverlauf eingesetzte Fragetechnik sollte sinnvoll ausgewählt werden, da sie eine pädagogische Intervention darstellt. An-

Tabelle 3-4 Nicht direktive Gesprächstechniken in beratenden und begleitenden Situationen.

Nicht direktive Gesprächstechniken	Beispiele
Zuhören	
Aktives Zuhören erfordert, mit der gesamten eigenen Wahrnehmung und Konzentration bei der Klientin zu sein und ihre verbale und nonverbale Sprache geduldig zu „hören". Dabei erfasst die Hebamme die Absicht der Klientin (Gedanken und Empfindungen). Eigene spontane Reaktionen sind zurückzuhalten, da die Klientin im Mittelpunkt steht. Die Hebamme reflektiert zusätzlich ihre eigene Aufnahmekapazität für Informationen und die eigenen Selektionsmechanismen aufgrund ihrer subjektiven Wahrnehmung.	Die Hebamme setzt sich und sieht die Frau an … Sie drückt durch zugewandte Körperhaltung und Blickkontakt echtes Interesse aus. Sie lässt die Frau sprechen, ohne sie durch Nachfragen oder Äußerungen zu unterbrechen.
Bestätigen	
Der Klientin wird durch einfache Worte wie „hm", „ja" oder Gesten wie Kopfnicken gezeigt, dass sie gehört wurde und dass das Gesagte akzeptiert wird.	Die Frau fragt, ob sie die Signale ihres Kindes richtig verstanden hat und die Hebamme nickt und bestätigt ihr dies.
Ermutigen (Türöffner)	
Durch offene Fragen „Mögen Sie mir mehr darüber sagen?" oder aufmunternde Worte „Ihre Gedanken interessieren mich!" kann der Frau eine Tür zum Gespräch geöffnet werden. Die Klientin wird ermutigt, über Gefühle, Gedanken oder Probleme zu sprechen.	Die Hebamme fragt: „Möchten Sie mir Ihre Vorstellungen zu … beschreiben?" oder „Welche Gedanken haben Sie, wenn Sie sich vorstellen …?"
Paraphrasieren	
Der Klientin wird durch das Wiederholen ihrer Worte mit anderen, eigenen Worten eine andere Perspektive eröffnet. So besteht für die Frau die Möglichkeit, die persönliche Aussage mit etwas Abstand und aus einer anderen Sicht neu zu betrachten und klarer zu sehen. Gleichzeitig wird überprüft, ob ihre Aussage richtig verstanden wurde.	Auf die Aussage einer Frau fragt die Hebamme: „Meinen Sie damit, dass …?"
Verbalisieren emotionaler Erlebnisinhalte	
Vielen Frauen fällt es schwer, ihre Gefühle auszusprechen. Verbalisieren geht über das Paraphrasieren hinaus, indem die Hebamme die mit den Aussagen verbundene emotionale Seite anspricht. Die Klientin erhält die Chance, sich mit ihren (nicht immer bewussten) Emotionen auseinanderzusetzen und neue Sichtweisen einzunehmen.	Die Hebamme beobachtet die Mimik und Gestik der Frau und versucht die gelesenen Gefühle in Worte zu fassen. „Sie sehen sehr *zufrieden* und *glücklich* aus." „Kann es sein, dass Sie sich *unsicher* in Ihrer Entscheidung/Handlung fühlen?"
Zusammenfassen	
Nach längeren Gesprächsabschnitten wird das Wesentliche zusammengefasst, um Verworrenes zu ordnen, das Gespräch zu strukturieren, einen besonderen Aspekt nochmals aufzugreifen oder einen Abschluss des Gespräches zu ermöglichen. Dabei kann reflektiert werden, ob das Ziel des Gespräches erreicht wurde und inwieweit die Klientin vorwärtsgekommen ist.	Die Hebamme bespricht mit der Frau die Vor- und Nachteile einer Maßnahme, die sie zum Schluss noch mal kurz zusammen fasst. Die Hebamme bespricht mit der Frau das weitere Vorgehen.

schließend sind wieder nicht-direktive Beratungstechniken anzuwenden.

Durch **zirkuläres Fragen** soll die Frau zu einem Perspektivenwechsel veranlasst werden, um ihre Situation aus Sicht eines anderen Menschen zu betrachten. Dabei gelingt es ihr, sich und andere Menschen besser zu verstehen, Einflussfaktoren zu erkennen, eingefahrene Denkmuster aufzubrechen und damit verbundene Gefühle wahrzunehmen und loszulassen sowie neue Lösungen zu sehen.
Beispiele:
- Was glauben Sie Herr …, was fühlt Ihre Frau, wenn sie ihre Tochter weinen sieht?
- Was meinen Sie Frau …, was Ihr Partner denkt/fühlt, wenn Sie …?

Ressourcenfragen sind besonders bedeutsam bei der Entwicklung von eigenen Lösungsmöglichkeiten und sollen der Frau ihre persönlichen Potenziale bewusst machen.
Beispiele:
- Was gelingt Ihnen besonders gut?
- Was soll so bleiben wie es ist?
- Über welche Stärken und Fähigkeiten verfügen Sie?

Ergänzend können **Ausnahmefragen** den Fokus auf Verhaltensweisen mit positiven Gefühlen legen.
Beispiel:
Es gibt Tage, an denen Sie sich noch sehr unsicher fühlen und dann wiederum Situationen, in denen Sie sich sicher fühlen. Konnten Sie diese wohltuenden Situationen auch beobachten? Woran merken Sie, dass die Situation anders/positiv ist? Was war da an Ihrem Verhalten anders? Wie denken/fühlen Sie, wenn die Situation anders ist? Könnten Sie sich vorstellen, diese … Dinge weiterhin zu tun?

Durch **hypothetische Fragen** (Besonderheit: Wunderfrage) wird die Frau aufgefordert, sich vorzustellen, was passieren, wie es sich anfühlen oder was sie am meisten vermissen würde, wenn ihr Problem verschwunden wäre. Damit soll eine realistische Zukunft in die Gegenwart übertragen werden.
Beispiele:
- Stellen Sie sich vor, wie es sich für Sie anfühlt, wenn Sie …
- Wenn Sie einen Wunsch frei hätten, wie sähe der aus?
- Und wenn Ihr Kind sich etwas wünschen dürfte?
- Stellen Sie sich vor, es würden nachts, wenn Sie schlafen, durch ein Wunder Ihre Gedanken, das … sich auflösen. Morgen würde Ihnen auffallen, dass Sie sich anders verhalten. An welchen veränderten Verhaltensweisen wird Ihnen klar, dass ein Wunder geschehen sein muss?

Bei **Verschlimmerungsfragen** soll die Frau sich vorstellen, was sie tun müsste, damit ihr Problem bestehen bleibt bzw. sich verschlimmert. Im Umkehrschluss kann sie erkennen, was sie unterlassen müsste, um das Problem loszuwerden.
Beispiel:
Wie müssten Sie es organisieren, um … (Ihr Problem) zu verewigen?

Geht es um minimale Veränderungen oder sehr komplexe Zusammenhänge, helfen **Skalierungsfragen** Unterschiede bewusst zu machen.
Beispiel:
Sie überlegen sich, Ihre Entscheidung zum … sehr verantwortungsbewusst. Wenn Sie sich eine Skala von 1–10 vorstellen, wobei 1 dafür steht, wie Sie sich vor unserem Gespräch gefühlt haben und 10, wie Sie sich fühlen werden, wenn Sie …, Wo auf dieser Skala befinden Sie sich jetzt? Wie haben Sie es geschafft, von 1 dorthin zu kommen?

Alternativfragen stellen zwei Möglichkeiten zur Auswahl und dienen der Entscheidungsfindung.
Beispiel: Möchten Sie … oder … verwenden?

Gesprächshemmer

Die Art unserer individuellen Kommunikation ist von persönlichen Erfahrungen und der eigenen Biografie geprägt. Diese erschweren es bei manchen Problemen der Klienten, angemessen und hilfreich zu reagieren. Einige Verhaltensweisen können blockierend auf den Beratungsverlauf wirken oder sind nicht an den Bedürfnissen der Klienten ausgerichtet (Pallasch 2004, Büttner 2005, Oelke 2007, Itzenplitz et al. 2009).

> **M** Für ein erfolgreiches Beratungsgespräch ist es wichtig, störende Kommunikationsformen im eigenen Verhalten wahrzunehmen, deren Bedeutung zu erkennen und ggf. vermeiden zu lernen.

Suggestivfragen unterstellen eine Meinung, geben die Richtung für eine Antwort vor und beeinflussen die Klientin. Oft wird ein Gespräch dadurch abgewürgt.
Beispiel: Ist es nicht das Beste für …, wenn Sie …?

Rhetorische Fragen erwarten eigentlich keine Antwort oder als Entgegnung „Natürlich!". Sie können eine provozierende Wirkung haben.

Beispiel: Soll ich Sie etwa noch mal zum Thema ... beraten?

Direkte Fragen, die mit warum?, wieso?, weshalb? beginnen, vermitteln den Eindruck, dass mit dem Finden der Ursache des Problems dieses schnell gelöst werden kann. Die Vielschichtigkeit des Problems/der Situation kann oft nicht erfasst werden, weil die Fragen im Kopf der Hebamme entstehen, bestimmte Vorannahmen enthalten können und damit in konkrete Richtungen lenken. Es besteht zudem die Gefahr, dass sich die Frau ausgefragt und nicht angenommen fühlt. Es stehen eher Gedankengänge zur Problematik im Vordergrund und nicht die Gefühlslage der Frau.
Beispiel: Die Hebamme reagiert auf eine Situation ausfragend: Warum denken Sie, dass ...? Wer hat Ihnen denn das eingeredet?

Das **Unterbrechen** der Frau beim Reden durch verbale (Hineinreden) bzw. nonverbale (abschweifende Blicke, verdrehte Augen, Gespräche/Telefonate nebenher) Mittel verletzt das Vertrauensverhältnis der Klientin zur Hebamme. Wird die Hebamme in ihrer Aufmerksamkeit vom Gesprächsinhalt durch hohes Arbeitsaufkommen und ausschweifende Erklärungen der Frau abgelenkt, könnte sie *alternativ* dieses Problem konkret ansprechen: Ich würde Ihnen gern Ihre Fragen beantworten, im Moment gibt es jedoch gerade sehr viel zu tun. Was halten Sie davon, wenn ich Sie jetzt beim Anlegen unterstütze und am Ende des Dienstes noch mal zu einem Beratungsgespräch zu Ihnen komme?

Im Beratungsverlauf müssen **Du-Botschaften** vermieden werden. Die Klientin wird diese als vorwurfsvoll oder besserwisserisch empfinden und dadurch nicht in ihrer Eigenverantwortung als Mutter unterstützt.
Beispiele: Was machen Sie denn da? So können Sie es aber nicht machen mit ...! – Sie haben ja schon wieder ...! *Dagegen* eignen sich Ich-Botschaften, um die eigenen Empfindungen und Gedanken in das Gespräch einzubringen: Ich wundere mich, dass Sie ...

Die Berufserfahrungen als Hebamme können dazu verführen, die Situation der Frau zu **bewerten** oder **Ursachen für ihr Problem aufzuzeigen** und deren Bedeutung für ihr Problem zu analysieren.
Beispiele:
- Ich finde Sie sehr unsicher. Daran müssen wir arbeiten.
- Ihre Mutter hat Ihnen das eingeredet. Das ist falsch und verunsichert Sie in ihrer Mutterrolle.

Die Hebamme würde so ihre eigenen Gedankengänge suggerieren und einen inneren Konflikt bei der Frau hervorrufen. Folge sind Rechtfertigungen und Diskussionen. Zudem könnte bei der Frau das Gefühl verstärkt werden, hilflos zu sein und ohne die Hebamme nicht klarzukommen. Dies widerspricht einer professionellen Arbeitsbeziehung zwischen Hebamme und Klientin.

Alternativ schützt das Paraphrasieren und Verbalisieren vor zu schnellem (Aus-)Fragen, Bewerten und Analysieren. Die Hebamme hört aktiv zu und ermöglicht die Äußerung individueller Gedankengänge und Gefühle.

Problematisch ist auch das **Herunterspielen von Problemen**. Die Absicht der Hebamme wird eine Beruhigung der Frau sein. Es kann das Gefühl, nicht ernst genommen zu werden, hervorrufen.
Beispiele:
- Viele Frauen sind unsicher. Das ist ganz normal.
- Sie brauchen keine Angst zu haben. Wir bekommen das schon hin mit ...! Das wird schon klappen!

Fehl am Platz ist das **Reden über persönliche Erlebnisse**, um Verständnis zu zeigen. Die Klientin kann sich unwichtig, untergeordnet und unberücksichtigt fühlen oder Mitleid bzw. Befangenheit bestimmen zukünftig das Verhältnis.
Beispiel: Ich kann Sie gut verstehen. Mir ging es ähnlich. Wissen Sie, ich war damals auch ... Aber dann konnte ich mir selbst helfen durch ...

Oft fordern die Frauen von Hebammen, dass sie **Ratschläge geben** oder **Lösungen vorschlagen**.
Beispiel: Die Wöchnerin fragt: Mein Kind ist immer sehr unruhig nach dem Stillen. Was soll ich tun? Die Hebamme gibt bspw. folgende Ratschläge: Kuscheln Sie mit Ihrem Sohn – das hilft bestimmt! Körperkontakt beruhigt Ihr Kind.

Der Frau wird so die Möglichkeit genommen, ihre Gefühle in der Situation wahrzunehmen und selbst Ressourcen und Lösungsideen zu entwickeln. Ist das Problem durch den Ratschlag der Hebamme gelöst, wird die Unsicherheit und Abhängigkeit von der Hebamme verstärkt. Löst sich das Problem nicht, wird die Hebammenhilfe als unbrauchbar empfunden und das Vertrauensverhältnis geschwächt. Die Hebamme muss immer wieder neue Ratschläge anbieten und fühlt sich irgendwann mit der Verantwortung für die Situation vielleicht überfordert.

Beratungswiderstände

Hebammen empfinden Frauen manchmal als „schwierig". Beratungswiderstände von Seiten der Klientin, aber auch von Seiten der Hebamme oder der Institution können die Ursache sein. Diese äußern sich u. a. darin, dass die Frau nicht antwortet, desinteressiert reagiert, eine ablehnende Haltung zeigt, vom Thema ablenkt oder das Thema bagatellisiert, sich der Beratungssituation entzieht oder Gründe für ein Nichtzustandekommen von Beratungssituationen benennt (Büttner 2005, Bohrer et al. (2) 2008).

Beispiel: Während des Beratungsbeginns eröffnet die Hebamme, dass sie mit der Schwangeren über das Thema Umgang mit Geburtsschmerzen sprechen möchte. Daraufhin antwortet die Frau: Ach, lassen Sie mal, alle Frauen müssen da durch … Oder sie berichtet ausschweifend von den Geburtserfahrungen ihrer Freundin mit PDA. Dabei verschränkt sie ihre Arme vor dem Körper.

Mögliche **Ursachen** von Beratungswiderständen (Bohrer et al. (2) 2008) in Bezug auf das Beispiel können sein:
- emotionaler Widerstand (z. B. Angst vor Versagen, Angst vor dem Sich-Öffnen, die noch nicht zugelassen werden kann)
- kognitiver Widerstand (z. B. rationale Bedenken, weil die Frau unangenehme Erfahrungen mit Schmerzen gemacht hat, oder mangelnde Konzentration, weil persönliche Probleme ablenken)
- sachbezogener Widerstand (z. B. andere Fragen/Themen stehen im Vordergrund)
- handlungsbezogener Widerstand (z. B. routinierte Verhaltensmuster der Frau über unangenehme Themen nicht zu sprechen).

Es ist wichtig, diese **Beratungswiderstände wahrzunehmen** und auch die eigenen Gefühle und Reaktionen, die ausgelöst werden, zu reflektieren. Die Hebamme könnte sich ärgern über die Schwangere, wenn sie ihr Beratungsangebot nicht annimmt. Oder sie übergeht die Reaktion der Frau und hebt nochmals die Wichtigkeit des Themas hervor. Dabei würde die Sicht der Klientin jedoch unberücksichtigt bleiben. Es wird verpasst, den Widerstand als Impuls zu begreifen, um über die Gesprächssituation und die Arbeitsbeziehung zwischen Hebamme und Frau nachzudenken. Bemüht sich die Hebamme um Verständnis, ergibt sich die Möglichkeit, Widerstände aufzudecken und abzubauen. Dabei reflektiert sie auch, welche möglichen **Anteile beim Entstehen des Widerstandes bei der Hebamme** selbst lagen. Bohrer et al. (2) 2008) benennen hier als Anteile auf Seiten des Beraters u. a. fehlende Empathie, mangelnden Respekt, unangemessene Erwartungen und Ideen, Agieren, obwohl kein klarer Arbeitsauftrag vorliegt, Grenzen übersehen bzw. nicht wahrnehmen.

> **M** Eine von der Hebamme gut gemeinte Beratung hat keinen Sinn, wenn die Frau ihr Problem/ihre Frage nicht selbst formuliert bzw. kein Einverständnis gibt, beraten zu werden.

Beim **Umgang mit Beratungswiderständen** müssen eigene Emotionen wahrgenommen und zurückgestellt werden.
- **Widerstand akzeptieren und eigene Aufnahmebereitschaft signalisieren:** Frau …, mir fällt auf, dass Sie unser Gespräch auf die Geschichte Ihrer Freundin lenken und ich könnte mir vorstellen, dass Sie nicht möchten, dass wir über das Thema Geburtsschmerzen sprechen.
- **Aktiv klärende Fragen stellen und zuhören:** Wenn meine Vermutung stimmt, haben Sie bestimmt gute Gründe dafür. Möchten Sie mir diese nennen?
- **Denkpause einlegen:** Daraufhin erhält die Schwangere die Möglichkeit, über ihre Reaktionen nachzudenken und sich verbal auseinanderzusetzen. Die Hebamme versucht, die Frau zu verstehen und die Art des Widerstandes zu analysieren (emotional, kognitiv, sach- oder handlungsbezogen). Entsprechend fallen die weiteren Schritte aus.
- **Thematisieren des Widerstandes oder Entkräften des Widerstandes/Fragen stellen:** Ich habe das Gefühl, es ist Ihnen noch unangenehm, über das Thema Geburtsschmerz zu sprechen, weil Sie ängstlich sind. … Möchten Sie mir diese Angst näher umschreiben?
Sie haben davon erzählt, dass es Ihnen wichtig ist, dass Sie Ihr Partner bei der Geburt unterstützt, Ihr Partner aber große Bedenken hat. Beschäftigt Sie dies im Moment sehr? Sie interessiert im Moment also eher das Thema … Was halten Sie davon, wenn ich Ihnen zunächst zu diesem Thema Informationen gebe?
Sie haben von den Geburtserfahrungen ihrer Freundin mit PDA/Sie haben von Ihren unerträglichen Schmerzen bei Ihrer letzten Geburt berichtet. … Welche Vorstellungen/Wünsche haben Sie an die bevorstehende Geburt? … Was halten Sie davon, wenn ich Ihnen den Sinn von Geburtsschmerzen und die Möglichkeiten zur

Bewältigung erkläre und wir dann gemeinsam überlegen, was für Sie in Frage kommen würde?

Stellt die Hebamme dann fest, dass die Schwangere den Beratungswiderstand aufrechterhält, muss sie dies wahrnehmen und der Frau weitere Wege aufzeigen: Frau …, ich habe den Eindruck, es könnte für Sie hilfreich sein, wenn ich Ihnen zunächst Informationsmaterial zum Thema Geburtsschmerz mitgebe/wir einen neuen Termin vereinbaren/Sie sich in einem Geburtsvorbereitungskurs mit dem Thema auseinandersetzen/ich eine Kollegin/Arzt bitte, das Beratungsgespräch fortzuführen … Was meinen Sie?

Abschließend ist es wichtig, dass die Hebamme selbst reflektiert, ob sie professionell mit der Situation umgegangen ist. Dabei können der Austausch im Team oder Supervision helfen, eigene Beratungsressourcen aufzudecken. Letztendlich liegt es in der Selbstverantwortung der Klientin, ob sie Beratung in Anspruch nimmt oder nicht. Auch kann in der beruflichen Realität nicht jeder Einwand der Frau als Beratungswiderstand aufgegriffen werden. In jedem Fall hilft ein Kreißsaalleitfaden, die notwendige gesundheitliche Aufklärung durchzuführen (Ahrendt 2010).

Besonderheiten in der Beratung mit Angehörigen

Im Mittelpunkt der Hebammenbetreuung steht die Frau mit ihren Wünschen, Ängsten und Bedürfnissen. Soziale Unterstützung durch Angehörige ist eine **sehr wichtige Ressource für die Frau**. Im Kontakt mit Angehörigen sollte sich die Hebamme vor allem ihrer Vorbildrolle im Umgang mit der Klientin und dem heranwachsenden neuen Leben bewusst sein.

Der werdende Vater, die werdenden Großeltern und Geschwisterkinder müssen in ihre neue Rolle hineinwachsen. Die Hebamme kann auf Wunsch und bei Einverständnis adäquate Informationen vermitteln oder eine Beratungsrolle für die Familie einnehmen. Dabei ist es wichtig, Beobachtetes wertfrei zu beschreiben, nicht-direktive Gesprächstechniken anzuwenden und die Beteiligten im Finden eigener Lösungsansätze zu unterstützen. Hindern familiäre Konflikte den Geburtsfortschritt oder das gesundheitliche Wohlbefinden von Mutter und Kind, muss die Hebamme alle Beteiligten direktiv mit der Situation konfrontieren und eine Lösung einfordern.

Generell ist es Aufgabe der Hebamme, insbesondere auch die Bedürfnisse und Wünsche des Partners wahrzunehmen. Der **Partner** kann von der Hebamme verbal und nonverbal unterstützt werden, seine Vaterrolle zu reflektieren bzw. anzunehmen und seiner Partnerin emotional und handlungsbezogen beizustehen. Dafür braucht er Zuspruch, Anerkennung und/oder Anleitung.

Die Anwesenheit eines **Geschwisterkindes** ist eine besondere Herausforderung für Hebammen. Ein altersgerechtes Einbeziehen durch Anleitung und ehrliche, aber nicht Angst machende Beantwortung von Fragen ist zur Förderung der neuen Rolle in der Familie wichtig. Es ist bedeutsam, das Geschwisterkind als vollwertigen Gesprächspartner zu akzeptieren und ihm adäquate Aufmerksamkeit zu geben. Dennoch muss die Hebamme klare Grenzen setzen, um sich Zeit für die Betreuung der Frau nehmen zu können. Ggf. ergibt sich ein Beratungsbedürfnis oder ein objektiver Beratungsbedarf zur Entlastung der Klientin und der individuellen Zuwendung für das Geschwisterkind.

Zukünftige **Großeltern** handeln aus ihren eigenen (unreflektierten) Erfahrungen oder aus Sorge heraus. Insbesondere die Mutter oder andere weibliche Bezugspersonen können einen großen Einfluss auf die Schwangere ausüben. Die Hebamme kann positiv benennen, dass Erfahrungen ein großes Potenzial für die junge Familie sind und Sorge ein echtes Interesse ist. Beratungsinhalte können eine Reflektion der eigenen Erwartungen als Eltern/Großeltern, der Bedeutung der neuen Rolle und des Beistands für die junge Familie, praktikable Hilfen, Kommunikationsförderung aus familiensystemischer Sicht sein.

3.4 Pädagogische Grundlagen der Kursgestaltung

Rolle der Kursleiterin

Die Hebamme muss vor Beginn ihrer Kurstätigkeit (z. B. Geburtsvorbereitung, Rückbildungsgymnastik, Babymassage) ihre Rolle als Kursleiterin reflektieren. Dabei ist es bedeutsam, sich eigene Erlebnisse, Ziele und Wertvorstellungen sowie die Wünsche und Bedürfnisse der Frauen als Kundinnen bewusst zu machen. Kurse durch Hebammen stellen einen wichtigen Beitrag zur Gesundheitsförderung dar. Eigene Erfahrungen mit Körperarbeit und persönliche Fortbildung sind dabei unerlässlich (Kitzinger 1988, Wilberg 1997, Hesterberg-Kern 1997, Nolan 2001, Dunkley 2003, Lippens 2006, DHV 2012).

Neben fachlichen sind vor allem **pädagogische Kenntnisse der Erwachsenenbildung** notwendig. Es ist wichtig, an das Vorwissen der Teilnehmenden anzuknüpfen sowie individuelle Lernstile, Vorerfahrungen und kulturelle Leitlinien zu berücksichtigen. Durch die Anwendung verschiedener Methoden und die Nutzung der Ressourcen der Teilnehmerinnen kann der Kurs effektiv und dynamisch gestaltet werden. Die Kursleiterin agiert als Moderatorin, objektive Beobachterin, Gesprächsförderin, klientenorientierte Wissensvermittlerin und gesundheitsfördernde Anleiterin. Die Grundsätze der Klientenzentrierten Gesprächsführung sowie der Themenzentrierten Interaktion kommen dabei zur Anwendung. Die von der Kursleiterin vorbereiteten Rahmenbedingungen tragen entscheidend zum Gelingen des Kurses bei.

Bei der **Kursplanung** und -gestaltung sind zu beachten:
- Leistungen transparent und flexibel anbieten
- Rahmenbedingungen klären (Räumlichkeiten, Ambiente, Zeitfenster, Spielregeln für eine gute Arbeitsatmosphäre)
- Kurs bewusst zusammenstellen (Paar- oder Frauenkurse, Kurse mit und ohne Säuglinge, Erst- und/oder Mehrgebärende)
- Anrede mit den Teilnehmern absprechen
- Balance zwischen Körperarbeit sowie Informationsvermittlung- bzw. -austausch halten
- Methodenwechsel mindestens alle 20 min. durchführen

Es ist günstig, sich ein Kursprogramm im Bausteinprinzip zu erstellen, sodass die einzelnen Bausteine flexibel, entsprechend den Bedürfnissen und dem objektiven Bedarf der Teilnehmenden, eingesetzt werden können.

Vermitteln von Informationen

Informationen werden besser behalten, wenn sie von persönlichem Interesse sind, mit vorhandenem Wissen verknüpft sowie präzise und anschaulich vermittelt werden.

Pädagogische Grundsätze:
- Interessenschwerpunkte abfragen
- maximal 5–10 Minuten referieren
- auf Klarheit, Gliederung, Sprachtempo und Blickkontakt achten
- durch adäquate Bildtafeln, Modelle, kurze Film- oder Hörsequenzen oder den eigenen Körper zur Veranschaulichung beitragen
- Reaktionen beobachten, anschließend Zeit für Fragen geben
- Wichtiges zusammenfassen
- ggf. Informationszettel oder ausgewählte Literatur anbieten
- ggf. eine Übung durchführen, in der Wissen angewendet werden kann.

Anleiten praktischer Übungen

Praktische Übungen können zur Veranschaulichung von theoretischem Wissen, zur Entspannung und Körperarbeit, zum Ausprobieren oder Erlernen praktischer Fertigkeiten eingesetzt werden. Inhalt und Ziel entscheiden über die Anleitung zur Einzel-, Paar- oder Kleingruppenübung bzw. die Trennung von Frauen und Partnern.

Pädagogische Grundsätze:
- Übung/Handlung selbst können
- Übungen nach Inhalt, Ziel und Bedeutung bewusst auswählen und den Teilnehmerinnen begründen (Motivation fördern)
- Handlungsablauf einmal komplett oder in Teilschritten langsam erklären und/oder vormachen, nie an einer Teilnehmerin demonstrieren
- auf Sichtbarkeit, einfache Beschreibungen, Lautstärke und Tempo achten
- alle gleichzeitig verbal anleiten, Intimsphäre wahren, selbst mitmachen
- ggf. Beobachtungsschwerpunkte nennen
- Möglichkeit geben, über körperliche und emotionale Erfahrungen sowie Schwierigkeiten während der Übungen zu sprechen
- Übungen wiederholen und als Lernprozess verstehen (steigert Sicherheit, Selbstvertrauen)
- Positives Feedback geben, ggf. individuelle Unterstützung anbieten
- bei Körperübungen auf eine gesundheitsförderliche Durchführung achten, ggf. korrigieren
- ggf. Übungen für zu Hause aufgeben, Motivieren zum Weiterüben.

Lenken von Gruppengesprächen

Eine wichtige Aufgabe der Hebamme ist die Förderung der Interaktion zwischen den Frauen, Paaren bzw. Eltern und Kindern. Die Teilnehmenden werden ermutigt, ihre Vorstellungen, Erfahrungen und Gefühle miteinander auszutauschen. Dabei wird das Vertrauen in die eigenen Fähigkeiten gestärkt und die Möglichkeit zum Aufbau wichtiger sozialer Kontakte für die Bewältigung der neuen Lebenssituation gegeben.

Pädagogische Grundsätze:
- Thema des Gespräches bewusst nach Interesse, Bedeutung und Zielen (z. B. Kennenlernen, Erwartungen mitteilen, Erfahrungsaustausch, Standpunkte entwickeln) auswählen und den Teilnehmenden begründen
- Zeit einplanen
- Möglichkeiten zur Auseinandersetzung mit sich selbst und zum gezielten Austausch mit einer oder mehreren Personen geben, ggf. kreative Varianten zur Paar-/Gruppenfindung oder Rollenspiele einsetzen
- konkrete Impulsfragen oder Arbeitsaufträge formulieren
- Visualisierungsmethoden planen (z. B. Check-, Wunschliste oder Pro-und-Contra-Liste erstellen lassen, zu Bildtafeln mit Fallsituationen Diskussion leiten)
- Gruppengespräch moderieren durch offene Fragen, aktives Zuhören, ermunternde Blicke, Zusammenfassen, Abschluss finden
- ggf. Gesprächsregeln gemeinsam festlegen, auf gegenseitige Wertschätzung achten, Angst machende Erzählungen stoppen, ggf. individuelle Beratung anbieten
- fachliche Fragen/Probleme sammeln und am Ende beantworten.
- Möglichkeit geben, über Erkenntnisse und Erfahrungen während der Gespräche zu sprechen.

Feedback einholen

Das Erbitten von Rückmeldungen nach Übungen oder Gesprächen während einer Kurseinheit, am Ende der Kursstunde oder des Kurses eröffnet den Teilnehmern die Möglichkeit, über ihre Erfahrungen, Gefühle und Erkenntnisse bewusst nachzudenken und diese zu formulieren. Die Hebamme erhält dadurch die Möglichkeit, zu hören, was aus der Kursstunde mitgenommen wurde und kann auf benannte Probleme, Wünsche oder Kritik aktuell oder beim nächsten Mal eingehen. Damit wird der Kurs zu einem dynamischen (Lern-)Prozess.

Bei den verschiedenen **Feedbackarten** werden die Teilnehmer gebeten:
- nacheinander einen Satz zu formulieren zu ... (Blitzlicht)
- bei Bedarf individuell ihre Wünsche bzw. Kritik auf ein Plakat zu schreiben (Klagemauer)
- ihre Gedanken auf eine Karte zu schreiben und diese dann vorzustellen (Kartenabfrage)
- auf Skalen ihre Zufriedenheit oder Wünsche durch Vergabe von Punkten anzugeben (Punktabfrage)
- zu formulierten Fragen eine Antwort anzukreuzen und aufzuschreiben (Fragebogen).

Eine schriftliche Evaluation des Kurses trägt zur Professionalisierung der Hebammenarbeit bei.

Literatur zu Kapitel 1–3 Berufskunde

[1] Ahrendt, C.: Basiswissen Beratungskompetenz, Teil 1: Informieren, Aufklären, Beraten, Anleiten. In: Die Hebamme, 1/09, S. 40–45. Stuttgart, Hippokrates 2009

[2] Ahrendt, C.: Basiswissen Beratungskompetenz, Teil 2: Der Beratungsprozess In: Die Hebamme, 2/09, S. 119–126. Stuttgart, Hippokrates 2009

[3] Ahrendt, C.: Basiswissen Beratungskompetenz, Teil 3: Beratungstechniken und -methoden In: Die Hebamme, 3/09, S. 178–188. Stuttgart, Hippokrates 2009

[4] Ahrendt, C.: Basiswissen Beratungskompetenz, Teil 4: Schwierige Gesprächssituationen bewältigen In: Die Hebamme, 4/09, S. 228–243. Stuttgart, Hippokrates 2009

[5] Ahrendt, C.: Beratungsleitfaden zum Thema Geburtsschmerz. In: Die Hebamme, 1/10, S. 32–36. Stuttgart, Hippokrates 2010

[6] Ausstellungsführer der Universitätsbibliothek der Freien Universität Berlin: Die Hebamme im Spiegel der Hebammenlehrbücher. Universitätsbibliothek der FU Berlin, 1995

[7] Baader, G.: Frauenheilkunde und Geburtshilfe im Frühmittelalter. In: Affelt, W. (Hrsg.): Frauen in der Geschichte VII, S. 126–135. Schwann, Düsseldorf 1986

[8] Bamberger, G.G.: Lösungsorientierte Beratung. Weinheim, Psychologie Verlags Union 1999

[9] BDH (Hrsg.): Betreuung der normalen Geburt – Ein praktischer Leitfaden. Stuttgart, Hippokrates 2002

[10] Betreuung der normalen Geburt. Ein praktischer Leitfaden. WHO Sichere Mutterschaft, Bund Deutscher Hebammen, Österreichisches Hebammengremium, Schweizerischer Hebammenverband (Hrsg. der deutschen Ausgabe) 2001

[11] Bernhard, H.: Die personenzentrierte Gesprächsführung nach Carl Rogers in der Wochenbettbetreuung. In: Die Hebamme 1/2010, S. 51–56. Stuttgart, Hippokrates 2010

[12] Birkelbach, D., Eifert, Ch., Lueken, S.: Zur Entwicklung des Hebammenwesens vom 14. bis 16. Jh. Am Beispiel der Regensburger Hebammenordnungen. In: Frauengeschichte, S. 83–98. München, Frauenoffensive 1981

Literatur zu Kapitel 1–3

[13] Birner, S.: Fröhlich plaudernd verstehen. Hebammenforum 11/08, S. 866 ff.
[14] Bloemeke, V.J., Erfmann, A.: Geburt und Geburtserlebnis. In: Bund Deutscher Hebammen (Hrsg.): Psychologie und Psychopathologie für Hebammen. Stuttgart, Hippokrates 2007
[15] Bohrer, H., Rüller, A.: Gesetzliche Vorgaben und Unterrichtliche Umsetzung. In: Unterricht Pflege, 10. Jahrgang, Heft 4., Prodos-Verlag 2005
[16] Bohrer, H., Rüller, A.: Kommunikation im Berufsalltag, Grundlagen der Pflege für die Aus-, Fort- und Weiterbildung, Heft 20, 2006
[17] Bohrer, A. et al. (1): Aufgaben und Lösungsvorschläge zum Thema Beratung. In: Unterricht Pflege, 13. Jahrgang, Heft 3., Prodos-Verlag 2008
[18] Bohrer, A. et al. (2): Beratung gestalten, Grundlagen der Pflege für die Aus-, Fort- und Weiterbildung, Heft 25, 2008
[19] Büttner, C., Quindel, R.: Gesprächsführung und Beratung. Heidelberg: Springer Medizin Verlag (Online-Ausgabe) 2005
[20] Carroli, G. et al.: Episiotomy for vaginal birth, Cochrane Review 1. The Cochrane Library, Oxford 2000
[21] Cohn, R.: Von der Psychoanalyse zur themenzentrierten Interaktion: von der Behandlung einzelner zu einer Pädagogik für alle, 16. durchges. Auflage. Stuttgart, Klett-Cotta 2009
[22] Cluett, E. R., Bluff, R. (Hrsg.): Hebammenforschung, Grundlagen und Anwendung. Bern, Hans Huber 2003
[23] Derksen, B., Lohmann, S.: Baby-Lesen. Stuttgart, Hippokrates 2009
[24] DHV (Hrsg.): Geburtsvorbereitung – Kurskonzepte zum Kombinieren, 2. Aufl. Stuttgart, Hippokrates 2012
[25] Diefenbacher, Matthias: Praxisratgeber Recht für Hebammen. Stuttgart, Hippokrates 2004
[26] Dunkley, J.: Gesundheitsförderung und Hebammenpraxis. Bern, Verlag Hans Huber 2003
[27] Emons, J.K., Luiten, M.I.J.: Midwifery in Europe, Deloitte & Touche, EMA [European Midwives Association], 2002
[28] Enkin M. Keirse M.J.N.C. et al. Effektive Betreuung während Schwangerschaft und Geburt, 2. Aufl., Hans Huber Bern 2000
[29] Ekert, B., Ekert, C.: Psychologie für Pflegeberufe, 2. Auflage. Stuttgart, Thieme 2010
[30] Elzer, M.; Sciborski, C.: Kommunikative Kompetenzen in der Pflege – Theorie und Praxis der verbalen und nonverbalen Interaktion, 1. Auflage. Bern, Verlag Hans Huber 2007
[31] Ensel, A.: Bindungsanalyse: Ein Dialog mit dem ungeborenen Kind – Ein Interview. In: Die Hebamme, 2/10, S. 112–116. Stuttgart, Hippokrates 2010
[32] Flügge, Sibylla: Hebammen und heilkundige Frauen. Recht und Rechtwirksamkeit im 15. und 16. Jh. Basel, Stromefeld 1998
[33] Gebauer, J.: Erinnerungen an Olga Gebauer. Osterwieck a. H., Staude 1930
[34] Hahmann, Helga: Die Hebamme und ihre Berufsorganisation. Ein geschichtlicher Überblick, 5. Auflage. Hannover, Staude 1989
[35] Hellmers, C.: Praxisanleitung in der Hebammenausbildung. Aachen, Shaker Verlag 2002
[36] Hesterberg-Kern, H.: Lets move, Rückbildungsgymnastik einmal ganz anders, 2. überarb. Auflage. Hannover, Elwin-Staude-Verlag 1997
[37] Hierhold, E.: Präsentationspraxis. HPS Know-How-Letter Ausgabe: 54. (Internet), Verfügbar unter: http://www.hps-training.com/images/ppx/PPX-54.pdf, (28.04.2007)
[38] Hummel-Gatz, S., Doll, A.: Unterstützung, Beratung und Anleitung in gesundheits- und pflegerelevanten Fragen fachkundig gewährleisten, Themenbereich 3. Analyse und Vorschläge für den Unterricht. In: Warmbrunn, A. (Hrsg.): Werkstattbuch zu Pflege heute. München, Elsevier 2007
[39] Horschitz, H., Kurtenbach, H.: Hebammengesetz, 3. Auflage. Hannover, Staude 2003
[40] International Midwifery. Journal of the ICM Volume 16 – Number 6, 2003 ICM and worldwide news. Van Marken Delft Drukkers, Netherlands
[41] Itzenplitz, B. et al.: Pflege lernen – Band 5. Kommunizieren und interagieren, 1. Auflage. Braunschweig, Westermann 2008
[42] Kerchner, Brigitte: Beruf und Geschlecht, Frauenberufsverbände in Deutschland 1848–1908. Göttingen, Vandenhoeck & Ruprecht 1992
[43] Kirchner, S.: Machtverhältnisse im Kreißsaal. In: DHZ 3/2005, S. 12–15
[44] Kirchner, S.: Qualitätssicherung im Betreuungsprozess. In: Geist, C. et al. (Hrsg.): Hebammenkunde. Stuttgart, Hippokrates 2007
[45] Kirchner, Simone: Wann ist das Team ein Team? Grundlagen zur Teamentwicklung, http://www.hebammenverband.de/, (20.08.2010)
[46] Klein, M.: Systemisch denken, gut beraten, Teil 1. In: DHZ 11/08, S. 59–60
[47] Klein, M.: Systemisch denken, gut beraten, Teil 2. In: DHZ 12/08, S. 62–64
[48] Kitzinger, S.: Geburtsvorbereitung. München, Droemersche Verlagsanstalt Th. Knaur Nachf. 1988
[49] Kuckeland, H., Scherpe, M., Schneider, K.: Beratung in der Pflege – zukunftsorientierte Aufgaben für Pflegefachkräfte. In: Unterricht Pflege, 13. Jahrgang, Heft 3., Prodos-Verlag 2008
[50] Kuckeland, H., Schneider, K.: Lernerfolgsprüfung zum Thema Beratung. In: Unterricht Pflege, 13. Jahrgang, Heft 3. Prodos-Verlag 2008

[51] Labovie, Eva: Beistand in Kindsnöten. Hebammen und weibliche Kultur auf dem Land (1550–1910). Frankfurt/M., Campus 1999

[52] Leibrock-Plehn, Larissa: Frühe Neuzeit. Hebammen, Kräutermedizin und weltliche Justiz. In: Jütte, R. (Hrsg.): Geschichte der Abtreibung. München, Beck 1993

[53] Lektorat Pflege, Menche, Nicole (Hrsg.): Pflege heute – Lehrbuch für Pflegeberufe, 4. vollständig überarbeitete Auflage. München, Urban & Fischer 2007

[54] Lenz, M.: Nach bestem Wissen. In: DHZ, 9/2007, S. 28–31

[55] Lippens, F.: Geburtsvorbereitung. Hannover, Elwin-Staude 2006

[56] Loh, A.; Simon, D.; Kriston, L.; Härter, M.: Patientenbeteiligung bei medizinischen Entscheidungen: Effekte der Partizipativen Entscheidungsfindung aus systematischen Reviews Shared Decision Making. In: Medicine. Dtsch. Ärztebl. 104: A-1483–1488, 2007

[57] Lohmann, S.: Beziehungsgestaltung zwischen Hebamme und Frau. In: Bund Deutscher Hebammen (Hrsg.): Psychologie und Psychopathologie für Hebammen. Stuttgart, Hippokrates 2007

[58] Loytved, Christine (Hrsg.): Von der Wehemutter zur Hebamme. Die Gründung von Hebammenschulen mit Blick auf ihren politischen Stellenwert und ihren praktischen Nutzen. Osnabrück, Universitätsverlag Rasch 2001

[59] Loytved, Christine: Hebammen und ihre Lehrer. Wendepunkte in Ausbildung und Amt. Lübecker Hebammen 1730–1850. Osnabrück, Universitätsdruck 2002

[60] Marland, Hilary (Hrsg.): The Art of Midwifery. Early Modern Midwives in Europe. London, Routledge 1993

[61] Menticoglou S.M. et al.: Perinatal outcome in relation to second stage duration, AMJ Obstet Gynecol; 173:906–912, 1995

[62] Metz-Becker, Marita: Der verwaltete Körper. Die Medikalisierung schwangerer Frauen in den Gebärhäusern des frühen 19. Jahrhunderts. Frankfurt/M., Campus 1997

[63] Metz-Becker, Marita (Hrsg.): Hebammenkunst gestern und heute. Zur Kultur des Gebärens durch drei Jahrhunderte. Marburg, Jonas 1999

[64] Müller, S.: Kinästhetik Infant Handling – neue Impulse für die Säuglingspflege. In: Die Hebamme, 2/09, S. 109–115. Stuttgart, Hippokrates 2009

[65] Network of European Midwifery Regulators (2010) Survey of European Midwifery Regulators. Conseil national de l'Ordre des sages-femmes. Paris 2010

[66] Niessen, K.: Gestärkte Mütter, starke Bindung. In: DHV 8/2010, S. 9–11.

[67] Nolan, M.: Professionelle Geburtsvorbereitung. Bern, Verlag Hans-Huber 2001

[68] Oelke, Uta (Hrsg.): Gespräche führen, beraten und anleiten. In: In guten Händen Gesundheits- und Krankenpflege, Gesundheits- und Kinderkrankenpflege, Band 1. Berlin, Cornelsen 2007

[69] Ollenschläger, G., Ollenschläger J., Sänger, S.: Evidenzbasiert kommunizieren. In: DHZ, 9/2007, S. 22–26.

[70] Richtlinie 2005/36/EG (2005) Richtlinie des Europäischen Parlaments und des Rates vom 7. September 2005 über die Anerkennung von Berufsqualifiktionen. Amtsblatt der Europäischen Union L255/22.

[71] Rogers, C.R.: Die nicht-direktive Beratung, 9. Auflage. Frankfurt am Main, Fischer Taschenbuch Verlag 1999

[72] Ruhleder, R.: So behandeln Sie Einwände. Die Welt. (Internet) Verfügbar unter: http://www.ruhleder.de140.0.html, (28.4.2007)

[73] Pallasch, W., Kölln, D.: Pädagogisches Gesprächstraining – Lern- und Trainingsprogramm zur Vermittlung pädagogisch-therapeutischer Gesprächs- und Beratungskompetenz. Weinheim Juventa Verlag 2004

[74] Perl, F.M.: Paternalismus oder Professionalität? In: DHZ, 9/2007, S. 18– 21.

[75] Poser, M., Schneider, K.: Leiten, Lehren und Beraten – Fallorientiertes Lehr- und Arbeitsbuch für PflegemanagerInnen und PflegepädagogInnen. Bern, Verlag Hans Huber 2005

[76] Pulz, Waltraud: „Nicht alles nach der Gelahrten Sinn geschrieben" – Das Hebammenanleitungsbuch der Justina Siegemund. Zur Rekonstruktion geburtshilflichen Überlieferungswissens frühneuzeitlicher Hebammen und seiner Bedeutung bei der Herausbildung der modernen Geburtshilfe. München, Universitätsdruck 1994

[77] Schaeffer, Doris: Der erste Schritt zur Besserung – zum Unterschied zwischen Information, Aufklärung und Beratung. In: Padua, 2_April_2008, S. 6–11.

[78] Schäfers, R.: Entscheidungsfindung. In: Deutscher Hebammenverband (Hrsg.): Geburtsarbeit. Stuttgart, Hippokrates 2010

[79] Scherzer, R.: Hebammen. Weise Frauen oder Technikerinnen? Zum Wandel eines Berufsbildes. Universitätsdruck, Frankfurt/M. 1988

[80] Schlumbohm, Jürgen, Duden, Barbara, Gélis, Jaques, Veit, Patrice: Rituale der Geburt. Eine Kulturgeschichte. München, Beck 1998

[81] Sleep J. et al.: West Birkshire perineal management. Br Med J; 289:586–590, 1984

[82] Schneider, K.: Neue Arbeitsfelder in der Pflege – eine definitorische Klärung von Beratung, Anleitung und Schulung. In: Unterricht Pflege, 7. Jahrgang, 4/2002, S. 2–9, S. 21. Prodos Verlag 2002

[83] Schneider, K.: Beratungskonzepte. In: Poser, M., Schneider, K. (Hrsg.): Leiten, Lehren und Beraten - Fallorientiertes Lehr- und Arbeitsbuch für Pflegemanagerinnen und Pflegepädagoginnen, 1. Auflage. Bern, Verlag Hans Huber 2005

[84] Schneider, K., Brinker – Meyendriesch, Schneider, A.: Pflegepädagogik für Studium und Praxis. Berlin, Springer 2003

[85] Schönberner, P. et al.: Die Begleitung der Geburt. In: Deutscher Hebammenverband (Hrsg.): Geburtsarbeit. Stuttgart, Hippokrates 2010

[86] Schwarz, Ch.: Empowerment: Strategien entwickeln. In: DHZ, 9/2007, S. 32–34.

[87] Steckelberg, A; Berger, B et al.: Kriterien für evidenzbasierte Patienteninformationen. In: Arztl Fortbild Qualitatssich 99: 343–51. 2005

[88] Tiedemann, Kirsten: Hebammen im Dritten Reich. Über die Standesorganisation für Hebammen und ihre Berufspolitik. Frankfurt/M., Mabuse 2001

[89] Tschudin, V.: Helfen im Gespräch: eine Anleitung für Pflegepersonen. Basel, Recom 1990

[90] Verbund Hebammenforschung: Handbuch Hebammenkreißsaal, Von der Idee zur Umsetzung. Osnabrück, Eigenverlag 2007

[91] Vetter, Klaus: Die Geburt. Ein Ereignis zwischen Mythos und medizinischem Risiko. Stuttgart, Gustav Fischer 1996

[92] Von Rahden, O., Hassel, H.: Motivierende Gesprächsführung – eine gute Methode bei der Beratung zum Rauchverzicht. In: Die Hebamme 20: 265–268. Stuttgart, Hippokrates 2007

[93] Von Schlippe, A., Schweitzer, J.: Lehrbuch der systemischen Therapie und Beratung, 10 Auflage. Göttingen, Vandenhoeck & Ruprecht 2007

[94] Walch, A.: Geburtshilfe in Spanien, Hebammeninfo 1/04, Verbandsorgan Bund freiberuflicher Hebammen Deutschland e. V. [BfHD] 2004

[95] Wilberg, G.M., Hujber: Natürliche Geburtsvorbereitung und Geburtshilfe, 3. Auflage. München, Kösel 1997

[96] Willig, W., Kommerell, T. (Hrsg.): Geistes- und Sozialwissenschaften pflegerelevant. Ein Lehrbuch für Gesundheits- und Krankenpflege, 2. Auflage. Balingen, Selbstverlag Willig 2008

[97] Ziegenhain,U. et al.: Lernprogramm Baby-Lesen. Stuttgart, Hippokrates 2010

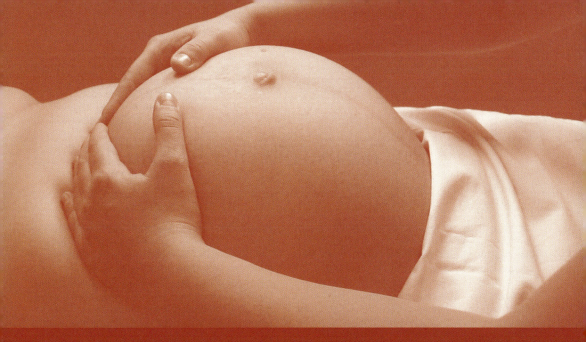

Sexualität und Familienplanung

4	Psychosexuelle Entwicklung der Frau	62
5	Betreuung von Frauen mit Gewalterfahrung	69
6	Familienplanung	77

4 Psychosexuelle Entwicklung der Frau

Susanne Kluge

Der Begriff **„psychosexuell"** beschreibt die Verbindung des menschlichen Seelenlebens mit der Sexualität. Die psychosexuelle Entwicklung eines Menschen ist historisch, gesellschaftlich und individuell geprägt. Sie wird von historischen Entwicklungen, ideologischen Standpunkten, Herrschafts- und Machtstrukturen des jeweiligen Kulturkreises beeinflusst.

4.1 Sexualität im Kindesalter

Die psychosexuelle Entwicklung beginnt spätestens mit der Geburt, wahrscheinlich jedoch schon zuvor. Lange bevor der Säugling den eigenen Körper zu entdecken beginnt und sich selbst körperliche Lust und Befriedigung verschaffen kann, wirken Stimuli wie Hautkontakt, Streicheln und die mütterliche Brust erregend und beruhigend auf das Kind (s. S. 496 Kap. 48). Im alltäglichen Umgang des Pflegens des kindlichen Körpers ist die Qualität der Berührungen und die Haltung der Eltern dazu für die gesunde Entwicklung des Körperempfindens des Kindes wichtig. Bereits Babys haben Erektionen, Kleinkinder erforschen lustvoll ihren Körper.

> **M** Gesichert ist, dass die gelebte und gezeigte sexuelle Beziehung der Eltern zueinander und ihr eigenes Körperverständnis sich wesentlich auf das Selbstverständnis und Körpergefühl des Kindes auswirken. Wenn offen und selbstverständlich Zärtlichkeiten untereinander und mit dem Kind ausgetauscht und dessen Grenzen akzeptiert werden, hat es gute Voraussetzungen, beziehungsfähig zu werden und sich auf lustvolle Sexualität einlassen zu können.

Wenn die **Grenzen des Kindes** nicht wahrgenommen oder wissentlich übergangen werden (in extremster Form durch sexuellen Missbrauch), dann bestimmen Ohnmachts- und Angstgefühle dessen weitere Entwicklung.

Spätestens im Vorschulalter wirken massive **gesellschaftliche Einflüsse** auf die Kinder ein: Sie sind, in zunehmend jüngerem Alter, Konsumenten von Medien und Gütern stark sexueller Natur. Bis etwa zum 7./8. Lebensjahr führen die meisten Mädchen gemeinsam mit Jungen **Doktorspiele** und andere sexuelle Spiele durch, um sich gegenseitig zu erforschen. Danach wenden sich Mädchen (wie auch Jungen) eher gleichgeschlechtlichen Freunden zu. Viele haben eine „Busenfreundin", eine Gleichaltrige, mit der sie ihre gesamte Empfindungswelt teilen, auch die Sexualität, die nach wie vor ein äußerst spannendes Thema darstellt.

4.2 Sexualität in Pubertät und Adoleszenz

> **D** Unter **Pubertät** wird das Alter von etwa 10–14 Jahren verstanden, unter **Adoleszenz** der Zeitraum zwischen Pubertätsbeginn und Erwachsenenalter (bis 18 Jahre).

Auffälligste körperliche Veränderungen sind ein starker Wachstumsschub, die Rundung von Becken, Gesäß und Brüsten, Schambehaarung und die Menarche (erste Menstruation). In der Pubertät und Adoleszenz kollidieren gesellschaftliche Erwartungen mit der Abgrenzung von Eltern und Erwachsenenwelt. Die Suche nach einer eigenen Identität als Frau sowie das Ausprobieren von Liebesbeziehungen und Persönlichkeitsentwürfen sind in diesen Jahren wichtig.

Die **Statusunsicherheit zwischen Kindes- und Erwachsenenrolle** kann neben den körperlichen und hormonellen Veränderungen auch zu psychischen Krisen führen.

> **M** Selbstliebe entsteht durch die Akzeptanz der eigenen Person, des eigenen Körpers und der eigenen Geschlechtsidentität.

Die **Sexualaufklärung** durch Eltern und Pädagogen beschränkt sich in den meisten Fällen auf Fakten aus der Biologie, Verhütungsmöglichkeiten und Hygiene. Somit wird eher eine Nichtaufklärung in Dingen der Sexualität und der damit verwobenen Gefühlswelt betrieben. Selbst bei der Erwähnung der Klitoris als weiblichem Geschlechtsorgan wird deren herausragende Bedeutung als Quelle der Lust und orgiastischer Potenz verschwiegen. Das Thema Selbstbefriedigung wird ebenfalls kaum behandelt.

Da sich die psychische unabhängig vor der körperlichen Reife entwickelt, werden manche Mädchen trotz vorheriger Aufklärung von der **Menarche** regelrecht überfallen, während andere schon sehnsüchtig darauf warten. Aufgrund fehlender Initiationsriten in unserem Kulturkreis wird die Menstruation selten positiv mit der Sexualität und der Geschlechtsreife in Verbindung gebracht. Die erste Periodenblutung eines Mädchens ist in 4 von 5 Erdteilen Anlass für ein (Familien-)Fest oder ein besonderes Geschenk.

Die **Peergroup**, eine Bezeichnung für die gleichaltrige, gemischtgeschlechtliche Freundesgruppe oder Clique, wird zur neuen normgebenden und identifikatorischen Instanz, aber auch zum Rahmen, in dem ein emotionaler Austausch möglich ist. Hier kann die eigene Anziehungskraft auf das andere Geschlecht ausprobiert werden, wobei sich Mädchen meist an den gängigen Rollenerwartungen und -klischees orientieren. Die neuen Medien bieten ebenfalls eine immer wichtigere Plattform zum Austausch von Erfahrungen, Meinungen und Informationen. Anonym können die intimsten Fragen thematisiert werden, in Chatrooms können virtuelle Beziehungen geknüpft werden.

Nachdem anfangs im „richtigen Leben" Schwärmlieben, Küssen, Streicheln und „miteinander gehen" angesagt sind, werden Petting und **Geschlechtsverkehr** später ausprobiert. Dabei können Mädchen dem Druck von widersprüchlichen Erwartungen ausgesetzt sein (Eltern und Kirche versus Peergroup). Sexualität ist oft ein Symbol für Befreiung: nach dem ersten Geschlechtsverkehr fühlt sich das junge Mädchen erwachsen. Mit ihrem Freund über ihre Gefühle und sexuellen Bedürfnisse oder auch nur über Verhütung zu sprechen, ist für viele Jugendliche sehr schwierig.

4.3 Sexualität als erwachsene Frau

Der Übergang zur „Erwachsenensexualität" ist fließend. Die eigene sexuelle Orientierung, ob zur Hetero-, Homo- oder Bisexualität, wird den meisten Menschen spätestens im frühen Erwachsenenalter bewusst. Während dieser Zeit ist die Sexualität für manche Frauen von Unsicherheit und Ängsten geprägt, zum Teil durch reale Gewalterfahrungen. Andere können diese Zeit genießen und eigene sexuelle Wünsche und Vorlieben entdecken.

Unsere **gesellschaftlichen Normen** sind auf Paar- und Familienbindungen fixiert, obgleich heute ein großer Prozentsatz der Erwachsenen allein lebt. In unserer Kultur wird Sexualität zum Statussymbol, zum Beweis für Gesundheit und Erfolg erhoben. Sex ist ein Wirtschaftsfaktor und wird zum Verkauf von allen erdenklichen Waren vermarktet. Die gegenseitige Achtung der Sexualpartner sowie die Übernahme von Verantwortung füreinander, die als Maßstab für eine „erwachsene" Sexualität wünschenswert wären, treten häufig hinter die Durchsetzung der eigenen Lustbefriedigung zurück.

In vielen Paarbeziehungen hat Sexualität einen zentralen Stellenwert, und sie ist häufig die alleinige Ausdrucksmöglichkeit von Intimität und Gemeinsamkeit.

4.4 Sexualität in der Schwangerschaft

Die erste Schwangerschaft bedeutet für Frauen nicht nur enorme körperliche, sondern auch psychische Veränderungen. Lebensentwürfe müssen eventuell neu überdacht werden, es kann zu neuen Abhängigkeiten und Existenzängsten kommen. Der Schritt, nun selbst eine Mutter zu werden, ist leichter zu gehen, wenn die Beziehung zur eigenen Mutter geklärt ist und wenn in einer harmonischen Partnerschaft das Kind erwünscht ist. Diese und noch weitere Faktoren beeinflussen das Selbstverständnis von schwangeren Frauen und damit indirekt auch ihr Körpergefühl und den Zugang zu ihrer Sexualität.

Ein nicht unbedeutender **Eingriff in die Intimsphäre** von Schwangeren kann von dem herrschenden medizinischen System der technisch orientierten ärztlichen Schwangerenvorsorge ausgehen. Der Einsatz von vaginalem Ultraschall oder die routinemäßige vaginale Untersuchung bei jeder Vorsorgeuntersuchung sind unter diesem Aspekt fragwürdig. Sexuelle Gewalterfahrungen können eine Kontraindikation für diese Maßnahmen bedeuten.

Die am häufigsten geschilderten **emotionalen Bedürfnisse an den Partner** sind die nach einem gesteigerten Zärtlichkeitsaustausch und Bestätigungswünsche. Diese Wünsche beziehen sich auf die positive Einstellung des Partners zum Kind, zur Schwangerschaft und zur Paarbeziehung selbst. Mit der Entscheidung, gemeinsam ein Kind zu bekommen, hat die Beziehung ihre eventuell vorher vorhandene Unverbindlichkeit verloren, bei jedem weiteren Kind beginnt eine erneute Belastungsprobe.

Im ersten Trimenon (Schwangerschaftsdrittel) kann die Lust auf Sex aufgrund verschiedener körperlicher Beschwerden (z. B. Erbrechen und Müdigkeit) und Ängste (z. B. den Embryo zu verletzen oder einen Abort zu riskieren) gedämpft sein.

Das **zweite Trimenon** wird oft als stabilere Phase erlebt. Körperliche Beschwerden sind seltener, und die Angst vor einer Fehlgeburt tritt in den Hintergrund. Obwohl viele Paare wieder eine intensive sexuelle Beziehung zueinander finden, kann das sexuelle Verlangen geringer als vor der Schwangerschaft sein.

Neue Stellungen auszuprobieren, weil der sich rundende Bauch mehr Platz benötigt, kann für Paare aber auch eine erfrischende Abwechslung zu evtl. eingefahrenen Liebespraktiken bedeuten (s. S. 189).

Im **dritten Trimenon** wird von den meisten Schwangeren die sexuelle Betätigung wieder eingeschränkt. Körperliche Veränderungen, wie der nun schwerfällig werdende Bauch, ungewohnt große, empfindliche und evtl. laktierende Brüste, Krampfadern und Hämorrhoiden können das Selbstbild verunsichern. Manche Frauen befürchten, dass Geschlechtsverkehr dem ungeborenen Kind schaden könne und Orgasmen in den letzten Schwangerschaftsmonaten zur Frühgeburt führen könnten.

> **M** Wissenschaftliche Beweise, die ein Verbot von Sexualaktivitäten in der Schwangerschaft rechtfertigen, existieren nicht: Das **Empfinden der Frau** soll das Maß sein, ob und welchen Sex sie hat.

Tatsächlich befinden sich **in der Samenflüssigkeit Prostaglandine** (hormonähnliche Substanzen mit gefäßerweiternder und wehenauslösender Wirkung), was jedoch nur den wehenbereiten Uterus (Gebärmutter) beeinflusst. Wenn bereits Frühgeburtsbestrebungen bestehen, kann das Paar, solange sich der geburtshilfliche Befund nicht verschlechtert, weiterhin Sex haben und beim Geschlechtsverkehr Kondome benutzen.

Das **Wehenhormon Oxytocin** wird auch als „Liebeshormon" bezeichnet, da es bei sexueller Erregung ausgeschüttet wird. Die Wehenreaktion lässt sich bereits durch die Stimulation der Brustwarzen auslösen, ein Phänomen, das eine Zeitlang genutzt wurde, als „Wehenbelastungstests" noch gängig waren. Zur Geburtseinleitung am und über dem errechneten Geburtstermin ist lustvoller Sex geradezu ideal.

Manche Frauen haben in der Schwangerschaft deutlich mehr Lust als sonst. Konfliktpotenzial gibt es in Beziehungen vor allem dann, wenn die sexuellen Bedürfnisse der Partner stark voneinander abweichen. Das Thema „Sexualität in und nach der Schwangerschaft" sollte in der Geburtsvorbereitung und Schwangerenberatung angesprochen werden.

4.5 Sexualität der Geburt

Zweifellos ist eine Geburt ein sehr individueller und intimer Vorgang. In unserem Kulturkreis ist er jedoch, ähnlich wie der Tod, aus den normalen Lebenszusammenhängen herausgelöst worden, um von Fachpersonal geleitet, überwacht und kontrolliert zu werden.

In den 70er Jahren wurden emanzipatorische Forderungen in der Geburtshilfe laut. Immer mehr Frauen wollen die Geburt auch als eine ihnen zustehende sexuelle Erfahrung genießen. Die beteiligten professionellen Helfer und Helferinnen wurden mit diesen Forderungen konfrontiert und mussten damit umgehen.

Wie schwierig es war, diese Tatsache anzunehmen, zeigten die steten Bestrebungen, Frauen während des Geburtsvorganges zu entsexualisieren. Obwohl keine medizinische Indikation dafür gegeben war, wurden den Frauen die Schamhaare rasiert, sie wurden einem „Einlauf/Bad-Ritual" unterzogen und ihre persönliche Kleidung wurde gegen das uniforme, frisch desinfizierte Klinikhemd ausgetauscht.

Tatsächlich ist der Geburtsvorgang, psychologisch gesehen, oft mit einer **Regression der Gebärenden** verbunden, die unterschiedlich stark ausgeprägt sein kann. Gebärende können ganz von ihren Gefühlen und Körpererleben in Anspruch genommen sein und den Sinn für die äußere Realität (Ort und Zeit) verlieren. Die Gebärende kann in Verhaltens- und Ausdrucksweisen ihrer Kindheit zurückfallen, z. B. nach der Mutter rufen, weinen, trotzen, klammern.

> **M** Diese psychologischen Zusammenhänge erklären, warum sich einige Frauen nach der Geburt für ihr Verhalten schämen, Niederlage und Demütigung empfinden.

Die Zufügung von Schmerzen und Wunden kann gefühlsmäßig einer Vergewaltigung gleichen. Frauen, die in ihrer Kindheit oder später sexuell missbraucht worden sind, können diese Erinnerungen oft nur schwer von der Geburt trennen (s. u.).

Die meisten Frauen erleben die Geburt allerdings ohne diese Dramatik, sondern als schmerzhafte Wehen- und Pressarbeit, die oft an und manchmal bis über die Grenze ihrer Leistungsfähigkeit geht. Unabhängig vom Grad der Entmündigung überwiegt bei den meisten Frauen direkt nach der Geburt die Erleichterung über deren glücklichen Ausgang. Monate später folgt jedoch manchmal, verstärkt nach Kaiserschnittgeburten, auch das Gefühl, etwas verpasst zu haben.

Schließlich gibt es auch Frauen, die in der Geburt **erotische Komponenten** verspüren. Die Gemeinsamkeiten der Geburt mit der Sexualität, das Sich-Öffnen, Sich-Hingeben, heftiges Atmen und Stöhnen, das Beteiligtsein derselben Organe, kann zu einem sehr intensiven, positiven Erlebnis führen. Manche Frauen empfinden Erleichterung während der Wehen, wenn sie dabei onanieren oder in rhythmischer Stimulation im Bett auf- und abschaukeln. Das Wehenhormon Oxytocin wird bei sexueller Erregung ausgeschüttet. Bei Stress und Angst blockiert Noradrenalin die Rezeptoren und deaktiviert das im Blutkreislauf befindliche Oxytocin – es kommt zum Geburtsstillstand. Deshalb sind Maßnahmen sinnvoll, die Gebärende „vom Kopf in den Bauch" zu bekommen und eine ungestörte, innige Atmosphäre zwischen den Partnern zu fördern.

Den Frauen, die in Würde, unter Wahrung ihrer Intimsphäre und aus eigener Kraft heraus gebären, kann diese **Erfahrung ihrer Potenz** eine enorme Steigerung ihres Körper- und Selbstwertgefühls bedeuten.

Wichtig für die Arbeit mit Gebärenden ist das Wissen um **ungleiche Machtverhältnisse** zwischen Gebärender und Fachpersonal. Hebammen und Ärzte laufen leicht Gefahr, ihre Fachkompetenz über das **Selbstbestimmungsrecht der Frau** zu stellen und damit deren Würde zu verletzen. Dies kann für die Sexualität und die Psyche der betroffenen Frau schwerwiegende Konsequenzen haben. Sexuelle Lust, Kraft, Potenz und Kompetenz gehören zusammen – wer sich schwach und ohnmächtig fühlt, wird leicht zum Opfer von Machtinteressen anderer.

Vaginale Untersuchungen sollten deshalb mit größtem Einfühlungsvermögen und unter Wahrung der Intimsphäre vorgenommen werden, Grund und Ergebnis der Untersuchung sollten der Frau jedes Mal genau erklärt werden.

Bei **invasiven Eingriffen** (z. B. Muttermunddehnung, Dammschnitt, Zangen-, Saugglockenentbindung und Kaiserschnitt) gilt dies, trotz aller manchmal notwendigen Eile, verstärkt. Eine notwendige Wundnaht sollte so schmerzlos und Würde bewahrend wie möglich durchgeführt werden. Es gibt selten eine medizinische Notwendigkeit für die vaginale Entlassungsuntersuchung post partum.

4.6 Sexualität nach der Geburt

Die meisten Studien über Sexualität nach der Geburt beschäftigen sich damit, ab wann und wie häufig wieder Geschlechtsverkehr stattfindet, und nur wenige beziehen emotionale Aspekte und sexuelle Bedürfnisse der Frauen mit ein.

> **M** Die Zeitspanne, nach der Frauen wieder sexuell aktiv werden möchten, ist **individuell verschieden** und variiert von 1 Woche bis zu 1 Jahr oder länger, wobei mehrere Monate durchaus normal sind.

Während die Rückbildungs- und Heilungsvorgänge meist weitgehend mit dem Wochenbett (6–8 Wochen nach der Geburt) abgeschlossen sind, können schlecht heilende Dammnähte noch monatelang **Schmerzen beim Geschlechtsverkehr** auslösen. Hormonelle Auswirkungen wie eine trockene Scheide trotz sexueller Erregung dauern häufig, aufgrund des niedrigen Östrogenspiegels, bis nach dem Ende der Stillzeit an. Hier können wasserlösliche Gleitcremes oder Gels empfohlen werden (z. B. Hyalofemme® oder Multi-Gyn Liquigel®).

Der plötzlich **extrem veränderte Körper nach einer Geburt** kann sich für eine Frau völlig fremd anfühlen. Die neue Form und Festigkeit der Brüste kann verwirrend sein, Größe und Tonus der Vagina sowie eine temporäre Harninkontinenz können Ängste auslösen. Diese Ängste können gemildert werden, indem die Wirkung von Beckenbodenübungen auf die Blasen- und Scheidenmuskulatur erklärt wird und Informationen über Rückbildungskurse angeboten werden.

Die wenigsten Frauen haben aufgrund einer Geburtswunde oder eines negativen Geburtserlebnisses während des Wochenbettes das **Bedürfnis nach Geschlechtsverkehr**, doch gibt es Ausnahmen. Wenn ein Paar es wünscht, kann es mit Kondomen zum gegenseitigen Infektionsschutz auch schon während des Wochenflusses Verkehr haben. Das Bedürfnis nach körperlicher Intimität mit dem Partner beschränkt sich meist vorerst auf Kuscheln und Zärtlichkeiten, wobei viele Frauen sich am liebsten nur verwöhnen lassen würden, anstatt selbst aktiv zu werden. In der ersten Phase ist dies für die meisten Männer nachvollziehbar. Wenn sich jedoch die sexuelle Lust ihrer Partnerinnen nach Wochen oder Monaten nicht wieder einstellen will, kann es zu einer Krise in der Paarbeziehung kommen.

Ursachen für die sexuelle Unlust sind vielfältig:
- Der intensive körperliche und emotionale Kontakt zum Kind, vor allem während der Stillzeit, kann das Bedürfnis nach körperlicher Nähe vollkommen oder zum größten Teil ausfüllen, und die mögliche erotische Komponente einer Stillbeziehung ist bekannt. Nicht selten fühlen sich Väter aus dieser engen Beziehung ausgeschlossen und reagieren mit Eifersucht und schließlich Rückzug.
- Ständige Müdigkeit bis Erschöpfungszustände durch zu wenig ununterbrochenen Schlaf und die psychisch und physisch anstrengende Versorgung des Säuglings sind weitere hinderliche Einflüsse. Wer sich müde und überfordert fühlt, hat es schwer, zu seiner Lust zu finden und Sexualität zu genießen. In Interviews wurden Zusammenhänge zwischen Lustempfinden und Entlastung bei der Hausarbeit und Kinderbetreuung sowie durch Anerkennung und Befriedigung im Berufsleben deutlich.

Das Sexualleben post partum „normalisiert" sich meist nach einigen Monaten; es gibt aber auch Paare, bei denen die Sexualität nie wieder so ist wie vor der Geburt des ersten Kindes. Wird dies als **Krise** empfunden, die ein Paar nicht durch offene Gespräche allein überwinden kann, sollte die Hebamme als Vertrauensperson dazu ermutigen, **professionelle Hilfe** in Anspruch zu nehmen. Kirchliche und nichtkonfessionelle Träger bieten psychologische Beratung in Beziehungs- und Lebensfragen an, zum Teil kostenlos bzw. auf Spendenbasis.

4.7 Sexualität in den Wechseljahren

 Das Klimakterium (Wechseljahre) bezeichnet die Übergangsphase der Frau in das nichtgebärfähige Alter.

Sie ist ein natürlicher Prozess der Veränderung im Leben jeder Frau. Hormonelle und neurophysiologische Veränderungen setzen im Allgemeinen mit etwa 40–45 Jahren ein, die **Menopause** tritt durchschnittlich um das 50. Lebensjahr herum ein.

Etwa 50 % der Frauen leiden an den typischen Symptomen wie Hitzewallungen und Schweißausbrüchen. Simone de Beauvoir schrieb dazu: „Das kritische Alter zeichnet sich durch bestimmte organische Störungen aus, aber erst der symbolische Wert dieser Störungen verleiht ihnen ihre Bedeutung."

Mögliche, die Sexualität betreffende körperliche Veränderungen sind vor allem eine allmähliche Verdünnung der Vaginalhaut, eine Verringerung der Vaginalsekretion und eine Verzögerung der vaginalen Gleitfähigkeit bei sexueller Erregung. Diese Veränderungen sind bei einem aktiven Sexualleben, auch durch Selbstbefriedigung, geringer.

Die Wechseljahre werden häufig als Phase eines Hormonmangels interpretiert und somit zu einem mit Hormonen zu behandelnden Zustand – ein Konstrukt, das für Pharmafirmen höchst lukrativ ist (Meichsner 2000). Dabei lassen sich die Ursachen der Beschwerden in drei Punkten kurz zusammenfassen: emotionale Belastungen, u. a. durch Statusverlust, Überarbeitung und zu viele Kinder in kurzen Abständen (Römer und Seibold 2001).

Die **Hormonersatztherapie**, von vielen Frauen als Segen empfunden, ist jedoch medizinisch höchst umstritten. Eine groß angelegte Studie in den USA wurde 2000 aus ethischen Gründen vorzeitig abgebrochen, weil statistisch signifikant mehr Fälle von Herzinfarkten, Schlaganfällen, Brustkrebs und Venenthrombosen im Versuchskollektiv mit den Hormongaben auftraten (Fletscher 2002).

Der Einsatz **alternativer Therapien** findet immer mehr Beachtung. Alternativen kommen beispielsweise aus der fernöstlichen Medizin: Das regelmäßige Üben von Qi Gong verringert Symptome wie Hitzewallungen und Schweißausbrüche und verhilft zu einer allgemein ausgeglichenen Stimmung (Reuther 2002). Die Akupunktur stellt als wirksames Instrument ebenso eine gute Alternative zu Hormongaben dar und kann die körperlichen Veränderungen und Libido günstig beeinflussen (Römer und Seybold 2001). Der in TCM erfahrene Arzt oder Heilpraktiker wird bei Beschwerden evtl. auch Kräuter oder eine Ernährungsumstellung empfehlen. Der Einsatz von Gleitcremes oder Gels kann Beschwerden wie eine trockene Scheide verringern.

Die derzeit **herrschende Sexualmoral** verbindet Sexualität mit Fortpflanzungsfähigkeit und setzt voraus, dass klimakterische Frauen ihr Interesse an sexueller Lust und sexuellen Praktiken verlieren. Dies entspricht insoweit der Realität, als in dieser Zeit häufiger verschriebene Medikamente wie Antidepressiva, Antihypertensiva, Schmerz-, Schlaf- und Beruhigungsmittel libidosenkend wirken können.

Verschiedene Faktoren können das Sexualleben aber auch günstig beeinflussen: Durch den Wegfall der Verhütungslast kann die Sexualität nun befreiter sein. Mit dem Auszug der mittlerweile erwachsenen Kinder entsteht die ursprüngliche Zweierkonstellation, wodurch die sexuelle Beziehung eine neue Belebung erfahren kann. Oft erleben Frauen, die in dieser Lebensphase einen neuen Partner finden, eine Steigerung ihres sexuellen Empfindens.

Die **Zeit des Wechsels** wird jedoch von vielen Frauen als **Krise** erlebt: Innere Leere durch den Weggang der Kinder, neue Abhängigkeiten durch die Pflege der eigenen Eltern und Verluste (Weggang oder Tod des Partners, Tod einer nahestehenden Person, eigene Krankheit) sind häufige, zeitgleiche äußere Umstände. Die gesellschaftlichen Ideale von Jugend, Schönheit und Vitalität implizieren ein Schwinden der erotischen Anziehungskraft, ja der Weiblichkeit an sich.

In der Auseinandersetzung damit wird die **Entwicklung eines neuen Selbstbildes** erforderlich, das den sich verändernden Körper positiv annehmen kann.

4.8 Sexualität im Alter

Als „alt" werden Frauen ab 60 Jahren bezeichnet, eine willkürliche Einteilung, die medizinisch als Senium bezeichnet wird.

> M Entgegen allen gängigen Vorurteilen ist bei Frauen (wie auch bei Männern) ein aktives Sexualleben bis ins hohe Alter möglich, und für manche bedeutet Sexualität eine Bereicherung der Lebensqualität.

Gleichwohl sind viele ältere Frauen nicht mehr sexuell aktiv, die Gründe dafür können bisher unbefriedigend verlaufende Sexualbeziehungen, das Fehlen eines Partners oder gesundheitliche Bedingungen sein (70 % der Frauen über 65 Jahre sind entweder verwitwet, geschieden oder ledig. Frauen leben mit fast 81 Jahren durchschnittlich über 6 Jahre länger als Männer). Sexualität, mit Ausnahme der Selbstbefriedigung, beschränkt sich für ältere Frauen in der Regel auf die Ehe, in der häufig körperliche Gebrechen des oft älteren männlichen Partners zur Einschränkung des Sexuallebens führen.

Nicht zu unterschätzen ist die **gesellschaftliche Diskriminierung der Sexualität von alten Menschen**. Diese wird durch die Medien entweder totgeschwiegen oder aber als abstoßend und pervers dargestellt. Diskriminierung äußert sich ganz real in der mangelnden Privatsphäre in Alters- und Pflegeheimen, die den Bedürfnissen alter Menschen nach körperlicher Nähe und Sexualität entgegenstehen. Sexualität im Alter, insbesondere die von Frauen, ist eines der größten Tabus in unserer Gesellschaft.

4.9 Die Rolle der Frau in unserer Gesellschaft

Von Mädchen und Frauen wird gesellschaftlich erwartet, genauso leistungsstark in Schule und Beruf zu sein wie Jungs und Männer, mit dem Unterschied, dass sie über zusätzliche Sozialkompetenzen verfügen und während der reproduktiven Phase doppelt belastbar sind. Die gesellschaftlichen Rollenerwartungen in hohem Maße akzeptierend, wählen Mädchen trotz gleicher oder besserer Noten und Schulabschlüsse zum großen Prozentsatz sog. **Frauenberufe**. Grund dieser Berufswahl ist meist die Überzeugung, dass Frauenberufe besser mit einer Familie vereinbar seien. Während des Arbeitsverhältnisses sind Frauen nur zu einem geringen Prozentsatz gewerkschaftlich organisiert und neigen dazu, kaum

Forderungen in Bezug auf eine Verbesserung von Lohn oder Arbeitssituation zu stellen. Die Entwicklung im universitären Bereich ist ähnlich. In gut bezahlten Positionen müssen Frauen oft beweisen, dass sie besser sind als ihre männlichen Kollegen, um nicht vorgeworfen zu kommen, nicht leistungsfähig genug zu sein.

Gesellschaftlich ist die Vorstellung vorherrschend, dass eine **Mutter** in der ersten Lebensphase voll und ganz für das Kind da sein und nicht berufstätig sein sollte. Die gesellschaftliche Realität zeigt allerdings, dass diese Idealvorstellung nicht aufrechtzuerhalten ist. Männer sind heutzutage nur noch selten die ausschließlichen Ernährer der Familie, und nur jede zehnte Frau ist aufgrund familiärer Verpflichtungen (wozu auch die Pflege von Angehörigen zählt) nicht erwerbstätig.

Um die Kontinuität der Benachteiligung von Mädchen und Frauen aufzubrechen, ist es nötig, die Voraussetzungen für Mütter und Väter zu schaffen, die eine gemeinsame Erziehung der Kinder ermöglichen. Die neuen Regelungen zur Inanspruchnahme von Kinder-Erziehungszeiten durch die Väter sind ein wichtiger Schritt in diese Richtung.

Mittlerweile wird die Hälfte aller Ehen wieder geschieden. Die Kinder bleiben in der Regel bei ihren Müttern, so dass viele Frauen zumindest während der „Übergangszeiten" die **Doppelbelastung** durch Kindererziehung und Beruf alleine tragen. Frauen arbeiten im Durchschnitt weniger Wochenstunden und verdienen zudem deutlich weniger bei ihrer Arbeit als Männer. Der prozentuale Unterschied im durchschnittlichen Bruttostundenverdienst von Frauen und Männern, der Gender Pay Gap, betrug im Jahr 2008 23 %.

Nach der aktiven Erwerbsphase werden viele Frauen als Großmütter zum zweiten Mal zu unentgeltlichen Kinderbetreuerinnen. Nach einer lückenhaften Berufslaufbahn und geringeren Chancen auf eine Karriere im Beruf haben Frauen im Alter oft schlechtere finanzielle Bedingungen, vor allem nach dem Tod oder der Trennung von ihrem Partner. Andererseits gibt es immer mehr Beispiele von Frauen, die in Politik und Gesellschaft wichtige Ämter bekleiden und gesellschaftliche Verantwortung übernehmen.

Literatur zu Kapitel 4 s. S. 103

5 Betreuung von Frauen mit Gewalterfahrung

Jule Friedrich

5.1 Gewalterfahrungen

Bei der Betreuung einer Gebärenden, bei der Schwangerenvorsorge und im Wochenbett treffen Hebammen manchmal auf Frauen, die sich anders verhalten als es den Erwartungen entspricht. Sei es, dass die Frau große Ängste hat, sich vaginal untersuchen zu lassen, ohne sichtbare Symptome extreme Schmerzen beim Stillen angibt oder vor Berührungen zurückschreckt. Manchmal behindern die auf den ersten Blick unverständlichen Aktionen und Reaktionen der Frau den eingespielten Ablauf der Hebammenarbeit. Dies kann zu einer Stigmatisierung der betroffenen Frau als schwierige Patientin führen, die Termine nicht einhält, Ratschläge nicht befolgt, unkooperativ ist. Die Symptome verschlimmern sich oder verändern sich nicht, weil das zugrunde liegende Problem, die Gewalt, nicht „diagnostiziert" wird. Bestimmte Verhaltensweisen können auf traumatisierende Erfahrungen in der Anamnese hinweisen und das Betreuungspersonal sollte mit diesen vertraut sein, um entsprechend sensibel und verständnisvoll reagieren zu können.

> **M** Die emotionale und psychosexuelle Entwicklung einer Frau bis zum Eintritt in die reproduktive Phase hat Auswirkungen darauf, wie sie eine Schwangerschaft und Geburt erlebt und wie sie auf die Bedürfnisse des Neugeborenen und Kleinkindes reagieren kann.

Wird ihre Entwicklung durch Erlebnisse wie Vernachlässigung, Gewalt und/oder sexuelle Traumatisierung gehemmt oder gestört, hat dies Einfluss auf ihr späteres Leben, die Beziehung zum eigenen Körper, zu anderen Menschen und insbesondere auch auf das physisch und psychisch so einschneidende Geburtserlebnis.

Menschen, die als Kind traumatisiert worden sind, nennen sich selbst oft „**Überlebende**". Dieser Begriff, der aus der Traumaforschung mit Überlebenden von Konzentrationslagern übernommen wurde, sagt klar aus, um was es geht: den massiven Angriff auf die Würde, das Selbst, den Körper, das Ich eines Menschen zu „überleben". Es werden seelische, körperliche und geistige Grenzen verletzt. Wenn die Übergriffe innerhalb der Familie stattfinden, kommt der Vertrauensverlust hinzu, dann oft zu beiden Elternteilen, weil das Geschehen von dem zweiten Elternteil (der Mutter) gebilligt oder ignoriert wurde.

Diese oft über Jahre andauernde Gewalterfahrung führt zu einer Selbstwertzerstörung, die oft in **Selbstzerstörung**, sprich langsamem oder schnellem Selbstmord, endet. Eine große Zahl drogenabhängiger Frauen hatte Gewalterlebnisse in der Kindheit, Prostituierte und Frauen in der Psychiatrie ebenfalls.

Frauen, die in ihrer Kindheit körperliche, sexuelle oder seelische Gewalt erlebt haben oder Zeugin von Gewalt wurden, haben ein 2- bis 3-fach höheres Risiko, als Erwachsene Opfer von Partnergewalt zu werden.

> **D** Die von der Generalversammlung der Vereinten Nationen 1993 angenommene **Erklärung zur Elimination der Gewalt gegen Frauen** definiert Gewalt in Artikel 1:
> „Jeder Akt von geschlechtsspezifischer Gewalt, der zu physischen, sexuellen oder psychischen Verletzungen oder Leiden von Frauen führt oder führen kann, einschließlich Androhungen solcher Akte, Nötigung oder willkürlicher Entzug der Freiheit, sowohl im öffentlichen als auch im privaten Leben." (United Nations Declaration on the Elimination of Violence Against Women 1993)

Häufigkeit

Erst seit Ende 2004 gibt es für die Bundesrepublik Deutschland Zahlen aus einer repräsentativen Untersuchung zu Gewalt gegen Frauen: Prävalenzstudie „Lebenssituation, Sicherheit und Gesundheit von

D Definition   **M** Merke

Frauen in Deutschland" (BMFSFJ 2004). Es wurden über 10000 Frauen über 16 Jahre befragt. 40% der Frauen haben – unabhängig vom Täter-Opfer-Kontext – körperliche oder sexuelle Gewalt oder beides erlebt. 42% der befragten Frauen gaben an, Formen psychischer Gewalt erlebt zu haben. Wenn Gewalt in Kindheit und Jugend einbezogen wird, dann haben nur 14% der befragten Frauen bislang keinerlei sexuelle oder körperliche Gewalt vor und nach dem 16. Lebensjahr erlebt.

Jede 4. Frau hat körperliche oder sexualisierte Gewalt durch den aktuellen Lebenspartner oder Ex-Partner erlebt. Während oder kurz nach einer Trennung sind Frauen besonders gefährdet. Diese und andere Studien haben gezeigt, dass die Gewalt in allen sozialen Schichten vorkommt. Häusliche Gewalt stellt ein komplexes Misshandlungssystem dar, in dem meist gleichzeitig verschiedene Formen von Gewalt ausgeübt werden. In der Schwangerschaft kann eine bereits gewalttätige Beziehung eskalieren, oder die Gewalt kann beginnen. Ihren Höhepunkt erreicht sie oft nach der Geburt des Kindes. Weitere Risikofaktoren sind ein erhöhter Alkoholkonsum, eine schwierige soziale Lage, Migrationshintergrund und soziale Isolation.

Hebammen treffen bei ihrer Arbeit also wesentlich häufiger auf Frauen mit einer unsichtbaren Verletzung der Seele mit erheblichen gesundheitlichen Folgen als auf Frauen mit Schwangerendiabetes oder hypertonen Erkrankungen.

Gesundheitliche Folgen

Gewalt gegen Frauen und Mädchen wird inzwischen von internationalen Organisationen als eines der weltweit größten Gesundheitsprobleme eingeschätzt (Population Reports 1999). In einer gewalttätigen Beziehung werden die Menschenrechte tagtäglich verletzt.

In der BRD wird erst seit ein paar Jahren ein Zusammenhang zwischen Gewalt und Gesundheitsproblemen gesehen und dass neben den individuellen Folgen für die Betroffenen enorme Folgekosten im Gesundheitswesen entstehen. In der **Frauen- und Gesundheitspolitik** sowohl auf Bundes- als auch auf Landesebene gibt es inzwischen Anstrengungen zur Analyse des Versorgungsbedarfs von traumatisierten Frauen und Mädchen und wie Erkenntnisse über Prävention und Folgen implementiert werden können (Frauengesundheitsbericht 2001, Bund-Länder-Arbeitsgruppe „Häusliche Gewalt", Hageman-White 2003, Aktionsplan II zur Bekämpfung von Gewalt gegen Frauen 2007, Runder Tisch Sexueller Kindermissbrauch 2010). Auch auf der legislativen Ebene wird dem Thema durch Gesetzesänderungen, die dem Schutz der Frauen dienen, mehr Rechnung getragen (Gewaltschutzgesetz 2002). Auf regionaler Ebene gibt es Modellprojekte, wie eine nochmalige Traumatisierung durch Gesundheitspersonal und medizinische Eingriffe verhindert werden kann (z. B. S.I.G.N.A.L.-Projekt Berlin).

Sozialpsychologische Untersuchungen zeigen, dass im Krankenhaus Menschen entmündigt und entpersönlicht werden, sie die Kontrolle über ihren Körper verlieren und sie zu wenig einbezogen werden in Entscheidungen über ihre Behandlungen.

Geschieht dies **während der Geburt**, kann, wenn die Gewalterfahrung nicht bekannt ist, ein **Teufelskreis** entstehen, in dem sich die Frau und die betreuenden Personen befinden: Die Frau kann sich nicht öffnen, weder innerlich noch körperlich, die anfänglich behutsame Geburtsbegleitung wird invasiver, die Behandlung schmerzhafter, und am Ende fühlt sich die Frau erneut vergewaltigt durch die Art und Weise, wie ihr das Kind „entrissen" wurde. Die Vermeidung der sogenannten Retraumatisierung kann durch eine respektvolle und professionelle Betreuung erreicht werden.

Es gibt auch Frauen, die sich während der Geburt von ihrem Körper abspalten und scheinbar keine Schmerzen spüren, weil die Erinnerung an das traumatisierende Erlebnis so stark ist. Wenn eine Frau sich fremd fühlt in ihrem eigenen Körper und, besonders wenn sie Schmerzen hat, aus ihrem Körper heraustritt („neben sich steht"), wie soll sie dann z. B. vorzeitige Wehen als Alarmzeichen interpretieren?

Auch andere Ereignisse wie ein Zahnarztbesuch können Erinnerungen an früher auslösen: Situationen, in denen die Frau keine Kontrolle über ihren Körper hat, in denen sie eine bestimmte Körperhaltung einnehmen muss, in denen Gegenstände, Instrumente in ihren Körper eingebracht werden, in denen sie Schmerzen hat, in denen sie von unbekannten Personen beobachtet wird.

> M Hilflos Menschen ausgeliefert zu sein, die Macht über sie haben, erinnert an die Machtlosigkeit während des Missbrauchs, denn gewalttätige oder sexuelle Übergriffe haben mit Kontrolle, Macht und Machtmissbrauch zu tun.

Nur sehr wenige Frauen sind, meist erst nach einer Therapie, in der Lage, ihre Wünsche und Empfindungen deutlich zu äußern und z. B. um ein weibliches Betreuungsteam zu bitten oder einen Kaiserschnitt zu verlangen. Auf der anderen Seite haben betroffene Frauen im Lauf ihres Lebens Strategien entwickelt, mit dem Geschehen so umzugehen, dass sie für sich und andere besondere Kräfte entwickeln. Die Resilienzforschung beschäftigt sich mit den verschiedenen Formen der Widerstandskräfte von Überlebenden.

Gesundheitsprobleme, Verhaltensweisen und Symptome

Wenn eine oder mehrere der folgenden Gesundheitsprobleme, Verhaltensweisen und/oder Symptome auftreten, sollte das Gesundheitspersonal an sexuelle Traumatisierung oder häusliche Gewalt denken. Es können jedoch auch andere Ursachen zugrunde liegen:
- Ängste, Depressionen und Selbstmordversuche
- Verminderung oder Verlust von Selbstachtung und Selbstwertgefühl
- Posttraumatische Belastungsstörung (s. u.)
- Verletzungen, die mit dem angegebenen Entstehungsgrund nicht übereinstimmen
- Narben von Selbstverletzungen und im Genitalbereich
- Schlaf-, Atem- und Essstörungen
- Migräne
- Drogen-, Medikamenten- und Alkoholabusus
- Verschiedene sexuell übertragbare Krankheiten in der Anamnese
- Zurückschrecken bei Berührung, besonders starke Angst vor Braunülen und Spritzen
- Chronische Schmerzen einschließlich „unerklärlicher" Schmerzen im Beckenbereich
- Extreme Schmerzen bei vaginalen Untersuchungen
- Waschzwang

Zu diesen Symptomen können Störungen in der Beziehungs- und Kommunikationsfähigkeit kommen, die für die betroffene Person wie für die Umgebung belastend sind. Andererseits werden Kompetenzen und Fähigkeiten wie Empathie entwickelt, um das Geschehene zu überleben, die im Erwachsenenalter oft zu einer Berufswahl im sozialen Bereich führen. Jeder Mensch reagiert individuell auf ein traumatisierendes Ereignis. Manche überwinden es ohne langfristige Folgen, andere leiden ihr ganzes Leben darunter. Je früher in der Kindheit, je häufiger und je näher die gewaltausübende Person dem Menschen steht, umso stärker sind die Folgen. Diese Folgen sind zunächst eine für diesen Menschen gesunde Reaktion auf ein ungesundes, überwältigendes Ereignis.

In einer bedrohlichen Situation stehen zwei Bewältigungsstrategien zur Verfügung: Kampf oder Flucht. Dafür wird Adrenalin zur Verfügung gestellt, das nach erfolgreicher Bewältigung wieder abgebaut wird. Ist Flucht oder Kampf nicht möglich, z. B. weil der Täter stärker ist oder der Raum abgeschlossen wurde, bleibt als Ausweg nur die Erstarrung, in der sich das Raum- und Zeitgefühl verschiebt und Erinnerungslücken (Amnesie) als Schutzmechanismus fungieren. Der Adrenalinspiegel bleibt hoch, die mobilisierten Kräfte können nicht genutzt und abgebaut werden. Die hirnorganischen Veränderungen können mit Hilfe einer verständnisvollen Umgebung und/oder therapeutischen Unterstützung wieder verschwinden.

Bei etwa 30% der betroffenen Frauen entstehen **Posttraumatische Belastungsstörungen (PTBS)**. Sie sind durch das Zusammentreffen von vier Symptomkomplexen gekennzeichnet:

Intrusion (lat. sich aufdrängen)
- Alpträume während des Schlafs
- Flash-backs während des Wachzustandes, unkontrolliert ablaufende innere Filme des traumatischen Ereignisses

Konstriktion (lat. Schrumpfung)
- Depersonalisierung, sich innerlich entfernen, die Welt erscheint fremd
- Abspaltung, Ereignis wird aus dem Bewusstsein verlagert in hirngeschichtlich ältere, unbewusste Anteile

Hypervigilanz (lat. wachsam sein)
- Übererregungszustände, ständig mit der Angst eines erneuten Übergriffs leben

Avoidance (Vermeidung)
- bewusst und unbewusst Situationen und Themen (Trigger) vermeiden, die an das Ereignis erinnern
- Eine Folge kann soziale Isolation sein.

Die PTBS ist eine inzwischen anerkannte Reaktion auf ein traumatisches Ereignis und wird im Fachgebiet der Psychotraumatologie seit etwa 25 Jahren erforscht.

Gesundheitliche Folgen während der reproduktiven Lebensphase

In der Schwangerschaft, während der Geburt und im Wochenbett können weitere Verhaltensweisen und Symptome hinzukommen, die als so genannte „red flags", als **Warnhinweise** gedeutet werden sollten, insbesondere wenn nicht nur ein Symptom vorhanden ist:
- spät einsetzende, seltene oder gar keine Schwangerenvorsorge
- viele ungeplante Schwangerschaften, die oft in Abort oder Abtreibung enden
- Frühgeburtsbestrebungen und Frühgeburten
- Teenagerschwangerschaften
- geringe Gewichtszunahme
- niedriges Geburtsgewicht
- vorzeitige Plazentalösung
- in der Geburtsvorbereitung Ängste bei Entspannungs- und Atemübungen, bei Partnermassagen, bei Beckenbodenübungen
- extreme Empfindlichkeit bezüglich Körperflüssigkeiten auf Unterlagen, Laken oder Nachthemd
- Ekel vor Ultraschallgel
- Ablehnen von vaginalem Ultraschall
- Unfähigkeit, im Liegen zu gebären
- Schwierigkeiten mit der Beziehungsaufnahme während der Geburt
- Tendenz zum „Ausflippen"
- extreme Besorgnis, während der Geburt oder beim Stillen entblößt und nackt zu sein
- Ablehnen von Katheterisieren
- starke Schmerzen beim Stillen, obwohl „nichts zu sehen ist"
- Ablehnen, beim Kind rektal Fieber zu messen
- postpartale Depression

Behinderte Frauen und Migrantinnen sind besonders gefährdet und brauchen daher besonderen Schutz.

Es ist wichtig zu betonen, dass die genannten Symptome auch andere Ursachen haben können und dass nicht alle Frauen mit gesundheitlichen Störungen auf Traumatisierungen reagieren.

Wie oben erwähnt können Erinnerungen, so genannte „flashbacks", durch bestimmte **Triggerreize**, ausgelöst werden. Für die Hebammenarbeit ist es wichtig, diese Auslöser zu kennen.

Untersuchungen
- Vaginal oder rektal
- Vaginaler Ultraschall
- Gel
- Tastuntersuchung von Brust und Abdominalbereich

Schwangerschaft und Geburt
- Körperliche Veränderungen während der Schwangerschaft
- Kontrollverlust während der Geburt
- Einlauf
- Verbale Äußerungen, z. B. „Es ist doch gleich vorbei" oder „Ich mach doch gar nichts Schlimmes" oder „Nun stell dich nicht so an"
- Lagerung in Steinschnittposition
- Festschnallen in Beinhaltern, Festhalten beim Kristellern
- Nahtversorgung

Neugeborenenzeit/Stillzeit
- Hautkontakt zum Baby
- Milchfluss/Körpergefühl durch die Milch über Brust und Hände
- Genitalhygiene des Kindes
- Wochenfluss
- Beschwerden durch Hämorrhoiden
- Nächtliche plötzliche Störungen
- Verlust der Selbstständigkeit

Was können Hebammen tun?

Zu den Aufgaben der Hebamme gehört eine **gründliche Anamnese**. Sinn und Zweck einer Anamnese (gr. Erinnerung) ist, durch das Sammeln von Informationen eine Basis für Diagnose und Therapie, für Begleitung und Betreuung zu erhalten. Da viele Frauen von Gewalt betroffen sind, scheint eine Frage nach negativen Erlebnissen bei allen Frauen sinnvoll, für ein allgemeines Screening gibt es z. Z. jedoch keine Evidenz (DGGG 2010). Zu unterscheiden ist auch, ob ein zurückliegendes Gewalterlebnis oder eine akute Bedrohung der Frau vorliegt. Wenn die Frau Warnhinweise (s. o.) zeigt oder der Partner sich auffallend kontrollierend verhält, kann eine Frage entlastend sein und ihr vermitteln, Verständnis zu finden. Die Hebamme kann fragen:
- Haben Sie in der Vergangenheit Schlimmes erlebt?
- Gibt es im Augenblick jemanden, der Ihnen wehtut?
- Haben Sie vor bestimmten Personen in ihrer Umgebung Angst?

Ein bereits aufgebautes **Vertrauensverhältnis** wird beiden das Gespräch erleichtern, das bedeutet aber auch, dass beim Erstkontakt oder während der Geburt nicht der richtige Zeitpunkt dafür ist. Wenn die Frau nicht reden kann oder mag, sollte sie nicht gedrängt werden. Schmerzliche Erinnerungen sind mit

Scham besetzt. Es ist nicht nötig, die genauen Umstände der Gewalterfahrung zu erfragen.

Spricht die Frau von sich aus das Thema an, kann die Hebamme Bereitschaft zum Zuhören, Anerkennung für die Bewältigungsleistung und Mitgefühl ausdrücken. Bei **häuslicher Gewalt** gilt es, eine für alle Beteiligten sichere Lösung zu finden. Die Hebamme ist von der Schweigepflicht entbunden, wenn die Frau oder das Kind in akuter Gefahr ist.

Genauso wichtig ist die **Frage nach den Wünschen und Ressourcen.**
- Von wem erfahren Sie gegenwärtig Unterstützung?
- Wenn etwas schwierig ist, wie könne Sie sich am besten helfen?
- Welche Vorstellungen haben Sie von ihrer Geburt und der Zeit danach?

Traumasensible Betreuung

Die Frau erwartet von der Hebamme keine therapeutische Intervention, sondern **Unterstützung, Verständnis, Wertschätzung und Informationen.** Adressen und Telefonnummern von Beratungsstellen, Frauenhäusern und Selbsthilfegruppen sollten im Kreißsaal, auf der Wochenstation und in der Hebammenpraxis bekannt sein. Eine Vernetzung mit den Hilfestellen vor Ort gibt der Hebamme Sicherheit bei der Weitervermittlung. Wenn ein Plakat in der Praxis hängt oder Infomaterial, z. B. auf der Toilette und in mehreren Sprachen, ausliegt, kann die Frau sich ermutigt fühlen, dass sie ein offenes Ohr findet.

Es ist deshalb wichtig, dass Hebammen in der Hebammenaus- und -fortbildung ein Grundwissen über Ausmaß, Ursachen und Folgen von Gewalt gegen Frauen erlangen und so Sicherheit und Sensibilität gewinnen sowie Vorurteile und Mythen abbauen. Dadurch können sich neue Fähigkeiten, ein besseres Verständnis für die Frauen und eine effektivere Betreuung entwickeln, die eine Retraumatisierung der Frauen verhindert.

Folgende Hinweise können zusätzlich helfen, adäquat zu handeln:
- die eigene Einstellung zu Sexualität, zu Gewalt, zu Gut und Böse, zu Moral und Schuld überdenken. Sich fragen: Wie reagiere ich, wenn eine Frau mir von ihren negativen Erfahrungen erzählt?
- Supervision oder, wenn das nicht möglich ist, mit Kolleginnen darüber sprechen.
- bei häuslicher Gewalt selbstfürsorglich handeln.
- bereit sein zu glauben, was die Frau erzählt, Gewalterfahrungen denkt sich niemand aus.

- eine emotional und physisch sichere Umgebung für die Überlebende ermöglichen (z. B. geschlossene Tür oder spanische Wand, wenig Personalwechsel).
- eine Atmosphäre von Offenheit und Vertrauen schaffen und Zeit zum Zuhören haben, nicht in Gegenwart von Dritten mit der Frau über das Erlebte reden.
- eine neutrale Übersetzung bereitstellen, falls das nötig ist.
- der Frau sagen, dass es niemand verdient, misshandelt zu werden und es nicht ihre Schuld ist.
- darauf achten, dass die Frau nicht unnötig entblößt ist.
- eine vaginale Untersuchung kann ein Trigger sein. Die Frau die Geschwindigkeit der Untersuchung bestimmen lassen, dabei reden und (Blick-) Kontakt halten, ihr versichern, sofort aufzuhören (und es dann auch tun), wenn sie es physisch oder emotional nicht mehr aushält.
- alle Eingriffe erklären: warum, wie es gemacht wird, wie lange es dauert. Währenddessen fragen, wie sie sich fühlt. Wenn es nicht o. k. ist, fragen, wie sie es haben möchte.
- verstärkt zu einer aufrechten Gebärhaltung ermutigen oder zur Wassergeburt.
- immer wieder versichern, dass sie sicher ist und bestätigen, dass sie stark und kompetent ist.
- vor allem: Ihre Gefühle und Grenzen achten und ihre Bedürfnisse ernst nehmen.

Das Geschehene kann nicht ungeschehen gemacht werden, aber Hebammen können den Frauen zuhören, sie in den Arm nehmen, wenn diese das möchten und von ihnen lernen, das eigene Verhalten überdenken. Die Herausforderung besteht darin, zu verstehen, welche Last manche Frauen – wissend oder unwissend – mit sich herumtragen, und zu versuchen, dieser Last mit einfühlsamer Betreuung entgegenzuwirken und sie nicht noch zu verstärken. Auf diese Weise kann vielleicht ein positives Geburtserlebnis auch zur Heilung beitragen (Eichenbaum 1998).

5.2 Betreuung von Frauen mit Genitalverstümmelung

Jule Friedrich

Was ist weibliche Genitalverstümmelung?

Durch Migration leben inzwischen auch in vielen westlichen Ländern beschnittene Frauen. Die gesundheitlichen Folgen sind erheblich, insbesondere auch in der reproduktiven Phase. Betroffene Frauen bedürfen einer sensiblen gynäkologischen und geburtshilflichen Beratung und Betreuung. Vorurteile und Unwissenheit auf Seiten des Gesundheitspersonals führen zu weiteren seelischen Verletzungen und zur Nichtinanspruchnahme von medizinischen Angeboten.

> **M** In Fachdiskussionen kann und sollte von weiblicher Genitalverstümmelung gesprochen werden, um die Schwere des Eingriffs deutlich zu machen. In Gegenwart von **betroffenen Frauen** sollte der Begriff **Beschneidung** verwendet werden, da die Frauen sich nicht verstümmelt fühlen und nicht als solche bezeichnet werden wollen (Asefaw 2010).

Im Englischen wird von Female Genital Mutilation gesprochen, daher die oft verwendete Abkürzung FGM oder FGC für Female Genital Cutting.

> **D** Definition der WHO (2012)
> Genitalverstümmelung ist „jede nicht therapeutische, z. B. religiöse oder kulturell begründete, teilweise oder vollständige Entfernung oder Verletzung des weiblichen äußeren Genitales."

Gemäß der **Klassifikation der WHO** werden vier Formen unterschieden:
- Typ I: „Sunna", Exzision der Vorhaut mit einem Teil oder der ganzen Klitoris
- Typ II: „Exzision", Entfernung der Klitoris mit teilweiser oder totaler Entfernung der kleinen Labien
- Typ III: „Infibulation", Entfernung der ganzen oder eines Teils der äußeren Genitalien und Zunähen des Scheideneingangs bis auf eine kleine Öffnung
- Typ IV: verschiedene, nicht klassifizierbare Praktiken, z. B. Einriss oder Einschnitt der Klitoris, Dehnung der Labien, Verätzungen

Etwa 80 % der Frauen sind nach Typ I und II beschnitten, 15 % nach Typ III. Die Beschneidung wird bei Neugeborenen wenige Tage nach der Geburt, bei Kleinkindern, jungen Mädchen bis zur Pubertät, aber auch in der Hochzeitsnacht oder der ersten Schwangerschaft durchgeführt, am häufigsten im Alter von 4–8 Jahren. Traditionelle Heilerinnen, Geburtshelferinnen und Beschneiderinnen, in Städten aber auch zunehmend ärztliches Personal und Hebammen führen den Eingriff durch.

2008 verabschiedete die Weltgesundheitsversammlung eine Resolution zur Eliminierung der weiblichen Genitalverstümmelung (WHA 61.16), in der sich alle Mitgliedsländer verpflichteten, die Mitwirkung des Gesundheitspersonals an dieser Praxis zu beenden (WHO 2010). Auch die Internationale Hebammenvereinigung (ICM) fordert ihre Mitgliedsverbände auf, darauf hinzuwirken, dass Hebammen keine Beschneidungen durchführen (ICM 2011).

Weibliche Genitalverstümmelung verstößt gegen **fundamentale Menschenrechte** sowie gegen Frauen- und Kinderrechte. In Deutschland wird der Eingriff nach § 223, 224 und 226 StGB als Körperverletzung und nach § 225 als Misshandlung von Schutzbefohlenen eingestuft und kann mit bis zu 15 Jahren Gefängnis bestraft werden. Ein eigenständiges Gesetz wie z. B. in Frankreich oder Dänemark zum Schutz der Frauen und insbesondere der Mädchen gibt es bisher nicht, nur einen Gesetzentwurf, der auch die Strafverfolgung der Eltern vorsieht, wenn das Mädchen bei einem Urlaub im Herkunftsland beschnitten wurde.

Historische und kulturelle Hintergründe

Die erste bekannte Quelle findet sich im 5. Jahrhundert v. Chr. bei Herodot. Die Tradition wurde später mit religiösen Vorschriften verbunden, obwohl es weder in der Bibel noch im Koran dafür Belege gibt. Genitalverstümmelung ist keineswegs ein islamischer Brauch, sondern findet sich auch bei christlichen, jüdischen und animistischen Gemeinschaften. Als fest verankerte Tradition ist es trotz Aufklärungsarbeit sehr schwierig, diesen Ritus zu beenden.

Die **Gründe** sind vielfältig: Weibliche Genitalverstümmelung fördert das patriarchale Familiensystem, sie ist ein Mittel zur Geburtenkontrolle, gewährleistet moralisches Verhalten und Treue der Frau und schützt sie vor Verdächtigungen und erhöht den Brautpreis. Als Initiationsritual wird die Beschneidung der Mädchen oft gleichzeitig mit der

Beschneidung der Jungen durchgeführt. Die Klitoris wird als Sitz der Männlichkeit und die Vorhaut als Sitz der Weiblichkeit angesehen. Beschnittene Frauen fühlen sich anerkannt und aufgenommen in die Gemeinschaft, es ist ein Symbol für Weiblichkeit und Reinheit. Nicht beschnittene Frauen werden ausgestoßen und finden keinen Ehemann mit all den in traditionellen Gemeinschaften negativen Folgen.

Häufigkeit und Verbreitung

Weltweit sind ca. 150 Millionen Frauen und Mädchen von der Bescheidung ihrer Genitalien betroffen. Jährlich kommen etwa 3 Mill. Frauen, Mädchen und Säuglinge dazu. In manchen der 28 Länder in Afrika ist fast die gesamte weibliche Bevölkerung beschnitten, z. B. in Ägypten, Äthiopien, Eritrea, Somalia und Djibouti. In anderen Ländern wie Sudan, Kenia, Senegal, Ghana oder Nigeria ist die Beschneidung weniger verbreitet, betrifft aber je nach ethnischer Zugehörigkeit noch einen erheblichen Teil der Frauen und Mädchen. Auf der arabischen Halbinsel (Jemen, Irak-Kurdistan) und in Asien (Indonesien, Malaysia) ist der Brauch bei einigen Ethnien verbreitet.

In Deutschland sind schätzungsweise ca. 30 000 Frauen betroffen und 6000 Mädchen gefährdet.

Gesundheitliche Folgen

Die unmittelbaren Folgen der Beschneidung, die meistens ohne Betäubung und unter unsterilen Bedingungen durchgeführt wird, sind:
- qualvolle Schmerzen, begleitet von Angst und Panik (Akut-Trauma),
- starke Blutungen, Schock,
- Blutvergiftungen und schwere Infektionen (u. a. Hepatitis, Tetanus, HIV), an deren Folgen viele Mädchen sterben,
- Knochenbrüche durch das Festhalten.

Die **Spätfolgen** sind bei der Infibulation am stärksten. Dazu gehören
- starke Beschwerden bei der Menstruation und beim Urinieren,
- wiederholte Urogenitalinfektionen, die zur Sterilität führen können,
- Dyspareunie,
- Abszess- und Fistelbildung,
- verlängerte und sehr schmerzhafte Geburten mit erhöhtem Todesrisiko für Mutter und Kind.

Durch den Eingriff sterben 5–10 %, an den Spätfolgen 20 % der Frauen. Zu den psychischen Folgen gehören Ängste, Depressionen, Vertrauensverlust zu Bezugspersonen und Partnerschaftskonflikte.

Konsequenzen für die Hebammenarbeit

Beschnittene Frauen haben wie andere Menschen mit Besonderheiten ein Recht auf eine **einfühlsame Betreuung ohne Bemitleidung oder Ablehnung**. Hilfreich und sinnvoll ist es, sich mit dem Thema auseinanderzusetzen, sich das notwendige Fachwissen anzueignen und auf emotionaler Ebene, z. B. durch die Lektüre von Berichten Betroffener (Dirie 1998 [20]), die soziokulturellen Hintergründe und Auswirkungen zu verstehen.

Wenn eine Frau aus einer Region stammt, in der die Genitalbeschneidung praktiziert wird, sollte sie behutsam auf das Thema angesprochen werden. Dabei muss beachtet werden, dass oft wenig Kenntnisse über Anatomie und Physiologie bestehen und ein großes Schamgefühl verhindert, über diese Bereiche zu sprechen. Die Frauen empfinden sich selbst als normal, intakt und schön und wissen nicht, wie andere Frauen aussehen. Die Wortwahl sollte entsprechend sensibel sein, auch gegenüber Kolleginnen. Jedes unnötige Entblößen ist zu vermeiden.

Die bei der Infibulation notwendige Öffnung (**Defibulation**) sollte in der Schwangerschaft erfolgen, wenn Infektionen vorhanden sind oder notwendige medizinische Untersuchungen ansonsten nicht möglich sind. Voraussetzung hierfür ist eine einfühlsame Anamnese, Beratung und Untersuchung, evtl. unter Einbeziehung einer Dolmetscherin und/oder der Familie. Der Eingriff kann aber auch zu Beginn der Eröffnungswehen stattfinden. Eine Sectio wegen der Infibulation wird nicht empfohlen und von den Frauen meist auch nicht gewünscht.

Eine **vaginale Untersuchung** ist bei infibulierten Frauen nicht möglich. Die Frauen haben oft Angst vor Untersuchungen, insbesondere nach negativen Erfahrungen im Medizinbereich.

Da die **Harnblasenentleerung** bis zu 30 Minuten dauern kann, muss bei der Uringewinnung darauf Rücksicht genommen werden. Nach der Defibulation ist es wichtig, die Frau auf die schnellere Entleerung der Blase hinzuweisen.

Eine erneute Verschließung der Scheide (**Reinfibulation**) ist in Deutschland verboten. Eine kosmetische Rekonstruktion kann vorher besprochen und soweit möglich durchgeführt werden.

5 Betreuung von Frauen mit Gewalterfahrung

Im **Wochenbett** sollte bei weiblichen Neugeborenen über die Bedeutung der körperlichen Unversehrtheit und die Strafbarkeit der Genitalverstümmelung gesprochen werden. Verständliche und einfühlende Information sowie Vertrauensbildung sind hier besonders wichtig, damit die Familie der Hebamme nicht die Tür verschließt.

> **M** Die Hebamme ist von der Schweigepflicht entbunden, wenn sie den Verdacht einer drohenden Beschneidung hat.

Die Vermittlung von Beratungseinrichtungen oder anderen betroffenen Frauen kann hilfreich sein.

Webseiten mit Kontaktadressen und Beratungsstellen:
- Integra – Deutsches Netzwerk zur Überwindung weiblicher Genitalverstümmelung, www.netzwerk-integra.de
- Terre des Femmes e. V. www.frauenrechte.de
- (I)NTACT e. V. www.intact-ev.de

Intimchirurgie in der westlichen Welt

Unter dem Schlagwort „Intimkorrektur – fast alles ist möglich" wird auf unzähligen Webseiten für verschiedenste Operationen geworben. Dazu gehören die Straffung der Scheide, Vergrößerung der kleinen oder Verkleinerung der großen Labien, Fettabsaugung am Schamhügel, Unterspritzung des G-Punktes und die sogenannte Reviriginisierung, d. h. Wiederherstellung des Hymens. Der meist ambulant vorgenommene Eingriff kann zu Blutungen, Vernarbungen, Sensibilitätsstörungen und Infektionen führen. Die Deutsche Gesellschaft für Gynäkologie und Geburtshilfe lehnt in ihrer Stellungnahme zur Intimchirurgie die Eingriffe nicht ab, weist aber darauf hin, dass es keine verbindlichen Curricula in der Aus- und Weiterbildung gibt und dass Risikoeinschätzungen und Daten zu Komplikationsraten fehlen (DGGG 2009). Trotzdem werden seit einigen Jahren, zunehmend auch schon bei jungen Mädchen, diese Schönheitsoperationen durchgeführt. Hebammen werden bei ihrer Arbeit also in Zukunft ebenfalls damit konfrontiert sein.

Literatur zu Kapitel 5 s. S. 103

6 Familienplanung

Cordula Ahrendt, Clarissa Richter

6.1 Hebamme und Kontrazeption

Cordula Ahrendt

> **M** Hebammen sind befugt, in eigener Verantwortung eine angemessene Aufklärung und Beratung in Fragen der Familienplanung durchzuführen (Artikel 4 der Richtlinie der Europäischen Gemeinschaft 80/155/EWG und Artikel 1 (1) der Berufsordnungen der Länder).

Als vertraute Bezugsperson sollte die Hebamme während der Betreuung in der Schwangerschaft und vor allem im Wochenbett die Möglichkeit nutzen, professionell zu den Themen Sexualität nach einer Geburt und Familienplanung zu beraten. Zusätzlich können sich Hebammen für Unterricht an Bildungseinrichtungen fortbilden. Neben einer Förderung des Körperbewusstseins ist die gesundheitliche Aufklärung zur Konzeption und deren altersbedingten Grenzen, zur Kontrazeption sowie zur Prävention von sexuell übertragbaren Krankheiten bedeutsam.

> **D** Als **Familienplanung** bezeichnet man eine Geburtenregelung, die durch den bewusst gesteuerten Einsatz von Methoden der Kontrazeption oder durch eine Kinderwunschbehandlung die den individuellen Wünschen eines Paares bzw. der Mutter angepasste Kinderzahl ermöglichen soll (Pschyrembel 2007 [51]).

Trotz umfangreicher Auswahl an Verhütungsmethoden liegt in Deutschland der Anteil der geplanten Schwangerschaften nur etwa bei zwei Dritteln (Helfferich 1999). Bei den 25- bis 29-jährigen Frauen lag der Anteil der geplanten Schwangerschaften und bei den unter 20-jährigen der Anteil der ungeplanten Schwangerschaften am höchsten. Die Ursachen für das Entstehen ungeplanter Schwangerschaften sind multifaktoriell.

Gründe, nicht oder nicht sorgfältig zu verhüten, sind:
- Unwissenheit
- Unerfahrenheit mit der Methode
- die subjektive Überzeugung, nicht schwanger zu werden
- eine ambivalente Planungssituation hinsichtlich einer Schwangerschaft
- der lebensgeschichtliche Hintergrund (z. B. Krisensituationen)
(Helfferich 1996, Auswertung Deutsche Studie zu Infertilität und Subfekundität – DESIS).

Hebammen und Ärzte können in Zusammenarbeit mit Beratungsstellen einen entscheidenden Beitrag zur Stärkung der individuellen Verantwortung im Umgang mit Sexualität und Familienplanung und bei der Prävention von Schwangerschaftsabbrüchen, Kindesaussetzung bzw. -tötung leisten.

Beratungsstellen

Das „Gesetz zur Vermeidung und Bewältigung von Schwangerschaftskonflikten" (Schwangerschaftskonfliktgesetz – SchKG), letzte Änderung 26.08.2009, sichert jeder Person das Recht auf Beratung in Fragen der Sexualaufklärung, Verhütung und Familienplanung. Ausgehend davon muss jedes Bundesland ein plurales Angebot von Beratungsstellen einrichten. Diese werden von verschiedenen mit öffentlichen Geldern geförderten Trägern angeboten: Kommunen, Arbeiterwohlfahrt, Diakonisches Werk, Caritas Wohlfahrtsverband, Gesellschaft für Sexualberatung und Familienplanung e. V., Pro Familia.

Hebammen können in allen Einrichtungen arbeiten (s. S. 16 ff).

D Definition **M** Merke

6 Familienplanung

Tabelle 6-1 Methoden der Empfängnisverhütung.

1. Methoden ohne Mittelanwendung	• Coitus interruptus
	• Methoden zur Fruchtbarkeitsbestimmung
	  – NFP*: Sympto-thermale Methode (nach sensiplan®)
	  – Farnkrauttest
	  – Zyklusanalysecomputer

2. Chemische Methoden	• Spermizide • Zitronen- und Milchsäureprodukte

3. Mechanische Methoden	• Barrieremethoden: Kondom, Diaphragma, Portiokappe
	• Intrauterinpessar (IUP)
	  – wirkstofffreie
	  – kupfertragende
	  – gestagenhaltiges IUS* Mirena®

4. Hormonelle Methoden	• mit Ovulationshemmung (Kombinationspräparate: „Pille", 1-Monats-Spritze, Nuvaring®, Wochenpflaster; Gestagenmonopräparate: 3-Monats-Spritze, Implanon®, Minipille Cerazette®) • ohne Ovulationshemmung (konventionelle Minipille)
5. Notfallkonzeption	• „Pille danach" • „Spirale danach" (kupfertragend)
6. Irreversible Methoden	• Operative Sterilisation von Frau oder Mann • Nichtoperative Sterilisation der Frau: Essure® -Verfahren

* NFP = Natürliche Familienplanung
* IUS = Intrauterinsystem

6.2 Möglichkeiten der Kontrazeption

Kontrazeptiva sind Mittel zur Schwangerschaftsverhütung bzw. -planung. Neben Sicherheit, einfacher Handhabung und guter Verträglichkeit spielen bei der Wahl eines Kontrazeptivums auch die Form und Kommunikationsqualität der Paarbeziehung sowie die Parität eine große Rolle (BzgA 2005, 2007). Das Prinzip der Empfängnisverhütung besteht darin, in den natürlichen Prozess der Entstehung einer Schwangerschaft einzugreifen:
- zur Verhinderung des Eisprungs (Ovulationshemmung)
- zur Verhinderung der Befruchtung (Konzeptionsverhütung)
- zur Verhinderung der Einnistung einer bereits befruchteten Eizelle in die Gebärmutterschleimhaut (Nidationshemmung).

M Maßnahmen (z. B. Mifegyne®), die nach der erfolgten Einnistung durchgeführt werden, definiert man in Deutschland eindeutig als Schwangerschaftsabbruch.

Methoden zur Fruchtbarkeitsbestimmung ermitteln die fruchtbaren Tage und verlangen in diesem Zeitraum eine Abstinenz oder ein Zurückgreifen auf mechanische oder chemische Verhütungsmittel.

Geschlechtsverkehr zu jedem Zeitpunkt im Zyklus ist bei der Anwendung chemischer, mechanischer, hormoneller und irreversibler Methoden möglich.

6.3 Zuverlässigkeit der Verhütungsmethoden

Cordula Ahrendt

Die Sicherheit der Methoden wird international mit dem **Pearl-Index** (PI) beurteilt:

> **M** Pearl-Index = $\dfrac{\text{Anzahl der ungewollten Schwangerschaften}}{100 \text{ Frauenjahre}}$

Die **Versagerquote** wird durch die Anzahl der ungewollten Schwangerschaften der jeweiligen Verhütungsmethode bezogen auf 100 Frauenjahre bzw. 1200 Anwendermonate ermittelt. 1200 Monate entsprechen 100 Frauen im gebärfähigen Alter, die ein Jahr lang die gleiche kontrazeptive Maßnahme anwenden. Ein niedriger PI bedeutet gute, ein hoher PI unzureichende Sicherheit. Die Versagerquote ergibt sich sowohl aus den Unzulänglichkeiten der Methode als auch aus einer fehlerhaften bzw. unzuverlässigen Anwendung.

Man unterscheidet zwischen **Methodensicherheit** und **Gebrauchssicherheit**, dem eigentlichen Pearl Index. Methodensicherheit ist die Versagerquote einer gut geschulten Gruppe, die an fruchtbaren Tagen Enthaltsamkeit praktiziert.

In wissenschaftlichen Arbeiten findet bevorzugt die „Life-Table-Analysis" Anwendung, ein statistisches Verfahren, das die Anzahl der aufgetretenen Schwangerschaften zu den Nichtschwangeren über die Dauer der individuellen Anwendung einer Methode in Beziehung setzt. Damit wird die Mindestbeobachtungsdauer von einem Jahr umgangen. Der Wert wird in Prozent angegeben.

6.4 Natürliche Familienplanung nach sensiplan®

Clarissa Richter

Die „Natürliche Familienplanung" (NFP) bietet die Möglichkeit, durch das Erlernen der physiologischen Vorgänge im menschlichen Körper und eine kontinuierliche Selbstbeobachtung die eigene Fruchtbarkeit sicher zu bestimmen. Dieses Wissen kann sowohl bei Kinderwunsch als auch zur Kontrazeption angewandt werden. Das dabei erlangte Körper- und Selbstbewusstsein kann sich positiv auf das Selbstbild, die Partnerschaft und die Ärztin-Patientin-Beziehung auswirken.

Da die Methode nicht in körperliche Abläufe eingreift, sondern lediglich beobachtet und interpretiert, sind keinerlei gesundheitliche Nebenwirkungen zu befürchten. Die NFP ist mit überschaubarem Aufwand und minimalen Kosten meist gut ins tägliche Leben zu integrieren und auch unter religiösen Gesichtspunkten annehmbar.

NFP ist nicht gleich NFP. Die Idee der natürlichen Empfängnisregelung ist alt und in den letzten Jahren bzw. Jahrzehnten ist eine Vielzahl verschiedener Methoden entstanden, die jedoch eine ganz unterschiedliche Sicherheit bezüglich der Vermeidung einer ungewollten Schwangerschaft bieten.

> **M** sensiplan® stützt sich auf das über 30 Jahre gewachsene und wissenschaftlich begleitete sympto-thermale Regelwerk der Malteser Arbeitsgruppe NFP. Für eine sichere Anwendung wird parallel zur Basaltemperatur ein weiteres Körperzeichen (Zervixschleim oder Lage, Konsistenz und Öffnung der Zervix) beobachtet, beides in ein Zyklusblatt eingetragen und nach festen Regeln ausgewertet.

Bei konsequenter Einhaltung erreicht sensiplan® eine sehr hohe Methodensicherheit mit einem Pearl Index (PI) von 0,4. Die Methode stützt sich darauf, dass eine Eizelle nach der Ovulation höchstens 12–18 Stunden befruchtungsfähig ist. Gleichzeitig können Spermien unter optimalen Bedingungen im Körper der Frau bis zu fünf Tage überleben. Daraus ergibt sich eine „gemeinsame fruchtbare Zeit", die mit den Regeln der NFP nach sensiplan® bestimmt werden kann.

Das Erlernen des Regelwerks ist damit grundlegend für die sichere Anwendung der NFP – mit der durch die AG NFP herausgegebenen Literatur (AG NFP 2009, 2011) und/oder unter der fachlichen Begleitung durch geschulte NFP-Beraterinnen. So ist die NFP schon ab dem ersten beobachteten Zyklus sicher anwendbar und es kann auf die individuelle Situation (Absetzen hormoneller Kontrazeptiva, Stillzeit, Wechseljahre) eingegangen werden. Gleichzeitig liefert NFP bei (vermeintlichen) Zyklusstörungen oder unerfülltem Kinderwunsch diagnostische Hinweise. Die Zusammenfassung des Regelwerks in diesem Lehrbuch bietet einen ersten Einblick, exemplarisch wird als zusätzliches Körperzeichen zur Temperatur nur auf den Zervixschleim eingegangen.

Tabelle 6-2 Zuverlässigkeit der Methoden, Pearl-Index.

Methode	Pearl-Index Methodensicherheit	Pearl-Index Gebrauchssicherheit	Quellen
Implanon®	0,01	0,05	Bitzer 2010
Sterilisation beim Mann		0,09	Bitzer 2010
IUS Mirena®		0,1 – 1,1	Bitzer 2010
Minipille Cerazette®	0,14–0,17		Hersteller 2003, DGGG 2008, Bitzer 2010
Minipille, konventionell	0,17	0,3 - 3,1	DGGG 2008, Bitzer 2010
Nichtoperative Sterilisation Essure® - Verfahren		0,2	Hersteller 2010
Orale Kombinationspräparate	0,2 - 0,6	0,2–0,9	DGGG 2008, Bitzer 2010
3-Monats-Spritze	0,3	0,3–1,4	DGGG 2008 , Bitzer 2010
NFP nach sensiplan®	0,3- 0,4	1,8 - 2,2	DGGG 2008, Raith-Paula 2008
Nuvaring®	0,40	0,65–1,8	Hersteller (europ. Studie), DGGG 2008, Bitzer 2010
Wochenpflaster Evra®	0,72	0,9	Hersteller 2002, DGGG 2008
Babycomp® Ladycomp®	0,7	3,8–4,1	Freundl 2000, Kern 2003, Hersteller 2010
Operat. Sterilisation der Frau		0,75 – 3,65	DGGG 2008, Bitzer 2010
Kupferhaltiges IUP		0,9 -3	DGGG 2008, Bitzer 2010
Pille danach	1	3	Pro Familia 2008, Bitzer 2010
Spirale danach	1		Bitzer 2010
Cyclotest 2 plus®	1-3		Hersteller 2010
Kondom	2	12	DGGG 2008, Bitzer 2010
Diaphragma (mit Spermiziden)	1- 6	12 -20	DGGG 2008, Bitzer 2010
Lea contrazeptivum® (mit Gel) FemCap®	2,2	7,6	Hersteller 2010, Bitzer 2010 keine Angaben
Bioself ®	2	23	Raith-Paula 2008, (Vorläufermodell, Studie von 1991)
Spermizide	3- 8	21-36	DGGG 2008/ Pro Familia 2008
Zitronen- und Milchsäuregel			Keine Angaben
Persona®	6,4	20	Hersteller 2002, Raith-Paula 2008
Coitus interruptus	4–16	18–23	Freundl 2000, DGGG 2008
Ohne Kontrazeption		85–90	Freundl 2000, Breckwoldt 2008

Natürliche Familienplanung nach sensiplan® 6

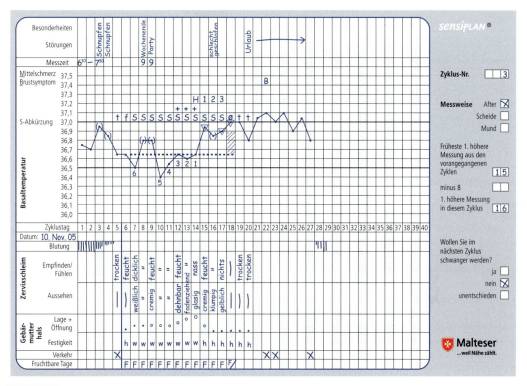

Abb. 6-1 Beispielhafte Dokumentation und Auswertung auf einem Zyklusblatt.

Messen der Basaltemperatur

Die Körpertemperatur unterliegt einem individuellen Biorhythmus, die niedrigsten Werte werden frühmorgens gemessen (Basaltemperatur). Nach der Ovulation beeinflusst der thermogenetische Effekt des Progesterons die Temperatur, sie steigt um mindestens 0,2 °C an. Abweichungen vom gewohnten Lebenswandel, z. B. positiver oder negativer Stress, Schlafmangel, Schichtdienst, Krankheit, Medikamentensubstitution, Alkohol oder ein Klimawechsel, können die Basaltemperatur verändern. Solche möglichen Störfaktoren müssen deshalb notiert werden.

Vorgehen

- Die Basaltemperatur wird täglich, morgens direkt nach dem Aufwachen und vor dem Aufstehen/vor jeglicher körperlicher Aktivität gemessen.
- Die Messung kann rektal (3 min), vaginal oder oral (jeweils 5 min) vorgenommen werden. Innerhalb eines Zyklus darf der Messort nicht gewechselt werden. Andere Messorte (axillar, im Ohr, auf der Stirn) sind nicht zulässig.
- Normale geeichte Analogthermometer sind ausreichend, die Verwendung eines Digitalthermometers mit zwei Nachkommastellen ist möglich (3 min. Messdauer, unabhängig von Messort und Signalton).

Dokumentation der Temperatur

- Ein Zyklus beginnt immer am ersten Tag der Menstruation (Abb. 6-1).
- Die Uhrzeit der Messung sowie Besonderheiten bzw. mögliche Störfaktoren müssen vermerkt werden.
- Die Messwerte werden auf ein halbes Zehntel Grad Celsius genau (digitale Werte entsprechend gerundet) in das Zyklusblatt eingetragen und miteinander verbunden.

6 Familienplanung

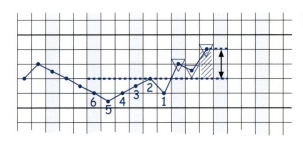

Abb. 6-2 Auswertung der Temperaturkurve.

Auswertung der Temperatur

> **M** Als Temperaturanstieg sind 3 aufeinander folgende Messwerte, die höher sind als die 6 vorausgegangenen, definiert. Der 3. höhere Wert muss dabei mindestens 0,2 °C über dem höchsten der 6 vorausgegangenen Werte liegen (Abb. 6-2).

- Eine Hilfslinie durch den höchsten der 6 vorausgegangenen Werte und das Umranden der höheren Messungen erleichtern die Auswertung optisch.
- Störungen werden ausgeklammert und nicht mitgezählt.
- Im sensiplan®-Regelwerk gibt es ergänzende Regeln, die die Möglichkeit zur Zyklusauswertung erweitern.
- Keine andauernde eindeutige Temperaturerhöhung ist ein Zeichen für einen anovulatorischen Zyklus.
- Die Temperaturhochlage dauert normalerweise zwischen 10 und 16 Tagen, bis wieder eine Blutung einsetzt. Dauert sie länger als 18 Tage und hat Verkehr in der fruchtbaren Zeit stattgefunden, kann mit großer Wahrscheinlichkeit von einer Schwangerschaft ausgegangen werden. Anhand der ersten höheren Messung lässt sich der voraussichtliche Geburtstermin bestimmen.

Beispiel:
Tag der ersten höheren Messung = 23.8.2011
minus 7 Tage
(Naegele-Regel plus 7 Tage!) = 16.8.2011
minus 3 Monate = 16.5.2011
plus 1 Jahr = 16.5.2012 (Geburtstermin)

Beobachtung des Zervixschleims

Der Zervixschleim wird unter dem Einfluss von Hormonen in den Krypten des Zervixkanals gebildet. Außerhalb der fruchtbaren Zeit verschließt ein zäher Schleimpfropf die Portio und macht sie für Spermien unpassierbar. Während der Follikelreifung, unter dem wachsenden Einfluss der Östrogene, verändert er sich bis hin zu einer wässrig flüssigen oder weit dehnbaren Konsistenz (wie rohes Eiweiß). Dieser Zervixschleim enthält energiereiche Nährstoffe wie Proteine, Glukose, Salze und bietet Spermien auf dem Weg zur befruchtungsfähigen Eizelle optimale Bedingungen. Nach der Ovulation lässt das Progesteron den Zervixschleim wieder dickflüssiger und zäher werden. Zusätzlich zur Temperaturerhöhung ist damit diese spezifische Veränderung des Zervixschleims hin zu einer schlechteren Qualität ein Hinweis auf eine erfolgte Ovulation.

Jede Frau kann ihren Zervixschleim empfinden, am Scheideneingang fühlen und auch sehen. Die Veränderungen reichen von „nichts gefühlt" oder „nichts gesehen" bis hin zu einem „feuchten oder nassem Empfinden" und glasigem Zervixschleim bei Empfängnisbereitschaft. Für die Zervixschleimbeobachtung ist es nicht notwendig, einen Finger in die Vagina einzuführen, sondern es genügt, den Scheideneingang beim Toilettengang mit dem Finger oder Papier abzutupfen.

Dokumentation und Auswertung

Die beste Zervixschleimqualität des Tages wird abends im Zyklusblatt beschrieben und unter Anwendung von Abkürzungen für Empfinden, Fühlen und Aussehen wie folgt (Qualitätssteigerung von t bis S+) eingetragen:

t = keinen Zervixschleim gesehen oder gefühlt, trockenes oder gar unangenehmes Gefühl
Ø = keinen Zervixschleim gesehen oder gespürt
f = feuchtes Gefühl, kein Zervixschleim sichtbar
S = Zervixschleim ist dicklich, weißlich, gelblich, klumpig oder cremig bei feuchtem Empfinden
S+ = Zervixschleim ist glasig, durchsichtig, wie rohes Eiweiß, dehnbar, ziehbar, flüssig, rötlich, wässrig rinnend bei der Empfindung von Nässe oder Feuchtigkeit

Natürliche Familienplanung nach sensiplan® 6

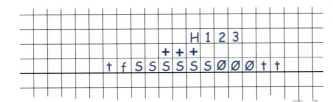

Abb. 6-3 Dokumentation der Zervixschleimsymptome. Höhepunkt (H).

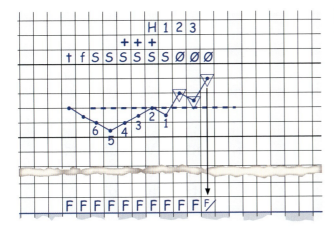

Abb. 6-4 Die unfruchtbare Zeit nach dem Eisprung beginnt am Abend des 3. Tages der erhöhten Temperatur.

Für die Auswertung des Zervixschleimsymptoms muss der Zervixschleim-Höhepunkt bestimmt werden – der letzte Tag mit der individuell besten Zervixschleimqualität. Dieser wird mit einem H über der Zervixschleimabkürzung markiert (Abb. 6-3).

Zyklusauswertung

Bestimmung der unfruchtbaren Zeit am Zyklusanfang

Von einer unfruchtbaren Zeit am Zyklusanfang kann nur dann ausgegangen werden, wenn es im vorangegangen Zyklus eine auswertbare Temperaturhochlage gab. Darum muss im ersten dokumentierten Zyklus Fruchtbarkeit von Anfang an angenommen werden.

Das NFP-Regelwerk nach sensiplan® bietet zwei Möglichkeiten, um die unfruchtbare Zeit am Zyklusanfang zu bestimmen. Anfangs orientiert man sich dabei an einer festen Größe, bis man nach 12 sicher ausgewerteten Zyklen zu einer individuellen Bestimmung anhand der bisher identifizierten höheren Messungen übergeht.

Ein Grundpfeiler der NFP nach sensiplan® als sympthothermale Methode ist die „doppelte Kontrolle" – bei der Bestimmung der fruchtbaren und unfruchtbaren Zeit muss immer sowohl die Temperatur als auch das Körperzeichen Beachtung finden. Sobald am Zyklusanfang Zervixschleim gesehen oder feucht empfunden wird, muss deshalb direkt Fruchtbarkeit angenommen werden.

Bestimmung der unfruchtbaren Zeit nach der Ovulation

> **M** Die unfruchtbare Zeit nach der Ovulation beginnt entweder am Abend des 3. Tages der erhöhten Temperatur (Abb. 6-4) oder am Abend des 3. Tages nach dem Zervixschleim-Höhepunkt (Abb. 6-5), je nachdem, welches von beiden Zeichen später kommt.

Da die Länge der Zeitspanne nach dem Eisprung im Gegensatz zur Temperaturtieflage nur minimalvariiert, können NFP-Anwenderinnen den zu erwartenden Beginn der nächsten Menstruation auch bei unregelmäßigen Zyklen relativ genau bestimmen.

6 Familienplanung

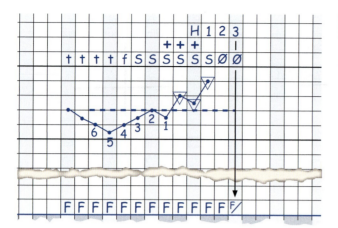

Abb. 6-5 Die unfruchtbare Zeit nach dem Eisprung beginnt am Abend des 3. Tags nach dem Höhepunkt des Zervisschleimsymptoms.

Anwendung

Kontrazeption

Die Methodensicherheit der NFP nach sensiplan® ist mit einem PI von 0,4 sehr hoch und mit der Sicherheit der hormonellen Kontrazeptiva wie der „Pille" vergleichbar. Die Gebrauchssicherheit mit einem PI von 2,2 ist abhängig von der korrekten Zyklusauswertung, dem Einhalten der festgelegten Regeln und der Motivation des Paares, eine Schwangerschaft wirklich vermeiden zu wollen.

Kinderwunsch

Mit NFP lässt sich vor allem durch die Beobachtung des Zervixschleimsymptoms (s. S. 85) die fruchtbare Zeit bestimmen. An Tagen mit Zervixscheim der (individuell) besten Qualität sowie an den Tagen direkt im Anschluss bis einschließlich dem Tag der ersten höheren Messung, ist die Empfängniswahrscheinlichkeit am größten.

Die Wahrscheinlichkeit einer spontanen Schwangerschaft im laufenden Zyklus liegt selbst bei Geschlechtsverkehr am fruchtbarsten Zyklustag trotzdem bei nur etwa 27 %.

6.5 Andere Verhütungsmethoden ohne Mittelanwendung

Cordula Ahrendt

Coitus interruptus

Beim Coitus interruptus wird der Penis aus der Scheide gezogen, bevor es zum Samenerguss kommt. Wegen mangelnder Sicherheit (PI 4–23) und Störungen des Sexuallebens ist diese Methode nicht zu empfehlen.

Farnkrauttest

Lässt man einen Tropfen Zervikalschleim auf einem Objektträger eintrocknen, kann unter einem Mikroskop mit 100facher Vergrößerung das **Farnkraut-Phänomen während der fruchtbaren Tage** nachgewiesen werden. Im Handel sind dazu einfach zu handhabende Miniaturmikroskope (PG 53, PC 2000, MayBe Baby, Donna, babystart FOCUS) erhältlich. Der Verzweigungsgrad der Ästchen verändert sich parallel zum Östrogenspiegel. Das ansteigende Progesteron der zweiten Zyklushälfte verhindert die Ausbildung des Farnkrautmusters (Abb. 6-6 **a**, Abb. 6-6 **b**).

M Als alleinige Methode ist der Farnkrauttest nicht zu empfehlen, da der Farnkrauteffekt häufig nicht eindeutig zu erkennen ist (Raith-Paula et al. 2008).

Andere Verhütungsmethoden ohne Mittelanwendung 6

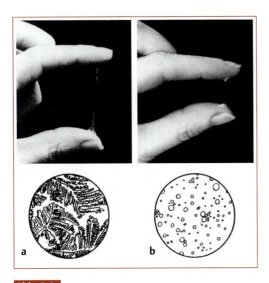

Abb. 6-6
a Farnkrautphänomen unter dem Mikroskop und spinnbarer Zervixschleim = fruchtbare Tage.
b Fehlendes Farnkrautphänomen und zäher Zervixschleim = unfruchtbare Tage.

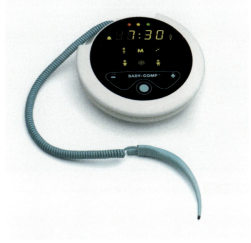

Abb. 6-7 Zyklusanalysecomputer BabyComp®.

Rovumeter®

Im Handel erhältlich ist das wenig effektive Rovumeter®, das die Frau täglich in die Scheide einführen muss, um die Menge des Zervikalschleims zu messen.

Zyklusanalysecomputer

Zyklusanalysecomputer sind Hilfsmittel zur Bestimmung der fruchtbaren Zeit und zur Vorhersage der Ovulation. Sie messen Hormone im Urin, Zervixschleim oder Speichel als direkte Marker und/oder messen sowie bewerten die Körpertemperatur als indirekten Marker. Es liegen keine aussagekräftigen Studien zum Pearl-Index vor (Raith-Paula 2008). Zyklusanalysecomputer, Farnkrauttester und NFP wurden in einer Studie auf das Ausmaß der falsch negativen Ergebnisse, die zum Risiko einer Konzeption, und der falsch positiven Ergebnisse, die zur verlängerten Phase der Abstinenz oder des Zurückgreifens auf Barrieremethoden führen, untersucht. Gar keine falsch negativen Angaben sind bei NFP, die wenigsten bei Cyclotest 2 Plus zu verzeichnen, gefolgt von Babycomp/Ladycomp und Bioself 2000. Die wenigsten falsch positiven Angaben gab es bei NFP, gefolgt von Babycomp/Ladycomp, Cyclotest 2 plus und Bioself 2000 (Kern 2003).

Zyklusanalysecomputer LadyComp® und BabyComp® (Abb. 6-7) basieren auf der Temperaturmethode und sind digitale Thermometer mit integriertem Computer. Entsprechend der individuellen Weckzeit wird unmittelbar nach dem Aufwachen im Halbschlaf und im Liegen 50–60 Sekunden lang mit einem Temperaturfühler unter der Zunge gemessen. Die Aufwachzeit kann um 3 Stunden rund um den üblichen Zeitpunkt schwanken. Der Zykluscomputer wertet die persönlichen Daten auf Grundlage der Statistik zahlreicher Zyklen von vielen tausend Frauen aus und zeigt für die nächsten 24 Stunden die fruchtbaren und unfruchtbaren Tage bzw. Lern- und Übergangsbereiche an. Nach 4 Monaten der regelmäßigen Anwendung können Informationen zum Eisprung, zur Gelbkörperfunktion bzw. einer möglichen Befruchtung abgerufen werden.
Bei fieberhafter Erkältung, Schlafmangel oder übermäßigem Alkoholgenuss sollte die Messung unterbrochen werden oder das Display zeigt einen Fehler an. Die Datenauswertung erfolgt auf der Grundlage vorangegangener Zyklen. Bei Schichtarbeit muss bei jedem Schichtwechsel die neue Weckzeit eingestellt werden. Die Geräte können zum Hersteller eingeschickt werden, um die letzten 180–250 Zyklustage ausdrucken und analysieren zu lassen.

6 Familienplanung

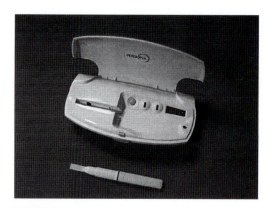

Abb. 6-8   Hormonmessgerät Persona®.

Cyclotest 2 Plus® und Bioself plus® sind Temperaturcomputer, die **zusätzlich** die LH-Konzentration durch Teststäbchen ermitteln oder weitere Informationen, wie z. B. den Zeitpunkt des Schleimhöhepunktes, bewerten. Die Daten können über eine USB-Schnittstelle am eigenen Computer visualisiert oder per Telefon an den Hersteller zur Auswertung übertragen werden.

Das **Hormonmessgerät PERSONA** (Abb. 6-8) erkennt den Beginn der fruchtbaren Phase am Anstieg des E3G (Estron-3-Glucuronid, Urinmetabolit des Estradiol) und berechnet das Ende dieser Phase auf der Basis des 24–36 Stunden vor der Ovulation auftretenden LH-Peak und der durchschnittlichen Lebensdauer von Eizelle und Spermien. Die Teststäbchen müssen 3 Sekunden in den morgendlichen Urinstrahl gehalten werden.

Ovoquick® und **Clearplan/Clearblue®** messen den LH-Spiegel im Urin, sind aber **nicht** als Verhütungsmethode zugelassen, sondern dienen zur Ermittlung der Ovulation für Paare mit Kinderwunsch.

Computerprogramme „Zykla" und „Symptotherm" oder die Software „May I" für Handy, Handheld und PC erleichtern die Auswertung aller gesammelten Messwerte und Beobachtungen der Natürlichen Familienplanung. Die Internetseite „MyNFP.net" bietet eine kostenlose Verwaltung und Auswertung der Zyklusdaten und ermöglicht zusätzlich einen Erfahrungsaustausch unter den Anwenderinnen.

6.6 Chemische Methoden
Cordula Ahrendt

> **M** Die chemischen Verhütungsmittel funktionieren auf doppelte Weise: Sie verschließen mechanisch den äußeren Muttermund mit einem zähen Film und verhindern ein Fortbewegen der Spermien an den Befruchtungsort.

Der **Wirkstoff Nonoxinol** führt zu einem Zerfall der Spermienmembran (**spermizide Wirkung**) und hat eine zusätzliche antibakterielle Wirkung, z. B. gegen Gonokokken und Clamydien. Spermizidpräparate sind rezeptfrei in verschiedenen Applikationsformen (Gel, Creme, Spray, Tabletten, Zäpfchen, Vaginalschwamm) erhältlich, jedoch wurde für Produkte mit Nonoxinol in Europa die Produktion eingestellt. Als Gründe können die Unsicherheit der Methode, häufige Nebenwirkungen, wie vaginale Schleimhautreizungen und -entzündungen, und die inzwischen etablierten Alternativen vermutet werden (z. B. Berliner Zitronengel). Diese Cremes und Gels auf **Milchsäure- oder Zitronensäurebasis** bewirken neben der Barrierefunktion die Erhöhung des pH-Wertes und beeinträchtigen damit vor allem die Fortbewegungsfähigkeit (Motilität) der Spermien.

Die alleinige Anwendung chemischer Methoden ist aufgrund der geringen Sicherheit nicht zu empfehlen, sondern nur in Kombination mit Diaphragma oder Portiokappe.

Kontraindikationen
- starker Fluor vaginalis
- Kolpitis, Zervizitis
- allergische Reaktion

Kommt es unter der Anwendung einer chemischen Methode zu einer Schwangerschaft, ist keine erhöhte Abort- oder Fehlbildungsrate nachgewiesen (Zahradnik 1998 [76], Diedrich 2007 [19]).

6.7 Mechanische Methoden
Cordula Ahrendt

> **M** Barrieremethoden verhindern mechanisch die Aszension der Spermien.

Sie unterscheiden sich in Größe, Form, Material, Handling und Verweildauer.

Kondome

Das **Kondom** ist eine dünne Haut, die über den Penis gezogen wird und das Ejakulat nach dem Samenerguss auffängt. Das Material besteht aus Naturkautschuklatex, hypoallergenem Latex oder latexfreiem Polyurethan. Es ist mit wasserlöslichen, silikonhaltigen oder spermiziden Gleitstoffen beschichtet. Die gleichzeitige Benutzung von fetthaltigen Gleitmitteln oder Cremes aufgrund von Scheidenentzündungen ist bei Latexkondomen nicht zu empfehlen, da sich das Kondom auflösen und reißen kann. Kondome sind in der EU als Medizinprodukte eingestuft und weisen ihre Qualität durch eine CE-Kennzeichnung nach.

Eine richtige Anwendung ist Voraussetzung für diese Verhütungsmethode. Das Kondom wird frühzeitig vor dem Samenerguss über den erigierten Penis gezogen. Dabei ist vorn auf genügend Raum für das Spermienreservoir zu achten. Nach dem Samenerguss muss das Kondom am Rand festgehalten und vor dem Erschlaffen mit dem Penis aus der Scheide gezogen werden.

Das **Kondom für die Frau** (**Femidom®**) kann jederzeit vor dem Geschlechtsverkehr in die Scheide eingeführt und zu einem beliebigen Zeitpunkt nach dem Verkehr entfernt werden. Der innere Ring (auch mit Schwämmchen für einen besseren Sitz erhältlich) wird vor die Portio gelegt. Die Haut in Form eines Schlauches passt sich der Vagina an. Der äußere Ring muss außerhalb des Scheideneingangs sitzen. Diese Form der Verhütung hat sich jedoch nicht durchgesetzt (der PI entspricht dem Kondom).

> **M** Ein Kondom bietet als einziges Verhütungsmittel gleichzeitig auch Schutz vor Geschlechts- und Infektionskrankheiten (z. B. AIDS).

Scheidendiaphragma

Das Diaphragma besteht aus einer weichen Latex-/Gummi- oder Silikonmembran, die kuppelartig über einen elastischen Ring gespannt ist. Das neuere Silikon Diaphragma MILEX Wide Seal® ist länger haltbar. Es kann über mehrere Jahre benutzt und sterilisiert werden. Ein breiterer Rand hält das Gel länger im Diaphragma (Abb. 6-9). Die unterschiedlichen Durchmesser von 60–90 mm bedingen eine individuelle Anpassung durch eine Fachkraft. Das Diaphragma erfüllt nur seine Funktion, wenn es intakt ist, richtig sitzt und mit einem spermiziden Gel oder einem Gel auf Milchsäure- oder Zitronensäurebasis

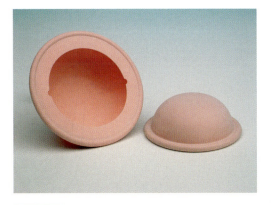

Abb. 6-9 Silikon-Scheidendiaphragma, MILEX Wide Seal®.

(z. B. Contragel grün®, Diaphragma Citro Gel®, Diaphragma Lacto Gel®) angewendet wird. Es muss mit dem hinteren Rand am hinteren Scheidengewölbe anliegen und sich mit dem vorderen Rand hinter der Symphyse befinden (Abb. 6-10). Die Portio sollte innerhalb des Spiralringes zu tasten sein. Das Diaphragma darf wegen der nachlassenden Wirkung des Gels frühestens 2 Stunden vor dem Verkehr eingesetzt werden. Bei jedem weiteren Verkehr sollte nochmals Gel mit einem Applikator eingeführt werden, ohne den Sitz des Diaphragmas zu verändern. Frühestens 8 bis spätestens 24 Stunden nach dem letzten Samenerguss wird es wieder entfernt.

Kontraindikationen
- anatomische Veränderungen (Descensus vaginae et uteri, Z. n. Vaginaloperation, Rektovaginalfistel)
- Wochenbett
- Kolpitis
- Akute oder chronische Harnwegsinfektionen

Portiokappe

Entgegen den Vorläufermodellen aus hartem Kunststoff (Zelluloid) oder Metall bestehen heute die Portiokappen vor allem aus Silikon (Lea contratraceptivum®, FemCap®). Auch Latexkappen sind obsolet. Das Angebot variiert in Form sowie Durchmesser. Die Portiokappe sollte frühestens 8 Stunden nach dem letzten Geschlechtsverkehr entfernt werden und nicht länger als max. 2 Tage liegen bleiben. Gels sind ähnlich dem Diaphragma anzuwenden.

Lea contraceptivum® (Abb. 6-11) gibt es in einer Universalgröße, es kann durch seine verdickten Ränder leichter eingeführt werden. Der Sitz an der Portio wird durch den Halt im Scheidengewölbe unter-

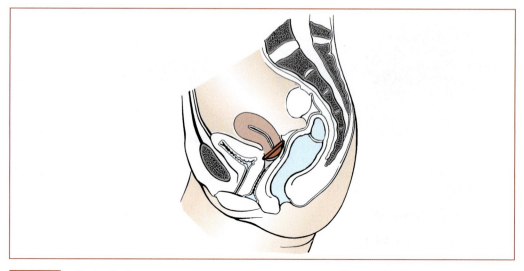

Abb. 6-10   Scheidendiaphragma in situ.

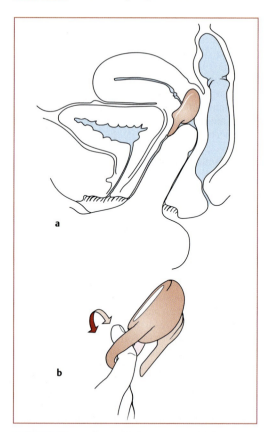

stützt. Ein rüsselförmiges Ventil ermöglicht den Saugeffekt an der Portio und den Abfluss des Zervixsekrets. Eine Kontrollschlaufe erleichtert das Entfernen.

FemCap® (Abb. 6-12) hat eine neu entwickelte Passform in 3 Größen und ist kleiner als Lea contraceptivum®. Die Krempe unterstützt den Sitz der Kappe auf der Portio und eine Schlaufe das Herausnehmen.

Kontraindikationen für Portiokappen
- Zervizitis, Kolpitis
- Z. n. Zervixrissen
- Z. n. Konisation
- während der Regelblutung
- 6–10 Wochen p. p.bzw. 4–6 Wochen nach Abruptio/Abort.

Die **Handhabung** von Scheidendiaphragma und Portiokappe erfordert das Erlernen einer Selbstuntersuchung und Übung. Informationen und Anleitung erhalten die Frauen in Beratungsstellen und Gesundheitszentren.

Intrauterinpessar (IUP, Spirale)

Ein **Intrauterinpessar** ist ein kleiner biegsamer Gegenstand aus Kunststoff mit einem Faden am Ende (Abb. 6-13).

Abb. 6-11   **a** Sitz von lea® contraceptivum beim Geschlechtsverkehr. **b** Entfernen: Lösen des Unterdruckes durch Drehen und Ziehen an der Kontrollschlaufe.

Mechanische Methoden 6

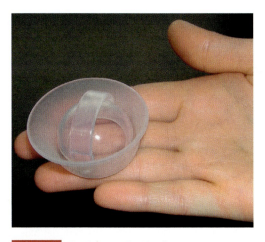
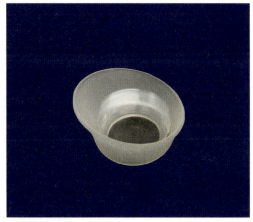

Abb. 6-12 Portiokappe FemCap®.

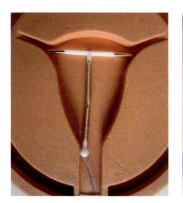
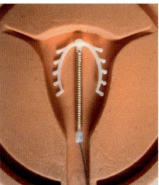
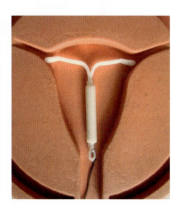

Abb. 6-13 Intrauterinpessare. Von links nach rechts: T-Safe CU 380A, Multi-Safe CU 375, Mirena®.

IUP ohne Wirkstoff

Spiralen ohne Wirkstoff (Lippes-Schleife) verursachen intrauterin durch Makrophagenaktivierung eine unspezifische Fremdkörperreaktion und verhindern mechanisch die Nidation. Dieses IUP ist obsolet.

Kupfertragende IUP

Kupfertragende Spiralen (T-Safe CU 380A, Multi-Safe CU 375, Neo-Safe T CU380, CU-Safe T 300, Gyne Fix) haben vor allem eine zytotoxische und damit spermizide Wirkung. Es ist mit einer verstärkten und schmerzhaften Regelblutung zu rechnen, vor allem in den ersten 2–3 Zyklen. Ein erhöhtes Risiko für das Auftreten aufsteigender Infektionen (Adnexitis) ist nur während der ersten 20 Tage nach der Einlage nachgewiesen (Bitzer 2010). (Verweildauer 3–5 Jahre, T-Safe CU bis 10 Jahre). Weiterhin gibt es Spiralen mit Silber- und/oder Gold-Kupfer-Legierungen, zu deren Verträglichkeit und Wirksamkeit bisher nur wenige Daten vorliegen.

Gestagenhaltiges IUP, Intrauterinsystem (= IUS)

Das Intrauterinsystem Mirena® gibt kontinuierlich geringe Gestagenmengen ab, die eine Ovulation nicht verhindern. Die lokale Freisetzung des Hormons bewirkt vor allem eine **Unterdrückung der Endometriumproliferation**.

6 Familienplanung

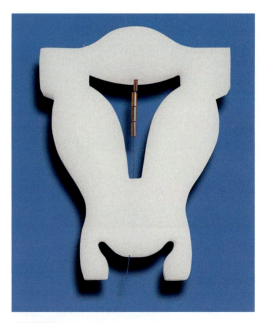

Abb. 6-14 Kupferkette Gyne Fix®.

Kontraindikationen
- genitale Infektionen
- Veränderungen der Anatomie des Cavum uteri
- Blutungsstörungen
- Schwangerschaft
- Kupfer-Allergie (Wilson-Krankheit)
- unbehandeltes Zervix- und Endometriumkarzinom

Für Frauen, die noch kein Kind geboren und zukünftigen Kinderwunsch haben, wird die Spirale als Verhütungsmethode kontrovers diskutiert. Insbesondere für diese Frauen wurde die Kupferkette Gyne Fix® entwickelt (Wildemeersch 2000). Sie besteht aus einem Nylonfaden, auf dem 4–6 Kupferzylinder aufgefädelt sind. Die Einlage erfordert spezielle Fertigkeiten, da der Faden im Fundus 1 cm tief fixiert wird (Abb. 6-14).

Daraus folgt eine Verminderung der Blutungsstärke und eine Verkürzung der Blutungsdauer. In den ersten 3–6 Monaten treten Blutungsunregelmäßigkeiten auf, bei etwa 50 % der Frauen entwickelt sich nach einem Jahr eine Amenorrhoe (Bitzer 2010). Zusätzlich wird ein zäher Zervikalschleim gebildet, die Beweglichkeit und Vitalität der Spermien sowie der Eizelltransport in den Tuben eingeschränkt (Verweildauer 5 Jahre).

> M Bei allen Spiralen-Arten besteht die Gefahr der Perforation des Uterus (1 von 1000) um den Zeitpunkt der Einlage. Ein erhöhtes Risiko einer Extrauteringravidität für nachfolgende Schwangerschaften ist nicht nachgewiesen (Bitzer 2010).

Das IUP wird vom Gynäkologen in den Tagen der Menstruation eingesetzt, da in dieser Zeit der Zervikalkanal weiter gestellt ist. Ein vermindertes Ausstoßungsrisiko wurde bei der Einlage nach dem 11. und ein vermindertes Infektionsrisiko nach dem 17. Zyklustag festgestellt (DGGG 2008, Bitzer 2010). Anschließend sollte nach 6 Wochen und dann halbjährlich durch Ultraschallkontrolle und gynäkologische Untersuchung der richtige Sitz überprüft werden. Mithilfe des kurzen Fadens, der aus dem äußeren Muttermund herausragt, kann das IUP jederzeit entfernt werden.

6.8 Hormonelle Methoden

Cordula Ahrendt

Synthetisch hergestellte Östrogene (Ethinylestradiol, Östradiolvalerat) und Gestagene (z. B. Levonorgestrel, Desogetrel) können oral, vaginal, intrauterin, transdermal, intramuskulär oder subkutan mit kurzfristiger oder langfristiger Wirkung appliziert werden. Man unterscheidet nach ihrer **Wirkung** die hormonelle Kontrazeption:
- mit Ovulationshemmung (Kombinations- und Gestagenmonopräparate)
- ohne Ovulationshemmung (konventionelle Minipille)
- mit Nidationshemmung nach erfolgter Konzeption (Notfallkonzeption „Pille danach").

Methoden mit Ovulationshemmung

Die Wirkung der Ovulationshemmer erstreckt sich auf verschiedene Organe:

Zwischen Hypothalamus, Hypophyse und Ovarien besteht ein **Rückkopplungsmechanismus**. Ein ausreichendes Angebot ovarieller Hormone bremst die Synthese und Freisetzung von Releasing-Hormonen im Hypothalamus (negative Rückkopplung). Die daraus resultierende **Unterdrückung der FSH- und LH-Produktion** in der Hypophyse hemmt im Ovar Follikelwachstum und Eisprung. Zusätzlich wirken die Ovulationshemmer auf den Zervixschleim, das Endometrium und die Tubenfunktion.

Hormonelle Methoden 6

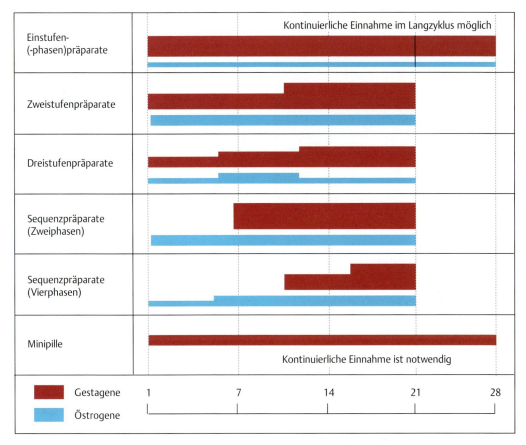

Abb. 6-15 Zusammensetzung der oralen hormonellen Kontrazeptiva in Abhängigkeit vom Zyklustag.

M Die kontrazeptive Wirkung wird in erster Linie durch Gestagene gewährleistet, Östrogene dienen der Verminderung von Zwischenblutungen und der Prophylaxe von Östrogenmangelsymptomen.

Die bedeutende lokale Wirkung der Gestagenkomponente ist beim IUS beschrieben. Ovulationshemmer stellen eine hormonelle Situation ähnlich der Frühschwangerschaft her.

Orale Kombinationspräparate

Sie werden entweder über eine Dauer von 21 Tagen oder im Langzyklus über unterschiedlich lange Zeiträume (42, 63, 84 oder 126 Tage) mit anschließender Pause von 7 Tagen kontinuierlich eingenommen. Möglich ist auch eine Langzeiteinnahme (länger als ein Jahr). Bisherige Studien weisen trotz verschiedener Einnahmemodalitäten Ähnlichkeiten in der kontrazeptiven Sicherheit und den Risiken nach. Nebenwirkungen des Langzyklus sind vor allem Zwischenblutungen und Amenorrhoe, die mit einer Wahrscheinlichkeit von 80–100% nach einer Einnahmedauer von 10–12 Monaten auftritt. Diskutiert werden die positiven Auswirkungen auf das allgemeine psychische und physische Wohlbefinden aufgrund fehlender Hormonschwankungen (Ludwig 2009, Bitzer 2010).

Voraussetzung für den antikonzeptionellen Schutz ist die **regelmäßige Einnahme** alle 24 bis maximal 36 Stunden.

Die **Typen** der oralen Kombinationspräparate werden nach der Zusammensetzung der Hormone eingeteilt (Abb. 6-15).

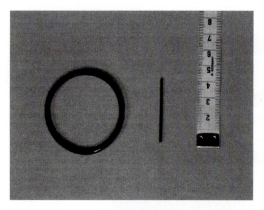

Abb. 6-16 Nuvaring®, Implanon®.

- **Einstufen(phasen)präparate:** Über die gesamte Einnahmedauer wird eine konstante Östrogen-Gestagen-Kombination eingenommen.
- **Zweistufenpräparate:** Bei gleichbleibender Östrogenmenge wird ein niedrig dosiertes Gestagen hinzugegeben, das in der zweiten Hälfte höher dosiert kombiniert wird.
- **Dreistufenpräparate:** Die Östrogen- und Gestagendosis wird in 3 Stufen verändert.
- **Sequenz- (Zweiphasenpräparate):** Sie enthalten in der ersten Einnahmephase (11 Tage) nur Östrogene, in der zweiten Phase (10 Tage) Östrogen und Gestagen.
- **Sequenz- (Vierphasenpräparate):** In den ersten beiden Phasen wird ein neu eingeführtes (2009), besser verträgliches Östrogen (Östradiolvalerat) und anschließend in zwei Phasen eine Kombination dieses Östrogens und eines Gestagens differenziert dosiert.

Hormonarme Pillen mit einer Tagesdosis unter 50 Mikrogramm Östrogen heißen **Mikropille**.

Vaginalring mit Hormonen

Der Nuvaring® ist ein flexibler, transparenter Vaginalring aus Kunststoff mit einem Durchmesser von 54 mm und einer Dicke von 4 mm (Abb. 6-16). Er setzt kontinuierlich niedrig dosierte Mengen an Östrogen und Gestagen frei. Der Ring wird von der Frau wie ein Tampon nach der Regelblutung eingesetzt. Verweildauer: 3 Wochen, 1 Woche ringfreies Intervall.

Hormonpflaster

Das Wochenpflaster (EVRA®) mit einer Fläche von 20 cm^2 dient der transdermalen Kontrazeption. Die Gestagene und Östrogene werden durch Aufkleben am Arm, Gesäß oder Oberkörper optimal aufgenommen. Verweildauer: 3-mal eine Woche, 1 Woche pflasterfrei.

1-Monats-Spritze

Diese Präparate (Cyclofem®, Mesigyna®) sind noch nicht in Deutschland zugelassen. Sie enthalten ein Depot-Östrogen sowie ein Depot-Gestagen und müssen in 4-wöchigem Abstand i. m. injiziert werden. Nach einer Übergangsphase mit Zwischenblutungen sind größtenteils regelmäßige Zyklen zu beobachten.

3-Monats-Spritze

Die Injektion eines hochdosierten Gestagendepotpräparates (z. B. Depo-Clinovir® i. m., Sayana® s. c.) erzielt eine Ovulationshemmung für ca. 3 Monate. Zu Beginn treten gehäuft Zwischenblutungen auf und nach 2–5-jähriger Anwendung bei 80 % der Frauen Amenorrhoen aufgrund einer Atrophie des Endometriums. Nach der letzten Gabe dauert es durchschnittlich 9–10 Monate bis zum Wiedereintritt der Fertilität durch regelmäßige Ovulationen (Ludwig 2009, Bitzer 2010).

Noristerat® (i. m.) stört vor allem die phasengerechte Ausreifung des Endometriums und hemmt die Ovulation nicht sicher. Amenorrhoen sind seltener (Ludwig 2009).

Gestagenpille Cerazette® (Minipille)

Als **Minipille** wird ein konstant niedrig dosiertes Gestagenmonopräparat bezeichnet (Abb. 6-15).

Die **Minipille Cerazette®** enthält das gleiche moderne Gestagen (Desogestrel) wie Implanon®. Eine sichere Ovulationshemmung wird bei einer Toleranz in der täglichen Langzeiteinnahme von 3 bis zu 12 Stunden Zeitverschiebung angegeben. Die Wahrscheinlichkeit einer Amenorrhoe steigt mit der Anwendungsdauer im Langzyklus (Ludwig 2009, Bitzer 2010).

Subkutane Gestagenimplantate

Die zuerst entwickelten gestagenhaltigen Silikonkapseln bzw. -stäbchen verursachten häufige Unverträglichkeiten. Implanon® ist ein 4 cm langes silikonfreies flexibles Kunststoff-Stäbchen mit einem Durchmesser von 2 mm (Abb. 6-16). Es wird in den ersten Tagen des Zyklus mit Hilfe eines Einweg-Applikators subkutan in den Oberarm implantiert. In den bisher vom Hersteller beobachteten 73 429 Anwendungszyklen wurde keine Schwangerschaft festgestellt. Bei 21 % der Frauen wurde während des ersten Jahres eine Amenorrhoe, bei 27 % eine Oligomenorrhoe und bei 7–18 % eine Polymenorrhoe beobachtet (Bitzer 2010). Verweildauer: 3 Jahre.

Risiken und Nebenwirkungen

Für alle Methoden zur Ovulationshemmung mit kombinierten hormonellen Kontrazeptiva gilt: Vor allem bei Frauen über 35 Jahre, Raucherinnen und Frauen mit Adipositas bestehen Risiken für
- Hypertonie
- Herzinfarkt, Schlaganfall
- Thrombose
- Lebertumoren
- Stoffwechselstörungen.

Kontraindikationen für kombinierte hormonale Ovulationshemmer (vgl. DGGG 2008, Bitzer 2010) sind u. a.:
- Frauen über 35 Jahre, die mehr als 15 Zigaretten täglich rauchen
- Adipositas mit BMI > 35–40
- Migräne mit neurologischen Symptomen (Aura)
- Migräne ohne Aura bei Frauen > 35 Jahre
- Leber- und Gallenerkrankungen
- vorausgegangene oder akute thromboembolische Erkrankungen (Venenthrombosen, Schlaganfall, Herzinfarkt)
- hormonabhängige Tumoren (Mammakarzinom)
- Diabetes mell. mit vaskulären Komplikationen bzw. Diabetes > 20 Jahre
- < 6 Wochen p. p.
- Stillen in den ersten 6 Monaten p. p.

Kontraindikationen für östrogenfreie Ovulationshemmer (vgl. DGGG 2008, Bitzer 2010) sind u. a.:
- gestagenabhängige Tumoren (Mammakarzinom)
- akute thromboembolische Erkrankungen
- schwere Lebererkrankungen
- < 6 Wochen p. p. bei stillenden Frauen
- schwere Depressionen

Die Stärke der Nebenwirkungen bzw. die Erhöhung von Risiken hängt von der Generation der beiden Hormone sowie von der Dosierung und Dauer der Einnahme ab (Schmidt-Matthiesen 2005, Ludwig 2009, Bitzer 2010).

Zu Beginn der Anwendung hormoneller Kontrazeptiva treten folgende **typische Nebenwirkungen** auf:
- Zyklusunregelmäßigkeiten
- leichte Kopfschmerzen
- Völlegefühl
- Spannungsgefühl in den Brüsten.

Lang andauernde hormonabhängige Nebenwirkungen müssen zusätzlich multifaktoriell betrachtet werden.

Östrogenbedingte Nebenwirkungen:
- Kopfschmerzen, Übelkeit
- Gewichtszunahme durch Beeinflussung des Elektrolythaushaltes
- Zwischenblutungen
- Blutdruckanstieg, Erhöhung des Thromboserisikos

Gestagenbedingte Nebenwirkungen:
- Müdigkeit, Antriebsmangel
- Gewichtszunahme durch Appetitsteigerung
- depressive Verstimmungen, verringerte Libido

Arztkonsultation und ggf. Absetzen vor allem der kombinierten Ovulationshemmer werden bei folgenden Symptomen empfohlen (Schmidt-Matthiesen et al. 2005, Ludwig 2009):
- erstmaliger Migräneanfall
- akute Sehstörungen
- akute thromboembolische Erkrankungen
- Oberbauchschmerzen oder Ikterus
- starker Blutdruckanstieg
- bei einer Schwangerschaft
- einige Wochen vor einer geplanten größeren Operation.

Methode ohne Ovulationshemmung

Ältere Generationen der **Minipille** wirken hauptsächlich durch die lokalen Gestageneffekte (s. IUS). Die Ovulation ist nur zum Teil eingeschränkt. Durch die geringe Dosierung treten als Nebenwirkungen vor allem Zyklusstörungen, z. B. Zwischenblutungen, auf. Die Minipille wird 24-stündlich im Langzyklus ohne Pause eingenommen. Bei einer Zeitverschiebung von nur 2–3 Stunden ist der Verhütungsschutz nicht mehr gewährleistet.

Notfallkontrazeption

> [M] Die **„Pille danach"** (Morning-after-pill) bzw. die **„Spirale danach"** sind kein Ersatz für Verhütungsmittel, sondern für den Notfall gedacht. Gleichzeitig sollte eine kontrazeptive Beratung und Aufklärung zur Prophylaxe sexuell übertragbarer Krankheiten erfolgen.

Als **„Pille danach"** stehen in Deutschland rezeptpflichtig zwei Gestagen-Monopräparate (Levogynon® und Unofem®) zur Verfügung. Diese müssen innerhalb von 72 Stunden nach dem konzeptionsverdächtigen sexuellen Kontakt eingenommen werden. Eine wiederholte Einnahme im selben Zyklus ist möglich. Die Gestagen-Monopräparate zur postkoitalen Kontrazeption sind in 17 europäischen Ländern rezeptfrei erhältlich (Profamilia 2006). Kombinationspräparate sind aufgrund stärkerer Nebenwirkungen obsolet.

Mögliche **Nebenwirkungen** sind
- Übelkeit, Schwindel und Erbrechen
- Kopf- und Unterbauchschmerzen
- Spannungsgefühl in der Brust
- Stärkere Menstruationsblutungen

Tritt während der ersten 3 Stunden nach der Einnahme starkes Erbrechen auf, muss die Einnahme wiederholt werden.

Wirkung: Präovulatorisch eingenommen bewirkt die relativ hohe Hormondosis vor allem eine Ovulationshemmung bzw. -verzögerung für die nächsten Tage. Erfolgt die Einnahme der Notfallkonzeption nach dem Eisprung bzw. einer Konzeption, hemmen die Gestagene die Nidation. Nach erfolgter Nidation hat die Gabe der Präparate keine Auswirkungen auf die bereits bestehende Schwangerschaft.

Innerhalb von 3–5 Tagen nach einem konzeptionsverdächtigen Verkehr kann das Einlegen eines kupfertragenden IUPs (**„Spirale danach"**) sicher die Nidation verhindern.

6.9 Irreversible Methoden
Cordula Ahrendt

Sterilisation

Bei der Sterilisation wird durch einen meist chirurgischen Eingriff die Unfruchtbarkeit eines Menschen herbeigeführt. Sie ist eine zuverlässige und endgültige Methode der Familienplanung. Liegt ein begründeter Wunsch der Frau oder des Mannes und die schriftliche Einwilligung vor, darf die Sterilisation von einem Arzt nach erfolgter Aufklärung durchgeführt werden.

Die bei der **Frau** am häufigsten angewandte Methode ist eine **Laparoskopie** (Bauchspiegelung), bei der beide Eileiter mit elektrischem Strom koaguliert und eventuell zusätzlich durchtrennt werden. Alternativ kann eine Unterbindung mit Kunststoffclips die Koagulation ersetzen. Es gibt auch die Möglichkeit der Durchtrennung der Eileiter während eines Kaiserschnittes nach durchgeführter pränataler Aufklärung.

Eine neue **nichtoperative Methode** ist das Essure®-Verfahren. Hier wird durch den Zervikalkanal mit einem Hysteroskop in jeden Eileiter eine weiche flexible Mikrospirale eingesetzt, die eine gutartige Gewebsreaktion auslöst. Das Gewebe wächst in das Fasergerüst der Spirale, verankert diese im Eileiter und bildet eine natürliche Barriere. Nach ca. 3 Monaten wird überprüft, ob die Eileiter vollständig verschlossen sind. In dieser Zeit ist auf eine andere Verhütungsmethode zurückzugreifen.

Der Pearl-Index ist abhängig von der gewählten Sterilisationsmethode.

Bei der Sterilisation des **Mannes** wird durch einen einfachen Eingriff der Ductus deferens (Samenleiter) durchtrennt. Für die ersten 3 Monate nach dem Eingriff wird eine zusätzliche Verhütungsmethode empfohlen und ein anschließender Nachweis über das Fehlen von Spermien im Ejakulat. Bis zu 72 Wochen nach der Sterilisation wurden Schwangerschaften beobachtet (Bitzer 2010).

Spermiogenesehemmung

Die medikamentöse Beeinflussung der Spermienreifung („Pille für den Mann") befindet sich immer noch im Stadium des Experimentierens, inzwischen mit freiwilligen Paaren.

6.10 Vor- und Nachteile der einzelnen Verhütungsmethoden

Cordula Ahrendt

Tabelle 6-3 Vor- und Nachteile der Verhütungsmethoden.

Methode	Vorteile	Nachteile
Coitus interruptus	Keine Hilfsmittel notwendig	Geringe Sicherheit, da es vor dem Orgasmus zum Austritt von Ejakulat kommt
NFP nach sensiplan®	Kein Eingriff in das Körpergeschehen, Möglichkeit zur Selbsterfahrung und Körperbeobachtung, fördert die partnerschaftliche Kommunikation, preiswert, reversibel	Erlernen und Einhalten der Methodenregeln zwingend, Disziplin bei der Einhaltung der Regeln, längere Enthaltsamkeit oder Anwendung mechanischer Methoden während der fruchtbaren Tage, retrospektive Zyklusauswertung
Farnkrauttester	Einfache Anwendung	Hohe Rate an Fehlinterpretationen
Babycomp® Ladycomp®	Einfache Anwendung, Unterstützung des Körpergefühls, auch bei kürzerem/längerem Zyklus und Schichtarbeit anwendbar, einmalige Investition ohne Folgekosten	Ungeeignet bei unausgeglichenem Zyklus
Cyclotest 2 plus® Bioself®	Siehe Babycomp, zusätzliche Hormonmessung und/oder Datenauswertung zum Zervixschleim	Siehe Babycomp, Folgekosten bei zusätzlicher Hormonmessung
PERSONA®	Unterstützung des Körpergefühls, anwendbar auch bei unregelmäßigen Arbeits- und Schlafzeiten, kürzerem und längerem Zyklus	Folgekosten durch Teststäbchen, Verhältnis Kosten – Sicherheit, Genauigkeit erhöht sich erst mit längerer Benutzung, nicht geeignet für die Stillzeit oder in den Wechseljahren
Spermizide/ Zitronensäure- und Milchsäuregels	Nach Bedarf benutzbar, ohne systemische Wirkung, günstig bei Scheidentrockenheit, zusätzliche antibakterielle Wirkung	Wärmegefühl und oder Brennen in der Scheide oder am Penis bei Spermiziden, kann als Flüssigkeit aus der Scheide herauslaufen, unsicheres Verhütungsmittel bei alleiniger Anwendung
Kondom	Schutz vor Infektionen, einziges Verhütungsmittel für den Mann, geeignet für Wochenbett und Stillzeit, mit anderen Verhütungsmethoden kombinierbar	Übung notwendig, Unterbrechung des Liebesspiels, Beschädigung möglich
Diaphragma	Nach Bedarf benutzbar, geringe Kosten, eigenständige Verhütung, Anwendung bei Z. n. Zervixrissen möglich	Anwendung nur mit chemischen Gels, Übung notwendig, nicht anwendbar bei Senkung des Beckenbodens, nach Geburten und Gewichtsveränderungen von 5 kg muss die Größe kontrolliert werden
Portiokappe	Nach Bedarf benutzbar, anwendbar auch bei Senkung des Beckenbodens, eigenständige Verhütung	Anwendung nur mit chemischen Gels, Training der Anwendung, unsicher, da Gefahr des Abkippens von der Portio, nach Geburten muss die Größe kontrolliert werden, bei Z. n. Konisation und Zervixrissen nicht anwendbar

Tabelle 6-3 Vor- und Nachteile der Verhütungsmethoden. (Fortsetzung)

Methode	Vorteile	Nachteile
Portiokappe Lea contrazeptivum®	Universalgröße, immer korrekter Sitz, durch Abflussventil kann es 48 Stunden in der Scheide verbleiben	Sog lässt sich schwierig lösen, Druckgefühl in der Scheide aufgrund der Größe
Portiokappe FemCap®	In verschiedenen Größen vorhanden, die Form erleichtert das Einsetzen und Entfernen	
Kupfertragendes IUP	Eingriff nur alle 5–10 Jahre, geringeres Risiko für Endometrium- und Ovarialkarzinom, gute Zykluskontrolle	Oft stärkere und schmerzhafte Regelblutung, Gefahr der Perforation des Uterus, bei Entstehen einer Schwangerschaft erhöhtes Risiko für Abort und Frühgeburt
Gestagenhaltiges IUS Mirena®	Verringerung von Blutungsstärke und Dysmenorrhoe, hohe Sicherheit, keine Beeinträchtigung durch Magen-Darm-Trakt	Blutungsstörungen, keine Zykluskontrolle, Einsetzen etwas schwieriger
Orale Kombinationspräparate	Hohe Sicherheit, gute Zykluskontrolle, Reversibilität, geringeres Risiko für Endometrium- und Ovarialkarzinome sowie gutartige Brusterkrankungen Gesundheitlicher Nutzen bei Akne, Dysmenorrhoe, Blutungsstörungen, Endometriose, Multipler Sklerose und in der Perimenopause	Interaktion mit Arzneimitteln (z. B. Antibiotika), Beeinträchtigung der Wirkung durch Erbrechen und Diarrhoe, Nebenwirkungen der Therapie mit synthetischen Hormonen, ein gering erhöhtes Risikos für Zervix- und Mammakarzinom wird kontrovers diskutiert
Nuvaring®	Unabhängigkeit der Frau, Wirkung für einen Zyklus, gute Zykluskontrolle, geringere Hormondosis, keine Beeinträchtigung durch Magen-Darm-Trakt	Teurer als die „Pille"
Wochenpflaster EVRA®	Gute Zykluskontrolle, geringe Hormonmengen, keine Beeinträchtigung durch Magen-Darm-Trakt, einfache Handhabung	Teurer als die „Pille" Sichtbarkeit des Pflasters Kontrazeptive Sicherheit ist bei Frauen mit einem Gewicht über 90 kg vermindert Hautreaktionen und vorzeitige Ablösung möglich (2 %)
3-Monats-Spritze	Sicher 3 Monate Wirkung	Hohe Hormondosis Blutungsstörungen Verzögertes Eintreten der Fertilität
Implanon®	Sehr sicher, 3 Jahre Wirkung, keine Anwendungsfehler, schnelles Einsetzen der Fertilität nach Entfernen, geringe Hormonmengen, keine Beeinträchtigung durch Magen-Darm-Trakt, wenig Nebenwirkungen	Unregelmäßige Blutungen, Mögliche Verschlechterung der Akne, Mögliche geringe Gewichtszunahme, Sicherheit lässt im 3. Jahr bei adipösen Frauen nach

Tabelle 6-3 Vor- und Nachteile der Verhütungsmethoden. (Fortsetzung)

Methode	Vorteile	Nachteile
Minipille	Günstig für Frauen, bei denen Östrogene kontraindiziert sind, geringe Hormonmengen, Cerazette® kann mit bis zu 3–12 Stunden Verspätung eingenommen werden und ist sehr sicher	Disziplinierte Einnahme notwendig (herkömmliche Minipille), oft Zwischenblutungen
Nichtoperative Sterilisation (Essure®-Verfahren)	Kurzer, nichtoperativer Eingriff, keine Nebenwirkungen, dauerhafte Verhütung	Im Prinzip irreversibel, richtige Platzierung der Eileiterspiralen gelingt nicht immer, neues Verfahren, Sicherheit erst nach 3 Monaten gegeben
Operative Sterilisation bei der Frau	Dauerhafte Verhütung	Im Prinzip irreversibel, Operations- und Narkoserisiko, psychologische Probleme nach dem Eingriff, vorzeitiger Eintritt der Menopause bei einem Teil der Patientinnen durch Reduzierung der ovariellen Blutversorgung
beim Mann	Geringe Operationsrisiken, leichte Technik	Im Prinzip irreversibel, psychische Probleme, Sicherheit frühestens nach 3 Monaten gegeben

6.11 Empfängnisverhütung nach der Geburt

Cordula Ahrendt, Clarissa Richter

Die Zeit unmittelbar nach der Geburt bietet einen guten Ansatzpunkt zum Überdenken der Kontrazeption. Während der Wochenbettbetreuung sollte die Hebamme möglichst beide Partner gezielt beraten.

Inhalte des Beratungsgesprächs

- Klären der Vorerfahrungen und Motive bei der Wahl bisheriger Kontrazeptiva (verantwortungsvolle Auseinandersetzung mit Familienplanung, Sicherheit, Praktikabilität, Verträglichkeit, Einstellung zum eigenen Körper, Bedeutung der Zykluskontrolle, Frage von Autonomie und Abhängigkeit, Spontanität in der Sexualität, Wünsche des Partners, Kosten)
- Aufklärung über Fruchtbarkeit nach der Geburt
- Beratung zu Möglichkeiten der Kontrazeption unter Beachtung der individuellen Situation (Arten, Sicherheit, Anwendung, Verträglichkeit, Vor- und Nachteile, Kosten, Stillen, unregelmäßiger Tages-/Nachtablauf durch Säugling)
- Entscheidungshilfen zur bewussten Wahl des Verhütungsmittels (weitere Gespräche, Informationsmaterial, Gynäkologe, Beratungsstellen).

Während der genitalen Wundheilung ist aus hygienischen Gründen das Kondom zu empfehlen.

Während der Stillzeit muss neben den Motiven der Frau zur Kontrazeption auch der Effekt auf die Milchbildung bzw. auf das Kind beachtet werden. **Stillt die Frau ab**, kann sie sich für ein Kontrazeptivum entscheiden.

> M Abhängig von Stillhäufigkeit und Stilldauer kann etwa nach 6–8 Wochen post partum wieder mit einem Eisprung gerechnet werden.

Die **LAM** (**Lactational-Amenorrhoea-Method**) besagt, dass eine Frau, die in den ersten 6 Monaten p.p. **ausschließlich** stillt (ohne Zufüttern und mindestens einmal nachts) und bei der in dieser Zeit noch keine Menstruation auftritt, vor einer Schwangerschaft geschützt ist (Schwangerschaftsrate von <2) (Freundl 2001).

6 Familienplanung

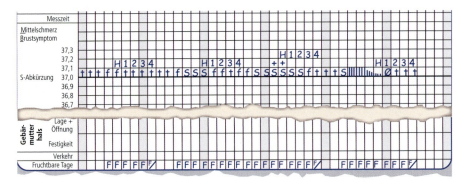

Abb. 6-17 Solange keine Temperaturhochlage festgestellt werden kann, werden die fruchtbaren und unfruchtbaren Tage im ersten Zyklus p. p. nach den Zervixschleimregeln bestimmt.

Natürliche Familienplanung

M In Wochenbett und Stillzeit müssen unbedingt **alle drei Kriterien** der sympto-thermalen Methode zur Anwendung kommen. Für ungeübte Frauen ist diese Methode zur Kontrazeption nicht empfehlenswert.

Temperatur

Eine vollstillende Frau sollte ab der 10. Woche p. p., eine nicht- oder nur teilweise stillende Frau ab der 4. Woche p. p. mit dem Messen der Basaltemperatur beginnen. Zeigt sich aber vorher ein Schleimsymptom oder eine Zervixveränderung, sollte sofort mit der Temperaturmessung angefangen werden.

Da die Rückkehr der Fertilität und das Stillverhalten unterschiedlich sein können, zeigt sich anfangs eine **unruhige, wellenförmige** (Abb. 6-2) Temperaturkurve. Der Temperaturverlauf beruhigt sich aber meist vor dem Eisprung, so dass Temperaturhoch- und -tieflagen gut zu erkennen sind.

M Treten in der Stillzeit auswertbare Temperaturhochlagen auf, und/oder sinkt die Temperatur ab, muss die Rückkehr der Fruchtbarkeit angenommen werden.

Zervixschleim

Da der erste Eisprung noch vor der ersten Blutung eintreten kann (s. S. 518), ist das Schleimsymptom ein wichtiges Kriterium für die sichere Kontrazeption. Sobald der Wochenfluss zum Stillstand gekommen ist, sollte mit der Schleimbeobachtung begonnen werden. Ca. 40 % der Frauen erleben eine lange Phase der Trockenheit frei von jedem Schleimsymptom. Es gibt aber auch „chronische" Schleimmuster von ständig feucht bis weißlich, dicklich. Alle diese Muster treten unverändert über längere Zeit auf und gelten als das augenblickliche „Grundmuster der Unfruchtbarkeit" dieser Frau. Sobald eine Änderung in Form einer Verbesserung der Qualität von trockenem zu feuchtem Schleim eintritt, muss Fruchtbarkeit angenommen werden.

Zervixkontrolle

Die Zervixkontrolle kann nach dem Abschluss der Rückbildungsvorgänge im Wochenbett (4–6 Wochen p. p.) begonnen werden. Danach ist sie meist fest, geschlossen und tiefer zu tasten. Sobald eine **Veränderung** mit o. g. Symptomen eintritt, muss Fruchtbarkeit angenommen werden.

Chemische Methoden

Cordula Ahrendt

Bei den chemischen Methoden sollten als Alternative zu Spermiziden Zitronen- und Milchsäuregels angewendet werden. Von diesen Gels sind keine Nebenwirkungen bekannt. Nonoxinol wird von der Scheidenhaut resorbiert. Mögliche Auswirkungen auf die Muttermilch und den gestillten Säugling sind bisher nicht bekannt (Freundl 2001). In Tierversuchen wurde der Wirkstoff in der Muttermilch nachgewiesen (Sesterhenn 1999).

Mechanische Methoden

M Barrieremethoden haben den Vorteil, dass sie keine nachteiligen Effekte während der Stillzeit haben.

- Das **Kondom** ist besonders geeignet für die Zeit der genitalen Wundheilung und des Stillens. Während der Stillzeit können nicht spermizid beschichtete Kondome verwendet werden. Die Anwendung eines Gleitgels (z. B. Hyalofemme®, Sylk®) ist zu empfehlen, da die Scheide noch trocken ist.
- **Lea-contrazeptivum®** ist durch seine Universalgröße nach dem Versiegen des Wochenflusses wieder zu benutzen.
- **Die Portiokappe** muss 6–8 Wochen p. p. neu angepasst werden.
- Das **Diaphragma** kann erst nach der Festigung des Beckenbodens, frühestens 3 Monate nach der Geburt, wieder angewandt werden. Die Größe muss neu angepasst werden.
- **Kupferhaltige IUP** können nach Abschluss der Uterusrückbildung oder wie **gestagenhaltige IUS** bei der Nachuntersuchung (6 Wochen p. p.) eingesetzt werden.

Hormonelle Methoden

Gestagenmonopräparate scheinen keinen negativen Effekt auf die Dauer des Stillens, die Menge der Milch, das Wachstum des Kindes oder dessen frühe Entwicklung zu haben. Geringe Hormonmengen sind in der Milch nachweisbar, ohne nachgewiesene Schädigung des Kindes. Die ersten Lebenswochen des Säuglings sind durch ein schnelles Wachstum des Zentralen Nervensystems geprägt. Da über Langzeitwirkungen jedoch noch keine ausreichenden Untersuchungen vorliegen, wird während der Stillzeit empfohlen, mit der Zufuhr von Hormonen zur Kontrazeption bis **6 Wochen nach der Geburt zu warten** (Ludwig 2009, Bitzer 2010, Rabe et al. 2010). Den konstant niedrig dosierten Gestagenmonopräparaten ist der Vorzug zu geben (Minipille, Implanon®, Mirena®).

Die Wirkung der Östrogene in **Kombinationspräparaten** („Pille", Nuvaring®, 1-Monats-Spritze, Wochenpflaster) auf den Einfluss der Milchzusammensetzung und -menge sowie die kindliche Entwicklung konnte bisher nicht eindeutig belegt werden (Ludwig 2009). Die WHO empfiehlt daher, während der Stillzeit **frühestens 6 Monate p.p.** östrogenhaltige Kontrazeptiva einzunehmen (Bitzer 2010).

Eine nichtstillende Frau kann zur hormonellen Kontrazeption
- die Minipille Cerazette® und die konventionelle Minipille während des Wochenbettes, spätestens 4 Wochen p. p. (Rabe et al. 2010), oder
- Kombinationspräparate und gestagenhaltige Langzeitpräparate (3-Monatsspritze, Implanon®, Mirena®), aufgrund des erhöhten Thromboserisikos im Wochenbett frühestens 6 Wochen p. p., anwenden.

6.12 Kinderwunsch, Sterilität, Reproduktionsmedizin

Cordula Ahrendt

In Deutschland sind das Ansteigen des Alters der Erstgebärenden, sinkende Zahlen von Mehrkindfamilien und steigende Zahlen von gewollt kinderlosen Partnerschaften zu beobachten. Die traditionelle Mutterrolle konkurriert mit beruflicher Laufbahn und ökonomischer Sicherheit, die Kinderbetreuung ist ein individuelles Problem. Kinderwunsch wird bewusst zeitlich verschoben, die „Sicherheit" der Reproduktionsmedizin im Rückhalt. Das Durchschnittsalter der behandelten Frauen lag 2007 bei 34,7 Jahren (DGGG/DIR 2008). Deutschland nimmt einen internationalen Spitzenplatz bei der Assistierten Reproduktion ein. Alternativen, wie kreatives Abwarten, naturheilkundliche und psychotherapeutische Verfahren, Adoption oder Pflegschaft werden immer weniger diskutiert. Die hohen Erwartungen an die geplante Schwangerschaft, die Geburt, das Einzelkind stellen uns Hebammen vor neue Anforderungen.

D **Sterilität, sterile Partnerschaft** (Zustand der Unfruchtbarkeit): Trotz Kinderwunsch und regelmäßigem Geschlechtsverkehr ohne kontrazeptive Maßnahmen tritt innerhalb von 2 Jahren keine Schwangerschaft ein.
Infertilität: Eine Schwangerschaft kann nach erfolgter Befruchtung nicht bis zur Geburt eines lebensfähigen Kindes ausgetragen werden.

Ursachen für Sterilität

Die Zahl unfruchtbarer Paare nimmt zu und wird auf 15–20 % geschätzt (Kaufmann et al. 2006). Diskutierte Ursachen sind schädliche Umwelteinflüsse, veränderte Lebensgewohnheiten (Stress, Genussmittel, Gewicht), die Zunahme des Erstgraviditätsalters, altersbedingte Fruchtbarkeitsstörungen bzw. begünstigende Faktoren, z. B. Entzündungen. Bei der Frau stehen ovarielle und tubare Funktionsstörungen im Vordergrund, beim Mann die Einschränkung der Spermienqualität. Aus diesen Gründen werden immer beide Partner parallel untersucht. Die Ursachen bleiben bei 10–15 % der Paare ungeklärt (**idiopathische Sterilität**) und können nicht signifikant psychischen Ursachen oder psychiatrischen Vorerkrankungen zugeordnet werden (Dorn 2010).

Spätestens mit Beginn der Diagnostik beginnt die Frau mit der prophylaktischen Einnahme von Folsäure.

Diagnostik bei der Frau:
- Anamnese, gynäkologische Untersuchung
- Röteln-Titer, ggf. Impfung
- Chlamydienabstrich, ggf. Therapie
- Serologie (Hbs-Ag, Hbc-Ag, HIV)
- Sonografie
- Zyklusüberwachung (Messen der Basaltemperatur)
- Hormonuntersuchungen (z. B. LH, FSH, Östradiol, Progesteron, Prolaktin, TSH, Androgene)
- Laparoskopie (Bauchspiegelung)
- Hysteroskopie (Spiegelung der Gebärmutter)
- Salpingoskopie (Spiegelung der Eileiter)
- Kontrastmittel-Sonografie der Gebärmutter und der Eileiter
- ggf. genetische Diagnostik bei geplanter ICSI-Behandlung

Diagnostik beim Mann:
- Andrologische und Infektionsanamnese (Mumps?), körperliche Untersuchung
- Hormonuntersuchungen (z. B. LH, FSH, Testosteron, TSH, Prolaktin)
- Mehrere Untersuchungen des Ejakulats (Spermiogramm: Anzahl, Beweglichkeit, Form und Aussehen der Spermien im Vergleich zu Normwerten)
- Serologie (Hbs-Ag, Hbc-Ag, HIV)
- ggf. Hodenbiopsie zum Ausschluss eines Tumors
- ggf. genetische Diagnostik bei geplanter ICSI-Behandlung

Psychosoziale Situation durch den unerfüllten Kinderwunsch

Für gesunde Paare liegt die Chance für die Entstehung einer Schwangerschaft bei regelmäßigem Geschlechtsverkehr an den fruchtbaren Tagen bei 27–30 % im Zyklus. Nach zwei Jahren des Kinderwunsches bestehen nur noch sporadische Aussichten (DGGG/DIR 2008).

Die Zeitdauer bis zur subjektiven Wahrnehmung des Problems der ausbleibenden Schwangerschaft ist individuell verschieden. Der Umgang mit diesem Problem ist abhängig vom Alter, von der sozialen Schichtzugehörigkeit, der Partnerschaft, von der Stärke des Kinderwunsches und ob die Ursachen für die Kinderlosigkeit benannt werden können.

In Abhängigkeit von der Stärke des Kinderwunsches und der partnerschaftlichen Beziehung kann es während der Assistierten Reproduktion zu hohen psychischen Belastungen beider Partner kommen. Bei Frauen im Alter bis 40 Jahre bestehen etwa die gleichen statistischen Chancen für den Eintritt einer Schwangerschaft nach IVF und ICSI im Vergleich zum natürlichen Entstehen. Nach Kryo-Auftau-Transfer liegen die Schwangerschaftsraten bei 18,6 %. Bei Frauen über 40 Jahre verringern sich die Chancen generell deutlich (DGGG/DIR 2008).

Die besondere Situation des unerfüllten Kinderwunsches kann bei erfolglosen Versuchen der Assistierten Reproduktion zu vermehrten Ängsten, einem negativen Selbstwertgefühl und einer erhöhten Depressivität führen (Dorn 2010).

Die **Pflichtberatung zur künstlichen Befruchtung** integriert medizinische und psychosomatische Aspekte. Zusätzlich zu den Möglichkeiten, Erfolgsaussichten, Kosten und Alternativen der Assistierten Reproduktion, den medizinischen Risiken insbesondere bei IVF und ICSI, wird über die psychischen Belastungen während der Therapie und deren Auswirkungen auf die Partnerschaft aufgeklärt und bei einer Informierten Entscheidung unterstützt (Bundesärztekammer 2006). Der behandelnde Arzt muss auf weitere Beratungs- und Betreuungsangebote hinweisen. Empfehlenswert wäre eine integrative Zusammenarbeit zwischen Gynäkologen, Psychologen und Hebammen.

Nach einer erfolgreich eingetretenen Schwangerschaft besteht im 3. Trimenon und im Frühwochenbett eine höhere Neigung zu depressiven Symptomen. Insbesondere bei Frauen mit Mehrlingsschwangerschaften besteht neben den Schwangerschaftsbeschwerden ein deutlich höheres Angstlevel und ein erhöhtes Sicherheitsbedürfnis, auch bei den Ärzten. Die mögliche Auseinandersetzung mit dem Verlust eines Kindes ist mit Trauer und Problemen der Kontaktaufnahme mit dem verbleibenden Kind verbunden. Bei Mehrlingen und Frühgeborenen nach künstlicher Befruchtung wurden häufiger Einschränkungen in der körperlichen, geistigen und psychischen Entwicklung nachgewiesen. Die Eltern dieser Kinder leiden doppelt so oft an psychischen Beschwerden bzw. chronischem Erschöpfungssyndrom und trennen sich häufiger (Dorn 2010). Hebammen sollten dieses Problemfeld frühzeitig erkennen und adäquate psychosoziale Unterstützung initiieren.

Unsicherheit ist bei den Eltern oft in Bezug auf die Möglichkeiten und Auswirkungen einer guten und frühen Aufklärung ihrer Kinder über die Art der Konzeption zu finden. Hebammen können hier auf eine professionelle Beratung oder Selbsthilfegruppen (z. B. Kinderwunsch e. V.) hinweisen.

Methoden der Assistierten Reproduktion

Hormon- und Nährstofftherapie

Ziel der Hormonbehandlung bei der **Frau** ist die Stimulation der Eizellreifung und die Auslösung der Ovulation. Beim **Mann** wird eine Hormonbehandlung bei einer Störung der hormonellen Hodenfunktion eingesetzt.

Zur Verbesserung der Spermienqualität kann der Mann über drei Monate ein neu entwickeltes diätetisches Lebensmittel (Profertil®) einnehmen. 8 Substanzen (L-Carnitin, L-Arginin, Coenzym Q10, Vitamin E, Zink, Folsäure, Selen, Glutathion) sollen eine **nährstoffbedingte Fertilitätsstörung** ausgleichen und zu einem normalen Spermiogramm führen (Imhof 2005).

Intrauterine Insemination (IUI)

Bei einer Insemination wird aufbereitetes Spermienkonzentrat mit einem Katheter transzervikal zum Zeitpunkt der Ovulation in das Corpus uteri oder in den Eileiter (intratubare Insemination) eingebracht. Die Erfolgschance erhöht sich durch eine Kombination mit einer ovariellen Stimulationstherapie. Die Schwangerschaftsrate liegt bei den ersten 3 Versuchen am höchsten. Darum sollte die Anzahl der IUI auf 3, maximal 4–6 Versuche in eng aufeinander liegenden Zyklen beschränkt sein (Kaufmann et al. 2006, Nawroth et al. 2010).

Indikationen:
- Verminderung der Spermienqualität
- Verwendung von tiefgefrorenem Sperma (Kryosperma), z. B. bei onkologischen Erkrankungen des Mannes
- Stenose des Zervikalkanals der Frau
- Immunreaktion gegen Samenzellen
- Idiopathische Sterilität

Die intrazervikale Insemination wird heute nur noch bei Übertragung von Spermien eines Spenders angewendet (Schmidt-Matthiesen 2005).

> **D** **Homologe Insemination:** Übertragung der Spermien des Partners
> **Heterologe Insemination:** Übertragung der Spermien von Spendern

Intratubarer Gametentransfer (GIFT)

Ist mindestens ein Eileiter durchgängig, können nach einer Hormonbehandlung sowie Follikelpunktion Eizelle und Spermien während einer Laparoskopie mittels Katheter in den Eileiter gespült werden.

Indikationen:
- Verminderung der Spermienqualität
- Paar wünscht Befruchtung im eigenen Körper

In-vitro-Fertilisierung (IVF)

Die bei der Frau entnommenen Eizellen werden außerhalb des Körpers befruchtet.

Ablauf einer IVF-Behandlung:
1. Kontrollierte hormonelle ovarielle Überstimulation, Kontrolle des Heranwachsens mehrerer Follikel mittels Ultraschall
2. Ultraschallgeleitete Follikelpunktion
3. Befruchtung (Fertilisation): Die gewonnenen Eizellen werden mit dem durch Masturbation gewonnenen und aufbereiteten Sperma zusammengebracht.
4. Embryotransfer: Bis max. 3 Embryonen werden mithilfe eines Katheters in die Gebärmutter eingespült.

Indikationen
- stark eingeschränkte Spermienqualität
- verschlossene oder fehlende Eileiter
- Endometriose
- Hormonstörungen
- erfolglose Insemination
- langjährige unerklärliche Sterilität

6 Familienplanung

Risiken:
Die Risiken sind in dem Verfahren selbst und in der Anamnese der Eltern begründet.
- Operationsrisiken
- Ovarielles Überstimulationssyndrom (OHSS): durch Hormonbehandlung Übergröße und -funktion der Ovarien mit starken Schmerzen, Ansammlung von Flüssigkeit im Bauchraum, Atembeschwerden etc., kann in seltenen Fällen zum Herzinfarkt führen
- erhöhtes Risiko für die Entstehung eines Ovarialkarzinoms
- höheres Risiko für Fehl- und Totgeburten und extrauterine Schwangerschaften
- erhöhte Mehrlingsschwangerschaftsrate und daraus resultierende Komplikationen
- erhöhtes Risiko für Plazentainsuffizienz
- erhöhter Anteil an Frühgeborenen
- erhöhtes Risiko an großen Fehlbildungen
- bei Mehrlingen und Frühgeborenen höherer Anteil an Komplikationen
(Kaufmann et al. 2006, DGGG/DIR 2008, Wisborg 2010).

In-vitro-Maturation (IVM)

Dieses neue Verfahren ist vor allem für Frauen mit dem Polyzystischen Ovar-Syndrom sinnvoll, um die Risiken eines ovariellen Überstimulationssyndroms zu vermeiden. Bei der In-vitro-Maturation erhalten die Frauen nur eine schwache hormonelle Stimulation über einen Zeitraum von maximal einer Woche. Einige noch unreife Eizellen werden unter Einsatz eines besonders hochauflösenden Ultraschallgerätes entnommen und im Labor zur Reifung gebracht. Die Fertilisation und der Embryonentransfer durch IVF schließen sich an (Seidenfaden 2010).

Intra-Cytoplasmatische Spermien-Injektion (ICSI)

ICSI ist ein invasives Verfahren der IVF bei einer Subfertilität (Fruchtbarkeitsstörung) des Mannes. Unter lichtmikroskopischer Sicht wird ein Samenfaden mit einer dünnen Injektionsnadel direkt in die Eizelle gebracht. Im Gegensatz zur IVF werden die Spermien aus den Nebenhoden oder Hoden gewonnen. Die Risiken sind ähnlich der IVF. Eine Chromosomenanalyse und **humangenetische Beratung** wird vor der Durchführung empfohlen.

Weitere Verfahren

Nach mehrfach erfolgloser Embryonenübertragung kann dem Embryo das Schlüpfen aus der Eihülle durch das sog. **Assisted Hatching** erleichtert werden. Dazu wird kurz vor dem Embryonentransfer mit einem Laser die Zona pellucida perforiert.

Ein in der Erprobung befindliches Verfahren ist die **künstliche Eizellaktivierung** direkt nach ausbleibender Befruchtung durch ICSI aufgrund einer verminderten Befruchtungskompetenz der Eizelle bzw. des Spermiums (Montag et al. 2010).

Gesetzliche Grundlagen

Die rechtlichen Grundlagen der Sterilitätsbehandlung wurden von der Bundesärztekammer in den **Richtlinien zur Durchführung der Assistierten Reproduktion** (2006) festgelegt.

Alle Zentren der Assistierten Reproduktion sind verpflichtet, ihre Daten an das **Deutsche IVF-Register** (DIR) zu melden. Der eigentliche Erfolg der Behandlung, die Zahl der Geburten nach erfolgreicher Behandlung („baby take home-Rate"), wird nicht eindeutig erfasst und 2007 je nach Methode mit 11–22 %, im Durchschnitt mit 15,98 % angegeben.

Das deutsche **Embryonenschutzgesetz** (ESchG) vom 1.1.1991, letzte Änderung 21.11.2011, gibt klare Durchführungsvorschriften an und soll einen Missbrauch mit menschlichen Keimzellen strafrechtlich verhindern. Die Eizellspende, die Embryonenspende, das Einfrieren von Embryonen, die Forschung an Embryonen, die Leihmutterschaft, Klonierungsexperimente und die Verwendung von Spermien eines verstorbenen Partners sind verboten.

Zusätzlich wurde im Stammzellgesetz (StZG) vom 28.6.2002, letzte Änderung 14.08.2008, die Einfuhr und Verwendung embryonaler Stammzellen sowie die Erzeugung von Embryonen zur Stammzellgewinnung verboten und die Voraussetzungen für die Forschung klar eingegrenzt.

Erlaubt ist die **Polkörperdiagnostik** bei Frauen mit einem spezifischen Risiko für genetische Erkrankungen. Die Entnahme von Polkörpern aus der Eizelle vor der Auflösung der Vorkernmembran in der Präfertilisationsphase ermöglicht eine indirekte Diagnostik. Es können Aussagen zu genetischen Veränderungen der mütterlichen Chromosomen getroffen werden (Bundesärztekammer 2006).

Die **Präimplantationsdiagnostik** (PID) ist in Deutschland grundsätzlich verboten. Die Entnahme von Zellen eines in vitro erzeugten 8-Zellen-Embryos zur Untersuchung auf genetische Defekte würde zu einer

Selektion von Embryos führen und nicht dem Ziel, der Herbeiführung einer Schwangerschaft, dienen. Der Bundestag stimmte am 7.7.2011 einer eingeschränkten Durchführung der PID zu. Bei Paaren mit einer genetischen Veranlagung zu schweren Erbkrankheiten oder einem genetischen Risiko für eine Fehl- bzw. Totgeburt können befruchtete Eizellen vor der Einpflanzung auf Gendefekte untersucht und nur gesunde Embryonen für die IVF ausgewählt werden. Voraussetzung für die PID ist eine Pflichtberatung und die Zustimmung einer Ethikkommission.

Im Einverständnis mit dem Paar dürfen die 48 Stunden nach der Befruchtung entstandenen 2–4-Zeller eingefroren werden (Kryokonservierung im Vorkernstadium), um bei weiteren Zyklen die Entnahme von Keimzellen zu umgehen.

Die Kosten für die Diagnostik der ungewollten Kinderlosigkeit werden seit 2004 nur zu 50% von den gesetzlichen Krankenkassen übernommen. Bei den Behandlungsmaßnahmen gibt es je nach Methode Einschränkungen in der Häufigkeit der Behandlungsversuche. Prinzipiell ist Voraussetzung, dass das Paar verheiratet ist, dass beide HIV-negativ sind, eine Rötelnimmunität der Frau vorliegt, die Frau zwischen 25–40 Jahre und der Partner zwischen 25–50 Jahre alt ist sowie keine Sterilisation Ursache der Sterilität ist.

In einigen Bundesländern kann eine finanzielle Unterstützung für den 2. und 3. Behandlungszyklus zur IVF und ICSI beantragt werden, teilweise auch für unverheiratete Paare.

Internetadressen zu den Themen

www.natuerliche-familienplanung.de
www.familienplanung.de
www.kinderwunsch.de
www.profa.de
www.profamilia.de
www.frauennotruf.de
www.akf-info.de, Arbeitskreis Frauengesundheit
www.geburtskanal.de/frauengesundheit/Sexueller Missbrauch an Frauen und Mädchen

Literatur zu Kapitel 4–6 Sexualität und Familienplanung

[1] A practical Approach to Gender-Based Violence: A Programme Guide for Health Care Providers and Managers. UNFPA, New York 2001
[2] Arbeitsgruppe NFP: Natürlich und sicher. Natürliche Familienplanung. Ein Leitfaden, 14. Auflage, Ehrenwirth (Ratgeber Ehrenwirth) Verlag GmbH, München 1999
[3] Arbeitsgruppe NFP: Natürlich und sicher. Das Praxisbuch, 1. Auflage, TRIAS Verlag in MVS Medizinverlage, Stuttgart 2011
[4] Arbeitsgruppe NFP: Natürlich und sicher. Das Arbeitsheft, 8. Auflage, TRIAS Verlag in MVS Medizinverlage, Stuttgart, 2009
[5] Asefaw, F., Kulturelle Beschneidung, Deutsche Hebammenzeitschrift 5/2010, S. 28–32
[6] Bass, E., Davis, L.: Trotz allem. Wege zur Selbstheilung für sexuell missbrauchte Frauen. Berlin 1993
[7] Bitzer, Johannes: Kontrazeption – von den Grundlagen zur Praxis, Thieme Verlag, Stuttgart 2010
[8] Bloemeke, V.J.: Es war eine schwere Geburt …, Wie traumatische Erfahrungen verarbeitet werden können. Kösel, Kempten 2003
[9] Brähler, E., Felder, H., Strauß, B.: Fruchtbarkeitsstörungen, Jahrbuch der Medizinischen Psychologie, Band 17, Hogrefe, 2000
[10] Breckwoldt, M. et al. (Hrsg.): Gynäkologie und Geburtshilfe, 5. aktualisierte Auflage, Thieme Verlag, Stuttgart 2008
[11] Bundesärztekammer: Richtlinie zur Durchführung der Assistierten Reproduktion vom 17.6.2006. In: Deutsches Ärzteblatt, Jg. 103, 20/2006, S. A1392 ff.
[12] Bundesministerium für Familie, Senioren, Frauen und Jugend (Hrsg.): Lebenssituation, Sicherheit und Gesundheit von Frauen in Deutschland. Eine repräsentative Untersuchung zu Gewalt gegen Frauen in Deutschland. Zusammenfassung der zentralen Studienergebnisse. Zu bestellen unter: www.bmfsfj.de 2004.
[13] Bundeszentrale für gesundheitliche Aufklärung (BZgA): Sichergehn – Verhütung für sie und ihn, Köln, 2008
[14] BZgA: Verhütungsverhalten Erwachsener, Ergebnisse einer repräsentativen Befragung 20–44jähriger, 2007
[15] BZgA: Forum Sexualaufklärung und Familienplanung: Verhütung, 3–2005
[16] Deutsche Gesellschaft für Gynäkologie und Geburtshilfe e. V. (DGGG), Leitlinien, Empfehlungen, Stellungnahmen: Leitlinie Empfängnisverhütung, Stand August 2008, http://www.dggg.de/leitlinien/pdf/2-1-1.pdf, 01.08.2010
[17] Deutsche Gesellschaft für Gynäkologische Endokrinologie und Fortpflanzungsmedizin, Deutsches IVF Register (DIR) e. V., Jahrbuch 2008, www.deutsches-ivf-register.de/pdf-downloads/dirjahrbuch2008.pdf, 30.8.2010

Literatur zu Kapitel 4–6

[18] Diedrich, Klaus: Endokrinologie und Reproduktionsmedizin II, Klinik der Frauenheilkunde, Band 2, Urban & Fischer, 4. Auflage, 2003

[19] Diedrich, Klaus: Gynäkologie und Geburtshilfe, Springer, 2007

[20] Dirie, W.: Wüstenblume. Ullstein Verlag 1998

[21] Dorn, A.: Psychologische Beratung und Begleitung in der Kinderwunschtherapie. In: Ludwig, M. (Hrsg.): Gynäkologische Endokrinologie und Reproduktionsmedizin – Aktuelle Themen der frauenärztlichen Praxis, München: Marseille Verlag, 2010, S. 103–111

[22] Eichenbaum, J.: Geburt und sexueller Missbrauch, Deutsche Hebammenzeitschrift, 10/1998, S. 504–512

[23] Empfehlungen zum Umgang mit Patientinnen nach weiblicher Genitalverstümmelung (female genital mutilation), Deutsches Ärzteblatt, Jg. 103, Heft 5, 2006

[24] Empfehlungen für traumasensible Begleitung durch Hebammen. Hrsg.: Deutscher Hebammenverband, Karlsruhe 2012

[25] Erfmann, A.: Auswirkungen sexualisierter Gewalt auf Schwangerschaft und Geburt, unveröffentlichte Diplomarbeit im Fachbereich Sozialarbeit, Fachhochschule Kiel, 1998

[26] Fletcher, S.: Risks and Benefits of Estrogen Plus Progestin in Healthy Postmenopausal Women, Original Jama-Express Contribution, 2002. (Reprints: e-mail: Suzanne_Fletcher@hms.havard.edu)

[27] Frank-Hermann, P.,Sottong, U., Baur, S., Raith-Paula, E., Strowitzki,th.et al.: Natürliche Familienplanung. sensiplan® - eine moderne, verlässliche Methode. In: Der Gynäkologe, 2011, Volume 4, Number 1, Seiten 17–22

[28] Frank-Hermann, P., Heil, J.,Gnoth, C., Toledo, E., Baur,S., et al: The effectiveness of a fertility awareness based method to avoid pregnancy in relation to a couple's sexual behaviour during the fertile time: a prospective longitudinal study. In: Human Reproduction Vol. 22,No. 5, Seiten 1310–1319, 2007

[29] Freundl, G.: Stillen und Empfängnisverhütung. In: Stillen und Muttermilchernährung, BZgA, Köln, 2001

[30] Friedrich, J., „Natürlich hasse ich Untersuchungen…", Mabuse 110, 1997

[31] Hagemann-White, C., Bohne, S.: Versorgungsbedarf und Anforderungen an Professionelle im Gesundheitswesen im Problembereich Gewalt gegen Frauen und Mädchen, Expertise für die Enquetekommission „Zukunft einer Frauengerechten Gesundheitsversorgung in Nordrhein-Westfalen", 2003, Zuschriftennr. 13/2697

[32] Helfferich, C.: Frauenleben – Eine Studie zu Lebensläufen und Familienplanung, Forschung und Praxis der Sexualaufklärung und Familienplanung, Band 19, BZgA, Köln, 2. Auflage, 2002

[33] Helfferich, C.: Wie kommen Frauen zu Kindern. In: Forschung und Praxis der Sexualaufklärung und Familienplanung, Band 6, BZgA Köln, 1996

[34] Holz, K.A.: A practical approach to clients who are survivors of childhood sexual abuse, in: Journal of Nurse-Midwifery, Vol 39, Nr. 1, Jan/Feb 1994, S. 13–18

[35] International Confederation of Midwifes (ICM), Position Statement Female Genital Mutilation, Durban 2011

[36] Imhof, M., Matthei, C.: Haben Mikronährstoffe einen Einfluss auf Spermiogrammparameter? Pilotstudie Profertil 2005, http://www.profertil.at/fileadmin/presse/unterlagen/imhof.pdf, 8.9.2010

[37] Joint Statement WHO/UNICEF/UNFPA Global strategy to stop health-care providers from performing female genital mutilation, WHO, Genf 2010,

[38] http://whqlibdo.who.int/hq/2010/WHO_RHR_10.9_eng.pdf

[39] Kaufmann, M., Costa, S., Scharl, A.(Hrsg.): Die Gynäkologie, 2. Auflage, Springer Verlag 2006

[40] Kern, P.A.: Sicherheit und Akzeptanz der Zykluscomputer und der symptothermalen Methode, Dissertation an der Medizinischen Fakultät der H. Heine-Universität Düsseldorf, 2003, http://www.familienplanung-natuerlich.de/downloads/sicherheitu.akzeptanzv.zykluscomputernkern.pdf, 4.9.2010

[41] Kurtenbach, H.; Horschitz, H.: Hebammengesetz mit den Richtlinien der Europäischen Gemeinschaft, 3. Auflage, Staude Verlag, Hannover, 2003

[42] Leeners, B., Richter-Appelt, H.; Schönfeld, K., Neumaier-Wagner, P.; Rath, W.: Schwangerschaft und Mutterschaft nach sexuellen Missbrauchserfahrungen im Kindesalter. Auswirkungen und Ansätze zu einer verbesserten Betreuung bei Schwangerschaft, Geburt, Still- und früher Neugeborenenzeit. Deutsches Ärzteblatt PP. Heft 4: 177–181 (2003)

[43] Ludwig, M.: Hormonelle Kontrazeption – ein Handbuch für die Praxis, Hamburg: optimist Fachbuchverlag, 2009

[44] Medica mondiale e. V. (Hrsg.) Sexualisierte Kriegsgewalt und ihre Folgen. Handbuch zur Unterstützung traumatisierter Frauen in verschiedenen Arbeitsfeldern. Mabuse Verlag Frankfurt (2004)

[45] Meichsner, I.: Lieber alt aussehen. VER.DI Publik 09, Berlin 2002

[46] Montag, M. et al.: Moderne Verfahren im IVF-Labor. In: Ludwig, M. (Hrsg.): Gynäkologische Endokrinologie und Reproduktionsmedizin – Aktuelle Themen der frauenärztlichen Praxis, München: Marseille Verlag, 2010, S. 169–176

[47] Nawroth, F. et al.: Die intrauterine Insemination – Indikationen und Grenzen. In: Ludwig, M. (Hrsg.): Gynäkologische Endokrinologie und Reproduktionsme-

dizin – Aktuelle Themen der frauenärztlichen Praxis, München: Marseille Verlag, 2010, S. 161– 168
[48] Parrat, J.: The experience of childbirth for survivors of incest, in: Midwifery, Vol. 10, März 1994, S. 26–39
[49] Population Reports: Ending Violence Against Women, Issues in World Health, Series L, Nr. 11, Baltimore, 1999
[50] Profamilia, Deutsche Gesellschaft für Familienplanung, Sexualpädagogik und Sexualberatung e. V.: Verhütungsmethoden- Die Pille, http://www.profamilia.de/shop/download/148.pdf, 25. 8. 2010
[51] Pschyrembel, W.: Klinisches Wörterbuch, 261., neu bearb. und erweiterte Auflage, de Gruyter Verlag, Berlin 2007
[52] Rabe, T. et al.: Kontrazeption im Wochenbett Teil 2 – Methoden der Kontrazeption im Wochenbett und Anwendungseinschränkungen bei stillenden Frauen. In: gyne, 12/2009, S. 19–22
[53] Rabe, T. et al.: Kontrazeption im Wochenbett Teil 3 – Was bei Langzeitkontrazeption post partum zu beachten ist. In: gyne, 01/2010, S. 19–22
[54] Radisic, V. B., Petru, E.: Hormonelle Kontrazeption und Brustkrebsrisiko, Übersicht der Literatur. In: Geburthilfe und Frauenheilkunde 2010, 70. Jahrgang
[55] Raith-Paula, E.,Frank-Hermann, P., Freundl, G., Strowitzki, Th.: Natürliche Familienplanung heute, Modernes Zykluswissen für Beratung und Anwendung 4. Auflage, Springer Verlag, Heidelberg 2008
[56] Reuther, I.: Qigong, in Römer, A. (Hrsg.): Akupunktur für Hebammen, Geburtshelfer und Gynäkologen. 3. Aufl., Hippokrates, Stuttgart 2002
[57] Römer, A., Seybold, B.: Akupunktur und TCM für die gynäkologische Praxis. Hippkrates, Stuttgart 2001
[58] Schmidt-Matthiesen, H., Wallwiener, D. (Hrsg.): Gynäkologie und Geburtshilfe – Lehrbuch für Studium und Praxis, Stuttgart: Schattauer-Verlag, 2005
[59] Schönfeld, K.: Leiden an der Erinnerung – Sexualisierte Gewalt und Geburtshilfe, Hebammenforum 3/2003
[60] Schütz, E., Kimmich, T.: Körper und Sexualität. Entdecken, verstehen, sinnlich vermitteln. Herder, 2001
[61] Seidenfaden, U.: Eizellen reifen auch im Reagenzglas. In: UMMD aktuell, 3/2010, S. 9–10
[62] Sesterhenn, Birgit: Natürliche verhüten? Aber sicher!, Gräfe und Unzer Verlag GmbH, München 1999
[63] Smith, P.+ 1, 1993, New Zealand
[64] Statistisches Bundesamt Deutschland 2004, www.destatis.de; www.statistisches-bundesamt.de
[65] Stellungnahme der DGGG zur Intimchirurgie, 13. 7. 2009, www.dggg.de/startseite/nachrichten/stellungnahme-der-dggg-zur intimchirurgie/?sword_list%5B0%5D=intimchirurgie
[66] UNIPATH: PERSONA-Fachinformationen, Stand September 2001

[67] Van der Wijden, C., Brown, J., Kleijnen, J., Lactational amenorrhea for family planning, Cochrane Database of Systematic Rreviews 2003, Issue 4, Art. No.: CD001329.DOI:10.1002/14651858.CD001329
[68] Wege aus Ohnmacht und Gewalt, Frauengesundheit zwischen Menschenrechten und Grenzverletzungen, Dokumentation der 3. Jahrestagung des Arbeitskreises Frauengesundheit in Medizin, Psychotherapie und Gesellschaft e. V. (AKF), Bünde 1997
[69] WHO, Factsheet Nr. 241: Female genital mutilation, 2012
[70] Wibbe, I.: Sexuelle Traumatisierung – Auswirkungen auf Schwangerschaft, Geburt und Wochenbett von betroffenen Frauen sowie ihrer Begleitung durch die Hebamme, Wildwasser Oldenburg e. V., 1999
[71] Wibbe, I.: Sexueller Missbrauch. Frauen mit sexueller Gewalterfahrung. Hebammenforum 2000/6: 138–139
[72] Wildemeersch, D. et al: GyneFIX – das rahmenlose intrauterine kontrazeptive Implantat für Kontrazeption im normalen Zyklus, im Notfall und nach Abort – ein Update. In: Journal für Fertilität und Reproduktion, Gablitz: Verlag für Medizin und Wirtschaft, 2000, 10. Jg., Sonderheft 1 für die Schweiz, S. 4–19
[73] Winzig, E.: Sexuell traumatisierte Frauen. Hebammenforum 2001/8: 563–566 und 9: 636–638
[74] Wisborg, K.: IVF and stillbirth: a prospektive follow-up study. Hum Reprod 2010, 25: 1312–1316. In: Hebammenforum 7/2010, S. 536
[75] DGGG Stellungnahme Häusliche Gewalt 2010, www.dggg.de/fileadmin/public_docs/Leitlinien/1-8-4-haeusliche-gewalt.pdf
[76] Zahradnik, H.P.: Barrieremethoden. In: Der Gynäkologe, Springer Verlag, 1998, 31. S. 410–416
[77] www.pharmavista.net/content/NewsMaker.asp, 5. 8. 2010
[78] www.medintim.de, 5. 8. 2010

Weiterführende Literatur:
[79] Weibliche genitale Beschneidung – Zu Umgang mit Betroffenen und Prävention: Deutsche Empfehlung für Angehörige des Gesundheitswesens und alle weiteren potentiell involvierten Berufsgruppen, Leitfaden der Arbeitsgemeinschaft Frauengesundheit in der Entwicklungszusammenarbeit (AG FIDE) e. V. Sektion der DGGG, Herdecke 2007 www.docs.google.com/file/d/0B4xLLj3WgQLzdURGLXZJVWVRb1M-2WWNnMnFPSmpBDW/edit?pli=1
[80] Genitale Verstümmelung bei Frauen und Mädchen, Hrsg. Bundesministerium für Familie, Senioren, Frauen und Jugend, 2005, nur als PDF www.bmfsfj.de/BMFSFJ/Service/Publikationen/publikationsliste,did=3590.html

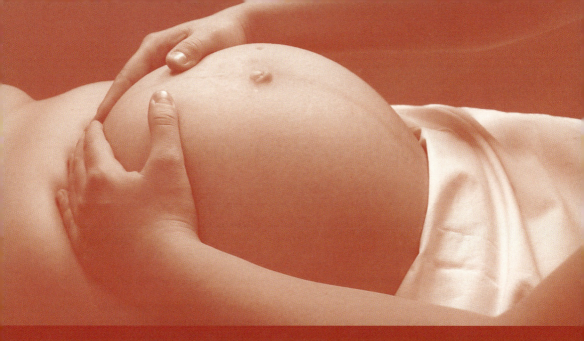

Anatomie und Physiologie

7	Weibliche Genitalorgane	108
8	Beckenboden, Bindegewebe und Haltebänder	121
9	Embryonale und plazentare Entwicklung	128

7 Weibliche Genitalorgane

Ulrike Harder, Peggy Seehafer

7.1 Anatomische Fachbegriffe

Dieses Kapitel möchte Hebammenschülerinnen das Erlernen der geburtshilflich relevanten Anatomie erleichtern und gestandenen Hebammen die Möglichkeit geben, ihr anatomisches Wissen aufzufrischen. Die wichtigsten anatomischen Termini, die z. B. für die Lagebestimmung des Feten von Bedeutung sind, sind in Abb. 7-1 zusammengestellt.

Weitere wichtige räumliche Begriffe sind:
- **medial**: zur Mitte hin gelegen, z. B. der Sitzbeinstachel ist medial am Sitzbein
- **lateral**: zur Seite oder nach außen hin gelegen, z. B. die laterale Episiotomie
- **proximal**: an der Extremität dem Rumpf näher gelegen, z. B. der Oberarm liegt proximal zum Ellenbogen
- **distal**: an der Extremität weiter weg vom Rumpf gelegen, z. B. der Fuß liegt distal zum Knie
- **externus**: außen, außerhalb, z. B. extrauterine Schwangerschaft
- **internus**: innen, innerhalb z. B. intrauterine Schwangerschaft
- **superficialis**: oberflächlich gelegen, z. B. Musculus transversus perinei superficialis
- **profundus**: tiefer gelegen, z. B. Musculus transversus perinei profundus

> **M** Äußeres weibliches Genitale
> - Weibliche Scham: Vulva = Pudendum femininum (Brüste gelten als Geschlechtsmerkmal)
>
> **Innere weibliche Genitalorgane**
> - Eierstock: Ovarium ⎫
> - Eileiter: Tuba uterina ⎬ paarig angelegt
> - Gebärmutter: Uterus
> - Scheide: Vagina

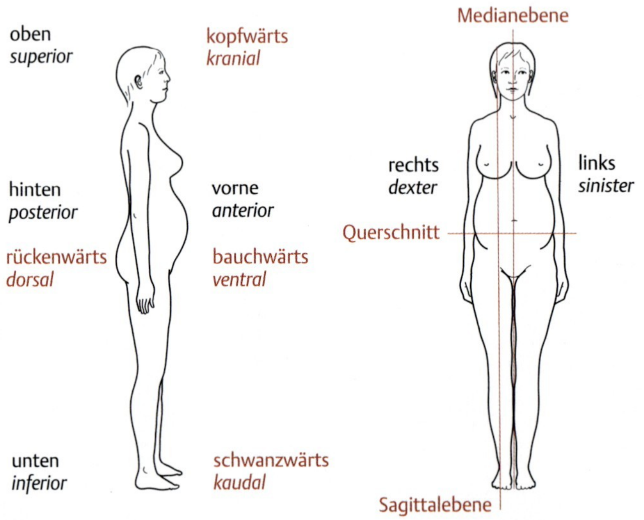

Abb. 7-1 Anatomische Bezeichnungen zur Orientierung am menschlichen Körper.

D Definition M Merke

7.2 Vulva

Eine Vulva sieht je nach Größe und Form der Labien und der Klitoris unterschiedlich aus, das Schönheitsempfinden wird durch kulturelle Einflüsse geprägt. Zu den äußeren weiblichen Geschlechtsteilen gehören (Abb. 7-2):
- große Schamlippen: Labia majora
- kleine Schamlippen: Labia minora
- Vorhofschwellkörper: Bulbi vestibuli
- kleine Vorhofdrüsen: Skene-Drüsen
- große Vorhofdrüsen: Bartholin-Drüsen
- Kitzler: Klitoris
- Scheidenvorhof: Vestibulum vaginae

Labien

Oberhalb der **Symphysis pubica**[1] (Schambeinfuge) erhebt sich der **Mons pubis**[2] (Schamberg). Die mit Haaren bedeckte Haut wölbt sich hier über einem Fettpolster leicht vor. Vom unteren Rand des Mons pubis ziehen zwei Hautlängsfalten, die **Labia majora**[3] (große Labien), nach hinten und vereinigen sich hinter der Scheidenöffnung zur **Commissura posterior**[4] (hintere Kommissur). Die großen Labien sind an der Außenseite behaart und enthalten reichlich Fettgewebe sowie Talg- und Schweißdrüsen. Zwischen den großen Labien liegen unbehaart die **Labia minora**[5], zwei dünne, oft verschieden große Hautfalten. Sie werden nach hinten kleiner und vereinigen sich im **Frenulum**[6] **labiorum pudendi** (Schamlippenbändchen). Die kleinen Labien werden von einem gelegentlich stark pigmentierten Plattenepithel überzogen und sind reich an Nervengewebe und Talgdrüsen.

Klitoris

Die **Klitoris**[7] (Kitzler) (Abb. 7-3) ist ein kleines, aus Schwellkörpern gebildetes, erektiles Organ. Sie besteht aus zwei seitlichen Schenkeln, den **Crura clitoridis**, die an der Knochenhaut der absteigenden Schambeinäste anliegen und sich zu dem zylinderförmigen **Corpus clitoridis**[8] (Klitoriskörper) vereinigen. Der Klitoriskörper enthält reichlich Nervenenden. Von außen ist nur die sehr berührungsempfind-

---

1 symphysesthai (gr.): Zusammenwachsen
2 mons (lat.): Berg; Pubes (lat.): Scham
3 labium (lat.): Lippe; major (lat.): groß
4 commissura (lat.): Verbindung
5 minor (lat.): klein
6 frenum (lat.): Band, Zügel
7 klitoris (gr.): kleiner Hügel
8 crus, Crura (lat.): Schenkel

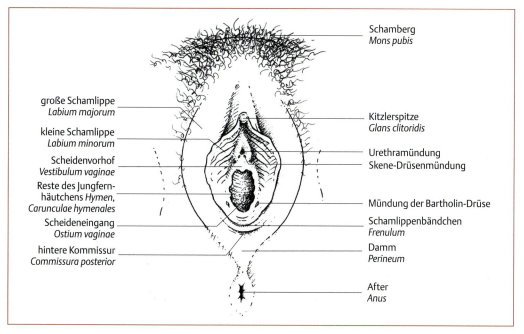

Abb. 7-2 Vulva mit aufgefalteten Labien.

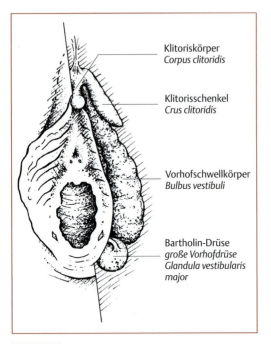

Abb. 7-3 Vulva mit Klitoris, Bulbus vestibuli und Bartholin-Drüse. Linksseitig wurden große und kleine Labie sowie der M. bulbocavernosus entfernt.

liche Spitze, die **Glans clitoridis**[1], sichtbar; von lockerer Vorhaut (Praeputium clitoridis) umgeben erscheint sie vorne wie eine Perle zwischen den kleinen Labien.

Scheidenvorhof

Durch das seitliche Spreizen der kleinen Labien wird das **Vestibulum vaginae**[2] (Scheidenvorhof) sichtbar. Hier befinden sich unterhalb des Kitzlers auf einer kleinen rundlichen Erhebung die Mündung der Urethra (Harnröhre) sowie die Mündungen der **Skene-Drüsen**[3] (= Glandula vestibularis minor; kleine Vorhofdrüse). Ihre verzweigten Drüsenkörper verlaufen ca. 1,5 cm lang parallel zur Urethra und werden auch Paraurethraldrüsen oder Prostata feminina genannt. Ihr Bau entspricht dem des drüsigen Anteils der Prostata des Mannes. Diese Drüsen liefern ein Sekret zum Schutz des Harnröhreneingangs. Welche Rolle sie bei sexueller Erregung spielen, wird diskutiert (Stoeckel 1941, zur Nieden 2004).

Die zwei **Bartholin-Drüsen**[5] (= Glandula vestibularis major; große Vorhofdrüse) liegen rechts und links des Scheideneingangs und werden von den großen Labien bedeckt. Ihre Ausführungsgänge münden in den hinteren Scheidenvorhof. Die Vorhofdrüsen gelten als Geschlechtsdrüsen der Frau, ihr Sekret befeuchtet den Scheideneingang, bei sexueller Erregung sondern sie vermehrt Flüssigkeit ab. Eine Entzündung der Bartholin-Drüse samt Ausführungsgang kann eine schmerzhafte, bis hühnereigroße Schwellung der großen Labien verursachen, den Bartholin-Abszess.

Zum Vorhof gehört auch das **Hymen**[6] (Jungfernhäutchen), ein dünnes, von Blutgefäßen durchzogenes Häutchen, welches beidseitig von einem schleimhautähnlichen Plattenepithel überzogen ist. Das Hymen verdeckt teilweise den Scheideneingang, es variiert in Form und Festigkeit und wird beim ersten Geschlechtsverkehr oder vorher durch die Verwendung von Tampons zerrissen. Am Scheideneingang bleibt ein unregelmäßiger Rand kleiner Carunculae (Fleischwärzchen) bestehen, der Hymenalsaum.

Die **Bulbi vestibuli**[7] (Vorhofschwellkörper) liegen rechts und links des Scheideneingangs (Abb. 7-3), sie bestehen aus einem Venengeflecht und verlaufen vom Kitzler bis zur Bartholin-Drüse. Bei sexueller Erregung werden sie stark durchblutet und schwellen an.

7.3 Vagina (Scheide)

Die Vagina (Abb. 7-4) ist ein dünnwandiger, sehr dehnbarer, ca. 10 cm langer, schräg nach hinten und oben verlaufender bindegewebiger Schlauch. Sie beginnt am Scheidenvorhof hinter dem Hymen und wird oben im Scheidengewölbe durch den untersten Gebärmutteranteil, die Portio, begrenzt. Die Scheidenhinterwand reicht in das höher gelegene hintere Scheidengewölbe (Fornix vaginae) und ist länger als die Scheidenvorderwand.

Die Scheidenwände liegen locker, aber eng aneinandergeschmiegt und bilden große Längsfalten. Die Vaginalwand enthält zirkulär und längsverlaufende glatte Muskulatur, ihre Längsmuskelfasern gehen in die oberflächlichen Muskelbündel der Gebärmutter über. Zusätzlich bildet die Vaginalwand die Rugae vaginales (querverlaufende kleine Falten), die ihr eine enorme Dehnungsfähigkeit verleihen.

---

1 glans (lat.): Eichel
2 vestibulum (lat.): Vorraum, Vorhof
3 Skene, Alexander: Gynäkologe, Brooklyn 1838–1900
4 glandula (lat.): Drüse
5 Bartholin, Caspar: Anatom, Kopenhagen 1655–1738
6 hymenos (gr.): Häutchen, Hochzeitsgott
7 bulbus (lat.): Zwiebel

Uterus (Gebärmutter) 7

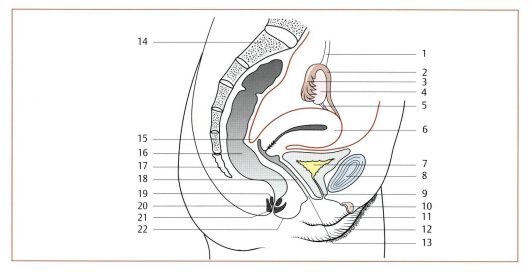

Abb. 7-4 Mittellängsschnitt durch das weibliche Becken. Das Peritoneum (Bauchfell) ist rot markiert, die Umschlagfalte um die Adnexe ist nicht darstellbar (Adnexe liegen intra-, Uterus extraperitoneal).

1	Lig. suspensorium ovarii	Aufhängeband des Eierstocks	13	Mündung der Bartholin-Drüse
2	Tuba uterina	Eileiter	14	Os sacrum — Kreuzbein
3	Fimbriae tubae	Fimbrientrichter	15	Douglas-Raum
4	Ovarium	Eierstock	16	Rektum — Mastdarm
5	Lig. ovarii proprium	Band des Eierstocks	17	Os coccygis — Steißbein
6	Uterus	Gebärmutter	18	Vagina — Scheide
7	Vesica urinaria	Harnblase	19	M. sphincter ani internus innerer Afterschließmuskel
8	Symphysis pubica	Schambeinfuge	20	Canalis analis — Analkanal
9	Urethra	Harnröhre	21	M. sphincter ani externus äußerer Afterschließmuskel
10	Klitoris	Kitzler		
11	Labium minus	kleine Schamlippe	22	Perineum (Vorder-) Damm
12	Labium majus	große Schamlippe		

Die Scheidenhinterwand ist über das Septum rectovaginale mit dem Rektum (Enddarm) verbunden, die Vorderwand durch das Septum vesicovaginale mit Harnblase und Urethra (Harnröhre). In Folge schwerer Geburtsverläufe können sich **Fisteln** (Durchlässe im Septum) bilden, was zu unwillkürlichem Harn- oder Stuhlabgang aus der Scheide führt. Scheidenfisteln sind ein seltenes, vor allem in Ländern ohne gute Geburtshilfe auftretendes Frauenleiden.

Innen wird die Scheide von einem mehrschichtigen unverhornten Plattenepithel überzogen (keine Schleimhaut), das viel Glykogen enthält. Die physiologisch in der Vagina vorkommenden Milchsäurebakterien (**Döderlein-Bakterien**[1]) bilden aus dem Glykogen abgeschilferter Epithelzellen Milchsäure, die das saure Scheidenmilieu (ca. pH 4) verursachen.

> **M** Das saure Milieu schützt Uterus und Adnexe[2] (Tuben und Ovarien) vor aufsteigenden Krankheitskeimen.

7.4 Uterus (Gebärmutter)

Die Gebärmutter ist ein dickwandiges muskuläres Hohlorgan von abgeflacht birnenähnlicher Form. Ein geschlechtsreifer Uterus ist ca. 7 cm lang, in der Schwangerschaft wächst er durch Hypertrophie (Vergrößerung) und Hyperplasie (Vermehrung) der Muskelzellen auf eine Länge von ca. 30 cm an.

---

1 Döderlein, Albert: Gynäkologe, München 1860–1941

2 adnexus (lat.): Anhang

7 Weibliche Genitalorgane

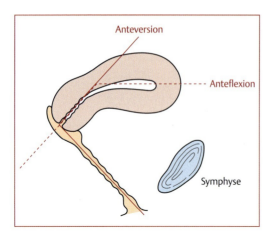

Abb. 7-5 Anteversio-anteflexio-Lage des Uterus. **Anteversion**: der Uterus liegt im Verhältnis zur Scheidenachse nach vorn geneigt (gekippt). **Anteflexion**: die Uteruslängsachse ist im Verhältnis zur Zervixachse nach vorn abgebogen (geknickt).

Lage des Uterus

Der Uterus befindet sich zentral im kleinen Becken zwischen Blase und Rektum.

Bei 80–90 % aller Frauen (Rabe 1990) liegt der Uterus **anteversio-anteflexio**, d. h. nach vorne geneigt (gekippt) und nach vorne abgebogen (geknickt) über der Blase (Abb. 7-5).

Liegt der Uterus nach hinten geneigt und nach hinten abgebogen, bezeichnet man seine Lage als **retroversio-retroflexio**.

Da die einzelnen Abschnitte des Uterus unterschiedliche Funktionen haben, wird der Uterus unterteilt in: Corpus uteri, Isthmus uteri, Cervix uteri (Abb. 7-6).

Corpus uteri

Bei der Geburt leistet der Corpus uteri (Gebärmutterkörper), die aktive Muskelarbeit, denn hier ist die Uteruswand am dicksten (Abb. 7.6) und enthält viele Muskel- und Nervenzellen sowie reichlich Blutgefäße. Als **Fundus uteri**[1] (Gebärmuttergrund) wird die oberhalb der Eileiter gelegene Kuppe des Uteruskörpers bezeichnet. Da eine Uteruskontraktion (Wehe) am Fundus beginnt, ist sie hier mit der Hand gut zu tasten.

---

1 fundus (lat.): Grund, Boden

Cavum uteri

Die Gebärmutterhöhle (**Cavum uteri**) ist ein dreiseitig ausgezogener Spaltraum. Die untere Spitze geht in den Zervixkanal über. In die beiden oberen Ecken münden rechts und links die Eileiter (Tuben). Durch eine Schwangerschaft wird die Uterushöhle immens vergrößert.

Isthmus und Cervix uteri

Der Uteruskörper ist über den Isthmus uteri[2] (Gebärmutterenge) mit der Cervix uteri[3] (Gebärmutterhals) verbunden. Der **Isthmus uteri** wird im Verlauf der Schwangerschaft aufgedehnt und verlängert, dadurch vergrößert sich die Uterushöhle für den Feten, der Isthmus wird jetzt **unteres Uterinsegment** genannt.

Isthmus und Zervix bestehen überwiegend aus Bindegewebe, durchsetzt von elastischen Fasern, und enthalten nur wenig Muskelgewebe. Vorne sind sie relativ straff mit den äußeren Gewebsschichten der Blase verbunden, die Hinterwand ist nicht fixiert. Gemeinsam mit der Zervix verhält sich das untere Uterinsegment bei der Geburt passiv, beide werden durch die Kontraktionen des Uteruskörpers aufgedehnt und nach oben gezogen.

Portio vaginalis uteri

Das untere Ende der Zervix ragt zapfenförmig in die Scheide hinein und wird Portio vaginalis uteri[4] (Scheidenanteil des Uterus), kurz **Portio**, genannt. Die Portio ist wie die Scheide von einem mehrschichtigen, unverhornten Plattenepithel überzogen. Bei der vaginalen Spekulauntersuchung erscheint sie blassrosa bis violett mit glänzend glatter Oberfläche.

Zervixkanal

In der Mitte der Portio mündet der **Canalis cervicis uteri** (Zervixkanal), der die Scheide mit dem Cavum uteri (Gebärmutterhöhle) verbindet (Abb. 7-7). Der Zervixkanal ähnelt einem zur Mitte hin ausgebuchteten Schlauch. Seine Schleimhautauskleidung (Zylinderepithel) wirft an der Vorder- und Hinterseite die Plicae palmatae (Reihe von Falten) auf, welche dem Zervixkanal eine vollständige Dehnung bei der Geburt ermöglichen.

---

2 isthmus (gr.): schmaler Zugang
3 cervix (lat.): Hals
4 portio (lat.): Teil, Anteil

Uterus (Gebärmutter) 7

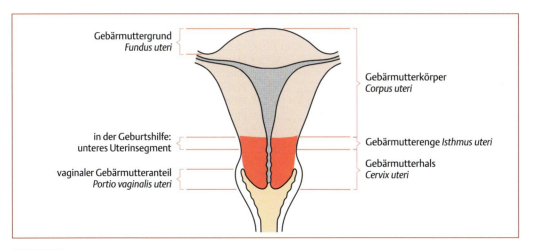

Abb. 7-6 Aufteilung der Gebärmutteranteile nach ihren Funktionen. Bei Kontraktionen wird das Corpus uteri aktiv, während sich Isthmus und Cervix (rosa) passiv verhalten.

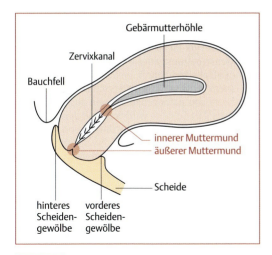

Abb. 7-7 Mittellängsschnitt durch die Gebärmutter und das obere Scheidendrittel von links gesehen. Äußerer und innerer Muttermund sind rot markiert.

Muttermund

D Ostium externum uteri (äußerer Muttermund) bezeichnet die Mündung des Zervixkanals auf der Portio.
Ostium internum uteri[1] (innerer Muttermund) bezeichnet die Übergangsstelle des Zervixkanals zum Isthmus (Abb. 7-7).

Während einer Geburt dehnen sich äußerer und innerer Muttermund bis zu einer Weite von ca. 10 cm. Wenn sich die Zervix nach der Geburt wieder formiert, schließen sich äußerer und innerer Muttermund wieder. Der äußere Muttermund verliert aber seine runde Grübchenform, er verändert sich bei Frauen, die geboren haben, zu einer quergestellten Spalte (mundähnliche Form).

Gebärmutterwand

M Die Gebärmutterwand besteht aus 3 Schichten (Abb. 7-8):
- innen: Endometrium (Gebärmutterschleimhaut)
- Mitte: Myometrium[2] (Gebärmuttermuskel)
- Außen: Perimetrium (Bauchfellüberzug)

Endometrium (Gebärmutterschleimhaut)

Innen wird der Uterus von Gebärmutterschleimhaut ausgekleidet, einem lockeren Bindegewebe, welches von einschichtigem Zylinderepithel bedeckt ist. Dieses besteht aus zahlreichen Drüsenzellen und Flimmerepithel. Das Endometrium wird durch viele Spiralarterien versorgt, die durch ein arteriovenöses Kapillarnetz mit den Venen verbunden sind (Abb. 7-9). Das Endometrium ist das einzige Körpergewebe, das infolge einer periodisch auftretenden

---

[1] ostium, orificium (lat.): Mündung, Öffnung

[2] metra (gr.): Gebärmutter; myo (gr.): Wortteil mit Bedeutung Muskel

7 Weibliche Genitalorgane

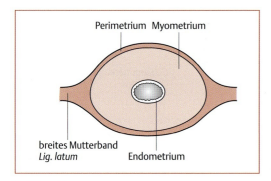

Abb. 7-8 Querschnitt durch die Mitte des Uteruskörpers mit den drei Schichten der Gebärmutterwand und dem Ansatz des Lig. latum (breites Mutterband).

Nekrose und Abstoßung regelmäßig blutet, die **Menstruationsblutung**[1].

Das Endometrium baut sich aus zwei Schichten auf (Abb. 7-9):
1. Die **Lamina basalis**[2] (Basalschicht) ist ca. 1 mm dick, liegt dem Muskel direkt auf und bleibt von den zyklischen Veränderungen weitestgehend unbeeinflusst. Sie gewährleistet die Regeneration der Schleimhaut nach der Abstoßung der Funktionsschicht.

---

1 menstruus (lat.): allmonatlich
2 lamina (lat.): dünne Schicht, Platte

2. Die **Lamina functionalis** (Funktionsschicht) baut sich auf der Basalschicht auf und durchläuft jeden Monat folgende Stadien:
- **Menstruationsblutung** (1. – 5. Zyklustag): Lamina functionalis wird abgelöst und ausgestoßen
- **Proliferationsphase** (5. – 14. Zyklustag): Regeneration, die Lamina functionalis wird bis zu 8 mm dick
- **Ovulation** (ca. 14. Zyklustag)
- **Sekretionsphase** (15. – 28. Zyklustag): Die Lamina functionalis baut sich charakteristisch auf: Die Drüsen schlängeln sich und bilden schleimiges Sekret, alle Blutgefäße werden länger, die Bindegewebszellen vergrößern sich, Flüssigkeit wird eingelagert.

Die Auflockerung in der Sekretionsphase ermöglicht dem Endometrium, um den 21. Zyklustag ein befruchtetes Ei zur Einnistung aufzunehmen. Mit Beginn einer Schwangerschaft baut sich die Lamina functionalis weiter auf und wird dann **Dezidua**[3] genannt.

Die **Endozervix** (Schleimhaut im Zervixkanal) wird vom Menstruationszyklus wenig beeinflusst. Sie bildet ein alkalisches Sekret, welches den Zervixkanal mit einem dichten **Schleim** verschließt und so das Aufsteigen von pathogenen Keimen aus der Vagina erschwert. Der Schleim wird während der Ovulation durch Östrogeneinwirkung verflüssigt und damit für Spermien durchlässig. In der Schwangerschaft verdichtet er sich zu einem Schleimpfropf, der erst

---

3 deciduus (lat.): abfallend

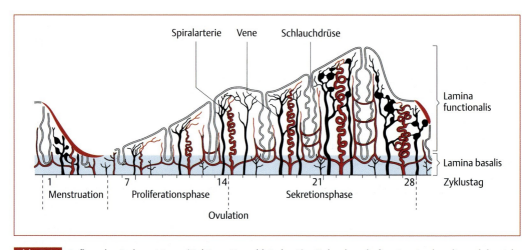

Abb. 7-9 Aufbau des Endometriums (Gebärmutterschleimhaut) mit der dauerhaften Lamina basalis und der sich regelmäßig ablösenden Lamina functionalis.

durch die beginnende Zervixdehnung abgelöst wird und als Vorbote der Geburt abgeht. Oft findet sich im Schleimpfropf eine leichte Blutbeimengung von angerissenen kleinen Blutgefäßen im Zervixkanal.

Myometrium (Gebärmuttermuskel)

Der Gebärmuttermuskel besteht aus einer ca. 2 cm dicken, unwillkürlich arbeitenden glatten Muskelschicht. Das Myometrium ist Bestandteil eines komplex ineinandergreifenden Systems aus Uterus, Tuben und einstrahlenden Bändern (Ligamenta, Einzahl: Ligamentum). Über den Verlauf und die Anordnung der Muskelfasern existieren bis heute unterschiedliche Modellvorstellungen. Sie reichen von einem Spiralsystem (Görttler 1929) über einen dreischichtigen, zirkulär, spiralig und längs verlaufenden Faserverlauf (Wetzstein & Renn 1964) bis hin zu neueren Untersuchungen, die von einem dreidimensionalen Muskel-Gefäß-Netzwerk ausgehen (Brökelmann 1985; Bilek 1985). In das Myometrium strahlen zusätzlich glatte Muskelbündel ein, die von den Uterushaltebändern herangeführt werden (s. S. 126 Abb. 8-7).

Geht man von in alle Richtungen verlaufenden Faserzügen aus, kann man sich die Vergrößerung des Myometriums in der Schwangerschaft durch eine Weiterstellung und Flächenverschiebung ähnlich wie bei einem muskulösen Blutschwamm vorstellen (Brökelmann 1985). Wichtig ist vor allem, dass sich der Corpus uteri bei der Geburt aktiv zusammenzieht, während der muskelarme zervikale Bereich passiv geöffnet wird.

Perimetrium (Bauchfellüberzug der Gebärmutter)

Der Uterus liegt extraperitoneal[1] in einer breiten Querfalte des **Peritoneums**[2] (Bauchfell). Das Peritoneum ist eine seröse Haut, die alle Eingeweide überzieht und die Bauchhöhle von innen auskleidet. Das Bauchfell sondert Peritonealflüssigkeit ab und ermöglicht so eine Verschieblichkeit der Organe im Bauchraum gegeneinander. An der Vorder- und Hinterwand der Gebärmutter ist das Bauchfell mit dem Myometrium fest verwachsen und wird dort **Perimetrium** (um die Gebärmutter herum) genannt. Seitlich des Uterus trifft dann Bauchfell auf Bauchfell und bildet das **Ligamentum latum** (breites Mutterband, s. Abb. 7-8 und Abb. 8-8).

---

1 extraperitoneal: außerhalb des von Bauchfell umgebenen Bauchraums
2 peritonaion (gr.): das Herumgespannte

M Folgende Begriffe können wegen ihrer Ähnlichkeit schnell verwechselt werden:
- **Peritoneum** (Bauchfell)
- **Perimetrium** (Bauchfell um den Uterus herum)
- **Parametrium** (Bindegewebe neben der Zervix)
- **Perineum** (Vorderdamm = Raum zwischen Anus und Genitalien)

7.5 Tuba uterina (Eileiter)

Die Adnexe der Frau (Ovarien und Tuben) werden als **intraperitoneal** gelegen eingestuft. Die Tuben liegen im oberen, freien Rand des breiten Mutterbandes (Lig. latum) in der mittleren von 3 Bauchfellfalten. Vor dem Eileiter zieht das runde Mutterband (lig. rotundum) zum Leistenkanal, hinter ihm das Band des Eierstocks vom Uterus zum Ovar (s. Abb. 7-10 und Abb. 8-6). Eierstockband und Tube sind von Bauchfell überzogen, nicht jedoch die Tubentrichter mit ihren Fimbrien und die Ovarien. Beide ragen durch eine Bauchfellöffnung in die freie Bauchhöhle und sind bauchfellfrei.

Die Tubae uterinae[3] sind zwei 12–15 cm lange Röhren, die rechts und links am Uterusfundus ansetzen und in ihrer Grundform zwei Trompeten ähneln (Abb. 7-10). Außen liegt als erweitertes Ende das **Infundibulum tubae uterinae**[4] (Tubentrichter), dessen Rand in vielen 1–2 cm langen Zipfeln, den **Fimbriae tubae**[5] (Tubenfransen), ausläuft. Der Trichter befindet sich an der **Ampulla tubae uterinae** (Tubenampulle), welche zwei Drittel der Tubenlänge ausmacht. An die Ampulle schließt sich als enges Drittel der **Isthmus tubae uterinae** (Tubenenge) an. Die Tubenenge zieht oben seitlich durch den Uterusmuskel und mündet in das Cavum uteri (Uterushöhle).

Beim Eisprung legt sich der Trichter mit seinen Fimbrien, von oben-hinten kommend, an den Eierstock an, um die Eizelle aufzufangen und in die Ampulle weiterzuleiten.

Der **Eitransport** wird durch den speziellen Aufbau der Tubenwand gewährleistet:
- Die **Muskelschicht** besteht innen aus ringförmig, außen aus längs verlaufenden Muskelfasern und kann peristaltische Wellenbewegungen ausführen.

---

3 tuba (lat.) und salpinx (gr.): Trompete
4 infundibulum (lat.): Trichter
5 fimbriae (lat.): Franse

7 Weibliche Genitalorgane

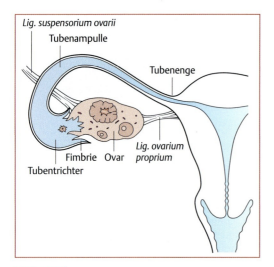

Abb. 7-10 Frontaler Mittellängsschnitt durch Tube und Ovar zum Zeitpunkt der Ovulation. Tubentrichter und Fimbrien haben sich direkt über dem sprungbereiten Graaf-Follikel an das Ovar gelegt.

- Die **Schleimhautauskleidung** der Tube bildet viele Falten und besteht aus 2 Arten von Zylinderepithel: den Wimpernzellen mit ihrem zur Uterushöhle gerichteten Wimpernschlag und den Drüsenzellen, deren Sekret das Gleiten der befruchteten Eizelle erleichtert und sie ernährt.

Sind die Schleimhautfalten nach einer Salpingitis (Eileiterentzündung) verklebt, kann der Transport von Eizelle und Spermien verzögert oder verhindert werden, u. U. entsteht eine **Eileiterschwangerschaft** (EU, Extrauteringravidität).

7.6 Ovar (Eierstock)

Die Ovarien sind die Gonaden (Geschlechtsdrüsen) der Frau. In der Geschlechtsreife sind sie etwa 4 × 2 × 1 cm groß und haben die Form einer kleinen Pflaume. Nach der Menopause bilden sich beide Ovarien zurück und verkleinern sich im Alter (Senium) etwa auf Mandelgröße. Jedes Ovar ist über das **Lig. ovarii proprium** (Band des Eierstocks) mit dem Uterus verbunden und wird seitlich vom **Lig. suspensorium ovarii** (Aufhängeband des Eierstocks) zur Beckenwand gehalten (Abb. 7-10 und Abb. 8-6). Der Eierstock besteht aus einer Rinden- und einer Marksubstanz und ist von einer weißlichen, bindegewebigen Kapsel umhüllt, die außen vom Keimepithel überzogen ist.

Die **Eierstockrinde** enthält bei der geschlechtsreifen Frau unzählige primäre Oozyten (Eizellen) sowie Follikel[1] in verschiedenen Reifestadien (Sekundärfollikel, Tertiärfollikel, Corpus luteum, Corpus albicans), welche die Hormone Östrogen und Progesteron bilden.

Das **Eierstockmark** liegt innen, es enthält Bindegewebe sowie reichlich Blutgefäße, welche den An- und Abtransport von Hormonen über die in den Eierstockbändern verlaufenden Gefäße ermöglichen. Die Ovarien eines weiblichen Neugeborenen enthalten 200000 bis 2 Mio. (variierende Literaturangaben) primäre Oozyten mit den sie umgebenden Follikelepithelzellen. Die Anzahl dieser sog. **Primordialfollikel**[2] verringert sich im Lebensverlauf, da kontinuierlich Eizellen reifen und zugrunde gehen.

Follikelreifung

Von der Pubertät an reifen ständig mehrere Primordialfollikel zu Primär-, Sekundär- und Tertiärfollikeln[3] heran (Abb. 7-11), jedoch nur ein Follikel erreicht jeden Monat das letzte Reifestadium und setzt bei der Ovulation eine Eizelle frei. Die anderen teilweise ausgebildeten Follikel haben hormonbildende Funktionen (Östrogene), sie degenerieren, ohne das letzte Reifestadium zu erreichen. Sehr selten gelangen zwei oder mehr Follikel in einem Zyklus zur Ovulation. Werden sie befruchtet, entsteht eine Mehrlingsschwangerschaft (z. B. zweieiige Zwillinge).

> **M** Zwischen Menarche und Menopause (erste und letzte Menstruationsblutung) reifen somit viele tausend Follikel heran, aber nur ca. 500 davon gelangen während der 30- bis 40-jährigen Fertilität (Fruchtbarkeit) einer Frau zum Eisprung.

Die Reifung beginnt durch Teilung der um die Eizelle herum gelegenen Follikelzellen und durch Sekretion der Follikelzellen zur Bildung der **Zona pellucida**[4] (Schicht zwischen Eizelle und Follikelzellen). Im weiteren Verlauf setzt sich außen um die Follikelzellen eine Schicht Thekazellen[5] an (Abb. 7-11). Die Thekazellen versorgen die Follikelepithelzellen mit Androgenen, die zu Östradiol (natürliches Östrogen) umgewandelt und an den Blutkreislauf abgegeben wer-

---

1 folliculus (lat.): Beutel, Bläschen
2 primordium (lat.): Uranfang, Ursprung
3 primus, secundus, tertius (lat.): der Erste, Zweite, Dritte
4 pellucidus (lat.): durchsichtig
5 theke (gr.): Hülle, Behältnis

Ovar (Eierstock) 7

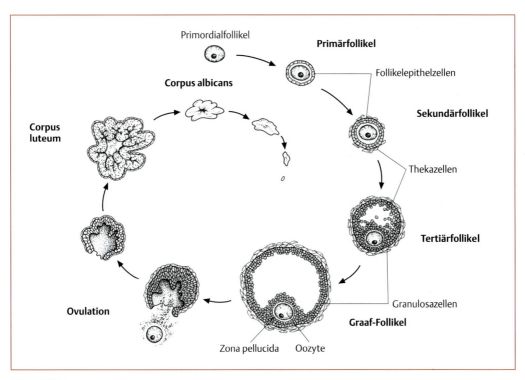

Abb. 7-11 Follikelreifung bis zum Eisprung und anschließende Umwandlung in das Corpus luteum.

den. Während der Reifung wird damit der Follikel zu einer aktiven endokrinen Drüse.

Reifestadien eines Follikels (Abb. 7-11):
- **Primärfollikel:** Die Oozyte ist von einem verdickten kubischen Follikelepithel umgeben.
- **Sekundärfollikel:** Das kubische Follikelepithel ist mehrschichtig geworden und produziert Östradiol.
- **Tertiärfollikel** (Bläschenfollikel): Durch Sekretion der Follikelzellen in das Zentrum des Follikels bildet sich ein flüssigkeitsgefüllter Hohlraum aus. Die Eizelle liegt von Granulosazellen (körnchenartige Follikelzellen) umgeben am Rande dieses ebenso von Granulosazellen ausgekleideten Hohlraums.
- **Graaf-Follikel:** Endstadium des Tertiärfollikels, er hat einen Durchmesser von 1,5–2 cm und wölbt die Oberfläche des Ovars sichtbar vor. Die von Granulosazellen umgebene Eizelle schwimmt jetzt fast in der Hohlraumflüssigkeit. **Ovulation** (Eisprung): Wenn die Follikelwand an der Oberfläche des Ovars einreißt, wird die Eizelle herausgespült und vom Tubentrichter aufgenommen.

- **Corpus luteum**[1] (Gelbkörper): Nach erfolgter Ovulation kommt es im Follikelhohlraum zu einer leichten Blutung. Granulosa- und Thekazellen wuchern in das Blutgerinnsel und lagern gelbgefärbte Lipidtröpfchen ein. So bildet sich innerhalb von 3 Tagen das Corpus luteum aus, welches in seinem Blütestadium haselnussgroß wird und die ovarielle Oberfläche ausbeult. Auch der Gelbkörper ist eine endokrine Drüse, seine Granulosaluteinzellen (vorher Granulosazellen) sondern das Hormon Progesteron ab, von den Thekaluteinzellen (vorher Thekazellen) wird weiter Östrogen gebildet. Etwa 10 Tage nach der Ovulation beginnt die Rückbildung des Gelbkörpers, bis er am letzten Zyklustag keine Hormone mehr erzeugt.
- **Corpus albicans**[2] : Aus dem zurückgebildeten Corpus luteum wird eine weißliche, bindegewebige Narbe, die kleiner werdend im Ovar verbleibt.

---
1 uteus (lat.): gelb
2 albus (lat.): weiß

7 Weibliche Genitalorgane

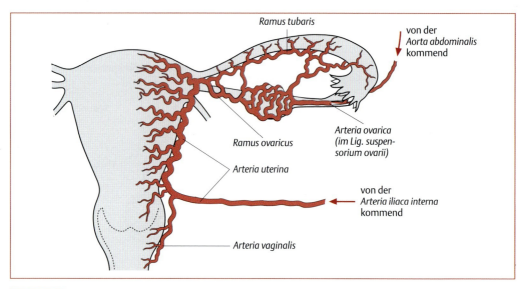

Abb. 7-12 Arterielle Blutversorgung des weiblichen Genitales, die nicht dargestellten Venen verlaufen analog.

7.7 Blutversorgung der weiblichen Genitalorgane

M Die Blutversorgung erfolgt über die beidseitig angelegte Arteria uterina und je eine Arteria ovarica für das rechte und linke Ovar (Abb. 7-12).

Die **A. uterina** (Gebärmutterschlagader) entspringt der A. iliaca interna (innerer Ast der Beckenarterie). Sie verläuft seitlich an der Beckenwand, kreuzt den Harnleiter und erreicht die Zervix am unteren Rand des Lig. latum. Nach Abzweigung der A. vaginalis zur Versorgung der Scheide schlängelt sich die A. uterina neben dem Uterus im Lig. latum zum Fundus hoch. Sie entsendet diverse Gefäßäste vor und hinter den Uterus, wo sie sich über Anastomosen (natürliche Verbindungen von Blutgefäßen) mit den Ästen der Gegenseite verbinden. Im Tubenwinkel unterteilt sich die A. uterina in den Ramus ovaricus[1] und den Ramus tubaris.

Die **A. ovarica** (Eierstockschlagader) entspringt unterhalb der Nierenarterien aus der Aorta und verläuft im Lig. suspensorium ovarii zum Ovar, ein Ast führt direkt in die Markschicht. Die A. ovarica unterteilt sich nun auch in den Ramus ovaricus und Ramus tubaris. Diese beiden Rami verbinden sich ebenfalls durch Anastomosen mit den gleichnamigen Rami der A. uterina. Gemeinsam versorgen sie Eierstock und Eileiter über zwei Gefäßbögen mit zahlreichen kleinen Arterien. Der Blutrückfluss erfolgt über ein ähnlich angeordnetes Venengeflecht und mündet in die inneren Beckenvenen.

7.8 Menstruationszyklus

Die zyklischen Veränderungen im Körper der Frau, besonders im Ovar und am Endometrium, werden hauptsächlich vom **Hypothalamus** gesteuert (Abb. 7-13). Der Hypothalamus ist eine zentralnervöse Region im Zwischenhirn, die über einen Stiel mit der Hypophyse verbunden ist. Der Hypothalamus stimuliert durch Abgabe des **Gonadotropin-Releasing-Hormons**[2] [3], (GnRH oder LH-RH) die Hypophyse zur Ausschüttung von Gonadotropinen.

Die **Hypophyse** (Hirnanhangdrüse, s. S. 147 Abb. 11-1), ein kirschkerngroßes endokrines Organ, wird in Vorderlappen (HVL) und Hinterlappen (HHL)

---

[1] ramus (lat.): Ast, Zweig/Mehrzahl: Rami, Abkürzung: R

[2] gonadotropic (engl.): auf Geschlechtsdrüsen wirkend

[3] release (engl.): freisetzen

unterteilt. Der HVL bildet die wichtigsten **zyklusbestimmenden Hormone:**
- follikelstimulierendes Hormon (FSH)
- luteinisierendes Hormon (LH)
- auf die Brustdrüse wirkendes Prolaktin.

Die **Gonadotropine FSH und LH** wirken unmittelbar auf die Ovarien. FSH bewirkt primär die Follikelreifung, ist aber auch in der Gelbkörperphase wirksam. LH unterstützt ebenfalls die Follikelreifung, wirkt aber primär auf die Ovulation und die Gelbkörperphase.

Zusätzlich wird der **weibliche Zyklus** von allgemeinen Faktoren wie körperlichen Anstrengungen, seelischen Belastungen etc. beeinflusst sowie von anderen hormonbildenden Organen, besonders der Schilddrüse und der Nebennierenrinde.

> M Ein Menstruationszyklus dauert bei den meisten Frauen 26–30 Tage, kürzere oder längere Zyklen sind eher selten.

Abb. 7.14 zeigt zwei 28-Tage-Zyklen, den ersten ohne, den zweiten mit Befruchtung der Eizelle. Zyklische Veränderungen im Ovar und am Endometrium sowie Hormonspiegelschwankungen und Basaltemperaturverlauf sind hier schematisch dargestellt.

Hormongesteuerte, zyklische Veränderungen

Hormone sind Botenstoffe, deren Lebensdauer im Blut nur wenige Minuten oder Stunden beträgt. Sie werden permanent (in ganz kurzen Zyklen) oder nach Bedarf ausgeschüttet.
- **Follikelreifungs- oder östrogene Phase:** Durch FSH-Sekretion angeregt reifen mehrere Follikel heran und produzieren Östrogene. Östradiol wird von den Sekundär- und Tertiärfollikeln und in steigender Menge vom Graaf-Follikel gebildet. Der am stärksten entwickelte Follikel bewirkt über seine hohe Östradiolproduktion ein negatives Feedback zum Hypothalamus. Dies reduziert die FSH-Ausschüttung, die weitere Follikelstimulation entfällt. Kleinere Follikel verkümmern, während der stärkste Follikel in seiner Ausreifung nicht beeinträchtigt wird. Kurz vor dem Eisprung ist die Östradiolkonzentration im Blut so hoch, dass sie eine stoßartige LH-Ausschüttung bewirkt, welche wiederum den Eisprung auslöst.
- **Gelbkörper- oder gestagene Phase:** Während das Ei in der Tube in Richtung Uterus wandert und evtl. durch ein Spermium befruchtet wird, bildet

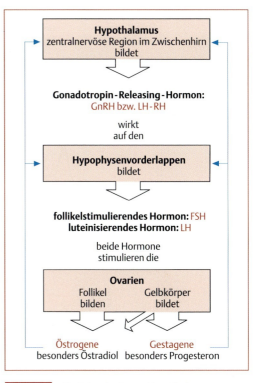

Abb. 7-13 Funktionskreis von Hypothalamus, Hypophyse und Ovarien zur Bildung von Sexualhormonen. Die durch FSH und LH im Zyklusverlauf veränderten Östradiol- und Progesteronkonzentrationen im Blut beeinflussen ihrerseits rückkoppelnd Hypothalamus und Hypophyse und bewirken Veränderungen in der GnRH sowie FSH/LH-Ausschüttung.

sich der zurückgebliebene Follikel zum Corpus luteum aus und produziert zunehmend Progesteron, das wichtigste Gestagen der Frau. Wird die Eizelle nicht befruchtet, bildet sich der Gelbkörper nach 10 Tagen zurück, die Östrogen- und Progesteronkonzentration im Blut sinken rasch ab.
- **Menstruationsblutung:** Das Absinken des Progesteronspiegels bewirkt im Endometrium eine Kontraktion an der Basis der Spiralarterien, die Funktionalis geht zugrunde und wird mit einer Blutung ausgestoßen (s. Abb. 7-9).
- **Konzeption und Schwangerschaft:** Wird die Eizelle befruchtet, bleibt der Gelbkörper etwa 3 Monate bestehen. Er bildet steigende Progesteron- und Östrogenmengen, die schwangerschaftserhaltend wirken.

7 Weibliche Genitalorgane

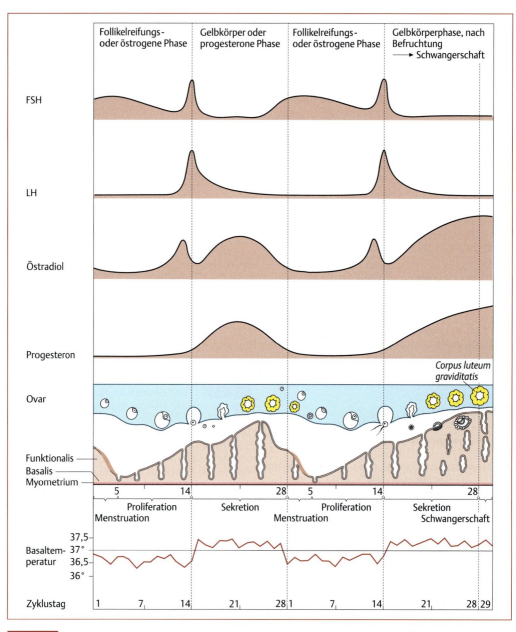

Abb. 7-14 Zwei Menstruationszyklen, der erste ohne, der zweite mit Befruchtung der Eizelle.

- **Basaltemperaturverlauf:** Durch regelmäßiges orales oder rektales Messen der morgendlichen Körpertemperatur kann jede Frau feststellen, ob und wann ihr Eisprung erfolgt (s. S. 81 Natürliche Familienplanung). Da das Progesteron eine temperatursteigernde Wirkung hat, erhöht sich die Körpertemperatur in der zweiten Zyklushälfte mit dem Eisprung um ca. 0,4–0,6 °C. Sinkt der Progesteronspiegel zum Zyklusende nicht ab, bleibt auch die Körpertemperatur hoch. Dies kann ein Zeichen für eine Schwangerschaft sein.

Literatur zu Kapitel 7 s. S. 140

8 Beckenboden, Bindegewebe und Haltebänder

Ulrike Harder, Peggy Seehafer

8.1 Beckenboden

D Als Beckenboden bezeichnet man den aus Muskeln und Bindegewebe bestehenden schalenförmigen Abschluss des knöchernen Beckens nach unten.

Der Beckenboden stützt die Beckenorgane Harnblase, Uterus und Rektum und sichert den aufrechten Gang (Abb. 8-1). Die straff-elastische Muskel-Sehnen-Platte schwingt bei jedem Atemzug mit und gleicht die durch Anspannen der Bauchdecke entstehenden Wechsel des abdominalen Druckes aus, welche z. B. beim Husten, Lachen oder Heben schwerer Gegenstände verursacht werden. Bis auf den M. sphincter ani internus handelt es sich um quergestreifte Muskulatur (Skelettmuskulatur), die willkürlich gesteuert werden kann.

M Ein geschwächter Beckenboden kann zu Rückenschmerzen, Harn- und Stuhlinkontinenz, im Extremfall zum Vorfall von Beckenorganen führen.

Unter dem Einfluss von Schwangerschaftshormonen wird der Beckenboden weicher, um bei der Geburt die enorme Dehnung zuzulassen, die den Durchtritt des Kindes ermöglicht. Dank seiner bemerkenswerten Elastizität erlangt der Beckenboden bald nach der Geburt wieder seine Stützfunktion. Tonisierende Übungen und eine gezielte Beckenbodengymnastik nach der Wochenbettzeit sind hilfreich und zur Inkontinenzprophylaxe unbedingt anzuraten.[12]

M Der Beckenboden besteht aus **3 Schichten**:
Diaphragma pelvis[1]   – innere Schicht
Diaphragma urogenitale[2]   – mittlere Schicht
Schließmuskelschicht   – äußere Schicht

Die beiden Diaphragmen bestehen aus Muskelplatten, während die äußere Muskelschicht von mehreren Einzelmuskeln gebildet wird. Alle 3 Muskelschichten sind fächerartig übereinander angeordnet und an vielen Stellen durch Muskelfasern und Faszien[3] eng miteinander verbunden; gemeinsam sind sie etwa 4 cm dick.

Bei der Geburt wölbt sich der Beckenboden weit vor den Beckeneingang, da der kindliche Kopf die Muskulatur nicht nur zur Seite, sondern auch nach unten (außen) dehnt (Abb. 8-5).

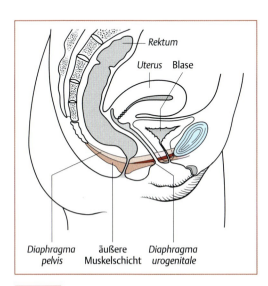

Abb. 8-1 Schematische Seitenansicht der 3 Schichten der Beckenbodenmuskulatur.

---

1 diaphragma (gr.): Scheidewand; pelvis (lat.): Becken
2 urogenital: Harn- und Geschlechtsorgane betreffend
3 Faszie: aus kollagenen Fasern bestehende Hülle für Muskeln und Organe

D Definition **M** Merke

8 Beckenboden, Bindegewebe und Haltebänder

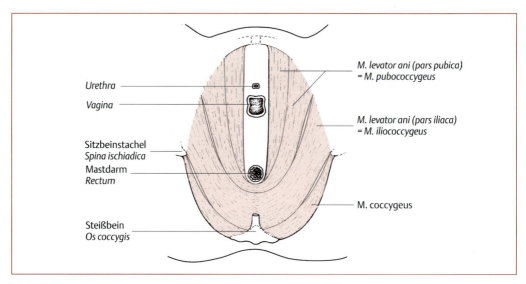

Abb. 8-2 Diaphragma pelvis. Ansicht von unten auf die innere (obere) Beckenbodenschicht, die hauptsächlich vom M. levator ani gebildet wird. Vorne ist das Schambein, seitlich die Sitzbeinstachel und hinten das Steißbein zur Orientierung angedeutet.

Diaphragma pelvis

M Der Muskel des Diaphragma pelvis:
Musculus levator ani (Afterhebermuskel)

Das Diaphragma pelvis (Abb. 8-2) ist eine in Höhe von Steiß- und Schambein ausgespannte, schalenförmige Muskelplatte, sie ist die wichtigste Stütze für die Beckeneingeweide. Vorne lässt sie den längsgerichteten **Levatorspalt** offen für Harnröhre, Scheide und After.

Der **M. levator ani**[1] ist paarig angelegt, er begrenzt mit 2 flügelförmigen Schenkeln (Levatorschenkeln) den Levatorspalt. Jeder Schenkel wird in einen vorderen Anteil (Pars pubica) und hinteren Anteil (Pars iliaca) unterteilt.

Der **medial, etwas tiefer liegende Schenkel** (M. pubococcygeus[2] = Schambein-Steißbein-Muskel) setzt an der Hinterfläche des Schambeins an, zieht nach dorsal hinter das Rektum und vereinigt sich hier zum Teil mit Muskelfasern der Gegenseite; einige Muskelfasern erreichen das Steißbein, andere strahlen in die Längsmuskeln der Rektumwand (M. puborectalis) ein.

Der **lateral, etwas höher liegende Schenkel** (M. iliococcygeus = Darmbein-Steißbein-Muskel) setzt breitgefächert an einem Sehnenstrang, dem Arcus tendineus[3] (Sehne zwischen Symphyse und Sitzbeinstachel), an. Auch er zieht hinter das Rektum und vereinigt sich teilweise mit Fasern der Gegenseite in einer Naht, teilweise inseriert er an den beiden letzten Steißbeinsegmenten.

Der **M. (ischio)coccygeus** (Sitzbein-Steißbein-Muskel) wird von einigen Autoren als hinterster Beckenbodenmuskel ebenfalls dem Diaphragma pelvis zugeordnet. Er ist paarig angelegt und setzt gebündelt am Sitzbeinstachel an, fächert sich dann auf und setzt breitflächig seitlich unten an Kreuz- und Steißbein an.

Diaphragma urogenitale

M Die Muskeln des Diaphragma urogenitale:
M. transversus perinei profundus (tiefer querer Dammmuskel)
M. sphincter urethrae externus (äußerer Harnröhrenschließmuskel)

Das Diaphragma urogenitale (Abb. 8-3) setzt seitlich an den Schambeinästen an und spannt sich als Mus-

---

1 M. für musculus (Muskel); levare (lat.): heben
2 coccygeus: zum Steißbein gehörend

3 arcus (lat.): Bogen; tendineus (lat.): sehnig

kel-Sehnen-Platte querverlaufend über den Levatorspalt. Es besteht aus zwei Faszien, zwischen denen sich der **M. transversus perinei profundus**[1] und der **M. sphincter urethrae externus**[2] befinden. Die Muskelfasern des M. transversus perinei profundus verschließen den Levatorspalt weitgehend, einige Fasern strahlen in die Vaginalwand ein. Nach vorne wird der Muskel dünner, so dass der Schambogenwinkel nur durch Faszie geschlossen wird.

Äußere Muskelschicht des Beckenbodens

M Die äußere Muskelschicht besteht aus:
M. bulbocavernosus[3] (Schwellkörpermuskel)
M. sphincter ani externus (äußerer Afterschließmuskel)
M. ischiocavernosus (Sitzhöcker-Schwellkörpermuskel)
M. transversus perinei superficialis (oberflächlicher querer Dammmuskel)

---

1 transversus (lat.): querverlaufend; perineos (gr.): Damm
2 sphincter (gr.): Schließmuskel
3 cavernosus (lat.): voller Höhlungen

Die wichtigsten Muskeln der äußeren Schicht (Abb. 8-4) sind der paarig angelegte M. bulbocavernosus und der ringförmige M. sphincter ani externus. Zusammen bilden sie um Scheide und Analkanal eine Art achtförmige Muskelschlinge.

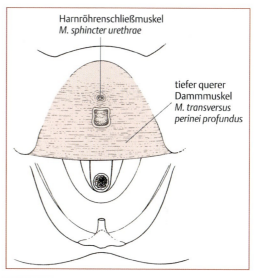

Abb. 8-3 Diaphragma urogenitale. Ansicht von unten auf die mittlere Beckenbodenschicht, die hauptsächlich vom M. transversus perinei profundus gebildet wird.

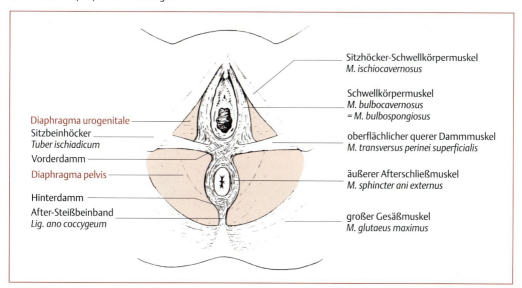

Abb. 8-4 Äußere Muskelschicht. Ansicht von unten auf die äußere (untere) Beckenbodenschicht, die von den paarig angelegten Mm. ischiocavernosi, Mm. bulbocavernosi und Mm. transversus perinei superficialis sowie dem M. sphincter ani externus gebildet wird.

8 Beckenboden, Bindegewebe und Haltebänder

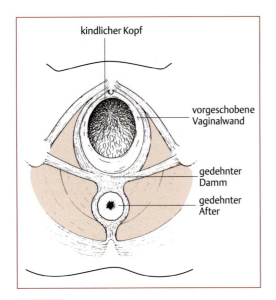

Abb. 8-5 Beckenbodenmuskulatur, die durch den kindlichen Kopf bei der Geburt nach unten und außen gedrückt ist.

Der **M. bulbocavernosus** (= M. bulbospongiosus[1]) setzt vorne an der Faszie des Diaphragma urogenitale an und teilt sich in einen rechten und linken Schenkel. Er bedeckt die Vorhofschwellkörper und strahlt mit einigen Muskelfasern in die Haut des Scheidenvorhofs ein. Hinten enden einige seiner Muskelbündel an der Faszie des M. transversus perinei profundus und einige treffen sich in einer Naht hinter der Vaginalöffnung. Die meisten Muskelfasern kreuzen sich im Zentrum des Dammes (Centrum tendineum perinei) zu einem Haltekreuz und ziehen bis in den Afterschließmuskel (M. sphincter ani externus).

Der M. bulbocavernosus umschließt den Harnröhrenschließmuskel und den Scheideneingang, welchen er durch Anspannung verengen kann. Beim Orgasmus kontrahiert er sich rhythmisch und unwillkürlich. Seine medialen Fasern umringen die Klitoris und führen im Erregungszustand zu deren Aufrichtung.

Der **M. sphincter ani externus** umschließt als willkürlicher äußerer Schließmuskel das Ende des Mastdarms, den Canalis analis (Analkanal) und den inneren Afterschließmuskel. Einige seiner Muskelfasern verlaufen ringförmig um den Analkanal, andere kreuzen vor dem Anus und vereinigen sich im Haltekreuz mit den Fasern der Mm. bulbocavernosi. Einige Muskelfasern ziehen hinter dem Anus zum Ligamentum anococcygeum[2] (After-Steißbein-Band). Nur wenige Fasern reichen bis in den Unterrand des M. levator ani, der als Afterhebermuskel wichtig für einen gut funktionierenden Analverschluss ist.

(Der M. sphincter ani internus besteht aus glatter Muskulatur und gehört nicht mit zum Beckenboden, er ist aber aufgrund der direkten Nachbarschaft u. U. bei Geburtsverletzungen involviert. Der interne Sphinkter ist eine Fortsetzung der zirkulären Muskulatur des Darmes, er ist wenige Millimeter dick und 2–3 cm breit.)

Der **M. ischiocavernosus**[3] (Sitzhöcker-Schwellkörpermuskel) ist paarig angelegt, er setzt vorne am Schambeinast an und zieht zum Tuber ischiadicum (Sitzbeinhöcker), er ist schwächer als der M. bulbocavernosus.

Der **M. transversus perinei superficialis** (oberflächlicher querer Dammmuskel) ist paarig angelegt. Er zieht vom Zentrum des Dammes quer an der Basis des Diaphragma urogenitale entlang zu den Sitzbeinhöckern und dient der Stabilisierung des Perineums (s. S. 379 Dammriss).

Perineum

 Das Perineum (Vorderdamm = Damm) ist der Weichteilbereich zwischen hinterer Kommissur und After. Den Bereich zwischen After und Steißbein nennt man Hinterdamm.

In der Mitte des Vorderdammes liegt als sehnige Platte das **Centrum tendineum perinei** (Zentrum des Dammes), es dient den Muskeln der äußeren Beckenbodenschicht, dem M. bulbocavernosus, M. transversus perinei superficialis und dem M. levator ani, als gemeinsamer Ansatzpunkt (Abb. 8-4 und Abb. 8-5). Auch von den beiden Diaphragmen reichen muskuläre und sehnige Ausstrahlungen in das Zentrum des Dammes. Dies zeigt, wie eng Diaphragmen und äußere Muskelschicht miteinander verbunden sind, um gemeinsam den tragfähigen Beckenboden zu bilden.

Die Mitte des Dammes ist dünn und sehnig, sie enthält wenig Muskel- und Nervengewebe, weshalb ein

---

1 spongiosus (lat.): schwammig, porös

2 ligamentum (lat.): Band, Abkürzung Lig.
3 ischiadicus: zum Sitzbein gehörend

Dammriss meist hier, median in Richtung Anus verläuft. Da wenig Muskelgewebe verletzt wird, verheilen kleine bis mittlere Einrisse und mediane Episiotomien meist gut und relativ schmerzarm.

> **M** Eine **mediolaterale Episiotomie** durchtrennt teilweise den M. bulbospongiosus sowie den M. transversus perinei superficialis und profundus. Der M. levator ani wird bei einer großen Episiotomie angeschnitten. Die Wundheilung ist darum meist schwieriger als bei einem **Dammriss** oder einer **medianen Episiotomie**, die Schmerzen sind größer, und die zurückbleibende Narbe wird viel stärker wahrgenommen (s. S. 380).

Blutversorgung und Innervation des Beckenbodens

Die **Blutversorgung** der äußeren Genitalien und Schwellkörper wird seitlich von je einer A. pudenda interna gewährleistet (diese entspringen der A. iliaca interna). Sie verzweigen sich in die Aa. perineales für den Dammbereich und die Aa. rectales inferiores für den Bereich rund um den Enddarm.

Die **Nerven** des Beckenbodens verästeln sich vom Os sacrum kommend beidseits bis nahe an die Sagittallinie heran (s. S. 381 Abb. 31-10). Diaphragma pelvis und Diaphragma urogenitale werden über den Plexus sacralis versorgt und können unwillkürlich reagieren (Diedrich 2007). Die oberflächliche Dammmuskulatur wird überwiegend über den N. perinealis innerviert und kann willkürlich angespannt werden. Der N. pudendus verläuft direkt hinter dem Lig. sacrospinale und ist für eine Analgesie des Beckenbodens gut erreichbar. (s. S. 358 Kap. 29.5).

> **M** Geburtsverletzungen im Centrum tendenium perinei sind daher meist weniger schmerzhaft und blutungsärmer als eine mediolateral oder lateral gesetzte Episiotomie.

8.2 Bindegewebe und Haltebänder

Schaut man von oben in das kleine Becken der Frau, liegen die Organe unterhalb des Bauchfells. Das Peritoneum bildet von der vorderen Bauchwand kommend eine Umschlagfalte mit mehreren Hügeln und Tälern über Harnblase und Gebärmutter samt ihren Anhängen, bis es an der vorderen Rektumwand wieder aufsteigt (Abb. 7-4). Das den Corpus uteri bedeckende Bauchfell ist fest mit dem Myometrium verwachsen und heißt Perimetrium (s. S. 115). Seitlich des Uterus erstreckt sich das Bauchfell als freie Duplikatur und bildet das Ligamentum latum.

Die inneren Genitalorgane sind durch das Parametrium[1] (Beckenbindegewebe) und paarige Ligamenta (Bänder) im kleinen Becken befestigt. Die elastischen Haltebänder, der Füllzustand von Enddarm und Harnblase und das Zusammenspiel der Muskeln von Bauchwand, Beckenboden und Zwerchfell beeinflussen die Lage und Stellung des Uterus.

Als **Parametrium** wird der seitlich der Zervix gelegene Bindegewebsraum mit dem vom Lig. latum uteri eingeschlossenen Bindegewebe bezeichnet. Hier entspringen mehrere von Muskelfasern durchsetzte Bänder, die den Uterus in Höhe des inneren Muttermundes umfassen und federnd im kleinen Becken aufhängen (Abb. 8-6, Abb. 8-7 und Abb. 8-8).

> **M** **4 paarige Bänder** halten den unteren Teil der Gebärmutter.

Lig. sacrouterinum (Gebärmutterkreuzband): verläuft von der Zervix ums Rektum herum zum Os sacrum (Kreuzbein), es wird oft für die bei Wehen auftretenden Kreuzbeinschmerzen verantwortlich gemacht.

Lig. vesicouterinum: verläuft von der Zervix um die Blase herum zur Symphyse, ist relativ schwach.
Lig. cardinale uteri (Kardinalband): ist von glatter Muskulatur durchsetzt und verläuft an der Basis des Lig. latum entlang von der Zervix zum seitlichen Beckenrand.

Lig. latum uteri[2] (breites Mutterband): wird von den rechts und links der Gebärmutter aufeinandertreffenden Bauchfellblättern gebildet (s. Abb. 8-6 und (Abb. 8-7), oben wird es von den Eileitern und unten vom Lig. cardinale begrenzt Abb. 8-8).

> **M** **3 paarige Bänder** (2 am Fundus, 1 am Ovar) halten den oberen Bereich der Gebärmutter.

Lig. teres uteri (**Lig. rotundum**, rundes Mutterband): setzt unterhalb der Tubenmündung an, zieht im Lig. latum zur seitlichen Beckenwand und tritt durch den

---

1 para (gr.): neben; metra (gr.): Gebärmutter
2 latus (lat.): Seite, breit

8 Beckenboden, Bindegewebe und Haltebänder

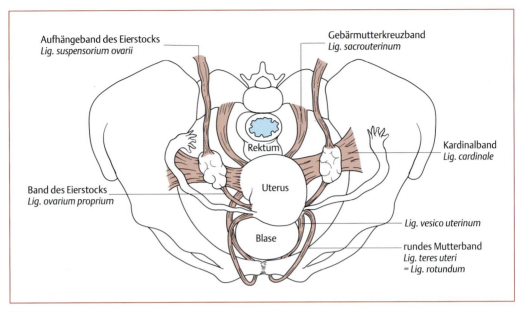

Abb. 8-6 Blick von oben ins kleine Becken auf die 4 paarigen Haltebänder der Gebärmutter und 2 Bänder des Eierstockes. Das Lig. latum (breite Mutterband) ist hier nicht abgebildet, es würde den Blick auf die anderen Bänder verdecken.

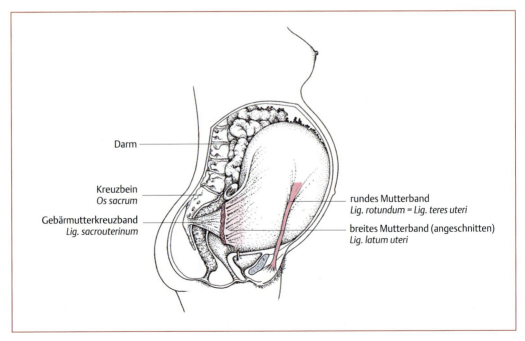

Abb. 8-7 Seitenansicht auf die Mutterbänder (Lig. teres uteri et latum uteri) sowie Gebärmutterkreuzband (Lig. sacrouterinum) am schwangeren Uterus.

Bindegewebe und Haltebänder 8

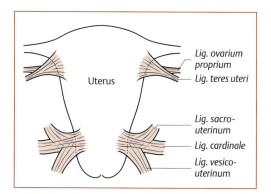

Abb. 8-8 Einstrahlen der Haltebänder in das Myometrium des Uterus.

Leistenkanal in die großen Labien ein, wo es sich pinselförmig auffasert. Es besteht aus glatter Muskulatur und Bindegewebsfasern. Entlang dieser Bänder empfinden manche Schwangere, bedingt durch Uteruswachstum und -aufrichtung, den so genannten Rotundumschmerz, der bis in die Labien ziehen kann (Retzke 2008) (Abb. 8-8).

Lig. ovarii proprium[1] (Band des Eierstocks): Verbindungsband zwischen Uterusfundus und Ovar, beteiligt den Eierstock an Lageveränderungen des Uterus.

Lig. suspensorium ovarii[2] (Aufhängeband des Eierstocks): hält das Ovar seitlich in der Schwebe. Innen verlaufen die Blutgefäße zum Ovar.

Literatur zu Kapitel 8 s. S. 140

---

1 proprius (lat.): eigen
2 suspensus (lat.): aufhängen

9 Embryonale und plazentare Entwicklung

Simone Kirchner, Susanne Mack

Der präpartale (vorgeburtliche) Entwicklungsprozess von der Befruchtung bis zur Geburt dauert ca. 266 Tage und wird in Embryonal-[1] und Fetalphase[2] eingeteilt.

> **D Embryonalphase:** In den ersten 8 Wochen post conceptionem (p. c., nach der Befruchtung) differenzieren sich die Körperzellen. Die Organe werden angelegt, der wachsende Keim erhält eine menschenähnliche Form.
> **Fetalphase:** Bis zur Geburt wachsen und reifen die Organsysteme und Gewebe aus.

Anders als im folgenden Text wird in der Gynäkologie die Embryonalphase mit 12 Schwangerschaftswochen (SSW) oder 3 Monaten angegeben. Diese Berechnung orientiert sich am ersten Tag der letzten Menstruationsblutung, beginnt also 2 Wochen früher. Es bleibt somit ein Definitionsunterschied von 2 Wochen.

9.1 Präimplantationsphase

Bei der Verschmelzung von Ei- und Samenzellen entsteht die **Zygote**[3] mit komplettem Chromosomensatz. Nach etwa 30 Stunden beginnt sie sich zu teilen (Abb. 9-1). Hierbei werden die von Mutter und Vater vererbten Geninformationen bei jeder Zellteilung weitergegeben. Die entstehende Frucht hat ein neues, einzigartiges „genetisches Strickmuster". Es entstehen zunächst 2, dann 4, dann 8 chromosomengleiche Zellen, die **Blastomeren**[4] genannt werden. Die zusammenhängende Zellansammlung wird von der Zona pellucida[5] umgeben.

In etwa 4 Tagen durchwandert die sich teilende Zellkugel, **Morula**[6] genannt, die Tube und erreicht die Uterushöhle im Stadium von meist 16 Blastomeren. Die gesamte Morula hat noch immer die Größe der befruchteten Eizelle. Auf ihrem Weg hat sie sich von ihren eigenen Energiereserven und einigen Substanzen des Tubensekrets ernährt.

Nach dem Eintritt in die Uterushöhle differenzieren sich erstmals die Zellen in Aussehen und Funktion: Die Morula nimmt unter Dehnung der Zona pellucida Flüssigkeit auf, bis eine flüssigkeits- und zellgefüllte Hohlkugel, die **Blastozyste** (Keimblase), entsteht. Die äußere Schicht wird nun von Trophoblastenzellen[7] gebildet, die schon in dieser Phase die Ernährung der Frucht übernehmen.

Die **Blastozyste** besteht aus:
- **Trophoblast**, hieraus entwickelt sich später die Nabelschnur, die kindlichen Anteile der Plazenta und das Chorion (äußere Eihaut).
- **Embryoblast**, diese innere Zellansammlung wird zum Embryo und Amnion (innere Eihaut).

> **M** Die Blastozyste wandert 2–3 Tage auf dem Endometrium, um etwa am 6. Tag p. c. ihren endgültigen Einnistungsort zu erreichen.

Praxisbezug:
Die undifferenzierten Zellen der Blastozyste sind embryonale **Stammzellen**. Sie verfügen über das größte Potential aller Stammzellen und können sich in jede beliebige der über 200 Zellarten des menschlichen Körpers verwandeln. Wissenschaftler vermuten, dass man – nach ausreichender Forschung – mit embryonalen Stammzellen schwere Krankheiten heilen und sogar Organe nachwachsen lassen kann. Die Freigabe menschlicher Embryonen zu Forschungszwecken ist ethisch sehr umstritten und in

---

1 embryo (gr.): Leibesfrucht
2 fetus (lat.): ungeborene Leibesfrucht
3 zygotos (gr.): zweispännig
4 blasto (gr.): Spross, Trieb
5 pellucidus (lat.): durchsichtig

6 morum (lat.): Maulbeere
7 troph. (gr.): Wortteil mit Bedeutung Ernähren

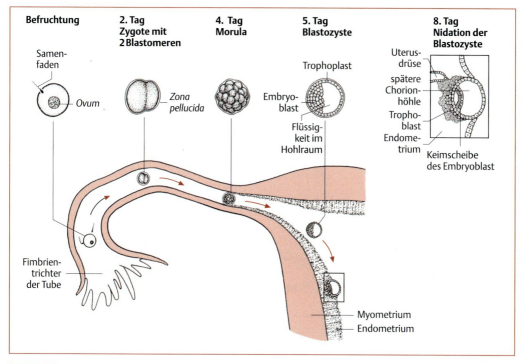

Abb. 9-1 Entwicklung und Wanderung der befruchteten Eizelle bis zur Implantation (1. – 8. Tag p. c.).

Deutschland im Embryonenschutzgesetz vergleichsweise restriktiv geregelt.

9.2 Implantation, Nidation

Vorzugsweise erfolgt die Nidation[1] im hinteren, oberen Uterusbereich, da dort das Endometrium am höchsten aufgebaut ist. Finden sich dort z. B. durch vorangegangene Entzündungen oder Curettagen (Ausschabungen) keine günstigen Einnistungsbedingungen, wird sich das Ei an einer tieferen Stelle im Uteruscavum einnisten. Eine Plazenta praevia kann die Folge sein, da der Ort der Einnistung den Sitz der Plazenta bestimmt.

Durch Wachstum sprengen die Trophoblastenzellen die Zona pellucida und nehmen Kontakt zum Endometrium auf. Eigenbewegung und Enzymabsonderungen zerstören mütterliches Gewebe an der Einnistungsstelle (Abb. 9-1, Bild am 8. Tag). Diese Verletzung kann zu einer leichten Blutung führen, die manchmal für eine Mensesblutung gehalten wird.

Die Blastozyste dringt vollständig in das Endometrium ein. Der Endometriumdefekt verschließt sich, die Implantation[2] ist etwa am 11. Tag p. c. abgeschlossen.

9.3 Entwicklung der dreiblättrigen Keimscheibe

Am 8. Tag p. c. befindet sich der etwa 0,75 mm große Keim im Stadium der Implantation. Die Trophoblastenzellen der Keimhülle vermehren sich und wuchern in das mütterliche Endometrium. An einer Wandstelle des flüssigkeitsgefüllten Keiminneren befinden sich scheinbar ungeordnete Embryoblastenzellen (Abb. 9-1). Sie ordnen sich nun zu einer mehrreihigen, hochzylindrischen Epithelschicht, dem Ektoderm[3]. Auf der dem Trophoblasten zugewandten Seite entsteht ein Spaltraum im Gewebe, die **Amnionhöhle**. Zur anderen Seite entwickelt sich

---

1 nidus (lat.): Nest
2 plantare (lat.): einpflanzen
3 Ektoderm: äußere Keimschicht

9 Embryonale und plazentare Entwicklung

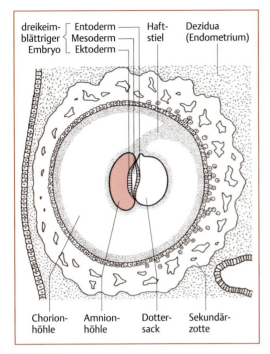

Abb. 9-2 Die Blastozyste ist am 16. Tag p. c. vollständig im Endometrium (jetzt Dezidua) implantiert. In der Mitte der Chorionhöhle befindet sich die dreiblättrige Embryonalanlage, umgeben von einer Doppelblase aus Amnionhöhle und Dottersack.

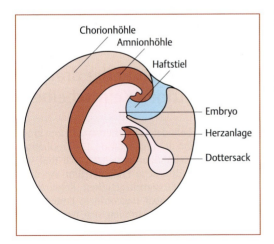

Abb. 9-3 In der 4. Woche p. c. entwickelt der Embryo seine typische räumliche Gestalt, nachdem er vorher nur als Scheibe erkennbar war. Der Dottersack bildet sich zurück.

das Entoderm[1], davor als weitere Blase erkennbar, der **Dottersack** (Abb. 9-2).

Die wie eine Doppelblase aussehende Embryonalanlage wird über einen nun wachsenden Haftstiel, der späteren Nabelschnur, in das Innere der Keimanlage verlagert. In der 3. Woche bildet sich zwischen den beiden Keimschichten der Doppelblase eine dritte Zellschicht: das intraembryonale[2] Mesoderm. Am 17. Tag p. c. ist der dreikeimblättrige Embryo als Scheibe zu erkennen.

Der große, die gesamte Embryonalanlage umgebende Flüssigkeitsraum heißt **Chorionhöhle**. Die Wände dieser Höhle, das extraembryonale[3] Mesoderm[4], wurden aus Anteilen des Trophoblasten gebildet.

9.4 Embryonalperiode
Räumliche Entwicklung der Keimanlage

Mit der **4. Woche p. c.** beginnt die eigentliche Embryonalentwicklung. Die Keimscheibe verändert sich räumlich (Abb. 9-3). Teile des extraembryonalen Mesoderms schieben sich zunächst unter die Keimscheibe, der Embryo rollt sich ein. Die Ektodermschicht liegt außen, das Entoderm bildet als innere Zellröhre den späteren Magen-Darm-Kanal. Mit der nun beginnenden Entwicklung der Organe krümmt sich der langgezogene Embryo, seine typische Form entwickelt sich.

Bis zur **9. Woche p. c.** sind sämtliche Organe sowie die Extremitäten angelegt, das äußere Genitale wird sichtbar. Der Embryo ist nun 3–5 cm lang und wiegt etwa 8 g. Die Amnionblase hat einen größeren Raum gebildet und schmiegt sich enger an die äußere Wand der Chorionhöhle. Der vorübergehend angelegte Dottersack bildet sich zurück und liegt als Dottergang in der Nabelschnur (Abb. 9-8).

Abstammung der Organe

- **Ektoderm:** Aus der äußeren Keimschicht entwickeln sich Epidermis, Schweiß- und Milchdrüsen sowie Zähne und Haare. Das ZNS

---

1 Entoderm: innere Keimschicht
2 intraembryonal: innerhalb der Keimschichten
3 extraembryonal: außerhalb der Keimschichten
4 Mesoderm: mittlere Keimschicht

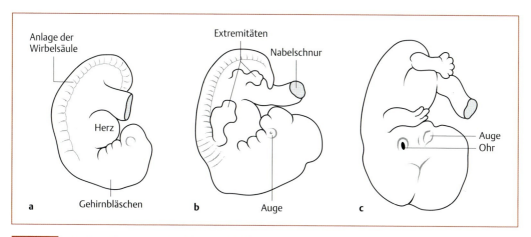

Abb. 9-4 a In der 4. Woche p. c. liegt die Wirbelsäulenanlage wie zwei Perlenketten im späteren Rückenbereich. b In der 5. Woche p. c. schließt sich der zuvor kelchartige Schädel, die Gesichtsbildung beginnt. Die Herzanlage nimmt jetzt viel Körpervolumen ein, sprießende Extremitäten werden deutlich erkennbar. c In der 8. Woche p. c. haben Arme und Beine Gestalt angenommen, das Gesicht ist erkennbar.

geht ebenfalls aus dem Ektoderm hervor. In einem längsverlaufenden Ektodermband bilden sich Einstülpungen, darüber wuchern Zellen zu einem geschlossenen Rohr (**Neuralrohr**). Hieraus entsteht das Rückenmark sowie an einem verdickten Ende das Gehirn samt Schädelknochen und Kopfmuskeln.
Schließt sich das Neuralrohr nicht vollständig, kann Nervengewebe aus dem Wirbelsäulenkanal treten (Spina bifida) oder ein unvollkommener Schädel (Anenzephalus) entstehen.

- Aus dem **intraembryonalen Mesoderm** geht die gesamte Muskulatur und das Skelett (außer dem Schädel) hervor, die Milz, der Urogenitaltrakt mit Keimdrüsen sowie das Zwerch-, Brust- und Lungenfell.
- Das **extraembryonale Mesoderm** entstammt als einzige Organkeimschicht dem Trophoblasten. In der 3. Woche p. c. wird das Herz aus diesem Zellmaterial angelegt, von dem als Erstes 2 Herzschläuche sichtbar werden. Nach der 3. Woche beginnt sich der primitiv ausgebildete Herzmuskel zu kontrahieren, der embryonale Kreislauf nimmt seine Funktion auf. Die Nabelschnur entstammt ebenfalls dem extraembryonalen Mesoderm.
- **Entoderm:** Die innere Keimschicht entwickelt sich zum Magen-Darm-Kanal, zur Lunge und Leber. Der sich entwickelnde Darm steht vorübergehend mit dem Dottersack über den weiten Dottergang in Verbindung (6. Woche p. c.). Er bildet sich langsam zurück, die Bauchwand des Feten verschließt sich bis auf den Nabelschnuransatz (Abb. 9-4).
Bei einer Entwicklungsstörung verbleibt Darmgewebe im Dottergang, die Bauchwand schließt sich nicht (Omphalozele).

Genitalentwicklung

Die Genitalanlage entsteht bei Mädchen und Jungen zunächst gleich. Für das äußere Genitale wird ein **Geschlechtshöcker** gebildet, bestehend aus Glans, Genitalfalte, Genitalwulst und Analhöcker (Abb. 9-5). Die inneren Genitalwege und Organe entwickeln sich aus den beidseitig angelegten **Müller-Gängen** und **Wolff-Gängen**, sowie den ab der 6. Woche vorhandenen **Gonaden** (Keimanlagen). Ab der 8. Woche p. c. beginnt die Differenzierung der äußeren Geschlechtsanlage, wobei die männliche Entwicklung komplizierter und störanfälliger ist.

Mädchen: Die unteren Anteile der Müller-Gänge entwickeln sich gemeinsam zu Vagina und Uterus, die oberen Anteile zu zwei Tuben. Die Wolff-Gänge bilden sich zurück. Die Gonaden verbleiben am Ort und werden zu zwei Ovarien. Äußerlich entsteht aus der Glans die Klitoris, aus den Genitalfalten die kleinen Labien und aus dem Genitalwulst die großen Labien.

Jungen: Die Gonaden bilden das Hormon Testosteron. Unter Testosteroneinfluss bilden sich die Wolff-Gänge zu Nebenhoden, Samenblase und Samenleiter

9 Embryonale und plazentare Entwicklung

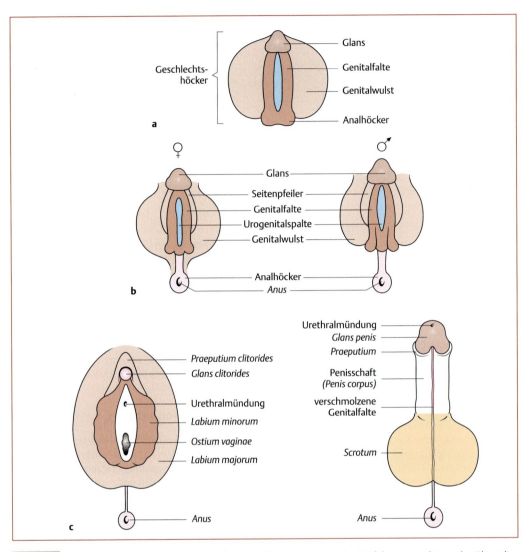

Abb. 9-5 Entwicklung der Genitalorgane aus dem Geschlechtshöcker: **Beim Mädchen** entsteht aus der Glans die Klitoris, aus den Genitalfalten die kleinen Labien, aus dem Genitalwulst die großen Labien. **Beim Jungen** wächst aus den Seitenpfeilern der Penisschaft und während die Urethralmündung in die Glans penis verlegt wird, schließt sich die Genitalspalte komplett. Das Skrotum entwickelt sich aus den Geschlechtswülsten.

aus, gleichzeitig verkümmern die Müller-Gänge. Äußerlich entwickelt sich aus dem Geschlechtshöcker der Penis. Die Urogenitalspalte verschließt sich, wobei die Harnröhre in den Penisschaft verlagert wird. Die Genitalwülste bilden je eine Hälfte vom Hodensack und wachsen zum Skrotum zusammen. Die Gonaden verlagern sich als Hoden ins Skrotum.

Störungen der Embryonalentwicklung

> **M** In der Zeit des schnellsten Wachstums ist der Embryo besonders empfindlich.

Abb. 9-6 gibt einen Überblick über die Stadien der kritischen Phasen der Entwicklung.

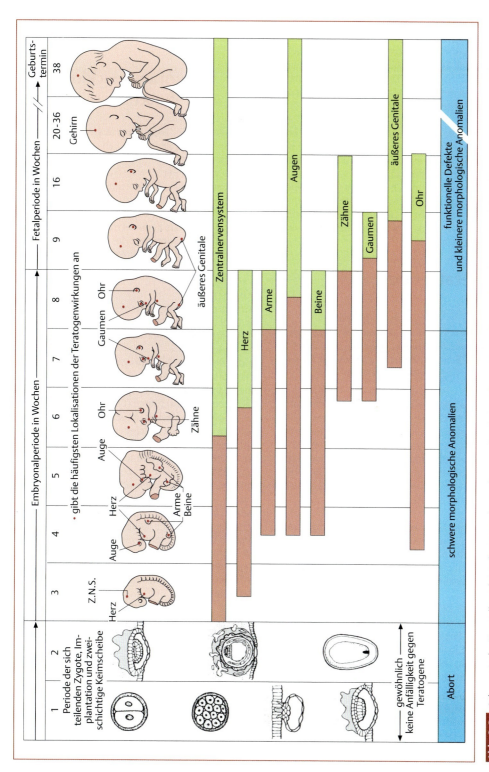

Abb. 9.6 Schematische Darstellung kritischer Perioden in der vorgeburtlichen Entwicklung. Die Punkte geben die häufigsten Wirkorte teratogener Faktoren an. In der 1. – 2. Entwicklungswoche ist der Keim kaum anfällig (noch kein fester Kontakt zum mütterlichen Blutkreislauf), wird er geschädigt, stirbt er meist ab.

Chromosomenanomalien können während der ersten Zellteilungen entstehen, falls sie nicht schon vererbt worden sind. Nur wenige sind jedoch überlebensfähig (z. B. Trisomie 21). Kommt es in der 1. und 2. Woche p. c. zu einer Schädigung, führt dies meist zum Abort. In der 3. – 9. Woche p. c. können Störungen schwerwiegende Anomalien verursachen.

Teratogene[1], die zu Entwicklungsstörungen (**Embryopathien**) führen, sind u. a. Umwelteinflüsse wie energiereiche Strahlung (Röntgenstrahlung, Radioaktivität), giftige Gasbestandteile (Kohlenmonoxid, Chlorverbindungen) und Chemikalien (Quecksilber) sowie Medikamente und Drogen. Einzelne plazentagängige Mikroorganismen (Röteln- und Herpes-simplex-Viren, Toxoplasma gondii) können Fehlentwicklungen verursachen.

9.5 Fetalperiode

> M Am Ende der Embryonalperiode (Ende der 8. Woche p. c.) sind alle Organsysteme angelegt, jedoch noch nicht funktionstüchtig. In der **Fetalperiode (9. bis 38. Woche** p. c.) findet die Ausreifung und weiteres Wachstum statt.

Das **Längenwachstum** dominiert bis zur 20. Woche p. c., danach die **Gewichtszunahme** des Feten. Zu Beginn der Fetalperiode nimmt der Kopf die Hälfte des gesamten Körpervolumens ein, die Extremitäten sind kurz und dünn. In der Folgezeit wächst der Körper jedoch relativ schneller. Bis zur 20. SSW erreichen die unteren Extremitäten ihre endgültige Relation, die oberen bereits in der 12. SSW.

Mit Beginn der 12. Woche p. c. wachsen feine **Lanugohaare**[2] auf dem gesamten Körper des Feten. Nach der 21. Woche p. c. bedeckt **Vernix caseosa**[3] (Käseschmiere) seine Haut, sie besteht aus Talgdrüsensekret und abgestorbenen Epidermiszellen.

Zum Ende der 24. Woche p. c. haben sich die primitiven **Alveolen** der Lungen gebildet, die Surfactantproduktion beginnt. In der späteren Fetalperiode verflacht die Alveolarmembran (epitheliale Auskleidung der Lungenbläschen). Dies ermöglicht p. p. den Gasaustausch durch die Blut-Atem-Schranke. Die vormals drüsenartige Lungenstruktur wird kapillar- und bläschenreicher.

9.6 Plazentaentwicklung und -funktion

Noch während der Nidation verändern sich die Trophoblastenzellen. Sie wachsen als armförmige **Chorionzotten** in das Endometrium. Die Zotteninvasion und das von den Zotten abgesonderte Hormon HCG (humanes Chorion-Gonadotropin) induzieren den Zellaufbau und ein Ödem im Endometrium. Es lagern sich Lipoide und Glykogen ein. Durch eigene Hormone bildet das Endometrium einen Schutz vor einem zu tiefen Eindringen des Keimes. Das so umgestaltete Endometrium wird nun **Dezidua**[4] genannt.

Praxisbezug:
Dringen die Throphoblastenzellen nicht tief genug ins Endometrium ein, kann dies einen Abort oder eine vorzeitige Plazentalösung zur Folge haben (Schneider 2006).
Ist die Dezidua defekt, können die Throphoblastenzellen bis in die Uteruswand vordringen und so zu einer Placenta accreta oder percreta (an- oder eingewachsene Plazenta) führen (Coad, Dunstall 2007).
Die Trophoblastenzellen müssen, um in das Endometrium eindringen zu können, sehr invasive Eigenschaften besitzen. Es kann vorkommen, dass bei einer defekten, abgestorbenen Embryonalanlage in der Frühschwangerschaft die Throphoblastenzellen entarten, Bläschen bilden und die Uterushöhle zuwuchern. Dieses Phänomen wird **Blasenmole** genannt. Nach dem induzierten Abort mit Curettage muss der Uterus über mehrere Wochen kontrolliert werden, denn im Uterus verbliebene Throphoblasten können sich zu einem bösartigen Chorionkarzinom entwickeln. Diese Gefahr besteht auch, wenn nach einer Geburt ein Plazentarest im Uterus zurückbleibt.

Die nahrungsaufnehmenden Chorionzotten liegen am 11. Tag p. c. noch gleichrangig auf der gesamten kugeligen Oberfläche der Blastozyste, nun auch Zottenei genannt (Abb. 9-7), erst später reift das eigentliche Ernährungsorgan, die Plazenta, aus.

Die uteruswandnahen Zotten beginnen zu wachsen, da sie ideale Ernährungsbedingungen vorfinden und bilden das Fundament der Keimanlage. Dieser

---

1 teras, terastos (gr.): Ungeheuer, Teratogene = Fehlbildungen hervorrufende Außeneinwirkungen, Teratogenese = Entstehung von Fehlbildungen
2 lanugo (lat.): Wollhaar
3 vernis (frz.): Glasur; caseus (lat.): Käse

4 deziduus (lat.): abfallend

fetale Plazentaanteil heißt **Chorion frondosum**[1]. Während im Weiteren der Keim aus der Deziduaversenkung in die Uterushöhle wächst, degenerieren die Chorionzellen, die das Dach der Keimanlage bilden. Dieses Dach ist das **Chorion laeve**[2] (Zottenglatze), (Abb. 9-8).

Die Dezidua hat je nach Ort und Funktion unterschiedliche Namen:
- **Decidua basalis**[3] heißt die Zellschicht unter dem Fundament des Keimes. Sie ist der mütterliche Anteil der Plazenta und wird nochmals unterteilt in Decidua basalis compacta[4] (chorionnah) und Decidua basalis spongiosa[5] (myometriumnah).
- **Decidua capsularis** heißt die Zellschicht über dem Dach des Keimes.
- Die **Decidua parietalis**[6] = **Decidua marginalis**[7] kleidet die restliche Uterushöhle aus. Sie verschmilzt mit der Decidua capsularis, sobald der Keim im Laufe seines Wachstums die gesamte Uterushöhle einnimmt. Die beiden Schichten stellen den mütterlichen Anteil der Chorionhaut dar (Abb. 9-9).

Weiterentwicklung der Chorionzotten

Um das Zottenei bilden sich zunächst Zottenarme (Primärzotten, 15. Tag p. c.), die alsbald von Bindegewebe gefüllt werden (Sekundärzotten). Die Zottenarme verzweigen sich. Am 18. Tag p. c. erreichen die

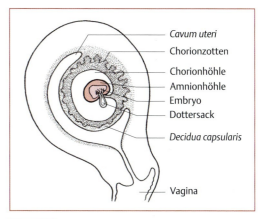

Abb. 9-7 **4. Woche** nach der Befruchtung (p. c.): Der Embryo wächst in das Cavum uteri. Die Chorionzotten umhüllen die gesamte Keimanlage.

---

1 frondosum (lat.): belaubt
2 laevis (lat.): glatt, unbehaart
3 basis (lat.): Grundlage, Grundschicht
4 compactus (lat.): fest
5 spongiosus (lat.): schwammig
6 parietal: seitlich, wandständig
7 marginal: randständig

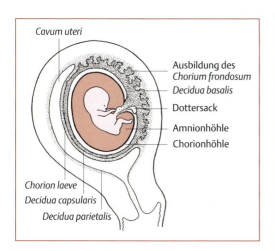

Abb. 9-8 **10. Woche p. c.:** Ausdehnung der Amnionhöhle, das Cavum uteri ist fast ausgefüllt. Verlagerung des Dottersackes und Ausbildung des Chorion laeve durch Rückbildung der Chorionzotten auf der dem Einnistungsort gegenüberliegenden Seite.

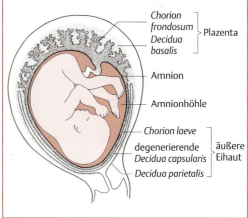

Abb. 9-9 **20. Woche p. c.:** Das Cavum uteri ist gänzlich ausgefüllt. Die mütterliche Decidua parietalis (D. gegenüber der Keimanlage) ist mit der Decidua capsularis (D. über der Keimanlage) verklebt. Sie bilden gemeinsam mit dem Chorion laeve die äußere Eihaut, das Chorion.

Chorionzotten mütterliche Blutgefäße der Dezidua und eröffnen sie. Das mütterliche Blut fließt nun in die durch die Zottenfinger gebildeten Hohlräume, die **Lakunen** (Blutseen).

Kurze Zeit später differenzieren sich in den Zottenarmen und -händen Kapillare aus (Tertiärzotten, 20. Tag p. c.), in denen das kindliche Blut zu zirkulieren beginnt.

Das Einwachsen der Zotten in das Endometrium bewirkt gleichfalls eine Veränderung (Remodellierung) der mütterlichen **Spiralarterien**. Die mit dicken Wänden versehenen, muskulären Spiralarterien wandeln sich um in elastisch erweiterte, sackartige uteroplazentare Gefäße, die dem Blutfluss kaum Widerstand entgegensetzen. Dies führt zu einem vermehrten mütterlichen Blutstrom zur Plazenta und ermöglicht so einen guten Austausch von Stoffen zwischen Mutter und Ungeborenem.

Wird nur ein Teil der mütterlichen Gefäße remodelliert (z. B. bei Präeklampsie), vermindert dies den uteroplazentaren Blutstrom, dies kann zu einer Wachstumsretardierung führen.

Flow-Messung: Die Blutflussgeschwindigkeit in den mütterlichen Blutgefäßen der Plazenta kann mittels Dopplersonografie gemessen werden, dadurch lassen sich sowohl der aktuelle Zustand als auch die prognostischen Folgen für Mutter und Ungeborenes einschätzen. (Coad, Dunstall 2007).

Die **Plazentazotten** wachsen fast während der gesamten Schwangerschaft und passen sich dadurch den steigenden Bedürfnissen des Ungeborenen an. Eine mütterliche Anämie kann z. B. durch vermehrtes Zottenwachstum ausgeglichen werden.

In der Frühschwangerschaft werden neue Zottengenerationen gebildet, später verlängern und verzweigen sich die Zotten immer mehr, so dass eine **große Fläche für den Stoffaustausch** zwischen Mutter und Kind entsteht.

Würde man alle Chorionzotten einer ausgereiften Plazenta aufgeschnitten auf eine Fläche legen, bedeckten sie den Boden eines Kinderzimmers von 12–15 qm.

Eine weitere Anpassung an die steigenden Bedürfnisse des Ungeborenen erfolgt durch die Erweiterung der fetalen Blutgefäße im intervillösen Raum der Zotten. Diese Erweiterung geht auf Kosten des Bindegewebes der Zotten, dadurch wird die Plazentaschranke (s. u.) sehr dünn (2–4 μm), was jedoch die Diffusion erleichtert.

Neben den für die der Ernährung des Ungeborenen sorgenden Zotten gibt es auch **Haftzotten**, die in der Chorionplatte verankert sind und für einen guten Halt der Plazenta sorgen. Ab dem dritten Schwangerschaftsmonat wachsen von der Decidua her keilförmige **Septen** in den intervillösen Raum hinein. Sie unterteilen die Plazenta in 15–20 **Kotyledone** (Plazentalappen). Die Septen dringen jedoch nicht bis zur Chorionplatte vor, so dass das mütterliche Blut zwischen den Kotyledonen fließen kann.

Mütterliche und fetale Anteile der Plazenta

> **M** Das Chorion frondosum (nahrungsaufnehmende Zottenverbände der kindlichen Plazentaseite) und die Versorgungsareale der mütterlichen Decidua basalis compacta bilden zusammen das Organ Plazenta.

Plazentaschranke: Die Trennschicht zwischen den mütterlichen und den kindlichen Blutgefäßen in der Plazenta wird Plazentaschranke genannt (Abb. 9-10). Sie besteht aus Synzytiumthrophoblasten und dem Bindegewebe der Zotten und funktioniert ähnlich einem feinen Sieb, das durch seine Lochgröße über den Durchlass der Teilchen entscheidet. Die vom Ungeborenen benötigen Stoffe (Sauerstoff und Nährstoffe) diffundieren aus dem mütterlichen Blut der Lakunen über die Plazentaschranke in die fetalen Blutgefäße. Die Stoffwechselprodukte, die vom Ungeborenen zur Mutter transportiert werden, nehmen den umgekehrten Weg. Ein Austausch von Blutbestandteilen findet normalerweise nicht statt, da sie für eine Diffusion durch die Plazentaschranke zu groß sind.

Die **mütterliche Blutmenge** in den ausgereiften Lakunen (intervillöser Raum) umfasst insgesamt etwa 150 ml. Es wird 3–4-mal in der Minute ausgetauscht. Die Lakunen werden aus den Spiralarterien gespeist, die mit Blut aus der Arteria uterina versorgt werden.

Das **fetale Kapillarsystem** (intravillöser Raum) beinhaltet etwa 100 ml. Die Kapillaren der Chorionzottenfinger laufen in Richtung Keim zu Strängen zusammen und bilden einen Arterien- und Venenbaum. In den Zottenarmen befinden sich je eine Vene und Arterie. Auf der Chorionplatte vereinigen sich die Gefäße, so dass wir am Nabelschnuransatz nur noch 2 Nabelarterien und 1 Nabelvene finden.

Plazentaentwicklung und -funktion 9

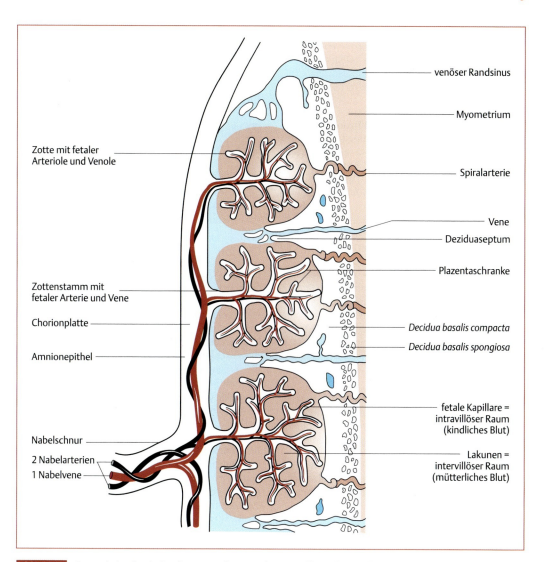

Abb. 9-10 Querschnitt durch die Plazenta: Schematische Darstellung der durch die Plazentaschranke getrennten mütterlichen und fetalen Blutzirkulation (rot = sauerstoffreiches, schwarz = sauerstoffarmes Blut).

Im myometriumnahen Teil der Decidua basalis spongiosa sind Fibrinkörperchen eingelagert. Hier weist die Deziduaschicht eine besonders lockere Zellstruktur auf. An dieser Stelle wird sich die Plazenta in der Nachgeburtsphase von der untersten verbleibenden Deziduaschicht lösen.

Funktionen der Plazenta

Ein ungeborenes Kind kann nicht selbständig atmen, Nahrung aufnehmen oder Stoffwechselendprodukte ausscheiden.

> **M** Aufgaben wie Atmung, Exkretion und Ernährung, die nach der Geburt Lunge, Leber, Nieren und Magen-Darm-Trakt übernehmen, erfüllt die Plazenta vor der Geburt. Einzelne Nährstoffe werden in der Plazenta gespeichert.

Neben der einfachen, **passiven Diffusion** der kleinmolekularen Stoffe (Wasser, Sauerstoff, einzelne Nährstoffe) vollzieht die Plazenta einen **aktiven Stoffaustausch**. Hierbei hilft das Enzym ATP den großmolekularen Aufbaustoffen (Vitamine, Hormone und Aminosäuren) und den Abbauprodukten des fetalen Stoffwechsels, die Plazentaschranke zu überwinden. Der Austausch von Sauerstoff und Kohlendioxid wird durch das besonders bindungsfähige fetale Hämoglobin (Hb-F) erleichtert.

Die **Plazentaschranke** schützt vor dem Eindringen von Mikroorganismen und großmolekularen Stoffen. Durch Lecks kann es aber zu Mikrotransfusionen von Erythrozyten und Leukozyten in fetaler oder materner Richtung kommen. Größere fetomaterne Transfusionen führen zu ernsten Komplikationen (z. B. Antikörperbildung bei Rhesusfaktor-Unverträglichkeit).

> **M** Eine weitere Funktion der Plazenta liegt in ihrer **Hormonproduktion**. Die gebildeten Hormone gehen in den mütterlichen Organismus über und dienen vorrangig dem Schwangerschaftserhalt.

- **HCG:** Während der ersten Monate bildet die Plazenta HCG (humanes Chorion-Gonadotropin), das den Gelbkörper stimuliert und so in seiner schwangerschaftserhaltenden Funktion unterstützt.
- **HPL:** Das HPL (humanes Plazenta-Laktogen) ist ab der 6. SSW im mütterlichen Serum nachweisbar. Es regt den Kohlenhydrat-, Eiweiß- und Fettstoffwechsel an und wird deshalb metabolisches (stoffwechselbedingendes) Schwangerschaftshormon genannt. Unter HPL-Einfluss wächst die Plazenta und sorgt auf diesem Wege für ausreichende Versorgung und Wachstum des Feten. Im Laufe der Schwangerschaft steigt die Konzentration an. Sie ist deshalb ein Indikator für die Funktionstüchtigkeit der Plazenta (Laboruntersuchung der HPL-Konzentration im mütterlichen Blut).
- **Östrogene:** Die von der Plazenta ausgeschiedenen Östrogene (Östriol, Östron, Östradiol) bewirken Wachstum und Zunahme der mütterlichen Myometriumzellen.
- **Progesteron:** Das erst in der zweiten Schwangerschaftshälfte abgegebene Progesteron hemmt die Aktivität der Uterusmuskulatur und verhindert eine übermäßige Wehentätigkeit.

Eihäute

> **M** Die Fruchtblase besteht aus 2 Eihäuten:
> - **Chorionhaut** (Lederhaut oder Zottenhaut, außen),
> - **Amnionhaut** (Wasserhaut, innen).

Beide Eihäute sind gegeneinander verschieblich und garantieren so eine stabile Fruchtumhüllung.

Chorion

Die dem Uterus zugewandte äußere Eihaut entwickelt sich aus dem Trophoblastenanteil der Frucht. Während auf der Decidua basalis die Plazenta entsteht, wächst der Keim aus seiner vollständigen Versenkung unter Dehnung des Choriondaches in die Uterushöhle. Im weiteren Wachstumsverlauf füllt die Fruchtanlage den gesamten Uterusinnenraum, die Zotten des Choriondaches degenerieren zum Chorion laeve. Die auf dem Chorion laeve verbliebene Decidua capsularis stößt an die gegenüberliegende Uteruswand und verklebt mit der Decidua parietalis.

Als **Chorionhaut** bezeichnen wir den Verband von Chorion laeve, Decidua capsularis und Decidua parietalis (Abb. 9-9). Nach der Geburt ist die Dezidua außen auf der Eihaut als weißgraue, aufgeraute Schicht sichtbar. Die freie Chorionhaut geht am Plazentarand direkt in die Chorionplatte der Plazenta über. Die Chorionhaut unterstützt die Plazenta im fetomaternen Stoffaustausch, sie bildet Fruchtwasser, welches durch die Amnionhaut diffundiert.

Amnion

Die innen gelegene Amnionhaut ist transparent und glänzend, sie lässt sich von der Chorionhaut trennen. Amnionzellen entstammen dem Embryoblastenanteil des Keimes, sie bedecken auch Chorionplatte und Nabelschnur. Das Amnion nimmt am fetomaternen Stoffaustausch teil. Während aber das Chorion im direkten Kontakt zwischen Mutter und Kind steht und aktiv am Geschehen beteiligt ist, bildet das Amnion nur eine **passiv durchlässige, reißfeste Schicht**. Es wird nicht von Kapillaren versorgt und ist auf die Ernährung durch das Fruchtwasser angewiesen.

Fruchtwasser

Das Fruchtwasser (Liquor amnii) ist in vielerlei Hinsicht wichtig für die Entwicklung des Kindes. Es erlaubt dem Ungeborenen, sich zu bewegen und dabei seine Extremitäten gleichmäßig zu entwickeln. Auch ein ausreichendes Wachstum und die Entwicklung der Lungen sowie das intrauterine Einüben von Atembewegungen ist nur durch das Fruchtwasser möglich. Das Fruchtwasser schützt die Nabelschnur vor dem Gewicht des Kindes und sorgt für einen ungestörten Austausch zwischen Mutter und Kind. Die Bewegungen des Kindes werden durch das Fruchtwasser gedämpft und daher von der Mutter meist nicht als schmerzhaft empfunden. Auch mögliche Stöße von außen werden durch das Fruchtwasser gemildert.

Es besitzt bakteriostatische Eigenschaften und spielt eine wichtige Rolle bei der Aufrechterhaltung einer konstanten Körpertemperatur. Nicht zuletzt dient das Fruchtwasser dem Kind als wichtige Trinkflüssigkeit.

> **M Aufgaben des Fruchtwassers:**
> - Bewegungsfreiheit für das Kind
> - Entwicklung der Lungen
> - Schutz vor Druck von außen
> - Flüssigkeitszufuhr für das Kind
> - Schutz der Mutter vor Kindsbewegungen

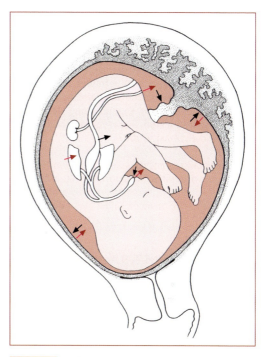

Abb. 9-11 Schematische Darstellung der Fruchtwasserproduktion und -resorption in der zweiten Schwangerschaftshälfte. Produktionsorte (roter Pfeil), Resorptionsorte (schwarzer Pfeil).

Fruchtwasserbestandteile

Fruchtwasser besteht zu 99 % aus Wasser, hat einen neutralen pH-Wert von ca. 7 und ist von milchig klarer Farbe. Es enthält in höherer Konzentration Harnstoff, Kreatinin, Milchsäure, Prolaktin und in niedriger Konzentration Glukose, Fette sowie Proteine. Wir finden fetale Zellen, später Lanugo und Vernix-, selten auch Mekoniumbestandteile. Im Verlauf der Schwangerschaft nimmt die Konzentration der meisten Elektrolyte ab, auch verringert sich der Gehalt der Proteine. Im gleichen Zeitraum steigt die Konzentration der Gesamtphospholipide als Zeichen der Lungenreifung.

Bis zur 20. SSW diffundiert das Wasser durch die Haut des Feten. Durch den osmotischen Druck entspricht die Konzentration des Fruchtwassers der extrazellulären Flüssigkeit des Feten. Eine einseitige Verschiebung, z. B. durch Aufnahme von Nährstoffen oder Salzen, führt zum sofortigen Flüssigkeitsausgleich.

Fruchtwasserproduktion und -resorption

Am Ende der Schwangerschaft wird das Fruchtwasser etwa zu einem Drittel pro Stunde ausgetauscht (Abb. 9-11).

Produktion: Ein erheblicher Anteil wird von der Chorionplatte über die Plazenta gebildet, weitere Flüssigkeit strömt von der mütterlichen Seite über das Chorion durch das Amnion in die Fruchthöhle. Auch die fetale Lunge ist als exokrine Drüse an der Fruchtwasserbildung beteiligt, und nach Beginn der Nierenfunktion gelangt regelmäßig fetaler Urin in das Fruchtwasser.

Resorption: Die Resorption des Fruchtwassers geschieht nur zu einem geringen Teil über die Eihäute. Einen Großteil des Fruchtwassers schluckt das Ungeborene (bis zu 20 ml pro Stunde) und transportiert es so über seinen Darm in seinen Kreislauf. Von dort gelangt ein Teil des Wassers über die Plazenta zurück zur Mutter.

9 Embryonale und plazentare Entwicklung

Praxisbezug:
Eine verminderte Produktion von Fruchtwasser (Oligohydramnion s. S. 392) ist oft Folge einer Nierenfunktionsstörung des Feten. Bei einer Plazentainsuffizienz ist meist eine geringere Fruchtwassermenge zu beobachten, man vermutet, dass das Ungeborene das ungenügende Sauerstoffangebot kompensiert, indem es die Durchblutung der Nieren drosselt zugunsten einer besseren Durchblutung des Gehirns (Coad, Dunstall 2007).

Eine übermäßige Fruchtwasserproduktion (Polyhydramnion) wird mit Schluckstörungen (u. a. Ösophagusatresie) und Mehrlingsschwangerschaften in Verbindung gebracht, in vielen Fällen bleibt die Ursache unklar.

Bis zum Blasensprung ist das System von Produktion und Resorption relativ geschlossen. Nach dem Ablaufen von größeren Mengen Fruchtwassers kann es vorkommen, dass die betroffene Schwangere vermehrt Durst hat.

Fruchtwassermenge:
- 9. SSW etwa 5–10 ml
- 36. SSW etwa 1000 ml
- 40. SSW etwa 800 ml (große Schwankungsbreite zwischen 300 und 1500 ml s. S. 391)
- 42. SSW etwa 500 ml, nach Überschreiten des Termins nimmt die Fruchtwassermenge zusehends ab, da Plazenta und Eihäute Altersveränderungen ausgesetzt sind.

Literatur zu Kapitel 7–9 Anatomie

[1] Bilek, K., K. Rothe (Hrsg.): Lehrbuch der Geburtshilfe für Hebammen. Leipzig 1986
[2] Brökelman J. & Müller, G.: Architektur des Myometriums, untersucht an plastinierten, durchsichtigen Präparaten. Archives ogf Gynäkology & Obstetrics, Vol 238, 1–4, S. 851 ff, 1985
[3] Bumm, E.: Grundriß zum Studium der Geburtshilfe. 13. Aufl., J. F. Bergmann Verlag, München, Wiesbaden 1992
[4] Coad, J., M. Dunstall: Anatomie und Physiologie für die Geburtshilfe. 1. Aufl., Urban & Fischer, München 2007
[5] Diedrich K. et al.: Gynäkologie und Geburtshilfe, Springer Verlag Berlin, 2007
[6] Goerttler, K.: Der funktionelle Bau des menschlichen Uterus, Anat. Anzeiger 67 (Erg.-H.), Tübingen, S. 122–130, 1929
[7] Langman, T.: Medizinische Embryologie. Die normale menschliche Entwicklung und ihre Fehlbildungen. Thieme Verlag, Stuttgart 1989
[8] Leidenberger, F.: Klinische Endokriniologie fur Frauenärzte. Springer Verlag, Berlin, Heidelberg 1992
[9] Lippert, H.: Lehrbuch Anatomie. 2. Aufl., Urban & Schwarzenberg, München 1990
[10] Moore, K.T.: Embryologie. Lehrbuch und Atlas der Entwicklungsgeschichte des Menschen. Schattauer Verlag, Stuttgart 1990
[11] zur Nieden, S.: Weibliche Ejakulation: Variationen zu einem uralten Streit der Geschlechter, In: Reihe Beiträge zur Sexualforschung. Band 84, Psychosozial-Verlag, Gießen, 2004
[12] Moore, K.T.: Grundlagen der medizinischen Embryologie. Enke Verlag, Stuttgart 1990
[13] Netter, F.H.: Farbatlanten der Medizin, Bd. 3 Genitalorgane. Thieme Verlag, Stuttgart 1978
[14] Rabe, Th.: Gynäkologie und Geburtshilfe, Edition Medizin VCH, S. 298, 1990
[15] Retzke, U.: Unterbauchschmerzen in der Schwangerschaft, Die Hebamme, Heft 3, S. 176 ff, 2008
[16] Schauf, Moffett in E. Schubert (Hrsg.): Medizinische Physiologie, W. de Gruyter Verlag, Berlin 1993
[17] Schneider, H., L. Raio, M. Knöfler: Präimplantation, Implantation und Plazentation: Bedeutung für den Schwangerschaftsverlauf. In: Schneider/Husslein/Schneider: Die Geburtshilfe. Springer, Berlin 2006
[18] Stoeckel, W.: Lehrbuch der Geburtshilfe, Fischer Verlag Jena, S. 14, 1941
[19] Waldeyer, A., A. Mayet: Anatomie des Menschen. 16. Aufl., Bd. I, II, W. de Gruyter Verlag, Berlin 1993

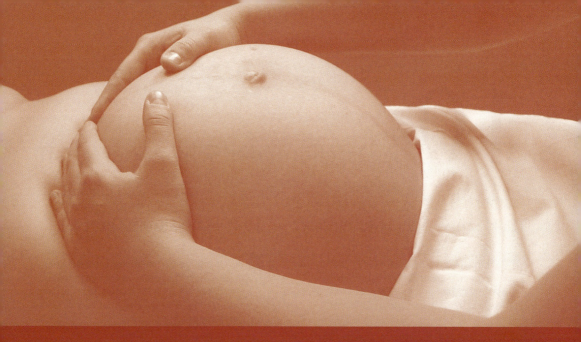

Schwangerschaft

10	Feststellung der Schwangerschaft	142
11	Physiologie und Psychologie der Schwangerschaft	147
12	Die Entstehung einer Familie	157
13	Schwangerschaftsbeschwerden bei gesunden Schwangeren	160
14	Schwangerenvorsorge	165
15	Untersuchung der schwangeren Frau	173
16	Beratung der schwangeren Frau	183
17	Ernährung in der Schwangerschaft	198
18	Geburtsvorbereitung	204
19	Risikoabschätzungen und Risikokataloge	212
20	Überwachungsmethoden und Pränataldiagnostik	216
21	Besondere Schwangerschaften	222
22	Erkrankungen und Komplikationen in der Schwangerschaft	230

10 Feststellung der Schwangerschaft

Silvia Höfer

10.1 Schwangerschaftsdauer

M Die tatsächliche Schwangerschaftsdauer von der Konzeption bis zum Geburtstermin beträgt durchschnittlich 266 Tage (263 bis 273 Tage; 38 Wochen; 9½ Mondmonate zu 28 Tagen)

Die **Dauer** beträgt theoretisch angenommene 280 Tage, entsprechend 40 Wochen oder 9 Kalendermonaten. In Wirklichkeit ist die Schwangerschaft um ca. 14 Tage kürzer, da Eisprung und Befruchtung in der Regel erst um den 14. Zyklustag nach der letzten Menstruation erfolgen. Bei einem veränderten Zyklus ändert sich der Zeitpunkt des Eisprungs und damit der reale Schwangerschaftsbeginn.

Die Schwangerschaftsdauer wird in der Schwangerenvorsorge als **post menstruationem** (p. m.) definiert. Die Schwangerschaftswochen werden darauf basierend gezählt. Die **Berechnung der Schwangerschaft** beginnt damit am 1. Tag der letzten normalen Regelblutung (Abb. 10-1) und endet am Tag der Geburt (s. S. 145 Naegele-Regel).

10.2 Schwangerschaftstest

M Bei einer bestehenden Schwangerschaft gelingt der Nachweis des humanen Choriongonadotropins (HCG) bereits sechs bis acht Tage nach der Befruchtung (etwa zwei Tage nach der Einnistung der Eizelle).

Humanes Choriongonadotropin (HCG) ist ein Glykoprotein, das vom Trophoblasten nach der Einnistung der befruchteten Eizelle gebildet wird. Zum Nachweis sind viele **kommerzielle Tests** erhältlich. Diese beruhen alle auf dem Nachweis des β-HCG mithilfe einer immunologischen Antigen-Antikörper-Reaktion. Hierbei wird entweder die Aktivität eines Enzyms oder die Konzentration eines radioaktiven Präparats gemessen.

Im Serum gelingt der β-HCG-Nachweis früher als im Urin. Die quantitative Bestimmung von Antikörpern im Serum durch Labore mittels Radioimmunoassay kann bei einer Empfindlichkeit von 5 – 20 mIU/ml/β-HCG bereits eine Woche nach der Befruchtung relativ sichere Ergebnisse (Empfindlichkeit 90–95 %) ermitteln.

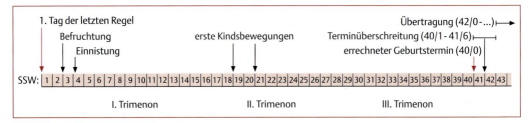

Abb. 10-1 Schwangerschaftsdauer vom ersten Tag der letzten Regel bis zu einer möglichen Übertragung mit Unterteilung in I., II. und III. Trimenon. Anfang und Ende der Schwangerschaftsdrittel (Trimenon) sind in der Literatur nicht eindeutig definiert.

Die meisten im Handel erhältlichen **Urintests** nutzen die ELISA-Methode (Enzyme-linked Immunosorbent Assay). Solche Tests liefern in wenigen Minuten Ergebnisse. Sie sind zwar sehr spezifisch, **falsch-positive Ergebnisse** sind also äußerst selten, aber oft in ihrer Empfindlichkeit schwach, d.h. **falsch-negative Ergebnisse** treten häufig auf. Sie müssten mindestens eine Empfindlichkeit von 12 mlU/ml/β-HCG haben, damit ein Nachweis des β-HCG im Morgenurin gelingt (Empfindlichkeit 90–95% zum Zeitpunkt der zu erwartenden Regel). Prüfungen in den USA zeigten 2004 jedoch, dass nur eines von 18 untersuchten Produkten diese Ansprüche erfüllte. Weniger als die Hälfte der Tests wiesen nur eine Nachweisgrenze von 100 mlU/ml/β-HCG (Empfindlichkeit unter 20% zum Zeitpunkt der zu erwartenden Regel) auf (Cole et al. 2004). Deutsche Qualitätsuntersuchungen wurden bisher (Stand 2010) nicht veröffentlicht. Diese Urintests sind nicht verschreibungspflichtig und können daher von den Schwangeren selbst benutzt werden. Die Gebrauchsanweisungen beschreiben die Anwendung und auch die Art der Auswertung. Empfehlenswert ist es, den Urintest in angesammeltem Morgenurin auszuführen, da dieser konzentrierter an β-HCG ist. Besonders viele falsch negative Ergebnisse ergeben frühe Urintests bei heranwachsenden Frauen, bei denen der Menstruationszyklus noch nicht stabil ist (Sadler et al 2004).

Positive Ergebnisse handelsüblicher Schwangerschaftstests müssen durch einen differenzierten Bluttest oder Ultraschall bestätigt werden, da der Nachweis von β-HCG in Urin oder Blut auch andere Ursachen (Aktivität hormonproduzierender Tumoren, Arzneimittel, u.a.) haben kann.

10.3 Schwangerschaftszeichen

Eine Untersuchung der Schwangeren kann Schwangerschaftszeichen feststellen und bewerten. Zur Sicherung der Diagnose wird die Frau **vaginal untersucht**. Als Erstes werden Vulva und Introitus (Scheideneingang) betrachtet. Anschließend wird vaginal getastet und die Uterusgröße bimanuell untersucht. Die beobachtungsfähigen Veränderungen an Vagina und Uterus sind auf S. 148 ff beschrieben. Man unterscheidet zwischen **sicheren, wahrscheinlichen** und **unsicheren** Zeichen.

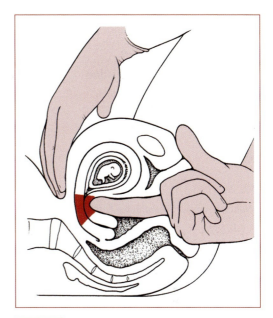

Abb. 10-2 Hegar-Schwangerschaftszeichen: Untersuchung mit zwei Händen (bimanuelle Untersuchung) zur Abschätzung der Erweichung des Isthmus bei noch fester Zervix in der Frühschwangerschaft.

Weitere Zeichen bei der vaginalen Untersuchung

- „**Gauß-Wackelportio**": Bei der bimanuellen Untersuchung ist festzustellen, dass die Portio sich leicht durch die untersuchenden Finger verschieben lässt, während der Fundus unbeweglich bleibt.
- „**Stock-Tuch-Zeichen**" nach Pschyrembel: Die Portio ist, wird sie leicht zwischen zwei Fingern zusammengedrückt, als ein derber Zylinder zu tasten, der von einem weichen Gewebe umgeben ist.
- „**Osiander-Arterienzeichen**": Die Pulsation des ab- bzw. aufsteigenden Astes der Arteria uterina ist durch Betasten der Kanten der Zervix deutlich zu spüren.
- **Hegar-Schwangerschaftszeichen:** Leichte Zusammendrückbarkeit des unteren Uterinsegments bei der bimanuellen Untersuchung in der Frühschwangerschaft (Abb. 10-2).

10 Feststellung der Schwangerschaft

Tabelle 10-1 Schwangerschaftszeichen.

Zeitpunkt	Zeichen	Mögliche alternative Ursachen
Unsichere Schwangerschaftszeichen		
3. – 4. SSW	Brustspannen	Orale Kontrazeptiva, prämenstruelle Effekte
4. – 14. SSW	Übelkeit, Brechreiz	Viruserkrankungen, leichte Lebensmittelvergiftung
4. SSW	Amenorrhoe (Ausbleiben der Periode)	Stress, endokrine Probleme, frühe Menopause, Ernährungsstörung
12. SSW	Müdigkeit, Kreislaufstörung	Stress und Krankheiten
Wahrscheinliche Schwangerschaftszeichen		
4. – 8. SSW	Schwangerschaftstest im Blut positiv (Zuverlässigkeit größer 95 %)	Tumoren
4. – 10. SSW	Schwangerschaftstest im Urin positiv (Zuverlässigkeit größer 80 %)	Tumoren, Klimakterium
5. SSW	Veränderung der Zervix (Goodell-Zeichen)	Stauungen im Beckenbereich
6. – 8. SSW	Blaufärbung der Vaginalschleimhaut (Chadwick-Zeichen)	Stauungen im Beckenbereich
6. – 12. SSW	Konsistenzwechsel der Gebärmutter (Hegar-Zeichen)	Stauungen im Beckenbereich
16. – 20. SSW	Schwangere spürt Kindsbewegungen	Darmerkrankungen
16. SSW	Gebärmutterkontraktionen (Braxton-Hicks-Kontraktionen)	Myome, Tumoren
16. – 18. SSW	passive Bewegung des Fetus (Ballottement)	Polypen, Tumoren
Sichere Schwangerschaftszeichen		
5. – 6. SSW	Sichtbarmachung des Feten (Ultraschall)	
6. SSW	Ultraschall: Fetale Herzfrequenz (FHF)	
12. – 16. SSW	Dopton: Fetale Herzfrequenz (FHF)	
17. – 20. SSW	Hörrohr/Stethoskop: Fetale Herztöne (FHT)	
19. – 22. SSW	Kindsbewegungen	

10.4 Schwangerschaftsalter und Bestimmung des Geburtstermins/Geburtszeitraums

Die genaue Bestimmung des Geburtstermins mit der Zuordnung des Schwangerschaftsalters ist für die Bewertung der Untersuchungsbefunde von großer Bedeutung. Fehldiagnosen zu drohender Frühgeburt oder Übertragung werden damit vermieden. Der errechnete „exakte" Geburtstermin bestimmt die Maßnahmen beim Arbeitsschutz und die Ausführung der Bestimmungen des Mutterschutzgesetzes. Die Berechnung dieses voraussichtlichen Geburtstermins erfolgt bei der Erstuntersuchung.

Für die Hebamme und die Schwangere muss die Grenze dieser Angabe immer deutlich sein. Weniger als 5 % aller Frauen bringen ihre Kinder am berechneten Datum zur Welt. Zudem wird inzwischen empfohlen, 282 Tage zum ersten Tag der letzten Menstruation zu addieren (NICE 2010). Daher wird

Schwangerschaftsalter und Bestimmung des Geburtstermins/Geburtszeitraums

mit guten Gründen gefordert, nur noch eine mögliche Geburtswoche anzugeben (Katz et al. 2001). Sinnvoll ist deshalb die Angabe eines Entbindungs- oder **Geburtszeitraums**, der ±13 Tage zum berechneten Termin umfassen sollte.

> **M** Es gibt 4 Möglichkeiten zur Bestimmung des errechneten Termins (E. T.):
> - Anamnese
> - Naegele-Regel
> - Gravidarium
> - Ultraschallbiometrie

Anamnese der Frau

Wurde eine Frau nach dem Absetzen eines Ovulationshemmers oder während der Stillzeit schwanger, fehlen Hinweise auf den Zeitpunkt der Ovulation. Bei dieser Art der Terminbestimmung ist zu beachten, dass einige Schwangere weiter eine schwache, mehr oder weniger regelmäßige Blutung haben. Darum sollte die Stärke der letzten Regelblutung erfragt und dokumentiert werden.

Naegele-Regel

Diese Regel geht auf Arbeiten von Carl Naegele (1778–1851) zurück, der noch von einer Befruchtungsmöglichkeit während und kurz nach der Menstruation und einem 28-tägigen Zyklus ausging. Damit zählt eine Schwangerschaft 280 Tage, gezählt vom ersten Tag der letzten Periode (Loytved 2009) Die Rechnung erfolgt auf der Basis von Datumsangaben. Die reale Dauer von Monaten (mit weniger als 31 Tagen) und Jahren (z. B. im Schaltjahr) wird nicht dabei berücksichtigt.

> **M Einfache Naegele-Regel:**
> 1. Tag der letzten normal starken, normal langen Menstruationsblutung plus 1 Jahr, minus 3 Kalendermonate, plus 7 Tage ergibt den Termin (E. T.).

Diese einfache Naegele-Regel gilt nur für Frauen mit regelmäßigen 28-Tage-Zyklen.

Beispiel (normaler Zyklus):

1. Tag der letzten Menstruationsblutung:	31.7.2011
+ 1 Jahr	31.7.2012
– 3 Monate	31.4.2012
+ 7 Tage	7.5.2012
	(= E.T.)

> **M Erweiterte Naegele-Regel:** Ist der Zyklus um × Tage verlängert (verkürzt), müssen dem Termin × Tage addiert (subtrahiert) werden.

Beispiel: Zyklus 25 Tage:

1. Tag der letzten Menstruationsblutung:	19.6.2011
+ 1 Jahr	19.6.2012
– 3 Monate	19.3.2012
+ 7 Tage	26.3.2012
– 3 Tage (verkürzter Zyklus)	23.3.2012
	(= E.T.)

Gravidarium

Der voraussichtliche Geburtstermin kann vom Gravidarium abgelesen werden, einer beweglichen Doppelscheibe, auf der ein durchgängiges Kalendarium und Schwangerschaftsdaten aufgedruckt und gegeneinander verschiebbar sind. Einzustellen ist der erste Tag der letzten Periodenblutung oder falls bekannt, der Tag der Konzeption. Es wird von einem regelmäßigen 28-Tage-Zyklus ausgegangen. Bei einem verlängerten oder verkürzten Zyklus muss der Termin um die entsprechende Anzahl von Tagen nach vorne oder hinten verschoben werden. Der E. T. ist abzulesen. Nach der Berechnung können die relevanten Termine für die Schwangerenvorsorge abgelesen werden.

Ultraschallbiometrie

In der Frühschwangerschaft kann das Schwangerschaftsalter mit Ultraschall relativ genau festgestellt werden, wenn die Gerätequalität und die Erfahrung des Anwenders ausreichen. Bei der frühen Abdominal-Sonografie muss die Harnblase gefüllt sein, damit der Uterus darstellbar ist. Ab der 7. – 8. SSW kann der Embryo nachgewiesen werden. Die Vaginalsonografie ermöglicht dies schon in der 5. – 6. SSW.

Die Bestimmung des Schwangerschaftsalters erfolgt aufgrund folgender **Messungen:**
- **mittlerer Amniondurchmesser:** Genauigkeit bei der Bestimmung des Schwangerschaftsalters + 1 Woche
- **Scheitel-Steiß-Länge:** Genauigkeit bei der Bestimmung des Schwangerschaftsalters ± 3 Tage
- **biparietaler Kopfdurchmesser in der 12. – 28. SSW:** Genauigkeit bei der Bestimmung des Schwangerschaftsalters ± 1 Woche (ungenau bei asiatischer Abstammung)
- **Femurlänge in der 19. – 32. SSW:** Das Schwangerschaftsalter kann mit dieser Messung oft nur

10 Feststellung der Schwangerschaft

ungenau bestimmt werden, da die Länge des Knochens mit der Größe von Mutter und Vater in Beziehung gesetzt werden muss.

Bei allen frühen Ermittlungen und Abschätzungen des Schwangerschaftsalters besteht eine erhebliche Ungenauigkeit. Darüber hinaus dauern Schwangerschaften unterschiedlich lange. Nur etwa 4 % der Kinder werden genau am errechneten Termin geboren. In der Woche um den Entbindungstermin finden etwa 27 % aller Geburten statt. 80 % aller Kinder werden innerhalb von vier Wochen um den Termin (E. T. + 14 Tage) geboren. Wird der errechnete Termin um 14 Tage oder mehr überschritten (ab 42 + 0 SSW), spricht man von Übertragung.

Möglichkeiten zur Schätzung des Schwangerschaftsalters

Das Schwangerschaftsalter kann auch durch die **Bestimmung des Fundusstandes** der Gebärmutter mit Hilfe des ersten Leopold-Handgriffs (s. S. 175) oder der **Messung des Symphysen-Fundus-Abstandes** abgeschätzt werden.
- Der Fundus uteri erreicht in der 24. SSW die Nabelhöhe.
- In der 32. SSW befindet er sich in der Mitte zwischen Nabel und Schwertfortsatz.
- In der 36. SSW erreicht er den Rippenbogen.
- Danach senkt er sich auf die Höhe 2–3 Querfinger unter dem Rippenbogen ab.

Bei Mehrgebärenden kann der Fundusstand in der ersten Schwangerschaftshälfte höher stehen.

Literatur zu Kapitel 10 s. S. 264

11 Physiologie und Psychologie der Schwangerschaft

Silvia Höfer

Alle Entwicklungen im Körper der Frau während der Schwangerschaft sind mit **Änderungen im Hormonhaushalt** verbunden oder durch diese hervorgerufen.

> **M** Die körperlichen Veränderungen dienen drei Zielen:
> 1. Die optimale Entwicklung des heranwachsenden Kindes soll gewährleistet werden. Der Schutz und die Versorgung des Feten werden sichergestellt.
> 2. Der mütterliche Körper wird auf die Geburt vorbereitet.
> 3. Die Brüste werden für das Stillen vorbereitet, und Fettreserven werden angelegt, um Kalorien für die Muttermilch während der Stillperiode bereitzuhalten.

Die Hebamme muss die Veränderungen und ihre Hintergründe gut verstehen, um auftretende Abweichungen erkennen zu können und die sachgerechte Betreuung oder gegebenenfalls auch Behandlung zu ermöglichen.

11.1 Hormone

Wenn die Aktivität des Gelbkörpers erlischt, übernimmt die **Plazenta** die Synthese von **Östrogen**, für die der Fetus die biochemischen Vorstufen liefert. Die Messung von Östradiol in Harn oder Serum ist daher ein Anzeichen der Funktionsfähigkeit der Plazenta. Bis kurz vor der Geburt wird auch **Progesteron** in der Plazenta gebildet.

Im **Hypophysenvorderlappen** (HVL) vermehren sich die Zellen, die Hormone bilden, und führen zu einer 30–50%igen Vergrößerung der Drüse. Dies führt bei manchen Schwangeren zu Kopfschmerzen. Die Wirkungen des erzeugten Prolaktins wie auch des Follikel-stimulierenden (FSH) und des luteinisierenden (LH) Hormons werden während der Schwangerschaft von den in der Plazenta gebildeten Hormonen Östrogen und Progesteron noch gehemmt. Die Ausschüttung von kontraktionsförderndem **Oxytocin** aus dem HHL geschieht nur schwach während der Schwangerschaft und verstärkt sich zur Geburt, wenn es die Geburtswehen erzeugt (Abb. 11-1).

Mit der Schwangerschaft nimmt die Aktivität der **Schilddrüse** zu, die damit über 10% größer wird. Mit der verstärkten Resorption von Jod kommt es zu einer scheinbaren Überfunktion der Schilddrüse, die jedoch für die Schwangerschaft typisch ist. Die Schilddrüsenhormone Thyroxin (T4) und Trijodthyronin steuern unter anderem den erhöhten Körperstoffwechsel.

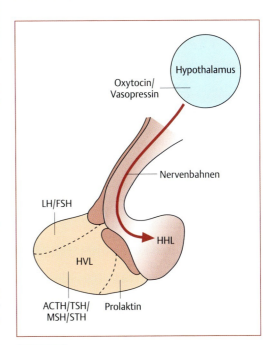

Abb. 11-1 Hormonbildung in Hypophyse und Hypothalamus. HVL = Hypophysenvorderlappen. HHL = Hypophysenhinterlappen.

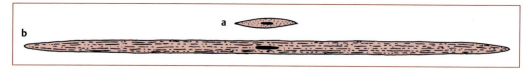

Abb. 11-2 Längenveränderung einer Zelle des Uterus in der Schwangerschaft: **a** Uteruszelle ohne Schwangerschaft, **b** Vergrößerte Zelle des Uterus in der Schwangerschaft (20-fache Länge).

Von Östrogen stimuliert erzeugen die **Nebennieren** Kortikosteroide, unter anderem adrenokortikotropes Hormon (ACTH). Diese Hormone gelten als Gegenspieler von Insulin und steuern damit den Umsatz von Kohlenhydraten mit. Einige sind auch Auslöser der Hautpigmentierungen (Melanozyten-stimulierendes Hormon, MSH). Renin wirkt steuernd auf den Blutdruck und Aldosteron auf die spezifische Balance von Wasser und Salz in der Schwangerschaft.

> M Die komplexen Steuerungs- und Rückkopplungssysteme der hormonellen Organe bestimmen den Verlauf der Schwangerschaft und führen zu den vom Normalzustand abweichenden Blutwerten für Hormone, Eiweiß, Mineralien und Zucker.

11.2 Uterus

Durch hormonelle Steuerung und physikalische Reize (Fruchtwasserdruck) vergrößert sich der Uterus. Die Zunahme der Uterusmuskulatur erfolgt überwiegend durch **Hypertrophie** vorhandener Zellen (Abb. 11-2), in geringem Umfang auch durch eine Vermehrung der Muskelzellen (**Hyperplasie**) durch Mitose.

Die **Dehnbarkeit des Uterus** beruht auf einer bereits in der Frühschwangerschaft ausgeprägten Erhöhung der Plastizität (erhöhte Dehnbarkeit bei vermindertem Tonus). Dehnbarkeit und Wachstum führen dazu, dass das Innenvolumen des Uterus bis zur Geburt das 800- bis 1000-Fache erreicht. Die Gewebemasse selbst nimmt von 60 Gramm (45–120 g) auf 1000 Gramm (675–1500 g) zu.

Die Vergrößerung des Uterus verläuft jedoch nicht gleichförmig. Aus der anfänglichen Birnenform, in der das Uteruskavum des wachsenden Kindes noch nicht ausgefüllt ist, entsteht bis zur **10. SSW** eine im oberen Bereich etwas abgeplattete Kugel. In der **14. SSW** füllt das Kind das Uteruskavum erstmals aus. Der untere Teil der Gebärmutter (Isthmus uteri) lockert und verlängert sich im 1. Trimester der Schwangerschaft. Zu diesem Zeitpunkt differenziert sich das obere und untere Segment des Uterus in Corpus uteri und Isthmus uteri, der mit der Cervix uteri verbunden ist. Zwischen der **10. und 16. SSW** weitet sich der Isthmus (wahrscheinlich aufgrund des Drucks des Kindes nach unten), so dass bis zur **20. SSW** eine rundere Form entsteht (Abb. 11-3). Der Übergang vom Corpus uteri mit seinen Kontraktionen und dem sich nur dehnenden Isthmus uteri kann bei einer relativ dünnen Bauchdecke als Bandl-Furche oberhalb der Symphyse getastet werden. Nunmehr wächst der Uterus weiter hoch in den Bauchraum, wobei die äußere Form sich vor allem der Form und der Lage des Kindes anpasst. In der **36.–38. Woche** erreicht der Fundus den Rippenbogen.

In den letzten Wochen weitet sich der untere Teil der Gebärmutter durch das Gewicht des Kindes. Die Lagen des Beckenbodens werden gedehnt und damit weicher. Damit sinkt auch der Fundus und das Kind senkt sich in den unteren Teil der Gebärmutter und in den Beckeneingangsraum. Dies gilt in der Regel jedoch nur für Erstgebärende, während bei Zweit- und Mehrgebärenden das Senken des Kindes erst beim Beginn der Wehentätigkeit stattfindet.

Die **Durchblutung des Uterus** durch die uterinen und ovariellen Arterien verstärkt sich um 750 ml/min. am Geburtstermin, um mit ihrem Wachstum und den Bedürfnissen der Plazentafunktion Schritt zu halten. Unter dem Einfluss von Östrogenen erweitern sich die Blutgefäße, korkenzieherartig angelegte Gefäße strecken sich und es bilden sich auch zusätzliche Gefäße (s. S. 137).

Der Uterus passt sich an das Wachstum durch **Konsistenzwechsel** an, der von Schwangeren oft als „Ziehen" im Unterbauch wahrgenommen wird. Diese Wechsel von weich zu hart und wieder zu weich treten wechselseitig auf.

Ab der 20. Schwangerschaftswoche treten **lokale Kontraktionen** im Uterusgewebe auf, die relativ re-

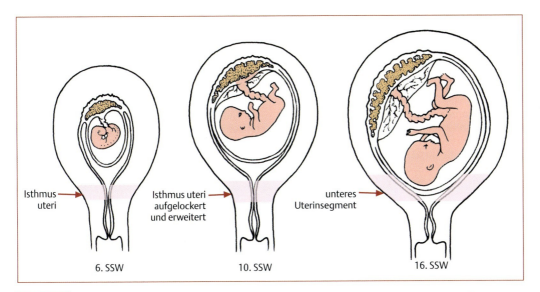

Abb. 11-3 Veränderung des Uterus zwischen der 6., 10. und 16. SSW (nicht maßstabsgetreue Darstellung):
6. SSW: ca. 7 mm langer Isthmus, Uterus oval geformt, Chorionhöhle im Fundusbereich, etwas seitlich.
10. SSW: Isthmus langgestreckt und weich, Uterus kugelförmig, Chorionhöhle im oberen Bereich des Uterus.
16. SSW: Isthmus formt das untere Uterinsegment, Amnionhöhle füllt das Cavum uteri.

gelmäßig im Tokogramm als Wellenmuster mit ca. einer Welle pro Minute beobachtet werden können, aber nicht von der Schwangeren wahrgenommen werden. In mehrstündigen Abständen kommen in dieser Zeit auch die von der Schwangeren wahrnehmbaren **Braxton-Hicks-Kontraktionen** hinzu. Sie wurden früher fälschlicherweise als Senkwehen oder Schwangerschaftswehen bezeichnet. Sie erleichtern den Blutfluss in Uterus und Plazenta und führen zu einer besseren Sauerstoffversorgung des Kindes. Diese Kontraktionen treten allgemein häufiger in Ruhezeiten, aber bei jeder Schwangeren unterschiedlich auf. Sie sind meist nicht schmerzhaft.

11.3 Zervix und Vagina

Die **Zervix** besteht aus kollagenartig aufgeschichtetem Gewebe und weniger muskulärem Gewebe als der Corpus uteri. Die Zervix bietet einen Schutz vor Infektionen. Sie hält dem Druck von oben bei der aufrechten Position der Mutter stand. Durch den Einfluss von Progesteron in der Schwangerschaft bilden die endozervikalen Zellen Sekrete, die sich im Lauf der Schwangerschaft verdicken und einen **Schleimpfropf** bilden. Die Zervix hält eine Länge von ca. 3 cm durch die Schwangerschaft und wird durch den Einfluss von Östrogenen in der Weite aufgebaut. In der Spätschwangerschaft (38. – 40. SSW) reift sie und wird weicher.

Auch die **Scheide** wird durch die Einwirkung von Östrogenen in der Muskel- und Epithelstruktur verändert. Die Muskelzellen hypertrophieren und die Kapazität der Vagina vergrößert sich. Auch die umliegenden Gewebe werden in der Schwangerschaft elastischer. Dies führt dazu, dass das Kind in der Austreibungsphase ohne großen Widerstand durch die Scheide geschoben werden kann. Die Epithelzellen werden in der Schwangerschaft dicker aufgebaut. Hierbei werden Zellen abgestoßen und als weißer Ausfluss sichtbar. Die Epithelzellen enthalten Glykogen, das notwendig ist, um Döderleinbazillen zu ernähren, die ein saures Milieu in der Scheide bilden, um einen Schutz gegen Fremdorganismen und Erreger aufzubauen. Durch die starke Durchblutung färbt sich die ursprünglich rötliche Scheide rot-lila (so genannte „livide" Verfärbung oder **Chatwick-Zeichen**).

11.4 Herz-Kreislauf-System

Das Wachstum des Kindes im Organismus der Frau benötigt nicht nur zusätzliche Energie und Nährstoffe, sondern erfordert auch eine Durchblutung der stark vergrößerten Organe. Im Vordergrund steht die erhöhte Durchblutung des Uterus. Hormonelle Regulation schafft im Organismus der Schwangeren die Voraussetzungen im Bereich des Herz-Kreislauf-Systems.

Blutveränderungen

Das **Blutvolumen** steigt in den ersten 30–34 Wochen der Schwangerschaft um etwa 30–40 %. Die zusätzliche Blutmenge ist für die Durchblutung von Uterus und Plazenta, die verstärkte Leistung der Nieren, die Füllung des zusätzlichen Gefäßvolumens, aber auch als Vorbereitung für einen möglichen Blutverlust bei der Geburt notwendig.

Die Anzahl der **roten Blutkörperchen** nimmt in dieser Zeit um 18–25 %, bei Eisengabe um bis zu 30 % zu. Damit kann der erhöhte Sauerstoffbedarf befriedigt werden.

Stärker als das Zellvolumen nimmt das **Plasmavolumen** zu. Durch die damit verbundene Senkung der Viskosität des Blutes wird der Blutfluss erleichtert und das Herz durch die notwendigerweise zunehmende Pumpleistung weniger belastet.

Aufgrund der relativen Veränderung des Verhältnisses von Plasma und Blutzellen verändern sich die meisten **Blutparameter** (z. B. der Eisengehalt). Der **Hämatokrit** z. B. fällt bis zur 30. SSW um rund 30 %. Es handelt sich dabei nicht um eine pathologische, sondern eine **physiologische Anämie**. Auch bei anderen Blutwerten, die als relative Konzentrationen im Blut angegeben werden, treten entsprechende Veränderungen auf, die nicht als pathologisch eingestuft werden dürfen. Die Plasmaeiweißgehalte sinken im Verlauf der Schwangerschaft zwar weniger, aber immer noch deutlich um ca. 10 g/l bis zur 20. SSW.

Erhebliche Veränderungen treten bei den **Gerinnungsfaktoren** auf: Während der Faktor 1 (Plasma-Fibrinogen) vom 3. Schwangerschaftsmonat bis Geburt um 50 % zunimmt, nimmt der Faktor 2 (Prothrombin) nur leicht zu. Generell nehmen jedoch alle Gerinnungsfaktoren deutlich zu und führen zu einer 30 %igen Herabsetzung der Gerinnungszeit von 12 auf 8 Minuten. Damit geht ein **erhöhtes Risiko** der Schwangeren **für Thrombosen** oder andere auf Blutkoagulation beruhende Zustände einher.

Auch die relativen Konzentrationen der **weißen Blutkörperchen** verändern sich. Mit den abnehmenden Werten für Immunglobuline geht auch eine reduzierte Immunantwort der Schwangeren einher.

Herz und Blutgefäße

Entsprechend der größeren Blutmenge muss das Herz mehr arbeiten. Der belastende Faktor einer zu versorgenden erweiterten Länge von Blutgefäßen wird durch eine allgemeine Erweiterung des Durchmessers der Blutgefäße kompensiert, der vergrößerten Blutmenge wirkt eine Herabsetzung der Viskosität des Blutes entgegen.

Die höhere Herztätigkeit wird durch die **Ausbreitung des Uterus** in den Lagebereich des Herzens behindert. Das Herz wird gedreht, hochgeschoben und nach außen gedrängt. Der Herzmuskel hypertrophiert insbesondere im linken Ventrikel. Kardiologische Untersuchungen zeigen nun Ergebnisse, wie sie bei ischämischen Erkrankungen des Herzens auftreten können. Sowohl die **Herzschlagfrequenz** (von 70–85 zu 85–95) als auch das **Schlagvolumen** (von 64 zu 71 ml durchschnittlich) steigen in der Schwangerschaft an. Die gesamte Herzleistung steigt damit um 40 % bis zur 12. SSW und bis 50 % zur 34. Woche. Im letzten Trimenon stagniert die Blutausstoßleistung des Herzens in der Regel. Ein erhöhter Widerstand, insbesondere durch den Druck des Uterus auf die Vena cava, mag hierfür die Ursache sein. Studien zeigen große individuelle Schwankungen.

Durch den Einfluss des Progesterons weiten sich die Blutgefäße und können die größere Blutmenge einer Schwangeren aufnehmen. Insbesondere bei den Venen kommt es zu einer Dilatation, die eine Reihe von Folgen haben kann. Eine Schwächung des Venenklappenschlusses behindert den Rückfluss zum Herzen und belastet damit die unteren Venen zusätzlich (s. Kap. 13, Varizen, Hämorrhoiden). Zudem übt der Uterus Druck auf die Vena cava inferior aus und verstärkt die Rückflussprobleme (s. S. 163, Vena-cava-Syndrom). Das große Blutvolumen des Uterus belastet die ableitenden Beckenvenen zusätzlich.

Blutdruck

Trotz der gesteigerten Herzleistung kommt es nicht zu einer deutlichen Erhöhung des Blutdrucks. Hierfür ist wahrscheinlich vor allem die Vergrößerung des Venendurchmessers verantwortlich. Auch die Arterienwände werden entspannt. Während der systolische Druck annähernd konstant bleibt, fällt der **diastolische Druck** mit einem Tief in der 16. bis 20. SSW. In dieser Zeit klagen viele Schwangere über ein Schwächegefühl und Müdigkeit. Aufgrund dieser Bedingungen kann es zu Behinderungen des Blutrückflusses und zu einem kurzzeitigen Abfall des Blutdrucks kommen, was bei den Schwangeren zu Schwindel, Übelkeit und Ödemen führen kann.

Durchblutung der Organe

Die hormonelle Steuerung konzentriert den höheren Blutfluss auf Uterus, Nieren, Brust und Haut. Durch die Steuerung des Widerstandes in den Blutgefäßen wird das Blut insbesondere in den **utero-plazentaren Bereich** gelenkt. Der Blutdurchfluss im Uterus nimmt von 100 ml (10. SSW), über 200 ml (30. SSW) auf 750 ml zum Ende der Schwangerschaft zu. Die Steuerung dieses Blutdurchflusses ist für die Entwicklung des Kindes entscheidend. Er kann durch eine Reihe von Faktoren, insbesondere in der Spätphase der Schwangerschaft, eingeschränkt werden.

11.5 Lunge und Atemwege

Die Ausweitung des Uterus schränkt die Lungenkapazität um 5 % ein und führt zu einer Weitung der unteren Rippen. Der **erhöhte Bedarf an Sauerstoff** wird durch ein größeres Atemzugvolumen bei gleicher Atemfrequenz gesättigt. Die Vergrößerung des Atemvolumens führt zu einer höheren Gasaustauschrate in der Schwangerschaft, die unter hormonellem Einfluss zu einer **schwangerschaftsspezifischen Hyperventilation** führt. Die Konzentration von Kohlendioxid (CO_2) in den Lungenbläschen (Alveolen) ist bei Schwangeren daher gesenkt. Der niedrigere Partialdruck von CO_2 im Blut führt zu einer leichten Alkalität im Blut, die die Abgabe von CO_2 an den Fetus erleichtert. Gefühle von Atembeeinträchtigungen oder atembedingtem Schwindel bei Schwangeren müssen unter diesen Bedingungen bewertet und von Hinweisen auf ernsthafte Erkrankungen abgegrenzt werden.

11.6 Nieren und Harnwege

Die Durchblutung der Nieren nimmt erheblich zu (70–80 %) und fördert damit die **Ausscheidung**. Der Spitzenwert wird zum Beginn des zweiten Trimesters erreicht. Ab der 30. Woche bis zum Ende der Schwangerschaft nimmt die Urinmenge wieder langsam ab, ohne die Ausgangswerte vor der Schwangerschaft zu erreichen. Mit der Funktionsveränderung ist eine höhere Ausscheidung von Kreatinin und Harnsäure verbunden. Auch Glukose, Aminosäuren und Vitamine sind im Harn Schwangerer erhöht. Hormone sorgen für eine erhöhte Rückabsorption von Wasser und Natrium. Der Urin ist alkalischer.

Die Ausscheidung von Urin ist nicht nur durch hormonelle Effekte beeinflusst, sondern auch durch den **Druck des Uterus auf die Harnblase**. Stauungen sind möglich und erhöhen für Schwangere das Infektionsrisiko für Blase und Harnleiter.

Hormonell gesteuert tritt im **letzten Trimenon** eine Dilation des harnableitenden Systems mit einer Erhöhung des Harnvolumens auf. Dies hat bei einer normalen Schwangerschaft keine Bedeutung, muss jedoch bei Untersuchungen bedacht werden.

11.7 Magen-Darm-Trakt, Leber

Viele schwangere Frauen fühlen sich durch **Übelkeit und Erbrechen** zwischen der 4. und 16. SSW beeinträchtigt. Einer der Gründe liegt in der Entspannung der Magenmuskulatur. Erbrechen stellt jedoch in der Regel keinerlei Risiko für die Schwangerschaft oder eine Nährstoffeinschränkung für das heranwachsende Kind dar.

Die Ursachen für einen **zunehmenden Appetit** in der Schwangerschaft werden oft auf den erniedrigten Zuckerspiegel im Blut oder hormonelle Steuerungen zurückgeführt.

Während des Verlaufs der Schwangerschaft beginnt der Uterus auf den Magen-Darm-Trakt zu drücken. Dies kann einen Säurerückfluss mit **Sodbrennen** verursachen. Die Passage von Nahrung ist insgesamt verlangsamt und führt zu einer erhöhten Resorption von Wasser. Damit ist bei Schwangeren eine **Tendenz zur Verstopfung** verbunden, die wiederum durch einen erhöhten Druck auf die Venen und zu Hämorrhoidenproblemen führen kann.

Aufgrund der veränderten Aktivität der **Leber** bei unverändertem Blutdurchfluss sind alle Blut-Leberwerte mit Vorsicht zu interpretieren; deutlich erhöhte Werte für alkalische Phosphatase und Cholesterin sind z. B. in der Regel nicht pathologisch.

11.8 Stoffwechsel

Die Aufnahme und Verstoffwechselung von Kohlenhydraten, Eiweißen und Fetten ist in der Schwangerschaft hormonell gesteuert verändert, um eine gute Versorgung des heranwachsenden Kindes zu erreichen. Insbesondere die Aufnahme von Glukose ist optimiert, die Insulinausschüttung und die Zucker-

11 Physiologie und Psychologie der Schwangerschaft

11.9 Körpergewicht und Körperform

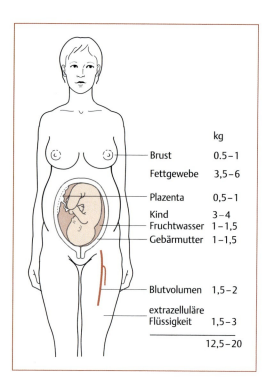

	kg
Brust	0,5–1
Fettgewebe	3,5–6
Plazenta	0,5–1
Kind	3–4
Fruchtwasser	1–1,5
Gebärmutter	1–1,5
Blutvolumen	1,5–2
extrazelluläre Flüssigkeit	1,5–3
	12,5–20

Abb. 11-4 Gewichtszunahme in der Schwangerschaft.

Wenn das Gewicht zunimmt, gilt dies als gesundes Merkmal für die Anpassung der Frau an die Schwangerschaft und das kindliche Wachstum. Obwohl die Gewichtszunahme nicht sicherstellt, dass eine optimale Versorgung des Kindes mit Nährstoffen vorliegt, zeigen Untersuchungen ein deutlich geringeres Risiko für zu kleine Kinder bei der Geburt (Polhamus et al. 2009). Für die Gewichtszunahme gibt es keine anzustrebenden absoluten Werte. Vielmehr müssen das ursprüngliche Gewicht der Schwangeren vor der Schwangerschaft, ihr Alter, ihre Körpergröße und ihre ethnische Abstammung bedacht werden. Die Gewichtszunahme erfolgt schubweise und nicht kontinuierlich. Ein plötzlicher starker Gewichtsanstieg sollte beobachtet werden, da er ein erster Hinweis auf versteckte Ödeme sein kann.

> **M** Verschiedene Studien geben als mittleren Wert für die Zunahme des Körpergewichts in der Schwangerschaft 12,5 kg (8–20 kg) bei Erstgebärenden mit einem Kind an.

Als Orientierung können folgende Einstufungen gelten, die sich am **Body Mass Index (BMI)** orientieren. Danach sollten
- Frauen mit einem BMI unter 19 12,5 bis 18 kg zunehmen
- Frauen mit einem BDI zwischen 19 und 24 11,5 bis 16 kg
- Frauen mit einem BDI zwischen 25 und 29 7 bis 11,5 kg

Nur darüber oder darunter liegende Gewichtszunahmen sollten beachtet werden.

Der BMI kann berechnet werden als Körpergewicht in Kilogramm geteilt durch Körpergröße zum Quadrat in Meter (BMU = Höhe / Größe × Größe). Bei einem Gewicht von 75 kg und einer Größe von 1,80 m ergibt sich ein BMI von 23,1.

Entsprechend kann sich die Gewichtszunahme folgendermaßen zusammensetzen:
- 4,0 kg in den ersten 20 SSW
- 8,5 kg in den letzten 20 SSW
  (davon 0,4 kg pro Woche im letzten Trimester).

Zweit- und Mehrgebärende nehmen in Durchschnitt 1 kg weniger zu als Erstgebärende (Abb. 11-4).

werte im Blut sind entsprechend verändert. Eine größere Anzahl kleiner Mahlzeiten und eine Mahlzeit vor der Nacht können eine **Hypoglykämie** mit verbundener Ketonurie verhindern helfen.

In der ersten Hälfte der Schwangerschaft werden **Fettdepots** angelegt, die einen Glukosemangel in der zweiten Hälfte durch Abbau des Fettes ausgleichen können.

Da die Konzentration von **Kalzium** im Plasma aufgrund der schwangerschaftsbedingten Absenkung der entsprechenden Eiweiße im Blut und dem Bedarf des Kindes fällt, treten hormonell gesteuerte Veränderungen der Aufnahme von Kalzium ein. Ein erhöhtes Angebot in der Nahrung sollte angestrebt werden.

11 Skelett und Muskulatur

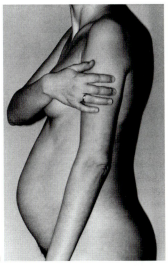
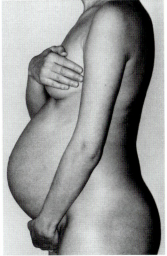
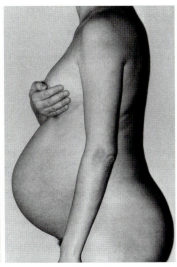

Abb. 11-5 Entwicklung der Form des Bauches in der Schwangerschaft:
a 24. SSW
b 33. SSW
c 40. SSW

In der bisherigen Praxis der Schwangerenvorsorge ist die **Gewichtskontrolle** eine Routineuntersuchung, die allerdings für sich alleine betrachtet aufgrund der Bandbreite von „Normalität" (8–20 kg) wenig aussagekräftig ist.

Die Wachstums- und Dehnungsprozesse im Körper der Schwangeren führen zu einer charakteristischen **Formveränderung des Bauches**. Während im 2. Trimenon eine Rundung des Bauches nach vorn zu beobachten ist, kommt es zum Ende der Schwangerschaft mit dem Eintritt des Kindes in das kleine Becken zum Absenken der Rundung des Bauches (Abb. 11-5).

11.10 Skelett und Muskulatur

Unter dem Einfluss von Östrogen und Relaxin verändert sich die Knochenstruktur, und die Bänder werden dehnbar. Die Dichte vieler Knochen ändert sich, sie werden weicher. In den Knochen kommt es zu einem verstärkten Umsatz von Kalzium (s. S. 152, 199). Das Becken dehnt sich aus. Insbesondere die Auflockerung des Beckens kann gespürt werden (sogenannte Symphysenschmerzen).

Als Mythos muss gelten, dass Zähne wie auch die Knochen vom Kalziumumsatz in der Schwangerschaft betroffen sind. Die erhöhte Anfälligkeit der Zähne in der Schwangerschaft hat andere Gründe (z. B. pH-Wert im Speichel, verminderter Speichelfluss).

Die **Bauchmuskeln** werden durch den wachsenden Uterus mit dem Kind gedehnt und verlieren ihre Spannung. Im 3. Trimenon kann eine Rektusdiastase entstehen (Abb. 11-6), die den schwangeren Bauch stärker heraustreten lässt.

Zudem muss der Körper die statische Veränderung des Körperschwerpunktes nach vorn ausgleichen, die oft zu einer Hohlkreuzhaltung führt. Diese Veränderungen insbesondere im Bandapparat, aber auch die Gewichtszunahme mit der statischen Veränderung können bei den Schwangeren zu Verspannungen und Schmerzen im Schulter-, Rücken- und Beckenbereich führen.

Nach der Geburt gewinnen die Muskeln wieder an Spannung und, durch Rückbildungsgymnastik unterstützt, bekommen auch die Bänder wieder ihre alte Form zurück.

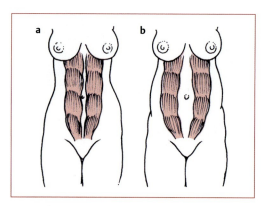

Abb. 11-6 Rektusdiastase (Diastasis recti): **a** normale Stellung der Muskeln bei einer Frau ohne Schwangerschaft, **b** Rektusdiastase (Auseinanderweichen der Bauchmuskeln) bei einer Schwangeren.

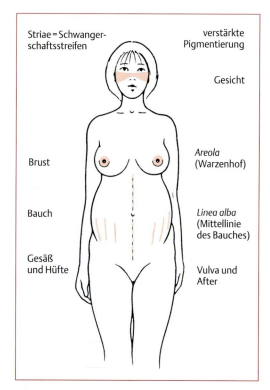

Abb. 11-7 Hautveränderungen:
rechts: Bereiche des Körpers, die in der Schwangerschaft eine verstärkte Pigmentierung aufweisen,
links: bevorzugte Bereiche des Körpers für das Auftreten von Striae (Schwangerschaftsstreifen).

11.11 Haut

Vom zweiten Monat der Schwangerschaft an bis zum Ende führt eine gesteigerte Synthese des Melaninstimulierenden Hormons bei fast allen Frauen zu einer **verstärkten Pigmentierung** der Haut, besonders im Bereich der Linea alba, der Brustwarzen, des Nabels, alter Narben und des Genitales. Bei dunkelhaarigen Frauen ist dies besonders auffallend. Bei 50–70 % aller Schwangeren kommt es in der zweiten Hälfte zum Chloasma uterinum, einer flächigen Pigmentierung an Stirn, Wangen oder Nasenrücken, die sich besonders nach Sonnenbestrahlung deutlich abhebt. Bei vielen Frauen entsteht eine pigmentierte Linie (Linea nigra oder fusca) in der Mittellinie des Bauches.

Zum Ende der Schwangerschaft können **Schwangerschaftsstreifen** (Striae) im Bauch-, Hüft-, und Gesäßbereich entstehen. Diese sehen erst rot-bläulich aus (Abb. 11-7). Nach der Schwangerschaft verblassen sie und bleiben als helle, narbige Strukturen sichtbar.

11.12 Brüste

Unter dem Einfluss von Hormonen wie Östrogen, Progesteron, Prolaktin und HPL und einer verstärkten Durchblutung vergrößert sich das **Drüsengewebe** und die **Brustwarzen** werden größer. Ab der 6. SSW können Schwangere eine Fülle in der Brust, eine Schwere und eine gesteigerte Empfindlichkeit empfinden. Das Ausmaß der Brustveränderungen ist von der individuellen Konstitution abhängig. Oberflächliche Venen sind dilatiert und dadurch deutlich sichtbar. Im 2. Trimenon steigt die Brustdurchblutung rasch an (größere Gefäßdurchmesser und Neubildung von Kapillaren). Zum Ende der ersten Hälfte der Schwangerschaft ist die Entwicklung der Strukturen größtenteils beendet.

Die Zunahme der Brustgröße **zum Ende der Schwangerschaft** beruht vor allem auf der zunehmenden Durchblutung, der Dilation der Milchgänge und der mit Kolostrum gefüllten Alveolen. Bindegewebe und Fettablagerungen tragen nur zu einem geringeren Teil zum Wachstum bei.

Östrogen fördert den Aufbau der Milchgänge. **Kolostrum** („Vormilch"), das aus abgeschilferten glandulären und phagozytischen Epithelzellen besteht, bildet sich ab der 20. SSW. Es kann zu tröpfchenweisem „Milchabgang" kommen. Obwohl von der Schwangerschaftsmitte an glanduläre Zellen Milchfett und

Protein synthetisieren, werden nur geringe Mengen davon in den alveolaren Bereich freigesetzt. Erst postpartal, mit dem Ausfall der in Gelbkörper und Plazenta gebildeten Steroidhormone, kann Prolactin die Milchbildung und Milchfreisetzung anregen.

11.13 Psychologie der Schwangerschaft

In der Schwangerschaft erlebt die Frau nicht nur körperliche, sondern auch psychische Veränderungen, die sich in der biologisch bestimmten Entwicklung, der psychischen Innenwelt und der Realwelt abspielen.

1. Trimenon

Im ersten Trimenon, von dem Eintritt der Schwangerschaft bis zu dem Zeitpunkt, an dem die Frau die ersten Bewegungen ihres Kindes spürt, kommt es häufig zu **Stimmungsschwankungen**. Gründe hierfür werden kontrovers diskutiert. Es kann sich um Einflüsse der hormonellen Veränderungen oder auch um besondere Gefühle der Verletzlichkeit der Schwangeren in ihrem ihr ungewohnten Zustand handeln. Ängste und Zweifel können von Freude und innerer Erfüllung gefolgt sein.

Aus **psychoanalytischer Sicht** dominiert diese erste Phase der Schwangerschaft die Auseinandersetzung mit den Anteilen des Mannes, der durch die Befruchtung in den Körper der Frau hineingekommen ist. In der Außenwelt ist es die Aufgabe beider Partner, die Herausforderungen und Aufgaben der neuen Dreierbeziehung zu begreifen. Unter dem Eindruck ihrer körperlichen Veränderungen beginnt die Schwangere eine libidinöse Orientierung auf sich selbst und beginnt mit dem Fremden in sich selbst zu verschmelzen. Diese frühe Entwicklung hin zur Mutterrolle bleibt dem Partner auf dem Weg zur Vaterrolle verschlossen. Der Körper der schwangeren Frau enthält nicht mehr nur sie selbst, sondern wird mit einer weiteren Person geteilt. Frauen, die diese Neuorientierung nicht bewältigen, können in eine Krise oder in Depressionen verfallen. Sie erleben ihre Schwangerschaft als Bedrohung, wehren das Kind als Bedrohung ihrer eigenen Körperintegrität ab.

Einige Frauen verspüren daher gleichzeitig Freude und Unsicherheit. Diese **widerstreitenden Gefühle** werden oft bei solchen Frauen besonders deutlich, die trotz jahrelangem Kinderwunsch nach dem Eintritt einer Schwangerschaft über einen Schwangerschaftsabbruch nachdenken. Auch der entgegengesetzte Fall, dass Frauen nach einem solchen Abbruch diesen bereuen, spiegelt die mit einer Schwangerschaft einhergehenden Ambivalenzen wider. Die Ursachen dafür sind vielfältig, werden durch innere und äußere Faktoren beeinflusst.

> **M** Das 1. Trimenon ist psychologisch betrachtet eine **Zeit der Ambivalenz**.

2. Trimenon

Im zweiten Trimenon, der Periode von der 20. bis zur 32. SSW, verändern sich die äußeren Körperformen der Schwangeren deutlich. Während es physiologisch zu einer Stabilisierung des Fortschreitens der Entwicklung kommt, wird meist eine zunehmende **Wendung der Schwangeren nach innen** beobachtet. Diese oft als Selbstversunkenheit oder Regression im Sinne von Rückzug beschriebene Entwicklung ist für die Zuwendung zum Kind, die Entwicklung einer Identität als Mutter wichtig.

Bei einer guten Partnerbeziehung wird der Partner als Beschützer der nach innen gekehrten Frau nach außen in die neue Familie von ihr einbezogen. Eine **Familie aus drei Einheiten** entsteht: Vater, Mutter, Kind(er).

Die Akzeptanz der eigenen Weiblichkeit und die verstärkte Durchblutung der Genitalorgane in dieser Phase beeinflusst oft auch das **sexuelle Erleben** der Frau. Das sexuelle Verlangen kann daher zunehmen, aber auch infolge der Wendung nach innen oder der Abkehr vom Empfängniswunsch abnehmen.

Mit der Wahrnehmung der ersten Kindsbewegungen wird die Verschmelzung mit dem Neuen im Körper erheblich gestört und die Schwangere an ihre nächste Herausforderung herangeführt. Das heranwachsende Kind ist einerseits ein Teil von ihr, andererseits eigenständig. Damit beginnt die **Vorbereitung auf die Trennung bei der Geburt**. Die Mutter nimmt eine persönliche Beziehung zu dem Kind auf, beginnt ihre Verpflichtung im späteren Zusammenleben mit dem geborenen Kind zu erfassen und ist damit an der Vorbereitung dieser Zeit interessiert. Beratungsangebote sollten sich auf diese Entwicklung einstellen.

Die Belebung der eigenen Mütterlichkeit ruft auch die Erinnerung und den **Vergleich mit der eigenen Mutter** wach. Dieser Identifikationsprozess kann zur Belastung werden und pathologische Formen annehmen. Nach psychoanalytischer Auffassung kann es zu einer Wiederholung libidinöser und aggressiver Kindheitserfahrungen kommen, und latente Konflikte mit Eltern und Geschwistern können aufbrechen und das psycho-physische Gleichgewicht der Schwangeren erheblich gefährden.

Die Schwangerschaft führt in Deutschland in der Regel zu **ärztlichen Untersuchungen**, die insbesondere darauf ausgerichtet sind, Fehlentwicklungen oder Fehlbildungen des Kindes zu erkennen. Obwohl diese Untersuchungen die normale Entwicklung absichern sollen, werden sie von den Schwangeren gefühlsmäßig mit **Ängsten** verbunden. Schwangere werden nunmehr von medizinischer Seite, wenn auch meist ungewollt, mit Risiken konfrontiert, die begriffen werden wollen. Bücher und Medien verbreiten leider oft Unsicherheit. Die statistische Relativität von Fehlentwicklungen wird rational selten, emotional fast nie begriffen.

> M Hebammen haben in dieser Situation eine besondere Rolle, da sie beraten, beruhigen oder aufklären können, ohne ein direkter Teil der „Risikoerkennungs-Organisation" zu sein.

Durch die **Pränataldiagnostik** werden in vielen Fällen tiefe Ängste ausgelöst, die die weitere Schwangerschaft begleiten und selbst die Geburtsbereitschaft erschweren können. Die positiven Untersuchungsergebnisse der Studien, die Schwangerenvorsorge durch Hebammen als effektiv bezüglich des besseren Ablaufs von Schwangerschaft, Geburt und Wochenbett nachweisen, lassen sich unter anderem aus dieser Situation ableiten.

Besondere Bedeutung für die Verunsicherung Schwangerer haben die **falsch-positiven Nachweise von Fehlentwicklungen**, Berichte über plötzlich erkannte, weil vorher übersehene Komplikationen und die oft aus formalen Gründen oder Budgetgründen heraus als **Risikoschwangerschaften** eingestuften „normalen" Schwangerschaften. Viele Untersuchungen treffen die ambivalenten Gefühle der Schwangeren, indem sie Interessen der Mutter in den Widerspruch zu den Lebensinteressen des Kindes bringt (z. B. bei der Fehlbildungsdiagnostik).

Zur Absicherung des Aufbaus der Familiensituation ist die **Einbeziehung des Partners** der Schwangeren wichtig, da er in vielen Fragen an den Entscheidungen beteiligt sein wird und in der Regel rationaler als die Schwangere beurteilen kann. Die klare Haltung des Partners in Richtung auf einen möglichen Abbruch der Schwangerschaft kann die innere Beziehung von der Mutter zum Kind stören. Hebammen müssen daher bei der Schwangerenvorsorge sowohl Mutter und Kind als auch die Familiendynamik im Auge behalten.

3. Trimenon

Im dritten Trimenon, den letzten Wochen vor der Geburt, bereitet sich der Körper der Schwangeren auf die Geburt vor. In dieser Phase beginnen oft **Nestbautendenzen** wie die Einrichtung eines Kinderzimmers oder eine Renovierung der Wohnung, der Einkauf von Babykleidung etc. Viele Frauen empfinden diese Zeit als beschwerlich und sehnen daher die Geburt herbei. Psychologisch betrachtet sind es insbesondere die Erschwernisse, die die **Trennung** der verschmolzenen Bindung mit dem Kind **erleichtern** sollen. Nun kommt es darauf an, die Geburt nicht als Verlust, sondern als Bereicherung zu erleben. Von vielen Frauen werden das erste und das letzte Drittel der Schwangerschaft daher als konfliktreich und von ambivalenten Gefühlen begleitet empfunden.

> M Je selbstbestimmter Frauen ihre Schwangerschaft erleben, desto größer ist ihre Chance, gestärkt und mit gewonnenem Selbstvertrauen daraus hervorzugehen.

Literatur zu Kapitel 11 s. S. 264

12 Die Entstehung einer Familie

Silvia Höfer

12.1 Definition von Familie

Mit einer Schwangerschaft entsteht eine neue oder veränderte Familie. Unabhängig von der Art der Familie kann die Hebamme bereits in der Schwangerschaft auf das neue Leben mit dem Kind vorbereiten und für das Wohlergehen der Familie sorgen. Die Familie hat einen erheblichen Einfluss auf die Entwicklungsmöglichkeiten des Kindes und schafft den emotionalen, sozialen und kulturellen Hintergrund.

Es gibt viele **Familienmodelle**, die heute gelebt werden. Die so genannte **Kernfamilie** besteht aus zwei Teilen: der Familie, in die man geboren wird, und später der Familie, die man gründet. Lange Zeit war das die traditionelle Familie. In Europa verschwindet die **klassische Kleinfamilie** „Vater, Mutter, zwei Kinder" in erster Ehe mit dem Vater als alleinigem Versorger langsam als Prototyp. Sie wird von anderen Modellen des Zusammenlebens ergänzt.

Die in Deutschland existierenden Möglichkeiten von Alleinerziehenden als Familie, Familien geschiedener Ehepartner („Patchwork Family") und homosexuellen Eltern als Familienkern werden in anderen Ländern ergänzt durch Familienkommunen (u. a. die Kommunalfamilie der Amish-Gemeinschaft in den USA) oder polygame Familienstrukturen. Diese Strukturen werden durch das im Bauch der Mutter heranwachsende Kind ergänzt. Um eine optimale Betreuung in der Schwangerschaft zu ermöglichen, müssen Hebammen die Zusammenhänge in der Familie und ihren Wert in der Gesellschaft achten und verstehen lernen.

12.2 Funktionen und Dynamiken in der Familie

Die Familie bestimmt nicht nur die Erziehung und die wirtschaftliche Situation, sondern auch die kulturelle **Einstellung zur Schwangerschaft** und zur Gesundheitspflege. Das Wohlergehen von Mutter und Kind in der Schwangerschaft hängt daher entscheidend von der Funktionsfähigkeit der Familie ab. Im Idealfall schützt die Familie das heranwachsende Kind. Das neue Kind kann jedoch erheblichen Einfluss auf die Rollenverteilung in der Familie haben und damit Spannungen oder **Belastungen der Familiendynamik** hervorrufen. Daher muss nicht allein die Schwangere selbst, sondern die ganze Familie im Blickpunkt der Schwangerenvorsorge der Hebamme stehen.

Untersuchungen beschreiben „Elternwerden" als **Zeit eines Übergangs** und als **Lebenskrise**. Die Partner müssen ihren Lebensstil und ihre Beziehung zueinander ändern, um das neue Familienmitglied aufnehmen zu können. Diese Zeit stellt gleichzeitig für beide auch einen der wichtigsten Ereignisse im Leben dar. Im Gegensatz zum Leben mit dem Kind nach der Geburt, in der kaum Raum für Reflexion besteht, bietet die Zeit der Schwangerschaft ideale Voraussetzungen, sich auf diese Veränderungen vorzubereiten und mit wahrscheinlichen Konflikten auseinanderzusetzen.

> **M** Von Frauen, die Kinder geboren haben, werden die Schwangerschaft, die Geburt und das Elternwerden gewöhnlich als Ereignisse beschrieben, die Identitätsanpassungen anregen, die persönliche Reifung fördern und eine Neuordnung der Beziehung verlangen.

Bereits in der Zeit der Schwangerschaft ändern sich für die Frauen viele persönliche Beziehungen. Neben denen zu Familienmitgliedern werden Bindungen zu manchen Freundinnen lockerer. Neue Kontakte, die im Zusammenhang mit ähnlichen Lebensverhältnissen stehen, insbesondere zu Menschen mit Kindern, ersetzen diese Freundschaften. Dies ist eine Zeit der Neuordnung von Beziehungen.

Auch die Rolle der Mutter oder Schwiegermutter im Leben der schwangeren Frau ändert sich. Zudem wirken sich die Haltungen dieser Mütter, die bereits die Phasen durchlaufen haben, z. T. sehr stark aus: Sie versuchen, mit guten Ratschlägen das „richtige"

D Definition   **M** Merke

Verhalten mit der Fortführung ihrer Erfahrungen und Normen zu bestimmen oder sie fühlen sich noch zu jung, um Großeltern zu werden und unterstützend bereitzustehen.

Sensibilität ist notwendig, um die Bedürfnisse des Neugeborenen zu erkennen, zu verstehen und darauf eingehen zu können. Diese Veränderungen benötigen viel Energie und Zeit.

Frauen müssen vier Phasen durchschreiten, um ihre **Mutterrolle** aufzunehmen.
- Zuerst muss ein sicherer Weg für Mutter und Kind durch die Schwangerschaft und die Geburt gefunden werden.
- Dann muss eine Umstellung der Versorgung des Kindes im Mutterleib hin zur Versorgung in der Außenwelt gewährleistet werden.
- Danach müssen Mütter mit dem Kind eine Bindung aufbauen.
- Und letztlich müssen sie sich für das Kind zur Verfügung stellen.

Dass auch Männer Veränderungen und Herausforderungen während ihres **Vaterwerdens** erleben und hierfür Unterstützung brauchen, wird oft unterschätzt. Die Praxis zeigt, dass Störungen der Familiendynamik, die oft sogar in Trennungen enden, dadurch entstehen, dass Männer unzureichend auf die notwendigen Veränderungen in ihrer Lebensgestaltung und in der Beziehung zu ihrer Partnerin vorbereitet sind und mit falschen Einschätzungen in die nachgeburtliche Zeit des Familienstresses treten.

Für die relativ hohe **Trennungs- bzw. Scheidungsrate** in den ersten Lebensjahren der Kinder (15–20 %) werden folgende Gründe genannt:
- die Unfähigkeit, Änderungen in der Beziehung zu akzeptieren
- eine unzulängliche Beteiligung des Vaters an den elterlichen Aufgaben
- Eifersucht oder Mangel aufgrund der starken Zuwendung der Mutter zum Kind.

Studien zeigten, dass viele Eltern in der Phase nach der Geburt zu belastet sind, um sich gegenseitig zu unterstützen und ihre Situation zu reflektieren. Es ist daher sinnvoll, in der Schwangerschaft auf die Wirklichkeit des Elternsein vorzubereiten. **Hebammen** können Müttern und Paaren in Form von **Beratungen oder Kursangeboten** folgende Themenkomplexe vermitteln:
- Darstellung des täglichen Lebens als Eltern, seiner Herausforderungen und die Rollenänderungen in der Beziehung; Abbau von Mythen über perfekte Eltern, perfekte Kinder und konfliktfreie Familien;
- die Entwicklung neuer Aufgaben und Rollen in der Familie; hierzu zählen die Organisation der Pflege und Betreuung des Kindes, die wirtschaftliche Absicherung der Familie und das Erhalten der Paarbeziehung; hier helfen praktische Hinweise;
- die Erwartungen der Gesellschaft an Frauen und Männer, Schwangerschaft, Geburt und Elternsein mit gesellschaftlichen und beruflichen Anforderungen in Einklang zu bringen; hier ist insbesondere der niedrige Status der Hausfrau und Mutter, ihre daraus sich ergebene finanzielle Abhängigkeit vom Partner darzustellen.

M Hebammen haben eine wichtige gesellschaftliche und gesundheitsfördernde Aufgabe, indem sie Mütter und Paare auf die Anforderungen vorbereiten und so Störungen der Familiendynamik verhindern helfen.

12.3 Kultur und Herkunft

Für die Schwangerenvorsorge ist es wichtig zu begreifen, dass **kulturelle Aspekte** das Verständnis und den Umgang mit einer Schwangerschaft erheblich beeinflussen können. Die Schwangerschaft als Phänomen mit innewohnendem Risiko zu verstehen, das durch die Berufskompetenz des medizinischen Personals und dem gezielten Einsatz von Technik im Griff gehalten werden kann, ist vor allem ein in Westeuropa und in den Vereinigten Staaten gängiges Weltbild.

Gespräche über kulturelle Werte und Vorstellungen können einen guten Einstieg in den Aufbau eines Vertrauensverhältnisses zwischen Hebamme und schwangerer Frau bieten. Die Hebamme muss die Glaubensgrundsätze und die Werte der ihr fremden Kultur nicht übernehmen, sich jedoch darauf einstellen.

Besondere Schwierigkeiten können entstehen, wenn die **sprachliche Verständigung** begrenzt ist. Sensibilität ist vonnöten, wenn die Hebamme auf Übersetzungshilfen von Familienmitgliedern zurückgreifen muss. Wichtig ist darauf zu achten, dass Fragen immer an die Schwangere, nicht aber an die Übersetzerin gestellt werden. Die Hebamme muss fremdsprachliche Grenzen berücksichtigen und die Schwangerenvorsorge ggf. an eine Kollegin mit entsprechenden Sprachkenntnissen vermitteln.

Kultur und Herkunft 12

Neben der sprachlichen Kommunikation sind auch andere Kommunikationsformen zu beachten. Die **Nichteinhaltung von Regeln** bei Abstand und Berührung kann zu Missverständnissen oder Ängsten führen. Um Unsicherheiten und Missverständnisse zu verhindern, sollte die Hebamme ihre üblichen Methoden vorstellen und erörtern.

Frauen aus verschiedenen Kulturen können Entwicklungen oder Abweichungen im normalen Schwangerschaftsverlauf vollkommen unterschiedlich erfassen und begreifen, mit eigener Logik Schlussfolgerungen ziehen, die der betreuenden Hebamme „falsch" erscheinen. Hebammen müssen daher insbesondere in Orten mit einem hohen Migrantinnenanteil kulturspezifische Kenntnisse erwerben, um Schwangerenvorsorge in anderen kulturellen Familienhintergründen gewährleisten zu können.

Sowohl das **Selbstverständnis der Frau** während der Schwangerschaft (u. a. Rolle einer Mutter in der Familie, weibliches Schönheitsideal) als auch die **Gesundheit von Mutter und Kind** (u. a. durch spezifische Ernährungsregeln nicht nur in der Schwangerschaft) können von kulturspezifischen Anschauungen beeinflusst werden. Die Beteiligung von Männern an der Betreuung der Schwangerschaft entspricht in vielen Kulturkreisen nicht der üblichen Rollenzuteilung.

Für zugewanderte Familien und Gastfamilien in Deutschland ist es in vielen Fällen notwendig, die in Deutschland üblichen Vorgehensweisen und Hilfsangebote vorzustellen.

Literatur zu Kapitel 12 s. S. 264

13 Schwangerschaftsbeschwerden bei gesunden Schwangeren

Silvia Höfer

> **M** Bei der Beratung der Schwangeren müssen die physiologischen Auswirkungen der Schwangerschaft und deren Folgen als physiologische Beschwerden, aber auch als Hinweise auf Komplikationen bedacht werden.

13.1 Ödeme

Wasseransammlungen im Zwischenzellgewebe sind in der Schwangerschaft üblich. Sie gleichen Schwankungen des Wasserfließgleichgewichtes aus und sind deshalb als **physiologisch** anzusehen. Sie können jedoch auch eine Störung der Flüssigkeitsbilanz darstellen und sind dann Anzeichen einer Komplikation in der Schwangerschaft.

Der überwiegende Anteil der physiologischen Ödeme in der Schwangerschaft ist auf hormonelle Auslöser zurückzuführen. Ödeme in der Spätschwangerschaft bei durchschnittlicher Wasserretention lassen sich auch physikalisch erklären (veränderter Venendurchmesser, Druck der Gebärmutter auf die großen Beckenvenen etc.)

Differenzialdiagnosen

- **Generalisierte Ödeme physiologischer Art** treten bei rund 40 % aller Schwangeren auf. Vor allem Hände, Gesicht und Beine sind betroffen. Sie haben keinen schädlichen Einfluss auf die fetale Entwicklung.
- **Generalisierte Ödeme** können jedoch auch Anzeichen einer **Präklampsie oder Eklampsie** darstellen (s. S. 254 ff).

> **M** Eine plötzliche Gewichtszunahme bei der Schwangeren beruht meist auf einer Wassereinlagerung und gilt als Warnhinweis für Komplikationen.

- **Lokale Ödeme im Gesicht** gehen manchmal mit einer Beeinträchtigung des Sehvermögens oder mit zentral-nervösen Erscheinungen einher. In solchem Fall ist eine genaue Diagnose (d. h. Ausschlussdiagnose für Erkrankung von Augen und ZNS) notwendig.

Die Sammlung von **Flüssigkeit in den Beinen** im Laufe des Tages wird oft als physiologisches Ödem bezeichnet und braucht keine Behandlung.

Diagnostik

Festgestellt werden sie durch Eindrücken der Haut mit einem Finger. Bei Ödemen bleibt eine sichtbare Vertiefung länger als 10–30 Sekunden bestehen, die sich erst allmählich wieder zurückbildet.

Nur bei einer regelmäßigen Schwangerenuntersuchung sind Ödeme ausreichend frühzeitig erkennbar. Das alleinige Auftreten von Ödemen während der Schwangerschaft ist nur dann kritisch, wenn es zu einer Gewichtszunahme von **mehr als 2 kg pro Woche** oder zu deutlichen Ödemen nach langer Nachtruhe kommt.

Bei deutlichen Ödemen sollten der Blutdruck und die Eiweißausscheidung im Urin mindestens zweimal wöchentlich gemessen werden.

Beratung der Schwangeren

- Zur **Unterstützung der Ödemausschwemmung** können Schwangere mehrmals täglich etwa 20–30 Minuten die Beine hochlegen. Das Ausstreichen der Beine in Richtung des Herzens vor dem Hochlagern fördert ebenfalls den venösen Rückstrom und damit den Abtransport eingelagerter Flüssigkeit.
- Lauwarmes Fußbad mit 2–3 Handvoll Meersalz
- Eiweißreiche Kost (Milchprodukte, Fisch, Fleisch)

- **Keine Reduktion der Salzzufuhr** wie früher oft empfohlen, da ein langfristiger Natriummangel die Wassereinlagerung eher begünstigt.
- Ringe sollten abgenommen werden, da sie stark einschnüren können.

13.2 Vaginaler Fluor und Pilzinfektionen

In der Schwangerschaft kommt es zu einer vermehrten Durchblutung der Geschlechtsorgane und zu einer vermehrten Absonderung von Flüssigkeit in der Vagina. Damit kann es zu einer Verschiebung des sonst sauren Scheidenmilieus (pH 4) in den alkalischen Bereich kommen. Dies schafft einen **Nährboden für Pilze** und andere vaginale Infektionen. Werden sie nicht behandelt, besteht die Gefahr einer aufsteigenden Infektion, die durch den Befall der Eihäute zu vorzeitigem Blasensprung, vorzeitiger Wehentätigkeit und damit Frühgeburten führen kann.

Die meisten Infektionen in der Scheide während der Schwangerschaft gehen auf den Erreger **Candida albicans** zurück. Der Pilz kommt bei 25–50 % aller Gesunden im Bereich des Mundes, des Darms und der Vagina vor, ohne dass Symptome auftauchen oder eine Behandlung notwendig ist.

Symptome einer Infektion können sein:
- Brennen oder starker Juckreiz an Vulva oder Vaginaleingang
- Brennen oder Jucken nach dem Geschlechtsverkehr
- Brennen beim Wasserlassen
- weißlicher Ausfluss oder Belag (in nur 20 % der Fälle).

In der Schwangerschaft ist daher eine **gründliche Genitalhygiene** notwendig. Der Genitalbereich sollte mit der sauberen Hand oder mit einem sauberen Waschlappen von vorne nach hinten gewaschen werden.

Es sollten keine alkalischen Seifen verwendet werden, weil sie den Säuregehalt vermindern können. Vaginalspülungen und Intimsprays sind generell, besonders jedoch in der Schwangerschaft, nicht angebracht.

Atmungsaktive, im Schritt nicht eingengende Hosen können getragen werden. Badeanzüge sollten nicht auf dem Körper trocknen.

Beratung der Schwangeren

- Falls die **Infektion im Frühstadium** festgestellt wird, reicht oft die Einführung von Milchsäurebakterien in Form von Joghurt oder Kapseln mit Lactobacillus acidophilus (Döderlein-Bakterien).
- Der Zuckerkonsum sollte reduziert werden, da Zucker das Scheidenmilieu anfälliger für Pilzinfektionen macht.
- Zur **medikamentösen Therapie** werden Antimykotika (Salben, Suppositorien) eingesetzt. Eine Behandlung ist notwendig, um das Kind bei der Geburt nicht anzustecken (50 %iges Risiko). Eine Behandlung des Sexualpartners der Schwangeren darf nicht vergessen werden. Erst nach einer erfolgreichen Behandlung darf wieder Geschlechtsverkehr stattfinden.
- Bei der Behandlung muss sichergestellt sein, dass es sich um eine Pilzinfektion und nicht um andere Infektionen durch Bakterien oder Trichomonaden, Gonokokken oder Chlamydien handelt.

13.3 Verdauung und Ausscheidung

Übelkeit

Sie tritt zu Beginn der Schwangerschaft besonders morgens beim Aufstehen oder beim Riechen bestimmter Speisen häufig auf. Die Ursachen sind weitgehend ungeklärt.

Beratung der Schwangeren

- Hilfreich sind oft die Einnahme des Frühstücks oder einiger Kekse/Zwiebacke im Bett sowie Ruhe, Schonung, Vermeidung von plötzlichen Bewegungen, raschem Lagewechsel und häufiges Essen kleiner Mahlzeiten.
- Kräutertees aus Pfefferminzblättern, Kamille, Melisse, Pfirsichblättern, Hopfen oder Ingwerwurzel, Spaziergänge in frischer Luft und Kneippgüsse sind ebenfalls wohltuend.
- Entwickeln sich Übelkeit und Erbrechen zu einer Hyperemesis gravidarum, sind andere Maßnahmen notwendig (s. S. 232).

Sodbrennen

Brennen im Magen und der Speiseröhre entsteht durch überschüssige Magensäure und den Rückfluss von Magensäure in die Speiseröhre. Ursachen sind ein unzureichender Verschluss des Mageneingangs

13 Schwangerschaftsbeschwerden bei gesunden Schwangeren

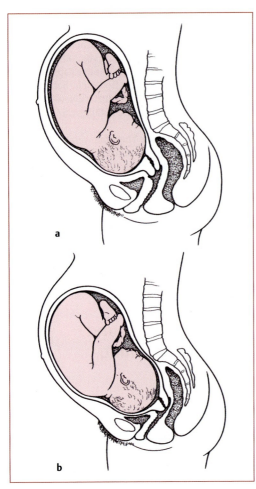

Abb. 13-1 Kompression der Harnblase
a durch Größenwachstum des Uterus und des Kindes gegen Ende der Schwangerschaft,
b durch Senkung des Leibes und Tiefertreten des kindlichen Kopfes.

durch den verringerten Muskeltonus und die Lageveränderung des Magens durch die wachsende Gebärmutter.

Beratung der Schwangeren

- Vorsorglich sollte eine schwangere Frau scharf gewürzte Speisen meiden und sich nach dem Essen nicht hinlegen.
- Stattdessen kann sie häufig kleinere Mahlzeiten einnehmen, langsam essen sowie Fenchel- und Anistee zur Magenstärkung trinken.
- Kaffee, Tee, Raffinadezucker und Zigaretten können die Beschwerden verstärken.
- Sodbrennen wird durch das Essen von Nüssen, das Trinken von Kartoffelsaft (rohe, geriebene Kartoffeln), Milch und Sahne oder durch die Einnahme von Antazida (säurebindende Medikamente) gemildert.

Obstipation

Progesteron bewirkt eine Tonussenkung der glatten Muskulatur und verlangsamt damit die Peristaltik insbesondere des Dickdarms. Durch die längere Verweildauer im Darm kommt es zu einer erhöhten Wasserrückresorption und damit zu festem Stuhlgang, was zum Schwangerschaftsende auch zur Obstipation führen kann. Entleert sich der Darm selten und ist der Stuhl sehr hart, können Unterbauchschmerzen auftreten. Auch die Einnahme von Eisenpräparaten, Stress und Umstellungen von Essgewohnheiten können Ursache einer Obstipation sein.

Beratung der Schwangeren

Zur Vorbeugung oder Verbesserung einer bestehenden Obstipation können den Schwangeren empfohlen werden:
- reichliche Flüssigkeitszufuhr (2–3 l/Tag) durch Mineralwasser, Kräutertees, verdünnte Obstsäfte
- Reduktion des Konsums von Weißmehlprodukten, Raffinadezucker, Schokolade
- Müsli und Vollkornprodukte
- Trockenpflaumen (3 Pflaumen am Abend in Wasser einweichen, morgens essen und das Wasser mit trinken)
- 1–2 Esslöffel Leinsamen mit viel Flüssigkeit einnehmen (sonst wird die Verstopfung noch mehr gefördert durch Wasserentzug aus dem Darm) oder am Abend vorquellen lassen und dann in Joghurt einrühren
- 1–2 Gläser Sauerkrautsaft/Tag trinken (führt bisweilen zu Blähungen!)
- reichlich Bewegung, Spaziergänge, Schwimmen.

Miktionsstörungen

Durch das Wachstum von Kind und Gebärmutter wird die Harnblase komprimiert. Dadurch vermindert sich insbesondere in den letzten Schwangerschaftsmonaten das Füllungsvermögen (Abb. 13-1). Als besonders lästig wird das häufige Wasserlassen während der Nacht empfunden.

Beratung der Schwangeren

- Die Schwangere sollte dem Drang zur Blasenentleerung nachgeben, um keine aufsteigende Blasenentzündung oder Restharnbildung zu provozieren.
- **Vorbeugung:** Tees aus Brennnesseln, Bärentraubenblättern und Schafgarbenblüten haben harntreibende und antibakterielle Wirkung.

13.4 Herz- und Kreislaufsystem

Hypotonie und Kreislaufschwäche

In den ersten Schwangerschaftswochen ist der Bedarf nach Ruhe ausgeprägt. Auch im letzten Schwangerschaftsdrittel kann das **Müdigkeits- und Erschöpfungsgefühl** wieder zunehmen. Diese Müdigkeit ist physiologisch zu erklären: Die Stoffwechselvorgänge zum Aufbau kindlicher Gewebe entziehen dem mütterlichen Organismus Energie. Aber auch die Einflüsse der Schwangerschaft auf den Blutdruck und die Durchblutung führen zur Erschöpfung (s. hierzu Kap. 11).

Beobachtet werden müssen alle stärkeren Beschwerden, die auf eine ausgeprägte kurzzeitige Hypotonie hinweisen können. Schwindel, Benommenheit und Übelkeit treten kreislaufbedingt bei rund 10 % der Schwangeren auf. In schweren Fällen sind Synkopen möglich. Der Blutdruckabfall kann bei Schwangeren aufgrund einer unzureichenden Blutversorgung des Gehirns zur Ohnmacht führen. Solche Zustände können im Fall eines aortocavalen oder Vena-cava-Kompressionssyndroms durch eine linke Seitenlage der Schwangeren meist beendet werden.

Beratung der Schwangeren

Abhilfe schaffen können:
- lauwarme Bäder mit Rosmarinzusatz, Wechselduschen, Kneippgüsse
- körperliche Betätigung wie Spaziergänge, Laufen und Schwimmen.

Varizen und Hämorrhoiden

Durch die Schwangerschaftshormone erweitern sich die Venen. Das Blut fließt langsamer zum Herzen zurück. Die Gefäße wirken wie gestaut. Die Venen treten als Krampfadern hervor. Die variköse Veränderungen können auch Vulva und Anus (Hämorrhoiden) betreffen. 20–50 % aller Schwangeren haben Beschwerden in den Beinen, wie Schwere oder Spannungsgefühl, Ermüdbarkeit, vermehrte Venenzeichnung, Varizen oder Schmerzen.

Beratung der Schwangeren

Wichtige Maßnahmen zur Vermeidung von Varizen oder bei bereits vorhandenen Krampfadern sind:
- Hochlegen der Beine
- Schwimmen, Gymnastik, zügiges Gehen
- kalte Kniegüsse
- Vermeiden von hartem Stuhlgang
- Bei starken Krampfadern sind das Tragen von Kompressionsstrümpfen und Übungen zur Blutkreislaufanregung empfehlenswert (s. S. 506, 822).
- In der Schwangerschaft entstandene Varizen bilden sich im Wochenbett zum größten Teil wieder zurück. Die Muskelaktivität der Beine hilft das Blut zurückzuführen, deshalb ist langes Sitzen und Stehen nicht zuträglich.

13.5 Bewegungsapparat

Schmerzen im Bauch

Schmerzen im Bauch und Dehnungsschmerzen treten besonders ab dem zweiten Schwangerschaftsdrittel oft auf. Die Bänder der Gebärmutter, die als Stütze dienen, werden gedehnt oder verlagert und können Schmerzen erzeugen. Der Schmerz ist seitlich am Unterbauch bis hin zu den Labien lokalisiert und wird als stechend, krampfartig oder ziehend beschrieben. Solche Schmerzen sind nur von kurzer Dauer und treten bis zu 15-mal täglich auf.

> M Achtung: Regelmäßige Schmerzen mit hartem Bauch können auf kritische Entwicklungen wie vorzeitige Wehen, Plazentalösung oder Blinddarmentzündung hinweisen!

Beratung der Schwangeren

Die Schwangere sollte die Schmerzen einerseits als Folge der Dehnungs- und Wachstumsprozesse, andererseits als Hinweise des eigenen Körpers auf kritische Entwicklungen akzeptieren. Im Zentrum der Beratung steht daher die **Aufklärung** über die Ursachen und der **Ausschluss möglicher Pathologien.** Akzeptanz seitens der Schwangeren und fachlich überzeugende Beruhigung seitens der Hebamme wirken meist entkrampfend und führen damit zur Linderung.

13 Schwangerschaftsbeschwerden bei gesunden Schwangeren

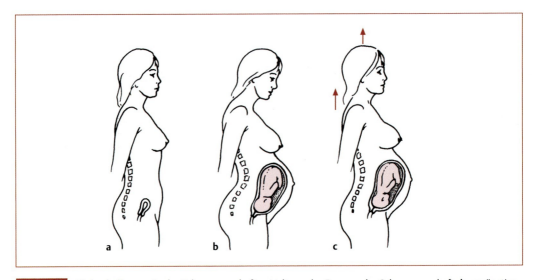

Abb. 13-2 Rückenhaltungen in der Schwangerschaft: **a** Haltung der Frau vor der Schwangerschaft; **b** ungünstige Lordosehaltung (Hohlkreuz) der Schwangeren; **c** richtige Haltung zur Vermeidung von Rückenschmerzen.

Rückenschmerzen

Rückenschmerzen, vor allem Kreuzschmerzen, treten häufig auf, viele Frauen klagen besonders in den letzten Schwangerschaftswochen darüber. Ursache ist eine starke Beanspruchung der Gebärmutterbänder und eine Auflockerung des Iliosakralgelenkes. Die Schmerzen können auch durch eine falsche Körperhaltung ausgelöst werden. Um das zunehmende Gewicht des Kindes zu tragen, nimmt die Schwangere oft eine Lordosehaltung (Hohlkreuz) ein (Abb. 13-2).

> M Vorsicht: Rückenschmerzen können auch bei Nierenbeckenentzündungen auftreten.

Beratung der Schwangeren

- Abhilfe schaffen Wärme, Massagen und Einreibungen (z. B. Arnikasalbe, Tigerbalsam, Rosmarinspiritus)
- Körperübungen, um die Haltung zu schulen und die Rückenmuskulatur zu stärken
- Schwimmen, Aqua Gymnastik

Symphysenschmerzen

Symphysenschmerzen treten meist in den letzten Wochen der Schwangerschaft auf. Sie äußern sich in Druckschmerz im Bereich der Symphyse, Stauchungsschmerz beim Zusammendrücken beider Beckenknochen oder in Gehstörungen besonders beim Treppensteigen. Der Schmerz kann bis in die Oberschenkel oder zum Kreuzbein ausstrahlen. Die Auflockerung der Symphyse entsteht durch Östrogeneinfluss und verstärkte Dehnung. Durch die Vergrößerung des Symphysenspalts kann in seltenen Fällen eine Symphysenruptur (s. S. 616) entstehen.

Beratung der Schwangeren

- Schonung, evtl. Bettruhe
- Bei stärkeren Beschwerden Tragen eines orthopädischen Mieders
- Zufuhr von Kalzium.

Literatur zu Kapitel 13 s. S. 264

14 Schwangerenvorsorge

Silvia Höfer

14.1 Schwerpunkte und Rolle der Hebamme

Die Schwangerschaft stellt einen natürlichen, gesunden Lebensprozess dar. Eine Begleitung durch Hebammen, die die Kompetenz und Eigenverantwortlichkeit der Schwangeren stärkt, kann die durch die Schwangerschaft hervorgerufenen Unannehmlichkeiten für die Mutter und die relativ seltenen Risiken für Mutter und Kind verringern helfen. Die **Aufgaben der Hebamme** in der Schwangerenvorsorge liegen vor allem darin,
- die psychische Vorbereitung der Familie auf das Leben mit dem Kind zu unterstützen;
- die Entwicklung der Schwangerschaft zu überwachen, um für die Gesundheit der Mutter und die normale Entwicklung des Feten zu sorgen;
- Abweichungen von der normalen Entwicklung festzustellen und für die entsprechende Betreuung und Behandlung zu sorgen;
- ein vertrauensvolles Verhältnis zwischen der Familie und den Betreuungspersonen aufzubauen, das sie ermutigt, an der Betreuung mitzuwirken und hierbei bewusste Entscheidungen zu fällen;
- das Bewusstsein für die sozialen Aspekte des Elternwerdens zu fördern und den Einfluss, den dies auf die Familie haben kann, zu verdeutlichen;
- sicherzustellen, dass die Mutter physisch und emotional auf die Geburt gut vorbereitet ist.

M Schwerpunkte der Hebammentätigkeit betreffen **neben den medizinischen Inhalten** der Vorsorgeuntersuchung vor allem die **psychischen** und **sozialen** Bedürfnisse der Frauen in den unterschiedlichen Phasen der Schwangerschaft.

Hebammen leisten insbesondere bei der Wahrnehmung körpereigener Prozesse und dem Beziehungsaufbau zum Kind Unterstützung. Sie streben eine interdisziplinäre Zusammenarbeit mit Ärztinnen, Sozialarbeiterinnen und anderen Berufsgruppen an, damit Frauen in ihrer Schwangerschaft in einer Art Netzwerk eine möglichst umfassende Betreuung erfahren. Schwangeren werden mögliche Alternativen der Begleitung aufgezeigt, so dass sie gut informiert entscheiden können, welche Art der Betreuung für sie die richtige ist. Die Schwangerenvorsorge ist aber primär Aufgabe der Hebamme selbst.

Hebammenstandpunkt Schwangerenvorsorge Bund Deutscher Hebammen 2002 (BDH 2002):

Schwangerenvorsorge gehört ebenso wie Geburtsvorbereitung, Geburtshilfe, Wochenbettbetreuung und Stillberatung zum Aufgabengebiet der Hebamme. Die Schwangerenvorsorge entspricht – in Abgrenzung zur Risikoschwangerenvorsorge – einer **Primärversorgung**, die durch individuelle Zuwendung und Informationsvermittlung die Schwangere optimal begleitet und auf die Geburt und die Zeit danach vorbereitet.

Darüber hinaus ermöglicht diese Art der Vorsorge, dass die Frauen mit regelwidrigen Schwangerschaftsverläufen Zugang zu allen medizinisch-technischen Möglichkeiten erhalten. Damit nimmt die Hebamme eine **Lotsenfunktion** ein, die einer Überversorgung von normalen Schwangeren entgegenwirkt und „Risiko-Frauen" einer angemessenen Behandlung zuführt. Dieser Ansatz garantiert Gesundheitsförderung und trägt langfristig zur Kostensenkung bei.

Schwangerenvorsorge orientiert sich an den Kriterien der **evidenzbasierten Betreuung**. Evidenzbasierte Betreuung meint die Integration von professioneller Erfahrung, Sensibilität und Sachverstand der Hebamme, den besten verfügbaren wissenschaftlichen Evidenzen sowie den Wünschen und Bedürfnissen der Frau. Entscheidungen hinsichtlich der Betreuungsformen und -maßnahmen werden von der Hebamme und der Frau gleichberechtigt und gemeinsam unter Einbezug der genannten Kriterien getroffen. Die Hebamme leistet eigenständig und kompetent Vorsorge mit dem Ziel, die Frau in ihrer Individualität zu sehen, ihre Kompetenz zu stärken und ihre Eigenverantwortlichkeit zu fördern.

Die **Pränataldiagnostik** gehört aus Hebammensicht nicht zur normalen Schwangerenvorsorge, die Frau wird jedoch über die Möglichkeiten und Folgen der vorgeburtlichen Untersuchungsmethoden informiert.

14.2 Rechtliche Grundlagen

Die Schwangerenvorsorge ist in Artikel 42 der **Richtlinie der Europäischen Gemeinschaft** zur **Tätigkeit der Hebammen** als Aufgabe benannt (EU 2005). Nach den deutschen **Mutterschafts-Richtlinien** sollen Ärzte, Krankenkassen und Hebammen während der Schwangerschaft zusammenwirken (Mutterschafts-Richtlinien 2010). Auch das **Hebammengesetz** (HebG; Horschitz 2003), die Reichsversicherungsordnung und die diversen **Berufsordnungen der Bundesländer** zur Ausübung der Hebammentätigkeit sehen die Mitwirkung von Hebammen entsprechend vor (HebBO). Damit ist die Beteiligung an der Schwangerenvorsorge rechtlich vorgesehen. In vielen Staaten der Europäischen Union ist dies auch Wirklichkeit.

> M Die **Mutterschafts-Richtlinien** gelten, obwohl sie vom Bundesausschuss der Ärzte und Krankenkassen entwickelt wurden und offiziell nur für Ärzte und Kassen bindend sind, in übertragenem Sinne auch für Hebammen.

Sie werden als **Leitlinie** für Aufgaben der Hebammen und deren Inhalte im Falle einer rechtlichen Auseinandersetzung herangezogen. Daher müssen Hebammen, falls sie von den Mutterschafts-Richtlinien abweichend beraten, die Schwangeren entsprechend informieren.

14.3 Ethische Aspekte

Die Tätigkeit von Hebammen in der Schwangerenvorsorge ist keineswegs frei von ethischen Fragen. Auslöser hierzu liegen in den Bereichen **Präimplantationsdiagnostik** (PID) mit u. a. dem Thema der genetischen Selektion, der Tötung von Feten nach künstlicher Befruchtung („selektiver Fetozit"), der **pränatalen Diagnostik** und dem **Schwangerschaftsabbruch** bei Fehlbildungen oder genetischen Erkrankungen und auch der lebenserhaltenden **Intensivmedizin Frühgeborener**. Bei all diesen Fragen sollte bedacht werden, dass nicht die Haltungen der Hebamme, sondern die Entscheidungen und kulturell beeinflussten Haltungen der schwangeren Frauen im Mittelpunkt stehen müssen.

Obwohl Hebammen nicht weltanschaulich beeinflussen sollen, müssen sie dennoch für sich selbst **Maßstäbe und Werte erarbeiten**, um ihrer eigenen Arbeit Grenzen zu setzen und um sich selbst zu schützen. Derzeit bleibt es den einzelnen Hebammen überlassen, eigene ethische Leitlinien zu finden, da zwar gesetzliche Vorgaben bestehen (z. B. zum Paragrafen 218), neben den allgemein gehaltenen Ethik-Grundsätzen jedoch keine Orientierungen bestehen. Darüber hinaus befinden sich eine Reihe von Methoden in einer sich fortlaufend verändernden Ethikdebatte (z. B. in der Ethikkommission des Bundes). Viele Kliniken haben regelmäßig tagende **Ethikkommissionen**, die in der Regel Einzelfälle entscheiden und damit Hebammen kaum Hilfe bieten können.

Der schnelle Fortschritt bei medizinisch-wissenschaftlichen Verfahren im diagnostischen und therapeutischen Bereich wird von einer Zunahme der **Beeinflussung** Schwangerer und deren Familien **durch Medien** begleitet, die umfangreiches medizinisches Spezialistenwissen, das früher auf die beteiligten Berufsgruppen beschränkt blieb, direkt vermitteln. Auf der anderen Seite ändern sich die Einschätzung der Medizintechnik, die Wertschätzung ärztlicher Standpunkte und das Verhältnis zu natürlichen Lebensprozessen.

Wo früher Entscheidungen von Hebamme oder Arzt unkritisch übernommen wurden, werden sie nun vielfach erst hinterfragt. Bemerkenswert ist der **Verlust von sozialem Konsens** und die **Absolutierung der individuellen Unabhängigkeit** bei Entscheidungen, die mit diesen Entwicklungen einhergehen. Schwangere sind oft überfordert, den relativen Wert medizinischer Informationen einzuschätzen, technische Möglichkeiten abzuwägen und sind verunsichert in Bezug auf den Ablauf und die möglichen Perspektiven ihrer Schwangerschaft: Was ist richtig, was ist falsch?

Die Herausforderungen für Hebammen in der Schwangerenvorsorge haben sich in den letzten Jahrzehnten dadurch erheblich verändert. Sie wurden vermehrt zu **Beraterinnen in ethischen Fragen**. Sie müssen dabei beachten, der Schwangeren nicht ideologisierend Entscheidungen aufzudrängen. Denn ohne ethische Reflexion kann es schnell zu opportunistischen Entscheidungen kommen, die später bereut werden. In der praktischen Schwangerenvorsorge liegen ethische Probleme und fachliche Aspekte oft eng beieinander. Hebammen müssen darauf achten, dass beide Ebenen eingeschätzt werden können, um eine optimale und unabhängige Beratung der werdenden Mutter sicherzustellen. Eigene persönliche Interessen oder moralische Bewertungen von Hebammen sollten weitestgehend ausgeschlossen werden, um die Beratung im Einzelfall von den moralischen Wertsetzungen der Schwangeren leiten zu lassen.

> M Achtung (Respekt), Vertrauen, Verschwiegenheit und Ehrlichkeit sind wichtige Grundpfeiler der Schwangerenvorsorge durch Hebammen.

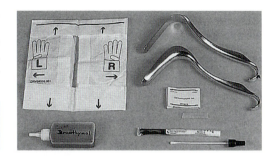

Abb. 14-1 Vorbereiteter Tisch für die Diagnostik eines Blasensprungs: Lackmusstreifen, sterile Handschuhe, Bromthymollösung. Untersuchungsspekula, Abstrichmaterial.

14.4 Ausstattung für die Schwangerenvorsorge

Ausrüstung

Folgende Ausrüstung sollte der Hebamme zur Durchführung der Schwangerenvorsorgeuntersuchung zur Verfügung stehen:
- Schwangerschaftstest zur Bestimmung von β-HCG im Urin
- Gravidogramm zur Bestimmung des Schwangerschaftsalters
- RR-Gerät und Stethoskop zur Messung des Blutdrucks der Schwangeren
- Stauschlauch, Hautdesinfektionsmittel, Kanülen und Blutröhrchen sowie Laboranforderungszettel und Etiketten zur Blutentnahme
- Maßband zur Messung des Symphysen-Fundus-Abstandes und des Leibesumfanges der Schwangeren
- Beckenzirkel zur Messung der äußeren Beckenmaße
- Waage zur Kontrolle des Gewichts der Schwangeren
- Höhrrohr und/oder Sonicaid zur Überprüfung der kindlichen Herztöne
- Urinsticks zur Bestimmung von Eiweiß und Zucker im Urin
- Behälter für Urinproben zur Bestimmung von Chlamydia trachomatis und die dazugehörigen Laboranforderungszettel und Etiketten
- (sterile) Einmalhandschuhe zur Arbeitshygiene bei Blutentnahmen und vaginalen Untersuchungen der Schwangeren
- Untersuchungsspekula
- Abstrichmaterial
- Lackmuspapier oder Bromthymollösung (Bromthymol blau 50 mg + Ethanol abs. 20 + Aq. bidest. ad 100,0) zur Bestimmung von Fruchtwasserabgang (s. Abb. 14-1)
- evtl. CTG zur Überwachung von Schwangeren nach dem errechneten Entbindungstermin.

Bescheinigungen und Broschüren

- Dokumentationsformulare der Hebamme, Mutterpässe, Praxis-Stempel, zur Dokumentation notwendige Materialien etc.
- Bescheinigungen über voraussichtlichen Entbindungstermin, Verordnungen von Haushaltshilfe zur Abgabe an die Schwangeren
- Informationsmaterial vor allem zu regionalen geburtshilflichen Angeboten, zu pränataldiagnostischen Methoden, Mutterschutzgesetz, Betreuungshilfen und Beratungsstellen

Ausstattung für zusätzliche Untersuchungen

Noch nicht eindeutig belegt ist der Nutzen folgender Untersuchungen in der Schwangerschaft, die eine zusätzliche Ausstattung der Hebamme verlangen können:
- pH-Messstäbchen zur **Bestimmung des pH-Wertes der Scheidenflora** zur Erkennung von Infektionen, die zu Frühgeburten führen können.
- Studien zeigten keinen Nutzen oder gar eine mögliche Schädlichkeit des Einsatzes der „non-stresstest"-Kardiotokografie (d. h. eines **antepartalen CTG**). Daher gehört ein Kardiotokografie-Gerät nicht zwingend zur Ausstattung einer Hebamme, die im Bereich der Schwangerenvorsorge tätig ist. Nach den Mutterschafts-Richtlinien sind sie bei pathologischen Schwangerschaftsverläufen indiziert. Eigenverantwortliches Handeln von Hebammen bei der Schwangerenvorsorge erfolgt jedoch nur im Rahmen einer normal verlaufenden Schwangerschaft.

14.5 Prinzipien der Vorsorgeuntersuchungen

- Hebammen können eine **Schwangerschaft feststellen** und damit die Maßnahmen des gesetzlichen Mutterschutzes auslösen. Sie berechnen den voraussichtlichen **Geburtstermin**. Hierzu werden Dokumentationsformulare, Mutterpässe und Bescheinigungen über den voraussichtlichen Entbindungstermin benötigt.
- Regelmäßige **telefonische Sprechzeiten** der Hebamme und Zeiten für **Terminvereinbarungen** sollten der Schwangeren bekannt sein. Bei Ausfallzeiten der Hebamme (z. B. Urlaub oder Krankheit) muss sie für eine Vertretung sorgen.
- Die Schwangere wird darauf aufmerksam gemacht, dass beim **Auftreten akuter Probleme** eine Klinik mit gynäkologischer und geburtshilflicher Abteilung aufzusuchen ist, wenn die Hebamme nicht erreicht werden kann.
- Im Fall einer **Risikoschwangerschaft** kann sich die Schwangere für eine durchgängige Betreuung durch eine Hebamme entscheiden. Vorsorgeuntersuchungen müssen dann jedoch von Fachärztinnen der Gynäkologie und Geburtshilfe ausgeführt werden oder nach Vereinbarung in Zusammenarbeit erfolgen. In Deutschland gelten **zur Beurteilung eines Risikos** die Mutterschafts-Richtlinien als rechtlich verbindliche Grundlage. Die Hebamme zieht bei Unsicherheiten in der Bewertung eines Risikos in Absprache mit der Frau eine Fachärztin oder einen Facharzt hinzu.
- Die Vorsorgeuntersuchungen können sowohl in der **Praxis** der Hebamme als auch in der **Wohnung** der Schwangeren vorgenommen werden.
- In Anlehnung an die Mutterschafts-Richtlinien sollten **zwölf Vorsorgeuntersuchungen** bis zum errechneten Entbindungstermin (ET) durchgeführt werden. Die Anzahl der Untersuchungen kann jedoch entsprechend den Betreuungsbedürfnissen der Schwangeren variieren, darf aber 4 nicht unterschreiten.
- Hat die Hebamme den Verdacht, dass der **errechnete Termin** nicht mit dem Schwangerschaftsverlauf korreliert, hat sie eine Fachärztin/einen Facharzt hinzuzuziehen.
- Weisen Schwangere darauf hin, dass sie **keine Kindsbewegungen** mehr wahrnehmen, ist sofort eine Untersuchung notwendig. Die Hebamme ist verpflichtet, die Schwangere sofort an eine ärztliche Praxis oder ein Krankenhaus mit einer geburtshilflichen Abteilung zu überweisen.

14.6 Der erste Vorsorgetermin

Der erste Kontakt dient dem gegenseitigen Kennenlernen und ist die Basis für eine professionelle und vertrauensvolle Beziehung, wobei kulturelle Besonderheiten bei Schwangeren mit Migrationshintergrund berücksichtigt werden müssen. In solchen Fällen sollte die Hebamme sich nach dem Umgang mit Schwangerschaft, Geburt und Wochenbett in dieser für sie fremden Kultur erkundigen, um ihn so weit möglich zu gewährleisten.

Anamnese

Jede Hebamme nimmt im Rahmen der ersten Vorsorgeuntersuchung eine **ausführliche Anamnese** vor.

Sie kann in vier Abschnitte eingeteilt werden:
- Medizinische Eigenanamnese
- Erfahrungen und Vorstellungen zu Schwangerschaft und Geburt
- Familienanamnese
- Psycho-soziale Anamnese.

Das Risiko für ein häusliches Gewalterleben ist in der Schwangerschaft erhöht. Untersuchungen zeigten, dass betroffene Frauen sich wünschen, danach gefragt zu werden; zudem haben möglicherweise mit Gewalt in Verbindung zu bringende Beschwerden der Frauen nur einen geringen Prognosewert (Ramsey et al. 2005, Hagemann-White & Bohne 2003, Taylor et al. 2007). Sexuelle Gewalt, insbesondere in der Kindheit, führt zu einem besonderen Betreuungsbedarf, um Wege zur Bewältigung der traumatischen Erlebnisse zu öffnen. Hier können Kontakte zu therapeutischem Fachpersonal und Selbsthilfegruppen hergestellt werden (s. a. psychosoziale Anamnese).

Während die wichtigsten Ergebnisse der medizinischen Anamnese und der Familienanamnese in den Mutterpass eingetragen werden sollten, muss sich die Hebamme alle Ergebnisse in einem Protokoll (ggf. einer großen Karteikarte o. Ä.) notieren. Diese Notizen sind für spätere Gespräche und für die Beobachtung der Entwicklung von Komplikationen wichtig. Alle Aufzeichnungen haben bei juristischen Auseinandersetzungen eine besondere Bedeutung und sind daher in Form und Vollständigkeit nicht beliebig.

Die hier genutzte Einteilung der Anamnese ist theoretisch und dient dem systematischen Ansatz. In der Praxis werden die angesprochenen Themen selten in dieser Reihenfolge angesprochen. Hebammen müssen sich im Gespräch auf die Situation einstellen, jedoch eine **persönliche Checkliste** pflegen, deren Punkte abgefragt werden müssen, um eine vollständige Anamnese zu erhalten.

Medizinische Eigenanamnese

Es sollten folgende Aspekte ermittelt und besprochen werden:
- anamnestische Ermittlung des Geburtstermins
- Zyklus: Alter bei der ersten Regelblutung (Menarche), (un)regelmäßiger Zyklus, Beschwerden während der Periode (starke Blutung, Schmerzen, Migräne)
- frühere und aktuelle gynäkologische Erkrankungen (z. B. Vaginalinfektionen, Entzündung der Eierstöcke/Eileiter/Gebärmutter, Myome, Zysten)
- andere aktuelle Erkrankungen (Diabetes, Krampfadern/Hämorrhoiden, v. a. auch Infektionen, HIV)
- frühere relevante Erkrankungen (bzgl. Herz, Nieren/Blase, Atemwege, Schilddrüse; v. a. auch Infektionen: Hepatitis, Toxoplasmose)
- Operationen (was/wann/wo; Komplikationen, Narkoseprobleme etc.)
- frühere Bluttransfusionen
- aktuelles Empfinden, Beeinträchtigungen, Komplikationen
- Ernährungs- und Essgewohnheiten
- Drogen (einschl. Alkohol, Medikamente)
- Rauchen
- kürzlich erfolgte weite Reisen (ggf. Tropenkrankheiten).

Erfahrungen und Vorstellungen zu Schwangerschaft und Geburt

- Anzahl der bisher ausgetragenen Schwangerschaften, Anzahl der Kinder
- Anzahl anderer Schwangerschaften (Abbrüche/Fehlgeburten/Eileiterschwangerschaften/Totgeburten; wann, wie verlaufen, welche Eingriffe)
- Erfahrungen früherer Schwangerschaften (Unannehmlichkeiten, Komplikationen, Betreuung, Eindrücke etc.)
- Erfahrungen früherer Geburten (SSW, Gewicht des Kindes; wehenfördernde Mittel, Schmerzmittel, krampflösende Mittel, Betäubungsmittel; Saugglocke, Zange, Kaiserschnitt, Dammschnitt)
- Erfahrungen an früheren Geburtsorten (einschl. aktuellem Geburtswunsch)
- Erinnerungen an die eigene Geburt
- Erfahrungen/Erwartungen zum Stillen
- erfolgte/erwartete Unterstützung bei/nach der Geburt.

Familienanamnese

- Behinderungen, Fehlbildungen oder Erkrankungen früherer Kinder
- Familienanamnese der Schwangeren (chronische Erkrankungen, Fehlbildungen etc.)
- Familienanamnese des Vaters des Kindes (chronische Erkrankungen, Fehlbildungen etc.)
- Allergien in einer der Familien
- psychische Probleme in einer der Familien.

Psycho-soziale Anamnese

- Erleben des bisherigen Verlaufs der Schwangerschaft
- psycho-soziale Veränderungen durch die Schwangerschaft
- Veränderungen im Zusammenleben (mit Partner, Kindern; auch frühere Erfahrungen bei Schwangerschaften und nach Geburten)
- Belastung durch Familie/Beruf/Ausbildung; Tätigkeiten, Zeiten
- finanzielle und soziale Absicherung
- chemische Belastungen (z. B. Arbeitsplatz, Renovierung).

Eine gründliche Anamnese schließt **Fragen zur möglichen Gewalteinwirkung** ein. Dies gilt insbesondere für die Problematik des sexuellen Missbrauchs (s. S. 69 ff). Eine entspannte Atmosphäre und eine vertrauensvolle Beziehung zwischen der Hebamme und der Frau sind dafür unverzichtbare Voraussetzungen.

14 Schwangerenvorsorge

> **M Erste Vorsorgeuntersuchung (Erstuntersuchung)**
> 1. Ausführliches Gespräch über das körperliche Befinden
> 2. Anamnese
> 3. Feststellung der Schwangerschaft durch β-HCG-Bestimmung im Urin (handelsüblicher Schwangerschaftstest aus der Apotheke), falls von der Schwangeren nicht bereits durchgeführt
> 4. Messung des Blutdrucks
> 5. Messung des Leibesumfangs
> 6. Messung von Körpergröße und -gewicht
> 7. Feststellen von Ödemen und Varizen
> 8. Äußere Untersuchung des Beckens mit Bestimmung der Beckenmaße und der Betrachtung der Michaelis-Raute
> 9. Urinuntersuchung mittels Teststreifen auf Glukose und Eiweiß
> 10. Vaginale Untersuchung zur Feststellung der Schwangerschaft, Erhebung des Befundes von Zervix und Muttermund sowie Beckenaustastung (s. S. 178)
> 11. Urinuntersuchung auf Chlamydia trachomatis
> 12. Venöse Blutentnahme: Bestimmung von Blutgruppe und Rh-Faktor D, ggf. irreguläre Antikörper, Röteltiter (Rötel-HAH), Treponema-pallidum-Hämagglutinationstest (TPH) als Lues-Reaktionstest (LSR), kleines Blutbild
> 13. Ausstellung von und Eintragungen in den Mutterpass
> 14. Ggf.: Ausstellung einer Bescheinigung über das Bestehen einer Schwangerschaft zur Vorlage beim Arbeitgeber

Der **Nachweis von Glukose im Urin** mittels Teststreifen zur Diagnose eines Gestationsdiabetes ist obsolet. Da diese Untersuchung jedoch Bestandteil der Mutterschafts-Richtlinien ist, ist sie weiterhin nach einem Aufklärungsgespräch über diesen Sachverhalt mit der Frau durchzuführen.

Eine Blutuntersuchung zum **Nachweis einer HIV-Infektion** darf nur nach Zustimmung der Frau erfolgen. Des Weiteren wird nur die Durchführung der Untersuchung, nicht aber das Ergebnis im Mutterpass dokumentiert. Gleiches gilt auch für den Lues-Reaktionstest. Da eine HIV-Infektion je nach Region immer noch ein eher seltenes Schwangerschaftsrisiko darstellt, wird eine enge Zusammenarbeit mit den zuständigen **Beratungsstellen** angestrebt. Wünscht eine Schwangere eine entsprechende Blutuntersuchung, geschieht diese idealerweise bereits in einer Beratungsstelle. Es werden der Schwangeren in einem Gespräch die Möglichkeiten und Beratungskompetenzen der Hebamme und der Mitarbeiterinnen einer spezialisierten Beratungsstelle dargestellt.

14.7 Weitere Vorsorgetermine

Eine aktuelle Schwangerschaftsanamnese über mögliche Beschwerden wie Übelkeit, Rückenschmerzen, Brustveränderungen sowie Erschöpfungs- oder Müdigkeitszustände ist Teil jedes Betreuungstermins. Folgende Kriterien werden nicht nur bei der Erstuntersuchung, sondern auch bei den nachfolgenden Vorsorgeuntersuchungen erfüllt:

> **M Weitere Vorsorgeuntersuchungen (Routineuntersuchungen)**
> 1. Ausführliches Gespräch über die körperliche und seelische Befindlichkeit und die Selbsteinschätzung der Schwangeren
> 2. Messung des Blutdrucks
> 3. Bestimmung des Körpergewichts
> 4. Messung des Leibesumfangs und des Symphysen-Fundus-Abstandes (s. S. 179)
> 5. Bestimmung der Fundushöhe und der Kindslage
> 6. Abhören der kindlichen Herztöne, Erfragen und Ertasten der Kindsbewegungen
> 7. Untersuchung auf Ödeme und Varizen
> 8. Urinuntersuchung mittels Teststreifen
> 9. Vaginale Untersuchung (keine Routine) zur Erhebung des Befundes von Zervix und Muttermund
> 10. Eintragungen in den Mutterpass

Die **vaginale Untersuchung** wird nicht routinemäßig bei jeder Vorsorgeuntersuchung durchgeführt. Die Hebamme entscheidet nach der aktuellen Schwangerschaftsanamnese und der äußeren Untersuchung, ob sie ihre Befunde mittels vaginaler Untersuchung erweitern muss.

Alle Befunde werden von der Hebamme in den **Mutterpass** der Schwangeren eingetragen. In der 34. SSW wird eine **Bescheinigung über den voraussichtlichen Entbindungstermin** zur Vorlage bei der Krankenkasse ausgestellt.

Bei **Anzeichen pathologischer Entwicklungen** wird der Schwangeren die Notwendigkeit einer medizinischen Untersuchung und Diagnose deutlich gemacht. Wenn die Hebamme Anzeichen krankma-

Tabelle 14-1 Blutuntersuchungen, Injektionen und Abstriche in der Schwangerenvorsorge.

16. – 17. SSW	zweiter Röteln-HAH-Test, wenn bei Erstuntersuchung kein oder nur geringer Titer vorhanden
24. – 27. SSW	zweiter Antikörpersuchtest kleines Blutbild
28. – 30. SSW	Gabe von Anti-D bei Rh-negativen Müttern*
32. – 40. SSW	HbsAg (Hepatitis-B-Surface-Antigen)
34.– 40. SSW	kleines Blutbild
36. SSW	Abstrich auf Streptokokken der Gruppe B(GBS)** bei klinischen Hinweisen*** zusätzlich: Hb-Bestimmung bzw. kleines Blutbild

* Aus von gesunden Blutspendern gewonnenem Immunglobulin (Plasmaprotein) birgt Anti D die Gefahr des anaphylaktischen Schocks. Sie sollte daher durch Ärztinnen/Ärzte verabreicht werden.
** Obwohl dieser Abstrich sinnvoll erscheint, ist er nicht in den Mutterschafts-Richtlinien vorgesehen.
*** Hinweise auf Anämie oder auffälligen Anfangs-Hb (s. S. 235 ff)

chender Faktoren am Arbeitsplatz einer Schwangeren erkennt, sollte sie die Ärztin oder den Arzt darauf hinweisen, dass die Arbeitsplatzbedingungen gesundheitsgefährdend sind.

Bei **Anzeichen für Infektionen** (wie subfebrile oder febrile Temperaturen, Kopfschmerzen, Gliederschmerzen oder Zerschlagenheitsgefühl) veranlasst die Hebamme weitere Untersuchungen (z. B. spezielle Blutentnahmen oder Urinuntersuchungen). Insbesondere sind solche Infektionen auszuschließen, die plazentar übertragen werden und die Entwicklung oder das Wachstum des Kindes beeinträchtigen können (s. S. 243 ff) oder die Gesundheit der Mutter beeinträchtigen können.

14.8 Betreuung bei Terminüberschreitung und Übertragung

> **D** Von einer Übertragung spricht man, wenn der 294. Tag der Schwangerschaft nach dem ersten Tag der letzten Periode überschritten wurde.

In den Mutterschafts-Richtlinien ist die Überschreitung des errechneten Geburtstermins als Risikofaktor geführt. Es fehlen jedoch Empfehlungen zu den **Vorsorgeintervallen nach dem errechneten Termin**. In den meisten Regionen hat sich ein Intervall von zwei Tagen zwischen den Vorsorgeuntersuchungen etabliert. Unter der Annahme, dass eine Terminüberschreitung mit einer plazentaren Mangelfunktion einhergeht, wird von einer Gefährdung des Kindes bei einer Terminüberschreitung ausgegangen. Studien zeigten bis zur Vollendung der 41. SSW aber kein erhöhtes Risiko für Mutter oder Kind.

Hebammen überweisen bei einer Überschreitung des Termins die Schwangere an eine ärztliche Praxis, sie können die Schwangere aber weiterhin betreuen, wenn diese den ausdrücklichen Wunsch äußert, nicht überwiesen zu werden.

Sinnvoll und vom Hebammenverband empfohlen ist die **Ausarbeitung eines Betreuungsplans** zusammen mit der schwangeren Frau. Die Intervalle zwischen den Untersuchungen können von Besuch zu Besuch entsprechend den aktuellen Befunden neu festgelegt werden. Die Hebamme muss sich für die einzelnen Vorsorgeuntersuchungen genügend Zeit nehmen, um sich vom Wohlergehen von Mutter und Kind überzeugen zu können. Ein CTG-Gerät sollte für diese Untersuchungen vorhanden sein.

14.9 Betreuung von Mehrlingsschwangerschaften

In 1,2 % aller Schwangerschaften entstehen Zwillinge. Seit der Einführung der Reproduktionsmedizin hat sich der Anteil der Drillinge mehr als verdoppelt. Mehrlingsschwangerschaften bringen für Mutter und Kind zusätzliche Belastungen. Sie gelten entsprechend den Mutterschafts-Richtlinien als **Risikoschwangerschaften**.

Das mütterliche Blutvolumen und der Eisenbedarf sind größer, stärkere Druckverhältnisse werden im Körper der Schwangeren aufgebaut, und die Versorgung der Kinder ist oft durch Fehllagen oder -funktionen der Plazenta oder Anomalien der Nabelschnüre beeinträchtigt. Schwangere bedürfen daher einer intensiveren Beobachtung, Betreuung und vor allem auch Beratung.

Die erweiterte Schwangerenvorsorge bei Mehrlingsschwangerschaften orientiert sich an den **spezifischen Komplikationen**:
- Die Betreuung durch die **Hebamme** erfolgt neben der eines **Arztes** oder einer Ärztin. Die Intervalle der ärztlichen Vorsorgetermine sind kürzer, die der Hebamme orientieren sich an den Schwangerschaftsproblemen. Die Hausbesuche werden üblicherweise von der Hebamme allein getragen, die Routineuntersuchungen erfolgen in einer ärztlichen Praxis.
- Die mütterliche Erschöpfung tritt eher auf. Die **Arbeitsunfähigkeit** ist ab der 20. SSW üblich. Die Kreislaufbelastung ist zwischen der 32. und 36. SSW am höchsten. Allgemeine Schwächen der Schwangeren müssen jedoch von möglichen ernsten Komplikationen der Mehrlingsschwangerschaft unterschieden werden.
- Die Entstehung einer **intrauterinen Hypotrophie** muss beachtet werden. Dieser Mangelentwicklung sollte mit einer ausgeglichenen Ernährung entgegengewirkt werden. Leitlinien hierfür bestehen leider nicht, so dass die Hebamme auf ihre Intuition angewiesen ist. Mediziner verschreiben in der Regel Eisen- und Vitaminpräparate. Oft liegt die Ursache einer Mangelentwicklung aber an der Funktionsfähigkeit der Versorgung der Feten (v. a. durch die Plazenten).
- Mehrlingsschwangerschaften haben eine **verkürzte Dauer** (36 + 1 SSW gegenüber 39 + 1 SSW). Die Prävention einer vorzeitigen Geburt ist wichtig. Die kürzere Dauer der Schwangerschaft muss beim Beginn eines Geburtsvorbereitungskurses beachtet werden.

Die gezielte Tötung einzelner Feten aus höhergradigen Mehrlingsschwangerschaften, die aus einer IVF (Invitro-Fertilisation) hervorgingen, wird in der 11. – 12. SSW durchgeführt. Sie erfolgt meist durch eine transabdominale intrathorakale Injektion von Kaliumchlorid.

Der **antepartale Tod** eines oder mehrerer Mehrlinge ist häufiger als bei Einlingen (1–5 %), die Rate lässt sich jedoch durch eine gute Betreuung senken. Hebammen sind bei der Betreuung von Mehrlingsschwangerschaften daher öfter mit Verlust und Trauer der Eltern konfrontiert, die Begleitung erfordern.

Literatur zu Kapitel 14 s. S. 264

15 Untersuchung der schwangeren Frau

Silvia Höfer

15.1 Regeln für körperliche Untersuchungen

- Beim Abtasten der Brust, des Bauches und bei vaginaler Untersuchung werden **intimste Bereiche** der Frau berührt. Vor der Untersuchung sollte deshalb durch ein Gespräch Vertrauen aufgebaut werden.
- Keinesfalls werden Untersuchungen ohne Zustimmung der Frau durchgeführt.
- Vermittelt die Hebamme Ruhe und Sicherheit, überträgt sich dieses Gefühl auch auf die Schwangere.
- Ein Kissen zum Unterlegen unter den Kopf sorgt für Bequemlichkeit und die Frau liegt dadurch so hoch, dass sie bei der Untersuchung zusehen kann.
- Blickkontakt, das Erklären aller Schritte und Eindrücke der Untersuchung machen die Situation für die Frau leichter und helfen ihr, sich zu entspannen.
- Bei jeder Untersuchung, die das Kind mit Tastbefunden oder Abhören der Herztöne einbezieht, ist eine direkte Kontaktaufnahme mit dem Kind sinnvoll. Erklären Sie auch dem Kind, welche Art der Untersuchung beabsichtigt ist, bevor Sie diese durchführen.

Blutdruckmessung

Bei jeder Untersuchung der Schwangeren muss der Blutdruck gemessen werden, um eine schwangerschaftsbedingte Hypertonie oder eine andere hypertensive Entwicklung in der Schwangerschaft frühzeitig erkennen zu können (Drexelius 2003, Dürig 2004). Üblicherweise sinkt der Blutdruck in der ersten Hälfte der Schwangerschaft und erreicht erst zum Ende des zweiten Trimenons wieder die Werte der Frau, die vor der Empfängnis für sie typisch waren. Angespannte Situationen beim Untersuchungstermin können zu einem kurzfristig erhöhten Blutdruck und damit artifiziellen Werten führen (Beevers et al. 2001).

Bei der Messung des Blutdrucks werden zwei Werte ermittelt: der systolische (Herzkontraktion) und der diastolische Wert (Herzerschlaffung). Die **Normalwerte in der Schwangerschaft** liegen zwischen 90/50 und 135/85 mmHg. Körperliche Anstrengung, Angst und Müdigkeit können den Blutdruck beeinflussen, besonders den systolischen Wert.

Bei der Messung des systolischen Druckes fallen die Werte in Rückenlage der Frau etwas höher aus als in der sitzenden Position. Besonders zu beachten sind hypotone Beschwerden, die insbesondere zum Blutdruckabfall beim Aufstehen oder selbst beim Stehen auftreten. Allgemein empfohlen wird, dass Blutdruckabweichungen von 15 mmHg diastolisch oder 30 mmHg systolisch einer Abklärung möglicher Ursachen bedürfen (Hallak 2002). Warnsignale sollten systolische Werte von über 140 mmHg, diastolische Werte von 110 mmHg (einmalig) bzw. 90 mmHg (mehrmalig innerhalb einiger Stunden) sein (NICE 2008, Hallak 2002). Eine Erhöhung des diastolischen Wertes kann ein Hinweis auf eine beginnende Präeklampsie sein. In solchen Fällen sollte eine engmaschigere Beobachtung der Schwangeren erfolgen.

15.2 Untersuchung des Bauches und der Brüste

Bauch

Vor dem **Abtasten des Bauches** werden Größe und Form des Bauches betrachtet (Abb. 15-1) Sind schon Bewegungen des Feten erkennbar, können sie einen Anhaltspunkt auf die Lage und Stellung des Kindes geben. Von der Bauchgröße kann jedoch nicht auf die Größe des Kindes geschlossen werden.

15 Untersuchung der schwangeren Frau

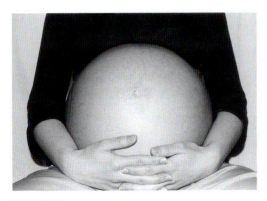

Abb. 15-1 Größe und Form des Bauches um den errechneten Entbindungstermin.

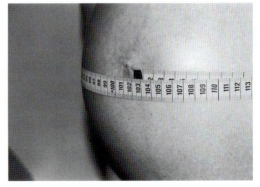

Abb. 15-2 Messen des Leibesumfanges mit einem Maßband.

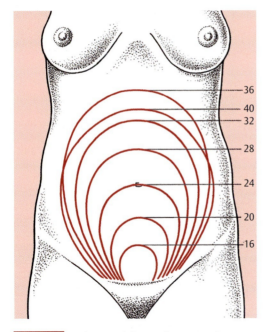

Abb. 15-3 Höhenstand des Fundus uteri in den verschiedenen Schwangerschaftswochen:
16. SSW = 3 Querfinger (QF) über der Symphyse,
20. SSW = 3 QF unterhalb des Nabels,
24. SSW = Nabelhöhe,
28. SSW = 3 QF über dem Nabel,
32. SSW = 2–3 QF unter dem Rippenbogen,
36. SSW = am Rippenbogen,
40. SSW = 1–2 QF unter dem Rippenbogen.

Der **Leibesumfang** wird in Nabelhöhe gemessen (Abb. 15-2). Es bedarf einiger Erfahrung, Übung und Ruhe, um Befunde beim Abtasten des Bauches richtig zu erheben.

> **M** Folgende Aspekte sind dabei wichtig:
> - Größe, Höhenstand (Abb. 15-3) und Konsistenz der Gebärmutter
> - Lage des Kindes, dessen Größe, Körperteile und Bewegungen
> - Fruchtwassermenge
> - Verhältnis des Kindes zum Becken (zur Abschätzung der Plazentalage).

Die **Leopold-Handgriffe** (Ahrendt 2007) werden im Rahmen der Abbildungen erläutert (Abb. 15-4, Abb. 15-5, Abb. 15-6 und Abb. 15-7).

Brüste

Bei Untersuchung der Brüste ist besonders auf die **Form der Brustwarzen** zu achten. Hohlwarzen (Mamille liegt unterhalb des Niveaus der Areola) und Flachwarzen können Stillprobleme verursachen. Sie lassen sich unterscheiden, indem Daumen und Zeigefinger auf den Rand des Warzenhofes gedrückt werden. Die normale Brustwarze bleibt hervorstehend, die Flachwarze zieht sich zurück, die Hohlwarze bleibt nach innen eingezogen.

Untersuchung des Bauches und der Brüste 15

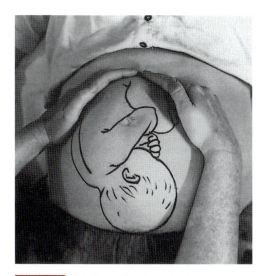

Abb. 15-4   1. Handgriff nach Leopold
- Wo ist der höchste Punkt der Gebärmutter zu fühlen, und zu welcher Schwangerschaftswoche passt der Befund? Der ertastete Befund orientiert sich zuerst am Symphysenoberrand, dann am Nabel, zuletzt am Rippenbogen und wird in Querfingern (QF) angegeben.
- Welcher Kindsteil ist im Uterusfundus zu tasten? Der Steiß fühlt sich uneben und weich an, oft werden Kindsbewegungen im Fundusbereich bemerkt. Ein Kopf hingegen wird als großer, gleichmäßig runder und harter Teil ertastet.
- In welcher Lage befindet sich das Kind? (Längslage, Schräglage, Querlage).

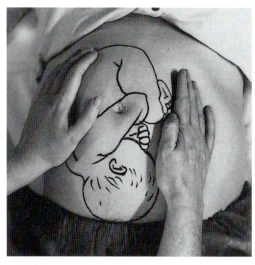

Abb. 15-5   2. Handgriff nach Leopold
- Auf welcher Seite sind der Rücken, auf welcher Arme und Beine (kleine Teile) des Kindes zu tasten? Während abwechselnd eine der beiden Hände mit leichtem Gegendruck das Kind hält, tastet die andere Hand die gegenüberliegende Seite entlang. Der Rücken ist als gleichmäßig großer und langer Teil fühlbar, die Bauchseite des Kindes weist mehr Unebenheiten und Kindsbewegungen (Hände, Füße, Knie und Ellenbogen) auf.
- In welcher Stellung (Verhältnis des kindlichen Rückens zur Gebärmutterwand) befindet sich das Kind?
(I. Stellung = Rücken links, II. Stellung = Rücken rechts, dorsoanterior = Rücken vorn, dorsoposterior = Rücken hinten)

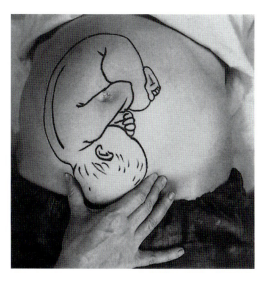

Abb. 15-6   3. Handgriff nach Leopold
- In welchem Verhältnis stehen Kopf oder Steiß zum Beckeneingang?
- Welches ist der vorangehende Teil?
- Wird überhaupt ein vorangehender Teil gefühlt?

Der vorangehende Teil wird zwischen Daumen und abgespreizten Zeige- und Mittelfinger gefasst. Dazu muss die Bauchdecke vorsichtig oberhalb der Symphyse eingedrückt werden. Durch Ballottement (schnelles Hin- und Herbewegen) kann zwischen Kopf und Steiß unterschieden werden. Der Kopf pendelt durch die frei bewegliche Halsverbindung zwischen den gelockerten Fingern wie eine schwingende Kugel, der Steiß ist dagegen kaum beweglich, da ihm der ganze Körper folgt. Fühlt man keinen vorangehenden Teil, kann eine Quer- oder Schräglage vorliegen, oder der Kopf steht schon ganz tief im Becken.

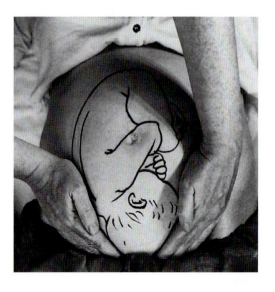

Abb. 15-7 4. Handgriff nach Leopold
- Wie steht der Kopf in Beziehung zum Beckeneingang?
- Wie viel ist vom Kopf noch zu fühlen?
- Passt der Kopf ins Becken?

Mit dem 4. Handgriff kann von außen das Tiefertreten des Kopfes ins Becken verfolgt werden, deshalb findet er hauptsächlich Anwendung während der Geburt, z. B. zur Diagnostik des engen Beckens. Bei der Untersuchung steht die Hebamme mit dem Rücken zur Frau, die Fingerspitzen werden seitlich des vorangehenden Teils langsam ins Becken geschoben. Lässt die Bauchdeckenspannung nach, können die Hände durch kurze ruckende Bewegungen so tief eindringen, bis der Höhenstand feststellbar ist.

15.3 Untersuchung des Beckens

Die **äußere Betrachtung und Messung** des Beckens gibt Aufschluss über Maße des großen Beckens. Auch mit dem Wissen, dass für die Geburt das kleine Becken relevant ist, kann bei abweichenden Werten des großen Beckens auf Anomalien des kleinen Beckens geschlossen werden.

> M Bei einem normalen Becken sieht die Michaelis-Raute wie ein auf der Spitze stehendes Viereck aus. Abweichungen lassen auf ein verengtes Becken schließen (Abb. 15-8).

Folgende Maße werden erhoben und sollten in den angegebenen Bereichen liegen (Abb. 15-9):

Beckenmaße
- **Distantia spinarum** (Abstand der beiden vorderen, oberen Darmbeinstachel), Maße: 25–26 cm
- **Distantia cristarum** (Abstand zwischen den am weitesten voneinander entfernt liegenden Punkten der Darmbeinkämme), Maße: 28–29 cm

> M Die Distantia cristarum ist normalerweise ca. 3 cm länger als die Distantia spinarum. Ist ihr Abstand geringer, muss an ein plattverengtes Becken gedacht werden.

- **Distantia trochanterica** (Abstand der Trochanteren = Rollhügel der Oberschenkelknochen), Maße: 32 cm
- **Conjugata externa** (Abstand zwischen dem oberen Rand der Symphyse und dem oberen Punkt der Michaelis-Raute), Maße: 19–20 cm

(Bei 18 cm und darunter ist die Conjugata vera mit Sicherheit verkürzt.)

> M Dieses Maß kann nach Abzug von 8–9 cm ungefähr die Größe der Conjugata vera (innerer gerader Durchmesser des Beckens) angeben, der engsten Stelle des Beckeneingangs.
> Beträgt die Conjugata externa nur 18 cm oder weniger, ist die Conjugata vera mit Sicherheit verkürzt.

Die **innere Untersuchung** des Beckens schließt folgende Betrachtungen und Handgriffe ein:
- freie Beweglichkeit des Steißbeins
- Erreichbarkeit des Promontoriums
- Einspringen der Spinae ossis ischii
- Schambogenwinkel über 90°

Wenn keine Untersuchungsgeräte vorhanden sind, kann auf althergebrachte Methoden zurückgegriffen werden. Mithilfe der Betrachtung der Michaelis-

Untersuchung des Beckens 15

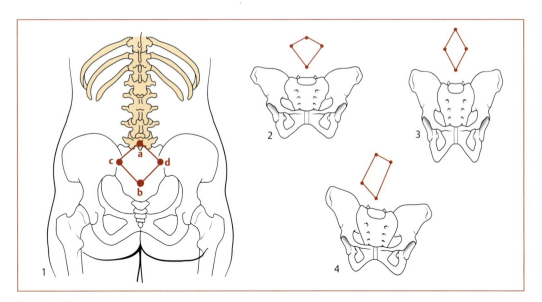

Abb. 15-8 Michaelis-Raute am Skelett:
a Dornfortsatz des 3. oder 4. Lendenwirbels (5. Lendenwirbel, unterschiedliche Literaturangaben),
b oberster Punkt der Analfurche,
c/d Grübchen der Spinae iliacae posteriores superiores (hintere obere Darmbeinstachel); 1. bei normalem Becken, 2. bei platt-rachitischem Becken, 3. bei allgemein verengtem Becken, 4. bei schrägverengtem Becken.

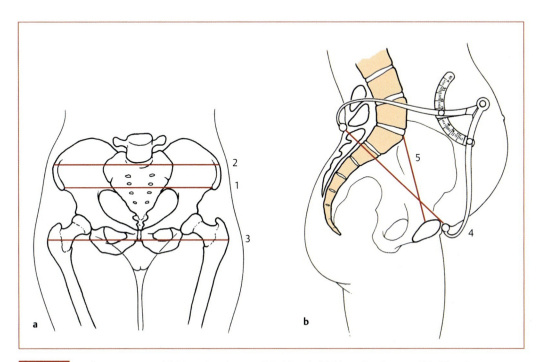

Abb. 15-9 Beckenmessung: **a** (1) Distantia spinarum (25–26 cm), (2) Distantia cristarum (28–29 cm), (3) Distantia trochanterica (31–32 cm), **b** (4) Conjugata externa (ca. 20 cm), (5) Conjugata vera obstetrica.

15 Untersuchung der schwangeren Frau

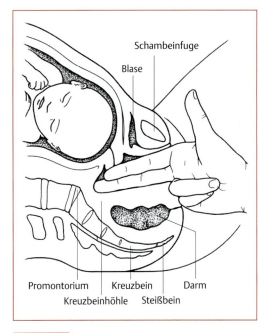

Abb. 15-10 Vaginale Untersuchung mit Austastung des Beckens.

Raute (Abb. 15-8) und dem Baumm-Handgriff können die Beckenmaße geschätzt werden. Zum **Baumm-Handgriff** befindet sich die Schwangere in Rückenlage. Die Hebamme spreizt eine Hand, legt den Daumen auf eine Spina iliaca anterior superior und versucht, mit dem kleinen Finger die gegenüberliegende Spina zu erreichen (Ahrendt 2007). Jede Hebamme sollte die Entfernung zwischen dem Daumenendglied und dem Kleinfingerendglied der eigenen gespreizten Hand daher kennen.

15.4 Die vaginale Untersuchung

Die vaginale Untersuchung (Abb. 15-10) sollte in der Frühschwangerschaft einmal durchgeführt werden, um diesen Befund später zum Vergleich heranziehen zu können. Regelmäßige vaginale Untersuchungen sollten nicht erfolgen.

Durchführung

- Der Mittel- und Zeigefinger (Handschuhe benutzen) wird mit Wasser oder Öl befeuchtet in die Vagina eingeführt. Beim Einführen wird gefühlt, ob die **Beckenbodenmuskeln** nachgiebig oder straff sind.
- An den **Vaginalwänden** entlang wird sanft nach oben getastet. Tempobestimmend ist die Muskelreaktion (Anspannung/Entspannung) der Frau.
- Sind die Finger ganz tief in der Vagina, wird vorsichtig nach der **Portio** (Gebärmutterhals) gefühlt. In der Schwangerschaft ist sie meist weit nach hinten in die Kreuzbeinhöhle geneigt. Sie kann auch zentral oder nach vorn gerichtet liegen. Die Portio wird auf ihre Länge (2–4 cm), auf ihre Konsistenz (weich oder fest) und die Durchgängigkeit des Muttermundes (in geschlossenem Zustand bei I. Para als Grübchen zu tasten, bei Mehrpara als Querspalt) untersucht.
- Durch **bimanuelle Untersuchung** ist die **Größe des Uterus** festzustellen. Mit der inneren Hand wird die Portio berührt, mit der äußeren Hand der Fundus getastet. In der 12. SSW sollte sich die Gebärmutter bis zum oberen Rand der Symphyse vergrößert haben.
- Dann werden die untersuchenden Finger in Richtung Kreuzbeinhöhle geschoben. Kann mit dem Mittelfinger das **Promontorium** (Vorsprung des 5. Lendenwirbels) erreicht werden, muss von einer Verengung des Beckeneingangs ausgegangen werden.
- Bei der Untersuchung sollte das **Steißbein** getastet und beurteilt werden, ob es beweglich (normal) oder unbeweglich (evtl. ein Geburtshindernis) ist.
- Beim Zurückziehen der Finger sollte die **Form des Schambeinbogens** beurteilt werden. Passen zwei Finger leicht gespreizt nicht in den Winkel, deutet dies auf ein verengtes Becken.
- Zum Ende der vaginalen Untersuchung soll auf **Narben** von vorangegangenen Geburten im Dammbereich geachtet werden. Der Frau kann in diesem Zusammenhang die Damm-Massage als Möglichkeit der Vorbereitung des Gewebes auf die Geburt erklärt werden.

Die vermehrte Durchblutung der Geschlechtsorgane in der Schwangerschaft verstärkt die Absonderung von Flüssigkeit in der Vagina. Eine Verschiebung des sonst sauren pH-Werts zum alkalischen Milieu schafft einen Nährboden für pathogene Keime, Pilz- und andere vaginale Infektionen. Zur regelmäßigen Messung des pH-Wertes fehlt derzeit aber eine ausreichende evidenzbasierte Begründung.

Tabelle 15-1 Symphysen-Fundus-Abstände in der Schwangerschaft.

Durchschnittswerte nach Westin (1977):						
SSW	20	24	28	32	36	40
SFA (cm)	18	22	26	29,5	33	35,5
Durchschnittswerte nach Håkansson et al. (1995):*						
SSW	20	24	28	32	36	40
SFA (cm)	19	23	27	30,5	33,5	35,5

* Die Kurve nach Håkansson et al. gilt derzeit als anerkannte Kurve.

15.5 Beurteilung der Entwicklung des Kindes

Kindliche Herzfrequenz

Bis zur 28. SSW lässt sich die kindliche Herzfrequenz (KHF) am besten im Bereich oberhalb der Symphyse bis hin zum Nabel mit Hörrohr oder Dopton abhören. Bei Auffälligkeiten der KHF ist eine Ultraschalluntersuchung zu veranlassen. Ist die Position des Kindes ertastet, wird die KHF in Kopfnähe auf der Seite des Rückens abgehört:
- bei Schädellage seitlich rechts oder links, in Höhe zwischen Nabel und Symphyse,
- bei Steißlage in Nabelhöhe oder oberhalb des Nabels.

Symphysen-Fundus-Abstand

Die Messung des Symphysen-Fundus-Abstands (SFA) dient der Kontrolle des kindlichen Wachstums (Nelson 2009). Sie beginnt in der 18. SSW und wird alle 4 Wochen vorgenommen. Die Messung dient nicht dazu, das Erreichen eines bestimmten Normwertes zu ermitteln, sondern dazu, die Entwicklung zu beobachten und Abweichungen, die auf Komplikationen hinweisen könnten, zu erkennen. Der SFA spiegelt die fetale Scheitel-Steiß-Länge wider.

> **M** Das Maß ist nur so lange relevant, so lange das Kind noch nicht in das mütterliche Becken eingetreten ist.

Ein chronologischer Anstieg der Symphysen-Fundus-Kurve ist ein **indirektes Zeichen** für das Wachstum des Kindes. Bei einem stagnierenden Symphysen-Fundus-Abstand besteht der Verdacht auf eine Wachstumsverzögerung. Bei klaren Abweichungen von der üblichen Entwicklung sollte eine Ultraschalldiagnostik veranlasst werden.

Durchführung

Zur Messung des SFA sollte sich die Frau mit frisch entleerter Blase und ausgestreckten Beinen auf den Rücken legen. Das Maßband wird an der Symphysenoberkante angelegt. Von dort wird bis zum höchsten Punkt der Gebärmutter (Uterusfundus) gemessen (Abb. 15-11). Die Längsachse des Kindes ist die Messrichtung.

Den gemessenen Leibesumfang mit dem gemessenen Symphysen-Fundus-Abstand zu multiplizieren, um auf die ungefähre Größe des Kindes schließen zu können, gilt als Überlieferung. Da hierzu keine Übersichten oder Studien vorliegen, sollte die Berechnung nicht mehr genutzt werden.

Höhenstand des Fundus uteri

Die Feststellung des Höhenstandes des Fundus uteri (Abb. 15-3, S. 174) gilt als grobe Orientierung bezüglich des zeitgerechten Wachstums. Sie ersetzt

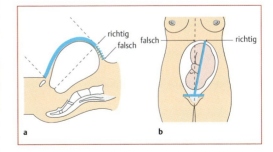

Abb. 15-11 Bestimmung des Symphysen-Fundus-Abstands (SFA): Illustration der regelrechten und der falschen Messtechnik.

Tabelle 15-2 Höhenstand des Fundus uteri in der Schwangerschaft.

Schwangerschaftswoche	Fundusstand
Ende 20	zwischen Nabel und Symphyse oder 3 QF unter dem Nabel
Ende 24	am Nabel
Ende 28	3 Querfinger über dem Nabel
Ende 32	zwischen Nabel und Sternum
Ende 36	am Rippenbogen
Ende 40	1–2 Querfinger unter dem Rippenbogen

keinesfalls die Messung des Symphysen-Fundus-Abstandes.

15.6 Urinuntersuchungen

Zur Untersuchung der Schwangeren gehört in allen Fällen eine Untersuchung des Urins auf Eiweiß mittels Teststreifen, aber nicht unbedingt auf Zucker (NICE 2008).

Der Nachweis **höherer Zuckerwerte** gibt Grund für eine Abklärung der Ursachen, die aber meist ernährungsbedingt sind (süße Mahlzeiten, Fruchtsäfte etc.). Der Nachweis von Glukose im Urin mittels Teststreifen zum Nachweis eines Gestationsdiabetes ist obsolet. Da diese Untersuchung jedoch Bestandteil der Mutterschafts-Richtlinien ist, ist sie weiterhin nach einem Aufklärungsgespräch über diesen Sachverhalt mit der Frau durchzuführen.

Ein regelmäßiger Nachweis der Konzentration von **Eiweiß** bis unter 300 mg/l, in Einzelproben unter 1 g/l, stellt noch keinen kritischen Befund dar (Hallak 2002). Ist der Wert erhöht, kann dies ein Hinweis auf eine Nierenbeckenentzündung oder eine Präeklampsie sein.

Eine Chlamydia trachomatis-Infektion lässt sich in einer Urinprobe mit einem Nukleinsäure amplizierenden Test (NAT) im Labor nachweisen. Für diese Untersuchung dürfen nur Testkits verwendet werden, die für Anwendungen im Poolingverfahren geeignet sind. Diese Kits werden von den Laboren zur Verfügung gestellt.

15.7 Blutuntersuchungen

M Im Rahmen der Mutterschafts-Richtlinien sind folgende Blutuntersuchungen in der Schwangerschaft obligatorisch:
- die Bestimmung der Blutgruppe und des Rhesusfaktors
- der Antikörpersuchtest
- der Röteln-HAH-Test (s. S. 249)
- LSR-Lues-Suchreaktion, nach Aufklärung der Schwangeren (s. S. 247)
- Untersuchung auf Hepatitis-B-Antigene, HBsAg (s. S. 245 ff).

Gefahren der Blutgruppenunverträglichkeit

Jeder Mensch hat ab dem dritten Lebensmonat Antikörper gegen die „nichteigene" Blutgruppe. Eine Blutgruppenunverträglichkeit kommt vor, wenn die Mutter die Blutgruppe 0 und der Fetus die Blutgruppe A oder die Blutgruppe B besitzen (Häufigkeit ca. 25 %). Nur in wenigen Fällen treten jedoch Komplikationen beim Kind auf. Werden bei der Geburt Antikörper in den kindlichen Organismus geschwemmt, kann dies postpartal eine Hyperbilirubinämie beim Kind verursachen.

98 % aller Rhesus-Unverträglichkeiten werden durch das **Antigen D** hervorgerufen (Abb. 15-12). 12 % aller Schwangeren sind Rhesus-negativ, haben aber ein Rhesus-positives Kind (Vater des Kindes ist Rhesus-positiv).

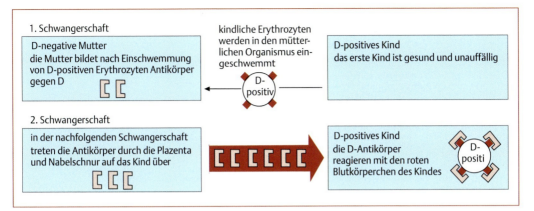

Abb. 15-12 D-Antikörper in der 1. und 2. Schwangerschaft bei Rh-negativer Blutgruppe der Mutter.

M Eine Rhesus-Inkompatibilität kommt zustande, wenn in den Blutkreislauf einer Rhesus-negativen Schwangeren Blut ihres Rhesus-positiven Fetus gelangt, da sie dann Antikörper gegen den Rhesusfaktor bildet.

Dies kann zwar ab der 4. – 5. SSW erfolgen, geschieht aber meist im 3. Trimenon oder während der Geburt. Das Risiko ist daher insbesondere für **nachfolgende Schwangerschaften** hoch. Wenn die Antikörper der Mutter in der Schwangerschaft in das fetale Blut gelangen, schädigen sie durch die Immunreaktion die Erythrozyten des Kindes. Auf diese Weise entwickelt sich beim Kind eine fortschreitende fetale Anämie. Die darauf einsetzende starke Neubildung von roten Blutkörperchen führt zu einer erhöhten Konzentration unreifer Vorstufen (Retikulozyten, Erythroblasten). Unbehandelt ist eine solche Rhesus-Unverträglichkeit für das Kind tödlich. Daher muss eine mögliche Rhesus-Unverträglichkeit frühzeitig ermittelt werden.

Sehr selten kommen weitere Unverträglichkeiten bei anderen Blutgruppensystemen wie Kell, Duffy oder MNS vor. Sie werden mit dem Antikörpersuchtest ermittelt.

Bestimmung der Blutgruppe, des Rhesusfaktors und Antikörpersuchtest

Die **mütterliche Blutgruppenbestimmung** (ABO) erfolgt bei der ersten Vorsorgeuntersuchung. Wenn ein von Arzt/Ärztin bescheinigter Befund vorliegt, kann auf diese Untersuchung verzichtet werden.

Eine Blutgruppenunverträglichkeit aufgrund der ABO-Unverträglichkeit alleine erfordert üblicherweise keine Behandlungsmaßnahmen in der Schwangerschaft.

Laut Mutterschaftsrichtlinien wird 2-mal in der Schwangerschaft ein **Antikörpersuchtest** durchgeführt, um eine Blutgruppenunverträglichkeit (Inkompatibilität) auszuschließen. Der erste Test sollte so früh wie möglich (z. B. bei der Erstuntersuchung) erfolgen, der zweite Test für alle Schwangeren in der 24. – 27. SSW.

In der Regel ist vor der Geburt nicht bekannt, welchen Rhesusfaktor das Kind wirklich (Ermittlung der Möglichkeit aufgrund der Bluttests der Eltern) besitzt. Daher soll eine **Prophylaxe aller Rhesus-negativen Schwangeren** erfolgen, die noch keine eigenen Antikörper besitzen. Auch nach Eingriffen (z. B. Amniozentese oder Chorionzottenbiopsie) wird prophylaktisch Anti-D-Immunglobulin gegeben.

Bei der **Rhesus-Desensibilisierung (Anti-D-Prophylaxe)** in der 28. – 30. SSW, erhält die Rhesus-negative Schwangere Anti-D-Immunglobuline (Gammaglobuline, IgG), die die kindlichen Rhesus-positiven Blutkörperchen in ihrem Blut binden. Die Antikörper gehen nicht durch die Plazenta zum Kind. Jede Anti-D-Gabe wird im Mutterpass vermerkt.

Nach der Geburt erfolgt die Bestimmung der kindlichen Blutgruppe und des Rhesusfaktors aus dem Nabelschnurblut (so genannter Coombstest). Ist das Kind Rhesus-positiv, erhält die Mutter erneut innerhalb 72 Stunden p. p. Anti-D-Immunglobulin.

15 Untersuchung der schwangeren Frau

Tabelle 15-3 Blutuntersuchungen und Injektionen im weiteren Verlauf der Schwangerschaft.

16. – 17. SSW	Zweiter Röteln-HAH-Test, wenn bei der Erstuntersuchung kein oder nur ein geringer Titer vorhanden war
24. – 27. SSW	Zweiter Antikörpersuchtest kleines Blutbild
28. – 30. SSW	Gabe von Anti-D bei rh-negativen Müttern
32. – 40. SSW	HbsAG (Hepatitis B Surface Antigen
34. – 40. SSW	Kleines Blutbild
36. SSW	Evtl. Abstrich auf Streptokokken der Gruppe B (GBS) bei klinischen Hinweisen zusätzlich Hb-Bestimmung bzw. kleines Blutbild

15.8 Weiterführende Untersuchungen

Bei Anzeichen für Infektionen (z. B. subfebrile oder febrile Temperaturen, Kopfschmerzen, Gliederschmerzen oder Zerschlagenheitsgefühl) veranlasst die Hebamme weitere Untersuchungen (z. B. spezielle Blutentnahmen oder Urinuntersuchungen). Insbesondere müssen solche Infektionen ausgeschlossen werden, die plazentar übertragen werden und die Entwicklung oder das Wachstum des Kindes oder die Gesundheit der Mutter gefährlich beeinträchtigen können.

15.9 Untersuchungsergebnisse und die Notwendigkeit einer ärztlichen Diagnose

Bei von der Norm abweichenden Untersuchungsbefunden oder dem Verdacht auf pathologische Entwicklungen überweist die Hebamme die Schwangere zur weiteren ärztlichen Diagnose. Dies gilt in besonderem Maße für folgende Situationen:
- Bei Blutungen, Verdacht auf extrauterine Gravidität, Verdacht auf Mehrlinge, unklare Lage des Kindes, fehlenden Kindsbewegungen oder Verdacht auf hypothrophes Kind (small for date baby) sollte eine Ultraschalluntersuchung in einer Klinik oder bei einer Ärztin veranlasst werden.
- Beim Verdacht auf eine hypertensive Erkrankung in der Schwangerschaft (HES) oder andere vitale Gefährdungen soll die Schwangere informiert und aufgefordert werden, sofort eine Arztpraxis oder eine Klinik aufzusuchen.
- Bei einem Verdacht auf eine urogenitale Infektion oder Infektionskrankheiten, die diaplazentar übertragbar sind, wird eine Klärung in einer ärztlichen Praxis oder Klinik veranlasst. Dabei ist die familiäre oder berufliche Disposition, z. B. Mutter mit kleinen Kindern oder Erzieherin, in der Beratung zu beachten.

Literatur zu Kapitel 15 s. S. 264

16 Beratung der schwangeren Frau

Silvia Höfer, Andrea Stiefel

16.1 Prinzipien der Schwangerenberatung

Silvia Höfer

Da Hebammen Schwangerschaft und Geburt nicht als medizinisches Problem, sondern als ein persönliches und soziales Ereignis im Leben einer gesunden Frau einschätzen, ist die **Kommunikation mit der Schwangeren** in der Vorsorge neben der Bewältigung physiologischer Probleme eines der wichtigen Lern- und Erfahrungsziele in der Ausbildung von Hebammen.

- Beratung muss einerseits angeboten werden, andererseits auch von der Schwangeren gewünscht sein.
- Beratung ist keine pädagogische Indoktrination, keine Erstellung einer Anamnese mit therapeutischen Vorschlägen, sondern muss im Rahmen einer Kommunikation stattfinden, deren Ziel die optimale Situation der Schwangeren ist.
- Beratung muss daher auf die Erfahrungen der Frau und den kulturellen Hintergrund ihrer Beweggründe eingehen.
- Beratung benötigt einen guten fachlichen Hintergrund und Kenntnisse in der Gesprächsführung.
- In der Schwangerenvorsorge wird die Hebamme oft die stärkste Bezugsperson für Entscheidungen der Schwangeren, die Person, der mehr als allen anderen Beteiligten intime Details berichtet werden (Hebamme als Person des Vertrauens).

Die Schwangere ist mit ihrem Kind die „Klientin" der Hebamme. Jede zu beratende Frau bringt ihre eigenen Erwartungen und kulturellen Leitlinien mit. Empfehlungen, Auswahl und Möglichkeiten für ein „richtiges" Verhalten zur gesunden Schwangerschaft müssen im Lichte der Lebensführung, Sozialsituation und des Weltbildes der Schwangeren und ihrer Familie bewertet werden. **Unterschiedliche moralische Grundhaltungen** können eine Beratung gefährden und sollten daher von Hebammen bewusst wahrgenommen werden, um unterbewusste Prozesse zu verhindern.

In keiner anderen Phase des Lebens besteht eine größere Chance, Frauen zu einem gesundheitsförderlichen Verhalten zu bewegen. Hebammen sollten daher von ihnen erkanntes gesundheitsschädliches Verhalten der Schwangeren thematisieren und nicht ausblenden, um unangenehme Themen zu vermeiden. Hebammenarbeit war schon immer am Präventionsgedanken und damit auch an der Gesundheitsförderung orientiert.

Trotz der Notwendigkeit von Unabhängigkeit und Neutralität gibt es Aspekte des Beratungsgespräches, die klare Empfehlungen und medizinische Hinweise auf Risiken erfordern. Hebammen haben in Beratungsgesprächen daher eine **direkte Verantwortung**, die ihnen von den Schwangeren nicht abgenommen werden kann. Juristische Auseinandersetzungen über richtige oder unzureichende Schwangerenvorsorge nehmen zu und beziehen sich oft auf ein als unzureichend gehaltenes Beratungsgespräch zurück. Hebammen sollten sich deshalb über Termin, Verlauf und Inhalte der Gespräche Notizen machen.

16.2 Gesprächsgestaltung

Silvia Höfer

Das Gespräch mit Freundinnen oder Fremden dient meist dazu, etwas mitzuteilen, über etwas zu informieren oder eine Auffassung zu vertreten. Beim **helfenden Gespräch** sollte die Gesprächsführende aber nicht die Sprechende sein. Bestimmte Formen des Zuhörens und des Fragens sollen dazu dienen, dass sich die Beratende öffnen kann, mehr Einsicht in ihr Problem erlangt und mit zusätzlicher Information selbst eine Lösung findet. Die **Rolle der Hebamme** muss sich daher an aktivem Zuhören und selektiver Reflexion (Fragen stellen und auf Äußerungen/Fragen eingehen) orientieren. In vielen Fällen wird dieses Vorgehen jedoch nicht ausreichen. Die Schwangere wird Hilfen brauchen, muss Informationen vermittelt bekommen, um eigene Wege zu finden. Diese Form des Beratungsgespräches unterscheidet sich damit grundlegend vom Gespräch zur Anamnese.

> **M** Im helfenden Gespräch geht es nicht um Sachangaben der Schwangeren, sondern darum, wie sie ihre Situation versteht (fühlt, denkt, wünscht).

Besonders zu beachten ist die von den werdenden Eltern gefühlte Situation. Solange Ängste die Situation regieren, ist die Aufnahme von Informationen (Lernen) auch dann behindert, wenn dadurch Argumente gegen die selbst empfundene Ängste vermittelt werden. Dies trifft oft für Gespräche mit werdenden Eltern zu, solange noch die Furcht vor schlechten Nachrichten und Risiken der Schwangerschaft vorherrscht. Es ist daher essenziell, dass Form und Rahmen des Gesprächs nicht im Wege stehen.

In dem **Raum**, in dem das Beratungsgespräch stattfindet, muss ein intimes Gespräch möglich sein. Die Schwangere darf nicht eingeschüchtert werden. Der Abstand muss angemessen sein, um heikle Themen in angemessener Lautstärke besprechen zu können (1 bis 1,5 Meter persönlicher Abstand). Schwangere fühlen sich in ihren vier Wänden üblicherweise sicher, so lange keine anderen fremden Personen oder zuhörende Kinder anwesend sind. Ein **Hausbesuch** hat daher oft Vorteile gegenüber einem Gespräch in Klinik oder Praxis.

Nicht nur der Raum, sondern auch das **äußere Erscheinen der Hebamme** hat Einfluss auf das Gespräch. Die Kleidung sollte möglichst den Vorstellungen der Beratenen zu Personen entsprechen, an die sie sich in Notlagen wenden würde, die Erfahrung und berufliche Anerkennung ausstrahlen.

In Heilberufen wird das Zuhören durch die **Berufsrolle** nicht erleichtert. Hebammen sehen oft im Wesentlichen ihre Aufgabe darin, mögliche Komplikationen zu erkennen und darauf zu achten, dass Verordnungen befolgt werden, um zur Heilung zu führen. Diese Haltung kommt dem Zuhören können nicht entgegen, sondern schafft eher Distanz.

Hebammen sollten sich während des Gesprächs **Notizen** (Stichworte) machen. Dies stärkt die eigene Dokumentation und zeigt gezieltes Interesse an den Ausführungen der Schwangeren. Ein kurzes Gesprächsprotokoll oder eine schriftliche Dokumentation sollten jedoch erst nach dem Gesprächsende angefertigt werden.

Sprache ist ein wichtiger Baustein der Schwangerenberatung. In der Regel können Hebamme und Schwangere deutsch sprechen. Fremde Sprachen erschweren die Kommunikation (Zwischentöne). Oft ist es sinnvoll, die Schwangerenvorsorge einer Hebamme mit entsprechenden Sprachkenntnissen zu übertragen. In vielen Fällen werden Mitglieder der Familie als Dolmetscher hinzugezogen.

Sprache kann auch ein Element der Machtausübung darstellen: Es ist wichtig darauf zu achten, dass alle Inhalte verstanden werden, um Unsicherheit oder Angst nicht aufkommen zu lassen. In einigen Kulturen ist die Einbeziehung der Familie, des Partners oder nahestehender Frauen üblich. **Fachbegriffe** sind nur zu verwenden, wenn alle Beratenen eine entsprechende Vorbildung besitzen.

> **M Vertrauen** ist die Voraussetzung dafür, dass die Schwangere sich der Hebamme öffnet.

Der ausdrückliche Hinweis auf die **Schweigepflicht** kann helfen. Aber erst wenn sich die Schwangere aus der Erfahrung heraus sicher ist, dass sie sich aussprechen kann, ohne verletzt zu werden, wird sie sich der Hebamme anvertrauen. Vertrauen wird gefördert, wenn die Hebamme den Erwartungen entspricht und Zusagen einhält. Die Zuverlässigkeit der Hebamme vermittelt Vertrauen. Es dürfen keine Hoffnungen geweckt werden, deren Erfüllung sich bald als unmöglich erweisen könnte.

Regeln für den Gesprächsablauf
(nach H. & J. Dahmer)
1. Sorgen Sie dafür, dass die äußeren Bedingungen für ein helfendes Gespräch erfüllt sind.
2. Erläutern Sie bei Ihrer Vorstellung (Einführung) Ihre Funktion.
3. Geben Sie der Schwangeren zunächst die Möglichkeit, ihre Probleme zu schildern.
4. Sprechen Sie frühzeitig die Erwartungen an, die die Schwangere in diese Beratung setzt.
5. Sagen Sie klar, wie viel Zeit Sie haben.
6. Strukturieren Sie den Gesprächsverlauf, aber erzwingen Sie ihn nicht.
7. Bereiten Sie sich auf Situationen vor, die zu einem Abbruch des Beratungsverlaufs führen können.
8. Lassen Sie die Beratung nicht im Sande verlaufen; streben Sie einen eindeutigen Abschluss an.

Beratung in der Schwangerenvorsorge heißt auch, die Schwangere aufzuklären, was sie zu lassen hat und welche Konsequenzen ein Verstoß gegen diese Empfehlung zur Folge haben könnte. Größere Erfolgsaussichten hat es, die Empfehlung nicht ungefragt abzugeben, sondern erst die entsprechende Anfrage der Schwangeren zu provozieren.

Das Beratungsgespräch muss ein helfendes Gespräch sein und kann daher nicht in den Detailabläufen wie ein Geburtsvorbereitungskurs vorbereitet werden. Erst Erfahrungen und kritische Selbstreflexionen nach solchen Gesprächen machen eine gute Gesprächsführung aus.

Besondere Herausforderungen bestehen insbesondere bei der **Beratung junger (minderjähriger) Schwangerer.** Diesen Frauen fehlen oft noch die emotionale Stabilität, psychosoziale Kompetenz (Simoes 2004) und finanzielle Sicherheit für eine Elternschaft. Diese jungen Frauen neigen bei einer fehlenden kontinuierlichen Betreuung schneller als ältere Frauen dazu, eigene Interessen vor die Schwangerschaftsverantwortung oder das Kind zu stellen oder ein gesundheitsschädliches Verhalten fortzusetzen, das mit Risiken für Mutter und Kind verbunden ist.

Ähnlich herausfordernd für Hebammen können Beratungen von Frauen sein, die im **Alter von 40 oder mehr Jahren** erstmals schwanger werden. Die Zahl dieser Fälle nimmt zu. Diese Frauen entscheiden sich oft für eine Elternschaft, nachdem sie erfolgreich im Beruf waren und eine Beziehung mit ausreichendem Wohlstand erreicht haben. Sie entscheiden sich, weil ihnen „die Zeit biologisch davonläuft" und sie ihre Situation nunmehr „krönen" wollen. Sie suchen Informationen und Beratungen vor allem zur besten Absicherung gegen unerwünschte Entwicklungen mit dem Kind. In vielen Fällen fehlt solchen Schwangeren aber eine emotionale Leichtigkeit, um Platz in ihrem Leben für ein Kind zu machen und das Kind als neuen Menschen an ihrer Seite in die bestehenden familiären und beruflichen Verhältnisse zu integrieren.

16.3 Beratungsthemen
Silvia Höfer

Beratungsthemen im 1. Trimenon

- Diagnose der Schwangerschaft
- Eigeneinschätzung der Schwangeren
- Schwangerschaftsalter, Geburtstermin
- Anamnese
- Untersuchung des Körpers (einschl. vaginaler Untersuchung)
- Abklärung kultureller Besonderheiten (ggf.)
- Besondere diagnostische Tests (ggf.)
- Betreuungsplan und Besuchstermine
- Warnhinweise für Komplikationen, Maßnahmen
- Beratung zum weiteren Ablauf der Schwangerenvorsorge
  – Beteiligung von Ärztin/Arzt
  – pränatale Diagnostik
- Beratung zur Selbsthilfe (Unannehmlichkeiten):
  – Belastungssituation
  – Übelkeit, Erbrechen
  – Harnlassen
  – Verstopfung
  – Müdigkeit
  – Körperliche Probleme und Beschwerden
- Beratung zur Lebensführung:
  – Arzneimittel, Drogen
  – Familiendynamik
  – Ernährung
  – Sexualität
  – Sport und Bewegung
  – Körperpflege
- Hinweise auf Hilfen: Soziale Dienste, Beratungsstellen

Beratungsthemen im 2. Trimenon

- Körperliche Untersuchung der Schwangeren
  – Eigeneinschätzung der Schwangeren
  – Körper der Schwangeren
  – fetales Wachstum
- Psychische Situation der Schwangerschaft
  – Kind als eigenständiges Wesen
  – Ängste und Befürchtungen
  – Stimmungsschwankungen, Träume
- Besondere diagnostische Tests (ggf.)
- Betreuungsplan und Besuchstermine
- Warnhinweise für Komplikationen, Maßnahmen
- Beratung zum weiteren Ablauf der Schwangerenvorsorge
  – Geburtsort (ggf. Anmeldung)
  – Kursangebote
- Beratung zur Selbsthilfe (Unannehmlichkeiten):
  – Belastungssituation
  – Übelkeit, Erbrechen
  – Verdauungsprobleme
  – Hautveränderungen
  – Krampfadern
  – Bewegungsapparat
- Beratung zur Lebensführung:
  – Reisen
  – Arzneimittel, Drogen
  – Ernährung
  – Sexualität
  – Sport und Bewegung
  – Hygiene, Körperpflege

Beratungsthemen im 3. Trimenon

- Körperliche Untersuchung der Schwangeren
  - Eigeneinschätzung der Schwangeren
  - fetales Wachstum und Lage des Kindes
- Psychische Situation der Schwangerschaft
  - Kind als eigenständiges Wesen
  - Ängste und Befürchtungen
  - Familiendynamik
  - Besondere diagnostische Tests (ggf.)
- Betreuungsplan und Besuchstermine
- Warnhinweise und Maßnahmen:
  - Komplikationen
  - vorzeitige Wehen
- Beratung zur Selbsthilfe (Unannehmlichkeiten):
  - Belastungssituation
  - Kreislauf, Balance, Sicherheit
  - Atemnot (Dyspnoe), Schlaflosigkeit (Insomnie)
  - Krämpfe, Kontraktionen
  - Ödeme
  - Verdauungsprobleme
  - Bewegungsapparat
- Beratung zur Lebensführung:
  - Reisen
  - Arzneimittel, Drogen
  - Ernährung
  - Sexualität
  - Sport und Bewegung
  - Hygiene, Körperpflege
- Vorbereitung auf das Kind:
  - Ernährung des Kindes, Stillen
  - Brustvorbereitung
  - Infrastruktur für das Kind
- Vorbereitung auf die Geburt:
  - Entbindung (entspr. Vorbereitung)
  - Ort des Wochenbettes (Betreuungssituation)
  - Beteiligung/Aufgaben anderer Familienmitglieder

16.4 Soziale Beratung der Schwangeren

Silvia Höfer

Soziale Rolle

Die mangelnde Vereinbarkeit von Berufstätigkeit, Schwangerschaft und familiären Aufgaben stellt nach wie vor ein gravierendes Problem für Frauen dar. Untersuchungen deuten zwar darauf hin, dass sich die **Berufstätigkeit** positiv auf die Lebenssituation schwangerer Frauen und den Schwangerschaftsverlauf auswirken. Dennoch erleben Frauen, die sich im Beruf eine eigene Rolle geschaffen haben, die Schwangerschaft oft als Infragestellung ihrer Position. Sie haben Angst vor dem Verlust der beruflichen Anerkennung, und in vielen Betrieben freuen sich Kollegen und Kolleginnen bereits auf die nach der Geburt möglicherweise frei werdende Position. Schwangere wissen, dass der Wiedereinstieg nach zeitweiligem Ausstieg aus dem Berufsleben schwer sein wird.

Muttersein kann unter diesen Bedingungen eine neue **finanzielle Abhängigkeit** vom Partner mit sich bringen. Hinzu kommt noch, dass bei der Entscheidung für ein Kind eine gleichberechtigte **Rollenverteilung in der Partnerschaft** für einige Zeit oft nur schwer aufrechtzuerhalten ist.

Hebammen werden hier zwar ihre Kenntnisse und Erfahrungen zur Familiendynamik (s. S. 157) einbringen können, sind bei den beruflichen Themen aber auf ihre Funktion als Beraterin im helfenden Gespräch (s. S. 183) beschränkt und können kaum konkrete Empfehlungen bieten.

Mutterschutz

Werdende Mütter sollten ihren Arbeitgeber so bald wie möglich über die Schwangerschaft informieren, da hiermit eine Reihe von Schutzregelungen greifen (Arbeitsschutz, Kündigungsverbot, Nachtarbeitsregelungen etc.). Es treten dadurch keine Änderungen bei befristeten Arbeitsverträgen oder Werkverträgen ein. Arbeitgeber dürfen diese Information nicht weitergeben.

Sechs Wochen vor dem errechneten Entbindungstermin beginnt der **Mutterschutz**, er endet 8 Wochen nach der Geburt. Bei Frühgeburten oder Mehrlingsgeburten verlängert sich die Schutzfrist nach der Geburt (s. S. 874, Kapitel Gesetze).

Hilfen und Finanzierungen

Für viele Schwangere besteht Anspruch auf **Leistungen aus der Sozialhilfe und Mutterschaftshilfe**, die auch oft Kosten für Hebammenhilfe einschließt. Frauen und Paare mit geringem Einkommen können spezielle Unterstützung aus der 1984 gegründeten Bundesstiftung „Mutter-Kind-Schutz des ungeborenen Lebens" beantragen. Anträge müssen vor der Geburt bei einer nach § 218 StGB anerkannten Beratungsstelle gestellt werden. Es handelt sich um eine einmalige Zahlung von maximal 1000 € ohne Rechtsanspruch und ohne Anrechnung auf andere Leistungen. Weitere Möglichkeiten bestehen für Familien ab drei Kindern oder Alleinerziehende, z. B. über Landesstiftungen.

Kindergeld wird nach der Geburt bei der Familienkasse des zuständigen Arbeitsamtes oder beim Arbeitgeber beantragt. Die Höhe des Kindergeldes beträgt derzeit 184 € für das erste und zweite Kind. Für das dritte Kind werden 190 € und ab dem vierten und jedem weiteren Kind werden monatlich 215 € ausbezahlt. Welches Kind bei einem Elternteil erstes, zweites, drittes oder weiteres Kind ist, richtet sich nach der Reihenfolge der Geburten. Das älteste Kind ist stets das erste Kind. Darüber hinaus bestehen **weitere familienpolitische Leistungen** für Eltern und Kinder, u. a.: Elterngeld, Unterhaltsvorschuss nach dem Unterhaltsvorschussgesetz, Erziehungsgeld nach dem Bundes- oder den Landeserziehungsgesetzen, Kinder-, Betreuungs- und Ausbildungsfreibetrag und Bau-Kindergeld nach dem Einkommensteuergesetz, Kinder- und Jugendhilfe nach dem Sozialgesetzbuch.

Die Bedingungen dieser Zuwendungen ändern sich häufig. Daher sollten Hebammen nur informieren, wenn sie über den aktuellen Stand sicher informiert sind. In der Regel verweisen sie auf Beratungsstellen.

Beratungsvermittlung und Anträge

Hebammen sollten über die Beratungsstellen der Gemeinde, des Kreises oder des Bezirks und deren Zuständigkeiten informiert sein und Schwangere an diese Stellen verweisen, um aktuelle Informationen zu erhalten und Anträge stellen zu können. Neben den Sozialämtern, Gesundheitsämtern, Familienberatungsstellen oder sozialmedizinischen Beratungsstellen (je nach regionaler Zuständigkeitsverteilung) kommen dazu u. a. infrage: Arbeiterwohlfahrt, Diakonisches Werk, Caritasverband, Pro Familia.

Nach der Geburt eines Kindes (über einem Geburtsgewicht von 500 Gramm) muss es beim Standesamt angemeldet werden. Hierzu sind Personalausweis, Familienstammbuch, Geburtsurkunde oder Heiratsurkunde notwendig. Schwangere können sich bereits vor der Geburt bei ihrer zuständigen Stelle über die notwendigen Formalitäten informieren und Antragsformulare erhalten. In vielen Städten und Gemeinden sind diese Formulare auch über das Internet erhältlich.

16.5 Pränatale Diagnostik
Silvia Höfer

Das Thema Behinderung bekommt in der Schwangerschaft eine besondere Brisanz. Während die Geburt eines behinderten Kindes früher als schicksalhaft galt, können zunehmend mehr genetische Defekte des Feten ermittelt werden. Die Angst der Eltern vor den persönlichen Folgen nach der Geburt eines behinderten Kindes und vor den Problemen behinderter Kinder in der Gesellschaft tragen dazu bei, dass vorgeburtliche Diagnostik immer häufiger wahrgenommen wird. Bereits früh wird der Entschluss zur Untersuchung gefasst und lässt für viele Schwangere fast die erste Hälfte der Schwangerschaft als „**Schwangerschaft auf Probe**" erscheinen, denn bei einem positiven Befund müssen sie ggf. eine Entscheidung gegen das behinderte Kind treffen. Bei einem negativen Befund können sie sich gefühlsmäßig auf ihr Kind einlassen, obwohl eine Reihe von Mutationen derzeit noch nicht nachgewiesen werden können und daher ein Risiko bestehen bleibt.

Da Hebammen über alle Möglichkeiten aufklären sollten, die Risiken in der Schwangerschaft senken, sind auch die **Möglichkeiten pränataler Diagnostik** darzustellen. Folgende drei Punkte sollten erörtert werden:
1. Warum wird die Untersuchung angeboten und welche Ergebnisse können (nicht) erhalten werden?
2. Wann können die Ergebnisse erhalten werden und welche Entscheidungen stehen bei einem positiven Ergebnis an?
3. Welche Risiken sind mit der Untersuchung verbunden und was können diese für eine gesunde Schwangerschaft bedeuten?

Die Entscheidung zur Untersuchung wird oft durch die **Angst vor der Geburt eines behinderten Kindes** bestimmt. Die Hebamme sollte daher mit den Eltern folgende Fragen erörtern:
- Was könnte ein Kind mit dieser Behinderung für die Frau/Familie bedeuten?
- Wie fühlen sich die zukünftigen Eltern dieser Herausforderung gewachsen?
- Würde sich die Frau nach einer Diagnose in der 18. – 23. SSW für einen Abbruch entscheiden?

> **M** Es sollte sicher ausgeschlossen werden, dass sich die Schwangere für die Untersuchung entscheidet, um sicherzustellen, dass das Kind gesund ist. Es muss deutlich werden, dass die meisten möglichen Beeinträchtigungen nicht erkannt werden können.

Hebammen müssen sich in Bezug auf die Fortentwicklung pränataler Diagnostik auf dem aktuellen technischen Stand befinden, um die Möglichkeiten, Grenzen und Risiken der Methoden darstellen zu können (s. Kap. 22).

Entscheidet sich die Schwangere allein oder mit ihrem Partner für eine Untersuchung, kann die Hebamme in der Wartezeit bis zum Vorliegen des Ergebnisses und besonders auch im Falle einer nachgewiesenen Anomalie beratende Gespräche führen.

ÄrztInnen und Hebammen sind für werdende Eltern in Deutschland die am häufigsten genutzten und hilfreichsten Informationsquellen in der Schwangerschaft (BZgA 2006). Ihre Beratung hat einen direkten Einfluss auf die Einstellungen und Entscheidungen der werdenden Eltern, auch bezüglich der Nutzung der Pränataldiagnostik. So sind umfassende und verständliche Beratungsgespräche, die den Informationsbedarf der werdenden Eltern angemessen berücksichtigen, in der Schwangerenbetreuung besonders wichtig.

Schwangere Frauen bzw. werdende Eltern wünschen sich im Rahmen der Schwangerenberatung laut der Befragung der BZgA (2006):
- den Verlauf der Schwangerschaft zu verstehen
- eine realistische Vorstellung über die Prognose für die Schwangerschaft und das Kind zu erhalten
- über empfohlene Untersuchungs- und Therapieverfahren ausführlich informiert zu werden
- Abläufe und wahrscheinliche Ergebnisse von Untersuchungen und Behandlungen zu verstehen sowie Alternativen, Risiken und Nebenwirkungen zu kennen
- Klarheit darüber zu erhalten, wie gut die ausgewählten Verfahren geeignet sind, das Gesundheitsproblem zu behandeln
- Informationen über nutzlose, überflüssige und schädliche Maßnahmen zu erhalten
- Unterstützung und Hilfe bei der Bewältigung von Problemen zu erhalten
- Hinweise darüber zu erhalten, was sie selbst zum optimalen Verlauf der Schwangerschaft bzw. der Kindesentwicklung beitragen können
- zu erfahren, wo sie die beste Behandlung für sich und ihr Kind erhalten können
- Kenntnis über weiterführendes Informationsmaterial und über Hilfsangebote

Die immer wieder beschworene Lösung von Problemen bei der Beratung von Schwangeren und werdenden Eltern zur pränatalen Diagnostik besteht in einer interdisziplinären oder auch interprofessionellen Kooperation. Beratungsfragen im Zusammenhang mit der Pränataldiagnostik entstehen an den Schnittstellen zwischen Medizintechnik, biochemischen Parametern und deren psycho-sozialen Auswirkungen im täglichen Leben der werdenden Eltern. GynäkologInnen, Hebammen, HumangenetikerInnen, SeelsorgerInnen und andere Beratende sind zur Pränataldiagnostik gefragt. In diesem Zusammenhang haben jedoch alle Berufsgruppen vor dem Hintergrund ihrer jeweiligen Fachdisziplin und fachlichen Kompetenz unterschiedliche Aufgaben und Funktionen zu erfüllen. Alle beteiligten Berufsgruppen haben aber das gemeinsame Ziel, die Eigenkompetenz der schwangeren Frauen und ihrer Partner zu stärken und grenzen sich in ihren Ansprüchen eindeutig von eugenischen Tendenzen ab.

Die **Angst vor Klagen** nach der Geburt eines Kindes mit einer Behinderung spielen für die Beratung zur Pränataldiagnostik ebenso eine Rolle wie die Struktur der Schwangerenvorsorge oder der humangenetischen Beratung (übliche Vorgehensweisen; Zeitkapazitäten; Abrechnungsmöglichkeiten). Allen Berufsgruppen gemeinsam ist die Notwendigkeit, einen Zugang und eine Sprache für medizinische Sachverhalte und Wahrscheinlichkeitsberechnungen zu finden, die der Lebensrealität der schwangeren Frauen bzw. werdenden Eltern gerecht wird. Für alle steht damit auch eine Auseinandersetzung mit der eigenen Haltung zum Leben mit einer Behinderung oder Beeinträchtigung an.

Erfahrungsgemäß ist eine Kooperation zur Unterstützung der Ratsuchenden oft gut möglich. Sie setzt allerdings voraus, dass die Beratenden voneinander wissen, einen direkten Kontakt herstellen können, die Kompetenzen und Beratungsangebote kennen und daher aufeinander verweisen können. Dadurch werden unkomplizierte Wege für die Schwangere oder die werdenden Eltern möglich. An vielen Orten fehlt jedoch noch eine kollegiale, interdisziplinäre, nicht-hierarchische Zusammenarbeit zur Pränataldiagnostik und gemeinsame Ziele für eine Kooperation sind erst noch zu finden. Die Erarbeitung solcher Kooperationen ist immer verbunden mit viel unbezahltem Engagement und regelmäßigen verbindlichen

Treffen. Die Beschreibung des Modellprojektes „Interprofessionelle Qualitätszirkel in der Pränataldiagnostik" der BZgA (2008) zeigt hierbei konkrete Wege, ebenso wie bereits vorhandene Qualitätszirkel, die an einigen Orten in Deutschland gut miteinander arbeiten.

16.6 Sexualität in der Schwangerschaft
Silvia Höfer

> M Allgemein gilt, dass sich die Libido im Verlauf der Schwangerschaft verändert, am stärksten ist sie im zweiten Trimenon. Individuelle Schwankungen sind aber erheblich.

Viele Paare fürchten sich vor dem **Geschlechtsverkehr**, befürchten die Beobachtung des Kindes, ebenso sprechen oft kulturelle Regeln dagegen. Geschlechtsverkehr findet während der Schwangerschaft in der Regel statt und Studien konnten keinen nachteiligen Einfluss auf den Verlauf, insbesondere nicht auf eine vorzeitige Wehenauslösung nachweisen.

Studien deuteten jedoch auch auf **Risiken**:
- Frauen, die zu vaginalen Infektionen neigen oder (versteckte) Infektionen haben, zeigten häufiger vorzeitige Geburten.
- Junge Schwangere haben in der Schwangerschaft ungeschützten Geschlechtsverkehr, der offensichtlich zu einer erhöhten Rate (19 % im 3. Trimenon) sexuell übertragbarer Krankheiten führt. Auf die Notwendigkeit des geschützten Geschlechtsverkehrs mit Männern, die möglicherweise weitere sexuelle Kontakte haben, sind Schwangere und deren Partner insbesondere auch wegen der Gefahren dieser Infektionen für das Kind aufmerksam zu machen.
- Bei Hinweisen auf Zervixinsuffizienz, vorzeitiger Wehentätigkeit, Blutungen und vorzeitigem Blasensprung sollte der Geschlechtsverkehr unbedingt unterbleiben. Dies gilt auch für Masturbation mit technischen Hilfsmitteln und Masturbation, die zum Orgasmus führt.

Die Sexualität während der Schwangerschaft wird insbesondere von den **körperlichen Veränderungen der Frau** beeinflusst. Die Empfindlichkeit vieler Körperbereiche verändert sich. Die Größe des Bauches behindert einige Positionen beim Geschlechtsverkehr. Es bestehen jedoch Möglichkeiten, Brust und

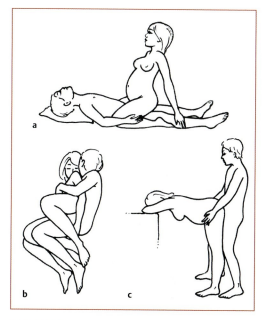

Abb. 16-1 Günstige Stellungen für den Geschlechtsverkehr in der Schwangerschaft:
a Frau sitzend auf dem Mann,
b Löffelstellung,
c Frau abstemmend, Mann stehend von hinten

Bauch der Schwangeren beim Geschlechtsverkehr zu schützen (Abb. 16-1). Tiefes Eindringen sowohl beim Geschlechtsverkehr als auch bei anderen Praktiken sollte mit Vorsicht erfolgen, da eine Dehnung, Öffnung oder Reizung der Zervix zu vermeiden ist. Sexuelle Praktiken, die die Schwangere körperlich als belastend empfindet, sollten unterlassen werden, da die Empfindungen meist auf Risiken hinweisen.

Es ist anzustreben, dass sich die Paare Veränderungen der körperlichen Empfindungen und Wünsche mitteilen, darauf eingehen und für sie richtige Wege finden. Paare, deren sexuelles Interesse sich in der Schwangerschaft grundlegend verändert, sollte die Hebamme über die **Möglichkeit einer Sexual- oder Familientherapie** informieren, insbesondere um Sexual- und Beziehungsprobleme des Paares nach dem Ende der Schwangerschaft abzuwenden.

Studien, die untersuchten, ob **Geschlechtsverkehr in den letzten Wochen** der Schwangerschaft dazu neigt, Geburten frühzeitig anzuregen, bieten zwar deutliche Hinweise, konnten aber keinen sicheren Nachweis führen. Vorsicht wird allgemein bei Mehrlingsschwangerschaften empfohlen. Der Orgasmus der Schwangeren kann sich verändern: anstelle rhythmischer Kontraktionen kann nunmehr eine längere tonische Uterusspannung auftreten.

Geschlechtsverkehr **in den letzten Tagen der Schwangerschaft** kann jedoch, darauf deuten einige Untersuchungen und die Erfahrungen von Hebammen hin, den Beginn des Geburtsprozesses auslösen. Inwieweit durch den Orgasmus ausgelöste Kontraktionen oder beim Orgasmus freigesetztes Oxytocin, die mechanische Induktion der zervikalen Reifung oder die chemischen Stoffe im Ejakulat (u. a. Prostaglandin E, Testosteron, Prolaktin) hier ursächlich sein können, bleibt unklar.

16.7 Arzneimittel und Schwangerschaft

Silvia Höfer

Viele Frauen nehmen in der Schwangerschaft frei verkäufliche Medikamente ohne ärztliche Verschreibung ein. Zu den meisten Arzneimitteln fehlen die für eine differenzierte Risikobewertung erforderlichen Daten (insbesondere epidemiologische Untersuchungen mit ausreichenden Fallzahlen). Organfunktionsstörungen lassen sich in Untersuchungen darüber hinaus kaum nachweisen. Das Wissen um die möglichen Wirkungen auf die Entwicklung des Feten stammt in der Regel aus Tierversuchen. Die Erkenntnisse über Risiken der Arzneimittel, die im Beipackzettel (Patienteninformation), der Roten Liste oder Firmenmitteilungen angegeben werden, sind meist unergiebig, oft auch vor allem aus Gründen der Produkthaftung irreführend. Die wissenschaftlichen Erkenntnisse in diesem Bereich nehmen kontinuierlich zu, so dass ein aktueller Wissensstand notwendig ist, um mögliche Risiken einschätzen zu können.

Bei der **Beratung der Schwangeren** muss sich die Hebamme dieser Situation bewusst sein. Das Standardwerk von Schäfer, Spielmann et al. kann in der aktuellsten Ausgabe herangezogen werden. In der Regel sollte die Hebamme aber auf eine gezielte ärztliche Beratung verweisen (s. Kap. 66).

16.8 Genussmittel, Drogen und Schwangerschaft

Silvia Höfer

Kaffee

Coffein ist nicht nur in Kaffee, schwarzem und grünem Tee und Kakao, sondern auch in Softdrinks (u. a. Coca Cola) und vielen Schmerzmitteln und Antiallergika enthalten. Eine Portion coffeinhaltiger Getränke kann 10–100 mg Coffein enthalten.

Studien konnten bisher keinerlei Effekte des Genusses coffeinhaltiger Getränke auf die Entwicklung des Kindes oder den Verlauf der Schwangerschaft nachweisen. Die beobachtete Verringerung des Geburtsgewichtes um 200 g ist aus klinischer Sicht nicht besonders relevant und bezieht sich auf starken Konsum von Coffein (> 600 mg täglich) oder deutlich mehr als acht Tassen Kaffee. Für einige Studien, die solche Effekte früher nachgewiesen hatten, konnten unzureichend beachtete Fremdeinflüsse (u. a. Rauchen, Genuss von Alkohol) für die positiven Ergebnisse verantwortlich gemacht werden. Andere Studien konnten den Genuss von Kaffee nicht als einzigen auslösenden Grund überzeugend ausmachen. Gegen 2–3 Tassen Kaffee am Tag bestehen daher keine Bedenken.

Alkohol

M Alkohol löst in Tierversuchen Fehlbildungen aus. Inzwischen besteht Einigkeit darin, dass diese Ergebnisse auf den Menschen übertragen werden können.
Während der Schwangerschaft zeigen sich schon nach dem regelmäßigen Konsum von 15 g Alkohol (entspricht einem Glas eines alkoholhaltigen Getränkes) die ersten statistisch fassbaren Entwicklungsstörungen (u. a. intrauterine Wachstumsstörungen, Beeinträchtigungen mentaler Entwicklung), die als Alkoholeffekte bezeichnet werden.

Pränatale Schädigungen beruhen nicht auf einer mütterlichen Leberfunktionsstörung o. Ä., sondern auf einer direkten Wirkung auf den Feten. Das Risiko von Schädigungen ist zwar in den drei Phasen der Schwangerschaften unterschiedlich, aber immer deutlich.

Bei einem ausgeprägten Alkoholkonsum in der Schwangerschaft entsteht das **fetale Alkoholsyndrom** (FAS) mit Verminderung von Geburtsgewicht, Körperlänge und Kopfumfang, kraniofazialen Stigmata und Auffälligkeiten im Bereich der Extremitätenentwicklung. Nach der Geburt ist beim Kind eine Hemmung der intellektuellen und motorischen Entwicklung mit bleibender Retardierung zu beobachten.

> M Ein Verleugnen oder Übersehen einer Alkoholproblematik in der Schwangerschaft hat lebenslange Konsequenzen für Kind und Mutter.

Rauchen

Tabakrauch enthält nicht nur Nikotin, sondern neben Kohlenmonoxid eine Reihe von Krebs erzeugenden und die gesunde Entwicklung der Schwangerschaft stark beeinträchtigenden Stoffe.

> M Rauchen in der Schwangerschaft erhöht u. a. die Häufigkeit von Aborten, Abruptio placentae, Placenta praevia, Frühgeburten, fetalem Tod, untergewichtigen Kindern und dem plötzlichen Kindstod.

Das Risiko für Kinder, an Asthma zu erkranken, ist verdoppelt, wenn Mütter in der Schwangerschaft rauchten. Auch das Passivrauchen beeinträchtigt die gesunde Entwicklung der Schwangerschaft.

Cannabis

Marihuana (Haschisch, Cannabis) ist eine in der Schwangerschaft häufig eingenommene Droge. Der Wirkstoff passiert die Plazenta. Die größte bisher durchgeführte Untersuchung an 12 000 Schwangeren, von denen 5 % angaben, Cannabis genutzt zu haben, konnte kein Risiko perinataler Mortalität oder einer Erkrankung des Kindes aufzeigen, wies aber auf ein leicht signifikant verringertes Geburtsgewicht hin.

Über die Auswirkungen eines regelmäßigen Genusses von Marihuana in der Schwangerschaft auf das Kind liegen nur wenige fundierte Untersuchungen vor. Es bestehen Hinweise auf beeinträchtigte Sprach- und Gedächtnisleistungen.

Kokain

Der Genuss von Kokain ist wie andere Drogen auch bei schwangeren Frauen verbreitet. Über die genaue Quote in Deutschland liegen keine Angaben vor, in den USA haben 4–20 % aller Schwangeren Kokainerfahrungen. Seit 20 Jahren weisen Studien zunehmend auf durch Kokainkonsum der Mutter ausgelöste **Entwicklungsstörungen des Kindes** hin. Viele Schäden lassen sich durch die Vasokonstriktion mit resultierender Minderdurchblutung der Plazenta und der fetalen Organe erklären. Abruptio placentae, Frühgeburten, Wachstumsverzögerungen (insbesondere im Bereich der Lunge und des Gehirns) und Fehlbildungen können durch regelmäßigen Kokaingenuss in der Schwangerschaft hervorgerufen werden. Studien konnten bei Kindern Kokain nutzender Mütter spätere Einschränkungen der Lernfähigkeit nachweisen.

16.9 Der Nestbautrieb in der Schwangerschaft
Silvia Höfer

Viele werdende Eltern erleben mit der Schwangerschaft einen Nestbautrieb. Hebammen berichten, dass mehr als ein Drittel aller Paare in dieser Zeit die Wohnung erheblich renovieren oder in neu renovierte Räume einziehen. Obwohl entsprechende Untersuchungen fehlen, weisen Toxikologen darauf hin, dass hier **Gesundheitsrisiken** für Mutter und Kind heraufbeschworen werden können.

> M Viele **Arbeitsstoffe**, die bei Baumaßnahmen eingesetzt werden, enthalten oder bilden Stoffe, die das Kind im Mutterleib schädigen können.

Bei Einkäufen im Baumarkt sollten daher immer auch die Sicherheitsdatenblätter der Hersteller der Produkte verlangt werden. Dies ist rechtlich vorgesehen. Verkäufer müssen dieser Bitte entsprechen können. **Warnhinweise** (so genannte R-Sätze), Sicherheitsempfehlungen (sog. S-Sätze) und Warnzeichen, insbesondere der Totenkopf und das querstehende Kreuz („Andreaskreuz") sollten unbedingt beachtet werden. Leider fehlen für diesen Bereich des Verbraucherschutzes derzeit praktische Leitlinien oder angemessene Vorschriften in Deutschland. Es besteht für die Hersteller keine Verpflichtung, Gefahren von Hobbywerkstoffen für Mutter und Kind abzuschätzen oder gar zu prüfen. Gekennzeichnet werden daher nur bekannte, unleugbare Risiken.

Neu bezogene Räume oder Häuser sollten vor dem Einzug der Schwangeren gut durchlüftet werden, bis Gerüche der Lösemittel aus Anstrichen oder Produkten (z. B. Spanholzprodukten) nicht mehr wahr-

16 Beratung der schwangeren Frau

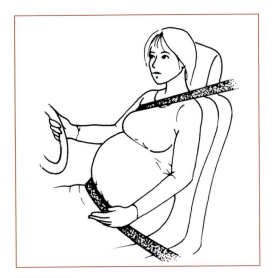

Abb. 16-2 Korrektes Anlegen des Sicherheitsgurtes im Auto bei Schwangeren.

nehmbar sind. Den Arbeiten der Schwangeren bei der Renovierung sollten enge Grenzen gesetzt werden. Insbesondere dürfen Schwangere weder Anstriche mit herkömmlichen noch mit so genannten Biolacken ausführen (Umweltbundesamt 2008).

16.10 Sport und Bewegung in der Schwangerschaft

Silvia Höfer

Gegen bisher bereits ausgeübte sportliche Betätigungen bestehen keine Bedenken, solange kein Wettbewerbs- oder Leistungssport betrieben wird. Üblicherweise wird von Sportarten abgeraten, bei denen die Schwangere Erschütterungen ausgesetzt ist (z. B. Squash, Reiten). Ballspiele, die zur Traumatisierung des Bauches führen könnten, sind ungeeignet. Beim **Fitness-Training** sollten alle Übungen, die zu einer rhythmischen oder übermäßigen Belastung der Bauch- und Rückenmuskulatur führen, gemieden werden (z. B. Liegestützen, Heben beider Beine oder schwerer Gewichte).

Ansonsten sind Sport und Bewegung gut für die Gesundheit der Schwangeren. Dies gilt insbesondere für Frauen mit Gestationsdiabetes (s. S. 261).

Beckenbodentraining ist zu empfehlen, da Untersuchungen zeigten (Mason et al. 2001), dass entspre-chende Übungen während der Schwangerschaft das Auftreten von Inkontinenz in den ersten drei Monaten nach der Geburt deutlich seltener werden ließen.

16.11 Reisen in der Schwangerschaft

Silvia Höfer

Verkehrsunfälle stellen statistisch betrachtet die größte Gefahr für Schwangere beim Reisen dar. Dreipunkt-Sicherheitsgurte in Fahrzeugen stellen den besten Schutz gegen Verletzungen dar. Sie sorgen dafür, dass ein direkter Aufprall des Körpers, der zu inneren Verletzungen und einer Plazentalösung führen kann, in der Regel verhindert wird. Richtig angelegte Gurte stellen keine Gefahr für die Schwangere dar (Abb. 16-2). Trotzdem sollten Schwangere nach einem Aufprall in jedem Fall umgehend ärztlich untersucht werden.

Reisen ins Gebirge mit niedrigerem Druck und geringerer Sauerstoffkonzentration können insbesondere bei anämischen Schwangeren zu einer fetalen Hypoxie führen und sollten mit Vorsicht unternommen werden.

Fernreisen können Schwangere von guten medizinischen Betreuungsmöglichkeiten wegführen. Sie sollten daher darüber aufgeklärt werden, dass schnelle Rückreisen bei Komplikationen sinnvoll werden können, aber nicht immer gewährleistet sind. Dies gilt insbesondere für **Flugreisen**, da einige Fluggesellschaften ein striktes Beförderungsverbot ab der 35. SSW einhalten. In der letzten Hälfte der Schwangerschaft verlangen die meisten Fluggesellschaften für längere Flüge eine ärztliche Bescheinigung.

Flugreisen selbst stellen jedoch kaum eine Gefahr dar, so lange der Kabinendruck aufrechterhalten wird und ausreichend Platz für Bewegung besteht. Bei langen Flügen müssen beginnende Durchblutungsstörungen (Thrombosegefahr) durch enges Sitzen beachtet werden. Die niedrige Luftfeuchtigkeit in Passagierflugzeugen (8 %) kann durch zusätzliches Trinken von Wasser ausgeglichen werden.

Die Gefahr von Infektionen durch Lebensmittel und Trinkwasser kann insbesondere bei Reisen in **subtropische und tropische Regionen** erhöht sein. Reisen in Länder mit Gelbfieber sollten unterbleiben. Schwangere haben ein zwei- bis dreifach höheres Malariarisiko, und die Behandlung ist nicht ohne Risiko für das Kind. Sind Reisen in kritische Gebiete unabwendbar, sollte vor dem Antritt der Reise eine reisemedizinische Beratung erfolgen (z. B. durch das „Reisemedizinische Zentrum im Bernhard-Nocht-Institut" in Hamburg oder Tropeninstitute). Hier können auch aktuelle Informationen über sinnvolle Präventivmaßnahmen und für Schwangere sinnvolle Schutzimpfungen erhalten werden. In jedem Fall sollte eine individuelle fachärztliche Beratung erfolgen, allgemeine Hinweise von Reiseveranstaltern oder aus Websites des Internets sind für die Beratung schwangerer Frauen nicht ausreichend.

Bei Schwangeren, die von Reisen zurückgekehrt sind, können Gespräche über die Lebensumstände **mögliche Infektionen** identifizieren helfen. Dies gilt für sexuell übertragbare Infektionen, für Zoonosen als auch Tropenkrankheiten.

16.12 Spezielle Körperpflege in der Schwangerschaft

Andrea Stiefel

Haut- und Haarpflege

Haut und Haare verändern sich durch die hormonellen Einflüsse in der Schwangerschaft bei vielen Frauen deutlich sichtbar. Dies hat auch Einfluss auf die individuelle Körperpflege.
- Eine verstärkte **Pigmentierung** der Haut kann nicht verhindert werden, guter Sonnenschutz (Präparate mit hohem Lichtschutzfaktor) vermindert aber eine stärkere Ausprägung besonders im Gesicht.
- Dehnungsstreifen oder **Striae** entstehen auch bei guter Pflege der Haut mit Massageölen oder speziellen Ölmischungen (Basisöl Mandel- und Weizenkeimöl mit Lavendel extra und Neroli, nach Stadelmann), können aber bei konsequenter und früher Anwendung die Ausprägung der Striae etwas mindern.
- Spannende und leicht **juckende Haut** sind häufige Probleme, die viele Schwangere beklagen. Auch hier kann ein Körperöl gegen trockene Haut Abhilfe schaffen (Haselnussöl mit Rosenöl und Rosenholz) oder ein Bad in Totem-Meer-Salz. Auf stark parfümierte Lotionen oder Produkte, die nicht auf Schadstoffe kontrolliert sind, sollte die Mutter im eigenen und kindlichen Interesse (Allergieprävention) verzichten.
- **Starker Juckreiz** am ganzen Körper (Pruritus) oder andere dermatologische Erscheinungen wie Akne erfordern eine ärztliche Abklärung und sollten keinesfalls selbst therapiert werden.

Die **Haare** werden bei vielen Frauen in der Schwangerschaft dichter und glänzender. Seltener klagen Frauen über Haarausfall. Auch für die Haarpflege sollten milde Präparate verwendet werden, wie Babyshampoo oder Produkte aus biologischem Anbau. Wegen der vielen chemischen Inhaltsstoffe wird empfohlen, auf ein Färben der Haare zu verzichten.

Mund- und Zahnpflege

Gründliche Mundhygiene und Zahnpflege ist in der Schwangerschaft besonders wichtig. Folgende Veränderungen begünstigen **Zahnfleischerkrankungen und Karies**:
- Verringerung der Speichelmenge und Absinken des pH-Wertes (6,7 auf 6,1 bei Emesis bis 5,9)
- Proliferation der Blutgefäße → fördert Zahnfleischbluten
- Gewebshypertrophie des Zahnfleisches (sogenannte Schwangerschaftsepuliden).

Zur **Zahnpflege** eignet sich besonders Solezahnpasta mit Meersalz und Spülungen mit Ratania-Myrrhen-Tinktur. Da das Zahnfleisch sehr empfindlich ist, sollten keine harten Zahnbürsten verwendet werden. Spezielle Bürsten zur täglichen Reinigung der Zunge reduzieren nach neueren Untersuchungen die Keimbesiedelung im Mundraum. Wichtig ist eine Sanierung der Mundflora vor der Geburt des Kindes, um die Übertragung von Karies erzeugenden Bakterien auf den Säugling zu vermeiden. Regelmäßige Kontrollen beim Zahnarzt helfen, den Kariesbefall rechtzeitig zu erkennen.

Brüste und Bauch

Eine Massage und Pflege der in der Schwangerschaft oft sehr empfindlichen **Brüste** kann jede Frau individuell mit geeigneten Pflegeprodukten (siehe Hautpflege) durchführen. Eine spezielle Abhärtung der Brüste oder Brustwarzen ist nicht notwendig. Manipulationen an den Brustwarzen können eventuell Wehen stimulieren, darauf sollte die Hebamme im Gespräch hinweisen.

Für die **Bauchmassage** und Pflege können die gleichen Produkte verwendet werden, die auch als Vorbeugung von Striae Anwendung finden. Bei einem empfindlichen Bauchnabel, der sich vor allem am Ende der Schwangerschaft leicht nach außen wölbt, können Auftragen von Calendulaessenz oder Lavendelöl Linderung verschaffen.

16 Beratung der schwangeren Frau

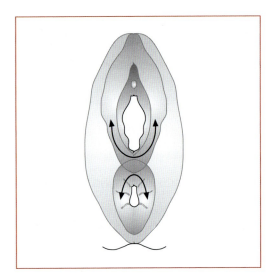

Abb. 16-3 Dammmassage in der Schwangerschaft: Die Massage wird U-förmig vom unteren Ansatz der Schamlippen über den Damm ausgeführt (kann bogenförmig um den After beendet werden, niemals umgekehrt wegen Keimverschleppung). Sie wird von der Frau mit Zeige- und Mittelfinger ausgeführt oder von ihrem Partner.

Körperpflege im Intimbereich

Normale Intimhygiene (duschen, Bidet) und das Tragen von luftiger Wäsche aus Naturfasern sind ausreichend, spezielle Intimpflegeprodukte sind nicht notwendig.

Dammmassage

Zur Dammmassage (Abb. 16-3) können verschiedene Öle oder Ölmischungen verwendet werden (meist Weizenkeimöl, Olivenöl). Die Schwangere kann die Massage selber ausführen oder der Partner oder die Partnerin. Verschiedene größere Studien (Beckmann, Garrett 2006) zeigten, dass die Zahl der Dammverletzungen bei Erstgebärenden durch Dammmassage reduziert werden konnte, bei Mehrgebärenden waren die Ergebnisse nicht signifikant.

Hämorrhoiden

Leidet die Schwangere unter Hämorrhoiden, sollte sie beim Toilettengang den After gründlich reinigen (am besten abduschen) und die Hämorrhoiden gut einfetten. Geeignete Salben mit Hamamelis oder Sitzbäder mit je einem Esslöffel Mariendistel, Lö-

wenzahnwurzel, Lavendelblüte, Schafgarbenblüte und Eisenkraut auf zwei Liter Wasser können die Beschwerden lindern.

16.13 Stillen, Vorbereitung auf die Ernährung des Kindes
Silvia Höfer

Eine **erste Stillberatung** und damit verbunden auch eine Stillvorbereitung, erfolgt im Rahmen der Schwangerschaftsvorsorge. Sie soll:
- **die Bereitschaft zum Stillen fördern**. Frauen sollten bereits in der Schwangerschaft über die Vorteile des Stillens und Unterschiede zur Flaschenernährung informiert werden. Die Hebamme muss eine gute Balance finden, die Vorteile des Stillens mit sachlichen Informationen herauszustellen, aber die Flaschennahrung nicht als minderwertige Alternative darstellen, um damit Frauen, die nicht stillen können oder wollen, kein schlechtes Gewissen zu verursachen.
- **die Stillfähigkeit stärken**. Grundkenntnisse über die Funktion der Milchbildung, korrektes Anlegen, den Umgang mit den Reflexen des Kindes, Stillpositionen und Stillen nach Bedarf sollten hierzu vermittelt werden. Der Schwangeren helfen diese Kenntnisse nach der Geburt und sie kann kleinere Krisen im Wochenbett leichter meistern.

Zur Beratung und Information der Schwangeren kann eine **Brustuntersuchung angeboten werden**, um die Veränderungen der Brust in der Schwangerschaft zu erklären.

Zu beachten sind:
- Größe, Form, Konsistenz der Mammae
- Art und Beschaffenheit der Mamillen (Hohl- oder Schlupfwarzen, überzählige Brustwarzen)
- Eventuelle Brustoperationen (Vergrößerung, Verkleinerung, Tumoren etc.).

Liegt eine **Polymastie** (s. S. 553) vor, wird darüber aufgeklärt, dass durch konsequentes Kühlen die Stauungsinvolution unterstützt wird und die Schwellung nach einer Woche fast restlos zurückgeht.

Flach-, Hohl- oder Schlupfwarzen kommen bei 7–10% aller Frauen vor und sind in der Regel kein Stillhindernis (s. S. 553), da das Kind an der Brust und nicht an der Mamille trinkt. Da bei guter Unterstützung in der Regel jedes reife, am Termin geborene Kind ohne große Probleme an einer flachen oder invertierten Mamille (die man ggf. vor dem Anlegen zum Hervortreten gebracht hat) trinken kann, besteht kein eindeutiger Handlungsbedarf. Die Hebamme vermittelt der Frau, dass ein korrektes Anlegen und geeignete Stillpositionen hauptsächlich über den Stillerfolg entscheiden und dass ihr nach der Geburt des Kindes besondere Aufmerksamkeit zuteilwerden wird. Entsteht bei der Hebamme der Eindruck, dass die Frau ein Gelingen trotzdem bezweifelt, oder äußert die Frau den Wunsch, Brustwarzenformer zu benutzen, sollte sie dahingehend unterstützt werden, dass es dem Kind eine Hilfe sein kann.

Zur Beratung von Frauen mit **künstlich veränderten Brüsten** oder Einlagen kann eine Anforderung des Operationsberichtes helfen. Bereits seit einiger Zeit werden überwiegend Milchgang erhaltende Operationstechniken verwandt.

Alle Befunde werden **dokumentiert** und ggf. als Info an den Geburtsort oder an die im Wochenbett betreuende Kollegin weitergeleitet.

16.14 Auswahl des Geburtsortes

Silvia Höfer

Bei der Beratung der Schwangeren zur Auswahl des Geburtsortes empfiehlt sich die Form des **helfenden Gesprächs**. Weder Erwartungen an die Schwangere noch eigene Interessen als Hausgeburtshebamme oder Angestellte einer Klinik dürfen von der Hebamme in dieses Beratungsgespräch eingebracht werden. Keineswegs darf die Schwangere zu einer Entscheidung überredet oder gedrängt werden. Der für sie am besten geeignete Ablauf der Geburt muss gefunden werden. Dabei ist das familiäre und persönliche Umfeld der Schwangeren zu beachten. Prinzipiell bieten sich folgende Geburtsorte an:

Hausgeburt

Zu den Prinzipien der Hausgeburtshilfe gehören die 1:1-Beziehung zwischen Hebamme und Gebärender und die familiäre Atmosphäre während der Geburt. Frauen können so bei einer Geburt einer Hospitalisierung entgehen. Die Hausgeburt stellt den historisch betrachtet klassischen und in den meisten Ländern der Welt den primären Entbindungsort dar. Bei schweren unerwarteten Komplikationen während der Geburt ist jedoch eine Verlegung in eine Klinik notwendig. Neugeborene mit Problemen müssen sofort in eine Kinderklinik transportiert werden. In der Regel kann die Mutter dann aber mit verlegt werden.

Außerklinische Geburt

Eine Reihe von Einrichtungen wurde in den letzten 25 Jahren aufgebaut, die in einer persönlichen, nicht klinischen Atmosphäre, aber mit eingerichteter Infrastruktur Geburten durchführen. Hierzu gehören die Geburtshäuser und Praxen, in denen Hebammen und Ärzte zusammenarbeiten. Eine 1:1-Betreuung ist nicht in allen Fällen gewährleistet, obwohl die Schwangeren die Hebammen der meist kleinen Teams vor der Geburt kennenlernen. In Einrichtungen in oder an ärztlichen Praxen sind oft auch Notfalleingriffe unter ärztlicher Leitung möglich. Neugeborene mit Problemen müssen auch hier sofort in eine Kinderklinik transportiert werden. In der Regel kann die Mutter dann mit verlegt werden.

Geburt in einer Geburtsklinik/ Hebammenkreißsaal

Die meisten Geburten in Deutschland erfolgen in kleinen oder großen Kliniken. In den letzten Jahren versuchen die Hebammen dort in vielen Fällen individuelle Gebärmöglichkeiten anzubieten und die Verwaltungen sorgen für eine Reduzierung der klinischen Atmosphäre durch Gestaltung der Gebärräume und Stationen. Eingriffe unter ärztlicher Leitung sind möglich, erfolgen in einigen Kliniken sogar mit einem hohen Anteil. Zunehmend ist eine gemeinsame Unterbringung von Mutter und Kind in einem Raum möglich. Neugeborene mit Problemen müssen auch hier sofort in eine Kinderklinik (und damit von der Mutter weg) transportiert werden.

Hebammenkreißsaal: Ein Konzept, mit dem Interventionsraten reduziert werden können, ist die Geburt in einer Klinik mit einer hebammengeleiteten Einheit (Hebammenkreißsaal, englisch: Midwife led unit). Sie ist mittlerweile an über 13 Standorten in ganz Deutschland möglich. Die Forschungsergebnisse der Begleitforschung (Multicenterstudie Versorgungskonzept Hebammenkreißsaal, Geburtserleben von Frauen in zwei verschiedenen Kreißsaalmodellen in Deutschland) wurden bereits 2009 und 2010 auf Kongressen vorgestellt.

Geburt in einer Klinik mit Kinderklinik

Diese Einrichtungen sind in der Regel die großen Kliniken in den Städten, oft Universitätskliniken. Sie können von vielen Schwangeren in Kleinstädten oder auf dem Land kaum gewählt werden, ohne dass eine Einweisung bereits vor der Geburt erfolgt. Auch hier versuchen die Hebammen in vielen Fällen individuelle Gebärmöglichkeiten anzubieten und sorgen für eine Reduzierung der klinischen Atmosphäre. Zunehmend ist eine gemeinsame Unterbringung von Mutter und Kind in einem Raum möglich. Der Sicherheitsvorteil liegt für viele Schwangere in der Gewissheit, dass alles technisch Machbare möglich ist, um in den Geburtsverlauf helfend eingreifen zu können und das Kind vor Ort zu versorgen.

> M   Es gibt eine Reihe von Schwangerschaftskomplikationen oder Risiken, die bestimmte Geburtsorte ausschließen. Die Entscheidung über den Geburtsort betrifft nicht nur die Schwangere, sondern auch das Kind.

Bei der Entscheidung für den Geburtsort ist mit der Schwangeren abzuwägen, ob die in der Schwangerenvorsorge festgestellten Krankheiten, Komplikationen oder Risiken eine zusätzliche Gefährdung für den Geburtsverlauf darstellen können und ob eine gut vorbereitete Versorgung zu Hause mit der Klinik gleichgestellt werden kann. Eine Hausgeburt oder eine andere außerklinische Geburt kann nur angestrebt werden, wenn eine Klärung der individuellen Besonderheiten und Risiken erfolgt ist.

Beratung bei Zustand nach vorheriger Kaiserschnittgeburt

Durch die operationsbedingte Narbenbildung an der Gebärmutter kann es bei einer folgenden Schwangerschaft zu Störungen beim Aufbau der Plazenta, einer vorzeitigen Lösung der Plazenta, oder einer Ruptur der Gebärmutter während der Geburt kommen. Solche Komplikationen treten in den USA bereits bei fast 2 % aller zweiten Schwangerschaften nach einer Kaiserschnittgeburt auf.

Die gefährlichste Spätkomplikation jedes Kaiserschnitts ist eine **Placenta praevia** bei der folgenden Schwangerschaft (AWMF 2005). Die am besten abgesicherte Studie zeigt, dass sich das Risiko für eine Placenta praevia bei nachfolgenden Schwangerschaften nach einem Kaiserschnitt um 30–60 % erhöht. Solche oder andere Anlagestörungen der Plazenta bergen hohe Risiken. Es kann zu massiven Blutungen kommen, die Versorgung des Kindes kann gefährdet werden und es kann notwendig werden, die Gebärmutter zu entfernen (AWMF 2006).

Obwohl das Risiko für Totgeburten in allen Fällen im Promillebereich liegt, treten Totgeburten bei Schwangeren, die eine vorausgegangene Schnittentbindung hatten, deutlich häufiger auf. Das durch den Schnitt erzeugte Narbengewebe in der Gebärmutter scheint in der folgenden Schwangerschaft die Stabilität des Gewebes zu verringern. Verglichen mit vaginal entbundenen Frauen erhöht sich dieses Risiko nach einer Sectio um ein Vielfaches. Auswertungen internationaler Studien zeigen eine 42-fache Häufigkeit.

> M   Jeder Kaiserschnitt führt zu deutlichen Gefahren für die nachfolgenden Schwangerschaften.

Selbst bei der sich grundsätzlich positiv zum Wunsch-Kaiserschnitt äußernden Anhörung der Gesundheitsbehörden in den Vereinigten Staaten (AHRQ 2006) wurde erklärt, dass von Kaiserschnitten immer dann abgeraten werden solle, wenn eine weitere Schwangerschaft angestrebt wird und keine zwingenden medizinischen Gründe für einen Kaiserschnitt vorliegen.

Da Belastungen der vorher operierten Gebärmutter bei vaginalen Geburten schneller auftreten können, wird den Frauen in der Regel bei einer weiteren Geburt ein Kaiserschnitt empfohlen. Damit entsteht eine sich selbst steigernde Zahl von Schnittentbindungen. Britische Daten deuten darauf hin, dass Geburten nach Kaiserschnitten mit den neueren Operationstechniken nicht gefährlicher sind als solche nach vorausgegangenen vaginalen Geburten. Trotz aller zusätzlichen Risiken ist daher eine vaginale Geburt nach einem vorherigen Kaiserschnitt gut möglich (SOGC 2005).

Diagnosen und Komplikationen, die eine klinische Betreuung bei der Geburt unbedingt erfordern

Risiken aufgrund der Anamnese

Zustände nach
- Uterusruptur
- Re-Sectio ohne vaginale Geburt
- vorzeitiger Plazentalösung
- hohem postpartalem Blutverlust

Diagnosen/Komplikationen in der Schwangerschaft
- Mehrlinge, Gemini in ungünstiger Lage
- Epilepsie
- behandlungsbedürftiger Diabetes
- akute Infektion (u. a. HIV)
- pathologische Anämie, Gerinnungsstörungen
- Drogenabhängigkeit
- Präeklampsie, HELLP-Syndrom

Komplikationen kurz vor oder während der Geburt
- vorzeitiger Blasensprung über 12 Std. bzw. Geburt vor der 37. SSW
- Verdacht/Anzeichen auf Amnioninfektionssyndrom
- fetale Asphyxie
- Blutungen in der Eröffnungsphase
- vorzeitige Plazentalösung
- Lageanomalien des Kindes (BEL und Querlage)
- protrahierter Geburtsverlauf
- Blasensprung ohne Wehentätigkeit mit Farbwechsel des Fruchtwassers

Die Hebamme sollte die Schwangere darüber aufklären, dass Geburten immer gewisse Risiken haben, die auch nicht in allen Kliniken deutlich gemindert werden können. Statistiken über den „fetal Outcome" (Zustand des Neugeborenen) zeigen in Deutschland keine besonders auffälligen prinzipiellen Unterschiede bei den Geburtsorten. Es bestehen jedoch erhebliche Differenzen zwischen einzelnen Einrichtungen, oft auch in einer Region. Die Hebamme sollte die aktuellen Statistiken und die besonders erfolgreich arbeitenden Einrichtungen kennen. Der Schwangeren können so positive Impulse zur Entscheidung gegeben werden. Unangemessen sind Hinweise auf besonders schlechte Kliniken oder „unverantwortliche Angebote". Stattdessen können auf Anfrage die Vorteile der von der Schwangeren in Betracht gezogenen Orte abgewogen werden. Die Beratung sollte berücksichtigen, dass jede Entscheidung für einen Entbindungsort später aufgrund der Entwicklung infrage gestellt werden kann und durch einen anderen ersetzt werden muss. Orte als Gefahren darzustellen bedeutet daher immer auch, dass Schwangere in solchen Fällen den Geburtsverlauf unter Ängsten mit schlechtem Gewissen für das Kind durchleben müssen.

Die vom Bund Deutscher Hebammen in Zusammenarbeit mit dem Bund freiberuflicher Hebammen und dem Netzwerk der Geburtshäuser herausgegebenen Empfehlungen für die Auswahl des Geburtsortes sind Bestandteil der Qualitätssicherung im Bereich der Schwangerenvorsorge.

Literatur zu Kapitel 16 s. S. 264

17 Ernährung in der Schwangerschaft

Silvia Höfer

17.1 Grundprinzipien der Ernährungsberatung

> **M** Die häufigsten Gründe für ein zu geringes Gewicht des Kindes, für sonstige Beeinträchtigungen der gesunden Entwicklung des Kindes und Gesundheitsprobleme der Schwangeren stehen im Zusammenhang mit dem Lebensstil der Schwangeren.

Trotz bester Möglichkeiten gesunder Ernährung sind Fehlernährungen möglich, können sowohl Drogen (u. a. alkoholische Getränke), Schadstoffe (u. a. Rauchen) als auch eine falsche Energiezufuhr durch die Nahrung den Verlauf der Schwangerschaft beeinträchtigen. Insbesondere Frauen der unteren sozialen Schichten sind von **ernährungsbedingten Schwangerschaftsproblemen** betroffen. Übergewicht steht im Mittelpunkt der Fehlernährungen und führt zu verschiedenen Schwangerschaftsrisiken (u. a. Bluthochdruck, Diabetes). Studien lieferten Hinweise darauf, dass die Anzahl der Schwangeren mit Übergewicht seit 15 Jahren stetig zunimmt. Im Vordergrund ernährungsbedingter Risiken stehen neben der übermäßigen Energiezufuhr (insbesondere durch Zucker und Fette) die mangelnde Versorgung mit Eisen und Jod und die Gefahren des Alkoholkonsums.

> **M** Während der Schwangerschaft können Frauen besonders leicht auf Fragen der Ernährung angesprochen und zu Verhaltensänderungen motiviert werden.

Die Beratung der Hebamme erfüllt somit nicht nur kurzfristige Bedürfnisse, sondern ermöglicht eine **längerfristige Verbesserung der Ernährung der Frauen**. Sie trägt damit zur allgemeinen Gesundheitsförderung bei. Eine gute Versorgung der Schwangeren (z. B. mit Spurenelementen und Mineralien) stellt auch eine wichtige Vorbereitung des Körpers auf die **Stillzeit** dar.

Schwangeren ist unbedingt von selbst verordneten **Diäten**, insbesondere Reduktionsdiäten, abzuraten. Ist die Schwangere unsicher in Bezug auf ihre Ernährung, bietet sich eine Auflistung des **täglichen Speiseplans** an. Die Beratung durch die Hebamme hat damit eine Grundlage, Unsicherheiten können abgebaut oder Ernährungsfehler beseitigt werden.

Die Verordnung von **Ernährungsergänzungsstoffen** oder Arzneimitteln mit solchen Stoffen durch Ärztinnen/Ärzte ist heute in der Schwangerschaft vielfach üblich. Dies betrifft insbesondere Eisen, Jod, Magnesium und Folsäure. Die oft hohe Dosierung und die Einnahme weiterer „Supplements" (Zusatzstoffe) muss bei der Ernährungsberatung berücksichtigt werden.

Insbesondere zum Ende der Schwangerschaft sind **5 bis 6 kleine Mahlzeiten** sinnvoll. Völlegefühl kann so vermieden werden, eine gute Resorption der Nahrungsbestandteile ist gewährleistet. Die Schwangere sollte sich an ihrem Geschmack orientieren. Eine abwechslungsreiche und gemischte Kost stellt in der Regel eine gute Ernährung dar.

17.2 Energiebedarf, Fette, Kohlenhydrate und Eiweiß

In der Schwangerschaft steigt der Energiebedarf langsam an. Nicht nur die Wachstumsvorgänge um das Kind verbrauchen zusätzliche Energie, auch der Körper der Schwangeren bildet neues Körpergewebe und Depots. Der **tägliche Energiebedarf** von Frauen (2100 kcal) liegt in der zweiten Hälfte der Schwangerschaft nur um 250 kcal höher. Die früher übliche Ermunterung zum Essen für zwei darf also keineswegs ernst genommen werden.

Im Verlauf der Schwangerschaft erhöht sich der Bedarf an einigen Vitaminen und Mineralien stärker als der Energiebedarf. Daher gilt in Bezug auf die Ernährung und die Lebensmittel: **Qualität vor Quantität**.

Es sollte im Verlauf der Schwangerschaft zunehmend auf die Auswahl solcher Lebensmittel geachtet werden, die wenig Energie, aber bestimmte Nährstoffe reichlicher enthalten. Das sind vor allem pflanzliche Lebensmittel und in Maßen auch tierische Lebensmittel (fettarme Milchprodukte, Fisch, mageres Fleisch). Zuckerreiche und besonders fetthaltige Lebensmittel enthalten dagegen viel Energie, aber wenig Vitamine und Mineralstoffe.

Kohlenhydrate sind die wichtigsten Energielieferanten für den Stoffwechsel. Zucker, Teigwaren (Nudeln), Kartoffeln und Reis sowie Brot bestehen hauptsächlich aus Kohlenhydraten. Das Forschungsinstitut für Kinderernährung empfiehlt in der Schwangerschaft die Aufnahme von 540 g solcher Lebensmittel täglich.

Der Körper nutzt **Fette** als Energiespeicher. Wichtigste Fettlieferanten in der deutschen Ernährung sind Wurst und Fleisch, Butter und fettreiche „Dessertspeisen" (Schokolade, Torten, Chips). Sie liefern vor allem gesättigte Fettsäuren. Der Körper benötigt jedoch auch ungesättigte Fettsäuren. Solche Fettsäuren sind vor allem in kaltgepressten Pflanzenölen und ungehärteten Margarinen zu finden.

In der Schwangerschaft steigt der Bedarf an **Eiweiß** stärker als der an Kohlenhydraten (Energiebedarf), um den Einbau von Aminosäuren in den kindlichen Organismus zu ermöglichen. Tierische Eiweiße befinden sich vor allem in Milch und Milchprodukten, Eiern, Fisch und Fleisch. Pflanzliche Eiweiße sind in Hülsenfrüchten, Getreide, Sojaprodukten, Kartoffeln und Mais enthalten.

> **M** Aufgrund der Veränderungen im Stoffwechsel und des Bedarfs an Glukose ist Fasten im ersten und letzten Trimenon kritisch. Nicht nur Dehydration, sondern auch ein akuter Glukosemangel können das Kind gefährden. Muslimische Frauen sind daher im Ramadan gezielt zu beraten, obwohl sie von den Fastenregeln in der Schwangerschaft offiziell befreit sind.

17.3 Wasser, Flüssigkeit

Der Flüssigkeitsbedarf ist bedingt durch eine verstärkte Wassereinlagerung und den gesteigerten Stoffumsatz in der Schwangerschaft erhöht. Die **empfohlene Trinkmenge** liegt bei 1,5–2 Litern pro Tag. Besonders kritisch ist in dieser Hinsicht der Genuss von Fertiggetränken, die meist Zucker enthalten. Limonaden und zuckerhaltige Säfte führen zu einer übermäßigen Aufnahme von Kohlenhydraten und damit von Energie. Aus gesundheitlicher Sicht sollte vor allem Wasser neben ungesüßten Fruchtsäften getrunken werden. Empfohlen sind Früchtetees. Kräutertee enthält Wirkstoffe und sollte daher nur gezielt bei Beschwerden getrunken werden. Ein hoher Kaffee- oder Teekonsum hat Einfluss auf die Resorption von Mineralien und sollte auch deshalb abgebaut werden.

17.4 Mineralien und Spurenelemente

Kalzium

Kalzium wird für das **Knochengerüst** und die **Zahnanlage** des Kindes benötigt. Über 90 % des Kalziums befinden sich in den Knochen. In der Schwangerschaft sind deutliche Knochenveränderungen bei der Mutter auch in der Mikrostruktur festzustellen, die mit einer erhöhten Aufnahme und Ausscheidung von Kalzium einhergehen. In der Schwangerschaft kommt es zu einem stark erhöhten Umsatz von Kalzium im Körper, insbesondere in den Knochen (mit 50–200 %iger Steigerung zum Ende der Schwangerschaft). Das Skelett dient dabei wahrscheinlich als Reservoir, um kurzfristige Mangelsituationen zu dämpfen.

Bei der Geburt haben **Kinder** 20–30 g Kalzium, davon 98 % in ihren Knochen angereichert. Der größte Einbau von Kalzium in die Knochen des Kindes erfolgt in der zweiten Hälfte der Schwangerschaft. Erst Monate nach der Geburt erreicht der Zustand der Knochen der **Mutter**, unabhängig vom Stillen, wieder die ursprüngliche Zusammensetzung und Dichte.

Obwohl keine endgültigen Erkenntnisse zum Einfluss der Schwangerschaftshormone auf den Kalzium-Stoffwechsel und den Knochenbau vorliegen, gibt es keine Hinweise darauf, dass die in der Schwangerschaft festzustellenden Veränderungen auf eine mangelhafte Versorgung mit Kalzium zurückgeführt werden könnten. Die sinkenden Werte von Kalzium im Blut sind nur mit Vorsicht zu bewerten, da das an Eiweiß gebundene Kalzium mit der schwangerschaftsbedingten „Verdünnung" von Bluteiweiß einhergeht, die in nicht gebundener Form vorliegende Kalziumkonzentration jedoch stabil bleibt. Studien zeigten, dass die zusätzliche Gabe von Kalzium keinerlei Einfluss auf diese Veränderungen, den Gehalt an Kalzium in den Knochen der Mutter nach der Geburt oder die Konzentration von Kalzium in der Muttermilch hat. Dies galt auch für Frauen mit niedriger Kalziumversorgung. Studien an Tieren konnten zeigen, dass eine mangelhafte Versorgung mit Kalzium zu Bluthochdruck bei der Mutter führt.

Kalzium ist insbesondere in Milchprodukten (Käse, Jogurt, Sauermilch) enthalten. Der tägliche Bedarf der Schwangeren wird in der Regel ausreichend gedeckt. Ein Problem besteht bei Frauen mit Laktose-Intoleranz, die den Milchkonsum einschränken müssen. Die Erkrankung ist bei Menschen aus dem asiatischen und afrikanischen Raum, aber auch bei den Ureinwohnern Amerikas nicht selten. Zur Verdauung fehlt das den Milchzucker abbauende Enzym Laktase. Normale Milchprodukte führen bei den Betroffenen zu Bauchkrämpfen und Durchfall. Auch eine rein vegetarische Ernährung kann zu einer unzureichenden Versorgung mit Kalzium führen.

Magnesium

Magnesium ist ein Makroelement im Körper, das sich ähnlich wie Kalzium (Knochen) und Natrium (Nerven) verhält. In der Schwangerschaft kommt es zu einem stark erhöhten Umsatz.

Der Flüssigkeitsverlust durch Schwitzen senkt den Gehalt an Magnesium im Körper. Eine erhöhte Versorgung mit Kalzium (z. B. viele Milchprodukte) und der Genuss von Alkohol kann die Verfügbarkeit von Magnesium einschränken.

Eine Verabreichung von Magnesiumsulfat erfolgt beim **Verdacht auf Präeklampsie** (s. S. 256). Studien konnten zeigen, dass Krampfanfälle und die Wahrscheinlichkeit eine Plazentalösung bei dieser Behandlung deutlich verringert werden. Die Einnahme von Magnesium beim Verdacht auf vorzeitige Wehen wurde in umfangreichen Studien als wirkungslos erkannt und war mit einem erhöhten Sterberisiko des Kindes korreliert. Untersuchungen ergaben Hinweise darauf, dass die Einnahme von Magnesium gegen **Wadenkrämpfe** vorbeugt. Bei der Gabe von Magnesium tritt weicherer Stuhlgang als Nebeneffekt auf.

Hartes Wasser ist eine gute Quelle für Magnesium. Magnesium stellt das Kernelement im Chlorophyll der Pflanzen und ist damit in grünen Gemüsen und Salat enthalten. Hohe Gehalte weisen Vollkorngetreide, Nüsse und Kakao auf. Aufbereitung durch Kochen im Wasser senkt jedoch den Gehalt. Einige Pflanzeninhaltsstoffe (wie Oxalsäure in Spinat, Rhabarber und Mangold oder Phytinsäure in Getreide) können die Bioverfügbarkeit verringern. Der tägliche Bedarf der Schwangeren kann daher in Einzelfällen, so zeigen es Untersuchungen in den USA, bei stark aufbereiteter Nahrung und einseitiger Ernährung unzureichend sein.

Eisen

Eisen benötigt der Körper, um Hämoglobin aufbauen zu können. Die Versorgung der Schwangeren mit Eisen wird ausführlich auf S. 150, 235 dargestellt.

Jod

Jod ist ein essenzielles Spurenelement, das im menschlichen Körper der Bildung der **Schilddrüsenhormone** Thyroxin (T4) und Trijodthyronin (T3) dient. Die Schilddrüsenhormone sind an der Steuerung von Wachstum, Knochenbildung, Stoffwechsel und Gehirnentwicklung beteiligt. Um einen ausreichenden Vorrat an Thyroxin bilden zu können, muss die Schilddrüse täglich Jod erhalten.

Nach den Kriterien der WHO zählen Deutschland und die Alpenländer zu den **endemischen Jodmangelgebieten**. Nach Einschätzung des Bundesinstituts für Risikobewertung gilt dies für Deutschland nicht mehr (s. S. 541). Im Boden ursprünglich vorhandenes Jod wurde im Verlaufe der geologischen Entwicklung ausgewaschen. Der größte Teil des Jods befindet sich aufgrund seiner guten Wasserlöslichkeit in den Meeren. Im Boden und im Wasser liegt Jod als **Jodid** (Jodid = Salze der Jodwasserstoffsäure) vor. Die tierischen und pflanzlichen Agrarprodukte, die fernab vom Meer gedeihen, enthalten nur wenig Jod.

Bei einer zu geringen Jodzufuhr versucht die Schilddrüse, durch eine Vergrößerung an Gewebe mehr Jod aus dem Blut aufzunehmen. Diese Hyperplasie wird äußerlich als so genannter Kropf (Struma) sichtbar. In Deutschland haben etwa 35–45 % aller Frauen eine vergrößerte Schilddrüse. Bereits bei 1–6 % der Neugeborenen wird eine krankhafte Vergrößerung der Schilddrüse (Grad I und II) beobachtet. Der fetale Bedarf an Jod steigt ab der 10. – 12. SSW, in der die Schilddrüse des Kindes beginnt, eigene Hormone zu bilden (O'Donnell et al. 2002).

Pränatale Joddefizite haben schwerwiegende Folgen. Eine Struma Grad I kann Atembeschwerden, Schluckstörungen und venöse Einflussstauungen nach sich ziehen. Bei einer chronischen Struma Grad II entstehen vermehrt Strukturanomalien sowie Funktionsstörungen der Schilddrüse, z. B. eine

Hypothyreose mit den Symptomen Antriebsschwäche, Müdigkeit, Obstipation und geringe Kältetoleranz. Mangelerscheinungen stärkster Ausprägung, also der neurologische Kretinismus mit mentaler Retardierung, Taubstummheit und motorischen Störungen, kommen heute nicht mehr vor.

Grundnahrungsmittel in Deutschland müssen in der Regel als jodarm eingestuft werden. Es ist herrschende Auffassung von Experten, dass in Deutschland mit der normalen Ernährung zu wenig Jod aufgenommen wird. Die von der Deutschen Gesellschaft für Ernährung (DGE) empfohlene **tägliche Jodzufuhr** beträgt bei Erwachsenen 200 µg, **bei Schwangeren 230 µg und bei Stillenden 260 µg.**

> **M** Nach Meinung von Experten sollten Schwangere prophylaktisch täglich 200 µg Jodid (z. B. in Tablettenform) erhalten, da die durchschnittliche Jodaufnahme in Deutschland nur 30–70 µg pro Tag beträgt.

Der Arbeitskreis Jodmangel, der sich aus Mitgliedern der Deutschen Gesellschaft für Endokrinologie, der DGE und anderen Fachgesellschaften zusammensetzt (Arbeitskreis Jodmangel), empfiehlt, dass Schwangere und stillende Mütter zur Sicherstellung der Jodversorgung im Haushalt nur **jodiertes Speisesalz** (20 µg Jod/g) verwenden und beim Einkauf Lebensmittel bevorzugen sollten, bei deren Herstellung Jodsalz verwendet wurde. Meeresfische (75–190 µg Jod/100 g) sollten regelmäßig auf dem Speiseplan stehen. Der Arbeitskreis empfiehlt auch Milch (3 µg/100 g) zur Versorgung mit Jod.

17.5 Vitamine

Vorsicht: Fettlösliche Vitamine (A, D, E und K) können im Körper angereichert werden und daher toxische Konzentrationen erreichen. Bei ihnen ist große Vorsicht bei der Einnahme von Zusatzmitteln (Supplements) geboten.

Vitamin A

Vitamin A (Retinol) ist für den Aufbau von **Haut** und **Schleimhäuten** und das **Sehen** erforderlich. Dem Vitamin A verwandte Verbindungen, von denen viele in das Vitamin umgewandelt werden können, werden als Carotinoide bezeichnet. Der Bedarf wird in Europa durch den Verzehr üblicher Nahrung ausreichend gedeckt (vor allem aus Möhren, Milch, Käse, Spinat, Paprika, Brokkoli).

Eine zu hohe Zufuhr von **Vitamin A** oder Vitamin-A-Analogen in der Schwangerschaft, z. B. bei dermatologischer Behandlung, kann zu Schädigungen beim Kind (Herzfehlbildungen, Hydrozephalus, zentrale und periphere Nervenschädigungen, Erblindung) oder zum Abort führen.

Vitamin D

Vitamin D (Calciferol) ist für die Zahnanlage und den festen Knochenbau des Kindes notwendig. Es ist am Kalzium- und Phosphorhaushalt beteiligt und wird auch durch **Sonnenlichteinwirkung** im Körper erzeugt. Ein Mangel an Vitamin D kann bei lang anhaltender Dunkelheit auftreten.

Fische enthalten hohe Gehalte an Vitamin D. Der **tägliche Bedarf von Schwangeren** wird aber vor allem durch Milchprodukte abgedeckt. Zusatzpräparate für Frauen, die in den dunklen Wintermonaten keine Milch zu sich nehmen (dürfen), müssen streng nach Vorschrift und ärztlicher Einschätzung gegeben werden, da eine Anreicherung erfolgen kann.

Nebenwirkungen können sich insbesondere durch Kopf- und Knochen-Muskel-Schmerzen anzeigen.

Vitamin E

Vitamin E (Tocopherol) ist ein essenzielles Vitamin, das derzeit als Zusatzstoff Popularität besitzt, da es als Antioxidans gegen Alterungsprozesse wirken und das Krebsrisiko senken soll. Obwohl einige Hinweise auf Wechselwirkungen mit dem Hormonstoffwechsel beschrieben sind, fehlen Studien zur Schwangerschaft. Es können deshalb keine Empfehlungen oder Warnungen zur Überdosierung für Schwangere gegeben werden.

Vitamin K

Vitamin K (Phyllochinon) wird zur Blutgerinnung benötigt. Darmbakterien bilden dieses Vitamin. Eine zusätzliche Einnahme ist daher weder nötig noch empfehlenswert.

Folsäure (Vitamin B9)

Erstmals in den 60er Jahren des letzten Jahrhunderts wurde festgestellt, dass ein perikonzeptioneller Folsäuremangel die Ursache für entstehende **Neuralrohrdefekte des Feten** sein kann. Allgemein wird die **Häufigkeit** der mit Neuralrohrdefekten geborenen Kinder weltweit mit 1–5 Fällen pro 1000 Geburten beziffert. In Deutschland werden pro Jahr 470–800 von dieser Fehlbildung betroffene Kinder geboren. Zu 95 % tritt diese Fehlbildung zum ersten Mal in der Familie auf. Bei 70 % der betroffenen Kinder handelt es sich um Erstgeborene. Das Wiederholungsrisiko innerhalb einer Familie wird mit 3–5 % angegeben (Robinson 1997).

Neuralrohrdefekte sind jedoch nicht allein auf einen Folsäuremangel zurückzuführen. Zum einen werden weitere genetische Ursachen in Erwägung gezogen, zum anderen wurden auch bei Zinkmangel oder Adipositas in der Schwangerschaft Neuralrohrdefekte beobachtet. Die Bildung des Neuralrohrs findet ausschließlich in der frühen Embryonalphase statt (ca. 21. – 28. Tag nach der Konzeption), zu einem Zeitpunkt, an dem die Frau in der Regel gerade erfahren hat, dass eine Schwangerschaft besteht. Insofern ist die Empfehlung, in der Schwangerschaft Folsäure zur Verhinderung von Neuralrohrdefekten zu supplementieren, umstritten. Die Ermittlung möglicher Nebenwirkungen der Gabe von Folsäure ist schwierig, da sich die Folsäuresupplementierung in der Schwangerschaft noch nicht ausreichend durchgesetzt hat.

Der **tägliche Bedarf an Folsäure** wird von der Deutschen Gesellschaft für Ernährung (DGE) mit 400 µg und **für Schwangere mit 600 µg** angegeben.

> M Zur Verhinderung von Neuralrohrdefekten wird Schwangeren die zusätzliche Einnahme von 400 µg Folsäure täglich empfohlen. Dies gilt für den Zeitraum vier Wochen prä- und acht Wochen post conceptionem.

Für den Fall, dass innerhalb der Familie bereits ein Kind mit Neuralrohrdefekt geboren wurde, wird eine tägliche Dosis von 4 mg empfohlen. Folsäure (Vitamin B9) ist ein wasserlösliches Vitamin, das als sehr empfindlich gilt, so dass bei der Nahrungszubereitung ein Vitaminverlust von bis zu 50 % möglich ist.

Folsäure ist in Salat, Gemüse und Getreide enthalten. Der angestrebte Folsäurespiegel im Körper, der durch die empfohlene zusätzliche Gabe erreicht werden soll, kann durch Nahrungsmittel allein jedoch nicht gesichert werden.

Andere Vitamine der Gruppe B

Andere Vitamine der Gruppe B, wie Vitamin B6 (Pyridoxin), Vitamin B1 (Thiamin) und Vitamin B2 (Riboflavin) sind zwar für spezifische Stoffwechselfunktionen essenziell, werden jedoch in Europa durch den Verzehr üblicher Nahrung ausreichend gedeckt oder aus anderen Stoffen umgewandelt. Für die Ernährung von Schwangeren in Deutschland sind bisher keine speziellen Probleme nachgewiesen.

Vitamin C

Vitamin C (Ascorbinsäure) ist für Menschen essenziell. Über die optimale Zufuhr gehen die Meinungen auseinander. Die empfohlene Aufnahmemenge wurde in den letzten Jahrzehnten ständig erhöht. Sie liegt derzeit bei 30 bis 120 mg täglich. Spezielle Empfehlungen für Schwangere gibt es nicht. Die Zufuhr wird in Deutschland insbesondere durch Obst und Fruchtsäfte (vor allem Orangensaft) ausreichend gesichert.

17.6 Vor- und Nachteile typischer Nahrungsmittel

Getränke sollten vor allem kalorienarm sein. Schwangere sollten daher von Limonaden oder zuckergesüßten Getränken Abstand nehmen. Bevorzugtes Getränk sollte Wasser sein. Leitungswasser ist aufgrund der Überwachung und der Hygieneregeln in fast allen Gegenden Deutschlands gut geeignet, kann auch als Tee genossen werden. Um den Zuckergehalt zu reduzieren und Vitamine aufzunehmen, sollten soweit möglich reine Fruchtsäfte getrunken werden.

Milch und Milchprodukte sollten nicht vor allem als Flüssigkeitsspender, sondern als Lieferanten von Mineralstoffen und Eiweiß genutzt werden. Sie enthalten Eiweiß, Kalzium, Magnesium, Zink, Jod und Vitamine (vor allem A, B1, B2, B12). Ein Liter Milch entspricht, soweit es z. B. Kalzium betrifft, 150 g Schnittkäse oder 300 g Weichkäse. Schwangere sollten jedoch grundsätzlich auf Rohmilch und Weichkäse aus Rohmilch verzichten, da sie wie auch manche Käserinde Listerien (Bakterien) enthalten können. Hartkäse aus Rohmilch gilt jedoch als unbedenklich.

Kartoffeln enthalten reichlich Mineralstoffe und Vitamine B1, B6 und C. **Getreide** liefert vor allem Kohlenhydrate. Als Vollkornprodukt enthält es auch Mineralstoffe, Ballaststoffe und ungesättigte Fettsäuren. Getreideprodukte wie Brot sollten daher überwiegend aus Vollkorn bestehen. Viele Crunchy-Produkte, Flakes und Chips basieren auf bereits verarbeitetem Getreide und enthalten Zucker und Fette. Sie sollten daher eher gemieden werden. **Hülsenfrüchte** (Linsen, Bohnen, Erbsen) enthalten

Mineralstoffe, Ballaststoffe und Vitamine, werden jedoch nicht von allen Schwangeren gut vertragen (Blähungen).

Obst und Gemüse sollten die Mahlzeiten dominieren. Empfehlenswert sind in der Schwangerschaft dunkelgrüne Gemüsesorten, da sie meist einen hohen Gehalt an Folsäure aufweisen. Obwohl aus theoretischer Sicht der Verzehr rohen Gemüses besonders empfehlenswert ist, bestehen für Schwangere Gefahren aufgrund mikrobiologischer Verunreinigungen (Übertragung von Toxoplasmose, vor allem bei Verwendung tierischer Gülle) Risiken, wenn keine ausreichende Säuberung stattfindet.

Pflanzenöle enthalten im Gegensatz zu tierischen Fetten und Ölen wertvolle ungesättigte Fettsäuren sowie Vitamin E; dies gilt für Olivenöl, Sojaöl, Rapsöl und Walnussöl.

Fleisch enthält Eiweiß und Mineralstoffe, insbesondere Eisen und Zink und einige Vitamine. Schwangere sollten jedoch auf rohes Fleisch (auch als Wurst) verzichten, da hier mikrobiologische Risiken (Toxoplasmose) bestehen. Sie sollten im ersten Drittel der Schwangerschaft auch auf Leber verzichten, da sie zu hohe Mengen an Vitamin A enthalten kann und oft als schadstoff- bzw. rückstandsbelastet (Arzneimittel und Wachstumszusätze) gilt.

In vielen Ernährungsberatungsbroschüren wird unter Hinweis auf die darin enthaltenen Omega-3-Fettsäuren eine **Fischmahlzeit** ein- bis zweimal pro Woche empfohlen. Einige fette Fische, wie z. B. Buttermakrelen, werden jedoch von vielen Menschen nicht gut vertragen, und die Zubereitung von Fisch schließt aufgrund relativ kurzer Garzeiten einige mikrobiologisch erzeugte Risiken (Toxoplasmose, marine Toxine etc.) unzureichend aus. Schwangere sollten daher auf jeden Fall auf den Verzehr roher Meeresfrüchte, wie Sushi oder Austern, verzichten. Auch vom Verzehr roher oder nicht durchgekochter **Eier** ist in der Schwangerschaft wegen der Gefahr einer Salmonellose abzuraten.

17.7 Nahrungsergänzungsmittel („Supplements") und Diäten

Sowohl Diäten als auch die Einnahme von Fitness-Zubereitungen oder Nahrungszusätzen können die Stoffwechselbalance in der Schwangerschaft beeinflussen. Eine Auswertung erfolgter Studien durch Experten der Weltgesundheitsorganisation rät zu großer Vorsicht. Eine Diät auf der Grundlage einer ausgeglichenen Energie-Eiweiß-Bilanz führte tendenziell bezogen auf den Schwangerschaftszeitpunkt zu schwereren Kindern. Eine Diät, die bei gleicher Energie mit einer größeren Eiweißversorgung verbunden ist, führte zu kleineren (leichteren) Kindern. Die Weltgesundheitsorganisation warnt vor Diäten mit Eiweißergänzungen, da sie gefährlich für den Fetus sind.

Studien zur Salzmangel-Diät erbrachten widersprüchliche Ergebnisse. Einnahmen von Kalzium oder Magnesium schienen das Geburtsgewicht anzuheben. Fischöl erwies sich als wirkungslos, obwohl alte Studien sogar auf ein verringertes Wachstum des Feten deuteten. Alle diese Studien weisen auf eines hin:

> **M** Eine Zusatzversorgung von Schwangeren ohne entsprechende medizinische Indikation (z. B. bei Anämie oder Präeklampsie) ist nicht notwendig. Diäten können Risiken in sich bergen.

17.8 Ernährungsgewohnheiten

Der **Verzicht auf tierische Produkte** ist auch in der Schwangerschaft akzeptabel. Pflanzliches Eiweiß kann den Eiweißbedarf ausreichend decken, wenn die Nahrungsmittel richtig zusammengestellt werden. Getreide, Kartoffeln und Reis können z. B. mit Nüssen, Pilzen und Sesamsamen gut kombiniert werden. Weitere Möglichkeiten, notwendige Aminosäuren aufzunehmen, sind Zusammenstellungen von Kartoffeln mit Getreide, Hülsenfrüchten, Ei oder Milch oder Getreide mit Hülsenfrüchten. Pflanzliches Eiweiß unterstützt die Anreicherung von Ballaststoffen in der Nahrung und hält den Fettgehalt niedrig. Lehnen Vegetarierinnen auch Milchprodukte ab, müssen zusätzlich Kalzium, Vit. D und B2 aufgenommen werden.

Literatur zu Kapitel 17 s. S. 264

18 Geburtsvorbereitung

Sabine Krauss-Lembcke

18.1 Methoden der Geburtsvorbereitung

> **M** Ziel der Geburtsvorbereitung ist die Begleitung durch die Schwangerschaft und die Vorbereitung auf die Geburt und das Leben mit dem Neugeborenen.

Die heute üblichen Geburtsvorbereitungskurse haben sich aus den folgenden Methoden entwickelt:

Psychologische Geburtsvorbereitung nach Dr. Grantly Dick-Read
(Gynäkologe, London, 1890–1959)

Diese Methode entstand in den 1930er Jahren. Nach Dick-Read empfindet die Kreißende den Schmerz deswegen so stark, weil sie aufgrund mangelnder Information und falscher Einstellung Angst vor den Geburtsvorgängen hat. Angst bewirkt Spasmen, die Schmerz erzeugen. Es kommt darauf an, das **Angst-Spannungs-Schmerz-Syndrom** zu verhindern. Dieses Ziel wird mit mehr oder weniger Erfolg durch eine systematische Vorbereitung der Schwangeren erreicht: mit Aufklärung, Anleitung zur richtigen Atmung, Entspannungsübungen und Gymnastik.

Psychoprophylaktische Methode nach Ferdinand Lamaze
(Gynäkologe, Frankreich)

Sie stützt sich auf die Lehre des russischen Physiologen **Iwan P. Pawlow** (1849–1936) von den **konditionierten (bedingten) Reflexen**: Das Gehirn kann trainiert werden, bestimmte Signale anzunehmen, zu analysieren und mit entsprechenden Reflexen darauf zu reagieren. In Russland wurden Schwangere trainiert, auf Uteruskontraktionen mit positiven Reflexen (z. B. tiefes Atmen) zu reagieren. Zusätzlich erwies sich die gesteigerte Aktivität als Ablenkung, die wiederum Schmerzen verminderte.

Auf einem Gynäkologenkongress in Paris 1952 lernte Lamaze diese Methode kennen. Er fügte der russischen Methode die beschleunigte, adaptierte Atemtechnik hinzu, daraus entstand die Methode der so genannten **„schmerzlosen"** Geburt. Frauen und ihre Partner werden zu bestimmten Atemtechniken angeleitet, die eine reflektorische Reaktion auf den Wehenschmerz ermöglichen und die Schmerzwahrnehmung unterdrücken.

Natürliche Einstellung zur Geburt nach Frédérick Leboyer
(geb. 1918, Geburtshelfer, Paris)

Bei Leboyer steht das **Kind im Vordergrund**. Den Frauen werden keine bestimmten Methoden vorgeschrieben. Leboyer setzt sich für eine entspannte Atmosphäre in den Geburtsräumen ein (Dämmerlicht, Musik, Bewegungsfreiheit, Wärme). In einer angenehmen Umgebung kann sich die Gebärende besser auf ihre Geburtsarbeit einlassen, wodurch die sanfte und schmerzarme Geburt erst ermöglicht wird. Dem Kind wird der Weg ins Leben so angenehm wie möglich gemacht. Es soll nicht ins grelle Licht geboren und möglichst sanft und behutsam empfangen werden.

Leboyer fordert Hebammen und Geburtshelfer auf, sich ihrer eigenen Ängste bewusster zu werden und mahnt zur Zurückhaltung beim Geburtsablauf. Zur körperlichen Vorbereitung der Schwangeren empfiehlt Leboyer Yoga, Atemübungen und Entspannung.

Michel Odent (Geburtshelfer, Frankreich) versuchte die Gedanken Leboyers in die Praxis umzusetzen. Er lehnt es ab, einer Frau Methoden vorzugeben und sieht Geburtsarbeit als einen Ausdruck einer Lebensauffassung an.

Psychosexuelle Geburtsvorbereitung nach Sheila Kitzinger
(geb. 1929, Geburtsvorbereiterin, Sozialanthropologin, USA)

Sheila Kitzinger betrachtet die Frauen vor dem Hintergrund ihrer sozialen und kulturellen Abstammung, aus der sich ein sehr individuelles Erleben von Schwangerschaft, Geburt und Mutter- bzw. Elternschaft ergibt. Sie sieht Schwangerschaft und Geburt nicht als eine Sache individueller Psychologie, sondern als ein „**soziologisches Phänomen** von größter Wichtigkeit". Ihr kommt es vor allem darauf an, Frauen und ihren Partnern zu helfen, die eigenen Möglichkeiten kreativer Erfahrung bei der Geburt und in der Elternschaft zu realisieren.

Sie gibt Anregungen, wie sich eine Frau auf die „ganz normale Lebenskrise", die eine Geburt auslöst, vorbereiten kann, um durch die Unterstützung und Auseinandersetzung mit ihrem Partner dem Kind eine gesunde Lebensgrundlage geben zu können. Anstelle von Gymnastik treten in ihren Kursen Massagen und Übungen zur Körper- und Atemwahrnehmung, wichtig sind auch Gespräche der Teilnehmer miteinander. Sie weist auf die psychologische Wirkung dieser Gruppen hin, die dazu beitragen, sich innere Bedürfnisse und äußere Gegebenheiten bewusster zu machen.

Geburtsvorbereitung nach Ruth Menne und Angela Heller
(Physiotherapeutinnen, Deutschland)

Ruth Menne (1913–1986) entwickelte aus der Dick-Read-Methode die „**psychosomatische Geburtsvorbereitung**". In den 1950er Jahren begann sie mit Fortbildungen für Hebammen und Physiotherapeutinnen. Sie gilt als große Förderin der ganzheitlich-körperbezogenen Geburtsvorbereitung. Die **Körperarbeit** steht im Mittelpunkt, Frauen und ihre Partner machen sich mit physiologischen Abläufen im Körper vertraut.

Die Atemarbeit baut auf den natürlichen Atemfluss auf (entsprechend der Atemarbeit nach I. Middendorf). Entspannungsübungen fördern die Wahrnehmungsfähigkeit und dienen der Lockerung und Dehnung des Beckenraums. Körperliche Grenzen können sich erweitern, diese Erfahrung wirkt sich günstig auf den Geburtsablauf aus. Angela Heller führte ab 1981 die Arbeit von Ruth Menne fort.

Bewegungstherapien

Die folgenden Bewegungstherapeuten bieten zwar keine umfassende Geburtsvorbereitung an, ihre Erkenntnisse unterstützen aber die Körperarbeit:
- **Zilgrei-Methode:** Adriana Zillo (Italien) und Dr. Hans Greising (Chiropraktiker, USA, Mailand) entwickelten in den 1980er Jahren Körperübungen, die mit Tiefenatmung (z. T. vom Yoga abgeleitet) verbunden werden. Sie dienen vor allem der Schmerzbekämpfung im Gelenk- und Muskelbereich (Arthrose, Migräne etc.). Für die Geburtsvorbereitung wurden aus dieser Methode Übungen abgeleitet, die der Lockerung im Beckenbereich dienen und dadurch zur Schmerzlinderung führen.
- **Eutonie nach Gerda Alexander** (1908–1994, Rhythmikpädagogin und -therapeutin, Berlin): Die Eutonie wird als westlicher Weg zur Körper- und Geisteinheit des Menschen verstanden. Es werden harmonische Körperspannungen erarbeitet, die zu Wohlbefinden und Leistungsfähigkeit beitragen.
- **Körperarbeit nach Moshé Feldenkrais** (1904–1984, Russland, Tel Aviv, Physiker, Forschungen in Neuro- und Verhaltensphysiologie): Er entwickelte die Methoden „Bewusstheit durch Bewegung" und „Funktionale Integration", bei denen es darum geht, geschädigte, gestörte und gehemmte Menschen durch längst vergessene Reaktionen wieder zu aktivieren, um ihre Bewegungsabläufe neu koordinieren zu können.

Einflüsse der Selbsthilfebewegungen

In den 1980er Jahren entwickelten sich international unterschiedliche Selbsthilfebewegungen. Mit der Gründung der **Gesellschaft für Geburtsvorbereitung (GfG)** gab es in Deutschland einen Zusammenschluss von Schwangeren, Eltern und Fachleuten. Die GfG entwickelte ein Ausbildungskonzept für Geburtsvorbereiterinnen.

Einflüsse der fernöstlichen Gesundheitsförderung

Die Menschen der westlichen Industrienationen wenden immer häufiger fernöstliche Entspannungs- und Gesundheitserziehungsmethoden an. Aus den Lehren der Meditation, Tai-Chi, Qi-Gong und Yoga entwickelte sich das **Schwangeren-Yoga**, das bei schwangeren Frauen eine zunehmende Akzeptanz findet.

18 Geburtsvorbereitung

Einflüsse der Hirnforschung und der Körpertherapie

- Wir verfügen heute über ein differenziertes Wissen über die wechselseitige Beeinflussung von Körper und Psyche. Der Körperpsychotherapeut Wilhelm Reich (1897–1957) und der Neurobiologe Gerald Hüter u. a. belegen, dass traumatische Erfahrungen und Erlebnisse körperliche Symptome hervorrufen. Die Betroffenen können dabei unterstützt werden, ihre Ressourcen zur Lebensbewältigung zu nutzen. In der Geburtsvorbereitung wird Frauen und Paaren mit großen Ängsten verstärkt Aufmerksamkeit gewidmet. Der wertschätzende, empathische Umgang mit den Kursteilnehmerinnen gehört zur Kernkompetenz einer Kursleiterin (s. Kap. 3).

18.2 Ziele eines Geburtsvorbereitungskurses

Seit 2008 gibt es ein umfangreiches Fachbuch zum Thema Geburtsvorbereitung (DHV, Geburtsvorbereitung, Kurskonzepte zum Kombinieren). Hierin stellen 11 erfahrene Hebammen ihre Kurskonzepte vor. Diese Konzepte zeigen, wie in den letzten 30 Jahren die Methoden in der Geburtsvorbereitung reflektiert, vertieft und unterschiedlich entwickelt wurden.

Allgemeine Ziele in den Kursen zur Vorbereitung auf die Geburt und das Leben als Familie sind:
- werdenden Eltern die Chance zu geben, sich umfassend zu informieren.
- werdenden Eltern Wahlmöglichkeiten für ihre Geburt aufzuzeigen und in Entscheidungsprozessen zu unterstützen.
- das Selbstvertrauen der Frau zu stärken und ihre Sensibilität für die Bedürfnisse des Körpers zu fördern.
- Ressourcen zur Bewältigung von körperlichen und emotionalen Grenzerfahrungen zu fördern
- die Paare für einander zu sensibilisieren, damit sie ihre Bedürfnisse aussprechen und umsetzen können
- werdende Eltern zu bestärken, über die Krisen in den grundlegenden Veränderungsprozessen der Familienbildung zu sprechen und sie zu ermutigen, sich Unterstützung zu holen.
- Förderung eines Familiennetzwerkes, das die junge Familie in den ersten Monaten und Jahren der Familienbildung unterstützt und begleitet (Mutter-Kind-Gruppen, Väter-Gruppen).

18.3 Aufgaben der Kursleiterin

- Die Aufgabe der Kursleiterin ist es, der Gruppe **klare Rahmenbedingungen** zu geben: Räumlichkeiten erklären (WC), bequemes Sitzen ermöglichen, lockere Kleidung, eigene Wolldecke und ggf. etwas zu trinken anbieten.
- Zur Orientierung für alle Kursteilnehmerinnen sind die Kursdaten veröffentlicht, der Ablauf eines Kursabends wird kurz erklärt.
- Die Kursleiterin teilt der Gruppe ihre **Zielsetzung** und ihre **Themenschwerpunkte** mit.
- Zu Beginn eines Kurses wird die Möglichkeit gegeben, dass sich die Kursteilnehmerinnen gegenseitig **kennen lernen**. In kleinen Gruppen zu zweit oder zu dritt können sich die Frauen über ihre Gemeinsamkeiten und unterschiedlichen Erfahrungen und Interessen austauschen. Je größer die gemeinsamen Interessen und Zielsetzungen in einer Gruppe sind, desto stärker wächst der Zusammenhalt in einer Gruppe.
- Die **persönlichen Interessen und Fragestellungen** lassen sich mit verschiedenen Moderationstechniken abfragen und für die ganze Gruppe visualisieren.
- Die Leitung hat die Verantwortung für den **Umgang mit schwierigen Themen** und muss einschätzen, ob sie im Kurs besprochen werden können. Gefühle dürfen Raum haben, die einzelne Teilnehmerin wird dabei von der Leitung geschützt (z. B. können zusätzliche Gesprächstermine angeboten werden).
- Gut ausgebildete Kursleiterinnen können die großen Chancen der Gesundheitsförderung von Frauen und ihren Kindern nutzen. Hierzu sind entsprechende **Weiter- und Fortbildungen** wichtig.

> **M** Die Kursleiterin sollte eigene Erfahrungen mit der Körperarbeit sammeln. Nur Übungen, die am eigenen Körper erfahren und erlebt werden, können weitergegeben und richtig angeleitet werden.

Praktische Tipps

- Das Einhalten von verabredeten Zeiten fördert die Aufmerksamkeit in einer Gruppe.
- Auch wenn Gespräche zugelassen werden, sollte die Kursleiterin immer wieder im Interesse aller zum roten Faden/zum Thema der Kurseinheit zurückkommen.

- Die Kursabende sind durch einen ausgewogenen Wechsel zwischen Information, Bewegung, Entspannung, Aktivitäten der Gruppe, Reden lassen, Sehen und Anfassen geprägt.
- Das Lernen erfolgt auf unterschiedlichen Ebenen: Sehen, Hören, Fühlen. Dabei kann man auf vorhandenen Informationen aufbauen. „So wenig wie möglich, so viel wie nötig!"
- Ein Feedback der Teilnehmerinnen unterstützt die vertrauensvolle Atmosphäre in der Gruppe und trägt dazu bei, dass sich die Beteiligten besser verstehen.

Gruppendynamik

Störende Einflüsse auf eine Gruppe sind z. B.:
- Absprachen werden nicht eingehalten
- Teilnehmerinnen kommen nur unregelmäßig zum Kurs
- Die Kursleiterin behält nicht den „roten Faden"
- Extreme Geburtsberichte, die große Betroffenheit auslösen!
- Wechselnde Kursleitungen machen Gruppen anfälliger für Störungen

Weitere gruppendynamische Aspekte
- Menschen kommen mit ihrer unterschiedlichen Lebenserfahrung.
- Menschen sind Individuen.
- Es ist normal, dass es schweigende und viel redende Teilnehmerinnen gibt.
- Es fällt vielen Menschen nicht leicht, in einer Gruppe über Empfindungen zu sprechen.
- Mehrgebärende erzählen oft gerne und viel über ihre Erfahrungen, oftmals müssen sie auch gestoppt werden, da die Erstgebärenden sich sonst übergangen fühlen.
- Eine Atmosphäre von Wertschätzung und Achtsamkeit für die unterschiedlichen Menschen fördert ein positives Gruppengefühl. Oftmals bilden sich aus diesen Gruppen Freundschaften und Kontakte, die eine wichtige Begleitung in der Familienphase darstellen.

18.4 Organisation und Ausstattung

Raumsuche

Geeignete Räume gibt es in der Klinik (z. B. krankengymnastische Abteilung), in Arztpraxen (z. B. ausgeräumtes Wartezimmer), in Schulen, Gemeinderäumen, Volkshochschulen, Familienbildungsstätten oder bei Krankenkassen. Ideal sind private Räume. Der Raum sollte ca. 25–60 qm groß (pro Person mindestens 2 qm) und gut heizbar sein.

Raumausstattung

Wichtig ist ein pflegeleichter Fußbodenbelag (Teppich, Kork, Holz), als Unterlage eignen sich Yogamatten, Gymnastikmatten oder preisgünstige Isoliermatten. Dicke Kissen, Lagerungskissen mit abwaschbaren Bezügen müssen vorhanden sein oder von den Teilnehmerinnen mitgebracht werden.

Der Raum sollte eine angenehme Beleuchtung, ausreichend Frischluftzufuhr und Zugang zu einer Toilette haben. Tee oder Kaffee sollte man zubereiten können. Zur ansprechenden Raumgestaltung tragen Bilder, Pflanzen und evtl. Duftlampen bei.

Arbeitsmaterialien

- Beckenmodell und Puppe
- Bilder über den Geburtsablauf (z. B. Geburtsatlas)
- ausreichend Schreib- und Malstifte
- Tennisbälle, Igelbälle oder kleine Kissen gefüllt mit Kirschkernen, Eicheln oder Kastanien (für die Massage)
- Pezzibälle, Overbälle, Holzhocker,
- Flipchart, Metaplanwand, Moderationskarten, Filzstifte
- Bildmaterial, Postkarten

Möglichkeiten, auf den Kurs aufmerksam zu machen

- **Professionell gestaltete Flyer, Handzettel oder Postkarten** mit allen wichtigen Daten und Informationen (Adresse, Telefonnummer, kurze Kursinhalte) können in Kliniken, Arztpraxen, Krankenkassen und Gesundheitsämtern ausgelegt werden.
- Persönliche **Vorstellungsgespräche** bei Frauenärzten verbessern außerdem die Zusammenarbeit.
- Die beste Werbung ist **Mundpropaganda**, jede zufriedene Frau empfiehlt den Kurs weiter.

Kurszusammensetzung

Klar begrenzte Frauenkurse mit max. 10–12 Teilnehmerinnen, Paarkurse mit max. 6–8 Personen oder eine Einzelvorbereitung auf ärztliche Anweisung (z. B. im Haus der Schwangeren) sind möglich. Statt einem reinen Paar- oder Frauenkurs kann auch eine Mischform angeboten werden, z. B. 4 Abende mit Frauen und 4 Abende mit Partner.

18 Geburtsvorbereitung

Die Kursstunden sollten auf 1,5 oder 2 Stunden wöchentlich verteilt sein und hintereinander stattfinden. In offenen Gruppen entsteht wenig Zusammenhalt, solche Kurse können vorwiegend Informationen weitergeben und Schwangerschaftsgymnastik anbieten.

Kursgebühr

> **M** Jede Frau hat Anspruch auf 14 Stunden Geburtsvorbereitung.

Die Kursgebühr ist in der Hebammengebührenordnung festgesetzt und wird von den gesetzlichen Krankenkassen bezahlt. Die Hebamme rechnet ihre Leistungen direkt mit den Krankenkassen ab. Zusätzliche Kursstunden kann die Hebamme anbieten und privat abrechnen. Bei privat versicherten Frauen richtet sich der Gebührenanspruch direkt an die Frau. Hier empfiehlt es sich, vor Kursbeginn einen Behandlungsvertrag abzuschließen.

Anmeldung

In telefonischen oder persönlichen **Vorgesprächen** informieren sich die Frauen über Kursinhalte und Umfang. Zusätzlich kann bei der Anmeldung ein Informationsblatt verteilt werden. Vor Kursbeginn sollten klare Vereinbarungen mit den Frauen/Partnern getroffen werden, z. B. über Kursdauer, vorzeitiges Ausscheiden (Krankenkassen müssen nur erbrachte Leistungen bezahlen).

Eine Möglichkeit der **verbindlichen Anmeldung** ist es, den Frauen eine Anmeldekarte zu schicken, die sie ausgefüllt bis zu einem bestimmten Datum wieder zurückschicken müssen. Folgende Angaben sind für die Hebamme wichtig: Name, Adresse, Geburtsdatum, Entbindungstermin, Parität, Krankenkasse, evtl. Beruf, Arbeitgeber und behandelnder Arzt. Vor Kursbeginn sollten vorliegende Schwangerschaftsrisiken und Erkrankungen erfragt werden.

> **M** Bei Paarkursen sollte die Kursgebühr des Partners im Voraus abgerechnet werden, dies schafft Verbindlichkeit.

18.5 Inhalte eines Geburtsvorbereitungskurses

Information

- Aufklärung über den normalen Geburtsvorgang
- die Bedeutung von Bewegung, Aufrichtung, Schwerkraft und der Atmung im Geburtsverlauf
- Verständnis der Bedeutung einer ungestörten Geburtsatmosphäre (Odent/Privacy-Phänomen)
- Vorbeugung von Geburtsverletzungen (Dammmassage), Erklärung von Dammschnitt und Rissverletzungen
- Möglichkeiten der Schmerzerleichterung, Vor- und Nachteile verschiedener Methoden
- Abläufe von Maßnahmen in der Klinik (Einleitung, Medikamente, Verweilkanüle)
- Schwangerschaftsveränderungen, Befinden, Stillen, Umgang mit dem Kind
- Informationen zum Ablauf einer Geburt per Sectio, Vakuumextraktion und Forzeps

Körperarbeit

- Ertasten und Wahrnehmen der Beckenknochen
- Erspüren des Geburtsweges
- Wahrnehmen der Beckenbodenmuskulatur
- Erlernen von Bewegungsabläufen, die die Wirbelsäule entlasten
- Erlernen von Maßnahmen zur Geburtserleichterung, z. B. Beckenkreisen, Gebärhaltungen, Partnermassage.

Die Kursleiterin sollte nie zu einer Teilnehmerin sagen: „Das ist falsch"; viele Frauen brauchen Zeit, um Zugang zu ihrem Körper zu finden. Die Frau/das Paar braucht auch keine Übung zu machen, die als unangenehm empfunden wird. Die persönlichen Grenzen am Körper werden respektiert.

Beispiele: Das Ziffernblatt (Feldenkrais)

- Die Frau liegt auf dem Rücken mit angestellten Beinen, die Beine stehen hüftbreit auseinander; Frauen, die nicht mehr auf dem Rücken liegen möchten, können an der Wand stehen, mit leicht gebeugten Knien und einem hüftbreiten Beinabstand.
- Unter die Kreuzbeinwirbelsäule kann ein angewärmtes Kirschkernsäckchen gelegt werden. Mit der Vorstellung, das Kirschkernsäckchen sei das Ziffernblatt einer großen Uhr, werden die jeweiligen Uhrzeiten in die Unterlage gedrückt: 12 Uhr am oberen Kreuzbeinrand, 6 Uhr am

Steißbein, 3 Uhr und 9 Uhr jeweils unter den Iliosakralgelenken. So entsteht eine Kreisbewegung am Becken (Abb. 18-1).
- **Ziel der Übung:** Mobilisation des Beckens, Wahrnehmung der Beweglichkeit des Beckens, Erspüren des Geburtsweges.

Beispiel: Eutonie-Übung

- Hier werden keine „Vorgaben" gemacht, sondern die Frau wird aufgefordert, mit unterschiedlichem Druck von den Füßen aus eine Beweglichkeit in der Lendenwirbelsäule, am Kreuzbein und an den Iliosakralgelenken zu erfahren.

Ziel der Übung: Die Frau spürt den Zusammenhang zwischen dem Druck der Füße in den Boden und der Beweglichkeit bzw. Aufrichtung des Beckens.

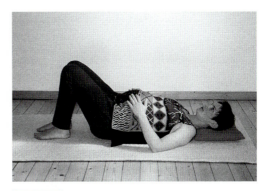

Abb. 18-1 Ausgangsstellung für die Ziffernblattübung (Feldenkrais).

Diese Beckenkreisbewegungen werden in **allen Körperhaltungen** immer wieder geübt:
- Im Stehen – hier sind Elemente aus dem Bauchtanz enthalten
- Im Vierfüßlerstand
- In der Knie-Ellenbogen-Lage, zur Entlastung des Rückens und Bauches
- In der Seitenlage, mit angewinkelten Beinen, als seitliche Beckenkippbewegung.

Diese Bewegungen sind auch eine gute Unterstützung, um im Atemfluss zu bleiben:

 „Schmerz in Bewegung umzusetzen" ist eine hilfreiche Formel zur Schmerzerleichterung.

Atemarbeit

Die **Wahrnehmung der Atemräume** ist ein weiterer wichtiger Aspekt der Geburtsvorbereitung. Nicht über den Atem zu sprechen, sondern ihn in der achtsamen Wahrnehmung zu spüren, ist ein unterstützendes Heranführen an die Erfahrung mit dem Atem. Die Frau macht an ihrem Körper die Entdeckung, dass der Atem ohne ihr willentliches Zutun fließt, sie experimentiert mit unterschiedlichen Ausatemrhythmen in unterschiedlichen Körperhaltungen.

Atemwahrnehmungsübung

Die Atemwahrnehmungsübung wird von den Frauen allein durchgeführt, sie ist auch als Paarübung gut geeignet:
- In einer bequemen aufrechten Sitzhaltung (sitzen auf den Sitzbeinhöckern) liegt eine lockere flache Hand auf dem Brustkorb und spürt in den Brustkorb hinein, oft schon nach kurzer Zeit wird die Atembewegung gefühlt.
- Dann legt sich die Hand nach einigen Minuten auf den Oberbauch, auch hier wird nach einiger Zeit die Atembewegung wahrgenommen.
- Schließlich legt sich die Hand auf den Unterbauch. Auch wenn zunächst oft eher die Kindsbewegungen gespürt werden, wird auch hier die Atembewegung an den Bauchdecken erfühlt.
- Die Frau/das Paar macht die Erfahrung, dass Atem immer dort zu fühlen ist, wo die Hand liegt und damit die momentane Aufmerksamkeit am Körper ist (Abb. 18-2 und Abb. 18-3). **Motto:** „Mit der Aufmerksamkeit dort sein, wo etwas geschieht, den Atem dort hin fließen lassen, wo etwas geschieht."

Ausatmen üben

Die Frauen erspüren den Zusammenhang zwischen der Anspannung in der Mundhöhle und der Anspannung des Beckenbodens. Mit unterschiedlichen Tönen und Vokalen machen sie die Erfahrung von **öffnendem Ausatmen**. Beispiele:
- das Ausatmen mit einem getönten „A" öffnet den Beckenboden
- das Ausatmen mit tiefen Tönen unterstützt das Loslassen im Becken
- Tönen bzw. Singen erleichtert es, in den Atemrhythmus zu finden und verhindert die Hyperventilation (F. Leboyer).

Hilfreich kann es auch sein, die Atmung mithilfe des „Atemschiffchens" nach G. Schümann zu visualisieren (Abb. 18-4).

18 Geburtsvorbereitung

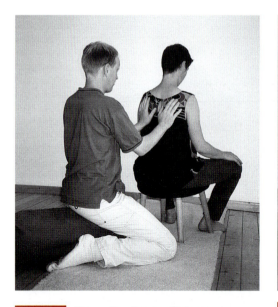

Abb. 18-2 Atemwahrnehmungsübungen:
Die Frau sitzt auf dem Hocker oder Pezziball, der Mann sitzt hinter ihr. Er legt beide Hände rechts und links der Wirbelsäule sanft auf und die Frau wird aufgefordert, zu den Händen des Partners hin zu atmen. Der Partner gibt an, ob er die Atembewegungen spürt.

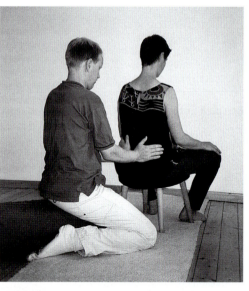

Abb. 18-3 Langsam wandern die Hände des Partners bis hinab zum Kreuzbein.

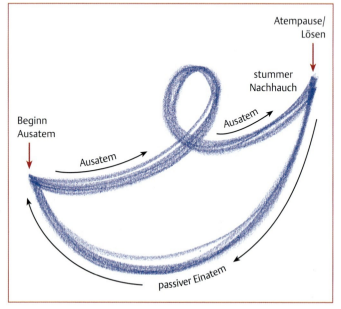

Abb. 18-4 Atemschiffchen.

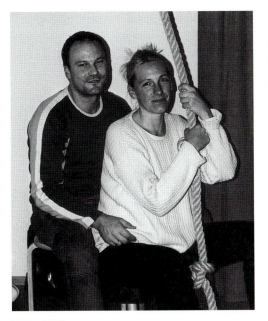

Abb. 18-5 Partnerübung Gebärpositionen: Die Frau sitzt auf dem Gebärhocker und hält sich am Seil fest, der Partner sitzt auf einem Hocker hinter ihr und gibt ihr Halt.

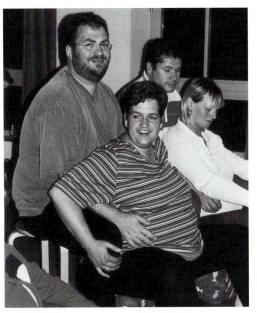

Abb. 18-6 Partnerübung Gebärpositionen: Die Frauen sitzen auf dem Ball, die Männer dahinter auf einem Hocker und stützen ihre Partnerin.

Gebärhaltungen

Ein zentrales Thema in der Arbeit mit Paaren ist das Üben der unterschiedlichen Gebärpositionen, das aktive Halten und Hängen in den verschiedenen Phasen der Geburt (s. S. 307 ff, 321 ff), (Abb. 18-5 und Abb. 18-6). Diese Haltungen müssen im praktisch erlebten Unterricht **oder in Fortbildungen** erfahren werden, um sie richtig umsetzen zu können. Gute Grundlagen dafür sind ein fundiertes Wissen über die Anatomie und Physiologie des Geburtsvorganges und über die „Logik der Gebärhaltungen" (H. Fischer, A. Heller, E. Göbel).

Auseinandersetzung mit Unsicherheiten und Ängsten

Ängste vor der Geburt, dem Schmerz, der Mutter- oder Vaterrolle, einem behinderten Kind oder dem plötzlichen Kindstod bewegen fast alle werdenden Eltern. In einer **geschützten Gruppenatmosphäre** fällt es den Kursteilnehmerinnen leichter, über ihre Gefühle zu sprechen. Frauen und Paare, die voneinander erfahren, dass sie ähnliche Empfindungen haben, sind oft schon durch die Gespräche mit Gleichgesinnten erleichtert und fühlen sich besser verstanden.

Während eines Kurses hat die Frau/das Paar die Chance, sich selbst besser kennenzulernen und zu erfahren, was ihnen möglicherweise in der Geburtsarbeit guttut. Diese aktive Vorbereitung stärkt das Selbstvertrauen in die eigene Gebärfähigkeit.

Entstehen im Kurs Gespräche über Gefühle wie **Angst oder Trauer**, ist es die Rolle der Kursleiterin, die einzelnen Teilnehmerinnen zu schützen und Übergriffe auf die Intimsphäre zu verhindern. Am Ende solcher Gespräche ist eine Abschlussrunde besonders wichtig, da hier noch einmal deutlich werden kann, ob eine Frau eine persönliche Beratung braucht. Die Hebamme kann einer Frau mit großen Problemen einen persönlichen Gesprächstermin anbieten.

Gelingt es, in einem Geburtsvorbereitungskurs eine **entspannte, vertrauensvolle Atmosphäre** zu schaffen, ist dies eine gute Voraussetzung dafür, dass die Frauen auch nach der Geburt in Kontakt miteinander bleiben. Diese Mutter/Eltern-Kind-Gruppen können sich zu einem wichtigen sozialen Netzwerk zur Unterstützung junger Familien entwickeln.

Literatur zu Kapitel 18 s. S. 264

19 Risikoabschätzungen und Risikokataloge

Silvia Höfer

Epidemiologische Untersuchungen in der Perinatalmedizin ermitteln Beziehungen zwischen Morbidität bzw. Mortalität in der Schwangerschaft und den Informationen aus der Anamnese der Schwangeren. Mit unterschiedlicher Deutlichkeit (Signifikanz) können so einzelne oder miteinander verbundene Faktoren ermittelt werden, die eine **erhöhte Wahrscheinlichkeit für Komplikationen** bei der Austragung einer Schwangerschaft beschreiben. Diese Untersuchungen bedürfen jedoch einer genauen Betrachtung und kritischen Auswertung, da sie schnell Scheinkorrelationen beschreiben können. So sind z. B. in den USA Schwangerschaften farbiger Frauen, insbesondere afrikanischer Abstammung, statistisch betrachtet mit einem erhöhten Schwangerschaftsrisiko verbunden. Der dominierende Faktor ist hier jedoch offensichtlich nicht die Hautfarbe, sondern der soziale Status.

Risikofaktoren sind auch abhängig von der **sozialen oder politischen Akzeptanz eines Risikos**, also der Wahrscheinlichkeit (Häufigkeit) des Eintretens der Ursache-Wirkung-Beziehung in den Schwangerschaften einer Region. Da die Festlegung von Risikokatalogen größere Ausgaben in der medizinischen Betreuung nach sich zieht, steht sie auch in Beziehung zu gesundheitspolitischen Zielsetzungen. Dies wird anhand der unterschiedlichen Zahl der Faktoren in den Risikokatalogen deutlich. Während die Weltgesundheitsorganisation mit 9 Faktoren auskommt, wurde 1986 im neuen deutschen Mutterpass die Zahl der zu berücksichtigen Risikofaktoren von 12 auf 52 erhöht. Eine in der Universität Osnabrück durchgeführte Untersuchung schloss daraus, dass damit prognostisch weniger bedeutsame Risikofaktoren nach einer kontinuierlicheren ärztlichen Betreuung verlangen. Dies führte zu einer höheren Anzahl an Vorsorgeuntersuchungen und damit zum Anstieg der Kosten, ohne nachweislich eine Effektivitätsverbesserung zu erzielen. Die WHO weist darauf hin, dass die nicht auftretenden Komplikationen bei den vielen Schwangeren, die als Risikofall eingestuft wurden, langfristig die Verlässlichkeit der medizinischen Berufe infrage stellt und das Bewusstsein für Gefahren in der normalen Schwangerschaft verblassen lässt.

> **M** Die Schwangerenvorsorge der Hebamme soll in Abgrenzung zur Risikovorsorge eine **Primärversorgung** darstellen, die durch individuelle Zuwendung und Informationsvermittlung die Schwangere optimal begleitet und auf die Geburt und die Zeit danach vorbereitet.

Diese Art der Vorsorge sollte ermöglichen, dass die wenigen Frauen mit **regelwidrigen Schwangerschaftsverläufen** Zugang zu den medizinisch-technischen Möglichkeiten erhalten. Damit nähme die Hebamme eine Lotsenfunktion ein, die einer Überversorgung normaler Schwangerer entgegenwirkt und „Hochrisiko-Frauen" einer angemessenen Behandlung zuführt.

Die „**Risikoschwangerschaft**" wurde aber zum Normalfall: 1999 galten 74 % aller Schwangerschaften in Niedersachsen als Risikoschwangerschaften. Diese **Pathologisierung der Schwangerschaft**, wie sie seit 1986 in Deutschland zu beobachten ist, stellt eine Fehlentwicklung dar. Werden drei Viertel aller Schwangerschaften zu Risikoschwangerschaften erklärt, müssen Ärzte bei fast allen Schwangeren Untersuchungen durchführen. Auch berufsständische Interessen können daher in die Auflistung von Risikofaktoren einfließen.

Tab. 19-1 zeigt die Beziehung zwischen dem Alter von Schwangeren und der Häufigkeit, mit der bei einer Untersuchung in der 15. SSW bei dem Ungeborenen ein Down-Syndrom festgestellt wird (verschiedene Studien) und macht die Relativität der Grenzsetzung für Risikofaktoren deutlich:

Je nach Risikoverständnis kann hieraus der Risikofaktor „Alter der Schwangeren" auf 30, 35 oder 40 Jahre gelegt werden.

Tabelle 19-1 Darstellung der prozentualen Häufigkeit des Auftretens eines Down-Syndroms bei Frauen verschiedener Altersklassen.

bis ca. 30 Jahre	35–37 Jahre	38–40 Jahre	41–44 Jahre	über 44 Jahre
0,1–0,2 %	1,4–1,6 %	1,8–2,0 %	4,7–5,0 %	8,5–9,1 %

Die **Kosten eines ineffizienten Risikomanagements** können erheblich sein. Für Schwangere und deren Familien schließt dies die psychologische Belastung der Einstufung als „Risiko-Patientin", den erheblichen Zeitaufwand oft überzogener Diagnostik und den sich in späteren Versicherungskosten niederschlagenden erhöhten medizinischen Aufwand ein. Aus medizinisch-epidemiologischer Sicht besteht die Gefahr, dass verfehlte, nicht ausreichend qualifizierte bzw. ausgelassene Diagnostik Gefahren übersieht.

Hebammen sollten sich daher in der praktischen Arbeit vor Ort weniger an diesen Risikokatalogen als an der Tatsache orientieren, dass Komplikationen jederzeit auftreten können und ihre gute fachlich-kompetente Einschätzung essenziell ist. Neben medizinischen Aspekten sollten auch **psychologische Warn-Indikatoren** beachtet werden (z. B. Schwangerschaft wird als besonders belastend empfunden, Wunsch der Schwangeren nach einer erhöhten Zahl von Vorsorgeterminen, Eindrücke beim Hausbesuch legen eine geringe persönliche Verantwortlichkeit nahe).

19.1 Risikokatalog der Mutterschafts-Richtlinien

M Risikoschwangerschaften sind nach den Mutterschafts-Richtlinien Schwangerschaften, bei denen aufgrund der Vorgeschichte oder der erhobenen Befunde mit einem erhöhten Risiko für Leben und Gesundheit von Mutter und Kind zu rechnen ist.

Der Risikokatalog der Mutterschafts-Richtlinien enthält 8 Risiken (Teil I) und 9 Komplikationen (Teil II).

I. Risiken nach Anamnese
a) Schwere Allgemeinerkrankungen der Mutter (z. B. an Niere und Leber oder erhebliche Adipositas)
b) Zustand nach Sterilitätsbehandlung, wiederholten Aborten oder Frühgeburten
c) Totgeborenes oder geschädigtes Kind
d) Vorausgegangene Entbindungen von Kindern über 4000 g Gewicht, hypotrophen Kindern (small for date), Mehrlingen
e) Zustand nach Uterusoperationen (z. B. Sectio, Myom, Fehlbildung)
f) Komplikationen bei vorangegangenen Entbindungen (z. B. Placenta praevia, vorzeitige Lösung der Plazenta, Rissverletzungen, Atonie oder sonstige Nachgeburtsblutungen, Gerinnungsstörungen, Krämpfe, Thromboembolie)
g) Erstgebärende unter 18 Jahren oder über 35 Jahren
h) Mehrgebärende über 40 Jahre, Vielgebärende mit mehr als vier Kindern (Gefahren: genetische Defekte, sog. Plazentainsuffizienz, geburtsmechanische Komplikationen)

II. Risiken nach Befund (jetzige Schwangerschaft)
a) Präeklampsie (d. h. Blutdruck 140/90 oder mehr, Eiweißausscheidung 1‰ bzw. 1 g/24 Std. oder mehr, Ödeme oder Gewichtszunahme von mehr als 500 g je Woche im letzten Trimenon); Pyelonephritis (Keimzahlen über 100 000 im Mittelstrahlurin)
b) Anämie unter 10 g/100 ml (g%)
c) Diabetes mellitus
d) Uterine Blutung
e) Blutgruppen-Inkompatibilität (Früherkennung und Prophylaxe des Morbus haemolyticus fetalis bzw. neonatorum)
f) Diskrepanz zwischen Uterus- bzw. Kindsgröße und Schwangerschaftsdauer (z. B. fraglicher Geburtstermin, retardiertes Wachstum, makrosomes Kind, Gemini, Molenbildung, Hydramnion, Myom)
g) Drohende Frühgeburt (vorzeitige Wehen, Zervixinsuffizienz)
h) Mehrlinge; pathologische Kindslagen
i) Überschreitung des Geburtstermins bzw. Unklarheit über den Termin

19.2 Risikokatalog des Mutterpasses

A. Anamnese und allgemeine Befunde/Erste Vorsorge-Untersuchung
1. Familiäre Belastung (z. B. Diabetes, Hypertonie, Fehlbildungen, genetische Krankheiten, psychische Krankheiten)
2. Frühere eigene schwere Erkrankungen (z. B. Herz, Lunge, Leber. Nieren, ZNS, Psyche)
3. Blutungs-/Thromboseneigung
4. Allergie, z. B. gegen Medikamente
5. Frühere Bluttransfusionen
6. Besondere psychische Belastung (z. B. familiäre oder berufliche)
7. Besondere soziale Belastung (Integrationsprobleme, wirtschaftliche Probleme)
8. Rhesus-Inkompatibilität (bei vorangegangenen Schwangerschaften)
9. Diabetes mellitus
10. Adipositas
11. Kleinwuchs
12. Skelettanomalien
13. Schwangere unter 18 Jahren
14. Schwangere über 35 Jahren
15. Vielgebärende (mehr als 4 Kinder)
16. Zustand nach Sterilitätsbehandlung
17. Zustand nach Frühgeburt (vor Ende der 37. SSW)
18. Zustand nach Mangelgeburt
19. Zustand nach 2 oder mehr Fehlgeburten/Abbrüchen
20. Totes/geschädigtes Kind in der Anamnese
21. Komplikationen bei vorangegangenen Entbindungen
22. Komplikationen post partum
23. Zustand nach Sectio
24. Zustand nach anderen Operationen
25. Rasche Schwangerschaftsfolge (weniger als 1 Jahr)
26. Andere Besonderheiten

B. Besondere Befunde im Schwangerschaftsverlauf
1. Behandlungsbedürftige Allgemeinerkrankungen
2. Dauermedikation
3. Abusus
4. Besondere psychische Belastung
5. Besondere soziale Belastung
6. Blutungen vor der 28. SSW
7. Blutungen nach der 28. SSW
8. Placenta praevia
9. Mehrlingsschwangerschaft
10. Hydramnion
11. Oligohydramnie
12. Terminunklarheit
13. Plazenta-Insuffizienz
14. Isthmozervikale Insuffizienz
15. Vorzeitige Wehentätigkeit
16. Anämie
17. Harnwegsinfektion
18. Indirekter Coombstest positiv
19. Risiko aus anderen serologischen Befunden
20. Hypertonie (Blutdruck über 140/90)
21. Eiweißausscheidung 1 % (entsprechend 1000 mg/l) oder mehr
22. Mittelgradige – schwere Ödeme
23. Hypotonie
24. Gestationsdiabetes
25. Einstellungsanomalie
26. Andere Besonderheiten, ggf. welche

19.3 Risikokatalog der Weltgesundheitsorganisation (WHO)

Nach Schätzungen der Weltgesundheitsorganisation WHO erfahren 40 % aller Schwangeren Komplikationen in der Schwangerschaft. Aber nur 15 % dieser Frauen brauchen ärztliche Hilfe, um Gefahren für Mutter und Kind abzuwehren; diese Situationen seien jedoch oft plötzlich und unerwartet. Daher versuchen die Experten der WHO den Risikokatalog klein zu halten, aber die kontinuierliche Betreuung breit anzulegen. Die WHO macht besonders darauf aufmerksam, dass viele Risikoschwangere keine Komplikationen, jedoch viele Frauen ohne Risiko Komplikationen entwickeln. Der **praktische Vorhersagewert des Risikobewertungsansatzes** sei daher gering. Die Organisation steht ihrem Risikokatalog daher selbst kritisch gegenüber. Die Grundannahme, so schrieben WHO-Experten 1998, dass ein individuelles Risiko festgelegt werden könne und Schwangere in Hoch-Risiko und Niedrig-Risiko eingeteilt werden könnten, sei fragwürdig.

Kriterien für die Aufteilung in zwei Gruppen (nach WHO)

1. **Physiologische Schwangerschaft und normale Geburt (Niedrig-Risiko)**
- 37–42 vollendete Schwangerschaftswochen
- spontaner Wehenbeginn
- Mutter 18–39 Jahre
- Einling
- Kind 2500–3999 g
- Hinterhauptslage
- keine frühere Sectio
- keine Gestose
- Plazentasitz normal

2. **Risikoschwangerschaft, pathologische Geburt (Hoch-Risiko)**
- Frühgeburt oder Übertragung
- Einleitung
- Mutter < 18 J. oder > 39 J.
- Mehrlinge
- Kind < 2500 g oder > 4000 g
- regelwidrige Kindslage
- Sectio bei früherer Geburt
- Gestose
- Placenta praevia

Literatur zu Kapitel 19 s. S. 264

20 Überwachungsmethoden und Pränataldiagnostik

Silvia Höfer

20.1 Ultraschall-Screening

Das Ultraschall-Screening gehört seit rund 20 Jahren zu den Routineuntersuchungen im Rahmen der ärztlichen Schwangerenvorsorge in Deutschland und ist in den meisten europäischen Ländern, wenn auch nicht im gleichen Umfang, Bestandteil der Vorsorge.

Jedoch wird u. a. in Dänemark und den Niederlanden auf diese Routinemaßnahme verzichtet. In Deutschland sind gemäß den Mutterschafts-Richtlinien drei Untersuchungen vorgesehen.
Die Möglichkeiten, Grenzen und Erfahrungen einer Routineuntersuchung werden weiterhin kontrovers diskutiert (Höfer 2008). Im Rahmen der Schwangerenvorsorge muss die Hebamme über die Chancen, Folgen und Risiken der Untersuchung aufklären.

Untersuchungsziele

Die Untersuchungsziele werden in den Mutterschaftsrichtlinien (2010) und in den AWMF-Leitlinien „Ultraschalldiagnostik im Rahmen der Schwangerenvorsorge" (2008) ausführlich beschrieben. Kurz gefasst haben die Untersuchungen folgende Ziele:

Die **erste Untersuchung** zum Ultraschall-Screening in der **9. – 12. SSW**:
- Ermittlung der intrauterinen Schwangerschaft,
- Erkennen von Mehrlingsschwangerschaften,
- Erkennen von Hinweisen auf Entwicklungsstörungen,
- Beurteilung der kindlichen Entwicklung (Biometrie).

Die **zweite Untersuchung** zum Ultraschall-Screening in der **19. – 22. SSW**:
- Erkennen von Fehlbildungen oder Entwicklungsstörungen,
- Beurteilung von Sitz und Struktur der Plazenta,
- Beurteilung der kindlichen Entwicklung (Biometrie).

Die **dritte Untersuchung** zum Ultraschall-Screening in der **29. – 32. SSW**:
- Beurteilung von Sitz und Struktur der Plazenta,
- Beurteilung der kindlichen Entwicklung (Biometrie).

In der Praxis wird von Eltern frühzeitig ein Ultraschallbild ihres Kindes erwartet. Dies fördert möglicherweise die Auseinandersetzung mit der Schwangerschaft und kann zur Beruhigung der Eltern beitragen. Aus **psychosomatischer Sicht** wird jedoch darauf hingewiesen, dass die Gefahr besteht, dass Schwangere eigene Kompetenzen und Wahrnehmungen vernachlässigen und neue Risiken geschaffen werden. Der Routineeinsatz des Ultraschalls führt zu einer Pathologisierung der Schwangerschaft. Die ärztliche Schwangerenvorsorge wird so von Ängsten vor einem fehlgebildeten Kind getragen. Die Routineuntersuchung fördert ein Sicherheitsgefühl der Eltern, das bisher durch Studien nicht sicher nachgewiesen wurde.

Die **Zahl der Ultraschall-Untersuchungen** hat in den letzten beiden Jahrzehnten nicht nur in Deutschland erheblich zugenommen. Der Sinn eines routinemäßigen Ultraschall-Screenings wird jedoch im internationalen medizinisch-wissenschaftlichen Bereich kritisch bis ablehnend diskutiert. Die Zunahme in Deutschland beruht vor allem auf den Vorgaben der Mutterschafts-Richtlinien, der ärztlichen Gebührenordnung (Anerkennung der ärztlichen Leistung nur, wenn sie vollständig mit Ultraschall erbracht wurde), einer möglichst umfangreichen Nutzung von Geräteinvestitionen und der Senkung eines Haftungsrisikos aufgrund der aktuellen Rechtsprechung zur Haftung von Medizinern.

Den Schwangeren wird die Ultraschalluntersuchung derzeit in der Regel als obligatorisch dargestellt, obwohl der Nutzen bei gesunden Schwangerschaftsverläufen in der Fachwelt umstritten ist. Diese übliche Darstellung ist kritisch zu hinterfragen und führt die Schwangere in eine Situation, die sie möglicherweise nicht wünscht.

Für die **Beratung der Schwangeren** ist zu beachten, dass es sich bei der Ultraschalluntersuchung um eine pränatale Diagnostik handelt, die nur nach dem **informierten Einverständnis der Schwangeren** (Modell des informed consent) erfolgen sollte. Dem „Recht auf Wissen" steht gleichwertig das „Recht auf Nichtwissen" gegenüber. Es ist auf die Folgemaßnahmen und -konflikte bei positiven Ergebnissen der Diagnose aufmerksam zu machen (Interventionen, Abbruchrisiko durch weiterführende Diagnostik, Abbruch der Schwangerschaft). Das Risiko falsch-positiver Befunde ist zu thematisieren.

Hebammen müssen über den aktuellen Stand dieser Kontroversen informiert sein, um die Schwangere fachgerecht beraten zu können. Für die einzelnen Diagnosefelder gilt derzeit:

Bestimmung des Gestationsalters und Geburtstermins

Zum Nutzen der Ultraschall-Untersuchung im ersten Trimenon, wie sie in den deutschen Mutterschafts-Richtlinien (2010) vorgesehen ist, liegen keine kontrollierten Studien vor. Eine bessere Terminbestimmung wurde offensichtlich nicht erreicht, da kein Rückgang der Einleitungen zu beobachten ist. Die Korrektur des Geburtstermins durch die Ultraschalluntersuchung im dritten Trimenon soll Einleitungen wegen Terminüberschreitung um ca. 40% reduzieren. Eine späte Ultraschalluntersuchung zur Erkennung einer Wachstumsretardierung wird in Studien abgelehnt, da dies vor allem zu höheren Interventionsraten bei den Geburten führte. Die Häufigkeit der Übertragung hat in Deutschland gegenüber der Zeit vor dem routinemäßigen Einsatz des Ultraschalls nicht abgenommen.

Erkennen von Mehrlingsschwangerschaften

Mit einem Ultraschall-Screening im ersten Trimenon werden Mehrlingsschwangerschaften in der Regel erkannt. Studien konnten nachweisen, dass durch den Routineeinsatz des Ultraschalls die Zahl nicht erkannter Zwillinge deutlich gesenkt wurde. Es liegen jedoch keine Studien vor, die aufzeigen könnten, dass diese Früherkennung zu besseren Geburtsergebnissen führen würde.

Erkennen von Fehlbildungen oder Entwicklungsstörungen

In klinischen Studien konnten unter Einsatz erfahrener Untersucher und guter Geräte bis zu 85% (Mittelwert bei rund 41%) der Fehlbildungen im zweiten Trimenon erkannt werden. Die realen Screeningergebnisse in Deutschland sind jedoch äußerst unbefriedigend (kleiner 40%) und erreichen keineswegs die technisch-wissenschaftlich erwarteten Diagnosen. Untersuchungen wiesen in Österreich (Bernaschek 1996) nach, dass nicht die Gerätequalität, sondern die **Erfahrung des Untersuchers** die Erkennungsrate bestimmt.

Der Einsatz des Ultraschalls in der 18. – 20. Woche beruht auf einem Kompromiss zwischen der zunehmenden Möglichkeit, Fehlbildungen zu erkennen und der Möglichkeit, die Schwangerschaft abbrechen zu können. Nur eine begrenzte Anzahl von Fehlbildungen kann in dieser Zeit mithilfe des Ultraschalls ermittelt werden. Die frühzeitige Erkennung von Fehlbildungen führt in der Mehrzahl der Fälle zum vorzeitigen Abbruch der Schwangerschaft. Da keine frühzeitigen Therapien gegen nicht-letale Fehlbildungen existieren, bietet eine Erkennung im dritten Trimenon keinen medizinischen Nutzen.

Sowohl **falsch-negative** als auch **falsch-positive Untersuchungsergebnisse** ziehen negative Effekte nach sich (Abbruch bei gesundem Kind, Krise nach der Geburt bei Fehlbildung).

Ermittlung einer intrauterinen Mangelentwicklung

Der medizinische Erfolg des routinemäßigen Einsatzes von Ultraschall zur Ermittlung einer intrauterinen Mangelernährung (IUGR) wird bestritten (Bricker, Neilson 2000) Nicht nur die geringe Diagnosesicherheit (nur 30% real in der Praxis im Vergleich zu nur 56% unter optimalen Studienbedingungen), sondern auch die mangelnde Möglichkeit einer Frühbehandlung stellt den Sinn der Routineuntersuchung infrage.

Diagnose einer Placenta praevia

Die Diagnose einer Placenta praevia ist zwar in 57% der Fälle möglich, sie erfolgt jedoch überwiegend erst nach dem Auftreten einer Signalblutung. Nur ca. 14% der Diagnosen werden zeitlich vor diesen Symptomen gestellt. Studien konnten bisher keine Verbesserung des Geburtsergebnisses durch den Routineeinsatz von Ultraschall nachweisen.

Tabelle 20-1 Mögliche Interpretation von Befunden bei einer Verfärbung des Fruchtwassers.

Fruchtwasserbefund	Interpretation
klar oder milchig	physiologisch
grün bis erbsbreiartig	Mekonium im Fruchtwasser
vernixhaltig, flockig	reifes Kind
vernixhaltig, ohne Vernixflocken	Verdacht auf Übertragung
gelb	mögliche Rh-Inkompatibilität
fleischfarben	intrauteriner Fruchttod

Risikoabwägung

Der Einsatz energetischer Techniken kann auch mit dem **Risiko von Gesundheitsschäden** verbunden sein und verlangt daher eine Risikoabwägung in Bezug auf den Diagnosewert. Obwohl Studien bisher keine Schädigungen nachweisen konnten, ist die relativ geringe Anzahl valider Untersuchungen zu den Nebeneffekten überraschend. Wissenschaftliche Berichte und Stellungnahmen anerkannter Fachgremien legen nahe, dass keine Schäden zu erwarten sind (s. S. 777).

Medizinische Indikationen

Das Ultraschall-Screening in der üblichen gynäkologischen Praxis ist deutlich zu unterscheiden vom **gezielten intensiven Einsatz** der Methode **zur begründeten Feindiagnostik** durch erfahrene Diagnostiker. Der Wert des Letzteren ist unzweifelhaft; eine solche Untersuchung erfolgt auf Wunsch der Schwangeren nach einer klaren Verdachtsdiagnose oder einem individuell ermittelten besonderen Risiko.

Als medizinische Indikationen für **weitere ärztliche Ultraschall-Untersuchungen** gelten u. a.:
1. Sicherung des Schwangerschaftsalters bei
   - unklarer Regelanamnese
   - Diskrepanz zwischen Uterusgröße und berechnetem Gestationsalter aufgrund des klinischen oder sonografischen Befundes
   - fehlenden Untersuchungsergebnissen aus dem Ultraschall-Screening bei Übernahme der Mutterschaftsvorsorge durch einen anderen Arzt
2. Kontrolle des kindlichen Wachstums bei
   - Schwangeren mit einer Erkrankung, die zu Entwicklungsstörungen beim Kind führen kann
   - Verdacht auf Entwicklungsstörung des Feten aufgrund vorausgegangener Untersuchungen
3. Überwachung einer Mehrlingsschwangerschaft
4. Neu- oder Nachbeurteilung des Schwangerschaftsalters bei auffälligen Ergebnissen der in der Schwangerenvorsorge notwendigen serologischen Untersuchungen der Mutter
5. Diagnostik und Kontrolle des Plazentasitzes bei vermuteter oder nachgewiesener Placenta praevia
6. Erstmaliges Auftreten einer uterinen Blutung
7. Verdacht auf intrauterinen Fruchttod
8. Verdacht auf Lageanomalie ab Beginn der 36. SSW

Formal zu beachten ist, dass die Mutterschaftsrichtlinien auch diese speziellen Untersuchungen als Bestandteil des Screenings betrachten. Der Einsatz der **Dopplersonografie** sollte jedoch aus Sicherheitsgründen in der Regel erst ab der 20. SSW erfolgen.

20.2 Amnioskopie

Die Grundüberlegung bei der Einführung der Amnioskopie (Fruchtwasserspiegelung) war, durch die Bestimmung der Fruchtwasserfarbe mit einem durch Vagina und Zervix eingeführten Amnioskop (s. S. 778) eine hypoxische Gefährdung des Kindes zu erkennen (z. B. bei Plazentainsuffizienz und Terminüberschreitung/Übertragung).

Die in die Amnioskopie gesetzten Erwartungen erfüllten sich jedoch nicht. Sie hat eine Fehlerquote bei der Bewertung der Befunde von rund 15 % und kann zu einer Fruchtblasenöffnung (Wahrscheinlichkeit 1 %), Wehenauslösung (Wahrscheinlichkeit 3 %) oder einem späteren vorzeitigen Blasensprung (Wahrscheinlichkeit relativ hoch) führen. Aus diesen Gründen wird die Methode heute kaum noch angewendet.

20.3 Amniozentese

> **M** Die Amniozentese dient der Ermittlung von mutationsbedingten Fehlbildungen. Es handelt sich um eine invasive Methode mit entsprechenden Risiken.

Nach der 14. SSW, meist in der 16. – 18. SSW, werden 10–20 ml Fruchtwasser mit fetalen Zellen durch die Bauchdecke entnommen (Abb. 20-1). Biochemische Methoden ermöglichen innerhalb von zwei Wochen unter anderem auch durch eine **DNS-Analyse** folgende Diagnosen:
- Down-Syndrom (Trisomie 21)
- Fragiles X-Syndrom
- Klinefelter-Syndrom (XXY)
- XYY-Syndrom
- Triplo-X-Syndrom
- Ullrich-Turner-Syndrom (X0)
- Anenzephalie (Fehlen des Großhirns)
- Bilirubinkonzentration im Fruchtwasser bei Rh-Inkompatibilität
- Neuralrohrdefekte, z. B. Spina bifida
- Abschätzung der Lungenreife
- Fruchtwasserinsulinbestimmung bei mütterlichem Diabetes
- Muskeldystrophie (Duchenne)
- zystische Fibrose (Mukoviszidose)

Bei den Untersuchungen wird auch das Geschlecht des Kindes bestimmt.

Der Eingriff ist mit **Risiken** verbunden (Tabor & Alfirevic 2009). In 2–3 % aller Fälle kommt es zu einer „Leckage" mit Fruchtwasserverlust. Die Abortrate nach einer Amniozentese liegt bei 0,3–1,5 % zwischen der 16. und 24. SSW. Sie wird meist durch eine Infektion oder eine Beschädigung (Riss) der Eihäute hervorgerufen. Bezüglich der Risiken wird neben der deutlichen Abortrate eine Induktion von Fehlbildungen im Muskel-Skelett-Bereich bei Untersuchungen vor der 14. SSW angenommen. Rhesus-negative Schwangere erhalten eine Immunisierung.

Der Einsatz der pränatalen Diagnostik wird insbesondere für Frauen mit einem über dem Durchschnitt liegenden **Risiko für Mutationen** empfohlen. Das statistische Risiko für Morbus Down und anderer Chromosomenfehler ist altersabhängig (s. S. 213). Mit zunehmendem Alter der Frau nimmt die Anzahl der Mutationen an den Chromosomen zu. 1988 wurden folgende Indikationen für die Amniozentese in Deutschland ermittelt: Altersrisiko für Frauen über 35 (70,5 %), Angst jüngerer Schwangerer vor einem fehlgebildeten Kind (11,8 %) und Risiko eines weiteren behinderten Kindes (5,6 %).

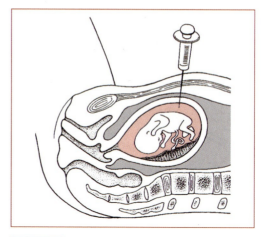

Abb. 20-1   Amniozentese bei Hinterwandplazenta.

Im Rahmen der Schwangerenvorsorge muss die Hebamme über Chancen, Folgen und Risiken der Untersuchung aufklären (s. S. 187).

20.4 Chorionzottenbiopsie

> **M** Die Chorionzottenbiopsie (engl. Chorionic villus sampling, CVS) dient der Ermittlung von mutationsbedingten Fehlbildungen. Im Gegensatz zur Amniozentese kann sie früher in der Schwangerschaft erfolgen. Es handelt sich um eine invasive Methode mit entsprechenden Risiken.

Die Indikationen entsprechen der Amniozentese. Zwischen der 8. und 12. SSW werden Trophoblastenzellen entweder transzervikal oder transabdominal entnommen (Abb. 20-2 und Abb. 20-3). Der transzervikale Zugang ist mit einem größeren Infektionsrisiko verbunden.

Die Erstellung der Chromosomenanalyse dauert nur wenige Tage. Der **Vorteil** dieser pränatalen Diagnose liegt sicherlich in der frühzeitigen Diagnosemöglichkeit und schnelleren Verfügbarkeit erster Ergebnisse. Die Diagnosemöglichkeiten sind geringer als bei der Amniozentese.

Das mit dem Eingriff verbundene **Risiko** eines Aborts liegt leicht höher als bei der Amniozentese (Tabor & Alfirevic 2009). Unter anderem wohl deshalb wird

20 Überwachungsmethoden und Pränataldiagnostik

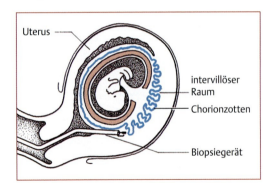

Abb. 20-2 Transzervikale Chorionzottenbiopsie vom Chorion frondosum an der Gebärmutterhinterwand.

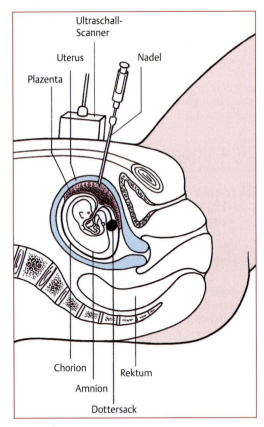

Abb. 20-3 Transabdominale Chorionzottenbiopsie nach der 14. SSW bei Vorderwandplazenta.

die Chorionzottenbiopsie seltener angewandt. Bezüglich der Risiken wird außerdem eine Induktion von Extremitätenfehlbildungen bei Untersuchungen vor der 10. SSW befürchtet. **Rhesus-negative Schwangere** müssen wegen der Gefahr einer fetomaternalen Blutung immunologisch vorbehandelt werden.

Im Rahmen der Schwangerenvorsorge muss die Hebamme über Chancen, Folgen und Risiken der Untersuchung aufklären (s. S. 187).

20.5 Alpha-Fetoprotein-Bestimmung und Triple-Diagnostik im Serum

> M Die Analyse des Alpha-Fetoproteins (AFP) im Serum der Mutter dient der Erkennung von Neuralrohrdefekten, die bei rund 0,1 % aller Feten und zu 95 % bei Müttern ohne familiäre Vorbelastung ähnlicher Anomalien auftreten.

Nach der Schwangerschaft mit einem betroffenen Kind steigt die Inzidenz auf 2–3 % nach dem ersten Kind bzw. 6–8 % nach dem zweiten Kind. Die Blutentnahme findet zwischen der 16. – 18. SSW statt und ermöglicht die Identifikation von 80–85 % aller Neuralrohrdefekte. Etwa 70 % der Kinder mit offener Spina bifida und 90 % der Kinder mit Anenzephalus können durch erhöhte AFP-Werte erkannt werden. Da erhöhte AFP-Werte auch bei gesunden Neugeborenen auftreten können, stellt die Methode ein Screening-Verfahren dar, dem bei erhöhter Konzentration eine weitere Diagnostik folgen muss. Zur **Absicherung** des **Befundes** wird bei einem positiven Ergebnis eine Wiederholung der Bestimmung nach einer Woche empfohlen. Die Fehlbildungen können zum Untersuchungszeitpunkt meist mit Ultraschall nachgewiesen werden.

Diagnostische Fehler beruhen meist auf der falschen Berechnung des Schwangerschaftsalters (die AFP-Konzentration ändert sich während des Verlaufs der Schwangerschaft) oder einer Lebererkrankung der Mutter. Die AFP-Konzentration gibt auch Hinweise auf intrauterine Mangelernährung, Omphalozele, Gastroschisis, fetale Nierenerkrankung und fetale Atresie im Magen-Darm-Trakt.

Neben dem AFP können in der 17. – 20. SSW auch Beta-HCG und Östriol bestimmt (**Triple-Diagnostik**) und unter Berücksichtigung anamnestischer Angaben ausgewertet werden, um Hinweise auf chromosomale Aberrationen zu erhalten. Die Methode zeigt hohe Fehlerquoten und wird daher kaum noch angewandt.

20.6 Nabelschnurpunktion

Ein direkter Zugang zur fetalen Blutzirkulation ist nach dem Ende des ersten Trimenons möglich. Bei der Nabelschnurpunktion wird eine Nadel unter Ultraschallkontrolle durch die Bauchdecke in die Nabelschnur geführt. Es handelt sich damit um eine invasive Methode mit entsprechenden Risiken. Sie dient der pränatalen Differenzialdiagnostik chromosomaler Aberrationen und Risiken im Bereich des Blutes. Risiken dieser Blutentnahme: Abort (ca. 1 %) und Blutungen, die eine Stunde nach dem Eingriff eine Ultraschallkontrolle verlangen. Die Anwendung nimmt in den letzten Jahren jedoch ab, da mit neueren biochemischen Techniken bei der Chorionzottenbiopsie und Amniozentese bessere Ergebnisse erreicht werden können.

20.7 Kardiotokographie (CTG)

Die **fetale Herzaktivität** und die Kindsbewegungen werden vom Schwangerschaftsalter, von äußeren Reizen und der Lage der Mutter bei der Aufzeichnung (Vena-cava-Syndrom) beeinflusst. Der Rhythmus der Akzelerationen nimmt nach der 34. SSW zu. Vor der 28. SSW ist die Oszillationsamplitude niedriger.

Zu beachten sind **unterschiedliche Aktivitätsphasen des Kindes**: Ruhephasen mit konstanter Baseline, ohne Akzelerationen und mit kleiner Oszillationsamplitude und aktive Phasen mit Baseline-Schwankungen mit sporadischen oder regelmäßigen Akzelerationen. In der Spätschwangerschaft kann versehentlich die Pulsation des mütterlichen Uterus oder der Beckenarterien aufgezeichnet werden.

Die **Mutterschaftsrichtlinien** sehen eine CTG-Untersuchung in der Schwangerschaft nur bei zwei Indikationen vor:
- bei drohender Frühgeburt ab der 26./27. SSW
- bei auskultatorisch festgestellten Herztonalterationen oder einem Verdacht auf eine vorzeitige Wehentätigkeit ab der 28. SSW.

Als **Indikationen für eine Wiederholung der CTG-Untersuchung** gelten:
- anhaltende Tachykardie (> 160/Minute)
- Bradykardie (< 100/Minute)
- Dezeleration(en) (auch wiederholter Dip 0)
- Hypooszillation, Anoszillation
- unklarer CTG-Befund beim Verdacht auf vorzeitige Wehentätigkeit
- Mehrlingsschwangerschaft
- intrauteriner Fruchttod bei früherer Schwangerschaft
- Verdacht auf Plazentainsuffizienz nach klinischem oder biochemischem Befund
- Verdacht auf Übertragung
- uterine Blutung
- medikamentöse Wehenhemmung.

Die Hebamme sollte sich bewusst sein, dass es sich bei der ambulanten Messung der Herztätigkeit mit dem Dopton nur um eine stichprobenartige Erfassung handelt und wehenabhängige Herzfrequenzänderungen in der Routine nicht bemerkt werden.

> **M** Ein suspektes CTG sollte daher innerhalb weniger Stunden wiederholt werden. Ein pathologisches CTG in der Schwangerschaft erfordert die Beteiligung einer Ärztin, eines Arztes.

Die Methode neigt jedoch zur Überempfindlichkeit: Von 100 auffälligen CTGs sind etwa 88 falsch-positiv. Viele Experten halten eine CTG-Überwachung bei einem unauffälligen Schwangerschaftsverlauf daher nicht für angebracht, da sie das fetale Outcome nicht nachweislich verbessert.

Literatur zu Kapitel 20 s. S. 264

21 Besondere Schwangerschaften

Andrea Stiefel, Simone Kirchner, Christl Rosenberger, Anna Rockel-Loenhoff, Susanne Kluge

21.1 Mehrlingsschwangerschaft

Christl Rosenberger

> **M** Eine Schwangerschaft mit zwei oder mehr Kindern ist eine Besonderheit mit einer erhöhten maternalen Morbidität und einer erhöhten perinatalen und neonatalen Morbidität und Mortalität. Deshalb sollten Mehrlinge früh diagnostiziert und die Schwangerschaft sorgfältig betreut werden.

Die **Häufigkeit** von Mehrlingsschwangerschaften (MSch) ist je nach Alter und geographischer Herkunft der Eltern verschieden. Für spontan entstandene MSch in Europa gilt die von **Hellin** 1885 aufgestellte Regel:

> **M** Bei 85 Schwangerschaften kommen einmal Zwillinge
> bei 85^2 (7225) einmal Drillinge
> in 85^3 (614 125) einmal Vierlinge vor etc.

Heute entstehen durch **Sterilitätsbehandlungen**, z. B. Einnahme humaner Gonadotropine zur Ovulationssteigerung und In-vitro-Fertilisation, häufiger Mehrlingsschwangerschaften.

Die Häufigkeit eineiiger Zwillinge (ca. 25 % aller Zwillingsschwangerschaften) liegt bei allen Völkern konstant bei 3–4 pro 1000 Geburten. Eine familiäre Häufung zweieiiger Zwillinge ist bekannt, nicht jedoch der Vererbungsmodus. Ihre Frequenz nimmt mit steigender Parität und steigendem mütterlichen Alter (30–39 Jahre) zu.

Diagnose

Die Diagnose einer Mehrlingsschwangerschaft erfolgt meist in der ersten Schwangerschaftshälfte durch Ultraschall. Bei folgenden **anamnestischen und klinischen Besonderheiten** ist an eine MSch zu denken:
- Schwangerschaft nach medikamentöser Ovulationsstimulation, familiäres Vorkommen von Gemini
- Uterus größer als der SSW entsprechend, erhöhter HCG-Titer
- verstärkte Schwangerschaftsbeschwerden
- Hydramnion, vermehrte Kindsbewegungen, Tasten von 3 großen Kindsteilen (Leopold-Handgriffe)
- Nachweis zweier verschiedener Herzfrequenzen.

Komplikationen

Mehrlingsschwangerschaften sind häufiger von folgenden Komplikationen begleitet:
- **Mutter:** Hyperemesis, Anämie, Pyelonephritis (Nierenbeckenentzündung), Zervixinsuffizienz, Hypertonie, Präeklampsie, Atembeschwerden (Zwerchfellhochstand), vorzeitiger Wehenbeginn, primäre Wehenschwäche, vor- und nachgeburtliche Blutungen, vorzeitige Plazentalösung, abdominale Schnittentbindung.
- **Kind:** Nabelschnurkomplikationen (Umschlingung oder Vorfall), intrauterine Wachstumsretardierung, Unterversorgung eines Zwillings (durch feto-fetale Transfusion), diskordantes Wachstum, Absterben eines Fetus, Polyhydramnion, perinatale und neonatale Todesfälle, Fehlbildungen, Lageanomalien, Frühgeburtlichkeit.

Betreuung durch die Hebamme

Im Rahmen der Schwangerenvorsorge sollten Hebamme und Ärztin eng zusammenarbeiten. Um eine frühzeitige Hospitalisation der Frau zu vermeiden, können **vorbeugende Maßnahmen** getroffen werden:

Bei regelmäßigen CTG-Kontrollen und sonstigen normalen Schwangerschaftsuntersuchungen bietet sich die Möglichkeit zu Gesprächen z. B. über:

- Verlauf dieser Schwangerschaft
- Wachstum der Kinder
- evtl. Notwendigkeit vermehrter Kontrollen
- mögliche Komplikationen, ohne die Schwangere zu verunsichern
- Anleitung von Atem- und Entspannungsübungen.

Dies trägt häufig zur physischen und zur psychischen Stabilisierung der Frau bei.

Entwicklung von Zwillingen und ihrer Plazenta

Simone Kirchner, Andrea Stiefel

Zweieiige, dizygote Zwillinge

> **M** Zwei Drittel aller Zwillinge sind dizygot. Sie entstehen durch Befruchtung von 2, im selben Zyklus freigegebenen Eizellen mit 2 verschiedenen Spermien.

Sie können daher von verschiedenem oder gleichem Geschlecht sein, ihre Ähnlichkeit ist wie bei einem Geschwisterpaar. Jeder der Zwillinge hat seine eigene Plazenta und Eihäute. Es kommt vor, dass Chorion und Plazenten miteinander verschmelzen, wenn die Plazentahaftstellen dicht beieinander liegen.

Eineiige, monozygote Zwillinge

> **M** Monozygote Zwillinge sind gleichgeschlechtlich und sind/werden sich nach der Geburt meist körperlich sehr ähnlich. Sie entstehen nach Befruchtung von einem Ei und einem reifen Samenfaden.

Die Zygote entwickelt sich zunächst weiter, spaltet sich in zwei identische Fruchtanlagen. Generell wird angenommen, dass sich ⅓ aller monozygoten Zwillingsschwangerschaften durch vorzeitiges Abstoßen einer Fruchtanlage in eine Einlingsschwangerschaft umwandelt. Geschieht dies sehr früh, wird die abgestoßene Embryonalanlage resorbiert. Zu einem späteren Zeitpunkt abgestoßene Feten können mumifizieren (Fetus papyraceus) oder komprimieren (Fetus compressus), sie werden mit der Plazenta geboren.

> **M** Je nach dem Zeitpunkt der Trennung haben eineiige Zwillinge:
> - zwei getrennte Plazenten mit je einer Chorion- und Amnionhaut
> - eine gemeinsame Plazenta mit gemeinsamer Chorionhaut, aber getrennten Amnionhäuten
> - eine gemeinsame Plazenta mit gemeinsamer Chorion- und Amnionhaut.

Weniger oft kommt es im Stadium der **Zygote** (2. – 3. Tag p. c.) zur Spaltung (Abb. 21-1). Beide Embryonalanlagen verbleiben zunächst gemeinsam in der Zona pellucida. Erst wenn die Morula die Uterushöhle erreicht hat, geht jede Blastozyste ihren Entwicklungsgang allein. In diesem Fall entwickeln sich getrennte Plazenten, 2 Chorien und 2 Amnien (**dichorisch-diamniotisch**). Nach der Geburt lässt sich nicht eindeutig feststellen, ob die Zwillinge mono- oder dizygot sind; dies wird erst später durch Ähnlichkeitsvergleiche und z. B. Blutgruppenbestimmung möglich.

Meist teilt sich die Fruchtanlage im frühen Stadium der **Blastozyste** (3. – 7.Tag p. c.). Es entwickeln sich 2 Embryoblasten in einer Plazentaanlage (**monochorisch – diamniotisch**). Nach der Geburt finden wir eine gemeinsame Plazenta, ein gemeinsames Chorion (beide entstammen dem Trophoblasten) und getrennte Amnien (entstammen dem Embryoblasten).

> **M** Gefahr für die Zwillinge kann ein Transfusionssyndrom darstellen, wenn ein Fetus mit Blut unter-, der andere überversorgt wird.

Selten entstehen eineiige Zwillinge in einem noch späteren Entwicklungsstadium. Teilt sich die bereits angelegte **Keimscheibe** (8. – 13. Tag p. c.), entwickeln sich 2 getrennte Embryonalkörper in einer Amnionhöhle. Nach der Geburt finden wir eine Plazenta, ein gemeinsames Chorion und ein gemeinsames Amnion (**monochorisch-monoamniotisch**).

> **M** Die **Prognose** dieser Schwangerschaften ist ungünstig. Nabelschnurumschlingungen oder ein feto-fetales Transfusionssyndrom (FFTS, auch Zwillingstransfusionssyndrom) können zu Sauerstoffmangel und Tod eines oder beider Zwillinge führen. Die Mortalität liegt bei einem unbehandelten FFTS bei 90 % (Yamamoto, Ville 2006).

21 Besondere Schwangerschaften

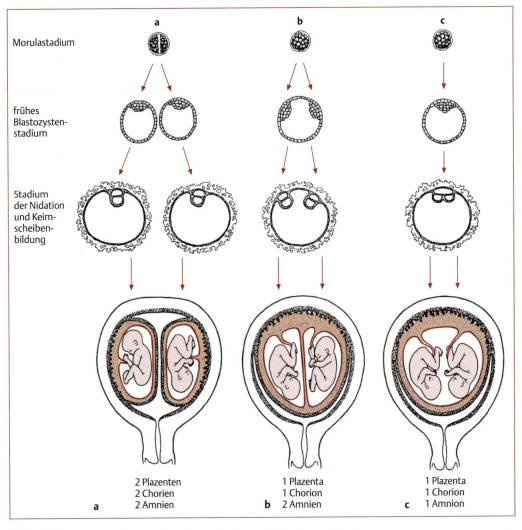

Abb. 21-1 **Eineiige Zwillinge**, Teilung in verschiedenen Entwicklungsstadien:
a Morula: dichorisch-diamniotisch,
b frühe Blastozyste: monochorisch-diamniotisch,
c Spaltung der Keimscheibe: monochorisch-monoamniotisch

Pagusbildungen

Pagusbildungen oder „Siamesische Zwillinge" sind sehr selten. Kommt es zu einer späten, unvollständigen Trennung der Keimanlagen im Entwicklungsstadium der dreiblättrigen Keimscheibe (ab dem 13. Tag p. c.), entstehen miteinander verwachsene Zwillinge. Die Trennung der Embryoblasten vollzieht sich nicht vollständig, so dass Körperteile und Organe unterschiedlicher Lokalisation verschmolzen bleiben. In Abhängigkeit von der Lokalisation werden siamesische Zwillingen unterschiedlich bezeichnet:
- Thorakopagus (Verwachsungen im Brustkorbbereich), mit 70% aller Fälle die häufigste Form
- Kraniopagus (am Kopf zusammengewachsen)
- Omphalopagus (Verwachsungen im Bereich des Abdomens)
- Pygopagus (Verwachsung im Steißbereich)
- Ischiopagus (Verwachsung im Hüftbereich)

Die Art der Verwachsung ist ausschlaggebend für die postpartale operative Trennung und die Überlebenschancen beider Kinder. Siamesische Zwillinge sind immer **monoamnial-monochorial**.

21.2 Beckenendlagen (BEL)
Anna Rockel-Loenhoff, Andrea Stiefel

Beckenendlagen sind **eine Abweichung der Poleinstellung des Ungeborenen**. Die kindliche Längsachse stimmt mit der mütterlichen überein, der fetale Kopf befindet sich im Uterusfundus, der Steiß über dem Beckeneingang.

> M Eine BEL bedeutet für Mutter und Kind keine erhöhte gesundheitliche Gefährdung während der Schwangerschaft.

Allerdings tritt oft durch zunehmend frühere Diagnose (Ultraschall) eine Verunsicherung der Schwangeren ein. Dabei dreht sich selbst nach der 37. SSW noch ein Teil der Kinder spontan in die Schädellage.

Diagnose

In aller Regel kann die Hebamme durch **äußere Untersuchung** in der 34. – 36. SSW eine BEL feststellen. Einen Hinweis erhält sie bei der Auskultation der **Herztöne**, die bei BEL oft in Nabelhöhe oder darüber am besten hörbar sind. Oft bemerkt die Schwangere selbst, das Kind trete ihr „in die Blase" oder sie fühle „etwas Hartes, Rundes unter den Rippen". Sind beide Beine des Kindes nach oben gestreckt (extended legs), wird häufig geäußert, dass sich das Kind wenig bewegt.

> M Meist genügen der **1. und der 3. Leopold-Handgriff** und das **Funduspendeln** (Abb. 21-2), um die BEL zu diagnostizieren. Gewissheit wird durch die **vaginale Untersuchung** erzielt.

Durch das dünne, weiche Gewebe rechts und links der Zervix lässt sich oft überraschend gut der unregelmäßiger geformte weichere Steiß von dem runden und härteren Kopf unterscheiden. Evtl. muss dazu das Kind mit der freien Hand von außen leicht in den Beckeneingang geschoben werden.

Die **vaginale Untersuchung** sollte zugleich der digitalen Austastung des mütterlichen Beckens dienen: In einem normal geformten Becken kann der mit eingeführte Mittelfinger das Promontorium nicht erreichen (s. S. 176 ff).

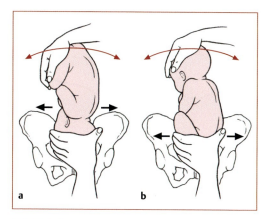

Abb. 21-2 Funduspendeln: Der im Uterusfundus liegende Kindsteil wird mit einer Hand behutsam hin- und hergeschoben, während die zweite Hand vorsichtig den vorangehenden Teil umfasst.
Bei Schädellage (**a**) endet die Pendelbewegung im Halswirbelbereich des Kindes, der vorangehende Kopf bleibt unbewegt.
Bei einer Steißlage (**b**) schlägt bei den Bewegungen im Fundus das vorangehende Becken des Kindes nach der jeweils entgegengesetzten Seite aus.

> M **Ein normal weites Becken** ist die wichtigste Voraussetzung für eine vaginale BEL-Geburt. Auch bei einer Erstgebärenden sollte diese erwogen werden, wenn keine anderen Risiken hinzukommen.

Mit **Ultraschall** kann versucht werden, die Größe des Kindes, besonders die des Kopfes, zu bestimmen. Für die Hebamme ist es zunächst wichtig herauszufinden, wie die Schwangere mit der Diagnose umgeht, um zu vermeiden, dass die Frau beunruhigt wird. Im Gespräch sollte geklärt werden, was die „verkehrte" Lage des Kindes für die Eltern bedeutet und welche Vorstellungen damit verbunden werden, z. B. hinsichtlich des Geburtsablaufes. Da diese Gespräche viel Zeit beanspruchen, kann ein Extratermin vereinbart werden.

Theorien über die Entstehung einer BEL

1. Die Form der Gebärmutter, des Beckeneingangs oder des kindlichen Körpers selbst ist so verändert, dass die Formübereinstimmung eher durch BEL als durch Schädellage gefunden wird.

21 Besondere Schwangerschaften

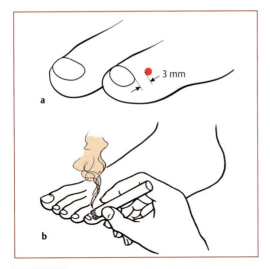

Abb. 21-3 Akupunktur und Moxibustion
a Der Akupunkturpunkt Zhiyin (Blase 67) befindet sich am äußeren seitlichen Rand des Zehennagels der kleinen Zehe, er ist sehr druckempfindlich.
b Die glimmende Moxa-Zigarre (Beifuß, riecht sehr stark) wird dem Punkt Bl 67 langsam genähert, bis ein starkes Wärmegefühl entsteht, dann wird sie wieder zurückgezogen und erneut bis an die Toleranzgrenze herangeführt. Die Behandlung darf nicht weh tun, kleine Hautrötungen sind normal, sollten aber rasch abklingen.

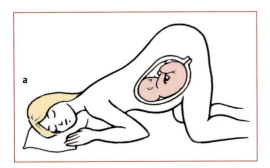

Abb. 21-4 Hochlagerung des Beckens
Die Knie-Brustlage wird mehrfach täglich für 5–20 Minuten eingenommen, vor allem wenn das Kind wach ist und sich viel bewegt.

2. Bei überreichlichem Raumangebot fehlt dem Kind die Orientierung oder auch der Zwang zur Formübereinstimmung.
3. Raummangel oder fehlende Bewegungsmöglichkeiten des Ungeborenen verhindern eine spontane Drehung in die Schädellage.
4. Bei einem unreifen Stellreflex (Rockenschaub 2001) oder einer Schonhaltung aus unbekannten Gründen dreht sich ein Kind sogar aus der Schädellage zurück in die Beckenendlage.

Fällt der Hebamme eine erhöhte Wandspannung der Bauchdecke oder der Gebärmutter auf, so kann sie (wenn sie eine gute Beziehung zu der Schwangeren hat), vorsichtig nachfragen, ob dieses körperliche Symptom vielleicht Ausdruck eines seelischen Problems ist. Bei ca. 80 % der Fälle kann keine Ursache für eine BEL im letzten Schwangerschaftsdrittel gefunden werden.

Therapiemöglichkeiten und Betreuung durch die Hebamme

- Manchmal bewirken **einfache Entspannungsübungen**, besonders auch im Wasser, eine deutliche Tonusminderung und damit mehr Bewegungsfreiheit für das Ungeborene.
- Auch Homöopathie, Akupunktur und Reflexzonen-Massage zielen in erster Linie auf Entspannung der Gebärmutter ab, und sehr häufig antwortet das Ungeborene mit vermehrter Bewegung, evtl. mit Drehung.
- Die **Moxibustion** (Abb. 21-3) des Akupunkturpunktes Zhiyin (Blase 67) mit einer Beifußzigarre wird für die 33. – 36. SSW mit vier Behandlungen im Abstand von 2 Tagen empfohlen. In einer Mannheimer Studie konnten hiermit bei ca. 80 % der Schwangeren verstärkte Kindsbewegungen ausgelöst und die Spontandrehungsrate signifikant erhöht werden (Römer 2001).

- Die **Hochlagerung des mütterlichen Beckens** (Abb. 21-4) durch Knie-Kopflage kann dem Kind die Drehung erleichtern, da es sich im frei hängenden Bauch besser bewegen kann und sein Steiß etwas aus dem Beckenbereich herausrutscht. Es gibt viele positive Erfahrungsberichte, aber leider noch keine Studie zu dieser Methode. Die Position „Indische Brücke" (Rückenlage mit erhöhtem Becken) zeigte in einer Wiener Studie keine nennenswerte Wirkung und sollte nicht mehr empfohlen werden (Hohlagschwandtner/Obwegeser 2000).
- **Einbeziehung des Partners**: Häufig äußern Schwangere mit einer Beckenendlage den

Wunsch, ihr Partner möge sich mehr um sie und das ungeborene Kind kümmern. Dies erklärt vielleicht, warum die Drehung des Kindes eher gelingt, wenn der Partner bei den Übungen und Phantasiereisen mitmacht.
- **Lichtreize** (Sonne, starke Taschenlampe) oder **akustische Reize** (z. B. Spieluhr) können zusätzlich eingesetzt werden, um das Kind zur Drehung zu stimulieren. Fast automatisch ergibt es sich, dass die Eltern dabei ihrem Kind gut zureden.
- **Haptonomische Ansätze** gehen davon aus, dass ungeborene Kinder als soziale Wesen Interesse an Interaktionen haben und begreifen, was sie tun sollen.
- Die **äußere Wendung** in einer Klinik kann zwischen SSW 36/0 und. 37/0 empfohlen werden (Kainer 2007), um eine primäre Sectio wegen Beckenendlage zu vermeiden. Unter entsprechenden Vorsichtsmaßnahmen (HF-Überwachung, Tokolyse, Sectiobereitschaft) wird versucht, das Kind aktiv in die Schädellage zu bringen. Die Erfolgsquote liegt bei ca. 50 % (Schüngel et al., Mutz et al. 2001).

Bleibt die Steißlage bestehen, sollte die Hebamme umfassend über alle Entbindungsmöglichkeiten informieren, so dass von der betroffenen Frau bzw. den werdenden Eltern eine Entscheidung gefällt werden kann. Dabei ist zu berücksichtigen, dass es **keine Risikofreiheit** gibt und dass allein die Schwangere darüber zu befinden hat, was letztlich für sie „Sicherheit" bedeutet (versierte Geburtshelfer, OP-Nähe).

So trägt sie bei einem **Kaiserschnitt** das Risiko einer großen Bauchoperation, zusätzlich wird die folgende Schwangerschaft und Geburt als Risikofall eingestuft. Nach einem Kaiserschnitt wird eine frühe Bindung von Mutter und Kind bisweilen durch Probleme (z. B. Bewegungseinschränkung, Schmerzen) in den ersten postoperativen Tagen behindert. Es können sich Stillschwierigkeiten einstellen, dies bewirkt bei einigen Wöchnerinnen das Gefühl, versagt zu haben.

Eine **vaginale BEL-Entbindung** erfordert besondere Kenntnisse des geburtshilflichen Teams. Je nachdem, wo die Geburt stattfinden soll, wird von der Schwangeren das Einverständnis zu verschiedenen Routinemaßnahmen erwartet. Es sollte in jedem Fall hinterfragt werden, ob nicht da, wo die meisten Forderungen an die Schwangere gestellt werden, auch die größte Angst an die betroffene Frau herangetragen wird. Aus diesem Grunde ist es gut, wenn die Hebamme der Schwangeren verschiedene Adressen geburtshilflicher Abteilungen nennen kann, so dass sie sich vorher umfassend informieren kann.

21.3 Abruptio gravitatis (Schwangerschaftsabbruch)

Susanne Kluge

> M Ein Schwangerschaftsabbruch (Abruptio, artifizieller Abort) ist die künstlich (medikamentös oder instrumentell) herbeigeführte Beendigung der Schwangerschaft.

Rechtslage

In Deutschland ist die von Ärzten durchgeführte Abruptio mit Einwilligung der Schwangeren nur beim Vorliegen einer der beiden definierten **Indikationen** rechtmäßig:
- bis zu 12 Wochen nach der Empfängnis (14. SSW p. m.) bei einer **kriminologischen Indikation** (z. B. Vergewaltigung)
- ohne Frist bei einer **medizinischen Indikation** (z. B. Lebensgefahr oder eine schwerwiegende Gefahr für die körperliche und seelische Gesundheit der Mutter).

Durch die so genannte **Beratungsregelung** bleibt die Abruptio bis zur 14. SSW zwar rechtswidrig, aber straffrei, wenn bestimmte Voraussetzungen vorliegen (s. S. 873). Es besteht **Beratungspflicht** bei einer anerkannten Beratungsstelle, die zur Auflage hat, der Frau zum Austragen der Schwangerschaft zu raten. Frühestens am 4. Tag nach der Beratung darf der Abbruch erfolgen.

Die Anzahl der rechtmäßigen Schwangerschaftsabbrüche lag im Jahr 2008 unter 3 %, über 97 % der Frauen ließen die Schwangerschaft nach der Beratungsregelung abbrechen. Auffällig ist die Zunahme der abgebrochenen Teenagerschwangerschaften, während die Zahl der Abbrüche seit 2001 kontinuierlich sank.

Die Höhe der von der Frau selbst zu übernehmenden **Kosten** variieren erheblich zwischen den bundesdeutschen Großstädten und betragen derzeit zwischen ca. 250 € und 450 €, abhängig auch von der Art der Narkose, bzw. 1 Tagessatz der Einrichtung. Die Kostenübernahme bei sozialer Bedürftigkeit ist im „Gesetz zur Hilfe für Frauen bei Schwangerschaftsabbrüchen in besonderen Fällen" geregelt. Weniger als ein Viertel der Frauen lassen den Eingriff im Krankenhaus durchführen, die meisten in einer gynäkologischen Praxis (Statistisches Bundesamt 2009). **Informationen für Frauen, Familien und Beratende** zum § 218 StGb sind erhältlich beim Presse- und Informationsamt der Bundesregierung, den staatlichen und kirchlichen Beratungsstellen oder durch die ProFamilia Landesverbände (www.Profamilia.de).

Sobald die Entscheidung zur Abruptio getroffen ist, sollte diese so schnell und schonend wie möglich durchgeführt werden, da die **Komplikationsrate** von der Methode abhängt und mit dem Schwangerschaftsalter ansteigt: Dünne Uteruswände erhöhen die Gefahr der Perforation durch Instrumente, allgemein besteht eine größere Blutungsgefahr.

Methoden

Abtreibungspille Mifegyne®

Das abortiv wirkende Medikament Mifegyne®, früher RU 486 genannt, mit dem Wirkstoff Mifepriston ist 11 Jahre nach der Zulassung in Frankreich seit 1999 in Deutschland zugelassen und wird seitdem zunehmend eingesetzt. Es darf seit Juli 2008 bis zum 63. Tag post menstruationem (SSW 9 + 0) eingesetzt werden. Zwei Tage nach der ersten Einnahme erfolgt in den frühen Wochen (bis SSW 7 + 0) eine nochmalige Gabe von Mifepriston. In den späteren Wochen wird ein Prostaglandin verabreicht, das die Ausstoßung unterstützt, z. B. Cergem®. Eine Nachuntersuchung nach ein bis zwei Wochen ist üblich. Im Jahr 2008 lag der Anteil der Schwangerschaftsabbrüche durch Mifegyne® bereits bei 12,2 % (Statistisches Bundesamt 2009).

Vorteile dieser Methode sind, dass meist weder ein instrumenteller Eingriff noch eine Anästhesie nötig ist und der Abbruch zu einem sehr frühen Zeitpunkt durchgeführt werden kann.

Absaugmethode oder instrumentelle Kürettage

Unter 13 Wochen wird ein Schwangerschaftsabbruch entweder mit der Absaugmethode (74 %) oder als instrumentelle Kürettage (ca. 11 %) durchgeführt. Allgemein gilt die Absaugmethode als schonender, obgleich das Instrument scharfwandiger als eine Kürette ist und mit starkem Sog gearbeitet wird.

Vorbereitend wird sowohl vom operierenden Arzt als auch vom Anästhesisten über den Eingriff und die Narkose aufgeklärt. Die Art der Narkose hängt größtenteils von der üblichen Verfahrensweise vor Ort und nur in wenigen Einrichtungen von den Wünschen der Frau ab (Eigenrecherche).

Die Frau erhält üblicherweise vorbereitend ein Prostaglandin zur Zervixreifung. Der Eingriff selbst erfolgt in einem OP-Raum. Zunächst erfolgt die Dehnung des Zervixkanales mit Hegarstiften bis 10–12 (1,0–1,2 cm, je nach SSW) und anschließendem Absaugen mit einem ca. 1 cm breiten Absaugkatheter bzw. Ausräumung des Uterus mit einer stumpfen Kürette. Die Operation selbst dauert nur ca. 10 Minuten, die Frau bleibt jedoch noch mindestens 2 Stunden zur Kontrolle von Blutung und Vitalwerten unter professioneller Beobachtung.

Medikamentöser Schwangerschaftsabbruch

In **späteren Schwangerschaftswochen** ist der Fetus zu groß, um abgesaugt zu werden, auch wächst die Verletzungsgefahr. Deshalb muss die Geburt durch Prostaglandine ausgelöst werden, oft ist eine anschließende instrumentelle Ausräumung des Uterus nötig. Die Häufigkeit dieser Methode korreliert mit der Prozentzahl für die medizinische Indikation (2,6 % in 2008).

Bei **Rh-negativen Frauen** muss nach jeder Abruptio Anti-D-Immunglobulin injiziert werden! Ab der 14. SSW ist **primäres Abstillen** angezeigt (s. S. 574). Als Nachbehandlung erhalten die Frauen oft Methergin-Tabletten. Eine Nachuntersuchung nach einer Woche mit Ultraschall ist üblich, wobei auch eine Verhütungsberatung stattfinden sollte. Nach 4–8 Wochen ist wieder mit dem nächsten normalen Zyklus zu rechnen.

Betreuung

Psychisch besonders belastend ist die **späte Abruptio** bei einer Fehlbildung des Kindes, wenn Kinderwunsch vorliegt. Zur Trauer kommen häufig erschwerend Schuldgefühle und Selbstzweifel. Besonders in diesen Fällen wäre die **Begleitung** des induzierten Schwangerschaftsabbruchs und eine **Betreuung** der Frau durch eine Hebamme sinnvoll. Hierfür müssten in Kliniken ausreichende räumliche und personelle Voraussetzungen geschaffen werden. Neben der Kontrolle von Blutung, Vital- und Gerinnungswerten sowie Schmerzerleichterung steht die psychische Betreuung im Vordergrund. In der Folgezeit ist evtl. Hilfe bei der Trauerbewältigung nötig.

Auch für Hebammen und Geburtshelfer ist die Betreuung bei einer späten Abruptio psychisch besonders belastend. Es sollten deshalb die Möglichkeit einer Supervision angeboten werden.

Die Hebamme hat für Hilfeleistungen während einer Abruptio **keinen Vergütungsanspruch** nach der Hebammenhilfe-Gebührenverordnung. Sie darf jedoch vor und nach dem Eingriff beraten und Hilfe leisten.

Literatur zu Kapitel 21 s. S. 264

22 Erkrankungen und Komplikationen in der Schwangerschaft

Silvia Höfer, Andrea Stiefel, Susanne Kluge

22.1 Anzeichen von Komplikationen in der Schwangerschaft

Silvia Höfer

> **M** Nicht nur bei Frauen, die unter dem Risikokatalog der Mutterschafts-Richtlinien erwähnt sind (s .S. 213), sondern bei allen Schwangeren können unerwartet Komplikationen auftreten. Die Schwangerenvorsorge durch die Hebamme dient vor allem auch dazu, solche Situationen möglichst frühzeitig zu erkennen.

Dies ist aufgrund der ambulanten Betreuung mit nur wenigen Treffen mit der Schwangeren nur möglich, wenn die Schwangeren sensibilisiert werden, Veränderungen selbst zu bemerken und ihnen Hebammen oder Frauenärzte jederzeit als Ansprechpartner zur Verfügung stehen.

Viele Komplikationen kündigen sich durch eine **spezifische Symptomatik** an. Hebammen müssen im Rahmen der Schwangerenvorsorge solche Zeichen unbedingt beachten, mögliche Komplikationen identifizieren und die Gefahren für Mutter und Kind abwenden. Schwangere, die über folgende Symptome berichten, benötigen eine Untersuchung und Absicherung einer Diagnose durch Hebamme, Ärztin oder Arzt oder Klinik:

Bei allen Schwangeren können **unerwartet schwere akute Komplikationen** auftreten. Besondere Beachtung erfordern Anrufe von betreuten Schwangeren, die über plötzliche Veränderungen oder Ängste berichten. Es erfordert eine große praktische Erfahrung seitens der Hebamme, um mögliche akute Gefahren abschätzen zu können.

> **M** Telefonische Empfehlungen sollten im Sinne einer optimalen Vorsorge immer durch einen umgehenden Besuch ergänzt werden.

Akute Gefahren mit meist klaren Warnzeichen

Insbesondere folgende Beschreibungen von Schwangeren weisen auf schwere akute Komplikationen hin, die einer sofortigen Untersuchung oder Intervention bedürfen:
- vaginale Blutungen
- harter Uterus
- plötzliche Schmerzen im Bauchraum
- Krämpfe der Schwangeren
- keine Herztöne oder Bewegungen des Kindes.

Zu den hiermit vor allem verbundenen akuten Komplikationen gehören Präeklampsie, HELLP-Syndrom und spontaner Abort/Frühgeburt (s. S. 238 ff).

Akute Gefahren mit undeutlichen oder keinen Warnzeichen

Zu den sich oft nicht deutlich ankündigenden schweren Komplikationen zählt die **vorzeitige Plazentalösung** (Abruptio placentae), die zu einer schnellen Unterversorgung des Kindes und zu Blutungen in Uterus oder Fruchtwasser führt. Die Blutung in die Muskelfasern des Uterus ist schmerzhaft (Couvelaire-Uterus). Obwohl die Ätiologie noch weitgehend unklar ist, gelten erhöhter Blutdruck und Trauma als Risikofaktoren.

Die vorzeitige Plazentalösung ist oft jedoch nicht vorhersehbar und kann plötzlich auftreten. Die Hebamme kann die Blutung selbst nicht erkennen. Die Anfänge einer Plazentalösung sind in der Regel relativ schmerzfrei, wobei Schwangere nur leichte lokale Schmerzen beschreiben. Als **Anzeichen** gelten stärkere Blässe, leichter schockähnlicher Zustand und Ängste der Schwangeren bei leichten Schmerzen im

Tabelle 22-1 Zeichen für schwere Komplikationen.

Zeichen, Symptome	Mögliche Gründe	Trimester 1	Trimester 2	Trimester 3
vaginale Blutung	spontaner Abort, Fehlgeburt, Abruptio placentae, Placenta praevia	X	X	X
Bauchkrämpfe	spontaner Abort, Fehlgeburt, Abruptio placentae	X	X	X
Fruchtwasser tropft aus der Vagina	vorzeitiger Blasensprung		X	X
Änderung/Abnahme/Stillstand fetaler Bewegung	Kind in Gefahr		X	X
Kontraktionen des Uterus	vorzeitige Wehen		X	X
Störungen beim Sehen: unscharf, neblig, schwarze Punkte	Präeklampsie, HELLP-Syndrom		X	X
Schwellung im Gesicht	Präeklampsie, HELLP-Syndrom		X	X
schwere oder anhaltende Kopfschmerzen	Präeklampsie, HELLP-Syndrom		X	X
Muskelreizungen, Krämpfe	Präeklampsie, HELLP-Syndrom		X	X
Oberbauch-Magen-Schmerz	HELLP-Syndrom		X	X
Erbrechen	Hyperemesis gravidarum	X	X	
Fieber, Frösteln	Infektion	X	X	X
Brennen beim Urinlassen	Infektion der Harnwege	X	X	X
Durchfall	Infektion, Lebensmittelvergiftung	X	X	X
starke/überdurchschnittliche Gewichtszunahme	Diabetes		X	X
Ödeme	Diabetes, Präeklampsie		X	X
starke/überdurchschnittliche/ unterdurchschnittliche Zunahme des Leibesumfangs	Polyhydramnion, Diabetes, Oligohydramnion, Mehrlinge, intrauterine Wachstumsretardierung		X	X

Bauchraum. Eine Unterscheidung zwischen Kontraktionen des Uterus aufgrund einsetzender Wehen und einer vorzeitigen Plazentalösung ist oft kaum möglich. In den meisten Fällen kann der Prozess nicht frühzeitig erkannt werden und verläuft oft schnell.

M Beim Verdacht auf eine vorzeitige Plazentalösung muss die Schwangere sofort auf dem schnellsten Weg in eine Klinik zur Ultraschalluntersuchung, Überwachung und möglichem Notfalleingriff (bei schwerer Form) gebracht werden (s. S. 482).

22.2 Bedeutung psychosozialer Probleme für den Schwangerschaftsverlauf

Andrea Stiefel

M Schwangerschaftsbeschwerden sind häufig ein Spiegel der Seele.

Immer wieder betreuen Hebammen Frauen, die mit den psychischen Belastungen der Schwangerschaft nicht ohne fremde Hilfe fertigwerden. Schwangerschaftsbeschwerden können ein **Hinweis auf Über-**

lastung oder bestehende Konflikte sein. Ursache ist oft eine Ambivalenz dem Kind gegenüber. Einerseits wird das Kind gewünscht; andererseits befürchtet die Schwangere, den Ansprüchen des Kindes nicht gewachsen zu sein oder in ihrer Freiheit eingeschränkt zu werden. Auch eine bewusste Ablehnung ist möglich.

Die Schwangerschaft wird beeinflusst durch viele Faktoren z. B.:
- die soziale und ökonomische Situation: Berufsleben, Finanzen, persönliches Umfeld der Frau
- den Partner oder die Abwesenheit des Partners
- den Schwangerschaftswunsch (Sterilitätsbehandlung oder ungewollte Schwangerschaft)
- das Erleben früherer Schwangerschaften
- die psychische und physische Konstitution
- Erfahrungen aus der eigenen Kindheit

Mögliche Symptome

Manche Frauen mit ambivalenter Haltung zur Schwangerschaft versuchen den inneren Konflikt mithilfe somatischer Beschwerden nach außen bekannt zu machen. Durch den Rückzug in die Patientinnenrolle appellieren sie an ihre Umgebung, äußern Bedürfnisse und bitten um Unterstützung.

Hinweise auf diese Ambivalenz können sein:
- Ängstlichkeit, Nervosität, Neurosen
- anamnestische Menstruationsbeschwerden
- starkes Unter- oder Übergewicht (Essprobleme), Sucht
- schwierige Mutter-Tochter-Beziehung
- berufliche Probleme
- negative Schwangerschaftserlebnisse.

Die **Hyperemesis gravidarum** ist ein bekanntes Beispiel. Sie tritt häufig bei Frauen mit einer problematischen Mutter-Tochter-Beziehung auf. Die Schwangere hat Angst, dass die Mutterrolle die eigene Identität verdrängt, jedoch ist ein deutlicher Kinderwunsch vorhanden. Frauen mit **Präklampsie** (Gestose) zeigen diese Problematik ebenfalls.

Eine drohende **Frühgeburt** kann oft in Beziehung zu belastenden Lebensereignissen gesetzt werden. Psychisch belastete Frauen (z. B. Depressionen, Beziehungsprobleme) vernachlässigen eher die Sorge um sich selbst und die Schwangerschaft.

Betreuung und Prävention

Das **Ziel** der Schwangerenbetreuung ist nicht nur ein gesundes Kind, sondern auch eine gesunde Mutter. Wichtig ist dabei die Prävention durch frühzeitiges Erkennen von Problemen, wie Fehlernährung, Suchtverhalten, Schlafstörungen, negative Erlebnisse in früheren Schwangerschaften oder bei Geburten sowie eine frühzeitige Einbindung der Frau in alle wichtigen Entscheidungsprozesse.

Gute Präventionsarbeit setzt eine partizipative und frauenfreundliche Betreuungsarbeit (Modell des shared decision making) voraus, bei der die Frau autonome Entscheidungen treffen kann. Diese beruhen auf der Basis von Informationen, die ihr die Hebamme zur Verfügung stellt. Im Gegenzug ist die Frau gleichermaßen in den Prozess eingebunden, auch sie bietet der Hebamme Informationen an. Aus diesem gemeinsamen Austausch resultiert ein Behandlungsvertrag, der die Schwangere so wenig wie möglich einengt und auch Einflussfaktoren aus dem Umfeld berücksichtigt (Abb. 22-1).

> **M** Eine enge Zusammenarbeit von Hebammen mit anderen beteiligten Berufsgruppen im Gesundheitswesen kann die Präventionsarbeit positiv unterstützen. Dies gilt speziell für Frauen und Familien in vulnerablen Lebenssituationen (Alleinerziehende, Teenager, Migrantinnen, Arbeitsverlust).

22.3 Emesis, Hyperemesis und Ptyalismus

Andrea Stiefel

Symptomatik

Emesis gravidarum (Schwangerschaftserbrechen): Leichte Formen von Übelkeit und Geschmacksänderungen treten bei 50 % aller Schwangerschaften auf. In 25–30 % der Fälle steht das Gefühl von Übelkeit im Vordergrund. Die Schwangere hat eine Emesis gravidarum, wenn sie erbrechen muss, besonders frühmorgens beim Aufstehen oder kurz danach. Diese Form von Übelkeit ist bis zur 12. – 16. SSW normal und kann mit einfachen Mitteln behandelt werden (s. S. 161).

Hyperemesis gravidarum (übermäßiges Erbrechen in der Schwangerschaft, über 5-mal pro Tag): Der Übergang von der Emesis zur Hyperemesis gravida-

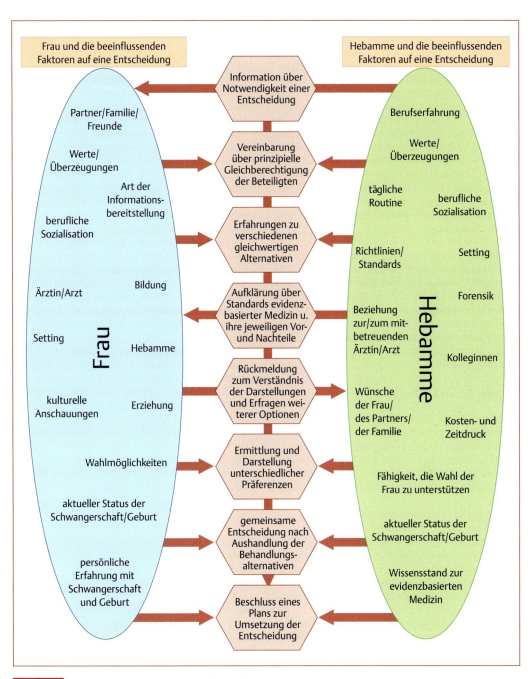

Abb. 22-1 Prozess des shared decision making in der Hebammenarbeit.

rum ist fließend. Die Frequenz des Erbrechens nimmt zu und kann jederzeit am Tag, unabhängig von den Mahlzeiten, auftreten. Nahrungsaufnahme ist kaum noch möglich. Gewichtsabnahme, Hypovolämie (zu wenig Flüssigkeit im Kreislauf), Hämokonzentration (Eindickung des Blutes mit relativ vielen Blutkörperchen im Verhältnis zum Plasma), Flüssigkeits- und Elektrolytverlust sind die Folgen, es entsteht eine Azidose (pH-Senkung unter 7,38). Durch die Verbrennung von körpereigenen Eiweiß- und Fettreserven sind Azetonkörper im Urin nachweisbar (Ketonurie). Die Verschlechterung des Allgemeinzustandes äußert sich in einer Exsikkose (Austrocknung des Körpers, abgehobene Hautfalten bleiben lange bestehen), übelriechendem Atem und Temperaturanstieg.

Ptyalismus gravidarum (= Hypersalivation) ist entweder ein übermäßiger Speichelfluss oder das Unvermögen, Speichel zu schlucken. Ptyalismus tritt meist ab der 4. bis zur 12. – 16. SSW auf, kann aber auch während der gesamten Schwangerschaft bestehen bleiben und wird oft in Zusammenhang mit der Hyperemesis beschrieben. Medizinisch hat der Ptyalismus keine Bedeutung, er ist aber für die Frauen sehr unangenehm.

Mögliche Ursachen

- Wahrscheinlich ist der **Ptyalismus** die Folge einer verstärkten Parasympathikuswirkung. Zugrunde liegen können ebenso Erkrankungen der Mundspeicheldrüse (Sialodenitis) oder der Mundhöhle (Stomatitis, Zahnerkrankungen), Vergiftungen (Blei, Organophosphate) und Erkrankungen des ZNS.
- Hormonelle Veränderungen werden als Hauptursache der **Emesis gravidarum** angenommen. Beziehungen zwischen Emesis, aber auch Hyperemesis und einem erhöhten HCG-Spiegel sind beschrieben.
- Daneben ist die **Hyperemesis** wahrscheinlich auch ein psychosomatisches Krankheitsbild.

Bei einer Hyperemesis/Emesis sollten, besonders nach der 16. SSW, **andere Ursachen differenzialdiagnostisch abgeklärt** werden, z. B.:
- Gastritis (Magenschleimhautentzündung)
- Gastroenteritis (infektiöse Magen-Darm-Entzündung)
- Appendizitis (Blinddarmentzündung)
- Oxyuriasis (Wurmbefall)
- Hirntumor

Therapie und Betreuung

- **Ptyalismus** kann mit Mundspülungen (Myrrhetinktur in Wasser, Salbeitee) zur Linderung des oft unangenehmen Geschmacksempfindens und des starken Speichelflusses behandelt werden. Manchmal werden auch parasympathikolytische Medikamente (z. B. Belladonna) verordnet, obwohl diese wenig effektiv sind. Kreosotum D6 Globuli werden von Homöopathen eingesetzt.
- **Emesis:** diätetische Behandlung, z. B. mehrere kleine Mahlzeiten (5–6) pro Tag und Frühstück im Bett vor dem langsamen Aufstehen. Antiemetika (z. B. Metoclopramid gegen das Erbrechen) sind meist nicht notwendig.
- **Hyperemesis:** Die primäre Therapie ist die stationäre Aufnahme, um die Schwangere aus ihrem häuslichen Milieu herauszunehmen und zunächst parenteral zu ernähren. Zugeführt werden u. a. Elektrolyte und Vitamine (B1, B6). Eine Gewichtskontrolle sollte bei der Aufnahme und nachher täglich vorgenommen werden. Der Allgemeinzustand muss mittels Laboruntersuchungen (Hb, Hk, Elektrolyte, Leber- und Nierenfunktionswerte im Blut, Keton und Urobilinogen im Urin) überprüft werden. Wenn das Erbrechen vorbei ist und die Frau selbst wieder nach Essen verlangt, wird mit Gesprächen und Psychotherapie begonnen. Besonders in dieser Phase kann die Hebamme als Vertrauensperson fungieren. Ein Besuchsverbot, auch für direkte Verwandte, kann notwendig werden.
- **Zur weiteren Behandlung der Emesis und Hyperemesis** empfehlen Studien (Jewell & Young 2003; Habek et al. 2004) Ingwerwurzeltee und Vitamin B. Als sehr günstig hat sich auch die Akupressur des Punktes P6 (Nei-Kuan-Punkt) am Handgelenk erwiesen (Abb. 22-2). Mithilfe eines Akupressur-Bandes, welches die Frau dauerhaft anlegt, können die Beschwerden gelindert werden.

22.4 Eisenmangelanämie

Silvia Höfer

Eisen benötigt der Körper vor allem, um Hämoglobin aufbauen zu können. Während die nicht schwangere Frau etwa 10% des Eisens aus der Nahrung resorbiert, liegt dieser Wert bei Schwangeren in der 36. SSW bei 10–15%. Wird der Eisenbedarf durch die Nahrung nicht gedeckt, entsteht eine Eisenmangelanämie, die während der Schwangerschaft eine Gefahr für Mutter und Kind darstellt.

Eisenmangelanämie 22

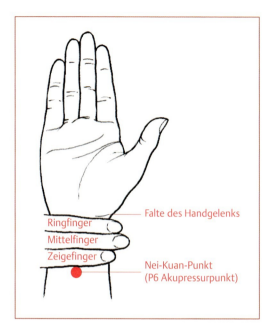

Abb. 22-2 Nei-Kuan-Punkt zur Akupressur.

Die meisten Lehrbücher beschränken sich auf die Angabe des **Hämoglobinwertes** als Parameter einer sich entwickelnden Anämie und legen den Grenzwert bei 120 g/l (12 g/dl) fest, der in der Schwangerschaft nicht unterschritten werden sollte. Die meisten internationalen Studien halten bei Werten unter 10,0 g/dl bis 10,5 g/dl eine medizinische Behandlung durch die Gabe von Eisenverbindungen für erforderlich. Die Weltgesundheitsorganisation orientiert sich am Wert 11 g/dl.

Ein niedriger Hämoglobinwert im mütterlichen Blut führt keineswegs zu einer Gefährdung des Feten durch eine mangelhafte Sauerstoffversorgung, die sich u. a. in einer Frühgeburt bzw. einem erniedrigten Geburtsgewicht widerspiegeln könnte. Studien zeigten, dass es bei mütterlichen Hämoglobinwerten von 8,5 g/dl bis 9,5 g/dl zum höchsten Geburtsgewicht kommt. Ein niedriges Geburtsgewicht und Frühgeburt traten bei mütterlichen Werten von 9,5 g/dl bis 10,5 g/dl am seltensten auf. Ein Hämoglobinwert bis 9,5 g/dl im weiteren Verlauf der Schwangerschaft kann bei einem Ausgangswert von 11,1 g/dl daher durchaus als normal angesehen werden.

Klinische Anzeichen einer Anämie sind
- blasse, bläuliche Extremitäten
- blasse Bindehäute oder Mundschleimhäute
- Muskelschwäche und Müdigkeit
- Konzentrationsschwäche
- Kopfschmerzen
- Infektanfälligkeit

Diagnostik

Eine **Untersuchung des Blutbildes**, insbesondere des Hämatokrits (HK), des Hämoglobinwertes (Hb), der Erythrozytenzahl (Erys), des mittleren Zellvolumens (MCV) sowie der erythrozytären Hämoglobinkonzentration (MCH), kann dieses Risiko erkennen helfen. Die Beurteilung dieser Werte in der Schwangerschaft muss jedoch mit außerordentlicher Vorsicht erfolgen, da die Werte Konzentrationsverhältnisse beschreiben. Zu den physiologischen Veränderungen in der Schwangerschaft gehört die Zunahme des Blutvolumens um 20 % – 30 %. Dabei nimmt das Plasmavolumen um 40 % – 50 %, das Erythrozytenvolumen um 20 % – 30 % zu. Es entsteht eine größere Blutmenge im Körper der Schwangeren, aber auch eine Verdünnung der Blutzellen. Dadurch senkt sich zwangsläufig auch die Konzentration von Hämoglobin im Blut.

Therapie

Wird ein nur **leicht erniedrigter Eisenspiegel** festgestellt, ist zuallererst eine **Ernährungsberatung** angezeigt, denn die Eisensupplementierung ist unter Umständen mit unangenehmen Nebenwirkungen (z. B. Verstopfung, bei zu viel Eisen auch Beeinträchtigung der Immunabwehr) für die Schwangere verbunden. Von der routinemäßigen Gabe von Eisenpräparaten ist abzusehen, da bislang nicht ausreichend erforscht wurde, inwieweit dies die physiologische Hämodilution und somit Krankheitsbilder wie Thrombose, Infarkte, Wachstumsretardierung des Feten oder auch Präklampsie beeinflusst.

Im Falle einer **Eisensupplementierung** ist ein **Beratungsgespräch** notwendig, in dem über häufige Nebenwirkungen bei der Einnahme von Eisen sowie über die Folgen von Überdosierungen aufgeklärt wird. Die veränderten Resorptionsfähigkeiten in der Schwangerschaft werden bei den gängigen Dosierungsempfehlungen unzureichend berücksichtigt. Die Dosierung der gängigen Eisenpräparate zielen, zusätzlich zum Nahrungsangebot gegeben, auf eine deutliche Überversorgung mit Eisen ab (üblich sind 80–100 mg Eisen(++)sulfat, entsprechend 30–40 mg elementarem Eisen).

Zwar kann durch die Substitution von Eisen die Konzentration des Hämoglobins und der Gehalt von Se-

Tabelle 22-2 Blutwerte in der Schwangerschaft.

	Erstuntersuchung (7. – 9. SSW)	Zweituntersuchung (24. – 27. SSW)	Drittuntersuchung (34. – 40. SSW)
Hämoglobin (Hb)	11,0 g/dl	10,0–10,5 g/dl	10,5–11,0 g/dl
Hämatokrit (HK)	33 %	32 %	33 %
Erythrozyten (Erys)	300 Mio/µl	300 Mio/µl	300 Mio/µl
Mittleres Zellvolumen (MCV)	83 f/l	83 f/l	83 f/l

rumeisen angehoben werden, in Studien (Hemminki 1995, Mahomed 2002) konnten jedoch keine klinisch relevanten Verbesserungen des mütterlichen und kindlichen Befindens festgestellt werden. Der Fetus scheint sogar von der in der Schwangerschaft abgesenkten Konzentration von Hämoglobin im mütterlichen Blut zu profitieren. Manche Experten sprechen daher bereits von einer **Obergrenze des Hämoglobinwertes** im zweiten und dritten Schwangerschaftsdrittel von 13,0 g/dl, die nicht überschritten werden sollte.

22.5 Differenzialdiagnosen der Anämie

Andrea Stiefel

Reagiert die Schwangere nicht auf eine Eisensubstitution bei niedrigem Hb-Wert, sollte immer eine Ursachenabklärung erfolgen. Dies gilt ebenso, wenn die Frau bereits mit einer Anämie zu Beginn der Gravidität auffällt.

Ursachen für eine Anämie können u. a. sein:
- Folsäuremangel
- Vitamin-B12-Mangel
- Thalassämie (auch Mittelmeeranämie, da vorwiegend im Mittelmeerraum und Vorderasien auftretende vererbbare Form der Anämie)
- Sichelzellanämie (ebenfalls vererbbare Form, benannt nach der sichelartigen Verformung der Erythrozyten durch die niedrige Sauerstoffspannung)
- innere Blutungen (chronisch oder akut)
- Parasitose (möglicher Befall mit Parasiten, besonders nach Fernreisen)
- Infektionen, HIV
- chemische Agenzien
- chronische Niereninsuffizienz (renale Anämie)

Diagnostik

- Zur Anämiediagnostik gehört zunächst die Anamnese, besonders die Familienanamnese im Hinblick auf vererbbare Hämoglobinopathien
- Dann erfolgt die serologische Diagnostik. Zunächst wird der Serum-Ferritin-Wert bestimmt.
- Je nach seiner Höhe schließen sich weiterführende Untersuchungen an, z. B. CRP-Kontrolle (Infektion) oder peripherer Blutausstrich zur Differenzierung der Erythrozytenform, -farbe und -größe.

Therapie

Abhängig von der diagnostizierten Ursache der Anämie werden dann entsprechende therapeutische Maßnahmen eingeleitet:
- Folsäure und Vitamin-B12-Mangel: Substitution mit Folsäure und Vitamin B12 ebenso bei Thalassaemia minor (leichtere Form der Thalassämie)
- orale oder parenterale Eisensubstitution
- schwere Thalassaemia major: ggf. mit Bluttransfusionen
- bei Infektion: Behandlung mit Antibiotika

22.6 Blutungen in der Schwangerschaft
Andrea Stiefel

Erste Schwangerschaftshälfte: Bis zur 20. SSW kommen als Blutungsursache infrage:
- Abort
- Blasenmole
- Trophoblasttumoren
- Extrauteringravidität
- zervikale Ursachen (Kontaktblutung nach Geschlechtsverkehr oder bei Zervixkarzinom, Ektopie).

Zweite Schwangerschaftshälfte: Von der 21. SSW bis zum Termin treten folgende Blutungsursachen in den Vordergrund:
- Randsinusblutung (Blutung am Plazentarand)
- Abruptio placentae (vorzeitige Lösung der normal sitzenden Plazenta)
- Placenta praevia (vorliegende Plazenta)
- zervikale Ursachen (Geburtsbeginn, Zervixkarzinom)
- Vasa praevia (vorliegende, angerissene fetale Blutgefäße)
- Vasa aberrantia (abirrende Nabelschnurgefäße), Insertio velamentosa (Nabelschnuransatz auf den Eihäuten).

> **M** Jede Blutung stellt eine akute **Gefährdung** für Mutter und Kind dar und bedarf der klinischen Abklärung. Ungefähr 50 % aller Blutungen sind plazentarer Herkunft.

Differenzialdiagnostik

Diagnostisch wegweisend sind das gleichzeitige Auftreten von Blutungen und Wehen oder Schmerzen.

Vorzeitige Plazentalösung

Die Abruptio placentae erscheint in 2 Formen:

Typische oder klassische vorzeitige Lösung:
- hypertoner (andauernd kontrahierter) Uterus
- keine Herztöne des Kindes hörbar
- keine oder nur geringe Blutung nach außen (retroplazentares Hämatom)
- Dauerschmerz.

Atypische vorzeitige Lösung:
- Herztöne sind abzuleiten (Dezelerationen, Bradykardie)
- Blutung nach außen
- Schmerzen entsprechen der Frequenz und Stärke der Wehen.

Durch **Ultraschalldiagnostik** kann das Ausmaß der vorzeitigen Plazentalösung (Größe der abgelösten Fläche) abgeklärt werden.

Vorliegende Plazenta

Bei der **Placenta praevia** überdeckt die Plazenta den Muttermund ganz oder teilweise (s. S. 482). Die Blutung erfolgt nach außen, sie ist schmerzlos und wiederkehrend.

Durch **Ultraschalldiagnostik** kann der tiefe Sitz der Plazenta im Uterus festgestellt werden.

> **M** Eine vaginale Untersuchung mit dem Finger ist bei Blutungen in der Schwangerschaft kontraindiziert, da sie bei einer Placenta praevia eine weitere Ablösung der Plazenta verursachen kann!

Mit einer Spekulumeinstellung wird die Herkunft des Blutes sichtbar (z. B. zervikale Ursachen) und ein Auslösen weiterer Blutungen vermieden. Fetale Blutungen aus angerissenen Umbilikalgefäßen oder aus verletztem Zottengewebe (bei Placenta praevia) sind selten, sie können durch die Bestimmung des HbF (fetales Hämoglobin) im vaginalen Blut diagnostiziert werden.

Therapie und Betreuung

Die Behandlung der vaginalen Blutung wird von **ärztlicher Seite** festgelegt. Je nach Blutungsintensität, Schwangerschaftswoche und kindlichem Zustand wird abgewartet (evtl. mit Tokolyse) oder eine baldige Entbindung angestrebt. Die schwangere Frau ist rechtzeitig von Arzt und Hebamme über die erforderlichen **Maßnahmen** und **Kontrollen** aufzuklären:
- Menge des Blutverlustes messen (evtl. Sammeln und Wiegen der blutigen Vorlagen)
- Kleihauer-Test: Nachweis von fetalem Blut (HbF) im mütterlichen Vaginalblut
- Kreislaufüberwachung (Blutdruck, Puls)
- Beginn einer Infusionstherapie
- fetale Herzfrequenzüberwachung (CTG), da im Fall einer Hypoxie ein Kaiserschnitt erfolgen muss
- zügige Kontrolle der Blutwerte (Blutbild, Gerinnungsstatus, Elektrolyte) und Bereitstellung von Blutkonserven.

22 Erkrankungen und Komplikationen in der Schwangerschaft

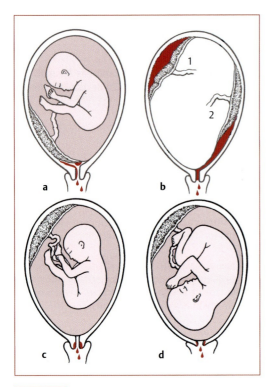

Abb. 22-3 Häufige Ursachen von Blutungen in der zweiten Schwangerschaftshälfte.
a Placenta praevia,
b Abruptio placentae (vorzeitige Lösung),
1. zentrale Lösung mit retroplazentarem Hämatom,
2. laterale Lösung mit Blutung nach außen,
c zervikale Ursachen: Ektopie,
d Geburtsbeginn: Zeichnungsbluten.

22.7 Drohende Frühgeburt

Andrea Stiefel

D Definiert wird die Frühgeburt als Geburt vor der 37 + 0 SSW oder nach weniger als 259 Tagen.

In den letzten Jahren haben sich die Grenzen der Überlebensfähigkeit von Frühgeborenen in immer frühere Schwangerschaftswochen verschoben, z. T. vor die vollendete 24 + 0 SSW. Daraus resultieren unterschiedliche Empfehlungen und Vorgehensweisen bei der Behandlung der drohenden Frühgeburt.

M Je früher das Kind geboren wird, desto höher ist die Wahrscheinlichkeit, dass die überlebenden Kinder geistige und körperliche Schäden davontragen.

Nach 22 + 0 bis 23 + 6 SSW liegt die Rate bleibender Schädigungen bei ca. 20–30 %, in der Fachliteratur werden aber auch bis zu 60 % genannt. Aber auch Frühgeborene, die nach der 30 + 0 SSW geboren werden, sind durch die Unreife ihrer Organe, besonders die mangelnde Lungenreife, gefährdet.

Auslösende Faktoren einer Frühgeburt können sein:
- Infektionen (häufig Harnwegsinfektionen)
- vorzeitiger Blasensprung
- Zervixinsuffizienz
- Mehrlingsschwangerschaft
- Polyhydramnion
- Uterusfehlbildungen
- kindliche Fehlbildungen
- sozioökonomische Faktoren

Symptome

Symptome der drohenden Frühgeburt:
- vorzeitige Wehen
- vaginale Blutungen
- verkürzte Zervix.

Unspezifische Symptome werden von den Schwangeren wie folgt beschrieben:
- menstruationsähnliche Krämpfe (im Intervall oder ständig vorhanden) im Unterbauch, knapp über der Symphyse
- Druck- oder Schweregefühl (Kind drückt nach unten)
- Bauchkrämpfe (kolikartig, manchmal begleitet von Durchfall)
- tiefsitzende, stechende oder dumpfe Rückenschmerzen
- verstärkter oder veränderter vaginaler Fluor (wässrig, schleimig, blutig)
- Juckreiz oder Brennen in der Scheide, Schmerzen beim Urinieren
- Uteruskontraktionen im Abstand von 10 Minuten oder weniger, die zum Teil schmerzlos sind.

Hebammen und Ärztinnen sollten spezifische und unspezifische Warnsignale ernst nehmen und nicht als geringfügig werten oder primär als normale Kontraktionen einstufen (Braxton-Hick-Kontraktionen als Folge des Uteruswachstums, s. S. 274). Hinweise auf ein erhöhtes Risiko für eine Frühgeburt ergeben sich auch aus der Anamnese der Schwangeren, so-

Tabelle 22-3 Faktoren, die zum Risiko einer Frühgeburt beitragen.

Sozio-ökonomische Risiken	Anamnestische Belastungen	Risiken während der bestehenden Schwangerschaft
• niedrige soziale Schicht	• vorausgegangene Frühgeburten	• uterine Blutungen bei vorzeitiger Plazentalösung • Infektionen, systemisch und aufsteigend (Harnwege, vaginal)
• mütterliches Alter (< 18 bzw. > 35 Jahre)	• vorausgegangene Totgeburten	• Mehrlinge • Fehlbildungen des Kindes
	• mehr als 2 Fehlgeburten	• Placenta praevia
• Multiparität	• (spontan oder artefiziell)	• Präeklampsie
• alleinstehend • chronischer Stress		
• Raucherin		

zioökonomischen Faktoren und den begleitenden Risiken aus der bestehenden Schwangerschaft (Tab. 22-3).

Diagnostik bei drohender Frühgeburt

Vorzeitige Wehen

Bei der Aufnahme mit vorzeitigen Wehen und dem Verdacht auf eine drohende Frühgeburt müssen verschiedene diagnostische Maßnahmen eingeleitet werden:
- sorgfältige Anamneseerhebung
- CTG-Kontrolle zur Feststellung von Häufigkeit und Dauer der Kontraktionen, Kindsbewegungen
- Ultraschalldiagnostik (Biometrie, Fruchtwassermenge, Zervixlängenmessung und Feststellung einer eventuellen Trichterbildung, Plazentasitz, -morphologie, Fehlbildungsdiagnostik)
- ggf. Dopplersonografie zur qualitativen und quantitativen Beurteilung der uteroplazentaren Durchblutung
- Infektabklärung mittels Blutuntersuchungen (Blutbild, CRP), ggf. Abstriche
- vaginale Untersuchung nur zurückhaltend (Gefahr eines vorzeitigen Blasensprunges), Zervixlänge exakter mit vaginaler Sonografie darstellbar.

Vorzeitiger Blasensprung

Definiert wird der vorzeitige Blasensprung als Ruptur der Eihäute/Fruchtblase vor dem Einsetzen einer regelmäßigen Wehentätigkeit. Tritt dieses Ereignis vor der vollendeten 37 + 0 SSW auf, wird es als früher vorzeitiger Blasensprung bezeichnet (preterm premature rupture of membranes = **PPROM**).

Die Diagnostik des vorzeitigen Blasensprunges erfolgt ähnlich wie bei vorzeitigen Wehen, zusätzlich wird durchgeführt:
- **Sicherung des Blasensprunges** durch:
  - Spekulumeinstellung (Cave! Digitale Untersuchung)
  - Nachweis von Fruchtwasserabgang mittels Lackmus oder anderer Testverfahren (ggf. Fibronektin, IGF-bindendes Protein)
  - Abgang von FW aus dem Zervikalkanal sichtbar
- **Klinischer Ausschluss eines Amnioninfektionssyndroms** (AIS):
  - Abstriche von Zervix und Nativpräparat zum Erregernachweis
  - Laborparameter (Blutbild, CRP, übliche Infektabklärung)
  - Vitalparameter der Mutter (Temperaturerhöhung, Tachykardie beachten)
  - CTG-Kontrolle (fetale Tachykardie)

Prävention

M Die Prävention der Frühgeburt besteht für Hebamme und Ärztin darin, **Risikogruppen** frühzeitig zu erkennen, diese Schwangeren öfter zu kontrollieren und gezielt aufzuklären, ohne Ängste zu erzeugen.

22 Erkrankungen und Komplikationen in der Schwangerschaft

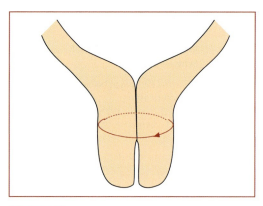

Abb. 22-4 Cerclage (Umschlingung des Muttermundes).

- **Hebammenvorsorge** im Rahmen der Schwangerschaftsbetreuung gibt Raum für Aufklärungsgespräche. Persönliche Krisen können in Ruhe bearbeitet und Ängste abgebaut werden. Leider sind gerade Frauen aus schwierigen sozioökonomischen und soziokulturellen Gruppen schwer erreichbar bzw. nehmen die Angebote seltener wahr.
- **Niederschwellige Angebote von Hebammen,** die im nahen Umfeld der Frauen angesiedelt sind und unkompliziert aufgesucht werden können, helfen dabei, Klientinnen aus vulnerablen Gruppen zu erreichen (Stadtteiltreffen, Mütter- und Frauencafés).
- **Ruhe und Schonung** verbessern ebenfalls die Prognose, gerade bei Frauen mit belasteter Anamnese. Hier kann die betreuende Ärztin ggf. einen frühzeitigen Ausstieg aus dem Arbeitsprozess veranlassen. Hebammen und Ärztinnen sollten im Interesse der Klientinnen an dieser Stelle eng zusammenarbeiten.
- **Selbstkontrollen des Scheiden pH-Wertes** helfen, eine Scheideninfektion frühzeitig zu erkennen und zu behandeln. Infektionen der Scheide verursachen in Deutschland etwa 6 % der Frühgeburten (nach Saling).

Therapie und Betreuung

Vorzeitige Wehen

Die Therapie richtet sich nach der Schwangerschaftswoche, dem Zervixbefund und anderen Zusatzkriterien:
- Liegt ein anamnestisches Risiko vor (vorausgegangene Aborte, Tot- oder Frühgeburten)?
- Gibt es Risiken in der derzeitigen Schwangerschaft (Präeklampsie, Wachstumsretardierung, Polyhydramnion, Mehrlinge etc.)?
- Gibt es Hinweise auf belastende Lebenssituationen (Partnerschaft, finanzielle oder berufliche Probleme)?

Bei **leichten vorzeitigen Wehen** ohne Verkürzung der Zervix reicht oftmals Schonung, selten ist eine Klinikaufnahme nötig.

Bei **kritischem Zervixbefund oder verstärkten Wehen** ist eine Hospitalisation in der Regel unumgänglich. Je nach Befund muss entschieden werden:
- Tokolyse mit Betasympathikomimetika (Partusisten®) oder Oxytocinantagonisten (Atosiban®): Ziel ist es, mittels Tokolyse maximal 48 Stunden Zeit für die Lungenreifung zu gewinnen. Studien zeigen, dass eine längere Tokolyse-Dauer zu keinen besseren Ergebnissen hinsichtlich der kindlichen Mortalität oder Tragzeitverlängerung führen (Schneider et al. 2011).
- Lungenreifeinduktion (bei gleichzeitiger Tokolyse): Ein- und Ausfuhrkontrolle wegen Gefahr eines sich entwickelnden Lungenödems
- prophylaktischer Muttermundsverschluss: vollendete 12. bis vollendete 14. SSW, auch früher totaler Muttermundsverschluss (FTMV)
- therapeutischer Muttermundsverschluss: nach vollendeter 14. SSW bis vollendete 24. SSW, auch später totaler Muttermundsverschluss (STMV), meist in Kombination mit einer Cerclage. Diese Methoden sind nicht allgemein verbreitet, es gibt noch zu wenige Studien über die Effektivität der Methoden (Schulze 2008).
- Anlegen eines Wehenprotokolls, Schulung der Eigenbeobachtung der Schwangeren
- ggf. Antibiotika beim Vorliegen einer Infektion.

Vorzeitiger Blasensprung

Therapie und Behandlung bei vorzeitigem Blasensprung richten sich nach dem Gestationsalter und sind gerade beim frühen vorzeitigen Blasensprung nicht einheitlich (Vetter, Goeckenjahn 2003, DGGG 2010).
- Bei einem vorzeitigen Blasensprung **in Terminnähe** setzen in der Regel beim überwiegenden Teil der Frauen in den nächsten 24 Stunden spontan Wehen ein. Ist dies nicht der Fall, wird je nach Klinik nach 12–24 Stunden die Geburt eingeleitet oder weiter abgewartet (unterschiedliche Lehrmeinungen).

M Voraussetzung für eine abwartende Haltung ist, dass keine Infektionszeichen vorliegen.

- **Vor der vollendeten 34. SSW** wird das derzeitige Vorgehen von zwei unterschiedlichen therapeutischen Ansätzen geprägt:
  1. Aktives Geburt einleitendes Vorgehen zur Vermeidung eines Amnioninfektionssyndroms
  2. Abwartend-konservatives Vorgehen zur Verlängerung der Schwangerschaftsdauer, um die Risiken der Frühgeburt zu reduzieren.

Diesen Ansätzen liegt eine unterschiedliche Risikobewertung zugrunde, die sich dann auch in der Therapie widerspiegelt. Als günstig hat sich die Antibiotikatherapie und die Behandlung mit Glukokortikoiden (Celestan®) zur Lungenreifeförderung erwiesen (s. S. 743).

22.8 Aborte (Fehlgeburten)
Susanne Kluge

D Definitionen nach dem deutschen Personenstandsrecht:
- Der **Abort** (Fehlgeburt) ist die vorzeitige spontane Beendigung der Schwangerschaft mit dem Absterben des Embryos oder Fetus, wenn dieser weniger als 500 g wiegt.
- Wiegt das tote Kind über 500 g, ist es kein Abort, sondern eine **Totgeburt**.
- Zeigt es Lebenszeichen (Herzschlag, Pulsieren der Nabelschnur, Atmung oder willkürliche Muskelbewegung), gilt es als **Lebendgeburt** (Frühgeburt), auch wenn sein Gewicht unter 500 g liegt und es kurz darauf verstirbt (s. S. 870).

Im Gegensatz zur Totgeburt besteht beim Abort **keine standesamtliche Meldepflicht** (kein Eintrag in Personenstandsbücher), und der Frau stehen keine Leistungen wie Mutterschutz etc. zu.

Die **WHO** definiert unabhängig von Gewicht oder Schwangerschaftsdauer alle Fälle von Ausstoßung oder Extraktion aus dem Mutterleib als **Fetaltod**. In der Literatur wird z. T. zwischen Früh- und Spätaborten unterschieden, wobei unterschiedliche Definitionen angewandt werden (Grenze nach der 12. bzw. nach der 15. SSW).

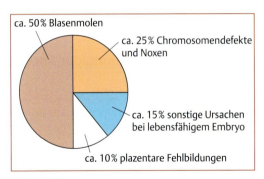

Abb. 22-5 Mögliche Ursachen von Aborten in prozentualer Verteilung.

Die **Häufigkeit** von Spontanaborten wird zwischen 10 und 30 % aller erkannten Schwangerschaften angegeben. Das Risiko liegt zwischen der 6. und 8. SSW bei etwa 15–18 %, nach der 17. SSW nur noch bei 3 %.

Mögliche Ursachen

Etwa 50 % der spontanen Frühaborte (bis Ende 15. SSW) geschehen, weil kein entwicklungsfähiger Embryo vorhanden ist (Blasenmole, Abortivei, Windei, endokriner Abort). Meist liegen Chromosomendefekte vor, Umwelteinflüsse wie Strahlenschäden und Intoxikationen spielen dabei eine Rolle. Etwa 10 % der Fehlgeburten sind auf plazentare Fehlbildungen zurückzuführen.

Mütterliche Abortursachen sind Erkrankungen (z. B. Diabetes), Infektionen (Fieber kann Wehen auslösen), Zervixinsuffizienz und Anomalien des Uterus sowie psychische und (selten) physische Traumen (Abb. 22-5). **Väterliche** Abortursachen können genetische Störungen und Anomalien der Spermien sein.

Nach einer Amniozentese liegt die Abortrate derzeit bei ca. 0,5–1 %, nach der Chorionzottenbiopsie bei ca. 3–6 %. Die sichere **Diagnose** der Blasenmole bzw. des bereits abgestorbenen oder noch lebenden Fetus erfolgt durch eine sorgfältige **Ultraschalluntersuchung**.

M Die meisten Aborte sind weder ursächlich therapierbar noch aufhaltbar.

Diese Information kann für Frauen hilfreich sein, da sie häufig Schuldgefühle entwickeln und unter dem „Versagen" ihrer Gebärfähigkeit leiden. Die Bearbeitung der Schuldfrage ist jedoch ein Schritt auf dem

Weg von der Bewältigung zur Akzeptanz des Geschehens.

Symptome und Einteilung der Aborte

> **M** Die ersten Symptome des Abortes sind in der Regel Blutungen, Schmerzen bzw. Kontraktionen und/oder Fruchtwasserabgang.

- **Abortus imminens:** (lat. imminens: bevorstehend) drohende Fehlgeburt. Leichte Blutungen oder Wehen bei geschlossenem Zervikalkanal. Therapie: Bettruhe bei lebensfähigem Embryo.
- **Abortus incipiens:** (lat. incipiens: beginnend) unvermeidbarer Abort. Blutungen und Wehen bei beginnender Muttermunderöffnung. Therapie: bei gesichertem Befund aktives Vorgehen (medikamentös), um fieberhaftem Verlauf vorzubeugen.
- **Abortus progrediens:** (lat. progrediens: fortschreitend) in Gang befindlicher Abort. Bei eröffnetem Zervikalkanal steht die Ausstoßung der Frucht unmittelbar bevor. Verlauf als Abortus completus oder incompletus.
- **Abortus completus:** (lat. completus: vollständig) einzeitiger, meist Frühabort bis 16. SSW. Fetus und Plazenta werden zusammen vollständig ausgestoßen. Therapie: Kürettage falls nötig.
- **Abortus incompletus:** (lat. incompletus: unvollständig) zweizeitiger, unvollständiger Abort, meist nach der 16. SSW. Nach Geburt des Fetus verbleiben Plazenta- und Eihautreste in utero. Therapie: Kürettage.
- **Missed Abortion:** (engl: verhaltener Abort) die abgestorbene Frucht bleibt wochen- bis monatelang in utero, wenn nicht behandelt wird. Gefahr von fieberhaftem Verlauf und Gerinnungsstörungen. Therapie: Aborteinleitung, Kürettage falls nötig.
- **Habitueller Abort:** (lat. habitus: die Gewohnheit) mehr als 2 aufeinander folgende Aborte.
- **Abortus febrilis:** fieberhafter Abort z. B. durch lokale Infektion des Endometriums. Kann auf die Adnexe (Tube, Ovar) übergreifen und einen septischen Verlauf nehmen (Gefahr des Endotoxinschocks).

> **M** Frauen haben bei einem Abort **Anspruch auf Hebammenhilfe,** wenn es sich nicht um einen Schwangerschaftsabbruch handelt (§ 196 RVO).

Die Hebamme kann für ihre freiberuflich erbrachte Leistung laut Gebührenverordnung „Hilfe bei einer Fehlgeburt oder einer Blasenmole" abrechnen bzw. „Hilfe bei Schwangerschaftsbeschwerden oder bei Wehen".

Beratung und Betreuung durch die Hebamme

Bei einem drohenden Abort sind die **Therapie unterstützenden Möglichkeiten** der Hebamme vielfältig. Ziele sind Entspannung und Angstreduktion durch:
- persönliche Beratungsgespräche
- Atem- und Entspannungsübungen, Anleitung zu autogenem Training, energetische Massagen (z. B. Kopfmassage)
- Bachblüten, Akupunktur oder Homöopathie (s. S. 747)
- Für das Verlusterleben sind Schwangerschaftswoche und Geburtsgewicht unerheblich. Deswegen sollte mit den Eltern wie bei einer Totgeburt umgegangen werden (s. S. 471 ff).

Die **Beerdigung** von Kindern unter 500 g ist auf Wunsch der Eltern möglich und kann für die Trauerverarbeitung hilfreich sein. Rechtliche Rahmenbedingungen müssen hierbei beachtet werden. Möglich ist in der Regel eine Sammelbestattung oder Beisetzung in einem Familiengrab.

Medizinische Betreuung

Die medizinische Betreuung umfasst allgemein die Kontrolle von Blutung, Vital- und Gerinnungswerten. Solange diese Parameter es zulassen, sollten (ab 8. SSW) die spontane Ausstoßung von Fetus und Plazenta abgewartet und nur ggf. zervixreifende und Wehen auslösende Mittel verabreicht werden.

Nach der Geburt von Fetus und Plazenta müssen diese auf ihre Vollständigkeit überprüft werden. Bei einem unklaren Befund muss nachkürettiert werden. Falls keine bedrohliche Blutung vorliegt und Fetus und Plazenta vollständig erscheinen, besteht derzeit eine abwartende Tendenz. Beta-HCG sollte kontrolliert werden und auf Nullwert abfallen.

Zur Klärung der Abortursache werden im Allgemeinen Fetus und Plazenta histologisch untersucht (Aufbewahrung und Transport in Formalin), teilweise werden Abstriche und serologische Untersuchungen durchgeführt.

> **M** Bei **Rh-negativen Müttern** darf die Anti-D-Immunglobulinprophylaxe nicht vergessen werden!

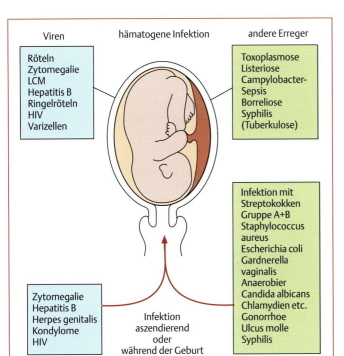

Abb. 22-6 Darstellung der häufigsten hämatogenen (= über den Blutweg) und aszendierenden (= aufsteigenden) Infektionen während der Schwangerschaft oder bei der Geburt (nach E. Petersen).

Bei Aborten **nach der 14. SSW** kann es zur Laktation kommen. **Primäres Abstillen** verhindert eine zusätzliche Belastung der betroffenen Frau.

Wird die Hebamme außerhalb der Klinik zu einem Abortgeschehen hinzugezogen, können **im Notfall physikalische Mittel** (Eisblase etc. auf Unterbauch) **zur Blutungsstillung** eingesetzt werden. Das Ausräumen von Plazentaresten bei einer bedrohlichen Blutung kann digital (mit sterilem Handschuh) erfolgen, wenn ärztliche Hilfe nicht erreichbar und der Transport in eine Klinik nicht möglich ist.

22.9 Infektionen in der Schwangerschaft

Andrea Stiefel

Unter dem Begriff **TORCH** werden Infektionserkrankungen zusammengefasst, die intrauterin und unter der Geburt auf das Kind übertragen werden können. Sie bedingen Komplikationen wie:
- Aborte
- Früh- und Totgeburten
- Geistige oder körperliche Retardierung
- Infektionen des Neugeborenen.

D TORCH bedeutet:
- T = **Toxoplasmose** (Toxoplasma gondii)
- O = „**Other infectious microorganisms**": Hepatitis (Hepatitisviren), Varizellen (Varizellen-Zoster-Viren), Syphilis (Treponema pallidum), Listeriose (Listeria), Ringelröteln (humanes Parvovirus) und Infektionen durch Chlamydien, Streptokokken Gruppe B, Enteroviren, Papillomviren (Epstein-Barr-Virus), Borreliose (Borrelien) etc.
- R = **Rubella** (Röteln)
- C = **Cytomegalie** (Zytomegalie)
- H = **Herpes-simplex-Virus** (HSV Typ I = oral, HSV Typ II = genital) (Abb. 22-6).

Toxoplasmose

Die klinische Symptomatik der Infektion ist typisch (Lymphknotenschwellung, Fieber, Kopfschmerz), wird aber selten wahrgenommen. Der Prozentsatz der **Antikörper-positiven Schwangeren** (als Maß der Durchseuchung) liegt in Deutschland abhängig vom Alter der Schwangeren bei 26–54 %. Die Kinder dieser immunisierten Schwangeren sind **nicht** gefährdet, da eine Reaktivierung der Infektion keine Bedeutung hat.

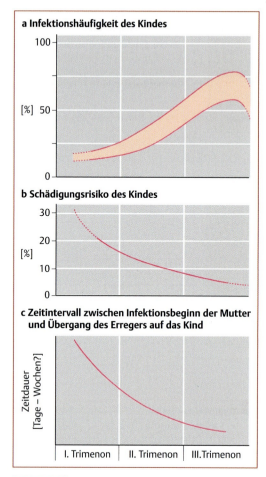

Abb. 22-7 **Toxoplasmose** in der Schwangerschaft:
a Das Risiko für das Kind, infiziert zu werden, nimmt mit dem Verlauf der Schwangerschaft zu.
b Das Schädigungsrisiko nimmt im Verlauf der Schwangerschaft ab.
c Zeitintervall zwischen Infektionsbeginn der Mutter und Übergang des Erregers auf das Kind (kann erst nach Tagen oder Wochen erfolgen).

Erkrankung. Bei einer Infektion im **3. Trimenon** kommt es in 60 % aller Fälle zu einer pränatalen Infektion. Bei einer Infektion in einem späten Stadium der Schwangerschaft ist die Infektion des Fetus zwar hoch wahrscheinlich, die fetalen Schäden sind jedoch seltener. 70 % der Kinder weisen keine Symptome auf, 10 % leiden unter Sehstörung und 20 % weisen die klassischen Symptome auf (u. a. Mikrozephalie, Hepatosplenomegalie, Hyperbilirubinämie, Petechien, Thrombozytopenie).

Insbesondere bei latenten Verläufen der pränatal erworbenen Infektion fallen Kinder erst nach 5–10 Jahren mit einer hochgradigen Sehstörung (Retinochorioiditis) auf. Nach einer Infektion in der Schwangerschaft ist geistige Retardierung des Neugeborenen oder Heranwachsenden möglich. Im Ultraschall lassen sich Verkalkungen, Chorioretinitis und Hydrozephalus als „Toxoplasmose-Trias" feststellen. In der Regel sind diese Befunde aber nur selten intrauterin nachweisbar (Abb. 22-7).

Besteht der hochgradige **Verdacht auf eine konnatale Toxoplasmose,** muss sofort an Facheinrichtungen zur Diagnose und ggf. Therapie überwiesen werden. Ein Nachweis einer fetalen Infektion ist mit der PCR (Polymerase-Kettenreaktion, engl. polymerase chain reaction) aus dem Fruchtwasser vor der Geburt und durch Nabelschnurpunktion nach der Geburt möglich.

> **M** Von ganz entscheidender Bedeutung ist, dass **Schwangere mit fehlender Toxoplasmoseimmunität** eindringlich auf **Präventionsmaßnahmen** hingewiesen werden:
> - kein rohes oder nicht vollständig durchgebratenes Fleisch essen;
> - besondere Vorsicht bei Fleisch von Lamm, Ziege und Schwein;
> - rohes Gemüse und Früchte vor dem Verzehr gründlich waschen;
> - die Hände müssen nach dem Zubereiten von rohem Fleisch oder nach Arbeiten in der Erde (Gartenarbeit) mit Seife und Bürste gereinigt oder es müssen Handschuhe benutzt werden;
> - Katzenhaltung stellt in der Regel kein Problem dar. Die Reinigung der Katzentoilette sollte möglichst von einer anderen Person übernommen werden.

Wenn jedoch vor der Schwangerschaft keine Antikörper nachweisbar sind, besteht die Möglichkeit einer **Erstinfektion im Verlauf der Schwangerschaft.** Ein diaplazentarer Übertritt auf den Feten findet statt. Bei einer Infektion im **1. Trimenon** tritt nur in rund 17 % der Fälle eine pränatale Infektion ein; ein spontaner Abort ist dann üblich. Je später die Infektion während der Schwangerschaft auftritt, desto größer ist die Wahrscheinlichkeit einer fetalen

Kurzcharakteristik

- **Erreger:** Toxoplasma gondii (Sporentierchen, Parasit).
- **Verlauf:** Uncharakteristisch, Fieber, grippeähnliche Symptome, Lymphknotenschwellung. Bei chronischem Verlauf schubweise Fieber, Gelenkschmerzen, Sehstörungen, Kopfschmerz.
- **Übertragung:** Kot von infizierten Haustieren (Katzen), rohes Fleisch oder ungenügend gekochtes Fleisch als Hauptübertragungsweg.
- **Kind:** Kongenitale (angeborene) Toxoplasmose mit Augen- und Hirnschädigung, intrazerebrale Verkalkungen, körperlicher und geistiger Retardierung.
- **Diagnostik:** Test in der Frühschwangerschaft, IgA, IgG, IgM, IFT (indirekter Immunfluoreszenztest), PCR.
- **Therapie**
  - Bis zum Ende der 15. SSW wird mit Spiramycin® behandelt (3,0 g pro Tag, oral in drei Teildosen).
  - Ab der 16. SSW wird mit einer Kombinationstherapie aus drei Präparaten (Sulfadiazin®, Pyrimethamin®, Folinsäure) weiterbehandelt, unabhängig davon, ob die Patientin bereits vorab mit Spiramycin® behandelt wurde. Diese Behandlung erfolgt über einen Zeitraum von vier Wochen.
  - Beim begründeten Verdacht auf eine pränatale Infektion wird die Therapie bis zur Geburt fortgeführt, wobei in vierwöchentlichen Zyklen gewechselt wird (Dreifachkombination, dann wieder Spiramycintherapie).

Hepatitis

Erkrankungen durch Hepatitis-Viren gehören zu den weltweit verbreitetsten Infektionskrankheiten. Je nach Virustyp unterscheidet man Hepatitis A, B, C, D, E, und G. Während eine pränatale Gefährdung des Kindes durch Hepatitis A (HAV) nur zum Ende der Schwangerschaft angenommen wird, besteht bei anderen Hepatitis-Viren (HBV, HCV, HDV) eine Gefährdung im 2. und 3. Trimenon der Schwangerschaft (Risiko fetaler Erkrankung von 10% im 2. Trimenon bis 80% nahe der Geburt).

> **M** Besonders gefährlich ist der in Europa am häufigsten vorkommende und transplazentar übergehende **Hepatitis-B-Virus** (HBV), der zu einer chronischen Hepatitis führen kann.

Früher erworbene mütterliche Antikörper werden auch transplazentar übertragen, reduzieren das Ansteckungsrisiko des Kindes oder mildern den Verlauf. Bei allen Schwangeren wird das Blut auf HBsAg (Hepatitis B surface antigen) untersucht (s. S. 182) Frühestens ist dies nach den Mutterschaftsrichtlinien ab der 32. SSW notwendig. Sinnvoll ist ein Nachweis nahe am Geburtstermin. Bei einem positiven Ergebnis folgen Überwachungen und eine Behandlung des Neugeborenen.

Hepatitis A (HAV)

- **Erreger:** Hepatitis A-Virus (RNS-Virus aus der Gruppe der Picorna-Viren)
- **Übertragung:** fäkal-oral (Nahrungsmittel, Wasser etc.), häufig erworben auf Reisen in Entwicklungsländern.
- **Verlauf:** Fieber, Übelkeit, Erbrechen, Oberbauchbeschwerden, bisweilen Ikterus. Keine chronische Hepatitis als Resultat der Erkrankung.
- **Kind:** Gefahr für das Kind durch drohende Frühgeburt, verminderte Plazentaperfusion. Eine intrauterine Infektion tritt nicht auf, das Neugeborene kann durch sein unreifes Immunsystem nach der Geburt schwer erkranken.
- **Diagnostik:**
  - Anti-HAV-IgM: akute oder kürzliche Infektion
  - Anti-HAV-IgG: Immunität nach Infektion oder positiv nach Passivprophylaxe mit Ig (Immunglobulin).
- **Therapie:** Nach Exposition der Mutter innerhalb von 2 Wochen einmal Gabe von 0,02 ml/kg Körpergewicht Immunglobulin, um eine akute Infektion zu verhindern.

Hepatitis B (HBV)

- **Erreger:** Hepatitis-B-Virus (DNA-Virus)
- **Übertragung:** Parenteral. Besondere Gefährdung bei Drogenabusus (Nadeltausch), Transfusionen, Stichverletzungen (Beschäftigte in Labor, Dialyse, Intensivpflegeeinrichtungen).
- **Verlauf:** Ähnlich wie Hepatitis A, es sind aber auch asymptomatische Verläufe möglich. Die Leberwerte (Transaminasen) können, müssen aber nicht erhöht sein (chronische Hepatitis B).
- **Kind:** Eine intrauterine und postnatale Infektion ist möglich. Gefahr im Schwangerschaftsverlauf durch vorzeitige Wehentätigkeit, herabgesetzte Plazentaperfusion. Das Kind einer HBe-Ag-positiven Mutter kann zu 85–90% eine chronische HBV-Infektion entwickeln.

- **Diagnostik:**
    - HBs-Ag positiv: Träger oder bestehende Infektiosität
    - HBe-Ag positiv: hohe Infektiosität, akute Phase oder chronisch
    - Anti-HBe positiv: abgelaufene, limitierte Infektion
    - Anti-HBc positiv: während der Erkrankung zuerst IgM, später IgG
    - Anti-HBs positiv: abgelaufene Infektion
- **Therapie:**
    - Prävention durch aktive und passive Immunisierung, z. B. Beschäftigte im Krankenhaus (Kreißsaal, Intensivpflege).
    - Hepatitis B-Immunglobulin 0,06 ml/kg Körpergewicht so bald wie möglich nach der Exposition.
    - HBV-Impfstoff 1-mal initial sowie 1 und 6 Monate später.
    - **Kind:** Aktive und passive Impfung innerhalb von 12 Stunden p. n. Die 2. und 3. HBV-Impfung erfolgt beim Kinderarzt im normalen Impfintervall. Die Impfung des Kindes unterbricht eine vertikale Übertragung zu 90 %.

Hepatitis C (HCV)

- **Erreger:** Hepatitis C-Virus; Prävalenz in Deutschland 0,5 % der Bevölkerung
- **Übertragung:** Parenteral durch Blut oder Blutprodukte; auch sexuelle Übertragung ist möglich (in Zusammenhang mit HIV- und HBV-Infektionen).
- **Verlauf:** Keine spezifischen Symptome, aber häufig die Ursache für chronische Verlaufsformen. Erhöhtes Risiko für die Entwicklung einer Leberzirrhose und eines Leberzellkarzinoms.
- **Kind:** Das Risiko einer intrauterinen Übertragung liegt bei 5 %, bei gleichzeitiger HIV-Infektion bei 50 %.
- **Diagnostik:**
    - Anstieg der Transaminasen.
    - Anti-HCV-Nachweis, HCV-RNA-Nachweis mit PCR, HAV und HBV ausgeschlossen.
- **Therapie:** Immunglobulingabe nach der Geburt ist nicht wissenschaftlich belegt.

Hepatitis D (HDV)

Hepatitis D tritt nur in Zusammenhang mit Hepatitis B auf, da das Erregervirus sich ohne eine HBV-Infektion nicht vermehren kann. Der Einfluss auf die Schwangerschaft ist gering. Patienten mit einer schwer verlaufenden Hepatitis B werden auf Anti-HDV-IgM und Anti-HDV-IgG getestet.

- **Therapie:** HBV-Impfung, keine eigene Therapie.

Hepatitis E (HEV)

- **Erreger:** Hepatitis E-Virus
- **Übertragung:** Enteral, vorwiegend in Asien und Mittelamerika.
- **Verlauf:** Gastroenteritis (Magen-Darm-Infekt), schwere akute Phase mit anschließender vollständiger Heilung.
- **Kind:** Eine transplazentare Übertragung ist wahrscheinlich, aber noch zu wenig erforscht. Die Mortalitätsrate liegt bei ca. 20 %.
- **Diagnostik:** HEV-Test ist noch in der Erforschung.
- **Therapie:** Nach Exposition Immunglobulingabe wie bei HAV und HCV.

Hepatitis G (HGV)

- **Erreger:** Hepatitis G-Virus (Flavivirus mit 20–40 % Ähnlichkeit mit HCV)
  Hepatitis G wurde 1996 zum ersten Mal beschrieben (Linnen et al.).
- **Übertragung:** Parenteral, häufig assoziiert mit HCV, HIV. Erhöhtes Risiko bei Patienten mit intravenösem Drogenabusus.
- **Verlauf:** Es gibt noch keine ausreichend dokumentierten klinischen Symptome und Verläufe.
- **Kind:** Relativ hohes Infektionsrisiko beim Kind (Feucht et al. 1996). Bisher hat kein HGV-infiziertes Neugeborenes Symptome einer sichtbaren Hepatitis gezeigt.
- **Diagnose:** Virusnachweis mittels PCR-Methode, noch kein Antikörpertest.
- **Therapie:** Derzeit keine Therapie möglich.

Varizellen (Windpocken)

Eine Infektion mit Varizellen-Zoster-Viren (VZV) ist in der Schwangerschaft eher selten, da nur 5–10 % aller Frauen im gebärfähigen Alter keine Antikörper gegen dieses Virus haben.

Kurzcharakteristik

- **Erreger:** Varizella-Zoster-Virus.
- **Verlauf:** Fieber, Muskelschmerzen. 11–14 Tage Inkubationszeit, nachher Papeln, Bläschen, Krustenbildung.
- **Übertragung:** Meist aerogen, möglich auch durch infektiösen Bläscheninhalt, selten diaplazentar beim Kind.

- **Kind:** Im 1. Trimenon der Schwangerschaft kommt es bei der sehr seltenen diaplazentaren Infektion bei ca. 1–3 % (unterschiedliche Angaben in der Fachliteratur) der Kinder zum **kongenitalen Varizellensyndrom (CVS):**
  - niedriges Geburtsgewicht
  - Augenschäden
  - neurologische Funktionsstörungen
  - hypotrophe Extremitäten
  - Narbenbildung an der Haut
  - langsame psychomotorische Entwicklung.
- **Diagnostik:** Klinische Symptome, Serologie (PCR, IgG, IgM-Antikörper Bestimmung).
- **Therapie:** Varizellen-Immunglobulin innerhalb 72 Stunden nach der Exposition bei nicht vorhandener Immunität (z. B. Immigrantinnen, Asylantinnen). Bei Erkrankung: Aciclovir, Vidarabin®.
- **Varizelleninfektion um den Geburtstermin:** Zunächst wird der Immunstatus überprüft. Beim Verdacht auf eine frische Infektion sollte mit Tokolyse versucht werden, die Entbindung um 3–4 Tage zu verzögern, um intrauterin ausreichend IgG-Antikörper der Mutter auf das Kind übertreten zu lassen. Ist dies nicht möglich, erhält das Neugeborene unmittelbar post partum Varizellen-Zoster-Immunglobulin.

Lues (Syphilis)

Zum Ausschluss dieser Infektion wird **bei der ersten Vorsorgeuntersuchung** der TPHA-Suchtest (Treponema-pallidum-Hämagglutinationstest) durchgeführt. Der Test wird 2–3 Wochen nach einer Infektion positiv. Bei positivem Testbefund ist ein Facharzt oder eine Fachärztin zur spezifischen Diagnostik und Behandlung einzuschalten. Für die Erkrankung besteht nach den Richtlinien des Infektionsschutzgesetzes von 2001 eine Labormeldeverpflichtung. Nach der Statistik des Robert-Koch-Instituts (2009) werden jährlich zwischen 300–3500 Fälle in Deutschland gemeldet.

Kurzcharakteristik

- **Erreger:** Treponema pallidum (Familie der Spirochäten; Bakterien)
- **Übertragung:** Fast ausschließlich durch Geschlechtsverkehr, auf das Kind diaplazentarer Übertragungsweg ab 16. – 20. SSW.
- Man unterscheidet **vier Stadien:**
  - **Primärstadium** (Lues I): meist schmerzlose, rote, runde Ulzera mit oder ohne Begleitödem (Genitalbereich). Schmerzlose Schwellung der regionalen Lymphknoten.
  - **Sekundärstadium** (Lues II): Läsionen im Genitalbereich und extragenital, besonders an Handflächen und Fußsohlen. Exanthem der Haut, Plaques auf der Zunge und im Mund. Condylomata lata (Feigwarzen) im Genitalbereich, generalisierte Lymphknotenschwellung. Eventuell Beteiligung des Zentralnervensystems (ZNS).
  - **Tertiärstadium** (Lues III): Haut-, Schleimhaut- und Organsymptome, u. a. Knotensyphilide an der Haut mit Tendenz zu Narbenbildung (so genannte Gummen).
  - **Quartärstadium** (Lues IV): Neurosyphilis mit Hirnschädigung, heute kaum noch zu finden.
- **Kind:**
  - Totgeburt bei sehr frühem intrauterinem Infekt.
  - **Lues connata** (angeborene Lues): grippeähnliche Symptome, generalisierte Lymphadenopathie, Exanthem an den Extremitäten.
  - **Lues connata tarda** (Spätform, 2. – 4. Lebensjahr): Auftreten der so genannten Hutchinson-Trias mit Keratitis parenchymatosa (Entzündung der Hornhaut mit späterer Eintrübung), Innenohrschwerhörigkeit und Tonnenform der Zähne.
- **Diagnostik:** VDRL-Test (5–6 Wochen nach Infektion), TPHA-Test, FTA-ABS-Test, evtl. Abstriche.
- **Therapie:** Penicillin hochdosiert, bei Unverträglichkeit Erythromycin, in jedem Fall Partnerbehandlung.

Gonorrhoe (Tripper)

Die Gonorrhoe ist seit 2001 nicht mehr meldepflichtig. Das Robert-Koch-Institut erhält von Laboreinrichtungen Rückmeldungen über 10–30 auftretende Fälle pro Monat (Stand 2011). Die Gonorrhoe ist weltweit stark verbreitet (62. Mio. Fälle pro Jahr) und zählt zu den sexuell übertragbaren Erkrankungen (sexually transmitted diseases).

Die Erkrankung verursacht nach einer Inkubationszeit von 2–7 Tagen oft eitrige Ausflüsse an Schleim- oder Bindehautbereichen (Scheide, Ano-Rektalbereich, Penis beim Mann), verläuft oft jedoch auch ohne Symptome. In der Schwangerschaft kann die Gonorrhoe z. B. einen vorzeitigen Blasensprung mit Abort oder Frühgeburt auslösen.

🅼 Im Rahmen der **Schwangerenvorsorge** sollte die Hebamme daher mit der Schwangeren über die Risiken und Ansteckungswege (insbesondere durch ungeschützten Geschlechtsverkehr) sprechen. Bei einem positiven Testbefund ist ein Facharzt/Fachärztin zur spezifischen Diagnostik und Behandlung einzuschalten.

🅼 Für die **Schwangerenvorsorge** ist es aufgrund des Übertragungsweges der Erreger wichtig, der Schwangeren einfache Hygieneregeln in Bezug auf die Lebensmittelzubereitung zu vermitteln und auf die Risiken des Verzehrs bestimmter Nahrungsmittel hinzuweisen, um Infektionen zu verhindern.

Kurzcharakteristik

- **Erreger:** Neisseria gonorrhoeae (Bakterium)
- **Übertragung:** Geschlechtsverkehr (vaginal, oral, anal). Das Kind infiziert sich durch Kontakt bei der vaginalen Geburt.
- **Verlauf:** Häufig symptomlos bis symptomarm. Verdacht besteht bei eitriger Urethritis, Dysurie, Zervizitis, eitrigem Fluor.
- **Kind:** Augeninfektion, die unbehandelt zu Erblindung führen kann (Gonoblennorrhoe). Vermeidung durch Gabe von einem Tropfen 1% Silbernitratlösung in jedes Auge nach der Geburt (Credé-Prophylaxe) oder antibiotische Tropfen.
- **Diagnostik:** Abstriche (Portagerm®) von Urethra, Zervix, Rektum. TMA und PCR Tests sind schneller, aber es liegt dann kein Antibiogramm vor. Im 3. Trimenon bei Risikopatientinnen Test wiederholen.
- **Therapie:** Penicillin, Tetrazykline, Doxycyclin. Zu beachten ist die erhöhte Rate an Resistenzen einiger Erreger gegen verschiedene Antibiotika.

Listeriose

Alle Untersuchungen sprechen für einen sehr hohen Durchseuchungsgrad der Bevölkerung. Aber nur für Schwangere und Neugeborene besitzt diese Infektion pathogene Bedeutung. Bei Schwangeren können Blasen- und Nierenbeckenentzündungen auf eine Listeriose hindeuten. Die Übertragung erfolgt diaplazentar und erzeugt beim Kind eine Streuung der Erreger über den ganzen Organismus (Sepsis). Infektionen werden für grippeähnliche Symptome bis zu schweren Meningitiden und Totgeburten verantwortlich gemacht.

Bei einem **Verdacht** auf Schwangerenlisteriose ist nur ein Erregernachweis zur Diagnose führend. Positive Ergebnisse verlangen eine Einbindung von Fachärzten, um eine Behandlung mit Antibiotika zu beginnen.

Kurzcharakteristik

- **Erreger:** Listeria monocytogenes (Stäbchenbakterium). Durchseuchungsrate in der Bevölkerung bei ca. 80%.
- **Übertragung:** Schmutz- und Schmierinfektion, kranke Tiere, infizierte Nahrungsmittel (z. B. nicht pasteurisierte Milch, Rohmilchkäse, unzureichend gewaschener Salat, nicht genügend erhitztes Fleisch), diaplazentar.
- **Verlauf:** Meist ohne Symptome, eventuell leichte grippeähnliche Symptomatik.
- **Kind:**
  - **Frühsymptome:** Schlechter Allgemeinzustand, Ausschlag, besonders im Nasen-Rachenraum.
  - **Spätform:** Nach 1–4 Wochen Meningitis, Sepsis, hohe Letalität (50%).
- **Diagnostik:** Blutkultur, zervikaler und vaginaler Abstrich bei der Mutter. Nach der Geburt Abstriche von Plazenta, Mekonium, Nasen-Rachenraum und Urinuntersuchung.
- **Therapie:** Penicillin oder Ampicillin.

Ringelröteln (Parvovirus B 19)

Der Erreger der Ringelröteln, der Parvovirus B 19 wurde erst 1975 entdeckt und kurz danach erstmalig mit schweren Störungen in der Schwangerschaft (intrauteriner Fruchttod, Hydrops fetalis) in Zusammenhang gebracht. Beobachtet wurde, dass Ringelröteln in epidemischen Zyklen von zwei Jahren auftreten.

Kurzcharakteristik

- **Erreger:** Humanes Parvovirus B 19
- **Übertragung:** Meist Tröpfcheninfektion, parenteral und enteral.
- **Verlauf:** Allgemeines Krankheitsgefühl, Fieber, schmetterlingsförmiges Erythem im Gesicht, juckende, rote Flecken auf der Haut.
- **Kind:** Nicht immunologischer Hydrops fetalis, wahrscheinlich aufgrund einer aplastischen Anämie, intrauteriner Fruchttod.
- **Diagnostik:** Serologie (IgM, IgG, ElAs), Virusnachweis im Fruchtwasser mittels PCR

- **Therapie:** Keine direkte Behandlung, Ultraschallüberwachung des Kindes

Chlamydieninfektion

In der Schwangerschaft können insbesondere die Chlamydienarten, die sexuell übertragen werden, für Mutter und Kind gefährlich sein.

Kurzcharakteristik

- **Erreger:** Chlamydia trachomatis (Bakterium)
- **Übertragung:** Meist über sexuellen Kontakt. Gehört zu den häufigsten sexuell übertragbaren Krankheiten weltweit.
- **Verlauf:** Eitriger Fluor, Zervizitis, Urethritis mit Dysurie, Pollakisurie, Vorzeitige Wehen, drohende Frühgeburt haben häufig eine Chlamydieninfektion als Ursache.
- **Kind:** Übertragung bei der Geburt. Folgen sind Konjunktivitis und schwere Pneumonie.
- **Diagnostik:** Mikrobiologischer Chlamydien-Abstrich (Imagen®-Test). PCR, LCR (Ligase-Kettenreaktion). Eine Bestimmung aus dem Urin ist möglich.
- **Therapie:** Erythromycin über mindestens 10 Tage (ab 14. SSW). Der Partner muss mitbehandelt werden.

Streptokokken Gruppe B

> [M] Die perinatale Übertragung von Streptokokken der Gruppe B (GBS) ist eine der häufigsten Ursachen der Neugeborenen-Sepsis, die mit 20–70 % eine hohe Letalität aufweist. Überlebende weisen meist bleibende neurologische Schäden auf.

Je unreifer das Neugeborene, umso eher verläuft die Infektion als Sepsis. Bei Frühgeborenen liegt das Ansteckungsrisiko zwischen 100 % (Geburt vor der 28. SSW) und 20 % (bei Geburt in späterer SSW). Nur ca. 2 % der reifen Neugeborenen stecken sich an.

Kurzcharakteristik

- **Erreger:** Streptokokken der Gruppe B, Beta-hämolysierende Streptokokken (grampositive Bakterien).
- **Übertragung:** Geschlechtsverkehr, vaginal während der Geburt (aufsteigende Infektion bei vorzeitigem Blasensprung). 5–30 % aller Schwangeren sind symptomlose Trägerinnen von B-Streptokokken.
- **Verlauf:** Vaginaler Fluor, vorzeitige Wehen, vorzeitiger Blasensprung.
- **Kind:**
  - Häufigste Ursache für Sepsis beim Neugeborenen (2–3 auf 1000 Geburten). Besonders gefährliche Frühform (**early onset**) innerhalb weniger Stunden bis zu 5 Tagen p. p. Die Mortalität liegt bei 60–70 %. Symptome sind: aschgraue Haut, Ateminsuffizienz, blitzartig verlaufende Sepsis.
  - Spätform (**late onset**): 1. – 8. Woche pp. Mortalität 10–20 %. Symptome wie bei Meningitis. Oft bleiben Schädigungen zurück (mental, körperlich).
- **Diagnostik:** Vaginaler Abstrich bei der Mutter (Zervix und Vagina), bei drohender Frühgeburt, vorzeitigem Blasensprung, neonataler Sepsis in der Anamnese und im letzten Trimenon.
- **Therapie:**
  Die Standardkommission der Deutschen Gesellschaft für Perinatale Medizin und der Deutschen Gesellschaft für Gynäkologie und Geburtshilfe empfiehlt zwei Vorgehensweise (AWMF 2008):
  Zwischen der 35. und 37. SSW werden Abstriche von Anorektum und Scheidenausgang entnommen. Werden GBS nachgewiesen, ist eine Therapie, in der Regel mit Ampicillin während der Geburt sinnvoll. Bei vorhandener Penicillinallergie wird Erythromycin eingesetzt.
  Bei **geburtlichen Risikofaktoren** wird auch eine antibiotische Prophylaxe empfohlen, wenn vorher kein positiver GBS-Nachweis vorlag. Risikofaktoren sind: drohende Frühgeburt, Blasensprung > 18 Stunden, mütterliche Temperatur > 38 °C. Auch Schwangere, deren früheres Kind eine GBS-Sepsis hatte, gelten als Risikofall. Neugeborene, die keine Symptome zeigen, müssen engmaschig überwacht werden.

Röteln (Rubella)

> [M] Bei der ersten Blutuntersuchung in der Schwangerschaft wird die Rötelnimmunität geprüft. Ohne sicheren Immunitätsnachweis müssen sich Schwangere von Infizierten unbedingt fernhalten. Dies gilt besonders im Verhältnis zu erkrankten Kindern.

Bei einem **Verdacht** auf **Infektion der Schwangeren** bei fehlender Immunität ist eine medizinische Betreuung durch Ärztin/Arzt notwendig. Bei einer gesicherten Infektion besteht die Möglichkeit eines Schwangerschaftsabbruchs bis zur 24. SSW.

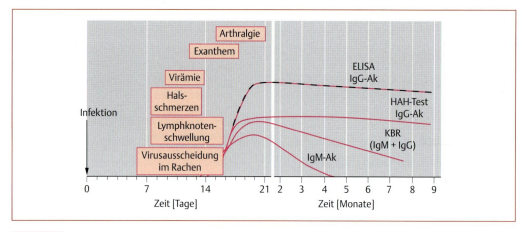

Abb. 22-8 **Rötelninfektion:** Darstellung der Infektiosität (Virusausscheidung im Rachen für Kontaktpersonen, Virämie für die Schwangerschaft), verschiedener klinischer Symptome und des zeitlichen Verlaufs der verschiedenen Antikörperklassen mit ihrer methodischen Nachweisbarkeit (Labortests).

Die Wahrscheinlichkeit einer Schädigung des Kindes nimmt mit den Schwangerschaftswochen ab (50% bis 4. SSW, 25% bis 8. SSW, 10% bis 16. SSW, später deutlich unter 5%) (Abb. 22-8).

Kurzcharakteristik

- **Erreger:** Röteln-Virus (Togavirus).
- **Übertragung:** Tröpfcheninfektion.
- **Verlauf:** Exanthem (Ausschlag), Fieber, häufig unspezifische Krankheitserscheinungen.
- **Kind:** Rötelnembryopathie im ersten Trimenon, so genanntes Gregg-Syndrom (auch Gregg-Trias) mit: Sehfehlern, Gehörschäden, Herzfehlern. Statomotorische und geistige Retardierung und andere Schädigungen der Knochen und an anderen Organen sind beschrieben.
- **Diagnostik:** ELISA-Test in der Frühschwangerschaft, HAH-Titer (Antikörpertiter), IgG, IgM.
- **Therapie:** Abbruch der Schwangerschaft möglich. Eine passive Immunisierung mit Rötelnimmunglobulinen stehen derzeit nicht mehr zur Verfügung.

> **M** Prävention durch Impfung im Kindesalter und bei Jugendlichen oder Impfung der Frau im Wochenbett bei nicht vorhandener Immunität.

Zytomegalie (CMV)

> **M** Die Zytomegalie ist die häufigste virusbedingte Ursache von kongenitalen Infektionen mit kindlichen Erkrankungen und Spätschäden. In Deutschland werden 0,2–0,3% aller Neugeborenen intrauterin infiziert.

Bei der **mütterlichen Erstinfektion** beträgt die intrauterine fetale Infektionsrate ca. 40%. Auch eine reaktivierte Infektion in Gegenwart mütterlicher IgG-Antikörper ist möglich. Von den pränatal infizierten Neugeborenen weisen bei der Geburt 10% Symptome auf. Von diesen Kindern sterben rund 30%. Mehr als 90% der überlebenden Kinder weisen Spätfolgen auf.

Wird durch eine serologische Untersuchung in der Frühschwangerschaft (CMV-IgG, ggf. IgM-Ak) der **Verdacht auf eine Zytomegalie** bestätigt, muss die Schwangere auf die Möglichkeit einer fetalen Infektion aufmerksam gemacht werden. Bei positiven Virusbefunden im fetalen Blut und Fruchtwasser muss mit einem geschädigten Kind gerechnet werden. Impfstoffe sind derzeit in Erprobung, zur passiven Immunisierung werden Hyperimmunglobulinpräparate (IVIG) angewandt. Eine Überweisung an eine spezialisierte medizinische Einrichtung ist beim Verdacht auf eine fetale Infektion erforderlich.

Kurzcharakteristik

- **Erreger:** Zytomegalievirus (CMV)
- **Übertragung:** Schmierinfektion, Tröpfcheninfektion, diaplazentare Übertragung. In Industrieländern 10–50 % aller Erwachsenen positiv.
- **Verlauf:** Meist uncharakteristisch und symptomlos.
- **Kind:** Hirnschädigung, Spätschäden im Gehör, Mikrozephalie, intrazerebrale Verkalkungen, schwerer Ikterus.
- **Diagnostik:** Antikörpernachweis IgG, IgM, Virusnachweis (EIA) in der Frühschwangerschaft, Nachweis des Erregers in Urin, Magensaft, Fruchtwasser ist möglich (PCR).
- **Therapie:** Eine Abschwächung des Verlaufs kann durch die Gabe hoch dosierter spezifischer Immunglobuline erreicht werden.

Herpes genitalis (HSV)

Infektionen mit Herpes genitalis haben in den vergangenen Jahren weltweit zugenommen. Es handelt sich meist um Herpes Typ II (HSV 2), aber auch genitale Infektionen mit Typ I (HSV 1) treten vermehrt auf. Angenommen wird, dass dies auf veränderte Sexualpraktiken (oral-genital) zurückzuführen ist.

> M Neben der Infektion mit Chlamydien ist Herpes genitalis zu einer der häufigsten sexuell übertragbaren Krankheiten geworden.

Problematisch ist, dass bei vielen Frauen die **Erstinfektion** und auch eine rekurrierende (wiederkehrende) Infektion ohne Symptome verlaufen kann und daher nicht entdeckt wird. Fast 90 % der Mütter von Kindern mit neonatalem Herpes waren zum Entbindungszeitraum symptomlos (Friese et al. 2002). Das **Hauptrisiko einer Ansteckung** liegt beim Kontakt mit infiziertem mütterlichem Genitalsekret und weist eine Infektionsrate von 40–50 %, eine Mortalität von 40 % und eine Morbidität von 20 % auf. Nur etwa 5 % der Infektionen erfolgen intrauterin, 5 % über Sozialkontakte post partum.

Kurzcharakteristik

- **Erreger:** Herpes simplex Virus (HSV 1 und HSV 2)
- **Übertragung:**
  - Sexualkontakt beim Erwachsenen.
  - Beim Kind virale Übertragung intrauterin oder Kontakt bei der vaginalen Geburt mit befallenen Geschlechtsorganen der Mutter.
- **Verlauf:** Brennende gerötete Bläschen auf der Schleimhaut von Vulva, Vagina, häufig auch der Portio, eventuell begleitet von Fieber.
- **Kind:**
  - Kongenitales Herpessyndrom mit Hirn- und Augenschädigung.
  - Neugeborenenherpes mit Hirnhautentzündung, Magen- und Darmblutungen, Hautläsionen.
- **Diagnostik:** Virusisolation (Abstriche aus frischen Bläschen) zum Anfang der Schwangerschaft und kurz vor der Geburt.
- **Therapie:** Aciclovir (Zovirax R®). Kaiserschnittentbindung bei aktivem genitalem Herpes im Bläschenstadium. Bei mehrfach negativem Abstrich kann eine vaginale Entbindung erwogen werden.

> M Bei einem frischen Herpes simplex (HSV 1) ist das Tragen eines Mundschutzes und eine regelmäßige Händedesinfektion im Umgang mit dem Neugeborenen obligat. Dies gilt für Eltern und Pflegepersonal.

HIV/AIDS

HIV-Infektionen zählen **weltweit** zur häufigsten infektionsbedingten Todesursache. Die WHO rechnet weltweit mit 33,3 Millionen Infizierten (UNAIDS Angaben 2010), davon sind 2,3 Millionen Kinder, die über ihre Mütter infiziert wurden. Der überwiegende Teil lebt in Entwicklungsländern, davon ein Großteil in Afrika südlich der Sahara.

In **Europa** variieren die Zahlen zwischen West- und Osteuropa. Die Prävalenz liegt in Deutschland in Großstädten bei 0,5–0,6 pro 1000 und in ländlichen Regionen bei 0,1–0,2 pro 1000 Frauen. Dabei ist der Anteil der Frauen, die durch heterosexuelle Kontakte infiziert wurden, deutlich angestiegen und betrifft nicht mehr nur Frauen aus Risikogruppen (Drogenabusus, Prostitution).

Das Infektionsrisiko nimmt zu, je weiter die Krankheit fortgeschritten ist. AIDS entspricht dem Stadium 3 der Erkrankung nach einer HIV-Infektion. In den Industrieländern liegt die **Übertragungsrate** (Transmissionsrate) ohne Therapie bei 15–20 %, beim derzeitigen Therapiemanagement unter 2 %.

> **M** Bei der Geburt besteht ein hohes Übertragungsrisiko auf das Kind durch mütterliches Genitalsekret, Blut, Fruchtwasser und postnatal durch die HIV-haltige Muttermilch.

Die **HIV-Antikörper-Bestimmung** sollte bei allen Schwangeren nur nach einem beratenden Gespräch und schriftlicher Zustimmung der Frau durchgeführt werden, möglichst in einer dafür vorgesehenen Beratungsstelle. Schwangerschaftskomplikationen sind bisher nicht bekannt.

Kurzcharakteristik

- **Erreger:** Humanes Immunodefizienz-Virus
- **Übertragung:** Sexueller Kontakt, über infizierte Blutpräparate, bei Drogenabhängigen über unsaubere Spritzen.
- **Diagnostik:** ELISA-Test oder spezifischere Testmethoden. Die Untersuchung darf nicht ohne Einwilligung der Frau durchgeführt werden und das Ergebnis nicht in den Mutterpass eingetragen werden.
- **Begleitung/Beratung:** Die wichtige Begleitung und Beratung der HIV-positiven Schwangeren sollte in Händen von Spezialeinrichtungen und besonders geschultem Fachpersonal liegen (medizinisch und sozial). Neben der normalen Schwangerenvorsorge sollten weitere Kontrollen durchgeführt werden.
  - CD4-Zellzahl und Viruslast (mindestens alle 2 Monate)
  - HB-Bestimmung, Leberwerte, Laktatspiegel, Nierenwerte
  - STD-Diagnostik mit Abstrichen
  - zytologische Untersuchungen (HPV)
  - oGTT (Gestationsdiabetes)
  - sonografische Kontrollen und Feindiagnostik
- **Therapie:** Zur Senkung der Viruslast und Vermeidung der Transmission wird derzeit die Behandlung der Mutter mit Zidovudin und Lamifudin (oder Didanosin) ab der 32. SSW und der **rechtzeitige Kaiserschnitt** vor dem Einsetzen von Wehen, zwischen 36 + 0 und 37 + 6 SSW empfohlen (DGGG, DAIG, ÖAG et al. 2008). Das Risiko der vertikalen Transmission ist direkt proportional zur mütterlichen Viruslast, weshalb bei einer dauerhaft sehr niedrigen Viruslast unter der Nachweisgrenze auch eine Spontangeburt erwogen werden kann.
- **Kind:** Postnatal erhält das Kind ebenfalls Zidovudin, entweder oral über 2–4 Wochen oder 10 Tage intravenös. Nach der Geburt, nach 1–2 Monaten und nach 3 Monaten wird eine PCR (HIV 1) durchgeführt, um zu überprüfen, ob eine Ansteckung erfolgt ist.

Harnwegs- und Niereninfektionen

> **M** Infektionen der Nieren und ableitenden Harnwege sind häufig auftretende Komplikationen im Verlauf der Schwangerschaft.

Die Erweiterung der Harnwege unter Progesteroneinfluss und der mechanische Druck des Uterus auf den rechten Ureter begünstigen die Infektion.

Asymptomatische Bakteriurie

> **D** Von einer asymptomatischen Bakteriurie spricht man bei einer Keimzahl von mehr als 100 000 Keimen/ml Mittelstrahl- oder Katheterurin, wenn keine klinischen Symptome, Entzündungszeichen oder anamnestische Hinweise auf eine Entzündung der Harnwege vorliegen.

- **Diagnostik:** Nachweis von Bakterien im Urin (Nitrit positiv auf Teststreifen und Uricult®). Eine weitere Abklärung erfolgt durch Bestimmung des Urinsediments und über Erreger- und Resistenzbestimmung der Urinkultur.
- **Therapie:** Sie muss unbedingt behandelt werden, auch wenn keine Schmerzsymptomatik vorhanden ist, um einer Zystitis, Pyelitis oder Pyelonephritis vorzubeugen. Die Behandlung erfolgt mit Penicillinen oder Cephalosporinen (3–10 Tage).

Zystitis (Blasenentzündung)

- **Symptome:** Häufiges, schmerzhaftes Wasserlassen, wenig Urin.
- **Diagnostik:** Urikult, Resistenzbestimmung.
- **Therapie:** Bettruhe, Antibiotikatherapie (Amoxicillin, Ampicillin, Cephalosporine), reichlich Flüssigkeit anbieten, lokale Wärmebehandlung bei Schmerzen (z. B. Moorkissen), Spasmolytika.

Pyelitis und Pyelonephritis (Nierenentzündung und Nierenbeckenentzündung)

- **Symptome:** Fieber, klopfschmerzhafte Nierenlager, Flankenschmerz. Bei chronischer Erkrankung oft allgemeines Krankheitsgefühl, Müdigkeit, Antriebsschwäche, Brechreiz, Appetitlosigkeit, Nachlassen der Leistungsfähigkeit.

- **Therapie:**
  - Bettruhe, Schonung, intravenöse Therapie (Antibiotika und Flüssigkeit), Kontrolle der Nierenfunktion (Sonografie, ggf. Kreatinin-Clearance).
  - Wehenhemmung kann notwendig sein, da durch Fieber häufig Wehen ausgelöst werden.

> **M** Da sich der Erreger (meist E. coli) hämatogen (über die Blutbahn) verbreiten kann, besteht die **Gefahr einer Sepsis.**
> Bei allen Infektionen der Harnwege (auch bei der asymptomatischen Bakteriurie) muss deshalb sofort mit der antibiotischen Behandlung begonnen werden, auch wenn der Erreger noch nicht bestimmt ist. Gegebenenfalls Umstellung auf ein anderes Antibiotikum, wenn der Erreger bekannt ist.

Patientinnen mit belasteter Anamnese oder rezidivierenden Harnwegsinfekten wird eine Dauerprophylaxe (Antibiotika und Folsäure) ab der 18. SSW empfohlen (unterschiedliche Lehrmeinungen).

Bakterielle Vaginose (BV)

Bakterielle Vaginosen treten auf, wenn ein mikrobiologisches Ungleichgewicht zwischen physiologischen Laktobazillen und anaeroben Mikroorganismen (z. B. Peptostreptokokken, Gardnerella vaginalis) entsteht. Es besteht die Gefahr aszendierender Infektionen und der Auslösung einer Frühgeburt (Menard et al. 2010), einer Chorionamnionitis und auch postpartalen Infektionen, vorwiegend nach Sectio.
- **Erreger:** Prevotella, Gardnerella vaginalis (60–95 %), Peptostreptokokken, Atopobium
- **Übertragung:** Sexualkontakt beim Erwachsenen
- **Verlauf:** Auftreten von dünnflüssigem, homogenen Fluor, Amingeruch (fischartig), meist keine Beschwerden, gelegentlich Juckreiz
- **Diagnostik:** pH-Wert-Messung (über 4,5), Nachweis von Clue-cells im Nativpräparat
- **Therapie:** Metronidazol systemisch oder lokal (7 Tage) oder nach dem 1. Trimenon Clindamycin oral oder lokal. Beide Partner sollten behandelt werden.

Die Bakterien hinterlassen einen adhärenten bakteriellen Biofilm, für den es noch keine evidenzbasierte Behandlungsmöglichkeit gibt. Da er nicht beseitigt werden kann, ist die Rezidivquote hoch (Larsson, Forsum 2005).

22.10 Wachstumsretardierung und Plazentainsuffizienz
Andrea Stiefel

> **M** Die **intrauterine Wachstumsretardierung (IUWR** oder IUGR = intrauterin growth retardation) ist noch immer eine wichtige Ursache der perinatalen Mortalität und Morbidität. Sie äußert sich in der Abweichung des geschätzten Kindsgewichtes nach unten um 2 Wochen oder mehr im Vergleich zu einem Kollektiv von Geburtsgewichten gleicher Tragzeit.

Für diesen Zweck wurden **Wachstumskurven** von Kopf, Thorax und Femur (Oberschenkelknochen) entwickelt. Das per Ultraschall geschätzte Gewicht des Kindes mit IUWR liegt in diesen Kurven unter der 10er-Perzentile. Wachstumskurven sind jedoch problematisch. Sie machen keinen Unterschied zwischen Kindern, die aufgrund ihrer genetischen Anlage ein leichtes Gewicht haben, und Kindern, die intrauterin wachstumsretardiert und somit gefährdet sind.

Ursachen

Einteilung der möglichen Ursachen von intrauterinen Wachstumsretardierungen:
- **kindlich:** Fehlbildungen, Infektionen, Stoffwechselerkrankungen
- **mütterlich:** Infektionen wie Röteln, Zytomegalie, Erkrankungen (Anämie, Präklampsie, chronische Nierenleiden, Diabetes), toxische Einflüsse (Nikotin, Drogen, Alkohol) Mangelernährung, Höhenexposition (Sauerstoffmangel), Medikamenteneinnahme, Zustand nach IUWR
- **plazentar:** chronische oder akute Insuffizienz. Bei der **chronischen Plazentainsuffizienz** besteht meist eine Minderdurchblutung der Plazenta (z. B. durch Gefäßveränderungen). Diese Funktionsstörung führt zu einem Missverhältnis zwischen Plazentaleistung und Bedarf des Kindes.
- In 40 % der Fälle können keine eindeutigen Ursachen gefunden werden.

Diagnostik

Erstes Symptom einer IUWR ist das **mangelnde Wachstum der Gebärmutter.** Dieses kann erkannt werden durch regelmäßige Palpation (Leopold-Handgriffe) und Messen des Symphysen-Fundus-Abstandes. Andere Ursachen eines mangelnden Uteruswachstums, wie Oligohydramnion (zu wenig

Fruchtwasser) oder Terminunklarheiten werden hierdurch jedoch nicht ausgeschlossen.

Die **Diagnose** der Wachstumsretardierung wird nach **Ultraschallbefunden** erstellt. Um das Wachstum zu erfassen, sind mindestens 2 Kontrollen im Abstand von etwa 2 Wochen notwendig.
- Eine **gleichmäßige** Wachstumsretardierung aller Körperteile (proportioniert, symmetrisch) zeigt sich meistens schon in der frühen Schwangerschaft. Sie weist nicht auf eine IUWR, sondern auf Terminunklarheiten oder ein genetisch bedingtes, geringeres Wachstum des Kindes hin.
- Eine **ungleichmäßige** Wachstumsretardierung (unproportioniert, asymmetrisch) tritt meistens erst nach der 30. SSW auf, kann aber bei entsprechender Vorgeschichte der Frau (z. B. präexistente Hypertonie) auch schon früher beobachtet werden. Sie weist auf eine durch Plazentainsuffizienz verursachte IUWR hin.

Zur Beurteilung des fetalen Wohlbefindens beim Verdacht auf IUWR werden Zusatzkriterien herangezogen wie: biophysikalisches Profil (Bewegungsprofil des Kindes), Fruchtwasser-Depot-Größen-Messung, Atembewegungen, Herzfrequenzmuster (CTG) sowie Doppler-Flowmessungen der Strömungsverhältnisse in Nabelschnur und fetalen Gefäßen.

Die **Ursache der IUWR** sollte durch folgende Untersuchungen abgeklärt werden:
- mütterliche Infektionen und Erkrankungen, z. B. TORCH-Diagnostik (evtl. wiederholen) oder Präeklampsielabor (Leber- und Nierenfunktionswerte)
- Chromosomenanalyse des Kindes, z. B. Amniozentese
- Ultraschalldiagnostik zur Fehlbildungsabklärung
- Doppler-Flowmessungen

Um den günstigsten Entbindungstermin zu bestimmen, wird der kindliche Zustand überwacht mittels CTG-Kontrolle, Doppler-Flow-Messung, biophysikalischem Profil.

Therapie

Die Schwangerschaftskontrollen richten sich auf zwei **Ziele**: Unterscheidung des Kindes mit IUWR von physiologischen Gewichtsabweichungen (SGA) und möglichst optimale Überwachung des gefährdeten Kindes. Dies kann erreicht werden durch:

- exakte Bestimmung des Gestationsalters (s. S. 144)
- genaue Anamnese, besonders auch soziokultureller Hintergrund
- Eingrenzung von Risikogruppen und gezielte Beratung (Rauchen reduzieren, richtige Ernährung)
- regelmäßige Kontrollen des Uteruswachstums (Symphysen-Fundus-Abstand) und der Fruchtwassermenge
- Wachstumskontrolle durch Ultraschall (Kopf- und Abdomenumfang)
- Kindsbewegungen (Dauer und Häufigkeit)

22.11 Hypertensive Erkrankungen in der Schwangerschaft (HES), Präeklampsie, Eklampsie

Andrea Stiefel

Diese schwangerschaftsspezifischen Erkrankungen waren lange Zeit durch den Begriff **EPH-Gestose** (E = edeme = Ödeme, P = Proteinurie, H = Hypertonie) bekannt.

> M Die heute international üblichen Begriffe sind: Schwangerschaftshypertonie (oder hypertensive Erkrankung in der Schwangerschaft: HES), Präeklampsie und Eklampsie.

Diagnostik

Da der Blutdruck in der Schwangerschaft erheblichen Schwankungen unterliegen kann, sollte die **Messung standardisiert** (ACOG 2006, PRECOG DAU guideline 2009) vorgenommen werden:
- sitzende Position, Arm auf Niveau des Herzens
- Ruhephase vor der Messung, mindestens fünf Minuten
- korrekte Breite und Sitz der Blutdruckmanschette, bei adipösen Frauen Verwendung einer speziellen Manschette
- Erfassung des systolischen und diastolischen Wertes beim Auftreten und Verschwinden des Strömungsgeräusches (Korotkoff)
- Bestätigung, erneute Kontrolle der erhöhten Werte durch eine zweite Messung nach mindestens vier Stunden
- Messung bei Kontrolle jeweils am selben Arm, bevorzugt rechtsseitig.

Tabelle 22-4 Einteilung der hypertensiven Erkrankungen in der Schwangerschaft (modifiziert nach Schneider et al. 2010).

Chronische Hypertonie	Erhöhte Blutdruckwerte vor der 20. SSW, vorbestehende Hypertonie oder nach Geburt über 12 Wochen anhaltend • primäre Form • sekundäre Form
Präeklampsie	Erhöhte Blutdruckwerte und Proteinurie nach der 20. SSW • leichte Form • schwere Form
Pfropfpräeklampsie	Chronische Hypertonie mit Auftreten einer Proteinurie nach der 20. SSW; deutliche Verschlimmerung der Hypertonie und Proteinurie in der 2. Schwangerschaftshälfte bei chronischer Hypertonie und vorbestehender Proteinurie
Transiente Hypertonie Gestationshypertonie	Normale Werte nach 12 Wochen post partum Erhöhte Blutdruckwerte nach der 20. SSW ohne Proteinurie

Formen

Chronische Hypertonie

Die chronische Hypertonie ist durch erhöhte Blutdruckwerte vor der 20. SSW definiert. Sie wird in die primäre oder essenzielle (vorbestehende) Form (90–95%) und in die sekundären Formen (5–10%) eingeteilt. Sekundäre Formen können z. B. auftreten bei:
- Nierenerkrankungen wie Glomerulonephritis
- Diabetes mellitus, Lupus erythematodes disseminatus
- Endokrinen Erkrankungen wie Cushing-Syndrom.

Transiente Hypertonie

> **M** Unter einer transienten Hypertonie versteht man eine Hypertonie ohne Proteinurie, die in der Schwangerschaft erstmals auftritt und deren Werte sich > 12 Wochen nach der Geburt wieder normalisieren.

Bei Folgeschwangerschaften kann sie wieder in Erscheinung treten. Die betroffenen Frauen weisen ein erhöhtes Risiko der Entwicklung einer essenziellen Hypertonie im Laufe des späteren Lebens auf.

Präeklampsie

> **M** Präeklampsie ist eine Schwangerschaftshypertonie nach der 20. SSW mit Proteinurie.

Man unterscheidet:

Leichte Präeklampsie:
- systolischer Blutdruck ≥ 140 mmHg diastolischer Blutdruck ≥ 90 mmHg
- Proteinurie > 0,3 g/l im 24-Std.-Urin

Schwere Präeklampsie:
- systolischer Blutdruck ≥ 160 mmHg, diastolischer Blutdruck ≥ 110 mmHg
- Proteinurie > 3 g/l im 24-Std.-Urin
- Oligurie: 400 ml Urinausscheidung in 24 Stunden
- Laborparameter: Thrombozytopenie, erhöhte Aminotransferasen, erhöhtes Serumkreatinin, erhöhte Laktatdehydrogenase
- subjektive Symptome: Kopfschmerzen, Augenflimmern, Sehstörungen, Oberbauchschmerzen, Übelkeit, Erbrechen, Nasenbluten, Unruhe, Übererregbarkeit der Reflexe. Diese Symptome können Vorboten eines eklamptischen Anfalls sein.

Mögliche Folgen der Präeklampsie sind:
- intrauterine Wachstumsretardierung durch Plazentainsuffizienz
- vorzeitige Plazentalösung durch Gefäßveränderungen
- die Laborparameter können erhöhte Leber- und Nierenfunktionswerte aufweisen sowie eine Hämokonzentration (Eindickung des Blutes) und möglicherweise eine Gerinnungsstörung.

Das Auftreten des HELLP-Syndroms (s. S. 258) verschlechtert die Prognose.

Atypische Präeklampsie:
Da nicht alle Formen der Präeklampsie genau den vorgegebenen Definitionen entsprechen, wurden in neueren Leitlinien (DGGG 2009) auch atypische Formen aufgenommen:
- **Nichtproteinurische Präeklampsie:** Schwangerschaftshypertonie ohne Proteinurie, aber mit klinischen Symptomen der Präeklampsie und Hämolyse oder Thrombozytopenie oder erhöhte Leberenzyme
- **Nichthypertensive Präeklampsie:** signifikante Proteinurie, aber keine Hypertonie. Dafür muss mindestens einer der Faktoren klinische Symptome (s. o.) oder Hämolyse oder Thrombozytopenie oder erhöhte Leberwerte auftreten.
- **Sonderformen**: Auftreten der Präeklampsie oder Eklampsie vor der 20. SSW oder > 48 Stunden nach der Geburt

Eklampsie

Die Eklampsie (Krampfanfall) kann mit den Vorsymptomen einer hypertensiven Erkrankung auftreten oder plötzlich, ohne Warnzeichen. Die Eklampsie zeigt sich in tonisch-klonischen generalisierten Krämpfen, die vor, unter oder nach der Geburt (innerhalb 7 Tagen) auftreten können.

Die **tonische Phase** ist ein kurzer Krampfzustand (ca. 15 sek.), wobei die Hände zusammengeballt, die Zähne fest aufeinander gebissen sind. Evtl. wird sie von Atemstillstand und einer bläulichen Verfärbung des Gesichtes begleitet.

> **M Erste Hilfe:**
> Sofortiges Einführen eines Mundkeils zur Vermeidung von Zungenverletzungen (Cave: Verschlucken) oder zu Beginn der klonischen Schüttelphase ggf. Einführen eines Guedeltubus (drückt die Zunge herunter, erleichtert das Atmen), wenn sich der verkrampfte Kiefer lockert.

Die **klonische Phase** beginnt danach und dauert ca. 1 Min, es treten Zuckungen auf, die Frau schlägt mit Armen und Beinen um sich und kann sich selbst verletzen. Die Frau muss vor Verletzungen durch Festhalten oder Abpolstern geschützt werden. Die klonische Phase geht in eine **tiefe Bewusstlosigkeit** (Koma) über.

> **M** Eine Eklampsie tritt meist gegen Ende der Schwangerschaft, während der Geburt oder in den ersten 48 Stunden p. p.auf. Sie kann ein akutes Nierenversagen sowie Schädigungen von Gehirn, Lunge, Nieren und Leber verursachen (Abb. 22-9). Mehrere Anfälle können einander folgen und, wenn sie nicht behandelt werden, zum Tod von Kind und Mutter führen.

Ursachen

Die Ursachen von hypertensiven Erkrankungen in der Schwangerschaft und Präeklampsie sind **nicht vollständig geklärt**. Sicher ist, dass eine Vasokonstriktion (Engstellung der Gefäße) auftritt, möglicherweise in Zusammenhang mit einer erhöhten Empfindlichkeit für Angiotensin II, einem verschobenen Gleichgewicht zwischen Thromboxan A 2 (Gerinnungsfaktor) und Prostazyklin (Prostaglandine), der Hämokonzentration und Hypovolämie. Infolgedessen kann es zu einer Schädigung von Endothelzellen der Gefäße, verbunden mit Fibrinablagerungen, kommen und dadurch zu einer Minderdurchblutung peripherer Organe (Abb. 22-9).

Therapie und Betreuung

- **Früherkennung** ist möglich durch sorgfältige Schwangerschaftsbetreuung (Blutdruck, Gewicht, Urin) und das Erkennen von Frauen mit einem erhöhten Risiko (belastete Anamnese, Mehrlingsschwangerschaft, Diabetes, vor bestehende Hypertonie).
- Eine **Ernährungsberatung** ist angezeigt, auch wenn der Wert verschiedener Diäten angezweifelt wird. Salzarme Diät verbessert die Hypertonie nicht und sollte deshalb nicht empfohlen werden. Sie verstärkt eher die Tendenz zur Hypovolämie (Verminderung der zirkulierenden Blutmenge). **Eiweißreiche Diät** ist zu empfehlen bei Eiweißverlust (Eiweißausscheidung im Urin). Sie verbessert aber die Hypertonie in der Regel kaum. Wichtig sind eine ausreichende Energie- und Proteinaufnahme sowie die Nährstoffe Thiamin, Niacin, Riboflavin (Vitamin-B-Gruppe), Magnesium, Phosphor und Eisen.
- Aspiringabe (täglich 60–100 mg)
- Neben ausgewogener Ernährung ist **körperliche Schonung**, evtl. auch Bettruhe von Bedeutung.

Präklampsie

- Die Therapie bei Präeklampsie besteht in **stationärer Aufnahme** und Bettruhe.

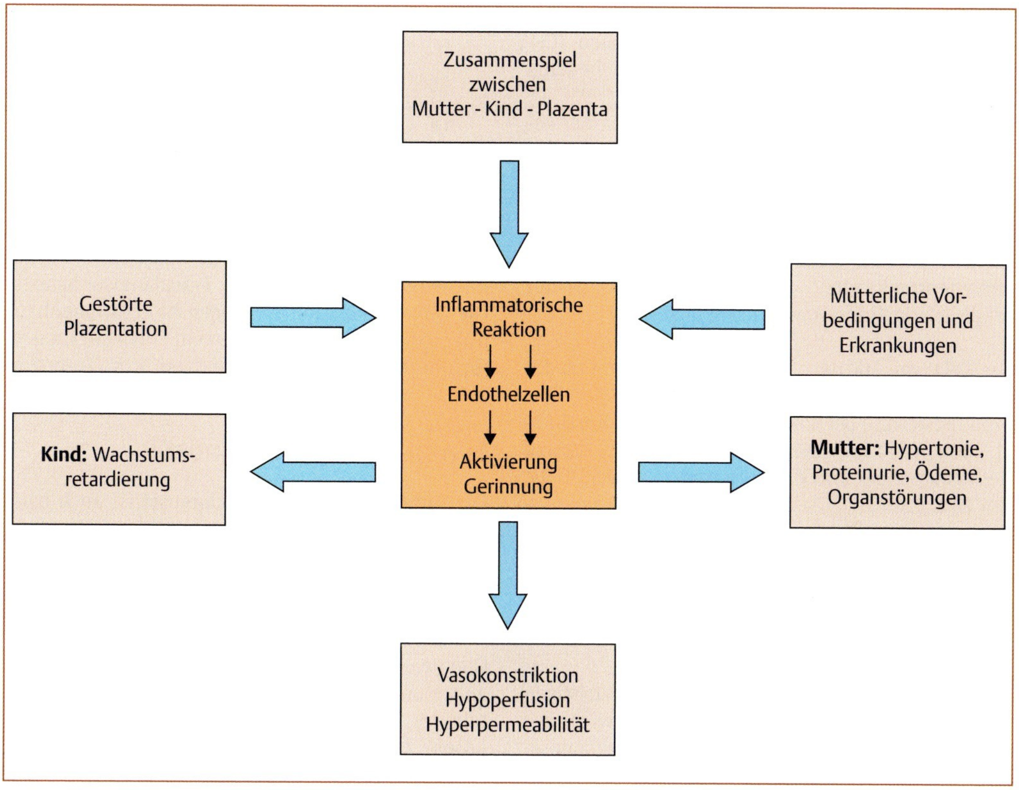

Abb. 22-9 Pathogenese der Präeklampsie.

- Mütterlicher und fetaler Zustand werden überwacht: Blutdruck, Labor, Ultraschall, CTG, Doppler, Biophysikalisches Profil.
- **Aufklärung und Abbau von Ängsten** sind ein Teil der Therapie, dem mehr Beachtung geschenkt werden sollte. Die meisten Frauen und Familien trifft die Diagnose unerwartet, und der Wechsel zur Risikoschwangeren mit allen diagnostischen und therapeutischen Maßnahmen muss erst verarbeitet werden. Störungen des Körperbildes (Ödeme, Begleitsymptome wie Kopfschmerzen, Übelkeit, Oberbauchschmerz) und häufig auch das Gefühl des Ausgeliefertsein durch die Hospitalisierung stellen eine weitere Belastung dar (Cignacco 2006). Hilfreich sind eine gute Begleitung durch das geburtshilfliche Team und Gespräche mit Hebamme und Ärzten. Frauen und Familien äußern im Gespräch oft:
  - Angst um das Leben von Mutter und Kind
  - Angst vor Behinderung oder Tod
  - Zukunftsängste, besonders vor weiteren Schwangerschaften
  - Versagensangst und Suche nach der Schuld (was habe ich falsch gemacht, warum passiert mir so etwas?)

M Im Hinblick auf die Gesundheit der Mutter ist bei einer **schweren Präeklampsie** die Entbindung die Methode der Wahl. Hier muss je nach der Schwere des Krankheitsbildes abgewogen werden, ob eine vaginale Geburt möglich ist oder eine sofortige Entbindung per Kaiserschnitt erfolgen muss.

Medikamentöse Therapie

Antihypertensiva: Es liegen bisher keine prospektiven, kontrollierten Studien über den Einfluss einer antihypertensiven Langzeittherapie auf Krankheitsverlauf und Schwangerschaftsausgang vor. Im Einzelfall, bei überschießenden Blutdruckwerten oder Eklampsie, wird je nach Klinik mit Alpha- oder Beta-Blockern (s. S. 735) eine antihypertensive Therapie verordnet (Labetalol, Nifedipin). Dies dient vor allem der Vermeidung mütterlicher Hirnblutungen (CEMACH 2007), eine kindliche Indikation besteht nicht.

Acetylsalicylsäure (ASS) wird bei Risiken in der geburtshilflichen Anamnese der Frau, wie z. B. Wachstumsretardierung, Schwangerschaftshypertonie, Präeklampsie oder HELLP-Symptomatik oder vorzeitiger Plazentalösung verordnet, ebenso bei vorbestehenden Erkrankungen der Patientin wie Hypertonie, Nierenerkrankungen, Insulinpflichtigem Diabetes mellitus und Autoimmunerkrankungen.

Die Gabe von 100 mg als **Prophylaxe** beginnt ab der 8. SSW und sollte 3–7 Tage vor der Geburt/dem Entbindungstermin beendet werden. Studien (Knight et al. 2000, Askie et al. 2007) zeigten eine Reduzierung des Risikos einer Präeklampsie nach einer ASS-Gabe um 10%.

Kontraindiziert ist die Gabe bei Frauen mit anamnestisch bekannter Thrombozytopenie (verminderte Thrombozytenzahl), Allergie auf ASS und hämorrhagischen Erkrankungen.

Diazepam (Valium®) eignet sich zur kurzfristigen Bekämpfung eines eklamptischen Anfalls, wird aber nicht mehr als Dauersedativum bei Präeklampsie eingesetzt.

Glukokortikoide wurden lange Zeit kontrovers diskutiert. Der Vorteil der Lungenreifebehandlung bei Präeklampsie vor der 34. SSW gilt derzeit als erwiesen.

Magnesiumsulfat als Dauerinfusion und als Bolusgabe zur Prävention eklamptischer Anfälle hat sich langjährig bewährt. Es wirkt dämpfend auf das Zentralnervensystem, deshalb müssen die Atemfrequenz und die Reflexe überprüft werden. Vorsicht ist geboten bei eingeschränkter Nierenfunktion, da Magnesiumsulfat fast ausschließlich über die Nieren abgebaut wird. Die Beobachtung der Ausscheidung ist hier von elementarer Bedeutung und muss engmaschig überwacht werden.

22.12 HELLP-Syndrom

Andrea Stiefel

Das HELLP-Syndrom wird in der Literatur sowohl als schwere Verlaufsform der Präeklampsie als auch als eigenständige Erkrankung beschrieben. Es kommt bei 10–14% der Frauen mit Präeklampsie und bei 30% der Frauen mit einer Eklampsie vor.

> **M** Das Akronym bedeutet:
> H = Hämolyse
> EL = erhöhte Leberwerte (elevated liver enzymes)
> LP = Thrombozytopenie (low platelet count = niedrige Thrombozytenzahl)

Die **Ätiologie** des HELLP-Syndroms ist unklar, es wird angenommen, dass es sich um ein ähnliches Entstehungsbild wie bei der Präeklampsie handelt. Die Mikrozirkulationsstörungen in Zusammenhang mit einer Präeklampsie bieten ein Erklärungsmuster für die Symptome des HELLP-Syndroms (Thrombozytopenie, Hämolyse, erhöhte Leberenzyme).

Symptome und Diagnostik

Die **Symptomatik der Präeklampsie** ist auch beim HELLP-Syndrom zu beobachten, meist wird es jedoch zusätzlich gekennzeichnet durch Oberbauchschmerzen (Leberkapselschmerz), Übelkeit und Erbrechen. Zu beobachten ist häufig eine schnelle Gewichtszunahme und das Auftreten generalisierter Ödeme. Eine Hypertonie kann sofort oder später auftreten oder fehlt in 20% der Fälle völlig. Eine Proteinurie tritt meistens auf (80–95%). Um Fehldiagnosen zu vermeiden (Hepatitis, Gastroenteritis, akute Schwangerschaftsfettleber), muss die **Diagnose** durch Blutuntersuchungen erhärtet werden.

Wichtige Laborparameter bei HELLP:
- Hb, HK, Leukozyten, Thrombozyten, Retikulozyten, Schistozyten
- Harnstoff, Kreatinin, Harnsäure, Natrium, Kalium, Kalzium, Chlorid, Magnesium
- Blutzucker, CRP
- Bilirubin, LDH, ALAT, ASAT, Haptoglobin, Protein total
- Quick, PTT, Antithrombin III, lösliches Fibrin, Fibrinogenspaltprodukte (sog. Dimere), Blutungszeit
- Urinstatus, Eiweißausscheidung in 24 Stunden
- Blutgruppe und irreguläre Antikörper
- Immunologische Abklärung: ANA = antinukleäre Antikörper und AMA = antimitochondriale Antikörper

Therapie

- Stationäre Aufnahme und Intensivüberwachung von Mutter und Kind analog der Überwachung bei Präeklampsie
- CTG, Bestimmung der Blutparameter
- Lungenreifeinduktion mit Glukokortikoiden, ggf. höher dosiert als üblich (10–16 mg Dexametha-

son in 12-stündlichem Abstand). In Studien und Metaanalysen konnte eine Verbesserung der mütterlichen und kindlichen Mortalität und Morbidität bisher nicht eindeutig belegt werden (Fonseca et al. 2005).
- Magnesiumsulfat intravenös
- Blutkonserven und Blutbestandteile (z. B. Thrombozytenkonzentrat, Fresh Frozen plasma = FFP), die die Gerinnung fördern, müssen bereitgehalten werden. Bei Thrombozytenzahlen < 50.000/µl wird empfohlen, unmittelbar vor und nach der Entbindung FFP oder Thrombozytenkonzentrat zu gegeben.

> [M] Aufgrund des progressiven Verlaufs (Thrombozytenwerte können täglich um 40 % sinken) ist die baldige Entbindung die einzig wirksame Therapie. Bei einem konservativen Management (oft vor der 32. SSW) müssen die Risiken für Mutter und Kind abgewogen werden.

> [M] Eklamptische Anfälle, Hirnblutungen, Nierenversagen Leberruptur nach subkapsulärem Leberhämatom, Lungenödem und schwere Gerinnungsstörungen (DIG = Disseminierte intravasale Gerinnung) können das Leben der Mutter gefährden.

Während sich nach einer Präklampsie die Laborwerte post partum meist schnell verbessern, sinkt beim HELLP-Syndrom die Thrombozytenzahl oft weiter ab, der LDH-Wert steigt an (tiefste bzw. höchste Werte oft 24 Stunden p. p.). Nach 4–7 Tagen normalisieren sich die Werte langsam wieder.

22.13 Diabetes und Schwangerschaft

Andrea Stiefel

> [M] Diabetes mellitus ist die Bezeichnung für verschiedene Formen einer Glucose-Stoffwechselstörung mit unterschiedlicher Symptomatik. Allen Formen gemeinsam ist ein relativer oder absoluter Mangel an Insulin.

Diabetes mellitus äußert sich z. B. durch:
- Hyperglykämien (Erhöhung des Blutzuckers)
- Glukosurie (Ausscheidung von Glukose im Urin)
- vermehrte Harnausscheidung
- starkes Durstgefühl.

Klassifikation des Diabetes mellitus:
- **Diabetes Typ 1:** Immunologisch oder idiopathisch bedingt und durch absoluten Insulinmangel gekennzeichnet. Tritt schon in jugendlichem Alter auf (juveniler Diabetes) und ist insulinpflichtig.
- **Diabetes Typ 2:** Möglich sind hierbei eine vorwiegende Insulinresistenz mit relativem Insulinmangel, aber auch vorwiegend sekretorische Defekte. Typ 2 tritt im Erwachsenenalter auf, oft als so genannter Altersdiabetes. In den letzten Jahren ist eine deutliche Zunahme von Typ-2-Diabetes bei jungen Frauen und Männern zu beobachten, was auf die starke Zunahme von Adipositas zurückgeführt wird.
- **Latenter Diabetes:** Hier zeigt sich in Stresssituationen (lange schwere Erkrankungen) eine reduzierte Glukosetoleranz.
- **Gestationsdiabetes:** erstmals in der Schwangerschaft aufgetretene oder diagnostizierte Glukosetoleranzstörung, unabhängig davon, ob Insulin benötigt wird oder die Störung nach der Schwangerschaft fortbesteht (AWMF 2001). Die Prävalenz in Westeuropa wird mit 3–10 % angegeben.

Schwangere mit Diabetes mellitus

Schwangere Frauen mit manifestem Diabetes, der schon vor der Gravidität bestand, werden in **Risikoklassen** eingestuft, um eine prognostische Beurteilung zu erleichtern. Die Klassifizierungen nach White (Tab. 22-5) und Pedersen (Tab. 22-6) ergänzen sich und bedeuten, dass der Ausgangszustand der Frau vor der Schwangerschaft (Diabetesmanifestation, Gefäßveränderungen) und zusätzliche Komplikationen im Schwangerschaftsverlauf erfasst werden. Ein besonderes Risiko stellen Retinopathien dar, die in der Schwangerschaft rasch fortschreiten können. Nephropathien erhöhen das mütterliche Risiko für die Entwicklung einer Präklampsie.

Komplikationen

Mögliche Komplikationen in der Schwangerschaft können sein:
- Plazentainsuffizienz und intrauterine Wachstumsretardierung (durch Gefäßveränderungen der Plazenta)
- Hyperemesis, hypertensive Erkrankungen, Präklampsie
- Polyhydramnion
- Makrosomie des Kindes, Fehlbildungen, IUGR, intrauteriner Fruchttod
- Frühgeburten, Aborte
- Harnwegsinfekte (bei ca. 23 %), Vaginalinfekte.

Tabelle 22-5	Klassifikation schwangerer Diabetikerinnen (nach White).
A	leichte Abweichung des GTT
B	Diabetesbeginn nach dem 20. Lebensjahr und Dauer weniger als 10 Jahre, kein Gefäßschaden
C	Diabetesbeginn zwischen dem 10. und 19. Lebensjahr und Dauer zwischen 10 und 19 Jahren oder geringer Gefäßschaden
D	Diabetesbeginn vor dem 10. Lebensjahr oder Diabetesdauer über 20 Jahre oder deutlicher Gefäßschaden
E	verkalkte Beckenarterien
F	Nephritis, proliferative Retinopathie

Tabelle 22-6 Ungünstige Zusatzkriterien bei Diabetes in der Schwangerschaft (nach Pedersen).
1. Pyelitis mit Fieber über 39 °C
2. Präkoma oder schwere Azidose
3. Hypertensive Schwangerschaftserkrankung
4. „Neglector" = Patientin ist unfähig zu einer guten Einstellung oder Führung des Diabetes

Internistische Therapie

Das **Ziel** ist eine optimale Stoffwechseleinstellung schon zu Beginn der Gravidität durch regelmäßige Blutzuckerkontrollen, um die genaue Insulinmenge anzupassen. Der Urin sollte glukose- und azetonfrei sein, die Blutglukosewerte im Normbereich liegen. Im ersten Trimenon schwanken die Blutzuckerwerte häufig stärker, der Insulinbedarf sinkt zunächst, steigt aber ab der 20.SSW kontinuierlich an (Wirkung der Schwangerschaftshormone gegen Insulin). Im 3. Trimenon kann der Insulinbedarf zwischen 50–100% über dem Wert vor der Schwangerschaft liegen.

Die **Schwangerschaft** beeinflusst die internistische Behandlung:
- Diätetische Anpassung an den schwangerschaftsbedingten Mehrbedarf
- Diät und körperliche Bewegung neu aufeinander abstimmen, z. B. Entwicklung eines individuellen Sportprogramms
- Wechsel der Spritzenseite wegen des häufigen Spritzens durch den Mehrbedarf an Insulin. Eventuell Einsetzen einer Insulinpumpe.

Die Einstellung des Insulinbedarfs erfolgt aufgrund des Blutzuckerspiegels im Kapillarblut, Ziel ist ein Blutzuckertagesprofil mit Tagesdurchschnittswerten:

M	Ziel der Stoffwechseleinstellung (vorbestehender Diabetes)	
	Nüchtern	95 mg/dl
	1 h postprandial	< 140 mg/dl
	2 h postprandial	< 120 mg/dl
	HbA1c	< 5,4–6,5%

Für die Insulintherapie werden entweder Insulinanaloga (NovoRapid®) oder konventionelles Humaninsulin (z. B. Actrapid®) eingesetzt. Die Einstellung richtet sich nach dem individuellen Bedarf der Patientin.

Neben der Eigenüberwachung durch selbständige Blutzucker- und Urinkontrollen muss die Frau in enger Zusammenarbeit von Internist (Diabetologe), Gynäkologe und Hebamme betreut werden. Die Schwangere sollte zusätzlich Beratung und Begleitung durch eine Diätassistentin erhalten. Eine Kontrolle eventueller Gefäßschäden ist notwendig (Konsiliaruntersuchungen beim Augenarzt, Neurologen und Nierenspezialisten).

Schwangerenvorsorge

Die geburtshilfliche Überwachung beinhaltet:
- genaue Festlegung des Gestationsalters
- ausgedehnte, frühzeitige Fehlbildungsdiagnostik per Ultraschall
- ab 26. – 32. SSW intensivere Überwachung des Kindes durch CTG, Ultraschall, Doppler- Flowmessungen
- Basiskontrollen wie HbA1c, Uricult, Zervixabstriche.

Eine ambulante Betreuung von Schwangeren mit insulinpflichtigem Diabetes ist ohne weiteres möglich, eine **Klinikaufnahme** jedoch angezeigt bei:
- Einstellung des Insulinbedarfs
- Problemen, auftretenden Risiken
- Geburtstermin bei gut eingestellter Patientin.

Diabetes und Schwangerschaft 22

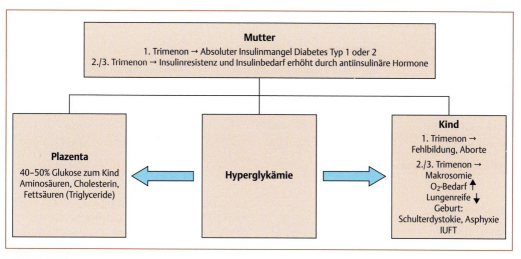

Abb. 22-10 Auswirkungen mütterlicher Hyperglykämie auf den Fetus und das Kind unter der Geburt.

> **M** Besonders zu beachten sind Symptome, die auf eine schlechte Insulineinstellung hinweisen:
> - **Hypoglykämie** (niedriger Blutzucker) äußert sich in Unruhe, Zittrigkeit, Schwitzen, Bewusstlosigkeit bis hin zum Koma.
> - **Hyperglykämie** (zu hoher Blutzucker) erkennt man an häufigem Wasserlassen, starkem Durstgefühl, Übelkeit, Erbrechen, Azetonausscheidung im Urin (Ketonurie). Gefahr des ketoazidotischen Komas!

Schwangere mit Gestationsdiabetes (GDM)

Häufigkeit

Die Inzidenz des GDM wird weltweit mit < 1 bis 20 % angegeben. In China, Indien, dem südostasiatischen Raum, dem Mittelmeerraum und bei bestimmten indigenen Völkern in Nord- und Südamerika besteht eine höhere Inzidenz für GDM. In Deutschland liegt die Häufigkeit bei 3,4 % (Perinatalerhebung 2008).

Da der Gestationsdiabetes häufig symptomlos verläuft, wird er ohne Test (Screening), nur basierend auf der Erhebung von Risikofaktoren, nicht immer erkannt. Eine österreichische Studie (Kautzky-Willer et al. 2008) zeigte, dass GDM vermehrt auch bei Frauen ohne Risikofaktoren auftrat. Dies hat 2010 zu einer Implementierung des oGTT (oraler Glukosetoleranztest) im österreichischen Mutter-Kind-Pass geführt (24. – 28. SSW). Eine Nutzenbewertung des IQWIG (Institut für Qualität und Wirtschaftlichkeit im Gesundheitswesen) in Deutschland ergab ebenfalls eine positive Aussage im Hinblick auf ein GDM-Screening.

Risikofaktoren

Schwangere mit belasteter Anamnese oder auftretender Risiken im Schwangerschaftsverlauf sollten unbedingt auf Diabetes untersucht werden.

Anamnestische Risiken:
- familiäre Prädispositionen (Diabetes von Eltern, Geschwistern)
- Adipositas (BMI über 27)
- Gestationsdiabetes in vorausgegangener Schwangerschaft
- Zugehörigkeit zu einer ethnischen Risikogruppe
- Totgeburten, wiederholte Aborte
- makrosome Kinder (> 90. Perzentile)
- Fehlbildungen unklarer Ursache.

Risiken im Schwangerschaftsverlauf:
- Adipositas, übermäßige Gewichtszunahme (> 20 kg)
- Polyhydramnion, Makrosomie
- fetale Fehlbildungen, Hydrops
- hypertensive Erkrankungen, Glukosurie
- Harnwegs- und Vaginalinfektionen.

22 Erkrankungen und Komplikationen in der Schwangerschaft

Tabelle 22-7 Oraler Glukosetoleranztest.

Messzeitpunkt	Blutentnahme			
	kapilläres Vollblut (alte Werte)		venöses Plasma (neu HAPO)	
	mg/dl	mmol/l	mg/dl	mmol/l
Nüchtern	90	5,0	<92	5,1
nach 1 Std.	180	10,0	<180	10,0
nach 2 Std.	155	8,6	<153	8,5

Werte im venösen Plasma nach HAPO-Studie

Ursachen

Frauen, die einen Schwangerschaftsdiabetes entwickeln, sind **genetisch oder metabolisch prädisponiert**. Die Schwangerschaft stellt eine zusätzliche Belastung für den Organismus dar, die er nicht kompensieren kann. Während der Schwangerschaft entwickelt sich eine gesteigerte Insulinresistenz. Diese Entwicklung wird beeinflusst durch die gesteigerte Lipolyse (Spaltung von Triglyzeriden zu Glyzerin und freien Fettsäuren) der Schwangeren und Änderungen in der Glukoneogenese (Glukosebildung, z. B. aus Laktat, Glyzerin).

Bei einer normalen Schwangerschaft wird der Mehrbedarf an Insulin durch eine gesteigerte Produktion ausgeglichen werden, bei Diabetes funktioniert dieser Regelmechanismus nicht.

Folgen

> **M** Hohe Blutzuckerspiegel bei der Mutter führen zu hohen Blutzuckerspiegeln beim Kind, es bildet mehr Insulin. Das Kind wird makrosom (groß, dick, hohes Geburtsgewicht), nach der Geburt neigt es zu Hypoglykämien, da die hohe mütterliche Zuckerzufuhr ausbleibt (s. S. 695).

Der Gestationsdiabetes ist meist auf die Dauer der Schwangerschaft begrenzt. Er kann jedoch auch nach einigen Jahren oder im Alter wieder auftreten. Ein erhöhtes Risiko für einen späteren Diabetes des Kindes scheint nicht zu bestehen, die Kinder sind jedoch häufig schon im Schulalter adipös, und eine herabgesetzte Glukosetoleranz ist möglich.

Diagnostik

In einer großen prospektiven internationalen Multicenter-Studie (Hyperglycemia and Adverse Pregnancy Outcome = HAPO) wurde bei 23.325 Frauen ein oGTT mit 75 g Glukose durchgeführt und die Ergebnisse zu ihrer Vorhersagekraft für kindliche Komplikationen in Bezug gesetzt. Die Studie bestätigte u. a. den Zusammenhang zwischen der Höhe der kindlichen Insulinwerte und dem Geburtsgewicht. Eine weitere randomisierte, kontrollierte Studie von Landon et al. 2009 zeigte auf, dass bereits die Behandlung eines leichten GDM helfen kann, die Rate der Makrosomien und Schulterdystokien zu senken. Die Ergebnisse der Studien haben dazu beigetragen, die aktuellen Empfehlungen zur Diagnostik des GDM zu vereinheitlichen:

- Diagnostischer oGTT (oraler Glukosetoleranztest) mit 75 g Glukose nach mindestens 8 Stunden Nahrungskarenz
- Keine Einschränkungen der Kohlehydrataufnahme vor dem Test
- Der Blutzucker wird nüchtern, nach 1 und nach 2 Stunden bestimmt.
- Die Bestimmung erfolgt nicht wie bisher üblich im Kapillarblut, sondern im venösen Plasma (HAPO-Empfehlung).
- Keine Durchführung wird empfohlen, wenn der Nüchternblutzucker ≥ 110 mg/dl (≥ 6.0 mmol/l) im kapillären Vollblut oder ≥ 126 mg/dl (≥ 7,0 mmol/l) im venösen Plasma liegt.
- Die Diagnose GDM wird bereits bei Überschreitung eines Grenzwertes gestellt.

Therapie

Zunächst wird versucht, mit Diät, intensiver Beratung und Schulung und körperlicher Bewegung normale Blutzuckerwerte zu erreichen. Sind die Blutzuckerwerte des Tagesprofils pathologisch, wird mit Insulin eingestellt.

> **M** Die **geburtshilfliche Überwachung** des Gestationsdiabetes sollte genauso engmaschig wie bei Frauen mit Diabetes mellitus erfolgen, da ähnliche Komplikationen auftreten können.

Ernährung
Bei der Behandlung des GDM steht eine gute Ernährungsberatung durch geschultes Fachpersonal (Diätberaterin, speziell qualifizierte Hebammen) im Vordergrund. Es wird empfohlen, die Nahrungsaufnahme auf drei Hauptmahlzeiten und drei Zwischenmahlzeiten zu verteilen, der Kohlenhydratanteil sollte bei 40–50 % liegen. Individuell können dann daraus die BE (Broteinheiten) zugeordnet werden. Der Kalorienbedarf liegt im 2. und 3. Trimenon bei 30 kcal/kg Körpergewicht, bei Frauen mit Adipositas (BMI über 27 kg/m²) sollte er eher auf 25 kcal/kg Körpergewicht reduziert werden.

Sport und körperliche Aktivität
Moderates körperliches Training durch Schwimmen, Walking oder Radfahren (Ergometer) reduziert die Blutzuckerwerte nach der Nahrungsaufnahme (postprandial). Ein Armsportprogramm für Schwangere (www.schwangerschaftsdiabetes.de) hilft auch denjenigen Frauen, die durch vorzeitige Wehen keine andere sportliche Aktivität ausführen können.

Blutzuckerkontrollen und Blutzuckereinstellung
Ein wichtiger Bestandteil einer guten Begleitung der Schwangeren ist die korrekte Einweisung in die Handhabung der Messgeräte, mit der die Frau ihre Blutzuckerwerte vor den Hauptmahlzeiten und eine Stunde nach jeder Mahlzeit bestimmen sollte.

Ziele der Stoffwechseleinstellung bei GDM
Nüchtern	60–95 mg/dl
1 h postprandial	< 130–140 mg/dl
2 h postprandial	< 120 mg/dl

Können die Ziele mit diätetischer Einstellung und begleitendem Sportprogramm nicht erreicht werden, ist eine Insulintherapie angezeigt. Etwa 20–30 % der Frauen mit GDM benötigen Insulin (Schäfer-Graf et al. 2004). Die weitere Begleitung sollte dann in Händen erfahrener Fachkräfte liegen (Diabetologe oder spezielle Beratung in einer Geburtsklinik mit Diabetesschwerpunkt).

Geburtsmanagement
Bei insulinpflichtigem **Gestationsdiabetes** kann unter guter Überwachung (Diabeteseinstellung, biophysikalisches Profil, Fruchtwassermenge, Wachstumskontrolle des Kindes) eine Geburt am Termin geplant werden. Bei einem diätetisch eingestellten GDM kann der Termin bei engmaschiger Kontrolle auch überschritten werden.

Zur Vorgehensweise und Überwachung unter der Geburt siehe S. 469.

Nützliche Adressen

Cochrane Library
www.cochrane.org

Nutrition Database der WHO
www.who.int/nutrition/databases/en/index.html

WHO Informationen und Arbeitsgruppen
WHO Framework Convention on Tobacco Control
WHO Global Information Service on Alcohol and Health (GISAH)
WHO Obesity and Overweight
www.who.int/publications/en
Centre for Maternal and Child Enquiries (CMACE)
www.cmace.org.uk

Pro Familia Bundesverband
www.profamilia.de

Initiative Regenbogen „Glücklose Schwangerschaft e. V."
www.initiative-regenbogen.de

Statistisches Bundesamt
Pressestelle
e-Mail: presse@destatis.de
schwangerschaftsabbrueche@destatis.de

Literatur zu Kapitel 10-22 Schwangerschaft

[1] Ahrendt C. (2007): Vergessene Handgriffe. Die Hebamme 20: 39–43
[2] AHRQ, Agency for Healthcare Research and Quality (2006): Cesarean Delivery on Maternal Request. Evidence Report/Technology Assessment No. 133. U.S. Department of Health and Human Services, 540 Gaither Road, Rockville
[3] Arbeitskreis Jodmangel (1993): Ernährung und Stoffwechselfragen in der Schwangerschaft. Die Hebamme 6: 124–136
[4] Askie et al. (2007): Antiplatelet agents for prevention of pre-eclampsia: a meta analysis of individual patient data. Lancet 369: 1791–1798
[5] AWMF, Arbeitsgemeinschaft der Wissenschaftlichen Medizinischen Fachgesellschaften (2005): Plazentationsstörungen bei Status nach Sectio. Deutsche Gesellschaft für Gynäkologie und Geburtshilfe (DGGG) – Arbeitsgemeinschaft Medizinrecht in der DGGG. AWMF.Leitlinie 015/046. Überarbeitung 2005; AWMF Online
[6] AWMF, Arbeitsgemeinschaft der Wissenschaftlichen Medizinischen Fachgesellschaften (2006): Absolute und relative Indikationen zur Sectio caesarea und so genannte Sectio auf Wunsch. Leitlinien der Arbeitsgemeinschaft Medizinrecht der Deutschen Gesellschaft für Gynäkologie und Geburtshilfe (DGGG). AWMF.Leitlinie 015/054. Überarbeitung 2006; AWMF Online
[7] AWMF Arbeitsgemeinschaft der Wissenschaftlichen Medizinischen Fachgesellschaften (2008): Prophylaxe der Neugeborenensepsis -frühe Form- durch Streptokokken der Gruppe B. AWMF Leitlinie 024/020 2008; AWMF Online
[8] AWMF Arbeitsgemeinschaft der Wissenschaftlichen Medizinischen Fachgesellschaften (2010): Standards zur Ultraschalluntersuchung in der Frühschwangerschaft. AWMF Leitlinie 015/032 (S1) 2010; AWMF Online
[9] Barrett, J.F.R. et al. (1994): Absorption of non-haem iron food during normal pregnancy. British Medical Journal 309: 79–82
[10] BDH; Bund Deutscher Hebammen (2002): Hebammenstandpunkt Schwangerenvorsorge, verabschiedet von der Bundesdelegiertentagung des BDH im November 2002
[11] Beckmann, M.M., Garrett, A.J. (2006): Antenatal perineal massage for reducing perineal trauma. Cochrane Database Syst.Rev. 2006 Jan 25; (1) CD005123
[12] Beevers, G., Lip, G.Y. & O'Brien, E. (2001): ABC of hypertension. Blood pressure measurement. Part I- sphygmomanometry: factors common to all techniques. British Medical Journal 322 (7292): 981–985
[13] Bergmann R.L. et al. (2009): Diagnosis and Treatment of Iron Deficiency and Anaemia during pregnancy and postpartum. Gebh Frauenheilk. 2009; 69 (8): 682–686
[14] Bernaschek G., Stuempflen I. Deutinger J. (1996): The influence of the experience of the investigator on the rate of sonographic diagnosis of fetal malformations in Vienna. Prenat Diagn 16: 807–811
[15] Bignell C. (2009): European (IUSTI/WHO) guideline on the diagnosis and treatment of gonorrhoea in adults. Int J. STD AIDS 2009 Jul; 20 (7): 453–7
[16] Breymann C., Huch, R. (2008). Anaemia in Pregnancy and the Puerperium. UNI-MED Science, 3rd ed.
[17] Bricker L, Neilson JP. (2000): routine ultrasound in late pregnancy (after 24 weeks gestation). Cochrane Database Syst. Rev. 2000; CD001451
[18] BZgA; Bundeszentrale für gesundheitliche Aufklärung (Hrsg.) (2006): Schwangerschaftserleben und Pränataldiagnostik. Repräsentative Befragung Schwangerer zum Thema Pränataldiagnostik. Fachheftreihe Forschung und Praxis der Sexualaufklärung und Familienplanung. BZgA, Köln
[19] BZgA; Bundeszentrale für gesundheitliche Aufklärung (Hrsg.) (2008): Interprofessionelle Qualitätszirkel in der Pränataldiagnostik. Fachheftreihe Nr.:30 Forschung und Praxis der Sexualaufklärung und Familienplanung. BZgA, Köln,
[20] CMACE (Centre for Maternal and Child Enquiries) (2010): Post project review report diabetes in pregnancy. Download: www.cmace.org.uk Juli 2010
[21] Cockwell H., Smith G. (2005): Cervical incompetence and the role of emergency cerclage. J Obstet Gynaecol Can 2005; 27(2): 123–9
[22] Cole L., Khanlian S., Sutton J., Davies S. & Rayburn W. (2004): Accuracy of home pregnancy tests at the time of missed menses. American Journal of Obstetrics and Gynecology 190 (1): 100–105
[23] Deutsche Gesellschaft für Ernährung (DGE) (2000): Referenzwerte für die Nährstoffzufuhr, (Konzeption und Entwicklung: Arbeitsgruppe „Referenzwerte für die Nährstoffzufuhr"), 1. Aufl. Umschau/ Braus, Frankfurt am Main
[24] DHV (2012): Geburtsvorbereitung, Kurskonzepte zum Kombinieren, 2. Aufl. Hippokrates, Stuttgart
[25] Domke, A., Großklaus, R., Niemann, B., Przyrembel, H., Richter, K., Schmidt, E., Weißenborn, A., Wörner, B. & Ziegenhagen, R. (2004): Verwendung von Vitaminen in Lebensmitteln – Toxikologische und ernährungsphysiologische Aspekte. Bundesinstitut für Risikobewertung, Berlin
[26] Dudenhausen J.W., Groß M. (Hrsg) (2006): Effektive Betreuung während Schwangerschaft und Geburt.

Deutschsprachige Ausgabe. 2. vollst. überarbeitete Ausgabe. Huber, Bern
[27] Ensel A. (2002): Hebammen im Konfliktfeld der Pränatalen Diagnostik. Hippokrates, Stuttgart
[28] EU, Europäische Union (2005): Richtlinie 2005/36/EG des Europäischen Parlaments und des Rates vom 7. September 2005 über die Anerkennung von Berufsqualifikationen. Amtsblatt der Europäischen Union L 255: 22–142
[29] Fonseca JF. et al. (2005): Dexamethasone treatment does not improve the outcome of women with HELLP-syndrome: a double blind placebo controlled, randomized clinical trial. AM J Obstet Gynecol 193: 1591-1598
[30] Goldenberg RL.(2002): The management of preterm labor. Obstet Gynecol 2002; 100 (5): 1020-37
[31] Gülmezoglu A., Crowther CA.,Middleton P. (2006): Induction of labour improving birth outcomes for women at or beyond term. Cochrane Database of Systematic Reviews (4) CD004945
[32] Habek D. et al. (2004): Sucess of Acupuncture and Acupressure of the Pc6 Acupoint in the treatment of hyperemesis gravidarum. Forschende Komplementärmedizin und Klassische Naturheilkunde 2004; 11: 20–23
[33] Hagemann-White, C. & Bohne, S. (2003): Versorgungsbedarf und Anforderungen an Professionelle im Gesundheitswesen im Problembereich Gewalt gegen Frauen und Mädchen. Expertise für die Enquêtekommission ‚Zukunft einer frauengerechten Gesundheitsversorgung in Nordrhein-Westfalen'. Universität Osnabrück, Osnabrück.
[34] Hallak M. (2002): Hypertension in pregnancy. In: James D.K., Steer P.J., Weiner C.P. & Gonik B. (Eds): High Risk Pregnancy, (2nd Ed) W.B. Sounders, London. S. 639-663
[35] Hay-Smith, J et al (2008): Pelvic floor muscle training for prevention and treatment of urinary and faecal incontinence in antenatal and postnatal women. Cochrane Database Syst. Rev. 2008; (4) CD007471
[36] HebG, Hebammengesetz vom 4. Juni 1985 (BGBl. I S. 902), das zuletzt durch Artikel 2 des Gesetzes vom 25. September 2009 (BGBl. I S. 3158) geändert worden ist
[37] HebBO: Die Berufsordnungen für Hebammen und Entbindungspfleger (HebBO) gelten jeweils nur für ein Bundesland in Deutschland. Darüber hinaus werden sie quasi regelmäßig geändert. Da der aktuelle Stand daher jeweils neu abgerufen werden muss, werden hier keine Quellen angegeben.
[38] Hemminki, E.; Meriläinen, J. (1995): Long-term follow-up of mothers and their infants in a randomised trial on iron prophylaxis during pregnancy. Am J Obstet Gynecol 173(1): 205–209

[39] Höfer S. (2008 a): Screenings in der Schwangerenvorsorge Teil 4–Ultraschall–Medizinische Empfehlungen (Teil 1). Deutsche Hebammenzeitschrift 3: 52–54
[40] Höfer S. (2008 b): Screenings in der Schwangerenvorsorge Teil 4–Ultraschall–Qualität der Untersuchung (Teil 2). Deutsche Hebammenzeitschrift 4: 60–63
[41] Höfer S. (2008 c): Screenings in der Schwangerenvorsorge Teil 4–Ultraschall als Screening? (Teil 3). Deutsche Hebammenzeitschrift 5: 56–59
[42] Horschitz, H., Kurtenbach, H. (2003): Hebammengesetz. Elwin Staude, Hannover
[43] Jewell D., Young G. (2003): Interventions for nausea and vomiting in early pregnancy. Cochrane Database Sys Rev. 2003 (4) CD 00145
[44] Katz VL, Farmer R, Tufariello J, Carpenter M. (2001): Why we should eliminate the due date: a truth in jest. Obstet Gynecol. 98 (6): 1127–1129
[45] Kramer MS., McDonald SW. (2009): Aerobic exercise for women during pregnancy. Cochrane Database Sys Rev 4 CD 000180
[46] Landon MB. et al. (2009): Eunice Kennedy Shriver National Institute of Child Health and Human Development Maternal-Fetal Medicine Units Network. A multicenter, randomized trial of treatment for mild gestational diabetes. N Engl J Med. 361: 1339–48
[47] Larsson PG. Forsum U. (2005): Bacterial vaginosis- a disturbed bacteriae flora and treatment enigma. APMIS 2005; 113: 305–316
[48] Loytved, C., Stiefel A., Röben S., Hellmers C. (2009): Terminbestimmung in Europa. In 280 Tagen zur Geburt? Hebammenforum 9/2009; 708–713
[49] Mahomed, K. (2002): Iron supplementation in pregnancy (Cochrane Review). In: The Cochrane Library, Issue 1, Update Software, Oxford
[50] Mason L, Glenn S, Walton I & Hughes C. (2001): The Relationship Between Antenatal Pelvic Floor Muscle Exercises And Postpartum Stress Incontinence. Physiotherapy 87(12): 650–661
[51] Menard JP. et al. (2010): High vaginal concentrationof Atobium vaginae and Gardnerella vaginalis in women undergoing preterm labor. Obstet Gynecol 115: 134–140
[52] Metzger BE. et al. (2008): HAPO Study Cooperative Research Group (2008b). Hyperglycemia and adverse pregnancy outcomes. N Engl J Med 358: 1991–2002
[53] MIDIRS (2005): Informed Choice for Professionals. 9 Elmdale Rd., Bristol
[54] Mutterschafts-Richtlinien (2010): Richtlinien über die ärztliche Betreuung während der Schwangerschaft und nach der Entbindung. Bundesanzeiger N. 60 a v. 27.3.86, 6–9, zuletzt geändert am 18. Februar 2010, veröffentlicht im Bundesanzeiger 2010, Nr. 75 S. 1784, in Kraft getreten am 21. Mai 2010

Literatur zu Kapitel 10-22

[55] Nelson JP. (2009): Symphysis-fundal height measurement in Pregnancy. Cochrane Database of Syst. Rev. 1998, Issue1. 2009

[56] NICE, National Institute for Clinical Excellence (2004a): Caesarean section; Clinical Guideline 13. 71 High Holborn, London

[57] NICE, National Institute for Health and Clinical Excellence (2008): Routine antenatal care for healthy pregnant women. London. www.nice.org.uk/CG062

[58] NIH, National Institutes of Health (2006): NIH State-of-the-Science Conference Statement on Cesarean Delivery on Maternal Request. NIH Consensus and State-of-the-Science Statements 23(1)

[59] O'Donnell, K.J. et al. (2002): Effects of iodine supplementation during pregnancy on child growth and development at school age. Dev Med Child Neurology 44 (2): 76–81

[60] Polhamus B., Dalenius K., Mackentosh H., Smith B. & Grummer-Strawn L. (2009): Pediatric Nutrition Surveillance 2008 Report. U.S. Department of Health and Human Services, Centers for Disease Control and Prevention, Atlanta, USA

[61] Precog2 (DAU) (2009): Evidence used to develop the Pre-Eclampsia Day Assessment Unit Guideline. (Recommendations 9 and 10). Download: www.apec.org.uk September 2010

[62] Ramsay, J., Feder, G., Rivas, C., Carter, Y., Davidsen, L., Hegarty, K., Traft, A. & Waburton, A. (2005): Advocacy interventions to reduce or eliminate violence and promote the physical and psychosocial well-being of women who experience intimate partner abuse. The Cochrane Database of Syst. Rev. 1, 1, 1–13

[63] RCOG Guideline No. 10(A) (2006): The management of severe pre-eclampsia/eclampsia. Download : www.rcog.org.uk August 2010

[64] Robinson, J. (1997): Swings and Roundabouts of Folic Acid. AIMS Journal 9 (3)

[65] Sadler L.S., Dynes M.W., Daley A.M., Ickovics J.R., Leventhal J.M. & Reynolds H.(2004): Use of home pregnancy tests among adolescent women. Am J Matern Child Nursing 29 (1): 50–55

[66] Schäfer C., Spielmann H., Vetter K. (2006): Arzneimittelverordnung in Schwangerschaft und Stillzeit, 7. Aufl. Urban & Fischer, Stuttgart

[67] Schäfer-Graf, U. et al. (2004): A randomized trial evaluating a predominately fetal growth-based strategy to guide management of gestational diabetes in Caucasian women. Diabetes Care 27: 297–302

[68] Schneider, H., Husslein P., Schneider KTM. (Hrsg.) (2011): Die Geburtshilfe. 4. Aufl. Springer, Berlin, Heidelberg

[69] Schulze, G. (2008): Results of Early Total Cervic Occlusion (ETCO) according to Saling in Multiple Pregnancies- a retrospective study of the period 1995–2005. Z Geburth Neonatol 2008 212: 13–17

[70] Simoes, E., Kunz S.; Bosing-Schwenkgelenk, Bosing-Schwenkgelenk, M. & Schmahl, F.W, (2004): Psychosoziale Risikofaktoren in der Schwangerschaft. Psychneuro 30 (6): 342–347

[71] SOGC; Society of Obstetricians and Gynaecologists of Canada (2005): Guidelines for Vaginal Birth After Previous Caesarean Birth. SOGC Clinical Practice Guidelines No. 155. Journal Obstetrics and Gynaecology Canada 27 (2): 164–174

[72] Tabor A, Alfirevic Z. (2009): Update on procedure-related risks for prenatal diagnosis techniques. Fetal Diagn Ther 27 (1): 1–7

[73] Taylor, P., Zaichkin, J., Pilkey, D., Leconte, J., Johnson, B. & Peterson, A. (2007) : Prenatal Screening for Substance Use and Violence: Findings from Physician Focus Group. Maternal and Child Health Journal, 11: 241–247

[74] Thornton P (2006): New study confirms cesarean risks. Medical News Today, 8 April. Unter: www.medicalnewstoday.com

[75] Umweltbundesamt et al (2008): START INS LEBEN – Einflüsse aus der Umwelt auf Säuglinge, ungeborene Kinder und die Fruchtbarkeit. Umweltbundesamt, Dessau

[76] Voigt et al. (2008): Obesity and pregnancy- a risk profile. Z Geburtsh Neonatol 6: 201–205

[77] Yamamoto M., Ville Y. (2006): Recent findings on laser treatment of twin-to-twin transfusion syndrome. Curr. Opin Obstet Gynecol 18 (2): 87–92

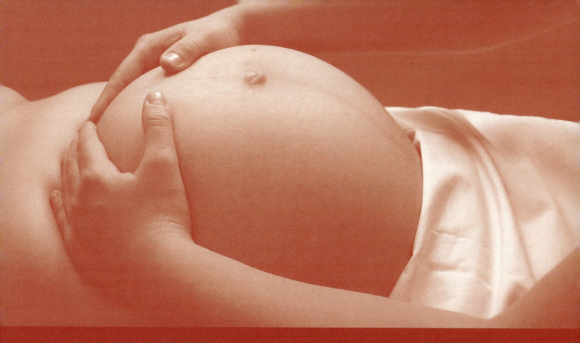

Die normale Geburt

23	Der Geburtsvorgang	268
24	Geburtsleitung und Betreuung der Gebärenden in der Eröffnungsperiode	299
25	Geburtsleitung und Betreuung der Gebärenden in der Durchtrittsphase (Austreibungsperiode)	315
26	Wassergeburt	328
27	Abnabeln und Erstversorgung des Neugeborenen	332
28	Die Nachgeburtsperiode	336
29	Schmerzerleichterung während der Geburt	349
30	Besonderheiten der Hausgeburtshilfe	362

23 Der Geburtsvorgang

Christl Rosenberger, Rose Maria Schilling, Ulrike Harder

Die Geburt ist ein dynamisches Geschehen, das durch anatomisch-physiologische und psychosoziale Faktoren bestimmt wird. Vor, während und nach dem Geburtsprozess überwacht bzw. begleitet die Hebamme die Frau und deren Partner. Sie sorgt für eine Atmosphäre der Sicherheit und Geborgenheit und rechtzeitig für interdisziplinäre Zusammenarbeit, z. B. bei Komplikationen.

23.1 Wehenphysiologie

Christl Rosenberger

> **D** Wehen sind rhythmische Kontraktionen (Zusammenziehungen) der Uterusmuskulatur, die meist schmerzhaft sind. Daher ist der Name „Wehe" entstanden.

Diese Kontraktionen bedeuten eine enorme physische und psychische Arbeit für die Frau. Deshalb wird auch der Ausdruck „Geburtsarbeit" verwendet. Die **Fähigkeit zur Kontraktion** besitzt jede Muskelzelle. Die Muskulatur des Uterus ist, wie der Herzmuskel, zur autonomen Erregungsbildung und -leitung fähig. Der Uterus als Hohlmuskel zeigt dies während Schwangerschaft und Geburt in verschiedenen Abläufen, Formen und Stärken (Abb. 23-1).

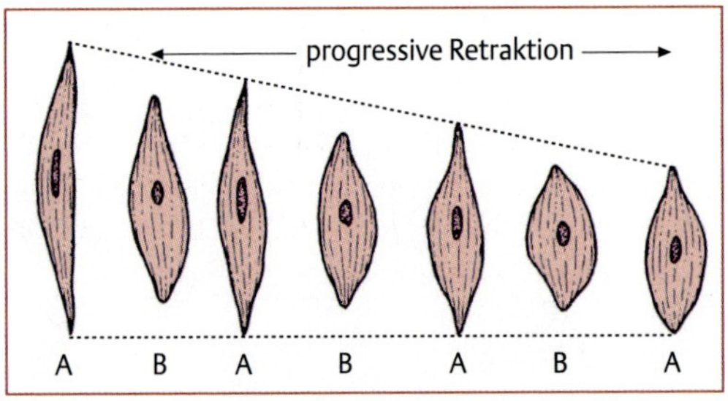

Abb. 23-1 Retraktion der uterinen Muskelzellen.
A Muskelzelle des Uterus in Ruhe.
B Muskelzelle im Prozess der Kontraktion.

Jede erregbare Zelle besitzt eine bioelektrische Membran. Zur Erhaltung des Ruhepotenzials sind die Mineralstoffe Kalium und Natrium nötig, zur Aktivierung des Aktionspotenzials durch einen Reiz vor allem Kalzium. Zusätzlich wird das Muskel- und Membranpotenzial durch hormonale Steuerung modifiziert.

Auslösung der Wehen

> **M** Ursache für die Auslösung der Kontraktionen ist ein **multifaktorielles Geschehen**, bei dem mütterliche, plazentare und kindliche Faktoren eine Rolle spielen.
>
> Geburtswehen setzen normalerweise nach dem Abschluss der physiologischen Reifung des Kindes ein. Es kommt zu einem sinnvollen Zusammenwirken hormonaler (endokriner), nervaler, mechanischer, biochemischer und psychischer Einflüsse.

Über den genauen **Auslösemechanismus** bestehen verschiedene Annahmen. Die interessanteste Hypothese ist: Als triggerndes Ereignis kann die Produktion von CRH („corticotropin releasing hormone") in der Plazenta hier eine zentrale Bedeutung haben, wobei die Regulation vorwiegend durch mütterliche und kindliche Einflüsse erfolgt (Schneider/Husslein/Schneider 2004).

1. Hormonale Faktoren

Östrogene (Steroidhormone) im mütterlichen Organismus erhöhen das Membranpotenzial durch Zunahme von Kalium. Dadurch wird das Myometrium auf die Geburtsarbeit vorbereitet und gleichzeitig vor unerwünschten Kontraktionen geschützt. Östrogene sorgen für Anregung des Uteruswachstums, Energiespeicherung im Myometrium, Erregbarkeitsförderung (Stimulation der Alpharezeptoren), Anregung zur Bildung von Progesteronrezeptoren, Stimulation von Oxytocin- und Prostaglandinrezeptoren und zur Steigerung der Prostaglandinsynthese. Letz-

D Definition **M** Merke

Wehenphysiologie 23

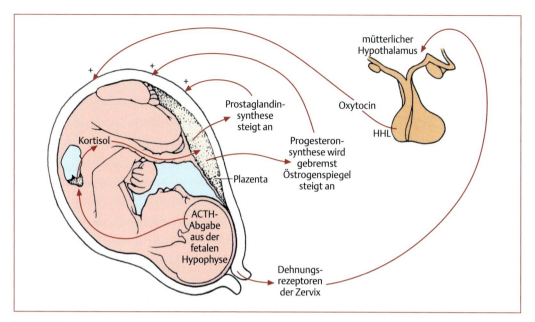

Abb. 23-2 **Hormonelle Faktoren zur Auslösung von Kontraktionen am Uterus:** Die Sekretion von ACTH (adrenokortikotropes Hormon) aus der fetalen Hypophyse steigt am Ende der Schwangerschaft an und löst eine Zunahme der Kortisolsekretion der fetalen Nebenniere aus. Dieses hemmt die Progesteronsynthese der Plazenta und führt so zu einem Anstieg des Östrogenspiegels. Damit wird die Synthese eines Prostaglandins gesteigert, welches die Erregbarkeit des Myometriums heraufsetzt. Werden die Kontraktionen des Uterus stark genug, um eine Oxytocinsekretion auszulösen, so bringt diese eine positive Rückkopplung in Gang.

tere bewirkt rasche und generalisierte Kontraktionen des Uterus (Abb. 23-2).

Progesteron (Gelbkörperhormon) steigert während der Schwangerschaft das Ruhepotenzial und inaktiviert Natrium. Uteruskontraktionen sind somit durch den sog. „Progesteronblock" gehemmt (Betarezeptoren werden stimuliert), da Progesteron lokal in das Myometrium diffundiert. Vor Geburtsbeginn reduziert es sich und die kontraktionshemmende Wirkung lässt nach. Im Laufe der Schwangerschaft erfolgt also eine Verschiebung des Östrogen-Progesteron-Verhältnisses zugunsten von Östrogen.

Oxytocin wird bereits im Laufe der Schwangerschaft vermehrt gebildet. Es senkt das Membranpotenzial und erhöht die Erregbarkeit des Uterus. Durch die Unterstützung nervaler Faktoren (Ferguson-Reflex, s. u.) wird der Hypothalamus (Regulationszentrum im Gehirn) zur Oxytocinbildung angeregt (Oxytocinspeicherung im Hypophysenhinterlappen). Oxytocin steigert die Uterusmotilität, indem es die Oxytocin-Prostaglandinsynthese in Dezidua und Amnion stimuliert. Oxytocinvorstufen (Steroide) werden auch in der fetalen Nebenniere gebildet und ausgeschieden.

Prostaglandine (hormonähnliche Substanzen, in fast allen Organen, vorwiegend in Keimdrüsen und männlicher Samenflüssigkeit vorkommend) werden vor allem im letzten Trimenon der Schwangerschaft und während der Geburt vermehrt gebildet und sind in Dezidua und Eihäuten reichlich vorhanden. Prostaglandine senken das Membranpotenzial und erleichtern den Transport von Kalzium. Dadurch wird das Myometrium für Oxytocin sensibilisiert. Resultat dieser Interaktionen sind der „Priming-Effekt" (Reifen und Weichwerden) der Zervix und die darauffolgende Kontraktionsstimulation.

2. Nervale Faktoren

In der Zervix, etwa in Höhe des inneren Muttermundes, befinden sich Nervenenden, die als **Druckrezeptoren** funktionieren. Wird auf sie ein Druck ausgeübt, sei es durch den vorangehenden Teil des Kindes

23 Der Geburtsvorgang

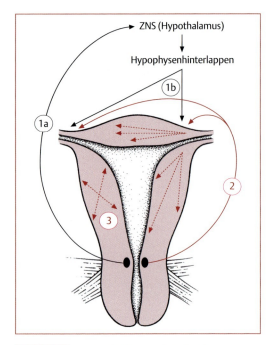

Abb. 23-3 Drei **Reizbildungsmöglichkeiten** am Uterus (nach Zimmer):
1. Neurohormonaler (Ferguson-)Reflex, bestehend aus
a neuralem afferenten Schenkel (zum ZNS, Hypothalamus hinführend) und
b neurohormonalem efferenten Schenkel (vom Hypophysenhinterlappen kommend).
2. Nervaler Kontraktionsreflex (rot).
3. Spontane Erregungsbildung im Myometrium (rot gestrichelt)

oder durch „Stripping" (Dehnen des inneren Muttermundes durch den untersuchenden Finger), wird ein Reiz zur Oxytocinausschüttung gesetzt (**Ferguson-Reflex**).

Zusätzlich gibt es den nervalen **Kontraktionsreflex**, der als kurzer Reflexbogen über das Rückenmark verläuft, sowie die spontane Reizbildung, die vor allem von den Tubenwinkeln des Uterus ausgeht (Abb. 23-3). Einfluss hat ebenfalls ein erhöhter **Parasympathikustonus**, der eine Tonussteigerung am Uterus begünstigt. Dies tritt vorwiegend in den Abend- und Nachtstunden auf und erklärt den häufig während dieser Zeit einsetzenden Kontraktionsbeginn.

3. Mechanische Faktoren

Eine passive Dehnung des Myometriums ist nur begrenzt möglich. Die Wandspannung der Uterusmuskulatur nimmt in der Schwangerschaft zunächst zu und vor der Geburt ab, z. T. durch Fruchtwasserreduktion. Dadurch erfolgt eine Spannungsentlastung am Myometrium.

4. Biochemische Faktoren

Einen Einfluss haben auch kindliche Botenstoffe, die entweder über die Niere oder das Fruchtwasser auf die Eihäute oder über den Umbilikalkreislauf auf die Plazenta wirken. Diese werden durch eine beginnende Infektion freigesetzt (Schneider/Husslein/Schneider 2004).

5. Psychische Faktoren

Schwangerschaft und Geburt sind **psychosexuelle Erfahrungen** im Leben einer Frau bzw. eines Paares, bei denen körperliche, seelisch-geistige und soziale Veränderungen eintreten. Bei der Geburt spielen oft vorher kaum wahrgenommene Gefühle eine Rolle, die sich im Laufe des Lebens entwickelt haben und z. T. gesellschaftlichen Ursprungs sind. Die Geburt ist ein kreativer Prozess, dessen Verlauf für die Frau unvorhersehbar ist. Er beginnt unwiderruflich und löst oft mehr Angst als Freude aus.

Emotionale Offenheit und Einklang auf geistiger Ebene (die Frau mit sich, mit ihrem Partner, mit der Hebamme) sind die besten Voraussetzungen dafür, dass eine Frau die Geburt erlebt, die sie sich wünscht. Mit dem Wissen um psychosexuelle Vorgänge um die Geburt kann die Hebamme eine individuelle, bedürfnisorientierte Begleitung während Schwangerschaft, Geburt- und Wochenbett ermöglichen und der Frau den Umgang mit ihren Ängsten erleichtern.

Kontraktionsphasen und -stärke

M **Der Ablauf einer Kontraktion** am geburtsbereiten Uterus zeigt eine typische Charakteristik, geprägt durch den dreifach absteigenden Gradienten:
- die Kontraktion beginnt im Fundus (meist am Tubenwinkel)
- die Kontraktion dauert im Fundusbereich am längsten
- die Kontraktionskraft nimmt vom Fundus zur Zervix ab.

Wehenphysiologie 23

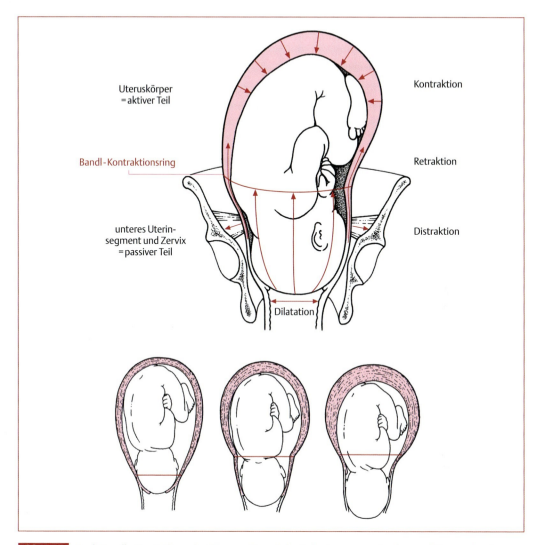

Abb. 23-4 **Funktionelle Zweiteilung des Uterus** während des Geburtsprozesses in oberen aktiven und unteren passiven Abschnitt. Grenze ist der Bandl-Kontraktionsring (rot). Seine Position steigt bei zunehmender Dehnung des weichen Geburtsweges nach oben. Tritt der Kopf bei vollständig eröffnetem MM tiefer, steigt der Ring nicht mehr höher.

Dieses Phänomen ist mit dem Vorkommen der meisten und kleinsten Myometriumzellen an den Tubenecken erklärbar. Die damit gegebene, relativ große Oberfläche kann viel Oxytocin aufnehmen.

Durch die **fundale Dominanz** der Kontraktion entsteht ein Entleerungsreflex: Kräftige Kontraktionen im Fundus werden zur Zervix hin schwächer, dadurch öffnet sich der Muttermund.

Das **funktionelle Verhalten des Uterus** während der Kontraktionen wird einerseits durch fundale Dominanz bestimmt, andererseits durch Befestigung des Uterus im kleinen Becken (s. S. 125). Während der Geburt besteht eine funktionale Zweiteilung des Uterus in den aktiven oberen und den passiven unteren Teil (Abb. 23-4). Funktional geteilt werden beide Teile durch einen Grenz- oder Kontraktionsring, dessen Position sich mit zunehmender Eröffnung des Muttermundes nach oben verlagert. Ist der Kontraktionsring von außen auf dem Bauch der Frau tastbar bzw. sichtbar, wird er **Bandl-Furche** genannt.

Vier Bewegungen laufen während einer Kontraktion in folgender Reihenfolge ab:
- **Kontraktion**: Konzentrisches (um gemeinsamen Mittelpunkt) Zusammenziehen der Korpusmuskulatur.
- **Retraktion**: Die Uteruswand zieht sich über den vorangehenden kindlichen Teil (VT) in Richtung Fundus zurück. Kontraktion und Retraktion (s. Abb. 23-1) führen zu einer Verkleinerung des Uterusinnenraumes, während die Wandstärke zunimmt. Dies bewirkt zwangsläufig eine Verminderung der uterinen Durchblutung und erklärt die im Verlauf der Eröffnungsperiode steigende hypoxische Gefährdung des Kindes.
- **Distraktion**: Die Folge der Retraktion ist ein passives Erweitern des unteren Uterinsegmentes und der Zervix. Dies wird ermöglicht durch die Verankerung des Uterus im kleinen Becken. Das Gewebe wird über den nach unten drängenden VT nach oben zurückgezogen. Das Reservegewebe stammt dabei aus der Portio.
- **Dilatation**: Passive Dehnung oder Öffnung der Zervix bzw. des Muttermundes als Folge von Kontraktion, Retraktion und Distraktion.

Diese 4 Aktivitäten bewirken eine **intrauterine Druckerhöhung** von 20 bis 100 mmHg (je nach Kontraktionsform). Der Fetus weicht in Richtung des geringsten Widerstandes zur Zervix hin aus, wobei die Druckdifferenz zwischen innen und außen auf den VT einen stetigen, leichten Sog ausübt. Ist die Fruchtblase nicht mehr erhalten, kann mit dem den Kopf umschnürenden Muttermundsaum eine Kopfhautschwellung, das Caput succedaneum (s. S. 683), entstehen. Vergleichbar ist das gesamte Geschehen mit dem Anziehen eines Rollkragenpullovers.

Die **Phasen einer Kontraktion** sind in Abb. 23-5 dargestellt.

- Die **Akme** (Spitze) ist die Phase der größten Kraftentwicklung, aber auch Höhepunkt des Schmerzes.
- Auch in der **Entspannungsphase** behält der Uterus eine leicht erhöhte Grundspannung bei, den Ruhe- oder Basaltonus (in der Schwangerschaft ca. 6–8 mmHg, während der Geburt ca. 12–15 mmHg).

> M Jede Kontraktion richtet den Uterus etwas auf und bringt das Kind in die **Führungslinie** des Geburtsweges (s. S. 289).

Ein physiologisches Verhältnis von Uteruskontraktionen und Pausen während der Geburt liegt vor, wenn auf eine Einheit Arbeit zwei Einheiten Ruhe folgen (s. Abb. 23-5b).

Kontraktionsdauer, -frequenz und -pause werden mit der Uhr oder mittels externer Kardiotokographie festgestellt. Die **Kontraktionsstärke** wird von der Hebamme durch sanftes Auflegen einer Hand auf den Bauch im Fundusbereich getastet. Sie ist nur durch eine intrauterine Ableitung absolut messbar (s. S. 261 f).

Die **Kontraktionsfrequenz** kann in unterschiedlicher Art angegeben werden:
1. **Angabe der Wehenanzahl** innerhalb eines bestimmten Zeitraumes, z. B. 6 Wehen in einer halben Stunde. Dies ist die in Lehrbüchern gebräuchlichste Angabenart.
2. **Angabe der Wehenabstände**, also der Zeiträume von Wehenbeginn zu Wehenbeginn, z. B. Wehen alle 5 min. Auf dem CTG werden die Wehenabstände bestimmt, indem die Minuten zwischen den Wehenhöhepunkten (Akmen) gezählt werden. Diese Methode ist einfacher als die Bestimmung der Wehenabstände von Wehenbeginn zu Wehenbeginn und führt zum selben Ergebnis. Die Wehenfrequenzangabe von Akme zu Akme ist auch im englischen Sprachraum üblich (peak to peak).
3. **Angabe der Wehenpausen**, also der wehenfreien Zeit, z. B. Wehenpausen 4 min. Für diese Angabenart müssen die Minuten der Wehenpausen gezählt werden, dies ist schwierig, da die Wehendauer (Wehenanfang und -ende) auf einem externen CTG nur schwer zu definieren sind.

Leider wird die Angabe „Wehen alle 5 min" in der Praxis sowohl für den Kontraktionsabstand (Wehenbeginn zu Wehenbeginn bzw. Akme zu Akme) als auch für die Kontraktionspausen (Wehenende bis Wehenanfang) verwendet. Um Missverständnissen vorzubeugen, sollte sich das geburtshilfliche Team einer Klinik auf eine Angabenart einigen.

In diesem Lehrbuch wird die Kontraktionsfrequenz durch Wehenanzahl und Wehenabstand beschrieben.

Wehenphysiologie 23

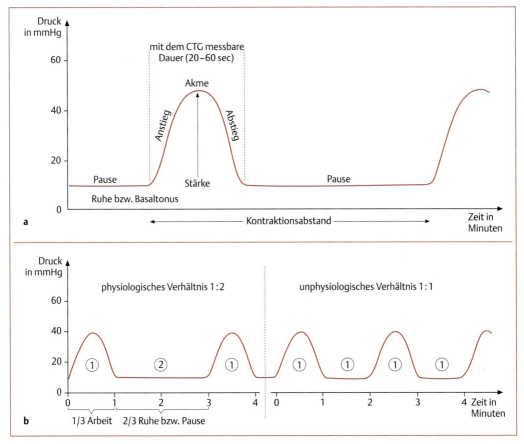

Abb. 23-5 a **Aufbau einer Kontraktion** in ihrer Phase von Pause zu Pause, b Verhältnis von Uteruskontraktionsarbeit und -entspannung. Ein physiologisches Verhältnis liegt vor, wenn auf 1 Einheit Arbeit 2 Einheiten Ruhe folgen.

Wehenarten

Die **Kontraktionsarten** werden nach ihrem zeitlichen Auftreten bzw. nach der jeweiligen geburtshilflichen Situation benannt:

Schwangerschaftswehen

> **D** Schwangerschaftswehen sind in der Regel schmerzlose Kontraktionen, die im Laufe des 2. und 3. Trimenon feststellbar sind und keine Öffnungswirkung am Muttermund zeigen.

Bei häufigerem Auftreten muss überprüft werden, ob die Kontraktionen portiowirksam sind und gehemmt werden müssen.

- **Frequenz**: zunehmend, 4–10 pro Tag
- **Druck**: bis max. 20 mmHg
- **Dauer**: bis 30 Sekunden
- **Aufgaben**: Förderung der Uterusdurchblutung, Anregung des Myometriumwachstums
- **Formen**: Alvarez-Wellen als lokal begrenzte und Braxton-Hicks-Kontraktionen als ausgedehnt über den Uterus ablaufende Kontraktionen mit nachfolgender Pause. Braxton-Hicks-Kontraktionen sind Zeichen zunehmender Koordinierung (Abb. 23-6).

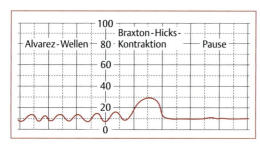

Abb. 23-6 Alvarez-Wellen sind kleine, lokal begrenzte Kontraktionen, Braxton-Hicks-Kontraktionen dehnen sich über den ganzen Uterus aus.

Vor- oder Senkwehen

> D Vor- oder Senkwehen sind Kontraktionen, die etwa 3–4 Wochen vor der Geburt auftreten und von den meisten Frauen (z. T. schmerzhaft) verspürt werden.

- **Frequenz**: etwa 1–2 pro Stunde, zunehmende Koordination erkennbar
- **Druck**: bis ca. 30 mmHg
- **Dauer**: 30–40 Sekunden
- **Aufgaben**: Bei Erstgebärenden Tiefertreten des VT („Einstellen" des Kopfes) in den Beckeneingang, dadurch Absinken des Uterusfundus. Bei Mehrgebärenden Erweichung und leichte Verkürzung der Zervix.

Eröffnungswehen

> D Eröffnungswehen sind Kontraktionen, die zervixwirksam sind. Vom Beginn bis zur vollständigen Eröffnung des Muttermundes werden sie zunehmend schmerzhafter verspürt.

- **Frequenz**: Anfangs noch etwas unregelmäßig mit 2–3 pro halbe Stunde bzw. alle 10–15 min., dann zunehmend rhythmisch mit 3–9 pro halbe Stunde bzw. alle 3–5 min. Diese Regelmäßigkeit kann durch mehrere physiologisch bedingte Latenzphasen (Pausen) am Anfang, in der Mitte und am Ende dieser Periode unterbrochen werden.
- **Druck**: bis ca. 60 mmHg
- **Dauer**: 30–60 Sekunden
- **Aufgaben**: Eröffnen des Muttermundes bis auf ca. 10 cm und Tiefertreten des VT durch fundale Dominanz.

Austreibungs- und Presswehen

> D Austreibungs- bzw. Durchtrittwehen und Presswehen sind schmerzhafte Kontraktionen nach vollständiger Eröffnung des Muttermundes, die zur Geburt des Kindes führen.

Die Schmerzen dieser Kontraktionen sind meist besser zu verarbeiten als die der Eröffnungsperiode, weil die Frau beim Durchtritt des Kindes die uterinen Kräfte aktiv mit ihren Bauchmuskeln unterstützen kann (mitdrücken, mitschieben).

- **Frequenz**: ca. 3–5 pro 10 min., meist regelmäßig. Oft tritt kurz vor Geburt des Kindes eine Latenzphase auf. Diese ist physiologisch, kann in Ruhe abgewartet werden und sollte nicht durch forcierte Oxytocingaben oder zu frühe Aufforderungen zum Mitdrücken abgebrochen werden. Frau und Kind benötigen die längeren Pausen zum Kräftesammeln. Selbst wenn kurz vor dieser Latenzphase eine Abweichung von der Norm bei der kindlichen Herzfrequenz vorlag, erholt sich diese in der Regel wieder.
- **Druck**: bis um 100 mmHg, mit mütterlicher Aktivität bis zu 200 mmHg, wobei sich der Basaltonus bis auf ca. 16 mmHg erhöhen kann
- **Dauer**: 40–80 Sekunden
- **Aufgaben**: Die Kontraktionen befördern das Kind aus dem Dunkel des Mutterleibes an das Licht dieser Welt.

Zu beachten ist, dass bei einem Druckanstieg über 100 mmHg die Uterusdurchblutung und damit die Sauerstoffversorgung des Kindes unterbrochen ist!

Nachgeburtswehen

> D Nachgeburtswehen sind spürbare, mäßig schmerzhafte Kontraktionen nach der Geburt des Kindes bis zur Plazentageburt.

- **Frequenz**: ca. 2–4 pro 10 min
- **Dauer**: ca. 40 Sekunden
- **Aufgaben**: Die Kontraktionen führen zu einer Verkleinerung der Plazentahaftfläche und damit zur Lösung und Geburt von Plazenta und Eihäuten.

Nachwehen

> D Nachwehen beginnen nach der Plazentageburt.

Unter dem Überbegriff **Wochenbettwehen** werden drei Arten unterschieden: spontane Nachwehen, Dauerkontraktion und Reizwehen (s. S. 511). Erstgebärende empfinden ihre Nach- und Reizwehen meist wenig bis gar nicht schmerzhaft. Mehrgebärende hingegen spüren oft erhebliche Schmerzen, da sie mehr Kontraktionen zur Rückbildung benötigen. Eine volle Harnblase und ein p. p. rasch eng gestellter Muttermund verstärken die Nachwehen.
- **Frequenz**: unregelmäßig über den Tag verteilt, nachlassend 1–5 Tage spürbar. Während und nach dem Stillen stärker, aufgrund der natürlichen Oxytocinausschüttung.
- **Dauer**: ca. 30–40 Sekunden
- **Aufgaben**: Blutstillung durch Verengung der Blutgefäße und Verminderung der Uterusdurchblutung, Entleerung der Gebärmutterhöhle von Blut und Deziduaresten.

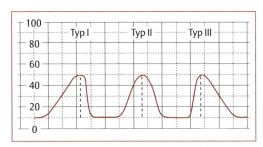

Abb. 23-7 Kontraktionstypen nach Baumgarten.
Typ I: nach einem langsamen Druckanstieg erfolgt ein schneller Druckabfall,
Typ II: Druckanstieg und -abfall verlaufen spiegelbildlich,
Typ III: nach schnellem Druckanstieg folgt langsamer Druckabfall.

Kontraktionstypen

Drei physiologische Kontraktionstypen lassen sich im Verlauf der Geburt beobachten (Abb. 23-7), die z. T. prognostische Überlegungen erlauben:
- **Typ I** zeigt einen langsamen Druckanstieg vor und einen raschen Druckabfall nach der Akme (Höhepunkt). Dieser Typ findet sich etwa zu 80 % in der frühen Eröffnungsperiode und nimmt bis zur Austreibungsperiode auf ca. 10 % ab.
- **Typ II** zeigt einen gleichmäßigen Druckanstieg und Druckabfall. Er ist bei weniger als 30 % aller Geburten, am häufigsten in der Mitte der Eröffnungsperiode, zu beobachten.
- **Typ III** zeigt den spiegelbildlichen Verlauf von Typ I. Dem schnellen Druckanstieg folgt ein langsamer Druckabfall. Dieser Typ findet sich zu ca. 20 % in der frühen Eröffnungsperiode und nimmt auf über 90 % in der Austreibungsperiode zu. In der Praxis kann beim Auftreten des Typ III meistens eine rasche Muttermunderöffnung und ein guter Geburtsfortschritt beobachtet werden.

Wehenstimulation

Die Uterusmotilität kann auf 3 Arten stimuliert, koordiniert oder gehemmt werden:
- **Physikalische Beeinflussung** durch Wärmeanwendungen (Wickel, Bad), Bewegung (Spazieren, verschiedene Positionen) oder Ruhe, Zufuhr von Flüssigkeit (inkl. Elektrolyte, Glukose), mamilläre Stimulation (Oxytocinausschüttung), Massage, Atemtechniken, Fruchtblase eröffnen etc.
- **Seelisch-geistige Beeinflussung** durch persönliche Vertrauensbasis und angenehme Atmosphäre (Musik, Duftöle) unter Wahrung der Intimsphäre, durch Geburtsvorbereitung, individuelle, bedürfnisorientierte Begleitung und Betreuung sowie Beachten soziokultureller Faktoren.
- **Medikamentöse Beeinflussung** durch Oxytocin- und Prostaglandinpräparate zur Stimulation oder Betamimetika zur Hemmung. Zur Koordination können anregende und hemmende Mittel kombiniert werden.

23.2 Geburtsmechanische Begriffe zur Position des Kindes

Christl Rosenberger

Das normal entwickelte, reife Kind ist 49–52 cm lang und wiegt 3000–3500 g. Unter dem Einfluss der uterinen Kontraktionen tritt das Kind mit dem mütterlichen Geburtsweg in mechanische Beziehung.

Alle Anpassungsvorgänge werden als **Geburtsmechanismus/Geburtsmechanik** bezeichnet (s. S. 294 ff). Zum Verständnis dieser Vorgänge sind 5 Begriffe zu definieren (Abb. 23-8).

23 Der Geburtsvorgang

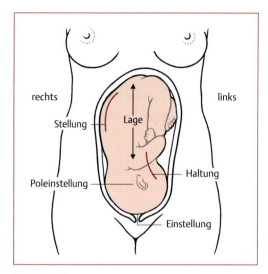

Abb. 23-8 Fünf Grundbegriffe zur Bezeichnung von Lage, Stellung, Poleinstellung, Haltung und Einstellung des Kindes im Uterus.

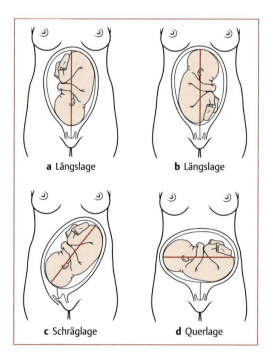

Abb. 23-9 Möglichkeiten der kindlichen Lage und Poleinstellung im Uterus.
a Längslage, Poleinstellung Kopf (Schädellage),
b Längslage, Poleinstellung Steiß (Beckenendlage),
c Schräglage, keine Poleinstellung,
d Querlage, keine Poleinstellung.

Lage

> Die Lage bezeichnet die Beziehung der Längsachse des Kindes zur Längsachse der Mutter (Abb. 23-9).

Etwa 99 % aller Kinder liegen in Längslage, ca. 1 % in Quer- oder Schräglage. Die **Diagnose** erfolgt von außen mit dem 2. Leopold-Handgriff.

Poleinstellung

> Die Poleinstellung bezeichnet die Art des vorangehenden kindlichen Teiles (VT).

Als regelrecht gilt die Poleinstellung des Kopfes, in der Praxis bezeichnet als Schädellage (SL, ca. 94 %), die Beckenendlage ist regelwidrig.

Diagnostiziert wird von außen mit dem 3. und 4. Leopold-Handgriff und von innen durch Abtasten des VT mit dem Finger (harter Schädelknochen, Fontanellen, Nähte oder Füße, Anus, weiches Gesäß oder leeres Becken).

Stellung

> Die Stellung bezeichnet die Beziehung des kindlichen Rückens (bei Querlage des kindlichen Kopfes) zur Seite der Mutter (Abb. 23-10).

- **I. Stellung** = Rücken links (a = vorn, b = hinten),
- **II. Stellung** = Rücken rechts (a = vorn, b = hinten).

Die **Diagnose** erfolgt äußerlich mit dem 2. Leopold-Handgriff. Die innere Untersuchung kann Hinweise geben, da der Stand der kleinen Fontanelle der Stellung des Hinterhauptes und somit des kindlichen Rückens entspricht. Bei fortgeschrittener Geburt kann es jedoch zu einer Weiterdrehung des Kopfes kommen, dann trifft dies nicht zu!

Geburtsmechanische Begriffe zur Position des Kindes 23

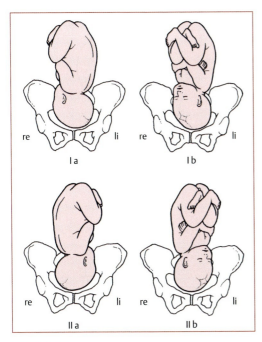

Abb. 23-10 Möglichkeiten der kindlichen Stellung im Uterus bei Schädellage:
Ia-Stellung: Rücken links, Tendenz nach vorn,
Ib-Stellung: Rücken links, Tendenz nach hinten,
IIa-Stellung: Rücken rechts, Tendenz nach vorn,
IIb-Stellung: Rücken rechts, Tendenz nach hinten.

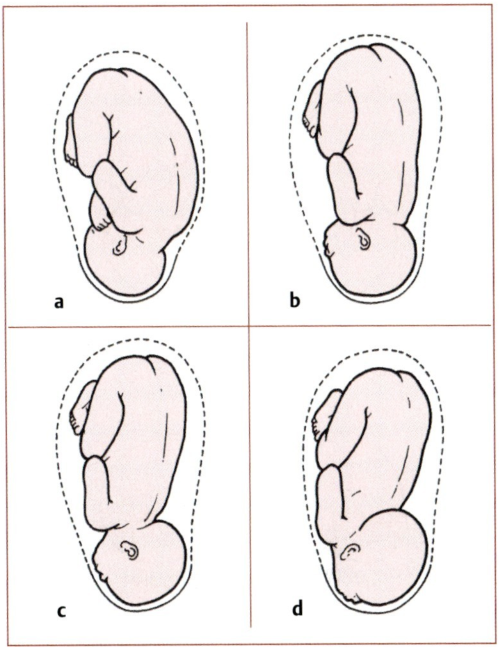

Abb. 23-11 Möglichkeiten der kindlichen Haltung im Uterus bei Schädellage:
a Hinterhauptshaltung (gebeugt),
b Vorderhauptshaltung (leicht gestreckt),
c Stirnhaltung (gestreckt),
d Gesichtshaltung (stark gestreckt).

Haltung

> **D** Die Haltung bezeichnet die Beziehung der kindlichen Teile zueinander. Bei SL ist das vorwiegend das Verhältnis des Kopfes zum Körper (Abb. 23-11), bei BEL und QL die Beziehung der Arme und Beine zum Körper.

Bei Eintritt des Kopfes in das Becken ist die indifferente Haltung (große und kleine Fontanelle stehen auf gleicher Höhe) regelrecht, dann beginnt sich der Kopf zu beugen (kleine Fontanelle führt).

Die **Diagnose** erfolgt durch innere Untersuchung, bei der Schädellage ist der Fontanellenstand ausschlaggebend (Haltungs- und Einstellungsanomalien s. S. 405 ff).

Einstellung

> **D** Die Einstellung bezeichnet die Beziehung des vorangehenden Teiles zum Geburtsweg (Abb. 23-12). Sie ist das Resultat aus Stellung und Haltung.

Regelrecht ist die vordere Hinterhauptseinstellung (okzipitoanteriore Flexionshaltung), bei der das Hinterhaupt nach vorne, symphysenwärts in Führungslinie eingestellt ist. In der Praxis wird dies meist vordere Hinterhauptslage (voHHL) oder vordere Hinterhauptshaltung (voHHH) genannt.

Die Diagnose erfolgt durch innere Untersuchung. Bei SL muss der Verlauf der Pfeilnaht und der Stand der Fontanellen bestimmt werden. Bei BEL erfolgt die Orientierung am Verlauf der Analfalte und der Position des Steißbeins.

23 Der Geburtsvorgang

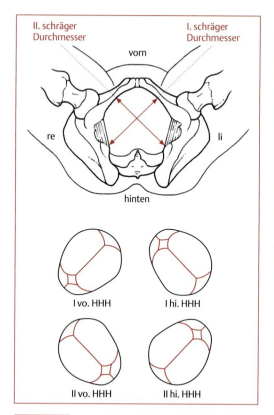

Abb. 23-12 **Einstellung** des Kopfes bei Schädellage: Der Pfeilnahtverlauf wird in Bezug zum Durchmesser (Dm) des Beckens angegeben. Bei Ansicht des mütterlichen Beckens von unten verläuft der I. schräge Dm von **links** vorne nach rechts hinten, der II. schräge Dm von **rechts** vorne nach links hinten, z. B.:
I. vordere HHH: Pfeilnaht im I. schrägen Dm
I. hintere HHH: Pfeilnaht im II. schrägen Dm
II. vordere HHH: Pfeilnaht im II. schrägen Dm
II. hintere HHH: Pfeilnaht im I. schrägen Dm
Die Köpfe sind hier in ungebeugter Haltung dargestellt, damit zum besseren Verständnis beide Fontanellen und alle Nähte sichtbar sind. (HHH = Hinterhauptshaltung wird synonym zu HHL = Hinterhauptslage verwendet.)

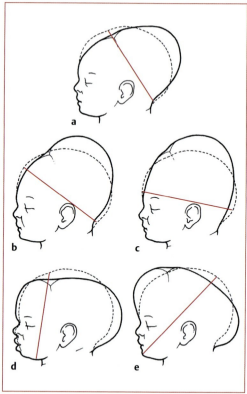

Abb. 23-13 Durch **Konfiguration** (durchgezogene Linie) wird die Kopfform (gestrichelte Linie) des Kindes dem Geburtsweg angepasst, um den jeweiligen funktionellen Kopfumfang (rot) zu verringern, **a** vordere Hinterhauptseinstellung, **b** hintere Hinterhauptseinstellung, **c** Vorderhauptseinstellung, **d** Gesichtseinstellung, **e** Stirneinstellung.

23.3 Geburtsmechanische Faktoren des kindlichen Kopfes

Christl Rosenberger

Schädelnähte und Fontanellen

Die **Nähte** stellen eine bindegewebige Verbindung der Schädelknochen dar (s. S. 638). Sie ermöglichen während der Geburt eine **Konfiguration des Kopfes** (Anpassung durch Übereinanderschieben der Schädelknochen, Abb. 23-13). **Fontanellen** sind Knochenlücken am kindlichen Kopf, die durch das Zusammentreffen der Nähte entstehen.

Geburtsmechanische Faktoren des kindlichen Kopfes

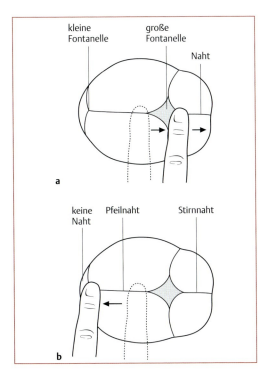

Abb. 23-14 a Tasten der großen Fontanelle: Der Finger wird in Pfeilnahtrichtung weitergeführt und gelangt über die Fontanelle hinweg wieder an eine Naht, die Stirnnaht.
b Tasten der kleinen Fontanelle: Der Finger wird in Pfeilnahtrichtung weitergeführt und gelangt über die Fontanelle hinweg auf keine Naht (nach Pschyrembel).

Bei der **geburtshilflichen inneren Untersuchung** dienen Nähte und Fontanellen dem tastenden Finger als Orientierung zur Bestimmung von Haltung, Einstellung und Konfigurierung des kindlichen Kopfes bei Schädellage (Abb. 23-14).

Wichtige Abmessungen

Drei Kopfumfänge (Abb. 23-15a)

- **Circumferentia suboccipito-bregmatica** = kleiner schräger Umfang. Verlauf vom Nacken über die Mitte der großen Fontanelle, ca. 33 cm.
- **Circumferentia fronto-occipitalis** = gerader Umfang (Hutmaß). Verlauf von der Glabella (unbehaarte Stelle zwischen den Augenbrauen) zum entferntesten Punkt des Hinterhauptes, ca. 35 cm.
- **Circumferentia mento-occipitalis** = großer schräger Umfang. Verlauf über die Kinnspitze zum entferntesten Punkt des Hinterhauptes, ca. 39 cm.

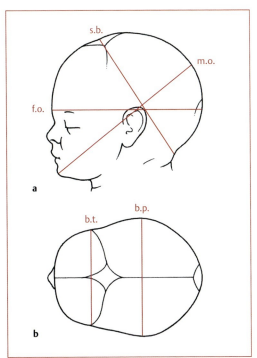

Abb. 23-15 a 3 Umfänge (Circumferentia) und 3 schräge Durchmesser (Diameter) des kindlichen Kopfes: s. B. = suboccipito-bregmatica, f. c. = fronto-occipitalis, m. o. = mento-occipitalis.
b 2 Querdurchmesser des kindlichen Kopfes: b. t. = Diameter bitemporalis, b. p. = Diameter biparietalis.

Drei schräge Durchmesser

- **Diameter suboccipito-bregmaticus** = kleiner schräger Durchmesser, ca. 10 cm.
- **Diameter fronto-occipitalis** = gerader Durchmesser, ca. 12 cm.
- **Diameter mento-occipitalis** = großer schräger Durchmesser, ca. 14 cm.

Zwei Querdurchmesser (Abb. 23-15b)

- **Diameter biparietalis** = Entfernung der beiden Scheitelbeinhöcker = großer querer Durchmesser, ca. 10 cm.
- **Diameter bitemporalis** = Entfernung der beiden Schläfenbeine = kleiner querer Durchmesser, ca. 9 cm.

Schultergürtel

Der Schultergürtel hat einen Umfang von ca. 34–35 cm und ist meist gut konfigurierbar. Der quere Schulterdurchmesser beträgt ca. 12 cm.

Hüftbreite

Die Hüftbreite mit einem Umfang von ca. 25 cm ist bei SL-Geburt ohne geburtsmechanische Bedeutung. Bei BEL wird durch sie der Geburtsverlauf bestimmt (s. S. 445).

> **M** Die **Größe** des kindlichen Kopfes im Verhältnis zum mütterlichen Becken ist ausschlaggebend für den Ablauf der Geburt.

Das Kind passt sich dem Geburtsweg nach dem Prinzip des geringsten Widerstands durch eine Haltungsänderung in **Richtung des Biegungsfazillimums** (leichteste Abbiegbarkeit) an. Der Kopf lässt sich aus einer indifferenten Haltung heraus leichter nach vorne (Beugung bei Hinterhauptseinstellung = Flexion) als nach hinten (Streckung bei Gesichtseinstellung = Deflexion) oder nach seitwärts (bei Scheitelbeineinstellung) bewegen. Bei der Deflexion erfolgt die Abbiegung in Richtung des Biegungsdiffizillimum (schwerste Abbiegbarkeit)

Auch die genetisch bestimmte **Kopfform** hat auf den Geburtsmechanismus Einfluss. Die Lendenwirbelsäule biegt sich besser zur Seite als nach vorne oder hinten.

23.4 Knöcherner Geburtsweg
Rose Maria Schilling, Ulrike Harder

> **M** Der knöcherne Geburtsweg wird durch die inneren Knochenwände des kleinen Beckens bestimmt, die verschieden geformte, enge und weite Räume bilden. Das Kind versucht nach dem **Gesetz des geringsten Widerstandes** die Bewegung seines Kopfes und Rumpfes an diese Räume anzupassen.

Das **knöcherne Becken** besteht aus
- den Ossa coxae[1] (zwei Hüftbeinen),
- dem Os sacrum[2] (Kreuzbein) und
- dem Os coccygis[3] (Steißbein).

Hüftbeine und Kreuzbein bilden zusammen den knöchernen Beckengürtel.

Der umschlossene Raum ist von Muskeln, Bindegewebe und Bändern ausgekleidet und kann mit einem Trichter verglichen werden: Oben das **große Becken** mit seinen ausladenden Darmbeinschaufeln, darunter das **kleine Becken** bestehend aus Sitzbein, Schambein und Kreuzbein. Das große Becken hat für den Geburtsablauf keine Bedeutung.

Die **Grenze** zwischen dem kleinen und großen Becken wird von der **Linea terminalis**[4] (Bogenlinie) markiert. Sie verläuft bogenförmig, beginnt am Oberrand des Kreuzbeins (Abb. 23-16), sinkt entlang der Hüftbeininnenkante (Abb. 23-17) etwas ab und steigt zum Oberrand der Symphyse[5] (Schambeinfuge) wieder an.

Beckenknochen

Das **Kreuzbein** bildet den nach hinten gewölbten Teil des knöchernen Beckens. Er ist starr, da in der Pubertät die 5 Kreuzbeinwirbel mit den Zwischenwirbelscheiben verwachsen. Die Seitenflächen des Kreuzbeins haben große ohrenförmige Gelenkflächen, denen das Hüftbein in der Articulatio sacroiliaca[6] (Kreuzbein-Darmbein- oder Iliosakral-Gelenk) angelagert ist. Der letzte Lendenwirbel über dem Kreuzbein wird durch den auf ihm lastenden Druck von Rumpf und Oberkörper stärker nach innen gedrängt. Die Zwischenwirbelscheibe (Bandscheibe) zwischen dem letzten Lendenwirbel und dem Kreuzbein ragt deshalb auffällig in den Beckenraum vor und wird **Promontorium**[7] genannt.

Das **Steißbein** besteht beim Erwachsenen aus 4–5 miteinander verwachsenen Steißbeinwirbeln. Der letzte Kreuz- und der erste Steißbeinwirbel sind durch eine faserknorpelige Zwischenwirbelscheibe verbunden, die eine begrenzte Beweglichkeit zwischen beiden Knochen ermöglicht.

---

1 os (lat.): Knochen, coxa (lat.): Hüfte
2 sacrum (lat.): heilig
3 kokkyx (gr.): Kuckuck
4 terminus (lat.): Grenze
5 symphyestai (gr.): zusammenwachsen
6 articulus (lat.): Gelenk, Knoten
7 promontorium (lat.): Vorgebirge, Vorsprung

23 Knöcherner Geburtsweg

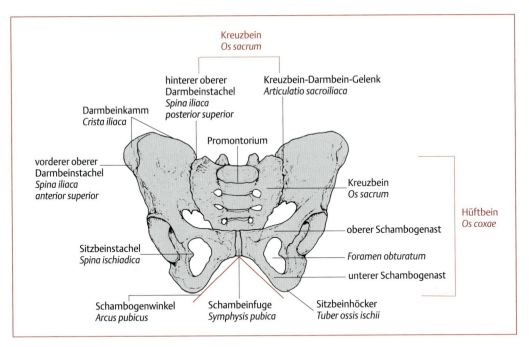

Abb. 23-16 Weibliches Becken ventral (von vorne) gesehen.

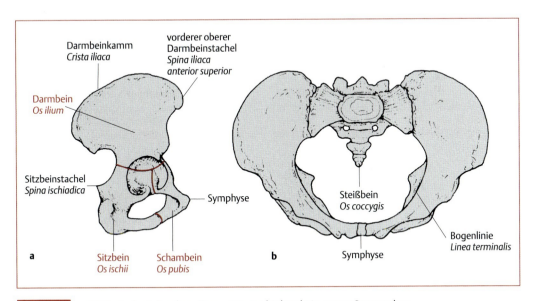

Abb. 23-17 a Hüftbein, bestehend aus Darm-, Sitz- und Schambein, von außen gesehen.
b weibliches Becken, ventrokranial (von vorne-oben) gesehen.

Jedes **Hüftbein** setzt sich aus dem **Os ilium**[1] (Darmbein), dem **Os ischii**[2] (Sitzbein) und dem **Os pubis**[3] (Schambein) zusammen. Diese 3 Knochen sind beim Kind durch Knorpelfugen miteinander verbunden, die sich in der Hüftgelenkspfanne vereinigen. Beim Erwachsenen sind sie fest miteinander verwachsen (Abb. 23-17a).

- Die **Darmbeine** haben nach beiden Seiten weit ausladende Darmbeinschaufeln. Der obere Rand des Darmbeins ist die **Crista iliaca**[4] (Darmbeinkamm). Sie verläuft von der Spina iliaca anterior superior (vorderer oberer Darmbeinstachel) zur Spina iliaca posterior superior (hinterer oberer Darmbeinstachel) (Abb. 23-16). Letztere bilden von außen sichtbare Grübchen, die die seitlichen Punkte der Michaelis-Raute darstellen (s. S. 117 f).
- Die **Sitzbeine** schließen nach kaudal (unten) an, von ihren Innenseiten ragen die **Spinae ischiadicae**[5] (Sitzbeinstachel) als nach innen gerichtete Knochenvorsprünge in die Beckenhöhle. Eine gedachte Verbindungslinie zwischen diesen Stacheln markiert die geburtshilflich bedeutende Interspinalebene. Das Sitzbein bildet mit dem Tuber ossis ischii[6] (Sitzbeinhöcker) den untersten Punkt des knöchernen Beckens.

Die **Schambeine** begrenzen das Becken nach vorne. Jedes Schambein teilt sich in 2 Äste auf, den breiteren Ramus superior[7] (oberer Schambeinast) und den abwärts ziehenden Ramus inferior (unterer Schambeinast). Beide unteren Schambeinäste bilden den recht- bzw. stumpfwinkligen Arcus pubicus[8] (**Schambogenwinkel**). Schambeinäste und Sitzbein umrahmen das Foramen obturatum[9] (von Bindegewebe verschlossene Öffnung), durch das Nerven und Gefäße verlaufen.

Die **Symphyse** ist die Verbindungsfuge zwischen dem rechten und linken Schambein. Die Berührungsflächen sind von einer dünnen Knorpelschicht überzogen, zwischen der sich der Discus interpubicus[10] befindet. Diese faserknorpelige Scheibe ist ventral etwa 1,5 cm breit und wird nach dorsal schmaler, in ihrem Inneren befindet sich oft ein dünner Spalt. Oben und unten wird die Symphyse durch Bänder verstärkt, ihre Belastung erfolgt im Stehen durch Zug, in Rückenlage durch Druck und beim Gehen durch Abscherung.

Die **Knorpelverbindungen** in Symphyse und Iliosakralgelenken geben dem knöchernen Becken nur wenig Beweglichkeit. Erst hormonale Veränderungen in der Schwangerschaft lockern die Knorpel auf, so dass zur Geburt eine geringfügige Dehnung des Beckengürtels möglich wird (ca. 1 cm).

Beckenräume

Die **anatomische Beckendiagnostik** hat auch heute noch ihren festen Platz in der Geburtshilfe. Die Hebamme kann durch die Beurteilung der Michaelis-Raute und die äußere Beckenmessung mit dem Beckenzirkel ungefähr die Weite des knöchernen Geburtsweges feststellen (s. S. 117 f). Nur das **kleine Becken** ist geburtshilflich relevant, es beginnt unterhalb der **Linea terminalis** (s. S. 280).

> M Der knöcherne Geburtsweg (im kleinen Becken) lässt 3 ineinander übergehende Räume erkennen, welche unterschiedlichen Einfluss auf die Geburtsmechanik haben (Abb. 23-18).

Beckeneingangsraum

Der Beckeneingangsraum ist queroval. Oben wird er durch die **Conjugata vera anatomica** (gerader Durchmesser des Beckeneingangs) bestimmt, diese verläuft vom Promontorium zum Symphysenoberrand. Parallel darunter bestimmen die seitlichen Anteile der Linea terminalis das untere Ende des Beckeneingangsraums.

> M Das wichtigste Maß des Beckeneingangsraumes ist die **Conjugata vera obstetrica**[11], der „wahre geburtshilfliche" Durchmesser des Beckeneingangs (Abb. 23-19).

Dieser geburtsmechanisch bedeutsamste, kleinste Durchmesser (Dm) im Beckeneingang kann äußerlich durch Beckenzirkelmessung der **Conjugata externa**, innerlich durch Austastung des Beckens (s. S. 178) oder sonografisch bzw. röntgenologisch bestimmt werden.

---

1. ile, iles (lat.): Gedärme
2. ischiadicus (lat.): zum Sitzbein gehörend
3. pubes (lat.): Scham
4. crista (lat.): Leiste, Kamm
5. spina (lat.): Dorn, Stachel
6. tuber (lat.): Höcker, knöcherner Vorsprung
7. ramus (lat.): Ast
8. arcus (lat.): Bogen
9. foramen (lat.): Loch, obturare (lat.). verstopfen
10. discus (lat.): Scheibe

11. conjugare (lat.): zusammenpaaren; verus (lat.): wahr, echt; obstetrix (lat.): Hebamme

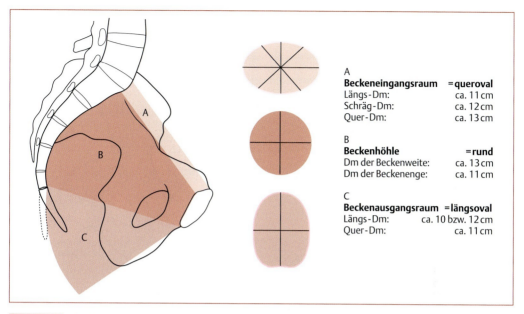

Abb. 23-18 **Beckenräume** mit ihren geburtshilflich relevanten Durchmessern (Dm). Der BA-Raum beginnt in dieser Abb. am Übergang vom Kreuzbein zum Steißbein (nach Pschyrembel). Bei einigen Autoren (z. B. Martius) wird der BA-Raum erst ab der Steißbeinspitze definiert, die Beckenhöhle ist dann größer.

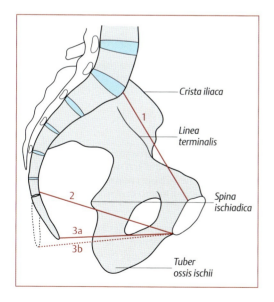

Abb. 23-19 Geburtshilflich relevante Längsdurchmesser des Beckens:

1. **Conjugata vera obstetrica:** Mit ca. 11 cm der kleinste Dm des Beckeneingangs, verläuft vom Promontorium bis zum weitest hervorragenden Punkt der Symphyseninnenseite.
2. **Beckenenge:** Hat einen Dm von ca. 11 cm, verläuft zwischen dem Übergang vom Kreuz- zum Steißbein und der Symphysenunterkante.
3. **Längs-Dm des knöchernen BA:** Verläuft von der Steißbeinspitze zum Symphysenunterrand.
3a Bei Normalstellung des Steißbeins ca. 10 cm.
3b Durch nach hinten gedrücktes Steißbein bei Geburt des Kopfes auf ca. 12 cm vergrößert.

23 Der Geburtsvorgang

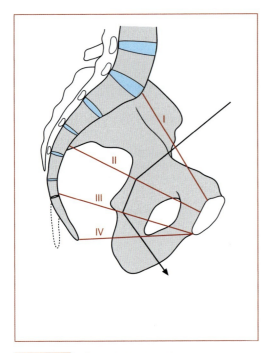

Abb. 23-20 **Klassische Beckenebenen:**
(I) Beckeneingang, (II) Beckenweite, (III) Beckenenge, (IV) Beckenausgang. Die Verbindungslinie aller Ebenen-Mittelpunkte ergibt die Beckenführungslinie.

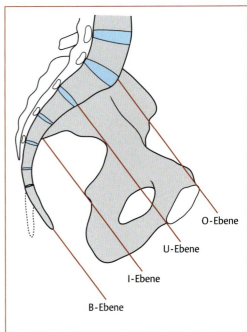

Abb. 23-21 **Parallelebenen nach Hodge:**
O-Ebene: obere Schoßfugenrandebene (Symphysenoberrand zum Promontorium),
U-Ebene: untere Schoßfugenrandebene (Parallelebene durch den Symphysenunterrand),
I-Ebene: Interspinalebene (Parallelebene durch die Spinae ischiadicae),
B-Ebene: Beckenausgangsebene (Parallelebene durch das nicht abgebogene Steißbein).

Beckenhöhle

Die Beckenhöhle ist der größte Raum des knöchernen Geburtsweges. Sie wird in Beckenweite und Beckenenge unterteilt (Abb. 23-20), beide Anteile sind annähernd rund. Die Beckenweite wird durch die Wölbung des Kreuzbeins bestimmt, die Beckenenge durch den Übergang vom Kreuz- zum Steißbein und die in sie hineinragenden Spinae ischiadicae (s. Abb. 23-19).

Beckenausgangsraum

Der Beckenausgangsraum ist längsoval, er wird dorsal durch das Steißbein und ventral durch den unteren Symphysenrand begrenzt. Der gerade Durchmesser des Beckenausgangsraumes verläuft vom unteren Symphysenrand bis zur Steißbeinspitze. Er kann sich bei der Geburt um etwa 2 cm (von ca. 10 auf 12 cm) vergrößern, wenn das Steißbein durch den kindlichen Kopf nach hinten gedrückt wird.

Beckenebenen

M Das knöcherne Becken wird in Ebenen unterteilt, damit Hebamme und Arzt während der Geburt verständliche Aussagen zum Höhenstand des vorangehenden Kindsteils machen können.

Es gibt 3 verschiedene Arten der Beckeneinteilung:
- **klassische Beckenebenen** (s. Abb. 23-20)
- **Parallelebenen nach Hodge** (s. Abb. 23-21)
- **Höhenstand nach de Lee** (s. Abb. 23-22).

Außer der Form und Weite der Beckenräume sind auch Richtungsänderungen des Geburtsweges für die Geburtsmechanik bedeutsam. Die Richtungsänderungen werden durch die **Beckenführungslinie** (= geburtshilfliche Führungslinie) beschrieben. Definiert ist die Führungslinie als Verbindungslinie

Knöcherner Geburtsweg 23

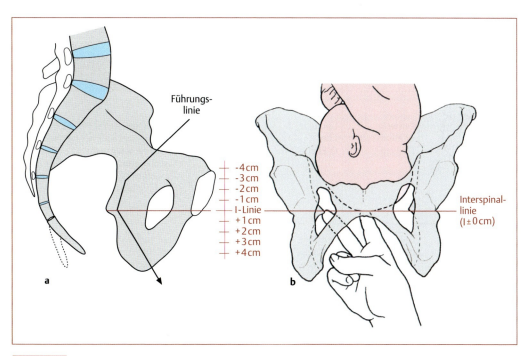

Abb. 23-22 Höhenstand der Leitstelle nach de Lee:
Bezugspunkt für die Höhenstandsangaben ist die Interspinallinie (I-Linie), die Verbindungslinie zwischen den Spinae ischiadicae (Sitzbeinstachel).
a Der Höhenstand wird mittels einer gedachten, frontal vor das Becken gehaltenen 8 cm langen Skala bestimmt (real legt das Kind aber entlang der Führungslinie etwas mehr als 8 cm zurück).
b In der Abbildung liegen beide Finger auf gleicher Höhe, also steht die Leitstelle interspinal, der Befund lautet I ± 0 cm.

aller Mittelpunkte der klassischen Beckenebenen (s. Abb. 23-20). Der deutlich sichtbare Übergang zwischen der flach und geknickt verlaufenden Führungslinie in Höhe der Beckenenge wird auch als **Knie des Geburtskanals** bezeichnet.

> **M** Die Position des kindlichen Kopfes im knöchernen Becken kann auf 2 Arten angegeben werden:
> 1. Höhenstand des größten Kopfumfanges
> 2. Höhenstand der knöchernen Leitstelle

> **D** **Der Höhenstand des größten (funktionellen) kindlichen Kopfumfanges** wird in den Beckenräumen – Beckeneingang (BE), Beckenmitte (BM) und Beckenausgang (BA) – angegeben.

Der funktionelle Kopfumfang wird durch die Scheitelbeinhöcker markiert, er liegt bei regelrechter Hinterhaupteinstellung etwa 2–4 cm (unterschiedl. Literaturangabe) höher im knöchernen Becken als die Leitstelle.

Höhenstandsangaben bezogen auf die Beckenmitte sind problematisch: Die Definition der Beckenmitte wird in manchen Lehrbüchern mit der Beckenweite gleichgesetzt, andere Autoren vermeiden eine klare Definition oder setzen die Beckenmitte mit der Interspinalebene gleich. Diese Diskrepanzen haben stetige Diskussionen zwischen Hebammen und Geburtshelfern der verschiedenen Lehrmeinungen zur Folge, besonders bei der Indikation zur vaginal-operativen Geburtsbeendigung. Auch in der **Rechtsprechung** zeigt sich dieses Problem, wenn Geburtsschädigungen nach vaginal-operativer Entbindung zur Verhandlung stehen und der Höhenstand des kindlichen Kopfes nicht eindeutig dokumentiert wurde. Zur Vermeidung dieser Unstimmigkeiten empfiehlt es sich, immer den Höhenstand der knöchernen Leitstelle zu dokumentieren.

23 Der Geburtsvorgang

	Knöcherne Leitstelle zur Interspinallinie nach de Lee	Knöcherne Leitstelle zu den Parallelebenen nach Hodge	Kopf in Bezug zu BE BM BB nach Pschyrembel	Äußere Tastbefunde mit Leopold-Handgriffen / Vaginale Untersuchungsbefunde / Geburtssituation
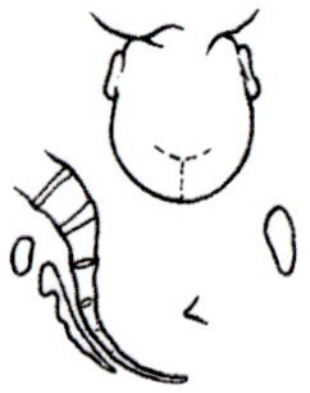	Leitstelle oberhalb I – 4 cm	Leitstelle über O-Ebene	Kopf frei beweglich über BE	- Kopf gut ballotierbar (3. Leop.) - Kopf vaginal kaum zu erreichen - Kreuzbeinhöhle leer - Symphysenhinterfläche tastbar - Typischer Befund in der Schwangerschaft, selten bei Geburtsbeginn
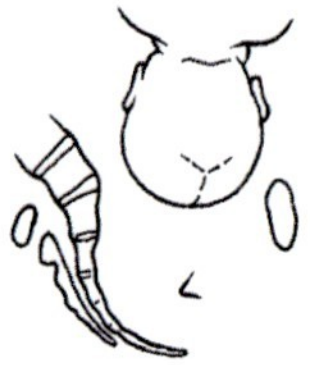	Leitstelle oberhalb I – 4 cm	Leitstelle zwischen O-Ebene und U-Ebene	Kopf dem Becken aufgesetzt	- Kopf noch ballotierbar (3. Leop.) - Kopf vaginal schwer zu erreichen, evtl. abschiebbar - Kreuzbeinhöhle leer - Symphysenhinterfläche noch tastbar - Befund bei Erstgebärenden vor, bei Mehrgebärenden bei Geburtsbeginn
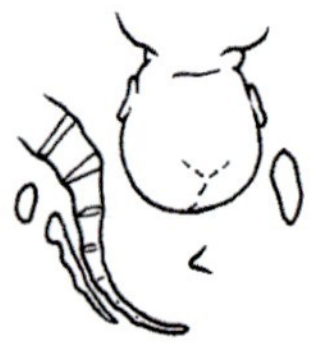	Leitstelle I – 4 cm	Leitstelle fast auf U-Ebene	Kopf schwer beweglich im BE	- Kopf kaum ballotierbar (3. Leop.) - Kopfbreite gut tastbar (4. Leop.) - Kopf vaginal gut zu erreichen - Kreuzbeinhöhle noch leer - Symphysenhinterfläche schwer tastbar - Befund in der frühen Eröffnungsphase
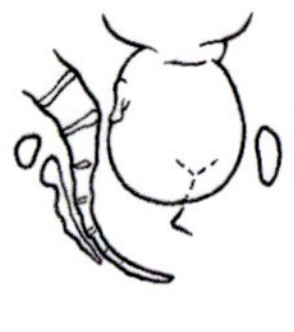	Leitstelle I – 2 cm	Leitstelle zwischen U-Ebene und I-Ebene	Kopf fest im BE	- Kopf nicht ballotierbar (3. Leop.) - Kopf schmaler tastbar (4. Leop.) - Kreuzbeinhöhle zum Teil gefüllt - Symphysenhinterfläche nicht tastbar - Spinae ischiadicae gut erreichbar - Befund in der Eröffnungsphase

Abb. 23-23 Ungefährer Vergleich der Höhenstandsbeschreibungen nach de Lee, Hodge, Pschyrembel, ergänzt durch äußere und innere Untersuchungsbefunde.
Legende: I = Interspinallinie, BE = Beckeneingang, BM = Beckenmitte, BB = Beckenboden, O-Ebene = obere Schoßfugenrandebene, U-Ebene = untere Schoßfugenrandebene, I-Ebene = Interspinalebene, B-Ebene = Beckenausgangsebene.

Knöcherner Geburtsweg

	Knöcherne Leitstelle zur Interspinallinie nach de Lee	Knöcherne Leitstelle zu den Parallelebenen nach Hodge	Kopf in Bezug zu BE BM BB nach Pschyrembel	Äußere Tastbefunde mit Leopold-Handgriffen / Vaginale Untersuchungsbefunde / Geburtssituation
	Leitstelle I ± 0 cm	Leitstelle I-Ebene	Kopf tief und fest im BE	- Kopf kaum noch tastbar (4. Leop.) - Kreuzbeinhöhle gut gefüllt - Spinae ischiadicae erreichbar - Befund Mitte bis Ende der Eröffnungsphase
	Leitstelle I + 2 cm	Leitstelle zwischen I-Ebene und B-Ebene	Kopf in BM	- Kopf nicht mehr tastbar (4. Leop.) - Kreuzbeinhöhle ganz ausgefüllt - Spinae ischiadicae nur noch schwer erreichbar - Befund zum Ende der Eröffnungsphase
	Leitstelle I + 4 cm	Leitstelle fast auf B-Ebene	Kopf auf BB	- Kopf äußerlich neben den Schamlippen oder zwischen Steißbeinspitze und After tastbar (De Lee- und Schwarzenbach-Handgriff) - Spinae ischiadicae nicht erreichbar - Befund in der Austreibungsphase, vaginal passt ein Finger zwischen Kopf und Damm
	Leitstelle sichtbar	Leitstelle B-Ebene	Kopf im BA	- Kopf äußerlich sichtbar - Beginn der Deflexionsbewegung - Steißbein wird nach hinten gedrückt - Befund in der aktiven Austreibungsphase

> D 2. **Der Höhenstand der Leitstelle des Kopfes** wird bezogen auf die Parallelebenen (nach Hodge[1]) oder auf die Interspinallinie (nach de Lee[2]) angegeben. Als Leitstelle wird der am tiefsten zu tastende Kindsteil in Führungslinie definiert.

Parallelebenen nach Hodge

Ausgehend von markanten Punkten des knöchernen Beckens wird das kleine Becken in vier Ebenen unterteilt. Von der **oberen Schoßfugenrandebene** (O-Ebene, OSRE) aus verlaufenden parallel darunter drei weitere Ebenen in einem Abstand von ca. 3,5–4 cm. Diese werden genannt: **Untere Schoßfugenrandebene** (U-Ebene, USRE), **Interspinalebene** (I-Ebene, ISPE) und **Beckenausgangsebene** (B-Ebene, BA) (Abb. 23-21).

> **Tipps zur vaginalen Untersuchung:**
> - Steht die Leitstelle an der **O-Ebene**, lässt sich die Hinterfläche der Symphyse gut abtasten.
> - Steht sie **zwischen O- und U-Ebene**, lässt sich die Hinterfläche nur noch schwer ertasten.
> - Hat die Leitstelle die **U-Ebene** erreicht, ist die Symphyse nicht mehr tastbar, die Kreuzbeinhöhlung ist jetzt etwas gefüllt (nach dem Erreichen der I-Ebene ist sie gut gefüllt).
> - Steht die Leitstelle **zwischen I- und B-Ebene**, ist die Kreuzbeinhöhle ganz ausgefüllt und die Spinae ischiadicae lassen sich nur noch schwer erreichen.
> - Hat die Leitstelle die **B-Ebene** erreicht, lassen sich die Spinae nicht mehr ertasten, der Abstand zwischen Kopf und Damm beträgt jetzt ca. eine Fingerbreite.

Höhenstandsangabe nach de Lee

Dies ist die **empfehlenswerte, international übliche Art**, den Höhenstand anzugeben. Der Untersuchende orientiert sich nur an den real zu tastenden Spinae ischiadicae (Sitzbeinstacheln) und der knöchernen Leitstelle. Der Höhenstand der Leitstelle wird in cm ober- bzw. unterhalb der Verbindungslinie zwischen den Sitzbeinstacheln, der **Interspinallinie** (I-Linie) angegeben. Dies geschieht mittels einer gedachten, frontal vor das Becken gehaltenen Zentimeterskala (Abb. 23-22).

> **Tipps zur vaginalen Untersuchung:**
> - Die Hebamme ertastet zunächst einen oder beide Sitzbeinstachel, dann stellt sie sich die I-Linie vor.
> - Anschließend ertastet sie die knöcherne Leitstelle und bringt diese in Beziehung zur I-Linie, z. B. indem sie den Mittelfinger auf den Sitzbeinstachel und den Zeigefinger auf die Leitstelle legt.
> - Liegt der Zeigefinger 2 cm über der I-Linie, so lautet der Befund I − 2 cm, liegen beide Finger auf gleicher Höhe (wie in Abb. 23-22), so lautet der Befund I ± 0 cm, liegt die Leitstelle 2 cm unterhalb der I-Linie lautet der Befund I + 2 cm.
> - Das Auffinden der Spinae ischiadicae gestaltet sich einfacher, wenn die Hebamme während der vaginalen Untersuchung zwei Finger der anderen Hand außen auf die zugehörige Spina iliaca anterior superior (vorderer oberer Darmbeinstachel) legt. Tastet sie mit den vaginal eingeführten Fingern in Richtung ihrer außen liegenden Finger, so trifft sie automatisch auf den Sitzbeinstachel.

23.5 Weicher Geburtsweg

Christl Rosenberger

Der weiche Geburtsweg liegt z. T. innerhalb des kleinen Beckens. Die Grenze zwischen dem sich kontrahierenden Uteruskörper und dem sich dehnenden weichen Geburtsweg wird als **Bandl-Kontraktionsring** bezeichnet (s. S. 271 Abb. 23-4).
- Der **innere weiche Geburtsweg** besteht aus unterem Uterinsegment (isthmischer Abschnitt des Uteruskorpus), Zervix, Vagina und Vulva (Abb. 23-24).
- Der **äußere weiche Geburtsweg** wird von der dreischichtigen Beckenbodenmuskulatur gebildet (s. S. 121 ff).

Beim Passieren des Kindes wird der innere und äußere weiche Geburtsweg maximal gedehnt und vor die Beckenausgangsebene geschoben. Die Führungslinie verläuft in einem engen Bogen um die Symphyse herum. Die stärker gebogene Vorderwand des weichen Geburtsweges kann sich von 3 auf 5 cm, die Hinterwand von 4 auf 15 cm verlängern. Bei einer intrauterinen Gefährdung des Kindes kann dieser Teil des Geburtsweges durch eine Episiotomie verkürzt werden.

---

1 Hodge: Gynäkologe, Philadelphia 1796–1873
2 de Lee: Gynäkologe, Chicago 1869–1942

23.6 Vaginale und rektale Untersuchung

Christl Rosenberger

Kombiniert mit der äußeren ermöglicht die innere Untersuchung eine verfeinerte geburtshilfliche Diagnostik. Abb. 23-25 zeigt die dafür nötigen geburtshilflichen Richtungsbezeichnungen (s. S. 101).

Vaginale Untersuchung

- Die vaginale Untersuchung hat sich unter Beachtung aseptischer Vorsichtsmaßnahmen bewährt. Der **Zeitpunkt** für eine Untersuchung liegt in den Kontraktionspausen.
- Die Frau kann verschiedene Positionen einnehmen bzw. beibehalten, wie Seiten- oder Rückenlage, Hockstellung oder Stehen.
- Die Hebamme zieht an beide Hände sterile Handschuhe an und spreizt mit einer Hand die Labien.
- Von der untersuchenden Hand führt sie sanft 1 oder 2 Finger in die Scheide ein, ohne Labien oder Klitoris zu berühren.
- Zur Unterstützung kann ein steriles Gel als Gleitmittel verwendet werden.
- Ist die Fruchtblase offen, wird vorher die Vulva mit einer Desinfektionslösung gereinigt.

Sollte es zur Diagnosestellung nötig sein, während der Kontraktion weiter zu untersuchen, so geschieht dies sehr vorsichtig und mit ruhig gehaltenem Finger, um nicht zusätzliche Schmerzen zu verursachen.

> **M** Die Befunde werden in folgender Reihenfolge erhoben:
> **Aussagen zur Portio bzw. zum MM:**
> 1. Position,
> 2. Länge,
> 3. Konsistenz,
> 4. Weite.
>
> **Aussagen zum Kind:**
> 5. Art des VT,
> 6. Höhenstand des VT,
> 7. Haltung und Einstellung des VT.
>
> **Aussagen zum Geburtsweg:**
> 8. Fruchtblase bzw. Fruchtwasser,
> 9. Knöcherner und weicher Geburtsweg.

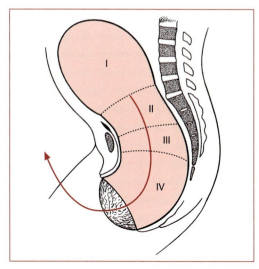

Abb. 23-24 Völlig gedehnter weicher Geburtsweg am Ende der Austreibungsperiode in Seitenansicht; (**Führungslinie** ist rot markiert).
I: kontraktiler Teil des Uterus (Corpus),
II: unteres Uterinsegment (Isthmus),
III: Zervix,
IV: gedehnte und vorgeschobene Beckenbodenmuskulatur, Vagina und Vulva.

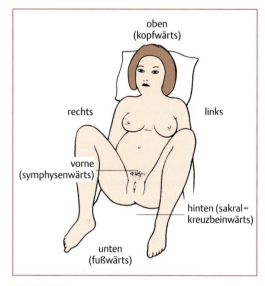

Abb. 23-25 Geburtshilfliche Richtungsbezeichnungen.

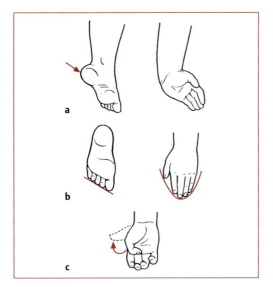

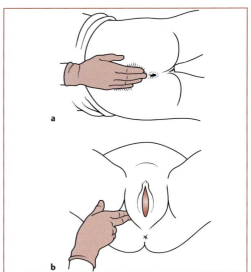

Abb. 23-26 Unterscheidung zwischen Hand und Fuß bei der vaginalen Untersuchung.
a Fersenzeichen: Die Ferse ist als Spitze zu tasten, da der Übergang vom Fuß zum Unterschenkel winklig ist. Bei der Hand ist der Übergang zum Unterarm flach.
b Zehenzeichen: Zehen sind kürzer als Finger. Da Zehen etwa gleichlang sind, ist die Zehenlinie gerade, die Fingerlinie bogenförmig.
c Daumenzeichen: Der Daumen ist abspreizbar, die große Zehe nicht.

Abb. 23-27 Der Kopf steht auf BB, wenn er von außen zu tasten ist (harter, breiter Widerstand fühlbar),
a Schwarzenbach-Handgriff: Tasten zwischen Steißbeinspitze und After,
b Handgriff nach de Lee: neben einer großen Labie etwas in die Tiefe tasten.

Befunderhebung

1. **Position der Portio:** Innerhalb der Führungslinie kann sie sakral, medio-sakral oder zentriert sein.
2. **Länge:** Die Portio verkürzt sich von 2 auf 0,5 cm, danach ist sie verstrichen.
3. **Konsistenz** (Beschaffenheit): Sie kann derb, mittelweich oder weich sein. Nach Verstreichen der Portio beziehen sich die Angaben auf den MM. Zusätzlich sind die Begriffe straff, dünn, dehnbar, ödematös gebräuchlich.
4. **Weite des MM:** Sie wird in cm des erreichten Lumens (innerer Durchmesser) angegeben: z. B. Muttermund geschlossen, Fingerkuppe einlegbar (0,5 cm), Finger durchgängig (1–2 cm), 2–8 cm weit, bis auf Saum vollständig (9 cm), vollständig eröffnet (10 cm).
5. **Art des VT:** Was geht voran? Kopf, Gesäß, Fuß oder Hand? Der Kopf ist an harten Schädelknochen, unterbrochen durch Nähte und Fontanellen, erkennbar. Das Gesäß ist klein, weich und rundlich. Den Unterschied zwischen Hand und Fuß zeigt Abb. 23-26.
6. **Höhenstand des VT:** Wo steht der VT mit seiner knöchernen Leitstelle (KLS) und seinem funktionalen Kopfumfang (FKU)? Höhenstandsangaben im Verlauf einer Geburt siehe Abb. 23-23. Alle Methoden zum Ertasten des Höhenstandes sind auf S. 285ff beschrieben. Um von außen zu überprüfen, ob der VT den Beckenboden erreicht hat, stehen zwei Handgriffe zur Verfügung (Abb. 23-27).
7. **Haltung und Einstellung des VT:** Haltung wird durch Tasten des Fontanellenstandes, Einstellung durch den Pfeilnahtverlauf diagnostiziert (s. Abb. 23-12). Beide verändern sich während des Geburtsverlaufes, da das Kind Dreh- und Beugebewegungen vollzieht, um den Geburtsweg zu passieren.
8. **Fruchtblase bzw. -wasser:** Die erhaltene Fruchtblase (FB) ist glatt, elastisch, weich tastbar. Sie kann sich als Vorblase vor den MM wölben. Mit Begriffen wie „FB erhalten, fraglich tastbar, prall, offen" wird der Befund beschrieben. Ist die FB offen, müssen Farbe, Menge, Geruch des Fruchtwassers beurteilt werden.
9. **Geburtsweg:** Seine Weite kann durch Austasten des knöchernen Beckens abgeschätzt werden,

Tabelle 23-1 Geburtshilflicher Prognoseindex nach Bishop (sog. erweiterter Bishop-Score).

Befunde	1	2	3
Stand der Portio	kreuzbeinwärts (sakral)	nahe der Führungslinie (mediosakral)	in Führungslinie (zentriert)
Länge der Portio	2 cm und mehr	1 cm	verstrichen
Konsistenz der Portio	derb	mittel	weich
Muttermundweite	geschlossen	1–2 cm	2–3 cm
Höhe des vorangehenden Teiles	über Beckeneingang	zwischen oberem und unterem Schoßfugenrand	unterer Schoßfugenrand und tiefer

ebenso die Dehnbarkeit von Beckenbodenmuskulatur, Bändern, Scheiden- und Dammgewebe (s. S. 121 ff).

Die **prognostische Beurteilung einer Geburtsbereitschaft** erfolgt nach der vaginalen Untersuchung mit dem „Bishop-Score" (Tab. 23-1). Es werden Punkte von 1–3 für den Zustand der Portio, die Muttermundsweite und den Höhenstand des VT vergeben. Eine Gesamtpunktzahl zwischen 10 und 15 deutet auf gute Oxytocinansprechbarkeit und Muttermunderöffnung hin. Nachteil der summarischen Bewertung ist, dass einzelne, evtl. ungünstige Kriterien bei diesem biologischen Vorgang zu wenig Gewicht erhalten.

Rektale Untersuchung

Rektale Untersuchungen werden heute kaum noch ausgeführt. Die Frau liegt dabei in Rücken- oder Seitenlage, ihr Gesäß ist etwas erhöht, ihre Beine sind leicht gebeugt und abgespreizt. Die Hebamme zieht über die untersuchende Hand einen Gummihandschuh und fettet den Zeigefinger mit Vaseline ein. Langsam und vorsichtig führt sie den Zeigefinger in den After der Frau ein, wobei diese leicht entgegendrückt (bewirkt Öffnen des Afters).

Vorteile der rektalen Untersuchung sind der geringe Aufwand und die bessere Höhenstandsdiagnostik, schwieriger sind Aussagen über Muttermundsweite und VT. Placenta praevia, Vorliegen oder Vorfall der Nabelschnur sowie Fuß oder Arm sind nicht mit Sicherheit erkennbar, Weite und Dehnbarkeit der Vagina können nicht beurteilt werden. Kontraindiziert ist diese Methode bei Hämorrhoiden.

23.7 Phasen der Geburt
Ulrike Harder

M Die Geburt wird in 3 Phasen = Perioden unterteilt:
Eröffnungsphase = 1st stage of labour
Austreibungsphase/Durchtrittsphase = 2nd stage of labour.
Unterteilt in:
- Frühe AP = Übergangsphase
- Aktive AP = Austritts- oder Pressphase

Nachgeburtsphase = 3 rd stage of labour

Eröffnungsphase

D Die Eröffnungsperiode/phase (EP) dauert vom Beginn regelmäßiger (kontinuierlich andauernder), zervixwirksamer Wehen bis zur vollständigen Eröffnung des Muttermundes.

Die **Dauer der EP** variiert in der Literatur, real braucht jede Frau ihre persönliche Zeit. Studien zur Geburtsdauer sind problematisch, weil die Festlegung des Geburtsbeginns schwierig ist, denn keiner weiß genau, ab wann sich der Muttermund wirklich zu öffnen begann. Nach internationalen Konsenspapieren sollte der Geburtsbeginn erst ab einer Muttermundsweite von 3 cm angegeben werden (Helms/Perl 2004 [36]). Durchschnittszeiten für die Eröffnungsperiode: Erstgebärende 9 Std., Mehrgebärende 7 Std. (Pschyrembel 2011 [68]).

Aufgaben der Hebamme
- Psychische Unterstützung (Gespräche, Zuspruch)
- Körperliche Unterstützung und Schmerzlinderung (Massagen, Lagerungshilfe, Atemanleitung, Wärmflasche, Entspannungsbad)
- Kontrolle des Geburtsverlaufs (Beobachtung von Wehen und kindlicher Einstellung)
- Förderung des Geburtsfortschrittes (günstige Gebärpositionen, ggf. Medikamente zur Entspannung, Schmerzlinderung oder Wehenunterstützung nach Absprache mit dem Arzt)
- Kontrolle der kindlichen Vitalität (FHF-Auskultation, CTG)
- Kontrolle der mütterlichen Vitalzeichen
- Beobachtung von Ernährung und Ausscheidung
- Arztinformation bei Regelwidrigkeiten.

Durchtrittsphase

> **D** Die Durchtrittsphase = **Austreibungsperiode** (AP) dauert von der vollständigen Eröffnung des Muttermundes bis zur Kindsgeburt.

Die Bezeichnung „Austreibungsperiode" entstand vor mehreren hundert Jahren, sie erinnert an die biblische „Austreibung aus dem Paradies" und wird von vielen Frauen als brutal empfunden. Wir verwenden in diesem Lehrbuch stattdessen meist den Begriff **Durchtrittsphase**, um die Geburtsphase, in der das Kind die letzten Zentimeter des Geburtsweges überwindet und schließlich das Licht der Welt erblickt, angemessener zu bezeichnen.

Die Dauer der AP wird in der Literatur vor dem Hintergrund der zulässigen Höchstdauer behandelt, welche das kindliche und mütterliche Wohlergehen sicherstellt. Mehrere Untersuchungen fanden bei unauffälligem CTG bis zu einer Dauer von 3 Stunden keinen negativen Einfluss auf das geburtshilfliche Outcome (Cohen 1977 [11], Janni 2001 [42], O´Connel 2003 [64]). Studien zur durchschnittlichen Dauer der Austrittsphase sind problematisch, weil der Beginn der AP immer durch eine vaginale Untersuchung festgelegt wird, wobei der Muttermund schon längere Zeit vorher vollständig eröffnet sein kann.

Durchschnittszeiten für die AP: Erstgebärende 2–3 Std., Mehrgebärende 0,5–1 Std. (Pschyrembel 2011 [68]). Von einer protrahierten Austreibungsperiode (Durchtrittsphase) sprechen wir bei Erstgebärenden ab 120 min., bei Mehrgebärenden ab 60 min. mit vollständig eröffnetem Muttermund (Tavares de Sousa 2009 [80]).

Frühe Durchtrittsphase/Übergangsphase

Bezeichnung für den Übergang von der passiven Eröffnungsperiode zur aktiven Austreibungsperiode. Einige Frauen haben jetzt eine Latenzphase, die Wehen lassen etwas nach, da der Ferguson-Reflex wegfällt. Die ist eine physiologische Erholungsphase für Mutter und Kind vor der aktiven Austrittsphase. Werden die Wehen wieder stärker oder bleiben sie stark, braucht die Gebärende viel Zuspruch, da Austreibungswehen und das langsame, passive Tiefertreten des Kopfes oft als besonders schmerzhaft empfunden werden.

Aktive Durchtrittsphase/Pressphase

Steht der Kopf auf Beckenboden, empfindet die Frau einen unwillkürlichen, reflektorischen Pressdrang, jetzt kann sie ihr Kind aktiv herausschieben bzw. -drücken.

Die Dauer der aktiven Durchtrittsphase (Austrittsphase) sollte bei einer Erstgebärenden 30 min., bei einer Mehrgebärenden 20 min. nicht überschreiten

Aufgaben der Hebamme
- Unterstützung und Kontrollen wie in der Eröffnungsperiode
- Miktion veranlassen, ggf. Katheterismus
- Anleitung zum Atmen bis der Kopf auf BB steht
- Anleitung zum aktiven Mitschieben und Drücken, sobald der Kopf außerhalb der Wehe in der Vulva sichtbar bleibt
- Dammschutz und Entwicklung des Kindes.

Nachgeburtsphase

 Die **Nachgeburtsperiode/phase** ist der Zeitraum von Kindsgeburt bis zu 2 Std. post partum.
Plazentarperiode (Plazentalösungszeit) ist der Zeitraum von der Geburt des Kindes bis zur vollständigen Geburt der Plazenta.
Postplazentarperiode ist der 2 Std.-Zeitraum nach der Plazentageburt.

Plazentalösungszeit: Abwartende Haltung 5–30 min. (max. 60 min.), aktive Leitung 5–20 min. (max. 30 min.).

Aufgaben der Hebamme
- Beobachtung der Plazentalösungszeichen und ggf. vaginaler Blutung (s. S. 337)
- ggf. Oxytocingabe zur Blutungsprophylaxe
- Beobachtung des Neugeborenen bei der Mutter

- Unterstützung bei Plazentageburt
- Vollständigkeitskontrolle Plazenta und Eihäute
- Kontrolle der Uteruskontraktion p. p.
- Damminspektion und ggf. Veranlassung der Wundversorgung (s. S. 373).

23.8 Blasensprung

Ulrike Harder

 Blasensprung nennt man das spontane Zerreißen der Eihäute mit nachfolgend abfließendem Fruchtwasser.

Je nach Amnion- und Chorionfestigkeit kommt es im Verlauf der Geburt zum spontanen Blasensprung, meist bei einer Muttermundsweite von 6–10 cm. Bei Wehentätigkeit wird oft die Vorblase in den sich öffnenden Muttermund (MM) gedrückt. Dichtet der gebeugt gehaltene Kopf den MM gut ab, so wird der Wehendruck kaum von dem sich hinter dem Kopf befindenden Fruchtwasser zur Vorblase weitergeleitet und diese kann lange erhalten bleiben (Abb. 23-28).

Das Ablaufen des Fruchtwassers (FW) vermindert das Volumen in der Gebärmutter. Bis sich der Uterusmuskel an den verringerten Uterusinhalt angepasst hat, kann es zu einem vorübergehenden Nachlassen der Wehentätigkeit kommen (10–30 min.). Anschließend werden die Wehen dann stärker, häufiger und für das Empfinden der meisten Gebärenden auch deutlich schmerzhafter.

Arten des Blasensprungs

- **Vorzeitiger Blasensprung**: Blasensprung vor dem Beginn zervixwirksamer Eröffnungswehen. Meist setzen danach, innerhalb von 24 Stunden, spontane Geburtswehen ein, es besteht jedoch die Gefahr einer aufsteigenden Infektion (s. S. 388).
- **Physiologischer Blasensprung**: Am häufigsten zu beobachtender Blasensprung während der Eröffnungsperiode (**frühzeitig**) oder bei vollständig eröffnetem Muttermund (**rechtzeitig**). Letzterer hat eine günstige, beschleunigende Wirkung auf die Austrittsphase.
- **Verspäteter Blasensprung**: Blasensprung einige Zeit nach der vollständigen Muttermunderöffnung. Oft wölbt nachfließendes Fruchtwasser die Vorblase weit vor den kindlichen Kopf in die Scheide. Löst die Vorblase bei der Gebärenden frühen Pressdrang aus, kann die Hebamme ihr Erleichterung verschaffen, in dem sie die Fruchtblase eröffnet. Entweder wird die Vorblase seitlich mit dem untersuchenden Finger eingerissen oder mittig mit einem Instrument (s. S. 384) eröffnet.
- **Hoher Blasensprung**: Abgang von Fruchtwasser nach dem Zerreißen der Eihäute oberhalb des Muttermundbereichs. Die Vorblase bleibt erhalten und ist evtl. mit dem Finger tastbar. Ein zusätzlicher Blasensprung der Vorblase im weiteren Geburtsverlauf wird **Doppelter Blasensprung** genannt.
- **Falscher Blasensprung**: Sehr seltener Abgang von Flüssigkeit, die sich zwischen den Eihäuten befindet (nicht mehr als 1–3 Esslöffel). Der Test mit Lackmuspapier kann positiv sein, wird aber bei einer späteren Wiederholung negativ.
- **Caput galeatum „Glückshaube"** (caput = Kopf, galea = Haube): Bei manchen Geburten zerreißen die Eihäute überhaupt nicht. Entweder sind sie sehr derb oder es befindet sich ganz wenig bis kein Fruchtwasser in der Vorblase, so dass die Eihäute eng am kindlichen Kopf anliegen (z. B. beim Oligohydramnion). Bei der Geburt ist der Kopf von Eihaut überzogen, diese muss dann zum Freimachen der Atemwege sofort vom Gesicht

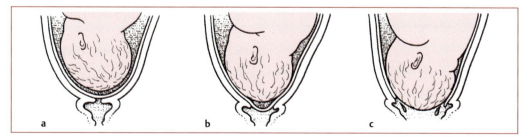

Abb. 23-28 a keine Wehen, Kopf drückt nicht gegen den Muttermund,
b bei Wehentätigkeit wölbt sich die Vorblase in den leicht geöffneten Muttermund, der Kopf liegt tief und trennt Vorblase vom Nachwasser,
c Muttermund fast vollständig eröffnet, Vorblase gesprungen.

entfernt werden. Die Hebamme kann sie mit einer Klemme am Vorderhaupt einreißen und vom Gesicht abziehen oder mit ihrem Finger in den Mund des Kindes eingehen und von hier aus die Eihaut entfernen.

Amniotomie (Fruchtblaseneröffnung)

 Amniotomie nennt man die künstliche Eröffnung der Vorblase mit einem Instrument.

Der deutsche Ausdruck Blasensprengung sollte für die Amniotomie nicht mehr verwendet werden, da die Ankündigung „Wir machen jetzt eine Blasensprengung" oder „Ich sprenge jetzt Ihre Blase" die Gebärende stark ängstigen kann (das klingt, als ob Dynamit zum Einsatz käme!).

Früher wurde die Fruchtblase oft routinemäßig im Verlauf der Eröffnungsperiode (z. B. bei einer MM-Weite von 4–5 cm) eröffnet, heute kann dies nicht mehr empfohlen werden, da die Amniotomie vor Ende der Eröffnungsperiode in Studien keine eindeutigen Vorteile zeigte.

Zwar konnte in einer Metaanalyse nach früher Amniotomie eine Verkürzung der Geburtsdauer um durchschnittlich 54–98 min. nachgewiesen werden (Fraser et al. 2001), es ergab sich aber keine Reduktion der Sectiorate bzw. der Rate vaginal operativer Geburten; auch gab es keine bessere Zufriedenheit bei den Gebärenden (Enkin et al. 1995). Nach der Amniotomie traten häufiger Herzfrequenzveränderungen im CTG auf (Brisson-Carroll et al. 1996, Johnson et al. 1997). Kontrovers sind die Angaben zur Intensität des Wehenschmerzes nach einer Amniotomie (Barret et al. 1992).

Ob eine in der Eröffnungsphase protrahierte Geburt durch die Amniotomie beschleunigt werden kann ist fraglich, da es hierzu keine eindeutigen Studien gibt. Technik der Amniotomie siehe S. 384.

23.9 Geburtsmechanik
Ulrike Harder

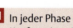 In jeder Phase der Geburt stellt sich der kindliche Kopf so ein, wie er am günstigsten in die Form des Geburtskanals passt. Durch kontinuierliches
- **Tiefertreten (Progression)**
- **Drehen (Rotation)** und
- **Beugen (Flexion)**

erreicht der Kopf den Beckenausgang zuerst mit seinem nach vorn (symphysenwärts) gerichteten Hinterhaupt. Etwa 94 % der Kinder werden so, mit **vorderer Hinterhauptshaltung aus Schädellage** geboren.

Üblicher-, aber unkorrekterweise wird dies oft als Geburt aus vorderer Hinterhauptslage (voHHL) bezeichnet. Zum besseren Verständnis wird in diesem Lehrbuch die korrekte Bezeichnung vordere Hinterhauptshaltung (voHHH) benutzt.

Verlauf der Pfeilnaht

Die Hebamme kann während der Geburt den Ein- und Durchtritt des Kopfes durch das Becken auf zwei Arten verfolgen:
- **äußerlich** durch den 3. und 4. Leopoldhandgriff
- **innerlich** durch die vaginale Untersuchung.

Bei der vaginalen Untersuchung werden Stellung, Haltung und Einstellung des kindlichen Kopfes anhand des Pfeilnahtverlaufes und der Position von kleiner und großer Fontanelle bestimmt. Abb. 23-29 zeigt den zu tastenden Pfeilnahtverlauf (Frau von unten gesehen) bei einer Geburt aus I. vorderer Hinterhauptshaltung, Abb. 23-30 den Pfeilnahtverlauf bei II. vorderer Hinterhauptshaltung.

Geburtsmechanik bei der ersten vorderen Hinterhauptshaltung

Abb. 23-31 zeigt ein Kind in erster Schädellage (Rücken links), welches aus I voHHH geboren wird. Die Beschreibung erfolgt analog der Bilder **a bis f**.

a) Eintritt des Kopfes in den Beckeneingang

Der Kopf steht beweglich über BE, seine Haltung ist ungezwungen, weder gebeugt noch gestreckt, die Pfeilnaht verläuft quer oder leicht schräg. Diese Stellung nimmt das Kind bei Erstgebärenden in den letzten Schwangerschaftswochen, bei Mehrgebärenden mit Wehenbeginn ein.

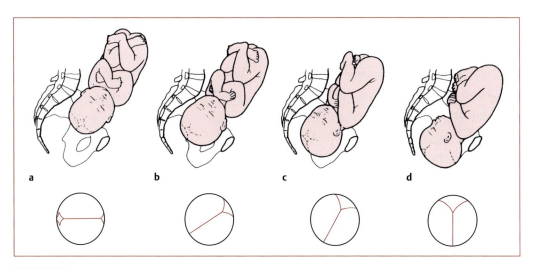

Abb. 23-29 Seitenansicht und Pfeilnahtverlauf bei I. vorderer Hinterhauptshaltung:
a Kopf schwer beweglich in BE, Leitstelle etwa 4 cm über der Interspinalebene (I – 4). Pfeilnaht verläuft quer, bei entsprechend geöffnetem Muttermund sind große und kleine Fontanelle auf gleicher Höhe tastbar (Haltung indifferent),
b Kopf tief und fest in BE, Leitstelle ist bei I ± 0. Pfeilnaht verläuft leicht im ersten schrägen Durchmesser, kleine Fontanelle ist besser erreichbar als große Fontanelle (leichte Flexion),
c Kopf in BM, Leitstelle ist bei I + 2 cm. Pfeilnaht verläuft steil im ersten schrägen Durchmesser, kleine Fontanelle in Führung (Flexion),
d Kopf auf BB, Leitstelle ist bei I+ 4 cm. Pfeilnaht verläuft gerade, der Kopf ist maximal flektiert und beginnt auszutreten.

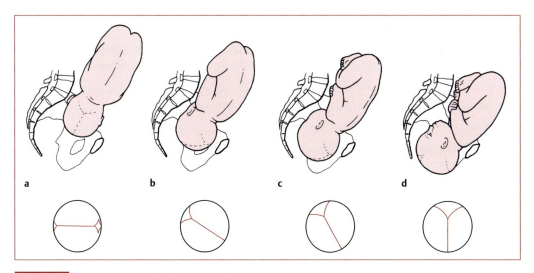

Abb. 23-30 Seitenansicht und Pfeilnahtverlauf bei II. vorderer Hinterhauptshaltung:
a Pfeilnaht quer, **b** Pfeilnaht leicht im zweiten schrägen Durchmesser,
c Pfeilnaht steil im zweiten schrägen Durchmesser, **d** Pfeilnaht gerade.

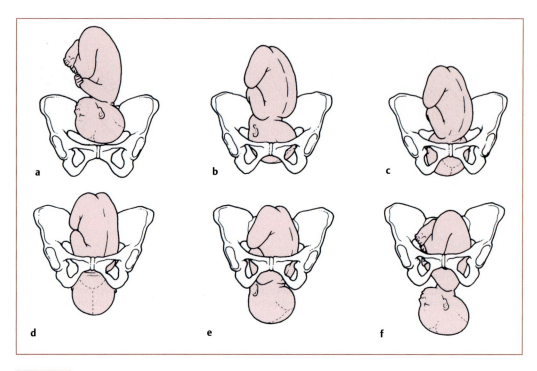

Abb. 23-31 Geburt aus erster Schädellage (Rücken links), das Kind wird mit erster vorderer Hinterhauptshaltung geboren (genaue Beschreibung S. 294–298)

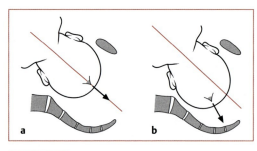

Abb. 23-32 Kopf in Beckeneingang, Führungslinie rot:
a Synklitische Einstellung: Pfeilnaht in Führung,
b Physiologischer Asynklitismus (Naegele-Obliquität): vorderes Scheitelbein in Führung.

Der Kopf tritt nun in den querovalen BE-Raum ein, wobei die quergestellte Pfeilnaht in der Mitte zwischen Symphyse und Promontorium verläuft. Dies wird **synklitische Einstellung** genannt (Synklitismus = gleiche Neigung), da Pfeilnaht und Führungslinie achsengleich verlaufen.

Asynklitismus: Nicht selten ist bei der vaginalen Untersuchung ein leichtes Abweichen der Pfeilnaht nach hinten zum Kreuzbein (**Naegele-Obliquität**, Abb. 23-32) zu beobachten. Dieser physiologische Asynklitismus bringt das vordere Scheitelbein in Führung. Der Kopf weicht kreuzbeinwärts aus, da so besser um die Symphyse herum tiefertreten kann. Nur selten weicht die Pfeilnaht leicht nach vorne ab (**Litzmann-Obliquität**). Der verstärkte, pathologische Asynklitismus wird auf S. 419 beschrieben.

b) Durchtritt des Kopfes durch die Beckenhöhle

Der Kopf ist **tiefergetreten**, hat sich leicht gebeugt und gedreht und mit seinem größten Umfang die

Geburtsmechanik 23

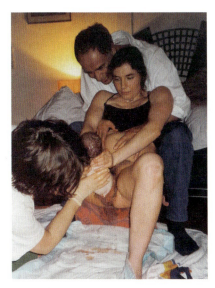

Abb. 23-33 Gemeinsame Entwicklung des Kindes durch Mutter und Hebamme.

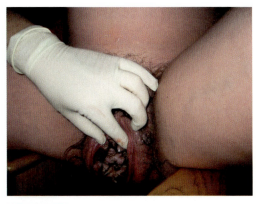

Abb. 23-34 **Austreten des Kopfes:** Der Beckenboden ist weit vorgewölbt, der Kopf bleibt in der Wehenpause gut sichtbar stehen und beginnt „durchzuschneiden". Bei aufrechter Geburtsposition auf dem Hocker braucht die Frau jetzt nur noch leicht mitzuschieben. Die Hebamme hat Daumen und Zeigefinger auf das Hinterhaupt gelegt, um bei zu schnellem Austritt den Kopf rasch mit aufgelegter Hand bremsen zu können.

BE-Ebene verlassen. Er steht jetzt in der Mitte der Beckenhöhle, die Pfeilnaht verläuft im ersten schrägen Durchmesser. Durch **Beugung** passt er sich der runden Beckenhöhle an, dabei wird das Kinn auf die Brust gepresst, und das Hinterhaupt mit seinem runden Umfang kommt in Führung. Die längsovale Trichterform des Beckenbodens führt den Kopf in eine **Drehung**, die ihn in eine günstige Position zur Überwindung des längsovalen Beckenausgangs bringt. Die längsovale Öffnung von Beckenboden und Vulva kann nur vom entsprechend eingestellten Kopf passiert werden, dazu muss die Pfeilnaht gerade stehen.

c) Austritt des Kopfes aus der Vagina (Beginn)

Der Kopf steht jetzt gut flektiert (gebeugt) auf BB. Die Pfeilnaht verläuft im geraden Durchmesser, das Hinterhaupt führt mit seiner kleinen Fontanelle. Um aus der Vagina auszutreten, muss der Kopf jetzt das „Knie des Geburtskanals" überwinden. Dies geht nur durch eine bogenförmige Bewegung um die Symphyse herum. Der maximal flektierte Kopf hebt sich hierzu an bzw. deflektiert sich. Die Austrittsbewegung ist eine reine **Deflexion des Kopfes**.

d) Austritt des Kopfes aus der Vagina (Ende)

Der Kopf ist geboren, unter Führung der kleinen Fontanelle hat sich der Bereich des Nackenhaaransatzes gegen den Unterrand der Symphyse gestemmt und eine Drehbewegung um diese herum ausgeführt (Nackenhaargrenze = Stemmpunkt). Nacheinander wurden Hinterhaupt, Vorderhaupt, Stirn, Gesicht und Kinn über den Damm geboren. Jetzt steht der Kopf gerade, das Gesicht zeigt nach hinten, die Schultern sind quer oder leicht schräg durch den BE-Raum getreten.

e) Äußere Drehung des Kopfes (Beginn)

Während der letzten Phase des Kopfaustrittes haben sich die Schultern schräg bis fast gerade gedreht, um den Längsspalt des BA passieren zu können. Jetzt, beim letzten Teil dieser Schulterbewegung, wird der Kopf mitgenommen. Durch äußere Drehung zeigt das Gesicht des Kindes zum rechten Oberschenkel der Mutter. Die vordere (rechte) Schulter legt sich nun in den Schambogen, um sich unter der Symphyse herauszuschieben.

f) Schultergeburt

Die äußere Drehung des Kopfes ist vollendet. Zuerst wird die vordere Schulter sichtbar, dann kann auch die hintere Schulter über den Damm geboren

23 Der Geburtsvorgang

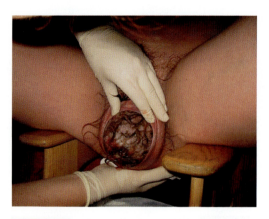

Abb. 23-35 **Deflexion des Kopfes:** Die Hebamme hält das Vorderhaupt mit ihrem rechten Handballen zurück, bis das Hinterhaupt komplett geboren ist. Dann kann die Deflexion des Kopfes beginnen, hierbei wird das Dammgewebe durch die mit einem Tuch geschützte Handfläche etwas abgestützt.

Geburt des Kopfes

Sichtbarwerden des Kopfes: Ist der Kopf auf Beckenboden, füllt er die Beckenhöhle ganz aus und drückt gegen die Beckenbodenmuskulatur. Der zunehmende Druck des Kopfes schiebt die BB-Muskeln nach außen und zur Seite. Dadurch wird der Damm vorgewölbt, der Sphincter ani leicht geöffnet und das Hinterhaupt erscheint während der Wehe sichtbar im Scheideneingang. Dieses Sichtbarwerden wird in der Geburtshilfe auch **Einschneiden des Kopfes** genannt.

Austreten des Kopfes: Sobald ein ca. handtellergroßer Teil des Hinterhauptes auch außerhalb der Wehe sichtbar im Scheideneingang stehen bleibt, wird dies auch **Durchschneiden des Kopfes** genannt (Abb. 23-34). Da der Kopf weder Scheide noch Vulva ein- oder durchschneidet, sondern diese ohne Verletzung passieren kann, werden in diesem Buch nur die Bezeichnungen Sichtbarwerden und Austreten des Kopfes verwendet.

Deflexion des Kopfes: Wenn die Stirnhaargrenze am Damm erscheint (Abb. 23-35) wird der Kopf durch eine Streckbewegung des Kindes relativ rasch geboren, die Frau sollte nicht mehr mitdrücken.

werden. Der Körper des Kindes folgt nun leicht, meist von einem Schwall Fruchtwasser begleitet (Abb. 23-33).

Literatur zu Kapitel 23 s. S. 367

24 Geburtsleitung und Betreuung der Gebärenden in der Eröffnungsperiode

Ulrike Harder

24.1 Geburtsbeginn

Viele Schwangere beschäftigt gegen Ende der Schwangerschaft die Frage: „Wann wird die Geburt meines Kindes erfolgen?" Jede Hebamme wird in der Praxis mit dieser Frage konfrontiert, und es ist schwierig, darauf eine befriedigende Antwort zu geben. Da es bis heute keine sichere Möglichkeit gibt, den Geburtsbeginn vorauszusagen, ist es sinnvoll, wohlgemeinte Prognosen aufgrund erhobener Befunde zurückzuhalten und zuzugeben, dass er nicht vorherzusagen ist.

> **M** Nur etwa 4 % aller Kinder werden am errechneten Termin (E.T.) geboren, die anderen Geburten zum Termin finden zwischen der vollendeten 37. Schwangerschaftswoche (SSW 37/0) und dem Ende der 42. Woche (SSW 41/6) statt.

Terminüberschreitungen von bis zu 13 Tagen sind keine Übertragung. Ab dem E.T. setzt eine intensivere Schwangerschaftsüberwachung ein (alle 2 Tage), um Gefährdungen früh zu erkennen.

> **D** Die Übertragung beginnt mit der vollendeten 42. SSW (Definition: 294 Tage oder mehr nach dem 1. Tag der letzten Regelblutung).

Wer je die Nervenanspannung werdender Eltern in den Tagen der Terminüberschreitung erlebt hat, wird stets in seiner Beratung darauf hinweisen, dass der errechnete Termin nur eine Orientierung ist. Freunden und Bekannten sollte dieses Datum nicht mitgeteilt werden, denn deren besorgte Anrufe in den fraglichen „Übertragungstagen" können eine starke seelische Belastung für die Schwangere darstellen.

Zeichen der baldigen Geburt

Die folgenden Symptome werden zwar von vielen Frauen beschrieben, sind aber **keine sicheren Vorboten** der baldigen Geburt:
- allgemeine Unruhe (irgendwie ist alles anders), Überempfindlichkeit, Herzklopfen, Hitzegefühle, Kopfschmerzen
- wiederholt ziehende Schmerzen im Kreuz oder im Unterbauch, vermehrt leichte, mehr oder weniger schmerzhafte Wehen
- Appetitlosigkeit oder Heißhunger, Erbrechen, Durchfälle, starke Blähungen
- zunehmendes Druckgefühl auf Vulva, Blase und Rektum, häufigeres Wasserlassen
- leichter Rückgang des Körpergewichtes
- Kindsbewegungen werden weniger und/oder schmerzhafter
- vermehrter Vaginalausfluss, Abgang des Zervix-Schleimpfropfens (zäher glasiger Schleim, Menge ca. 1 Teelöffel).

Der **Zervix-Schleimpfropf** geht oft 1–4 Tage ante partum ab, eine leichte Blutbeimengung wird als normal angesehen. Das Blut kann von kleinen eröffneten Deziduablutgefäßen des unteren Uterinsegmentes oder von angerissenen Gefäßen der aufgelockerten Zervixschleimhaut stammen.

Meist fragen Frauen telefonisch im Kreißsaal an, ob sie wegen dieser Blutung kommen sollen. Hier ist es Aufgabe der Hebamme, durch **gezieltes Nachfragen** eine pathologische Blutung (regelstark, helles Blut: Verdacht auf vorzeitige Plazentalösung) von der physiologischen Zeichenblutung (bräunlich gefärbter, glasiger Schleim) zu unterscheiden. Ist die Frau unsicher oder sind ihre Angaben unklar, sollte sie unbedingt zur Kontrolle in die Klinik oder Hebammenpraxis gebeten werden.

D Definition **M** Merke

24 Geburtsleitung und Betreuung der Gebärenden in der Eröffnungsperiode

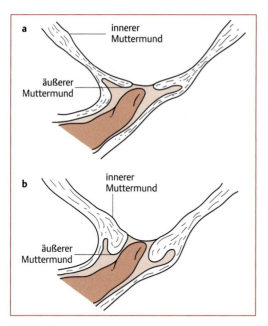

Abb. 24-1 Vaginaler Untersuchungsbefund zum Geburtsbeginn, a Erstgebärende, b Mehrgebärende.

Körperliche Geburtsbereitschaft

Äußerer Befund zum Geburtstermin bei einem normalgewichtigen Kind:
- Uterusfundus 1–2 Querfinger unter dem Rippenbogen
- Symphysenfunduslänge 36–38 cm
- kindlicher Kopf hat Bezug zum Becken, 3. Leopold-Handgriff: kein oder wenig Ballottement.

Das letzte Zeichen ist nicht immer vorhanden, denn bei einem Drittel aller Erstgebärenden und den meisten Mehrgebärenden nimmt der kindliche Kopf erst unter der Geburt festen Bezug zum Becken auf, so dass ein Ballottement zum Geburtsbeginn möglich ist.

Vaginaler Befund zum Geburtsbeginn:
- Die Portio liegt nicht mehr hinten, sondern (fast) zentriert.
- Die Zervix fühlt sich weich und aufgelockert an, ist aufgebraucht (Nullipara) oder in der Länge verkürzt (Multipara).
- Der Muttermund ist für einen Finger (Nullipara) oder bequem für 2 Finger (Multipara) durchgängig, evtl. etwas dehnbar (Abb. 24-1).
- Am untersuchenden Finger haftet dicklicher, zäher evtl. leicht bräunlicher Schleim.

Alle genannten Befunde sind jedoch **keine sicheren Hinweise**. Es gibt immer wieder Schwangere, die trotz einer geburtsbereiten Zervix erst nach einigen Tagen Geburtswehen bekommen, oder Frauen mit sehr unreifer Zervix, die im Verlauf eines Tages ihr Kind gebären.

> **D** **Geburtsbeginn:** die Geburt beginnt mit dem Einsetzen regelmäßiger zervixwirksamer Wehen oder mit einem vorzeitigen Blasensprung.
> **Geburtsdauer:** gerechnet wird die Zeit zwischen dem Beginn regelmäßiger Eröffnungswehen und der Kindsgeburt (nicht die Zeit nach dem vorzeitigen Blasensprung).
> **Geburtswehen** treten in einem gewissen Rhythmus auf: Abstand von Wehenbeginn zu Wehenbeginn 4–7 Minuten, Dauer der Kontraktion 45–60 Sekunden.

Kürzere und seltenere Wehen wirken meist nicht muttermunderöffnend. Diese Vor- und Senkwehen hören oft nach einigen Stunden auf, die Schwangere kann wieder nach Hause gehen.

Aufnahme in die Klinik

> **M** Die Klinikaufnahme wird empfohlen
> - beim Beginn regelmäßiger Wehen
> - beim Abgang von Fruchtwasser
> - bei vaginaler Blutung.

Fragt die Schwangere nach, wie oft die Wehen kommen müssen, sind die Antworten von Hebammen, Ärzten und Schwangeren-Informationsbroschüren sehr unterschiedlich. Die Empfehlungen variieren von Wehen alle 10 min. über eine halbe Stunde lang bis zu Wehen alle 5 min. über eine Stunde lang.

Die Frage „Wann in die Klinik?" bzw. „**Wann soll ich meine Hebamme anrufen?**" kann nicht pauschal beantwortet werden. Hier sollten Hebamme und Arzt individuell beraten und dabei Folgendes berücksichtigen:
- Erst- oder Mehrgebärende, Verlauf der ersten (anderen) Geburt(en)?
- Ist der Partner zu Hause oder die Schwangere allein, ist der Anfahrtsweg kurz oder lang?
- Ist eine Hebammenbetreuung bei Wehenbeginn zu Hause möglich?
- War der Schwangerschaftsverlauf normal, oder liegen Risiken vor, ist die 37. SSW erreicht?
- Wie ist die Haltung der Frau, ängstlich oder gelassen?

Bei der **Beratung** wird die Schwangere bestärkt, sich selbst zu vertrauen, auf Vorboten der Geburt zu achten (s. o.) und bei Wehenbeginn in die Klinik zu fahren, sobald sie den Beistand einer Hebamme (und Ärztin) wünscht. Nur selten begeben sich Frauen zu spät in die Klinik und gebären ihr Kind im Taxi oder an anderen ungewöhnlichen Orten. Ihre Geburtsgeschichte ist aber so spannend und interessant, dass gerne davon erzählt und manchmal sogar in den Medien darüber berichtet wird. Viele Frauen lassen sich aus Angst vor dieser seltenen schnellen Geburt dazu verleiten, sehr früh die Entbindungsklinik aufzusuchen.

Gründe für eine frühe Klinikaufnahme

- Risikoschwangerschaft oder vorzeitiger Blasensprung
- frühe Überwachung der fetalen Herzfrequenz
- sehr kurze Geburtsdauer beim letzen Kind
- ängstliche Frau, die sich zu Hause unsicher fühlt
- Hebamme oder Arzt möchten sich forensisch (rechtlich) absichern.

Der letzte Grund hat wegen vieler Klagen und Schadensersatzansprüche von Patienten gegen Ärzte und Hebammen leider an Bedeutung gewonnen. **Beispiel**: Eine Schwangere wird mit leichten Wehen, unreifem Zervixbefund und unauffälliger fetaler Herzfrequenz nach Hause geschickt. Einige Zeit später kommt sie mit Geburtswehen wieder, und bald stellt sich eine Komplikation ein. Wenn diese Komplikation durch eine frühere klinische Überwachung erkannt und evtl. vermeidbar gewesen wäre, kann die Mutter die Klinik auf Schadenersatz verklagen (bzw. die Person, die ihr zu dem früheren Zeitpunkt nicht zur Aufnahme geraten hat).

Nachteile der frühen Klinikaufnahme

Einige Frauen empfinden die Zeit der frühen Eröffnungswehen in der Klinik anstrengender und schmerzhafter als zu Hause. In vertrauter Umgebung können sie sich besser ablenken (Musik hören, Baden, Umhergehen, Telefonieren) und ihren Bedürfnissen (Essen, Trinken, zur Toilette gehen, etc.) ohne Umstände nachkommen.

Nach der Aufnahme muss sich die Schwangere der Klinikroutine anpassen: Erst 30 min. bei einer CTG-Kontrolle liegen oder sitzen, anschließend Untersuchungen, dann Besprechen des weiteren Vorgehens in Abhängigkeit von der Kreißsaalsituation; u. U. muss sie die Hebamme sogar fragen, ob sie ihre Körperposition ändern, trinken oder die Toilette benutzen darf.

Diese Fremdbestimmung und Abhängigkeit vom Klinikpersonal empfinden einige Schwangere als belastend. Sie wünschen sich darum wohnliche Vorwehenbereiche im Krankenhaus, in denen sie die Zeit der Eröffnungswehen mit ihrem Partner selbständiger verbringen können – ein Wunsch, der von vielen Hebammen und Ärzten unterstützt wird und in einigen Kliniken bereits verwirklicht wurde.

Aufnahme durch die Hebamme

Bei der Aufnahme ist es wichtig, schnell die Situation einzuschätzen und den werdenden Eltern ein Gefühl der Sicherheit zu vermitteln. Die Hebamme stellt sich namentlich vor und bittet die Frau mit ihrem Partner ins Untersuchungszimmer. Ein Aufnahmegespräch sollte nie im Stehen stattfinden.

Schon während der Begrüßung gewinnt die Hebamme einen ersten Eindruck (s. S. 799), den sie durch **gezielte** Fragen ergänzt:
- Warum kommen Sie? (Wehen, Fruchtwasserabgang, Blutungen, sonstige Gründe)
- Wie oft kommen die Wehen und seit wann?
- Wievieltes Kind?

Mutterpass

Der Mutterpass muss sorgfältig angesehen werden (errechneter Termin, Schwangerschaftsverlauf, Risiken), ein evtl. angelegter Schwangeren-Ambulanz-Bogen der Klinik wird herausgesucht. Bei Regelwidrigkeiten informiert die Hebamme den Arzt.

Untersuchungen

Nach einer kurzen äußeren Untersuchung auf der Liege (Fundusstand, Kindslage etc.) und einer 20–30-minütigen Herzfrequenz-Wehenschreibung (CTG) wird die Frau vaginal untersucht. Hat sie sehr starke Wehen oder handelt es sich um eine Mehrgebärende, sollte die vaginale Untersuchung zuerst erfolgen. Alle Maßnahmen werden ausreichend erklärt.

Während der CTG-Kontrolle misst die Hebamme Blutdruck, Temperatur, Puls, beginnt mit der Anamnese und dokumentiert die erhobenen Befunde. Nachdem die Frau auf der Toilette war (Urinprobe: Eiweiß, Zucker) wird mit dem Paar das weitere Vorgehen besprochen.

Maßnahmen

Je nach Wehenintensität und Befinden der Gebärenden gibt es mehrere Möglichkeiten:
- Spazieren gehen, ein Entspannungsbad nehmen, hinlegen, um Kräfte zu sparen (besonders nachts), und evtl. nach einem Spasmolytikum noch etwas schlafen. Günstig ist ein Vorwehenzimmer mit bequemen Sitz- und Liegemöglichkeiten für das Paar.
- **Sind die Wehen kräftiger** und soll die Frau in den Entbindungsraum aufgenommen werden, sind folgende Vorbereitungen mit ihr zu besprechen und ggf. auszuführen:
  - bequeme Kleidung (großes T-Shirt oder Nachthemd)
  - Reinigungseinlauf bei vollem Rektum (s. S. 814f)
  - ggf. Rasur im Dammbereich (s. S. 814)
  - Dusche oder Wannenbad (s. S. 828)

Einlauf ja oder nein?

Wenn bei der Geburt das Rektum durch den kindlichen Kopf stark zusammengedrückt wird, kann es zu unwillkürlichem Stuhlabgang kommen. Da diese Vorstellung einigen Frauen sowie Hebammen und Ärzten unangenehm ist, wurde früher immer ein Reinigungseinlauf oder Klistier vor der Geburt empfohlen. Außerdem glaubten viele Hebammen an die unbewiesene Aussage von Pschyrembel: „Der Einlauf ist das beste Wehenmittel". Diese Annahme ist heute widerlegt, denn der routinemäßig ausgeführte Einlauf zum Geburtsbeginn zeigte in zwei randomisierten Studien keine Vorteile bezüglich der Geburtsdauer und der Verschmutzung mit Stuhlgang. Darum sollte er nur noch bei klarer Indikation ausgeführt werden (Enkin 2000).

> **M** Einlauf oder Klistier sind nur indiziert, wenn bei der vaginalen Untersuchung harter geformter Stuhl in der Rektumampulle getastet wird (dies kann ein Geburtshindernis darstellen), oder wenn die Frau ausdrücklich eine Darmentleerung wünscht.

Ansonsten kann auf den Einlauf verzichtet werden, denn er wird von vielen Gebärenden als sehr unangenehm empfunden (besonders bei starker Wehentätigkeit). Da Wehen anregend auf die Darmperistaltik wirken, haben die meisten Frauen in den letzten Stunden vor Geburtsbeginn sowieso abgeführt oder leichten Durchfall bekommen.

Alle geplanten Maßnahmen muss die Hebamme mit der Frau besprechen und begründen. Während der Vorbereitung kann der Partner bei seiner Frau bleiben, ihm sollte aber die Möglichkeit angeboten werden, draußen zu warten, wenn ihm oder ihr dies angenehmer ist.

Vom Moment der Aufnahme ist die Hebamme eine **wichtige Bezugsperson** für die werdenden Eltern. Sie gibt Zuspruch, erkundigt sich nach ihren Bedürfnissen, schlägt Möglichkeiten zur Wehenverarbeitung vor und bespricht den Geburtsablauf (z. B. während des Wannenbades). Bei Regelwidrigkeiten muss sie einen Arzt hinzuziehen, dann erfolgt die weitere Betreuung gemeinsam.

24.2 Dokumentation der Geburt

Der Geburtsverlauf muss von Hebamme und Arzt aus folgenden Gründen sorgfältig dokumentiert werden:
- **Berufsordnungen der Hebamme:** die Hebamme ist zur Dokumentation ihrer Tätigkeit verpflichtet.
- **Ärztliche Berufsordnung:** ärztliche Aufzeichnungen sind im Interesse der Patientin ordnungsgemäß zu machen, ein Beweismittel über den Behandlungsablauf muss vorliegen.
- **Krankenhäuser** sind an einer guten Dokumentation interessiert, da im Schadensfall eine Beweislastumkehr eintritt. Können die Angaben der Patientin nicht durch eine gute Dokumentation der Klinik (Arzt, Hebamme) widerlegt werden, gelten die Angaben der Patientin.

> **M** Eine vollständige Dokumentation enthält:
> - Krankenblatt mit Anamnese
> - Geburtsbericht, Partogramm, Kardiotokogramme
> - Überwachungsprotokolle (z. B. Anästhesie), Laborbefunde etc.
> - Kurve mit stationärem Verlauf
> - Pflegedokumentation mit ärztlichen Anordnungen
> - Zusammenfassender Bericht, Entlassungsbefund und -datum (z. B. „Arztbrief").

Die Dokumentation des Geburtsverlaufes wird am besten in der Nähe der Frau geführt. Jede Person, die etwas anordnet oder ausführt (Arzt, Hebamme, Schülerin, Studentin), sollte dieses selbst niederschreiben. Die Dokumentation kann im fortlaufenden Text oder auf einem Partogramm (Abb. 24-2) erfolgen. Für beide Formen gelten dieselben Kriterien.

Dokumentation der Geburt 24

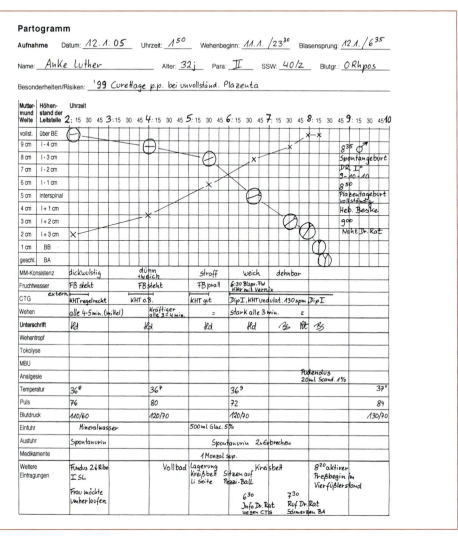

Abb. 24-2 Partogramm mit dokumentiertem Geburtsverlauf. Die Muttermunderöffnung und das Tiefertreten der kindlichen Leitstelle sind anhand der Grafik leicht zu erkennen. Auf der Rückseite werden erhobene Befunde schriftlich ergänzt (z. B. CTG-Beurteilungen).

Inhalt der Geburtsdokumentation

1. Aufnahme

Die Aufnahme in die Klinik erfordert eine umfangreiche Dokumentation durch die Hebamme. Sie enthält:

- Datum, Uhrzeit, Alter der Frau, Aufnahmegrund, Gravidität und Parität
- Schwangerschaftswoche bzw. errechneter Geburtstermin
- Aufnahmegrund
- Name der aufnehmenden Hebamme und ggf. der Ärztin (z. B. Am 30.3.04 um 8.20 Uhr Aufnahme der 27-jährigen II gravida, I para in SSW 39/2 mit leichten Geburtswehen durch Heb. Lea Leben)
- Wehentätigkeit nach Angaben der Frau (seit wann) und nach eigener Beobachtung
- kindliche Herzfrequenz bzw. Beurteilung des Aufnahme-CTGs (z. B. Baseline 135 spm, undulatorisch, Akzelerationen +, keine Dezelerationen, Nulldurchgänge > 6, kräftige Wehen alle 4 min.)

- Vitalzeichen (Puls, Blutdruck, Temperatur)
- allgemeine und geburtshilfliche Anamnese
- Risikofaktoren aus der Anamnese (Medikamentenallergien, Uterusoperationen etc.)
- äußerer Untersuchungsbefund (Fundusstand, Stellung des Kindes), ggf. Beckenmaße
- vaginaler Befund (Muttermundkonsistenz und -weite, Fruchtblase, Höhenstand)
- Arztinformation mit Uhrzeit und ärztliche Anordnungen (dieser Punkt entfällt bei einem normalen Befund, wenn eine klinikinterne Absprache besteht, dass nur bei Regelwidrigkeiten der Arzt informiert werden muss).
- weiteres Vorgehen in Absprache mit der Frau (Baden, Spazierengehen, Lagerung im Entbindungsbett).

2. Herzfrequenz- und Wehenüberwachung

Intermittierende Herzfrequenz-Wehenüberwachung: Rechtsprechung und Gutachter sehen bei einer physiologischen Geburt regelmäßig 20–30-minütige CTG-Kontrollen alle 1–2 Stunden als ausreichend an, wenn ihre Auswertung unauffällig ist. Für das letzte Geburtsdrittel wird eine **CTG-Dauerüberwachung** empfohlen.

Bei einer **Geburtsbetreuung ohne Kardiotokographie** wird die fetale Herzfrequenz in der frühen Eröffnungsperiode alle halbe Stunde, bei stärkerer Wehentätigkeit viertelstündlich und in der Austreibungsperiode nach jeder Wehe gehört und dokumentiert (z. B. 7.20 Uhr: Wehen alle 5 min., FHF 136 spm, 7.50 Uhr: FHF 142 spm).
- **Jedes CTG** wird mit Datum, Uhrzeit, Vor- und Nachnamen der Frau beschriftet (bei Geräten mit automatischer Zeitschreibung muss die Zeitangabe überprüft werden).
- **Zu Geburtsbeginn** sollte eine ausführliche CTG-Beurteilung im Geburtsbericht vermerkt werden (Aussagen zur Baseline, Oszillation, Akzelerationen, Dezelerationen und Wehentätigkeit).
- Im **weiteren Geburtsverlauf** erfolgt 1–2-stdl. eine Beurteilung der fetalen Herzfrequenz (FHF) und der Wehen.
  - Bei **regelrechtem CTG** genügt eine Kurznotiz (z. B. FHF normokard, kräftige Wehen alle 4 min.).
  - Bei **regelwidrigem CTG** (s. S. 394) muss die Pathologie in einer Gesamtbeurteilung beschrieben werden, mit Baseline, Oszillationsamplitude und -frequenz, Akzelerationen und Dezelerationen (z. B. FHF 140 spm, eing. undulat., Nulld. > 6, vereinzelt Akz., Dip I auf 100 spm mit langsamer Erholung. Wehen mittelstark alle 2–3 min.).
- **Auf dem CTG-Streifen sind zu vermerken:**
  - Konsequenzen bei FHF-Abweichungen (Lagewechsel der Frau, Arztinformation, Partusistengabe)
  - Begründung für eine schlechte Ableitung (z. B. Kindsbewegungen, Frau im Vierfüßlerstand)
  - Oxytocintropfgeschwindigkeit (z. B. Syntocinontropf 12 ml/h).

Es können auch Kurznotizen als Erinnerungsstütze (z. B. Vag. Unters., Blasensprung) für den späteren Geburtsbericht vermerkt werden.

> M Ein kontinuierlich beschrifteter CTG-Streifen wird jedoch nicht als alleinige Geburtsdokumentation anerkannt. Alle wichtigen Daten müssen auch im Geburtsbericht vermerkt werden!

3. Medikamente

- Jede Medikamentengabe muss mit ihrer **Indikation** aufgeführt werden (z. B. 1 Buscopan® Supp: MM sehr straff oder 1 g Clamoxyl i. v. Dr. Frank: Verdacht auf Amnioninfektion).
- **Wehenmittelgaben** müssen ebenfalls mit Indikation begründet werden (z. B. Oxytocintropf: Wehen schwach, nur noch alle 5–7 min. oder Prostaglandin Vaginaltabl.: Verdacht auf Übertragung).
- Alle Medikamente werden mit Angabe von **Uhrzeit** und genauer **Dosierung in mg** (nicht ml oder Amp.) sowie Applikationsart (Supp., i. m., i. v., s. c.) vermerkt.
- **Verordnungen** sollen möglichst vom Arzt selbst eingetragen oder zumindest unterschrieben werden (z. B. Anordnung: 3 mg PGE$_2$ Vaginaltabl., Dr. F.). Telefonische Anordnungen werden dokumentiert und ausgeführt (z. B. Tel. Order Dr. F.: 6 IE Syntocinon in 500 ml Glukose 5 %, starten mit 10 ml/h, steigern bis regelm. Wehen) und später vom Arzt unterschrieben.

4. Arztinformation

- **Alle Abweichungen vom regelrechten Geburtsverlauf** müssen dem diensthabenden Arzt gemeldet werden, Zeitpunkt der Benachrichtigung und Ankunft des Arztes werden notiert (z. B. 17:20 Info Dr. F., 17:40 Eintreffen).
- Will die Frau bzw. das Paar den Arzt konsultieren, sollte dieser informiert werden, auch wenn die Hebamme keine Notwendigkeit dazu sieht.

- Bestehen **Unstimmigkeiten zwischen Hebamme und Arzt** bezüglich erforderlicher Maßnahmen, sollte die Situation von der Hebamme genau dokumentiert werden (z. B. Baseline 120 spm., eingeengt undulatorisch, ca. alle 3 min. Dip II auf 80 spm. Um 18:10 Dr. F. tel. informiert, gebeten zu kommen. Tel. Order: Abwarten, Syntocinontropf zurück auf 5 ml/h).

5. Beobachtungen an der Gebärenden

- **Alle Beobachtungen** an der Frau werden eingetragen (z. B. Frau B. ist erschöpft, erbricht, hat Pressdrang), ebenso Farb- und Geruchsveränderungen des abgehenden Fruchtwassers sowie vaginale Blutungen.
- Ein **Blasensprung** wird mit Angabe von Fruchtwasserfarbe und -menge und mit FHF notiert (z. B. 7:10 Blspr. reichl. klares FW, FHF 140 spm).
- Der **Beginn der aktiven AP** (Austrittsphase mit aktivem Mitdrücken der Frau) sollte mit Uhrzeit vermerkt werden. Dauert sie länger als 30 min. bei Erstgebärenden oder über 20 min. bei Mehrgebärenden, empfiehlt sich eine Begründung (z. B. Mitdrücken nur jede 2. Wehe oder Wehenschwäche).

6. Geburt

- Neben Uhrzeit, Geschlecht und Lage wird der Geburtsmodus (z. B. spontan mit Kristellerhilfe) vermerkt, ebenso Nabelschnurumschlingungen (z. B. 2 × NSU Hals), Dammriss, Episiotomie.
- Der Zustand des Neugeborenen wird in Worten (z. B. lebensfrisch, lebend, schlaff) sowie mit Apgar- und pH-Wert aus dem Nabelschnurblut beschrieben.

7. Nachgeburtsperiode

- Notiert werden Uhrzeit der Plazentageburt, Vollständigkeit von Plazenta und Eihäuten, Besonderheiten der Plazenta und des Nabelschnuransatzes, Lösungshilfen (z. B. Cord traction), Gesamtblutverlust sowie Fundusstand und Uteruskontraktion p. p.
- Eine Schnitt- oder Rissversorgung muss mit Anästhesieart, Namen des Ausführenden und evtl. Nahttechnik dokumentiert werden.

8. Entlassung aus den Entbindungsräumen

- Der Geburtsbericht schließt ab mit einer Zusammenfassung des Ist-Zustandes von Mutter und Kind (Vitalzeichen, Fundusstand, Blutung, Spontanurin ja oder nein, Stillverhalten) sowie dem Zeitpunkt der Verlegung bzw. ambulanten Entlassung nach Hause.
- Die vollständigen Papiere werden an die Wochenstation weitergegeben.
- Bei einer ambulanten Geburt bleiben sie zunächst im Kreißsaal. Der Wöchnerin sollte ein Entlassungsbrief für ihre betreuende Hebamme mitgegeben werden.

Aufbewahrungsfrist

> **M** Alle Dokumentationspapiere müssen mindestens 10 Jahre von der Klinik bzw. freiberuflichen Hebamme aufbewahrt werden, eine Aufbewahrungsfrist von 15–30 Jahren wird empfohlen.

Die Möglichkeit, Rechtsansprüche für ein geschädigtes Kind geltend zu machen, verjährt erst 3 Jahre, nachdem die Eltern Kenntnis von evtl. geburtshilflichen Schäden erhalten haben. Beispiel: Wenn Lernstörungen des 6-jährigen Kindes auf Sauerstoffmangel bei der Geburt zurückgeführt werden, kann noch 9 Jahre post partum eine Klage eingereicht werden.

24.3 Beobachtung von Wehen und kindlicher Herzfrequenz

Wehen

Eine gute Einschätzung der Wehentätigkeit ist für die Hebamme von großer Bedeutung, da der komplette Geburtsverlauf durch die Wehenqualität bestimmt wird (Wehenphysiologie und Wehentypen s. S. 270 ff). Es gibt verschiedene **Möglichkeiten zur Weheneinschätzung:**

- **Erfragen:** Als Erstes wird die Gebärende nach ihren Empfindungen bezüglich der Intensität und Häufigkeit der Wehen befragt. „Wie oft sind die Wehen? Wie lang dauern sie? Nimmt die Intensität zu oder ab? Wie kommen Sie damit zurecht?"
- **Beobachten:** Die Beobachtung der Frau während einer Kontraktion gibt weitere Aufschlüsse: Kann sie während der Wehe weitersprechen (leichte Wehen), muss sie sich konzentrieren und atmen (mittlere bis starke Wehen), oder ist sie gänzlich von der Wehe vereinnahmt und zeigt schnelles Atmen, Unruhe und lautes Stöhnen (starke Wehen)?

24 Geburtsleitung und Betreuung der Gebärenden in der Eröffnungsperiode

- **Ertasten**: Mit etwas Übung lässt sich die Wehenstärke von außen mit den Fingern am oberen Uterusdrittel (Fundusbereich) ertasten.
- **Geburtsfortschritt**: Die Wehen sind ausreichend stark, wenn der Muttermund in angemessener Zeit dünner, weicher und/oder weiter wird und das Kind im Becken langsam tiefertritt.
- **Tokographie**: Auf einer CTG-Aufzeichnung können Wehenfrequenz, Wehenlänge und ggf. der Wehentyp beurteilt werden, das externe CTG gibt aber keinen Aufschluss über die Wehenstärke (Tipps zur Wehenregistrierung s. S. 761).

Kindliche Herztöne

Veränderungen der fetalen Herzfrequenz können Aufschluss über das Wohlergehen des Kindes geben (Nomenklatur zur CTG-Auswertung s. S. 762 ff). Darum müssen sie ab Geburtsbeginn oft kontrolliert und dokumentiert werden (Tipps zur Dokumentation s. S. 303).

Auskultation und CTG-Überwachung

Die (in der außerklinischen Geburtshilfe übliche) klassische Methode der **Auskultation fetaler Herztöne** mittels Hörrohr und/oder Fetalpulsdetektor (Geräte s. S. 755 ff) bleibt für die Geburtsüberwachung nach wie vor aktuell (empfohlene Auskultationsfrequenz: alle 30 Minuten in der Eröffnungsperiode, alle 15 Minuten in der Austreibungsperiode und bei Risiken alle 15 bzw. 5 Minuten). Fast alle prospektiven, randomisierten Studien der letzten Jahre kommen bezüglich der Geburtsüberwachung nach einem unauffälligen Schwangerschaftsverlauf zu dem gleichen Ergebnis: Werden die intrapartal durch CTG überwachten Geburten mit denen durch regelmäßige Auskultation überwachten Geburten verglichen, so finden sich **keine signifikanten Unterschiede** bezüglich der perinatalen Morbidität und Mortalität (Enkin et al. 2000, Impey et al. 2003). Als Nebeneffekt der Kardiotokografie-Anwendung stieg aber in vielen Fällen die Rate der operativen Entbindungen teilweise bis auf das Doppelte an (Gniers 2000). Darum halten das American College of Obstetrician and Gynecology (ACOG 1995) und das europäische Expertenkomitee der FIGO (Gardosi 1995) die alleinige Auskultation ebenso wie die intermittierende CTG-Registrierung bei risikoarmen Schwangerschaften und Geburten für ausreichend. Dieser Meinung kann sich die Deutsche Gesellschaft für Gynäkologie und Geburtshilfe noch nicht ganz anschließen, sie empfiehlt in ihrer aktuellen DGGG-Leitlinie zum CTG von 2010 folgendes Vorgehen:

- Ein **Aufnahme-CTG** von 30 min. zum Ausschluss einer primären Gefährdung des Feten und zum Nachweis von Kontraktionen
- In der **frühen Eröffnungsperiode** intermittierend alle 30 min. bis maximal 2 Stunden bei risikofreier Schwangerschaft und bisher unauffälligem CTG. Bei fehlender Registriermöglichkeit auch durch Auskultation (mindestens 10 min. mit strikter Dokumentation).
- In der **späten Eröffnungs- und in der Austrittsphase** soll das CTG kontinuierlich geschrieben werden.
- Bei **Risikoschwangerschaften** kann eine kontinuierliche CTG-Überwachung während der gesamten Eröffnungs- und Austrittsphase erforderlich sein.
- Bei **Tokolyse und Gabe von Wehen fördernden Medikamenten** (Oxytocin, Prostaglandine) ist eine CTG-Registrierung indiziert – sofern Wehen nachweisbar sind.

Faktoren, die die kindliche Herzfrequenz beeinflussen

- **Kindsbewegungen**: Kindliche Bewegungsaktivitäten führen zu einem kurzfristigen Anstieg der FHF. Akzelerationen im Zusammenhang mit Kindsbewegungen sind als prognostisch günstiges Zeichen im CTG zu bewerten (Muster eines CTGs mit kindlichem Bewegungsprofil s. S. 772).
Länger andauernde Kindsbewegungen in der Wachphase lösen manchmal eine Tachykardie oder ein saltatorisches CTG-Muster über 20–40 Minuten aus.
Daumenlutschen und Saugbewegungen können über einen kürzeren Zeitraum ein sinusoidales CTG-Muster mit Verrundung der Umkehrpunkte und Oszillationsverlust verursachen (s. S. 396).
- **Schlafphasen**: Der Fetus verbringt etwa 40 % des Tages in Schlaf- und Ruhezuständen, diese treten völlig unabhängig vom mütterlichen Schlaf- und Wachrhythmus auf. Um den Geburtstermin dauern fetale Tiefschlafzustände mit eingeengt undulatorisch bis silenter Oszillation im Mittel 20–40 min., selten bis zu 80 min. (Gniers 2000). Darum können über diesen Zeitraum eingeengt undulatorische und silente CTG-Muster während der Geburt als physiologisch angesehen werden. Der Fetus verbringt 25–35 % des Tages im Tiefschlaf, 56–66 % im aktiven REM-Schlaf, 1–3 % im Ruhig-Wach- und 6–8 % im Aktiv-Wach-Zustand (Nijhuis et al. 1982).
- **Druck auf den kindlichen Kopf**: Während der Austreibungsperiode führen intrakranielle Drucksteigerungen bei 2–20 % aller Feten zu

frühen Dezelerationen. Diese sind unbedenklich, wenn sie nicht zu lange andauern und zu tief abfallen.
- **Medikamente**: Besonders zentral sedierende Medikamente wie Pethidin (Dolantin®) verursachen oft ein eingeengt undulatorisch bis silentes CTG-Muster.
- **Sauerstoffmangel**: Eine unzureichende Sauerstoffversorgung des Feten kann durch uteroplazentare Minderdurchblutungen (starke Wehen, Wehensturm, Plazentainsuffizienz, vorzeitige Plazentalösung, Nabelschnurkompression) und durch mangelhaften Gasaustausch in der Plazenta (Plazentafunktionsstörungen) ausgelöst werden.

> **M** **Sauerstoffmangel im Geburtsverlauf** kann späte und variable Dezelerationen, Bradykardien, anhaltende Tachykardien, eingeengt bis silente Oszillationen, eine Abnahme der Umkehrpunkte und sinusoidale CTG-Muster verursachen. Beim Auftreten dieser pathologischen CTG-Muster muss die Hebamme den Arzt informieren, damit eine weitere Abklärung erfolgen kann, z. B. Fetalblutanalyse, Dopplersonografie (CTG-Beurteilung s. S. 770).

24.4 Begleitung der Gebärenden

Der Tag der Geburt ist für jede Frau (und ihren Partner) ein **einzigartiges Erlebnis**. Sie freut sich darauf, ihr Kind endlich im Arm halten zu können, gleichzeitig hat sie Angst vor der unbekannten Situation und den bevorstehenden Schmerzen. Der Partner fühlt eine gewisse Unsicherheit in der fremden Klinikatmosphäre und macht sich Sorgen um seine Frau, die sich mit zunehmender Wehenintensität oft völlig anders verhält als sonst.

Beide sorgen sich um das Wohlergehen ihres Kindes und möchten, dass alles getan wird, damit es gesund zur Welt kommt. Die Verfügbarkeit aller klinischen Möglichkeiten zur fetalen Überwachung, operativen Entbindung und Reanimation sind darum für viele Eltern ein wichtiges Kriterium bei der Wahl des Entbindungsortes. Ebenso wichtig ist ihnen aber auch die Qualität der Betreuung, denn der eher zweckmäßig eingerichtete Klinik-Entbindungsraum verursacht schnell ein Gefühl der Angst und Hilflosigkeit.

In mehreren Studien konnte gezeigt werden, dass die **permanente, persönliche Betreuung der Gebärenden** die Geburtsdauer signifikant verkürzen und den Verbrauch von Oxytocin zur Wehenunterstützung senken kann (Keirse 1989, Chalmers u. Wolman 1993). Die Anwesenheit einer ausgebildeten unterstützenden Person führte zu einem geringeren Schmerzmittelverbrauch, zu weniger vaginal-operativen Geburten und seltener zu Apgarwerten < 7 nach fünf Minuten (Enkin et al. 2000).

> **M** Die ständige Anwesenheit bzw. Erreichbarkeit der Hebamme, ihre Erfahrung und Fachkompetenz vermitteln den Eltern ein Gefühl der Sicherheit. Die Gebärende braucht regelmäßig beruhigenden Zuspruch, Unterstützung bei der Wehenveratmung, Hilfe, um eine bequeme Lage zu finden, Erklärungen zum Geburtsverlauf und Verständnis für ihre Schmerzen und Bedürfnisse.

Jede Frau hat ihre eigene Art, mit der Situation und dem Geburtsschmerz umzugehen. Es ist die Aufgabe der Betreuenden, dieses so weit wie möglich zuzulassen und der Frau keine „Vorschriften" zu machen.

24.5 Körperhaltungen während der Eröffnungs- und Übergangsphase

> **M** Während der **Eröffnungswehen** braucht die Gebärende die Möglichkeit, unterschiedliche Positionen einzunehmen. Es ist Aufgabe der Hebamme, sie zum Positionswechsel zu ermuntern, denn durch Bewegung lassen sich Wehenschmerzen leichter ertragen.

Schon 1975 wurden in einer Studie Wehenhäufigkeit, Wehenschmerz und das Wohlbefinden von Frauen in horizontaler Rückenlage mit vertikalem Stehen verglichen: Im Stehen war zwar die Stärke der Wehen kräftiger, dafür sank aber ihre Frequenz und der wahrgenommene Schmerz, außerdem empfanden die meisten Frauen die aufrechte Position als wesentlich angenehmer (Mendez-Bauer et al. 1975). Der schmerzlindernde Effekt körperlicher Bewegungen wurde unlängst erneut nachgewiesen: In einer Studie belasteten sich Schwangere mit regelmäßigen Eröffnungswehen für 20 min auf einem Fahrradergometer; alle Frauen gaben sowohl während als auch nach dem Fahrradfahren eine geringere Schmerzintensität während der Wehen an (Hartmann et al. 2003).

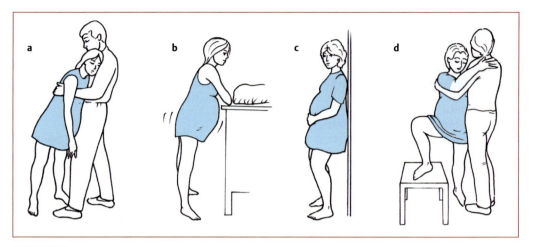

Abb. 24-3 **Gehen und Stehen:**
a Die Gebärende geht umher, in der Wehe hängt sie sich an ihren Partner.
b Abstützen am Wickeltisch mit Beckenkreisen, in der Wehenpause kann sie ihren Oberkörper auf das Kissen legen.
c Die Frau lehnt an der Wand, ihre Knie sind leicht gebeugt, das Becken ist aufgerichtet, evtl. hebt sie ihren Bauch in der Wehe etwas an, um das Kind in den Beckeneingang zu lenken.
d Asymmetrisches Stehen mit dem rechten Fuß auf einem Hocker, damit rechts im kleinen Becken mehr Platz für die Kopfrotation entsteht (z. B. für eine II. Hinterhauptshaltung).

Mittlerweile ist auch durch verschiedene Studien belegt, dass **aufrechte Gebärpositionen** die mütterliche Atmung verbessern, Schmerzempfindungen und Dammschnittrate verringern, die Geburtsdauer verkürzen und sowohl mütterliches wie fetales Befinden (bessere Apgarwerte) günstig beeinflussen können (Kuntner 1991, Ahner/Husslein 2000). Wird das Liegen im Bett nicht sofort angeboten oder zur CTG-Schreibung empfohlen, wählen die meisten Frauen eine aufrechte Gebärposition.

Gehen und Stehen

Die Frau kann verschiedene Möglichkeiten probieren, die dem Kind das Tiefertreten erleichtern (Abb. 24-3), dazu gehören Umherlaufen (a), kreisende Beckenbewegungen (b), Beckenaufrichten (c) und das seitliche Beckenkippen (d). Alle abgebildeten Positionen eignen sich für die Eröffnungsperiode und den Beginn der Durchtrittsphase. Die Hebamme unterstützt die Bewegungen der Frau und zeigt ihr einen bequemen Platz, wo sie sich zwischendurch etwas ausruhen kann.

In den Laufpausen kann im Stehen, Sitzen oder Liegen das **CTG** geschrieben werden (intermittierende Herztonüberwachung). Eine kontinuierliche Herztonüberwachung, z. B. bei suspektem CTG, ist mit Telemetrie-Gerät auch beim Umherlaufen möglich. Vorhandene Telemetriegeräte sollten von der Hebamme immer genutzt werden, auch im Liegen, denn die Frau fühlt sich damit nicht so „angebunden" und kann ohne hinderliche Überleitungskabel spontaner ihre Gebärposition ändern.

Sitzende Positionen

Das Sitzen auf dem Stuhl (Abb. 24-4), dem großen Gymnastikball (Pezzi-Ball), im Bett oder auf dem Gebärhocker (s. S. 324) sollte so gewählt werden, dass sich die Frau in jeder Wehenpause anlehnen und entspannen kann. Vornüber geneigte Haltungen wie (a) und (b) sind zu bevorzugen, denn sie scheinen die Drehung des kindlichen Rückens nach vorne zu fördern (Sutton/Scott 2006). Diese Haltung ist außerdem günstig für eine schmerzlindernde Rücken- und Kreuzbeinmassage durch den Partner oder die Hebamme. Möchte oder muss (z. B. nach Periduralanästhesie) die Frau eine **halbsitzende Position im Entbindungsbett** einnehmen, ist es günstig, wenn das Bein zur Seite des kindlichen Rückens aufgestellt wird (c). Asymmetrische Positionen können dem kindlichen Hinterhaupt das Tiefertreten und die Rotation nach vorn erleichtern (Simkin/Ancheta 2006).

Körperhaltungen während der Eröffnungs- und Übergangsphase 24

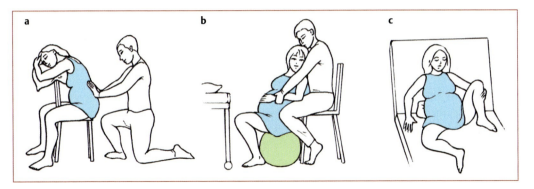

Abb. 24-4 Sitzende Positionen:
a Die Gebärende sitzt vornübergebeugt im Reitersitz auf einem umgekehrten Stuhl, das Kissen auf der Lehne ist wichtig zum Ablegen des Kopfes.
b Sitzt die Frau auf einem Ball vor dem Kreißbett, kann sie sich entweder hinten bei ihrem Partner anlehnen oder besser (vorn über gebeugte Haltung) den Oberkörper nach vorne auf das Bett legen.
c Asymmetrisches Sitzen mit nach links aufgestelltem Bein, damit links im kleinen Becken mehr Platz für die Kopfrotation entsteht (z. B. für eine I. Hinterhauptshaltung).

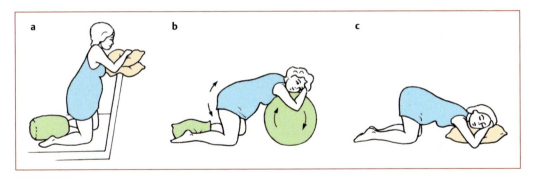

Abb. 24-5 **Knie-Ellenbogen-Haltungen** (Vierfüßlerstand):
a Die Gebärende kniet vor dem aufgestellten Bettoberteil, sie kann ihren Kopf und Oberkörper in der Wehenpause auf die Kissen legen oder sich zurück auf das Polster setzen.
b Liegt ihr Oberkörper auf einem großen Ball, kann sie leicht hin- und herschaukeln, das Kissen zwischen den Füßen gewährleistet ein knieschonendes Zurücksetzen.
c Liegt die Frau in der Knie-Kopf-Lage, kann der vorangehende Kindsteil etwas aus dem Becken herausrutschen, um sich anschließend günstiger einzustellen (z. B. bei dorsoposterioren Einstellungen oder hohem Geradstand).

Knie-Ellenbogen-Haltungen

Knien, mit einem nach vorne auf Unterarme und Ellenbogen aufgestützten Oberkörper (Abb. 24-5), entspricht dem Bedürfnis der Frauen, sich während der Wehen **festzuhalten** und ihren **Schultergürtel zu fixieren** (a). Der Beckengürtel bleibt dabei frei beweglich, die Gebärende kann mit dem Becken kreisende Bewegungen machen (b), und die Hebamme kann sie dabei mit seitlich aufgelegten Händen unterstützen oder durch leichtes Beckenschütteln die Beckenbodenmuskulatur lockern. Statt auf den Ball kann sich die Frau auch mit Unterarmen und Ellenbogen direkt auf der Unterlage abstützen oder sie stützt sich auf den Schoß ihres Partners (s. S. 322).

In allen Knie-Ellenbogen-Lagen bekommt die Frau eine gerollte Decke oder ein dickes Kissen zwischen ihre Füße gelegt, damit sie sich jederzeit mit weit geöffneten Oberschenkeln in den **Fersensitz** zurücksetzen kann, denn der Fersensitz erleichtert das Tiefertreten des Kindes. Liegt der Oberkörper tiefer

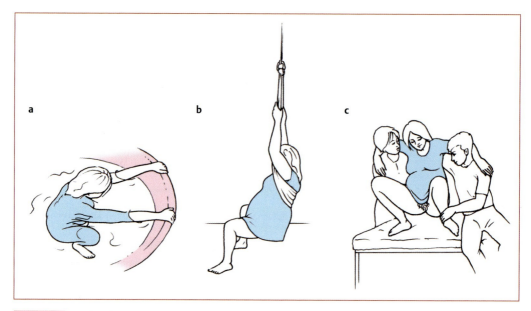

Abb. 24-6 Hockende Positionen:
a Die Gebärende ist in der tiefen Hocke, sie hält sich am Badewannenrand fest (außerhalb der Wanne kann sie sich an einer Sprossenwand, am Partner oder am Bettgestell festhalten).
b In einer Tuchschlaufe kann die Frau verschiedene hängende Hockpositionen einnehmen.
c Tritt der Kopf in liegender Position kaum tiefer, wird die Frau auf dem Gebärbett für einige Presswehen in die tiefe Hocke gebracht, in den Wehenpausen kann sie sich zum Ausruhen wieder zurücklegen.

auf dem Bett als das Becken (c), entlastet dies optimal den zervikalen Bereich, z. B. wenn sich durch starken Druck des kindlichen Kopfes ein fester Muttermundsaum oder eine ödematös angeschwollene Muttermundslippe gebildet hat.

Hockende Positionen

In der tiefen Hocke wird das Kreuzbein gestreckt und abgeflacht, dies vergrößert den geraden Durchmesser des Beckenausgangs. Spreizt die Frau in der Hocke die Oberschenkel nach außen, wird ihre Symphysenfuge gedehnt, die Distanz zwischen den Spinae ischiadicae vergrößert sich und somit wird die Beckenmitte erweitert (Gardosi 1992 [28]). Aus diesen Gründen sind Hockhaltungen besonders in der Austreibungsperiode hilfreich (Abb. 24-6). Die Frau kann sich dabei vorne mit den Händen festhalten (a), nach oben an einem Tuch/Seil anhängen (b), auf dem Gebärbett hocken (c) oder eine Hockposition einnehmen, in der sie am Rücken gestützt werden kann (s. S. 324–327).

Liegende Positionen

Seitenlage

Einige Frauen möchten bei Erschöpfung oder mit stärkeren Wehen gerne liegen (Abb. 24-7). Damit sie eine **bequeme und entspannte Seitenlage** einnehmen können, brauchen sie mehrere Lagerungskissen. Die Beine der Frau sollten in Hüft- und Kniegelenken etwas gebeugt sein und nie eng aufeinanderliegen, damit sich der Beckenboden besser dehnen kann. Dazu wird der Unterschenkel vom Knie bis zum Fuß mit einem langen Kissen abgestützt (Abb. 24-7 a), denn wenn der Fuß seitlich herabhängt, baut sich entlang des Beines eine Muskelspannung bis zum Beckenboden auf.

Bevorzugt die Frau die **stabile Seitenlage** (Abb. 24-7 b), muss die Hebamme die optimale Kissenhöhe für das obere Bein mit ihr ausprobieren. Die Erfahrung zeigt, dass Gebärende oft nicht „von sich aus" die optimale, bequemste Position finden, sondern sich schnell mit der ersten halbwegs erträglichen Lage zufriedengeben.

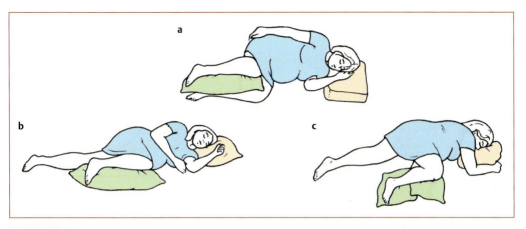

Abb. 24-7 Liegende Positionen:
a Die Gebärende liegt auf der linken Seite mit leicht gebeugt, parallel nebeneinander liegenden Beinen, die gefaltete Decke zwischen Knien, Unterschenkeln und Füßen gewährleistet einen weicheren Beckenboden, ihr Bauch hängt etwas nach links.
b Stabile Seitenlage, das untere linke Bein ist fast gestreckt, das obere rechte Bein liegt angebeugt auf zwei dicken Kissen, so dass der obere Fuß nicht herabhängt.
c Seiten-Bauchlage (Sims-Lage), der untere, linke Arm liegt hinter der Frau, unter ihrem angewinkelten rechten Bein befinden sich nur flache Kissen. Ihr Bauch mit dem Kind wird durch den Druck der Matratze etwas hoch bzw. nach rechts geschoben. Dies bewirkt eine Umkehr der Lagerungsregel: Eine linke Seiten-Bauchlage wirkt ähnlich wie eine rechte Seitenlage!

> **M Lagerungsregel für die Seitenlage:**
> Die Gebärende sollte sich stets auf die Seite legen, auf der der kindliche Teil ist, der die Führung übernehmen, tiefertreten und sich nach vorne drehen soll.

Beispiel: Liegt die Frau auf der **rechten Seite**, dann sinkt der Uterusfundus und mit ihm der Steiß nach rechts, gleichzeitig wird der entgegengesetzte Fruchtpol, also der Kopf, nach links verschoben.

Steht wie in Abb. 24-8 der kindliche Rücken rechts (II. Stellung), wird das Hinterhaupt frei von Gegendruck, es übernimmt die Führung, kann tiefer treten und nach vorne rotieren.

Läge die Frau auf der **linken Seite,** würde der Steiß nach links sinken und der Kopf sich nach rechts verschieben. Das Hinterhaupt drückte somit gegen das Becken und könnte nur schwer tiefertreten.

Durch **Lagerung der Gebärenden auf die Seite des kindlichen Rückens** (I. Schädellage: li Seite, II. Schädellage: re Seite) kann die Einstellung des vorangehenden Teiles günstig beeinflusst werden. Dies bedeutet aber nicht, dass die Frau während der ganzen Geburt auf der Seite des kindlichen Rückens liegen muss.

Die gleiche Wirkung kann durch **asymmetrische Gebärpositionen** erreicht werden: Wird ein Bein angehoben und zur Seite abgespreizt, weicht auch das Sitzbein auf dieser Seite nach außen (s. Abb. 24-3d und Abb. 24-4c). Dadurch vergrößert sich auf dieser Seite der Beckenraum, und das Hinterhaupt kann leichter nach vorne rotieren. Je nach Stellung des kindlichen Rückens wird ein Bein angehoben bzw. abgespreizt (I. Schädellage: linkes Bein, II. Schädellage: rechtes Bein).

Die **stabile Seiten-Bauchlage** (Abb. 24-7c) eignet sich gut zum Ausruhen in der späten Eröffnungs- und in der Übergangsphase. Bei dieser Position ist zu bedenken, dass der Bauch und damit der kindliche Körper sich nicht zur Seite neigt, sondern vom Bett leicht angehoben wird. Dadurch wirkt die abgebildete linke Seiten-Bauchlage geburtsmechanisch nicht mehr wie eine linke Seitenlage, sondern eher wie eine rechte Seitenlage.

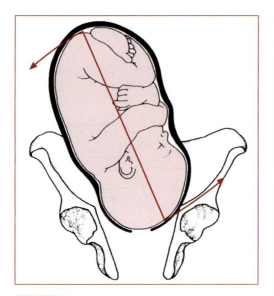

Abb. 24-8 Lagerungsregel:
Der kindliche Rücken steht rechts (II. Stellung), die Frau legt sich auf die rechte Seite. Jetzt sinkt der Steiß nach rechts, während der Kopf nach links geschoben wird. Dadurch kommt rechts das Hinterhaupt frei, es kann nach vorne rotieren und tiefertreten.

Rückenlage

Grundsätzlich sollte die Frau nicht flach auf dem Rücken liegen, da so der Uterus nach hinten Richtung Wirbelsäule sinkt und die **Gefahr einer Vena-cava-Kompression** besteht. Außerdem weicht die Uterusachse nach hinten ab, und das Kind steht ungünstiger zum Beckeneingang und zur Führungslinie (Abb. 24-9a). Liegt die Frau gerne auf dem Rücken, sollte das Kopfteil so hoch eingestellt werden, dass sie eine **halbsitzende Position** einnehmen kann (Abb. 24-9b).

> [M] In allen Geburtspositionen der Eröffnungs- und Übergangsphase hält die Gebärende ihren Rücken möglichst gerade oder vornübergeneigt, denn die **Lendenlordose** („Hohlkreuz"-Haltung) bewirkt eine stärkere Krümmung der Geburtslinie und kann das Tiefertreten des Kopfes behindern.

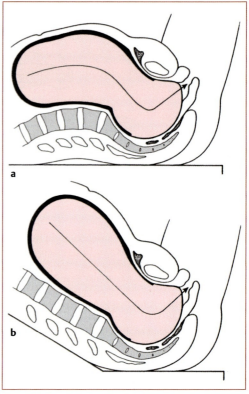

Abb. 24-9 Einfluss der Körperhaltung auf die Geburtslinie (Pfeil),
a In flacher Rückenlage sinkt der Uterus nach hinten, die Geburtslinie ist S-förmig gekrümmt.
b In abgestützter halbsitzender Position (oder in Seitenlage) wird die Lendenlordose ausgeglichen, die Geburtslinie begradigt.

> [M] Grundsätzlich wird und darf die Gebärende eine ihr spontan angenehme Haltung einnehmen! Deutliche Lagerungsempfehlungen gibt die Hebamme nur, wenn die Geburt protrahiert verläuft und/oder eine Haltungs- bzw. Einstellungsanomalie des Kindes vorliegt.

24.6 Nahrungsaufnahme

Während der Geburtswehen sind die meisten Frauen durstig, einige haben keinen Appetit, andere verspüren deutlichen Hunger. Leider gibt es keine veröffentlichten Daten über den Nahrungs- und Flüssigkeitsbedarf von Gebärenden, er dürfte aber ähnlich hoch sein wie bei einer anstrengenden sportlichen Betätigung (Enkin et al. 2000).

Da mit zunehmender Wehentätigkeit die Magenpassage verlangsamt ist, sollte die Frau ab Beginn der Eröffnungsperiode nur noch **leichtverdauliche Speisen** zu sich nehmen (z. B. belegte Brote/Brötchen, Zwieback, Kekse, Banane, Joghurt, Suppe, weich gekochte Eier, gekochtes Gemüse oder Obst, Schokoriegel etc.).

Auch ist es günstig, der Gebärenden **viel zu trinken** anzubieten (z. B. Mineralwasser, Obstsäfte, Kräutertees, „Powerdrinks für Sportler"), denn während der Geburt verbraucht sie durch Schwitzen und intensive Atmung viel Flüssigkeit.

So manche Frau verspürt Übelkeit und muss im Verlauf der Geburt erbrechen (oft, wenn der Muttermund 5–8 cm eröffnet ist). Hat sie darum keinen Appetit, können ihr zur **Energiezufuhr** fruchtige Traubenzucker-Kautabletten oder in Tee aufgelöster Traubenzucker/Honig angeboten werden.

Kann eine Frau bei der Geburt weder Getränke noch Nahrung tolerieren, besteht für sie die Gefahr, durch Dehydration und Energiemangel eine **Wehenschwäche** zu bekommen, welche nicht durch Oxytocingaben, sondern nur durch eine parenterale 5%ige Glukose-Infusion therapiert werden kann. In solchen Fällen bekommt die Gebärende alle 3–4 Std. 500 ml Infusionslösung mit Glukose und Elektrolyten, damit sie keinen Flüssigkeitsmangel (Durstfieber) und keine Hypoglykämie (Unterzuckerung) entwickelt. Einen Flüssigkeitsmangel der Gebärenden erkennt die Hebamme an der Ausscheidung von wenig dunkel gefärbten, konzentrierten Urin, eine Unterzuckerung am Azetongeruch des Atems.

> **M** Eine Geburt fordert anstrengende körperliche Arbeit von einer Frau. Durch gleichzeitiges Fasten und Dursten wird diese zusätzlich erschwert.

In der Vergangenheit untersagten viele Kliniken ihren Frauen während der Geburt jegliches Essen und Trinken, da ein voller Magen ein erhöhtes **Aspirationsrisiko im Falle der Vollnarkose** darstellt. Damit stuften sie alle Gebärenden als Risikogruppe für eine Vollnarkose ein und ließen sie über viele Stunden hungern und dursten, um für 10–20 % (je nach Sectio- bzw. Vollnarkosefrequenz) das Narkoserisiko zu senken. Wir Hebammen erlebten bei langsam verlaufenden Geburten viele durch absolute **Nahrungskarenz** erschöpfte Frauen. Fast alle klagten über starken Durst, und manche bekamen sogar wegen Hunger Magenschmerzen.

Heute wissen wir, dass die Beschränkung der Flüssigkeits- und Nahrungsaufnahme nicht den gewünschten Effekt eines leeren Magens sicherstellt. Für Schwangere gibt es kein Zeitintervall zwischen letzter Mahlzeit und Wehenbeginn, das ein Magenvolumen von weniger als 100 ml garantieren kann (Enkin et al. 2000). Jede Schwangere ab der 20. SSW kann auch 6 Stunden nach der letzten Nahrungsaufnahme nicht als nüchtern angesehen werden (von Hundelshausen/Hänel 2000).

Risikogeburten

Nur Frauen, die ein hohes Risiko haben, im Geburtsverlauf eine Vollnarkose zu benötigen, sollten ab Geburtsbeginn nichts mehr essen (z. B. manuelle Plazentalösung beim letzten Kind, pathologisches CTG). Trinken ist erlaubt, denn Getränke verflüssigen das zähe Magensekret und heben seinen sauren pH-Wert an, was im Fall einer Aspiration günstiger sein kann.

24.7 Kontrolle des Allgemeinzustandes

> **M** Während der Geburt müssen folgende **Vitalzeichen** regelmäßig kontrolliert und dokumentiert werden:
> - **Puls:** 2-stündlich
> - **Temperatur:** 4-stündlich, nach vorzeitigem Blasensprung oder Temperaturerhöhung 1–2-stündlich
> - **Blutdruck:** 2-stündlich, bei Hypertonie häufiger, je nach Anordnung
> - **Miktion:** 3–4-stündlich.

Die Gebärende sollte alle 3–4 Stunden ihre Harnblase entleeren, denn eine **volle Blase** kann Wehenschwäche verursachen (s. S. 398). Oft empfindet die Frau keinen Harndrang, wird sie aber von der Hebamme gebeten, zur Toilette zu gehen, kommt es meist leicht zur spontanen Miktion. Zum Beginn der Austreibungsperiode sei immer ein Toilettengang empfohlen, denn die Blasenentleerung schafft mehr Platz für den Beckendurchtritt des Kindes.

Das **Katheterisieren** der Blase (Technik s. S. 816) ist nur notwendig, wenn bei voller Harnblase keine Spontanmiktion möglich ist (z. B. wegen PDA) und die Wehen schwächer werden.

24.8 Kontrolle des Geburtsfortschrittes

Durch vaginale Untersuchungen (s. S. 289) kann die zunehmende Muttermunderöffnung und das Tiefertreten des Kindes beobachtet werden.

> M Frequenz der vaginalen Untersuchungen:
> je nach Situation alle 2–4 Stunden.
> Nach einem vorzeitigen Blasensprung sollte in der Eröffnungsperiode wegen der Gefahr einer aufsteigenden Infektion so selten wie möglich untersucht werden!

Literatur zu Kapitel 24 s. S. 367

25 Geburtsleitung und Betreuung der Gebärenden in der Durchtrittsphase (Austreibungsphase)

Ulrike Harder, Frauke Lippens

Da die Bezeichnung **Austreibungsphase** (= Austreibungsperiode) von vielen Frauen als brutal empfunden wird, ersetzen wir sie im Folgenden meist durch den Begriff **Durchtrittsphase** (s. S. 292 Kap. 23.7).

25.1 Erkennen des Geburtsfortschrittes

Ulrike Harder

> **M** Eine erfahrene Hebamme kann schon an **äußeren Zeichen** das Ende der Eröffnungsperiode erkennen:
> - zunehmende Unruhe der Gebärenden
> - häufige Wehen, die als unerträglich empfunden werden
> - starkes Schwitzen, evtl. Erbrechen
> - zunehmendes Druckgefühl auf den Darm.

Das Eintreten des Kopfes ins kleine Becken kann durch äußere Untersuchungen mit dem 4. Leopold-Handgriff diagnostiziert werden (s. S. 176).

Die Retraktion der Zervix kann verfolgt werden, indem die langsam ansteigende Bandl-Furche beobachtet wird (s. S. 271), dies ist nur bei schlanken Frauen möglich.

> **M** Achtung: Ein schnelles Hochsteigen der Bandl-Furche in kurzer Zeit bis auf Nabelhöhe oder darüber ist Zeichen einer drohenden Uterusruptur!

Ein auf Beckenboden stehender Kopf lässt sich von außen mit den Handgriffen nach De Lee und nach Schwarzenbach ertasten (s. S. 290).

Die vaginale Untersuchung ermöglicht einen sicheren Befund der Muttermundsweite und -konsistenz sowie eine Diagnose von Haltung, Einstellung und Höhenstand des kindlichen Kopfes (s. S. 289).

> **M** Frequenz der vaginalen Untersuchung: in der Eröffnungsperiode ca. alle 2–3 Stunden, in der Austreibungsperiode ca. alle 0,5–1 Stunde.

Innere Untersuchungen sind notwendig, um die Weheneffektivität zu überprüfen, einen Mut machenden Geburtsfortschritt festzustellen und die geburtsförderlichste Körperhaltung zu bestimmen. Häufigeres Untersuchen befriedigt zwar die Neugierde aller Beteiligten, ist aber für die Gebärende unangenehm. Es ist nur angezeigt bei einer sehr schnellen Eröffnung, direkt nach dem spontanen Blasensprung, bei plötzlichem Pressdrang sowie bei Haltungs- und Einstellungsanomalien.

25.2 Durchtrittsphase (Austreibungsphase)

Ulrike Harder

Die Durchtrittsphase beginnt mit der vollständigen Eröffnung des Muttermundes. Spätestens jetzt sollte alles zur Geburt vorbereitet sein:
- Die Wärmelampe über dem Wickeltisch ist angeschaltet, darunter liegen angewärmte Handtücher für das Kind.
- Die Reanimationseinheit ist überprüft und funktionsfähig.
- Nabelset (s. S. 781) und sterile Handschuhe liegen griffbereit auf einem Tischchen in unmittelbarer Nähe der Frau.
- In einer Schüssel mit warmem Wasser befinden sich ausreichend Tücher bzw. Vorlagen für eine wärmende Dammkompresse oder um evtl. Stuhl zu beseitigen.

D Definition **M** Merke

25 Geburtsleitung und Betreuung der Gebärenden in der Durchtrittsphase (Austreibungsphase)

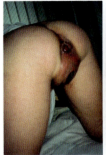 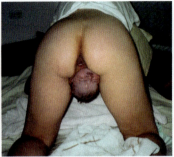 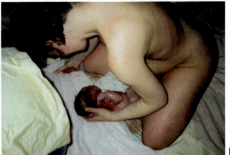

a   b, c

Abb. 25-1 Geburt im Vierfüßlerstand
a Sichtbarwerden des Kopfes, der Beckenboden ist weit vorgewölbt, der Sphincter ani maximal gedehnt.
b Der Kopf ist ganz geboren, jetzt wird die äußere Kopfrotation als Zeichen der inneren Schulterdrehung abgewartet.
c Nach Entwicklung von Schultern und Rumpf hat die Hebamme das Kind zwischen den Beinen der Mutter hindurchgereicht, so dass sie sich zurücksetzen und ihr Kind in Empfang nehmen kann.

- In der Klinik wird die Ärztin informiert, der Ruf zur Geburt erfolgt aber erst in der aktiven Austrittsphase.

Das Kind wird jetzt mit jeder Wehe tiefer in den Geburtskanal geschoben, bis der vorangehende Teil den Beckenboden erreicht hat. Der so stärker werdende Druck auf spinale Nervenbahnen bewirkt dann bei der Gebärenden den **reflektorischen Drang zur Bauchpresse**.

M Gibt die Frau bei einer Wehe Pressdrang an, wird sie vaginal untersucht, um die Einstellung und den Höhenstand des kindlichen Kopfes festzustellen.

Solange die Pfeilnaht schräg steht, wird abgewartet und die Drehung des Kopfes durch günstige Gebärpositionen unterstützt, wie tiefe Hocke, Knie-Ellenbogen-Lage, Stehen am Seil oder Seitenlagerung auf der Seite der kleinen Fontanelle. Hierbei ist darauf zu achten, dass die gewählte Gebärposition der Frau auch ein Ausruhen in der Wehenpause ermöglicht (Abstützen des Kopfes durch Kissen oder Partner etc.). Die Gebärende braucht in dieser Phase viel Zuspruch und Anleitung zum Veratmen der Wehen, z. B. „Lokomotiv-Atmung" (nach kurzem tiefen Einatmen folgen mehrere kurze Ausatemschübe).

Empfindet die Frau das Mitdrücken als große Erleichterung, kann sie auf dem Wehenhöhepunkt mit offener Glottis (Stimmritze) leicht mitschieben, d. h. mitdrücken, ohne die Luft anzuhalten. Voraussetzung: die kindliche Herzfrequenz bleibt dabei normokard.

M **Beginn der aktiven Durchtrittsphase (Austrittsphase):**
- bei Mehrgebärenden, wenn der Kopf auf Beckenboden steht
- bei Erstgebärenden, wenn der Kopf auch außerhalb der Wehe in der Vulva sichtbar bleibt.

Die Frau schiebt jetzt ihr Kind bei jeder Wehe mit aktiver Bauchpresse aus der Vagina. Viele Frauen machen dies reflektorisch während der Ausatemphase, oft von Stöhnen, Knurren oder Schreien begleitet. Andere können besser schieben, wenn sie dabei die Luft anhalten und benötigen zum Mitdrücken die Anleitung der Hebamme. Die Bilderfolge in Abb. 25-1 zeigt die Geburt eines Kindes in Knie-Ellenbogen-Lage (Vierfüßlerstand).

Während der aktiven Presswehen wird die uterine Blutzirkulation vermindert, und oft verlangsamt sich die kindliche Herzfrequenz. Dieses **Absinken der FHF in der Wehe** kann toleriert werden, wenn die Basalfrequenz in der Wehenpause wieder erreicht wird. Geschieht dies nicht, sollte die Frau 1–2 Wehen veratmen, die Position wechseln und nur leicht mitschieben, damit sich das Kind etwas erholen kann. Die Herzfrequenz wird in der aktiven Austrittsphase nach jeder Wehe auskultiert oder konstant mit dem CTG überwacht.

Schieben oder Pressen?

Während ältere Studien zu dem Ergebnis kommen, dass die Dauer der AP durch die Art des Mitschiebens (selbst bestimmt oder aktiv angeleitet) nicht signifikant beeinflusst wird, zeigen neuere randomisiertkontrollierte Studien, dass Frauen mit spontanem, selbst regulierendem Mitschieben eine kürzere Durchtrittsphase haben als Frauen, die zu einem aktiven, forcierten Pressen angeleitet werden. Yildrim und Beji (2008) beobachteten eine Dauer der AP von 40,8 min. (selbstbestimmt) versus 50,1 min. (mit Valsalva-Manöver), Bloom et al. (2006) berichten von 46,3 min. versus 59,1 min.

Spontanes Schieben

Es ist sinnvoll, der Frau zu sagen, sie solle nach eigenem Empfinden das Kind mit der Kraft ihrer Bauch- und Rückenmuskeln herausschieben und dabei dem Drang zum Mitdrücken spontan nachgeben. Sie kann einfach dem eigenen Atemrhythmus folgen. Nur wenn dieses Mitdrücken über mehrere Wehen uneffektiv bleibt, empfehlen wir ihr auszuprobieren, mit Luftanhalten mitzudrücken oder in der Ausatemphase zu schieben.

- **Vertikale und halbvertikalen Gebärpositionen** sind hilfreich beim Herausschieben des Kindes, da die Schwerkraft mithilft.
- **Punctum fixum:** Wenn sich die Frau mit den Händen gut abstützen oder an einem Seil bzw. ihrem Partner ziehen kann, stabilisiert sich ihr Oberkörper, der Beckenbereich wird entlastet und mobiler und ihr Beckenboden lockert sich.
- **Bewusster Fußdruck** zum Boden erleichtert der Frau das Mitschieben enorm, da sie an Kraft gewinnt und sich ihr übriger Körper lockert (s. S. 324, Abb. 25-7 bis Abb. 25-11).

Bei einer Gebärposition in Rückenlage mit Händen in den Kniekehlen und Füßen in der Luft fehlen all diese Hilfsmöglichkeiten, das Mitdrücken fällt dann ausgesprochen schwer!

Angeleitetes Pressen

Die Gebärende wird aufgefordert, nach einer tiefen Einatmung bei geschlossenen Atemwegen (geschlossener Glottis) ihre Bauchmuskeln so lange es geht maximal zum Pressen anzuspannen, dann atmet sie rasch aus, um erneut tief einzuatmen und weiter zu pressen. Durch die tiefe Einatmung und das Luftanhalten entsteht ein starker Druck im Thorax- und Bauchraum, welcher die Geburt fördern soll. Diese Art des Mitpressens wird auch **Valsalva-Manöver** genannt, nach dem italienischen Anatomen Antonio Maria Valsalva (1666–1723), der das Manöver z. B. zur Diagnostik (Überprüfung des Trommelfelles) oder als Maßnahme bei Herzrasen (Reduzierung der Schlagzahl durch Blutdruckabfall) empfahl. Heute wird das Valsalva-Manöver z. B. zur Ultraschall-

untersuchung der Beinvenen empfohlen, da es diese erweitert, den Blutfluss reduziert bis unterbricht und so die Venen besser darstellbar macht.

> M **Nachteile des Valsalva-Manövers (Powerpressen) bei der Geburt**: Durch den stark erhöhten intrathorakalen und intraabdominalen Druck wird der venöse Rückstrom aus Kopf und Extremitäten behindert, es kommt zu einer Abnahme des Schlagvolumens im rechten Ventrikel und einer Zunahme des Druckes in den peripheren Venen. Dieses verursacht eine kurzfristige Erhöhung des Schlagvolumens im linken Ventrikel und damit eine Erhöhung des arteriellen Blutdruckes, welcher jedoch bald wegen des unzureichenden venösen Blutflusses zum Herzen deutlich absinkt. Je länger eine Gebärende auf diese Art presst, umso mehr wird der arterielle Blutdruck abfallen. Die Abnahme des arteriellen Blutdruckes bewirkt dann bei jedem Pressmanöver eine verminderte Blutzufuhr zur Plazenta und somit eine mögliche Minderversorgung des Kindes sowie dessen Herzfrequenzabfall. Der verminderte arterielle Blutdruck hat außerdem eine hemmende Wirkung auf die Rezeptoren am Beckenboden, dadurch verspürt die Gebärende weniger Druck und das Pressen wird noch anstrengender, was die Frau erschöpft und kraftlos macht (Heller 2004).

Geduld in dieser letzten Geburtsphase schont die Kräfte von Mutter und Kind. Wird lange genug abgewartet, kann die Mutter ihr Kind mit wenigen aktiv unterstützten Austreibungswehen gebären.

25.3 Dammschutz und Entwicklung des Kindes
Ulrike Harder

Ob der im Folgenden beschriebene „klassische Dammschutz" bei jeder Geburt notwendig ist, wird heute unter Hebammen kontrovers diskutiert. Diese für horizontale Gebärhaltungen konzipierte Dammschutztechnik ist für Geburten in Rücken- und Seitenlage gut geeignet, bei vertikalen (aufrechten) Gebärpositionen lässt sie sich weniger gut anwenden. Einige Hebammen legen bei einer Geburt im Vierfüßlerstand, auf dem Hocker und im Stehen keine Dammhand auf und unterstützen nur mit der Kopfhand die Beugung des Kopfes. Andere Hebammen legen nur die Dammhand auf (z. B. mit einer warmen Kompresse, um den Damm elastischer zu machen) und setzen erst bei einem zu schnellen Kopfaustritt ihre bremsende Kopfhand ein (s. S. 298 Hockergeburt). Bei Wassergeburten (s. S. 329) werden in der Regel keine Dammschutzhände benötigt (Thöni 2002).

> **M** Der Dammschutz wird beim Austreten des Kopfes begonnen und hat folgende Aufgaben:
> - **Langsamer Kopfaustritt** im Verlauf mehrerer Wehen, damit das Dammgewebe Zeit hat, sich zu dehnen und um eine zu schnelle Dekompression des Kopfes (evtl. Gefahr intrakranialer Blutungen) zu vermeiden.
> - **Austritt des Kopfes mit seinem kleinsten Umfang**, bei der vorderen Hinterhauptshaltung ist dies das Planum suboccipito-bregmaticum.
> - **Vermeidung einer Rissverletzung** an Damm, Scheide oder Labien.

Dies wird durch gute Zusammenarbeit mit der Gebärenden (Mitdrückenlassen nach Gefühl, kein anfeuerndes „Power-Pressen" zum Kopfaustritt) und durch ein gutes Zusammenspiel der rechten und linken Hebammenhand beim Dammschutz erreicht (Abb. 25-2).

Aufgaben der linken Hand (Kopfhand):

Sie liegt auf dem bereits geborenen Kopfteil und bremst bei zu starkem Mitdrücken der Frau durch Gegendruck den Kopfaustritt. Dabei wird evtl. mit den vorne aufliegenden Fingern das Vorderhaupt zurückgehalten bzw. mit der Handfläche das Hinterhaupt leicht dammwärts gedrückt, bis es ganz unter der Symphyse hervor geboren ist. Die **Sinnhaftigkeit dieses Beugedruckes** auf den austretenden Kopf ist unklar. Da seine Austrittsbewegung eine reine Streckbewegung darstellt, kann nicht davon ausgegangen werden, dass eine weitere Unterstützung der Beugehaltung in der Phase des Kopfaustrittes von Nutzen ist. Das weitere Anbeugen des Kopfes kann sogar die Kopfgeburt (Deflektion) behindern. Es gibt keine Evidenzen dafür, dass durch Beugedruck Rissverletzungen vermieden werden.

Sobald ein mehr als handtellergroßer Teil des Hinterhauptes in der Vulva sichtbar stehen bleibt, kann sich die Nackenhaargrenze am Symphysenunterrand anstemmen und der Kopf deflektiert (streckt) sich, ganz langsam werden erst Stirn, dann Gesicht und Kinn über den Damm geboren. Damit die Hebamme mit ihrer am Kopf aufliegenden Hand keinen starken Gegendruck leisten muss, sollte sie die Frau in dieser Phase nur noch wenig bzw. gar nicht mehr mitdrücken lassen, sondern zum schnellen Atmen (ggf. Hecheln) anleiten.

Aufgaben der rechten Hand (Dammhand):

Sie liegt mit abgespreiztem Daumen flach am Damm und stützt so das Dammgewebe von außen (Abb. 25-2). Dabei wird der Anus von einem sterilen Tuch abgedeckt, um die Hand vor abgehendem Stuhl zu schützen. Wenn das Tuch den oberen Rand des Dammgewebes nicht bedeckt, kann dieses beim Kopfaustritt beobachtet werden. Dies war früher ganz wichtig, da ein Weißwerden des Dammes die Indikation zur Episiotomie darstellte.

Die Dammhand kann versuchen, die Stirn so lange durch Gegendruck zurückzuhalten, bis das Hinterhaupt ganz unter dem Schambogen hervor geboren ist, dann wird der Druck gelockert. Auch die Sinnhaftigkeit dieser Technik ist unklar (s. Beugedruck). Deshalb führen etliche Hebammen keinen Druck mehr auf den Damm aus, sondern stützen ihn nur mit einer warmen Kompresse.

Warme Kompressen scheinen nur einen kleinen protektiven Einfluss bezüglich Rissverletzungen zu haben (Albers et al. 2005, Dahlen 2007), sie wirken aber gut gegen Schmerzen, 80% der Gebärenden empfanden eine schmerzlindernde Wirkung in der AP (Dahlen et al. 2009).

Abwarten der äußeren Rotation

Ist der Kopf geboren, wird auf die nächste Wehe gewartet (ca. 1–2 Minuten), die Wehe dreht die querstehenden Schultern gerade in den Levatorspalt, das Kind schaut zu einem Oberschenkel der Mutter. In dieser Phase tritt oft Schleim und Fruchtwasser aus Mund und Nase des Kindes, da die Enge im Geburtskanal die oberen Luftwege komprimiert. Während die Hebamme die äußere Drehung des Kopfes abwartet, kann sie dem Kind mit sterilen Tupfern das Sekret vom Mund, Nase und Augen wischen.

Entwicklung der Schultern

Bei Rückenlage der Frau

Vordere Schulter: Die Hebamme legt beide Hände flach an die Seiten des kindlichen Kopfes (linke Hand vorne, rechte Hand hinten) und leitet diesen leicht dammwärts, bis die vordere Schulter unter dem Schambogen erscheint.

Dammschutz und Entwicklung des Kindes 25

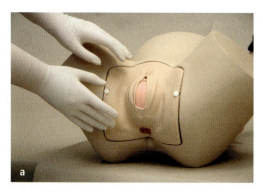
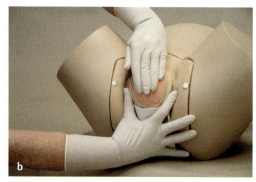
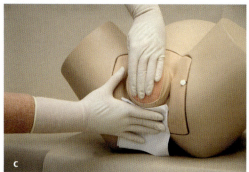
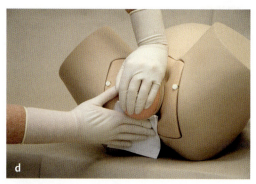
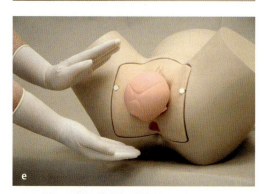
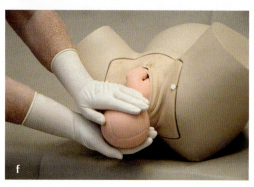
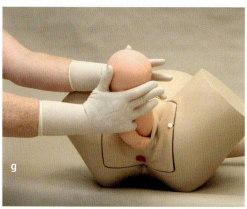

Abb. 25-2 Dammschutz und Entwicklung des Kindes aus I. Hinterhauptshaltung
a Bereithalten, wenn der Kopf sichtbar wird
b mit der Dammhand den Kopf stützend umfassen
c oder Dammhand flach auflegen.
d Langsame Geburt des Gesichtes bei mäßigem Druck der Kopfhand
e Abwarten der äußeren Rotation
f Kopf kreuzbeinwärts leiten, bis die vordere Achsel sichtbar ist
g Kopf symphysenwärts bewegen, bis das Kind in Richtung Bauch der Mutter geboren ist. Zum Herausheben des Kindes werden hier die kleinen Finger von hinten unter den Achseln eingehakt (Abb. 25-4 zeigt das Einhaken bei II SL)

25 Geburtsleitung und Betreuung der Gebärenden in der Durchtrittsphase (Austreibungsphase)

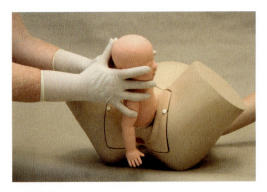

Abb. 25-3 Um die Zugkraft am Hals zu vermindern, können die Schultern auch mit den Händen umfasst werden.

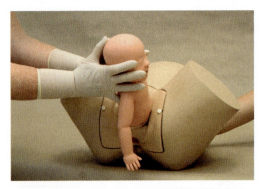

Abb. 25-4 Rumpfentwicklung bei II. Schädellage mit Einhaken der kleinen Finger unter den Achseln.

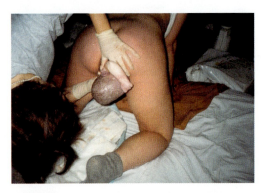

Abb. 25-5 Im Vierfüßlerstand werden hintere Schulter und Arm oft zuerst geboren, da die Kreuzbeinhöhle mehr Platz bietet.

Hintere Schulter: Sobald die vordere Achselfalte sichtbar ist, hebt sie den Kopf steil symphysenwärts an. So kann die hintere Schulter über den Damm gleiten, ohne ihn stark zu belasten.

Bei Seitenlage und Vierfüßlerstand

Bei diesen Gebärpositionen entsteht kein Außendruck vom Bett auf die Kreuzbeinhöhle. Weil dadurch nach hinten mehr Platz ist, wird oft die hintere Schulter vor der vorderen geboren (Abb. 25-5). Manchmal kommen auch beide Schultern gleichzeitig.

> **M** Die Schulterentwicklung braucht nicht starr nach dem Schema „erst vordere, dann hintere" zu erfolgen, denn selbst **ohne** Unterstützung (hands off) zeigten sich in drei Studien keine vermehrten Dammverletzungen bei den Spontanentwicklungen im Vergleich zu den unterstützten (hands on) Schultergeburten (Meyerhofer et al. 2002, McCandlish et al. 1998, de Souza Caroci da Costa 2006).

Beschleunigung der Schultergeburt

Lässt die äußere Drehung des Kopfes lange auf sich warten oder muss das Kind wegen drohender Asphyxie schnell geboren werden, kann die Hebamme evtl. durch ein leichtes Leiten des Kopfes dammwärts die Schultern tiefer ins Becken bringen, damit sich die quer stehende Schulter auf dem Levatorspalt rascher in den geraden Durchmesser drehen kann. CAVE: Dieses Manöver ist bei Schulterdystokie (hoher Schultergeradstand) kontraindiziert! Die Drehung kann mit dem Druck-Dreh-Handgriff unterstützt werden (s. S. 437).

> **M** Achtung: Eine Beschleunigung der Schultergeburt ist nur selten notwendig und erhöht das Risiko einer Schulterdystokie (s. S. 426 ff)!

Entwicklung des Rumpfes

Das ganze Kind wird durch eine etwas flachere Weiterführung dieser Bewegung in Führungslinie herausgehoben (daher der Name Heb-Amme). Das Baby wird dabei entweder nur am Kopf gehalten oder zur Vermeidung von starker Zugkraft am Hals zusätzlich an den Schultern umfasst (Abb. 25-3) oder unter den Achseln eingehakt (Abb. 25-4).

> **M Achtung:** Ein Einhaken in die Axillarfalte darf nur vom Rücken her erfolgen! Werden die Finger von der Brustseite her eingehakt, wäre der Druck vorn auf den Plexus brachialis (Armnervengeflecht) zu groß. Eine Armplexuslähmung könnte die Folge sein.

Sonderfall: Nabelschnurumschlingung

Aufgrund von Kindsbewegungen können im Verlauf der Schwangerschaft Nabelschnurumschlingungen (NSU) um den Leib, um Arme und Beine und um den Hals des Kindes entstehen. Ultraschalluntersuchungen zeigten bei bis zu einem Drittel aller Kinder Nabelschnurumschlingungen. Diese verursachen 12–40 % aller pathologischen CTG-Veränderungen (meist variable Dezelerationen), sie können bei eingeschränkter fetaler Kompensationsreserve eine Geburtsazidose zur Folge haben (Funk et al. 1995, Herbst et al. 1997).

> **M Eine Nabelschnur um den Hals des Kindes** stellt zunächst keine Bedrohung dar, denn während der Wehen ist sie zwischen Hals und Rumpf relativ gut vor Kompressionen geschützt.

Die Angst mancher Eltern, das Kind könne daran ersticken, ist unbegründet: Das Kind atmet nicht im Uterus, und wer nicht atmet, kann auch nicht von der Nabelschnur erdrosselt werden. Nur wenn die Nabelschnur eng um den Hals des Kindes liegt und keine ausreichende Restlänge hat, kann sie das Tiefertreten des Körpers behindern. Darum ist es sinnvoll, nach der Geburt des Kopfes den kindlichen Hals unterhalb der mütterlichen Symphyse zu inspizieren. Findet sich eine Nabelschnur um den Hals, gibt es verschiedene Möglichkeiten:
- Wenn die Nabelschnur ausreichend lang ist, kann das Kind ganz normal geboren und die Nabelschnur nach dem Ablegen des Kindes abgewickelt werden.
- Liegt die Nabelschnur nicht so fest um den Hals, kann die Hebamme sie lockern und bei der Rumpfentwicklung über die Schultern des Kindes streifen.
- Gelingt dies nicht, leitet die Hebamme den Kopf während der Rumpfentwicklung dicht um die Symphyse herum (nicht in Führungslinie von der Mutter weg) und legt ihn nach vollendeter Geburt direkt vor den Scheideneingang, um die straffe Nabelschnur abzuwickeln.

- Ganz selten ist die Restnabelschnur so kurz, dass Schulter und Rumpf nicht geboren werden können. Dann muss sofort abgenabelt werden.

Sofortabnabelung

> **M** Das Durchtrennen der Nabelschnur vor der Schultergeburt ist sehr behutsam auszuführen, da versehentlich kindliche oder mütterliche Haut eingeklemmt und verletzt werden kann.

- Die Frau sollte versuchen ruhig zu atmen und nicht mitdrücken.
- Die Hebamme schiebt unterhalb der Symphyse von oben her zwei Finger ihrer linken Hand unter die Nabelschnur und setzt zwischen ihren Fingern zwei Kocherklemmen im Abstand von ca. 1 cm.
- Während sie die Nabelschnur durchschneidet, belässt sie die Finger am kindlichen Hals und wölbt ihre Handfläche etwas über die Schnittstelle, um die Anwesenden vor Blutspritzern aus der prallen Nabelschnur zu schützen.
- Dann nimmt sie rasch in jede Hand eine Klemme und wickelt die Nabelschnur ab, so dass das Kind geboren werden kann, ohne sich an den Klemmen zu verletzen.

25.4 Geburt in unterschiedlichen Gebärpositionen

Frauke Lippens

Vorteile unterschiedlicher Positionen

Ähnlich wie in der Eröffnungsphase können verschiedene Geburtspositionen in der Durchtrittsphase (AP) wichtige Hilfsfunktionen erfüllen:
- Bei **Bewegungsfreiheit** und freier Wahl der Haltung wird die Frau eine Position wählen, die ihr am ehesten den Umgang mit den Wehen erleichtert. Sie kann sich besser entspannen und den Geburtsprozess unterstützen. Die Entscheidungsfreiheit der Frau trägt zu einem **positiven Geburtserleben** bei, auch wenn die Gebärende ihre Position erst nach Anregung und Unterstützung durch die Hebamme gefunden hat.
- Die **Atmung** der Frau und damit die O_2-Versorgung des Kindes ist in einer aufrechten Haltung und meist auch im Vierfüßlerstand besser. Das Vena-cava-Kompressionssyndrom droht hierbei nicht.
- Eine **aufrechte Körperhaltung** unterstützt das Tiefertreten des Kopfes und verbessert zumeist

25 Geburtsleitung und Betreuung der Gebärenden in der Durchtrittsphase (Austreibungsphase)

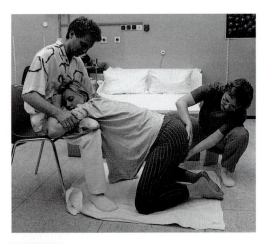

Abb. 25-6 Vierfüßlerstand: Auch die Hebamme kann es sich auf einem Gebärhocker bequem machen.

die Empfindung, in welche Richtung geschoben werden soll. Effektives Drücken fällt leichter. Dreimaliges, langanhaltendes Pressen in jeder Wehe nach energischen Kommandos kann vermieden werden, zumal dieses „Power-Pressen" oft Mutter und Kind belastet und der Kopf letztlich zu schnell austritt. Insgesamt verkürzt sich die Austreibungsphase, eine Episiotomie wird seltener notwendig.
- Die starke **Belastung des Dammes** bei der Geburt in Rückenlage wird in aufrechten Haltungen und besonders im Vierfüßlerstand vermieden. Hat die Frau Bewegungsfreiheit auch am Ende der Durchtrittsphase, so wählt sie oft intuitiv die für sie günstigste Haltung; diese muss nicht unbedingt symmetrisch sein!
- Auch bei **vaginalen Beckenendlagengeburten** sind die Vorteile der aufrechten Gebärhaltung nutzbar; zu diesem Zweck kann ein geeigneter Hocker (mit Kufen) auf das abgesenkte Fußteil des als Querbett vorbereiteten Entbindungsbettes gestellt werden.
- Gerade bei **schwierigen Geburtsverläufen** lässt sich durch den Wechsel zwischen verschiedenen Gebärhaltungen die Quote operativer Entbindungen senken bzw. die Voraussetzung für eine vaginal operative Entbindung schaffen. Dabei müssen mindestens 4, besser 6 Wehen in jeder Position verbracht werden, weil das Kind sonst nicht auf die neuen Gegebenheiten reagieren kann.
- Bei einer **Periduralanästhesie** (PDA) sollte der Geburt auf einem Gebärhocker der Vorzug gegeben werden, um das Mitarbeiten zu erleichtern und eine aktive Geburt zu ermöglichen.
- Wird ein **sehr großes Kind erwartet**, empfiehlt sich eine Geburt im Vierfüßlerstand, da in dieser Haltung eine Schulterdystokie weniger wahrscheinlich ist.

Geburt im Vierfüßlerstand

Hier geht es mehr um einen Labien- als um einen Dammschutz, da diese Position den Damm minimal belastet.

Die Frau kniet auf einer weichen Unterlage; die Knie sind so weit geöffnet, wie es angenehm ist. Kopf und Unterarme werden auf Kissen, einen Pezzi-Ball, einen Stuhl oder das hochgestellte Kopfteil des Entbindungsbettes gestützt. Es ist vorteilhaft, den Oberkörper höher als das Becken zu lagern. Ist die Stützauflage stabil, kann die Frau auch eine Hand lösen und so das Köpfchen in die eigene Hand gebären. Stützt sich die Frau auf die eigenen Hände, kann sie einer Ermüdung vorbeugen, indem sie sich in den Wehenpausen in den Fersensitz oder Kniestand begibt. So wird zudem das Tiefertreten des Kopfes unterstützt.

Der Partner befindet sich links neben der Frau, so dass die Hebamme Blickkontakt zu ihm hat. Da der Blickkontakt zwischen Frau und Hebamme reduziert ist, kommt dem Partner eine wichtige Mittlerfunktion zu.

Variante: Der Partner sitzt auf einem Stuhl, die Frau kniet vor ihm, legt den Kopf in seinen Schoß und hält sich an ihm fest (Abb. 25-6).

Die Hebamme befindet sich an der rechten Seite der Frau, um in der ihr geläufigen Aufgabenverteilung der Hände agieren zu können.

Hierbei kann die **linke Hand** den Kopf sanft in Richtung Damm stützen, um eine zu starke Belastung von Labien und Klitoris zu vermeiden. Sollte die Frau sehr starke Schmerzen in diesem Bereich angeben, so kann eine kleine mediane Episiotomie Verletzungen im Labien-/Klitorisbereich verhindern.
- Die **rechte Hand** hat vor allem die Aufgabe, das Gesicht vor etwaigen Verunreinigungen zu schützen und bei Bedarf nach der Geburt des Kopfes Fruchtwasser und Schleim von Mund und Nase zu entfernen, da in dieser Position die Fließrichtung weniger günstig ist.
- Bei der **Entwicklung der Schultern** ist zu beachten, dass sich die vordere Schulter jetzt

unten, die hintere Schulter oben befindet (s. Abb. 25-5).
- Nachdem die Schultern geboren sind, wird das Kind weiter in Richtung Führungslinie, also **zum Bauch der Frau hin entwickelt**. Es wird entweder auf ein warmes, saugfähiges Tuch gelegt oder der Frau bzw. dem Partner durch die Beine der Frau gereicht. Dabei wird das Kind mit dem Gesicht nach unten gehalten, damit es nicht etwa nachlaufendes Fruchtwasser oder Blut in die Atemwege bekommt.
- Die Hebamme hilft der Frau in eine angenehme Position zur **Begrüßung des Kindes**; eine Mehrgebärende geht oft spontan in den Fersensitz (s. Fotos Abb. 25-1), eine evtl. erschöpfte Erstgebärende zieht meist die Seitenlage vor.

Geburt im Stehen

Die Frau steht meist vornübergebeugt und aufgestützt, z. B. vor der Kindereinheit (Abb. 25-7).

Die Hebamme steht seitlich hinter der Frau.
- Der Dammschutz erfolgt analog zur Geburt im Vierfüßlerstand.

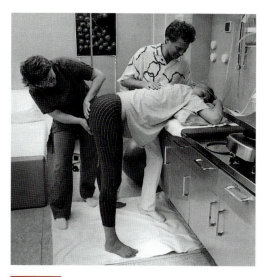

Abb. 25-7 Stehender Vierfüßler. Ideal für Mehrgebärende, die „bis zuletzt" laufen wollen.

> M Wichtig ist, dass die Frau nicht extra zum Pressen aufgefordert wird, damit der Kopf langsam durchtreten kann; denn dieser kommt meist erstaunlich schnell.

Ist der Kopf geboren, legt die Hebamme Daumen und Zeigefinger beider Hände sanft um den Hals des Kindes, um es sicher zu halten. Die anderen Finger stützen Schultern und Brustkorb, die meist mühelos herausgleiten. Hebammen, die noch wenig Erfahrung mit dieser Geburtsstellung haben, sollten sich nicht scheuen, die Ärztin um Unterstützung beim Halten des Kindes zu bitten.
- Dann legt sich die Hebamme das Kind mit der Bauchseite sicher auf den Unterarm (ein Bein auf jeder Seite des Armes), so dass Fruchtwasser und Schleim gut ablaufen können.
- Nachdem sie der Frau oder dem Partner das Kind durch die Beine der Frau hindurch gereicht hat, kann sich die Frau auf einen hinter ihr bereitstehenden Stuhl oder Hocker setzen und dann ihr Kind in Empfang nehmen. Zur Plazentageburt sollte sie ggf. wieder aufstehen.

Variante: Steht die Frau ganz aufrecht, so wird sie von hinten gestützt (s. Abb. 25-10) oder hält sich selbst an einem Seil (s. Abb. 24-6) fest. Die Entbindung erfolgt dann analog zur Geburt in abgestützter Hocke.

Geburt auf dem Gebärhocker

Die Frau sitzt leicht zurückgelehnt mit geöffneten Oberschenkeln, die Füße in gutem Bodenkontakt, dabei werden eher die Außenkanten der Füße belastet. Sie kann während der Wehe mit den Händen an einem Seil ziehen (Abb. 25-8) oder sich an ihrem Partner festhalten (Abb. 25-9).

Der Partner sitzt etwas erhöht oder steht hinter der Frau, so dass je nach Bedarf die Frau sich an ihn lehnen, an ihm festhalten oder sich von ihm halten lassen kann.

Die Hebamme sitzt seitlich oder frontal vor der Frau auf einem Kissen oder Hocker, sie braucht sich erst vorzubeugen, wenn der Kopf austritt.

> M Jetzt ist es wichtig, dass der Kopf möglichst langsam, ohne forciertes Pressen und ohne Episiotomie geboren wird, da diese Gebärhaltung den Austritt des Kopfes beschleunigt und der Damm evtl. nicht genügend Zeit zur Dehnung hat.

Die Anfängerin kann von dem Tempo der Geburt überrascht werden! Durch das rasche Tiefertreten des Kopfes in den ersten Wehen auf dem Hocker kommt es häufiger zu fetalen Herzfrequenz-Abfäl-

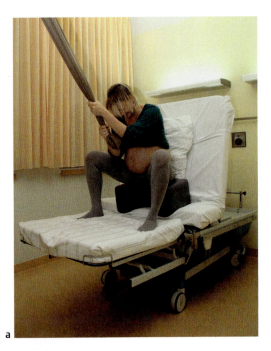 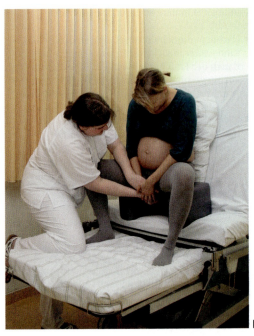

Abb. 25-8 Hockergeburt auf einem Gebärkissen im Entbindungsbett ohne Partner. Die Rückenlehne ist steil aufgerichtet, der Rücken der Frau mit einem Kissen abgestützt, die Hebamme hat eine angenehme Arbeitshöhe.
a In der Wehe stabilisiert die Frau ihren Oberkörper durch Ziehen an einem Seil, dadurch kann sie effektiver mitschieben.
b Bei einer Hockergeburt kann die Frau den kindlichen Kopf in die eigenen Hände gebären.

len. Darum ist es wichtig, auf eine **gute Atmung** zu achten und auf **aktives Mitschieben** zu verzichten.
- Wird doch eine **Episiotomie** benötigt und ausgeführt, sollte in der nächsten Wehe nicht gepresst, sondern abgewartet werden, was die Wehe selbst schafft, um ein Weiterreißen zu vermeiden.
- Sitzt die Frau relativ steil, ist es völlig ausreichend, nur mit einer Hand den Kopf zu stützen und die Flexion zu erhalten. Besonders dann sollte das Kind aber nur mit der Eigenkraft der Wehen geboren bzw. hinausgeatmet werden. Bei einer Geburt auf dem Gebärhocker kann die Frau das Kind nach der Schultergeburt sogar selbst entwickeln (s. S. 297).
- Das Kind wird auf weiche, warme Tücher gelegt, so dass die Eltern es betrachten können; die Frau bestimmt selbst den Moment des Hochnehmens des Kindes. Natürlich kann ihr das Kind auch direkt gegeben werden.
- Die **Plazentageburt** kann auf dem Hocker abgewartet werden. Die Lösungsblutung erscheint oft „verstärkt", da sie gut sichtbar ist und nicht im Kreißbett versickert.

Geburt in abgestützter Hocke

> **M** **Diese Position forciert die Geburt maximal** und sollte bei einer protrahierten Endphase der Geburt, bei pathologischer Herzfrequenz oder bei Beckenendlage vorgeschlagen werden.

Der Partner steht mit dem Rücken an der Wand, die Knie sind leicht gebeugt. Er fasst unter den Achseln seiner Frau durch, ballt die Fäuste und bietet die aufgerichteten Daumen zum Festhalten an (Abb. 25-10). Der Partner sollte die Hände nicht vor der Brust der Frau falten, da er deren Atmung behindern oder die Brüste quetschen könnte. Wichtig ist auch, dass der Partner nicht den Rücken krümmt, sondern eher in den Knien nachgibt.

Geburt in unterschiedlichen Gebärpositionen 25

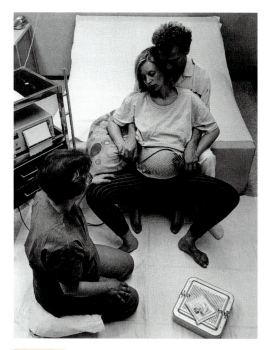

Abb. 25-9 Hockergeburt. Der Partner sitzt hinter der Frau, aktive Geburt in Geborgenheit.

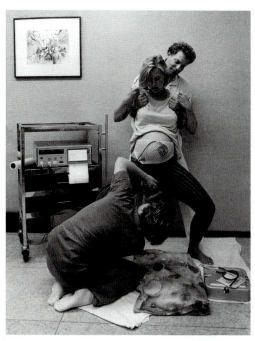

Abb. 25-10 Hohe abgestützte Hocke. Beschleunigt die Geburt maximal, z. B. bei verlangsamten Herztönen.

Nach der Wehe hilft er der Frau wieder in den Stand hoch. Sollte er sie nicht mehr halten können, so lässt er sich mit dem Rücken langsam an der Wand zu Boden rutschen; beide kommen dann in die Position zweier Schlittenfahrer.

Die Frau fasst mit Beginn der Wehe die Daumen des Partners und lässt sich mit geöffneten Knien abwärts sinken; die Füße bleiben dabei in gutem Bodenkontakt (Belastung mehr auf den Sohlenaußenkanten).

Die Hebamme verfährt wie bei einer Geburt auf dem Hocker. Gegebenenfalls hilft sie dem Paar in den Wehenpausen beim Hochkommen in den Stand. Lässt der Mann sich und seine Frau zu Boden rutschen, so stützt die Hebamme das Gesäß der Frau und zieht es etwas zu sich heran.

Eine abgestützte Hocke kann in allen Abstufungen zwischen Fast-Stehen und Fast-Sitzen eingenommen werden. Für Letzteres sitzt der Partner auf einem Stuhl oder auf dem erhöhten Kopfteil des Kreißbettes (Abb. 25-12).

Geburt in Seitenlage

Die Frau kann frei wählen, auf welcher Seite sie liegt. Es ist darauf zu achten, dass sie sich weit öffnet und nicht das Bein in Richtung Kopf zieht (Abb. 25-14).

Der Partner stützt den Kopf der Frau oder das obere Knie und den Oberschenkel.

Die Hebamme kann nun von der Bauchseite der Frau aus mit der rechten Hand den Damm halten und mit der linken Hand den Durchtritt des Kopfes regulieren.

- Hat die Frau eine **PDA** und kann ihr Bein nicht selbst halten, so legt die Hebamme sich das obere Bein der Frau auf die Schulter oder auf den entsprechend eingestellten Beinhalter des Entbindungsbettes.

- Der **Dammschutz** kann ebenso von der Rückenseite der Frau her ausgeübt werden (Abb. 25-14). Ob dabei ein Wechsel der „Kopfhand" – jetzt rechts – und der „Dammhand" – jetzt links – erforderlich wird, hängt davon ab, wie die Heb-

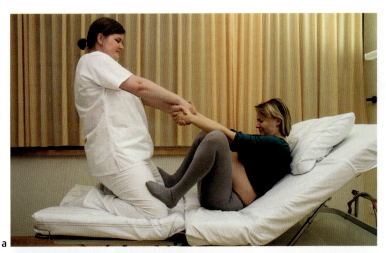

Abb. 25-11
a Partner oder Hebamme bieten der Frau in der Wehe mit überkreuzten Armen Halt an, dabei müssen sie sich gut zurücklehnen, um nicht auf den Bauch der Frau gezogen zu werden (statt der Hände ist es günstiger, die Handgelenke zu umfassen).
b In der Wehenpause leichtes Ausstreichen der Beine zum Entspannen und Kraftsammeln.

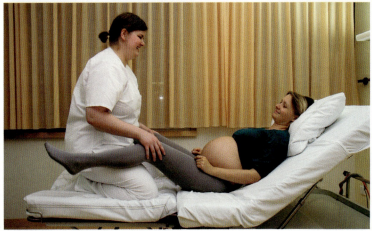

Abb. 25-12 Tiefe abgestützte Hocke auf dem Gebärbett. Wird ein Spiegel benutzt, können beide die Geburt des Kopfes verfolgen.

25 Geburt in unterschiedlichen Gebärpositionen

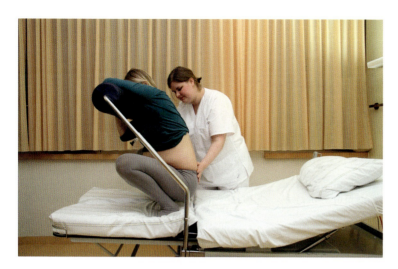

Abb. 25-13 Tiefe Hocke am Haltebügel des Gebärbettes während der aktiven Presswehe. In der Wehenpause ist ein schneller Wechsel zum entspannten Liegen möglich.

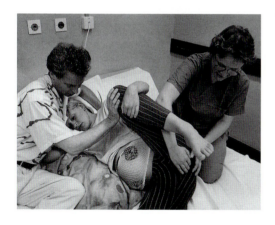

Abb. 25-14 Seitenlage, die Hebamme befindet sich hinter der Frau, sie kann das Kind aber ebenso gut von der Bauchseite her in Empfang nehmen.

amme ihre Position wählt, entweder mit Blickrichtung zum Kopf oder zu den Füßen der Frau.
- Bei der **Entwicklung der Schultern** orientiert frau sich am „vorn" und „hinten" der Frau und nicht am „oben" und „unten" des Raumes.

Literatur zu Kapitel 25 s. S. 367

26 Wassergeburt

Ulrike Harder

Häufige Fragen und Befürchtungen

Kaum eine Entbindungsart hat die Gemüter so stark erregt wie die Geburt im Wasser. Als in den 80er Jahren vermehrt Erfahrungsberichte von so genannten „Unterwassergeburten" veröffentlicht wurden, begann eine lebhafte Diskussion zwischen Eltern, Hebammen und Geburtshelfern. Viele Ärzte und Hebammen befürworteten zwar das Entspannungsbad in der frühen Eröffnungsperiode, lehnten aber die Entbindung im Wasser rigoros ab, da sie Folgendes befürchteten:

- **Das Kind wird Wasser aspirieren und ertrinken.**
  – Heute wissen wir, dass die Kinder durch den Diving-Reflex (s. u.) davor geschützt sind, unter Wasser einzuatmen.
- Die Mutter wird über das Badewasser eine **aufsteigende Infektion** bekommen, da keine hygienischen Verhältnisse herrschen. – Bis heute fand sich in keiner der Wassergeburten-Studien eine erhöhte Infektionsrate bei Mutter oder Kind, vorausgesetzt, Wassereinlauf, Wanne und Wasserablauf wurden regelmäßig gereinigt und desinfiziert.
- Über die Wanne gebeugt können **weder Dammschutz noch Episiotomie** sachgerecht ausgeführt werden. – Der „klassische Dammschutz" ist bei einer Wassergeburt unnötig, da der Austritt des Kopfes durch den Wasserdruck reguliert wird. Außerdem bewirkt das warme Wasser eine Elastizitätssteigerung des Beckenbodens, so dass der kindliche Kopf langsam herausgleiten kann, ohne dass die Frau zu forciertem Mitdrücken aufgefordert wird. Die Rate an Dammverletzungen liegt bei Wassergeburten signifikant niedriger als bei Landgeburten, und Episiotomien sind nur selten notwendig (Thöni 2002, Eldering 1996).
- Im Wasser sind **weder Herzfrequenz noch Wehen kontinuierlich zu überwachen.** – Eine kontinuierliche CTG-Aufzeichnung kann über wasserfeste Herzton- und Wehenabnehmer mit langem Kabel erfolgen (das CTG-Gerät darf nicht im Spritzwasserbereich der Wanne aufgestellt werden). Mittlerweile gibt es Induktionsschleifen für die Badewanne, die eine Ableitung mittels Telemetrie ermöglichen. Für die **intermittierende Herztonüberwachung** stehen diverse wasserfeste Fetalpulsdetektoren zur Verfügung, mit denen die Herzfrequenz zuverlässig abgehört werden kann, und deren integrierte digitale FHF-Anzeige auch eine Beurteilung der Oszillation zulässt. Natürlich lässt sich die FHF auch regelmäßig mit dem Hörrohr in der Badewanne auskultieren, evtl. muss die Frau dazu ihren Bauch etwas aus dem Wasser heben. Jede auskultierte fetale Herzfrequenz sollte aus forensischen (rechtlichen) Gründen im Geburtsbericht dokumentiert werden.

Heute besteht in Deutschland, Österreich und der Schweiz in fast allen Geburtshäusern und Kliniken die Möglichkeit einer Wassergeburt. Einige Hebammen betreuen auch Wassergeburten zu Hause, vorausgesetzt die Eltern verfügen über eine entsprechend große Badewanne oder ein dafür aufgestelltes Wasserbecken. Die Wassergeburtshilfe hat sich bei den Frauen so gut etabliert, dass in einigen Kliniken eine Wassergeburtsrate von über 50 % verzeichnet wird (Eberhard/Geissbühler 2001, Thöni 2002).

Der erste Atemzug

Viele Menschen beschäftigt die Frage „Warum ertrinkt das Baby in der Wanne nicht?", und oft muss die Hebamme den Eltern erklären, wodurch der erste Atemzug ausgelöst wird. Lange Jahre wurde angenommen, die Kompression und Dekompression des Thorax bei der Geburt löse den ersten Atemzug aus, mittlerweile weiß man, dass **der erste Luftkontakt am Gesicht** (besonders die Region um Mund und Nase) ein Neugeborenes zum ersten Atemzug anregt. Sein Diving-Reflex (Tauch-Reflex) verhindert die Atmung, solange es mit dem Gesicht im Wasser ist.

> **Diving-Reflex:**
> Auf den Reiz „Eintauchen des Gesichtes ins Wasser" reagiert das Neugeborene mit dem Reflex „Verschluss der Luftröhre und Luftanhalten". Der Reflex bildet sich in den letzten Schwangerschaftsmonaten aus, bei Frühgeborenen ist er noch nicht voll entwickelt.

Durch einen **erheblichen Sauerstoffmangel des Kindes** (fetal distress) kann der Diving-Reflex allerdings gestört werden, und das Kind beginnt verfrüht zu atmen. Es ist bekannt, dass eine frühe Stressatmung beim Kind eine Fruchtwasseraspiration bewirken kann. In solch einem Fall besteht auch die Gefahr, dass das Kind Badewasser aspiriert.

Kontraindikationen für eine Wassergeburt

- Frühgeburt < 37 SSW
- pathologische Herzfrequenzmuster, fetal distress
- dick grünes Fruchtwasser
- schwere Präeklampsie
- Fieber der Mutter, Infektionen
- Beckenvenenthrombose
- Unwohlsein der Mutter im Wasser, PDA
- ggf. Beckenendlage und Zwillinge.

Wasseranwendungen während der Geburt

Eröffnungsphase

Ein **warmes Vollbad** (35–37 °C) empfinden viele Frauen in der frühen Eröffnungsphase als angenehm, da sie sich im Wasser gut entspannen und die Wehen besser veratmen können. Entweder wird das Bad die Wehen verstärken und den Muttermund weiter eröffnen, oder die Wehen lassen wieder nach. Im letzteren Fall sollte das Bad nach ca. 30 Minuten beendet werden, damit sich die Frau bis zum „richtigen" Geburtsbeginn noch etwas ausruhen kann.

Werden die Wehen stärker, bleiben viele Gebärende gerne in der Wanne, da das Wasser wie ein Schmerzmittel auf Muttermund und Beckenboden wirkt (Enning 2003). Die Frau wird jetzt eher niedriger temperiertes, lauwarmes Wasser bevorzugen (33–35 °C), da so ihre durch die Wehenarbeit entstandene Wärme gut abgeleitet wird. Ein häufiger Positionswechsel (Liegen, Knien, Stehen, Hocken) ist hilfreich bei der Wehenarbeit. Je größer die Wanne, umso größer sind die Variationsmöglichkeiten. Natürlich muss sich die Frau nicht ununterbrochen im Wasser aufhalten, sie kann immer wieder umhergehen, die Toilette aufsuchen (an regelmäßiges Wasserlassen denken!) oder sich aufs Bett legen. Es ist sinnvoll, den Körper zwischen den Badegängen einzuölen, um die Haut vor Aufweichen zu schützen.

Die **letzten Eröffnungswehen** (ab 8 cm Muttermundsweite) werden von fast allen Frauen als besonders lang und schmerzhaft empfunden, und viele verlieren den Mut. Ein warmes Bad wirkt dann ausgesprochen schmerzlindernd, es erleichtert der Frau das konzentrierte Atmen und lässt sie die Wehen besser ertragen.

Übergangsphase

Sobald der **Muttermund vollständig** eröffnet ist, kann der Kopf tiefertreten, der Übergang von der passiven zur aktiven Geburtsphase ist erreicht. Häufiger als „an Land" haben Frauen im Wasser jetzt eine etwa halbstündige **Latenzphase** mit seltenen, leichten oder gar keinen Wehen, in der sich Mutter und Kind regenerieren können. Darum sollte diese Phase nicht mit Oxytocin therapiert werden! (Manche Frauen verlassen sogar die Wanne und legen sich zum Ausruhen eine Weile aufs Bett.)

Zum Ende der Erholungsphase äußern viele Frauen typischerweise **Durst auf frisches Wasser**. Die Übergangsphase dauert individuell verschieden lang, sie wird durch das plötzliche Einsetzen von Austreibungswehen beendet.

Durchtrittsphase (Austreibungsperiode)

Das warme Wasser begünstigt die Dehnung der Knorpelverbindungen am knöchernen Becken, gibt dem Becken mehr Bewegungsfreiheit und lockert die Beckenbodenmuskulatur. Es ist günstig, wenn die Mutter ihr Becken jetzt leicht schaukelt. Obwohl auch im Wasser die Austreibungswehen kräftig sind, ist der **Pressdrang** der Mutter eher **gering**. Die Wehenpausen sind meist länger als an Land üblich (4–6 min.).

Selbst nach Sichtbarwerden des Kopfes verspürt die Frau oft nur leichten oder gar keinen Pressdrang, darum sind angeleitetes **Mitdrücken und Dammschutz im Wasser meist unnötig**, das Köpfchen wird allein durch die Kraft mehrerer Wehen langsam und dammschonend geboren. Bei der nächsten Wehe dreht sich der Kopf, dann können Schultern und Rumpf geboren werden, evtl. mit leichter Unterstützung von Mutter oder Hebamme (Abb. 26-1).

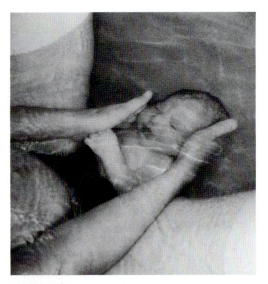

Abb. 26-1 Sobald die Schultern geboren sind, drehen sich die Kinder oft mit dem Gesicht nach oben, wo sie von der Mutter in Empfang genommen werden können.

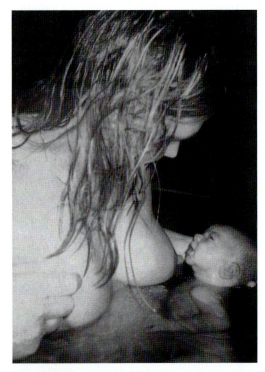

Abb. 26-2 Erste Kontaktaufnahme nach der Geburt im Wasser.

Entweder paddelt das Kind selbständig hoch oder es wird für den ersten Atemzug an die Wasseroberfläche gebracht. In warmem Wasser setzen die Nachgeburtswehen später ein, so dass das Kind noch 3–5 min. zusätzlich über die pulsierende Nabelschnur mit Sauerstoff versorgt wird. Das Kind kann schwimmend den ersten Kontakt mit der Mutter aufnehmen (Abb. 26-2) oder gleich von ihr auf den Arm genommen werden. Erst wenn es regelmäßig atmet, wird es lang abgenabelt.

Plazentarperiode

Die zur Geburt gewählte Wassertemperatur in der Badewanne bestimmt das weitere Vorgehen in der Nachgeburtsperiode. Bei Wassergeburten lässt sich der Blutverlust schwerer abschätzen, Untersuchungen zeigen aber, dass er geringer ausfällt als bei Landgeburten (Eldering/Selke 1996, Enning 2000).

Das Baby liegt derweil in den Armen/auf der Brust der Mutter, es ist mit einem Handtuch bedeckt, über das regelmäßig warmes Badewasser geschöpft wird. So entsteht keine Verdunstungskälte, das Kind kühlt nicht aus.

Vorgehen bei warmem Wasser (35–37 °C): Durch die entspannende Wirkung des warmen Wassers kann bis zur Plazentalösung ½ bis 1 Stunde vergehen, evtl. legt die Mutter ihr Kind im Wasser an, um die Oxytocin-Ausschüttung anzuregen. Dann sollte sie aber zur Plazentageburt aus der Wanne steigen, denn die Wärme stellt die Blutgefäße weit und begünstigt stärkere Lösungsblutungen und Nachblutungen, die auch noch auf dem Bett auftreten können.

Vorgehen in lauwarmem (33–35 °C) oder kühlem Wasser (30–33 °C): Niedrigere Wassertemperaturen wirken tonisierend auf Uterus und Blutgefäße und begünstigen eine zügige Plazentalösung. Die Plazenta wird dann mit geringem Blutverlust ins Wasser geboren. Am besten verlassen Mutter und Kind nach der Plazentageburt die Wanne und legen sich gemeinsam ins Bett. Bei vielen Müttern kommt es direkt nach dem Verlassen des Wassers zu einer kurzen stärkeren Nachblutung. Darum ist es günstig, wenn ihr die Hebamme schon während des Aufstehens zwei Wöchnerinnenbinden vor die Vagina legt, um ein Herabrinnen des Blutes an den Beinen zu verhindern.

Die ersten zwei Stunden p. p.

Die Frau sollte langsam aus der Wanne aufstehen, sie kann sich für einen Moment auf dem Wannenrand ausruhen, ehe sie sich auf den Weg ins Bett macht. Am besten wird die Mutter (gemeinsam mit ihrem auf dem Arm befindlichen Baby) in ein großes Badelaken gehüllt, so kann das kreislaufbelastende, langwierige Abtrocknen im Stehen vermieden werden. Bei Kreislaufproblemen hat sich das Riechen an Rosmarin-Öl oder -Bademilch gut bewährt (Rosmarin wirkt blutdrucksteigernd). Anschließend legt sich die Frau zur Fundusstand-Kontrolle und weiteren Blutungsprophylaxe für ca. 30 min. flach auf den Rücken ins Bett, ihr Baby liegt dann auf ihrem Brust-Bauch-Bereich. Beide müssen mit 1–2 Decken warm zugedeckt werden, da sie nach dem Bad rasch auskühlen können.

Während die Familie einen Moment ihre Dreisamkeit genießt, wird **die Hebamme** die Plazenta genauestens auf Vollständigkeit kontrollieren. Anschließend sollten Labien und Damm inspiziert und eventuelle Rissverletzungen versorgt werden. Auch dabei muss der Oberkörper der Frau warm zugedeckt bleiben, da sie in der ersten Stunde ihr Baby ohne Unterbrechung bei sich behalten sollte (Bondingphase). Anschließend kann die Mutter ihr Kind in aller Ruhe auf der Seite liegend anlegen, bevor es gemessen, gewogen und angezogen wird.

Literatur zu Kapitel 26 s. S. 367

27 Abnabeln und Erstversorgung des Neugeborenen

Ilse Steininger

Mit dem Abnabeln wird die körperliche Einheit von Mutter und Kind getrennt und der Blutfluss in der Nabelschnur definitiv unterbrochen. Für die meisten Eltern ist dies ein **symbolischer Akt**, den sie aktiv gestalten wollen. Bei einem reifen und vitalen Neugeborenen sollten die Eltern den Zeitpunkt selbst bestimmen können.

Das Abnabeln und seine Konsequenzen für das Kind werden immer wieder kontrovers diskutiert. Das fetoplazentare Blutvolumen beträgt in den letzten Schwangerschaftswochen ca. 120 ml Blut pro kg Körpergewicht des Kindes. Etwa 60 % des Volumens befindet sich im Fetus, während ca. 40 % des Blutes durch die Plazenta und in der Nabelschnur zirkuliert.

Einflussfaktoren, die den Zeitpunkt des Abnabelns bestimmen sollten:

- **Abwartende Haltung:** Bei der physiologischen Nachgeburtsperiode zirkuliert das Blut im fetoplazentaren Kreislauf bis sich kindlicher Kreislauf und Atmung stabilisiert haben. Durch die Entfaltung der Lunge setzt eine Sogwirkung ein, die das Blut aus der Nabelvene in das kindliche Gefäßsystem saugt. Dieses zusätzliche Volumen schützt den Herz- und Lungenkreislauf und sorgt für eine vermehrte Durchblutung von Leber, Nieren und Hirn des Neugeborenen. Ist die Adaptation der Lungenatmung vollzogen, erlischt der Nabelschnurpuls zuerst in der Arterie und dann in der Vene der Nabelschnur. Dieser Mechanismus schützt das Neugeborene optimal vor Blutverlusten. Starke Nachwehen setzen meist nach Erlöschen des Nabelschnurpulses ein. Es kommt zur Ablösung und Geburt der Plazenta.
- **Intramuskulöse Oxytocingaben** ermöglichen eine aktive Leitung der Plazentarperiode, kombiniert mit dem Abnabeln beim Erlöschen des Nabelschnurpulses. Unmittelbar post partum werden 10 IE Syntocinon i. m. verabreicht. Dies ist das derzeit von FIGO/ ICM/ WHO (Lalonde 2006) empfohlene Vorgehen, um dem Kind optimale Startbedingungen zu sichern und gleichzeitig die Mutter vor postpartalen Blutungen zu schützen. Werden (wie vielerorts üblich) 3–6 IE Oxytocin i. v. statt i. m. verabreicht, muss früher abgenabelt werden, die blutungsprophylaktische Wirkdauer ist kürzer, und laut Hersteller kann eine i. v.-Bolusgabe bei empfindlichen Patientinnen (mit Herzerkrankung) zu einer Myokardischämie führen (Novartis 2010).
- **Kind unter Plazentaniveau:** Bei vertikalen Geburten wird das Kind in der Erholungsphase der Frau oft auf dem Boden „gelagert" und liegt somit ca. 20–30 cm unter dem Plazentaniveau. Das Blut fließt aus der Plazenta in den kindlichen Kreislauf und stabilisiert diesen. Kinder, die zur Unterstützung der Adaptation oder bei einer Reanimation im außerklinischen Rahmen Volumen brauchen, sollten aus diesem Grund nicht abgenabelt werden. Idealerweise können sie unter Niveau der noch haftenden Plazenta gelagert und reanimiert werden.
- **Kind auf Plazentaniveau:** Wird das Kind Bauch an Bauch mit der Mutter gelagert, befinden sich Plazenta und Kind auf fast gleicher Höhe. Der hydrostatische Druck ist nahezu ausgeglichen, Blutfluss und Blutverteilung passen sich den Bedürfnissen des kindlichen Kreislaufes an. Nach der Geburt können so zur Unterstützung der Adaptation bis zu 35 ml Blut/kg Körpergewicht aus der Plazenta transfundiert werden. 3 Minuten p. p. ist diese meist abgeschlossen.
- **Kind über Plazentaniveau:** Es empfiehlt sich, Neugeborene nicht über 20–30 cm über Plazentaniveau anzuheben, solange sie nicht abgenabelt sind.
- **Sofortabnabelung:** Wird p. p. kein Blut zum Kind transfundiert, kann dies zur Hypovolämie (vermindertes Blutvolumen) und hypovolämischem Schock führen. Im Extremfall ist zu wenig Blut im kindlichen Kreislauf für die Stabilisierung des Herz-/Lungenkreislaufs und zur Durchblutung lebenswichtiger Organe (Hirn, Leber, Niere). Studien zeigen, dass diese Kinder drei bis sechs

Monaten p. p. signifikant häufiger an einer Anämie leiden, weil sie ihren Eisenspeicher nicht genügend füllen konnten.

Zeitpunkt des Abnabelns

> **M** Der Zeitpunkt des Abnabelns sollte sich nach den Bedürfnissen des Neugeborenen und der individuellen Situation richten. Ein Abnabeln > 2–3 Minuten p. p. wird empfohlen, weil dies die Adaptation des Neugeborenen optimal unterstützt und Anämierisiko in den ersten Lebensmonaten vermindert! Die postpartale Polyglobulie beim Neugeborenen hat sich in Metaanalysen von Hutton (2007) als benigne (gutartig) gezeigt.

Sofortabnabelung: Abklemmen und Durchtrennen der Nabelschnur, sobald diese greifbar wird (< 30–60 sek.). Dies kann im Notfall bei einer sehr straffen Nabelschnurumschlingung indiziert sein, wenn diese ein Geburtshindernis darstellt. (s. S. 321). Ansonsten ist sie zu vermeiden, da es Hinweise gibt auf eine potentielle Schädlichkeit des Sofortabnabelns für das Kind (Hypovolämie, Intraventrikuläre Blutungen, Anämie 6 Wochen p. p.).

Verzögertes Abnabeln (Delayed Clamping): Abklemmen der Nabelschnur frühestens > 2 min. post partum (Hutton 2007) unterstützt die physiologische Adaptation und schützt das Kind vor Anämien bis zu 6 Monaten p. p. ICM und FIGO empfehlen in einem gemeinsamen Statement, dieses Vorgehen in die aktive Nachgeburtsperiodenleitung zu implementieren.

Spätabnabelung: Die Nabelschnur wird erst nach dem Erlöschen des Nabelschnurpulses abgeklemmt. Der Zeitpunkt des Abnabelns kann, je nach Adaptationszustand des Neugeborenen, stark variieren.

Abnabelung nach Plazentageburt: Bei einer physiologischen Plazentarperiode wird im Rahmen einer professionellen Nichtintervention die Abnabelung nach der Geburt der Plazenta beschrieben (Abb. 27-1).

In seltenen Fällen können post partum deprimierte, zentralisierte Kinder beobachtet werden, deren Nabelschnur bereits bei der Geburt kollabiert ist. In solchen Situationen sollte nicht reflexartig abgenabelt werden, sondern ohne Zeitverlust die Reanimation des Kindes an der Nabelschnur begonnen werden. Während einer Beatmung und Herzmassage unter

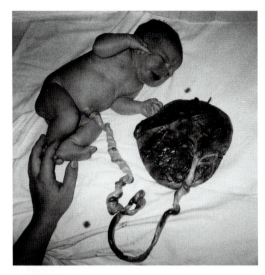

Abb. 27-1 Die Abnabelung kann im Rahmen einer professionell nichtintervenierenden Geburtshilfe nach der Plazentageburt erfolgen.

Plazentaniveau kann ein Neugeborenes seinen Kreislauf wieder an die Plazenta ankoppeln. Der Nabelschnurpuls kehrt zurück, die Nabelschnur füllt sich wieder, und die feto-maternale Versorgung über die Plazenta wird wiederaufgenommen. Erst wenn sich der Zustand des Kindes stabilisiert hat und die Vitalfunktionen im Normbereich sind, erlischt der Nabelschnurpuls erneut.

> **M** Auch reanimationsbedürftige Kinder profitieren von einer späten Abnabelung (evtl. nach Plazentageburt), wenn sie an der Plazenta reanimiert werden und damit zusätzlich die physiologische Sauerstoffversorgung durch die haftende Plazenta aufrechterhalten wird (Roeckel-Loenhoff 2001 [71]).

Praktisches Vorgehen

- Zuerst ist stets die Klemme an der kindlichen Seite zu setzen.
- Dann wird das Blut in Richtung Plazenta ausgestrichen und die zweite Klemme gesetzt.
- Das Durchtrennen der nun blutleeren Nabelschnur erfolgt im Schutz der Hand, um nicht versehentlich das Kind zu verletzen (Abb. 27-2).

Vorläufiges langes Abnabeln

Zum Abnabeln wird die erste Metallklemme in 10–15 cm Abstand zum Kind gesetzt (Abb. 27-3 a, b). Erst später erfolgt auf dem Wickeltisch das endgültige, **sekundär Abnabeln**. Dazu wird die Einmalnabelklemme ca. 3 cm über dem Hautniveau des Kindes geschlossen und der Nabelschnurrest 1 cm oberhalb der Klemme abgeschnitten. Wird die Nabelschnur zu kurz abgeklemmt (< 3 cm), kann sich der Nabelschnurrest beim Abheilen nicht nach innen ziehen, außerdem drückt die Klemme auf den Bauch.

Primäres kurzes Abnabeln

Das endgültige Abnabeln erfolgt primär mittels Einmalnabelklemme (Abb. 27-3 c). Dies hat 2 Vorteile: Es wird keine zweite sterile Schere zum späteren sekundären Abnabeln benötigt, und der erste Kontakt zwischen Mutter, Vater und Kind wird nicht durch eine sperrige Metallklemme behindert.

 Risikoneugeborene sollten nie primär kurz abgenabelt werden, da dies in Notfallsituationen das Legen eines Nabelkatheters erschwert.

Laboruntersuchungen

Zur Bestimmung von arteriellem und venösem Nabelschnur-pH, kindlicher Blutgruppe, Rh-Faktor, HK und evtl. IgM kann schon vor der Plazentageburt Blut aus der Nabelschnur entnommen werden. Vorher muss diese gründlich mit einem Tupfer von mütterlichem Blut gereinigt werden.

Absaugen des Neugeborenen

Ziel des Absaugens nach der Geburt ist das **Freilegen der Atemwege** des Kindes. Während einer Geburt am Termin reicht der Druck auf den Brustkorb im Scheidenkanal in der Regel aus, um vorhandene Flüssigkeit aus den Atemwegen zu pressen und es genügt, dem Kind sanft mit einem Tupfer oder Tuch Gesicht, Nase und Mund zu reinigen. Bei großer Schleimsekretion hilft das Absaugen von Nase und Mund.

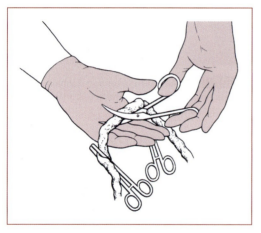

Abb. 27-2 Durchschneiden der Nabelschnur im Schutze der Hand.

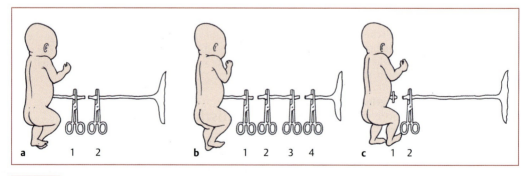

Abb. 27-3 Möglichkeiten der Abnabelung
a Vorläufiges langes Abnabeln mit 2 stumpfen Klemmen.
b Abnabeln mit 4 stumpfen Klemmen, aus dem blutgefüllten Mittelstück wird der Nabelschnur-pH bestimmt. Zuerst die Klemme am Kind setzen, dann ohne Ausstreichen der Nabelschnur die 2. Klemme nahe der Vulva schließen. Innerhalb des so markierten, blutgefüllten Nabelschnurabschnittes nun die 3. und 4. Klemme direkt neben die 1. und 2. Klemme setzen und die Nabelschnur durchtrennen.
c Sofortiges endgültiges Abnabeln mit Einmalklemme.

Ist das **Fruchtwasser grün verfärbt**, kann die Hebamme, sobald der Kopf geboren ist, zur Aspirationsprophylaxe Mund und Nasenlöcher absaugen (zur Effektivität dieser Maßnahme s. S. 387). Bei grünem Fruchtwasser wird auch der Mageninhalt abgesaugt.

Nach einem vorzeitigen Blasensprung oder beim **Verdacht auf eine Amnioninfektion** wird eine Probe des Magensaftes zur Erreger- und Resistenzbestimmung entnommen.

> M Unsachgemäßes Absaugen löst einen Vagusreflex aus, der beim Kind zur Bradykardie oder zum Atemstillstand führt.

Erstversorgung des Neugeborenen

Neugeborene brauchen postnatal Unterstützung, um ihren Wärmehaushalt zu regulieren. Die Raumtemperatur sollte zwischen 25–26 °C liegen. Zugluft ist streng zu vermeiden. Das Kind wird (nach vorheriger Absprache) nackt und nass auf der bloßen Brust der Mutter gelagert und sorgfältig zugedeckt.

Viele Frauen brauchen nach der Geburt Zeit, um ihr Kind in Ruhe zu betrachten, es zu berühren, zu streicheln und Blickkontakt aufzunehmen, bevor sie es in die Arme nehmen wollen. **Frauen islamischer Religion** lehnen es oft ab, ihr Kind blutig und nass in die Arme zu schließen, erst nach einem Bad oder nach einer sorgfältigen Reinigung des Kindes können sie den Hautkontakt mit ihrem Neugeborenen genießen.

Die Bedürfnisse von Mutter und Kind bestimmen das Handeln! Nachdem die Frau ihr Kind in die Arme genommen hat, wird es mit warmen Tüchern zugedeckt, ohne den Körperkontakt zu behindern. Eine Wärmelampe ist hilfreich. Es ist Aufgabe der Hebamme, die wachsende Beziehung zwischen Mutter, Kind und Vater zu beobachten und nicht störend einzugreifen. Nach 1, 5 und 10 Minuten wird das Kind beobachtet und der Apgar-Score bestimmt (s. S. 466).

> M In den ersten Stunden nach der Geburt wird das Kind
> - nur mit medizinischer Indikation von der Mutter getrennt
> - im selbständigen Suchen und Fassen der Brustwarze gefördert
> - nach dem ersten ausgiebigen Stillen gewogen, gemessen und angekleidet
> - von der Hebamme oder dem Arzt gründlich untersucht (U1), bekleidet und im Beisein der Eltern mit einem Namensbändchen versehen, das diese vorher kontrolliert haben
> - mit Vitamin-K-Tropfen versorgt.

In diese Maßnahmen werden die Eltern einbezogen.

Literatur zu Kapitel 27 s. S. 367

28 Die Nachgeburtsperiode

Ulrike Harder, Ilse Steininger, Simone Kirchner

28.1 Plazentalösung und Plazentageburt

Ulrike Harder

> **D** Die Nachgeburts- oder Plazentarperiode beginnt nach der Geburt des Kindes und endet mit der Geburt der vollständigen Plazenta und der Eihäute.

Plazentalösungsvorgang

Nach der Geburt des Kindes setzen bald **Nachgeburtswehen** ein, welche die Uteruswand verdicken und ihre Oberfläche verkleinern. Der Fundus uteri sinkt herab und kann nun in Nabelhöhe gut durch die weiche Bauchdecke getastet werden.

Die Verkleinerungen der Uterusinnenfläche bewirken eine **Verschiebung an der Plazentahaftfläche**. Die Plazenta wird zunächst zusammengeschoben und der Haftflächenverkleinerung angepasst. Da dies nur begrenzt möglich ist, löst sie sich schließlich von der Haftstelle ab (**Abscherung**). Dabei werden plazentaversorgende Blutgefäße abgerissen, wodurch eine materne Blutung zwischen Plazenta und Uteruswand entsteht. Es bildet sich ein **retroplazentares Hämatom** (Blutansammlung hinter der Plazenta), welches durch nachfließendes Blut wächst und so das Abheben der Plazenta von der Uteruswand unterstützt (Abb. 28-1). Der Blutverlust während der Plazentalösung beträgt ca. 100–300 ml.

Die Lösung erfolgt in der spongiösen (schwammigen) Schicht der Decidua basalis, die durch degenerative Veränderungen zum Schwangerschaftsende auf die Lösung vorbereitet ist. Die Ablösung beginnt entweder in der Mitte der Plazenta oder am Rand der Plazenta.

Lösungsmodus

Die Art der Lösung kann nach dem Erscheinungsbild der Plazenta beim Herausgleiten aus der Vagina bestimmt werden:

- **Zentrale Plazentalösung** nach Schultze (Abb. 28-1): Bei einem Plazentasitz im Fundusbereich beginnt die Lösung meist zentral, das retroplazentare Hämatom bildet sich in der Mitte der Plazenta. Diese gleitet mit der Nabelschnur voran durch die Eihautöffnung in die Vagina und erscheint mit der fetalen Plazentaseite zuerst in der Vulva. Die sich von der Uteruswand ablösenden Eihäute legen sich umgestülpt über die mütterliche Plazentaseite und die dort anhaftenden Blutkoagel des retroplazentaren Hämatoms. Noch flüssiges Blut sammelt sich im Eihautsack oder fließt nach der vollständigen Lösung seitlich ab.
- **Laterale Plazentalösung** nach Duncan (Abb. 28-2): Die Lösung beginnt meist am unteren Plazentarand und setzt sich nach oben fort. Nach der vollständigen Ablösung erscheint zuerst der untere Rand im Scheidenausgang, dann rutscht die Plazenta flach heraus. Die mütterliche Plazentaseite ist nicht von Eihäuten bedeckt. (Ein leichter Zug an der Nabelschnur beim Herausgleiten der Plazenta kann jedoch eine Umstülpung bewirken, dann erscheint, wie bei der zentralen Lösung, zuerst die fetale Seite.)

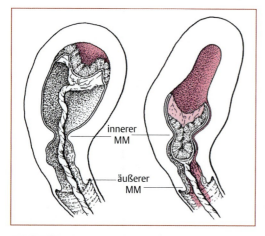

Abb. 28-1 **Zentrale Plazentalösung:** Ablösung beginnt in der Mitte (nach B. Schultze, Jena, 1827–1919).

Die Eihäute werden bei lateraler Lösung nicht gleichmäßig abgezogen, darum reißen sie oft ein und sind schwerer zu gewinnen. Während des gesamten Lösungsvorgangs blutet es aus den uterinen Blutgefäßen der bereits gelösten Bereiche. Meist ist der Blutverlust etwas höher als bei zentraler Lösung.

Dauer der Plazentarperiode

M Gewöhnlich dauert die physiologische Plazentarperiode 5–30 Minuten. Eine längere Lösungszeit kann in einem außerklinischen Setting nach einer physiologischen Eröffnungs- und Austreibungsperiode als normal angesehen werden, wenn keine verstärkte Blutung auftritt.

Plazentalösungszeichen

Eine abgelöst im unteren Uterinsegment, Zervixkanal oder Scheide gelegene Plazenta kann von der Hebamme durch gute Beobachtung (nicht invasiv) oder durch Manipulationen am Uterus erkannt werden.

Nichtinvasive Lösungszeichen (ohne Manipulation):
- **Uteruskantungszeichen** nach Schröder (Abb. 28-3): Vor der Plazentalösung ist der Fundus uteri als breite runde Wölbung auf Nabelhöhe oder etwas darüber zu tasten. Nach der Lösung zieht sich der Fundus über der im unteren Uterinsegment oder Zervixkanal liegenden Plazenta stark zusammen. Er wird schmal und kantig, steigt höher, neigt sich leicht zur Seite (meist nach rechts) und lässt sich von außen ca. 2–3 Querfinger oberhalb des Nabels gut ertasten. Sobald die Plazenta tiefer in die Scheide gerutscht ist, steht der harte gekantete Fundus wieder mittig.
- **Vorrücken der Nabelschnur** nach Ahlfeld (Abb. 28-5): Wird sofort nach dem Abnabeln des Kindes die Nabelschnur, nahe der Vulva, durch Klemme oder Bändchen markiert, so kann das Vorrücken der Nabelschnur während des Lösungsvorganges beobachtet werden, ca. 10 cm bei vollständiger Lösung.
- **Kollabieren der Nabelschnur:** Eine ungelöste Plazenta wird durch die Uteruskontraktionen stark komprimiert. Der Druck überträgt sich auf die Nabelschnurgefäße, diese sind prall mit Blut gefüllt. Eine gelöst im unteren Uterinsegment liegende Plazenta wird dagegen kaum komprimiert, darum erschlaffen die Nabelschnurgefäße.
- **Afterbürde:** Sinkt die gelöste Plazenta herunter in den Bereich der Zervix, bewirkt sie durch ihr Gewicht einen Druck auf das Rektum. Besonders Frauen in aufrechter Gebärposition zeigen jetzt eine gewisse Unruhe und den Wunsch, ihre Position zu ändern, da die Plazenta innerlich drückt.
- **Lösungsblutung:** Eine beginnende Blutung aus der Vagina kann die Lösung der Plazenta begleiten. Dieses Zeichen ist unsicher, denn eine Blutung kann auch bei einer unvollständigen Lösung oder bei Rissverletzungen auftreten.

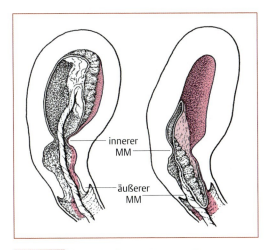

Abb. 28-2 **Laterale Plazentalösung:** Ablösung beginnt am Rand (nach J. Duncan, Edinburgh, 1826–1890).

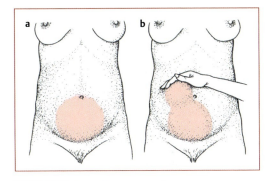

Abb. 28-3 Uteruskantungszeichen
a Plazenta noch nicht gelöst, Fundus ist mittig als breite, mäßig feste Halbkugel zu ertasten.
b Plazenta liegt gelöst im unteren Uterinsegment, der Uterusfundus ist seitlich als kleine harte Kugel 2–3 Querfinger oberhalb des Nabels zu tasten (nach K. Schröder, Berlin, 1838–1887).

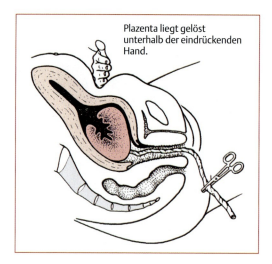

Abb. 28-4 **Nabelschnurzeichen:** Beim Eindrücken der Bauchdecke 2–3 Querfinger oberhalb der Symphyse zieht sich die Nabelschnur bei gelöster Plazenta nicht mehr zurück
(nach O. Küstner, Breslau, 1849–1931).

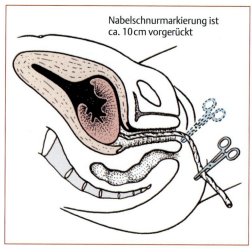

Abb. 28-5 **Vorrücken der Nabelschnur:** bei gelöster Plazenta rutscht die Nabelschnur ca. 10 cm aus der Vagina heraus
(nach J. Ahlfeld, Marburg, 1843–1929).

Invasive Lösungszeichen (mit Manipulation):
- **Nabelschnurzeichen** nach Küstner (Abb. 28-4): Die Bauchdecke wird 2–3 Querfinger oberhalb der Symphyse mit der Handkante eingedrückt, dadurch wird der Fundus uteri höhergeschoben (nicht direkt hinter der Symphyse eindrücken, da hier das Zeichen falsch negativ sein kann). Haftet die Plazenta noch fest, zieht sich die Nabelschnur in die Scheide zurück. Bleibt die Nabelschnur unbewegt liegen, so befindet sich die Plazenta gelöst unterhalb der eindrückenden Hand im Zervikalkanal – ein einfaches und meist zuverlässiges Lösungszeichen.
- **Fundusklopfen** nach Strassmann: Die Nabelschnur wird locker in einer Hand gehalten, während die andere Hand leicht auf den Uterusfundus klopft. Wenn sich die Erschütterungen nicht mehr auf die Nabelschnur übertragen, ist die Plazenta gelöst.

Plazentageburt

Sind ein oder mehrere Lösungszeichen positiv, wird die Frau gebeten mitzudrücken. Die Plazenta gleitet in Führungslinie heraus, evtl. unterstützt durch leichten Zug an der Nabelschnur oder sanften Druck der flachen Hand auf die Bauchdecke. Es sollten keine äußerlichen Manipulationen am Uterus (z. B. Kneten, Quetschen, Ausdrücken wie beim Credé-Handgriff etc.) vorgenommen werden, da diese unnötig und sehr schmerzhaft sind!

Blutstillung an der Haftstelle

Ausgelöst durch kindliche Atmung und Abklemmen der Nabelschnur wird der plazentare Kreislauf bereits vor der Plazentalösung unterbrochen. Dies bewirkt eine Abnahme der Gebärmutterdurchblutung und erleichtert die Blutstillung.

Nach der Plazentageburt, z. T. auch schon während des Lösungsvorganges, setzt eine effektive Blutstillung an den eröffneten uteroplazentaren Gefäßen ein. Daran sind insbesondere **zwei Faktoren** beteiligt (Abb. 28-6):

Kontraktion der Uterusmuskulatur: Durch Nachgeburtswehen und Dauerkontraktion kontrahieren sich die schlingenförmig um die Blutgefäße angeordneten Muskelfasern. Ihre Verkürzung und Verdickung drosselt die Blutzufuhr, es kommt zu einer „lebenden" Ligatur (Unterbindung) der Gefäße.

Bildung von Thromben: Durch vermehrten Zerfall von Thrombozyten bilden sich Gerinnungsthromben auf den angerissenen mütterlichen Gefäßen. Die Gefäßöffnungen im Bereich der Haftstelle werden damit verschlossen.

Diese beiden Faktoren bewirken gemeinsam die Blutstillung! Aus einem schlecht kontrahierten Uterus wird es trotz guter Thrombenbildung ebenso verstärkt bluten, wie aus dem gut kontrahierten Uterus einer Frau mit Gerinnungsstörung.

28.2 Leitung der Nachgeburtsperiode

Ilse Steininger

Die Leitung der Nachgeburtsperiode wird in der Fachliteratur kontrovers diskutiert. Vorliegende Forschungsresultate und Empfehlungen zum aktiven Management der Plazentarperiode wurden fast ausschließlich in klinischen Settings gewonnen und sind somit wahrscheinlich auch nur für dieses Setting aussagekräftig (Begley 2010). Die Forschung tut sich schwer, weil Definitionen und Interventionen uneinheitlich sind. Das Wissen über die komplexen psychophysiologischen Vorgänge in dieser Geburtsphase ist lückenhaft, der Forschungsbedarf auf diesem Gebiet groß.

Die Fachliteratur beschreibt drei unterschiedliche Herangehensweisen an die Plazentarperiode:
- psycho-physiologische Plazentageburt
- abwartende Gewinnung der Plazenta
- aktive Gewinnung der Plazenta

Die Plazentarperiode ist die Geburtsphase mit der größten Dichte an Routineinterventionen; ob die Plazentageburt geleitet oder gemanagt werden soll, wird angezweifelt (Odent 1998, Hildebrandt 2008, Fahy 2010). Die ganzheitliche Betreuung der psychophysiologischen Plazentageburt (Hastie & Fahy 2009, 2010) beschreibt die Arbeitsweise von Hebammen im Rahmen einer professionell nicht intervenierenden Geburtshilfe, in der die Hebamme zur Hüterin der Physiologie wird. Erste Studienresultate von Fahy (2010) deuten darauf hin, dass dieses individualisierte Vorgehen sicher ist unter den von ihr beschriebenen Voraussetzungen und Rahmenbedingungen.

Ganzheitliche Betreuung der psychophysiologischen Plazentageburt

Die Geburt der Plazenta als eine bedeutsame Phase des Geburtsprozesses wird entsprechend geduldig, respektvoll und individuell begleitet. Dieses Vorgehen basiert auf der informierten Wahl der Frau und einer partnerschaftlichen Beziehung zwischen der

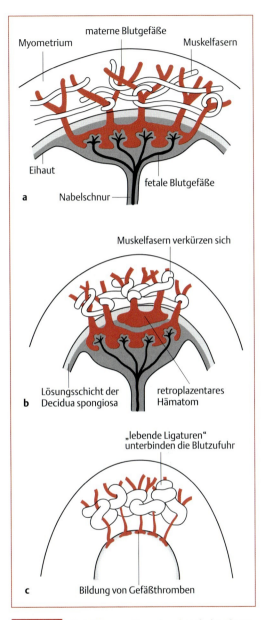

Abb. 28-6 **Blutstillung** während und nach der Plazentalösung durch Ligatur (Unterbindung) der Blutgefäße im Myometrium,
a ungelöste Plazenta,
b Beginn einer zentralen Lösung,
c nach Plazentageburt.

Gebärenden und ihrer vertrauten Hebamme. Die Unterstützung der Physiologie und der hormonellen Regelkreisläufe durch den Schutz der Intimsphäre der Frau, ungestörten Haut- und Augenkontakt zum Kind und Partner, die konsequente Abschirmung vor Schmerz, Stress, Kälte und Lärm sind zentrale Rahmenbedingungen, die Hebammen (und Ärztinnen) während der psycho-physiologischen Plazentageburt gewährleisten müssen. Die Gebärende und die Hebamme sollten bis zur Geburt der vollständigen Plazenta auf die Vorgänge im weiblichen Körper, die Plazentageburt und das Bonding zum Kind fokussiert bleiben (Fahy 2009, 2010, Hildebrandt 2008, Roeckel-Loenhoff 2008).

> M **Ziel der psycho-physiologischen Betreuung** in der Nachgeburtsperiode ist die Geburt einer vollständigen Plazenta bei einem Blutverlust, der keinerlei kompensatorische Mechanismen im Kreislaufsystem der Frau in Gang setzt. Die Aufgabe der Hebamme ist es, günstige Rahmenbedingungen zu schaffen, die Physiologie dieses Prozesses zu behüten und möglichst wenig zu intervenieren.

Günstige Voraussetzung sind die zyklische oder rhythmische Ausstoßung von Oxytocin, Endorphin und Dopamin. Das parasympathische Nervensystem steuert das System des weiblichen Körpers organisch und hormonell. Das körperliche und psychische Wohlbefinden der Frau hat hierauf einen entscheidenden Einfluss. Das Oxytocin steuert das Calm- (Beruhigungs-) und Connect- (Beziehungs-) System, welches Uvnäs Mobert (2009) als physiologisch-hormonelle Antwort auf positive und negative Einflüsse im Erleben der Gebärenden beschrieben hat. Es sollte alles vermieden werden, was die Ausschüttung von Stresshormonen provoziert, den Sympatikus anregt und das Fight- (Kampf-), Flight- (Flucht-) und Stress-System aktiviert.

Integrierende Vorbedingungen sind: eine gesunde Frau, interventionsarmer physiologischer Schwangerschafts-, und Geburtsverlauf, keine anamnestischen Risikofaktoren für die Plazentarperiode, Gebärende und Hebamme kennen sich und haben eine Vertrauensbeziehung.

Aufgabe der Hebamme ist es laut Fahy (2009), der Gebärenden Schutz und Raum zu geben, damit sie sich sicher, geborgen und frei fühlen kann. Die Hebamme wird zur vertrauten Partnerin, die aufmerksam und gezielt beobachtet (nicht manipulative Lösungszeichen, Verhalten und Gefühle der Frau, Bonding, Apgar), die abschirmt wo nötig (Diskussionen, Telefonate, Besucher) und die Frau auf die eigene Körperwahrnehmung fokussiert (Lösungsvorgang, Tiefertreten der Plazenta, Afterbürde und Druckgefühl), anstatt sich der reinen Kontrolle und Überwachung zu widmen. Sie ermuntert und bestärkt die Frau, die Signale des Babys zur Kontaktaufnahme zu unterstützen und ggf. eine andere Körperhaltung einzunehmen. Die Hebamme analysiert, ob diese spezielle Situation für diese eine Frau physiologisch ist. Hierauf basiert ihre Entscheidung, ob eine professionelle Nicht-Intervention oder eine Interventionen angezeigt ist.

Nachteile der psycho-physiologischen Plazentageburt: Die Hebamme muss Zeit haben für eine kontinuierliche 1:1-Betreuung auch in der Nachgeburtsperiode, sie braucht viel Expertinnenwissen und die strukturellen/institutionellen Rahmenbedingungen müssen stimmen. Sie ist nur als sicher zu bezeichnen (Fahy 2010), wenn sie im Rahmen einer nicht intervenierenden Geburtshilfe stattfinden kann.

Abwartende Gewinnung der Plazenta

Die passive Nachgeburtsperiodenleitung basiert auf dem Hands-off-Prinzip (Begley 2010). Dies beinhaltet das Abwarten der Lösungszeichen, die spontane Geburt der Plazenta mit Hilfe von mütterlichem Schieben oder der Gravidität. Es werden zur Geburt der Plazenta keine Uterotonika verabreicht. Die Nabelschnur wird frühestens beim Erlöschen des Nabelschnurpulses abgeklemmt oder spätestens nach der Geburt der Plazenta (s. Abb. 27-1).

> M **Ziel der abwartenden Haltung** in einem klinischen Setting ist die Geburt einer vollständigen Plazenta mit Eihäuten bei möglichst geringem Blutverlust (< 500 ml).

Günstige Voraussetzungen für einen physiologischen Verlauf sind eine möglichst interventionsarme physiologische Eröffnungs- und Austreibungsperiode, eine möglichst leere Harnblase, ein kontraktionsfähiger Uterus und ein Hb-Wert > 11.2 g%.

Aufgabe der Hebamme ist es, aufmerksam zu beobachten und abzuwarten. Der Hautkontakt zwischen Mutter und Kind sowie das Saugen an der Brustwarze fördern die natürliche Ausschüttung von Oxytocin in den mütterlichen Kreislauf. Die Gebärende braucht in dieser Phase der Geburt viel Ruhe und Wärme. Interventionen sollten möglichst vermieden werden (hands-off) und falls sie nötig werden, z. B. zur Kontrolle der Lösungszeichen, nicht schmerzhaft sein.

Wenn die Frau in einer **aufrechten Haltung** geboren hat, wird die gelöste Plazenta mithilfe der Schwerkraft in die Scheide sinken und geboren werden.

Bei einer **liegenden Geburt** muss die Hebamme die Zeichen der Lösung und des Tiefertretens der Plazenta erkennen (s. S. 337).
- Sobald ein oder zwei Zeichen positiv sind, wird die Frau ermuntert, die Plazenta durch sanftes Mitdrücken zu gebären.
- Um ihr dabei zu helfen, legt die Hebamme eine Hand flach auf den Bauch der Frau, damit diese einen Halt hat, gegen den sie drücken kann.
- Wird die Plazenta im Scheidengang sichtbar, assistiert die Hebamme oder Frau, indem sie die Nabelschnur vulvanah umfasst und unter leichtem Zug in Führungslinie anhebt. Mit der anderen Hand wird die Plazenta aufgefangen, damit die Eihäute langsam folgen und nicht abreißen.

Nach der Plazentageburt werden die Kontraktion des Uterus und die Vollständigkeit der Plazenta unverzüglich und sorgfältig geprüft.

M Im Vergleich zur aktiven ist die abwartende Gewinnung der Plazenta für die Frau schmerzärmer (weniger invasive Manipulationen am Uterus), die Mutter-Kind-Beziehung wird weniger gestört und die Adaptation des Kindes kann physiologischer vollzogen werden.

Nachteile der abwartenden Leitung der Nachgeburtsperiode können eine längere Dauer und ein größerer Blutverlust sein. Sie ist daher nicht für jede Frau geeignet und sollte nur durchgeführt werden, wenn sich keine Risikofaktoren für eine Atonie aus der Anamnese oder dem bisherigen Geburtsverlauf (synthetische Oxytocin-Gaben, muskelrelaxierende Medikamente, PDA u. a.) ergeben.

Gewinnung der Eihäute

Die Eihäute folgen der Plazenta, indem sie bei deren Tiefertreten von der Gebärmutterwand gelöst werden. Drohen die Eihäute abzureißen, so werden sie mit 2 Klemmen gefasst und mittels drehender Bewegung langsam entwickelt.

Das Abreißen von Eihäuten lässt sich prophylaktisch verhindern, indem die Plazenta mit beiden Händen umfasst und so lange gedreht wird, bis die Eihäute zu einem festen Strang geworden sind (Abb. 28-7).

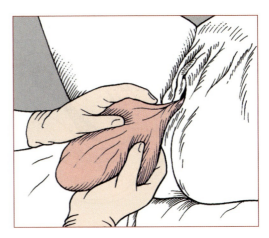

Abb. 28-7 Durch Drehen der Plazenta werden die Eihäute zu einem Strang aufgerollt.

Aktive Gewinnung der Plazenta

M Ziel der aktiven Leitung der Plazentarperiode ist es, die Plazenta so schnell wie möglich vollständig mit Eihäuten zu entwickeln (< 30 min.) und den Blutverlust so gering wie möglich zu halten (< 300 ml).

Handlungsempfehlung ICM/FIGO (Lalonde 2006) zum aktiven Management

Hebammen sollten nach jeder Geburt
- das nackte Kind auf dem bloßen Bauch der Mutter lagern
- Mutter und Kind gut zudecken
- 10 IE Synocinon **i.m** verabreichen
- die Nabelschnur abklemmen und durchtrennen, sobald der Nabelschnurpuls erloschen ist oder beim reifen Neugeborenen frühestens 2–3 Minuten nach der Geburt
- hierauf folgend das nackte Baby zwischen den Brüsten der Mutter lagern und gut zudecken
- mittels Cord Traction die Plazentageburt unterstützen (siehe unten)
- ggf. dafür eine Kontraktion des Uterus anreiben durch Massage.

Wahl des Uterotonikas
- **Oxytocin** ist das Mittel erster Wahl. Es macht in seiner Wirkung rhythmische Kontraktionen des Uterus und hat am wenigsten unerwünschte Nebenwirkungen. **Nach i. m. Injektion** setzt die Wirkung innerhalb von 2–3 Minuten ein. Dies erlaubt einen späteren Zeitpunkt des Abnabelns

28 Die Nachgeburtsperiode

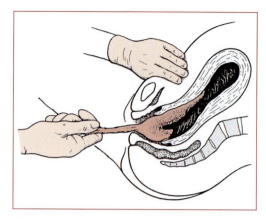

Abb. 28-8 Cord traction (Zug an der Nabelschnur) zur Lösung und Gewinnung der Plazenta nach Oxytocingabe darf nur am kontrahierten und gestützten Uterus durchgeführt werden.

- Die andere Hand liegt flach auf dem Uterus, ohne zu massieren oder manipulieren, und wartet eine starke Uteruskontraktion ab (ca. 2–3 Minuten nach der i. m. Injektion von Oxytocin).
- In der ersten starken Uteruskontraktion p. p. wird kontinuierlich im Verlauf der Führungslinie gezogen und gleichzeitig der Uterus gestützt. Die stützende Hand drückt dabei die Bauchdecke oberhalb der Symphyse ein und schiebt den Uterus nach hinten und oben, wodurch die Geburtslinie für die Plazenta gestreckt wird (Abb. 28-8).
- Während der starken Kontraktion kann die Mutter ermuntert werden, vorsichtig mitzudrücken, bei gleichzeitig vorsichtigem Zug an der Nabelschnur.
- Falls sich die Plazenta nicht löst und innerhalb von ca. 30 Sekunden tiefer tritt, wird das Manöver beendet und wie oben beschrieben repetiert bis zur erfolgreichen Lösung und Gewinnung der Plazenta.

und hilft dem Kind somit bei der physiologischen Adaptation.
- Die **i. v. Bolus-Gabe von 5 IE Syntocinon** wird nicht mehr empfohlen. Syntocinon sollte nur noch in Form von langsam laufenden Kurzinfusionen gelöst in NaCl 0.9 % verabreicht werden. Hierbei ist auf eine gute Vermischung des Medikamentes mit der Basislösung zu achten.
- **Ergometrin® (Methergin) oder Syntometrin®** (Mischpräparat aus Oxytocin und Methergin) sollten nur verabreicht werden, wenn kein Oxytocin zur Verfügung steht. Auch hier erfolgt die Applikation i. m. Diese Uterotonika haben unerwünschte Nebenwirkungen (Dauerkontraktionen, Spasmen des unteren Uterinsegmentes) und dürfen bei Frauen mit Präeklampsie, Eklampsie oder hohem Blutdruck nicht angewendet werden.
- **Misoprostol 400–600 μg** sollte zur aktiven Leitung der Plazentarperiode nur in Ländern verwendet werden, wo keine Oxytocin-Injektion möglich ist. Misoprostol (Cytotec®) ist immer noch ein Off-Label-Medikament, dass Hebammen nicht in eigener Kompetenz verabreichen dürfen (s. S. 732).

Technik der Cord traction (Lalonde 2006)

- Abklemmen der Nabelschnur vulvanah (bei gesunden Neugeborenen, sobald der Nabelschnurpuls erloschen ist) und Halten der Nabelschnur in einer Hand.

Die aktive Lösung der Plazenta durch Cord traction ist eine weit verbreitete Routinemaßnahme, obwohl sie wegen möglicher Komplikationen (Schmerzen, unvollständige Lösung, Abreißen der Nabelschnur, Inversio uteri) umstritten ist. Um diese Komplikationen zu vermeiden, wird empfohlen, die Lösungszeichen abzuwarten, bevor an der Nabelschnur gezogen wird.

> **M** Dieses Vorgehen wird für alle Frauen empfohlen, die in einem klinischen Setting gebären. Die Handlungsempfehlungen versuchen dem Kind optimale Voraussetzungen zur Adaptation zu gewährleisten und in Kombination hierzu den Blutverlust bei der Frau so gering wie möglich zu halten. Besondere Relevanz haben diese Empfehlungen für Frauen mit tiefem Ausgangs-Hb (< 10 g/dl) und Risiken für eine Atonie p. p., die sich aus der Anamnese und dem Geburtsverlauf ergeben.

Vollständigkeitskontrolle der Plazenta

Nach der Geburt werden Plazenta und Eihäute sofort auf ihre Vollständigkeit geprüft. Ist eine Plazenta unvollständig, können die im Uterus zurückgebliebenen Plazentareste folgende **Komplikationen** verursachen: Atonie p. p., Blutungen und Infektionen im Wochenbett oder ein Chorionepitheliom (bösartige Erkrankung). Eine **systematische und sorgfältige Prüfung** ist deshalb unverzichtbar.

Prüfung der kindlichen Plazentaseite:

- **Nabelschnur:** Vorhandensein von 3 Gefäßen (1 Vene, 2 Arterien), Länge (ca. 60 cm), Ansatz in der Plazenta (zentral, lateral, marginal, velamentös, s. u.).
- **Vollständigkeit der Eihäute:** Durch Hochheben der Plazenta an der Nabelschnur werden die Häute im Ganzen mit ihrem Einriss beurteilbar (Abb. 28-9 a).
- **Abirrende Gefäße (Vasa aberrantia):** Enden von der Plazenta kommende Gefäße offen in den Eihäuten, ist dies ein Hinweis auf abgerissene Nebenplazenten.

Prüfung der mütterlichen Plazentaseite:

- Die Plazentaoberfläche wird nach dem Abwischen von Blutgerinnseln auf **Vollständigkeit der Plazentalappen** geprüft (Abb. 28-9 b). Diese sind mit einer intakten perlmuttartigen Schicht, der Dezidua, überzogen. Es können Kalkspritzer und Fettinfarkte vorhanden sein (z. B. bei Plazentainsuffizienz, Abb. 28-10).

M Fehlt ein mehr als bohnengroßes Stück, muss eine Ultraschalluntersuchung und eventuell eine Nachtastung veranlasst werden, auch wenn es (noch) nicht blutet.

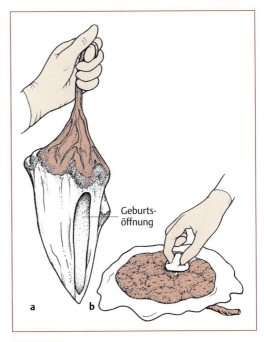

Abb. 28-9 Vollständigkeitsprüfung a der Eihäute, b der mütterlichen Plazentaoberfläche.

Beurteilen und Messen des Blutverlustes

M Das Schätzen des Blutverlustes ist immer ungenau. Verstärkte Blutungen sind prinzipiell so exakt wie möglich zu wiegen.

Studien belegen, dass Schätzwerte nur bis zu einer Blutmenge von ca. 300 ml zuverlässig sind. Ab einer Blutmenge > 500 ml wird der Blutverlust massiv unterschätzt.

Wird das Blut in einer **Schüssel** (aufrechte Gebärposition) oder einem **Steckbecken** (liegende Position) aufgefangen, ist die Messung leichter. Weil das Liegen auf dem Becken für die Frau unangenehm ist, wird es heute seltener benutzt, Blut und Fruchtwasser versickern größtenteils in Tüchern und Einmalunterlagen. Nach einer vermehrten Blutung müssen deshalb alle Vorlagen und Koagel gewogen werden, um den Blutverlust bestimmen zu können.

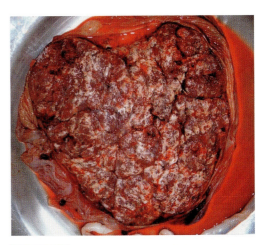

Abb. 28-10 Verkalkungen (weiß) auf der mütterlichen Seite der Plazenta.

28 Die Nachgeburtsperiode

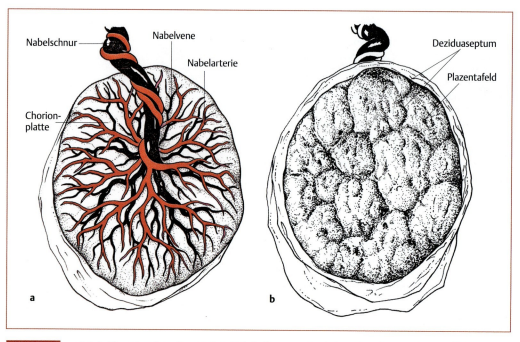

Abb. 28-11 **a** Fetale Plazentaseite mit zentralem Nabelschnuransatz, Blick auf die Chorionplatte und das umgebende Amnion (innere Eihaut), in der schwarz dargestellten Vene fließt sauerstoffreiches, in den roten Arterien sauerstoffarmes Blut,
b maternale Plazentaseite mit Blick auf die Plazentafelder (hier 14–15) der Basalplatte und das umgebende Chorion (äußere Eihaut).

> **M** Als **verstärkte Nachgeburtsblutung** bezeichnet die WHO einen exakt gemessenen Blutverlust über 500 ml.
> Als **übermäßige Blutung** gilt der Verlust einer Blutmenge, die kardiovaskuläre Probleme verursacht, auch wenn sie unter 500 ml liegt. Die Quantifizierung in ml eines Blutverlustes ist weniger wichtig als der Effekt, den dieser auf physiologische Kreislaufprozesse hat. An diesen Effekten sollte entschieden werden, ob ein Blutverlust physiologisch oder pathologisch ist (Lalonde 2006).

28.3 Plazentaform und Nabelschnur

Simone Kirchner

Zum Ende der Schwangerschaft erreicht die fast runde Plazenta ein Gewicht von etwa 500–600 g ($1/6$ des kindlichen Geburtsgewichtes) und einen Durchmesser von 15–20 cm. Sie hat eine Dicke von 1,5–3 cm und ist schwammig-fest.

Maternale Seite

Auf der dem Uterus zugewandten Seite finden wir 10–38 Plazentafelder = Plazentalappen (unterschiedliche Literaturangaben), die durch Deziduasepten (Deziduagewebemauern) voneinander getrennt sind (Abb. 28-10, Abb. 28-11 b). Mikroskopisch betrachtet besteht jedes Plazentafeld aus mehreren Zottenarmen und deren unzähligen Verzweigungen.

Kotyledone: Es ist problematisch, die materne Plazentaseite mit dem Begriff Kotyledon (gr.: Becher, Vertiefung) zu beschreiben, da er nicht eindeutig definiert ist. Einige Autoren bezeichnen das Plazentafeld als Kotyledon, andere die mikroskopisch sichtbare fetomaternale Funktionseinheit (d. h. hier bilden mehrere Kotyledone das Plazentafeld).

Fetale Seite

Die dem Kind zugewandte Seite der Plazenta wird, wie die Nabelschnur, von glänzender Amnionhaut überzogen. Unter der transparenten Amnionhaut ist das fetale Arterien- und Venengeflecht auf der Chorionplatte sichtbar. Überkreuzen sich hier die Blutgefäße, liegen die Arterien über den Venen (s. Abb. 28-11 a).

Zum Nabelschnuransatz hin vereinigen sich die Blutgefäße zu
- **einer Nabelvene,** die das sauerstoffreiche Blut zum Kind führt, und
- **zwei Nabelarterien,** die sauerstoffarmes Blut zur Plazenta transportieren.

Nabelschnur

Die etwa 50–60 cm lange Nabelschnur ist 1,5–2 cm dick und von prall-elastischer Konsistenz. Innen verlaufen spiralig die 3 Nabelschnurgefäße, wobei sich die 2 Nabelarterien (Aa. umbilicalis) um die Nabelvene (V. umbilicalis) schlängeln. Umgeben sind sie von einer gallertartigen Schutzschicht, der **Wharton-Sulze** (T. Wharton, Anatom, London 1614–1673). Außen wird die Nabelschnur von Amnionzellen überzogen (Abb. 28-12). Der spiralige Gefäßverlauf und die Wharton-Sulze schützen die Nabelschnur vor Kompression und Abknickung und gewährleisten eine hohe Dehnungsfähigkeit.

Eine **Nabelschnurumschlingung des Kindes,** die sich häufig bei einer überlangen Nabelschnur findet, stellt deshalb nur selten eine ernsthafte Gefährdung dar.

Ein **echter Nabelschnurknoten** (Abb. 28-12 b, Abb. 28-13) kann durch Kindsbewegungen in der Frühschwangerschaft entstehen und das fetale Leben bedrohen.

Abweichende Nabelschnuransätze

Die Nabelschnur setzt in der Regel zentral (**Insertio centralis,** 68 %, Abb. 28-11) oder zur Seite verschoben (**Insertio lateralis,** 21 %) auf der Chorionplatte an. Der seltene randständige Sitz (**Insertio marginalis,** 10 %) gefährdet wie der außerplazentare (**Insertio velamentosa,** 1 %) den Feten (Abb. 28-14, Abb. 28-15).

Die Druck- und Reißfestigkeit ist bei marginalen und velamentösen Nabelschnuransätzen herabgesetzt. Werden ungeschützt auf der Eihaut verlaufende Gefäße versehentlich verletzt (z. B. bei der Fruchtblaseneröffnung), kann es zu **gefährlichen fetalen Blutungen** kommen.

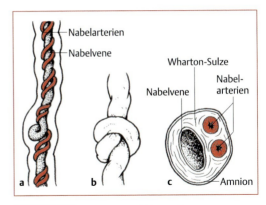

Abb. 28-12 a falscher Nabelschnurknoten, b echter Nabelschnurknoten, c Querschnitt durch die Nabelschnur.

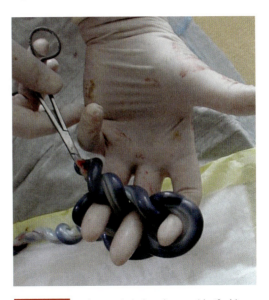

Abb. 28-13 Echter Nabelschnurknoten (dreifach) nach einer unauffälligen Geburt festgestellt.

Abweichende Plazentaformen

Formanomalien der Plazenta werden durch Untergang örtlicher Chorionzotten oder durch eine unvollständige Chorionglatzenbildung verursacht. Grund dieser Entwicklung ist eine Endometriuminsuffizienz am Einnistungsort. Sie kann durch voran-

28 Die Nachgeburtsperiode

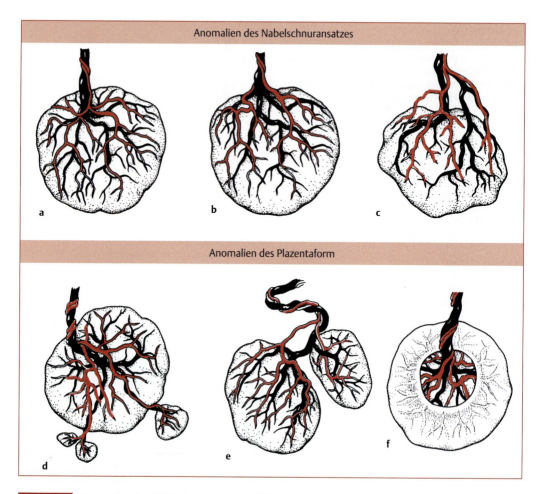

Abb. 28-14 Anomalien des Nabelschnuransatzes und der Plazentaform.
a Anomalien des Nabelschnuransatzes: Insertio lateralis (seitlicher Ansatz),
b Insertio marginalis (randständiger Ansatz),
c Insertio velamentosa (Ansatz auf der Eihaut),
d Anomalien der Plazentaform: Placenta succenturiata (Nebenplazenta),
e Placenta bipartita (Doppelplazenta) mit velamentösem Ansatz,
f Placenta circumvallata (Einfalzung der Eihäute über dem Rand der Chorionplatte)

gegangene Entzündungsprozesse (Endometritis, Reizungen eines Intrauterinpessars) oder durch Verletzungen bei Kürettagen verursacht sein.

> **M** In der Nachgeburtsphase zeigen diese Plazenten eine **erhöhte Komplikationsrate**, da ihre Form die vollkommene Ablösung erschwert.

Abweichende Plazentaformen:
- Als **Placenta succenturiata** (Nebenplazenta) wird ein durch fetale Gefäße verbundener Plazentasatellit bezeichnet (Abb. 28-14 **d**, Abb. 28-15).
- Die **Placenta bipartita** (geteilte Plazenta) ist durch chorionzottenfreie Zonen in zwei, selten drei Teile getrennt. Die fetalen Gefäße verlaufen zwischen den Plazentateilen auf den Eihäuten, meist finden wir eine Insertio velamentosa (Abb. 28-14 **e**).
- Die **Placenta fenestrata** (gefensterte Plazenta) hat durch Zottenatrophien choriongewebefreie Eihautzonen innerhalb der Plazenta.
- Die **Placenta zonaria** ist ring- bzw. gürtelförmig angelegt, da die Zotten in der Mitte atrophiert sind. Meist hat sie einen velamentösen Nabelschnuransatz in der Mitte des Plazentaringes.

Betreuung der Familie post partum 28

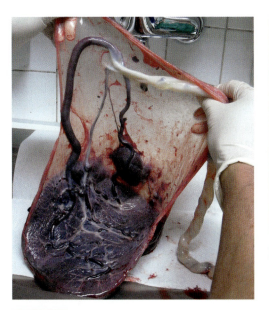

Abb. 28-15 Plazenta mit velamentösem Nabelschnuransatz (im Bild oben auf der Eihaut) und einer Nebenplazenta (mittig im Bild).

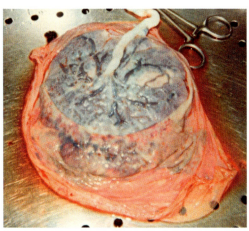

Abb. 28-16 Placenta circumvallata, die Eihaut setzt auf der fetale Plazentafläche an (nicht am Plazentarand).

- Die **Placenta membranacea** (membranöse Plazenta) bedeckt die gesamte Eihaut als großflächiges dünnes Zottengewebe.
- Bei der **Placenta circumvallata**, auch **Placenta extrachorialis** genannt (Abb. 28-14 f, Abb. 28-16), ist das Zottengewebe über die Chorionplatte hinausgewachsen. Dieser ungeschützte Rand neigt zur vorzeitigen Lösung und damit zu Blutungen in der Schwangerschaft. Die Eihäute bilden am Plazentaansatz einen ringförmigen dicken Wulst.

28.4 Betreuung der Familie post partum
Ilse Steininger

Die **Postplazentarperiode** ist für die Frau eine Zeit der Erholung, der Freude über die Geburt des Kindes und des Stolzes auf ihre Leistung. Muss eine Dammverletzung (Episiotomie, Riss) versorgt werden, sollte das Kind nackt und warm zugedeckt bei der Mutter bleiben. Es wird vermieden, das Kind aus dem engen Hautkontakt zu nehmen, bevor es ausgiebig an der Brust getrunken hat, da sonst Stillprobleme und auch vermehrte Probleme mit der Plazentageburt auftreten können.

Das **Self-Attachment** des gesunden Neugeborenen am Termin geschieht nach einer physiologischen Geburt meistens innerhalb von zwei Stunden (nach PDA > 4 Std.). Die suchenden Kopfbewegungen des Kindes, sein Massieren der Brüste durch das Greifen nach den Brustwarzen, das selbständige Auffinden und Erfassen der Brustwarze sind wichtige Meilensteine hierfür. Den Eltern die Kompetenzen und Fähigkeiten ihres Kindes zu zeigen und zu erklären, fördert das Bonding. Das Neugeborene erhält eine ideale Frühernährung in Form von Kolostrum, die mütterliche Brust wird zur Milchbildung angeregt, und die erzeugten Nachwehen schützen die Mutter vor übermäßigem Blutverlust.

Auch dem **Vater** muss nach der Geburt die Möglichkeit geboten werden, sein Kind zu betrachten, es zu berühren und zu liebkosen.

Überwachung in den ersten 2 Stunden p. p.

- **Fundusstand:** Unmittelbar nach der Plazentageburt zieht sich die Gebärmutter in einer Dauerkontraktion sehr stark zusammen, um die Blutgefäße abzudrosseln und die Blutung zu minimieren. Der Uterusfundus liegt zwischen Symphyse und Nabel, die Gebärmutter fühlt sich wie eine harte Kugel an.
- **Blutung:** Gleichzeitig mit den regelmäßigen Funduskontrollen (ca. alle 20–30 min.) werden vorgelegte Binden auf Abgang von Blut und Koagula kontrolliert. Die Frau sollte sich geborgen

fühlen, in ihrer Intimsphäre geschützt werden und warm eingepackt sein. Uteruskontraktionen werden angeregt durch die Unterstützung des Hautkontaktes zwischen Mutter und Kind sowie das erste Saugen an der Brustwarze (übermäßige Blutung siehe Atonie s. S. 490).

- **Episiotomie/Dammriss:** Nach der Versorgung der Verletzungen wird die Vulva mit lauwarmem Wasser gespült. Danach erhält die Frau 2 Wochenbettbinden vorgelegt. Bei jeder Blutungskontrolle p. p. wird auch die Dammnaht überprüft. Ist die Naht geschwollen oder verfärbt (rot, blau), so hilft die Auflage einer kühlenden Vorlage.
- **Ausscheidung:** Die Urinproduktion nimmt durch die Hormonumstellung im Frühwochenbett stark zu. Da eine gefüllte Harnblase die Uteruskontraktion behindert, sollte sie regelmäßig geleert werden. Günstigenfalls kann die Frau noch vor der Verlegung Wasser lassen. Der Harndrang fehlt oft, da der Druck des Kindes auf die Blase entfällt und sie noch nicht tonisiert ist. Besteht Harnverhalten, sollte eine Spontanmiktion unterstützt werden (s. S. 818).
- **Schmerzen** an einer Geburtswunde oder in Form von Nachwehen können für die Frau sehr belastend sein. Es sollte ihr eine angemessene medikamentöse Schmerzlinderung angeboten werden (s. S. 740).

> **M** Zeichen einer **vollen Blase:**
> - Polster oberhalb der Symphyse
> - hochstehender, evtl. weicher Uterus
> - vermehrte vaginale Blutung.

- Die **Vitalzeichen** werden vor dem ersten Aufstehen p.p, vor der Entlassung aus den Geburtsräumen und bei Komplikationen kontrolliert. Ist der Kreislauf stabil und fühlt sich die Frau wohl, kann sie vorsichtig aufstehen. Dies regt den Kreislauf an, beugt einer Thrombose vor und ermöglicht der Frau, Urin zu lösen und sich zu duschen. Hebamme oder Partner bleiben bei der Frau.

> **M** Normwerte
> Blutdruck: 110/60 bis 135/85 mmHg
> Puls: 60 bis 80 spm
> Temperatur: 36,1 bis 37,0 °C axillar

Pflegeartikel, Wäsche und ein frisches Bett sind vor der Mobilisation zu richten. Bei einem instabilen Kreislauf wird der Frau eine Ganzwaschung im Bett angeboten. Anschließend kann ihr eine leichte Mahlzeit serviert werden.

Möchte die Mutter ihr Kind noch einmal stillen, unterstützt die Hebamme sie dabei. Paare haben meist ein großes Bedürfnis, ihr Kind kennenzulernen, miteinander über die Geburt zu reden und Gefühlen Ausdruck zu verleihen. Deshalb zieht sich die Hebamme nun zurück, nachdem sie die Rufmöglichkeiten geklärt und deren Funktion überprüft hat.

Verlegung auf die Wochenbettabteilung

Ist die Blutung normal, der Kreislauf stabil und die Adaptation des Kindes problemlos, können Mutter und Kind **frühestens 2, besser 3 Stunden p. p.** auf die Wöchnerinnenabteilung verlegt werden. Der Frau wird erklärt, dass sie Blutungen beobachten und melden soll, wenn eine Binde durchgeblutet ist oder Koagel abgehen. Auch bei fehlendem Harndrang soll sie zur besseren Rückbildung versuchen, immer vor dem Stillen oder aber spätestens alle 3–4 Stunden Wasser zu lassen.

Vor der Verlegung müssen alle **geburtshilflichen Daten dokumentiert** sein. Der Übergaberapport muss alle wichtigen Angaben beinhalten zu wochenbettrelevanten Diagnosen und Prognosen aus Schwangerschaft, Geburt, Nachgeburtsperiode, Stillen und Bonding sowie allgemeine Daten des Kindes, Adaptation und Vitalzeichen des Neugeborenen, Frühernährung (Stillverhalten) und Angaben zur Ausscheidung (Miktion/ Defäkation).

Ambulante Geburt

> **D** Verlassen Mutter und Kind die Klinik in den ersten 24 Std. nach der Geburt (frühestens 4 Std. p. p.), handelt es sich um eine ambulante Geburt.

Eine freiberufliche Hebamme übernimmt dann die weitere Betreuung des Wochenbettes zu Hause. Sie muss vor der Entlassung der Frau informiert werden, damit die weitere Betreuung gesichert ist. Die vollständigen Geburtsdokumente, Mutterpass und Kinderuntersuchungsheft sowie die Unterlagen zum Neugeborenen-Screening werden der Frau mit nach Hause gegeben.

Literatur zu Kapitel 28 s. S. 367

29 Schmerzerleichterung während der Geburt

Gisèle Steffen, Marion Lübke, Ulrike Harder, Christl Rosenberger

29.1 Geburtsschmerz

Gisèle Steffen

Geburtsschmerz ist ein wichtiger Bestandteil der Geburt. Er gehört, wenn er in voller Stärke auftritt, zu den intensivsten, die ein Mensch verspüren kann. Sein Einfluss auf den Geburtsablauf ist unterschiedlich, je nachdem, wie er von der Frau erlebt wird. Leider wird er manchmal vom behandelnden Personal bagatellisiert, obwohl der Frau besser geholfen wäre, nähme man ihren Schmerz ernst. Wie jeder andere Schmerz ist auch der Geburtsschmerz eine subjektive Empfindung, keine wissenschaftlich messbare Größe.

Anatomische und physiologische Grundlagen

Die **anatomischen Grundlagen** für die Entstehung, Weiterleitung und Dämpfung des Schmerzes sind in Abb. 29-1 schematisch zusammengefasst. Vom Entstehungsort des Schmerzes führen Nervenbahnen über eine erste Schaltstelle, die Spinalganglien (Nervenknoten), zur zweiten Schaltungsebene, der Substantia gelatinosa im **Hinterhorn des Rückenmarks**. Hier kommen neben Schmerzreizen auch alle anderen sensorischen Reize (Tast-, Temperatursinn, Druckwahrnehmung) zusammen. Von hier aus kreuzen die „Schmerzfasern" auf die gegenüberliegende Körperseite und ziehen über Hirnstamm und Thalamus (Zwischenhirn) bis in die **Großhirnrinde**.

Auf jedem Niveau der Verschaltung wird der Schmerz von absteigenden Nervenbahnen beeinflusst, die von Hirnrinde und Zwischenhirn kommen und gezielt auf die Schaltstellen der unteren Niveaus wirken. An diesen Schaltstellen werden **körpereigene Botenstoffe** (**Endorphine, Enkephaline**) freigesetzt, die die Weitergabe des Schmerzreizes „nach oben" vermindern, da sie eine morphinähnliche Wirkung haben.

Zusätzlich wird heute auch eine Schmerzbeeinflussung durch direkte Interaktion konkurrierender Nervenbahnen der anderen Sinnesmodalitäten, wie Tast-, Temperatursinn und Druckwahrnehmung, bereits auf dem Niveau des Rückenmarks (Hinterhorn) diskutiert.

Die alte Erfahrung, dass der Geburtsschmerz durch Grundbefindlichkeiten wie Angst, Stress, Müdigkeit mehr wahrgenommen und durch warmes Wasser, Massage, positive Ablenkung weniger intensiv erfahren wird, hat damit in jüngster Zeit eine wissenschaftliche Bestätigung gefunden.

Schmerztoleranz

Die Schmerztoleranz hängt auch von zwei unterschiedlichen Einstellungen zum Schmerz ab.

1. Einstellung: „Geburtsschmerz ist eine Barbarei für die Gebärende und zu nichts nütze. Er sollte systematisch beseitigt werden."

Diese Einstellung ist in unserem Kulturkreis weit verbreitet, da Leid und Schmerz meistens negativ besetzt sind. Folglich wird bei einer Geburt alles getan, um den Schmerz aus der Welt zu schaffen. In Frankreich wird z. B. zu jedem Geburtsbeginn die Periduralanästhesie (PDA) ganz selbstverständlich angeboten und etwa 70% der Frauen gebären unter dieser Anästhesie. Betrachtet man diese Einstellung kritisch, so ist zu entgegnen:
- Mit „Hilfe" der Schmerzen weiß die Gebärende automatisch die Haltung einzunehmen, die dem Geburtsvorgang zuträglich ist: Umherlaufen, wechselnde Positionen im Liegen oder Stehen, hängende Positionen, Vierfüßlerstand usw. Unter der PDA verliert sie diese Orientierungen.
- Die PDA kann zur Wehenschwäche führen, was die Wahrscheinlichkeit einer operativen Entbindung erhöht.

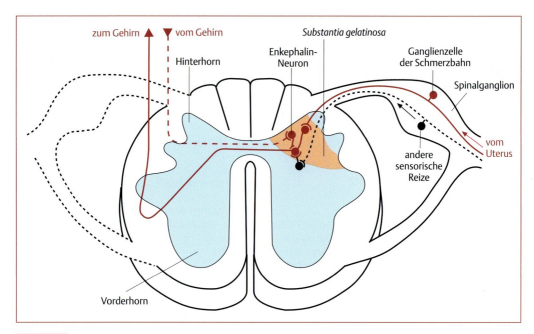

Abb. 29-1 Querschnitt durch das Rückenmark zur schematischen Darstellung der Schmerzbahn (rot) und der sie moderierenden Systeme. Vom Uterus kommend ziehen die Nervenfasern über das Spinalganglion in die Substantia gelatinosa (hellblau) des Hinterhorns. Bereits auf diesem Niveau wird der Schmerz über Querverbindungen zu anderen sensorischen Modalitäten (schwarz gestrichelt, z. B. Temperatur- und Druckwahrnehmung) unterschiedlich „getönt". Die aufsteigende Bahn (rot) zieht weiter zum Hirnstamm, dann über weitere Schaltstellen zum Thalamus und in die Großhirnrinde. Die absteigende Bahn (rot gestrichelt) kommt von Mittelhirn und Hirnstamm und endigt in Neuronen der Substantia gelatinosa; diese setzen Enkephalin frei, welches die Schmerzleitung der aufsteigenden Bahn blockieren kann.

- Die kurz- und langfristigen Nebenwirkungen der PDA, wie Rücken- und Kopfschmerzen, können die Wöchnerin in den nächsten Tagen erheblich beeinträchtigen.

2. Einstellung: „Der Geburtsschmerz ist Teil des Lebens, ebenso wie andere Schmerzen und Leiden. Er bietet eine Chance zum inneren Wachstum."

Der Geburtsschmerz bietet die Möglichkeit, die eigenen Kräfte und Grenzen zu erfahren, ja sogar zu überschreiten. So können Frauen, die Vertrauen in ihren Körper und ihre weiblichen Fähigkeiten haben, sogar nach einer schwierigen Geburt von einem Gefühl des „gesteigerten Selbstbewusstseins, des persönlichen Triumphes" sprechen.

Möchte eine Frau die Geburt ganz aus eigener Kraft erleben, müssen jedoch einige Kriterien erfüllt werden, damit die Geburt für sie zu einem positiven Ereignis wird.

> **M** **Voraussetzungen für ein positives Geburtserleben der Frau:**
> - Ihre intimen Bedürfnisse (Ruhe, freie Bewegungsmöglichkeit, Essen und Trinken nach Wunsch etc.) haben Vorrang.
> - Die Umgebung ist angenehm und möglichst vertraut.
> - Die professionelle Begleitung durch Hebammen und Ärzte ist respekt- und liebevoll.

An dieser Stelle muss betont werden, dass der Umgang mit dem Geburtsschmerz, so wie er hier dargestellt wird, eine normale Geburt voraussetzt und nicht eine heroische Selbstkasteiung der Gebärenden fordert. Es kann bei jeder Geburt vorkommen, dass die Schmerzen unerträglich werden. Ein gesicherter Zugang und das Wissen um die Möglichkeiten der Schmerzerleichterung sind daher in jedem Fall notwendig.

Was kann dazu beitragen, dass die Geburtsschmerzen unerträglich werden?

Neben den mechanischen Dystokien spielen hier alte Traumata eine wichtige Rolle. Am häufigsten kommen Flash-backs bei Frauen vor, die durch **sexuellen Missbrauch** traumatisiert sind (s. S. 69). Dies wird verständlich, wenn man bedenkt, dass Geburtsschmerzen an einem entscheidenden Punkt dem Missbrauch ähnlich sind: Die Frau muss passiv zulassen, dass körperliche Schmerzen „mit ihr geschehen".

Wenn eine Frau unter der Geburt übermäßig Angst und Hilflosigkeit empfindet oder hysterisch wird, muss die Hebamme an ein eventuell posttraumatisches Ereignis denken und dieser Gebärenden doppelt so viel Verständnis, Geduld und Aufmerksamkeit schenken.

29.2 Möglichkeiten der Schmerzerleichterung

Christl Rosenberger

Erstmals wurde eine theoretisch fundierte, nichtmedikamentöse Schmerzerleichterung von G. Dick-Read (Gynäkologe, London 1890–1950) vorgestellt. Er zeigte, dass der **„Teufelskreis Angst – Spannung – Schmerz"** (Abb. 29-2) durch Aufklärung über den Geburtsvorgang und Entspannungsübungen unterbrochen werden kann.

Ebenso bilden Erkenntnisse aus der **eigenen Schmerzbiografie** eine Grundlage für das Verständnis bei der Begleitung von Frauen bzw. Paaren während des Geburtsprozesses. Die Hebamme und alle beteiligten Personen können durch ihr Verhalten und mit der Anwendung verschiedener Methoden zur Schmerzerleichterung beitragen.

Aromatherapie

Hier werden reine ätherische Öle verwendet, um einen Zustand der Entspannung herbeizuführen, das Energieniveau anzuheben und die Harmonie zwischen Geist, Körper und Seele herzustellen. Die Öle lassen sich (in Wasser verdampft) inhalieren, als Massagemittel (einige Tropfen in geruchlosem Mandel- oder Olivenöl), als Badewasserzusatz (einige Tropfen in einem halben Glas Milch verteilt dem Bad zugeben) und in Form von Kompressen und Zerstäubern verwenden.

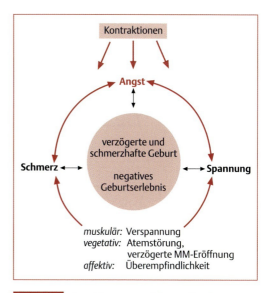

Abb. 29-2 Angst-Spannungs-Schmerz-Syndrom (nach Dick-Read).

Bei der **Inhalation** (z. B. Anwendung in Duftlampen) stimulieren sie über die Geruchsnerven denjenigen Bereich des Gehirns, der für die Regulierung des autonomen Nervensystems und des Hormonhaushaltes zuständig ist. Über die Lungen und die Haut gelangen sie auch in den Blutkreislauf und zu den inneren Organen.

Bei der **Auswahl der Essenz** gilt: Erlaubt ist, was der Frau gefällt. Zur Entspannung eignen sich vor allem Lavendel, Salbei, Sandelholz, Orange, Rosenholz, Limone, Jasmin und Bergamotte.

Akupunktur

Erstmals vor mehr als 5000 Jahren in China zur Prävention und in Akutsituationen angewandt, wird Akupunktur heute in vielen Ländern des Westens erfolgreich praktiziert.

Sie basiert auf der Theorie, dass in unserem Körper Lebenskräfte oder Energieströme (Chi) über bestimmte Bahnen (Meridiane) fließen, die den verschiedenen Organen zugeordnet sind. Die Energien müssen frei fließen können und ausgeglichen, d. h. gut verteilt, sein.

Mit sehr feinen Nadeln werden bestimmte Punkte auf diesen Meridianen stimuliert, um Blockierungen und Unausgewogenheiten zu beseitigen und das natürliche Gleichgewicht wiederherzustellen. Zur

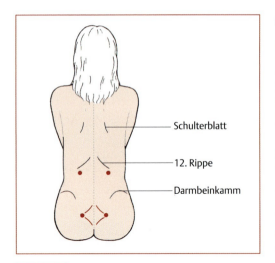

Abb. 29-3 Schmerzreflexpunkte am Rücken zur Druckmassage oder lumbalen Reflextherapie.

Schmerzerleichterung und Behandlung von Müdigkeit während der Geburt sowie zur Anregung der Kontraktionstätigkeit sind bereits erstaunliche Erfolge erreicht worden.

Akupunkturpunkte können auch stimuliert werden durch
- **Moxibustion** (Wärmebehandlung) mit einem darübergehaltenen, langsam brennenden Heilkraut (Beifuß, s. S. 226) oder mit
- **Akupressur** (Shiatsu) durch Fingerdruck. Shiatsu ist eine traditionelle Form der japanischen Massage. Die Hebamme führt eine Druckmassage bestimmter Punkte am Rücken (Abb. 29-3) durch kleine kreisende Bewegungen mit Daumen oder Handballen aus.
- **Elektrostimulation** der Punkte Di4 und Di11 (Römer 2001).

Lumbale Reflextherapie: Hier werden die Schmerzreflexpunkte unterhalb der 12. Rippe (evtl. zusätzlich die seitlichen Grübchen der Michaelis-Raute) mit sog. „**Quaddeln**" versehen, die eine anhaltende Stimulation der Punkte erzeugen. Die Quaddeln entstehen durch Einspritzung von reiner Kochsalzlösung oder einem Gemisch aus Lokalanästhetikum und Kochsalzlösung in die Haut. Mit einer dünnen Kanüle werden etwa 0,3 ml in die Haut (intrakutan) gespritzt, bis sich eine 1 cm große Quaddel gebildet hat, das Einspritzen kann schmerzhaft sein. Die Methode hat sich bei straffem Muttermund und bei Rückenschmerzen bewährt.

Atmung

Es gibt kein Rezept für die Atmung zur Schmerzerleichterung. Jede Frau muss ihren eigenen Atemrhythmus finden. Deshalb ist es besonders wichtig, in Geburtsvorbereitungskursen verschiedene Atemtechniken anzubieten und zu üben. **Prinzip** dabei ist immer eine kurze Sauerstoffaufnahme und intensives Ausatmen.

Bewährt hat sich auch die Methode, beim Ausatmen verschiedene **Töne** abzugeben, vor allem offene Selbstlaute. Verbrauchte Luft wird so genügend abgeatmet und Hyperventilation (s. S. 804) vermieden. Alle Versionen mit Luftanhalten oder Kurzatmen, bei dem die gleiche Luft nur hin- und herbewegt wird, sind nicht geeignet, weil sie die optimale Sauerstoffzufuhr zum Kind verhindern.

Bach-Blüten

Das System der 38 Blütenessenzen wurde um 1930 von dem walisischen Arzt Dr. Edward Bach entwickelt. Er nimmt an, dass Krankheiten und Schmerzen ihre Wurzeln in Stimmungen und Gefühlen haben und dass bei Besserung des seelischen Zustandes der Heilungsprozess einsetzt. Die Essenzen sind verdünnt und in Alkohol gelöst. Oft müssen sie über mehrere Wochen eingenommen werden, um eine Wirkung zu erzielen.

Ausnahme bildet die Essenz „Rescue", die sog. **Notfalltropfen**. Rescue Remedy entfaltet unmittelbare Wirkung und hat sich bei Stress, Schmerzen, Schock o. Ä. bewährt. Es besteht aus Cherry plum (Kirschpflaume), Clematis (Weiße Waldrebe), Rock Rose (Gelbes Sonnenröschen), Impatiens (Drüsentragendes Springkraut) und Star of Bethlehem (Doldiger Milchstern). **Dosierung**: 4 Tropfen Rescue Remedy in ein Glas Wasser träufeln und dieses der Frau schluckweise anbieten (ca. alle 15 Minuten) oder 2–3 Tropfen pur auf die Zunge geben (Hanefeld 2002 [33]).

Berührung

Die Entspannung der Muskulatur kann durch Berührungen erreicht werden. Allein das Auflegen einer (warmen) Hand auf Kreuzbein oder Unterbauch wirkt sehr beruhigend und kann den Angst-Spannungs-Schmerz-Kreislauf unterbrechen. Günstig ist der Austausch von Berührungen und Zärtlichkeiten mit dem Partner, weil dadurch vermehrt körpereigene, schmerzblockierende Stoffe (Endorphine) freigesetzt werden.

Bewegung

Die selbstgewählte Haltung der Frau und die Bewegungen, die sie sich aussucht, können den Geburtsschmerz vermindern (Kuntner 1991 [46]). In verschiedenen Kulturen gibt es rituelle Tänze zur Geburt. Bewegungen lockern die Muskulatur und lenken vom eigentlichen Schmerzgeschehen ab.

Ernährung

Ausreichende Flüssigkeits-, Mineralstoff- und Glukosezufuhr während der Geburt steigert das Wohlbefinden und kann zur Erleichterung der Geburtsarbeit beitragen.

Gefühle

Freude und Angstgefühle liegen in der Zeit der Schwangerschaft und während der Geburt dicht beieinander. Die im Geburtsverlauf zunehmenden Kontraktionsschmerzen lassen mentale Kräfte, Intellekt und Gedächtnis zeitweilig in den Hintergrund treten, während Intuition und Emotionen an Stärke gewinnen. Ungelöste emotionale Konflikte (aus der eigenen Vergangenheit oder der Partnerbeziehung) können zum Vorschein kommen und die Schmerzempfindlichkeit enorm verstärken.

Ziel der Hebamme sollte sein, dass die Gebärende das, was sie erlebt, akzeptieren und in ihr Selbstbild integrieren kann. Von den begleitenden Personen erfordert dies Respekt und Takt sowie einladende Angebote zum Erspüren und Zulassen ihrer Bedürfnisse.

Homöopathie

Die Homöopathie betrachtet das gesamte gesundheitliche Bild eines Menschen und sucht individuelle Wege zur Stärkung eigener Heilkräfte und damit zur besseren Schmerzakzeptanz. Jedes homöopathische Mittel muss individuell ausgesucht werden, darum benötigt eine Hebamme umfangreiche Fortbildungen, bevor sie eine homöopathische Therapie sinnvoll anwenden kann (s. S. 747).

Information

Gute Geburtsvorbereitung kann Ängste abbauen und eine positivere Einstellung zum Geburtsschmerz bewirken. Während der Geburt tragen fortlaufende, verständliche Informationen über den Geburtsfortschritt etc. wesentlich zur Beruhigung der Frau bei. Kann die Frau ihre Wünsche und Bedürfnisse äußern, trägt dies zu ihrem Wohlbefinden und damit zur Schmerzbewältigung bei.

Kommunikation

Verschiedene Ausdrücke in unserer Sprache können angst- und damit vermehrt schmerzauslösend sein. Werden häufig Begriffe wie „Blasensprengung", „Geburtsgeschwulst", „fallen lassen", „entspannen", „pressen" oder Fachlatein benutzt, wirkt dies oft schmerzbegünstigend.

Beim **Benutzen positiver Ausdrücke**, wie „Fruchtblaseneröffnung", „sich öffnen", „mitgehen", „ausatmen", „mitschieben" etc., kann sich die Frau besser auf den Geburtsprozess einlassen und mit dem Schmerz umgehen.

In dem Wort „angstfrei" ist das Wort „Angst" enthalten, in „Entspannung" die „Spannung". Durch Untersuchungen wurde festgestellt, dass der Mensch beim Hören solcher Worte mit massiv erhöhtem Muskeltonus reagiert. Auch das nonverbale Verhalten der Frau ist gut zu beobachten.

Kultur

Besonders in westlichen Kulturkreisen existiert bei werdenden Müttern starke Angst vor Schmerzen. Schon mit dieser Vorstellung allein steigt das Schmerzempfinden. Menschen aus südländischen Kulturen haben durch ein bestimmtes Verhalten bei Schmerzen, das sie z.B. vor ihrem Partner zeigen müssen, erhöhten Muskeltonus und dadurch erhöhte Abwehr gegen Schmerz. Frauen aus allen Kulturen wollen in ihrer Art der Schmerzverarbeitung vor allem verstanden und akzeptiert werden.

Manualtherapie

Starke wehensynchrone Schmerzen im Kreuzbeinbereich und/oder an der Symphyse können durch eine Störung der Beweglichkeit in den Iliosakralgelenken (Kreuzbein-Darmbein-Gelenke) bedingt sein, besonders bei einem Geburtsverlauf mit schnell eröffnendem Muttermund und verzögertem Tiefertreten des kindlichen Kopfes.

Die wenig aufwändige Diagnostik und Therapie von Funktionsstörungen des Beckenrings lassen sich von der Hebamme erlernen und zur Erleichterung der Geburt einsetzen. Die manuelle Therapie des Beckenringes ist bei einer Gebärenden nur im Stehen möglich und muss sehr behutsam und schonend in der Wehenpause geschehen.

29 Schmerzerleichterung während der Geburt

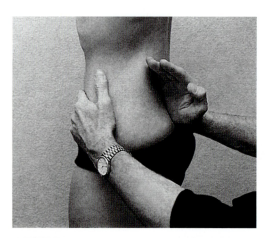

Abb. 29-4 Manipulation des linken Iliosakralgelenks (ISG) während der Geburt an der stehenden Frau.

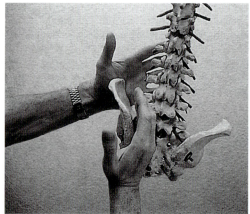

Abb. 29-5 Zur Verdeutlichung: Manipulation des linken Iliosakralgelenks (ISG) am Skelett.

Praktisches Vorgehen:
- Die Gebärende steht mit dem Rücken zur Hebamme.
- Um z. B. das linke Iliosakralgelenk (ISG) zu manipulieren, fasst die Hebamme mit der linken Hand an die linke Crista iliaca und platziert die rechte Handkante auf dem linken Sakrumrand.
- Die Gebärende verlagert nun ihr Gewicht auf das rechte Bein, dann atmet sie tief ein.
- Am Ende der Ausatemphase übt die Hebamme einen gegenläufigen Impuls beider Hände aus, mit der linken Hand nach dorsal (zum Rücken hin) und der rechten nach ventral (zum Bauch hin) (Abb. 29-5).

Ergebnisse der Therapie:

Geburtsmechanisch wird so mehr Spielraum im mütterlichen Becken erreicht, dies erleichtert den Anpassungsprozess und die Konfiguration des kindlichen Kopfes. In Bezug auf die weichen Geburtswege wird das schmerzhafte „Einklemmen" der vorderen Muttermundslippe zwischen kindlichem Kopf und der Symphyse vermieden.

Geburtsphysiologisch können die Rezeptorenin-puts, welche die Oxytocinausschüttung und die Schmerzverarbeitung beeinflussen, wieder regulär erfolgen (vgl. S. 268, Wehenphysiologie). Die Belastung der spinalen Schmerzrezeptoren an den Ansätzen der uterinen und parametranen Bänder am Beckenring nimmt dann wieder ab.

In der **Schwangerschaft**, vor allem bei Lumbalgien, gelingt die Manipulation eines ISG am besten in Seitenlage. Die Beschwerden in den Iliosakralgelenken können auch nach der Geburt persistieren und manualtherapeutisch behandelt werden (Maggi 1998).

Massagen

Massagen ermöglichen dem Partner, innigen Kontakt und Nähe während der Geburt aufrechtzuerhalten (siehe Berührung). Die Hebamme kann bei der Gebärenden nervöse Spannungen lösen und blockierte Gefühle freisetzen.

Massiert werden kann überall dort, wo es entweder weh tut oder ganz einfach angenehm empfunden wird. Das kann im Gesicht, am Kopf, an Armen und Händen, an Beinen und Füßen, am Rücken (besonders in der Kreuzbeingegend) oder im Dammbereich sein. Die Verwendung von geruchlosem Mandelöl oder mit ätherischem Öl (z. B. Rose, Lavendel) versetztem Massageöl hat sich bewährt.

Mentale Entspannungstechniken

Da das Schmerzempfinden bei jedem Menschen verschieden ist, sind auch die Reaktionen auf einzelne Methoden unterschiedlich.
- Das **autogene Training** ist eine Methode, bei der sich eine Person selbst durch willkürliche Muskelkontraktion und -entspannung in einen ruhigen, gelösten Zustand versetzt, in dem auch die Schmerzempfindlichkeit herabgesetzt ist. Wie

der Name sagt, ist dies durch intensives Training erlernbar.
- Bei der **klinischen Hypnose** wird durch eine geschulte Person ein Trance-Zustand ausgelöst. Das Bewusstsein wird angeregt, auf zu starke Kontrolle zu verzichten und damit Kräfte des Unterbewussten für die Angst- und Schmerzverarbeitung freizusetzen.
- Durch **Yogaübungen** können sämtliche wichtige Körperfunktionen und der Energiehaushalt verbessert werden. Verspannungen werden abgebaut, gleichzeitig wächst das Vertrauen in die eigene Fähigkeit, den Geburtsschmerz verarbeiten zu können.
- Jeder Mensch in einem Schmerzzustand ist empfänglich für **Suggestionen**, seien es positive oder negative. Darum ist positive Unterstützung bei einer Geburt besonders wichtig. Geburtshelfer haben ihre Sinne durch Beobachten und Wahrnehmen ständig zu schulen und ihr Verhalten zu reflektieren.

Phytotherapie (Kräuterheilkunde)

Die Verwendung von Heilkräutern reicht viele Jahrtausende zurück. Sie basiert auf der Betrachtung vom Menschen als Ganzes. Arbeiten die Zellen eines Körperteiles nicht richtig, wirkt sich das als Störung in anderen Teilen aus. Ziel dieser Heilkunde ist es, die natürlichen Kräfte zu stärken und dem Menschen zu einem ausgeglichenen Gesundheitszustand zu verhelfen. Innerlich oder äußerlich werden ganze bzw. Teile von Pflanzen oder Früchten als Tee, Tinktur, Salbe, Sirup, Badezusatz, Kompresse oder Umschlag angewendet (s. S. 828).

Schmerzlindernd wirken Kamille, Heublumen, Hamamelis und Verbena, **beruhigend und entspannend** Fenchel, Lindenblüten, Melisse und Pfirsichblätter.

Reflexzonentherapie

An Füßen und Händen gibt es Zonen, die den Zustand verschiedener Teile des Körpers reflektieren. Mit gezielten Handgriffen werden diese Bereiche massiert und so Regenerationskräfte im Menschen aktiviert, so dass sich gestörte Funktionen wieder regulieren. Diese Erkenntnisse sind durch altes indianisches Wissen überliefert worden. Fuß- und Handreflexzonenmassage sind zur Begleitung physischer und psychischer Schmerzen vor, während und nach der Geburt gut geeignet.

Sexualität

Sexualität ist Lebensenergie, biologische Emotionen drücken sich in reiner physikalischer Energie aus. Diese entsteht und verstärkt sich durch Lust- und Angstgefühle, die während der Geburt dicht beieinander liegen (s. S. 64). Können diese Gefühle bzw. Energien nicht frei fließen, begünstigen solche Blockaden das Schmerzempfinden. Für die Wissenschaft bewiesen wurde dies von Dr. Wilhelm Reich, einem Psychoanalytiker des frühen 20. Jahrhunderts. Für die Hebamme sind Kenntnisse und Erfahrungen über energetische Vorgänge im menschlichen Organismus von großem Nutzen, um die Kräfte der Natur voll auszuschöpfen.

Wasser

Wasser ist ein Energieleiter, es hilft, Blockaden zu lösen, Bewegungen werden weicher und fließender, Schmerzempfindungen werden im warmen Wasser meist geringer, weil die gesamte Muskulatur sich lockert, es entsteht ein Gefühl der Geborgenheit und der Wärme. Frauen, die während der Geburt teilweise oder ganz ihre Schmerzen in warmem Wasser verarbeiten können, bestätigen eine bessere Bewältigung dieser Arbeit und geringeres Schmerzempfinden (s. S. 329, Wassergeburt).

Zuwendung

Vom Partner oder professionellen Geburtshelfern gegebene Zuwendung geben der Gebärenden Geborgenheit und Sicherheit. Weniger Ängste verringern auch den Bedarf an Analgetika (Enkin et al. 1998).

29.3 Psychopharmaka, Spasmolytika und Analgetika

Marion Lübke, Ulrike Harder

Grundsätzlich sollte während der Geburt wie in der Schwangerschaft sehr zurückhaltend mit der Gabe von Medikamenten umgegangen werden. Da jedoch selbst mit einer guten psychischen und körperlichen Vorbereitung nur in etwa 15 % der Fälle eine schmerzarme Geburt erreicht werden kann, wird von vielen Gebärenden eine medikamentöse Schmerzerleichterung gewünscht.

Eine Schmerzlinderung während der **Eröffnungsperiode** kann durch Psychopharmaka, Spasmolytika, Analgetika und deren Kombinationen erreicht werden. Vorteil dieser Medikamente ist ihre leichte Anwendbarkeit.

Die Medikamente passieren jedoch die Plazentaschranke und beeinflussen den Feten. Ihre Wirkung auf die Gebärende kann zu Veränderungen verschiedener Organfunktionen führen, vor allem zu Blutdrucksenkung, Zunahme der Atemfrequenz und des Atemzugvolumens. Auch Allergien, insbesondere gegen Spasmolytika, sind möglich.

> **M** Spasmolytika und nicht opiathaltige Analgetika kann die Hebamme selbständig verordnen.

Psychopharmaka

Psychopharmaka können bei unruhigen und ängstlichen Patientinnen zu Beginn der **Eröffnungsperiode** verabreicht werden. Sie setzen die subjektive Schmerzempfindung herab. Außerdem wird ihnen ein muskelentspannender Effekt zugeschrieben. Gelegentlich wird Psyquil®, das zur Gruppe der Neuroleptika gehört, eingesetzt. Neuroleptika können eine Einengung der fetalen Oszillationsamplitude im CTG bewirken.

Valium® oder vergleichbare Benzodiazepine sind während der Geburt **kontraindiziert**, denn sie können beim Neugeborenen Atemdepressionen verursachen. Da sie nur langsam aus dem Fettgewebe abgebaut werden, hält diese Nebenwirkung bis zu 24 Stunden an.

Spasmolytika

Spasmolytika (z. B. Buscopan®, Spasmex®) haben nur eine gering lindernde Wirkung auf den Wehenschmerz. Ihnen wird ein krampflösender Effekt auf die Cervix uteri zugeschrieben, der jedoch schwer zu beweisen ist. Die Applikation erfolgt in Form von Suppositorien, i. m. Injektionen oder i. v. als Zusatz zur Infusion. Nebenwirkungen sind u. a. Akkommodationsstörungen (Doppelsehen, Schwierigkeit zu fixieren) und fetale Herzfrequenzerhöhungen. Um die Reaktion zu testen, wird mit einer niedrigen Dosis begonnen (1 Supp. bzw. niedrige Infusionsgeschwindigkeit).

Analgetika

Starke Analgetika bewirken die befriedigendste medikamentöse Schmerzlinderung in der Eröffnungsperiode. Das ideale Analgetikum sollte folgende Eigenschaften haben: gute Verträglichkeit, guter analgetischer Effekt, keine wesentliche Beeinflussung des Bewusstseins, keine Beeinträchtigung vitaler Funktionen (Atmung, Kreislauf) bei Mutter und Kind.

> **M** Das klassische Schmerzmittel in der Geburtshilfe ist **Pethidin** (Dolantin®), das zur Gruppe der Opiate zählt und daher von Hebammen nicht selbständig eingesetzt werden darf.

Die **Applikation** erfolgt i. m. oder i. v. Bei der i. m. Injektion setzt die Wirkung erst nach einer halben Stunde ein, die Wirkungsdauer beträgt etwa 2 Stunden. Eine Einzeldosis von 50 mg sollte hierbei nicht überschritten werden, da bereits bei dieser Dosierung Oszillationseinschränkungen im CTG zu beobachten sind. Bei der i. v. Injektion sollte die Einzeldosis nicht mehr als 25 mg betragen. Die Wirkung setzt sehr viel schneller ein, allerdings ist ihre Dauer gegenüber der i. m. Gabe verkürzt.

Nebenwirkungen des Pethidins sind vor allem eine Beeinträchtigung des mütterlichen Kreislaufs, eine mögliche Atemdepression beim Neugeborenen und eine evtl. auftretende leichte fetale Azidose.

> **M** Der Abstand zwischen der letzten Pethidingabe und der Geburt sollte nie weniger als 2 Stunden betragen, da sonst das Risiko einer Atemdepression beim Neugeborenen sehr hoch ist!

Pethidin wird aus diesem Grund heute seltener angewendet. Kommt es doch zu einer **schnelleren Geburt**, ist ein Kinderarzt hinzuzuziehen, der dem Kind **Naloxon** (Narcanti®) als Gegenmittel zum Pethidin verabreichen kann.

Ein weiteres stark wirksames Analgetikum ist **Tramadol** (Tramal®), anzuwenden als Suppositorium, i. m. oder Infusion mit 50 mg in 250 ml NaCl. Auch Pentazocin (Fortral®) und Fentanyl (Fentanyl-Janssen®) können in der Geburtshilfe zum Einsatz kommen. Ihre atemdepressive Wirkung ist wesentlich geringer als die von Pethidin. Trotzdem muss auch ihr Einsatz unter der Geburt streng indiziert werden.

29.4 Inhalationsanalgesie mit Lachgas

Stickoxidul (N$_2$O, Lachgas) wurde 1880 von Klikowitsch in die Geburtshilfe eingeführt. Das Lachgas-Sauerstoff-Gemisch wird über ein Inhalationsgerät mit zuverlässiger Dosierung des Verhältnisses appliziert, der Sauerstoffanteil muss immer mindestens 30 % betragen (Einstellung am Manometer z. B. 2 Teile O$_2$ mit 4 Teilen N$_2$O). Die Lachgasanalgesie ist gut steuerbar und hat wenig Nebenwirkungen. Bei längerer Anwendung kann es allerdings die Funktion einiger Organe ungünstig beeinflussen und selbst in subanästhetischer Konzentration toxisch wirken. Außerdem ist die Diskussion noch nicht beendet, ob eine chronische Lachgasexposition zu einer erhöhten Spontanabortrate und verminderter Fertilität führen kann. Dieses stellt eine Gefahr für das Personal dar, wenn keine suffizienten Absaugvorrichtungen vorhanden sind.

Da die schmerzlindernde Wirkung nicht so effektiv wie bei den vorher beschriebenen Schmerzmitteln ist und es heute effizientere Methoden der Schmerzlinderung gibt, ist der Einsatz von Lachgas nicht mehr zu empfehlen.

29.5 Lokalanästhesien
Marion Lübke

Damminfiltration

Vor einer notwendigen Episiotomie wird die Stelle, an der geschnitten werden soll, mit 10 ml eines lokalen Betäubungsmittels (z. B. Lidocain®) unterspritzt. Dazu wird mit zwei Fingern zwischen vorangehendem Teil und Damm eingegangen und mit einer Kanüle an der hinteren Kommissur in Schnittrichtung eingestochen. Nach Aspiration wird die Kanüle unter kontinuierlicher Applikation des Lokalanästhetikums langsam wieder zurückgezogen (Abb. 29-6). Das Medikament tritt nicht auf das Kind über. Zur Naht des Schnittes muss eine erneute Infiltration erfolgen, weil die Wirkung nicht mehr ausreicht.

Pudendusanästhesie

Die Blockade des Nervus pudendus betäubt den Beckenboden vom Mons pubis bis in den Glutäalbereich und kann daher auch als **periphere Leitungsanästhesie** bezeichnet werden.

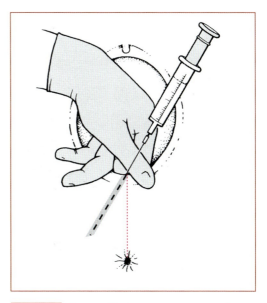

Abb. 29-6   Damminfiltration vor einer notwendigen mediolateralen Episiotomie.

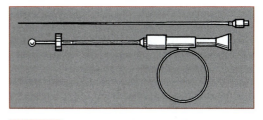

Abb. 29-7   Lange Nadel (oben) und Führungshülse (unten) für die Pudendusanästhesie.

> **M** Eine Pudendusanästhesie ist indiziert, wenn die Frau starke Schmerzen und frühzeitigen Presszwang in der Austreibungsperiode hat oder wenn eine vaginal-operative Entbindung zu erwarten ist.

Die **Ausführung** erfolgt bei vollständig eröffnetem Muttermund und kindlicher Leitstelle I+2. Durch eine Kanüle mit Führungsrohr (Abb. 29-7) werden jeweils 10 ml eines Lokalanästhetikums (z. B. Scandicain® 1%) 1 cm unterhalb (vulvawärts) der Spina ischiadica in den Pudendusnerv injiziert (Abb. 29-8). Um Herz-Kreislauf-Komplikationen von Mutter und Kind zu vermeiden, muss immer vor dem Spritzen aspiriert werden. Eine gut sitzende Pudendusanästhesie reicht oft für die postpartale Naht des Dammschnittes aus.

29.6 Rückenmarksnahe Leitungsanästhesien

Marion Lübke, Ulrike Harder

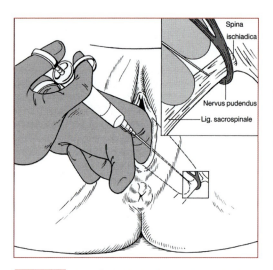

Abb. 29-8 Technik der Pudendusanästhesie durch Einspritzung von Lokalanästhetikum im Bereich des Nervus pudendus.

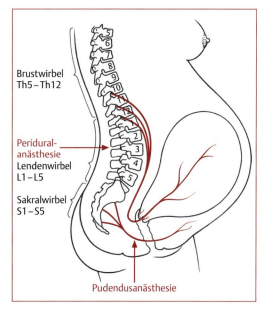

Abb. 29-9 Schmerzreizleitungen (rot) bei der Geburt und ihre Unterbrechungsmöglichkeiten.

> **M** Rückenmarksnahe Leitungsanästhesien sind sowohl in der Eröffnungs- als auch in der Austreibungsperiode geeignet. Mit ihnen kann meist eine **vollständige Schmerzfreiheit** erreicht werden, so dass selbst operative Eingriffe wie eine Sectio caesarea möglich sind.

Die **Wehentätigkeit** wird selten beeinflusst, eine evtl. auftretende Wehenschwäche kann mit einer Oxytocin-Infusion behandelt werden. Nebenwirkungen für das Kind sind nicht bekannt.

Die starke Schmerzverminderung bewirkt eine optimale **Entspannung der Weichteile**. Dies kann bei einer Einstellungsanomalie (z. B. hoher Geradstand) eine vaginale Geburt ermöglichen, andererseits aber u. U. eine Haltungsanomalie (z. B. mangelnde Flexion) begünstigen. Operative Geburtsbeendigungen sind häufiger, da durch die starke Schmerzverminderung auch der Pressreflex herabgesetzt wird. Ist die Frau mobil, kann ihr eine aufrechte Gebärposition (z. B. auf dem Hocker) helfen, ihr Kind selbst herauszudrücken.

Bei rückenmarksnahen Leitungsanästhesien ist unbedingt auf Sterilität zu achten, da es sonst zu schweren Infektionen kommen kann. Die Gebärende ist über die Risiken aufzuklären (Komplikationen s. u.), insbesondere über starke Kopfschmerzen, die durch die Punktion der harten Rückenmarkshaut (Liquorverlust) hervorgerufen werden können.

Die häufigste Methode ist die lumbale **Katheter-Periduralanästhesie**, zunehmend kommt die **CSE** (**c**ombined **s**pinal **e**pidural anesthesie), seltener die **Spinalanästhesie** zur Anwendung.

Periduralanästhesie (PDA)

Der Peridural- bzw. Epiduralraum liegt zwischen dem Ligamentum flavum (Abb. 29-10) und der Dura (harte Rückenmarkshaut), d. h. vor dem liquorgefüllten Subarachnoidalraum (Duralsack). Eine PDA erfolgt also nie, wie von Laien oft angenommen, ins Rückenmark selbst (die falsche Bezeichnung „Rückenmarksspritze" sollte darum nicht verwendet werden!).

Vorbereitung der PDA

- Nach ärztlicher Aufklärung und Einwilligung der Mutter/Eltern bekommt die Frau über eine Verweilkanüle zügig 500 ml Elektrolytlösung (ca. 60 Tr/min.) infundiert, damit ihr Blutdruck stabilisiert wird.
- Laborbefunde zum Gerinnungsstatus / z. B. PTT, Quick, Thrombozytenzahl) sollten vorliegen, um eine Blutgerinnungsstörung auszuschließen.
- **PDA-Set mit sterilem Inhalt** richten: 2 ml-, 5 ml- und 10 ml-Spritze, dicke Aufziehkanüle für Medikamente, Kanüle für Hautinfiltration, Periduralnadel (Tuohy-Kanüle), Periduralkatheter, Bakterienfilter, Tupfer, Kompressen und Lochtuch.
- OP-Handschuhe, Mundschutz, Desinfektionslösung, Pflaster, NaCl-Ampullen und hausübliche Anästhetika bereitstellen.
- Für den Fall eines Narkosezwischenfalls müssen immer Notfallmedikamente, Intubationsbesteck und Beatmungsmöglichkeit parat stehen.

Lagerung der Gebärenden

- Die Frau wird in linke Seitenlage oder zum Sitzen gebeten, dabei sollte sie ihren Rücken bewusst „rund" machen. Das CTG sollte weiterschreiben, was nicht immer ganz einfach ist, weil die Frau während der PDA-Legung eine maximale Beugehaltung einnehmen muss. Hebamme oder Partner helfen der Frau, halten ihr die Hände, achten auf eine gute Atmung und unterstützen sie beim Einnehmen der richtigen Haltung.
- Nach der erfolgreichen PDA-Katheterlegung wird die Frau evtl. für kurze Zeit in Rückenlage mit erhöhtem Oberkörper gebracht, damit sich das Anästhetikum gleichmäßig verteilen kann. Neigt die Frau zum Vena-cava-Syndrom, wird sie leicht nach links gelagert oder nimmt eine wechselnde Seitenlage ein (je nach Anordnung der Anästhesisten).

Durchführung der PDA

- Nach **Hautdesinfektion** erfolgt eine **Lokalinfiltration** der Punktionsstelle, z. B. mit 5 ml Mepivacain® 1 %.
- **Katheterlegung**: Zwischen den Dornfortsätzen der Lendenwirbelkörper L3 und L4 oder L2 und L3 wird in der Wehenpause die Tuohy-Kanüle eingeführt und langsam vorgeschoben, bis der Peridural- bzw. Epiduralraum erreicht ist. Dann wird durch die Kanüle ein dünner Katheter geschoben und die Kanüle entfernt.

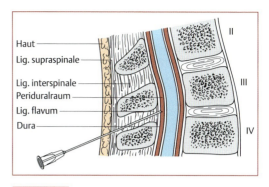

Abb. 29-10 Periduralanästhesie: Schematische Darstellung des Wirbelkanals bei Punktion des Periduralraumes (rot), mit Liquorsack (hellblau).

- Als **Testdosis** wird zunächst nur eine kleine Menge des Lokalanästhetikums über den Periduralkatheter gegeben. (z. B. 15 mg 5 % Bupivacain in 3 ml NaCl).
- Übliche **Anästhetika** sind Ropivacain (Naropin® 2 mg/ml) oder eine Kombination von Naropin® und dem Opioid Sufentanil (Sufenta® epidural). Bupivacain (Carbostesin® 0,25–0,5 %) wird für die kontinuierliche PDA heute nicht mehr so häufig eingesetzt.
- Die **Hauptdosis** kann nach ca. 10 min. verabreicht werden, vorher überprüft der Arzt die Sensorik und Motorik am mütterlichen Unterleib und an den Beinen. Erst wenn diese Prüfung positiv ausfällt, darf in der Wehenpause injiziert werden (in einer Wehe wäre der Druck im PDA-Raum erhöht).
- **Blutdruckkontrollen** müssen in kurzen Abständen (3–5 min.) innerhalb der ersten 30 min. nach Gabe der Testdosis, nach der Hauptdosis sowie nach jeder späteren Nachinjektion erfolgen.
- Eine **Schmerzausschaltung** im gesamten Versorgungsbereich vom Brustwirbel Th 10 bis zum Sakralwirbel S5 wird erreicht, sobald sich das Lokalanästhetikum im Periduralraum verteilt hat und auf die aus dem Rückenmark austretenden Nerven wirkt.
- Die **weitere Applikation** von Carbostesin®, Naropin® und/oder Sufenta® epidural erfolgt je nach Klinikstandard über einen **Perfusor** (bei einer 70 kg schweren Frau z. B. mit 7 ml/Std.) oder in ca. zweistündlichen **Einzelgaben** von jeweils 5–10 ml. Als Maximaldosis während einer Geburt werden 2 mg/kg Körpergewicht der Schwangeren angesehen, z. B. 6-mal 10 ml Carbostesin® 0,25 % bei einer 75 kg schweren Frau. Die Höchstdosis von Sufenta® beträgt 30 Mikrogramm pro Tag.

Kontraindikationen

> **M** **Kontraindikationen für eine rückenmarksnahe Leitungsanästhesie**
> - Blutgerinnungsstörung (z. B. nach Antikoagulanzientherapie)
> - dringende operative Entbindung (z. B. Nabelschnurvorfall)
> - drohende oder manifeste Blutung mit Gefahr eines hypovolämischen Schocks (z. B. Placenta praevia, vorzeitige Plazentalösung)
> - Schädigung der Lendenwirbelsäule
> - schwere neurologische Erkrankungen (z. B. Multiple Sklerose)
> - schwere Allgemeininfektionen
> - Allergie gegen Lokalanästhetika
> - Infektionen im Bereich der Punktionstelle

Frühkomplikationen

- **Blutdruckabfall** der Mutter durch Sympathikusblockade ist eine häufige Komplikation. Therapie: Links-Seitenlagerung, Volumenzufuhr (Elektrolyt-Infusion, kolloidale Lösung), ggf. Gabe von Akrinor® zum Engerstellen der Gefäße.
- **Pathologisches CTG** oder **fetale Bradykardie**. Therapie: Links-Seitenlagerung, Tokolyse nur bei Wehen oder erhöhtem Basaltonus. Ist die Bradykardie Folge eines mütterlichen Blutdruckabfalls: Therapie s. o.
- **Hypoventilation, drohende Atemlähmung**, Bradykardie und Bewusstseinsverlust durch ein zu hohes Aufsteigen der PDA sind sehr selten. Therapie: leichte linksseitige Oberkörper-Hochlagerung, Sauerstoffmaske, Akrinor®-Gabe und sofortige Information des Anästhesisten zur Intubation.
- **Allergische Reaktion** auf das Lokalanästhetikum, z. B. Juckreiz oder Hautrötungen, im schlimmsten Fall anaphylaktischer Schock (s. S. 486, Notfälle).

Spätkomplikationen

- Sehr starke Kopfschmerzen infolge einer Duraperforation
- Blasenfunktionsstörungen mit anhaltendem Harnverhalt
- Rückenschmerzen

Spinalanästhesie

Diese Anästhesieform wird nur selten angewandt, sie ist **dringlichen geburtshilflichen Situationen** vorbehalten (z. B. eilige Sectio, manuelle Nachtastung pp). Der Wirkungseintritt ist sehr rasch und geht mit einer stark ausgeprägten motorischen Blockade von Beckenboden und Beinen einher. Die Wirkdauer ist mit etwa drei Stunden kürzer als bei der PDA.

Vorbereitung und Durchführung sind ähnlich wie bei der PDA. Für die Spinalanästhesie wird über eine dünne Spinalnadel eine kleine Menge Lokalanästhetikum direkt in den liquorgefüllten Subarachnoidalraum (Duralsack) injiziert. Die Punktionstechnik ist einfach, die Anästhesiequalität sehr gut, jedoch können in 0,2–24 % der Fälle postspinale Kopfschmerzen und neurogene Harnverhalten auftreten (Pschyrembel 2011). Ansonsten sind Kontraindikationen und Komplikationen ähnlich wie bei der PDA.

CSE (combined spinal epidural anesthesie)

Die CSE ist eine Kombination von Spinal- und Periduralanästhesie. **Durchführung und Wirkung** sind ähnlich wie bei der PDA. Für die CSE wird zunächst spinal ein Lokalanästhetikum (z. B. Naropin® 0,1 %) sowie ein Opiat (z. B. Sufentanil®) gespritzt. Anschließend wird der Katheter durch eine Tuohy-Kanüle in den Epiduralraum gelegt und nach einer Bolusgabe die kontinuierliche Anästhesie begonnen.

So können die **Vorteile** der Spinalanästhesie (rascher Wirkungseintritt, niedrige Lokalanästhetikum-Dosis) mit denen der kontinuierlichen Periduralanästhesie (Steuerbarkeit der Ausbreitung, Mobilität der Mutter) kombiniert werden, denn je nach Dosierung ist das Umherlaufen der Frau möglich (Dosierung: 0,125 % Naropin, 10 mikrogramm Sufentanil). Somit kann die CSE bereits zur Schmerzlinderung von „Primingwehen" eingesetzt werden.

In der Eröffnungsperiode können zur Analgesie nur die Opiode eingesetzt werden. In der späten Eröffnungs- und Austreibungsperiode, in der der Dehnungsschmerz überwiegt, reicht die alleinige Gabe von Opioden nicht mehr aus. Die motorische Kraft wird hauptsächlich für die Bauchpresse gebraucht. Zu diesem Zeitpunkt wird ein Opiod in Kombination mit einem Lokalanaesthetikum injiziert.

Die rückenmarksnahen Leitungsanästhesien bilden die effektivste Schmerzlinderung während der Geburt. Inzwischen bieten 98 % aller deutschen Kliniken diese Methoden an. Die Häufigkeit liegt zwischen 8,5 und 21.6 %, je nach Bundesland und Größe der Klinik. Studien haben gezeigt, dass die Sectiorate nicht steigt und das fetal-outcome nicht beeinflusst wird (Helms G, Perl FM 2004). Die Zahl der vaginal-operativen Entbindungen ist allerdings erhöht. Es werden weiterhin Studien durchgeführt, die zeigen werden, ob dies auch bei konsequentem Einsatz von Perfusor-gesteuerten PDAs versus Bolus-PDAs Bestand hat. Eine weitere Entwicklung wird sein, dass die Gebärende die Höhe der Schmerzmittelgabe mittels Bolus neben einer niedrig dosierten Applikation selbst bestimmt. Eine randomisierte amerikanische Studie hat bereits gezeigt, dass der Schmerzmittelverbrauch hierbei sinkt. Es wurden auch weniger vaginal-operative Entbindungen durchgeführt. Zusätzlich stieg die Zufriedenheit der Frauen.

Trotz aller Weiterentwicklung auf diesem Gebiet zeigen Studien jedoch auch, dass der wichtigste Faktor neben einer suffizienten Schmerzerleichterung in der Einbeziehung der Frau und der Zuwendung durch das anwesende Team für eine entspannte Geburt besteht.

29.7 Kurznarkose

Marion Lübke

Der früher allgemein übliche „Durchtrittsrausch" wird heute nicht mehr eingesetzt. Jedoch ist es in seltenen Fällen nötig, die Gebärende mit einer Kurznarkose vollständig zu entspannen, um operative Eingriffe vornehmen zu können, z. B. zur Entwicklung einer Beckenendlage mit hochgeschlagenen Armen oder bei einer fetalen Schulterdystokie. Starke Schmerzen und eine dadurch erhöhte Muskelspannung der Mutter könnten hier den Eingriff verlängern und das Kind gefährden. Auch in der Nachgeburtsperiode kann eine Vollnarkose zur manuellen Plazentalösung oder Nachtastung bei unvollständiger Plazenta angezeigt sein.

> **M** Nach jeder Narkose ist eine sorgfältige Überwachung der Vitalfunktionen notwendig. Da Gebärende nie als nüchtern zu betrachten sind und jede Narkose zum Verlust von Schutzreflexen führt, besteht immer die Gefahr einer **Aspiration von Erbrochenem**.

Die Hebamme muss beim **Erbrechen** den Kopf der Frau zur Seite drehen und tiefer legen. Die Atemwege müssen freigehalten, gegebenenfalls abgesaugt werden. Erst wenn die Patientin vollständig wach ist, kann die Beobachtung gelockert werden.

Bei den heute verwendeten Narkose-Medikamenten kann die Mutter ihr Kind anlegen, sobald sie aus der Narkose erwacht ist.

Literatur zu Kapitel 29 s. S. 367

30 Besonderheiten der Hausgeburtshilfe

Frauke Lippens

Hausgeburten zu betreuen bietet der erfahrenen Hebamme eine ganzheitliche, selbstbestimmte und umfassende Tätigkeit. Ihre **Voraussetzungen** dafür sind: Verantwortungsbewusstsein, Belastbarkeit, Einsatzfreudigkeit, Entscheidungsfähigkeit, aktuelles Fachwissen und ausreichend klinische Geburtshilfeerfahrung sowie eine realistische Einschätzung der eigenen Möglichkeiten.

30.1 Vorteile und Nachteile

Vorteile der Hausgeburtshilfe

- **Kontinuierliche Betreuung** in der Schwangerschaft, bei der Geburt, im Wochenbett und während der Stillperiode.
- Ein Vertrauensverhältnis, das in der Schwangerschaft gewachsen ist und für die Geburt Sicherheit und Geborgenheit bedeutet.
- **Konzentration auf eine Frau/ein Paar** in der Geburtsbegleitung; dadurch keine Geburtskomplikationen, die durch Schichtwechsel oder gleichzeitige Betreuung mehrerer Frauen durch eine Hebamme in Kliniken hervorgerufen werden können.
- **Evtl. Mitbetreuung** durch eine frei gewählte, aus der Vorsorge bekannte Frauenärztin bzw. zweite Hebamme. Der Hebamme, die in die Hausgeburtshilfe startet, sei unbedingt bei jeder Geburt die Zuziehung einer Kollegin empfohlen, denn nur so ist fachliche Rückmeldung möglich (bei außerklinischen Geburten wird die zweite Hebamme von der Krankenkasse für eine max. 4-stündige Anwesenheit bezahlt).
- **Kein Ortswechsel** bei Geburtsbeginn (kann Wehenstopp auslösen) bzw. kurz nach der Geburt; niedrigeres Infektionsrisiko im häuslichen Milieu für Mutter und Kind.
- **Geringstmögliche Störung der Geburt einer Familie:** Integration der Geschwister, des Partners oder der Freundinnen. Ungestörter Aufbau einer Stillbeziehung, geringerer Gewichtsverlust der Kinder.

Nachteile der Hausgeburtshilfe

- Begrenzte Möglichkeiten der medikamentösen **Schmerzlinderung**.
- **Zeitverlust bei dramatischen Zwischenfällen:** vorzeitige Plazentalösung, terminale Bradykardie, Fruchtwasserembolie, schwere Schulterdystokie, massive Atonie.
- **Leistungsdruck für die Schwangere** durch festgelegte Voraussetzungen für eine Hausgeburt wie z. B. terminnahe Geburt oder schneller Wehenbeginn nach vorzeitigem Blasensprung. Das Einhalten solcher Voraussetzungen spielt besonders in einem hausgeburtenfeindlichen Umfeld eine gewichtige Rolle.
- **Erschöpfung der Hebamme** bei langer Geburtsdauer, Belastung des Privatlebens und der Gesundheit durch Rufbereitschaft, Nachtarbeit, unplanbare Arbeitszeiten. Diese Nachteile lassen sich nur bedingt durch die Kooperation mit einer Kollegin mindern, denn die Sicherheit der Hausgeburtshilfe beruht ja gerade auf dem sehr vertrauten Verhältnis zwischen der Gebärenden und ihrer selbst gewählten Hebamme.
- Kein Eingebundensein in ein Team.

Säulen einer sicheren, ganzheitlichen Hausgeburtshilfe

- Genaue Auswahl der für eine Hausgeburt in Frage kommenden Schwangeren bzw. Familien nach klaren Kriterien.
- Kontinuierliche Betreuung und intensive Vorbereitung der Schwangeren bzw. der Eltern.
- Zeitgemäße Ausrüstung, Kenntnisse und Erfahrungen mit sanften Heilmethoden, die ohne ärztliche Verordnung angewandt werden können.
- Zusammenarbeit mit Kolleginnen, Ärztinnen und Kliniken.

- Bereitschaft, bei auftretenden Abweichungen vom regelrechten Geburtsverlauf frühzeitig in die Klinik zu verlegen, so dass dort optimal geholfen werden kann und nicht nur noch eine Notsectio möglich ist.

> **M** Notfallmaßnahmen, die eine Hausgeburtenhebamme beherrschen sollte
> - i. v. Applikation von Notfallmedikamenten und deren Bereithaltung
> - effektives, schmerzfreies Kristellern (s. S. 421)
> - Blutstillung mütterlicher Geburtsverletzungen
> - Schockprophylaxe bei Erwachsenen
> - Vorgehen bei Nabelschnurvorfall
> - BEL-Entwicklung inkl. mehrerer Möglichkeiten der Armlösung
> - Vorgehen bei erschwerter Schulterentwicklung
> - Reanimation des Neugeborenen unter einfachen Bedingungen
> - manuelle Plazentalösung

(Quelle: DHV: Hebammengeleitete Geburtshilfe, 2002 [17])

30.2 Voraussetzungen für eine Hausgeburt

Die meisten Frauen oder Paare, die sich für eine Hausgeburt interessieren, bringen **günstige Voraussetzungen** mit:
- erwünschte Schwangerschaft, Inanspruchnahme der Vorsorgeuntersuchungen, guter Gesundheitszustand, überdurchschnittlicher Bildungsstand
- günstige Lebensverhältnisse (Ernährung, Wohnung, Arbeit, soziale Kontakte)
- kein oder geringfügiger Konsum von „Genussmitteln" aller Art (Nikotin, Alkohol, Kaffee, Drogen)
- Bereitschaft zu umfassender Vorbereitung und Übernahme von Eigenverantwortung
- gutes Körpergefühl und Selbstbewusstsein.

Besonders beim ersten Kind ist die **Klärung der Motivation zur Hausgeburt** wichtig: Massive Ablehnung einer Klinikgeburt, hinter der oft starke Geburtsängste stehen, ist eine schlechte Voraussetzung für eine Hausgeburt.

Als Orientierung über **anamnestische Risiken** kann der Katalog A im Mutterpass dienen. Die Gewichtung der Risikofaktoren ist im Einzelfall ggf. in Absprache mit der Frauenärztin vorzunehmen, unter Einbeziehung weiterer Kriterien wie Entfernung zur Klinik, Berufserfahrung der Hebamme etc. Im Verlauf der Schwangerschaft auftretende Risiken können nach Katalog B des Mutterpasses erfasst werden.

Eine sehr differenzierte Auflistung bietet die DHV-Broschüre „Hebammengeleitete Geburtshilfe", Empfehlungen der Berufsverbände DHV und BfHD sowie des Netzwerkes zur Förderung der Idee der Geburtshäuser in Deutschland. In ihrer Großzügigkeit gilt sie für die erfahrene Hebamme; eine Hausgeburtenanfängerin sollte sich einen engeren Rahmen setzen.

> **M** Besonderes Gewicht ist auf das Einhalten der für eine Hausgeburt **günstigen Zeitspanne** (3 Wochen vor bis 10 Tage nach dem errechneten Termin) zu legen. Hierzu muss eine sorgfältige Terminbestimmung nach allen Regeln der Hebammenkunst vorgenommen werden (s. S. 144)!

Ebenso sollte nach einem **vorzeitigen Blasensprung** nicht länger als 12 Stunden auf den Wehenbeginn gewartet werden.

In beiden Fällen kann unter sorgfältiger Überwachung eine **sanfte Wehenstimulation** erfolgen (keine Kontraktionsmittel, sondern z. B. aufsteigende Fußbäder, Stimulation der Brustwarzen, Homöopathika, Akupunktur, Rizinuscocktail etc.). Treten damit keine wirksamen Geburtswehen ein, ist häufiger ein protrahierter Verlauf mit dem Risiko einer Azidose oder Amnioninfektion zu erwarten.

Wie wichtig es ist, diese beiden Kriterien konsequent einzuhalten, zeigt die Auswertung der Verläufe von Geburten, die als Hausgeburten geplant waren, aber wegen Terminüberschreitung über 10 Tage oder vorzeitigem Blasensprung in der Klinik stattfanden. Hier traten gehäuft Komplikationen auf.

30.3 Kontinuierliche Betreuung

> **M** Ein großer Vorteil der Hausgeburtshilfe ist die Betreuung der Schwangeren und ihrer Familie über weite Strecken der Schwangerschaft durch dieselbe Hebamme, so dass während der Geburt ein Klima von Vertrauen und Geborgenheit besteht. Dieses Sicherheitsgefühl erhöht die Wahrscheinlichkeit eines komplikationslosen Geburtsverlaufes.

Das Sichkennen erleichtert der Hebamme die psychologische Unterstützung bei der Geburt erheblich.

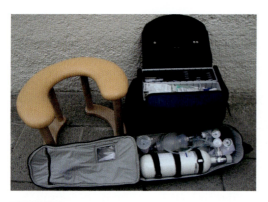

Abb. 30-1   Hebammengepäck für eine Hausgeburt.

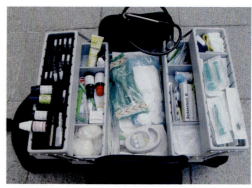

Abb. 30-2   Hebammenkoffer mit aufgeklappten Seitenfächern.

Vorschläge zu medizinischen Interventionen oder einer Verlegung in die Klinik können von der Frau/dem Paar besser akzeptiert werden. Die Familie sollte die Vertretungshebamme für Ausnahmefälle (Krankheit, zwei gleichzeitige Geburten) unbedingt kennen.

> M   Die Hebamme hält sich ab 2–3 Wochen vor bis 10 Tage nach dem ET Tag und Nacht in Rufbereitschaft für die Geburt.

Intensive Vorbereitung

Ein Hausgeburtenwunsch beim ersten Kind sollte stets durch **regelmäßige Kontakte** zwischen der Schwangeren und ihrer Hebamme begleitet werden. Dies kann durch die Wahrnehmung mehrerer Schwangerenvorsorgetermine bei der Hebamme geschehen und/oder mit dem Besuch eines Geburtsvorbereitungskurses bei der entbindenden Hebamme verknüpft werden.

Neben der Vertrauensbildung ist die intensive **körperliche Vorbereitung** (Schwerpunkte: Atmung und Entspannung, Verhalten während der Wehen) sowie Informationen über Geburtsablauf, evtl. Schwierigkeiten während der Geburt und deren Konsequenzen, Stillen und Wochenbett zuhause wichtig. Hilfreich sind auch **Gespräche** über Ängste, den Umgang mit starken Wehen, einem möglichen Leistungsdruck, die Hausgeburt zu schaffen, eine evtl. Ablehnung der Hausgeburt durch die Umgebung.

Es empfiehlt sich, keine reinen Hausgeburtenkurse durchzuführen, sondern sowohl Frauen/Paare mit angestrebten Hausgeburten als auch mit geplanten Klinikgeburten im Kurs zu haben. So kann „Scheuklappen" entgegengewirkt werden, und ein Paar, das nicht seine angestrebte Hausgeburt hatte, fällt nicht aus der Gruppe heraus.

30.4 Ausrüstung

- **Festnetztelefon mit Anrufbeantworter** (günstig mit Fernabfrage) und **Mobiltelefon** (Handy). Jede Hebamme wird mit den heutigen technischen Möglichkeiten ihren Weg finden, wann und wie sie für private Gespräche, wichtige geburtshilfliche Anrufe oder nicht so dringende Anfragen erreichbar ist.
- **Autoklav** zur Instrumenten-Sterilisation oder Abklärung einer Sterilisationsmöglichkeit in einem Geburtshaus, einer Arztpraxis oder einer benachbarten Klinik.
- **Gebärhocker** und evtl. ein tragbares CTG-Gerät mit Zubehör, Ambubeutel mit Sauerstoffflasche (Abb. 30-1).
- **Hebammentasche oder -koffer** mit vielen Fächern (geeignet sind z. B. Leichtmetall-Notfallkoffer oder Werkzeugkästen) (Abb. 30-2).
- **Dokumentationspapiere:** Partogramm, Kinderuntersuchungsheft, Geburtsbescheinigung, Vornamenzettel, Bescheinigung über die Notwendigkeit einer Haushaltshilfe und den Dokumentationsbeleg für die außerklinische Geburtshilfe.

Der von den Hebammenverbänden DHV und BfHD erstellte Erhebungsbogen zur Qualitätssicherung wird von der Hebamme für jede beendete oder begonnene Hausgeburt ausgefüllt, von den Landeskoordinatorinnen der Hebammenverbände eingesammelt, statistisch erfasst und bundesweit ausgewertet. Seit 2000 werden die Ergebnisse jährlich in einem Qualitätsbericht der „Gesellschaft für Qualität in der außerklinischen Geburtshilfe e. V." (Kontakt: www.quag.de) veröffentlicht (s. S. 856).

Inhalt des Hebammenkoffers

- Herztondetektor, Hörrohr, Säuglings-Ambu-Beutel, Masken, Sauerstoffflasche mit Druckminderer.
- Fieberthermometer, Blutdruckmessgerät, Stethoskop, Kinderstethoskop, Maßband, Federwaage mit Hängetuch, Guedeltubus.
- Eisblase, Irrigator, Arbeitskleidung.
- **Geburtenpäckchen** (sterilisiert): 2 Klemmen, Nabelschere, Episiotomieschere.
- **Nahtpäckchen** (sterilisiert): Nadelhalter, Pinzetten, Klemme, Schere.
- **Zusatzpäckchen** (sterilisiert): Pinzette, Eihautfasszange, Nierenschale, Tuch, Tupfer, Tampon (großer Tupfer mit Rückholfaden).
- **Verbrauchsmaterial:** Nabelklemmen, Spritzen, Kanülen, Ampullensägen, Nahtmaterial, Blasenkatheter, Darmrohre, Klistiere, Kontaktgel, Einmal-Absauger, Blutgruppenröhrchen für Nabelschnurblut, sterile und unsterile Handschuhe, Zellstoff.
- **Für den Notfall:** Infusionssysteme, Braunülen, Butterfly, Elektrolytlösung und Plasmaexpander.
- **Medikamente:**
  - Syntocinon®-Amp., Methergin®-Amp. Syntometrin®-Amp. für Blutungen p. p.
  - Berotec-Spray® und Partusisten Intrapartal®, zur Wehenhemmung im Notfall
  - ggf. Bachblüten, insbesondere Rescue Remedy®-Tropfen, und Homöopathika
  - NaCl 0,9 % Amp., spasmolytische/analgetische Zäpfchen (z. B. Buscopan®), Silbernitrat-Tr., Konakion®-Tropfen (Vit. K)
  - Crataegus- und Effortil®-Tr. zur Kreislaufstabilisierung p. p.
- **Hygiene:**
  - Haut-, Schleimhaut- und Flächendesinfektionsmittel.

Die **Berufsordnungen** (s. S. 863) der einzelnen Bundesländer differieren in ihren Vorschriften zur Ausrüstung; einige enthalten keine diesbezüglichen Vorschriften. Für die **Beschaffung der Medikamente**, die nicht von der Hebamme in eigener Verantwortung verabreicht werden dürfen, müssen Absprachen mit den betreuenden Ärztinnen getroffen werden. Ist dies nicht möglich, hilft die zuständige Amtsärztin.

30.5 Vorbereitungen im Hause der Schwangeren

Spätestens 3 Wochen vor dem errechneten Geburtstermin (Beginn der Rufbereitschaft) wird ein **Hausbesuch** vorgenommen (Dauer 1–2 Std.). Er dient der weiteren Vertrauensbildung, der Abklärung noch offener Fragen und dem Kennenlernen von Geschwisterkindern oder Freundinnen, die bei der Geburt zugegen sein werden.

Zu klärende Fragen:

- Anfahrtsweg, Hausnummer, Name an der Klingel und ob diese auch nachts für Ärztin und Rettungsfahrer erkennbar sind.
- Haben sich neue Risiken ergeben? Eintragungen im Mutterpass (Ultraschallbefunde) überprüfen und eigene Untersuchungen ausführen, besonders Leopold-Handgriffe zur Größen- und Lagebestimmung des Kindes.
- Gibt es Anlass, die betreuende Gynäkologin um Zusatzuntersuchungen oder ein Rezept für die Anti-D-Prophylaxe zu bitten?
- Welche Wünsche hat das Paar hinsichtlich der Geburt, welche Entscheidungen haben sie bezüglich der Prophylaxen (Augentropfen, Vit. K) getroffen? Liegt das Untersuchungsergebnis eines Vaginalabstriches vor?
- Sind alle wichtigen Rufnummern am Telefon fixiert: Hebamme, Ärztin, Rettungsfahrzeug, Kliniken?
- Sind dem Partner die Kriterien einer Meldung an die Rettungsleitstelle bekannt:
  Wer meldet/Adresse mit Besonderheiten der Anfahrt/Ob Hebamme oder Arzt vor Ort sind/Grund des Rufes/Kind bereits geboren oder nicht/Zustand der Frau?
- Besteht die Möglichkeit, eine Frau auf der Trage oder einen Inkubator durchs Treppenhaus zu transportieren?
- Weiß die Familie, wann und wie sie die Hebamme informieren soll: vorzeitiger Blasensprung, voraussichtlich schnelle Geburt, Telefon und Pieper?
- Besichtigung des Geburtsraums: Ist für ausreichende (auch nachts!) Heiz- und Lichtmöglichkeiten gesorgt? Ist die Betreuung von Geschwistern während der Geburt, einer evtl. Verlegung in die Klinik und während des Wochenbettes gesichert?
- Sind alle notwendigen Besorgungen erledigt?

30 Besonderheiten der Hausgeburtshilfe

Ab Beginn der Rufbereitschaft sind in der Wohnung der Schwangeren vorrätig zu halten:

- Heizradiator oder Wärmestrahler (kein Heizlüfter, kein Rotlicht)
- reichlich Bettwäsche und Handtücher
- dünne Malerfolie zum Abdecken des Bettes (Laken-Folie-Laken) und/oder des Fußbodens
- Abwurfeimer, Händewaschschüssel, Wärmflasche
- Steißkissen, z. B. stabiler Aktenordner in einer Plastiktüte mit Handtuch drumherum (festkleben oder -nähen)
- kleiner Schemel o. Ä. zum Nähen, verstellbares und zu befestigendes Licht, ggf. Verlängerungsschnur
- Kühlelemente oder Eisblase im Eisfach
- Vlieswindeln als große Wöchnerinnenvorlagen.

Es empfiehlt sich, zusätzlich eine **Geburts- und Wochenbettpackung** im Hause zu deponieren. Dies gibt Sicherheit, falls doch etwas im Hausgeburtenkoffer fehlen sollte, und entlastet das Gepäck zur Geburt. Die Frau hat das Gefühl, gut ausgestattet zu sein, z. B. falls die Geburt mit einem Blasensprung beginnt. Wir empfehlen, nicht auf genormte Packungen zurückzugreifen, sondern sie nach den eigenen Arbeitsgewohnheiten selbst zusammenzustellen.

Beispiel einer Geburtspackung:
- 3 Einmalunterlagen 60 × 90 cm, 8 Einmalunterlagen 40 × 60 cm
- 2 Paar sterile Handschuhe (eines in Arztgröße!), einige unsterile Handschuhe
- 1 Einmalspritze 2 ml, je 1 Einmalkanüle Nr. 2 und Nr. 16
- 2 Plastikampullen 10 ml NaCl 0,9 % (zum Quaddeln)
- 1 Amp. Syntocinon® 3 IE
- 1 × 5 Ammi Visnaga® Supp. (gegen starke Nachwehen bei Mehrgebärenden)
- 30 ml Schleimhautdesinfektionsmittel
- 1 Blasenkatheter
- 1 Darmrohr oder Klistier
- 1 × Konakion®-Tropfen
- sterile Tupfer und Kompressen
- 1 Nabelklemme.

30.6 Einsatz sanfter Heilmethoden

Hausgeburtshilfe braucht eine aktive, wache Gebärende. Aus diesem Grund und wegen der evtl. Nebenwirkungen auf das Kind verbietet sich der Einsatz starker Medikamente zur Schmerzreduzierung. Da die Hebamme in der Hausgeburtshilfe nur eine Geburt zur gleichen Zeit betreut und in aller Regel die Frau gut kennt, können **homöopathische Medikamente** sowie Mittel der **Bachblüten-Therapie** oder **Akupunktur** erfolgreich eingesetzt werden. Sehr effektiv zur Förderung des Geburtsfortschrittes lässt sich mit der Lumbalen Reflextherapie, dem „Quaddeln" arbeiten (s. S. 352).

Auch **Massageformen** wie Fußreflexzonenmassage oder Rebalancing können eingesetzt werden. An Blockaden kann mit Gestaltelementen oder Gedankenheilung herangegangen werden. All dies setzt natürlich eine qualifizierte Fortbildung der Hebamme voraus.

30.7 Verlegung der Geburt in die Klinik

> **M** Die Hebamme sollte bei erkennbaren Risiken im Interesse von Mutter und Kind die Geburt frühzeitig in die Klinik verlegen.

Je nach Situation ist der Privatwagen der Familie, ein Krankentransportwagen (wenn die Frau liegen soll) oder der Rettungswagen (bei Dringlichkeit, starkem Berufsverkehr) angemessen. Die Hebamme ist gegenüber den Rettungsassistenten weisungsberechtigt, sie sollte den Transport begleiten und die Gebärende persönlich an die Kollegin in der Klinik übergeben.

Die Qualität der Hausgeburtshilfe zeigt sich weniger an der Quote der abgebrochenen Hausgeburten, als vielmehr am weiteren Verlauf der Entbindung in der Klinik, am Gesundheitszustand von Kind und Mutter und der Zufriedenheit der Frau/des Paares. Höchstes Ziel ist es auch, eine Trennung von Mutter und Kind nach der Geburt zu vermeiden.

Risikoliste Geburtsbeginn:

- Terminunterschreitung: weniger als 37 vollendete Schwangerschaftswochen
- Terminüberschreitung: mehr als 10 Tage über dem ET
- Zwillinge, Beckenendlage, Querlage
- grünes Fruchtwasser
- suspekte bzw. pathologische Herzfrequenzmuster
- Hypotonie, Hypertonie, Fieber
- auffällige vaginale Blutung
- Nabelschnurvorliegen/-vorfall.

Risikoliste Geburtsverlauf:

- Blasensprung ohne Geburtswehen mehr als 12 Stunden, protrahierter Verlauf nach Blasensprung mit Wehen
- Fieber, starker Blutdruckanstieg oder -abfall, stärkere Blutung
- Geburtsstillstand: mehr als 2–4 Stunden kein Geburtsfortschritt bei guten Wehen

- grünes Fruchtwasser ohne absehbares Ende der Geburt
- präpathologische Herztöne und zögerliche Eröffnung bei Erstgebärenden, pathologische Herztöne in der Eröffnungsphase bei Erst- und Mehrgebärenden
- ungünstige Einstellungen und Haltungen, je nach Verlauf und Herztönen, Gesichtslagen
- krankes Neugeborenes, Kind mit Anpassungsstörung
- Plazentaretention, unvollständige Plazenta, atonische Blutungen.

M Besonders sorgsam ist darauf zu achten, ob mehrere „kleinere" Risiken kumulieren.

Eine **Verlegung** könnte z. B. bei einer Erstgebärenden 9 Tage über ET, mit protrahiertem Verlauf und Oszillationsverlust der FHF auf 5–10 spm über 1 Std. angezeigt sein.

Literatur zu Kapitel 23–30 Normale Geburt

[1] ACOG 1995: Fetal heart rate patterns: monitoring, interpretation and management. Techn Bull 207, Int J Gynecol Obstet 51:65–74
[2] Albers L et al.: Midwifery care measures in the second stage of labor and reduction of genital trauma at birth. A radomized trial. Journal of Midwifery & Woman´s Health, Vol. 50, 5/2005, S. 356–372
[3] Alexander/Levy/Roch: Intrapartum care – a research-based approach. Midwifery practice, Macmillan 1995
[4] Ahner R, Husslein P: Gebärhaltung in Schneider/Husslein/Schneider: Die Geburtshilfe. Springer, Berlin 2000
[5] Barrett JFR et al.: (1992): Randomized trial of amniotomy in labour versus the intention to leave membranes intact until second stage. Br J Obstet Gynecol 99:5–9
[6] Begley CM et al (2010) Activ vs expectant management for women in the third stage of labour (Cochran Review) The Cochran Library (Issue 7)
[7] Bloom SL et al.: A randomized trial of coached versus uncoached maternal pushing during the second stage of labor. American Journal of Obstetrics & Gynekologie, 194, 2006, S. 10–13
[8] Brisson-Carroll G et al. (1996): The effect of routine early amniotomy on spontaneous labor: a meta-analysis. Obstet Gynecol 87:891–896
[9] Bumm E: Grundriß zum Studium der Geburtshilfe. 13. Aufl., J.F. Bergmann, München 1921

[10] Chalmers B, Wolman W (1993): Social support in labour – a selective review. J Psychosom Obstet Gynecol 26:439
[11] Cohen WR: Influence of the duration of second stage labour on perinatal outcome and puerperal morbidity. Obstet Gynecol 1977;49: 266–9
[12] Dahlen H et al.: Perineal outcome and maternal comfort related to the application of perineal warm packs in the second stage of labor. A randomized controlled trial. Birth, Vol. 34, 4/2007, S 282–290
[13] Dahlen H et al.: ‚Soothing the ring of fire': Australian women's and midwives' experiences of using perineal warm packs in the second stage of labor. Midwifery, Vol. 25, 2/2009, S 39–48
[14] Davis, Elisabeth: Hebammenhandbuch. Kösel, München 1992
[15] de Souza Caroci da Costa et al.: A comparison of „hands off" versus „hands on" techniques for decreasing perineal lacerations during birth, in: Journal of Midwifery & Women's Health, Vol. 51, 2/2006, S. 106–111
[16] DGGG – Deutsche Gesellschaft für Gynäkologie und Geburtshilfe: AWMF-Leitlinie Nr. 015/036 (2010). Anwendung des CTG während Schwangerschaft und Geburt (Internet unter http://www.dggg.de/leitlinien)
[17] DHV Deutscher Hebammen Verband (Hrsg): Hebammengeleitete Geburtshilfe. Empfehlungen und Auswahlkriterien für die Wahl des Geburtsortes. 2002

[18] Dudenhausen J W, Pschyrembel W: Praktische Geburtshilfe mit geburtshilflichen Operationen. 19. Aufl. de Gruyter, Berlin, 19. Auflage, 2001
[19] Eberhard J, Geissbühler V, Steins S (2001): Alternative Gebärmethoden verändern die Geburtsmedizin. Geburtshilfe u. Frauenheilkunde, 61:771–777 Thieme
[20] Eldering G, Selke K (1996): Wassergeburt – eine mögliche Entbindungsform? Geburtshilfe u. Frauenheilkunde 56 Thieme
[21] Enkin/Keirse/Renfrew/Neilson: Effektive Betreuung während Schwangerschaft und Geburt. Hans Huber 2006
[22] Enkin/Keirse/Renfrew/Neilson: A Guide to Effective Care in Pregnancy and Childbirth. Oxford University Press 3nd edition 2000
[23] Enning C: Wassergeburtshilfe. Hippokrates, Stuttgart 2003
[24] Hastie C, Fahy M. (2009). Third stage of Labour Care for Women at Low Risk of Postapartum Haemorrhage. Journal of Midwifery and Women's Health 54. (5) 380–386
[25] Fahy M. et al (2010) Holistic physiological care compared with active management of the third stage of labour for women at low risk of postpartum haemorrhage: A cohort study, Women and Birth, 23:146–152
[26] Fraser WD et al. (2001): Amniotomy for shortening spontaneous labour (Cochrane Review). In: The Cochrane Library, Issue 1, 2001. Oxford: Update Software
[27] Funk/Heyl/Rother/Winkler/Rath (1995): Subpartale Diagnose von Nabelschnurumschlingungen mittels farbcodierter Dopplersonographie und Korrelation zu kardiotokographischen Veränderungen während des Geburtsverlaufes. Geburtshilfe u. Frauenheilkunde 55:623–627, Thieme
[28] Gardosi J (1992): The physiology of sqatting during labour. Am J Obstet Gynecol 166: 341 (Abstr 232)
[29] Gardosi J (1995): FIGO News – intrapartum surveillance: recommendations on current practice and overview of new developments. FIGO Study Group on the Assessment of New Technology. Int J Gynecol Obstet 49:213–221
[30] Gniers J L: Intrapartale Überwachung. In: Schneider/Husslein/Schneider: Die Geburtshilfe. Springer, Berlin 2000
[31] Gniers J L (2003): Wie kann die CTG-basierte fetale Zustandsdiagnostik verbessert werden? Die Hebamme 16:102–106, Enke
[32] Groß M: Gebären als Prozess. Huber, Bern 2001
[33] Hanefeld N: Bach-Blütentherapie. In: Adamaszek et al.: Naturheilverfahren in der Hebammenarbeit. Hippokrates, Stuttgart 2002
[34] Hartmann S, Bung P, Schlebusch H, Hollmann W: Der analgetische Effekt von körperlicher Aktivität auf Wehen unter der Geburt. Geburtshilfe und Neonatologie 2003, Band 207; Suppl 2:S105 Thieme
[35] Heller A: Schieben – ein natürliches und schonendes Gebärverhalten. Die Hebamme, 17, 2004, S. 22–31
[36] Helms G, Perl FM in Frauen-Heilkunde und Geburts-Hilfe. Integration von Evidence-Based-Medicine. Schwabe 2004
[37] Herbst A, Wölner-Hanssen P, Ingemarssin I (1997): Risk factors for acidemia at birth. Obstet Gynecol 90: 125–130
[38] Hildebrand S (2008): Abwarten in der Nachgeburtsperiode und Spätabnabelung. Deutsche Hebammen Zeitung 12: 22–28
[39] Hundelshausen B, Hänel F: Geburtshilfliche Anästhesie und Analgesie. In: Schneider/Husslein/Schneider: Die Geburtshilfe. Springer, Berlin 2000
[40] Hutton EK, Hassan ES. Late vs early clamping of the umbilical cord in full-term neonates: systematic review and meta-analysis of controlled trials. JAMA. Mar 21 2007; 297(11):1241–52
[41] Impey L et al (2003): Admission cardiotocography: a randomised controlled trial. Lancet, 361:465–470
[42] Janni W et al. (2002): The prognostic impact of prolonges second stage of labour on maternal and fetal outcome. Acta Obstet Gynecol, 81:214–221
[43] Johnson et al (1997): Randomised trial comparing a policy of early with selective amniotomy in uncomplicated labour at term. Br J Obstet Gynecol 104:340–346
[44] Jonas, W. (2010). Gegen Angst und Stress – Oxytocin Teil 2, Deutsche Hebammen Zeitung, 6: 62–64
[45] Keirse MJNC (1989): Augmentation of labour. In: Chalmers/Enkin/Keirse: Effective care in pregnancy and childbirth, vol 2. Oxford University Press, pp 951–966
[46] Kuntner L: Neue Erkenntnisse und Ansichten über die Gebärhaltung. Der Gebärhocker Maia, 2. Aufl. Hans Marseille Verlag, München 1991
[47] Kuntner L: Die Gebärhaltung der Frau. Schwangerschaft und Geburt aus geschichtlicher, völkerkundlicher und medizinischer Sicht. 4. Aufl., Hans Marseille Verlag, München 1994
[48] Lalonde A. (2006) Postpartum hemmorrhage today: ICM/FIGO initiativ 2004–2006, International Journal of Gynecology and Obstetrics, 94: 243– 253
[49] Lang, C. (2009). Bonding. Bindung fördern in der Geburtshilfe. München: Urban & Fischer.
[50] Linder R, Klarck S (Hrsg.): Hausgeburten, Praxisgeburten, Geburtshäuser und Entbindungsheime. Mabuse Verlag, Frankfurt 1996
[51] Lippens F: Hausgeburten – eine Arbeitshilfe für Hebammen, 2. Aufl., Staude Verlag, Hannover, 2001
[52] Lippens F: Hausgeburt: Entscheidungshilfe und Vorbereitung. Irisiana 2007

[53] Maggi B (1999): Das Sakroiliakalgelenk vor, während und nach der Geburt. Manuelle Therapie 3 136–140, Thieme

[54] Maggi B (1998): Manuelle Therapie und Geburtshilfe. Die Hebamme 11:176–181. Enke

[55] Martius G: Geburtshilflich perinatologische Operationen. Thieme, Stuttgart 1986

[56] McCandlish et al.: A randomized controlled trial of care of the perineum during second stage of normal labour. British Journal of Obstetrics an Gynaecology, Vol 105, 12/1998, S. 1261–1272

[57] McDonald SJ, Middleton P. Cochrane Update: Effect of timing of umbilical cord clamping at birth of term infants on mother and baby outcomes. Cochrane Database Syst Rev. Apr 16 2008; (2):CD004074.

[58] Meyerhofer et al.: Traditional care of the perineum during birth. A prospective, randomized, multicenter study of 1076 women. The Journal of Reproductive Medicine, Vol. 47, 6/ 2002, S. 477–482

[59] Mendez-Bauer C, Arroyo J, Ramos C et al. (1975): Effects on standing positions on spontaneous uterine contractility and other aspects of labour. J Perinat Med 3: 89–100

[60] Mercer, J.S. (2001) Current Best Evidenz: A Review of the Literature on Umbilical Cord Clamping, Journal of Midwifery & Women's health, Vol 46(6) 402 – 414

[61] Mercer, J.S., Skovgard, R. (2002) Neonatal Transitional Physiology: A New Pragradigm. *Journal of Perinatal and Neonatal Nursing 15 (4) 56–75*

[62] Nijhuis J G et al (1982): Are there behavioural states in the human fetus? Early Hum Dev 6:177–195

[63] Novartis Pharma GmbH: Syntocinon® Infusionslösung – Informationsbrief für Ärzte. Juli 2010

[64] O'Connel MP et al. (2003): Factors associated with prolonged second stage of labour – a case controlled study of 364 nulliparous labours. Journal of Obstetrics and Gynecology, 255–257

[65] Odent M, Johnson I: Wir sind alle Kinder des Wassers. Kösel, München 1995

[66] Odent, M. (1998) Don't manage the third stage of labour! The practising midwife, Vol 1 (9), 31– 33

[67] Odent, M. (2010). Oxytocin das scheue Hormon, Deutsche Hebammen Zeitung, 1: 6–9

[68] Pschyrembel W: Klinisches Wörterbuch 262. Aufl. de Gruyter 2011

[69] Pschyrembel W, Dudenhausen J W: Praktische Geburtshilfe, 18. Aufl., de Gruyter, Berlin 1994

[70] QUAG e. V.: Qualitätsberichte von 2002 bis 2009 zur außerklinischen Geburtshilfe in Deutschland (Downloads unter: www.quag.de/content/publikationen.htm

[71] Roeckel-Loenhoff A: Reanimation des Neugeborenen. Deutsche Hebammen Zeitschrift 7/2001, Staude

[72] Roeckel-Loenhoff A: Die Hände in den Hosentaschen. Deutsche Hebammen Zeitschrift 12/2008, Staude

[73] Römer A: Akupunktur für Hebammen, Geburtshelfer und Gynäkologen. 4. Aufl., Hippokrates, Stuttgart 2008

[74] Schönberner P: Schwanger! Buchreihe: Aus der Hebammenpraxis. Urania, Berlin 2003

[75] Simkin P, Ancheta R: Schwierige Geburten – Leicht gemacht. 2. Aufl. Hans Huber, Bern 2006

[76] Stadelmann I: Bewährte Aromamischungen. Mit ätherischen Ölen leben, gebären, sterben, 3. Aufl., Stadelmann, Ermengerst 2006

[77] Standl, T.: Anaesthesiol Intensivmed Notfallmed Schmerzth 2007;5:342

[78] Steffen G: Ist der routinemäßig prophylaktische Dammschnitt gerechtfertigt? 5. Aufl., Mabuse, Frankfurt 2001

[79] Sutton J, Scott P: Die Optimierung der Kindslage. Hippokrates, Stuttgart 2001

[80] Tavares de Sousa et al.: Protrahierte Austreibungsperiode – eine Analyse des Geburtsmodus im zeitlichen Zusammenhang. Z Geburtshilfe Neonatol 2009; 213

[81] Thöni A: Kreißbett, Hocker oder Wanne – was ist die beste Gebärmethode? Die Hebamme 2/2002 15:95–99, Enke

[82] Uvnäs Moberg, K. (2009). Oxytocin verbindet. Deutsche Hebammen Zeitschrift, 1:13–17

[83] Yildrim G, Beji NK: Effects of pushing techniques in birth on mother an fetus. A randomized study. Birth, 35/1, 2008, S. 25–30

[84] Zimmermann, A. (2006). Versorgung des Neugeborenen. In Schneider/Husslein/ Schneider (Hrsg.): Die Geburtshilfe (3 Aufl., S. 917–940) Springer

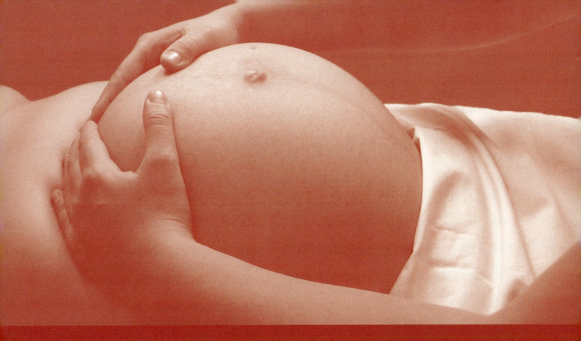

Abweichungen von der normalen Geburt

31	Mütterliche Geburtsverletzungen und Nahtversorgung	372
32	Einleitung der Geburt	383
33	Abweichende Fruchtwassermengen	391
34	Suspektes und pathologisches CTG	394
35	Protrahierter Geburtsverlauf	397
36	Einstellungs- und Haltungsanomalien	405
37	Erschwerte und forcierte Kopfentwicklung	421
38	Schulterdystokie, verzögerte Schultergeburt	426
39	Sectio caesarea	439
40	Beckenendlage (BEL)	445
41	Querlage, Schräglage	456
42	Mehrlingsgeburten	458
43	Frühgeburt	464
44	Geburtshilfliche Besonderheiten bei mütterlichen Erkrankungen	466
45	Geburt eines toten, fehlgebildeten oder kranken Kindes	471
46	Notfälle in der Geburtshilfe	479
47	Regelwidrigkeiten in der Nachgeburtsperiode	487

31 Mütterliche Geburtsverletzungen und Nahtversorgung

Petra Schönberner, Anna Rockel-Loenhoff, Ulrike Harder

31.1 Dammriss, Scheidenriss

Bei einer vaginalen Geburt kann es aus unterschiedlichen Gründen zu einer Verletzung kommen, die begutachtet und evtl. versorgt werden muss. Faktoren, die die Entstehung einer Verletzung im Genitalbereich begünstigen, sind

- **mütterlicherseits**: die Beschaffenheit und Dehnungsfähigkeit des mütterlichen Gewebes (Narben?), die Höhe des Dammes, die Größe des Schambogenwinkels sowie psychische Faktoren (u. a. Ängste)
- **kindlicherseits**: die Größe des kindlichen Kopfes und Schultergürtels sowie die Formanpassung und Haltung des kindlichen Kopfes
- **geburtshilflicherseits**: vaginaloperative Eingriffe, Episiotomien, die Gebärhaltung der Frau (Cave: Rückenlage!), der PDA-Einsatz, forciertes Pressen, Verkürzung der Austreibungsphase, Manipulationen am Damm u. a.

> **M** Der optimale Dammschutz ist die Ermöglichung einer ungestörten Geburt des Kopfes in kleinen Schritten unter Vermeidung von Manipulationen am Kopf, am Damm oder durch Beschleunigung.

Der **Dammschutz**, der in einigen Nachbarländern gar nicht praktiziert wird, scheint lange Zeit überbewertet worden zu sein. Belege für die Reduzierung von intrakraniellen Blutungen beim reifen Feten durch Bremsen des Köpfchens gibt es nicht. Studien belegen hingegen zunehmend die negative Wirkung von Manipulationen am Damm und am kindlichen Kopf während der Geburt auf die Rate von Genitalverletzungen. Lediglich Schmerzen am Damm treten mit Dammschutz innerhalb der ersten 10 Tage p. p. seltener auf, was aber auch durch das bloße Auflegen von warmen Dammkompressen beim Austreten des Köpfchens minimiert werden kann (Enkin 2006, Dahlen 2007).

Das Risiko einer Geburtsverletzung kann durch **präventive Maßnahmen** in der Schwangerschaft und bei der Geburt vermindert werden:

In der Schwangerschaft:
- **Durch gezieltes Beckenbodentraining** wird die Muskulatur aufgebaut und gut durchblutet, wodurch sie dehnungsfähiger wird (die Übungen sollten in den Alltag integriert werden).
- Eine tägliche **Dammmassage** in den letzten 3–5 Wochen vor der Geburt kann laut Studien die Verletzungsrate besonders bei Frauen vor der ersten Vaginalgeburt senken (Labrecque 1999). Hiervon scheinen besonders Frauen über 30 Jahre zu profitieren (Shipman 1997).

Bei der Geburt:
- Gedämpftes Licht und eine warme Umgebung zur Entspannungsförderung (keine Hektik!).
- Feucht-heiße Kompressen auf Vulva und Damm, sobald der Kopf auf Beckenboden steht und/oder sichtbar wird, zur Reduktion des Risikos für einen DR III oder IV sowie Schmerzen und Harninkontinenz postpartal (Dahlen 2007).
- Einfühlsame Berührungen beim Dammschutz mit so wenig Manipulationen wie möglich und kein forciertes Mitschieben in der Austreibungsphase, so dass das Köpfchen sich allein den optimalen Durchtritt suchen kann (Myrfield 1997).
- Wahl der angenehmsten Gebärposition mit Bewegungsfreiheit für die Mutter mit Möglichkeit einer Wassergeburt. Ein Gebärhocker sollte erst zum Einsatz kommen, wenn das Köpfchen stehenbleibt und nicht mehr zurückrutscht (ödematös angeschwollenes Gewebe reißt eher).

Anatomie und Pathophysiologie

Perineum (Damm) ist das Gewebe zwischen der hinteren Kommissur (Vereinigung der großen Labien) und dem Anus. Es besteht aus Muskeln, Faszien, Haut, Unterhautfett- und Bindegewebe sowie Nerven und Gefäßen (s. S. 123). Im zentralen Dammbe-

D Definition **M** Merke

Dammriss, Scheidenriss 31

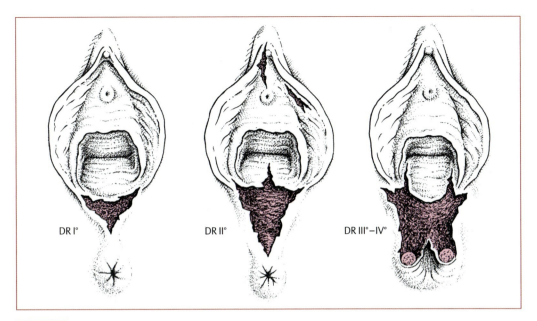

Abb. 31-1 Einteilung der Dammrisse nach Schweregraden.
DR I°: Einriss der Haut ohne Verletzung der Damm- und Scheidenmuskulatur.
DR II°: Einriss aller Schichten der Dammmuskulatur, meist mit Scheidenriss (zusätzlich sind 2 Labienrisse dargestellt).
DR III°: Einriss des gesamten Dammes, des M. sphincter ani und ausgedehnte Scheidenrisse. Da hier auch die Rektumvorderwand eingerissen ist, wird diese Verletzung auch DR IV° genannt.

reich finden sich der querverlaufende tiefe und oberflächliche Dammmuskel (M. transversus perinei), der Scheidenschließmuskel (M. bulbospongiosus) und der Afterschließmuskel (M. sphincter ani). Geburtshilflich ist interessant, dass keine wichtige nervale oder bluttragende Bahn die Mittellinie zwischen hinterer Kommissur und Anus kreuzt (s. S. 381 Abb. 31-10).

Reißt der Damm bereits beim Sichtbarwerden und Austreten des Kopfes, beginnt dies häufig mit einem **Scheidenriss**, erkennbar an einer leichten Blutung nach außen. Reißt der Damm beim Kopfaustritt, beginnt der Riss meist an der ausgezogenen, weißlich verfärbten hinteren Kommissur oder an einer alten Narbe.

Je nach Ausdehnung des Dammrisses weichen entweder nur Scheidenhaut und Frenulum (Vereinigung der kleinen Schamlippen) auseinander oder es reißen zusätzlich Anteile der darunter liegenden, in der Mitte des Dammes miteinander verbundenen Beckenbodenmuskeln ein.

Einteilung

Dammrisse (DR) werden in **4 Grade** eingeteilt (Abb. 31-1):

- **DR I°:** Längs- oder querverlaufender Riss der Dammhaut und des Bindegewebes, meist auch Anteile der Scheidenhaut. Die Fasern des M. bulbospongiosus sind erhalten.
- **DR II°:** Der Riss geht mehr oder weniger tief in die Dammmuskulatur und zerreißt die verbindenden Fasern des M. bulbospongiosus, M. transversus perinei profundus und superficialis. Bei einem medianen Riss ist der M. levator ani nicht betroffen, weil sich seine Fasern nicht in der Mitte des Dammes treffen, sondern dort den Levatorspalt bilden (Muskelvereinigung erst hinter dem Rektum). Der M. sphincter ani (Afterschließmuskel) wird nicht beschädigt, ist aber oft in seinem oberen Anteil in der Wunde sichtbar.
- **DR III°:** Zusätzlich ist der M. sphincter ani verletzt bzw. ganz durchtrennt, die vordere Darmwand ist intakt.

- **DR IV°:** (kompletter Dammriss): Der M. sphincter ani ist zerrissen, zusätzlich die vordere Mastdarmwand verletzt.

Der DR IV° wird von vielen Autoren gesondert definiert, weil er eine andere Nahttechnik für den Darm erforderlich macht und Fisteln entstehen können. Auch die Zusammenstellung der Ernährung bedarf bei dieser Verletzungsart einer größeren Sorgfalt als beim DR III. (s. S. 382).

Sonderfälle

- **Zentraler Dammriss:** Sehr selten reißt der – meist hohe – Damm in der Mitte ein, während die hintere Kommissur zunächst oder tatsächlich intakt bleibt. Dies kann eine **Indikation für einen medianen Dammschnitt** darstellen, um ein diffuses Weiterreißen zu vermeiden und das Ausmaß der Verletzungen besser beurteilen zu können.
- **Isolierter Scheidenriss:** Die Scheidenwand ist unmittelbar hinter dem Introitus mittig oder beidseitig eingerissen, während der Damm äußerlich intakt bleibt.

31.2 Labienriss, Schürfungen, Klitorisriss

Labienrisse

Labienrisse entstehen meist beim Kopfaustritt und bluten oft schon, bevor die Schultern geboren sind. Das Kind bringt dann einen kleinen „Blutkragen" im Nacken mit. In den meisten Fällen finden sich Längsrisse der kleinen Labien, die nur kurz bluten (Abb. 31-2). Aufgrund der guten nervalen Versorgung schmerzen Labienrisse bedeutend mehr als ein Dammriss.

Besonderheiten bei der Nahtversorgung

Ist nur die Haut verletzt, nicht der Labienschwellkörper, kann meist von einer Naht abgesehen werden, auch wenn der Riss blutet. Die Blutung sistiert in der Regel zügig. Das Brennen beim Wasserlassen lässt meist nach 3 Tagen nach und kann z. B. durch gleichzeitiges Spülen mit isotonischer Kochsalzlösung reduziert werden. Die Narben durch eine Naht schmerzen aufgrund der Empfindlichkeit des Gewebes meist länger (Einschnürungen). Ist der Schwellkörper durchgerissen, d. h. ist die gesamte Labie gespalten, werden Hautnähte angelegt, die die Labienhälften fixieren, so dass diese adaptieren können. Grundsätzlich sollte **nie** in den Labienschwellkörper gestochen werden! Einstiche und Einschnürungen im Schwellkörper können später bei sexueller Erregung zu Empfindlichkeitsstörungen und Schmerzen führen, da sie sich nicht mitdehnen.

- Die Naht einer **querverlaufenden Labienspaltung** (Durchriss der Labien) wird mit einer möglichst **feinen scharfen Nadel** und dünnem Faden durch eine Einzelknopf- oder fortlaufende Naht adaptiert. Dabei darf nur die mit einer feinen Pinzette angehobene Haut des Wundrandes und keinesfalls der von Blut- und Nervengefäßen durchzogene Untergrund oder Schwellkörper gefasst werden. Die fixierende Haltenaht (Haut) wird vom Introitus ausgehend über die Innenseite zur Außenseite der Labie genäht. Die Hautränder dürfen nicht zu knapp gefasst werden, jeder Stich sollte mindestens drei Millimeter vom Wundrand entfernt sein, da sonst die Gefahr des Ausreißens besteht.
- Labienrisse sollten **nie mit Infiltrationsanästhesie** betäubt werden, denn dadurch wird das Wundgebiet ungünstig verändert und sehr schmerzhaft. Bewährt hat sich das Auftragen **von anästhesierendem Gel oder Spray** nach einer Kühlung mit einem von einer trockenen Mullwindel/Kompresse umhüllten kleinen Coolpack oder zu Hause mit einer sauber und trocken umhüllten Auflage tiefgefrorener Erbsen in einem Gefrierbeutel (Hygiene beachten).
- In den ersten Tagen nach der Geburt sollte die Reinigung im Bereich von Labienrissen nur behutsam erfolgen, da das Fibrin aus dem Wundblut für einen natürlichen Schutz sorgt.

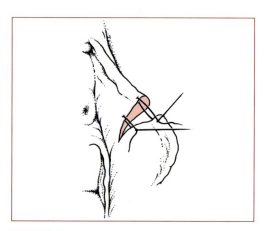

Abb. 31-2 Nahtversorgung eines querverlaufenden Labienrisses.

Schürfungen

Bei kleineren schmerzhaften Defekten der Haut kann durch eine ein- oder zweimalige Applikation von Xylometazolin (Otriven®, Olynth® wirken adstringierend) oder anästhesierendem Gel das Wundgebiet behandelt werden.

Klitorisriss

Dieser Riss kommt nur selten vor und fällt nach der Geburt durch die meist starke – oft arteriell bedingte – Blutung auf. Als **Sofortmaßnahme** empfiehlt sich das Aufpressen eines runden Tupfers, bis die Blutung steht (mindestens 15 Minuten). Als Anästhesie hat sich die Gel-Applikation mit Kühlung (s. o.) bewährt. Anschließend werden die durchtrennten Blutgefäße vom Facharzt chirurgisch unterbunden und die Haut adaptiert.

31.3 Zervixrisse und tiefe Scheidenrisse

Rissverletzungen der Zervix und das tiefe Einreißen der Scheide (typischerweise im hinteren Scheidenanteil) führen meist zu stärkeren Blutungen, weil hier oft größere Blutgefäße verletzt werden.

Ursachen

- Eine aktive Anleitung, ohne das gleichzeitige Empfinden der Frau, mitschieben zu müssen, birgt immer ein Risiko für das Einreißen der Zervix. Da es unmöglich ist festzustellen, ob der Kopf wirklich mit seinem größten Umfang den Muttermund ganz passiert hat, ist die Diagnose „vollständig eröffneter Muttermund" während der Geburt nie ganz sicher. Es sollte daher bei einer fortgeschrittenen Geburt dem Impuls des Mitschiebenmüssens mehr Bedeutung beigemessen werden als dem vaginalen Befund. Einige Frauen schieben im eigenen Tempo ihren 8 cm eröffneten Muttermund beiseite. Hierbei korrespondiert der geöffnete Mund der Frau mit einem sich öffnenden Muttermund.
- Vaginal operative Geburtsbeendigungen forcieren Zervix- und tiefe Scheidenrisse.
- Ein neben/vor dem Kopf liegender Arm kann mit seinem Ellenbogen Rissverletzungen provozieren.

Symptome

- Vaginale Blutung nach Kindsgeburt ohne Plazentalösungszeichen
- Persistierende vaginale Blutung nach der Plazentageburt bei gut kontrahiertem Uterus
- Eine vaginale Blutung vor Austreten des kindlichen Kopfes begründet einen frühen Verdacht auf einen Zervix- oder Scheidenriss.

> **M** Da Zervixrisse fast immer seitlich auftreten (bei ca. 5–7 Uhr), besteht **selten** die Gefahr einer starken arteriellen Blutung durch eine Verletzung des zervikalen Astes der A. uterina (liegt bei ca. 3 Uhr.

Therapie

Die Gabe von Uterotonika ist sinnlos, da die Blutung außerhalb des kontraktilen Teils der Gebärmutter ihren Ursprung hat. Um die Blutung zu stillen, bedarf es einer **Zervixnaht** (Instrumente s. S. 782).
- Die Zervix wird mit Muttermundfasszangen bis in oder vor die Vulva gezogen, während eine zweite Person mit einem breiten Spekulum die Scheidenwand von der zu operierenden Seite weghält.
- Da sich das gerissene Gefäß in die Umgebung zurückzieht, muss eine Umstechung des oberen Wundwinkels durchgeführt werden. Meist reichen drei bis fünf Nähte in Lokalanästhesie, mehr Nähte erschweren die Blutversorgung.

> **M** Ist eine Naht am Ort der (außerklinischen) Geburt unmöglich, sollte für die Verlegung eine feste Scheiden- und Uterustamponade erfolgen.

Blutet die Tamponade rasch durch, ist diese durch Nachschieben weiterer Tampons oder Gazestreifen (evtl. vorher in steriler isontonischer NaCl-Lösung getränkt) zu festigen. Die Gebärmutter kann zusätzlich manuell oder durch einen Druckverband gehalten werden (s. S. 491 Akute Blutungen).

Blutet ein Zervixriss nicht so stark, bleibt er meist unentdeckt und heilt von selbst. Bleibt ein Defekt in der Zervix zurück (Emmet-Riss), wird er später oft zufällig entdeckt. Ein schlecht verheilter Zervixriss kann vermehrten Fluor und in einer erneuten Schwangerschaft Narbenbeschwerden verursachen.

31.4 Nahtversorgung

> **M** Während isolierte Scheidenrisse nur genäht werden müssen, wenn sie 2 × 2 cm überschreiten, sollten **Dammrisse 2. Grades** immer genäht werden.
> **Dammrisse 1. Grades** und **Labienrisse** können, müssen aber nicht versorgt werden (Enkin et al. 2006). Hier sollten die individuelle klinische Einschätzung und das Bedürfnis der Frau ausschlaggebend sein.

Eine Geburtsverletzung wird optimalerweise innerhalb der ersten 6–8 Stunden p.p. versorgt (spätestens 12 Stunden p.p.). Ist das Wundgebiet angeschwollen, kann es von Vorteil sein, nicht sofort zu nähen, weil sich nach einer abschwellenden Kühlung das Ausmaß der Wunde besser beurteilen lässt.

In den meisten Kliniken ist die Nahtversorgung eine ärztliche Tätigkeit. Laut EG-Richtlinie und den Berufsordnungen der Länder ist die Hebamme aber befugt, kleinere Geburtsverletzungen selbst zu versorgen. Bei größeren Rissverletzungen (DR II-III°) sollte die Hebamme eine erfahrene Ärztin hinzuziehen. Ist der Sphincter ani an- oder durchgerissen, ist immer die Hinzuziehung einer Fachärztin angezeigt. In einigen Regionen existieren bereits Beckenbodenzentren, die diffizilere Risse versorgen.

Nahtmaterial

Die benötigten Instrumente werden auf S. 782 beschrieben. Das Nahtmaterial sollte atraumatisch, resorbierbar und hypoallergen sein, z. B. aus Polyglykolsäure. Das Etikett **„atraumatisch"** bedeutet hier „geringer verletzend", weil der Faden in die Nadel eingelassen ist (nicht durch ein Öhr führt). So ist der Fadenlauf an allen Stellen einfach (nicht doppelt), und der Stichkanal ist somit kleiner. Empfehlenswert sind Fäden, deren Resorption nicht länger als 35–42 Tage benötigt (z. B. „Vicryl® rapid"). Bei einer außenliegenden Einzelknopfnaht können die Nähte auch nach 7 Tagen entfernt werden.

Je nach Naht werden unterschiedliche **Nadeln und Fadenstärken** empfohlen:
- Je tiefer die Wunde, desto größer sollte die Bogenlänge der Nadel sein. Je fester das Gewebe, desto dünner der Faden (nach Europäischer Pharmakopöe entspricht 1 metric 0,1 mm Fadendurchmesser. Diese Angabe ist genauer als die United States Pharmakopöe, USP).
- Für die **Muskulatur**: Rundkörpernadel Halbkreis, Bogenlänge der Nadel 26–48 mm, Fadenstärke 3 bis 3,5 metric (USP: 2-0, 0), Fadenlänge 70 cm.
- Für die **Haut**: schneidende Rundkörpernadel, Bogenlänge bis ca. 22 mm, Fadenstärke 1,5–2 metric (USP: 4-0, 3-0), Fadenlänge 70 cm (Abb. 31-3).
- Auch die korrekte Handhabung von Nadel und Faden ist bedeutsam für den Nahterfolg: Der Faden sollte nie mit dem Nadelhalter eingeklemmt werden, da er Schaden nimmt. Die Nadel sollte korrekt gefasst werden (Abb. 31-3).

Anästhesie

Die notwendige Lokalanästhesie sollte möglichst ohne zusätzliche Unannehmlichkeiten für die Frau erfolgen. Zu empfehlen ist ein handelsübliches **anästhesierendes Gel oder Spray** (z. B. 2 %iges Xylocain® Scandicain® Meaverin®). Das im Idealfall gekühlte Spray wird großzügig auf die Wundflächen aufgebracht. Die Frau muss vorher informiert werden, dass es kurz brennen wird. Bei der Kombination Kühlung und lokale Auftragung kann meist auf eine Infiltration verzichtet werden, welche die Wunde durch Aufquellung des Gewebes und erneute Stichverletzungen zusätzlich belastet.

In den meisten Kliniken ist eine **Infiltrationsanästhesie** üblich (Abb. 31-4). Liegt ein PDA-Katheter, kann auch die Periduralanästhesie zur Schmerzlinderung beim Nähen nachgespritzt werden.

Abb. 31-3 **Korrektes Fassen der Nadel:** Die Nadel sollte immer am Anfang des letzten Drittels gefasst werden. Wird die Nadel an der Spitze gefasst, verändert sich die Penetrationswirkung, sie kann brechen und im Gewebe verbleiben. Wird sie in der Amierzone (Teil der Nadel, wo der Faden eingelassen ist) gefasst, kann sie ebenfalls brechen.

Nahtversorgung

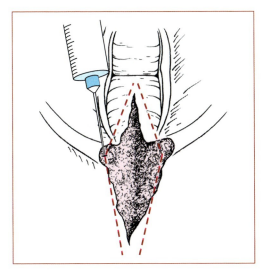

Abb. 31-4 **Lokalanästhesie:** Eine Injektionskanüle (Größe 1) jeweils 1 cm seitlich des Wundrandes einstechen und vorsichtig bis in den unteren Wundwinkel vorschieben (gestrichelte Linien). Dann die Kanüle unter langsamer Instillation zurückziehen. In der Regel reicht dann eine Menge von 5 ml Infiltrat aus. Bei einer Sprühanästhesie sind pro Wundhälfte 2–3 Sprühstöße ausreichend. Nach 6–10-minütiger Einwirkzeit ist meist eine gute Schmerzstillung, unabhängig von der Verabreichungsform, erreicht.

> **M** In jedem Fall muss eine 6–10-minütige Einwirkzeit abgewartet werden, damit die Naht für die Frau schmerzarm ist! Ansonsten muss nachbetäubt werden! Immer Rücksprache mit der Frau halten!

Vorbereitung

- **Lagerung der Frau:** Erst beim Beginn des Nähens lagern! Bei größeren Nähten empfiehlt sich das Querbett, sonst reicht das Längsbett mit Positionierung der Frau am Bettrand und Höherlagerung des Beckens, um für die Handhabung des Nadelhalters genug Raum zu haben.
- **Beleuchtung:** Das zu nähende Gebiet muss von der OP-Lampe gut ausgeleuchtet werden. Für Hausgeburten ist es sinnvoll, eine gute Lichtquelle vor Ort bereitzuhaben, z. B. eine Halogenlampe mit biegsamem Schwanenhals oder eine Stirnlampe.
- **Blutungen:** Um gute Sichtverhältnisse zu haben, sollte bei stärkerem uterinen Blutfluss ein Tampon oder großer Tupfer über den inneren Wundwinkel hinaus in die Scheide eingelegt werden. Er muss nach der Fertigstellung der Naht unbedingt wieder entfernt werden!

> **M** **Wichtige Regeln für die Durchführung einer Naht:**
> - Behutsamer, respektvoller Umgang und stete Rücksprache mit der Frau unter Wahrung der Intimsphäre (Abdeckung, keine unnötigen Personen im Nahtbereich etc.)!
> - Optimale Umgebungsbedingungen schaffen: Säubern der Wunde (evtl. Desinfektion), keimfreie Unterlage, steriles Instrumentarium, gute Position der Gebärenden und der Hebamme!
> - Gründliche Inspektion der Verletzung unter guten Sicht- und Lichtverhältnissen, um die korrespondierenden Wundflächen anatomisch richtig adaptieren zu können (hierbei kann die farbliche Zuordnung des Gewebes helfen).
> - So wenig Nahtmaterial und Stiche wie möglich mit dem optimalen Nahtmaterial und der optimalen Technik bei guter Anästhesie. Jeder unnötige Stich ist eine neue Traumatisierung des Gewebes!
> - Zu feste Knoten können zur Gewebsnekrose führen, zu lockere zur Wunddehiszenz.

Fortlaufende Naht eines Dammrisses II. Grades

Scheidennaht

- Als Erstes wird der **Scheidenriss** fortlaufend geschlossen (eine Einzelknopfnahttechnik erfolgt analog, sie wird von vielen freiberuflichen Hebammen bevorzugt). Während die eine Hand den Nadelhalter in waagrechter Haltung führt, tupft die andere Hand das hintere Wundende und spreizt damit zugleich das Gewebe, um eine gute Sicht zu erhalten. Nach dem Tupfen arbeitet die Hebamme immer mit Pinzette und Nadelhalter, **nie** mit den bloßen Händen!
- Am Wundwinkel wird die **1. Naht** gesetzt (Abb. 31-5 a). Bei jedem Stich muss relativ viel Gewebe gefasst werden, seitlich je 1 cm, in der Tiefe bis zum Wundgrund, damit eine bessere Durchblutung innerhalb der Naht gewährleistet und eine Taschenbildung verhindert wird.
- Der materialsparende **Instrumentenknoten** (Abb. 31-6) beendet die 1. Naht, die wie alle folgenden nicht in das Gewebe einschneiden darf.

31 Mütterliche Geburtsverletzungen und Nahtversorgung

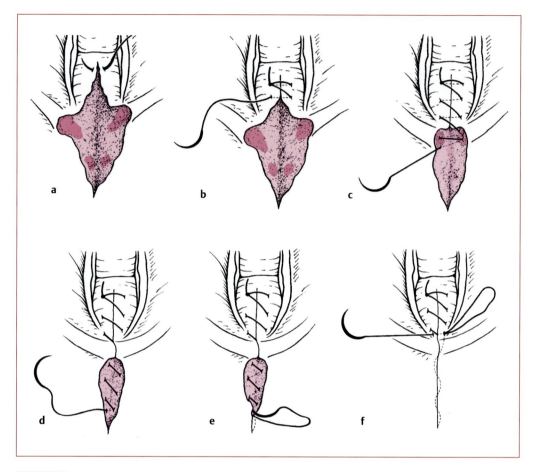

Abb. 31-5 Naht eines DR II°.
a Beginn der Scheidennaht, erster Einstich am Wundwinkel,
b Nach der Verknotung fortlaufende Scheidennaht,
c Wiederherstellung der hinteren Kommissur durch einen zusätzlichen Einstich,
d Naht der Mm. bulbospongiosi,
e Beginn der intrakutanen Hautnaht,
f Ende der Intrakutannaht, Verknoten von Faden und Fadenschlinge auf der Scheidenhaut hinter dem Frenulum

Das kürzere Fadenende kann erst einmal zur weiteren Vorspannung der Naht dienen.
- Die **2. Naht** erfolgt ca. 1–1,5 cm parallel zur ersten in Richtung hintere Kommissur. Der lange Nahtfaden wird nun leicht angespannt, damit sich die Wundränder aneinanderlegen; das kurze Fadenende wird auf ca. 1 cm gekürzt (Abb. 31-5 b).

Die Naht wird nun weitergeführt, bis die hintere Kommissur wiederhergestellt, d. h. der Introitus wieder aufgebaut ist (der Faden ist stets nur so stark gespannt, dass die Ränder adaptieren) (Abb. 31-5 c).

Bei der Durchführung einer **Einzelknopfnaht** wird nach jeder Adaption ein Instrumentenknoten gesetzt (Abb. 31-6). Diese Methode hat den Vorteil, dass die Fäden einzeln gezogen werden können (z. B. bei Infektion oder Beschwerden). Grundsätzlich sollte jede Hebamme die Nahttechnik bevorzugen, die sie am besten beherrscht.

Nahtversorgung 31

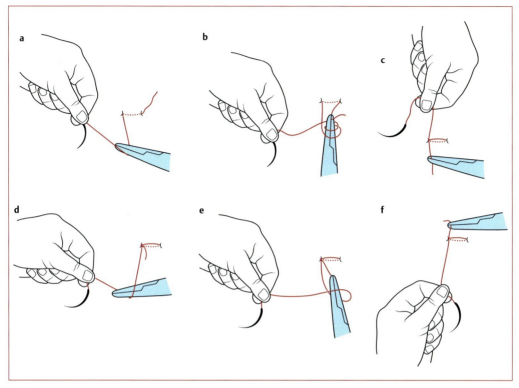

Abb. 31-6 Materialsparender Instrumentenknoten.

Dammnaht

In ähnlicher Weise wie die Scheidennaht wird jetzt mit demselben Faden die Dammnaht gelegt (analoges Vorgehen bei der Einzelknopfnaht).

- Zunächst werden die muskulären Strukturen dargestellt. Sobald die Wundfläche mit einem Tupfer vorsichtig von Blut und Koageln gereinigt ist, wird es oft erstaunlich einfach, die zusammengehörigen Gewebeanteile zu erkennen (Abb. 31-7). Gerissene Muskelfasern erscheinen vom Glanz her „rauer" als die bindegewebige Umgebung.
- Die Mm. bulbospongiosi und ein Teil des subkutanen Gewebes werden mit wenigen ausgreifenden Stichen (Abb. 31-5 d) wieder zusammengefügt. Der Nadelhalter wird jetzt senkrecht gehalten. Auf die regelmäßige und nicht zu feste Nahtspannung des Fadens muss weiterhin geachtet werden. Auch hier sollten die Nähte nicht zu eng aufeinander folgen.

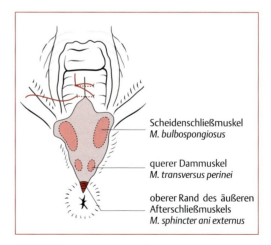

Abb. 31-7 Die Ansätze der Muskelfasern lassen sich meistens nach vorsichtigem Abtupfen der Blutkoagel gut erkennen, da sie einen anderen Glanz und eine hellere oder dunklere Färbung als das umliegende Gewebe haben.

Hautnaht

Klafft die Wunde danach noch, kann die **Dammhaut** intrakutan (Abb. 31-5 e) oder per Einzelknopfnaht verschlossen werden. Je diffuser die Wundränder, desto eher empfiehlt sich eine Einzelknopfnaht. Das Nahtmaterial sollte nach Möglichkeit immer der Haut angepasst sein. Bei der Einzelknopftechnik für die Haut können in den ersten 10 Tagen vermehrt Schmerzen auftreten. Nach 10 Tagen konnten keine qualitativen Unterschiede zwischen beiden Nahttechniken mehr festgestellt werden (Enkin 2006).

- Vom unteren Wundrand ausgehend wird bei der Intrakutannaht mit waagerecht gehaltenem Nadelhalter von jeder Seite abwechselnd je 0,5 cm der Haut 0,1 cm unter der Haut auf die Nadel genommen (Der Nadelhalter zeigt auf die Wunde).
- Den Abschluss bildet ein **Instrumentenknoten** (Abb. 31-6) aus einer stehengelassenen Schlinge und dem Rest des Nahtfadens (Abb. 31-5 f). Der Knoten sollte hinter dem Hymenalsaum in der Scheide liegen, da er hier weniger Beschwerden verursacht als auf der Dammhaut.

> M Tiefere Risse und Episiotomien werden in 3 Lagen genäht: tiefe Dammnaht, Naht der Subkutis mit muskulären Anteilen und (falls notwendig) Intrakutannaht.

31.5 Episiotomie

Dammschnitt oder Dammriss?

Die Episiotomie bewirkt eine Erweiterung des Scheidenausgangs und eine Verkürzung des weichen Geburtsweges.

In groß angelegten Studien ließen sich weder eine positive Auswirkung von Episiotomien auf den Beckenboden (Senkungsvermeidung) noch eine bessere Heilung nachweisen (Dannecker 2000, Carroli 2009). Es kann davon ausgegangen werden, dass die Episiotomie einen Risikofaktor für postpartale Stressinkontinenz, höhergradige Dammläsionen (z. B. DR III°) und eine verminderte Muskelkraft des Beckenbodens darstellt (Anthuber et al. 2006).

Auch die Zufriedenheit der Frauen nach einer Episiotomie ließ zu wünschen übrig. Ein Riss wurde dagegen von vielen Frauen besser toleriert. Dabei spielt sicher eine Rolle, dass er von sich aus und genau in der Ausdehnung entsteht, die notwendig ist.

> M Der Dammschnitt ist der häufigste chirurgische Eingriff bei Frauen weltweit. Ihm wurden diverse Vorteile für die mütterliche oder kindliche Gesundheit zugeschrieben, die bisher nicht belegt oder sogar bereits widerlegt wurden. Er sollte daher nur nach strenger Indikation und sachgemäß durchgeführt werden, um größeren Schaden zu vermeiden (Carroli 2009, Hartmann 2005, David 2005, Gerdin 2007, Aukee 2006, WHO 1996).

Indikationen einer Episiotomie

Als **mütterliche Indikationen** galten lange der Raumgewinn (z. B. für vaginal-operative Entbindungen) und ein unnachgiebiges Dammgewebe (meist durch Narben). Als **kindliche Indikationen** wurden eine Sauerstoffmangel-Bradykardie (nicht zu verwechseln mit den physiologischen „diving-reflex"-Dezelerationen in der Austreibungsperiode) oder eine Azidose bzw. pathologisches CTG angegeben wurden.

Ob die Berücksichtigung dieser Indikationen wirklich einen positiven Effekt auf das mütterliche oder fetale Outcome hat, ist bisher nicht belegt. Das Kind scheint von einer Verkürzung der Austreibungsphase nicht zu profitieren (Enkin 2006), ebenso wenig die Gebärende. Durch eine Episiotomie steigt die Rate an größeren Verletzungen sogar an und die mütterliche Gesundheit wird beeinträchtigt (Carroli 2009). Bevor eine Episiotomie durchgeführt wird, sollte deshalb nach Möglichkeit die Position der Gebärenden verändert werden, um den gewünschten Effekt vielleicht so erzielen und den chirurgischen Eingriff zu vermeiden. Es ist zu bedenken, dass der Dammriss ein spontanes Ereignis darstellt, welches im Moment der größten Dammentfaltung den nötigen Raum schafft. Der Dammschnitt hingegen ist ein vorsätzliches Geschehen, welches als Körperverletzung das zeitnahe Einverständnis der Gebärenden erfordert.

Mediane Episiotomie

Die mediane Episiotomie (Abb. 31-8) kopiert einen typischen Dammriss, sie verläuft von der hinteren Kommissur (Schnittansatz in Richtung Anus) und durchtrennt die Verbindungsfasern von M. bulbospongiosus, M. transversus perinei profundus und superficialis. Es werden keine größeren Gefäße oder Nerven verletzt (Abb. 31-10).

Episiotomie

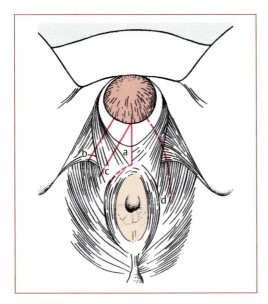

Abb. 31-8 Mögliche Schnittrichtungen einer Episiotomie.
a mediane Episiotomie mit der Möglichkeit der Erweiterung des Schnittes zirkulär um den M. sphincter ani herum,
b laterale Episiotomie,
c mediolaterale Episiotomie,
d Scheiden-Damm-Beckenboden-Schnitt (Schuchardt-Schnitt).

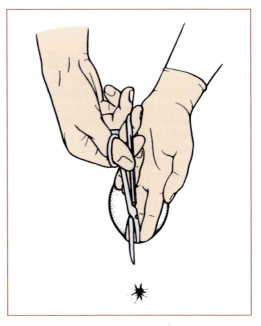

Abb. 31-9 Schneiden einer medianen Episiotomie im Schutze der linken Hand während der Wehe.

Der M. sphincter ani wird nach medianer Episiotomie häufiger einreißen als nach einem spontanen Dammriss, weil durch den frühzeitigen Entlastungsschnitt die stärkste Beanspruchung auf das Schnittende und den Restdamm verlagert wird. Der Damm kann den Sphinkter nicht mehr schützen, und so kann die Verletzung entstehen, die eigentlich vermieden werden sollte, nämlich der DR III°/IV°.

Eine **komplette Perineotomie** (Durchtrennung von Damm und M. sphincter ani) wird trotz offenbar guter Heilungsergebnisse kontrovers diskutiert und soll hier nur der Vollständigkeit halber erwähnt werden.

Mediolaterale Episiotomie

Die eingeschränkte Erweiterungsmöglichkeit des medianen Dammschnittes wird meist als Begründung angeführt, um eine mediolaterale oder laterale Episiotomie zu bevorzugen. Beide Schnittführungen

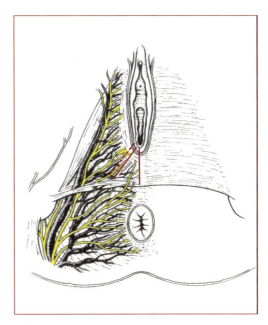

Abb. 31-10 Beckenboden mit Blutgefäßen (Arterien schwarz, Venen grau und Nerven gelb). Die Schnittrichtung der medianen und mediolateralen Episiotomie ist rot, die der obsoleten (veralteten) lateralen Episiotomie rot gestrichelt markiert.

bewirken jedoch ausgedehntere Strukturzerstörungen und einen höheren Blutverlust.

Die **mediolaterale Episiotomie** setzt genau wie die mediane an der Mittellinie der hinteren Kommissur an und verläuft dann in einem Winkel von 45° nach lateral. Zeigt sich bei der nächsten Wehe eine Gewebebrücke im Wundwinkel, bedeutet dies, dass der Beckenboden noch nicht genügend entfaltet war. Da der mediolaterale Schnitt bis in den pubischen Anteil des M. levator ani (M. pubococcygeus) hineinreicht und dessen Fasern in Richtung M. sphincter ani verlaufen, werden auch hier Weiterrisse bis zum DR III°-IV° beobachtet, die zudem bogenförmig verlaufen und größere Probleme verursachen.

> [M] **Laterale Dammschnitte** werden heute nicht mehr angewandt, da sie die meisten Komplikationen zur Folge hatten: Heilungs-, Funktions- und Empfindungsstörungen über lange Zeit und Dyspareunie (Schmerzen beim Koitus).

Mediane oder mediolaterale Episiotomie?

Bei der Entscheidung zu einem Dammschnitt sollte die **komplikationsärmere Möglichkeit** – die mediane Episiotomie – für die Frau berücksichtigt werden.
- Selbst bei einer kindlichen Indikation für einen Dammschnitt bietet eine mediane Episiotomie auch bei einem niedrigen Damm meist genügend Platz. (3 cm Schnitt ergibt ca. 6 cm mehr Umfang.)
- Leistet ein rigider Damm als runder straffer Ring dem normal eingestellten Kopf einen derartigen Widerstand, dass dieser über 6-8 Wehen immer an derselben Stelle erscheint, kann mit einem kleinen medianen Schnitt (ca. 1–2 cm) multiplen Verletzungen vorgebeugt werden.

> [M] Auch der kleinste Dammschnitt bedarf einer zeitnahen Einwilligung der Gebärenden, weil es sich im juristischen Sinn um eine Körperverletzung handelt. Sonst darf er nicht durchgeführt werden.

Eine vorausgegangene Episiotomie ist keine Indikation für eine weitere. Das nächste Kind kann oft ohne Schnitt oder Riss geboren werden.

31.6 Nachbehandlung

- Bei geschwollenem Nahtgebiet kann eine Kühlung in den ersten 24 Stunden den Nahtschmerz und die Hämatombildung verringern.
- Um das unangenehme Festkleben der Schamhaare an den Vorlagen zu verhindern und das Gewebe zu kühlen, können mit Olivenöl getränkte und eingefrorene Vorlagen verwendet werden.
- Die Wöchnerin sollte in den ersten Tagen vermehrt liegen und wenig gehen, stehen oder sitzen.
- Spülungen und anschließendes Lufttrocknen oder Fönen der Wunde können als förderlich erlebt werden. Alle Maßnahmen sollten individuell ausgerichtet sein.
- Die erste Stuhlentleerung erfolgt in der Regel 2–3 Tage nach der Geburt. In dieser Zeit darf auch bei einem DR III° normale, nicht blähende Kost inkl. Frischobst gegessen werden.
- Bei Angst vor der ersten Defäkation empfiehlt sich die Gabe eines kleinen Klistiers oder eines Glyzerinzäpfchens. Trotz verlangsamter Darmpassage ist der Stuhl bei ausreichender Flüssigkeitszufuhr (Tee und Wasser) meist weich.
- Beim **DR IV°** kann eine große Stuhlansammlung beim Durchtritt durch die Rektumampulle die Nahtstelle zu sehr belasten. Deshalb sollte durch Laxanzien für täglichen dünneren Stuhl gesorgt werden (s. S. 738).

Allgemein wird davon ausgegangen, dass das Heilungsvermögen bei Wöchnerinnen erhöht ist. Das zeigt sich z. B. daran, dass auch stärker abgelöstes Gewebematerial häufig problemlos regeneriert, welches in der „großen Chirurgie" wegen Nekrosegefahr abgetragen werden muss.

Literatur zu Kapitel 31 s. S. 492

32 Einleitung der Geburt

Ulrike Harder, Regula Hauser

> **M** Bei einer Geburtseinleitung wird der Geburtsvorgang durch künstliche Wehenauslösung in Gang gesetzt.
> Da jede Einleitung einen Eingriff in natürliche Vorgänge darstellt, bedarf sie einer Indikation, die der geburtshilflichen Situation entspricht. Eine vaginale, physiologische Geburt wird angestrebt.

Heute werden ca. 31 % aller von einem Schwangerschafts- oder Geburtsrisiko betroffenen Frauen eingeleitet, bei Schwangeren ohne Risikofaktoren sind es ca. 22 %. Die Rate an Geburtseinleitungen ist innerhalb von 12 Jahren (1987–1999) in beiden Gruppen um ca. 30 % gestiegen.

Als Folge der vermehrten Einleitungen wurde auch eine **Zunahme von anderen geburtshilflichen Interventionen** beobachtet: Nach geburtseinleitenden Maßnahmen steigt die Wahrscheinlichkeit für einen protrahierten Geburtsverlauf, einen Geburtsstillstand und eine sekundäre Sectio auf fast das Doppelte an, die Wahrscheinlichkeit für eine vaginaloperative Entbindung steigt um 30 %. Auch die Rate von PDAs im Geburtsverlauf und die Wahrscheinlichkeit einer verstärkten Nachblutung liegt um 50 % höher als nach einem spontanen Wehenbeginn (Schwarz, Schücking 2004). Deshalb sollte jede Indikation zur Geburtseinleitung gründlich überdacht und mit den Eltern besprochen werden.

> **M** Die schwangere Frau und ihr Partner müssen vor der Einleitung über das erhöhte Risiko für weitere geburtshilfliche Interventionen aufgeklärt werden.

Mütterliche Indikationen:
- Präeklampsie, HELLP-Syndrom
- vorzeitiger Blasensprung ohne Wehenbeginn
- manifester Diabetes mellitus
- andere Erkrankungen
- intrauteriner Fruchttod
- Wunsch einer erschöpften Mutter

Kindliche Indikationen:
- fetale Wachstumsretardierung
- Plazentainsuffizienz, grünes Fruchtwasser
- Amnioninfektionssyndrom
- eindeutige Makrosomie
- Übertragung/ Terminüberschreitung
- suspektes CTG, positiver Wehenbelastungs- bzw. Stresstest (s. S. 386)
- Rhesus-Inkompatibilität
- andere Erkrankungen

Eine Geburtseinleitung kann **mechanisch** durch eine Amniotomie (künstliche Eröffnung der Fruchtblase) erfolgen oder **medikamentös** durch die wehenauslösenden Hormone Oxytocin und Prostaglandin (s. S. 732). Eine Einleitung gestaltet sich leichter, wenn die Zervix geburtsbereit ist (s. S. 291). Bei unreifer Zervix kann der Geburtsverlauf langwierig sein, deshalb ist das Vorgehen unterschiedlich.

32.1 Methoden der Einleitung

Oxytocininfusion

Bei geburtsreifer Zervix bekommt die Frau eine intravenöse Dauerinfusion von 500 ml Lösung (z. B. Ringerlactat oder 5 %ige Glukose) mit entweder 5 IE Syntocinon® (Konzentration 10 mIE/ml = 10 Milli-Internationale Einheiten pro Milliliter) oder 6 IE Syntocinon® (Konzentration 12 mIE/ml). Initial sollte mit max. 1–2 mIE/min. (= 60–120 mIE/h) begonnen und alle 15–30 min. gesteigert werden. Die Wehentropf-Steigerung wird, je nach Konzentration und Klinikroutine, unterschiedlich gehandhabt.

Beispiel: Bei 6 IE Oxytocin/500 ml Beginn mit 5 ml/h (1,6 Tr/min.), steigern alle 15 min. um 5 ml (= 1 mIE), bis regelmäßige Geburtswehen eingesetzt haben.

Um einen **Wehensturm** zu vermeiden, sollte die Anfangsdosis nicht zu hoch und die Maximaldosis nicht höher sein als:
- bei 5 IE/500 ml max. 108 ml/h (36 Tr/min.) bzw. 150 ml/h (50 Tr/min.).

- bei 6 IE/500 ml max. 90 ml/h (30 Tr/min.) bzw. 120 ml/h (40 Tr/min.) (unterschiedliche Literaturangaben).

Die Oxytocininfusion erfolgt unter **CTG-Daueüberwachung**. Sie ist gut steuerbar und kann bei regelmäßigen oder zu häufigen Wehen reduziert oder abgebrochen werden.

Prostaglandin intravaginal

Bei reifer und unreifer Zervix wirken Prostaglandine (PG) stimulierend auf das Myometrium sowie erweichend und erweiternd (= **priming**) auf Zervix und Muttermund. Außerdem wirken sie auch auf die glatte Muskulatur von Magen-Darm-Trakt und Gefäßen (Nebenwirkungen: Übelkeit, Erbrechen, Kopfschmerzen, plazentare Minderdurchblutung). Deswegen werden Prostaglandine nicht i. v., sondern lokal verabreicht.

Nach 30 min. CTG-Kontrolle und vaginaler Untersuchung wird eine **Vaginaltablette** mit 3 mg PGE_2 (Minoprostin®, Prostin®) im hinteren Scheidengewölbe deponiert. Anschließend kann die Frau sich frei bewegen. Aufgrund der langsamen Resorption kommt es erst **nach ca. 2–3 Std.** zur Wehentätigkeit. Darum muss nach 2 Std. eine CTG-Kontrolle erfolgen, bei vermehrten Kreuzschmerzen oder spürbaren Wehen natürlich eher (Husslein, Egater 2006). Sofern keine Wehen einsetzen, wird frühestens nach 6–8 Stunden eine zweite Tablette eingelegt.

Alternativ kann auch ein **PGE_2-haltiges Gel** neben die Zervix in das hintere Scheidengewölbe gebracht werden, hierbei scheint die Resorption und damit Wehenauslösung etwas rascher zu sein.

Mögliche Komplikationen
- Pathologische Wehentätigkeit
- suspekt bis pathologische CTG-Muster
- mütterlicher Blutdruckabfall (weitere Nebenwirkungen s. S. 732).

Prostaglandin intrazervikal

Bei unreifer, weitgehend stehender Zervix kann diese invasive Prostaglandingabe angezeigt sein. Nach 30 min. CTG-Kontrolle werden bei einer vaginalen Untersuchung mit Spritze und Katheter oder einer stumpfen Knopfkanüle 0,5 mg Dinoproston (z. B. 2,5 ml Prepidil® Gel Fertigspritze) in den Zervixkanal appliziert. Nach der intrazervikalen Gabe setzt die Wirkung häufig schneller ein als nach einer vaginalen Gabe, darum empfiehlt sich, je nach Klinikstandard, gleich nach der Applikation eine **CTG-Kontrolle**. Bei bis zu 30 % der Frauen kommt es zu regelmäßigen Wehen.

Das weitere Vorgehen und **mögliche Komplikationen** sind ähnlich wie nach der Gabe einer Vaginaltablette. Wenn die Zervix gereift ist, kann bei ungenügenden Wehen die Geburtseinleitung mit einer Oxytocininfusion weitergeführt werden.

Indikationsstellung, Wahl der Methode und Dosierung des Medikamentes sind **ärztliche Aufgaben**. Die Schwangere muss ihre **Einwilligung** geben, sie und ihre Begleitperson sind gut über die geplante Einleitung und ihre Folgen zu informieren (s. S. 383). Sie müssen wissen, dass es bei einer Einleitung Stunden, bei einer geburtsunreifen Zervix sogar Tage dauern kann, bis richtige Geburtswehen einsetzen (viele werdende Eltern denken, nach einer Wehenmittelgabe käme es sehr schnell zur Geburt).

Orale Misoprostolgabe

Misoprostol (Cytotec®) ist ein synthetisches PGE_1-Derivat und zeigt ein ähnliches Wirkspektrum am Uterus. Vom Hersteller liegen keine Indikationsangaben für die Geburtshilfe vor, dennoch wird es als risikoarmes Verfahren in Deutschland zur Geburtseinleitung akzeptiert. Bei einer Umfrage gaben über 250 Kliniken an, es zu verwenden (Schuetz et al. 2007). Nähere Ausführungen zur Dosierung s. S. 732 Uterotonika.

Amniotomie

Diese Maßnahme ist nur bei geburtsbereiter Zervix und Wehenbereitschaft sinnvoll. Die Fruchtblase wird vaginal eröffnet, indem sie mit einem Häkchen leicht angeritzt oder mit Hilfe eines Amnioskops unter Sicht vorsichtig angestochen wird. Hierdurch entsteht eine kleine Öffnung in der Vorblase, und das Fruchtwasser läuft ab (Abb. 32-1).

Instrumente für die Amniotomie
- Amnihook® (ca. 10 cm lange Plastikstange mit einem Häkchen an der Spitze).
- Amniocots® (Latex-Fingerling mit Häkchen auf der Fingerkuppe)
- eine halbe Kugelzange
- lange Punktionskanüle und Amnioskop.

Das Ablaufen des Fruchtwassers bewirkt eine Verkleinerung des Uterusvolumens und eine Ausschüttung von Prostaglandinen. Beides wird günstigenfalls nach 1–2 Stunden regelmäßige Wehen auslösen. Die Amniotomie ist ein einfacher, aber auch definitiver Eingriff, da die Geburtseinleitung nicht mehr abgebrochen werden kann.

Mögliche Komplikationen
- Amnioninfektion bei protrahiertem Geburtsverlauf
- Nabelschnurvorfall bei hochstehendem Kopf oder Fehleinstellungen des vorangehenden Teils.

Rhizinus- und Nelkenöl

Rizinusöl: Zu dieser althergebrachten Methode liegen bis dato nur wenige Forschungsergebnisse vor, sie wird aber seit Jahren in der außerklinischen Geburtshilfe praktiziert. Stadelmann (1994) empfiehlt einen Wehencocktail (Mischung aus 2 Essl. Rizinusöl, 2 Essl. Mandelmus, 250 ml Aprikosensaft, mit Mineralwasser oder Sekt auf ca. 500 ml aufgefüllt), der innerhalb einer halben Stunde getrunken wird.

Diese Rezeptur zeigte in einer Stuttgarter Klinik recht gute Ergebnisse (Kartmann 2000). Eine erneute retrospektive Auswertung der Geburtsverläufe ergab: Die Wirkung von Prostaglandinen und Rhizinus-Cocktail sind bezüglich der Geburtsdauer und Oxytocingabe ähnlich, der Analgetikaverbrauch während der Geburt war in der Rizinusgruppe geringer (Vornau et al. 2004).

Auch eine amerikanische Studie belegt die geburtseinleitende Wirkung von Rhizinus. Bei 57,7 % der Frauen, die 60 ml Rizinusöl eingenommen hatten, setzten binnen 24 Stunden die Geburtswehen ein, während dies in der Kontrollgruppe ohne Behandlung nur bei 2 % der Fall war (Garry et al. 2000).

Nelkenöltampons: Die Einlage eines mit verdünntem Nelkenöl betropften Tampons führte in einer kleinen Studie zu überraschend guten Ergebnissen, bei 58 % der Frauen kam es zur Wehenauslösung. Von einer Mischung aus 50 Tropfen Nelkenblätteröl mit 30 ml Mandelöl (Herstellung Apotheke) wurden 5 Tropfen vorne auf einen handelsüblichen Tampon gegeben, den sich die Frau selbst einführte und nach ca. 1 Stunde wieder entfernte. Dies wurde alle 6 Stunden wiederholt, in ca. 60 % der Fälle reichten 1–2 Tampons zur Wehenauslösung aus (Dörken 2004). Nebenwirkung: ca. 20 % der Frauen gaben ein lokales Wärmegefühl (Zeichen einer leichten Gewebsreizung) an. Kontraindikation: vorzeitiger Blasensprung. Weitere Studien zu dieser von den Frauen gut angenommenen Einleitungsmethode (76 % Spontangeburt), die zudem kostengünstig und einfach zu handhaben ist, wären wünschenswert.

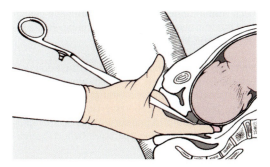

Abb. 32-1 Amniotomie (Fruchtblaseneröffnung) mittels halbierter Kugelzange (hier bei eröffnetem MM). Eine Branche der Kugelzange oder des Amnihooks zwischen dem untersuchenden Zeige- und Mittelfinger einführen. Dann mit dem nach vorne gerichteten Häkchen vorsichtig über die Vorblase streichen, bis die Fruchtblase angeritzt bzw. aufgestochen ist und Fruchtwasser abläuft.

Ballonkatheter

In den letzten Jahren wird in einigen Kliniken wieder zur Einleitung ein Ballonkatheter durch den Zervixkanal in den Bereich des unteren Eipols eingelegt und der Ballon mittels 60 ml 0,9 % NaCl entfaltet (das Ende des Katheters hängt dann aus der Scheidenöffnung). Der Ballonkatheter kann max. 24 Stunden dort belassen werden, z. B. ein Foley-Katheter Charr 18.

Der wassergefüllte Ballon bewirkt eine leichte Dehnung des inneren Muttermundes sowie eine Steigerung der Prostaglandinausschüttung. Letztere wird durch die Eipolablösung und den Druck auf die Zervixrezeptoren ausgelöst. Die Wehen auslösende Wirkung ist im Vergleich zu Prostaglandinen weniger effektiv. Bis dato liegen nur wenige Studienergebnisse vor,
- Vorteil der Methode: geringes Uterusruptur-Risiko
- Nebenwirkung: Schmerzen durch den Zug am Katheter

Aufgaben der Hebamme

Der Hebamme obliegt die Kontrolle der Wehen und der fetalen Herzfrequenz sowie die Betreuung und Unterstützung der Frau.

Während der Oxytocininfusion ist eine kontinuierliche CTG-Überwachung erforderlich, möglichst mit Telemetrie, damit die Frau mehr Bewegungsfreiheit hat. Die Oxytocininfusion (bei regelrechtem FHF-Muster auch das CTG) kann zum Toilettengang kurz unterbrochen werden.

Nach **Amniotomie** oder **Prostaglandingabe** genügt eine intermittierende CTG-Überwachung, vorausgesetzt das FHF-Muster ist regelrecht.

Sind regelmäßige Geburtswehen erreicht, erfolgt die Betreuung der Frau wie bei einem physiologischen Geburtsbeginn. Geburtseinleitungen führen häufiger zu protrahierten Geburtsverläufen, welche die Gebärende erschöpfen und darum eher Schmerzmittelgaben und öfter eine operative Geburtsbeendigung erfordern.

32.2 Terminüberschreitung und Übertragung

> **D** Wird das Kind nicht bis zum errechneten Geburtstermin geboren, sprechen wir zunächst von einer Terminüberschreitung (40 + 1 SSW bis 41 + 6 SSW). Erst ab einer Schwangerschaftsdauer von 42 Wochen liegt eine rechnerische Übertragung (≥ 42 SSW) vor.

Häufigkeit: Bei einem gesicherten voraussichtlichen Geburtstermin kommt es bei weniger als 5 % aller Schwangerschaften zu einer Übertragung ≥ 42 Wochen. Von diesen Fällen entwickeln nur wenige eine Plazentainsuffizienz mit Zeichen der Übertragung. Meist läuft die Versorgung des Feten bei einer Terminüberschreitung ungestört weiter, so finden sich jenseits der 42. Woche 3-mal so häufig Kinder über 4000 g als vor der 41. Woche (Schneider H. 2006).

Risiken: Bei Übertragung ist davon auszugehen, dass nach der 42. SSW die **neonatale Mortalität** um ein 3-Faches ansteigt, verursacht z. B. durch eine höhere Rate an intrapartaler Mekoniumaspiration, Makrosomie, Schulterdystokie, Atemnotsyndrom oder Persistenz des Ductus arteriosus (Crowley 2003). Auch die mütterliche Morbidität steigt an, wegen der Zunahme von Kaiserschnitten, vaginaloperativen Entbindungen, postpartalen Blutungen, Weichteilverletzungen und Infektionen.

Warum bei einigen Frauen die Wehen erst 1–2 Wochen nach dem ET einsetzen, ist **weitgehend ungeklärt**. Diskutiert werden eine mangelnde Erregbarkeit der Uterusmuskulatur, hormonale und neurohormonale Störungen sowie eine Veranlagung der Frau. Das Wiederholungsrisiko einer Übertragung liegt bei 30–40 %.

Diagnostik und Überwachung der Schwangeren

Bei jeder Terminüberschreitung sollte zunächst der festgelegte Entbindungstermin (ET) anhand von Zyklusanamnese (s. S. 144) und Ultraschallbefunden aus der ersten Schwangerschaftshälfte überprüft werden. Nicht selten finden sich dabei Irrtümer, Rechenfehler oder falsche Datumsangaben.

Ab dem errechneten Geburtstermin beginnt in Österreich, Deutschland und der Schweiz meist eine intensive Überwachung (auch der risikoarmen) Schwangerschaft mit **CTG-Kontrollen** alle 2 Tage, obwohl hierfür kein Benefit durch entsprechende Studien belegt ist. Die AWMF-Leitlinie CTG 2006 empfielt dies erst ab SSW 41 + 0.

> **M** Empfehlungen bei Terminüberschreitung und Übertragung aufgrund der aktuellen Datenlage (AWMF-Leitlinie 2010):
>
> **40 + 0 bis 40 + 6 Schwangerschaftswochen**
> - keine Empfehlung zur Geburtseinleitung bei komplikationsloser Schwangerschaft
> - bei SSW 40 + 0 eine Sonografie mit Biometrie des Feten und Fruchtwassermengenbestimmung (Oligohydramnion s. S. 392)
> - alle 3 Tage sonografische Bestimmung der Fruchtwassermenge und evtl. ein Ruhe-CTG
> - bei geburtshilflich reifem Befund (Bishop Score > 6) ist eine Einleitung möglich, sofern die Schwangere dies wünscht.
>
> **41 + 0 bis 41 + 6 Schwangerschaftswochen**
> - Empfehlung zur möglichst baldigen Geburtseinleitung. In der Beratung sollte die Schwangere über die in neueren Studien gefundene signifikante Verminderung der perinatalen Mortalität sowie fetalen Morbidität durch Einleitung in der 41 SSW hingewiesen werden, es muss aber auch erwähnt werden, dass sich die Zahlen in einem sehr niedrigen Bereich bewegen.
> - Entscheidet sich die Frau gegen die Einleitung, erfolgt alle 2–3 Tage die Beurteilung der Fruchtwassermenge und ein CTG.
>
> **Ab 42 + 0 Schwangerschaftswochen**
> - Jetzt ist eine Einleitung oder primäre Sectio zur Beendigung der Schwangerschaft indiziert, da alle Risiken (s. o.) deutlich ansteigen. Möchte die Frau weiterhin abwarten sollte ihre Entscheidung schriftlich dokumentiert werden. Eine tägliche CTG-Kontrolle ist anzuraten.

Dopplersonografische Messungen der Blutflussgeschwindigkeit in Plazenta, Nabelschnur und Fetus scheinen zur Routinediagnostik nach einer Terminüberschreitung nicht geeignet zu sein, da sie eine hohe Fehlerquote aufweisen. Auch die früher üblichen Überwachungsmethoden Amnioskopie, Östriol- und HPL-Bestimmung zeigten in Studien keinen Nutzen, so dass sie heute kaum mehr angewendet werden (H. Schneider 2006).

Oxytocinbelastungstest (OBT)

Durch einen **Wehenbelastungstest** soll die uteroplazentare Reservekapazität während mehrerer Wehen, d. h. unter Stress, überprüft werden. Auch dieser Test wird heute als obsolet, weil nicht aussagekräftig angesehen. Mehrere prospektiv-randomisierte Studien fanden durch den OBT-Einsatz keinen Vorteil bezüglich der perinatalen Ergebnisse. Die Rate an falschpositiven OBT-Befunden wird in der Literatur mit 25–75 % angegeben, die mit falschnegativen Befunden mit 15 % (Schneider, Gnirs 2006). Dennoch werden in vielen Kliniken OBTs durchgeführt.

OBT Ablauf: Nach einer 15-minütigen CTG-Kontrolle bekommt die Schwangere eine Oxytocininfusion (z. B. 5 IE Oxytocin in 500 ml NaCl 0,9 %), die mit 3–12 ml/h gestartet und alle 10 min. um 3–12 ml/h gesteigert wird bis in einem 10-Minuten-Intervall mindestens 3 Kontraktionen von 40 sek. Dauer auftreten. Ist dieses Ziel erreicht, kann die Infusion gestoppt werden, das CTG sollte noch 30 min. weitergeschrieben werden. In der Regel dauert ein OBT 90–120 min., die maximale Infusionsgeschwindigkeit beträgt 60 ml/h.
- Der OBT ist **negativ** (d. h. unauffällig), wenn keine Spätdezelerationen gefunden werden.
- Der OBT ist **positiv** (d. h. auffällig), wenn bei mehreren Kontraktionen späte oder variable Dezelerationen mit ungünstigen Zusatzkriterien gefunden werden.

Aufgaben der Hebammen

Die Begleitung der Frau in den Tagen der Terminüberschreitung sollte neben den Kontrolluntersuchungen immer betonen, dass dies eine normale Situation ist, schließlich kommt fast jedes dritte Kind nach dem ET zur Welt. Wann mit der Geburtseinleitung begonnen wird, muss in jedem Fall mit der Mutter/den Eltern ausführlich besprochen und gemeinsam entschieden werden.

In den Tagen nach dem ET kann die Hebamme traditionelle Möglichkeiten und Anwendungen aus der Komplementärmedizin zur Wehenanregung vorschlagen.
- **Viel bewegen:** Spazieren gehen, Schwangerschaftsgymnastik, Atemübungen aus der Geburtsvorbereitung etc.
- **Bauchmassage:** täglich 1–2-mal den Bauch vorsichtig mit einem wehenanregenden Öl einreiben, z. B. Uterustonikum nach Stadelmann (Inhalte: Weizenkeimöl mit den ätherischen Ölen aus Nelke, Ingwer, Eisenkraut, Zimt)
- **Gewürztee** trinken mit Ingwerwurzel und Zimt
- **Akupunktur** zur Wehenanregung, sie wirkt aber nur bei bestehender Wehenbereitschaft (Römer 2001)
- **Rizinusöl-Cocktail und Nelkenöltampon** sollten nicht zur Selbstmedikation empfohlen werden (s. o.).
- **Brustwarzenstimulation:** die Schwangere kann ihre Brustwarzen direkt oder über die Kleidung für 1–2 Minuten durch Reiben bzw. Rubbeln stimulieren. Dies kann mit den Fingern, Handflächen oder einem warmen Kirschkernsäckchen geschehen. Nach 5 Minuten Pause erfolgt die nächste 1–2minütige Stimulation. Durch die Brustwarzenstimulation können in 70–80 % Kontraktionen angeregt werden (AOCG 1994), es besteht jedoch die Gefahr der Überstimulation.

32.3 Grünes Fruchtwasser

> **M** Bei einer Darmentleerung des ungeborenen Kind löst sich das grünschwarze **Mekonium** (Kindspech) im Fruchtwasser auf und verfärbt dieses je nach abgegebener Stuhlmenge **grünlich bis grün**.
> **Häufigkeit** 12 % aller Geburten, bis zu 20 % bei Terminüberschreitung.
> Dick grünes Fruchtwasser (erbsbreiartig) entsteht, wenn nur wenig Fruchtwasser vorhanden ist (Oligohydramnion s. S. 392)

Ursache: Bei einem kurz- oder langfristigen **Sauerstoffmangel des Feten** (z. B. durch Nabelschnurkompression oder Plazentainsuffizienz) reagiert dieser mit einer kurzen Kreislaufdrosselung (Sparschaltung) zugunsten lebenswichtiger Organe wie Herz und Gehirn. Der so entstehende lokale Sauerstoffmangel am Darm kann zur Hyperperistaltik und damit zum Mekoniumabgang führen.

Diagnose: Grünes Fruchtwasser wird meist erst nach dem Blasensprung festgestellt, dick grünes Fruchtwasser kann evtl. im Ultraschall erkannt werden.

Amnioskopien (Fruchtwasserspiegelungen) werden heute kaum noch ausgeführt, da die hohe Rate von falsch positiven (95 %) und falsch negativen (32–57 %) Befunden zu keiner Senkung der kindlichen Komplikationen führte. Auch ließ sich keine signifikante Assotiation von grünem Fruchtwaser mit einer fetalen Azidose nachweisen. Die bei mekoniumhaltigem Fruchtwasser teilweise erhöhte perinatale Mortalität wird größtenteils auf Komplikationen nach Mekoniumaspiration zurückgeführt (Gniers, Schneider 2011).

Aufgaben der Hebamme

Bei der Geburt können nach der Kopfgeburt Nase, Mund und Rachen des Kindes etwas **abgesaugt** werden, um eine Mekoniumaspiration zu verhindern (Pneumoniegefahr). Der Nutzen dieses frühen Absaugens ist aber nicht erwiesen. Eine argentinische Multizenter-Studie zeigte, dass es praktisch keinen Unterschied macht, ob abgesaugt wird oder nicht. In beiden untersuchten Gruppen (frühes Absaugen/ kein Absaugen) trat mit ca. 4 % das gefürchtete Mekonium-Aspirations-Syndrom (MAS) gleich oft auf (Vaim 2004).

Bei dick-grünem Fruchtwasser wird nach der Abnabelung des Kindes eine zusätzliche Darstellung des Larynx (Kehlkopf) mit intratrachealem Absaugen durch den Pädiater empfohlen.

32.4 Vorzeitiger Blasensprung

Vorzeitiger Blasensprung: Ruptur der fetalen Membranen (Eihäute) vor Einsetzen regelmäßiger Wehen unabhängig vom Schwangerschaftsalter.

Häufigkeit: Etwa 10–20 % aller Geburten beginnen mit einem vorzeitigen Blasensprung (Dudenhausen 2001).

Ursachen eines vorzeitigen Blasensprungs:
- Infektionen des unteren Eipols
- vorzeitige Zervixreifung
- Überdehnung des Uterus durch Hydramnion oder Mehrlingsschwangerschaft
- in Terminnähe oft unbekannt.

Komplikationen:
- Frühgeburt bei Blasensprung vor der 37. SSW
- Amnioninfektionssyndrom
- Nabelschnurvorfall bei hochstehendem Kopf, Beckenend- oder Querlagen
- Haltungs- und Einstellungsanomalien.

Diagnostik

Die Schwangere bemerkt einen Abgang von wenig bis viel farbloser Flüssigkeit, den sie nicht zurückhalten kann. Fließt reichlich Fruchtwasser ab, ist die Diagnose einfach. Im Zweifelsfalle sind folgende Untersuchungen möglich:

Chemische Methoden

Lackmustest: Die Frau bekommt einen Lackmuspapierstreifen auf die Mitte der Vorlage gelegt und legt diese so vor ihrem Scheideneingang, dass der Streifen in der nächsten halben Stunde von abtröpfelndem Sekret benetzt wird. Das alkalische Fruchtwasser (pH ca. 7,5) verfärbt einen rosa Lackmusstreifen blau (einen orangenen pH-Teststreifen grün).

Bromthymollösung kann auf die durchfeuchtete Vorlage getropft werden, Fruchtwasser verfärbt diese blau. Vaginalsekret oder Urin sind normalerweise sauer (pH ca. 4–6) und führen nicht zur Verfärbung der Testmedien.

Schnelltests (AmniSure®, AMNI Check®) haben den Vorteil, kleinste Mengen Fruchtwasser im Vaginalsekret anhand eines speziellen Proteins in der Amnionflüssigkeit erkennen zu können. Mit einem sterilen Stieltupfer wird Vaginalsekret aufgenommen und in einem Fläschchen Pufferlösung ausgespült. In dieses wird dann ein Teststreifen gehalten, auf dem nach 5 min. das Ergebnis abgelesen werden kann. Da diese Tests deutlich teurer sind als die oben genannten Methoden, werden sie meistens nur bei „schwierigen" Fällen (z. B. frühe SSW) verwendet.

Makroskopische Methode

Mit sterilen Spekula wird die Zervix eingestellt. So lässt sich ein eventueller Fruchtwasserabgang aus dem Zervixkanal erkennen. Bei leicht geöffnetem Muttermund ist evtl. eine Vorblase sichtbar, was aber nicht bedeutet, dass kein Blasensprung vorliegt, denn Eihäute können auch oberhalb des Eipols einreißen (hoher Blasensprung).

Vaginale Untersuchung

Fließt während der Untersuchung Fruchtwasser ab und lässt sich keine Vorblase tasten, ist die Diagnose gesichert. Wird eine Vorblase getastet, kann ein hoher Blasensprung vorliegen; zur Abklärung wird dann mit der Feuchtigkeit des untersuchenden Fingers ein Lackmuspapierstreifen benetzt.

> M Wenig vaginal untersuchen, denn jede Untersuchung erhöht das Risiko einer aufsteigenden Infektion! Solange die Frau keine Wehen hat, ist bei einem vorzeitigen Blasensprung die Spekulaeinstellung vorzuziehen.

Therapie

Die Vermeidung einer aszendierenden (aufsteigenden) Infektion steht immer im Vordergrund. Bei der Therapiewahl muss das Schwangerschaftsalter berücksichtigt werden, bei einem frühen vorzeitigen Blasensprung wird anders vorgegangen als bei einem Blasensprung in Terminnähe (AWMF-Leitlinie 015/029 2010).

Blasensprung SSW 24 + 0 bis 34 + 0

Bei sehr unreifen Kindern steht zunächst die Erhaltung der Schwangerschaft im Vordergrund, d. h. Bettruhe und ggf. Tokolyse für max. 48 Std. während der Lungenreifebehandlung (s. S. 464 Frühgeburt).
- Prophylaktische Antibiotika-Gaben 18 Std. nach Blasensprung senken die fetale und mütterliche Morbidität (z. B. aufsteigende Infektionen).
- Förderung der fetalen **Lungenreife** bis SSW 32 (selten bis SSW 34) durch zweimal 12 mg Betamethason i. m. oder i. v. (z. B. Celestan®) im Abstand von 24 Std. (s. S. 743 Glukokortikoide).
- Die Entscheidung zu einer weiterhin konservativ abwartenden oder aktiven geburtsfördernden Haltung muss mit den Eltern besprochen werden, sie ist abhängig von folgenden **Untersuchungsergebnissen**:
  - Infektionsparameter der Mutter (CRP, Leukozyten, Temperatur)
  - Vaginalabstrich zur Erreger-Resistenzbestimmung
  - CTG-Kontrollen (2-mal täglich)
  - sonografische Feststellung der Fruchtwassermenge
  - biophysikalisches Profil des Kindes (fetale Atem- und Körperbewegungen, Muskeltonus und Reaktivität).
- **Ab der 32. SSW** wird nach Abschluss der Lungenreifebehandlung meist eine aktive Geburtseinleitung empfohlen.

Blasensprung ab SSW 34 + 1

In Terminnähe kommt es meist innerhalb der folgenden Stunden zum gewünschten Wehenbeginn. Zunächst kann 8 bis 24 Stunden abgewartet werden (unterschiedl. Literatur). Die Zeit des Abwartens und der Zeitpunkt des künstlichen Eingreifens richten sich nach dem Zervixbefund, auftretenden Infektionszeichen und nach der Tageszeit, es ist ungünstig, nachts einzuleiten, da die Störung des Schlafrhythmus eher einen protrahierten Geburtsverlauf erwarten lässt.

Aufgaben der Hebamme

- Bei der Aufnahme versucht die Hebamme durch Befragung und Beobachtung der Vorlage (Lackmustest) den Blasensprung zu diagnostizieren. Eine vaginale Untersuchung ist nicht indiziert, wenn das Aufnahme-CTG keine Kontraktionen zeigt.
- Die Ärztin/der Arzt wird informiert, welche das weitere Vorgehen festlegen, die Häufigkeit von Temperatur- und CTG-Kontrollen sowie notwendigen Blutuntersuchungen werden abgesprochen.
- Die Frau muss über die Maßnahmen informiert werden, sie sollte auch wissen, dass ein vorzeitiger Blasensprung nicht von ihr verschuldet ist.
- Ist der vorangehende Teil fest im Beckeneingang und dichtet den Muttermundsbereich gut ab, kann die Schwangere zur Wehenanregung spazieren gehen.
- Solange der Kopf oder Steiß keinen festen Bezug zum kleinen Becken hat (starke Beweglichkeit beim 3. und 4. Leopold-Handgriff), besteht die Möglichkeit eines Nabelschnurvorfalls. Der Frau wird meist empfohlen zu liegen, obwohl keine Studie belegt, dass dies einen Nabelschnurvorfall verhindert.
- Weitere Maßnahmen zur Wehenanregung s. S. 387, 398.

32.5 Amnioninfektionssyndrom

> Der Begriff Amnioninfektionssyndrom umfasst alle vor und während der Geburt entstehenden unspezifischen Infektionen von Eihäuten, Plazenta, Fruchtwasser und Kind.

Ursache: Eine Amnioninfektion entsteht meist nach einem Blasensprung durch aszendierende (aufsteigende) Keime aus der Scheide (Streptokokken, Staphylokokken, Escherichia coli). Bei intakter Fruchtblase wird selten eine Amnioninfektion beobachtet, in diesem Fall verläuft der Infektionsweg entweder aszendierend durch die Eihäute oder über die Blut- bzw. Lymphbahnen.

Diagnose

- Leukozytose (Leukozytenanstieg > 18000) mit Linksverschiebung im Differenzialblut
- C-reaktives Protein nachweisbar (CRP > 1 und steigend)
- mütterlicher Temperaturanstieg (axillar > 37,5°)
- fetale Tachykardie mit Oszillationsverlust im CTG.
- Bei einer **massiven Infektion** sind Fruchtwasser und Nachgeburt oft **fötid** (übelriechend) und die Eihäute undurchsichtig weiß bis grünlich.

Die Infektion kann **nach der Geburt** weiterbestehen oder erst manifest werden. Dies äußert sich beim Neugeborenen durch Tachykardie, Atemdepression und Schlaffheit. Symptome bei der Mutter sind Fieber, Verschlechterung der Blutwerte und schlimmstenfalls ein septisches Krankheitsbild.

Therapie

- Intravenöse **Antibiotikagaben** für die Mutter und schnelle Geburtsbeendigung.
- Vom Kind werden **Abstriche** (Rachen, Ohr, Mageninhalt) zur Erreger-Resistenzbestimmung genommen und evtl. eine Blutkultur aus Nabelschnurblut angesetzt (s. S. 840).
- Das **Neugeborene** muss in den ersten Lebenstagen engmaschig überwacht werden (s. S. 675).

Literatur zu Kapitel 32 s. S. 492

33 Abweichende Fruchtwassermengen

Ulrike Harder, Susanne Mack

Die Fruchtwassermenge nimmt von ca. 200 ml in der 16. SSW kontinuierlich zu auf ca. 980 ml in der 34.–35. SSW, um dann zum Geburtstermin wieder auf ca. 800 ml abzunehmen. Bei einer Terminüberschreitung nimmt das Fruchtwasser wöchentlich um etwa ⅓ ab (Schneider/Gnirs 2006 [77]).

Fruchtwassermenge zum Geburtstermin:
unter 100 ml: Oligohydramnion
100–500 ml: wenig
500–1000 ml: normal
1500–2000 ml: reichlich/viel
über 2000 ml: Polyhydramnion

Zur Abschätzung der Fruchtwassermenge kann mit Sonografie der **Amniotic-fluid-Index** (AFI) bestimmt werden. Dazu wird in allen 4 Quadranten des Uterus die Tiefe der Fruchtwasserdepots vermessen und zum AFI zusammengezählt.

> **Polyhydramnion (= Hydramnion):** abnorm vermehrte Fruchtwassermenge (> 2000 ml im letzten Schwangerschaftsdrittel), AFI > 18 cm
> **Oligohydramnion:** stark verminderte Fruchtwassermenge (< 100 ml im letzten Schwangerschaftsdrittel), AFI 5–8 cm
> **Anhydramnion:** gänzlich fehlendes Fruchtwasser, AFI < 5 cm

33.1 Polyhydramnion

Häufigkeit: 0,3–0,7 % aller Schwangerschaften. Ein Polyhydramnion kann sich schleichend über mehrere Wochen entwickeln oder (eher selten) akut innerhalb weniger Tage entstehen. Meist wird es im Verlauf des 2. Trimenon erstmalig bei einem Ultraschallscreening entdeckt.

Ursachen

Warum es zu einer vermehrten Fruchtwassermenge kommt, ist oft nicht bekannt. Entweder wird zu viel Fruchtwasser produziert oder zu wenig resorbiert (z. B. wenn das Kind zu wenig trinkt). Ein Polyhydramnion kann **als Begleiterscheinung** auftreten bei:
- Rhesusunverträglichkeiten
- Diabetes
- Mehrlingsschwangerschaften
- fetalen Infektionen

In ca. 30 % der Fälle zeigt das Kind **Fehlbildungen** wie:
- Verschluss der Speiseröhre (Ösophagusatresie)
- Lippen-Kiefer-Gaumenspalte
- Spaltbildung am Rücken (Spina bifida)
- Anenzephalus (sog. Froschkopf), es fehlen Schädeldach und Hirnteile, die Kinder haben keinen Schluckreflex
- Herz- und Nierenschäden.

Angesichts dieser Pathologien haben betroffene Frauen oft große Angst, ein krankes Kind zu gebären. Erfreulicherweise kommen aber über 50 % aller Neugeborenen nach Polyhydramnie gesund auf die Welt!

Diagnostik

- Übermäßig gedehnter, kugelig runder Bauch, der Uterus ist druckempfindlich und prallhart
- Fundusstand höher als der Schwangerschaftswoche entsprechend (schnelle Zunahme des Bauchumfangs in der Schwangerschaft)
- Kind frei beweglich, Kindsteile schwierig zu ertasten
- Kindliche Herztöne sind kaum hörbar und schwer abzuleiten
- Im Ultraschall sichtbar vergrößerte Fruchtwasserdepots (AFI s. o.)

Mögliche geburtshilfliche Komplikationen

- **Vorzeitiger Blasensprung**
- **Primäre Wehenschwäche** wegen eines durch Überdehnung verursachten Spannungszustandes des Uterus
- **Verzögerte Eröffnungsperiode,** da sich der Uterus in den Wehenpausen nicht entspannen kann
- **Lageanomalien,** wenn sich nach Blasensprung das vorher frei bewegliche Kind als Beckenend-, Schräg- oder Querlage einstellt
- **Nabelschnurvorfall,** beim Blasensprung wird die Nabelschnur heruntergespült
- **Vorzeitige Plazentalösung** durch den starken Abfall des intrauterinen Druckes nach einem Blasensprung mit viel Fruchtwasserabgang
- **Atonische Nachblutungen** wegen Wehenschwäche p. p.

Geburtsleitung

Solange die Fruchtblase geschlossen ist, wird meist ein **unterstützender Wehentropf** nötig sein. Evtl. kann das Wasser von der Ärztin durch eine kontrollierte **Amniotomie** (Fruchtblaseneröffnung) mit einer feinen Kanüle langsam abgelassen werden, während die Hebamme das Köpfchen von außen in den Beckeneingang schiebt. Hierzu sind Spekula oder ein Amnioskop sowie eine Kornzange zum Halten der Kanüle notwendig. Wenn möglich wird das Fruchtwasser in mehreren Portionen abgelassen (je 500–1000 ml), um einer vorzeitigen Plazentalösung vorzubeugen. Der Wehentropf muss nach der Amniotomie für einige Zeit abgestellt werden!

Aufgaben der Hebamme

Eine Schwangere mit einem Polyhydramnion ist neben der psychischen Belastung (Sorge um die Gesundheit ihres Kindes) auch einer hohen physischen Belastung ausgesetzt. Besonders zum Geburtstermin haben viele Frauen Atembeschwerden, damit verbunden auch Schlafstörungen. Sie wünschen sich das Einsetzen der Wehen, haben aber auch Angst davor. Zuspruch, Zuhören und Einfühlungsvermögen der Hebamme können das Selbstwertgefühl und das Besinnen auf eigene Kräfte stärken.

33.2 Oligohydramnion

Häufigkeit: eine stark verminderte Fruchtwassermenge wird bei ca. 3–4 % aller Schwangerschaften beobachtet.

Ursachen

- Chronische Versorgungsstörung wegen Plazentainsuffizienz, Präeklampsie oder Übertragung
- Fehlbildungen der kindlichen Niere oder der ableitenden Harnwege, die eine mangelhafte Urinproduktion verursachen
- Toxoplasmose
- Vorzeitiger Blasensprung, der evtl. nicht erkannt wurde.

Diagnostik

- Fundusstand niedriger als der Schwangerschaftswoche entsprechend
- Kleiner Bauchumfang, kurzer Symphysen-Fundus-Abstand
- Kindsteile von außen gut zu tasten
- Kindliche Herztöne laut hörbar und gut abzuleiten
- Kindsbewegungen werden oft von der Mutter schmerzhaft empfunden
- Evtl. Wachstumsretardierung des Kindes
- Im Ultraschall finden sich sehr kleine Fruchtwasserdepots (AFI s. o.)

> **M** Ein Oligohydramnion ist meist mit einer chronischen fetalen Versorgungsstörung vergesellschaftet, darum ist das Risiko von geburtshilflichen Komplikationen deutlich erhöht.

Mögliche geburtshilfliche Komplikationen

- Variable Dezelerationen im CTG infolge einer Nabelschnurkompression, die zu einer fetalen Hypoxie führen kann (die NS ist dem Wehendruck ungeschützt ausgesetzt)
- Dick grünes Fruchtwasser nach Mekoniumabgang mit dem Risiko einer schweren Mekoniumaspiration
- Anpassungsstörungen bei mangelentwickelten Neugeborenen.

Geburtsleitung

- Nach der Diagnose eines Oligohydramnions wird die Schwangerschaft engmaschig überwacht (regelmäßige CTG-Kontrollen, Ultraschall zur Fruchtwasserdepot-Messung und Dopplersonografie zur Bestimmung des Blutströmungsverhaltens in den uteroplazentaren und fetalen Gefäßen).
- Je nach dem Befinden des Kindes muss eine **baldige Geburtseinleitung oder primäre Sectio** erwogen werden.
- Ab Wehenbeginn ist eine kontinuierliche CTG-Überwachung angezeigt.
- Die Fruchtblase soll möglichst lange erhalten bleiben, um den Druck auf die Nabelschnur nicht vorzeitig zu verstärken.

Amnioninfusion

Einige geburtshilfliche Zentren ersetzen das fehlende Fruchtwasser durch isotonische Kochsalzlösung (0,9 %) oder Ringer-Laktat-Lösung, z. B. bei variablen Dezelerationen im CTG und zur Vermeidung von dick grünem Fruchtwasser. Eine Amnioninfusion vor Geburtsbeginn erfolgt transabdominal (durch die mütterliche Bauchdecke), dazu wird bei einer sonografisch kontrollierten Amniozentese ein Katheter in die Uterushöhle gelegt. Während der Geburt kann die Infusion transzervikal (durch den Muttermund) erfolgen, dazu wird ein Katheter am kindlichen Kopf vorbei in die Uterushöhle geschoben. Die Infusion sollte sehr langsam mit 10–15 ml/min. laufen, maximal dürfen 600–800 ml in 30 min. infundiert werden (Gnirs 2006).

Die Studienlage zur Amnioninfusion ist nicht eindeutig. Die Indikation sollte streng gestellt werden, da der Eingriff auch Risiken birgt.

Aufgaben der Hebamme

- Die Gebärende braucht ab Wehenbeginn viel Aufmerksamkeit durch die Hebamme.
- Zeigen sich im CTG variable Dezelerationen, kann versucht werden, durch Lageveränderungen der Frau den Druck auf die Nabelschnur zu verringern. In jedem Fall muss die Hebamme unverzüglich die diensthabende Ärztin verständigen.
- Da Geburten mit Oligohydramnion häufiger mit einer Notfallsectio enden (besonders bei grünem Fruchtwasser), sollten die Utensilien zur Sectiovorbereitung prophylaktisch parat gelegt (s. S. 441) und die Kinderreanimation vorbereitet werden (s. S. 790).

Literatur zu Kapitel 33 s. S. 492

34 Suspektes und pathologisches CTG

Ulrike Harder

Um eindeutige Aussagen zu einem CTG machen zu können, muss eine Hebamme mit der aktuellen CTG-Interpretation vertraut sein. Die Nomenklatur der Kardiotokographie mit Erklärungen zur Basalfrequenz, Bandbreite, Dezeleration, Akzeleration und Oszillationsveränderungen wird im Kapitel „Überwachung von Schwangerschaft und Geburt auf S. 762 ff erklärt und mit CTG-Mustern veranschaulicht.

Die Klassifizierung auffälliger CTG-Muster hat sich aufgrund von Studien (zur Korrelation von FHF-Muster und fetal outcome) in den letzten Jahrzehnten verändert. Die hier aufgeführten Zuordnungen orientieren sich an der europäischen FIGO-Richtlinie und der aktuellen **DGGG**-Leitlinie der **D**eutschen **G**esellschaft für **G**ynäkologie und **G**eburtshilfe von 2010.

Die **Leitlinie AWMF 015/036 (S1) zur Anwendung des CTG** setzt sich mit der klinischen Wertigkeit der Kardiotokographie auseinander. Diverse Studien zu Evidenzen, Nutzen und Nichtnutzen des CTG-Einsatzes bei der Geburt werden vorgestellt. Sie wird von der Arbeitsgemeinschaft Wissenschaftlich-Medizinischer Fachgesellschaften (AWMF) veröffentlicht und kann von jeder Hebamme aus dem Internet heruntergeladen werden z. B. unter http://www.dggg.de/leitlinien.

34.1 CTG Beurteilung

- **N = normales CTG**, es zeigt laut FIGO keine Abweichungen in den 4 Beurteilungskriterien: Grundfrequenz (110–150 spm), Bandbreite (5–25 spm), Dezelerationen (kein FHF-Abfall > 15 spm länger als 15 sek. Dauer), Akzelerationen (vorhanden, sporadisch).
- **S = suspektes CTG**, es zeigt mindestens ein suspektes Beurteilungskriterium, während die anderen Befunde normal sind.
- **P = pathologisches CTG**, es zeigt mindestens ein pathologisches Beurteilungskriterium bzw. zwei oder mehr suspekte Befunde.

Finden sich bei den 4 Beurteilungskriterien suspekte oder pathologische Befunde, wird deren Anzahl mit aufgeführt. **S2** bedeutet 2 suspekte Parameter, z. B. Basalfrequenz 165 und Bandbreite silent für 30 min.). **P3** bedeutet 3 pathologische Parameter, z. B. Basalfrequenz 100 und keine Akzelerationen und atypische variable Dezelerationen (dieses Kind muss rasch geboren werden!).

> **M** Wenn im CTG Abweichungen von der Norm auftreten, muss die Hebamme eine Ärztin informieren.

Suspekte CTG-Befunde

- Leichte Tachykardie (151–170 spm)
- Leichte Bradykardie (100–109 spm)
- Frühe und variable Dezelerationen, einzeln verlängerte bis 3 min. Dauer
- Periodische Akzelerationen
- Bandbreite silent bis zu 40 min. Dauer oder saltatorische Bandbreite

Findet sich einer der oben genannten Befunde, wird eine wiederholte Beurteilung nach 30 Minuten empfohlen mit Dokumentation der Anzahl an suspekten Befunden (S2 = zwei suspekte Parameter) oder mit kompletter CTG-Beurteilung zu allen 4 Kriterien.

Maßnahmen

Zur Klärung oder Verbesserung des CTG-Musters kann konservativ vorgegangen werden:
- Positionswechsel der Mutter
- Getränk anbieten, Infusion
- Anleitung zur verbesserten Atmung, O_2-Gabe
- Sicherheit vermitteln
- evtl. Massage zur Entspannung
- evtl. Weckversuch des Kindes

Pathologische CTG-Befunde

- Tachykardie über 170 spm
- Anhaltende Bradykardie unter 100 spm
- Silente Bandbreite länger als 90 min.
- Späte Dezelerationen
- Prolongierte Dezelerationen länger als 3 min.
- Atypische variable Dezelerationen (ungünstige Zusatzkriterien)
- Fehlende Akzelerationen über 40 min.
- Oszillationsfrequenz < 2 Gipfelpunkte pro min.
- Verrundung der Umkehrpunkte
- Sinusoidaler FHF-Verlauf (Abb. 34-1)

Maßnahmen

Ständige Beurteilung und Dokumentation ca. alle 10 Minuten, mit Angabe der Anzahl suspekter Parameter (z. B. S2) und/oder pathologischer Parameter (z. B. P1).
- Ruhe vermitteln und die Mutter zu einer ruhigen, tiefen Atmung anleiten
- Konservativer Maßnahmen wie beim suspekten CTG
- Unterbrechung von Wehenmittelzufuhr
- Tokolyse

Blutgasanalyse beim Feten (FBA) zur besseren Abschätzung (Ausnahme: Ende der Pressperiode)
- Bei einer akuten schweren Bradykardie muss schnell gehandelt werden (Notfallmaßnahmen s. S. 479)!

> **M** Falls keine Verbesserung des CTG-Musters in einem der drei bedeutsamen Parameter erzielbar ist und/oder die FBA pathologische Werte anzeigt, muss das Kind rasch durch Vakuumextraktion, Forceps oder Sectio geboren werden.

Fetalblutanalyse (FBA)

Eine Fetalblutanalyse (FBA) = Mikroblutuntersuchung (MBU) ist nur möglich, wenn der Muttermund 1–2 cm geöffnet und die Fruchtblase gesprungen ist. Mittels Amnioskop wird eine kleine Inzision an der kindlichen Kopfhaut ausgeführt und Blut zur Blutgasanalyse entnommen (Technik s. S. 779).

Alle Fetalblut-Messungen sollten vor dem Hintergrund des initialen pH-Wertes, des Metabolismus, des Geburtsfortschrittes und der sonstigen klinischen Befunde bei Kind und Mutter interpretiert werden.

Finden sich präpathologische Befunde und zeigt das CTG weiterhin suspekt-pathologische FHF-Muster, muss die FBA bald wiederholt werden. Dies stellt einen zusätzlichen Stress für Mutter und Kind dar, weshalb einige Geburtshelfer auf die Anwendung der FBA weitgehend verzichten und ggf. großzügig eine operative Sectio vorschlagen.

> **M** **pH-Werte im Fetalblut** (nach Saling) mit DGGG-Empfehlung von 2010
> **pH ≥ 7,25**   normaler Zustand
> FBA bei persistierender FHF-Abnormalität innerhalb von 30 Minuten wiederholen.
> **pH 7,21–7,24**   Präazidose (präpathologisch)
> FBA innerhalb von 30 Minuten wiederholen, bei raschem pH-Abfall seit der letzten Messung Entbindung erwägen.
> **pH ≤ 7,20**   Azidose
> Abklärung, ob respiratorisch (PCO_2 > 65 mmHg) oder metabolisch BE > -9,8 (z. B. -12), in letzterem Fall ist eine rasche Geburt indiziert.
> pH 7,19–7,15   leichte Azidose
> pH 7,14–7,10   mittelgradige Azidose
> pH 7,09–7,0   fortgeschrittene Azidose
> pH ≤ 6,99   schwere Azidose

Base excess

Die Bestimmung des Base excess (BE = Basenüberschuss) hilft zu unterscheiden zwischen:
- **respiratorischer Azidose** mit PCO_2 > 65 mmHg (nach kurzdauernder Störung der O_2-Versorgung) und
- **metabolischer Azidose** mit BE > -9,8 (nach langdauernder Störung).

Ein Base excess von –15 bis –18 mmol/l hat einen deutlichen Vorhersagewert für einen eventuellen Hirnschaden (Goeschen 2003).

Literatur zu Kapitel 34 s. S. 492

34 Suspektes und pathologisches CTG

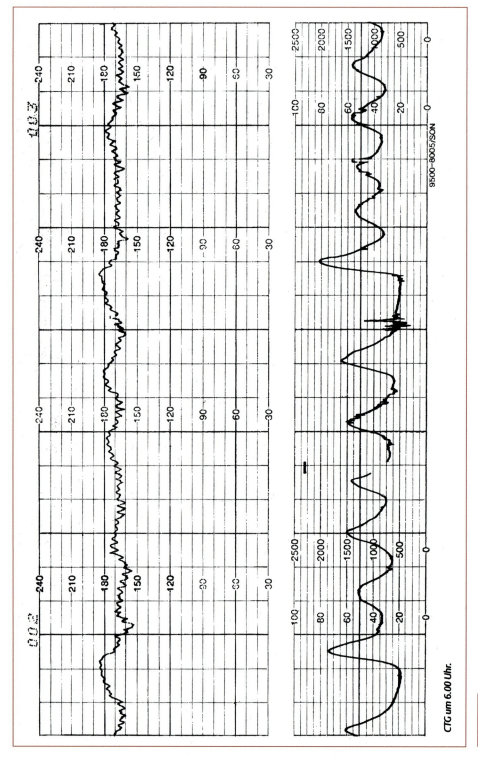

Abb. 34.1 Sinusoidales **FHF-Muster:** Hier schwingt die Grundfrequenz wie eine Sinuswelle, die Umkehrpunkte sind verrundet, Bandbreite 5–9 spm (eingeengt undulatorisch), Tachykardie und hyperfrequente Wehentätigkeit. Das CTG ist in 3 Kriterien pathologisch, ggf. Fetalblutanalyse, dieses Kind muss rasch geboren werden, da eine Hypoxie anzunehmen ist!

35 Protrahierter Geburtsverlauf

Ulrike Harder

> **M** Ein gestörter Geburtsverlauf (Dystokie) wird verursacht durch:
> 1. Wehenanomalien
> 2. Weichteilanomalien
> 3. Anomalien des knöchernen Geburtsweges
> 4. relatives Kopf-Becken-Missverhältnis
> 5. Haltungs- und Einstellungsanomalien

35.1 Wehenanomalien

Eine Wehenanomalie ist eine qualitative und quantitative Abweichung von regelrechten Geburtswehen (s. S. 274). Sie kann auftreten als
- Wehenschwäche
- hyperaktive Wehen
- hypertone Wehen
- diskoordinierte Wehen.

Wehenschwäche

> **M** Bei einer Wehenschwäche besteht eine **uterine Hypoaktivität**. Als Folge sind die Wehen zu schwach, zu selten und/oder zu kurz.

Symptome
- verminderte Druckstärke der Wehen (unter 30 mmHg)
- geringe Wehenanzahl (weniger als 2–3 Wehen in 10 min.)
- kurze Wehendauer (unter 45 sek.)
- niedriger Basaltonus
- verzögerter Geburtsfortschritt.

> **D** Eine von Geburtsbeginn an bestehende Wehenschwäche wird als **primäre**, eine erst im Verlauf der Geburt auftretende als **sekundäre** Wehenschwäche bezeichnet.

Ursachen der primären Wehenschwäche:
- Überdehnung und damit ein Spannungszustand der Gebärmutterwand, z. B. bei Mehrlingsschwangerschaft oder Polyhydramnion
- mangelnde Auslösung des Ferguson-Reflexes wegen ungenügendem Druck auf das untere Uterinsegment, z. B. bei hochstehendem Kopf, BEL (weicher Steiß) oder Querlage (fehlender vorangehender Teil)
- unklare Gründe, z. B. psychosomatische oder konstitutionelle Ursachen.

Ursachen der sekundären Wehenschwäche:
- Physiologische Ursachen wie Blasensprung oder vollständige Eröffnung des Muttermundes, nach diesen Ereignissen kommt es oft zu einem kurzfristigen Nachlassen der Wehen
- **volle Blase = Wehenbremse**: Eine volle Harnblase ist die häufigste Ursache für eine nachlassende Wehentätigkeit (Abb. 35-1). Die Hebamme muss darum stets auf eine regelmäßige Miktion der Gebärenden (alle 3–4 Stunden) achten!
- Ermüdungszustand des Uterus als Folge allgemeiner Erschöpfung
- Nebenwirkung zentral sedierender Medikamente
- unüberwindbare Geburtshindernisse, z. B. ein zu enges Becken oder Einstellungs- und Haltungsanomalien des Kindes.

Diagnostik
- Im Bereich des Uterusfundus tastet die Hebamme mit den Fingern die Stärke und Dauer der Kontraktionen.
- Die Anzahl der Wehen in 10 min. wird ausgezählt, sie sollte nicht unter 3–4 liegen. Meist wird die Frau spüren und mitteilen, wenn die Wehen kürzer, seltener oder schwächer geworden sind.
- Aus dem CTG können nur Dauer und Anzahl der Wehen abgelesen werden, nicht ihre Stärke (eine reale Wehendruckmessung ist nur über einen intrauterin eingelegten Katheter möglich, s. S. 761).

35 Protrahierter Geburtsverlauf

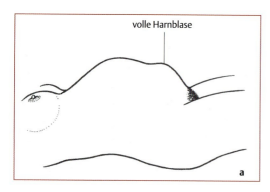 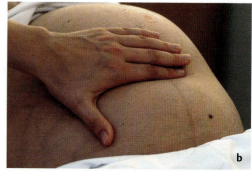

Abb. 35-1 Diagnose einer vollen Harnblase:
a Optisch bei Seitenansicht einer schlanken Schwangeren.
b Taktil: mit einer Hand etwa in Nabelhöhe den festen Uterus ertasten, dann die Hand langsam in Richtung Symphyse vorschieben, bis sich der Blasenfundus als weiches, nachgiebiges Polster darstellt. Der abgespreizte Daumen erspürt den seitlichen Rand der vollen Harnblase.

- Bei der vaginalen Untersuchung zeigt sich aufgrund der Wehenschwäche ein sehr langsamer oder gar kein Geburtsfortschritt.

Therapie

Nach Abklärung der Ursache sollte zügig mit der Behandlung begonnen werden, da eine sich endlos hinziehende Geburt Mutter und Kind erschöpft. Je nach Situation werden mit der Frau verschiedene **Möglichkeiten zur Wehenanregung** abgesprochen:
- spazieren gehen, Bewegung
- warmes bis heißes Bad oder Dusche
- Fruchtblaseneröffnung
- Fußreflexzonenmassage, Shiatsu
- Akupunktur
- homöopathische Medikamente
- bei erschöpfungsbedingter Wehenschwäche Kalorienzufuhr durch Traubenzucker (süßer Tee, Kautablette) oder Ernährungstropf (Elektrolyt-Infusion)
- eine volle Harnblase entleeren, wenn nötig mit Katheter
- evtl. Einlauf zur Darmentleerung
- Oxytocin-Infusion.

Der Oxytocintropf (6 IE Syntocinon in 500 ml Infusionsflüssigkeit = 12 mIE/ml) muss wie bei einer Geburtseinleitung, unter kontinuierlicher CTG-Überwachung, mit niedriger Dosis (3–10 ml/h) gestartet werden. Er wird regelmäßig gesteigert, bis eine ausreichende Wehentätigkeit erreicht ist (z.B. alle 10 min. um 1–3 ml/h steigern).

Hyperaktive Wehen

> [M] Die uterine Hyperaktivität ist gekennzeichnet durch zu häufige oder/und zu starke Wehen.

Symptome

- Wehensturm = Tachysystolie: mehr als 4–5 Wehen pro 10 min. (Abb. 35-2). Die Gebärende hat fast ununterbrochen Schmerzen, das Kind reagiert oft mit ungünstigen FHF-Veränderungen (Dezelerationen, Basalfrequenzanstieg)
- hohe intrauterine Druckwerte über 50–80 mmHg (unterschiedliche Literaturangaben)
- Dauerkontraktionen mit Wehendauer > 60 sek. in der Eröffnungsperiode

Ursachen

- Überstimulierung des Myometriums, ausgelöst durch eine zu hohe Oxytocingabe oder Prostaglandingabe
- Missverhältnis zwischen kindlichem Kopf und mütterlichem Becken
- Einstellungsanomalien
- Zervixdystokie, sehr verspannte und unruhige Gebärende
- vorzeitige Plazentalösung
- spontanes Auftreten ohne erkennbaren Anlass.

Therapie

- Wie bei der hypertonen Wehenform (s. u.).

Wehenanomalien

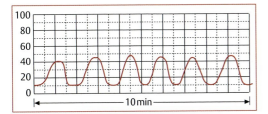

Abb. 35-2 Tachysystolie (Wehensturm) mit einer Wehenfrequenz > 5/10 min.: hier 6 Wehen in 10 min. bei normalem Basaltonus (hier 10 mmHg).

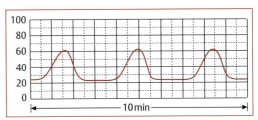

Abb. 35-3 Hypertone Wehenform mit einem Basaltonusanstieg > 12–15 mmHg: hier beträgt der reale intrauterin gemessene Basaltonus 23 mmHg, Wehenstärke und -frequenz sind normal (3 in 10 min.).

Hypertone Wehen

> **M** Die uterine Hypertonie ist gekennzeichnet durch einen erhöhten Ruhetonus der Gebärmutter in der Wehenpause (Abb. 35-3).

Symptome

- Erhöhter Basaltonus über 12–15 mmHg (intrauterin gemessen), evtl. klagt die Gebärende darüber, dass ihr Bauch gar nicht mehr richtig weich wird, evtl. kann die Hebamme in der Wehenpause die erhöhte Grundspannung an der oberen Uterushälfte ertasten.
- Wehenstärke und -frequenz sind normal oder pathologisch.

Ursachen

- Oxytocin- oder Prostaglandin-Überdosierung
- passive Überdehnung und damit Anspannung der Uterusmuskulatur (Mehrlingsschwangerschaft, Polyhydramnion)
- uteriner Hypertonus als Folge einer Tachysystolie (Wehensturm)
- kein erkennbarer Anlass.

Hyperaktive und hypertone Wehen führen meist zu einer plazentaren Minderdurchblutung und schließlich zum Sauerstoffmangel des Kindes. Im CTG treten FHF-Veränderungen auf wie Dezelerationen, Bradykardie oder anhaltende Tachykardie.

Therapie

- Dämpfung der hyperaktiven und hypertonen Uterusmuskulatur, um eine effektive Wehentätigkeit mit besserer plazentarer Durchblutung zu erreichen.

- Wenn das **CTG keine pathologischen FHF-Veränderungen** zeigt, können folgende Maßnahmen versucht werden:
- Entspannungsbad der Mutter mit Lavendelzusatz
- Anleitung zu ruhiger Atmung in entspannter Körperhaltung, warme Kreuzbeinmassage (z. B. mit erwärmtem Kirschkernsäckchen)
- Tokolytikumöl nach Stadelmann (Mandelöl mit den ätherischen Ölen aus Lavendel, Majoran und Rosenholz) vorsichtig auf den Bauch streichen und mit einem warmen Badelaken abdecken
- Akupunktur oder homöopathische Behandlung

Bei **pathologischen FHF-Veränderungen** ist eine **medikamentöse Tokolyse** angezeigt:
- Infusion mit 2 Amp. Partusisten® (1 mg Fenoterol) auf 250 ml Elektrolytlösung, eine Infusionsgeschwindigkeit von 3 Tr/min. bzw. 9 ml/h reicht meist aus.
- Bei akuter fetaler Gefährdung muss die Wehenhemmung mit einer schnell verfügbaren Bolus-Tokolyse erfolgen (z. B. Partusisten® intrapartal i. v. oder Berotec-Spray®).

Diskoordinierte Wehen

> **M** Diskoordinierte Wehen entstehen, wenn sich mehrere Kontraktionsabläufe von unterschiedlichen Erregungszentren am Uterus überlagern. Sie treten typischerweise bei Geburtsunreife und in der frühen Eröffnungsperiode auf und sind oft erstes Anzeichen für einen protrahierten Geburtsverlauf.

Symptome

- Wechselnde Wehenformen (Amplitudengröße)
- unterschiedliche Wehenabstände
- fehlender oder sehr langsamer Geburtsfortschritt

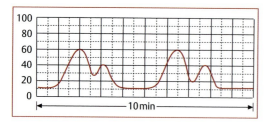

Abb. 35-4 Diskoordinierte Wehen: hier als Mutter-Kind-Wehen (Kamelwehen).

- Sonderform Mutter-Kind-Wehen (Abb. 35-4): immer wenn die Gebärende merkt, dass der Wehenschmerz nachlässt, wird er noch einmal für kurze Zeit stärker.

Unterschiedliche Wehenstärken und Wehenabstände können am Uterusfundus getastet, von der Frau erfragt oder im CTG abgelesen werden.

Ursachen

Die fundale Wehendominanz ist gestört (s. S. 270). Infolge einer Übererregbarkeit des gesamten Myometriums verlagert sich der Entstehungsort der Kontraktionen. Die Wehen beginnen nicht nur wie üblich im Fundusbereich, sondern zum Teil tiefer am Uteruskörper. Die Wehenkraft verbreitet sich darum nicht nur geburtsfördernd von oben nach unten, sondern auch von unten nach oben.

Mehrere Kontraktionsabläufe, die an unterschiedlichen Stellen im Myometrium beginnen, können sich überlagern und in ihrer Wirkung aufheben (z. B. bei Mutter-Kind-Wehen).

Therapie

- Entspannung der Mutter fördern durch Massagen, ruhige Atmung, bequeme Körperhaltungen (s. S. 311) oder ein Bad mit Lavendelzusatz
- Auch lumbale Reflextherapie (s. S. 352) oder Akupunktur können die Übererregbarkeit des Myometriums günstig beeinflussen
- Medikamentös kann evtl. eine Wehenkoordinierung durch niedrig dosierte i. v. Tokolyse erreicht werden. Einige Geburtshelfer kombinieren diese später mit einem Oxytocintropf (Nutzen nicht erwiesen).

35.2 Weichteilanomalien

M Eine weitere Ursache der protrahierten Geburt ist die mangelnde Dehnbarkeit des weichen Geburtsweges. Meist handelt es sich um funktionelle Störungen, selten um anatomische Ursachen.

Man unterscheidet Zervixdystokie und Weichteildystokie.

Zervixdystokie

Eine Zervixdystokie zeigt sich durch mangelhafte Dehnung des Muttermundes. Retraktion und Dilatation der Zervix sind im Verlauf der Eröffnung erschwert. Häufig tritt eine Zervixdystokie kombiniert mit einer Wehenschwäche oder -anomalie auf.

Ursachen

- Narben an der Zervix (z. B. nach Konisation oder Cerclage) und Myome im unteren Uterinsegment.
- Funktionell rigides Zervixgewebe tritt besonders bei sehr jungen und älteren Erstgebärenden auf, ebenso bei innerlich sehr angespannten und ängstlichen Frauen.
- Oft ist die Ursache nicht klar ersichtlich.

Therapie

- Entspannung/gute Atmung der Mutter fördern
- Zutrauen vermitteln, evtl. Gespräch über Ängste
- warmes Wannenbad
- Spasmolytika (z. B. Buscopan® s. S. 740)

Weichteildystokie

Eine Weichteildystokie zeigt sich durch eine verlängerte Austreibungsperiode und evtl. durch das Einreißen von Vaginalwand bzw. Damm, wenn die Wehenkraft das Hindernis mechanisch überwindet.

Ursachen

- Verminderte Dehnbarkeit der straffen Beckenbodenmuskulatur, hoher Damm
- Operationsnarben im Bereich von Vagina und Damm
- Anspannung und Angst der Gebärenden.

Therapie

- Warme Kompresse zur Entspannung des Gewebes auf den Damm halten
- Akupunktur
- Vierfüßlerstand zur Dammentlastung oder aufrechte Gebärhaltung zum Tiefertreten des Kopfes
- wenn nötig eine Episiotomie, um Raum im Beckenausgang zu schaffen.

35.3 Anomalien des knöchernen Geburtsweges

> **M** Verschiedene **Beckenformanomalien** und ein daraus resultierendes **Missverhältnis** zwischen kindlichem Kopf und mütterlichem Becken können die Ursache einer protrahierten Geburt sein. Nicht selten führen sie auch zu einer Haltungs- und Einstellungsanomalie des Kindes.

Abweichende Beckenformen (Abb. 35-5) treten wegen besserer Ernährung, Rachitisprophylaxe etc. heute im deutschsprachigen Raum nur noch selten auf.

Allgemein verengtes Becken

Alle Beckendurchmesser sind verkleinert.
- **Merkmale:** spitzwinkliger Schambogen, schmale, oben und unten spitzwinklig zulaufende Michaelis-Raute, alle äußeren Beckenmaße sind verkürzt, kleine zierliche Frau.
- **Geburt:** Roederer-Einstellung.

Plattes Becken

Verengter gerader Durchmesser des Beckeneingangs (z. B. nach Rachitis).
- **Merkmale:** Stumpfer Schambogenwinkel, abgeflachte Michaelis-Raute, wenig oder gar keine Längendifferenz der Beckenmaße Distantia cristarum und Distantia spinarum, auffällige Weite des Beckenausgangs, abgeflachtes Kreuzbein.
- **Geburt:** In Beckeneingang führt das Vorderhaupt. Zur Überwindung des gerade verengten Beckeneingangs stellt sich der Kopf asynklitisch ein, entweder in vorderer oder in hinterer Scheitelbeineinstellung.

Trichterbecken

Verengter Beckenausgang.
- **Merkmale:** spitzwinkliger Schambogen, virile (männliche) Beckenform.
- **Geburt:** Nach leichtem Ein- und schnellem Durchtritt durchs Becken mangelnde Rotation des Hinterhauptes auf Beckenboden. Vorderhauptshaltung. Tiefer Querstand.

Langes Becken, Assimilations- oder Kanalbecken

Mangelnde oder keine Kreuzbeinhöhlung, Promontorium steht auffallend hoch.
- **Merkmale:** Durch Verwachsung des 5. Lendenwirbels mit dem 1. Kreuzbeinwirbel steht der Beckeneingangsraum steiler.
- **Geburt:** Hoher Geradstand. Hintere Scheitelbeineinstellung. Hintere Hinterhauptshaltung. Tiefer Querstand.

> **M** Beckenform und -größe dürfen nie isoliert gesehen werden, sie werden immer in Bezug zum kindlichen Kopf betrachtet: Ein kleines Kind kann durchaus ein allgemein verengtes Becken überwinden, während ein sehr großes Kind u. U. nicht durch ein normales Becken passt.

35 Protrahierter Geburtsverlauf

normales weibliches Becken	allgemein verengtes Becken	plattes (rachitisches) Becken
– genügend Raum im querovalen Beckeneingang – genügend Raum im längsovalen Beckeneingang	– verkleinerte, rundliche Form des Beckeneingangs – alle Durchmesser der Beckenräume sind verkleinert	– verengter gerader Durchmesser des Beckeneingangs – auffallend weiter Beckenausgang – Kreuzbein abgeflacht
runder Schambogenwinkel	spitzer Schambogenwinkel	stumpfer Schambogenwinkel
normale Michaelis-Raute	schmale Michaelis-Raute	flache Michaelis-Raute

Trichterbecken (virile Form)	Assimilationsbecken, langes Becken	schräg verschobenes Becken
– gut zu überwindender Beckeneingang – Spinae ischiadicae sind größer – verengter Beckenausgangsraum	– steil stehende Beckeneingangsebene – Verwachsung des 5. Lendenwirbels mit dem 1. Kreuzbeinwirbel	– asymmetrische Verengung der Beckenräume, z. B. bei Skoliose
spitzer Schambogenwinkel	Schambogenwinkel ca. 90°	asymmetrischer Schambogenwinkel
kaum sichtbare Michaelis-Raute	spitze Michaelis-Raute	asymmetrische Michaelis-Raute

35.4 Relatives Kopf-Becken-Missverhältnis

> **D** Ein relatives Missverhältnis besteht, wenn der Kopf trotz guter Wehentätigkeit und fast vollständig eröffnetem Muttermund mit seinem größten Umfang den BE-Raum nicht überwindet.

Ursachen

- Großer kindlicher Kopf mit wenig Konfigurationsmöglichkeit
- Haltungs- und Einstellungsanomalien
- mangelhafte Dehnbarkeit des weichen Geburtsweges
- Beckenanomalien, Wehenanomalien.

Diagnostik

> **M** Voraussetzung für die Verwertbarkeit folgender Handgriffe sind eine effektive Wehentätigkeit und eine offene Fruchtblase.

- **4. Leopold-Handgriff:** es wird die Beziehung des Kopfes zum Beckeneingang festgestellt (s. S. 176).
- **Zangemeister-Handgriff** = 5. Leopold-Handgriff (Abb. 35-6) zur Feststellung der Beziehung des Kopfes zur Symphyse:
  a. Liegt die Kopfhand etwa fingerbreit tiefer als die Symphysenhand, besteht kein Missverhältnis.
  b. Liegen beide Hände auf gleicher Ebene, besteht ein mäßiges Missverhältnis; bei guter Wehenkraft und günstiger Kopfeinstellung ist eine vaginale Geburt möglich.
  c. Liegt die Kopfhand höher als die Symphysenhand, kann mit dem Eintritt des Kopfes ins kleine Becken nicht mehr gerechnet werden. Eine Ausnahme stellt der hohe Geradstand dar (s. S. 413), denn wenn der gerade stehende Kopf die Drehung zur Seite schafft, wird er evtl. doch ins Becken eintreten.

◀ **Abb. 35-5** Abweichende Beckenformen. Vorstellung der verschiedenen Beckentypen und ihrer besonderen Merkmale (bezogen auf den Geburtsweg), ergänzt durch die zu tastende Form des Schambogenwinkels und die sichtbaren Veränderungen der Michaelis-Raute. Diverse Untergruppen sind möglich (nach Martius, Pschyrembel, Wolf und Schmidt-Matthiesen).

- **Kombinierte äußere und vaginale Untersuchung:** Mit der äußeren Hand wird versucht, den Kopf der vaginal tastenden inneren Hand entgegenzuschieben. Gelingt dies nicht, ist ein Missverhältnis wahrscheinlich.

Therapie

- Regelmäßige Lageveränderungen der Frau alle 10–15 min. (wechselnde Seitenlage oder Vierfüßlerstand, Hocken, Stehen, Sitzen) bewirken evtl. eine günstigere Einstellung des kindlichen Kopfes.
- Besteht ein relatives Missverhältnis, folgt nach einem protrahierten Verlauf oft ein Geburtsstillstand (2 Std. kein Geburtsfortschritt trotz kräftiger Wehen). Hebamme und Arzt müssen dann die Diagnose sichern und die Frau über eine notwendige abdominale Schnittentbindung (Kaiserschnitt) aufklären.

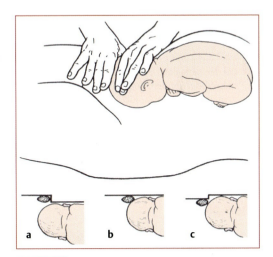

Abb. 35-6 Technik des Zangemeister-Handgriffs (5. Leopold-Handgriff): Die linke Hand liegt auf dem Kopf des Kindes, die rechte auf der Symphyse.
a kein Missverhältnis: Kopfhand tiefer als Symphysenhand
b mäßiges Missverhältnis: Kopf- und Symphysenhand auf einer Ebene
c absolutes Missverhältnis: Kopfhand höher als Symphysenhand

35 Protrahierter Geburtsverlauf

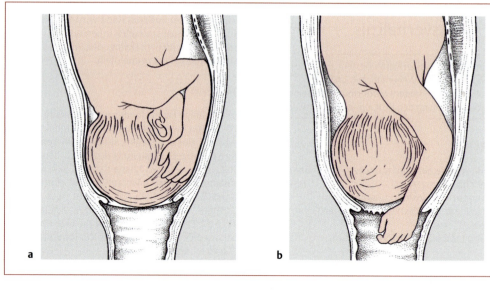

Abb. 35-7
a Vorliegen einer Hand (unvollkommener Armvorfall) und
b Armvorfall links neben dem Kopf bei II. Schädellage.

35.5 Armvorfall bei Schädellage

> **D** Bei der vaginalen Untersuchung tastet man neben oder vor dem Kopf eine Hand bzw. den Arm des Kindes (Abb. 35-7).

Ursache kann eine mangelhafte Abdichtung des Geburtskanals aufgrund eines hochstehenden Kopfes (z. B. enges Becken, Polyhydramnion) sein. Oft ist die Ursache dieser kindlichen Haltung unklar.

Therapie

In der Regel entstehen bei dieser seltenen Komplikation keine Probleme, da sich die Hand meist von selbst zurückzieht, sobald der Kopf tiefer tritt. **Unterstützende Maßnahmen** sind aber angezeigt, denn ein persistierender Armvorfall kann den weiteren Geburtsverlauf behindern und verzögern.

- Zunächst legt sich die Gebärende auf die dem Armvorfall entgegengesetzte Seite. Befindet sich die Hand eher hinten im Bereich der Kreuzbeinhöhle, ist eine Vierfüßlerposition zu empfehlen. In beiden Fällen sinkt der Rumpf des Kindes der Schwerkraft folgend in die Gegenrichtung, dies bewegt auch Schulter und Arm zurück.
- Manche Kinder werden ihren Arm auch nach einem kurzen Druck auf die Finger (leichtes Kneifen) reflektorisch zurückziehen.
- Drückt der Kopf bereits stärker auf den Arm, kann ein Repositionsversuch in Knie-Kopf- oder Knie-Ellenbogen-Lage (s. S. 309) versucht werden. Je höher die Mutter dabei ihr Becken hält, umso besser gleitet das Kind aus dem Becken heraus und umso leichter gestaltet sich in der nächsten Wehenpause das Hochschieben von Hand und Arm.
- Bleibt der Arm im Geburtsverlauf weiterhin neben dem Kopf, kann es günstig sein, die vor dem Kopf liegende Hand zu ergreifen und den Arm etwas zu strecken, damit der Ellbogen sich eng an den Kopf anlegt. Andernfalls besteht die Gefahr, dass der spitze Ellenbogen beim Tiefertreten am maximal gespannten Gewebe einen Zervix- oder tiefen Scheidenriss provoziert.
- Nur in Ausnahmefällen behindert ein persistierender Armvorfall das Tiefertreten des Kopfes so nachhaltig, dass eine Sectio notwendig wird.

Literatur zu Kapitel 35 s. S. 492

36 Einstellungs- und Haltungsanomalien

Ulrike Harder

Bei einer regelrechten Haltung und Einstellung beugt das Kind im Geburtsverlauf den Kopf, die kleine Fontanelle geht in Führung, tritt tiefer, rotiert nach vorne und das Kind wird aus vorderer Hinterhauptshaltung geboren.

> **D** **Einstellungsanomalie:** der vorangehende Kindsteil weicht im Verlauf der Geburt von der regelrechten Einstellung zur vorderen Hinterhauptshaltung ab.

Zu den **Einstellungsanomalien** zählen:
- hintere Hinterhauptshaltung (auch Stellungsanomalie genannt)
- hoher Geradstand
- tiefer Querstand
- vordere Scheitelbeineinstellung
- hintere Scheitelbeineinstellung
- Roederer-Einstellung (auch Haltungsanomalie genannt)

> **D** **Haltungsanomalie:** der kindliche Kopf nimmt keine regelrechte Beugehaltung ein, er deflektiert (streckt) sich.

Zu den **Deflexionshaltungen** zählen:
- Scheitelhaltung
- Vorderhauptshaltung
- Stirnhaltung
- Gesichtshaltung

Hinterhauptshaltungen und **Deflexionshaltungen** werden üblicher-, aber unkorrekterweise oft als **Hinterhauptslagen** und **Deflexionslagen** bezeichnet. Zum besseren Verständnis finden Sie in diesem Buch sowohl die richtig verwendete Nomenklatur mit dem Wortende ...**haltung,** als auch das in vielen Kliniken gebräuchliche Wortende ... **lage.** Beide Ausdrücke können synonym verwendet werden.

Ob eine regelwidrige Position des kindlichen Kopfes als Stellungs-, Einstellungs- oder Haltungsanomalie bezeichnet wird, hat letztlich nur theoretische Bedeutung.

> **M** Wichtig für die Hebamme ist das **frühzeitige Erkennen der Regelwidrigkeit und ein entsprechendes Handeln:**
> - Geburtsfördernde Positionen der Mutter
> - Geduld bei dem evtl. protrahierten Geburtsverlauf
> - Information des ärztlichen Geburtshelfers
> - Erkennen einer geburtsunmöglichen Einstellung/Haltung
> - Schonende Geburtsbeendigung für Mutter und Kind

36.1 Hintere Hinterhauptshaltung

Die **hintere Hinterhauptshaltung** wird auch als **hintere Hinterhauptslage** (hiHHL) oder **dorsoposteriore Hinterhauptshaltung** (d.p.HHH) bezeichnet.

> **D** Der Kopf zeigt eine regelrecht gebeugte Haltung, aber der Rücken des Kindes steht dorsoposterior, d. h. nach hinten (daher Stellungsanomalie). Die kleine Fontanelle bzw. das Hinterhaupt geht in Führung, stellt sich aber nach hinten zum Steißbein der Mutter ein (daher Einstellungsanomalie).

Häufigkeit: zu Geburtsbeginn befinden sich 8–16 % bzw. 15–20 % der Kinder in dorsoposteriorer Stellung (unterschiedliche Literaturangaben). Zur Geburt sind es nur noch 5,5–8 % (Ponkey et al. 2003, Kariminia et al. 2004), denn etliche Kinder drehen ihren Rücken im Geburtsverlauf noch nach vorne. Die Häufigkeit von hiHHL hat in den letzten 50 Jahren zugenommen.

36 Einstellungs- und Haltungsanomalien

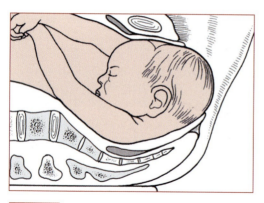

Abb. 36-1 Hintere Hinterhauptshaltung in Beckenausgang. Der Kopf ist maximal gebeugt (Stemmpunkt große Fontanelle), sobald das Hinterhaupt über den Damm geboren ist, kann der Kopf mit einer Deflexionsbewegung austreten.

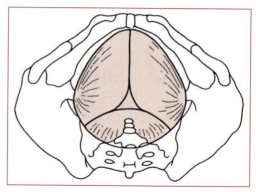

Abb. 36-2 Hintere Hinterhauptshaltung. Tastbefund auf Beckenboden, Kopf ausrotiert und gebeugt, kleine Fontanelle in Führung (große Fontanelle hinter der Symphyse nicht mehr tastbar).

Ursachen

- Enge Distanz zwischen den Sitzbeinstacheln bei genügend weiter Kreuzbeinhöhle (Drack/Schneider 2000)
- Dorsoposteriore Stellung des Kindes vor der Geburt (besonders II b-Stellung). Sie findet sich oft bei Frauen, die in der Schwangerschaft nach hinten geneigte Positionen favorisieren, z. B. zurückgelehntes Sitzen auf dem Sofa (Sutton/Scott 2001).
- Vorzeitiger Blasensprung (es ist nicht geklärt, ob die hiHHL die Folge oder Ursache des Blasensprungs ist)
- Überdurchschnittlich hohes Geburtsgewicht (Martius 1994) und kleine Kinder, z. B. Frühgeburten (Dudenhausen 2001)
- Oft ist die Ursache unklar.

Diagnose

Äußere Untersuchung
- Kleine Kindsteile sind vorne zu tasten (I b- oder II b-Stellung).
- Die Bauchform ist nicht eindeutig vorgewölbt, sondern zeigt unterhalb des Nabels eine leichte Eindellung (sandclock-form).
- Ein Übergang zwischen kindlichem Kopf und Rumpf ist zu tasten (s. Abb. 36-5).

Innere Untersuchung
- Der Pfeilnahtverlauf passt nicht zur äußerlich getasteten Stellung des kindlichen Rückens, d. h. die Pfeilnaht (PN) verläuft im entgegengesetzten schrägen Durchmesser:
- I. Stellung: PN-Verlauf von rechts vorne nach links hinten (s. S. 278)
- II. Stellung: PN-Verlauf von links vorne nach rechts hinten.
- Die kleine Fontanelle wird seitlich ganz hinten (statt vorne) getastet. Die große Fontanelle kann vorne erreicht werden, bis der Kopf optimal gebeugt ist.

Symptome der Frau
- Vermehrt Rückenschmerzen bei Geburtsbeginn, weil das breite Hinterhaupt gegen das Promontorium drückt
- protrahierte Geburt (Geburtsbeginn, EP und AP verlängert)
- früher Pressdrang zum Ende der Eröffnungsperiode, weil das ausladende Hinterhaupt stärker auf das Rektum drückt als ein flaches Vorderhaupt.

Geburtsmechanik/Geburtsverlauf

Der gebeugte Kopf tritt mit seinem nach hinten gerichteten Hinterhaupt schräg in die Kreuzbeinhöhle ein. Wenn der Kopf auf Beckenboden ausrotiert ist, zeigt sein Gesicht nach vorne (Abb. 36-1). Auf Beckenboden steht die Pfeilnaht gerade, die kleine Fontanelle ist in Führung (Abb. 36-2). In dieser Situation ist es oft schwierig, eine hintere Hinterhauptshaltung (-lage) vaginal zu diagnostizieren, da die kleine Fontanelle meist von einem Caput succedaneum (Geburtsgeschwulst) bedeckt und schwer zu ertasten ist.

Komplikationen

- Meist verläuft sowohl die Eröffnungs- als auch die Austreibungsperiode **protrahiert,** was zu einer erhöhten Interventionsrate (Oxytocin, PDA, Sectio) führt.
- Die **Dammbelastung** (Dammrissgefahr) ist bei einer hiHHL größer als bei einer voHHL, weil das flache Vorderhaupt den Schambogenwinkel schlechter ausnutzen kann als ein rundes Hinterhaupt und weil der Dammbereich vom ausladenden Hinterhaupt breiter ausgezogen wird.
- Die **Austrittsbewegung** des kindlichen Kopfes muss eine Abbiegungsschwierigkeit überwinden („**Sternengucker**"), so dass sie häufiger mit Forzeps- oder Vakuumextraktion und Episiotomie unterstützt werden muss.

Therapie/Hebammenaufgaben

> M In der **Eröffnungsperiode** muss unbedingt versucht werden, dem Kind die Drehung nach vorne zu ermöglichen. Verschiedene Gebärpositionen können zum Erfolg führen.

- **Vornübergeneigte Haltungen** mit **Beckenkreisen** im Stehen (Abb. 24-3) oder im Sitzen auf dem Ball (Abb. 24-4) (s. Gebärhaltungen S. 308 f)
- **Knie-Ellenbogen-Haltungen** (Abb. 24-5)
- **Asymmetrische Positionen:** das Bein auf der Seite des kindlichen Rückens wird ausgestellt (Abb. 24-3 d, Abb. 36-13).
- **Seitenlagerung** auf der Seite des kindlichen Rückens
- **Stabile Seiten-Bauchlage** auf Seite der kleinen Kindsteile (Abb. 24-7), in dieser Position bewirkt der Druck des Bettes auf den Bauch der Mutter eine Umkehr der Lagerungsregel (s. S. 311).
- **Zilgrei-Übungen**

> M In der **Austreibungsperiode** lassen sich nur noch wenige Kinder in eine dorsoanteriore Stellung bringen, darum sollte jetzt das Tiefertreten und Ausrotieren des Kopfes zur hinteren Hinterhauptshaltung (-lage) gefördert werden.

- **Knie-Ellenbogen-Haltungen** (Abb. 24-5) geben dem Hinterhaupt in der Kreuzbeinhöhle mehr Platz für die Austrittsbewegung.
- **Asymmetrische Positionen:** jetzt wird das Bein auf der Seite der kleinen Teile ausgestellt.
- **Seitenlagerung:** jetzt auf der Seite der kleinen Kindsteile

- **Stabile Seiten-Bauchlage:** jetzt auf der Seite des kindlichen Rückens
- **Äußerer Beckendruck** (Erklärung s. S. 417)

Geburt/Dammschutz

Möglichst aufrechte Gebärposition, am günstigsten ist die **Knie-Ellenbogen-Lage** (Vierfüßlerstand), da so die Austrittsbewegung des Kopfes erleichtert und die Dammbelastung verringert wird.

Beim **Dammschutz** wird zunächst mit der Kopfhand Druck auf das Vorderhaupt ausgeübt, um den Kopf maximal zu beugen. Sobald das Hinterhaupt über den Damm geboren ist, muss es mit der Kopfhand gebremst und mit der Dammhand gestützt werden, damit die jetzt einsetzende Deflexionsbewegung langsam erfolgt und der Kopf nicht „herausschnalzt" (Dammrissgefahr).

36.2 Deflexionshaltungen

> D Bei diesen Haltungsanomalien bleibt die Beugung des Kopfes aus, und der Kopf streckt sich nach hinten.

Je nach dem Grad der Streckung (Abb. 36-3) wird eingeteilt in:
- **Scheitelhaltung** (weder gebeugt noch gestreckt)
- **Vorderhauptshaltung** (leichte Streckung)
- **Stirnhaltung** (starke Streckung)
- **Gesichtshaltung** (maximale Streckung).

Bei Deflexionshaltungen stellt sich der kindliche Rücken fast immer **dorsoposterior** (nach hinten) ein, so dass das Gesicht zur Geburt nach vorne zur Symphyse zeigt (wie bei einer hinteren Hinterhauptshaltung). Die dorsoposteriore Stellung wird für Deflexionshaltungen immer als physiologisch angesehen, da die Austrittsbewegung eines deflektierten Kopfes aus dorsoanteriorer Stellung (Rücken vorne) ungleich schwerer bis unmöglich wäre (s. S. 413).

Häufigkeit: Nur ca. 1 % aller Schädellagen werden aus einer Deflexionshaltung geboren. Laut Sammelstatistiken beträgt das Vorkommen einer Vorderhauptshaltung 0,8 %, einer Stirnhaltung < 0,1 % und einer Gesichtshaltung 0,3 %.

36 Einstellungs- und Haltungsanomalien

Kopfhaltung	Vaginalbefund in Beckenmitte	Diagnose Kopfumfang	Haltung Leitstelle	Kopfaustrittsbewegung	Stemmpunkt = Hypomochlion	
		hintere Hinterhauptshaltung (-lage) hiHHL ca. 32 cm	maximale Beugehaltung kleine Fontanelle bis Scheitelgegend	nach maximaler Beugung erfolgt die Streckung	große Fontanelle bis Stirnhaargrenze	Flexionshaltung Einstellungsanomalie
		Scheitelhaltung (-lage) SchL ca. 34 cm	indifferente Haltung Scheitel zwischen großer und kleiner Fontanelle	erst Beugung, dann folgt eine Streckung	Stirnhaargrenze	
		Vorderhauptshaltung (-lage) VoHL ca. 35 cm	leichte Streckhaltung große Fontanelle	erst Beugung, dann folgt eine Streckung	Stirnhaargrenze bis Nasenwurzel	Deflexionshaltungen Haltungsanomalie
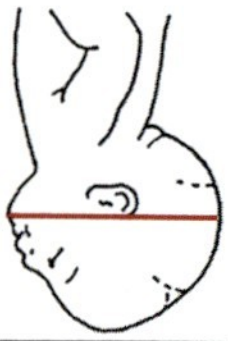	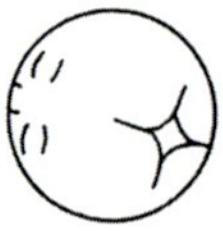	Stirnhaltung (-lage) STL ca. 37–38 cm	Streckhaltung Stirn	erst Beugung, dann folgt weitere Streckung	meistens Oberkiefer, seltener Jochbein	
		Gesichtshaltung (-lage) GL ca. 34–36 cm	maximale Streckhaltung Mundbereich bis Kinn	bei Austritt nur Beugung möglich	Zungenbein, Kehlkopf	

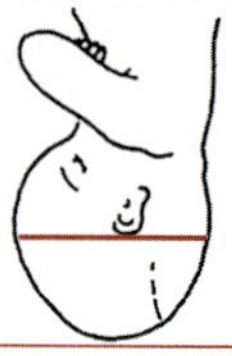

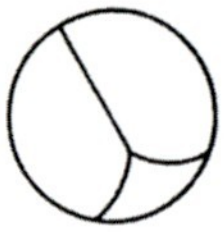

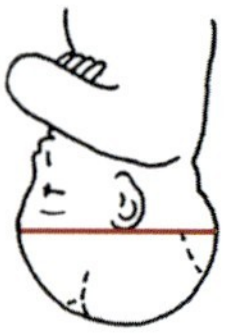

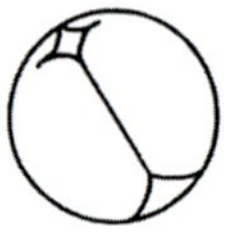

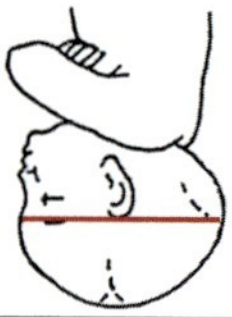

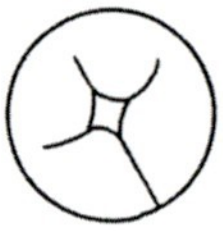

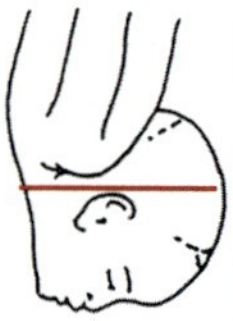

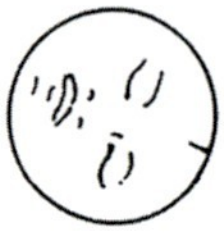

Abb. 36-3 Haltungsanomalien im Überblick.
Oberhalb des roten Striches ist zur Orientierung auch die regelwidrige I. hintere Hinterhauptshaltung (= Hinterhauptslage) dargestellt. Darunter folgen die Haltungsanomalien Scheitelhaltung, Vorderhaupts-, Stirn- und Gesichtshaltung. Der Vaginalbefund zeigt immer eine I. dorsoposteriore Stellung (Rücken links hinten).

Ursachen

- Mangelnde Haltungsspannung und Skelettunreife bei Frühgeburten
- Besondere Kopfform der Kinder (z. B. Kurzkopf bei Vorderhauptshaltung, Langkopf bei Gesichtshaltung). Diese Theorie ist umstritten, da Ursache und Wirkung nicht klar abzugrenzen sind (bedingt der Kurzkopf die Vorderhauptshaltung oder die Vorderhauptshaltung den Kurzkopf?)
- Platt verengtes Becken (s. S. 401)
- Verlust der Vitalspannung bei toten Kindern
- Beugebehinderung durch Fehlbildung im Halsbereich (z. B. Struma) oder eine Nabelschnurumschlingung
- Tiefer Plazentasitz und Polyhydramnion werden als Ursache diskutiert
- Oft findet sich keine klare Ursache.

Deflexionshaltungen 36

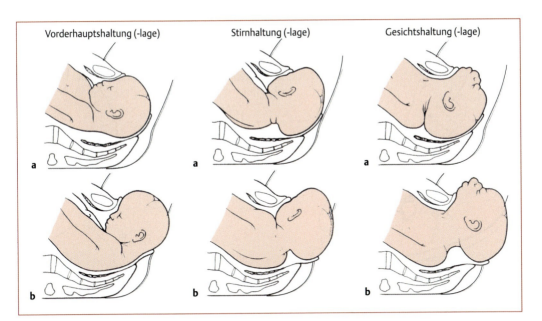

Abb. 36-4 Austrittsmechanik der Deflexionshaltungen:
Vorderhauptshaltung: a Pfeilnaht steht gerade, die Gegend zwischen Stirn-Haargrenze und Nasenwurzel stemmt sich an der Symphyse an und fungiert als Drehpunkt (Hypomochlion). **b** Durch zunehmende Beugung wird das Hinterhaupt geboren. Es folgt eine Streckung zur Geburt des Gesichtes (nicht abgebildet).
Stirnhaltung: a Der Austritt erfolgt meist mit schräg stehendem Kopf, der Oberkiefer oder das Jochbein fungieren als Drehpunkt. **b** Durch Beugung wird erst das Hinterhaupt geboren. Mittels Streckung folgt das Gesicht (nicht abgebildet).
Gesichtshaltung: a Die Gesichtslinie steht gerade, das Zungenbein fungiert als Drehpunkt. **b** Durch Anbeugung des Kopfes werden Stirn, Vorder- und Hinterhaupt geboren.

Geburtsmechanik/Geburtsverlauf

Abb. 36-3 zeigt die vier Haltungsanomalien im Überblick. Hier können für jede Deflexionshaltung der geburtsmechanisch wirksame Kopfumfang, der Vaginalbefund, die Leitstelle sowie das **Hypomochlion** (Dreh- bzw. Stemmpunkt) bei der Kopfaustrittsbewegung abgelesen und miteinander verglichen werden. Da der Kopf mit einem großen Durchtrittsplanum den Geburtsweg überwinden muss, verläuft die Geburt meist **protrahiert**.

In der Durchtrittsphase (Austreibungsphase) bleibt der Kopf oft lange in der Tiefe sichtbar, bevor die Frau ihn herausdrücken kann. Abb. 36-4 zeigt die Austrittsbewegungen des Kopfes bei einer Vorderhaupts-, Stirn- und Gesichtshaltung.

Scheitelhaltung

Bei einer Scheitelhaltung ist der Kopf während des Beckendurchtritts weder gebeugt noch gestreckt (indifferente Haltung), erst auf Beckenboden beugt er sich etwas. Aufgrund dieser Geburtsmechanik wird die Scheitelhaltung von einigen Geburtshelfern nicht gesondert definiert, sondern als „schlecht gebeugte" hintere Hinterhauptshaltung angesehen.

Äußere Untersuchung
- Befund wie bei hinterer Hinterhauptshaltung
- Die Einbuchtung zwischen dem ungebeugten Kopf und dem Hals lässt sich meist gut ertasten Abb. 36-5).

Innere Untersuchung
- Pfeilnahtverlauf in der Beckenhöhle im entgegengesetzten schrägen Durchmesser, auf Beckenboden gerade

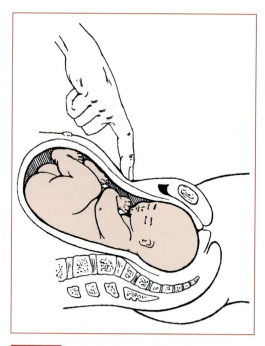

Abb. 36-5 **Deflexionshaltung:** Der fehlende Widerstand beim Eindrücken der Bauchdecke diagnostiziert die dorsoposteriore Stellung.

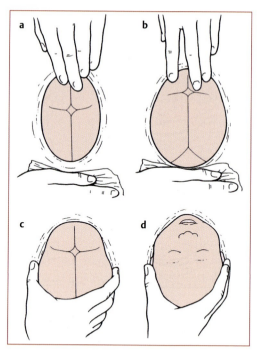

Abb. 36-6 **Dammschutz bei Vorderhauptshaltung:**
a Geburt des Vorderhauptes bis zum Sichtbarwerden der Stirn-Haar-Grenze unter der Symphyse.
b Zurückhalten des Vorderhauptes bis das Hinterhaupt über den Damm geboren ist.
c Stützen des Hinterhauptes, damit das Gesicht langsam unter der Symphyse erscheint.
d Der Kopf ist geboren, jetzt übliche Entwicklung des Kindes.

- Die große Fontanelle ist vorne, die kleine Fontanelle hinten zu tasten. Keine der Fontanellen geht in Führung, der Bereich der Pfeilnaht wird als tiefster Punkt in Führungslinie getastet (Abb. 36-3).

Vorderhauptshaltung

Bei großen Kindern verursacht die gestreckte Kopfhaltung mechanische Schwierigkeiten. Abb. 36-6 zeigt die Dammschutztechnik für die Vorderhauptshaltung.

> **M** Im Falle eines Geburtsstillstandes muss der Kopf für eine vaginal-operative Entbindung sicher den Beckenboden erreicht haben, andernfalls ist eine Sectio angezeigt.

Äußere Untersuchung
- Befund wie bei hinterer Hinterhaupts- und bei Scheitelhaltung

Innere Untersuchung
- Pfeilnahtverlauf in der Beckenhöhle im entgegengesetzten schrägen Durchmesser, auf Beckenboden gerade
- Die große Fontanelle geht bereits im Beckeneingang seitlich vorne in Führung (Abb. 36-3, Abb. 36-4), die kleine Fontanelle ist hinten ganz schwer zu erreichen. Lässt sich in Verlängerung der Stirnnaht der Nasenrücken ertasten, handelt es sich um eine Stirnhaltung.

Stirnhaltung

Stirnhaltungen sind sehr selten und geburtsmechanisch **am ungünstigsten,** da sie mit dem größten Durchtrittsplanum (Umfang 37–38 cm) das Becken überwinden müssen. Der Kopf bleibt lange im Beckeneingang stehen und deflektiert sich meist im Geburtsverlauf weiter zu der geburtshilflich günstigeren Gesichtshaltung.

> **M** Bei einer persistierenden Stirnhaltung ist eine Spontangeburt nur bei einem sehr kleinen Kopf und einem geräumigen Becken möglich, fast immer wird zur Sectio geraten.

Äußere Untersuchung
- Bei weicher Bauchdecke lässt sich evtl. das zum Nacken hin gestreckte runde Hinterhaupt seitlich oberhalb des Leistenbandes ertasten.

Innere Untersuchung
- Zunächst fällt der unregelmäßige, etwas eckige vorangehende Teil auf. Die große Fontanelle steht seitlich hinten, die kleine Fontanelle ist nicht auffindbar.
- Verlauf der Stirnnaht in der Beckenhöhle im entgegengesetzten schrägen Durchmesser, meist wird auch auf Beckenboden eine leicht schräge Stellung beibehalten (Abb. 36-4).
- Folgt der untersuchende Finger der Stirnnaht nach vorne in Richtung Symphyse, findet sich als Erhebung der Nasenrücken und evtl. darunter der Mund (ertastet der Finger auch das Kinn, handelt es sich um eine Gesichtshaltung). Seitlich können evtl. die oberen scharfkantigen Begrenzungen der Augenhöhlen ertastet werden (Abb. 36-3).

> **M** Bei Verdacht auf eine Deflexionshaltung muss die innere Untersuchung sehr vorsichtig erfolgen, keinesfalls darf im Augenbereich Druck ausgeübt werden! Im Zweifelsfall besser eine Ultraschalluntersuchung veranlassen.

Gesichtshaltung

Gesichtshaltungen beginnen oft als Stirnhaltung, da sich der Kopf erst beim Beckeneintritt weiter nach hinten zur Gesichtshaltung streckt. Bei gesprungener Fruchtblase können Kinn, Mund, Nase und Augenbrauen vorsichtig abgetastet werden. Ist das Gesicht ödematös angeschwollen, kann es für einen Steiß gehalten werden, eine **Absicherung der Diagnose** durch Ultraschall ist zu empfehlen.

Durch die Geburt ist das Gesicht oft bläulich verfärbt und angeschwollen (Abb. 36-7). Die Eltern müssen informiert werden, dass die Schwellung und die überstreckte Kopfhaltung in wenigen Tagen verschwindet.

Äußere Untersuchung
- Bei weicher Bauchdecke lässt sich das nach hinten gestreckte, hochstehende Hinterhaupt seitlich über dem Leistenband als harte Kugel ertasten (4. Leopold-Handgriff).
- Die fetalen Herztöne sind auf der Seite der kleinen Teile auffallend laut zu hören, da die Brust dicht an der Uteruswand anliegt.

Innere Untersuchung
- Der vorangehende Teil hat eine auffallend unregelmäßige Oberfläche, vorsichtig kann seitlich vorne das markante Kinn getastet werden. Auch der Nasenrücken und die zwei scharfkantigen knöchernen Augenbögen lassen sich evtl. ertasten.
- Die Gesichtslinie (Linie zwischen Stirnnaht, Nase und Kinn) steht bis zum Erreichen der Interspinalebene oft quer, dann verläuft sie im entgegengesetzten schrägen Durchmesser (Abb. 36-3) und dreht sich auf Beckenboden gerade zur dorsoposterioren Gesichtslage.

Komplikationen bei Deflexionshaltungen

Bei den Scheitel-, Vorderhaupts-, Stirn- und Gesichtshaltungen gibt es wegen protrahiertem Geburtsverlauf, Wehenstörungen, pathologischem CTG oder Geburtsstillstand eine **erhöhte Interventionsrate** (Oxytocingabe, PDA, Episiotomie, operative Entbindung).

> **M** Bei Geburtsstillstand kann eine Scheitel- oder Vorderhauptshaltung auf Beckenboden vaginaloperativ entwickelt werden, bei Stirn- oder Gesichtshaltung ist eine Sectio angezeigt.

Besonders nach Vakuum- oder Forzepsentbindungen kommt es vermehrt zu **Weichteilverletzungen der Mutter** (DR III°, tiefer Scheidenriss, Zervixriss). Die kindliche Morbidität und Mortalität ist nur unwesentlich erhöht (Verletzungen durch Saugglocke oder Zange).

Therapie/Hebammenaufgaben bei Deflexionshaltungen

> **M** In der **Eröffnungsperiode** sollte immer versucht werden, das Kind zum Anbeugen des Kopfes und zur Drehung nach vorne zu bewegen. Dazu können die gleichen Gebärpositionen wie bei der hinteren Hinterhauptshaltung (s. S. 407) empfohlen werden.

36 Einstellungs- und Haltungsanomalien

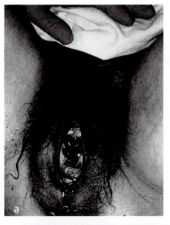
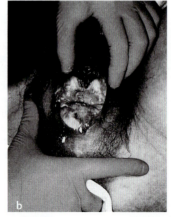
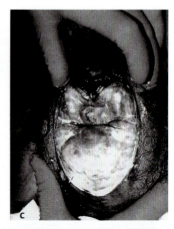
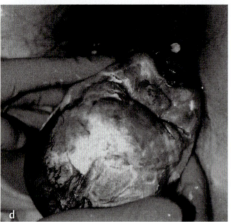
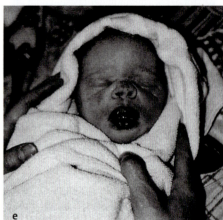

Abb. 36-7 Spontangeburt einer dorsoposterioren Gesichtshaltung.
a Die geschwollenen Lippen werden sichtbar.
b Nase und Stirn erscheinen.
c Das Kinn ist unter der Symphyse hervor geboren, der Kopf kann sich für die Austrittsbewegung beugen.
d Kopf geboren, Beginn der äußeren Rotation zur Schultergeburt bei II. Stellung des Rückens.
e Typische Druckspuren im Gesicht.

- Tritt das Hinterhaupt trotz guter Wehen nach einiger Zeit nicht tiefer und nach vorne, muss der Versuch aufgegeben werden, eine regelrechte vordere Hinterhauptshaltung zu erreichen. Die nun erwünschte dorsoposteriore Einstellung wird jetzt durch eine **Umkehr der Lagerungsempfehlungen** unterstützt, damit der deflektierte Kopf durch den eröffneten Muttermund tiefertreten kann.
- Kommt es vor dem Erreichen des Beckenbodens zum Geburtsstillstand oder findet sich ein suspektes bis pathologisches CTG, muss unverzüglich der geburtshilfliche Facharzt informiert werden. Die Hebamme kann jetzt die Materialien zur Sectiovorbereitung bereitlegen, denn in dieser Situation wird fast jeder Geburtshelfer eine **sekundäre Sectio** indizieren.

M Für die **Durchtrittsphase (Austreibungsperiode)** bei Deflexionshaltung werden die gleichen Gebärpositionen wie bei hinterer Hinterhauptshaltung empfohlen.

Dorsoanteriore Deflexionshaltungen

Extrem selten dreht sich bei einer Deflexionshaltung der Rücken nach vorn (dorsoanterior). Eine dorsoanteriore Vorderhauptshaltung kann u. U. vaginal geboren werden, eine dorsoanteriore Stirn- oder Gesichtshaltung in der Regel nicht (Abb. 36-8).

> **M** Die **dorsoanteriore Gesichtshaltung** wird auch als **mentoposteriore Gesichtslage** bezeichnet (entsprechend dem vorn gut zu tastenden Kinn). Da in dieser Situation (Abb. 36-8) der Kopf in Richtung Kreuzbeinhöhle keinen Platz zum Anbeugen findet, wird sie als **geburtsunmöglich** eingestuft.

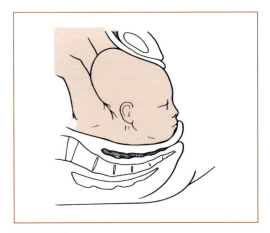

Abb. 36-8 Die **dorsoanteriore Gesichtshaltung** ist geburtsunmöglich, denn in Richtung Kreuzbein ist kein Platz vorhanden für die zum Austritt notwendige Beugung des Kopfes.

36.3 Hoher Geradstand

> **D** Bei geradem Pfeilnahtverlauf in Beckeneingang während der EP wird die Diagnose **hoher Geradstand** erst gestellt wenn:
> - Fruchtblase offen
> - Wehen kräftig
> - Muttermund (fast) vollständig eröffnet

Bei dieser Einstellungsanomalie steht der Kopf in oder über Beckeneingang mit seiner Pfeilnaht im geraden (oder fast geraden) Durchmesser und kann nicht ins kleine Becken eintreten.

Zwei Formen werden unterschieden (Abb. 36-9):
- dorsoanteriorer hoher Geradstand (Rücken vorn)
- dorsoposteriorer hoher Geradstand (Rücken hinten).

Häufigkeit: Bei 2-3 % aller Geburten findet sich eine gerade verlaufende Pfeilnaht in der Eröffnungsperiode. Meist handelt es sich um eine vorübergehende Fehleinstellung, denn etwa zwei Drittel der Kinder drehen sich spontan und treten ins Becken ein. Nur 0,5 % aller Geburten zeigen einen **persistierenden** (bestehen bleibenden) **hohen Geradstand**.

Ursachen
- Spastisches unteres Uterinsegment
- angespannter (verdickter) Psoasmuskel
- langes oder verengtes Becken
- Vorliegen eines Armes
- Nabelschnurumschlingung
- Uterusdeformität oder Myom in Zervixnähe
- nicht erklärbare Ursache

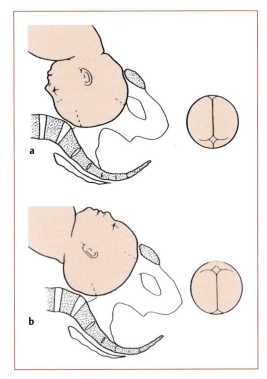

Abb. 36-9 a **Vorderer hoher Geradstand** (dorsoanterior), b **Hinterer hoher Geradstand** (dorsoposterior) bei Verdacht auf relatives Kopf-Becken-Missverhältnis.

Diagnose

> [M] An einen **hohen Geradstand** (HoGst) ist zu denken (und die Frau entsprechend zu untersuchen), wenn trotz kräftiger, regelmäßiger Wehen eine protrahierte Eröffnung mit hochstehendem kindlichen Kopf beobachtet wird.

Äußerliche Untersuchung
- Beim 3. Leopold-Handgriff fühlt sich der Kopf auffallend schmal an, denn Daumen und Zeigefinger umfassen statt des frontookzipitalen Kopfdurchmessers jetzt den biparietalen (vorderer HoGst) oder bitemporalen (hinterer HoGst) Durchmesser.
- Zangemeister-Handgriff positiv (s. S. 403, Abb. 35-6), die Kopfhand liegt gleich oder höher als die Symphysenhand.
- Kindliche Herztöne sind am deutlichsten in der Mittellinie (vorderer HoGst) oder seitlich tief an den Flanken (hinterer HoGst) zu hören.
- Im Zweifelsfall den Befund mit Ultraschall verifizieren.

Innere Untersuchung
- Hochstehender Kopf, der trotz allmählicher Muttermundseröffnung nicht tiefer tritt.
- Gerader Pfeilnahtsverlauf, bei zunehmender Muttermundsweite kann die kleine Fontanelle vorn, die große hinten (vorderer HoGst) getastet werden, bzw. die kleine hinten und die große vorn (hinterer HoGst).

Geburtsmechanik/Geburtsverlauf

> [M] Immer wenn ein gerader Pfeilnahtsverlauf über oder in Beckeneingang diagnostiziert wird, kann zunächst der spontane Ein- und Durchtritt des Kopfes abgewartet und durch begünstigende Gebärpositionen unterstützt werden, denn diese führen oft zum Erfolg! Nur ein eindeutiges Kopf-Becken-Missverhältnis rechtfertigt die sofortige Sectioindikation.

Wenn **innerhalb von 2–3 Stunden** nach der Diagnosestellung hoher Geradstand (s. o. Definition!) trotz aller Bemühungen keine weitere Muttermundseröffnung und kein Anbeugen, Drehen oder Tiefertreten des Kopfes erreicht wird (Geburtsstillstand), muss eine **Sectio** erfolgen, denn ein über Stunden **persistierender hoher Geradstand** kann zur Uterusruptur führen.

Therapie/Hebammenaufgaben

> [M] Die Fehleinstellung lässt sich über 3 Wege beeinflussen:
> - **Entspannung der Mutter** zur Lockerung des spastischen Beckeneingangs fördern
> - **Minderung des Kopfdrucks** auf den Beckeneingang, um die seitliche Drehung des Kopfes zu ermöglichen
> - **Wechselnde Gebärpositionen** zur Erleichterung des Anbeugens und Drehens des Kopfes.

- **Information:** der Frau/den Eltern die Kindsposition erklären und förderliche Gebärpositionen (s. S. 308 f) und Maßnahmen mit ihnen absprechen
- **Entspannung** fördern: Baden mit Lavendelzusatz, Kreuzbeinmassage
- **Periduralanästhesie** empfehlen, bei starken Wehen Kurzzeit-Tokolyse
- **Vierfüßlerstand**, um den Beckeneintritt beim hinteren HoGst zu erleichtern (Abb. 36-10) (beim vorderen HoGst nicht empfehlenswert)
- **Knie-Kopf-Lagerung** für 20 min., damit der Kopf von der Symphyse wegrutschen und sich neu einstellen kann (Abb. 24-5 c)
- **Stabile Seiten-Bauchlage** mit Seitenwechsel alle 10–15 min. (Abb. 24-7 c)
- **Wechsellagerung:** Position alle 3–4 Wehen von linker Seite, zum Vierfüßlerstand und zur rechten Seite wechseln (Rückenlage und Sitzen nur bei vorderem HoGst)
- **Kopf hochschieben:** die Frau auf dem Rücken mit dem Becken etwas höher lagern, dann in der Wehenpause den Kopf mit dem 3. Leopold-Handgriff umfassen und leicht rüttelnd hochschieben (dem Kind sagen, dass es sich jetzt nur zu drehen braucht, um ins Becken eintreten zu können). Mit Wehenbeginn den Kopf herunterlassen, dabei gleichzeitig Kopf und Kind mit der anderen Hand seitlich etwas anschieben bzw. anstupsen.
- **Kegelkugelhandgriff** (nach Liepmann): bei vollständig eröffnetem Muttermund kann versucht werden, die Kopfstellung innerlich zu korrigieren (in Rücken- oder Knie-Kopflage). Dazu braucht die Frau eine gute Relaxierung, günstigerweise eine Periduralanästhesie. Es wird mit der ganzen Hand eingegangen, der Kopf mit 5 Fingern umfasst und nach links oder rechts in den schrägen bis queren Durchmesser gedreht (wohin er sich am leichtesten drehen lässt). Ist dies gelungen, versucht eine zweite Person den Kopf von außen ins Becken zu schieben.

36.4 Tiefer Querstand

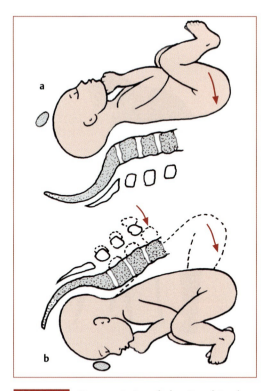

 Tiefer Querstand: Der Kopf steht über längere Zeit mit querverlaufender Pfeilnaht auf Beckenboden (Abb. 36-11).
Ist der Pfeilnahtverlauf leicht schräg, sprechen wir von einem **tiefen Schrägstand**.

Häufigkeit: mit ca. 3% ist dies die häufigste Einstellungsanomalie in der Austreibungsperiode.

Ursachen
- Mangelnde Beugehaltung des Kindes (Scheitelhaltung)
- kleiner rundlicher Kopf
- erschlaffte Beckenbodenmuskulatur
- sekundäre Wehenschwäche
- ungünstige Gebärposition (Rückenlage oder Liegen auf der falschen Seite)
- Beckenanomalien (plattes oder Trichter-Becken).

Diagnose

Obwohl der Kopf auf Beckenboden steht, kommt er trotz guter Wehen nicht tiefer, bzw. die Frau vermag ihn nicht herauszuschieben. Vaginaler Befund:
- Pfeilnahtsverlauf quer (bis leicht schräg)
- Fontanellen stehen rechts und links auf (fast) gleicher Höhe
- kleine Fontanelle links: I. tiefer Querstand
- kleine Fontanelle rechts: II. tiefer Querstand

Abb. 36-10 Dorsoposteriorer hoher Geradstand mit normal großem Kopf
a Die leicht aufgerichtete Rückenlage ist ungünstig, da sich das Kind an die Wirbelsäule der Mutter legt und mit dem Kopf gegen die Symphyse drückt.
b Durch einen Wechsel in den Vierfüßlerstand sinkt der kindliche Körper nach vorn und der Kopf kann ins Becken eintreten.

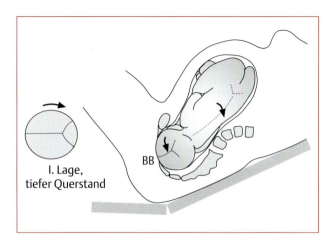

Abb. 36-11 Tiefer Querstand auf Beckenboden bei I. Hinterhauptshaltung. Durch die ungünstige Rückenlage ist der kindliche Körper in Richtung Wirbelsäule abgesunken, dadurch drückt der Kopf gegen die Symphysenunterkante und die kleine Fontanelle kann nicht nach vorn rotieren.

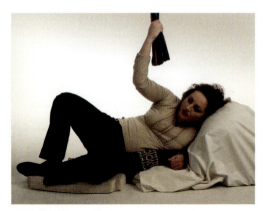

Abb. 36-12 **Erhöhte Seitenlage** mit stabilisiertem Oberkörper (dadurch lockert sich der Beckenbereich): Der Bauch ist mit Kissen unterpolstert, um den Uterus in seiner Längsachse zu halten. Eine Hand der Frau zieht oben am Tuch, die andere, ist kraftvoll zur Faust geschlossen, der rechte Fuß drückt aufs Bett.

Geburtsmechanik/Geburtsablauf

Beim tiefen Quer- oder Schrägstand steht der ungenügend gebeugte Kopf quer vor der längsovalen Beckenausgangsöffnung (Levatorspalt) und kann nicht geboren werden. Zunächst kann die spontane Drehung und Beugung des Kopfes durch richtige Lagerung der Frau unterstützt und abgewartet werden.

> **M** Dreht sich das Köpfchen trotz kräftiger Wehen in der nächsten Stunde nicht oder findet sich ein pathologisches CTG, muss der Facharzt informiert und die Geburt **vaginal-operativ** beendet werden. Der Kopf kann dann mit Vakuumglocke oder Zange gedreht und extrahiert werden.

Therapie/Hebammenaufgaben

- **Motivation und Mobilisation** der meist erschöpften Gebärenden (und ihres Partners) für diese letzte Geburtsphase. Erklären der kindlichen Position und der förderlichen Gebärhaltungen
- **Seitenlagerung** auf die Seite des kindlichen Rückens und das Becken vor und zurück kippen lassen wie bei der Beckenmobilisation zur Schulterdystokie (s. S. 430 Abb. 38-5). Lag die Frau bereits lange auf dieser Seite, sollte ein Seiten- bzw. Lagewechsel erfolgen.
- **Erhöhte Seitenlage** auf Seite des kindlichen Rückens. Wenn die Frau ihren Oberkörper stabilisiert, lockert sich der Beckenbereich. Darum

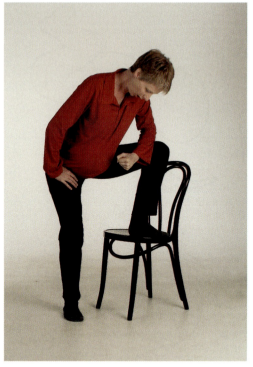

Abb. 36-13 **Asymmetrische Gebärposition** mit aufgestelltem, leicht nach außen rotiertem linken Bein (Ausfallschritt). Dadurch wird auf der linken Seite der Sitzbeinstachel etwas nach außen gezogen, das Kind erhält mehr Platz für die Rotation nach vorn z. B. bei I. dorsoanteriorer Hinterhauptshaltung oder I. tiefen Querstand.

in der Wehe oben am Tuch (oder am danebenstehenden Partner) ziehen, die andere Hand zur Faust schließen und mit dem aufgestellten Fuß ins Bett drücken (Abb. 36-12), (Fischer 2003).
- **Vierfüßlerstand,** Knie-Ellenbogen-Haltungen bei hinterem hohen Geradstand
- **Oxytocin-Infusion** bei Wehenschwäche
- **Asymmetrische Positionen** einnehmen, z. B. stellt die Frau ihren Fuß auf der Seite des kindlichen Rückens erhöht auf einen Stuhl (Abb. 36-13)
- **Äußerer Beckendruck,** um den Abstand der Spinae ischiadicae zu vergrößern (Abb. 36-14 und Abb. 36-15).
- **Leichtes Mitschieben:** Sind die kindlichen Herztöne regelmäßig und steht die Pfeilnaht nur noch leicht schräg, kann die Frau in tiefer Hocke, auf dem Gebärhocker oder in Seitenlage bei jeder Wehe etwas mitdrücken.

Tiefer Querstand 36

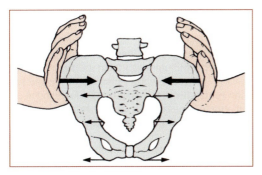

Abb. 36-14 **Äußerer Beckendruck** schafft Raum in Beckenmitte und Beckenausgang. Durch kräftigem Druck auf die Darmbeinschaufeln unterhalb der Crista iliaca vergrößert sich der Symphysenwinkel und der Abstand zwischen den Sitzbeinstachen (Cave: nicht direkt auf die Crista iliaca drücken, das verursacht Schmerzen).

Äußerer Beckendruck

Maßnahme zur Erweiterung von Beckenenge und Beckenausgang in der Austreibungsperiode (AP). Durch Druck der Handflächen bzw. Handballen auf den Darmbeinkamm vergrößert sich der Abstand zwischen den Sitzbeinhöckern (Spinae ischiadicae), und der Schambogenwinkel erweitert sich. Das Iliosakralgelenk fungiert dabei als Hebelpunkt. Der äußere Beckendruck kann in verschiedenen Gebärpositionen während der AP angewandt werden (Abb. 36-15).

Indikationen:
- starke Rückenschmerzen in der AP
- Kopf tritt nicht tiefer
- relatives Kopf-Becken-Missverhältnis
- schräger Pfeilnahtverlauf auf Beckenboden
- tiefer Querstand des Kopfes

Kontraindikationen:
- Symphysen- und Beckenringlockerung
- PDA, da keine Rückmeldung möglich

M Bei **Ausführung beachten:** Zunächst wird der Druck außerhalb der Wehe ausprobiert und die Frau gebeten, eine verbale Rückmeldung über die Wirkung zu geben: „Bitte sagen Sie **ja**, wenn Sie ein Weiten des Beckenausgangs bzw. der Scheide spüren, und **stopp**, wenn der Druck weh tut". CAVE: der Beckendruck darf keine Schmerzen verursachen!

Dann kann die Hebamme während 2–3 Wehen einen möglichst kontinuierlichen Druck auf die Beckenschaufeln (Crista illiaca) ausüben, um dem Kopf das Tiefertreten zu erleichtern.

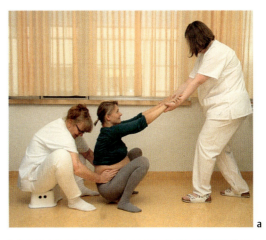

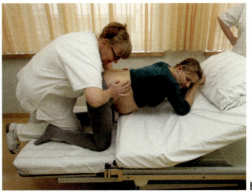

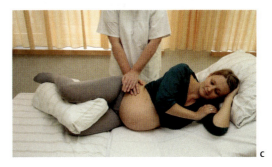

Abb. 36-15 **Äußerer Beckendruck:**
a Frau in tiefer Hocke mit frei beweglichem Becken, die Hebamme sitzt auf einem Hocker dahinter und kann durch Zusammendrücken ihrer Beine die Kraft der Arme verstärken.
b Knie-Ellenbogenlage auf dem Entbindungsbett.
c In Seitenlage erfolgt der Druck nicht ganz senkrecht ins Bett, sondern etwas in Richtung Bauchnabel der Mutter.

36.5 Roederer-Einstellung

(J. Roederer, Geburtshelfer, Göttingen 1727–1763)

> **D** Frühe Beugung des Kopfes in bzw. über Beckeneingang, die kleine Fontanelle übernimmt schon bei Geburtsbeginn die Führung (Leitstelle) und rotiert etwas nach vorne (Abb. 36-16).

Darum kann die Roederer-Einstellung sowohl als Haltungsanomalie (frühe Beugung) als auch als Einstellungsanomalie (frühe Rotation) bezeichnet werden.

Ursachen
- Spastisches unteres Uterinsegment
- Allgemein verengtes Becken (kleine zierliche Frau) bzw. großes Kind

Diagnose

Innere Untersuchung
- kleine Fontanelle ist bereits im Beckeneingang in Führungslinie zu tasten
- Pfeilnahtsverlauf ab Beckeneingang schräg bis fast gerade

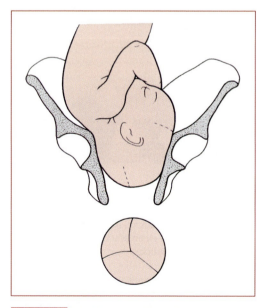

Abb. 36-16 **Roederer-Einstellung:** Extreme Beugung des Kopfes im Beckeneingang zur Überwindung eines allgemein verengten Beckens.

Geburtsmechanik/Geburtsverlauf

Das Kind hält bereits in bzw. über Beckeneingang den Kopf stark gebeugt, um seinen Kopfumfang zu verkleinern. Mit dem um 2 cm kleineren runden Umfang (Circumferentia suboccipito-bregmatica) kann es den Beckeneingang besser überwinden als mit einem ungebeugten ovalen frontookzipitalen Umfang. Dieser **frühe Anpassungsvorgang** kann als günstig angesehen werden, denn er ermöglicht dem Kind, das verminderte Raumangebot im unteren Uterinsegment und im Beckeneingang zu überwinden. Bei einem **allgemein verengten Becken** ist aber mit einem langsamen Tiefertreten des Köpfchens zu rechnen, denn um das Becken zu überwinden, benötigt der Kopf eine starke **Konfiguration**. Die Scheitelbeine schieben sich übereinander, entlang der Pfeilnaht ist eine „Stufe" zu tasten.

Im weiteren Geburtsverlauf wird der Kopf lang ausgezogen, um sich durch Verminderung seines Umfangs dem engen Becken anzupassen. Diese lange Kopfform verlängert dann auch die Austreibungsperiode, da sich der lange Kopf nur schwer im Bogen um die Symphyse herum bewegen kann.

> **M** Gelingt es dem Kopf nicht, sich dem engen Raumangebot anzupassen, kommt es zum Geburtsstillstand und das Kind muss durch Sectio geboren werden.

Therapie/Hebammenaufgaben

In der Eröffnungsperiode
- **Beckenmobilisation:** die Gebärende immer wieder zu Bewegungen anregen wie Beckenkreisen im Stehen oder sitzend auf dem Ball
- **Vierfüßlerstand**/Knie-Ellenbogen-Haltungen
- **Entspannung** fördern durch Wannenbad, evtl. PDA
- **Asymmetrische Positionen,** abwechselnd mit rechtem und linkem Bein (Abb. 36-13)
- **Ausruhen** in liegenden Positionen, rechte und linke Seite

In der Austreibungsperiode
- **Äußerer Beckendruck** bei 1–3 Wehen, um die Spinae ischiadicae (Sitzbeinstachel) nach außen zu bewegen und dem Kopf das Tiefertreten zu erleichtern (Abb. 36-14, Abb. 36-15).
- **Aufrechte Gebärposition** oder **Wassergeburt** anbieten, tiefe Hocke, Gebärhocker und Vierfüßlerstand bieten ein größeres Raumangebot für den Kopfaustritt als die Rückenlage.

36.6 Asynklitische Einstellungen

> **D** Eine starke seitliche Beugung des Kopfes im Beckeneingang wird als **Scheitelbeineinstellung**, Asynklitismus (ungleiche Neigung) oder verstärkte Obliquität (Schrägstellung) bezeichnet.

Zwei Formen werden unterschieden (Abb. 36-17):
- **Vordere Scheitelbeineinstellung** (verstärkte Naegele-Obliquität): die fast querverlaufende Pfeilnaht ist kreuzbeinwärts abgewichen, das vordere Scheitelbein führt.
- **Hintere Scheitelbeineinstellung** (verstärkte Litzmann-Obliquität): die fast querverlaufende Pfeilnaht ist symphysenwärts abgewichen, das hintere Scheitelbein führt.
- Die Bezeichnungen **vorderer oder hinterer Asynklitismus** werden hier bewusst vermieden, da sie nicht eindeutig zuzuordnen sind. Die vordere Scheitelbeineinstellung wird in der Literatur mal als hinterer Asynklitismus definiert, weil die Pfeilnaht nach hinten abgewichen ist, mal als vorderer Asynklitismus, weil das vordere Scheitelbein führt.

Häufigkeit: Leichte Abweichungen der Pfeilnaht nach vorne bzw. hinten werden zu Geburtsbeginn oft beobachtet und sind als physiologisch anzusehen (s. S. 296 Naegele-/Litzmann-Obliquität). Selten verstärkt sich die Kopf-Schrägstellung im Geburtsverlauf zur vorderen Scheitelbeineinstellung, noch seltener zur hinteren Scheitelbeineinstellung.

Ursachen
- spastisch verändertes unteres Uterinsegment
- platt verengtes Becken

Diagnose

Innere Untersuchung
- Der untersuchende Finger findet in Führungslinie keine Pfeilnaht, sondern die vorgewölbte Fläche eines Scheitelbeins.
- Die Pfeilnaht findet sich dann weit hinten in der Kreuzbeinhöhle (vordere Scheitelbeineinstellung) oder vorne dicht unter der Symphyse (hintere Scheitelbeineinstellung). Dabei steht die Pfeilnaht quer oder leicht schräg.
- Evtl. lässt sich seitlich die gerade verlaufende Kranznaht tasten (Achtung, dies kann zur

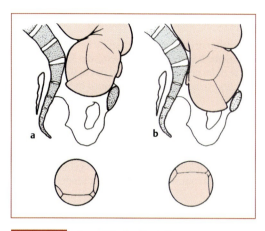

Abb. 36-17 Asynklitische Einstellungen:
a Vordere Scheitelbeineinstellung,
b Hintere Scheitelbeineinstellung bei II. Schädellage (Rücken steht rechts).

Fehldiagnose Hoher Geradstand führen, wenn die Kranznaht als Pfeilnaht angesehen wird).
- Keine Fontanelle im Bereich der Führungslinie zu tasten. Große und kleine Fontanelle finden sich weit außen an den jeweiligen Seiten
- Der unklare Vaginalbefund (kein Auffinden der Fontanellen, Verwechselung von Kranznaht und Pfeilnaht, großes Caput succedaneum) erschwert oft die Diagnose einer persistierenden Scheitelbeineinstellung.
- Im Zweifelsfall die Diagnose mit Ultraschall abklären.

Geburtsmechanik/Geburtsverlauf

> **M** Als Prognose für Scheitelbeineinstellungen gilt: „Die vordere ist förderlich, die hintere ist hinderlich!"

Vordere Scheitelbeineinstellung

Der Wehendruck bewirkt im Halsbereich ein seitliches Abbiegen des Kopfes nach hinten, dadurch wird die vordere Kopfhälfte tiefer gebracht. Nun führt das vordere Scheitelbein und schiebt sich über das noch höher stehende hintere Scheitelbein (Abb. 36-17 a). Durch diese Konfiguration wird der Kopf schmaler, und im günstigen Fall kann jetzt das hintere Scheitelbein tiefer treten (so genannter Knopflochmechanismus), andernfalls ist eine Sectio angezeigt.

Hintere Scheitelbeineinstellung

Der Wehendruck bewirkt ein seitliches Abbiegen des Kopfes nach vorne, dadurch wird die hintere Kopfhälfte tiefer gebracht. Nun führt das hintere Scheitelbein und schiebt sich über das noch höher stehende vordere Scheitelbein. Dieser Anpassungsversuch führt fast nie zum Ziel, da das vordere Scheitelbein von der Symphyse am Tiefertreten gehindert wird, während sich die hintere Schulter auf dem Promontorium festsetzt (Abb. 36-17, b). Eine ausgeprägte hintere Scheitelbeineinstellung ist geburtsunmöglich, die Frau muss durch **Sectio** entbunden werden.

Therapie/Hebammenaufgaben

- **Becken vor- und zurückkippen** lassen, möglichst bei jeder Wehe, um dem Kind die Gegenbewegung (Knopflochmechanismus) zu erleichtern
- **Beckenkreisen** oder schaukelnde Bewegungen in der Wehenpause
- **Vierfüßlerstand** bei hinterer Scheitelbeineinstellung
- **Rückenlage, zurückgelehntes Sitzen** auf dem Ball oder **aufrechtes Stehen** bei vorderer Scheitelbeineinstellung.

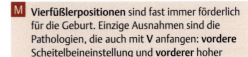

M **Vierfüßlerpositionen** sind fast immer förderlich für die Geburt. Einzige Ausnahmen sind die Pathologien, die auch mit **V** anfangen: **vordere** Scheitelbeineinstellung und **vorderer** hoher Geradstand (dorso anterior).

Literatur zu Kapitel 36 s. S. 492

37 Erschwerte und forcierte Kopfentwicklung

Ulrike Harder

> **D** **Erschwerte Kopfentwicklung:** in der aktiven Austreibungsphase tritt der auf Beckenboden stehende oder bereits sichtbare Kopf ausgesprochen langsam bis gar nicht tiefer und lässt sich kaum über den Damm bringen.
> **Forcierte Kopfentwicklung:** bei Geburtsstillstand oder wegen drohender kindlicher Hypoxämie wird die Kopfgeburt beschleunigt.

Therapie
Je nach Ursache und geburtshilflicher Situation kann der Kopfaustritt durch folgende Maßnahmen unterstützt werden:
- Lageveränderungen der Frau: tiefe Hocke (S. 310), Beckenmobilisation in Seitenlage (S. 430), Vierfüßlerstand S. 322)
- Oxytocingabe (Infusion)
- Äußerer Beckendruck (S. 417)
- Episiotomie
- Kristeller-Handgriff
- Hinterdammgriff nach Ritgen
- Forzeps- oder Vakuumextraktion

37.1 Kristeller-Handgriff

(Samuel Kristeller, Gynäkologe, Berlin 1820–1900)

> **Kristeller-Handgriff:** Beschleunigung des Kopfaustrittes in der Austreibungsphase durch einen externen, langsam ansteigenden Druck der Hände auf den Fundus uteri.

Die Anwendung des Kristeller-Handgriffes bedarf einer Indikation, diese muss ebenso wie der Name der ausführenden Hebamme/Ärztin im Geburtsjournal dokumentiert werden.

Voraussetzung: Muttermund vollständig eröffnet, gute Wehentätigkeit, der Kopf ist (fast) ausrotiert und steht (fast) auf Beckenboden.

Indikationen und Kontraindikationen

Indikationen
- Fehlende oder ungenügende Bauchpresse der Mutter, z. B. wegen Rektusdiastase, Peridualanästhesie oder Erschöpfung
- Kopfentwicklung bei Sectio
- Kopfgeburt bei Beckenendlage mit Bracht-Manöver
- Vaginaloperative Entbindung
- Drohende Hypoxämie bei länger andauernder Bradykardie und sichtbarem Kopf.

Für die beiden letzten Indikationen ist laut einer Untersuchung (Schulz-Lobmeyer et al. 1999) der Nutzen nicht erwiesen, da eine durch den externen Druck verursachte Minderdurchblutung der Plazenta und eine mögliche Reflexbradykardie des Kindes (wegen der Kopfkompression) den Vorteil der rascheren Entbindung aufzuwiegen scheint.

Kontraindikationen
- Kindlicher Kopf mit Leitstelle höher als 1 + 3 cm
- wehenloser Uterus ohne Kontraktion
- Fundusplazenta, da Gefahr einer plazentaren Mangeldurchblutung, vorzeitigen Plazentalösung und Expression von Gewebsthromboplastin besteht
- Wehensturm, drohende Uterusruptur
- Zustand nach Uterusoperation (Sectio, Myom-OP)
- Schulterdystokie, hoher Schultergeradstand.

Durchführung

Zunächst wird die Gebärende über die geplante Maßnahme informiert. Es ist wichtig, dass die Frau weiterhin in der Wehe gut mitdrückt, da der Kristeller-Handgriff nur unterstützende Wirkung hat und die Bauchpresse weder ersetzen kann noch soll!
- Die Frau befindet sich in halbsitzender Rückenlage, der Geburtshelfer befindet sich seitlich am Kopfende, evtl. etwas erhöht (z. B. auf einer Fußbank stehend oder neben der Frau auf dem Bett halb kniend sitzend (Abb. 37-1).

37 Erschwerte und forcierte Kopfentwicklung

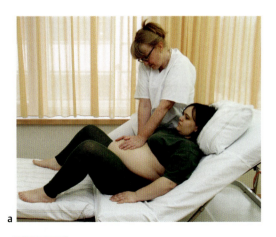
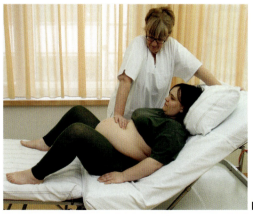

Abb. 37-1 **Kristeller-Handgriff**
a Die Hebamme sitzt auf ihrem linken Knie neben der Frau, ihr Rücken lehnt sich an das hoch gestellte Bettoberteil. So hat sie hinten Halt und kann gut mit ihren flach aufgelegten Händen das Kind nach vorne schieben.
b Oder sie stützt sich mit der linken Hand am Bettoberteil ab und schiebt nur mit der rechten Hand (gut geeignet für die seitliche Drucktechnik nach Martius).

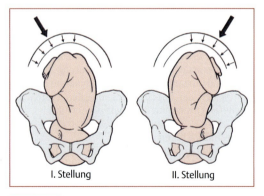

Abb. 37-2 **Kristeller-Handgriff** bei schräg stehender Pfeilnaht. Der Druck erfolgt von der Seite der kleinen Teile. I. Stellung: Druck von rechts oben, II. Stellung: Druck von links oben.

- Der Fundus uteri wird ertastet, beide Hände werden flach aufgelegt. Bei Wehenbeginn umfasst man den Fundus bzw. Steiß und schiebt das Kind ab Wehenakme synchron mit der Frau in Richtung Beckenausgang (Abb. 37-1 a).

M Nie außerhalb der Wehe drücken, das wäre schmerzhaft, uneffektiv und gefährlich!

Druckrichtung: Stellung und Haltung des Kindes sollten bekannt sein, um die Druckrichtung der Längsachse des Kindes anzupassen (Martius 1986):
- Bei **ausrotiertem Kopf** wird der Fundus mittig umfasst und das Kind gerade in Richtung Beckenausgang gedrückt.
- Bei **schräg stehender Pfeilnaht/wenig gebeugtem Kopf** wird der Fundus leicht zur Seite der kleinen Teile geschoben und das Kind von dieser Seite in Richtung Beckenausgang gedrückt (Abb. 37-1 b, Abb. 37-2). So trifft der Druck die Längsachse des Kindes, überträgt sich auf die Schädelbasis und kann damit die Beugung und Rotation des Kopfes unterstützen (die Wirkung des seitlichen Druckes ist am geburtshilflichen Phantom gut nachvollziehbar).

Wird die Expression wie von Kristeller und Martius beschrieben ausgeführt, ist sie meist effektiv, für die Frauen wenig schmerzhaft und führt selten zu den unten aufgeführten Komplikationen.

Falsche Technik: Einige Geburtshelfer(innen) greifen über den Leib der Frau, halten sich mit einer Hand am Bettlaken fest und drücken mit ihrem Unterarm auf den Fundus, um so mit weniger Kraftaufwand einen stärkeren Druck zu erzeugen (Abb. 37-3). Von dieser in fast keinem Lehrbuch beschriebenen Technik ist unbedingt abzuraten, denn der Druck des harten Unterarmknochens und Ellenbogens ist viel schmerzhafter für die Frau und birgt eine höhere Komplikationsrate!

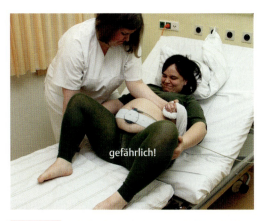

Abb. 37-3 Falsche Technik des Kristeller-Handgriffs, der ausgeübte Druck des harten Unterarmknochens ist für die Frau schmerzhaft und birgt ein hohes Komplikationsrisiko.

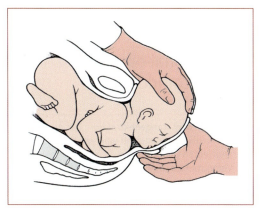

Abb. 37-4 Hinterdammgriff nach Ritgen zur **Beschleunigung** des Kopfaustrittes. Zwischen Steißbeinspitze und Anus wird das Kinn ertastet und mit den Fingern nach vorne über den Damm geschoben.

Komplikationen

Mütterliche Komplikationen
- Sehr schmerzhaftes Geburtserleben, post partum „blaue Flecken" am Oberbauch, Hämatombildung, Rippenprellung oder -fraktur
- Schädigung des Myometriums, vorzeitige Plazentalösung, fetomaternale Transfusion
- Fruchtwasserembolie, Uterus-, Milz-, Leberruptur (sehr selten).

Kindliche Komplikationen
- Reflexbradykardie infolge eines durch die verstärkte Kopfkompression ansteigenden Hirndrucks
- akuter Sauerstoffmangel wegen plazentarer Minderdurchblutung oder vorzeitiger Plazentalösung
- neurologisch/zerebrale Schädigung durch starke Kompression des kindlichen Kopf- und Halsbereiches
- iatrogen (durch den Arzt) verursachte Schulterdystokie, besonders bei einer Kombination des Kristeller-Handgriffs mit Vakuum- oder Forzepsextraktion (Krause 2004 [51]).

37.2 Hinterdammgriff nach Ritgen

(Ferdinand von Ritgen, Geburtshelfer, Gießen 1787–1867)

> **D** Durch Druck unter das kindliche Kinn wird ein Zurückgleiten des teilweise geborenen Kopfes in der Wehenpause verhindert oder die Deflexion des Kopfes gefördert.

Durchführung

- Sobald ein größerer Teil des Hinterhauptes in der Vulva sichtbar wird, lässt sich am Hinterdamm (Bereich zwischen Steißbeinspitze und After) das kindliche Kinn ertasten und in der Wehenpause festhalten (Abb. 37-4), z. B. in der Wehenpause bei einer Vakuumextraktion.
- Die mit einem Tuch bedeckten Finger der rechten Hand werden unter das Kinn gebracht, dann wird es langsam über den After nach vorn geschoben, bis der ganze Kopf über den Damm geboren ist.

Komplikationen

Schmerzhafte Verletzung der Schleimhaut und/oder der Muskelfasern im Bereich des Anus. Aus diesem

Grund wird heute der Ritgen-Handgriff nur noch sehr selten angewandt.

37.3 Vaginal-operative Entbindung

> **D** **Forzeps- bzw. Zangenextraktion:** Herausziehen des kindlichen Kopfes mit einer am Kopf angelegten Geburtszange.
> **Vakuumextraktion:** Herausziehen des kindlichen Kopfes mit einer durch Unterdruck an der Kopfschwarte festhaftenden Saugglocke.

Das notwendige Instrumentarium und seine Anwendung sind ausführlich im Gerätekapitel auf S. 783 ff beschrieben. Die Indikationen und Vorbedingungen der vaginal-operativen Entbindung mit Forzeps oder Vakuum sind ähnlich. Oft bestehen klinikspezifische Präferenzen für eine Methode.

Voraussetzungen
- Muttermund vollständig eröffnet
- Fruchtblase gesprungen bzw. eröffnet
- größter Kopfumfang in der Interspinalebene bzw. knöcherne Leitstelle mindestens 1+2 cm, am besten 1+4 (Beckenboden)
- Beckenausgang nicht zu eng, kein Becken-Kopf-Missverhältnis
- Kopf liegt zangen- bzw. vakuumgerecht
- Harnblase ist leer.

Indikationen

Kindliche Indikationen
- Drohende intrauterine Hypoxämie wegen akuter Bradykardie oder pathologischem CTG
- verlängerte Austreibungsperiode (länger als 2–3 Std.)

Mütterliche Indikationen
- Erschöpfung nach langem Geburtsverlauf
- Geburtsstillstand (Kopf tritt bei guter Wehentätigkeit nicht tiefer)
- Erkrankungen wie schwere Präklampsie, Herzfehler oder Gefahr der Netzhautablösung (Augenarzt rät wegen starker Kurzsichtigkeit vom Pressen ab)
- Fieber während der Geburt (Verdacht auf Amnioninfektion)
- Vaginale Blutung, Verdacht auf eine beginnende vorzeitige Plazentalösung.

Vor- und Nachteile

Zangenextraktion
- **Vorteile:** schneller anlegbar, darum schnellere Geburtsbeendigung
- **Nachteile:** schwierigere Technik, häufiger Weichteilverletzungen der Mutter. Beim Kind sind Zangenmarken, Nervenläsionen, intrakranielle Blutungen (Hirnblutungen) und Schädelfraktur möglich.

Vakuumextraktion
- **Vorteile:** leichter platzierbar, weniger mütterliche Verletzungen
- **Nachteile:** beim Kind sind intrakranielle Druckschwankungen, Netzhautblutungen, Kephalhämatom, intrakranielle Blutungen und Schädelfraktur möglich.

> **M** Für Frühgeburten und Gesichtslagen ist die Vakuumextraktion kontraindiziert.

Durchführung

- Zuerst wird die Frau bzw. das Paar über die Notwendigkeit und den Ablauf der Zangen- oder Vakuumextraktion **informiert,** dann hilft die Hebamme der Frau in eine günstige Geburtsposition (halbsitzende Rückenlage, meist im Querbett).
- Das Gebärset wird auf einem Extratisch gerichtet mit 2 Paar Handschuhen, Spritze für Pudendus- oder Lokalanästhesie, Einmalkatheter und Forzeps bzw. Vakuumglocke (s. S. 787). Vakuumgerät, Schleimhautdesinfektion, Lokalanästhetikum und ein Oxytocintropf werden bereitgestellt.
- Die Frau wird vor dem Eingriff **katheterisiert,** um Platz im kleinen Becken zu schaffen und die Verletzungsgefahr herabzusetzen. Zur Extraktion müssen die Wehen kräftig sein (alle 2–3 min.), die kindliche Herzfrequenz wird kontinuierlich überwacht.
- Sobald die Zange oder Saugglocke angelegt ist, übernimmt meist die Hebamme die Anleitung der Gebärenden, während die Ärztin wehensynchron das Kind extrahiert und ggf. eine Episiotomie schneidet.
- Das Vakuum der Saugglocke wird sofort nach Geburt des Kopfes langsam gelöst, damit die Glocke vom Kopf genommen werden kann. Ein schnelles Ablassen des Unterdruckes ist zu vermeiden, denn ein rascher Druckwechsel kann

die Entstehung eines Kephalhämatoms begünstigen.
- Ein Gegendruck am Damm (Dammschutz) beim Kopfaustritt und die weitere Entwicklung des Kindes auf den Bauch der Mutter wird nach Absprache von Ärztin oder Hebamme ausgeführt, ebenso die Gewinnung der Plazenta.
- Die Zangengeburt (Forzeps) wird auf S. 784 ausführlich beschrieben.

Caput succedaneum: Nach der Geburt müssen die Eltern über die von der Saugglocke verursachte ödematöse **Kopfhautschwellung** (Caput succedaneum s. S. 683) informiert werden, welche sich binnen weniger Stunden zurückbildet. Das Wort **Geburtsgeschwulst** ist in diesem Zusammenhang zu vermeiden, da es eher Ängste erzeugt als nimmt. Bei vaginal-operativen Entbindungen kann der forcierte Durchtritt des Kindes Zervix-, Scheiden- und Dammrisse verursachen, darum sollte der Geburtsweg post partum genau inspiziert werden (s. S. 782 Zervixeinstellung).

Literatur zu Kapitel 37 s. S. 492

38 Schulterdystokie, verzögerte Schultergeburt

Ulrike Harder

> **D** Schulterdystokie: Geburtsstillstand nach Geburt des Kopfes infolge ungenügender Schulterdrehungen. Zwei Formen werden unterschieden
> - **hoher Schultergeradstand** = Schulterdystokie in Beckeneingang
> - **tiefer Schulterquerstand** = Schulterdystokie in Beckenausgang

Häufigkeit: 0,2% bei normgewichtigen Kindern, 3,7% bei einem Geburtsgewicht von 4000–4500 g und 7,1% bei über 4500 g schweren Neugeborenen (Ouzoinian, Gherman 2005 [63]).

Begünstigende Faktoren
- Diabetes mellitus der Mutter
- hohes Geburtsgewicht > 4000 g
- Mehrgebärende mit rascher Austreibungsperiode
- Adipositas/Gewichtszunahme > 18 kg in der Schwangerschaft
- protrahierte Geburt, Tiefertreten des Kopfes verlangsamt

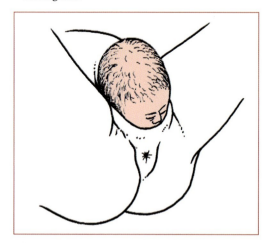

Abb. 38-1 **Turtle-Phänomen:** Beim hohen Schultergeradstand bleibt der Kopf der Vulva aufgepresst stehen (als ob er sich zurückziehen möchte), gleichzeitig erfolgt sofort eine leichte Kopfdrehung zur Seite.

- forcierte Kopfentwicklung mit Kristeller-Handgriff, VE oder Forzeps
- aktive Schulterentwicklung (kein Abwarten der äußeren Kopfrotation)
- Beckenanomalien, Schulterdystokie in der Anamnese
- Totgeburt

Diese Faktoren haben keinen präventiven Wert, nur die fetale Makrosomie (> 4500 g) in Kombination mit einer vaginal-operativen Entbindung steigerte eindeutig das Auftreten einer Schulterdystokie (Ozounian, Gherman 2005 [63]).

38.1 Diagnose

Hoher Schultergeradstand

1. Der Kopf wird nur schwer über den Damm geboren, Gesicht und Kinn sind kaum zu entwickeln. Typischerweise erscheint der Kopf wie in die Vagina hineingezogen bzw. der Vulva aufgepresst (Abb. 38-1).
2. Die Schultern stehen gerade über Bckeneingang, sie können nicht tiefertreten, da die vordere Schulter von der Symphyse zurückgehalten wird.
3. Meist kommt es zu einer frühen äußeren Drehung des eingezogenen Kopfes, die aber nicht zur Schultergeburt führt. Diese leichte Kopfdrehung ist eine Anpassungsbewegung des Kindes an seine noch gerade stehenden Schultern.
4. Beim vaginalen Eingehen ist seitlich neben dem Kopf keine Schulter zu tasten.

Tiefer Schulterquerstand

1. Der Kopf wird ganz geboren, es kommt nicht zum Zurückziehen in die Vagina, da die Schultern bereits ins kleine Becken eingetreten sind.
2. Die Schultern stehen quer auf dem längsovalen Levatorspalt des Beckenbodens, sie können vaginal seitlich ertastet werden.

3. Die äußere Drehung des Kopfes bleibt aus, weil die Schultern bzw. Oberarme seitlich ca. auf Höhe der Spinae ischiadicae festsitzen.
4. Beim vaginalen Eingehen sind seitlich neben dem Kopf die Schultern zu tasten (s. S. 437 Abb. 38-11).

38.2 Mögliche Folgen

Folgen für das Kind
- Verletzung des Plexus brachialis mit Armplexuslähmungen (Erb-Duchenne-Lähmung)
- Fraktur von Klavikula (Schlüsselbein) oder Oberarm nach forcierter Schulterlösung
- Hypoxische Schädigung durch anhaltenden Sauerstoffmangel.

Der Sauerstoffmangel ist nicht das vorrangige Problem der ersten 3-4 Minuten, denn die Blutzirkulation in der Nabelschnur besteht weiter, da der Nabelschnuransatz noch über Beckeneingang steht. Auch wenn der kindliche Kopf rasch blau wird, kann und muss Ruhe bewahrt werden (nie am Kopf ziehen!). Das Blauwerden zeigt nur die Stauung des venösen Blutes im Kopfbereich und ist kein Zeichen einer generalisierten Hypoxie.

> **M** Wird die Mutter zu guter Atmung angeleitet, bleibt in der Regel genug Zeit, um die Schultern mit einer der unten aufgeführten Maßnahmen vorsichtig zu lösen!

Folgen für die Mutter
- Traumatisierendes Geburtserleben
- Beckenbodenverletzungen (DR III°, große mediolaterale Episiotomie, evtl. beidseitig)

Therapie

Eine Schulterdystokie tritt nur sehr selten und meist unerwartet auf. Sie erfordert rasches und zielgerichtetes Handeln von Hebamme und zugezogenem ärztlichen Geburtshelfer, darum sollte jede geburtshilfliche Abteilung für den Notfall einen Therapieplan festlegen und regelmäßig üben. Der **Therapieplan** in Tab. 38-1 auf Seite 433 zeigt den zeitlichen Ablauf eines Notfallmanagements, die ersten Maßnahmen (A, B, C, und D1) sind für beide Formen der Schulterdystokie identisch.

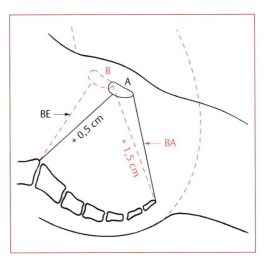

Abb. 38-2 Stellungsänderung der Symphyse (McRoberts-Manöver) bei Schulterdystokie: durch Überstrecken der Beine (schwarze Linien) erweitert sich der Beckeneingang, durch maximales Anbeugen der Beine (rotgestrichelte Linien) der Beckenausgang (Borell/Fernström 1981).

38.3 Beckenmobilisationen

Wirkungsmechanismus: Gezielte Bewegungen des mütterlichen Beckens können sowohl einen vorn an der Symphyse festhängenden hohen Schultergeradstand als auch einen im Becken seitlich von den Sitzbeinstachel behinderten tiefer Schulterquerstand lösen. Am bekanntesten ist die Stellungsänderung der Symphyse (Abb. 38-2, Abb. 38-3) in Rückenlage, das sogenannte **McRoberts-Manöver**. Diese Bezeichnung hat sich im deutschsprachigen Raum als Synonym für das Ausstrecken bzw. Überstrecken und anschließende Anbeugen der Beine in den Hüftgelenken durchgesetzt, obwohl McRoberts ursprünglich nur das maximale Anbeugen der Beine beschrieben hatte. In Hinblick auf die Erfolgsquote sowie die kindliche und mütterliche Morbidität ist das McRoberts-Manöver die Methode der ersten Wahl (DGGG-Leitlinie AWMF 015/024). Das Prinzip Ausstrecken und Anbeugen der Beine lässt sich auf alle Gebärpositionen übertragen.

38 Schulterdystokie, verzögerte Schultergeburt

> **M** Die **Beckenmobilisation** ist die Erstmaßnahme bei **jeder** verzögerten Schulterlösung!
> Je nach Gebärposition werden 3-mal eine oder zwei Beckenmobilisationen ausgeführt:
> - in Rückenlage das Becken anheben lassen
> - in Rückenlage die Beine überstrecken und anbeugen (McRoberts-Manöver)
> - in Seitenlage das obere Bein überstrecken und anbeugen
> - vom Hocker aufstehen und im Stehen das Becken vorschieben
> - Positionswechsel in den Vierfüßlerstand (Gaskin-Manöver)
> - im Knien das Becken vorschieben oder ein Bein zum asymmetrischen Knien aufstellen (Hirtenposition)

Geburt in Rückenlage

Stellungsänderung der Symphyse

Einfachste Variante ist das Anhebenlassen des Beckens (als ob die Unterlage gewechselt werden soll, s. Abb. 38-4), sobald der Verdacht einer Schulterdystokie aufkommt. Dreht sich der Kopf nach dieser Überstreckung nicht, folgt das

Manöver nach McRobert (Abb. 38-3).
- Zuerst die **Beine der Frau ausstrecken**, bzw. gleich das Unterteil des Entbindungsbettes tieferstellen und die Oberschenkel leicht nach hinten überstrecken (Walcher-Hängelage). Dadurch bewegt sich die Symphyse nach unten und der gerade Durchmesser des Beckeneingangs erweitert sich um ca. 0,5 cm (s. Abb. 38-2)
- Das anschließende **Anbeugen der Beine** im Hüftgelenk bringt die Symphyse wieder nach oben und hebt sie über die vorn verkeilte Schulter. Bei maximal angebeugten Beinen erweitert sich außerdem der Beckenausgang um ca. 1,5 cm, was die weitere Schulterentwicklung erleichtert (Borell/Fernström 1981).
- Dieses Manöver sollte **dreimal in ruhigem Tempo** ausgeführt werden, damit die Frau keine Abwehrspannung gegen einen zu schnellen Stellungswechsel aufbaut.

Seitenlage: Muss die Hebamme alleine agieren, bittet sie die Frau auf die linke Seite, legt sich das obere Bein auf den rechten Arm und führt eine einseitige, aber wirkungsvolle Stellungsänderung der Symphyse in Seitenlage (nach Harder 2005) durch (Abb. 38-5).

Geburt auf dem Hocker

Bei einer Geburt auf dem Hocker lässt sich die Stellung der Symphyse ändern durch Aufstehen, Becken vorschieben, Hinsetzen und Oberkörper zu den Oberschenkeln vorbeugen (Abb. 38-6). Oder die Frau begibt sich vor dem Hocker in den Vierfüßlerstand. Die Beckenmobilisation in einer aufrechten Gebärhaltung ist für die Frau angenehmer, da ihre Gebärhaltung nicht sofort in eine unbequeme, passive Rückenlage verändert wird. Außerdem lässt sich wertvolle Umlagerungszeit einsparen.

All-Fours-Manöver nach Gaskin

Im **Vierfüßlerstand** sinkt der kindliche Rumpf der Schwerkraft folgend nach vorne. Dadurch bewegen sich die Schultern in die Gegenrichtung, also weg von der Symphyse. Die Umlagerung aus der Rückenlage geschieht günstigerweise mit Unterstützung durch zwei seitlich stehende Hilfspersonen **über die Hocke nach vorn**. Während der kurzfristigen tiefen Hockstellung wird der Beckenausgang erweitert.

Lösen sich die Schultern durch die Umlagerung nicht, kann im Anschluss eine Stellungsänderung der Symphyse im Vierfüßlerstand ausgeführt werden (Abb. 38-7).

Zur **Beckenmobilisation im Vierfüßlerstand** (nach Harder 2001) richtet sich die Frau auf, schiebt ihr Becken vor und geht wieder nach vorne auf die Hände (Abb. 38-7). Die Frau kann auch vom Kniestand in die Hirtenposition gehen, dazu wird ein Fuß aufgestellt (Hildebrandt/Göbel 2008).

> **M** Führt die dreimalige Beckenmobilisation in einer Gebärposition nicht zur Schulterlösung, kann sie mit zusätzlichem suprapubischen Druck oder in einer anderen Position wiederholt werden, oder es wird sofort mit der nächsten Maßnahme begonnen (s. Tab. 38-1 S. 433).

Beckenmobilisationen 38

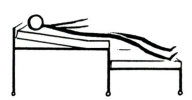
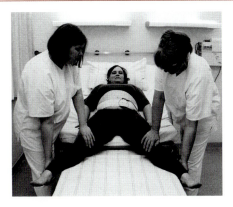

1. Überstrecken der Beine (Walcher-Hängelage)

    Wirkung: Erweiterung des BE

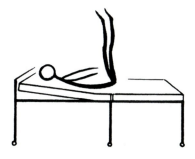
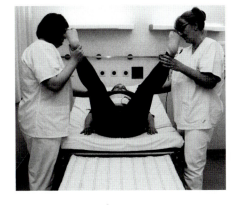

2. Beine gestreckt anheben

    Wirkung: Symphyse anheben

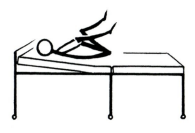
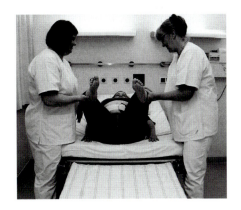

3. Knie anwinkeln und maximal im Hüftgelenk anbeugen

    Wirkung: Erweiterung des BA

4. Beine erneut strecken (wie Bild 2) und wieder absenken (wie Bild 1)

Abb. 38-3 **Beckenmobilisation bei Schulterdystokie** (McRoberts-Manöver): Das dreimalige Strecken bzw. Überstrecken der Beine (auch Walcher-Hängelage genannt) mit anschließendem maximalem Anbeugen der Beine im Hüftgelenk verändert die Position der Symphyse und befreit die Schultern.

38 Schulterdystokie, verzögerte Schultergeburt

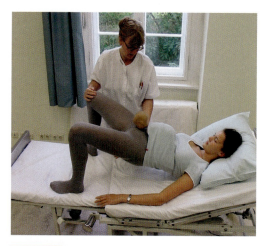

Abb. 38-4 **Leichte Beckenmobilisation** durch dreimaliges Anheben des Beckens wie zum Wechseln einer Unterlage (bewirkt leichte Überstreckung).

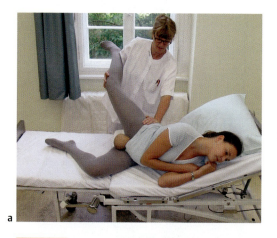 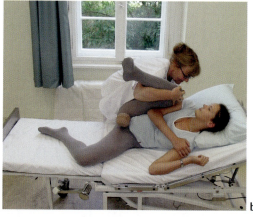

a b

Abb. 38-5 **Beckenmobilisation in Seitenlage** durch dreimaliges Bewegen des oberen Beines (die Hebamme muss hinter der Frau stehen).
a Überstreckung zur Erweiterung des BE: das Bein wird nach hinten geführt, die Hüfte mit der linken Hand etwas nach vorne geschoben.
b Anbeugen zur Erweiterung des BE: das Bein wird maximal nach vorne angebeugt.

Dieses Manöver kann auch bei verzögerter/erschwerter Kopfgeburt sehr hilfreich sein. Die Bewegung wird dann in der Wehe atemsynchron ausgeführt (Einatmen: Überstrecken, Ausatmen: Anbeugen).

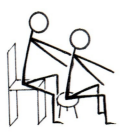
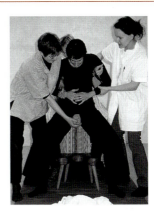

1. Aufstehen mit Hilfe von Hebamme, Ärztin und Partner (sitzt hinter der Frau)

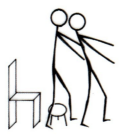
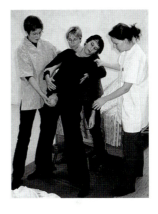

2. Becken vorschieben bei gestreckten Beinen, Partner oder Helferinnen schieben am Po

   Wirkung: Erweiterung des BE

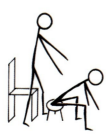
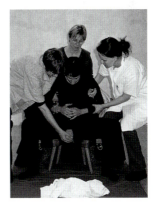

3. Zurücksetzen auf den Gebärhocker und weit nach vorn beugen

   Wirkung: Erweiterung des BA

4. Erneut aufstehen, Becken vorschieben, Hinsetzen und Oberkörper vorbeugen

Abb. 38-6 **Beckenmobilisation bei Schulterdystokie** auf dem Hocker, die Frau wird von den Helferinnen gut gestützt, die Hebamme muss die ganze Zeit ihre rechte Hand am Köpfchen des Kindes haben (CAVE: Sturzgeburt), die Mobilisation wird dreimal ausgeführt.

38 Schulterdystokie, verzögerte Schultergeburt

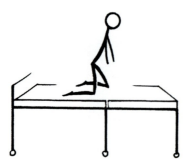

1. Aufrichten in den Kniestand

   Wirkung: Erweiterung des Beckeneingangs

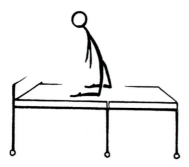

2. Mit gerade stehenden Oberschenkeln das Becken nach vorne schieben, bis ein Zug an der Symphyse bemerkt wird

   Wirkung: maximale Erweiterung des Beckeneingangs

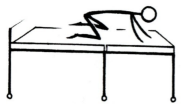

3. Zurückgehen in den Vierfüßlerstand, dann das Becken seitlich etwas schütteln

   Wirkung: Erweiterung des Beckenausgangs

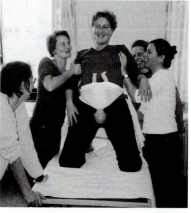
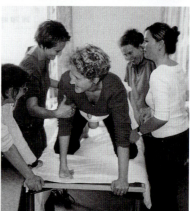

Abb. 38-7 **Beckenmobilisation bei Schulterdystokie** im Vierfüßlerstand durch dreimaliges aufrechtes Knien, Beckenvorschieben und Zurückgehen in den Vierfüßlerstand.

Tabelle 38-1 Therapieplan bei Schulterdystokie (Notfallstandard-Muster).

A	Ruhe bewahren, evtl. drehen sich die Schultern noch spontan! Frau und Partner informieren und ohne Hektik anleiten.
B	Kein Ziehen am Kopf! Kein Mitpressenlassen oder Kristeller-Handgriff! Oxytocininfusion stoppen! (Tokolyse nur bei heftigen Wehen)
C	Sofort gynäkologischen Facharzt rufen (lassen), ggf. Anästhesie und Pädiater. Die ersten Maßnahmen führt die Hebamme selbständig (mit dem Assistenzarzt) aus, sie sind für das Kind ungefährlich.
D	**Hoher Schultergeradstand** – Maßnahmen 1. Beckenmobilisation durch Stellungsänderung der Symphyse (McRoberts-Manöver) mindestens 3-mal, je nach Gebärposition in Seiten- oder Rückenlage, im Liegen, Stehen oder Knien oder ein Wechsel in den Vierfüßlerstand (Gaskin-Manöver) 2. Suprapubischer Druck auf die vordere Schulter (nach Rubin, Mazzanti) 3. Anlegen bzw. Erweitern der Episiotomie, wenn nötig 4. Innere Rotation der Schultern (nach Woods, Rubin) 5. Entwicklung des hinteren Armes (nach Barnum) 6. Nach dem Versagen aller Methoden kann versucht werden: • Brechen der kindlichen Klavikula • Symphysiotomie • Abdominaler Rettungsversuch: nach dem Zurückschieben des geborenen Kopfes Entwicklung per Sectio (Zavanelli-Manöver)
D	**Tiefer Schulterquerstand** – Maßnahmen 1. Beckenmobilisation durch Stellungsänderung der Symphyse (McRoberts-Manöver) mindestens 3-mal, je nach Gebärposition im Liegen, Stehen oder Knien, mit gutem Anbeugen der Beine, um den Beckenausgang optimal zu erweitern • oder Wechsel in den Vierfüßlerstand (Gaskin-Manöver) • oder Seitenlagerung mit Vor- und Zurückkippen der Hüfte 2. Den Kopf dammwärts leiten, um die Schultern tiefer ins Becken zu bringen und die Drehung zu erleichtern 3. Anlegen bzw. Erweitern der Episiotomie, wenn nötig 4. Druck-Dreh-Handgriff: innerer Druck auf eine Schulter mit gleichzeitiger Rotation des Kopfes 5. Druck der Schultern auf den Beckenboden verstärken durch Mitdrückenlassen und Oxytocingabe
E	Ausführliche Dokumentation durch Arzt und Hebamme
F	Aufklärung der Eltern über das ungewöhnliche Geburtsgeschehen

38.4 Suprapubischer Druck

Beim hohen Schultergeradstand kann in Rückenlage die vorne stehende Schulter als „Knubbel" oberhalb der Symphyse getastet werden. Ein kontinuierlicher oder rüttelnd ausgeführter suprapubischer (suprasymphysärer) Druck hilft die Schultern zu lösen. Zwei Techniken stehen zur Verfügung:

- **Lateraler Druck nach Rubin** (1964): Ein von der Seite her auf den Rücken des Kindes ausgeführter Druck mit dem Handballen dreht die Schultern in den queren Durchmesser (Abb. 38-8 a).

- **Dorsaler Druck nach Mazzanti** (1959): Der mittig ausgeführte Druck auf die vorn stehende Schulter verringert den Schulterumfang (Abb. 38-8 b).

Druckrichtung immer weg von der Symphyse (nach kranial), der Handballen wird oberhalb der Schamhaargrenze aufgesetzt.

38 Schulterdystokie, verzögerte Schultergeburt

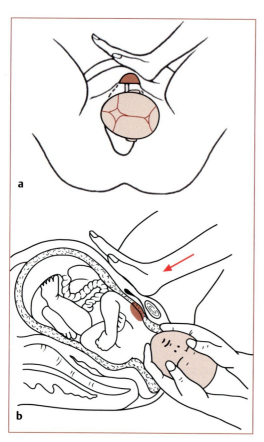

Abb. 38-8 **Suprapubischer Druck** ist auf zwei Arten möglich, die Beine der Frau sollten ausgestreckt sein:
a Druck nach lateral (Rubin) seitlich auf den Rücken des Kindes oder
b Druck nach dorsal (Mazzanti) mittig auf die vorne stehende Schulter

> M **Kombinationsmöglichkeiten:** Lateraler suprapubischer Druck sollte stets bei der Beckenmobilisation in Rückenlage (McRoberts) angewandt werden, wenn die Beine ausgestreckt sind, da in dieser Haltung die Schulter weniger gegen die Symphyse drückt. Außerdem ist der suprapubische Druck sehr hilfreich während einer inneren Rotation der Schultern nach Woods.

38.5 Episiotomie

Die Weichteilerweiterung durch einen Schnitt kann nach der Lösung der Schultern die Rumpfentwicklung beschleunigen und insgesamt die Dauer des Sauerstoffmangels verkürzen.

> M Das **Schneiden** oder **Erweitern** einer Episiotomie ist immer dann angezeigt, wenn zu wenig Platz zum Eingehen vorhanden ist oder wenn sich die Schulterlösung länger hinzieht.

Heute wird die Episiotomie erst nach dem Versagen der äußeren Maßnahmen (Beckenmobilisation, suprasymphysärer Druck) empfohlen, da es keine Evidenzen dafür gibt, dass sich die kindliche Verletzungsrate bei einer Schulterdystokie durch das Anlegen bzw. Erweitern einer Episiotomie senken lässt. Das Management einer Schulterdystokie ohne Episiotomie erspart der Frau unnötige Verletzungen und dürfte zu keinem rechtlichen Problem führen, zumal die Ausführung der Episiotomie in amerikanischen Studien (J. J. Nocon et al. 1993, Gurewitsch 2004) keinen signifikanten Effekt auf die Häufigkeit kindlicher Verletzungen zeigte. In der Literatur der 1980er und 1990er Jahre zum Thema Schulterdystokie wurde stets das Anlegen bzw. Erweitern der Episiotomie als erste Maßnahme empfohlen, da seit 1979 bei Schadenersatzprozessen mehrere Gutachter das Unterlassen der Episiotomie als Behandlungsfehler eingestuft hatten.

> M Zur forensischen Absicherung empfiehlt es sich, das **nicht** erfolgte Schneiden oder Erweitern der Episiotomie bei einer Schulterdystokie im Geburtenblatt mit Begründung zu dokumentieren (s. S. 438).

Durchführung

- Eine Geburtshelferin hebt den kindlichen Kopf an der Stirn symphysenwärts an, um am Damm etwas Platz zu schaffen.
- Die andere geht unter dem Kinn des Kindes mit dem Zeigefinger von einer Seite ein, drückt den Damm nach hinten und führt dann von der anderen Seite neben ihrem Finger die offene Epischere in die Scheide ein. Während sie die Frau auffordert, rasch einzuatmen (zur Ablenkung), kann sie die **Episiotomie mediolateral** schneiden bzw. erweitern.

38.6 Eingehen mit der Hand beim hohen Schultergeradstand

Verschiedene Techniken stehen zur Wahl, die hier vorgestellten Manöver nach Rubin (1964) und Woods (1943) lassen sich gut am geburtshilflichen Phantom erlernen. Bei einer Schulterdystokie wird mal der eine, mal der andere Handgriff leichter auszuführen sein. Für sehr schwierige Fälle ist eine Narkose mit Relaxierung notwendig.

> **M** Vor dem Eingehen sollten die Hände mit reichlich Ultraschall-Gel gleitfähig gemacht werden!

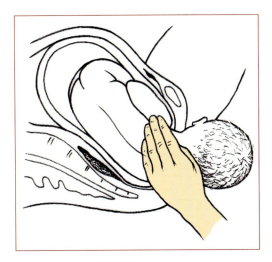

Manöver nach Rubin

Durchführung im Querbett (Abb. 38-9):
- Die Hebamme **sitzt** vor der Frau, am besten etwas tiefer, da das Eingehen tief am unteren Schambogenast beginnt (in Symphysennähe ist es unmöglich).
- Auf der Seite des kindlichen Rückens mit der ganzen Hand entlang der Nackenfalte eingehen (I. Stellung rechte Hand, II. Stellung linke Hand) und die Finger halbkreisförmig um den Hals des Kindes vorschieben, bis sie hinter der Symphyse auf die vorne stehende Schulter gelangen. Um das Eingehen zu erleichtern, vorher den Kopf mit der anderen Hand etwas zur Gegenseite schieben.
- Dann wird durch Druck auf das Schulterblatt die vorn stehende Schulter zur Seite gedrängt bzw. gedreht.

Vorteil: kein Verletzungsrisiko für das Kind beim Druck auf den Rücken.

Nachteil: bei einem engen Schambogenwinkel gestaltet sich das Eingehen mit der ganzen Hand schwierig.

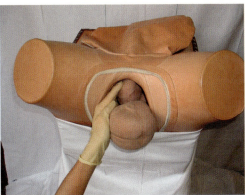

Abb. 38-9 **Innere Rotation nach Rubin** bei hohem Schultergeradstand: Bei II. Schädellage wird mit der linken Hand vom Rücken her auf die vorne feststehende linke Schulter gedrückt, bis sich die Schultern in den Querstand drehen (zur Verdeutlichung wurde am geburtshilflichen Phantom der Beckenboden entfernt und die Puppe etwas tiefer im Becken platziert).

Manöver nach Woods plus suprapubischer Druck

Durchführung im Querbett (Abb. 38-10):
- Die Hebamme **steht** vor der Frau, so fällt es ihr leichter, auf der Bauchseite des Kindes zwei Finger senkrecht von oben tief in die Kreuzbeinhöhle einzuführen (I. Stellung linke Hand, II. Stellung rechte Hand), die Finger bleiben zunächst vor dem Kinn des Kindes.
- Erst tief in der Kreuzbeinhöhle wird in Richtung der hinten stehenden Schulter getastet, hier lässt sich der Oberarmknochen gut identifizieren.
- Dann die Finger auf den Oberarmhöcker legen und diesen zur Seite drängen. Gleichzeitig wird die innere Rotation von außen durch einen seitlichen suprapubischen Druck mit der anderen Hand unterstützt.

Vorteil: Die hintere Schulter ist mit zwei Fingern erreichbar, der Handgriff kann gut im Vierfüßlerstand ausgeführt werden.

38.7 Hoher Schultergeradstand, weitere Maßnahmen

Äußere Überdrehung des Kopfes

Diese Maßnahme (nach Martius 1987) wurde in den letzten Jahren kritisch diskutiert, denn das Drehen des Kopfes in die Gegenrichtung kann bei fixierter Schulter eine Überdehnung des Armplexus begünstigen. Da schonendere und effizientere Methoden zur Verfügung stehen, wird die äußere Überdrehung nach Martius heute nicht mehr empfohlen (AWMF-Leitlinie 015/024).

Entwicklung des hinteren Armes

Für die Entwicklung des hinteren Armes (nach Barnum 1945) ist eine gut wirkende **PDA oder Narkose** wünschenswert.

Durchführung

- Bei I. Stellung wird mit der ganzen linken Hand, bei II. Stellung mit der rechten Hand seitlich vom Kind tief eingegangen und der hinten stehende Arm aufgesucht.
- Dann wird er im Ellenbogengelenk gebeugt, an der Hand gefasst und **nach hinten-unten** über den Damm herausgezogen. Hierdurch kann die hintere Schulter aus der Kreuzbeinhöhle entwickelt werden.

Wegen der erhöhten Gefahr von Oberarm- und Klavikulafrakturen (Verletzungsrate um 18%) wird diese Methode nur noch selten empfohlen.

Alle weiteren auf S. 433 in Tab. 38-1 aufgeführten Methoden erfordern ein noch invasiveres Vorgehen und können erhebliche Verletzungen verursachen. Sie werden in der Fachliteratur nur **für den äußersten Notfall** (beim Versagen aller oben genannten Lösungsmöglichkeiten) genannt.

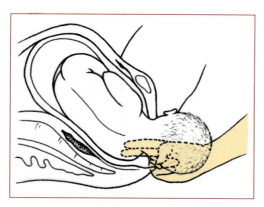

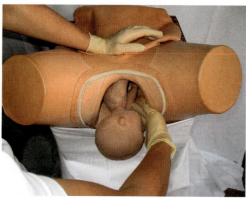

Abb. 38-10 **Innere Rotation nach Woods** bei hohem Schultergeradstand: Bei II. Schädellage wird mit der rechten Hand von der Bauchseite her kommend der hinten in der Kreuzbeinhöhle stehende Oberarm aufgesucht. Durch gleichzeitigen inneren Druck auf den hinteren Oberarm und äußeren suprapubischen Druck auf die vorne stehende Schulter wird das Kind in den Schulterquerstand gedreht (zur Verdeutlichung wurde am geburtshilflichen Phantom der Beckenboden entfernt und die Puppe etwas tiefer im Becken platziert).

Nachteil: Verletzungsgefahr beim Kind, wenn die Finger waagerecht eingeführt und vorne auf die Klavikula oder den Plexus brachialis gedrückt werden.

38.8 Tiefer Schulterquerstand, weitere Maßnahmen

Bleiben die Schultern auch nach der ersten Wehe quer auf Beckenboden stehen, sprechen wir von einer verzögerten Schulterentwicklung bzw. vom tiefen Schulterquerstand. Tab. 38-1 zeigt das weitere Vorgehen (A, B, C und D1-3). Führt die Beckenmobilisation nicht zur Schulterlösung, ist folgendes Manöver unbedingt zu empfehlen:

Druck- und Dreh-Handgriff

Mit dem Druck- und Dreh-Handgriff (nach Harder 2005) kann die ausgebliebene Rotation der Schultern auf Beckenboden schonend unterstützt werden. Die Handhaltung ist für uns Hebammen ungewohnt (Abb. 38-11).

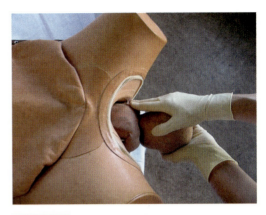

Abb. 38-11 **Druck- und Drehhandgriff** beim tiefem Schulterquerstand: Die Hebamme drückt gleichzeitig innen mit zwei Fingern auf die linke Schulter und unterstützt von außen durch rechtsherum Drehen des Kopfes die Schulterrotation (zur Verdeutlichung wurde am geburtshilflichen Phantom der Beckenboden entfernt).

Durchführung
- Die linke Hand liegt quer auf dem Vorderhaupt, während die rechte Handfläche längs auf dem Hinterhaupt ruht.
- Seitlich links mit zwei Fingern eingehen und diese auf die querstehende linke Schulter legen,
- dann gleichzeitig auf die linke Schulter drücken und den Kopf rechtsherum drehen.
- Folgen Schultern und Kind dieser Richtung nicht, kann ohne Umgreifen die andere Richtung probiert werden:
- die Finger zurückziehen, dann rechts eingehen, auf die rechte Schulter drücken und den Kopf linksherum drehen.

38.9 Schulterdystokie bei Wassergeburten

Im Wasser werden die Schultern physiologischerweise etwas später geboren, da die nächste Wehe nach der Kopfgeburt bis zu 5 Minuten auf sich warten lassen kann.
- Besteht der **Verdacht auf Schulterdystokie**, sollte eine liegende Frau zunächst auf die Seite gebeten werden, damit sie ihr Becken vor- und zurückkippen kann. Gleichzeitig wird das Wasser abgelassen für den Fall, dass es sich schwieriger gestalten.
- Dann kann die Frau in der Wanne in den Vierfüßlerstand gebracht werden (All-Fours-Manöver Gaskin) und es wird eine Stellungsänderung der Symphyse im Knien versucht (Abb. 38-7). Hierfür sollte das Wasser abgelassen werden.
- Oder die Frau steht mit seitlicher Unterstützung breitbeinig auf und verlässt die Wanne. Während dieser Aktion belässt die Hebamme zur Sicherheit eine Hand am Kopf des Kindes. Außerhalb der Wanne kann entweder eine Beckenmobilisation im Stehen (Abb. 38-6) oder im Liegen auf dem Entbindungsbett (Abb. 38-3) oder im Vierfüßlerstand ausgeführt werden.
- Das weitere Vorgehen erfolgt analog dem Therapieplan auf S. 433 in Tab. 38-1.

38.10 Dokumentation

Eine Geburt mit Schulterdystokie muss korrekt und ausführlich von den Beteiligten dokumentiert werden. Alle ausgeführten Maßnahmen sind der Reihe nach aufzulisten.
- Entweder mit Zeitangabe, wobei jedes Manöver etwa eine Minute dauert, diese Zeit wurde bei vielen praktischen Übungen beobachtet (siehe Beispiel Tab. 38-2).
- Oder nur die Uhrzeit von Kopfgeburt sowie Kindsgeburt angeben und alle dazwischen ausgeführten Manöver chronologisch ohne Zeitangabe notieren.

Das CTG muss nicht, kann aber mit der Notiz „Kopfgeburt" weiterlaufen, um die Zeit bis zur Schultergeburt besser einschätzen zu können. Nach Geburt des

Tabelle 38-2 Muster einer Geburtsdokumentation nach Schulterdystokie.

Zeit	Dokumentation
17.20	Geburt des Kopfes in halbsitzender Rückenlage aus II. vorderer HHL
17.21	Diagnose hoher Schultergeradstand (Schulterdystokie) und tel. Info von Oberarzt + Notfallteam (durch Assistent Dr. G)
17.21	Beckenmobilisation in Seitenlage (Strecken und Beugen der Beine) durch Heb. U (3-mal). Gebärende drückt nicht mit, atmet gut
17.22	McRoberts-Manöver im Querbett (Überstrecken und Beugen der Beine) mit rüttelndem seitlichen suprapubischen Druck (Heb. U + Dr. G), keine Wehentätigkeit
17.24	Innere Rotation der vorderen Schulter in Steinschnittlage nach Rubin (Heb. U)
17.25	Geburt eines lebenden Mädchens aus II. voHHL, Apgar 6-7-10, NapH 7,14, Gewicht 4200 g, Erstversorgung mit O2-Dusche (Dr. G). DR II° bei Kopfgeburt. Keine Epi für die Schulterentwicklung geschnitten, da genug Platz zum Eingehen und zur Rotation vorhanden war.
17.25	Eintreffen von Oberarzt und Anästhesie
17.35	Untersuchung des Kindes durch Oberarzt, es werden keine Verletzungen oder Bewegungseinschränkungen festgestellt.

Kopfes ist eine qualitativ gute FHF-Registrierung nicht ausschlaggebend, denn die Lösung der Schultern muss in jedem Fall besonnen und fachlich richtig nach Notfallplan erfolgen.

Eine mangelhafte Dokumentation wirkt sich bei Schadensersatzklagen fast immer negativ für Hebamme und Geburtshelfer aus.

Wichtigste Inhalte der Niederschrift:

- Wann trat das Geburtshindernis auf?
  Uhrzeit bei Geburt des Kopfes und Uhrzeit der Diagnosestellung Schulterdystokie
- Welche Diagnosestellung?
  Hoher Schultergeradstand oder tiefer Schulterquerstand
- Wie war die Wehentätigkeit?
  Meist keine Wehen für 1-5 Min., Uhrzeit, wann Wehentropf abgestellt und wann ggf. Tokolyse gegeben
- Wann wurden der Arzt/die Ärzte und eine Hebammenkollegin gerufen?
  Eintreffzeit aller Personen im Kreißsaal
- Was hat die Hebamme/Ärztin getan?
  Alle Maßnahmen mit ihrem (Miss-)Erfolg beschreiben
- Wann wurde das Kind wie geboren?
  Uhrzeit Kopf- und Uhrzeit Schultergeburt, Apgar und pH-Wert
- Wie war die Erstversorgung des Kindes?
  Kindliche Besonderheiten speziell in Hinblick auf typische Verletzungen nach einer Schulterdystokie

Literatur zu Kapitel 38 s. S. 492

39 Sectio caesarea

Ulrike Harder, Astrid Herber-Löffler

39.1 Häufigkeit, Indikationen, Nachteile

Ulrike Harder

Eine abdominale Schnittentbindung (Sectio caesarea abdominalis), meist **Kaiserschnitt** oder kurz Sectio genannt, kann zu jedem Zeitpunkt vor oder während der Geburt erfolgen und bedarf immer einer ausdrücklichen Einwilligung der schwangeren Frau. Zwei Formen werden unterschieden:

> **D** **Primäre Sectio:** ein geplanter, vor Geburtsbeginn ausgeführter Kaiserschnitt (ohne Wehen oder vorzeitigen Blasensprung)
> **Sekundäre Sectio:** ein im Geburtsverlauf notwendig werdender Kaiserschnitt (nach Wehenbeginn oder vorzeitigem Blasensprung)

In den deutschen Kodierrichtlinien für Geburtsmedizin von 2011 wird die **sekundäre Sectio** anders definiert: hiernach kann auch ein Kaiserschnitt aufgrund einer Notfallsituation (z. B. HELLP-Syndrom oder fetal distress) vor Wehenbeginn als sekundärer Kaiserschnitt bezeichnet und damit abgerechnet werden (die Fallpauschale für eine sekundäre Sectio liegt etwa 550 € höher als die für eine primäre).

Sectio-Frequenz

Immer mehr Kinder kommen heute per Kaiserschnitt zur Welt. Während in den 1960er Jahren nur etwa 3–5 % der Schwangeren per Sectio entbunden wurden, waren es in den 1980er Jahren bereits 8–18 %. Laut Statistischem Landesamt 2011 (www.destatis.de) waren im Jahr 2009 bereits 31,3 % aller Geburten eine Sectio!

Der Anteil der Geburten per Sectio ist regional sehr unterschiedlich, er war in Sachsen mit 22,6 % am niedrigsten und im Saarland mit 38,4 % am höchsten. Es fällt auf, dass in den östlichen Bundesländern mit 25,9 % deutlich weniger Kaiserschnitte ausgeführt werden als mit 32,7 % in den westlichen (Ausnahme Hamburg, hier lag die Sectiorate „nur" bei 28,0 %). Während in Bremen, Brandenburg und Hamburg die Sectiorate gegenüber dem Vorjahr um -0,1 bis -1,7 Prozentpunkte gesunken ist, verzeichnete Niedersachsen mit + 2,4 Prozentpunkten die höchste Steigerung gegenüber dem Vorjahr.

Diese hohe Anzahl an Kaiserschnitten ist **fachlich nicht zu rechtfertigen**. Nach der derzeitigen Datenlage werden durch eine höhere Sectiofrequenz keine nennenswerten Verbesserungen des fetalen Outcomes erreicht. Die Sectiofrequenz stieg eher aufgrund anderer Faktoren wie sozioökonomischer Status und Erwartungen der Frau, Angst der Geburtshelfer vor Klagen aufgrund von Kunstfehlern, terminliche Gründe, Bequemlichkeit, finanzielle Überlegungen (Enkin et al. 2006). Auch allgemein kann in unserer Gesellschaft eine veränderte Einstellung zu operativen Eingriffen beobachtet werden, wie der rasante Anstieg an sog. Schönheitsoperationen zeigt. Jedoch konnte in Studien gezeigt werden, dass der Anstieg der Kaiserschnittraten ursächlich nicht durch den Wunsch der Schwangeren bedingt ist (Hainer, Kowalcek 2011).

Sectio-Indikationen

Indikationen zur primären Sectio

- Placenta praevia totalis (vorliegende Plazenta)
- vorzeitige Plazentalösung
- absolutes Kopf-Becken-Missverhältnis
- Beckenendlage mit Zusatzrisiken
- Querlage
- Zwillinge, erstes Kind nicht in Schädellage
- Drillinge, Vierlinge etc.
- schwere Präeklampsie oder HELLP-Syndrom
- fetale Gefährdung durch vaginale Geburt, z. B. bei HIV oder Genitalherpes der Mutter
- starke Geburtsängste der Mutter

Indikationen zur sekundären Sectio

- protrahierter Geburtsverlauf, Geburtsstillstand
- intrauterine Hypoxie
- drohende Uterusruptur
- Nabelschnurvorfall
- Blutung bei tief sitzender Plazenta
- Frühgeburt vor der 32. SSW.

Ob Diagnosen wie Beckenendlage, Früh- oder Mehrlingsgeburt, geschätztes Geburtsgewicht über 4500 g, Symphysenlockerung oder der Wunsch der Mutter in jedem Fall eine Sectio-Indikation darstellen, wird zwischen Geburtshelfern und Geburtsmedizinern kontrovers diskutiert.

Die Indikation zum Kaiserschnitt wird heute großzügiger gestellt, denn:
- Die Geburtshelfer haben weniger Geduld und Erfahrung mit schwierigen Geburtsverläufen (z. B. Einstellungsanomalien, Beckenendlage).
- Ein pathologisches CTG wird oft ohne Mikroblutuntersuchung als alleinige Sectio-Indikation gewertet, denn es besteht eine steigende Furcht vor Haftpflichtansprüchen der Eltern.
- Die primäre Sectio wird von einigen Geburtshelfern als generell bessere Entbindungsart propagiert, da der Beckenboden besonders durch die vaginale Geburt nachhaltig geschädigt würde. Diese Annahme wird jedoch durch einige Studien nicht bestätigt (Retzke 2004).
- Das Anspruchsniveau der Eltern ist deutlich gestiegen und viele Schwangere (und besonders ihre Partner!) zeigen eine immer geringere Belastungstoleranz bezüglich der zu leistenden Geburtsarbeit. Außerdem sind die Gebärenden heute älter und mit mehr Risikofaktoren behaftet wie z. B. Zustand nach Sterilitätsbehandlung, Diabetes mellitus, Plazentainsuffizienz etc.

Wunschsectio (elektive Sectio)

Der so genannte Wunschkaiserschnitt (Sectio ohne medizinische Indikation) beschäftigt zunehmend Schwangere, Hebammen, Geburtshelfer und Medien, obwohl er zahlenmäßig eine eher untergeordnete Rolle spielt, denn die Mehrheit der Frauen wünscht sich nach wie vor eine Spontangeburt (Schücking 2004, Hainer, Kowalcek 2011). Häufigste Ursache für die Wunschsectio sind ausgeprägte Geburtsängste der Frau, die hinterfragt und bearbeitet werden sollten. Vor einer elektiven Sectio muss die Tragzeit (mindestens abgeschlossene 37. SSW) gesichert sein (AWMF 015/054 von 2010). Nach einer amerikanischen Studie sollten geplante Kaiserschnitte erst in der 39. oder 40. Gestationswoche durchgeführt werden, um das gesundheitliche Risiko für das Kind so gering wie möglich zu halten (Zimmer 2009).

> M Wir Hebammen müssen in Zukunft vermehrt Aufklärungs- und Beratungsarbeit leisten, um das Selbstvertrauen der Schwangeren zu stärken und die Vorteile der vaginalen Geburt immer wieder ins Bewusstsein zu bringen.

Nachteile der Sectio

> M In jedem Fall sollte bedacht werden, dass der Kaiserschnitt nach wie vor die gefährlichste Entbindungsart für die Mutter darstellt, ihr postpartal deutlich mehr Schmerzen und körperliche Beeinträchtigungen beschert und auch das Kind beinträchtigen kann.

Risiken für die Mutter

Die **Sectio-Mortalität** (Müttersterbefall pro Schnittentbindung) ist in den letzten 25 Jahren stark gesunken. Betrug das operations- und anästhesiebedingte Sterblichkeitsrisiko während und innerhalb von 42 Tagen nach einer Schnittentbindung 1983–1988 noch 0,23‰, so waren es 2001–2006 nur noch 0,02‰ (Welsch & Wischnik 2006).

Das Sterblichkeitsrisiko Vaginalgeburt versus Sectio verminderte sich von 1 : 7,0 (1983–1988) auf 1 : 2,6 (2001–2006). Diese Entwicklung ist den Fortschritten in der Operationstechnik, der Leitungsanästhesie, der Thromboseprophylaxe sowie dem Antibiotikaeinsatz zu verdanken.

Die **mütterliche Mortalität bei der Vaginalgeburt** sank von 0,033‰ (1983–1988) auf 0,007‰ (2001–2006). Aus diesen Zahlen errechnet sich eine derzeit noch um den Faktor 2,6 erhöhte mütterliche Gesamtletalität bei einer Sectio im Vergleich zur Vaginalgeburt.

Mögliche Komplikationen nach Sectio:
- **Perioperativ:** Narkosezwischenfall, Harnblasenverletzung, erhöhter Blutverlust.
- **Postoperativ:** Harnwegsinfektion, Thromboembolie, Wundinfektion, Sekundärheilung mit unschöner Narbenbildung, Sepsis, ggf. Hysterektomie.
- **Spätfolgen:** bei Folgeschwangerschaften höhere Wahrscheinlichkeit einer Plazentationsstörung

(Placenta praevia und/oder Placenta accreta, increta, percreta), einer Uterusruptur, Totgeburt und des erneuten Geburtsmodus Sectio (Re-Sectio).

Risiken für das Kind

Während der Frau die Wahl des Geburtsmodus zugestanden wird, hat das Kind keine Wahlchance. Es wird so oder so geboren.

> M Dem natürlichen Geburtsstress kann das Kind mit hohen Adrenalinausschüttungen begegnen, bei einer Kaiserschnittentbindung sind die Hormonschübe um das 10-Fache verringert (Lauff 2003). Die Anpassungsvorgänge des Kindes während einer vaginalen Geburt sind bei der Sectioentbindung deutlich reduziert und fallen bei einer primären Sectio ganz aus.

Kaiserschnittkinder zeigen vermehrt:
- geringere Glukosewerte im Blut
- Fruchtwasser in den Lungen
- niedrigere Apgarwerte
- Notwendigkeit intensivmedizinischer Behandlung
- Stillprobleme

Für viele Frauen wäre eine **adäquate Aufklärung** wünschenswert über das, was der Entschluss zum Kaiserschnitt für sie bedeuten kann: Verlust des Geburtserlebnisses (Freude, Stolz und vieles mehr) und erhöhte Risiken bei nachfolgenden Schwangerschaften.

39.2 Prä- und postoperative Maßnahmen bei Sectio caesarea

Astrid Herber-Löffler

Vorbereitung der geplanten Sectio

> M Alle präoperativen Maßnahmen haben das Ziel, die Operation unter optimalen Bedingungen durchzuführen und so das Operationsrisiko zu vermindern.

Am Tage vor dem Kaiserschnitt sollte die Schwangere einbestellt werden, um die notwendigen Voruntersuchungen und Aufklärungsgespräche durchzuführen. Dies kann bei einer geplanten Sectio, wenn keine Risiken vorliegen, ambulant erfolgen, so dass die Schwangere die Nacht vor der OP zu Hause verbringen kann. Sie muss allerdings auf die erforderliche **Nahrungskarenz** 6–8 Stunden vor der Operation wegen der Gefahr der Aspiration von Mageninhalt hingewiesen werden. Ebenso besteht **Rauchverbot**, damit eine optimale Sauerstoffversorgung während der Narkose gewährleistet ist. Eine sehr ausführliche Anamnese und eine gründliche Untersuchung sind notwendig.

Anamnese und diagnostische Maßnahmen

Anamnese:
- Organerkrankungen und Stoffwechselstörungen
- Herz-Kreislauf-Erkrankungen
- bestehende Dauermedikation
- Voroperationen und -narkosen
- Allergien (Medikamente, Penicillin, Pflaster etc.)

Notwendige Befunde:
- Puls, Blutdruck, Temperatur
- Größe und Gewicht
- CTG und Ultraschall
- Äußere Betrachtung auf Veränderungen, die für die OP oder Narkose von Bedeutung sind (Varikosis, Hautbeschaffenheit im Bereich des Operationsgebietes)
- Blutgruppe, Rhesusfaktor (evtl. Übernahme aus dem Mutterpass)
- Blutbild, Elektrolyte, Gerinnungsstatus. In besonderen Fällen (z. B. Präklampsie, HELLP-Syndrom, Nierenerkrankung, Struma) auch Leberenzyme, Gesamteiweiß, Schilddrüsenhormone und Urinstatus
- evtl. bei einer zu erwartenden starken Blutung (z. B. bei Placenta praevia) Bereitstellung von Blutkonserven oder Erythrozytenkonzentraten für die Operation
- Elektrokardiogramm (EKG)
- Auskultation von Lunge und Herz durch einen Arzt.

Aufklärung und Einverständniserklärung

Geburtshelfer und Anästhesist (ggf. Pädiater) müssen die Schwangere detailliert über den Eingriff sowie über mögliche Komplikationen aufklären und die gewünschte Anästhesieform mit der Frau absprechen. Erst dann kann die **schriftliche Einwilligung der Schwangeren** erfolgen, ohne die die Operation nicht durchgeführt werden darf.

Wünscht die Schwangere die **Anwesenheit einer Begleitperson im OP,** was sich günstig auf die Kreislauf- und Atemfunktion der Mutter und das Bonding auswirken kann, müssen alle Beteiligten damit einverstanden sein.

Präoperative Tätigkeiten am Tag der Operation

Ob die Vorbereitungen auf der Station oder im Kreißsaal durchgeführt werden, ist von Klinik zu Klinik unterschiedlich. Die Vorbereitung im Kreißsaal hat den Vorteil, dass die Schwangere mit ihrer betreuenden Hebamme noch offene Fragen besprechen und Wünsche äußern kann. Mit der Vorbereitung sollte frühzeitig begonnen werden, um den Eindruck von Hektik und Zeitdruck zu vermeiden. Gerade für Frauen, die durch Kaiserschnitt entbunden werden, ist es wichtig, die Zeit vor und nach der Operation positiv zu erleben, da ihnen das „eigentliche Geburtserlebnis" fehlt.

Maßnahmen der Hebamme

- Information der Frau über den weiteren Verlauf (Vorbereitung, Versorgung des Neugeborenen, voraussichtliche OP-Dauer, Aufwachraum, 1. Besuch, wer soll benachrichtigt werden?)
- Ablegen von Schmuck, insbesondere von Nasen- und Zungenpiercings, und dessen sichere Verwahrung (möglichst dem Partner mitgeben)
- Entfernen von Nagellack und Make-up, damit die Hautfarbe/Durchblutung intra- und postoperativ beobachtet werden kann
- Rasur des OP-Gebietes: Schamberg und Bauchdecke bis zum Nabel (Cave: Verletzungen)
- Reinigung des Operationsgebietes einschließlich Nabel mit einer leicht bakteriziden Waschlotion
- Einlauf oder Klistier, Reinigungs-(Entspannungs-)bad oder Dusche
- Längere Haare seitlich flechten, sie passen dann besser unter die OP-Haube, und Druckstellen am Hinterkopf werden vermieden.
- Anlegen der OP-Bekleidung (Flügelnachthemd, Haube, Antiembolistrümpfe)
- Verordnete Prämedikation zum festgesetzten Termin verabreichen (evtl. Antazidum zur Magensäureneutralisation)
- Überprüfen, ob die Indikation zur Sectio noch gegeben ist (z. B. BEL, QL)
- Vorbereitung der notwendigen Papiere zur Mitnahme in den OP.
- Ablegen und Verwahren von Sehhilfen und Zahnprothesen in entsprechendem Behältnis (der Frau sagen, wo sie diese wiederfindet) kurz vor der Fahrt zum OP.

Dann erfolgt zum festgelegten Zeitpunkt der Transport der Schwangeren in einem frisch vorbereiteten Bett. Falls ein Angehöriger die Schwangere in den Operationssaal begleitet, sollten jetzt die letzten Instruktionen zum Verhalten im OP gegeben werden und Hilfe beim Einschleusen erfolgen.

Vorbereitung der eiligen Sectio/Notsectio

Sowohl vor als auch während der Geburt kann die Indikationen zur Sectio (z. B. vorzeitige Plazentalösung, Nabelschnurvorfall) ein schnelles Handeln erfordern, um Gefahr für Mutter oder Kind abzuwenden oder so gering wie möglich zu halten. Es muss von Fall zu Fall abgewogen werden, auf welche Vorbereitungen verzichtet werden kann und ob die Sectio vielleicht noch im Kreißsaal durchgeführt werden muss.

Für Notsectiones sollte es in jeder Entbindungsabteilung ein **festes Handlungsschema** geben, das im Qualitätshandbuch der Abteilung als Standard festgeschrieben ist. Notfallübungen in Zeiten geringerer Arbeitsbelastung helfen, die Aufgabenverteilung festzulegen. Wenn jeder im Team seine Aufgabe kennt, kann kostbare Zeit gespart werden. Ruhiges und überlegtes Handeln vermitteln der Schwangeren auch in dieser Situation ein sicheres Gefühl.

Mindestvoraussetzung zur Notsectio sind:
- Legen eines Dauerkatheters und Rasur
- Entfernung von Zahnprothesen und Sehhilfen
- Umlagerung auf den OP-Tisch und Desinfektion des OP-Gebietes

 Aufklärung der Schwangeren und deren schriftliche Einwilligung zum Eingriff müssen auch bei einer Notsectio vorliegen.

Maßnahmen im Operationssaal

Wem die folgenden Aufgaben im Operationssaal zukommen, wird in Kliniken unterschiedlich gehandhabt, muss aber festliegen:
- Einschleusen der Schwangeren, Lagerung auf einem OP-Tisch mit Beinhaltern (mit Neigung des Tisches um bis zu 30° nach links zur Vermeidung eines Vena-cava-Kompressionssyndroms)
- Gründliche Desinfektion des OP-Gebietes

Prä- und postoperative Maßnahmen bei Sectio caesarea 39

- Information der Pädiater und evtl. Organisation eines Transportinkubators
- Nach einer chirurgischen Händedesinfektion legt die Hebamme sterile OP-Kleidung an und übernimmt das Neugeborene vom Operateur
- Sofortiges Freimachen der oberen Atemwege, entweder vom Operateur oder von der Hebamme, die das Kind entgegennimmt
- Erstversorgung am Reanimationsplatz (je nach Zustand des Kindes durch Pädiater, Hebamme, in manchen Kliniken auch vom Anästhesisten).
- Wird der Eingriff in Spinal- oder Periduralanästhesie durchgeführt, sollte die Mutter so bald wie möglich über das Befinden ihres Kindes informiert und es ihr gezeigt werden. Je nach dem Zustand des Kindes und den räumlichen Gegebenheiten sollte es bis zum Ende der OP nackt auf ihre Brust gelagert und warm zugedeckt werden (Abb. 39-1 und Abb. 39-2) (Bonding), ersatzweise kann es warm eingewickelt bei ihr am Kopfende liegen.

Auch ein erstes Stillen ist während der OP möglich. Günstigerweise wird auch für den Wechsel vom OP-Tisch ins Klinikbett das Kind auf dem Oberkörper der Mutter belassen.

Übernahme aus dem Operationssaal

Die Überwachung direkt nach dem Eingriff soll solange im Aufwachraum erfolgen, bis die Patientin ansprechbar ist und engmaschige Kontrollen nicht mehr erforderlich sind (AWMF-Leitlinie 015/056).

> M Ist die kontinuierliche Überwachung im Kreißsaal nicht gewährleistet (z. B. weil die diensthabende Hebamme bei einer Geburt ist und nicht regelmäßig nach der frisch operierten Frau schauen kann), kann dem Krankenhaus ein Organisationsverschulden im Falle einer übersehenen Komplikation zur Last gelegt werden.

Danach erfolgt die weitere Überwachung je nach der Ausgangslage entweder im Kreißsaal oder auf einer Wachstation.

Erfragt oder kontrolliert werden:
- Narkose- und OP-Verlauf
- Blutverlust, Vitalwerte
- Redons, Dauerkatheter, Wundverband,
- Uteruskontraktion und Blutung
- schriftliche postoperative Verordnungen (Schmerzmittel, Infusionsprogramm, notwendige Kontrollen).

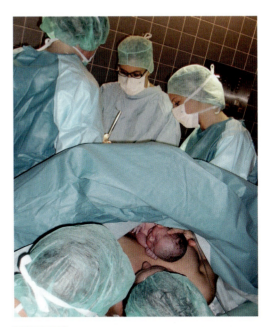

Abb. 39-1 Bondingphase nach Sectio-Geburt in PDA: Das Kind wird kurz abgetrocknet und dann sofort nackt auf den Oberkörper der Mutter gelegt und warm zugedeckt. Hier sollte es zur Kontaktaufnahme mit den Eltern bis zum Ende der OP liegen bleiben dürfen.

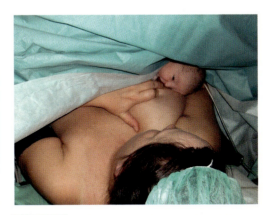

Abb. 39-2 Auch ein erstes Stillen ist während der OP möglich. Günstigerweise wird auch für den Wechsel vom OP-Tisch ins Klinikbett das Kind auf dem Oberkörper der Mutter belassen.

Postoperative Überwachung

Regelmäßige Kontrollen

In den **ersten 6 Std. nach der Operation** müssen folgende Maßnahmen regelmäßig ausgeführt und dokumentiert werden (Überwachungsbogen):
- RR- und Puls-Kontrolle zunächst ¼-stündlich, dann bei konstanten Werten ½-stündlich und stündlich, (s. S. 800) bei Komplikationen häufiger
- Messung der Körpertemperatur (axillar, stündlich) (s. S. 802)
- Beobachtung der Atmung (Frequenz und Rhythmus, s. S. 804), der Hautfarbe (rosig, blau, blass)
- Durchführung des angeordneten Infusionsprogramms, Überprüfung der Infusionswege
- stündliche Kontrolle der Urinausscheidung (Farbe und Menge, s. S. 806)
- stündliche Kontrolle des Wundsekrets (Redonflasche) (s. S. 587)
- Schweiß und Erbrechen (s. S. 809)
- Hämatombildung (Wundverband dazu nicht entfernen, damit die frische Wunde nicht kontaminiert wird).
- Kontraktionszustand des Uterus und die Stärke der vaginalen Blutung überprüfen.

Prophylaxen

Die folgenden **Prophylaxen** sollten so bald wie möglich begonnen werden:

Thromboseprophylaxe
- Zum Bewegen der Beine motivieren Zirkulationsübungen,
- Sitz der Antiemboliestrümpfe überprüfen,
- verordnete Heparingabe durchführen (s. S. 739).

Pneumonieprophylaxe
- Zum tiefen Atmen anregen und Sekret abhusten lassen (Hände auf die OP-Wunde legen und beim Husten Gegendruck ausüben, um den Wundschmerz beim Anspannen der Bauchdecken zu reduzieren)
- Bei festsitzendem, zähem Sekret inhalieren lassen.

Pflegemaßnahmen und psychische Betreuung

Zur Förderung des Wohlbefindens der Mutter gehören:
- **Mundpflege** (Ausspülen und Lippencreme)
- **bequeme Lagerung**, Lagerungshilfen (**Knierolle** zum Entspannen der Bauchdecken in Rückenlage, Längsrolle im Rücken in der Halbseitenlage) und Hilfe beim Lagewechsel
- **Schmerzmittelgabe bei Bedarf** (nach Anordnung). Bei liegendem Periduralkatheter kann auch darüber die Schmerzmedikation erfolgen.

Zum Wundschmerz, der durch Nachwehen noch verstärkt wird, kommt oft das Gefühl, versagt zu haben oder die Enttäuschung über die nicht miterlebte Geburt. Je nach Situation und Indikation zur Sectio ist das **Bedürfnis nach einer Aufarbeitung der Geburt** unterschiedlich. Wurde die Sectio in Vollnarkose durchgeführt, fehlt der Mutter ein ganz wesentlicher Abschnitt, auf den sie sich meist während der ganzen Schwangerschaft gefreut und vorbereitet hat.

> **M** Es ist besonders wichtig, der Mutter nach einer Sectio so bald wie möglich ihr Kind zu zeigen, es ihr (möglichst nackt) auf die Brust ersatzweise angezogen in den Arm zu legen und anzulegen, sobald das Baby dazu bereit ist.

Heutige Anästhesieverfahren erlauben in der Regel das Anlegen sofort, ohne dass mit Nebenwirkungen des Narkosemittels für das Kind gerechnet werden muss. Die Mutter braucht Hilfe, um eine bequeme Stillposition zu finden, da Sitzen oder seitliches Liegen meist noch nicht oder nur unter starken Schmerzen möglich ist (s. S. 538).

Zur Förderung des Bondings sollte der Mutter (oder dem Vater) nahe gelegt werden, das Neugeborene nackt und warm zugedeckt auf die Brust zu nehmen. Die Hebamme kann dabei die ersten Lebensminuten des Kindes schildern. Vor der Verlegung auf die Station wird die Entbundene gewaschen und evtl. zum ersten Mal mobilisiert.

Die weitere Betreuung und Versorgung der Wöchnerin wird in Kapitel 53 (s. S. 587) behandelt.

Literatur zu Kapitel 39 s. S. 492

40 Beckenendlage (BEL)

Ulrike Harder, Anna Rockel-Loenhoff

D Bei der Beckenendlage (Steißlage) handelt es sich um eine Poleinstellungs-Variante: das Kind liegt regelrecht in Längslage, als vorangehender Teil hat sich aber das Beckenende (Steiß) eingestellt.

Häufigkeit: Etwa 5% aller Kinder werden aus Beckenendlage (Steißlage) geboren. Bei Frühgeburten sind es mehr, denn in der 20.–30. SSW befinden sich noch ca. 30% der Kinder in BEL, in der 35. SSW sind es noch ca. 10%.

Äußerer Tastbefund, Ursachen der BEL (bei ca. 80% unbekannt) und die Betreuung einer schwangeren Frau mit BEL werden auf S. 225 f beschrieben, ebenso verschiedene Möglichkeiten, eine Drehung des Kindes in Schädellage zu unterstützen. Das Ertasten von Steiß und Fuß bei der vaginalen Untersuchung wird auf S. 290 erläutert.

40.1 Einteilung der Beckenendlagen

Je nach Haltung der unteren Extremitäten variiert der geburtshilflich relevante Umfang des vorangehenden Teils. BEL werden darum entsprechend unterschieden (Abb. 40-1). Zu Geburtsbeginn ist eine Zuordnung mit Ultraschall möglich, eine Fußlage lässt sich noch nicht diagnostizieren (s. u.). Bei stehender Vorblase darf vaginal nur sehr vorsichtig nach dem vorangehenden Teil (VT) getastet werden, denn der Erhalt einer gleichmäßig dehnenden Fruchtblase ist sehr hilfreich für den Geburtsverlauf. Ist die Fruchtblase gesprungen und der Muttermund entsprechend geöffnet, lässt sich der VT vaginal ertasten.

Etwa 60% aller Beckenendlagen sind **reine Steißlagen = extended legs**. Die hochgeschlagene Beinhaltung kann noch am Neugeborenen in den ersten Le-

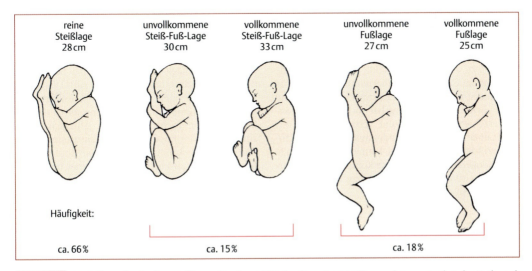

Abb. 40-1 **Einteilung der Beckenendlage** mit geburtshilflich relevanten Umfängen des vorangehenden Teils und Häufigkeit ihres Auftretens. Die Fußlage lässt sich erst nach dem Blasensprung mit vorgefallenem Bein diagnostizieren. Bei den nicht abgebildeten Knielagen entsprechen die Umfänge denen der Fußlagen (VT ein oder beide Knie, Häufigkeit < 1%).

D Definition   M Merke

40 Beckenendlage (BEL)

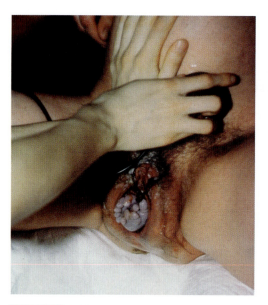

Abb. 40-2 Vollkommene Steiß-Fuß-Lagen-Geburt auf dem Gebärhocker: der Steiß steht auf Beckenboden und wölbt diesen vor.

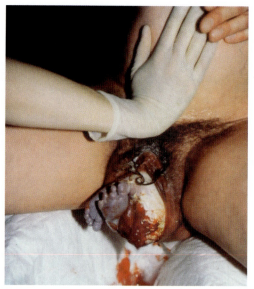

Abb. 40-3 Vollkommene Steiß-Fuß-Lagen-Geburt: der 2–3 Wehen zurückgehaltene Steiß darf jetzt austreten, Mekoniumabgang ist in dieser Situation physiologisch.

bensstunden beobachtet werden. Reine Steißlagen sowie vollkommene (Abb. 40-2) und unvollkommene Steiß-Fuß-Lagen sind wegen ihres größeren Umfangs geburtshilflich günstiger als **Fußlagen**. Liegen ein oder beide Füße deutlich tiefer als der Steiß, können sie einen frühen Blasensprung verursachen, weil ein Fuß aus dem noch nicht vollständig eröffneten Muttermund rutscht. Eine Fußlage wird erst diagnostiziert, wenn ein Fuß/beide Füße deutlich die Führung im Geburtskanal übernommen haben. Das wird meist von der Frau in der Scheide gespürt und kann vorzeitigen Pressdrang bei noch nicht vollständig eröffnetem Muttermund verursachen. Drückt die Frau den Körper des Kindes aus dem unvollständig geöffneten Muttermund, kann der nachfolgende Kopf hängenbleiben. Um diese Komplikation zu vermeiden, wird bei Fußlagen heute zur Sectio geraten (AWMF-Leitlinie 015/051 2010).

40.2 Geburtsmodus

Einige Geburtshelfer empfehlen grundsätzlich für Erstgebärende eine **primäre Sectio**, um das kindliche Risiko zu verringern. Die Sectio stellt jedoch die gefährlichste Entbindungsart für die Mutter dar und birgt Risiken wie Narkosezwischenfall, verlängerte Wundheilung, Harnwegsinfekt, schmerzhafte Verwachsungen, Stillprobleme u. a.

In Studien konnte gezeigt werden, dass nach eingehender Risikoselektion und bei entsprechend logistischen Voraussetzungen sowie ausreichender Erfahrung der Geburtshelfer in einer Klinik kein erhöhtes Spätmorbiditätsrisiko für **vaginal geborene Kinder** aus Beckenendlage gegenüber den per Sectio entbundenen Kindern besteht (Krause 2001). In jedem Fall sollte vor einer vaginalen BEL-Geburt eine gründliche Untersuchung der Mutter durch den geburtshilflichen Facharzt erfolgen (Ultraschallmessung: kindlicher Kopf, Thorax, Fruchtwassermenge, mütterliche Beckenmaße etc.), um ein Kopf-Becken-Missverhältnis auszuschließen. Bei einer intrauterinen Wachstumsretardierung, schwerer mütterlicher Erkrankung oder anderen zusätzlichen Risikofaktoren sollte zur Sectio geraten werden.

Beratung

M Die Mutter/Eltern müssen an der Entscheidung „Spontangeburt oder Sectio" beteiligt werden, dazu sind die **Vor- und Nachteile beider Entbindungsformen** ausführlich zu besprechen.

Schwierig ist es, wenn einer Frau bereits vom niedergelassenen Gynäkologen „sicherheitshalber" zum Kaiserschnitt geraten wurde, obwohl kein Anzeichen für ein Kopf-Becken-Missverhältnis vorliegt. Entscheidet sie sich trotzdem für die Spontangeburt, bestehen bei ihr oft große Ängste vor Komplikationen. Ängste und Selbstzweifel an der eigenen Entscheidung können den Geburtsablauf negativ beeinflussen.

Bei solchen Geburten ist es besonders wichtig, dass die Frau/Eltern von Hebamme und Ärztin positiv unterstützt werden und die **Betreuung in der Eröffnungsperiode** normal gestaltet wird. Eine Atmosphäre von Sicherheit und Geborgenheit im Gebärzimmer ist dabei hilfreich. Alle Vorbereitungsarbeiten werden ruhig und frühzeitig erledigt, um das Ausbrechen von Hektik während der Austreibungsphase zu vermeiden.

Entscheidet sich die Mutter nach Aufklärung über die **Risiken** und Komplikationen einer Sectio (s. S. 440) für den Kaiserschnitt, so wird diese Entscheidung genauso unterstützt. Dazu gehören eine gute Aufklärung über den Ablauf im Operationssaal und über die ersten Wochenbetttage, ebenso die Information, dass die Frau keine Schuld an der BEL hat und ihr Entschluss zur Sectio kein „Versagen als Gebärende" darstellt.

Risiken der vaginalen BEL-Geburt

- **Protrahierter Geburtsverlauf:** Die Eröffnungsperiode kann verlangsamt sein, wenn die Zervix vom kleineren, weichen Steiß langsamer gedehnt wird als vom Kopf. Die Austreibungsperiode ist bei reinen Steißlagen oft verlängert, weil der in der Wehe tiefer geschobene Steiß in jeder Wehenpause wieder zurückrutscht. Ursache dieser evtl. über viele Wehen anhaltenden Pendelbewegung sind die hochgeschlagenen Beine, die den Rumpf des Kindes schienen. Dies erschwert die seitliche Flexion seiner Hüfte, macht dem Kind das Stehenbleiben auf Beckenboden unbequem und lässt es zurückpendeln.
- **Nabelschnurvorfall** bei Blasensprung, wenn der Steiß das untere Uterinsegment ungenügend abdichtet.
- **Akuter Sauerstoffmangel** für das Kind, wenn Steiß und Teile des Rumpfes geboren sind und Arme und Kopf nicht bald folgen. In diesem Stadium der Geburt zieht sich die größtenteils entleerte Gebärmutter über dem kindlichen Kopf zusammen und bewirkt eine Minderdurchblutung der nun stark komprimierten Plazenta. Sobald der Kopf mit seinem größten Umfang ins kleine Becken eingetreten ist (erkennbar am Sichtbarwerden des unteren Randes vom Schulterblatt) kann die neben dem Kopf verlaufende Nabelschnur komprimiert und der Blutfluss zur Plazenta unterbunden werden. Es darf aber davon ausgegangen werden, dass ein vitaler, reifer Fetus genug Sauerstoffpuffer besitzt, um diesen akuten Sauerstoffmangel für einige Minuten zu tolerieren, ohne Schaden zu nehmen. **Achtung:** Dies gilt nicht für retardierte oder/und frühgeborene Kinder!
- **Erschwerte Armentwicklung:** Wenn ein oder beide Arme neben den Kopf hochschlagen, müssen sie sofort mit Manualhilfe gelöst werden, damit der Kopf folgen kann.
- **Erschwerte Kopfentwicklung:** Ist der Umfang des vorangehenden Teils deutlich kleiner als der des nachfolgenden Kopfes (z. B. bei wachstumsretardierten Kindern), wird der Muttermund ungenügend gedehnt. Rutschen nun Steiß und Rumpf durch den nicht vollständig eröffneten MM, kann der Kopf schwer folgen.
- **Plexus-Verletzungen** meist als Folge eines unsachgemäßen Zuges am Körper des Kindes oder einer unsachgemäßen Anwendung der Armlösungsmanöver.
- **Intrakranielle Blutungen** als Folge eines Geburtstraumas, z. B. durch hypoxämische Gefäßschädigung oder sehr selten durch einen Tentoriumriss (Einriss des Kleinhirnzeltes) nach einer forcierten Kindsentwicklung. Hirnblutungen können zu Hirnschäden oder zum Tode führen. Sie sind bei reifen BEL-Kindern sehr selten. Bei Frühgeborenen sind Hirnblutungen auch eine typische, nicht traumatische Erkrankung, die unabhängig vom Geburtsmodus häufiger auftritt.

40.3 Geburtsmechanik

Der Weg des Kindes durch das mütterliche Becken wird in Abb. 40-4 gezeigt und beschrieben. Meist tritt der Steiß schräg ins kleine Becken ein und rückt so bis zum Beckenboden vor. Geburtshilflich relevant ist die **Einstellung der Hüftbreite**, diese steht im BE schräg, auf BB gerade (analog der Pfeilnaht bei SL). Vaginal kann der schräge Verlauf der Analfalte getastet werden, sie steht bei I. BEL im ersten schrägen Durchmesser, während die Hüftbreite im zweiten schrägen Durchmesser steht (Abb. 40-5). Auf BB steht die Hüftbreite gerade, die Analfalte quer.

Die **Kurve (Knie) des Geburtsweges** kann nun durch seitliches Abbiegen (Lateralflexion) der Wirbelsäule

40 Beckenendlage (BEL)

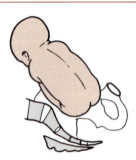
Eintritt des Steißes in den BE-Raum, Hüftbreite leicht schräg, Analfalte im 2. schrägen Dm

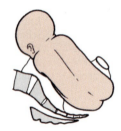
Erst auf BB stellt sich die Hüftbreite gerade, die Analfalte steht quer

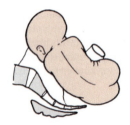
Vordere Gesäßbacke ist sichtbar, vordere Hüfte stemmt sich am Schambogen an, Lateralflexion der Lendenwirbel

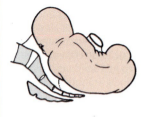
Der Steiß ist ganz geboren, Lateralflexion der Wirbelsäule nach vorne in Führungslinie

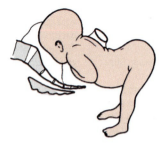
Rücken dreht sich nach vorn, Beine fallen heraus. Schultern gehen quer durch den BE (der untere Rand des Schulterblattes ist fast sichtbar)

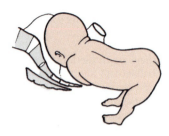
Kopf tritt quer durch den BE. Die Schutern können geboren werden, die Arme fallen heraus

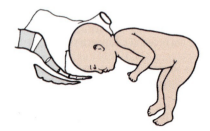
Pfeilnaht steht gerade, Stemmpunkt ist der Nackenhaaransatz. Durch Anheben des Kindes kann der Kopf mit günstigerem funktionalen Umfang austreten

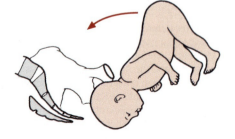
Kind wird nach vorn hochgehoben, nacheinander werden Kinn, Nase, Vorder- und Hinterhaupt über den Damm geboren

Abb. 40-4 **Geburtsmechanik der BEL** am Beispiel einer II. reinen Steißlage (extended legs). Manchmal fallen die Beine etwas später heraus als abgebildet. Wird diese Abbildung über Kopf angesehen, zeigt sie den physiologischen Geburtsablauf einer vaginalen BEL-Geburt im Vierfüßlerstand. Befindet sich die Mutter zur Austrittsphase in Vierfüßlerposition, ist meist keine geburtshilfliche Intervention nötig.

überwunden werden. Sobald die meist bläulich verfärbte vordere Gesäßbacke sichtbar stehen bleibt, stemmt sich die vordere Hüfte am Schambogen an und ist Drehpunkt für die nun über den Damm gleitende hintere Hüfte. Ist auch die vordere Hüfte geboren, dreht sich der Rücken gerade, die Schultern treten quer ins Becken ein, langsam wird der Nabelschnuransatz geboren. Der Rumpf dreht sich etwas zur Seite, wenn der Kopf quer oder leicht schräg ins Becken tritt (beim Brachthandgriff wird dies nicht abgewartet s. u.).

Sind Schultern und Arme geboren, wird das Kind in Führungslinie zum Bauch der Mutter hin geleitet, damit sich der Nackenhaaransatz an die Symphyse anstemmen und der Kopf mit einem günstigen funktionellen Umfang austreten kann.

40.4 Geburtsleitung

Die **vaginale Entwicklung einer BEL** ist heute in den meisten Kliniken ärztliche Tätigkeit, dies ist aber nicht gesetzlich festgelegt. Jede Hebamme muss in der Lage sein, im Dringlichkeitsfall ein Kind aus Beckenendlage zu entwickeln (EU-Richtlinie 2005/34/EG, Artikel 42). Sie sollte die Geburtsmechanik der BEL genau kennen und muss notwendige Handgriffe am geburtshilflichen Phantom üben.

> M Die **häufigsten Fehler** bei der Beckenendlagenentwicklung entstehen durch Unkenntnis, Angst und Ungeduld. Der oberste Leitsatz lautet: Auch BEL-Geburten verlaufen spontan und brauchen meist wenig Unterstützung.

Erfahrene Hebammen und Ärzte achten besonders darauf, die Geburten **langsam** verlaufen zu lassen und nicht zu beschleunigen. Die Fruchtblase sollte möglichst lange erhalten bleiben, um einen gleichmäßigeren Druck auf den Muttermund zu gewährleisten.

Steht der Steiß auf Beckenboden (s. Abb. 40-2) und ist die kindliche Herzfrequenz regelmäßig, darf die Frau leicht mitschieben. Der Abgang von Mekonium ist in dieser Situation kein Zeichen für einen Notstand, sondern durch die Druckerhöhung auf das Abdomen zu erklären. **Beginnt der Steiß auszutreten** (s. Abb. 40-3), wird die Frau gebeten, die nächsten 2–3 Wehen zu veratmen (nach Thiessen S. 450). Dann darf die Gebärende ihre volle Kraft einsetzen, um das Kind möglichst in 1–2 Wehen herauszudrücken, denn wenn der Rumpf geboren ist, sollten Arme und Kopf schnell folgen.

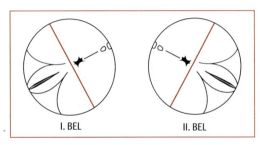

Abb. 40-5 Vaginaler Tastbefund reine Steißlage (weiblich) beim Durchtritt durchs Becken.
I. BEL: Analfalte steht im 1. schrägen Durchmesser (Dm), Hüftbreite (rot) im zweiten schrägen Dm.
II. BEL: Analfalte steht im 2. schrägen Dm, Hüftbreite im ersten schrägen Dm. Das Ertasten der kleinen Knochenspitzen (Steißbein, Mittelleiste des Kreuzbeins) zeigt dem untersuchenden Finger, auf welcher Seite der kindliche Rücken liegt.

Vorbereitungen zur BEL-Geburt

- Venöser Zugang, Oxytocininfusion bereitgestellt
- Anästhesie in Bereitschaft (bei schwierigen Armlösungen ist evtl. eine Vollnarkose nötig, um den Beckenboden optimal zu entspannen)
- Ausreichende Analgesie des Beckenbodens (Pudendus- oder Periduralanästhesie)
- Harnblase entleeren (mehr Platz!)
- Episiotomie nur bei sehr straffem Beckenboden nötig, um für den nachfolgenden Kopf den Geburtsweg zu verkürzen.
- Ein trockenes steriles Tuch (z. B. Windel) auf dem Geburtentisch bereitlegen, zum Umfassen des Steißes beim Bracht-Handgriff (s. u.)

Gebärpositionen

Steinschnittlage

Steht der Steiß auf Beckenboden, wird in den meisten Kliniken die Frau im Querbett mit schräg aufgestelltem Kopfteil gelagert. Liegt ihr Rücken nicht flach auf dem Bett, sollte zur Vermeidung einer Lendenlordose (ungünstige Krümmung des Geburtswegs) das Beckenteil leicht hochgestellt werden. Die Steinschnittlage stellt für die meisten Geburtshelfer die günstigste, weil bekannteste Gebärposition dar, um im Notfall einzugreifen (z. B. Armlösung). Für die Gebärende wird sie eher unbequem sein, denn sie ist der Situation passiv ausgeliefert und das Herausdrücken des Kindes gestaltet sich anstrengender.

40 Beckenendlage (BEL)

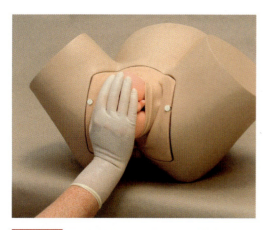

Abb. 40-6 Zurückhalten des Steißes nach Thießen über 2–3 Wehen.

Sobald der Nabelschnuransatz ganz über den Damm geboren ist, kann die Geburtshelferin vorsichtig den **Bracht-Handgriff** zur Unterstützung der Arm- und Kopfgeburt ansetzen, auch eine **Kopfentwicklung nach Veit-Smellie** ist in einer aufrechten Gebärposition möglich.

40.5 Handgriffe zur Entwicklung der BEL

> M Beckenendlagengeburten erfordern fast immer einen unterstützenden Handgriff (assistierte Spontangeburt). Die Methode der ersten Wahl sollte das wenig invasive **Herausleiten des Steißes nach Thiessen** sein und/oder der **Bracht-Handgriff**. Folgen Arme und Kopf nicht spontan, sind weitere Manöver notwendig.

Vierfüßlerstand oder Knie-Ellenbogen-Lage

In dieser Position gleitet das Kind ganz von selbst in die Führungslinie. Dies wird deutlich, wenn Abb. 40-4 „verkehrtherum", also auf den Kopf gestellt, betrachtet wird. Das Kind wird von selbst, ohne fremde Hilfe oder als **assistierte Spontangeburt nach Thiessen** (Zurückhalten des Steißes s. u.) geboren. In einer Wehe entwickeln sich Beine und Rumpf, bis das Kind mit seinem Gesäß das Bett berührt (quasi auf dem Kreißbett sitzt). Noch in der gleichen oder mit der nächsten Wehe erscheinen die Arme und das Gesicht. Oft beginnt das Kind zu atmen, bevor der größte Kopfumfang mit einer nach vorn nickenden Bewegung langsam über den Damm geboren wird. Diese Bewegung kann durch das Zurückdrücken der Schultern mit den Daumen unterstützt werden. Sollte es notwendig werden, kann eine Armlösung nach Bickenbach erfolgen (Achtung: alle Bewegungen werden in entgegengesetzter Richtung als bei einer Rückenlagegeburt ausgeführt!)

Gebärhocker oder stehend am Seil

In aufrechten Gebärpositionen fällt es der Frau leichter mitzudrücken, außerdem kann sie ihr Becken frei vor- und zurückbewegen, um so dem Kind beim Kopfdurchtritt optimalen Raum zu schaffen. Günstigerweise wird der Hocker in direkter Nähe eines mit Beinhaltern vorbereiteten Entbindungsbettes aufgestellt, damit die Frau für notwendige Manualhilfen rasch umgelagert werden kann. Der Vater sitzt bzw. steht hinter seiner Frau, Geburtshelfer und Hebamme müssen sich zur Geburtsassistenz vor die Frau knien oder setzen (was von einigen als Nachteil angesehen wird).

Die folgenden **Manualhilfen** werden den vaginaloperativen Geburten zugeordnet (einige Geburtshelfer bezeichnen auch den Bracht-Handgriff als Manualhilfe):
- Armlösung nach Bickenbach
- Klassische Armlösung
- Armlösung nach Müller
- Armlösung nach Lövset
- Kopfentwicklung nach Veit-Smellie

Hebammen müssen für die Notsituation eine assistierte Spontangeburt nach Thiessen und/oder Bracht beherrschen, außerdem sollten sie zwei Manualhilfen zur Armlösung (nach Bickenbach und Klassische) sowie den nach jeder Armlösung empfohlenen Veit-Smellie-Handgriff ausführen können.

Herausleiten des Steißes nach Thiessen

(P. Thiessen, Gynäkologe, Karlsruhe 1905–1984)

- Sobald die **Hüftbreite komplett in der Vulva** sichtbar ist, wird der Steiß mit der Hand zurückgehalten und die Frau angeleitet, 2–3 Wehen zu veratmen (Abb. 40-6). Da der Kopf jetzt noch über Beckeneingang steht, wird die Nabelschnur von ihm nicht abgedrückt und der Uterus kann sich über einige Minuten durch Volumenverkleinerung dem Kind besser anpassen. Dadurch entwickelt sich eine solche Schubkraft („Sektkorken-Effekt"), dass im günstigen Fall das Kind mit der nächste Wehe komplett geboren wird (Krause, Feige 2003).

Handgriffe zur Entwicklung der BEL 40

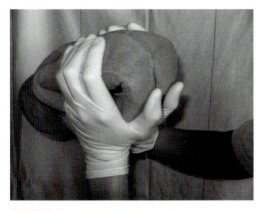

Abb. 40-7   **Bracht-Handgriff:** gürtelförmiges Umfassen des Steißes (hier zur besseren Anschauung ohne Tuch).

- Endet die Wehe nach der **Geburt des halben oder ganzen Rumpfes**, muss die nächste Wehe abgewartet werden (evtl. 3 IE Oxytocin geben). In dieser Geburtsphase stützt der Geburtshelfer (bei Steinschnittlage der Frau) mit einer flach unter den Steiß gehaltenen Hand das Kind, damit es nicht nach hinten sinkt.
- Bei der **nächsten Wehe** drückt die Mutter ihr Kind heraus, der Geburtshelfer umfasst dazu das Kind gürtelförmig (ähnlich wie beim Bracht-Handgriff) und leitet es langsam (ohne zu ziehen) um die Symphyse herum. Dabei sollen Arme und vor allem der Kopf zur Vermeidung eines Dammrisses langsam über den Damm geboren werden.
- Gelingt dies nicht, muss die Geburt mit Manualhilfen beendet werden (Martius 1986).

Bracht-Handgriff

(E. Bracht, Gynäkologe, Berlin 1882–1969)

- Der Rumpf entwickelt sich ohne fremde Hilfe. Erst wenn der Nabel geboren ist oder beim Sichtbarwerden der unteren Spitze des Schulterblattes, wird der Steiß mit beiden Händen gürtelförmig umfasst, d. h. die Finger liegen flach am Rücken auf, während die Daumen unterhalb des Pos die Oberschenkel gegen die Bauchdecke des Kindes drücken (Abb. 40-7).
- Der Geburtshelfer hebt nun das Kind an (Abb. 40-8) und führt es um die Symphyse herum Richtung Bauch der Mutter, während die Hebamme mit einer Hand von außen den kindlichen Kopf anbeugt und kontinuierlich nach unten schiebt (Kristellerhilfe).

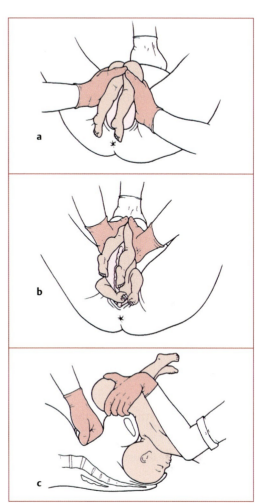

Abb. 40-8   **Bracht-Handgriff** zur Entwicklung von Armen, Schultern und Kopf in einer Bewegung mit zusätzlicher Kristeller-Hilfe während a und b:
a gürtelförmiges Umfassen des Steißes mit beiden Händen,
b Rotation um die Symphyse herum,
c Ende des Kristeller-Druckes, Bremsen des Kopfaustrittes mit den Unterarmen.

- Die Arme fallen heraus, die Schultern werden geboren und der Kopf kann mit einem günstigen Planum austreten.
- Damit er nicht plötzlich herausschnellt, sollte er von einem Unterarm des Geburtshelfers gebremst werden (oder eine dritte Person leistet mit einer Hand Dammschutz).
- Folgt der Kopf nicht, wird der Bracht-Handgriff mit einer Kopflösung nach Veit-Smellie beendet (s.u.).

> **M** Erst wenn der Bracht-Handgriff nicht gelingt, weil die Arme nicht geboren werden (dies ist nur bei ca. 10 % aller BEL der Fall), muss rasch eine Armlösung mit anschließender Kopfentwicklung nach Veit-Smellie ausgeführt werden, denn nun besteht akute Gefahr eines kindlichen Sauerstoffmangels.

Um für den Ernstfall eine klare Anleitung im Kopf zu haben, werden die Manualhilfen auf S. 453–455 unter den Fotos im folgenden in „Ich-Form" beschrieben. Sie können bei Übungseinheiten am geburtshilflichen Phantom von einer Person vorgelesen werden, während die andere die Handgriffe ausführt. Als **Merkhilfe** zur Einprägung des Handlungsablaufes kann folgendes Gedicht dienen:

> **M** Gebären einer Beckenendlage
> im Vierfüßler super, keine Frage!
> Brems ich den Steiß nach Thießen,
> das Kind heraus wird schießen!
> Wenn Arme kommen nicht nach Bracht,
> wird rasch ein Bickenbach gemacht.
> Im Notfall muss ich´s klassisch drehen,
> Veit-Smellie lässt den Kopf dann sehen.

Kombinierte Armlösung nach Bickenbach

(W. Bickenbach, Gynäkologe, München 1900–1974)

Diese Methode sollte als Erstes probiert werden. Sie kommt ohne Drehen des Kindes aus und kombiniert die Vorteile der klassischen Armlösung mit denen der Armlösung nach Müller (Abb. 40-9). Die Kopfentwicklung nach Veit-Smellie erfolgt im Anschluss (Abb. 40-10).

Veit-Smellie-Handgriff zur Kopfentwicklung

(G. von Veit, Gynäkologe, Bonn 1824–1903, W. Smellie, Gynäkologe, London 1697–1763)

Nach einer manuellen Armlösung zeigt der kindliche Rücken meist etwas zur Seite und der im Becken befindliche Kopf steht leicht schräg. Um den Kopf leichter zu entwickeln, muss er zunächst **gebeugt** und dann **gedreht** werden, damit er mit der Pfeilnaht in den geraden Durchmesser kommt. Beschreibung der Manualhilfe bei II. BEL (Abb. 40-10) bei I. BEL (Abb. 40-11).

Klassische Armlösung

Hierbei werden beide Arme aus der Kreuzbeinhöhle entwickelt. Der hintere Arm wird analog der Bilder 1–6 in Abb. 40-9 gelöst. Dann wird das Kind um 180° gedreht, um die ehemals vorne stehende Schulter nach hinten in die Kreuzbeinhöhle zu bringen und dort herauszustreifen (Abb. 40-12). Die Drehung erfolgt mit „schiebenden, stopfenden Bewegungen", nicht in einer Bewegung (das ist gar nicht möglich), sondern durch abwechselndes Hineinschieben des Kindes, mit kleiner Drehung zurückziehen, wieder hineinschieben etc.

Nach deutscher Lehrmeinung sollte das Kind über die Bauchseite gedreht werden (Martius 1986, Pschyrembel 1994), dies birgt aber das Risiko, dass der zu lösende Arm durch die Drehbewegung hinter den Nacken gelangt und dann sehr schwer in der Kreuzbeinhöhle zu lösen ist. Günstiger erscheint die in Russland übliche Drehung über die Rückenseite (Abb. 40-12, Bild 3). Bei dieser Variante schiebt sich der Arm beim Drehen nach vorne auf die Bauchseite und kann hier leichter entwickelt werden.

Nur wenn der Bickenbach-Handgriff für den vorderen Arm **nicht** gelingt, sollte auf die Klassische Armlösung umgeschaltet werden. Als Standardmaßnahme ist sie ungeeignet, da ihre Anwendung zeitraubend und nicht ungefährlich ist (Krause, Feige 2003).

Weitere Manualhilfen zur Armlösung

> **M** Da es kaum möglich ist, viele Methoden regelmäßig praktisch zu üben und zu beherrschen, sollten Hebammen nur einen Handlungsablauf trainieren, da dann die Chance besteht, dass sie im seltenen Ernstfall dieses Manöver richtig erinnern und anwenden können.

Vollständigkeitshalber werden die Armlösungen nach Müller und Lövset kurz beschrieben.

Armlösung nach Müller

A. Müller (Gynäkologe, München 1863–1926) beschreibt eine Manualhilfe, bei der zuerst die vordere Schulter samt Arm unter der Symphyse gelöst wird (ähnlich der Kindsentwicklung bei Schädellage) und dann die hintere Schulter. Dazu wird das Kind mit beiden Händen am Beckenende umfasst, die Daumen liegen parallel auf den Pobacken, die übrigen Finger umgreifen je einen Oberschenkel. Dann be-

Handgriffe zur Entwicklung der BEL 40

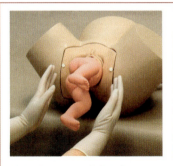

1. Zur Orientierung halte ich meine Hände rechts und links neben den meist zur Seite gedrehten Rumpf des Kindes. Meine bauchseitige Hand wird es am Knöchel greifen und bewegen. Meine Rückenhand löst die Arme.

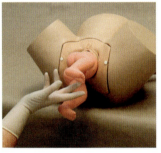

2. Lösung des hinteren Armes: Ich öffne meine bauchseitige Hand nach oben und umfasse, vom Rücken kommend, mit dem Dreifingergriff (Hasenpfotengriff) den Fußknöchel des Kindes.

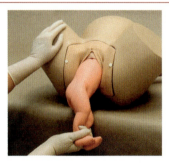

3. Zuerst leite ich das Kind Richtung Kreuzbein, um die Schultern tiefer zu bringen.

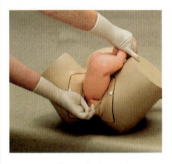

4. Dann wird es in die bauchseitige Schenkelbeuge der Frau gebracht und dort festgehalten. Mit 2 Fingern der anderen Hand gehe ich am kindlichen Rücken ein.

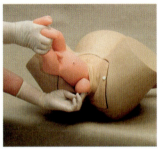

5. Ich schiebe meine 2 Finger auf den Oberarm des Kindes und „schaffe mir Platz". Das heißt, ich bewege das Kind etwas zur Gegenseite und streife den Arm unter Sicht heraus.

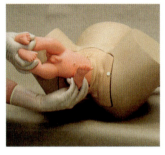

6. Durch Druck auf den Oberarm habe ich den hinteren Arm über die Brustseite des Kindes heraus geschoben. Jetzt leite ich das Kind wieder in Richtung Kreuzbein für die

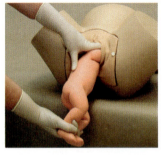

7. Lösung des vorderen Armes: Vom Rücken her gehe ich vorne mit 2 Fingern ein und schiene den Oberarm des Kindes. Ich „schaffe mir Platz" auf der Bauchseite des Kindes.

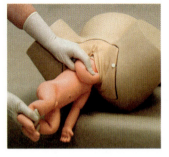

8. und streife seinen vorderen Oberarm unter der Symphyse heraus. Lässt sich der vordere Arm nicht entwickeln, geht es weiter mit Klassischer Armlösung (s. Abb. 40-12).

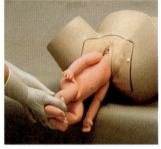

9. Für die Kopfentwicklung wechseln meine Hände den Griff an den Füßen des Kindes, die Rückenhand übernimmt jetzt kurz die Fußknöchel.

Abb. 40-9 **Armlösung nach Bickenbach:** Übungsanleitung für eine II. Beckenendlage (der Rücken steht rechts).

40 Beckenendlage (BEL)

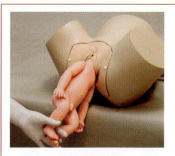 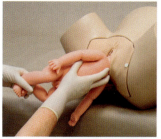 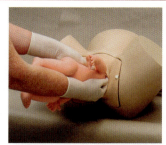

1. **Kopfentwicklung nach Veit-Smellie:** Meine Rückenhand hat das Kind an den Fußknöcheln gefasst und bewegt es zur Seite, um so „Platz zu schaffen" für die eingehende Hand.

2. Meine bauchseitige Hand schiebt sich entlang des kindlichen Bauches hinauf, bis der Mittelfinger in den Mund gelangt. Zeige- und Ringfinger stützen seitlich das Kinn.

3. Die Rückenhand wird jetzt flach auf die Schulterblätter gelegt, zuerst beuge ich mit dem Finger im Mund den Kopf, dann drehe ich das Hinterhaupt vorsichtig nach vorne.

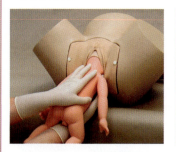 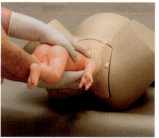 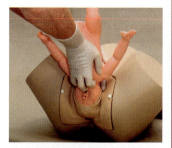

4. Jetzt „reitet" das Kind auf meiner Bauchhand. Die Finger meiner Rückenhand liegen auf seinen Schultern (nicht gabelförmig über dem Nacken!). Ich leite es kreuzbeinwärts, bis die Nackenhaargrenze sichtbar wird.

5. Dann hebe ich das Kind unter leichtem Zug an und bewege es langsam um die Symphyse herum, bis es

6. auf den Bauch der Mutter zu liegen kommt. Dazu stehe ich auf und nehme zum Schluss den Finger aus dem Mund des Kindes.

Abb. 40-10 Kopfentwicklung nach Veit-Smellie, wenn der Rücken nach Armlösung rechts steht.

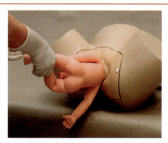 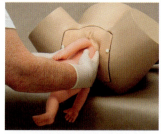 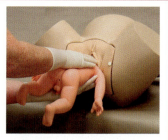

1. **Kopfentwicklung nach Veit-Smellie:** Meine Rückenhand übernimmt das Kind an den Füßen und bewegt es zur Seite, um so „Platz zu schaffen" für die eingehende Hand.

2. Meine bauchseitige Hand hat sich zum Kinn hinaufgeschoben, der Mittelfinger liegt im Mund des Kindes, die Rückenhand liegt flach auf den Schulterblättern.

3. Nachdem ich den Kopf zuerst gebeugt und dann vorsichtig gedreht habe, „reitet" das Kind auf meiner Bauchhand.

Abb. 40-11 Kopfentwicklung nach Veit-Smellie, wenn der Rücken nach Armlösung links steht.

Handgriffe zur Entwicklung der BEL 40

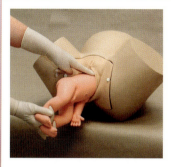

1. Der vordere Arm lässt sich nicht unter der Symphyse entwickeln. Nun muss ich ihn nach hinten in die Kreuzbeinhöhle bringen.

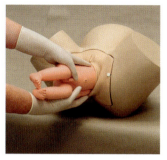

2. Ich umfasse den Rumpf mit flach aufgelegten Händen (bauchseitige Hand am unteren Arm, Rückenhand oben) und

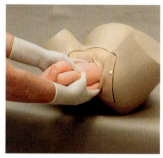

3. drehe das Kind mit schiebenden, stopfenden Bewegungen über seine Rückenseite langsam um 180°, bis

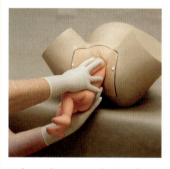

4. der vordere Arm in der Kreuzbeinhöhle ankommt (beim Drehen über die Bauchseite gelangt der Arm oft ungünstig hinter den Nacken).

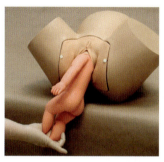

5. Vom Rücken her kommend greife ich wieder mit dem Dreifingergriff die Fußknöchel des Kindes, leite es kurz kreuzbeinwärts und bringe es dann energisch

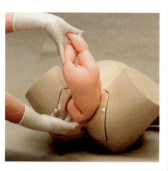

6. in die Schenkelbeuge der Frau. Mit 2 Fingern der anderen Hand gehe ich am kindlichen Rücken ein, „schaffe mir Platz" und streife den hinteren Oberarm über die Brust des Kindes heraus.

Abb. 40-12 **Klassische Armlösung:** die vorausgehende Lösung des ersten Armes verläuft analog der Bilder 1–6 in Abb. 40.9, dies ist die Übungsanleitung für das Drehen und Entwickeln des zweiten Armes.

wegt er das Kind erst steil kreuzbeinwärts, bis die vordere Schulter und der Arm unter der Symphyse erscheinen. Dann wird der Rumpf steil nach oben gegen den Leib der Mutter bewegt, bis die hintere Schulter und der Arm über den Damm geboren sind.

Armlösung nach Lövset

J.L. Lövset (Gynäkologe, Bergen) versucht mit einer schraubenden Drehbewegung, die in der Kreuzbeinhöhle liegende Schulter vor den Schambogenast zu bringen und so den nach vorne kommenden Arm zu lösen. Das Kind wird wie beim Müller-Handgriff erfasst, symphysenwärts angehoben und unter Zug und gleichzeitigem Absenken um 180° über die Bauchseite gedreht, bis der nach vorne gebrachte Arm geboren ist. Mit der gleichen 180°-Drehbewegung in entgegengesetzter Richtung wird dann der andere Arm nach vorne gebracht und entwickelt.

Literatur zu Kapitel 40 s. S. 492

41 Querlage, Schräglage

Ulrike Harder, Anna Rockel-Loenhoff

> **D** Quer- und Schräglagen sind Lageanomalien.
> - Bei einer **Querlage** (QL) liegt der kindliche Rumpf quer im Uterus bzw. quer zur Längsachse der Mutter, Kopf und Steiß stehen seitlich auf gleicher Höhe.
> - Bei einer **Schräglage** (SchL) liegt der Rumpf schräg im Uterus, Kopf und Steiß stehen verschieden hoch.

Die Schräglage ist fast immer eine passagere Lageanomalie, sobald regelmäßige Wehen einsetzen, verändert sich die instabile Lage entweder zur Querlage oder zur Längslage (SL, BEL). Darum ist im weiteren Text vereinfacht nur noch von der Querlage die Rede.

Häufigkeit: Querlagen sind in der Frühschwangerschaft häufig und physiologisch, fast alle Kinder drehen sich bald in Längslage. Eine Querlage findet sich bis zur 28. SSW bei ca. 10 %, bis zur 32. SSW bei ca. 8 %, bis zur 36. SSW bei ca. 3 % und bis zur 40. SSW bei unter 1 % aller Schwangerschaften (0,3–0,4 %).

Bei Mehrgebärenden werden QL ca. 3-mal häufiger als bei Erstgebärenden beobachtet, bei Vielgebärenden (Frauen mit ≥ 4 Geburten) ca. 10-mal häufiger.

Ursachen

- Nachgiebige Bauchdecken
- Uterusfehlbildungen, Myome
- Frühgeburt
- Polyhydramnion
- Placenta praevia
- Mehrlinge

Diagnostik

> **M** Ein auffallend runder bis querovaler schwangerer Leib lässt immer eine Querlage vermuten. Die Diagnose erfolgt durch Abtasten mit den Leopold-Handgriffen.

- **1. Handgriff:** Uterusfundus auffallend tief für die SSW, z. B. 2 Querfinger über dem Nabel am Termin
- **2. Handgriff:** auf beiden Seiten runde Teile (Kopf und Steiß) zu tasten
- **3. Handgriff:** kein umgreifbarer, vorangehender Teil auffindbar
- Kindliche Herztöne sind in näherer Umgebung des Nabels am deutlichsten hörbar.
- Eine Ultraschalluntersuchung sichert die Diagnose, dabei kann auch die exakte Lage des Kindes bestimmt werden.

Eine vaginale Untersuchung sollte nach Möglichkeit unterbleiben, da sie leicht einen Blasensprung provoziert.

> **M** Die **Einteilung** orientiert sich an der Stellung des Kopfes (rechts oder links) und an der Position des Rückens:
>
> | | |
> |---|---|
> | Kopf links | I. Querlage |
> | Kopf rechts | II. Querlage |
> | Rücken vorne | dorsoanteriore QL |
> | Rücken hinten | dorsoposteriore QL |

Therapie

- In der 35.–37. SSW kann die spontane Wendung des Kindes in Längslage durch Körperübungen und Moxibustion begünstigt werden (s. S. 226 BEL).
- Danach besteht die Möglichkeit, das Kind in der Klinik aktiv von außen zu wenden (unter CTG-Kontrolle und Tokolyse).
- Gelingt dies nicht, wird heute immer zur **primären Sectio** geraten, denn eine innere Wendung und ganze Extraktion des Kindes bei vollständig eröffnetem Muttermund ist extrem gefährlich für die Mutter (Uterusruptur) und das Kind (Hypoxie, Verletzungen).
- Die Frau sollte 2–3 Wochen vor dem errechneten Geburtstermin in eine Klinik eingewiesen werden, denn zum Schwangerschaftsende besteht bei QL häufiger eine Plazentainsuffizienz (lagebedingte Störung der Hämodynamik). Außerdem geraten

Querlage, Schräglage 41

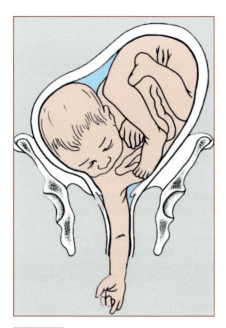

Abb. 41-1 Armvorfall nach Wehentätigkeit und Blasensprung bei II. dorsoposteriorer Querlage.

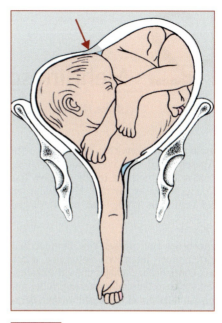

Abb. 41-2 Verschleppte Querlage mit drohender Uterusruptur: der MM ist vollständig eröffnet, das untere Uterinsegment dünn ausgezogen und die Bandl-Furche (Pfeil) ist hochgestiegen.

Mutter und Kind mit Wehenbeginn in akute Gefahr, wenn nach dem Blasensprung ein Arm vorfällt (Abb. 41-1) und die weitere Wehentätigkeit zu einer **verschleppten Querlage** (Abb. 41-2) führt. Hierbei verkeilt sich die kindliche Schulter so tief im kleinen Becken, dass am maximal gedehnten unteren Uterinsegment eine Überdehnungsruptur droht.

Literatur zu Kapitel 41 s. S. 492

42 Mehrlingsgeburten

Ulrike Harder

Gestationsalter/Geburtsgewicht: Zwillinge werden statistisch gesehen in der 37. SSW geboren, Drillinge in der 34. SSW und Vierlinge in der 31. SSW. Das mittlere Geburtsgewicht beträgt bei Zwillingen 2500 g, bei Drillingen 1700 g und bei Vierlingen 1400 g.

Mehrlingsgeburten sind immer eine Besonderheit und bedürfen einer intensiven Betreuung durch Hebamme, Geburtshelfer, Pädiater und ggf. Anästhesisten. Weit vor dem Entbindungstermin sollte mit der Mutter/den Eltern in einem ausführlichen **Beratungsgespräch** Folgendes abgeklärt werden:

- **Entbindungsort** möglichst mit angeschlossener Kinderklinik, denn Mehrlinge benötigen häufiger eine kinderärztliche Betreuung.
- **Prophylaktische Klinikaufnahme** ab der 34. SSW, z. B. bei Schwangerschaftsbeschwerden, Plazentainsuffizienz, ungleichem fetalen Wachstum oder auf Wunsch der Frau.
- **Freiberufliche Hebamme** zur Schwangerschafts- und Wochenbettbetreuung sowie Stillberatung vermitteln, besonders wenn die Kinder zunächst in die Kinderklinik müssen.
- **Geburtsplanung:** Soll der spontane Wehenbeginn abgewartet werden oder eine prophylaktische Geburtseinleitung vor dem errechneten Termin erfolgen oder besteht eine Indikation zur primären Sectio?

Geburtsmodus: derzeit werden etwa 30–50 % aller Zwillinge und 80–90 % aller Drillinge per Kaiserschnitt entbunden.

Geburtszeitpunkt: einige Geburtshelfer empfehlen bei Zwillingen spätestens in der 38. SSW (bei Drillingen in der 36. SSW.) die Geburt einzuleiten bzw. eine primäre Sectio vorzunehmen, um einer möglichen fetalen Gefährdung durch zunehmende Plazentainsuffizienz zuvorzukommen.

Günstige Voraussetzungen für eine vaginale Geburt

- Erstes Kind liegt in Schädellage (ist in 70–80 % aller Zwillingsschwangerschaften der Fall, Abb. 42-1)
- Gestationsalter größer 32. SSW und/oder kindliches Schätzgewicht über 1800 g
- Gewichtsdifferenz zwischen den Kindern kleiner als 20 % (laut Ultraschall), z. B. 1. Zwilling 2400 g, 2. Zwilling 2000 g
- kein Hinweis auf geburtsmechanische Probleme, z. B. enges Becken oder Querlage des 2. Zwillings
- unauffällige CTG-Befunde, keine Plazentainsuffizienz
- Bei eineiigen Zwillingen sollte die Plazenta nicht monochorionisch-monoamniotisch angelegt sein (s. S. 223), da es bei gemeinsamer Amnionhöhle häufiger zu Nabelschnurkomplikationen kommt
- keine mütterlichen Erkrankungen, die auch bei Einlingen zur Sectio-Indikation führen würden (z. B. Präeklampsie).

42.2 Zwillingsgeburt

Der **Geburtsverlauf** gestaltet sich zunächst ähnlich wie bei einer Einlingsgeburt. Nach dem Beginn einer regelmäßigen Wehentätigkeit sollten beide Zwillinge **kontinuierlich mittels CTG überwacht** werden (s. S. 772 Zwillings-CTG-Aufzeichnung). Eine Mehrlingsmutter braucht darum viel Unterstützung, um eine bequeme Geburtsposition zu finden (Liegen, Sitzen, Knien etc.), in der auch das CTG einigermaßen schreibt. Manchmal ist es hilfreich, wenn der große, schwere Leib durch weiche Kissen seitlich oder von unten abgestützt wird. Das Gebärzimmer ist rechtzeitig für die Zwillingsgeburt vorzubereiten.

Zwillingsgeburt 42

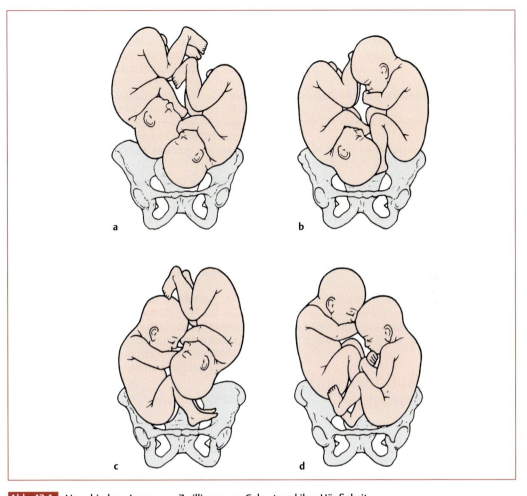

Abb. 42-1 Verschiedene Lagen von Zwillingen zur Geburt und ihre Häufigkeit:
a beide Zwillinge in Schädellage (ca. 45%),
b erster Zwilling in SL und zweiter Zwilling in BEL (ca. 22%),
c erster Zwilling in BEL und zweiter Zwilling in SL (ca. 15%),
d beide Zwillinge in BEL ca. (10%),
(Querlagen werden mit 1,5% beim ersten Zwilling und 10% beim zweiten Zwilling eher selten beobachtet).

Vorbereitungen für eine Zwillingsgeburt

M Zur Austreibungsperiode sollten 2 Hebammen und 2 Geburtshelferinnen (Fach- und Assistenzärztin) anwesend sein. Bei Risiken wie Frühgeburtlichkeit auch 2 Pädiater (und ggf. Kinderkrankenschwestern).

Die Anästhesie wird informiert und steht abrufbereit. Diese Anhaltszahlen gelten auch für die Vorbereitung eines Kaiserschnittes. Bei **Drillingen** und **Vierlingen** erhöht sich die Anzahl auf 3 bzw. 4 Hebammen und Pädiater.

Apparate:
- CTG-Gerät für Gemini oder 2 CTG-Geräte (s. S. 760)
- für jedes Kind einen vorgewärmten und beschrifteten (1. Zwill., II. Zwill.) Reanimationstisch mit

Absaug- und Beatmungsmöglichkeit vorbereiten (s. S. 790).
- Vakuumgerät, Ultraschallgerät und Narkosegerät in nächster Nähe bereithalten

Geburtentisch:
- 2 Geburtensets mit zusätzlich 2–4 Plastik-Nabelklemmen
- ausreichend sterile Handschuhe für alle Geburtshelfer
- Instrument zur Fruchtblaseneröffnung
- steriles Steißtuch, falls der 2. Zwilling aus Beckenendlage geboren wird
- Forzeps und Vakuumglocke, steril verpackt
- zwei Nierenschalen mit beschrifteten Materialien wie Namensbändchen für jedes Kind (z. B. 1. Zw. Meyer, 2. Zw. Meyer), um Verwechslungen vorzubeugen, sowie Kapillare zur Nabelschnur-pH-Bestimmung, beschriftete Blutröhrchen für die Blutgruppe etc.

Infusionen: Die Frau bekommt einen venösen Zugang gelegt, eine Oxytocininfusion hängt vorbereitet am Infusiomaten, evtl. wird vorsorglich eine aufgezogene Notfalltokolyse (s. S. 734) bereitgelegt.

42.3 Komplikationen und Besonderheiten

Vorzeitiger Blasensprung

Etwa 35 % aller Zwillingsgeburten beginnen mit einem vorzeitigen Blasensprung und der damit verbundenen Gefahr eines Nabelschnurvorfalls oder Vorfalls kleiner Kindsteile, wenn der 1. Zwilling den Zervixbereich noch nicht ausreichend abdichtet. Außerdem besteht das Risiko einer aufsteigenden Infektion. Die Betreuung erfolgt wie bei einer Einlingsgeburt (s. S. 388).

Wehenschwäche

Die andauernde maximale Dehnung des Uterusmuskels sowie ein mangelhafter Druck auf die Zervix bei hochstehendem 1. Zwilling kann eine primäre und sekundäre Wehenschwäche verursachen. Nach der Geburt des 1. Zwillings kommt es oft zu einer physiologischen Wehenschwäche, bis sich der 2. Zwilling geburtsbereit eingestellt hat.

Protrahierte Geburt

Meist stellt sich der 1. Zwilling in regelrechter Schädellage ein, es kann aber (häufiger als bei Einlingen) zu Einstellungs- und Haltungsanomalien kommen, die die Geburt verzögern. Auch durch eine Einleitung wird öfter ein protrahierter Geburtsverlauf verursacht, der die Mutter (Wehenschwäche) und ihre Kinder (FHF-Veränderungen) erschöpft und weitere geburtshilflichen Interventionen erforderlich macht wie vaginal-operative Entbindung oder Sectio.

Hypoxische Gefährdung der Kinder

Häufige Ursachen einer verminderten Sauerstoffversorgung während der Geburt sind eine Plazentainsuffizienz zum Schwangerschaftsende, eine verminderte Durchblutung des stark gedehnten Uterusmuskels, eine intrauterine Mangelentwicklung sowie Frühgeburtlichkeit.

Der **2. Zwilling** ist besonders nach der Geburt des ersten Kindes gefährdet, wenn sich die zur Hälfte entleerte Gebärmutter stark kontrahiert und die Plazentahaftstelle unter Druck gerät. Eine Mangeldurchblutung der Plazenta oder sogar eine vorzeitige Plazentalösung können die Folge sein.

Zwillingskollision

Die in alten Lehrbüchern häufig abgebildete Möglichkeit einer Verhakung der fetalen Köpfe wird von heute tätigen Geburtshelfern kaum beobachtet oder beschrieben, sie gehört wohl eher ins „Raritätenkabinett". In seltenen Fällen kann es vorkommen, dass zwei Kinder sich „nicht einigen" können, wer die Führung übernehmen und zuerst ins kleine Becken eintreten soll. Dann bleiben beide Köpfe (oder Kopf und Steiß) auf gleicher Höhe über BE stehen, es kommt zum Geburtsstillstand und schließlich zur Geburt mittels Kaiserschnitt.

42.4 Geburtsleitung

Geburtsleitung 1. Zwilling

Die Eröffnungsperiode verläuft kaum anders als bei Einlingsgeburten, Gleiches gilt für die frühe Durchtrittsphase (Austreibungsphase). Mit Beginn der **aktiven Durchtrittsphase** sollte das komplette geburtshilfliche Team bereitstehen, was aber nicht heißt, dass sich alle um das Kreißbett scharen. Im Geburtsraum müssen zunächst nur 2 Hebammen (ggf. mit Hebammenschülerin) sowie 2 Geburtshelfer (Fach- und Assistenzärztin) tätig werden, alle anderen bleiben im Interesse der Gebärenden für den Bedarfsfall besser „standby" vor der Tür!

Als **Gebärposition** eignet sich eine aufrechte Haltung (z. B. Gebärhocker), eine halbliegende Position auf dem Entbindungsbett oder die Seitenlage auf der Seite des ersten Zwillings. Ein Querbett mit Steinschnittlagerung ist für die Geburt des 1. Zwillings nur bei Forzeps- oder Vakuumextraktion notwendig, sie wird leider oft empfohlen, da sich die Geburtshelfer sicherer fühlen, wenn für eine möglicherweise notwendige Intervention beim 2. Zwilling keine Umlagerung mehr stattfinden muss.

Sobald das **erste Kind geboren** ist, wird es mit Einmal-Nabelklemmen, ansonsten aber wie üblich abgenabelt und wenn möglich warm zugedeckt zur Mutter gegeben. Geht es dem Kind nicht so gut, wird es der Mutter nur kurz gezeigt und dann auf dem Reanimationstisch vom Hebammen-Pädiater-Team 1 versorgt und mit Namensbändchen versehen.

Geburtsleitung 2. Zwilling

Die fetale Herzfrequenz des 2. Zwillings wurde von der zweiten Hebamme schon während der Austreibungsperiode des 1. Zwilling gut überwacht und muss nach dessen Geburt weiter kontinuierlich aufgezeichnet werden. Da sich die Position des Kindes in utero verändert, wird der Herztonschreiber günstigerweise zunächst von Hand gehalten und der Situation angepasst verschoben. Eventuell ist es hilfreich, wenn eine Person gleich nach Geburt des 1. Kindes mit zwei Händen den Uterus seitlich schient bzw. hält, damit der 2. Zwilling in Längslage bleibt. Sollte das aus der Vagina hängende Nabelschnurende des ersten Zwillings versehentlich mit einer Kocherklemme abgenabelt sein, wird diese jetzt durch eine Einmalklemme ersetzt, damit sich das nachfolgende Kind nicht an der Metallklemme verletzt. Diese Markierung ermöglicht später auch die Zuordnung der Plazenten: 1. Zwilling Einmalklemme. 2. Zwilling Metallklemme.

Zeitintervall bis zur Geburt des 2. Zwillings: Es bestehen unterschiedliche Lehrmeinungen über das weitere Vorgehen und das günstigste Zeitintervall bis zur Geburt des 2. Zwillings (die Angaben variieren zwischen 20 min., 30 min. oder max. 60 min.).
- Nach einer unterschiedlich lang dauernden Latenzphase setzen erneut Austreibungswehen ein und schieben das 2. Kind langsam in den Geburtskanal. Sobald der vorangehende Teil Beckenmitte bis -boden steht, darf die Mutter bei jeder Wehe mitschieben. Entweder kommt es zum spontanen Blasensprung oder eine sich vorwölbende Fruchtblase wird eröffnet. Dann erfolgen Dammschutz und Entwicklung des Kindes in üblicher Weise.
- Oft wird die Geburt des 2. Kindes durch Oxytocininfusion beschleunigt und die zweite Fruchtblase eröffnet, sobald das Kind Bezug zum Becken aufgenommen hat.

Liegt der 2. Zwilling in Querlage, muss entweder eine äußere Wendung auf den Kopf bzw. Steiß versucht oder in Vollnarkose eine innere Wendung auf den Fuß mit nachfolgender ganzer Extraktion des Kindes oder gleich eine Sectio ausgeführt werden.

Kommt es vor der Geburt des 2. Zwillings zur **Bradykardie** der fetalen Herztöne, zum **Extremitäten-** oder **Nabelschnurvorfall** oder zu einer verstärkten **vaginalen Blutung** (Zeichen einer vorzeitigen Plazentalösung), so muss der 2. Zwilling unverzüglich, je nach Vaginalbefund per Forzeps-/Vakuumextraktion oder Sectio entbunden werden!

Intrauteriner Tod eines Kindes

Bei ca. 6 % aller Mehrlingsschwangerschaften stirbt ein Kind intrauterin ab. Meist geschieht dies unbemerkt in der Frühschwangerschaft, erst die Einführung der Ultraschalldiagnostik machte dieses Phänomen sichtbar. Auch im weiteren Schwangerschaftsverlauf kann es zum intrauterinen Fruchttod kommen, Gründe hierfür sind: Fehlbildungen, frühe Plazentainsuffizienz oder ein feto-fetales Transfusionssyndrom (intrauterine Über- bzw. Unterversorgung eines Feten durch Fehlverbindungen zwischen den plazentaren Blutgefäßen).

In jedem Fall sollte der weitere Schwangerschaftsverlauf gut überwacht werden, denn das Risiko für weitere Komplikationen bei Mutter und Kind ist erhöht. Im günstigen Fall kommt es zur Abkapselung und Eintrocknung des toten Kindes, das dann gemeinsam mit der Plazenta als **Fetus papyraceus** (**Steinkind**) geboren wird. Abb. 42-2 zeigt die Plazenta einer Zwillingsmutter, deren Sohn in der 19. SSW intrauterin abgestorben ist und deren gesunde Tochter in der 38. SSW mit einem Geburtsgewicht von 2600 g durch primäre Sectio geboren wurde (wegen Wachstumsabnahme). In der Eihaut fand sich auf der fetalen Seite eine etwa 5 cm große bindegewebige Verdickung. Bei genauerem Hinsehen (Abb. 42-3) ist der mumifizierte und verkalkte Zwilling zu erkennen, auch seine Knöchelchen ließen sich gut ertasten.

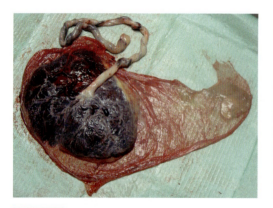

Abb. 42-2 Fetale Plazentaseite einer Zwillingsschwangerschaft, bei der ein Zwilling in der 19. SSW intrauterin abgestorben ist. In den Eihäuten findet sich eine flache etwa 5 cm große Verdickung.

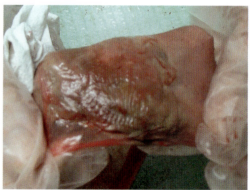

Abb. 42-3 **Steinkind:** Der Fetus ist mumifiziert und eingetrocknet, nur seine Knöchelchen sind gut zu erkennen und zu ertasten.

42.5 Leitung der Nachgeburtsperiode

In der Regel kommt es erst nach der Geburt des zweiten Zwillings zur Lösung der Plazenten. Selten ist eine frühere, teilweise Ablösung der ersten Plazenta zu beobachten.

Mögliche Komplikationen

- Verzögerter Ablösungsvorgang bei Wehenschwäche nach protrahierter Geburt
- Verstärkte Lösungsblutung aus der großen Plazentahaftfläche
- Unvollständige Plazenten wegen Retention (Zurückbleiben) einiger Plazentaareale
- Atonische Nachblutung eines überdehnten und nun schwer wieder zu kontrahierenden Uterus.

Therapie und Betreuung

- Zur Vermeidung dieser Komplikationen wird meist unmittelbar nach Geburt des 2. Zwillings ein **Kontraktionsmittel** (3–6 IE Oxytocin als Kurzinfusion) und danach eine prophylaktische Oxytocin-Infusion über 1–2 Stunden gegeben.
- Die Hebamme sollte den **Höhenstand** des Uterusfundus zunächst alle 10 min. kontrollieren, dieser steht physiologischerweise meist 1–2 Querfinger höher als nach einer Einlingsgeburt. Ist der Uterus fest und die vaginale Blutung normal, reichen halbstündige Kontrollen aus, sobald aber die Oxytocininfusion beendet ist, muss die Hebamme noch einmal sehr wachsam sein.
- Wenn irgend möglich werden beide Kinder nacheinander für 20 min. zum Stillen angelegt, jeder Zwilling bekommt dann eine Brust. Das kindliche Saugen fördert auch die Uteruskontraktion.

Vollständigkeitskontrolle der Plazenten

Haben die Kinder eine gemeinsame Plazenta, sollte die Anzahl der Eihäute festgestellt und der Plazentabefund dokumentiert werden. Denn daran kann bei gleichgeschlechtlichen Zwillingen unter Umständen die Ein- oder Zweieiigkeit festgestellt werden. Dies ist für viele Eltern von Interesse.
- **Eineiigkeit** besteht sicher, wenn eine gemeinsame Plazenta mit nur einem Chorion und 2 Amnien (Abb. 42-4 a) oder gar keinem trennenden Amnion beobachtet wird.
- **Ein- oder Zweieiigkeit** besteht bei einer Plazenta mit 4 Eihäuten, d. h. 2 Amnien und 2 Chorien (Abb. 42-4 b), und bei zwei Plazenten. Hier kann eventuell die Blutgruppenbestimmung aus dem Nabelschnurblut zur Klärung beitragen (verschiedene Blutgruppen = Zweieiigkeit). Ansonsten ist nur anhand der Ähnlichkeit oder durch aufwändige gewebetypisierende Untersuchungen der Plazenta eine Klärung der Ein- oder Zweieiigkeit möglich.

Literatur zu Kapitel 42 s. S. 492

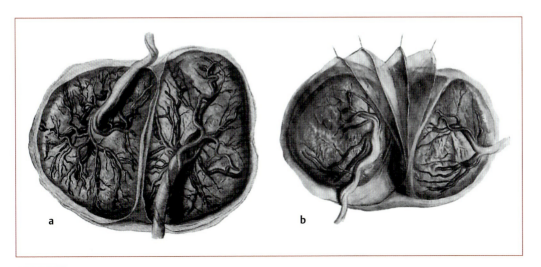

Abb. 42-4 a Gemeinsame Plazenta von monochorisch-diamnioten Zwillingen (fast immer eineiig) mit 2 Amnionhäuten und gemeinsamem äußeren Chorion.
b Zwei zusammengewachsene Plazenten von dichorisch-diamnioten Zwillingen (eineiig oder zweieiig) mit einer Trennwand aus 2 Amnion- und 2 Chorionhäuten.

43 Frühgeburt

Ulrike Harder, Susanne Mack

> **D** Eine Frühgeburt (engl. preterm delivery) ist eine Geburt vor der vollendeten 37. Schwangerschaftswoche.

Häufigkeit:
- Frühgeburten (< 37. SSW): 6–7 % aller Geburten
- frühe Frühgeburten (< 28. SSW): 2,2 % aller Geburten

Ursachen:
Die meisten Frühgeburten gehen mit vorzeitigen Wehen oder einem vorzeitigen Blasensprung einher (s. S. 388). Die Anzahl der Frühgeburten nach einer indizierten Schwangerschaftsbeendigung (Einleitung) nimmt zu, weil immer öfter Kinder wegen einer mütterlichen oder kindlichen Pathologie vorzeitig auf die Welt geholt werden. Auch die Zunahme von Mehrlingsschwangerschaften durch Kinderwunschbehandlung trägt zur steigenden Rate von Frühgeburten bei, da Mehrlingsschwangerschaften häufig vorzeitig enden bzw. vorzeitig beendet werden (s. S. 458).

Überlebensfähigkeit:
Die Grenze der Überlebensfähigkeit liegt derzeit zwischen 23 und 25 SSW. Dies heißt, dass ab SSW 25 + 0 in der Regel alle lebenserhaltenden Maßnahmen sowohl prä- als auch postnatal zum Einsatz kommen. Vor SSW 24 + 0 wird häufig auf eine „Lebenserhaltung um jeden Preis" verzichtet, vor allem im Hinblick auf die hohe Morbidität dieser Kinder. Die Entscheidung ist auch abhängig von den besonderen Begleitumständen (z. B. zusätzliche Erkrankungen) und der Einstellung der Eltern.

Leitung einer Frühgeburt

Entbindungsort

Wird eine Frühgeburt geplant oder ist eine drohende Frühgeburt nicht mehr aufzuhalten bzw. sind schwangerschaftsverlängernde Maßnahmen aufgrund einer kindlichen oder mütterlichen Pathologie (Plazentainsuffizienz oder Präeklampsie) nicht angebracht, muss mit der Mutter der Geburtsort und der Geburtsmodus besprochen werden.

Frühgeborene mit einem Geburtsgewicht unter 1500 g sollten in speziellen perinatalen Zentren mit einer angeschlossenen Neugeborenen-Intensivstation untergebracht werden, die besonderen personellen, technischen und räumlichen Anforderungen genügen. Dabei ist anzustreben, dass die Verlegung „in utero" erfolgt, d. h., dass die Geburt im Perinatalzentrum stattfindet, da ein Transport des Frühgeborenen im Inkubator sehr belastend ist (Gemeinsamer Bundesausschuss). Der Gemeinsame Bundesausschuss (G-BA, www.g-ba.de) ist eine 2004 in Deutschland gegründete Institution, welche in Selbstverwaltung verbindliche Richtlinien für die ambulante und stationäre Betreuung herausgibt (z. B. Mutterschaftsrichtlinie s. S. 876).

Geburtsmodus

Ein unreifes Kind ist gegenüber Sauerstoffmangel, Geburtsverletzungen und Infektionen besonders empfindlich. Neben Lungenunreife (Surfactantmangel) ist die intrakranielle Blutung (Hirnblutung) die Hauptursache für bleibende kindliche Schäden und perinatale Mortalität. Wie stark ein Frühgeborenes gefährdet ist, hängt von verschiedenen Faktoren ab, z. B. von Geburtsgewicht und Schwangerschaftsalter, vorbestehenden Pathologien und intrapartalen Komplikationen. Der Einfluss des Geburtsmodus auf die Morbidität und Mortalität ist nicht klar zu bestimmen und lässt sich nicht klar von anderen Einflussfaktoren trennen. Daher ist es nicht erwiesen, dass eine Sectio das Outcome eines Frühgeborenen eindeutig verbessert. Dem möglichen Vorteil einer Sectio für das Kind müssen die Nachteile für die Mutter gegenüber gestellt werden.

Eine **vaginale Geburt** kann angestrebt werden, wenn
- das Kind in Schädellage liegt,
- der Muttermund sich zügig öffnet,

- kein Anzeichen für eine aufsteigende Infektion besteht
- und das CTG unauffällig ist.

Beim Auftreten von Zusatzrisiken wird die Geburt im Interesse des Kindes eher mit einer **Sectio** beendet. Ob aber die primäre Sectio für Kinder unter 32 SSW bzw. < 1800 g das Auftreten von Hirnblutungen tatsächlich senken kann, wird unter Neonatologen und Geburtshelfern kontrovers diskutiert. Die vorliegenden Studienergebnisse sind nicht eindeutig (Schneider, Spätling 2006). Die rechtzeitige, antepartale Gabe von Glukokortikoiden (s. S. 743), die Verlegung in ein Perinatalzentrum mit kompetenter interdisziplinärer Betreuung sowie die Wahl des optimalen Zeitpunktes für die Geburt sind für das Schicksal des Kindes von größerer Bedeutung als die Frage des Geburtsmodus.

Maßnahmen bei einer Frühgeburt

- Externe CTG-Daueründerwachung.
- Fruchtblase möglichst lange erhalten, um die geburtstraumatische Belastung zu vermindern.
- Periduralanästhesie zur Relaxation der Gebärenden (plazentagängige und atemdepressiv wirkende Analgetika sind zu vermeiden).
- Rechtzeitige Information eines Kinderarztes, Vorbereitung des Neugeborenen-Reanimationsplatzes (s. S. 790).
- Evtl. Episiotomie zur Erweiterung des Beckenausgangs, um die Kopfkompression zu vermindern (Episiotomien führten jedoch zu keinem Vorteil bezüglich Hirnblutungen).
- Bei Geburtsstillstand oder drohender kindlicher Asphyxie in der Austreibungsphase kann eine Forzepsentbindung mit Parallelzange (s. S. 784) erfolgen. Vakuumextraktionen sind wegen der erhöhten Gefahr intrakranieller Blutungen kontraindiziert.

Ein Abnabeln von Frühgeborenen frühestens 30–120 Sekunden nach der Geburt geht mit einer geringeren Rate an Hirnblutungen sowie einem geringeren Bedarf an Transfusionen für das Kind einher. Nur Frühgeborene mit chronischer Plazentainsuffizienz oder diabetischer Fetopathie sollten sofort abgenabelt werden, da bei diesen Kindern der Hämatokrit ohnehin schon erhöht ist und dies Herz und Atmung belastet (Tomaselli-Rheime 2005).

Aufgaben der Hebamme

- Die beschriebenen Besonderheiten müssen beachtet werden, ansonsten ist die Betreuung ähnlich wie bei Termingeburten.
- Die Mutter wird oft vom frühen Geburtsbeginn bzw. von der vorzeitig geplanten Sectio überrumpelt und braucht **viel Zuspruch**. Nicht selten stellen sich Schuldgefühle ein, „keine gute Schwangere/Mutter zu sein". Hier bedarf es einer guten Aufklärung.
- **Information**: Die zu erwartende postpartale Versorgung des frühgeborenen Kindes (s. S. 692) sollte ebenso mit der Mutter/den Eltern besprochen werden wie die Möglichkeit des regelmäßigen Abpumpens von Muttermilch (Beginn spätestens 6 Std. p. p., s. S. 566).
- Die **Muttermilch** nach einer Frühgeburt ist den besonderen Bedürfnissen des Frühgeborenen angepasst (s. S. 559), daher wird sie von den Kindern viel besser vertragen als künstliche Milch. Das Abpumpen ist oft über viele Tage das Einzige, was die Frau konkret für ihr im Inkubator liegendes Kind tun kann. Mit guter Unterstützung ist es fast jeder Mutter möglich, die vorzeitig durchtrennte Nabelschnurernährung durch ihre Muttermilchnahrung zu ersetzen.
- Ein **früher körperlicher Kontakt zum Kind** ermöglicht den Eltern, nach der Erstversorgung die notwendige Bindung zu ihrem Kind aufzubauen, außerdem sind mütterliches Berühren, Streicheln und Wiegen für das Wohlergehen des Frühgeborenen sehr hilfreich. Darum sollte das betreuende Team (Pädiater, Kinderkrankenschwester, Hebamme und Geburtshelfer) den Erstkontakt wenn irgend möglich fördern, bevor das Kind auf die Neonatologie verlegt wird.
- **Achtung**: Damit das kälteempfindliche Frühgeborene nicht auskühlt, wird es gut abgetrocknet nackt auf die nackte Brust der Mutter gelegt und mit zwei vorgewärmten Handtüchern und einer Decke zugedeckt. So können Mutter und Kind den ersten Hautkontakt in Ruhe genießen.

Literatur zu Kapitel 43 s. S. 492

44 Geburtshilfliche Besonderheiten bei mütterlichen Erkrankungen

Ulrike Harder, Susanne Mack

44.1 Präeklampsie

Die Begriffe **Präeklampsie, hypertensive Erkrankung in der Schwangerschaft (HES)** und **Gestose** werden synonym verwendet und bezeichnen eine der häufigsten geburtshilflichen Komplikationen, deren Ursache nach wie vor unklar ist (s. S. 254).

Bei einer Präeklampsie liegt eine **generalisierte Störung der Mikrozirkulation** vor. Die Vasokonstriktion (Blutgefäßengstellung) führt zum Bluthochdruck. Als Folge einer Schädigung des Endothels (Gefäßinnenwand) und einer Veränderung der Blutzusammensetzung kommt es zu Störungen in Niere (Proteinurie), Leber (HELLP-Syndrom), Gehirn (Eklamptischer Anfall) und Plazenta (Plazentainsuffizienz).

Symptome der leichten Präeklampsie
- Blutdruckwerte systolisch ≥ 140 und diastolisch ≥ 90 mmHg
- Proteinurie ≥ 0,3 g/24 h (Urin-Stix: Eiweiß +)
- Ödeme können, müssen aber nicht vorkommen.

Symptome der schweren Präeklampsie
- Blutdruckwerte systolisch ≥ 160 und diastolisch ≥ 110 mmHg
- Proteinurie ≥ 5 g/24 h (Urin-Stix: Eiweiß +++)
- Oligurie mit Urinmenge ≤ 400 ml/24 h bzw. ≤ 17 ml/h
- Thrombozytopenie
- Erhöhte Aminotransferasen
- Erhöhtes Serumkreatinin
- Hyperreflexie
- Kopfschmerzen (meist frontal)
- Sehstörungen (Doppelt- oder Nebligsehen, Augenflimmern)
- Oberbauchschmerzen, Übelkeit, Erbrechen
- Intrauterine Wachstumsretardierung
- ggf. generalisierte Ödeme (aufgeschwemmtes Gesicht)

(Einteilung nach ACOG 2002).

 Die Verschlimmerung eines oder mehrerer Symptome ist ernst zu nehmen, da dies der Vorbote einer Eklampsie (Krampfanfall) sein kann.

Geburtsplanung

Die Beendigung der Schwangerschaft ist die einzige kausale Therapie der Präeklampsie. Der optimale Zeitpunkt der Entbindung wird durch den Schweregrad und die Beeinflussbarkeit der Erkrankung (Gesundheit der Mutter) einerseits und die Reife des Kindes und dessen Befinden andererseits bestimmt.

Bei einer schweren Präeklampsie **nach der 32.–34. SSW** sind die Vorteile eines abwartenden Verhaltens für das Kind in der Regel geringer als das Risiko für die Mutter. Daher wird in diesen Fällen nach der Lungenreifebehandlung die Geburt angestrebt. Ob die Geburt per Sectio oder vaginal erfolgen kann, hängt wiederum von der Dringlichkeit der Situation ab, der Reife der Zervix und deren Ansprechbarkeit auf Wehenmittel ab. Bei der Entscheidung kommt erschwerend hinzu, dass das Operationsrisiko für die Mutter bei einer schweren Präeklampsie erhöht ist. Im Falle einer Spontangeburt ist die kontinuierliche Überwachung des Kindes durch CTG unerlässlich.

Bei geringen Überlebenschancen des Kindes (**vor der 25. SSW**) und schwerer Erkrankung der Mutter wird ebenso die Beendigung der Schwangerschaft angeraten.

Zwischen der 25. und 32. SSW kann unter strenger Überwachung und Ausschluss von weiteren Komplikationen abgewartet werden, um die Überlebenschancen für das Kind zu erhöhen. Die Betreuung sollte grundsätzlich in einem Perinatalzentrum erfolgen.

Vorgehen bei abwartendem Verhalten

> **M** Behandlungsschema bei Präeklampsie
> - **Antihypertensive Therapie:** Blutdrucksenkung
> - **Antikonvulsive Therapie:** Verhinderung eines eklamptischen Anfalls durch zentrale Dämpfung
> - **Steigerung der Diurese:** Urinausscheidung gewährleisten und generalisierte Ödeme ausschwemmen.

Antihypertensive Therapie
Die medikamentöse Blutdrucksenkung bei einer leichten bis mittelgradigen Hypertonie ist umstritten, da sie mit einer erhöhten Rate wachstumsretardierter Kinder einhergeht, ohne deutlich erkennbare Vorteile für die Mutter. Bei einer schweren Präklampsie wird sie jedoch eingesetzt, um den Zustand der Mutter zu stabilisieren und zerebro-kardiovaskuläre Komplikationen (z. B. Gehirnblutungen) bei der Mutter zu verhindern.
- Dihydralazin (Nepresol®) ist das klassische Antihypertonikum bei hypertonen Krisen. Da es jedoch eine hohe Rate an mütterlichen Nebenwirkungen hat, kommen als off-label-use auch andere Medikamente zum Einsatz:
- Nifedipin (Adalat®) kann oral gegeben werden, es wirkt schon nach 5–10 Minuten.
- Urapidil (Ebrantil®) wird i. v. gegeben und ist nach 5–10 Minuten wirksam.

Aufgabe der Hebamme ist es, den Blutdruck kontinuierlich (ggf. mit automatischem Messgerät) zu überwachen und im Verlaufsprotokoll zu dokumentieren. Dabei ist darauf zu achten, dass der Blutdruck nicht zu rasch sinkt, da dies eine Minderdurchblutung der Plazenta und damit eine Hypoxie des Kindes zur Folge haben könnte. Der Zustand des Kindes ist daher kontinuierlich durch CTG zu überwachen.

Antikonvulsive Therapie
Die Gabe von **Magnesiumsulfat** kann die Rate an eklamptischen Anfällen deutlich vermindern. Die Magnesium-Gabe ist der früher üblichen Gabe von Diazepam überlegen. Nach einer Initialdosis kann das Magnesium kontinuierlich über Infusionen verabreicht werden. Jedoch besteht, v. a. bei eingeschränkter Nierenfunktion, die Gefahr einer Überdosierung, da Magnesium fast ausschließlich über die Nieren ausgeschieden wird. Daher sollte die Magnesiumgabe eingestellt werden, wenn die Urinausscheidung unter 100 ml in 4 Stunden beträgt. Weitere Zeichen einer Überdosierung von Magnesium sind eine Atemfrequenz von weniger als 12–14 pro Minute und das Ausfallen der Sehnen-Reflexe. Bei Überdosierung wirkt 10%iges Calciumgluconat als Antidot.

Die Beobachtung der Atmung gehört daher mit zu den Aufgaben der Hebamme. Ein Reflexhammer zur Überprüfung eines gesteigerten oder medikamentös gedämpften Patella-Sehnenreflexes am Knie sollte in jedem Eklampsie-Notfallkasten vorhanden sein.

Neben der medikamentösen Prophylaxe eines eklamptischen Anfalls ist der Einfluss einer **ruhigen, reizabgeschirmten Umgebung** (auch Abdunkelung des Raumes) nicht zu unterschätzen. Hierzu gehören das ruhige Erläutern und Ausführen aller notwendigen Maßnahmen ohne Hektik und das Eingehen auf die emotionalen Bedürfnisse der Frau. Oft äußern betroffene Frauen Ängste um ihr eigenes und das Wohlbefinden ihres Kindes. Häufig entstehen Schuldgefühle bei der Frau, für ihr Kind nicht alles und das Beste getan zu haben. Hier ist eine gute Erklärung der Krankheit und eine moralische Unterstützung und Stärkung des Selbstwertgefühls der Frau durch die Hebamme notwendig. Evtl. ist die Vermittlung eines Kontaktes zu Selbsthilfegruppe der Arbeitsgemeinschaft Gestosefrauen e. V. hilfreich (www.gestose-frauen.de). Die Mutter muss sicher sein, dass alle Maßnahmen zu ihrer Gesundheit und dem Wohlergehen des Kindes ergriffen werden.

Steigerung der Diurese
Grundsätzlich sollten Diuretika wegen ihrer potenziellen Beeinträchtigung der utero-plazentaren Durchblutung nicht mehr eingesetzt werden (s. Kap. 66.14). Bei Zeichen einer Herzinsuffizienz oder eines Lungenödems der Mutter wird jedoch das Diuretikum Furosemid empfohlen. Eine Oligurie kann durch einen ausreichenden Volumenersatz und durch Mannitol günstig beeinflusst werden. Führt dies nicht zur Besserung des Zustandes, muss die Schwangerschaft rasch beendet werden.

Da eine Wehenhemmung mit β-Mimetika (Partusisten®), v. a. im Zusammenhang mit Glukokortikoiden, die Entstehung eines Lungenödems begünstigt, sind diese Mittel bei Präeklampsie kontraindiziert.

Aufgabe der Hebamme ist es, die Ein- und Ausfuhr zu kontrollieren und zu bilanzieren. In schweren Fällen geschieht dies durch Dauerkatheter mit der Möglichkeit, die stündliche Ausfuhr zu messen (Urimeter). Eine stündliche Ausscheidung von 30 ml sollte nicht unterschritten werden. Die Bilanzierung der Ein- und Ausfuhr erfolgt alle 8 Stunden. Aus dem 24-Stunden-Urin wird die quantitative Eiweißausscheidung bestimmt.

Nach neueren Untersuchungen besteht kein direkter Zusammenhang zwischen dem Ausmaß der Proteinurie und der Morbidität der Mutter. Bei 38 % der Eklampsien (und 10–15 % der HELLP-Syndrome) liegt keine Proteinurie vor. Daher ist das Ausmaß der Proteinurie keine Entscheidungshilfe für eine vorzeitige Entbindung.

Weitere Überwachung

Perioperativ kann ein zentraler Venenkatheder für die Messung des Zentralvenendrucks notwendig werden. Die arterielle Sauerstoffsättigung der Mutter kann mittels eines Pulsoxymeters überwacht werden.

Zu Beginn und im weiteren Verlauf werden wichtige Laborwerte (Blutbild, Leberwerte, Gerinnungswerte und Urinuntersuchungen) nach Anordnung des Arztes (ggf. mehrmals täglich) durchgeführt. Neben der Kontrolle durch CTG werden der Zustand und die Versorgung des Kindes auch durch Ultraschall- und Doppleruntersuchungen überwacht.

Die sorgfältige Beobachtung der Frau, auch auf Zeichen einer Zyanose oder auf neurologische Symptome (Unruhe, Kopfschmerzen, Sehstörungen), ist wichtiger Bestandteil der Betreuung. Die Hebamme muss alle Maßnahmen, Kontrollen und Beobachtungen genau dokumentieren und alle Auffälligkeiten oder eine Verschlimmerung der Symptome umgehend dem betreuenden Arzt mitteilen.

Eklampsie

Ein eklamptischer Anfall verläuft in **zwei Phasen**:
- Erst kontrahieren sich für etwa 15–20 sek. alle Muskeln (**tonische Phase**),
- dann folgen rhythmische Zuckungen (**klonische Phase**) meist mit Atemstillstand.
- Die Atmung setzt nach ca. 60 sek. spontan mit tiefen schnarchenden Atemzügen wieder ein. Es folgt eine tiefe Bewusstlosigkeit.

Eklampsie (gr.) bedeutet „die plötzlich Hervorschießende"; dieser Name macht Sinn, denn:

> **M** In bis zu 40 % aller Eklampsie-Fälle sind zuvor weder eine Hypertonie noch eine Proteinurie bekannt und prodromale Symptome (Frühsymptome) können fehlen.
> Eine Eklampsie kann sowohl in der Schwangerschaft, während der Geburt als auch im Wochenbett auftreten.

Aufgaben der Hebamme

1. Alle Gegenstände wegräumen, an denen sich die krampfende Patientin verletzen könnte. Das Festhalten einer krampfenden Person ist nicht möglich.
2. Arzt sofort informieren (lassen)
3. Unterbrechung des Krampfanfalls mit Valium® (10–20 mg i. v.) oder einer Initialdosis Magnesiumsulfat (langsam i. v.) je nach ärztlicher Anordnung
4. O_2-Gabe über die Maske oder wenn nötig Intubation mit Beatmung durch den Arzt
5. Frau zur Notsectio vorbereiten, OP-Team informieren.

Der früher zur Vermeidung von Zungenbissen empfohlene Beißkeil ist obsolet, da die Gefahr besteht, dass der Frau beim Einführen des Keils der Kiefer gebrochen wird oder die eigenen Finger beim Einführen des Keils von der krampfenden Frau verletzt werden.

44.2 HELLP-Syndrom

Das von Weinstein 1982 definierte HELLP-Syndrom (s. S. 258) kann im Zusammenhang mit der Präeklampsie oder als eigenständiges Krankheitsbild betrachtet werden. Sehr häufig, aber nicht zwingend, treten Zeichen einer Präeklampsie auf.

> **M** **Leitsymptome** sind:
> - H – Hemolysis (Hämolyse = Erythrozytenzerstörung)
> - EL – Elevated liver enzymes (erhöhte Leberenzymwerte)
> - LP – Low platelets (niedrige Thrombozytenzahl < 100.000/µl)
> - Oberbauchschmerzen, Leberdruckschmerz.

Mögliche Gefahren für die Mutter sind: Gerinnungsstörung (disseminierte intravasale Gerinnung), vorzeitige Plazentalösung, Niereninsuffizienz, intrakranielle Blutung, Lungenödem und Leberruptur. Das Kind ist v. a. durch eine akute Plazentainsuffizienz sowie durch die Frühgeburtlichkeit gefährdet (perinatale Mortalität knapp 15 %).

Die **Symptome** der Schwangeren und Wöchnerin (ca. 30 % der Fälle ereignen sich postpartal!) sind unspezifisch: Oberbauchbeschwerden, allgemeines Unwohlsein, Übelkeit und Erbrechen. Da in 20 % der Fälle keine Hypertonie und in 5–15 % keine Proteinurie vorliegt, muss bei den oben genannten Beschwerden zur Abklärung immer ein Laborscreening durchgeführt werden.

Der **Verlauf** eines HELLP ist unvorhersehbar. Ein Abwarten, um die Lungenreife beim Kind durchzuführen, sollte nur unter strenger, auch labortechnischer Überwachung erfolgen. Die Entwicklung einer Gerinnungsstörung steht dabei im Vordergrund, diese kann durch häufige Kontrollen der Thrombozytenwerte erkannt werden.

> M Ist ein HELLP-Syndrom nach den Laborparametern sicher diagnostiziert, besteht als wirksame Behandlungsmethode für die Schwangere nur die sofortige Beendigung der Schwangerschaft.

Bei einem unreifen Geburtsbefund ist eine Sectio kaum zu umgehen. Wird eine Spontangeburt angestrebt, können bei niedriger Thrombozytenzahl Gerinnungskonzentrate infundiert werden.

Nach der Entbindung sollte die Frau auf einer Intensivstation überwacht werden, da die Thrombozytenzahl und die Leberenzymwerte ihre tiefsten bzw. höchsten Werte ca. 24 Stunden nach der Geburt erreichen. Meist kommt es innerhalb von 4–7 Tagen zur spontanen Normalisierung der pathologischen Laborparameter (Normwerte s. S. 888).

Überwachung und Betreuung

Beim HELLP-Syndrom gelten die gleichen Überwachungs- und Betreuungskriterien wie bei der Präeklampsie. Zusätzlich sollte aber vermehrt auf **Zeichen einer Gerinnungsstörung** geachtet werden:
- Blutbeimengungen im Urin oder Stuhl?
- Blutiges Sputum? (bei Lungenödem oder pulmonaler Blutung)
- Zeichen eines unerkannten inneren Blutverlustes? (Bewusstseinsveränderung, Luftnot, ansteigender Puls, absinkender RR)

> M Der Blutverlust muss während und nach der Geburt genau beobachtet und gemessen werden.

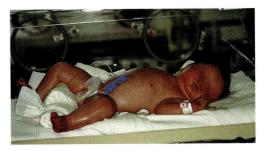

Abb. 44-1   Makrosomes Neugeborenes einer diabetischen Mutter.

44.3 Diabetes mellitus

Geburtszeitpunkt

In früheren Jahren wurde zur Vermeidung des bei Diabetikerinnen häufiger auftretenden intrauterinen Fruchttodes eine vorzeitige Geburtseinleitung in der 36./37. SSW empfohlen. Dies konnte zwar die antepartale Mortalität etwas senken, erhöhte aber die neonatale Mortalität (hyaline Membrankrankheit), da die Lungenreifung bei Kindern diabetischer Mütter verzögert ist.

> M Heute wird bei guter Stoffwechselführung und normalen Schwangerschaftsbefunden der spontane Wehenbeginn in Terminnähe abgewartet, da bei einer optimalen Einstellung des Blutzuckers (BZ) kein wesentlich erhöhtes Geburtsrisiko zu erwarten ist. Eine Terminüberschreitung wird aber wegen drohender Plazentainsuffizienz vermieden.

Die Geburtseinleitung kann mit Prostaglandingel erfolgen (s. S. 384).

Die **Indikation zur Sectio** wird bei Diabetikerinnen großzügig gestellt, besonders bei protrahiertem Geburtsverlauf und Verdacht auf erhebliche Makrosomie (Abb. 44-1). Bei makrosomen Kindern mit deutlich größerem Thoraxdurchmesser als biparietalem Durchmesser muss mit einer verzögerten Schulterentwicklung (Schulterdystokie) gerechnet werden!

Maßnahmen während der Geburt

Der Blutzuckerspiegel sollte während der Geburt möglichst keinen großen Schwankungen unterworfen sein, da eine mütterliche **Hyperglykämie** die Insulinproduktion des Feten stimuliert, was das Risiko einer Azidose während der Geburt und einer postnatalen Hypoglykämie erhöht. Eine **Hypoglykämie** während der Geburt kann hingegen ein Nachlassen der Wehentätigkeit mit sich bringen.

- Intermediärinsulin (verzögernd wirkend) auf Normalinsulin (rasch wirkend) umstellen (meist reichen 50–70 % der üblichen Dosis aus) und die Gaben dem aktuellen BZ-Wert anpassen
- Steuerung des Kohlenhydratstoffwechsels über normale Mahlzeiten und Zwischenmahlzeiten bzw. mit 5%iger Glukoseinfusion (6–12 g Glukose/h = 120–240 ml/h) je nach Anordnung
- BZ-Kontrollen 2-stündlich, die Glukosewerte sollten bei 90–125 mg/dl (5–7 mmol/l) liegen, ein pathologischer Blutzucker wird durch zusätzliche Glukose- oder Insulingabe korrigiert.

Aufgaben der Hebamme

- Die Hebamme kann die Geburt wie üblich begleiten, sie sollte sich aber vor der Kindsgeburt das **Management der Schulterdystokie** (s. S. 433) vorsichtshalber noch einmal vergegenwärtigen. Bezüglich der diabetischen Stoffwechsellage muss sie ärztliche Anweisungen erfragen und befolgen.
- Um eine Hypoglykämie beim Neugeborenen zu vermeiden, sollte das Kind unbedingt innerhalb der ersten 30 min. p. n. angelegt werden. Trinkt es nicht, wird es mit Maltodextrin oder hydrolysierter Nahrung versorgt. Der Erfolg der Nahrungszufuhr wird 2 h später, am besten noch vor der Verlegung aus dem Kreißsaal, durch eine Messung des Blutzuckers beim Kind kontrolliert. Bei akzeptablen Werten ≥ 45 mg/dl (2,5 mmol/l) erfolgen weitere Kontrollen nach 6, 12 und evtl. nach 24 h. Die Blutabnahmen erfolgen immer **vor** einer Mahlzeit. Liegen 3 aufeinander folgende Blutzuckerwerte über 45 mg/dl, kann in der Regel auf weitere Kontrollen verzichtet werden.
- Das Neugeborene wird von der Hebamme und später der Pflegeperson in den ersten Stunden auf Symptome einer Hypoglykämie beobachtet. Eine **Hypoglykämie** kann sich folgendermaßen äußern: Zittern, Irritabilität, Lethargie, Apnoen, Trinkschwäche, muskuläre Hypotonie, Hypothermie, schrilles Schreien und zerebrale Krampfanfälle. Treten hypoglykämie-verdächtige Symptome auf, muss sofort der Blutzucker kontrolliert werden. In der Regel führt eine Nahrungszufuhr zu einer raschen Verbesserung der Symptome. Bei sehr niedrigen Blutzuckerwerten < 30 mg/dl (1,7 mmol/l) kann eine Glukosegabe i. v. notwendig werden.

> **M** Jedes **Neugeborene** einer Mutter mit Typ-I-Diabetes oder Gestationsdiabetes muss besonders überwacht werden. Wegen der erhöhten Gefahr von Atemnotsyndrom, Hypoglykämie, Hypokalzämie und Hyperbilirubinämie wird es als **Risikokind** eingestuft.

Das Kind sollte gegebenenfalls für einige Tage in einer Klinik mit pädiatrischem Dienst betreut werden.

Der **Insulinbedarf der Mutter** kann nach der Plazentageburt stark abfallen. Der BZ sollte alle 3 Stunden kontrolliert werden, da es in seltenen Fällen auch zu einem schnellen Anstieg des Insulinbedarfs kommen kann. Meist pendelt sich der Insulinbedarf innerhalb von 2–3 Tagen auf die Werte vor der Schwangerschaft wieder ein. Eine Insulin-Neueinstellung ist aber unbedingt erforderlich.

Langzeitfolgen

Die Kinder von Frauen mit einem **Diabetes** in der Schwangerschaft haben ein erhöhtes Risiko für Adipositas und Glukoseintoleranz. Da längeres Stillen sowohl das Risiko für einen Typ-1-Diabetes als auch für Adipositas senkt, wird das **Stillen** bei Diabetikerinnen ausdrücklich empfohlen. Der BZ-Spiegel muss jedoch auch in der Stillzeit kontrolliert werden, da eine mütterliche Hyperglykämie zu einem hohen Glukosegehalt in der Muttermilch führt, was wiederum eine erhöhte Insulinproduktion beim Kind zur Folge hat. Der Insulinbedarf bei Stillenden kann ca. 25 % unter dem Bedarf vor der Schwangerschaft liegen.

Frauen, die in der Schwangerschaft einen **Gestationsdiabetes** hatten, haben ein höheres Risiko, an Diabetes-Typ-2 zu erkranken, als andere Frauen. Bei einigen bleibt der Diabetes direkt nach der Schwangerschaft bestehen. Daher wird Frauen mit Gestationsdiabetes 6–12 Wochen nach der Geburt und danach alle 2 Jahre ein Diabetes-Screening empfohlen. Die Hebamme sollte die Frauen über die Bedeutung von sportlicher Aktivität und Ernährung sowie ggf. Gewichtsreduktion zur Diabetes-Prophylaxe beraten.

Literatur zu Kapitel 44 s. S. 492

45 Geburt eines toten, fehlgebildeten oder kranken Kindes

Clarissa Schwarz

45.1 Totgeburt

Wenn bei der Untersuchung einer Schwangeren keine Herztöne zu finden sind, wenn ein Kind tot zur Welt kommt, bricht eine Welt zusammen. Die Eltern haben sich auf eine Geburt, ein neues Leben vorbereitet, nicht auf eine Erfahrung mit dem Tod. Die Hebamme wird mit einer Situation konfrontiert, die mit tief greifender Angst verbunden ist.

Zum Glück kommt es immer seltener vor, dass Geburt und Tod zusammenfallen. Im Jahr 1960 wurden in der BRD noch 36 von 1000 Kindern tot geboren oder starben in der ersten Lebenswoche (perinatale Mortalität). Im Jahr 2008 lag die perinatale Mortalität bei 5,3 pro 1000 Geburten (Statistisches Bundesamt, www.destatis.de). Es wurden insgesamt 3006 perinatale Todesfälle erfasst, davon wurden 2169 Kinder tot geboren, und 837 Kinder starben innerhalb der ersten 7 Tage (BQS-Institut, www.bqs-outcome.de). Dies bedeutet, dass eine von 190 Schwangeren davon betroffen ist und eine Hebamme, die Kontakt mit 190 Schwangeren im Jahr hat, jedes Jahr durchschnittlich einmal mit dieser Erfahrung rechnen muss.

Gerade weil es so selten vorkommt, Hebammen aber – genauso wie ärztliche Geburtshelferinnen – in ihrem Beruf Verantwortung für das Leben des Kindes tragen, leben sie zwar täglich mit dieser Angst, können aber, wenn sie davon betroffen sind, nur auf wenig eigene Erfahrung zurückgreifen. Umso wichtiger ist es, sich mit diesem Thema beschäftigt zu haben, um den betroffenen Eltern nach Möglichkeit das bieten zu können, was sie am meisten brauchen: **Unterstützung und Begleitung in einer existenziellen Krisensituation.**

Oftmals hat die schwangere Frau nach einem intrauterinen Fruchttod eine **Vorahnung** und kommt zur Untersuchung, z. B. weil sie keine Kindsbewegungen mehr spürt. Einige Frauen fühlen sich auch körperlich unwohl, sie frösteln, ihnen ist übel. Brust und Bauch können sich weicher anfühlen (mögliche Auswirkungen der veränderten hormonellen Situation und der abnehmenden Fruchtwassermenge).

Selbst wenn die Schwangere vorher ahnungslos war – die Zeit, in der die Hebamme Herztöne sucht, zunehmend nervöser wird und evtl. eine Kollegin um Hilfe bittet, vermittelt ihr, dass etwas nicht in Ordnung ist. Hier ist es Aufgabe der Hebamme, offen und ehrlich mit der Situation umzugehen, ohne eine nicht gesicherte Tatsache vorwegzunehmen, z. B.: „Ich höre jetzt auf zu suchen und sage Frau Dr. A. Bescheid, sie kann eine Ultraschalluntersuchung machen."

Die Frau oder das Paar sollten dabei begleitet werden, damit sie sich nicht allein gelassen fühlen. Ist auf dem Ultraschallbild keine Herzaktion zu sehen, ist die Diagnose sicher. Das Kind ist tot.

> **M** Als Erstes ist es wichtig, diese Realität der Frau oder dem Paar in so einfachen und mitfühlenden Worten mitzuteilen, dass sie diese Nachricht verstehen können.

Menschen in Schock- und Panikreaktionen reagieren verlangsamt und sind nicht sehr aufnahmefähig. Oftmals haben sie auch später keine Erinnerung mehr an diese Situation.

Erste Reaktionen

Die ersten Reaktionen sind **sehr unterschiedlich**, und es erfordert sehr viel Fingerspitzengefühl, damit umzugehen. Manche Eltern haben sofort eine Menge Fragen, anderen fehlen völlig die Worte. Die Aussicht, Mutter und Vater zu werden, eine Geburt zu erleben, ohne ein Kind zu haben, ist ein Schock. Das ganze Leben, alle Vorstellungen werden durcheinandergewirbelt: Vorfreude, Liebe, und nun ist niemand da, der sie braucht. Dies gilt für Frauen, die dieses Kind zunächst nicht gewollt hatten, besonders. Sie sind zusätzlich einem Übermaß an Schuldgefühlen ausgeliefert.

Zeit geben

Auf manche Menschen wirkt es sehr irritierend, wenn sofort die weiteren Abläufe angesprochen werden, z. B. eine mögliche Geburtseinleitung und die damit verbundenen Maßnahmen. Wichtiger ist zunächst, zu vermitteln, dass es für alles, was notwendig ist, **keine Eile** gibt (abgesehen von seltenen Ausnahmen, in denen medizinisches Handeln sofort erforderlich ist). Der Mensch braucht Zeit, um zu realisieren, was zu Beginn nur eine Vorstellung ist: Das Kind ist tot! Alle Pläne, Wünsche, Hoffnungen, Ängste, die damit verbunden waren, sind gegenstandslos geworden.

Zu versichern, dass erst einmal nichts versäumt wird und nichts Ungünstiges geschehen kann, reicht an dieser Stelle. Im Vordergrund steht zunächst, der Frau anzubieten, den Partner (wenn sie allein gekommen ist), eine Freundin oder einen anderen vertrauten Menschen zu verständigen und zu signalisieren, dass Hebamme und Ärztin in der Nähe bleiben, z. B.: „Wir lassen Sie jetzt 10 Minuten alleine, dann besprechen wir alles Weitere."

Diese Minuten können Hebamme und Ärztin nutzen, um sich über das **weitere Vorgehen abzustimmen**. Auch sie sind mit eigenen Schockreaktionen konfrontiert und fühlen sich erst einmal handlungsunfähig und hilflos.

Ein totes Kind im Bauch löst **Angst** aus. Gedanken an Fehlbildungen, aber auch an Leichengift und Infektionen tauchen auf. Manchmal drängen Frauen aufgrund dieser Ängste auf ein rasches Beenden dieser für sie unaushaltbaren Situation. Doch Ängste haben die seltsame Eigenschaft kleiner zu werden, wenn man sie wahrnimmt, und größer beim dem Versuch wegzuschauen. Ein **offenes Gespräch** kann so beiden Seiten sehr helfen, vor allem wenn man nicht vordergründig trösten oder beruhigen will. Nichts spricht dagegen, die Eltern spüren zu lassen, dass auch wir von ihrem Schicksal berührt und betroffen sind.

> **M** Äußerst wichtig ist, zu erklären, dass das tote Kind keine Gefahr für die Mutter darstellt. Es gibt kein Leichengift.

Der Mythos vom **Leichengift** stammt aus Zeiten, als die Existenz von Bakterien noch unbekannt war. Leichen sind menschliche tote Körper und genauso wenig giftig wie das Fleisch von toten Tieren, das wir essen (Pernlochner-Kügler, o. J.). Hier ist es wichtig, den Eltern durch einfühlsame Information diesbezügliche Ängste und damit auch Hemmungen im Umgang mit ihrem toten Kind zu nehmen. Solange die Fruchtblase geschlossen ist, befindet sich das Kind in einer sterilen Umgebung und es verwest nicht. Ohne Bakterien können keine Verwesungsprozesse einsetzen und keine Gerüche entstehen (Ausnahme: bei intrauteriner Infektion).

Mazeration des toten Kindes

Nur sehr langsam beginnt ein Aufweichungsprozess, ohne dass gefährliche oder giftige Stoffe entstehen. Es handelt sich dabei um einen Auflösungsprozess der Zellen (Autolyse), der **Mazeration** (lat. macerare = einweichen) genannt wird:
- **Mazeration 1. Grades:** Die Haut sieht weißlich aus, ist aufgeweicht und sehr leicht verletzbar. Ist das Fruchtwasser grün, sind meist Käseschmiere, Nabelschnur und Eihäute grünlich verfärbt.
- **Mazeration 2. Grades:** Nach 1–3 Tagen bildet die Haut Blasen, die sich abzulösen beginnen. Das Fruchtwasser ist rosa gefärbt (durch das Auslaugen des Blutfarbstoffs).
- **Mazeration 3. Grades:** Nach ca. 3–4 Wochen sieht das Kind graubraun aus, das Fruchtwasser ist braun. Die Gelenke verlieren ihre Festigkeit, der Kopf verformt sich unregelmäßig durch das Aufweichen der Knochenverbindungen, innere Organe lösen sich auf.

Ursachen für einen intrauterinen Fruchttod

Die Ursachen für einen intrauterinen Fruchttod sind erstaunlich wenig erforscht, weit weniger als der plötzliche Kindstod. Mögliche Ursachen für eine **Totgeburt** (engl. stillbirth, stille Geburt) im letzten Schwangerschaftsdrittel sind:
- kindliche Fehlbildungen
- Plazentainsuffizienz
- Nabelschnurkomplikationen
- intrauterine Infektionen
- Blutgruppenunverträglichkeit

Ähnlich wie beim plötzlichen Kindstod scheinen unbekannte Ursachen eine große Rolle zu spielen.

Geburtsleitung bei intrauterinem Fruchttod

Auch wenn 90 % der toten Kinder innerhalb der nächsten 14 Tage spontan geboren würden (Dudenhausen 2001), ist es heute üblich, nach der Diagnose die Geburt bald einzuleiten. Oft ist dies auch der Wunsch der Frau, die nicht länger ein totes Kind im Bauch haben und die Geburt schnell hinter sich bringen möchte. Sie ist jedoch nicht akut gefährdet (erst nach 3–5 Wochen wird in 25 % der Fälle eine Gerinnungsstörung beschrieben).

Mit der **Geburtseinleitung** kann abgewartet werden, wenn kein medizinischer Grund dagegen spricht. Das Abwarten ist für das innere Einverständnis zum äußeren Abschiednehmen elementar bedeutungsvoll, z. B. eine Nacht oder eventuell auch mehrere Tage. So haben die Eltern Zeit, sich an die traurige Realität zu gewöhnen; manche werden dankbar sein für das Angebot, noch einige Zeit zu Hause zu verbringen. Zu betonen ist, dass ein normaler Geburtsverlauf zu erwarten ist.

Im Allgemeinen wird wegen unreifer Zervix mit **Prostaglandinen** (s. S. 732) eingeleitet, lokal als Gel oder Tablette, wenn Wehen nur schwer anzuregen sind auch als Infusion.

Schmerzerleichterung

Schmerzlinderung ist für alle Frauen von großer Bedeutung, unter diesen Umständen auch für die, die ursprünglich eine möglichst unbeeinflusste Geburt angestrebt hatten. Unter diesen Bedingungen sind die wenigsten bereit, mehr körperliche Schmerzen auf sich zu nehmen als unbedingt nötig.

Alle angenehmen **unterstützenden Maßnahmen** wie Bäder, Massagen, Duftöle etc. können Balsam für die Seele sein. Zusätzlich kann eine **Periduralanästhesie** eine gute Unterstützung sein. Das Erleben der Geburt und ihrer Fähigkeit zu gebären kann für das zukünftige Selbstwertgefühl der Frau eine wichtige Rolle spielen, auch wenn sie dies in der momentanen Situation sicher nicht interessiert.

Verständlicherweise ist der Wunsch nach einem **Kaiserschnitt** im Zusammenhang mit den ersten Reaktionen sehr häufig. Doch sind die Frauen meistens im Nachhinein froh, wenn sie davon verschont blieben (Lothrop 2010).

Geburtsbegleitung

Während der **Zeit der Wehen** ist es wichtig, den Kontakt so offen und direkt wie möglich zu halten. Weiß die Hebamme selbst nicht, was sie sagen soll, ist es gut, still zu sein. Trostworte, obwohl gut gemeint, wirken leicht peinlich und verletzend. Es gibt keinen Trost in dieser Situation.

Einfach da zu sein wirkt wohltuend, Berührung und Körperkontakt können hilfreich sein; aber auch Raum zum Alleinsein kann guttun, zumal auch wir als professionelle Helferinnen diese Pausen brauchen. Wenn irgend möglich, sollte die Hebamme sich ausschließlich um diese Frau kümmern und nicht gleichzeitig noch andere Gebärende betreuen müssen.

Zur **Geburt des Kindes** kann sie sich weitgehend so verhalten wie sonst auch: Das Kind in Empfang nehmen, es abnabeln, abtrocknen und in ein Tuch hüllen. Sie ist den Eltern hier Vorbild. Wenn sie mit Selbstverständlichkeit, Respekt und ohne Scheu mit dem Kind umgeht, werden es die Eltern auch tun. Die Eltern vertrauen darauf, dass Hebammen und Ärzte wissen, was in einem solchen Fall zu tun ist. Haben die Eltern eigene Wünsche und Vorstellungen, sollten wir sie darin unterstützen und ihnen beratend zur Seite stehen, ohne sie zu etwas überreden oder ihnen die Entscheidung abnehmen zu wollen.

Moseskörbchen

Oft fällt es schwer, den Eltern ihr totes Kind zu geben, vor allem, wenn es Fehlbildungen hat, sehr klein oder mazeriert ist. Ein „Moseskörbchen" ist dabei eine große Hilfe, wie es in den meisten Kreißsälen bereitgehalten wird. Ein Körbchen in der passenden Größe, ausgebettet mit einem weichen Kissen und einem Tuch. Liegt das Kind in ein Tuch gehüllt im Moseskörbchen, kann dieses den Eltern in den Arm gegeben oder auf einen Stuhl neben das Bett gestellt werden. So wird den Eltern die Möglichkeit gegeben, sich ganz allmählich an ihr totes Baby „heranzutasten" (Abb. 45-1).

Das tote Kind verabschieden

Wenn das tote Kind geboren ist, besteht die nächste Hürde darin, sich von dem Kind zu verabschieden. Wer sich von einem Menschen verabschiedet, will ihn anschauen, will nicht vergessen, wie der geliebte Mensch aussieht und was er ausstrahlt. Das gilt auch für den Abschied von einem verstorbenen Kind.

45 Geburt eines toten, fehlgebildeten oder kranken Kindes

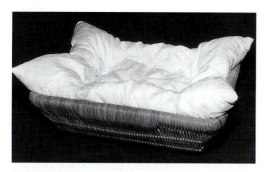

Abb. 45-1   Beispiel eines Moseskörbchens.

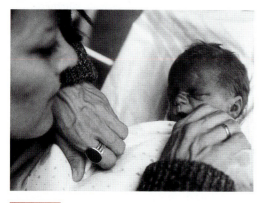

Abb. 45-2   Das Abschiednehmen vom Kind braucht Ruhe und Zeit.

Manche professionellen Helfer neigen dazu, die Frau vor dem Kontakt mit ihrem toten Kind bewahren zu wollen. Es gehört Mut dazu, Raum und Zeit zum Abschied zur Verfügung zu stellen, denn dies konfrontiert mit den eigenen Ängsten.

Mittlerweile ist es eine weit verbreitete Ansicht, dass Mütter Kontakt mit ihren toten Kindern haben sollten. Ob ihnen dies guttut, hängt allerdings sehr davon ab, **wie** sie diese Situation erleben. Zwei Dinge haben sich dabei als wichtig erwiesen:

1. dass die Frau bereit dazu ist. Sie sollte nicht zu früh oder zu plötzlich mit ihrem toten Kind konfrontiert werden, allerdings durchaus zum Kontakt ermutigt werden.

2. dass sie so viel Zeit mit ihrem Kind verbringen kann, wie sie selbst es möchte.

Mütter, die das Gefühl hatten, so viel Zeit mit ihrem toten Kind gehabt zu haben wie sie wollten, haben später wesentlich weniger unter Depressionen, Ängsten, Schlafstörungen und Kopfschmerzen zu leiden. Zu einer kompetenten Begleitung verwaister Mütter gehört also, den passenden Zeitpunkt zu erspüren, wann die einzelne Frau so weit ist, sie zwar zu ermutigen, sie aber nicht zu bedrängen.

Es sollte ein Raum gefunden werden, in dem die Familie die Möglichkeit hat, ungestört Zeit miteinander zu verbringen und auch Kerzen und Blumen aufzustellen. Das tote Kind kann dabei wie ein normales Neugeborenes angezogen in einem Kinderbettchen liegen (Abb. 45-2) oder nur in ein Tuch eingehüllt werden, wenn Jäckchen und Strampler als unpassend empfunden werden.

Ein verstorbenes Kind muss nicht nach wenigen Stunden schon in die Kühlung und auch die meisten Entscheidungen haben Zeit bis zum nächsten Tag. Die meisten Eltern kommen am zweiten Tag zu der Erkenntnis, dass es „nichts mehr zu tun gibt" und können mit tiefer Trauer, aber einem gewissen inneren Frieden nach Hause gehen. Manchen ist es ein Trost, zu wissen, dass sie später wiederkommen und das Kind noch einmal anschauen können, vielleicht zusammen mit weiteren Familienangehörigen.

Sollte die Frau dazu tendieren, **das tote Kind wie ein lebendiges zu behandeln** und den Eindruck erwecken, es nicht wieder hergeben zu wollen, will sie den Tod des Kindes vielleicht nicht wahrhaben. Dann kann es heilsam sein, für eine Pause im Kontakt zu sorgen und anzukündigen, dass das Kind für die folgende Nacht in die Kühlung gebracht wird. Eine solche Pause kann ihr helfen, den Tod des Kindes als Realität zu begreifen (Trauerprozess s. S. 598).

Es ist durchaus möglich, **ein totes Kind mit nach Hause zu nehmen**, aber zumeist nur dann, wenn man frühzeitig Kontakt mit einem Bestatter aufnimmt, der dieses Vorhaben unterstützt. Denn üblicherweise muss ein Verstorbener von einem Bestatter abgeholt und in einem Leichenfahrzeug transportiert werden. Spätestens 36 Stunden nach dem Tod (in manchen Bundesländern bereits nach 24 Stunden) müssen Verstorbene an einen Ort gebracht werden, der behördlich als **„Leichenhalle"** genehmigt ist. Da das Bestattungsgesetz Ländersache ist, sind die Regelungen nicht ganz einheitlich und man muss sich für jedes Bundesland speziell informieren. Das Bestattungsrecht aller Bundesländer ist im Internet zu finden (www.postmortal.de/Recht/recht). Ausnahmegenehmigungen sind möglich.

Mementos (Erinnerungsstücke)

Der englische Terminus „memento" bezeichnet wichtige Gegenstände, die in Verbindung zu einem verstorbenen Menschen stehen, und ist abgeleitet vom lateinischen „memento" – ich gedenke. Das Suchen und Gestalten von Mementos ist ein aktiver, bewusster Prozess des Gedenkens und damit mehr als nur ein bloßes Erinnertwerden an das verstorbene Kind. Sie können in Krisenzeiten stabilisierend wirken und dadurch zu einem heilsamen Trauerprozess beitragen (Nijs 1999).

Ein wichtiges Memento ist die **Geburtsurkunde**. Kinder, die Lebenszeichen zeigten, bekommen eine Geburts- und eine Sterbeurkunde mit Vornamen. Totgeborenen Kindern wird eine Geburtsurkunde ausgestellt, die eine Totgeburt bescheinigt (darum ist keine Sterbeurkunde nötig), auf der auch der Vorname eingetragen werden kann.

Da **totgeborene Kinder unter 500 g** nicht standesamtlich registriert werden, ist es sinnvoll, für sie eine Karte anzufertigen. In manchen Kreißsälen gibt es einen hauseigenen Vordruck oder man kann die „Namensurkunde für fehl- oder totgeborene Kinder" verwenden (www.hebamedia.de). Darin können Name und Vorname des Kindes, Geburtszeit und -ort sowie Gewicht, Größe und Kopfumfang eingetragen werden sowie die Namen der Eltern. Auch zusätzlich zu einer Geburtsurkunde ist eine solche Karte eine sinnvolle Ergänzung mit einem Fußabdruck, einer Haarlocke und dem Namensbändchen. Es ist auch eine nette Geste, den Namen der Hebamme anzugeben.

Das **Tuch**, worin das Kind eingehüllt war, eine Kerze, die angezündet wurde, evtl. sogar das Moseskörbchen können den Eltern mitgegeben werden.

> **M** Mementos sind eine Möglichkeit, anderen Menschen von der Existenz des Kindes zu berichten, die es nie gesehen haben.

Fotos haben dabei eine besondere Funktion: Mit einer Digitalkamera können erste Aufnahmen bald nach der Geburt gemacht und ausgedruckt werden, möglichst mehrere: z. B. im Arm der Mutter, im Arm des Vaters, in ein Tuch gewickelt, unbekleidet (Abb. 45-3).

Beispiele und viele Anregungen enthält die Broschüre „Ein sehr wichtiges Bild" der Initiative Regenbogen.

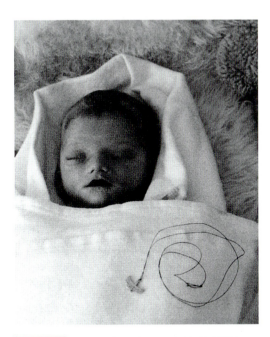

Abb. 45-3 Mantao, tot geboren am 13. Mai 1990.

Nottaufe

Wenn das Kind noch lebt, kann es getauft werden. Für manche Eltern ist dies ein wichtiges, Trost spendendes Sakrament. Hierzu kann ein Pfarrer oder Priester gerufen werden. Auch jeder getaufte Mensch darf eine **Nottaufe** vornehmen.

Ist das Kind bereits tot, braucht es nicht mehr getauft zu werden, Priester, Pfarrer und Pfarrerinnen können dann aber in einer kleinen Zeremonie einen **Segen** sprechen.

Wie können Hebammen mit solchen Erfahrungen umgehen?

Wenn Geburt und Tod zusammenfallen, entsteht eine nur schwer fassbare Situation, die tief berührt und all jene Gefühle anspricht, die für uns ganz persönlich mit dem Tod verbunden sind: Die Angst vor dem eigenen Tod, die Angst, dass unsere eigenen Kinder, der Partner oder die Eltern sterben könnten. Auch wir machen Trauerprozesse durch, von der Frage „Warum muss das mir passieren?" über Versagens- und Schuldgefühle bis dahin, sich selbst als Hebamme komplett in Frage zu stellen.

Dass es **die eigene unverarbeitete Trauer** ist, die uns den Schmerz der anderen so unaushaltbar erscheinen lässt, kann eine Hilfe sein, die eigenen Reaktionen zu akzeptieren und als Chance für die Entwicklung der eigenen Persönlichkeit und Reife zu betrachten. Dieses Wissen kann es uns erleichtern, mit uns selbst freundlich und nachsichtig umzugehen, gut auf unsere Bedürfnisse – insbesondere auch die nach Rückzug – zu achten und auch uns selbst Zeit und Raum für den Ausdruck unserer eigenen Gefühle zu schaffen. Dazu gehört auch, sich Ermutigung und Unterstützung zu holen, z. B. im Gespräch mit einer Kollegin, durch Bücher, eine Supervisionsgruppe, ein Trauerseminar etc.

In jedem Kreißsaal und jedem Geburtshaus sollte es einen Ort geben, wo eine Checkliste als Erinnerungshilfe sowie alle wichtigen Dinge (Moseskörbchen, Tücher, evtl. Kleidung und Mützchen sowie Kerzen und Namenskarten und vor allem eine Kamera) griffbereit liegen. Die Situation kommt immer plötzlich und unerwartet. Es ist dann eine große Beruhigung, alles Wichtige parat zu haben.

Informationsmaterial

Hilfreich ist auch eine **vorbereitete Mappe** für die betroffenen Frauen und Familien zu haben, mit einer Broschüre z. B. „Regenbogen" (s. u.) oder „Trauer über den Tod eines Kindes" sowie Informationen über bundesweite und lokale Anlaufstellen und Selbsthilfegruppen, Internetadressen und Literaturhinweisen. Die Initiative Regenbogen hat eine „Elternmappe" und einen „Kreißsaalordner" zusammengestellt, die dort bezogen werden können.

Auch das Buch „Gute Hoffnung – jähes Ende" von Hannah Lothrop kann uneingeschränkt empfohlen werden. Die weitere Betreuung verwaister Mütter wird in Kap. 54 S. 594 beschrieben.

Internetseiten zum Thema verwaiste Eltern
www.initiative-regenbogen.de Initiative REGENBOGEN „Glücklose Schwangerschaft" e.V
www.glueckloseschwangerschaft.at in Österreich
www.veid.de Bundesverband Verwaiste Eltern in Deutschland e. V.
www.christoph-student.de Broschüre „Trauer über den Tod eines Kindes"
www.familienplanung.de/schwangerschaft/ein-kind-frueh-verlieren Bundeszentrale für gesundheitliche Aufklärung
www.tabea-ev.de Tabea e. V.
www.leben-ohne-dich.de „Leben ohne Dich"® e. V.

45.2 Geburt eines fehlgebildeten, kranken oder nicht lebensfähigen Kindes

Äußerlich sichtbare Fehlbildungen

Bei äußerlich sichtbaren Fehlbildungen handelt es sich am häufigsten um Fehlbildungen der Gliedmaßen, Spaltbildungen des Gesichts, Spina bifida und Fehlbildungen der Geschlechtsorgane.

Chromosomenanomalien (z. B. Trisomie 21) sind meist äußerlich sichtbar, die eigentliche Diagnose kann jedoch erst nach einer genetischen Untersuchung (aus dem Blut) gestellt werden.

Betreuung der Eltern

- Geht es dem Kind gut und sind keine sofortigen Maßnahmen notwendig, kann man sich zunächst so verhalten wie sonst auch. Sobald den Eltern etwas auffällt oder sie die unvermeidliche Frage stellen: „Ist es gesund?" – „Ist alles dran?", müssen wir **wahrheitsgemäß antworten**. Kurz und klar, was zu sehen ist, nicht mehr als wir im Moment wissen können. Spätestens bei der Neugeborenenuntersuchung werden die Eltern ausführlicher aufgeklärt.
- Der Verlauf hängt davon ab, ob eine sofortige Behandlung notwendig ist. Ist dies nicht der Fall, besteht die Hilfe der Hebamme vor allem darin, die vielen Fragen der Eltern bestmöglich zu beantworten.
- Es ist davon auszugehen, dass ähnliche **Trauerprozesse** einsetzen wie nach dem Tod eines Kindes, denn die Eltern müssen sich von ihrem Wunschbild eines gesunden Kindes verabschieden. Dies ist ein Trauerprozess, mit dem Ziel, das Kind so zu akzeptieren wie es ist.
- **Schuldgefühle** entstehen: „Hätte ich in der Schwangerschaft dies getan oder jenes nicht …" Es kann beruhigend für die Frau sein zu hören, dass dies zwar eine normale Reaktion ist, dass die Mutter aber fast nie Einfluss auf die Entstehung von Fehlbildungen hat.
- Ist eine **sofortige Behandlung notwendig**, z. B. bei Spaltbildungen der Wirbelsäule, wird das Kind verlegt (s. S. 686). Wenn es der Zustand zulässt, sollte das Kind den Eltern in den Arm gelegt werden, während der Kinderarzt mit ihnen spricht. Die Eltern erhalten Informationen, auf welche Station ihr Kind gebracht wird, ob es

möglich ist, Mutter und Kind dort gemeinsam unterzubringen bzw. wann sie es besuchen können.
- Ist die Trennung von Mutter und Kind unvermeidlich, gibt ein **Foto** der Mutter die Möglichkeit, wenigstens das Bild ihres Kindes betrachten zu können. Auch Stillen ist für die Mutter ein wichtiges Thema, das besprochen werden muss (s. S. 560).

Äußerlich nicht erkennbare Fehlbildungen

Geht es dem Kind unerwarteterweise schlecht, ist oft zunächst unklar, ob es sich um eine Anpassungsstörung, eine Sepsis oder eine angeborene Fehlbildung handelt und welche Konsequenzen dies hat. Bei äußerlich nicht erkennbaren Fehlbildungen handelt es sich hauptsächlich um Atresien des Magen-Darm-Trakts, Herz-, Gefäßfehlbildungen oder Fehlbildungen der inneren Organe, vor allem der Lunge.

Betreuung

Die Hebamme kann psychisch unterstützen, sie sollte da sein für Fragen der Eltern, ihre Hoffnungen, ihre Befürchtungen, ihre Angst vor einem Leben mit Krankheit, Behinderung vielleicht auch Tod.

 Die wichtigste Hilfe ist, da sein, zuhören zu können und Fragen ehrlich zu beantworten.

Vorgeburtlich bekannte Fehlbildung

Durch die Möglichkeiten der pränatalen Diagnostik erfahren die betroffenen Eltern häufig frühzeitig, dass ihr Kind nicht gesund ist.

Bei der **Geburt** eines Kindes mit vorgeburtlich bekannter Fehlbildung ist entscheidend, ob die Fehlbildung behandelbar ist oder sich die Eltern mit dem Gedanken abfinden müssen, dass sie mit einem kranken oder behinderten Kind leben werden. Die Eltern hatten Zeit, sich darauf einzustellen, die Art der Geburt, die Erstversorgung und folgende Behandlungen oder Eingriffe konnten vorbereitet werden und bestimmen die Situation. Eine wichtige **Aufgabe der Hebamme** besteht darin, bereits getroffene Entscheidungen mitzutragen.

Nicht lebensfähiges Kind

Ein nicht lebensfähiges Kind zu erwarten, stellt Hebammen vor die Aufgabe, die Eltern bereits **während der Schwangerschaft** durch die Prozesse zu begleiten, die eine solche Information auslöst. Wir begegnen wieder den Trauerprozessen im Verabschieden vom Idealbild des gesunden Kindes.

Bei der Geburt sind die Umstände ähnlich wie bei einer Totgeburt. Der große Unterschied besteht schlicht darin, dass das Kind bei der Geburt noch lebt und erst danach sterben wird. Die Eltern sollten die Entscheidung, ob und wann eingeleitet wird, selbst treffen können. Dafür brauchen sie ausführliche Informationen und Zeit. Auch die Alternative, nicht einzugreifen und den spontanen Geburtsbeginn abzuwarten, ist dabei als Option in Betracht zu ziehen.

Betreuung

- Unsere Aufgabe besteht darin, einerseits die Menschen in der Entscheidung, die sie getroffen haben, zu unterstützen und andererseits Raum und Zeit zu geben für Entscheidungen, die nicht sofort getroffen werden müssen.
- Viel **Einfühlungsvermögen** ist nötig beim Umgang mit dem geborenen Kind. Wollen es die Eltern gleich sehen? Vielleicht später? Wo soll es sterben? Vielleicht wissen dies die Eltern alles noch nicht und sind nicht in der Lage, dies im Voraus zu entscheiden?
- In jedem Fall ist es gut, ein **Foto** zu machen. Die Gefahr, dass die Eltern sonst mit der Vorstellung leben, ein Monster zur Welt gebracht zu haben, ist groß.
- Behandeln wir das Baby selbstverständlich und respektvoll, werden die Eltern das auch tun. Einige wollen ihr sterbendes Kind bis zu seinem Tod bei sich haben, andere können sich dies nicht vorstellen, und manche trauen sich dann schließlich doch und brauchten etwas Zeit dafür.

45 Geburt eines toten, fehlgebildeten oder kranken Kindes

Internetseiten zum Thema fehlgebildete/kranke/nicht lebensfähige Kinder

www.nakos.de Nationale Kontakt- u. Informationsstelle zur Unterstützung von Selbsthilfegruppen
www.selbsthilfe-forum.de
www.gesundheit-psychologie.de/selbsthilfe Wegweiser zu Selbsthilfegruppen
www.lebenshilfe.de Unterstützung für Menschen mit geistiger Behinderung
www.down-syndrom.de Arbeitskreis DOWN-Syndrom e. V.
www.leona-ev.de Verein für Eltern chromosomal geschädigter Kinder e.V
www.asbh.de Arbeitsgemeinschaft Spina bifida und Hydrocephalus e.V
www.kindernetzwerk.de Informationen auch zum Thema Fehlbildungen/Erkrankungen

Literatur zu Kapitel 45 s. S. 492

46 Notfälle in der Geburtshilfe

Ilse Steininger

M Mögliche Notfälle sind:
- Schwere kindliche Bradykardie
- Nabelschnurvorfall
- Vorzeitige Plazentalösung
- Placenta praevia
- Nabelschnurgefäßriss
- Uterusruptur
- Fruchtwasserembolie
- Mütterliche Schocksymptomatik
- Eklamptischer Anfall (s. S. 468)
- Schulterdystokie (s. S. 426)
- Blutungen in der Nachgeburtsperiode (s. S. 490)

Notfallmaßnahmen erfordern die Kenntnis des Alarmsystems, klare Absprachen der Aufgabenbereiche innerhalb des Notfallteams, die zuverlässige Bereitstellung von Medikamenten und die Wartung von Notfallinstrumenten (s. S. 719).

Die **Hebamme** erkennt Notfälle, stellt eine Diagnose, ergreift Notfallmaßnahmen, holt Hilfe herbei und überwacht den Zustand von Mutter und Kind. Bei lebensbedrohlichen Notfällen bereitet sie die unverzügliche Geburtsbeendigung vor, führt ärztliche Verordnungen aus und erstellt eine genaue Dokumentation. Da Notfallsituationen bedrohlich sind und immer Ängste bei den betroffenen Personen auslösen, sollte die Hebamme Sicherheit vermitteln, indem sie präsent ist, angemessen informiert sowie ruhig, schnell und sicher handelt. Nach der Geburt ist meist eine intensive Betreuung und Überwachung von Mutter und Kind nötig sowie die Förderung der Mutter-Vater-Kind-Beziehung.

Die **Ärztin** sichert die Diagnose, legt das Prozedere fest, führt es aus und organisiert bei Bedarf interdisziplinäre Hilfe, ordnet diagnostische und therapeutische Maßnahmen an und dokumentiert diese. Sie informiert das Paar über Indikation, Durchführung, Prognose und Resultat eines Eingriffes.

46.1 Schwere kindliche Bradykardie

D Als schwere kindliche Bradykardie bezeichnet man einen Abfall der fetalen Herzfrequenz länger als 5–10 Minuten unter 100 spm (s. S. 764).

Ursachen der fetalen Bradykardie:
- akuter Blutdruckabfall bei der Mutter
- ungenügender O_2-Transport zum Kind wegen uteroplazentarer Minderdurchblutung (z. B. bei Dauerkontraktion)
- akute mütterliche und/oder fetale Blutungen
- nicht abklärbare essenzielle Bradykardie sub partu

Diagnostik

Diagnoseabklärung durch:
- mütterliche **Vitalzeichenkontrolle** (RR, Puls, Atmung, Hautfarbe)
- Beobachtung von **Verhalten** und **Schmerzäußerungen** der Frau
- Kontrolle des abgehenden **Fruchtwassers** (Menge/Farbe) und ggf. einer vaginalen Blutung
- weitere **CTG**-Aufzeichnung von FHF und Wehentätigkeit

Notfallmaßnahmen

Die Maßnahmen richten sich nach der Ursache der Bradykardie und nach dem Zustand des Kindes:
1. **Seitenlagerung** der Frau, evtl. Seitenwechsel, Vierfüßlerstand mit Kopftieflagerung (s. Abb. 46-3)
2. **Stoppen** aller Wehenmittelverabreichungen
3. **Vitalzeichenkontrolle** bei Mutter und Kind
4. **Venösen Zugang** schaffen, evtl. Volumengabe
5. **Notfalltokolyse** bei starken Wehen oder Dauerkontraktion mit 2 ml Stammlösung i. v. (5 ml Spritze mit 4 ml NaCl 0,9 % + 1 ml Partusisten® intrapartal = 25 µg Fenoterolhydrobromid).

D Definition   **M** Merke

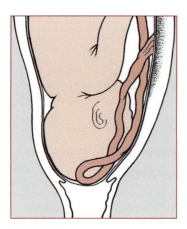

Abb. 46-1 Vorliegen der Nabelschnur bei Schädellage und intakter Fruchtblase.

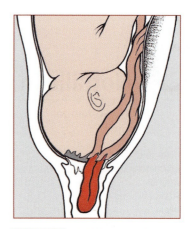

Abb. 46-2 Vorfall der Nabelschnur bei Schädellage und gesprungener Fruchtblase.

M Achtung: Bei einer vorzeitigen Plazentalösung ist eine Notfalltokolyse durch die Hebamme kontraindiziert (s. S. 482).

6. Evtl. fetale Mikroblutuntersuchung
7. Vorbereitungen zur **Geburtsbeendigung** und primären Reanimation des Kindes.

Normalisiert sich die fetale Herzfrequenz in den nächsten Minuten nicht, wird das Kind (bei MM vollständig, Kopfleitstelle Interspinallinie +2 cm und kräftigen Wehen) per **Vakuumextraktion** oder **Forzeps** entwickelt. Anderenfalls muss sofort das Operations-, Anästhesie- und Neonatologieteam organisiert und eine **Notsectio** (Vorbereitung s. S. 442) vorgenommen werden.

46.2 Nabelschnurvorfall

D Bei offener Fruchtblase findet sich vor dem vorangehenden Teil (VT) eine Nabelschnurschlinge in der Vagina oder sogar vor dem Introitus (Scheideneingang).

Jeder Nabelschnurvorfall birgt die große **Gefahr eines fetalen Sauerstoffmangels,** da die Blutzirkulation in der Nabelschnur durch den Druck des vorangehenden Kindsteils vermindert bzw. unterbrochen wird. Ein Nabelschnurvorfall kommt bei 0,2–0,6 % aller Geburten vor.

Häufigkeit: Die Literaturangaben bewegen sich zwischen 0,12–0,4 %. Fast die Hälfte der Fälle betraf Beckenend- und Querlagen, rund ein Drittel trat bei einem Geburtsgewicht < 2500 g auf. Etwa ein Viertel waren Zwillingsschwangerschaften, wobei der 2. Zwilling doppelt so oft betroffen war wie der 1. Zwilling (Drack, Schneider 2006).

Ursache: Dichtet der vorangehende Teil (VT) des Kindes das untere Uterinsegment und den Muttermund ungenügend ab, kann eine Nabelschnurschlinge vor den VT gelangen (Abb. 46-1) und beim Blasensprung vorfallen (Abb. 46-2).

Risikosteigernde Faktoren sind:
- Lageanomalie (BEL, QL)
- Mehrlingsschwangerschaft
- Verengtes Becken
- Polyhydramnion
- Multipara, Pluriparität
- Vorzeitiger Blasensprung

Diagnose des Nabelschnurvorfalls

- **Absinken der FHF** plötzlich nach Blasensprung
- **Tasten der Nabelschnur** neben oder vor dem VT bei der vaginalen Untersuchung
- **sichtbare Nabelschnurschlinge** im/vor dem Scheideneingang.

Maßnahmen beim Vorliegen der Nabelschnur

- Bei einer Beckenend- oder Querlage, Frühgeburt und/oder Mehrlingsschwangerschaft ist eine sofortige Sectio angezeigt.

Vorzeitige Plazentalösung 46

- Wird bei intakter Fruchtblase eine Nabelschnurschlinge vor dem Kopf entdeckt (mittels Ultraschall bzw. durch Palpation bei vaginaler Untersuchung), muss die FHF kontinuierlich abgeleitet werden.
- Eventuell kann ein Zurückrutschen der Nabelschnur erreicht werden: Die Frau nimmt erst Knie-Kopf-Lage ein (Abb. 46-3 a), dann erfolgt eine seitliche Beckenhochlagerung auf die der Nabelschnur entgegengesetzte Seite (Abb. 46-3 b).

Notfallmaßnahmen

1. **Arzt** alarmieren und extreme **Beckenhochlagerung** (Abb. 46-3)
2. Eingehen der Hand in die Scheide, falls nötig **Hochschieben** und **Hochhalten** des VT zur Entlastung der Nabelschnur bis zur Geburt. Wenn möglich mit der Hand die Pulsfrequenz in der Nabelschnur kontrollieren (dabei aber nicht den Blutfluss abdrücken)
3. **venöser Zugang**, Sectiovorbereitung veranlassen
4. **Notfalltokolyse** i. v. (s. o.)
5. **Harnblase** nicht katheterisieren, da eine volle Blase Wehen hemmt und das Tiefertreten des VT behindert. Die Ärztin muss vor Beginn der Operation auf den Füllungszustand der Harnblase hingewiesen werden.
6. Eine sichtbar vorgefallene Nabelschnurschlinge wird mit einem sauberen, feuchtwarmen **Tuch** umhüllt, damit die Blutzirkulation nicht durch Unterkühlung herabgesetzt wird.
7. In der Regel ist eine **Notsectio** angezeigt. (Ausnahme: Multipara mit vollständig eröffnetem Muttermund.)

46.3 Vorzeitige Plazentalösung

> **D** Bei einer **Abruptio = Ablatio placentae** löst sich die Plazenta vorzeitig, d. h. vor der Geburt des Kindes, von der Uteruswand ab.

Eine vorzeitige Lösung kann in der Mitte oder am Rand der Plazenta beginnen und diese teilweise oder komplett ablösen (s. S. 237 Blutungen in der Schwangerschaft). Als **Ursachen** kommen eine verminderte Haftung der Plazenta durch Gefäßveränderungen sowie innere und äußere Traumen in Frage. Löst sich die Plazenta zu mehr als einem Drittel von der Haftfläche, treten schwere Komplikationen für Mutter und Kind auf.

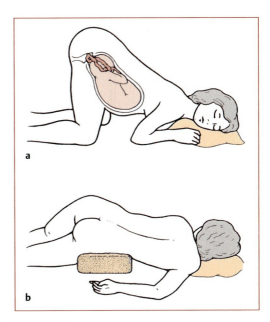

Abb. 46-3 Beckenhochlagerung bei Vorliegen der Nabelschnur oder Nabelschnurvorfall:
a Frau in Knie-Kopf-Lage, Oberschenkel müssen senkrecht stehen. Der Druck wird von der Nabelschnur genommen, da das Kind Richtung Uterusfundus sinkt,
b Seitenlagerung, das Becken wird von einem großen Kissen angehoben.

Diagnostik

- **Harter Uterus:** vorsichtiges Tasten der Gebärmutter, diese fühlt sich gespannt bis bretthart an (Dauerkontraktion)
- **Schmerzen:** Dauer- oder Berührungsschmerzen des Uterus
- **CTG:** steigender oder erhöhter Basaltonus im Tokogramm, sinusoidales FHF-Muster, schwere fetale Bradykardie oder fehlende kindliche Herzaktion im Kardiogramm
- **vaginale Blutung:** Blutmenge kann ganz wenig bis über regelstark sein
- **Schock:** schwere Schocksymptome bei der Frau, die in auffallender Diskrepanz zur äußerlichen Blutung stehen können. Bei einer zentralen vorzeitigen Lösung muss keine Blutung nach außen sichtbar sein!

46 Notfälle in der Geburtshilfe

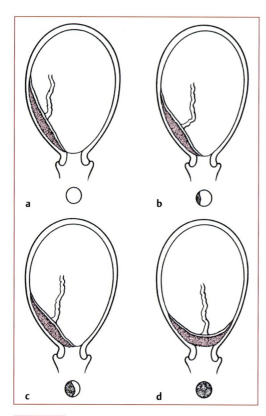

Abb. 46-4 Einteilung der Placenta praevia mit MM-Befunden:
a Tiefer Sitz der Plazenta,
b Placenta praevia marginalis,
c Placenta praevia partialis,
d Placenta praevia totalis.

Notfallmaßnahmen

Notfallmaßnahmen bis zum Eintreffen der Ärztin
1. Vitalzeichenkontrollen bei der Frau
2. **venösen Zugang** schaffen, Blutentnahmen für Gerinnungsstatus u. Routinelabor, Volumenersatz, Schockbekämpfung
3. kontinuierliche **CTG**-Überwachung
4. Legen eines **Blasenverweilkatheters**
5. Vorbereitung der Frau zur **Notsectio** bei lebensbedrohlichem Zustand für Mutter oder Kind

> **M** Keine Tokolytika ohne vorausgehende ärztliche Abklärung:
> Ist eine große Plazentafläche abgelöst, kann die Tokolyse die Blutung verstärken, während sie bei einer geringfügigen Plazentalösung eine weitere Ablösung bis zum Sectiobeginn evtl. verhindern kann.

Ärztliche Aufgaben
- Schockbekämpfung
- sonografische Diagnosesicherung
- präventive und/oder therapeutische Maßnahmen zur Gerinnungsstörung
- Geburtsprozedere festlegen: Notfallsectio bei akut eintretendem Ereignis und lebendem Kind, evtl. Spontangeburt bei totem Kind und stabilem Zustand der Frau.

46.4 Placenta praevia

> **D** Eine Placenta praevia (vorliegende Plazenta) ist eine im Bereich des unteren Uterinsegments anhaftende Plazenta. Je nach ihrer Lokalisation wird der Muttermundsbereich teilweise oder ganz von Plazentagewebe verdeckt.

Vier Grade werden unterschieden, die **Gradeinteilung** kann bei einer MM-Weite von 3 cm gestellt werden (Abb. 46-4).
- **Tiefer Sitz der Plazenta:** die Plazenta reicht nicht bis zum inneren Muttermund heran
- **Placenta praevia marginalis:** die Plazenta reicht bis zum inneren MM und ragt ein wenig über den Rand
- **Placenta praevia partialis:** der innere MM ist teilweise von der Plazenta bedeckt
- **Placenta praevia totalis:** der innere Muttermund ist vollständig von Plazentagewebe verdeckt.

Ursachen: Die Pathogenese ist unklar. Endometriumdefekte nach Kürettage, Sectionaht oder Entzündungen sowie große Plazenten spielen eine Rolle.

Das **Einsetzen der Wehen** bewirkt eine Flächenverschiebung zwischen dem unteren Uterinsegment und der Plazentahaftstelle. Dies führt zur Ablösung muttermundsnaher Plazentazotten. Infolgedessen läuft mütterliches Blut aus den Gefäßen des unteren Uterinsegmentes nach außen. Wenn bei der Ablösung auch Plazentazotten verletzt werden, blutet zusätzlich kindliches Blut aus den fetalen Gefäßen der Plazenta nach außen.

Diagnostik

- **Blutungen:** anamnestisch wiederholt schmerzlose Blutungen im 3. Trimenon (annoncierende Blutung), jetzt akute Blutung ohne Schmerzen
- **Palpation:** Uterusfundus ist weich und schmerzfrei. Die Frau hat keine oder nur leichte Wehen, die Kindslage kann ertastet werden
- **Lage- und Einstellungsanomalien** sind häufiger
- Die **Kreislaufsituation** der Frau entspricht der äußerlich sichtbaren Blutung.

> M **Achtung:** Bei einer vaginalen Blutung nie digital untersuchen!

Notfallmaßnahmen bei akuter Blutung

1. Vitalzeichenkontrollen bei Mutter und Kind
2. **venösen Zugang** schaffen, Blutentnahmen, Volumen und/oder Blutersatz, Schockbekämpfung
3. bei Wehen **Notfalltokolyse** i. v.
4. Vorbereitung zur **Notsectio** und Reanimation des Kindes.

Ärztliche Aufgaben

- Diagnosesicherung mittels Ultraschall, bei unklarem Ultraschallbefund evtl. Spekula-Einstellung der Portio
- Verordnungen zu Tokolyse, Blutentnahmen, Schockbekämpfung
- Festlegen des Geburtsmodus und Durchführen des Prozedere, je nach Zustand von Frau und Kind, bei akuter Blutung Notsectio.
- Post partum Anordnung von Kontraktionsmitteln und häufigen Blutungskontrollen, denn die Ablösung einer tief sitzenden Plazenta eröffnet große Blutgefäße im wenig kontraktionsfähigen unteren Uterinsegment.
- Bei unstillbarer postpartaler Blutung kann eine Hysterektomie notwendig werden.

46.5 Nabelschnurgefäßriss

> D Einriss eines frei über der Eihaut verlaufenden fetalen Blutgefäßes meist im Bereich des Muttermundes.

Das Einreißen kann durch Blasensprung oder Amniotomie verursacht sein, z. B. bei einem velamentösen

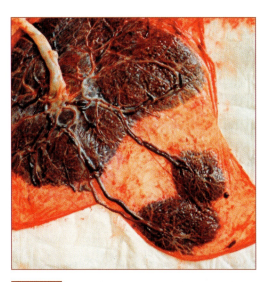

Abb. 46-5 Hier kam es nicht zum Gefäßriss, da die Eihaut beim Blasensprung entlang des frei verlaufenden fetalen Blutgefäßes zu einer Nebenplazenta einriss.

Nabelschnuransatz oder Nebenplazenten (Abb. 46-5) und eine akute fetale Blutung auslösen. Nabelvenen und -arterien werden von einer relativ stabilen Gefäßwand geschützt, daher sind Nabelschnurgefäßrisse sehr selten.

Diagnostik

- **Zustand der Frau** ist unverändert gut, trotz starker vaginaler Blutung
- **helle, akute Blutung,** die gleichzeitig mit dem Blasensprung einsetzt
- **schwere variable Dezelerationen,** die in eine schwere fetale Bradykardie übergehen.

Notfallmaßnahmen

1. **Alarmierung der Ärztin,** des Anästhesie-, Operations- und Neonatologieteams
2. Vorbereitung zur **sofortigen Geburtsbeendigung,** bei unvollständigem Muttermund unverzüglicher Transport in den OP!
3. Vorbereitung der **primären Reanimation** und des Blutvolumenersatzes für das Kind.

> M Wird das Kind nicht binnen weniger Minuten geboren, verblutet es!

46.6 Uterusruptur

> [M] Das Zerreißen der Gebärmutterwand (Uterusruptur) ist meistens im vorderen Abschnitt des unteren Uterinsegments lokalisiert.

Ursachen

- Narben am Uterus, z. B. nach Myomentfernung
- unsachgemäße Gabe von Oxytocin, Misoprostol
- anhaltender Geburtsstillstand mit kräftigen Wehen, z. B. bei Kopf-Becken-Missverhältnis
- Querlage, besonders nach Blasensprung.

Diagnostik

- Plötzlicher Wehenstopp, nach einem Wehensturm oder einer Dauerkontraktion
- plötzlicher, heftiger Schmerz an der Rupturstelle (meist Unterbauch)
- Angstzustände und abdominale Druckempfindlichkeit (darauf folgt evtl. Schmerzfreiheit)
- schwere fetale Bradykardie oder fehlende FHF
- mütterliche Schocksymptome aufgrund einer Blutung nach innen
- äußerlich sichtbare Blutung nur in ca. 25 % der Fälle
- Bei der vaginalen Untersuchung steht der vorangehende Teil hoch und ist schwer oder gar nicht mehr erreichbar
- Das Kind ist evtl. dicht unter der Bauchdecke zu tasten

> [M] Eine **drohende Uterusruptur** kann erkannt werden am Hochsteigen der Bandl-Furche auf Nabelniveau und darüber (s. S. 271).

Notfallmaßnahmen

1. **Schockbekämpfung**, Vitalzeichenkontrollen bei Mutter und Kind
2. Vorbereitung zur **Notfallsectio** und Reanimation des Kindes
3. **Diagnosesicherung**, evtl. mittels Ultraschall.
4. Nach der abdominalen Entwicklung des Kindes kann evtl. die Ruptur genäht werden, oft ist eine Entfernung des Uterus notwendig, um die Blutung zu stillen.

46.7 Fruchtwasserembolie

> [D] Die Fruchtwasserembolie ist eine Sonderform der Lungenembolie in der Schwangerschaft. Durch Übertritt einer größeren Menge Fruchtwasser (z. B. mekoniumhaltigem) in mütterliche venöse Blutgefäße kommt es zu einer disseminierten intravasalen Gerinnung. Diese führt zu einem embolischen Verschluss der Lungenarterien, welcher einen kardiogenen Schock und schließlich Herzversagen zur Folge hat.

Häufigkeit: Die Fruchtwasserembolie ist eine sehr seltene Komplikation, die laut Literatur bei 1:6000 bis 1:80000 Geburten auftritt. Die mütterliche Letalität liegt bei 22–61 %, die kindliche Mortalität wird bei antenataler Fruchtwasserembolie mit 21–40 % angegeben.

Eine Fruchtwasserembolie gehört zu den **schicksalhaften** Ereignissen in der Geburtshilfe, da sie nicht voraussehbar ist und ohne Vorwarnzeichen abläuft. Meist tritt sie in einem engen zeitlichen Zusammenhang mit der Geburt auf (70 % vor und während der Geburt, 30 % nach der Geburt). In 10–20 % der Fälle hatte die Frau keine Wehen und die Fruchtblase war intakt (Rath 2006).

Diagnostik

- Leitsymptom: **plötzlicher Verfall der Mutter** ohne erkennbare geburtshilfliche Ursache
- Ateminsuffizienz (Dyspnoe, Tachypnoe, Zyanose)
- Angstzustände, Unruhe, Beklemmungsgefühl
- Schock: Tachykardie, Blutdruckabfall bis hin zum Atem-/Herzstillstand

Notfallmaßnahmen

- **Alarmierung** des ärztlichen Dienstes,
- **Notalarm** für die internistische Intensivabteilung
- Ruhe ausstrahlen, venösen Zugang legen (Ringer®)
- Maskenbeatmung/Intubation, ggf. Herzmassage (s. u.)
- **Blutgasanalyse**, Pulsoxymetrie
- **Blutbild** mit Gerinnungsfaktoren
- evtl. Thorax-Röntgenaufnahme
- **Behandlung der akuten Gerinnungsstörung** mit Proteinaseinhibitor Aprotinin (Trasylol®), (Heparingaben erhöhen die Blutungsgefahr bei der Geburt)

Mütterliche Schocksymptomatik

- Nach der Stabilisierung der Mutter bald mögliche Entbindung (eine sofortige Notsectio könnte jedoch im Falle einer Verbrauchskoagulopathie den Tod der Mutter verursachen).

46.8 Mütterliche Schocksymptomatik

> **D** Ein Schock ist eine akute Kreislaufstörung mit einer kritischen Verminderung des Herzminutenvolumens sowie einer Störung der Durchblutung und damit des Stoffwechsels im Gewebe.

Eine verminderte Nierendurchblutung beim Schock führt zur Oligurie bzw. Anurie (verminderte bzw. fehlende Harnproduktion). Lebensbedrohliche Komplikationen sind Atem- und Herzstillstand sowie irreversible Schäden an Hirn, Nieren und Herz.

Der Schweregrad eines Schocks wird beurteilbar durch die Berechnung des **Schockindexes**.

$$\frac{\text{Puls}}{\text{Systolischer Blutdruck}} = \text{Schockindex}$$

Beispiel: $\frac{\text{Puls } 60}{\text{RR } 120} = \text{Schockindex} \times 0{,}5$

Hämorrhagischer Schock (Blutvolumenmangelschock)

Ursachen sind akute Blutungen vor, während und nach der Geburt, verbunden mit einem hohen Blutverlust.

Symptome: schneller Puls, niedriger Blutdruck, schnelle oberflächliche Atmung, blasskalte und feuchte Haut, Zyanose (Blauverfärbung) der Lippen und Nagelbetten, Unruhe, Angst, Bewusstseinstrübung, Oligurie/Anurie.

Tabelle 46-1 **Schockindex.**

Wert	Bewertung	Bedeutung
0,5	Normal	Blutverlust < 10 %
1	Drohender Schock	Blutverlust < 20–30 %
1,5	Manifester Schock	Blutverlust > 30 %

Alle Werte ≥ 1 sind überwachungs- und ggf. therapiebedürftig.

Sofortmaßnahmen

1. Kopftieflagerung in Seitenlage
2. venöser Zugang, Blutentnahme für Hb, HK, Blutgerinnungsstatus, Blutgruppe und Rhesusfaktor, Kreuzblut für Blutkonserven
3. Volumen- bzw. Blutersatz: z. B. Ringerlaktat®, FFP (fresh frozen plasma), Erythrozytenkonzentrat
4. Blutungsursache beheben
5. O_2-Zufuhr, bei Bewusstlosigkeit Freihalten der Atemwege (z. B. Guedeltubus)
6. Blasenverweilkatheter mit Stundenzähler zur Kontrolle der Harnproduktion (Nierenfunktionsparameter).

Kardiogener Schock

Ursache ist eine Verlegung der Blutstrombahn durch einen Embolus, z. B. nach einer **Lungenembolie**.

Symptome: Plötzlich auftretender Schmerz hinter dem Sternum oder in den Flanken, gestaute Halsvenen, Atemnot, oberflächliche schnelle schmerzhafte Atmung, beschleunigter Puls, tiefer Blutdruck, Todesangst, Bewusstlosigkeit, Atemstillstand, Herzstillstand.

Sofortmaßnahmen bis zum Eintreffen der Ärztin

Die Frau ist bei Bewusstsein, hat keine Schockzeichen:
1. Alarmieren des Notfallteams
2. Oberkörperhochlagern zur Unterstützung der Atmung
3. Sauerstoffverabreichung über Maske
4. RR, Puls, Atmung, Hautfarbe kontrollieren
5. venösen Zugang schaffen, infundieren
6. Patientin nicht alleine lassen, Sicherheit geben, ruhig bleiben
7. Reanimationsgeräte und Notfallmedikamente richten.

Bei Schockzeichen zusätzlich:
- Beine hochlagern
- Volumensubstitution.

Bei Bewusstlosigkeit zusätzlich:
- Flache Seitenlagerung
- Freimachen und Freihalten der Atemwege.

Bei Atem- oder Herzstillstand zusätzlich:
- Flache, harte Lagerung evtl. auf dem Boden.
- **Atemwege freimachen und freihalten** durch maximale Überstreckung des Kopfes, Halten des

Unterkiefers, kräftiges Ziehen desselben nach vorne
- **Atemspende** durch Mund-zu-Mund- oder Mund-zu-Nase-Beatmung
- **Herzmassage** (zirkulatorische Wiederbelebung) durch Drücken des Sternums (3–4 cm) senkrecht gegen die Wirbelsäule (mechanische Kompression des Herzens).

> **M** **Reanimationszyklus der allein agierenden Hebamme:**
> 2 Atemstöße geben, dann folgen **30** Herzmassagestöße
> (wiederholen bis zum Eintreffen des Arztes).
>
> **Reanimationszyklus mit 2 agierenden Personen:**
> 1 Atemstoß, gefolgt von **15** Herzmassagestößen.

Anaphylaktischer Schock

Ursach ist eine allergische Reaktion, z. B. auf eine Bluttransfusion oder Medikamente. Es kommt zu einer Antigen-Antikörper-Reaktion, bei der Histamin und Bradykinin freigesetzt werden, die eine Gefäßerweiterung und eine erhöhte Durchlässigkeit der Gefäßwände bewirken. Das zirkulierende Plasmavolumen verschiebt sich in den Zwischenzellraum. Es entsteht ein relativer Volumenmangel in den Gefäßen. Gleichzeitig bewirkt das Anschwellen der Schleimhäute eine Verengung der Atemwege.

Symptome: juckende Hautausschläge, Ödeme (Gesicht, Lider, Kehlkopf), Erstickungserscheinungen, Schock.

Sofortmaßnahmen

1. **Allergen** sofort **absetzen** (sofern möglich)
2. **Alarmierung** des Notfallteams
3. **Vitalzeichenkontrolle** inkl. Atmung und Hautfarbe
4. **Venenverweilkatheter** legen, Volumenersatz mit NaCl 0,9 %
5. bei Schock **Kopftieflagerung in Seitenlage**
6. **Unterstützung der Atmung**, ggf. frühzeitige Intubation und Beatmung
7. Legen eines **Blasenverweilkatheters**
8. **Medikamente** nach ärztlicher Verordnung

Literatur zu Kapitel 46 s. S. 492

47 Regelwidrigkeiten in der Nachgeburtsperiode

Ilse Steininger

> **D** Die Regelwidrigkeit wird nach der Dauer bis zur Plazentalösung und der Menge des Blutverlustes (BLV) definiert.
> **Dauer:** > 30 min. bei aktiver Leitung
> > 60 min. bei passiver Leitung
> **BLV:** > 500 ml
> und bei jeder Blutung, die kreislaufrelevante Symptome verursacht

Diese gängige Definition wird auch kritisch hinterfragt. So stellte Begley (1990) in ihrer vergleichenden Studie zur abwartenden und aktiven Leitung der Nachgeburtsperiode fest, dass ein Blutverlust über 500 ml nicht zwangsläufig den Zustand einer Frau verschlechtert und dass eine anämische Frau schon bei einer definitionsgemäß normalen Blutung Anzeichen eines Blutvolumenmangelschocks zeigen kann.

Häufigkeit: Bei ca. 5 % aller Geburten wird der geschätzte Blutverlust höher als 500 ml dokumentiert. Für die Situationsbewertung bei einer verstärkten Blutung ist zu berücksichtigen, dass die **Schätzung eines größeren Blutverlustes** oft bis zu 50 % unter dem realen Blutverlust liegt.

Ursachen für verstärkte Blutungen
- Plazentalösungsstörung und -ausstoßungsstörung
- unvollständige Plazenta
- Uterusatonie
- Geburtsverletzung an Zervix, Vagina, Klitoris, Damm
- Gerinnungsstörung

47.1 Allgemeine Betreuungsaufgaben der Hebamme

In der Nachgeburtsperiode kann bei Regelwidrigkeiten schnell eine Notfallsituation mit einem übermäßigen Blutverlust entstehen. Dies verlangt von der Hebamme schnelles, ruhiges und gezieltes Handeln, Überblick, Organisation, Delegation und Teamarbeit (sofern ein Team vorhanden ist). Neben der **Diagnosestellung** ist das **Einleiten von Notfallmaßnahmen** bis zum Eintreffen der Ärztin extrem wichtig.

Prinzipiell gilt, dass die betreuende Hebamme die Frau und deren Familie nicht alleine lässt. Sie muss die Eltern über Situation und Maßnahmen informieren, so können Ängste abgebaut werden. Die Kooperation von Frau und Partner mit der Hebamme ist in solchen Situationen wichtig, auch das Neugeborene darf nicht vergessen werden! Geht es ihm gut, kann es ins vorgewärmte Bett gelegt werden, aber nicht außerhalb der Sicht- und Hörweite von Eltern und Hebamme. Der Vater kann sein Kind im Arm halten (falls er dies möchte), wird aber nicht alleine gelassen, denn die Hebamme muss das Kind nach wie vor beobachten.

> **M** Aufgaben in der Nachgeburtsperiode
> 1. **Erkennen** einer verstärkten Blutung vor dem Auftreten von Kreislaufkomplikationen
> 2. **Stabilisieren** des mütterlichen Kreislaufes
> 3. **Beschränken** des Blutverlustes durch Beheben der Blutungsursache.

47.2 Retention der ungelösten Plazenta

> **D** **Placenta adhaerens:** Die Lösung der Plazenta von der Uteruswand bleibt aus oder erfolgt unvollständig. Unvollständig gelöste Plazenten verursachen oft akute Blutungen, weil sie die Uteruskontraktion behindern.

Ursachen der Lösungsstörung:
- ungenügende Uteruskontraktion (z. B. durch volle Harnblase, ermüdete oder überdehnte Uterusmuskulatur)

D Definition **M** Merke

47 Regelwidrigkeiten in der Nachgeburtsperiode

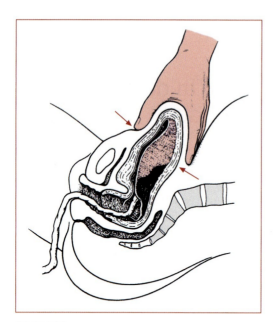

Abb. 47-1 Credé-Handgriff zur Lösung und Expression der Plazenta.

Sofortmaßnahmen bei Blutung

1. Alarmieren und Hilfe anfordern, Arzt informieren
2. Kontrollieren der Uteruskontraktion, Anreiben einer Kontraktion, Halten des Uterus (Abb. 47-5 a).
3. Legen einer venösen Verweilkanüle, falls nicht schon vorhanden
4. Sofortige Verabreichung von 5 IE Syntocinon® i. v.
5. Oxytocininfusion anhängen (5–20 IE Syntocinon® in 500 ml Glukose 5 %)
6. Harnblase entleeren, evtl. Dauerkatheter legen
7. Vitalzeichenkontrolle: RR, Puls, Atmung
8. Beobachtung der Frau auf Schockzeichen: Blässe, Schwindel, kalter Schweiß, schnelle Atmung, Angst u. a.
9. Bei starker Blutung mit Schockzeichen: Kopftieflagerung, Volumensubstitution, Blutersatzinfusion, Frischplasma FFP (engl. fresh frozen plasma)
10. Vorbereitung zur manuellen Plazentalösung/Nachtastung/Kürettage

Maßnahmen zur Plazentalösung

Credé-Handgriff

Diese aktive Expression der Plazenta ist für die Frau extrem schmerzhaft; darüber ist sie vor der Ausführung zu informieren. Während einer Kontraktion (nie am schlaffen Uterus!) wird die Gebärmutter zwischen Daumen und Fingern (diese liegen hinter dem Fundus) umfasst und dann zusammengedrückt. Bei einer echten Lösungsstörung ist der Credé-Handgriff selten erfolgreich, darum wird er heute nicht mehr empfohlen.

Manuelle Plazentalösung

Da der Eingriff sehr schmerzhaft ist, sollte die Frau eine Spinalanästhesie oder Vollnarkose erhalten. Nach Desinfektion der Labien und Vulva wird der Unterleib steril abgedeckt und die Harnblase mittels Einmalkatheter entleert. Während die äußere Hand den Uterus umgreift und fixiert, löst die innere mit der Kleinfingerseite die Plazenta von ihrer Haftfläche (Abb. 47-2).

Ist die Plazenta gelöst, wird sie an der Nabelschnur herausgezogen. Die innere Hand verbleibt im Uterus, um ihn nach seiner Entleerung sorgfältig auf Plazentareste auszutasten.

- Sitz der Plazenta in einer Tubenecke oder am unteren Uterinsegment (mangelnde Wehenwirkung)
- Plazentaformanomalien können den Lösungsvorgang erschweren (z. B. Placenta bipartita).
- Plazentazotten sind mit dem Uterusmyometrium verwachsen (z. B. Placenta accreta s. u.)

Maßnahmen bei fehlender Blutung

- Solange es nicht blutet, kann abgewartet und die Plazentalösung durch **Anlegen des Kindes** und/oder 3–6 IE **Syntocinon®** i. m./i. v. unterstützt werden.
- **Akupunktur des Punktes Ni 16** (neben dem Nabel) verkürzt die Plazentalösungszeit und vermindert den Blutverlust in der Nachgeburtsperiode (Römer, 2001). Die Nadeln können 20–30 min. p. p. von einer in Akupunktur ausgebildeten Hebamme/Ärztin gesetzt werden, anschließend ist die Lösung in üblicher Weise zu kontrollieren. In 80 % der Fälle kommt es innerhalb von 10–15 min. zur spontanen Plazentalösung.

M Beginnt die Frau zu bluten, muss sofort eine manuelle Plazentalösung zur Anwendung kommen.

47.3 Retention der gelösten Plazenta

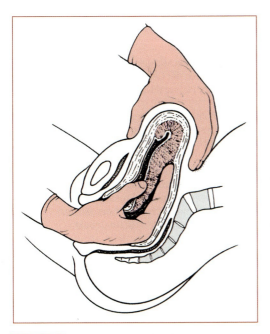

Abb. 47-2 Manuelle Lösung der Plazenta.

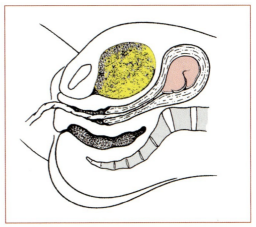

Abb. 47-3 Retention der gelösten Plazenta durch eine volle Harnblase.

M **Placenta accreta, Placenta increta, Placenta percreta**: Kann die Trennschicht nicht gefunden werden oder lässt sich die Plazenta nicht lösen, handelt es sich um eine anatomische Ursache (Implantationsfehler). Plazentazotten sind am Myometrium **an-, ein-** oder **hindurchgewachsen**.

Im Extremfall bleibt dann bei einer akuten Blutung nur noch die operative Entfernung der Gebärmutter.

Maßnahmen bei unvollständiger Plazenta

Besteht der Verdacht auf zurückgebliebene, festhaftende Plazentareste, werden diese entweder per **Nachtastung** mit der Hand oder durch Kürettage mit einer stumpfen **Kürette** entfernt (Beschreibung s. S. 782).

D Liegt die Plazenta gelöst im Cavum uteri und wird nicht geboren, spricht man von einer **Placenta incarcerata**.

Ursache kann eine volle Harnblase (Abb. 47-3) oder ein Muttermundsspasmus, ausgelöst durch eine Überdosierung von Wehenmitteln, insbesondere von Ergotaminen (Methergin®) vor der Lösung der Plazenta, sein oder eine für die Frau sehr schmerzhafte Intervention zur Plazentagewinnung (Quetschen des Uterus, Massieren des Uterus, digitale Inspektion der Vagina u. a.).

Symptome der Placenta incarcerata
- Positive Lösungszeichen ohne Plazentageburt
- Hochsteigen des Uterus
- Beginnende vaginale Blutung

Maßnahmen bei fehlender Blutung

1. Ruhe und Sicherheit vermitteln, Frau beruhigen und nicht frieren lassen
2. Narkosebereitschaft erstellen,
3. Venenverweilkanüle legen, Notfalllabor abnehmen (inkl. Testblut und Gerinnung)
4. Behutsame Beurteilung der Blasenfüllung und Entleerung der Harnblase, falls nötig
5. die Frau eine komfortable und möglichst aufrechte Haltung einnehmen lassen (Abb. 47-4)

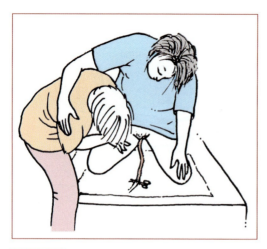

Abb. 47-4 Aufrechte Gebärhaltungen können die Plazentagewinnung erleichtern.

6. Kontinuierliche Beobachtung (Puls, Lippenfarbe und non-invasive Lösungszeichen, Uterusform und -kontraktion, sowie Blutungsmenge)
7. Uteruskontrolle nach Dubliner Methode, die Hand liegt hierbei absolut passiv fühlend oberhalb des Fundus auf dem Bauch der Frau. Schmerz, Druck und Massieren des Uterus sind hierbei zu vermeiden!
8. Schmerzhafte Interventionen sind zu unterlassen, da sie kontraproduktiv sein können (Verkrampfung als Schmerzreaktion, Ausschüttung von Stresshormonen)
9. Fokussieren der Frau auf ihre Körperwahrnehmung und Visualisieren der Plazentageburt
10. Bei vorrückender Nabelschnur und Mastdarmdruck kann die Plazentageburt mittels Schieben und Cord traction unterstützt werden

Maßnahmen bei einsetzender vaginaler Blutung

Sofortige Vollnarkose einleiten lassen, damit sich der Spasmus im unteren Uterinsegment löst. Die Gewinnung der Plazenta erfolgt mit Cord traction (s. S. 342) oder notfalls durch das manuelle eingehenden mit der Hand.

47.4 Uterusatonie

> **D** **Uterusatonie:** Mangelnde oder fehlende Kontraktion der Gebärmutter während oder nach der Plazentalösung.

Es kommt zu einer Blutung aus offenen Gefäßen im Bereich der Plazentahaftstelle. Diese kann sowohl akut als auch kontinuierlich sickernd sein.

Ursachen der Atonie:
- volle Harnblase, unvollständige Plazenta
- überdehnter Uterus (Makrosomie, Mehrlinge, Polyydramnion, hohe Parität der Mutter)
- protrahierte oder überstürzte Geburt
- Plazentapathologien
- Myome oder Fehlbildungen des Uterus

Risikofaktoren sind u. a. der Einsatz von Uterotonika zur Einleitung oder sub partu, operative Geburtsbeendigung (Vakuum, Forceps, Sectio), PDA, Vollnarkose.

Symptome der Atonie:
- akute vaginale Blutung nach Lösung oder nach Geburt der Plazenta
- weicher Uterus, der immer wieder vollblutet, steigender Uterusfundus
- Zeichen des hämorrhagischen Schocks (s. S. 485).

Sofortmaßnahmen

1. **Alarmieren** und Hilfe organisieren
2. **Kontrollieren** der Uteruskontraktion, Anreiben einer Kontraktion, Halten des Uterus (Abb. 47-5 a).
3. **Vitalzeichenkontrollen:** RR, Puls, Atmung.
4. **Kopftieflagerung**, evtl. Seitenlage.
5. **Venöse Verweilkanüle** schnellstmöglich legen, evtl. zweiten venösen Zugang schaffen und Blutentnahme Blutbild, Gerinnungsstatus, Testblut für zur Bestimmung von BG, Rh- Faktor und irregulären Antikörpern
6. **Volumenersatz** sowie **Uterotonika** applizieren (z. B. 5 IE Syntocinon i.v Bolus gefolgt von Kurzinfusion mit 20 IE Syntocinon® in 500 ml 0.9 % NaCl)
7. **Entleerung der Harnblase**, Verweilkatheter mit Urinauffangbeutel zur Überwachung der Urinausscheidung (Prüfung der Nierenfunktion)
8. evtl. **Eisblase** auf den Uterusfundus auflegen
9. **Vorbereitungen zur manuellen Nachtastung** und Zervixinspektion in **Narkose:** Anästhesie-

Rissblutungen 47

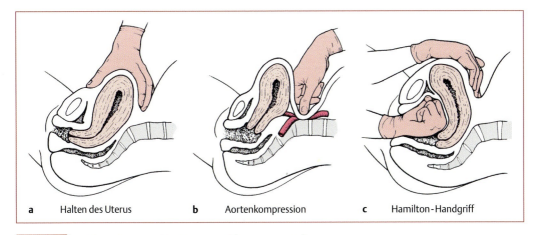

| a Halten des Uterus | b Aortenkompression | c Hamilton-Handgriff |

Abb. 47-5 a Halten des atonischen Uterus zur Blutungsverminderung, b manuelle Aortenkompression, c Handgriff nach Hamilton zur bimanuellen Stützung des atonischen Uterus.

team verständigen. Blutentnahme (inkl. Testblut und Gerinnung). Frau im Querbett lagern, Zervixrevisionsset, Kürette, langen Handschuh, sterilen Mantel, sterile Lösung bereitlegen.

Ärztliche Aufgaben

1. Erstellen der Diagnose, Festlegen und Ausführen des geburtsmedizinischen Prozedere.
2. Bekämpfung der Blutungsursache.
3. Verordnungen zur Schockbekämpfung (Volumensubstitution und Blutersatz).
4. Wenn andere Uterotonika nicht wirken, Starten einer Prostaglandin-Infusion und gleichzeitiges Stoppen der Oxytocininfusion wegen Potenzierung der Nebenwirkungen oder Cytotec® 1–2 Tabletten à 200 µg (off-label-use s. S. 732).
5. Bei fehlendem Erfolg bleibt die **manuelle Aortenkompression** (Abb. 47-5 b), sowie bimanuelles Stützen des Uterus mit dem **Handgriff nach Hamilton** (Abb. 47-5 c).
6. Sind alle Maßnahmen erfolglos, bleibt nur noch die Hysterektomie (operative Uterusentfernung).

47.5 Rissblutungen

> **D** Rissblutung aus einer Geburtsverletzung bei einem postpartal gut kontrahierten Uterus, sofern keine Gerinnungsstörung vorliegt. Bei einer **Gerinnungsstörung** kann es sowohl aus einem kleinen Riss oder einer gut versorgten Naht als auch aus einem fest kontrahierten Uterus bluten!

Ursache kann ein Zervix-, Scheiden-, Klitoris- oder Dammriss sein (s. S. 373), die häufigste Blutungsquelle ist der Zervixriss.

Symptome der Rissblutung:
- starke vaginale Blutung bei gleichzeitig gut kontrahiertem Uterus (Zervixriss, Vaginalriss)
- sichtbare Blutung aus einer Rissverletzung an Labie, Klitoris, Damm oder aus einer Episiotomie.

Sofortmaßnahmen

1. Bei jeder Blutung p. p. tastet die Hebamme zuerst nach dem Uterus. Ist er gut kontrahiert, muss eine Rissverletzung angenommen werden.
2. Nach der Verständigung der Ärztin wird die Vulva unter Sicht abgetupft, sichtbare Blutungsquellen werden mit einem Tupfer komprimiert und offene Gefäße abgeklemmt.

3. Bei unsichtbarer Blutungsquelle erfolgen die Lagerung der Frau im Querbett sowie das Richten zur Zervixrevision und Naht.
4. Sind Schockzeichen vorhanden, wird zur Volumensubstitution sofort eine Infusion gegeben (z. B. Ringerlactat).

Ärztliche Aufgaben

1. Erstellen der Diagnose.
2. Behebung der Blutungsursache durch Zervixeinstellung und chirurgische Wundversorgung (s. S. 375).
3. Verordnungen zur Schockbekämpfung und Reanimation

Literatur zu Kapitel 31–47 Abweichungen von der normalen Geburt

[1] ACOG (2002): Diagnosis and management of preeclampsia and eclampsia. Pract Bulletin 33
[2] ACOG Techn Bull No 188 (1994): Antepartum fetal surveillance. In J Gynaecol Obstet 44: 289–294
[3] Anthuber C, Wisser J, Frank C: Geburt und Beckenboden in Schneider/Husslein/Schneider: Die Geburtshilfe 3. Aufl. Springer, Berlin 2006
[4] Aukee P, Sundström H, Kairaluoma M. (2006): The role of mediolateral episiotomy during labour: Analysis of risk factors for obstetric anal sphincter tears. Acta Obstet Gynecol Scand. 85: 856–860
[5] Aukee P, Sundström H, Kairaluoma M. (2006): The role of mediolateral episiotomy during labour: Analysis of risk factors for obstetric anal sphincter tears. Acta Obstet Gynecol Scand. 85: 856–860
[6] AWMF = Arbeitsgemeinschaft der wissenschaftlichen medizinischen Fachgesellschaften. Alle Leitlinien finden sich im Internet unter www.awmf.org/leitlinien/aktuelle-leitlinien.html oder auf der Seite der Deutschen Gesellschaft für Gynäkologie und Geburtshilfe unter http://www.dggg.de/leitlinien
[7] AWMF-Leitlinie 015/024 Empfehlungen zur Schulterdystokie (2010)
[8] AWMF-Leitlinie 015/029 Vorgehen beim vorzeitigem Blasensprung (2010)
[9] AWMF-Leitlinie 015/036: Anwendung des CTG während Schwangerschaft und Geburt (2010)
[10] AWMF-Leitlinie 015/051: Geburt bei Beckenendlage (2010)
[11] AWMF-Leitlinie 015/054: Absolute und relative Indikationen zur Sectio caesarea (2010)
[12] AWMF-Leitlinie 015/065: Terminüberschreitung und Übertragung (2010)
[13] AWMF-Leitlinie 015/056: Postoperative Überwachung von Kaiserschnittpatientinnen
[14] AWMF-Leitlinie 024/006: Betreuung Neugeborener diabetischer Mütter (2010)
[15] Begley, C.M.: A comparison of active and physiological management of third stage of labour. Midwifery 1990; 6 (1)
[16] Borell, U., Fernström, J.: Das weibliche Becken in Schwangerschaft und Geburt. In: Käser, O. et al. (Hrsg.): Gynäkologie und Geburtshilfe. 2. Aufl., Band 2, Teil 1. Thieme, Stuttgart 1981
[17] Bumm, E.: Grundriß zum Studium der Geburtshilfe. 13. Aufl. J.F. Bergmann, München, Wiesbaden 1921
[18] Carroli G, Mignini L.: Episiotomy for vaginal birth. Cochrane database Syst Rev.2009; 1 CD000081
[19] Coad, J, Dunstall, J: Anatomie und Physiologie für die Geburtshilfe. München 2007
[20] Crowly P: Interventions for preventing or improving the outcome of delivery at or beyond term (Cochrane Review). The Conchrane Library Issue 4, 2003; Chichester, UK: John Wiley & Sons, Ltd.
[21] Dahlen HG, Homer CSE, Cooke M et al. (2007). Perineal outcomes and maternal comfort related to the application of perineal warm packs in the second stage of labour: a randomized controlled trial. Birth 34: 282–292
[22] Dannecker, C. et al: Die Episiotomie. Grenzen, Indikationen und Nutzen. Der Gynäkologe 2000; 33, 864–71
[23] David M, Pachaly J, Vetter K. (2005): Die Episiotomie: Protektiv oder Risikofaktor beim schweren Dammriss? Geburtsh Frauenheilk. 65:604–611
[24] DGGG-Leitlinien siehe unter AWMF-Leitlinien
[25] Döken B, Frey C, Golz N: Geburtseinleitung mit Nelkenöltampons – erste Studienergebnisse. Die Hebamme 2004; 17:218–219
[26] Drack, G., Schneider, H.: Pathologische Geburt. In: Schneider/Husslein/Schneider: Die Geburtshilfe. Springer, Berlin 2000 und 3. Aufl. 2006
[27] Dudenhausen J W, Pschyrembel W: Praktische Geburtshilfe mit geburtshilflichen Operationen. 19. Aufl. de Gruyter, Berlin, 19. Auflage, 2001
[28] Enkin M., Keirse M., Neilson J., Crowther C., Duley L, Hodnett E., Hofmeyr J. (2006). Effektive Betreuung während Schwangerschaft und Geburt. Bern: Hans Huber
[29] Enkin/Keirse/Renfrew/Neilson: A Guide to Effective Care in Pregnancy and Childbirth. 3nd edition. Oxford University Press 2000
[30] Feige, A., Krause, M.: Beckenendlage. Urban & Schwarzenberg, München 1998

[31] Fischer, H: Atlas der Gebärhaltungen. Hippokrates 2003
[32] Fraser WD et al. (2001): Amniotomy for shortening spontaneous labour (Cochrane Review). In: The Cochrane Library, Issue 1, 2001. Oxford: Update Software
[33] Garry et al.: Use of cator oil in pregnancies at term. Altern Ther Health Med 2000; 6: 77–79
[34] Gauge, S., Henderson, C.: CTG-Training. 4. Aufl. Thieme 2007
[35] Gerdin E, Sverrisdottir G, Badi A, Carlsson B, Graf W. (2007) The role of maternal age and episiotomy in the risk of anal sphincter tears during childbirth. Aust. NZ J Obstet Gynecol ; 47: 286–290
[36] Gnirs, J, Schneider KTM: Geburtsüberwachung. In: Schneider/Husslein/Schneider: Die Geburtshilfe 3. Aufl. Springer, Berlin 2006
[37] Gnirs, J.: Schulterdystokie. In: Schneider/Husslein/Schneider: Die Geburtshilfe. 2. Aufl. Springer, Berlin 2003
[38] Goeschen, K: Kardiotokographie-Praxis, 6. Aufl. Thieme, Stuttgart 2003
[39] Gurewitsch ED et al. (2004) Episiotomy versus fetal manipulation in managing severe shoulder dystocia: A comparison of outcomes. Am J Obstet Gynecol 191:911–916
[40] Hainer F, Kowalcek I: Wünsche von Schwangeren an den Geburtsmodus. Z Geburtshilfe Neonatol 2011; 215(1): 35–40
[41] Harder U: Praktisches Vorgehen bei Schulterdystokie. Die Hebamme 1/2001; 38–44
[42] Harder U: Sofortmaßnahmen bei Schulterdystokie. Die Hebamme 2005; 18: 138–145
[43] Hartmann K, Viswanathan N, Palmieri R, Gartlehner G, Thorp J, Lohr K. (2005): Outcomes of routine episiotomy; a systematic review. JAMA, 293; 17: 2141–2148
[44] Hildebrand S, Göbel E: Geburtshilfliche Notfälle. Hippokrates 2008 S. 149
[45] Hirsch, H.A.: Episiotomie und Dammriß. Thieme, Stuttgart 1989
[46] Husslein, Egater: Einleitung. In: Schneider/Husslein/Schneider: Die Geburtshilfe 3. Aufl. Springer 2006
[47] Kariminia, A., Chamberlain, M.E., Keogh, J., Shea, A.: Randomised controlled trial of effect of hands and knees posturing on incidence of occipit posterior position at birth. BMJ, 26 January 2004
[48] Kartmann, E: Methoden der Geburtseinleitung: Vergleich „Wehencocktail" und Prostaglandine. Erlangen, Nürnberg, Univ.; Dissertation 2001
[49] Krause, M.: Nürnberger BEL-Studie: Ist der Kaiserschnitt der bessere Geburtsmodus für das Kind? Die Hebamme 2001: 14: 137–143
[50] Krause, M., Feige, A. (2003): Vaginale Beckenendlage – Teil 2 GebFra-Refresher Geburtsh Frauenheilk 2003: 63: R245–R264
[51] Krause, M.: Ist der Kristeller-Handgriff heute noch aktuell? Die Hebamme 2004; 17: 38–41
[52] Labreque, M. et al: Randomized controlled trial of prevention of perineal trauma by perineal massage during pregnancy. Am J Obstet Gynecol 1999; 180 (3 Pt 1): 593–600
[53] Lauff, W.: „Der Kaiserschnitt aus Erziehungswissenschaftlicher Sicht", in: „Die Hebamme" 2003; 16: 162–168
[54] Lippens, F.: Hausgeburten – Eine Arbeitshilfe für Hebammen, 2. Aufl., E. Staude, Hannover 2000
[55] Lothrop, H.: Gute Hoffnung – jähes Ende. Fehlgeburt, Totgeburt und Verlust in der frühen Lebenszeit. Kösel, München 1998
[56] Lutz, G., Künzer-Riebel, B. (Hrsg.): Nur ein Hauch von Leben. Eltern berichten vom Tod ihres Babys und von der Zeit ihrer Trauer. Kaufmann, Lahr 2002
[57] Martius, G.: Lehrbuch der Gynäkologie und Geburtshilfe. Thieme, Stuttgart 1994
[58] Martius, G.: Geburtshilflich-perinatologische Operationen. Thieme, Stuttgart 1986
[59] McCandish R, Bowler U, van Asten H et al. (1998). A randomised controlled trial of care of the perineum during second stage of normal labour. British Journal of Obstretics and Gynaecology 105: 1262–72 (MIDIRS 1999; 9:76)
[60] Myrfild K, Brook C, Creedy D (1997). Reducing perineal trauma: Implications of Flexion and extension of the fetal head during the birth. Midwifery 13: 197–201 (MIDIRS, 1998; 8:203).
[61] Nijs, M.: Trauern hat seine Zeit. Abschiedsrituale beim frühen Tod eines Kindes. Verlag für angewandte Psychologie, Göttingen 1999
[62] Nocon JJ et al.: Shoulder dystocia: An analysis of Risks and obstetric maneuvers. Am J Obstet Gynecol, Columne 168, Number 6, Part 1, 1993, 1732–1739
[63] Ouzoinian JG, Gherman RB (2005) Shoulder dystocia: Are historic risk factors reliable predictors? Am J Obstet Gynecol 192: 1933–1938
[64] Pernlochner-Kügler C: Sind Leichen giftig? www.trauerhilfe.at/news/fachthemen/leichengift.php
[65] Ponkey, S.E., Cohen, A.P., Heffner, L.J., Liebermann, E.: Persistent occiput posterior position: obstetric outcomes. Obstet Gynecol. 2003 May: 101: 915–920
[66] Pschyrembel. W., Dudenhausen, J.W.: Praktische Geburtshilfe. 18. Aufl. de Gruyter, Berlin 1994
[67] Pschyrembel W: Klinisches Wörterbuch 262. Aufl. de Gruyter 2011
[68] Rath, W: Präklampsie: aktuelle Management. Die Hebamme 2008; 21:84–89

[69] Rath, W: Gerinnungsstörungen in der Geburtshilfe. In: Schneider/Husslein/Schneider: Geburtshilfe 3. Aufl. Springer, Berlin 2006

[70] Regenbogen-Initiative für verwaiste Eltern. Broschüren-Versand: www.initiative-regenbogen.de

[71] Retzke, U.: Beckenbodenschaden nach Spontangeburt: falscher Analogieschluss und neue Studien. Die Hebamme 2004; 17: 137–140

[72] Römer, A.: Akupunktur für Hebammen, Geburtshelfer und Gynäkologen. 3. Aufl. Hippokrates, Stuttgart 2001

[73] Romney, M.L, Gordon, H.: Is your enema really necessary? British Medical Journal 1981 (Deutsche Veröffentlichung in der DHZ 6/90)

[74] Rubin A.: Management of Shoulder dystocia. JAMA 189: 835–837 (1964)

[75] Schneider, H.: Übertragung. In: Schneider/Husslein/Schneider: Die Geburtshilfe 3. Aufl. Springer, Berlin 2006

[76] Schneider, H, Spätling, L : Frühgeburt: pränatale und intrapartale Aspekte. In: Schneider/Husslein/Schneider: Die Geburtshilfe. Springer, Berlin 2006

[77] Schneider, K.T.M., Gnirs, J.: Antepartale Überwachung. In: Schneider/Husslein/Schneider: Die Geburtshilfe 3. Aufl. Springer, Berlin 2006

[78] Schneider H, Husslein P, Schneider KTM: Die Geburtshilfe. 4. Aufl. Springer, Berlin 2011

[79] Schulz-Lobmeyr, H., Zeisler, H., Pateisky, N., Husslein, P., Joura, A.: Die Kristeller-Technik: Eine prospektive Untersuchung. Geburtsh u Frauenheilkunde 1999; 59: 558-561

[80] Schücking, B.A.: Primäre Sectio – bessere Wahl oder unnötige Qual? Hebammenforum 2004; 465-469

[81] Schuetz H et al.: Einsatz von Misoprostol in der Geburtshilfe – Ein Vergleich deutscher Kliniken. Z Geburtshilfe Neonatol 2007; 211Ausg. S 2

[82] Sutton J, Scott P: Die Optimierung der Kindslage. Hippokrates, Stuttgart 2001

[83] Schwarz, CM., Schücking, B.A.: Welche Auswirkungen hat eine Einleitung auf die nachfolgende Geburt? Die Hebamme 2004; 17: 91–94

[84] Shipman MK, Boniface DR, Trefft ME et al (1997). Antenetal peineal massage and subsequent perineal outcomes: a randomised controlled trial. British Journal of Obstretics and Gynaecology 104: 787–791 (MIDIRS 1997; 7:435)

[85] Simkin, P., Ancheta, R.: Schwierige Geburten – Leicht gemacht. 2. Aufl. Huber, Bern 2005

[86] Stadelmann, I.: Die Hebammensprechstunde. Eigenverlag 1994

[87] Tomaselli-Reime, Sandra: Cochrane Review Frühgeborene später abnabeln. Deutsche Hebammenzeitschrift 3/2005

[88] Vaim N et al.: Oropharyngeal and nasopharyngeal suctioning of meconium-stained neonates before delivery of their shoulders: multicentre, randomised controlled trial. Lancet 2004; 364: 597–602

[89] Vornau M, Motzet K, Stenzel S: Wehencocktail mit Rizinusöl – eine schnelle und sichere Alternative? Die Hebamme 2004; 17:220-224

[90] Welsch H, Wischnik A. Müttersterblichkeit. In: Schneider H, Husslein P, Schneider KTM (Hrsg.). Die Geburtshilfe, 3. Auflage. Springer Verlag, Berlin, 2006: 1049–1063

[91] World Health Organisation. (1996) Care during the second stage of labour. In: Care in Normal Birth: A practical guide. WHO:Genf

[92] Zimmer U: Frühe Wunsch-Sectio birgt Risiken für Neugeborene. Geburtsh Frauenheilk 2009; 69: 587

[93] Ziegenfuß, T: Notfallmedizin. 4. Auflage. Springer Medizin Verlag Heidelberg 2007

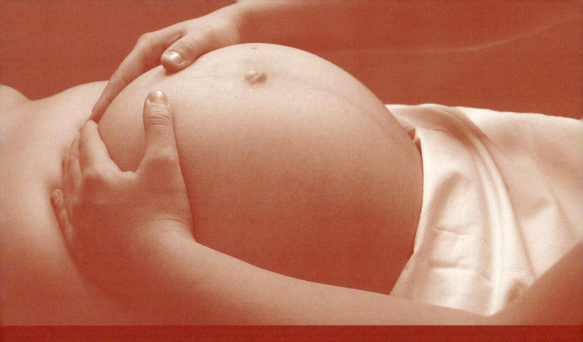

Das Wochenbett

48	Wochenbettbetreuung in der Klinik	496
49	Physiologische Veränderungen im Wochenbett	504
50	Laktation und Stillen	520
51	Stillprobleme	544
52	Wochenbettbetreuung zu Hause	576
53	Betreuung nach einer Sectio caesarea	587
54	Betreuung verwaister Mütter	594
55	Körperliche Erkrankungen im Wochenbett	603
56	Psychische Krisen und Erkrankungen in der Postpartalzeit	619

48 Wochenbettbetreuung in der Klinik

Christine Geist

Die Wochenbettbetreuung basiert auf der Voraussetzung, dass nach einer ungestörten Schwangerschaft und komplikationslosen Geburt ein physiologisch verlaufendes Wochenbett folgt. Mutter und Kind sind zwar erschöpft, jedoch nicht krank. Sie befinden sich in einem Zustand großer Veränderungen und brauchen die Zuwendung des gesamten Personals.

Um eine **ganzheitliche Wochenbettbetreuung** zu erreichen, wurde die Organisation der Wochenstationen in den letzten Jahren stark verändert:
- integrative Wochenbettbetreuung
- Rooming-in für 24 Stunden
- kurze Verweildauer p. p. in der Klinik
- flexible Organisation des Stationsablaufes
- Familienzimmer.

48.1 Integrative Wochenbettbetreuung

> **D** Integrative Wochenbettbetreuung bedeutet die Auflösung der ehemaligen Trennung von Neugeborenenzimmer und Wöchnerinnenstation. Hebammen, Kranken- oder Kinderkrankenschwestern versorgen Mutter **und** Kind im Team.

Alle genannten Berufsgruppen müssen gleich kompetent sein, die gleichen Ziele verfolgen und für die Wöchnerinnen „mit gleicher Zunge" sprechen. Bei der Dienstplangestaltung sollte die Anwesenheit der verschiedenen Berufsgruppen bedacht werden, damit nutzt man die unterschiedlichen Schwerpunkte der jeweiligen Ausbildung. Integrative Wochenbettbetreuung bedeutet also nicht nur organisatorische Veränderungen, sondern hauptsächlich eine **andere Arbeitsweise** des Personals. Neben der fachlichen Betreuung ist die Begleitung und Stärkung des Selbstvertrauens der Eltern vorrangig.

Vorteile der integrativen Betreuung sind:
- größere Zufriedenheit der Eltern
- mehr Sicherheit im Umgang mit dem Kind
- schnelleres Erkennen der kindlichen Signale durch die Mutter
- höhere Stillrate
- nachweislich innigeres Fürsorgeverhalten
- höhere Arbeitszufriedenheit bei den Betreuungspersonen

Gruppenpflege

Organisatorisch wird dies durch Gruppenpflege unterstützt: eine Betreuungsperson ist an aufeinander folgenden Tagen für die gleichen Frauen zuständig. Die Station wird dazu in Gruppen von ca. 5 bis 8 Wöchnerinnen und ihren Kindern eingeteilt, die Gruppengröße wird von der Stationsbesetzung abhängig sein. Die Betreuungsperson ist für alles zuständig: Inspektion von Mutter und Kind, Unterstützung beim Stillen, Rückbildungsförderung, Begleitung beim Wickeln, Nabel pflegen und ersten Bad des Kindes sowie Dokumentation aller Befunde und Maßnahmen, die praktischerweise auf einer Mutter-Kind-Kurve erfolgt.

Da die Frauen immer die **gleiche Ansprechpartnerin** haben, gibt es keine unterschiedlichen Informationen zu einer Frage. Dies fördert die Sicherheit und Zufriedenheit der Mütter/Eltern und somit auch die der Mitarbeiter.

Rooming-in

Mutter und Kind erholen sich von der Geburt gemeinsam im Wochenbettzimmer.

In fast allen Kliniken wird 24-Stunden-Rooming-in angeboten. Nur noch selten werden die Neugeborenen nachts in ein zentrales Kinderzimmer gebracht, denn es bestehen keine rechtlichen Bedenken, das Kind unbeaufsichtigt bei der Mutter schlafen zu lassen. Die Mutter lernt so die Bedürfnisse ihres Kindes schneller kennen, was ihr mehr Sicherheit für zu Hause gibt.

Stillen nach Bedarf (s. S. 538) und die Pflege des Kindes (s. S. 664) sind problemlos möglich, wobei die Wöchnerin durch die Pflegeperson **Unterstützung und Hilfe** bekommt, wenn sie es möchte. Gerade bei Rooming-in ist es wichtig, kein Gefühl der Verlassenheit aufkommen zu lassen. Jede Mutter sollte wissen, dass sie ihr Kind bei der Betreuungsperson in Obhut geben kann, denn manchmal bedeutet es für die Mutter eine psychische Entlastung, für kurze Zeit nicht verantwortlich zu sein.

M Rooming-in bedeutet nicht, sich nicht zu kümmern!

Zimmer mit Rooming-in sollten besonders ausgestattet sein:
- Wickeleinheit mit Wäsche und Pflegeutensilien
- Wärmelampe
- Wasseranschluss
- Wäschesack für gebrauchte Wäsche
- Mülleimer mit Deckel.

Seit in den Kliniken Rooming-in angeboten und durchgeführt wird, kann man bei vielen Müttern das **Bedding-in** (auch Co-sleeping oder Bed-sharing genannt) beobachten. Mutter und Kind liegen im gleichen Bett im engen Kontakt. Zu beachten ist dabei der Standort des Bettes und die Lagerung des Kindes: das Bett sollte an der Wand stehen, das Kind zwischen Wand und Mutter liegen. Ein Lagerungskissen (Stillkissen) ist hier sehr hilfreich.

Die WHO/UNICEF-Initiative Jan. 2010 (www.babyfreundlich.org) berichtet über Studienergebnisse, die gegen das Bedding-in in den ersten 11 Wochen sprechen.

Sicherer für das Kind ist das **Beistellbettchen**, das am mütterlichen Bett befestigt wird. Es bietet u. a. folgende Vorteile:
- Die Gefahr des plötzlichen Kindstodes (SIDS) ist geringer.
- Keine Gefahr der Überhitzung durch die mütterliche Körpertemperatur
- Das Kind liegt sicherer im eigenen Bett und kann nicht herausfallen.
- Das nächtliche Stillen ist bequemer für die Mutter, sie braucht nicht aufzustehen.

Verweildauer in der Klinik

Seit der Gültigkeit des Gesundheitsstrukturgesetzes von 1993 gehen die meisten Wöchnerinnen mit ihren Kindern bereits am 3. Tag p. p. nach Hause. Nach einem komplikationslosen Kaiserschnitt erfolgt die Entlassung zwischen dem 3. und 5. Tag p. p.

Hat die junge Familie Rooming-in-Erfahrung und zu Hause Hebammenbetreuung, wird die Umstellung von der Klinik in die eigene Wohnung gelassen verlaufen. Ist jedoch keine Hebammenbetreuung vorhanden, muss man die **Frühentlassung am 3. Tag** kritischer betrachten:
- Am **1. Tag p. p.** ruhen sich Mutter und Kind aus, wobei die Mutter häufig durch ihre euphorische Stimmung einerseits und Besucher andererseits keine Ruhe findet. Für Informationen und Beratungen ist die Mutter an diesem Tag verständlicherweise wenig ansprechbar.
- Der **2. Tag p. p.** ist gekennzeichnet durch die inzwischen erlebte Stillerfahrung und durch die eigene Befindlichkeit, z. B. Müdigkeit, Kreislaufinstabilität, Schmerzen nach Geburtsverletzungen etc. An diesem Tag finden häufige Gespräche zwischen der Betreuungsperson und den Eltern statt. Viele Informationen kommen aber auch von anderer Seite, z. B. von Mitarbeitern des Standesamtes und der Verwaltung, der Krankengymnastin, einer Babyfotografin etc. Die gewünschte individuelle Beratung der Eltern leidet unter dieser Fülle während der kurzen Verweildauer. Gelassener reagiert die Betreuungsperson, wenn sie weiß, dass eine freiberuflich tätige Hebamme die Wochenbettbetreuung zu Hause weiterführt.
- Der **3. Tag p. p.** ist bereits der Entlassungstag. Nachdem alle Routineuntersuchungen wie die U2 durch den Kinderarzt, Blutabnahme für das Screening, evtl. Hüftsonografie und Abschlussvisite durch die Betreuungsperson erfolgt sind, können Mutter und Kind gegen Mittag (erschöpft) nach Hause gehen.

Im Grunde ist dieser 3. Tag denkbar ungeeignet zur Entlassung, denn bei vielen Frauen findet jetzt die **initiale Brustdrüsenschwellung** (IBDS, bekannt als Milcheinschuss) statt. Dieses Ereignis verläuft zwar individuell sehr unterschiedlich, aber immer bedarf die Mutter der Ruhe! Diese ist aber am Entlassungstag nicht möglich, denn auch zu Hause muss sich die Familie erst zurechtfinden. Sind keine Angehörigen hilfreich zur Stelle, die Mutter nervös, der Vater ratlos und das Kind unzufrieden, ist der Start ins häusliche Wochenbett alles andere als harmonisch. Für nicht wenige Frauen wäre ein weiterer Tag in der

Klinik deshalb sinnvoll und hilfreich, zumal die Hebammenbetreuung zu Hause nicht immer gewährleistet ist.

Flexible Organisation des Stationsablaufes

Auch auf einer integrativen Wochenbettstation sollte der **Tagesablauf** für die Wöchnerinnen transparent sein. Je nach den Rahmenbedingungen und dem Anspruch der Klinik wird es im Stationsablauf fixe Zeiten geben, z. B. die Dienstzeiten des Personals oder die Kinderarztvisite.

Andere Veränderungen bedürfen der **Flexibilität des Hauses**:
- keine starren Weckzeiten für die Mütter
- Stillen nach Bedarf
- keine starren Essenszeiten bei der Mittagsmahlzeit
- Einrichtung von Buffets zum Frühstück und Abendessen
- keine festen Besuchszeiten; jedoch muss darauf geachtet werden, dass die Wöchnerin mit ihrem Neugeborenen ausreichend Ruhe findet. Der Vater und evtl. Geschwisterkinder haben Zutritt zu den Zimmern, für andere Besucher haben sich Aufenthaltsräume sehr bewährt.

Familienzimmer

Die Anwesenheit des Vaters und evtl. auch noch von Geschwisterkindern auf der Wochenstation erfordert sehr viel Sensibilität im Umgang mit der ganzen Familie. Der Vorteil besteht in der Rundumbetreuung der Wöchnerin mit ihrem Kind. Der Partner wird bei der Beratung mit einbezogen, er erlangt den gleichen Wissensstand wie die Mutter, was für die Weiterversorgung zu Hause sehr hilfreich ist. Gerade Erstgebärende gewinnen durch die Anwesenheit des Partners mehr Sicherheit, fühlen sich geborgen und können besser entspannen. Die Familie kann sich in Ruhe kennenlernen. Verhandlungssache sind die Kosten eines Familienzimmers (Kost und Logis des Partners), denn die Krankenkasse ist hierfür nicht zuständig.

48.2 Bonding

Das Entstehen der Liebesbeziehung zwischen dem Kind und seinen Eltern wird im Sprachgebrauch als Bonding bezeichnet. Die Begründer der Bindungstheorie, die etwa Mitte des 20. Jahrhunderts aufkam, differenzierten dabei die Gefühlsverbindung vom Kind zur Mutter als Attachment und die Verbindung von der Mutter zum Kind als Bonding (Polleit 2004).

 Bonding ist die Verständigung/Bindung zwischen Mutter und Kind in der Schwangerschaft, während der Geburt und in den ersten Stunden bzw. Tagen danach.
Bonding ist für ein Kind ein lebenswichtiger Vorgang, genauso wie die Erfüllung der Grundbedürfnisse Nahrung und Wärme.

Aus kindlicher Sicht bedeutet Bonding das Zusammentreffen von prä- und postnataler Selbstwahrnehmung. Körperliche und emotionale Wahrnehmungen vereinen sich. Bereits intrauterin hat das Kind Fähigkeiten zur Selbst- und Umgebungswahrnehmung. Es kann in unterschiedlichen Wachstumsstadien Sinnesreize über die Haut aufnehmen, die mütterliche Stimme und ihren Herzschlag hören, das Fruchtwasser schmecken und die Geschmacksmerkmale in der Muttermilch wiedererkennen. Nach der Geburt liegt das Kind meist auf dem Körper der Mutter und kann diese riechen und sehen. Das Neugeborene hat also unterschiedliche Ausdrucksmöglichkeiten zur Kontaktaufnahme, es ist keineswegs passiv (Ainsworth, Bell 2003).

Diese Fähigkeit setzt sich im Säuglingsalter fort und beeinflusst die Interaktion zwischen Mutter und Kind. Bowlby definiert Bindung als lebenslangen sich verändernden Prozess, wobei die frühkindlichen Erfahrungen in späteren Lebensphasen das Bindungsverhalten bis hin zum Umgang mit den eigenen Kindern beeinflussen (Bowlby 1973).

Aus mütterlicher Sicht beginnt die Unterstützung des Bondings schon während der Schwangerschaft und Geburt. Frauen, die kontinuierlich von einer Hebamme betreut wurden, zeigen im Umgang mit dem Kind eine größere Sicherheit, sie schmusen, sprechen, streicheln und stillen ihr Kind länger als Mütter ohne Begleitung.

Eine nicht geglückte Bindung kann eine lebenslange Auswirkung auf das Kind haben. Folgen des Liebes- und Zuwendungsentzuges durch die Bindungsperson (Deprivation) können mangelnde Bindungssicherheit beim Kind, Entwicklungsstörungen, psychosomatische Erkrankungen, Auffälligkeiten im Sozialbereich bis hin zur Delinquenz (Straffälligkeit) sein (Moré 2006).

Für das Betreuungspersonal, besonders die Hebamme, sind die Erkenntnisse der Bindungstheorie und der Säuglingsforschung von großer Bedeutung bei der Betreuung der Schwangeren, bei der Geburtsvorbereitung, unter der Geburt und im Wochenbett. Neben der Fachkompetenz vermittelt die Hebamme Zuwendung, Zeit, Ruhe und Wärme, die junge Familie fühlt sich sicher umsorgt. Diese Sicherheit können die Eltern an das Kind weitergeben. Weitere Hilfen sind die Unterstützung der Eltern zum **Kennenlernen der kindlichen Signale** und **Bedürfnisse** sowie dem **Umgang** mit dem Kind.

Besonders wichtig für das Bonding ist der Haut- und Blickkontakt. Ist dieses nach der Geburt nicht möglich, z. B. **nach einem Kaiserschnitt**, wird das Kuscheln nachgeholt. Trotz der Verzögerung kann immer noch eine sichere Bindung zustande kommen.

Die Hebamme sorgt dafür, dass der Kontakt zwischen Mutter und Kind in dieser ersten Zeit nach der Geburt nicht unterbrochen wird oder zu kurz kommt, besonders das Anlegen an die Brust dauert manchmal 30–60 min., eine Zeit, die Vorrang vor der Stationsroutine hat.

Der Hautkontakt von Mutter und Kind und das erste Anlegen (s. S. 528) an die Brust innerhalb von 1–2 Stunden p. p. hat viele **positive Effekte** auf das Neugeborene, das Bonding und die weitere Stillbeziehung (Lang 2009), z. B.
- Vermindertes Schreien des Neugeborenen
- Stabile Körpertemperatur
- Stabile Blutzuckerspiegel
- Frühes und effektives Saugen
- Schnellere Ausscheidung von Mekonium, seltener Hyperbilirubinämie
- Häufigeres Stillen in den ersten Monaten p. p.
- Längere Gesamtstilldauer
- Erhöhung der Milchmenge
- Intensivere Kommunikation zwischen Mutter und Kind
- Schutzeffekt vor nachgeburtlichen Blutungen

Sensible Phase

Während der Geburt und danach sind bei Mutter und Kind sehr hohe Anteile von **Endorphinen** und **Adrenalin** nachzuweisen. Diese Hormone bewirken **bei der Mutter** eine euphorische Aktivität. Sie will ihr Kind anfassen, ansehen, streicheln, sie will mit ihm reden und sie will seine Reaktionen, Bewegungen und Mimik kennenlernen. **Beim Kind** bewirken die Hormone Wachheit und Offenheit gegenüber seiner Umgebung, insbesondere seiner Mutter.

> [M] Diese sensible Phase ist kurz ausgeprägt und dauert meist nur 1–2 Stunden an.

Das Neugeborene kann Gefühle wie Wohlbefinden, Interesse, Erschrecken und Unbehagen zum Ausdruck bringen. Liegt es auf der Brust der Mutter, wird es sich nach einer kurzen Erholungsphase bald zur mütterlichen Brust bewegen. Mit typischen suchenden Kopfbewegungen signalisiert es der Mutter sein Ziel. Wenn die Mutter diese Zeichen erkennt, kann sie ihr Kind unterstützen und hat so die positive Erfahrung gemacht, dass sie ihr Kind versteht. Dies wiederum stärkt ihr Selbstbewusstsein und ihre Kompetenz, eine wichtige Voraussetzung für die kommende gemeinsame Zeit.

Die Geburt des Kindes wird von den meisten Frauen als psychische Erleichterung und Freude empfunden. Manche Mütter erleben sie jedoch als große Herausforderung, die mit Ängsten verbunden ist. Besonders diese Frauen benötigen die Unterstützung des Betreuungspersonals. Bereits in der Studie von Klaus und Kennell (1983) wird ein längerer Kontakt mit dem Kind post partum empfohlen, um einen Rückzug und Distanzaufbau der Mutter zum Kind zu verhindern.

Die hochsensible Zeit kurz nach der Geburt betrifft also Mutter, Kind und natürlich auch den Vater, wenn er anwesend ist. Hebammen und Geburtshelfer sollten diese Zeit respektieren und nicht in das natürliche Geschehen eingreifen. Je weniger Aktivität von Seiten des Personals erfolgt, desto größer ist die Chance einer ungestörten Entwicklung der Mutter-Kind-Beziehung.

> [M] Der routinemäßige Handlungsablauf im Kreißsaal sollte die Bondingphase nach der Geburt nicht stören!
> Messen, Wiegen und Anziehen, also die Trennung von Mutter und Kind, sollten frühestens nach dem ersten Anlegen bzw. 1–2 Stunden nach der Geburt erfolgen. Ausgenommen sind nur medizinisch notwendige Interventionen.

Emotionen im Früh-Wochenbett

Die gerade überstandene Geburt und neue Eindrücke auf der Wochenstation lassen die Wöchnerin innerlich kaum zur Ruhe kommen. Das Wochenbett ist nicht nur ein medizinisch und gesetzlich definierter Zeitraum, sondern hauptsächlich eine Phase der

Umstellung, denn die Geburt eines Kindes bedeutet **radikale Veränderungen des bisherigen Lebens:**
- eine Frau wird zum ersten Mal Mutter – eine Rolle, in die sie hineinwachsen muss
- der Beginn der Familie bei Erstgeborenen
- die neue Familienzusammensetzung bei Geschwisterkindern
- die Beziehung zum Partner wird neu definiert
- der Tages- und Nachtrhythmus ändert sich und orientiert sich überwiegend nach den Bedürfnissen des Kindes
- die Beendigung der Berufstätigkeit, zumindest vorübergehend.

Die Ankunft eines Kindes bedeutet also die **Einstellung auf eine neue Situation**. Besonders die Mutter durchläuft dabei mehrere Phasen. Eine euphorische Stimmung nach der Geburt verdrängt zuerst das Geburtserlebnis nach dem Motto „Ich habe es geschafft!". Glück, Stolz und große Erleichterung lassen viele Mütter die erste Nacht p. p. nicht schlafen. Hinzu kommt das Gefühl der neuen Verantwortung für ein Kind. Seine Äußerungen und Bewegungen werden beobachtet, dabei lernt die Mutter ihr Kind immer besser kennen. Dieser Lernprozess gelingt leichter, wenn auf der Wochenstation das Rooming-in für 24 Stunden ermöglicht wird.

> **M** Die Aufgabe der Hebamme ist die Begleitung und Unterstützung des Paares in der Umbruchphase.

Informationen über körperliche und emotionale Veränderungen geben dem Paar Sicherheit. Elternwerden braucht Zeit und muss erst erlernt werden. Das Wochenbett ist durch 5 Vorgänge gekennzeichnet (s. S. 504). Alle Vorgänge laufen gleichzeitig ab und geschehen unabhängig vom Willen der Frau. Allein die Aufnahme der Mutter-Kind-Beziehung wird von der Frau bewusst erlebt und gestaltet. Wer bei der Beratung und Betreuung einer Wöchnerin dies nicht berücksichtigt und Veränderungen, Stimmungsschwankungen oder unverständliche Reaktionen nur „auf die Hormone" schiebt, hat den wesentlichen Vorgang des Wochenbettes nicht verstanden.

48.3 Wochenbettbesuch

Bei einem Wochenbettbesuch erfolgen alle notwendigen Untersuchungen an Mutter und Kind (Tab. 48-1) behutsam und zügig. Sie werden von der Hebamme verständlich erklärt und protokolliert.

> **M** Neben der beratenden Tätigkeit ist die praktische Anleitung der Wöchnerin die Hauptaufgabe der Hebamme in der Nachsorge.

Da Hebammen auch werdende Hebammen (WeHe) auf der Wochenstation und im Externat anleiten, ist hier die Durchführung eines Wochenbettbesuches dargestellt. Selbstverständlich ist jeder Wochenbettbesuch ein individuelles Ereignis, der beschriebene Ablauf soll nur als Orientierungshilfe verstanden werden.

Vorbereitung

Vorarbeiten:
- Benötigte Utensilien bereitlegen (Einmalhandschuhe, Vorlagen, Bettwäsche, Slip, Mülltüten etc.)
- Anamnese: Geburtsakte, Wochenbettkurve der Frau, Kinderkurve lesen
- Aktualisierung vorhandener Daten.

Planung des Besuches:
- Beratungsschwerpunkt festlegen, z. B. Stillen, Ernährung, Verhütung
- Untersuchung der Frau und des Kindes
- Fragen beantworten.

Im Zimmer der Wöchnerin

Einschätzung der Situation:
- Atmosphäre im Raum erfassen
- Psychische und physische Situation der Frau aufnehmen
- Ordnung/Unordnung im Raum wahrnehmen
- Alle Sinne aktivieren: sehen, hören, riechen.

> **M** Nach Einschätzung der Situation den Ablauf gestalten:
> - Zuerst die Mutter untersuchen, wenn das Kind schläft.
> - Zuerst das Kind untersuchen, wenn es schreit.

Hier wird bereits klar, wer der „Boss" ist! Es ist sinnlos, bei einem schreienden Kind die Mutter beraten zu wollen. Sie ist emotional meist nicht in der Lage, zuzuhören.

Betreuung der Mutter

Der Inhalt der Untersuchung ist in Tab. 48-1 und Tab. 48-2 dargestellt. Danach ist Zeit, um Fragen zu beantworten, oder es kann die geplante Schwerpunktberatung erfolgen. Die Mutter sollte nicht den Eindruck haben, dass das Kind ständig die Hauptperson ist.

Tabelle 48-1 Beim Wochenbettbesuch werden folgende Kontrollen bei der Mutter durchgeführt, aus hygienischen Gründen in der Reihenfolge „von oben nach unten".

Allgemeinbefinden
- Wie geht es Ihnen?
- Temperatur, Puls, Blutdruck

Brust

mit den Augen
- Hautbeschaffenheit der Mamille, Areola, Gefäßzeichnung
- Hautfarbe, Druckstellen des BH

mit desinfizierten Händen
- Konsistenz im Vergleich zum Vortag
- Abtasten der Drüsensegmente und Achselhöhlen auf versprengtes Drüsengewebe

Gebärmutter
- Uterushöhenstand, Konsistenz, Nachwehen
- Schmerzen: Kanten- oder Leistenschmerz

Wochenfluss
- Menge, Farbe, Geruch, Konsistenz

Geburtsverletzungen
- Schürfungen, Riss oder Episiotomie und Naht auf Rötung, Schwellung, Adaptation der Wundränder
- Hämatome, Hämorrhoiden sowie Pflegezustand

Beine
- Ödeme, Varizen

Tabelle 48-2 Auch beim Kind werden die Kontrollen aus hygienischen Gründen in der Reihenfolge „von oben nach unten" durchgeführt.

Gesamteindruck
- Hautfarbe, -spannung, -beschaffenheit und -veränderungen
- Atmung, Temperatur
- Tonus und Bewegung

Kopf
- Schädelnähte, Fontanellen
- Geburtsverletzungen, Geburtsgeschwulst
- Kephalhämatom, VE-Forzepsmarkierungen, Inzisionsstellen nach MBU, Stauungen

Brustdrüsen
- Rötung
- Schwellung
- Absonderung

Nabel
- Farbe, Geruch, Mumifizierungsgrad

Genitale/Windelbereich
- Hautzustand, Rötung, Wundsein, Mädchen: Ausfluss, Blutung
- Junge: Hodenschwellung, Penisrötung

Fragen an die Mutter
- Ausscheidung von Urin und Stuhl: Farbe, Häufigkeit, Geruch, Konsistenz
- Schlaf/Wachverhalten, wann, wie, wie lange

Trinkverhalten
- Was, wie oft, wie lange, wie viel, Spucken

Betreuung des Kindes

Zuerst erfolgt die Befragung der Mutter, wie sie mit ihrem Kind zurechtkommt. Unsicherheiten und Ängste beim Wickeln, Baden und der Nabelversorgung werden am häufigsten geäußert.

Die **Pflege des Kindes** kann im Zimmer der Frau erfolgen (Fenster und Türen schließen), wenn Temperatur und Gewicht bereits am Tag des Besuches kontrolliert wurden. Um einem Temperaturverlust vorzubeugen, werden Hemdchen und Jäckchen anbehalten, jedoch hochgeschoben, damit die Untersuchungen korrekt durchgeführt werden können.

Soll das Kind gebadet werden oder die Mutter das Wickeln und Anziehen ihres Kindes unter Anleitung selbst durchführen, ist es sinnvoll, ins **Neugeborenenzimmer** zu gehen. Dort befindet sich die Wärmelampe über dem Wickeltisch, Hebamme und Mutter können sich mehr Zeit lassen. Danach ist das Kind meist wach und kann angelegt werden.

Hat die Hebamme den ersten Kontakt zum Kind im Wochenbett, wird sie es auf Fehlbildungen/Besonderheiten untersuchen und dokumentieren (s. S. 643, 650).

Dokumentation

Mutter- und Kinderkurve werden ausgefüllt, durchgeführte Maßnahmen aufgeschrieben, mit Datum und Unterschrift versehen.

48.4 Beratung der Wöchnerin

Bei einer Frühentlassung (1. bis 3. Tag p. p.) kommt das **Entlassungsgespräch** manchmal zu kurz. Von einigen Kliniken wird deshalb ein **Informationsblatt** mit nach Hause gegeben. Dieses sollte als Minimum folgende Punkte erläutern:
- Körperpflege von Mutter und Kind
- Besuch beim Gynäkologen und Pädiater
- Verhütungsberatung (s. S. 97)
- Haushaltsführung
- erster Spaziergang mit dem Kind, Kleidung des Kindes.

Obwohl ein Informationsblatt hilfreich ist, kann es das Gespräch nicht ersetzen.

Körperpflege der Mutter

Bei der täglich üblichen Körperpflege gibt es nur zwei Bereiche, die besonders beachtet werden: die Brust und der Intimbereich.

Die **Brust** wird einmal pro Tag ohne kosmetische Zusätze gewaschen.

Werden anschließend Hautlotion oder Cremes benutzt, sollen Brustwarze und Warzenhof ausgespart bleiben. Starkes Parfum ist nicht sinnvoll, das Kind könnte es als Geruchsbelästigung auffassen und die Brust ablehnen.

Der **Intimbereich** wird nach jedem Toilettengang gespült und anschließend mit einer Vorlage, später, wenn die Geburtsverletzungen verheilt sind, mit einem Handtuch getrocknet. Spülen mit:
- klarem, lauwarmem Wasser
- Wasser mit heilungsfördernden Kräutern, z. B. Calendula Essenz 1 Esslöffel auf 1 l Wasser oder mit Kamille (Kamillosan®, Dosierung laut Anleitung).

Nach dem Abheilen der Geburtsverletzungen kann gelegentlich ein Tampon benutzt werden, der aber nicht länger als ca. 3 Std. liegen sollte, weil das Wundsekret nicht abfließen kann. Eine Keimansammlung vor der Portio ist zu vermeiden.

Die meisten Frauen sind mit der empfohlenen Dusche zufrieden, manche nehmen lieber ein **Vollbad**. Dagegen gibt es keine Einwände, wenn beachtet wird:
- Nicht zu lange baden, damit die Brustwarzen nicht aufweichen
- Nicht zu heiß baden, das belastet den Kreislauf unnötig
- Nicht zu oft baden, um den natürlichen Hautschutzmantel nicht zu gefährden
- Am Schluss des Bades sollte der Körper von oben nach unten mit klarem Wasser abgespült werden, um die Brust von Seifenresten zu befreien.

Nach einem Vollbad benötigt die Haut ca. 2 Tage, um den Säureschutzmantel wieder aufzubauen. Werden keine hautverträglichen Badezusätze (empfohlen wird pH 5) benutzt, dauert dies noch länger.

Körperpflege des Kindes

Nicht alle Kinder baden gerne. Die Mutter wird bald herausfinden, ob ihr Kind das Bad genießt oder sich lauthals dagegen wehrt. Ein Vollbad 1–2-mal pro Woche ist ausreichend, die restlichen Tage wird das Kind gewaschen. Hals, Achselhöhle, Leistenbeuge und Windelbereich werden dabei besonders beachtet und die Hautfalten sorgfältig abgetrocknet. Der tägliche Wäschewechsel ist selbstverständlich (s. S. 707).

Besuch beim Gynäkologen

Die Abschlussuntersuchung nach Schwangerschaft, Geburt und Wochenbett findet laut Mutterschaftsrichtlinien ca. **6 Wochen p. p.** statt. Dazu gehört:
- Inspektion der Brust
- vaginale Untersuchung
- Gewichtskontrolle
- Blut- und Urinkontrollen
- Beratungsgespräche, z. B. Stillen, Verhütung.

Besuch beim Kinderarzt

Er sollte für die Eltern leicht erreichbar sein und Hausbesuche machen. Nach einer Frühentlassung wird auf die U2 (3. bis 10. Tag p. p.) und den Stoffwechsel-Screeningtest hingewiesen (s. S. 669). Der Kinderarzt sollte spätestens zur U3 (4 bis 6 Wochen p. p.) aufgesucht werden.

Haushaltsführung

- Hilfe von Familienmitgliedern annehmen (z. B. Einkaufen, Saubermachen), schweres Heben vermeiden, einfache Gerichte kochen
- Besucher „einteilen" (wer zu Kaffee und Kuchen kommen will, sollte diesen mitbringen und den Abwasch machen!)

- Bedürfnisse von Mutter und Kind berücksichtigen, z. B. Ruhe beim Stillen und Schlafpausen am Tage.
- Bei erhöhter Pflegebedürftigkeit wird von den Krankenkassen eine **Haushaltshilfe** bezahlt. Die Hebamme oder der Arzt stellt die nötige Bescheinigung aus.

Erster Spaziergang mit dem Kind

Grundsätzlich kann jedes Kind an die frische Luft, wenn es der Jahreszeit entsprechend gekleidet ist (s. S. 703). Es muss vor Zugluft und zu starker Sonnenbestrahlung geschützt werden. Volle Kaufhäuser, Hauptverkehrszeiten und große Menschenansammlungen sind für die ersten Spaziergänge nicht geeignet, ebenso wenig eine nasskalte Wetterlage, Smog und starker Frost.

Sport

Während der Zeit der Laktation sollte der Organismus nicht überfordert werden. Nach dem Einsetzen des hormonellen Regelkreises kann mit einem aufbauenden Trainingsprogramm für Breiten- und Leistungssport begonnen werden. Vor Beginn des Trainings sollten die Rückbildung des Genitales, die Funktionsfähigkeit des Beckenbodens sowie der Hb-Wert im Blut überprüft werden.

Die **Milchbildung** ist bei Sportlerinnen mit ausgewogener Ernährung und ausreichender Flüssigkeitsaufnahme nicht herabgesetzt, Flüssigkeitsverlust durch Schwitzen wird vom Organismus durch geringere Urinsekretion teilweise ausgeglichen.

Literatur zu Kapitel 48 s. S. 628

49 Physiologische Veränderungen im Wochenbett

Christine Geist

D **Medizinische Definition:**
Das Puerperium (Wochenbett) umfasst die Zeit von der Geburt der vollständigen Plazenta bis 6 Wochen danach.
Gesetzliche Definition:
Das Wochenbett ist Teil des Mutterschutzes und dauert von der Geburt der vollständigen Plazenta bis 8 Wochen danach. Bei einer Früh- oder Mehrlingsgeburt verlängert sich der Zeitraum auf 12 Wochen. Attestiert der Arzt eine Frühgeburt, verlängert sich der Mutterschutz zusätzlich um den Zeitraum der Schutzfrist, der vor der Geburt nicht genommen werden konnte (s. S. 874).

Im Wochenbett bilden sich schwangerschafts- und geburtsbedingte Veränderungen oder Verletzungen zurück, jedoch entspricht der endgültige Rückbildungszustand weder anatomisch noch funktionell ganz den Verhältnissen vor der Schwangerschaft.

Man unterscheidet zwischen dem **Frühwochenbett** vom 1. bis 10. Tag und dem **Spätwochenbett** ab dem 11. Tag. Die jeder Frau zustehende Hebammenhilfe hat sich durch die Frühentlassung aus der Klinik und der letzten Änderung der Hebammengebührenordnung (HebG) verlängert. Die Begleitung im Wochenbett beginnt im Durchschnitt am 2. bis 3. Tag p. p. und dauert so lange, wie die Mutter stillt (s. S. 580 Häusl. Wochenbett).

M Das Wochenbett ist durch **5 Vorgänge** gekennzeichnet:
- Aufbau der Mutter-Kind-Beziehung
- Ingangkommen und Aufrechterhaltung der Laktation
- Rückbildung schwangerschafts- und geburtsbedingter Veränderungen
- Wundheilung
- Hormonelle Umstellung.

49.1 Hormonelle Umstellung

Durch den plötzlichen Wegfall der von der Plazenta produzierten Hormone (Östrogen, Progesteron, HPL, HCG) treten Veränderungen im weiblichen Organismus auf. Die Serumkonzentration aller Hormone, besonders der Östrogene und Gestagene, nimmt rasch ab. Auch der Prolaktinspiegel sinkt zunächst, steigt aber durch den Saugreiz beim Stillen wieder an (Tab. 49-1 und S. 524).

M Der schnelle Hormonabfall post partum ist Auslöser der Rückbildungsvorgänge.

Beratung der Mutter

Die Geburt des Kindes und die abrupt veränderte Hormonsituation lösen bei vielen Frauen Stimmungsschwankungen aus. Sie treten meist zwischen dem 3. und 6. Tag p. p. auf und werden „Babyblues" genannt. Für die Frau und deren Familie steht „unbegründetes Weinen" im Vordergrund, Selbstzweifel der Mutter und Ratlosigkeit des Partners. Die Hebamme erklärt den Eltern die Hormonumstellung und die dabei auftretende psychische Labilität. Hilfreich ist der Hinweis, dass die meisten Frauen so empfinden und dass dieser Zustand etwa nach 1 bis 2 Tagen wieder vorbei ist. Durch Zuwendung und Verständnis des Partners und aller betreuenden Personen wird diese kurze Phase gut überstanden (s. S. 620).

Tabelle 49-1 Endokrine Umstellung und die Auswirkung auf die Wöchnerin (mod. nach U. Harder).

Hormon	Veränderungen	Auswirkungen
HCG + HPL	wird schnell (bis 3 Tage) ausgeschieden	• psychische Labilität • Förderung der Rückbildung
Östrogene	Absinken auf geringste Mengen	• Stimmungsschwankung • Rückbildung des Uterus • Nachlassende Hemmung der Hypophyse bewirkt Gonadotropine FSH und LH und somit die 1. Ovulation
Gestagen	Absinken auf geringste Mengen	• Zunahme von Peristaltik und Muskeltonus • sonst Wirkung wie Östrogene
Prolaktin	Absinken p. p. Anstieg beim Stillen	• Milchbildung • Hemmung der 1. Ovulation bei regelmäßigem Stillen
Oxytocin	Absinken p. p. Anstieg beim Stillen	• Kontraktion und Rückbildung des Uterus • Kontraktion der Myoepithelzellen der Brustdrüse und dadurch Milchentleerung

49.2 Extragenitale Rückbildung

Gewichtsverlust im Wochenbett

Tab. 49-2 zeigt die Gewichtsabnahme der Frau durch die Geburt und im Wochenbett.

Beratung der Mutter

Jede Frau möchte möglichst schnell wieder das Gewicht vor der Schwangerschaft, also eine Gewichtsreduktion, erreichen. Die Information, dass nach 8 Wochen ca. 12 kg weniger und nach der Stillperiode meist das Ausgangsgewicht oder weniger erreicht werden, hilft den Frauen. Eine Reduktionsdiät in der Stillzeit ist jedoch nicht empfehlenswert (s. S. 540).

Tabelle 49-2 Gewichtsabnahme nach der Geburt und im Wochenbett.

Zeitpunkt	Gewichts-abnahme	Ort
bei der Geburt	ca. 6 kg	• Kind • Blut • Plazenta • Fruchtwasser
1. Woche p. p.	ca. 3–5 kg	• erhöhte Harnausscheidung • erhöhte Transpiration • Uterusinvolution ca. 1 kg
8. Woche p. p.	ca. 1–2 kg	• Fettreduktion
Insgesamt	ca. 10–12 kg	

Atmung

Die in der Schwangerschaft vorhandene Brustatmung wird im Wochenbett wieder zur Bauch-Brust-Atmung. Eine bei fast allen Frauen in der Spätschwangerschaft auftretende Dyspnoe (hier Kurzatmigkeit) verschwindet nach der Geburt des Kindes durch die Vergrößerung des Atemvolumens (s. S. 804).

Blutwerte

Die in der Schwangerschaft physiologisch auftretende **Hydrämie** (erhöhter Wassergehalt des Blutes) normalisiert sich nach 2 bis 3 Wochen p. p. Sie bleibt kurzfristig in den ersten Wochenbetttagen erhalten, da das zirkulierende Blutvolumen die interstitielle Flüssigkeit (Gewebeflüssigkeit) wieder aufnimmt. Außerhalb der Schwangerschaft haben Frauen einen Hämatokrit von 37 bis 47 Vol. % (HK, Hämatokrit: Verhältnis der festen Blutbestandteile zum Blutplasma). Im Frühwochenbett erfolgt eine langsame Reduzierung des Blutplasmas um ca. 1,5 l, der HK beträgt nun ca. 31 bis 41 % (unterschiedliche Literaturangaben).

Die physiologische **Schwangerschaftsleukozytose** (Vermehrung der Leukozytenzahl auf 12 000 bis

49 Physiologische Veränderungen im Wochenbett

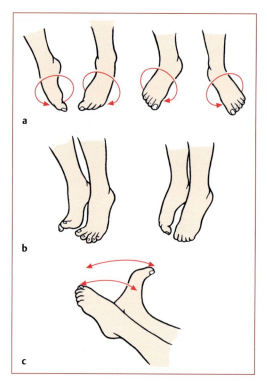

Abb. 49-1 Übungen zur Thromboseprophylaxe in Rückenlage (jeweils etwa 0,5 min.),
a Füße im Knöchel auswärts und einwärts gegeneinanderrollen,
b Zehen einkrallen und strecken – einkrallen – strecken,
c Abwechselnd rechte und linke Fußspitze nach oben ziehen und wieder durchdrücken.

20000/mm³) bildet sich nach 14 Tagen auf den Ausgangswert von ca. 7000/mm³ zurück.

Die **Thrombozytenzahl** beträgt außerhalb der Schwangerschaft 150000 bis 450000/mm³. Im frühen Wochenbett können Werte bis zu 500000/mm³ gemessen werden. Zwei Wochen p. p. sollten die Thrombozyten wieder prägravide Werte erreichen.

Der normale **Hb-Wert** wird vor der Schwangerschaft mit 12 bis 15 g/dl angegeben. Laut Mutterschaftsrichtlinien gilt ein Hb-Wert < 11,2 g/dl, verbunden mit einer niedrigen Erythrozytenzahl (< 3,5 Mill./µl) als Anämie. Diese Einschätzung wird allerdings kontrovers diskutiert.

Für alle genannten Blutwerte gibt es unterschiedliche Literaturangaben (Übersichtstabelle S. 890).

Herz und Kreislauf

Das in der Schwangerschaft hochgedrängte **Herz** nimmt nach der Geburt des Kindes wieder seine ursprüngliche Lage ein. Der **Blutdruck** verändert sich im Wochenbett kaum, er ist eher niedriger als in der Schwangerschaft. Die Normwerte liegen um 100/60–135/85 mmHg.

Die **Pulsfrequenz** beträgt 60 bis 80 spm (Schläge pro min.). Ein Puls unter 60 spm (Bradykardie) tritt selten im Wochenbett auf.

> **M** Eine erhöhte Pulsfrequenz ab 100 spm (Tachykardie) ist ein wichtiger Indikator für Regelwidrigkeiten, hauptsächlich in Verbindung mit einem Temperaturanstieg (s. S. 800).

Beratung der Mutter

Nach der Geburt und in den ersten Tagen p. p. haben manche Frauen einen labilen Kreislauf. Herzklopfen, Schwindel und auch ein Kollaps bei geringsten Anstrengungen, z. B. beim ersten Aufstehen oder beim Toilettengang, sind keine Seltenheit.
- Information der Frau
- Kreislaufanregende Übungen vor dem Aufstehen (Abb. 49-1 und Abb. 49-2)
- Kalte Duschen der Beine und Füße, den Duschkopf immer von den Zehen in Richtung Knie führen
- Ernährungsberatung bei niedrigem Hb-Wert, auf ausreichende Flüssigkeitszufuhr von 2–3 l/Tag achten (s. S. 541).

Ödeme

Sichtbare Ödeme sind p. p. hauptsächlich im Gesicht, an den Händen und den Beinen lokalisiert. Bei den meisten Wöchnerinnen reduziert sich die Wassereinlage durch vermehrtes Schwitzen und erhöhte Harnausscheidung, was ca. 2 bis 3 Tage dauert.

Die Kontrolle der Ödeme wird durch Druck der Finger auf festem Untergrund, z. B. dem Schienbein und der Knöchelgegend, ausgeführt, die Druckstellen bleiben kurze Zeit bestehen. Die Frauen bemerken an sich selbst die Veränderungen: schlankere Gesichtszüge, Spannungen an den Händen und Beinen lassen nach, Ringe und Schuhe passen wieder besser.

Beratung der Mutter

Folgende Maßnahmen unterstützen die Ödemreduktion:
- Hochlagerung der Beine
- Kreislauf unterstützende Übungen (Abb. 49-1 und Abb. 49-2 und S. 822).
- Ausstreichen der Beine (s. S. 823)
- Eiweißreiche Kost, z. B. Milchprodukte, Fisch, Fleisch
- Entwässernde Speisen wie Melonen, Spargel, Gurken
- Brennnesseltee, 2 bis 3 Tassen pro Tag

Venöse Blutgefäßveränderungen

Varizen (Krampfadern) treten besonders an den Beinen, der Vulva, im Anal- und Beckenbereich auf. Sie entstehen durch:
- Weitstellung und Tonusverminderung der Gefäße in der Schwangerschaft (Progesteronwirkung)
- verminderte Blutzirkulation
- konstitutionelle Bindegewebsschwäche
- Druck des schweren Uterus auf die Beckenvenen
- Bewegungsmangel.

Im Wochenbett bilden sich die Varizen durch Tonuszunahme und Druckverminderung meist zurück, aber der Ausgangszustand wird nicht vollständig wiedererlangt. Hauptsächlich Mehrgebärende haben mehr oder weniger ausgeprägte Varizen.

Varizen können sich pathologisch verändern, so kann z. B. eine Varikosis, Thrombose oder Thrombophlebitis entstehen (s. S. 820).

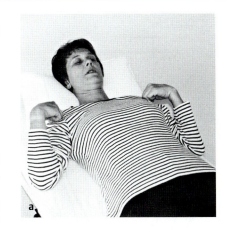
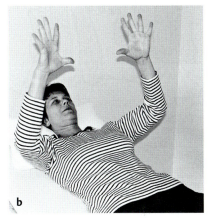
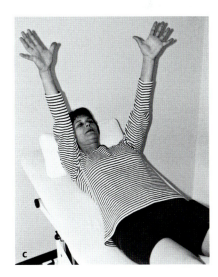

Abb. 49-2 Kreislaufanregende Übung für Arme und Hände in 4 Schritten:
- **a** 1. Bild mit 1. Schritt
  Frau in Rückenlage, beide Arme gebeugt, so dass die Faust auf der jeweiligen Schulter liegt.
- **b** 2. Bild mit 2. und 3. Schritt
  – beide Fäuste öffnen und Arme dabei in 90°-Beugung belassen.
  – Hände wieder zur Faust schließen und auf die Schulter legen, siehe Ausgangsposition.
- **c** 3. Bild mit 4. Schritt
  beide Arme nach oben strecken, Hände öffnen und auch die Finger strecken.
  Übung 10-mal wiederholen, dabei ruhig ein- und ausatmen.
  Danach Erholungsphase, beide Hände auf den Bauch legen und ruhig weiteratmen.

49 Physiologische Veränderungen im Wochenbett

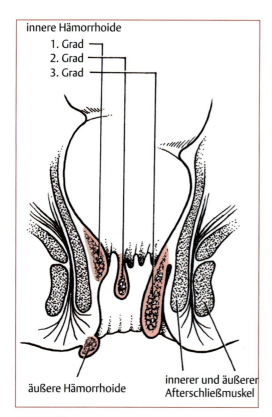

Abb. 49-3 Querschnitt eines Rektums mit Hämorrhoiden unterschiedlichen Grades.

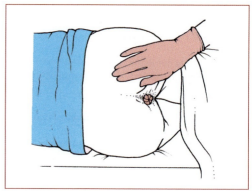

Abb. 49-4 Beurteilung von Hämorrhoiden und Episiotomie in Seitenlage.

Beratung der Mutter

- Beine hochlagern
- Ausstreichen der Beine (s. S. 823)
- Kompressionsstrümpfe
- Gymnastische Übungen

Rückbildungsgymnastik wird in den meisten Entbindungskliniken von Krankengymnasten, im häuslichen Wochenbett von der Hebamme angeboten. Die Übungen sollen täglich unter Anleitung ausgeführt werden. Kreislauf und Muskeltonus werden dabei aktiviert und so einer Thrombose vorgebeugt. Übungsbeispiele zeigen die Abb. 49-1 und Abb. 49-2.

Hämorrhoiden

Knotenartige Erweiterung von oberflächlichen Ästen der Vena rectalis superior (seltener auch der Arteria rectalis) werden Hämorrhoiden genannt. Abb. 49-3 zeigt einen Querschnitt des Rektums mit Hämorrhoiden unterschiedlichen Grades.

Symptome sind:
- Schmerzen
- Juckreiz
- evtl. Blutungen
- Druckgefühl

Unter der Geburt können sich Hämorrhoiden verschlimmern. Manche Frauen haben im Wochenbett mehr Probleme damit als mit den Geburtsverletzungen. Beim Wochenbettbesuch werden die Episiotomie und der Anus am besten in Seitenlage der Frau inspiziert (Abb. 49-4).

Beratung der Mutter

- Kühlung mit kalten Kompressen (Tuch in kaltes Wasser legen, auswringen und vor den Anus legen) wirkt schmerzlindernd und gefäßverengend.
- Penible Hygiene im Analbereich nach jedem Toilettengang.
- Fetthaltige Salben, z. B. Lanolin, Vaseline. Hämorrhoidalsalben mit Kortikoiden und/oder mit Lokalanästhetika müssen vom Arzt verschrieben werden, die Wirkstoffe gehen in die Muttermilch über.
- Sitzbäder mit Eichenrindenextrakt begünstigen die Rückbildung der Hämorrhoiden durch ihre adstringierende Wirkung.
- Ein regelmäßiger und weicher Stuhlgang verhindert das Herauspressen der Hämorrhoiden und damit Schmerzen. Auf ballaststoffreiche Ernährung und Flüssigkeitszufuhr hinweisen.
- Glyzerinzäpfchen erleichtern zwar die Defäkation, sind aber evtl. beim Einführen schmerzhaft.

Extragenitale Rückbildung

Darm

Im Wochenbett reguliert sich in 3 bis 4 Wochen die Lage des Darms, die Darmfunktion und die Defäkation (Stuhlentleerung) zum prägraviden Zustand. In den ersten 2 bis 3 Tagen p. p. ist bei vielen Frauen eine reduzierte Stuhlentleerung zu beobachten. Dieses resultiert aus folgenden Ursachen:
- Einlauf oder Durchfall vor der Geburt
- geringe Nahrungszufuhr unter der Geburt
- Flüssigkeitsverlust unter der Geburt durch Schwitzen und verstärkte Atmung
- noch bestehende Verminderung von Tonus und Peristaltik der Darmmuskulatur
- geringe Mobilisation der Frau im Frühwochenbett
- Angst vor Schmerzen bei der Stuhlentleerung wegen der Dammnaht
- fremde Toilette, evtl. mit mangelnder Hygiene.

> [M] Die erste Defäkation p. p. sollte spätestens am 3. Tag erfolgen, da sonst der Stuhl durch Wasserentzug immer fester wird.

Beratung der Mutter

- Die Kost der Wöchnerin sollte ausgewogen und vielseitig sein. Vollkornprodukte, Obst, Gemüse, Müsli, Milchprodukte regen die Darmtätigkeit an.
- Die Flüssigkeitszufuhr sollte 2 bis 3 l pro Tag betragen in Form von Kräutertee, stillem Wasser, ungesüßten Obstsäften, am besten mit Wasser verdünnt.
- Bei mühsamer Stuhlentleerung kann mit 1 bis 2 Esslöffel Leinsamen im Jogurt, mit eingeweichten Pflaumen oder mit 3 bis 4 Esslöffel Milchzucker/Tag nachgeholfen werden.
- Müssen Laxanzien ärztlich verordnet werden, ist darauf zu achten, dass nichtblutgängige Wirkstoffe verwendet werden (s. S. 738).
- Rechtzeitige Aufklärung beseitigt Ängste vor dem ersten Toilettengang nach der Geburt (der Schnitt ist woanders, die Naht kann auch beim Pressen nicht aufgehen). Der Narbenschmerz wird verringert und die Defäkation erleichtert, wenn die Frau eine Vorlage gegen Vulva und Damm drückt.

Harnblase

Die schwangerschaftsbedingte Tonusverminderung von Harnleiter, -blase und -röhre bildet sich in etwa 3 bis 4 Wochen zurück.

> [M] Die 1. Miktion (Harnentleerung) sollte nach spätestens 6 Stunden erfolgen, danach 3 bis 4-stündlich, damit sich der Uterus zurückbilden kann.

Bei einer **postpartalen Harnverhaltung**, reflektorisch bedingt bei Geburtsverletzungen (Quetschungen, Ödemisierung der Harnröhre), füllt sich die Blase übermäßig. Dies kann zur Fehlinterpretation des Uterushöhenstandes und zu Atonien führen.

Beratung der Mutter

Die Wöchnerin sollte tagsüber alle 3 bis 4 Stunden zur Toilette gehen, auch wenn sie keinen Harndrang verspürt. Die Urinmenge muss beobachtet werden, nur „einige Tröpfchen" reichen nicht aus, um die Harnblase zu entleeren (s. S. 806).

Niere

Die glomeruläre Filtrationsrate beträgt in der Gravidität 145 ml/min (außerhalb 100 ml/min) und bleibt in der ersten Woche p. p. bestehen. Dadurch kommt es zu einer täglichen Urinausscheidung von bis zu 3000 ml (Harnflut). Nach 3 bis 4 Wochen hat sich die Nierenfunktion wieder umgestellt.

Haut

Die vermehrte Hautpigmentierung an Gesicht, Mamillen und Anus verblasst langsam im Wochenbett. Die Linea fusca wird wieder zur **Linea alba**.

Die **Striae gravidarum** (Schwangerschaftsstreifen) an Brust, Bauch, Hüften und Oberschenkel, welche durch hormonellen Einfluss (Kortisol) und die mechanische Dehnung des Bindegewebes der Subkutis ab dem 5. Schwangerschaftsmonat entstehen können, verändern sich im Wochenbett. Sie werden kleiner, heller und sehen wie gut verheilte Narben aus.

Beratung der Mutter

Bauchmassagen und Rückbildungsübungen fördern das Allgemeinbefinden und die Psyche. Die Frau empfindet die Zuwendung von Partner, Hebamme und sich selbst als Wertschätzung ihrer Person und Leistung. Die Striae werden jedoch davon nicht ganz verschwinden, je nach Konstitutionstyp bleiben sie mehr oder weniger sichtbar (s. S. 193).

49 Physiologische Veränderungen im Wochenbett

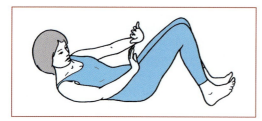

Abb. 49-5 Aktivierung der Bauchmuskulatur: Rückenlage, dann nacheinander Füße aufstellen und hochziehen
- erst Beckenboden, dann Bauchmuskeln anspannen, Kopf und Schultern anheben und beide Arme diagonal zum rechten Fuß schieben,
- Position halten, dann ablegen und Spannung lösen. Seitenwechsel

Frühestens nach 5 bis 6 Wochen p. p. durchführen

Bauchmuskulatur

Durch die Ausdehnung des Uterus in der Schwangerschaft weichen häufig die beiden Mm. recti abdominis (geraden Bauchmuskeln) in der Mitte auseinander (s. S. 154). Es entsteht die **Rektusdiastase** (rectus lat. = gerade, Diastase gr. = Auseinanderstehen). Abhängig von Parität und Konstitution (schwaches Bindegewebe) der Frau, ist die Rektusdiastase mehr oder weniger breit (ca. 1–4 Querfinger). Durch Tonuszunahme der Muskulatur und Training (s. u.) der Mm. obliquii interni abdominis (innere schräge Bauchmuskeln) bildet sie sich langsam, aber manchmal nicht vollständig in 6 Monaten zurück.

Beratung der Mutter

Aufstehen aus dem Bett sollte grundsätzlich über eine Seitendrehung erfolgen, damit sich der Bauch nicht vorwölbt. Eine Übung zur Aktivierung der Bauchmuskulatur zeigt Abb. 49-5.

> M Alle Übungen für die Bauchmuskulatur sollten frühestens dann ausgeführt werden, wenn die Frau ihre Beckenbodenmuskulatur auch während der Bauchübungen wieder aktiv kontrollieren kann.

Beckengürtel

Zwischen den Knochen des Beckengürtels (Kreuzbein und Hüftbeine) sind Knorpelverbindungen (Symphyse und Iliosakralgelenk), die in der Schwangerschaft eine geringe Auflockerung erfahren. Der Beckengürtel wird etwas weiter und bleibt auch so. Die Wöchnerin bemerkt dies erst, wenn enge Röcke, die vor der Gravidität gepasst haben, trotz altem Gewicht nun nicht mehr sitzen. Sie ist „breiter um die Hüften" geworden.

49.3 Rückbildung des Uterus

Die Involution des Uterus geschieht auffallend schnell. Sie kann von der Hebamme leicht verfolgt werden, weil der **Uterushöhenstand** von außen tastbar ist. Die Frau liegt entspannt auf dem Rücken, ihre Arme sind seitlich des Körpers abgelegt. Die Hebamme beginnt, mit der flachen Hand ohne Druck den Uterusfundus etwa in Nabelhöhe zu suchen. Häufig ist die Gebärmutter auf eine Seite verlagert.

> M Kontrolle der Uterusrückbildung:
> - Höhenstand
> - Konsistenz
> - Größe der Gebärmutter insgesamt
> - Füllung der Harnblase

Ist die Harnblase gefüllt, wird die Wöchnerin zum Toilettengang aufgefordert. Der danach nochmals kontrollierte Uterushöhenstand wird von der Hebamme dokumentiert.

Größenveränderungen

Zur richtigen Einschätzung der Involution gibt es eine **Faustregel:**

> M Pro Wochenbetttag soll sich der Uterusfundus um 1 Querfinger (QF) senken.

Kurz nach der Geburt der Plazenta steht der Uterusfundus 2 bis 3 QF unterhalb des Nabels, um innerhalb von 24 Std. wieder in Nabelhöhe zu steigen. Dieses „Größerwerden" erklärt sich durch das Nachlassen der Uteruskontraktion, eine Straffung von Beckenboden und Scheide sowie evtl. durch eine gefüllte Harnblase.

Abb. 49-6 zeigt die Uterusrückbildung an den jeweiligen Wochenbetttagen. Am 1. Tag p. p. etwa in Nabelhöhe, am 5. Tag p. p. steht der Fundus in der Mitte zwischen Nabel und Symphyse, am 10. bis 12. Tag p. p. ist der Uterus von außen über der Symphyse nicht mehr tastbar.

Die Faustregel dient nur zur groben Orientierung. In der Realität gibt es häufig **Abweichungen,** die nicht

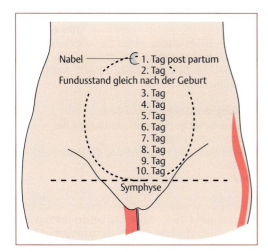

Abb. 49-6 Uterushöhenstand in den ersten 10 Tagen p. p.

pathologisch sind. Die Uterusinvolution wird beeinflusst von:
- Uterusgröße → Mehrlinge, Makrosomie, Polyhydramnion, Mehrgebärende
  → untergewichtiges Kind, Frühgeburt, Erstgebärende
- Geburtsdauer → protrahiert bei Wehenschwäche, die sich im Wochenbett fortsetzt
- Geburtsmodus → Sectio caesarea, verzögerte Involution durch Wundheilung
- Stillen → regelmäßiges Stillen unterstützt durch die Oxytocinausschüttung die Involution (s. S. 513)

Rückbildungsstörungen werden auf S. 603 beschrieben.

Beratung der Mutter

Bei einer langsamen physiologischen Rückbildung werden keine Medikamente und besondere Maßnahmen benötigt. Die Wöchnerin selbst kann die Rückbildung unterstützen durch
- Massage und Reiben der Gebärmutter. Die Hebamme erklärt die Konsistenzänderung bei mechanischen Reizen
- regelmäßiges Stillen
- ausgedehnte Ruhezeiten (es heißt schließlich Wochenbett)
- regelmäßige Ausscheidungen, Miktion 3 bis 4-stündlich.

Gewichtsveränderung

Der Uterus ist nach der Geburt ca. 1000 g schwer, 19 cm lang und 12 cm breit.

Ende der ersten Woche:	500 g
Ende der zweiten Woche:	350 g
nach sechs Wochen:	70–90 g

Formierung der Zervix

In den ersten 3 Tagen p. p. beginnen sich Zervix und Portio zu formieren. Nach 8 bis 10 Tagen ist der innere Muttermund (MM) nur noch so weit geöffnet, dass die Lochien abfließen können. Der äußere MM ist für die Fingerkuppe einlegbar, der Finger kann jedoch nicht mehr in den Zervikalkanal eingeführt werden (Abb. 49-9).

> M Die Portio einer Nullipara ist rund, der MM grübchenförmig zu tasten. Nach einer Geburt verformt sich der MM zu einem queren Spalt, erst jetzt kann man von Muttermundslippen sprechen.

Die Querspaltung gilt als wahrscheinliches Zeichen einer durchgemachten Schwangerschaft.

Wochenbettwehen

Zwei Hauptfaktoren sind für die Uterusinvolution verantwortlich:
- Hormonelle Veränderungen: Nach der Geburt der Plazenta endet die Stimulierung des Uterusmuskels durch Östrogen, Progesteron, HPL, HCG, die in der Schwangerschaft wachstumsfördernd wirkten.
- Wochenbettwehen: Es werden 3 Arten unterschieden: Dauerkontraktion, Nachwehen und Reizwehen.
  - Die **Dauerkontraktion** beginnt mit der Geburt der Plazenta und dauert 4 bis 5 Tage p. p.
  - **Nachwehen** sind rhythmische Kontraktionen, sie beginnen ca. 2 bis 3 Std. p. p. und dauern etwa 2 bis 3 Tage. Sie sind der Dauerkontraktion „aufgesetzt", d. h. sie treten zusätzlich auf. Erstgebärende spüren sie selten, bei Mehrgebärenden können sie große Schmerzen verursachen. Dies erklärt sich durch den größeren Uterus; mehr Muskelmasse erfordert intensivere Nachwehen.
  - **Reizwehen** sind Kontraktionen, die durch Reize wie Reiben am Uterus oder Wehenmittel ausgelöst werden.

49 Physiologische Veränderungen im Wochenbett

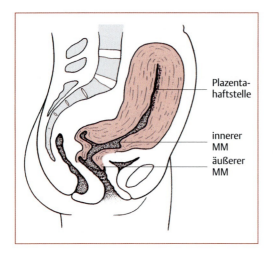

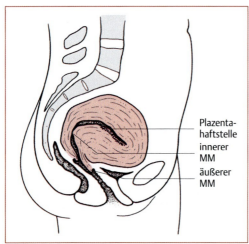

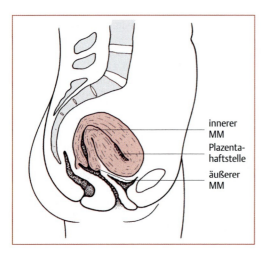

Die durch das Stillen angeregten Wehen sind ebenfalls Reizwehen, werden jedoch als **Stillwehen** bezeichnet. Dabei wird vermehrt Oxytocin ausgeschüttet, was die Kontraktionen und somit den Uterusmuskelabbau bewirkt. Stillen fördert folglich die Uterusinvolution.

Wirkung der Wochenbettwehen:
- Uterusischämie (Minderdurchblutung des Gebärmuttermuskels)
- Blutstillung und Verkleinerung der Plazentahaftstelle
- Abfluss des Lochialsekretes.

Die uteroplazentaren Gefäße verlaufen quer zur Uterusmuskulatur. Dadurch werden bei der Kontraktion dieser Muskulatur die Gefäße komprimiert und abgeschnürt (lebende Ligatur, s. S. 338). Es kommt zur Thrombenbildung in den Gefäßen und somit zur Blutstillung. Durch die Kompression und die sehr geringe Blutversorgung des Muskels entsteht ein O_2-Mangel, welcher eine Autolyse der Zellen (Muskelzellauflösung) und Hypotrophie (Muskelzellverkleinerung) bewirkt. Die Ausstoßung des Lochialsekretes erfolgt durch Muskelkontraktion des Uterus.

Beratung der Mutter

Bei **schmerzhaften Wochenbettwehen** wird die Wöchnerin über die Funktion der Nachwehen informiert: Sie bewirken die Rückbildung des Uterus, sie sind also „erwünscht". Die Schmerzen werden kontinuierlich geringer und erträglicher und sind nach ca. 3 Tagen verschwunden.

Abb. 49-7 (links oben) Lage und Gewicht des Uterus p. p. 1000 bis 500 g, Fundusstand 1 Querfinger unter Nabel. Innerer und äußerer MM sind offen, die Scheide ist noch geweitet.

Abb. 49-8 (links Mitte) Lage des Uterus Ende der ersten Woche p. p. 500 g, 5 Querfinger über Symphyse wird die Uterushinterwand getastet (unkorrekterweise in der Praxis Uterusfundus genannt). Der innere MM ist fast geschlossen.

Abb. 49-9 (links unten) Lage des Uterus Ende der 2. Woche p. p. 350 g, Uterus von außen nicht zu tasten. Die Zervix hat sich formiert, die Vaginalwände liegen fast wieder aneinander.

Auch die **Stillwehen** können schmerzhaft empfunden werden. Das Hormon Oxytocin bewirkt die Kontraktion der Muskelzellen der Brust (MFR, s. S. 525) und des Uterus. Aus Angst vor Schmerzen kostet es manche Frauen Überwindung, ihr Kind anzulegen. Stillwehen werden nach ca. 5 bis 6 Tagen nicht mehr gespürt.

Hilfreich bei Schmerzen sind:
- Bettruhe und Wärme im Rücken (Wärmflasche)
- Paracetamol-Tabletten à 500 mg, häufig reichen schon 2 × 1 Tabl. im Abstand von 8 Stunden eingenommen. Wie bei jedem Medikament geht der Wirkstoff in die Muttermilch über, aber in unbedeutender Menge.

Lage des Uterus

Der Uteruskörper liegt nach vorne zum Bauchraum (Anteflexio uteri). Schlaffe und von der Schwangerschaft gedehnte Bänder können eine Reflexion des Uteruskörpers (nach hinten zur Kreuzbeinhöhle) nach 3 bis 4 Tagen zur Folge haben, was mit einer Abflussbehinderung des Lochialsekretes (Wochenfluss) verbunden sein kann (s. S. 112 Abb. 7.5).

Beratung der Mutter

- Täglich ca. 2-mal 30 min. Bauchlage einnehmen, um die Uterusfehllage und damit auch die Abflussbehinderung auszugleichen.
- Wochenbettgymnastik unterstützt die Festigung der Bänder und des angrenzenden Bindegewebes (= Parametrium).

49.4 Rückbildung von Vagina, Vulva und Beckenboden

Vagina

Die Scheide ist p. p. überdehnt, ödematös und hat kleinste Einrisse. Sie regeneriert sich schnell und problemlos durch Abflachung des Vaginalepithels und Rückgang der Gewebsauflockerung innerhalb der ersten Tage. Nach 3 bis 4 Wochen ist der Scheidentonus gut, auch die Rugae (Runzeln, Querfältelung der Vagina) formieren sich in dieser Zeit. Der prägravide Zustand wird nicht ganz erreicht.

Vulva

Nach der Geburt sind die Labien (Schamlippen) geöffnet. Die kleinen Labien und der Introitus können Hautabschürfungen aufweisen, die bei der Miktion brennen. Durch Tonuszunahme und Abschwellen des Gewebes liegen die Labien nach ca. 2 bis 3 Tagen wieder an.

Beratung der Mutter

Das unangenehme Brennen beim Wasserlassen kann einfach verhindert werden. Die Frau spült während der Miktion lauwarmes Wasser über die Vulva. Dazu benutzt sie den Duschkopf oder eine Spülkanne. Dem Wasser kann 1 Esslöffel/l Calendula-Essenz zugefügt werden. Calendula wirkt heilungsfördernd.

Beckenboden

Bei der Geburt erfährt der Beckenboden stärkste Dehnungen und unterschiedlich ausgeprägte Verletzungen. Das perineale Gewebe heilt jedoch sehr gut, die Tonisierung der Muskulatur nimmt im Frühwochenbett zu. Besteht eine Geburtsverletzung (Riss oder Episiotomie), dauert die Regenerierung länger. Zum Beckenboden gehören auch die Blasen- und Darmschließmuskeln. Das Training des Beckenbodens soll in späteren Jahren die Gefahr eines Descensus uteri und einer Harn- und Stuhlinkontinenz verringern. Ob das Inkontinenzrisiko nach vaginalen Geburten wirklich höher ist als nach einer Sectio, wird durch Studien nicht eindeutig belegt (Retzke 2004).

Der Beginn der Wochenbettgymnastik wird sehr unterschiedlich gehandhabt, es gibt keine einheitliche Empfehlung dafür. Die Stunden und Tage nach der Geburt sind für die Frau mit Emotionen und neuen Aufgaben, evtl. Schmerzen und Müdigkeit ausgefüllt. Auf keinen Fall hat die Wöchnerin einen freien Kopf für gymnastische Übungen, die nur dann Sinn haben, wenn sie kontinuierlich durchgeführt werden. Es ist kein Versäumnis, den Beginn der Beckenbodengymnastik so lange zu verschieben, bis die Frau sich dazu entschließt. Es ist die Kunst der Hebamme herauszufinden, welche Bedürfnisse die jeweilig betreute Wöchnerin hat. Ein Standardprogramm nützt hier wenig (Weber 2004).

Beratung der Mutter

- Informationen über die Aufgaben des Beckenbodens: Halte- und Stützfunktion der darüber liegenden Organe und Schließmuskelfunktion von Blase und Darm.
- Die Beckenbodengymnastik ist prophylaktisch wichtig und einige Übungen sind jederzeit „nebenher" durchführbar. Rückbildungskurse werden von vielen Hebammen angeboten. Die

49 Physiologische Veränderungen im Wochenbett

Krankenkassen bezahlen 10 Stunden, wenn der Kurs spätestens 4 Monate p. p. beginnt und bis zum Ende des 9. Monats nach der Geburt abgeschlossen ist.

Beckenbodengymnastik

Übung 1:
- Darmschließmuskel anspannen, bis 10 zählen und wieder locker lassen.
- Blasenschließmuskel anspannen, bis 10 zählen und locker lassen. Beim Üben nicht die Luft anhalten, sondern ruhig weiter atmen.
- Variante: Die Übung synchron zur Atmung durchführen, d. h. beim Einatmen locker lassen, beim Ausatmen anspannen, beim Einatmen lockern usw.
- Wenn diese beiden Muskeln „beherrscht" werden, zur nächsten Übung wechseln:

Übung 2:
- Rücken- oder Seitenlage, Beine angebeugt: Beckenboden-Muskeln anspannen, „hochziehen" und halten, dann weiter anspannen und festhalten.
- Anschließend „etagenweise" abwärts: Muskelspannung lockern, festhalten, weiter lockern und ganz entspannen. Diese Übung wird auch „Beckenboden-Fahrstuhl" genannt.

Übung 3:

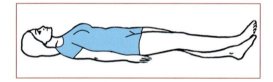

Abb. 49-10 Beckenboden-Übung im Liegen
- Ausgangsposition Rückenlage, die Arme liegen locker neben dem Körper. Die Beine sind überkreuzt, die Fußkanten werden aneinandergepresst.
- Beckenboden und Gesäß anspannen, Spannung 15 Sekunden halten, dabei ruhig weiteratmen.
- Übung 10-mal wiederholen.

Übung 4:

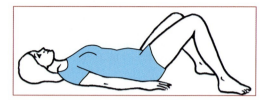

Abb. 49-11
- Die angestellten Beine hüftbreit öffnen, beim Ausatmen die Knie zusammendrücken und BB anspannen, ca. 15 Sek.
- Weiteratmen, Wiederholung.

49.5 Heilung der Geburtsverletzungen

Die Epithelisierung (Wundheilung) der Geburtsverletzungen findet an der Uterusinnenfläche und dem weichen Geburtsweg statt, er besteht aus Zervix, Vagina, Perineum und Vulva. Hier entstehen bei jeder Geburt **kleinste Einrisse, Schürfungen** und Verletzungen. Diese heilen durch Verklebung und darauffolgende Granulation (hier: Neubildung) des Gewebes.

Größere Geburtsverletzungen wie Zervix-, Scheiden-, Damm-, Labienrisse und Episiotomie verheilen auffällig schnell nach einer fachgerechten Naht.

Nicht zu sehen ist die große **Wundfläche im gesamten Uteruskavum** (Gebärmutterhöhle). Sie entsteht bei der Ablösung der Plazenta in der Decidua basalis spongiosa und zwar nicht nur an der Plazentahaftstelle, welche p. p. etwa 7 × 10 cm groß ist, sondern auch im Bereich der abgelösten Eihäute. Die Plazentahaftstelle ist im Gegensatz zur übrigen Uterusinnenfläche rau, uneben und höckrig. Diese Unebenheit entsteht durch zurückgebliebene Reste der Decidua basalis spongiosa und die maximal komprimierten Uterusgefäße, die an ihren offenen Enden mit Thromben gefüllt sind (Abb. 49-12 und Abb. 49-13).

Die ebenso verbliebenen Drüsenreste (Epithelinseln) bilden den Grundstock für das sich neu aufbauende Endometrium, wenn die überflüssigen Gewebsreste abgestoßen sind. Dies geschieht durch Enzyme und Leukozyten (Granulozyten, Phagozyten, Lymphozyten), die zahlreich über den Blutweg zur Wundfläche gelangen sowie durch große Mengen Fibrin. Es bildet sich ein **Wundschutzwall**, der zusammen mit der Muskelkontraktion die große Wundfläche gegen pa-

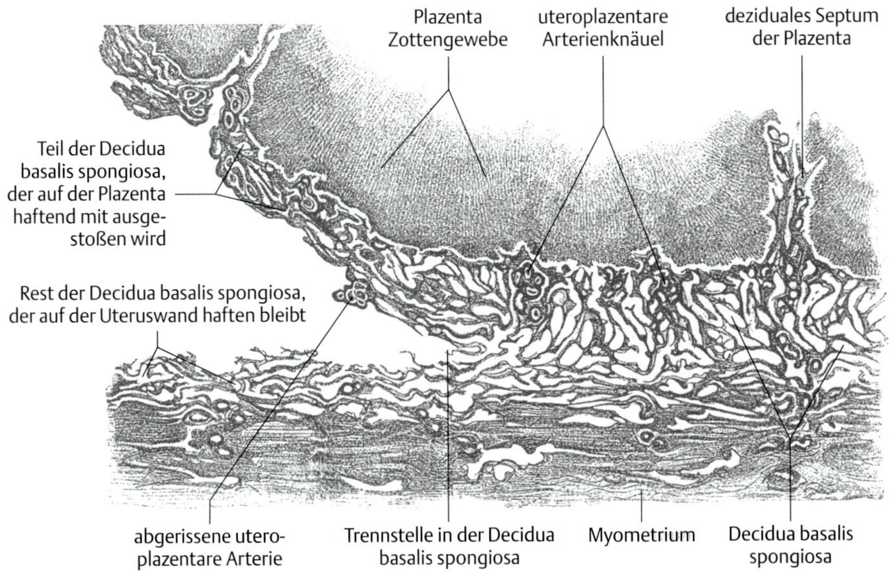

Heilung der Geburtsverletzungen 49

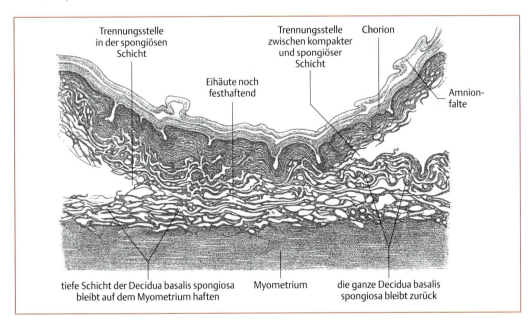

Abb. 49-12 **Plazentaablösung**, Trennung erfolgt in der Decidua basalis spongiosa (mikroskopischer Querschnitt nach Bumm).

Abb. 49-13 **Eihautablösung**: Rechts oberflächliche Abtrennung, die Decidua basalis spongiosa verbleibt im Uterus. Links Abtrennung in tieferer Schicht: Es verbleiben nur Reste der Decidua basalis spongiosa im Uterus. Beide Lösungsarten kommen vor (mikroskopischer Querschnitt nach Bumm).

thologische Keime schützt. Zwei Wochen p. p. ist die Plazentahaftfläche noch 3 × 4 cm groß, nach 3 Wochen beginnt die Proliferation (Aufbau) des Endometriums.

> **M** Die **Wundheilung** dauert insgesamt 4–6 Wochen und beinhaltet drei parallel ablaufende Vorgänge:
> - Säuberung: Einwanderung von Leukozyten, Gewebereste werden fermentativ verarbeitet, verflüssigt und als Lochien abtransportiert.
> - Wundschutzwall: gebildet aus Leukozyten und Fibrin in den Bindegewebssepten der Uteruswand, antibakterielle und antitoxische Wirkung.
> - Epithelisierung: ausgehend von Drüsenresten (Epithelresten) bildet sich neues Endometrium.

49.6 Lochien (Wochenfluss)

> **M** Die Lochien (gr. lochios, zur Geburt gehörend, Wochenfluss) sind ein wichtiges Zeichen der Wundheilung. An **Menge, Farbe, Geruch** und **Konsistenz** kann der Heilungsprozess verfolgt werden.

Bestandteile der Lochien sind hauptsächlich verflüssigte Gewebsreste der Decidua basalis spongiosa. Hinzu kommen Blut (Serum, Erythrozyten, Leukozyten), Lymphe, Zervixschleim, abgestoßenes Vaginalepithel und Bakterien (Streptokokken, E. coli, wenig Staphylokokken und andere Keime). Bei fortschreitender Wundheilung verändern sich die Lochien in ihrer Zusammensetzung.

Tab. 49-3 zeigt einen **möglichen** Ablauf, jedoch sind Dauer, Aussehen und Menge der Lochien bei jeder Wöchnerin verschieden.

Studien aus England zeigten, dass der Wochenfluss besonders in Bezug auf die Dauer und Farbe stärker variiert als bisher angenommen (Marchant et al. 1999, Visness et al. 1997, Oppenheimer et al. 1986). Die Dauer wurde zwischen 2 und 86 Tagen beschrieben. Durchschnittliche Angaben zur Lochia rubra sind 4 Tage p.p., zur Lochia fusca bis zu 22 Tagen p.p. und 36 % der Frauen berichteten, dass nach dem Stadium der Lochia fusca der Wochenfluss ganz aufhörte, die Phasen von Lochia flava und alba gar nicht stattfanden.

4 % der Erstgebärenden wussten nicht, dass nach der Geburt eine physiologische Blutung erfolgt (Visness et al. 1997). Im Geburtsvorbereitungskurs hat die Hebamme Gelegenheit, diese Information zu vermitteln.

Fazit der Studien: Der Wochenfluss kann bis zu 3 Monaten anhalten, ohne pathologisch oder ungewöhnlich zu sein.

Sind bei der Frau **weniger Lochien mit geringerer Blutbeimengung** als beschrieben zu sehen, ist dies physiologisch, wenn
- der Uterushöhenstand in etwa dem Wochenbetttag entspricht
- die Uteruskonsistenz befriedigend fest ist
- keine fötiden Lochien und keine Temperaturerhöhung zu beobachten sind.

Beurteilung der Lochien

Menge

Bei einem dreistündlichen Vorlagenwechsel (2 normale oder 1 Wöchnerinnenbinde) sollte die Vorlagenmitte in den ersten 3 Tagen p. p. durchtränkt sein. Um eine möglichst genaue Beurteilung abgeben zu können, wird die Hebamme bei jedem Wöchnerinnenbesuch nach der Wochenflussmenge fragen und die letzte Vorlage ansehen.

Viele Frauen benötigen ab dem 4./5. Wochenbetttag nur noch eine normale Vorlage pro Wechsel. Die Lochialmenge nimmt kontinuierlich ab, um in der Regel zwischen der 3. und 4. Woche p. p. zu versiegen. Die Gesamtmenge der Lochien wird mit 400 bis 1000 ml angegeben (zum Vergleich: Menstruation 40 bis 80 ml).

Geruch

Lochien riechen fade, ähnlich wie Menstruationsblut.

> **M** Fötide (stinkende) Lochien können auf einen Lochialstau hinweisen (s. S. 604) und sind nicht physiologisch.

Farbe und Konsistenz

Am Tag nach der Geburt ist der Wochenfluss rein blutig (**Lochia rubra** = rot). Die Blutmenge nimmt um den 2. Tag p. p. rasch ab, und das blutigseröse Sekret wird heller und flüssiger (**Lochia fusca** = braun). Diese Phase dauert recht lange, meist bis zum 8./9. Tag. Danach sind die Lochien gelblich (**Lochia flava**)

Tabelle 49-3 Veränderungen von Uterus, Lochien, Uteruswunde.

Zeit	Gewicht des Uterus	Lochien Aussehen	Menge	Zusammensetzung	Uteruswunde
1. – 3. Tg	1000 g	Lochia rubra rein blutig, ab 2. Tag blutigserös	1. Tg. reichlich ca. 300 ml 2.–3. Tg. weniger	Blut, Blutgerinnsel Lymphe, Gewebereste	Blutstillung noch unvollkommen, Aufbau des Wundschutzwalls
4. – 8. Tg	500 g	Lochia fusca rötlich-bräunlich dünnflüssiger u. blutig-serös	rasch weniger gesamt ca. 100 ml	wenig Erythrozyten, viele Leukozyten, Lymphe, Gewebereste, viel Deziduazellen, Bakterien	Blutstillung, da Gefäßverschluss durch Thromben und Dauerkontraktion
9. – 15. Tg	350 g	Lochia flava gelblich, weiß	spärlich ca. 50 ml	reichlich verflüssigte Dezidualreste, Lymphe, Leukozyten	Abstoßung nekrotischer u. verflüssigter Zellen
16. – 21. Tg	250 g	Lochia alba weiß, klar	ausflussartig	Leukozyten, Zervixschleim	zunehmende Epithelisierung
4. – 6. Woche	70–90 g				abgeschlossene Wundheilung, Endometrium ist aufgebaut

und später weißlich-klar (**Lochia alba**), ähnlich einem leichten Ausfluss.

 Sporadische Blutbeimengungen innerhalb der ersten 10 Tage sind normal, spätere Blutungen sollten gynäkologisch abgeklärt werden.

Lochialkeime

Das aus dem Uteruskavum kommende Sekret enthält p. p. keine pathogenen Keime.

In der Vagina befinden sich hauptsächlich gramnegative Keime und Anaerobier, die nicht pathogen sind (Daschner 1991). Dudenhausen (2001) beschreibt als Vaginalflora Staphylokokken, Streptokokken, Escherichia coli und andere pyrogene Keime. Alle finden im Lochialsekret einen idealen Nährboden zur Vermehrung und können ab dem 2. bis 3. Wochenbetttag das Uteruskavum besiedeln.

 Wochenfluss ist deshalb nicht keimfrei, enthält aber keine hochpathogenen Keime.

Bei regelmäßiger Intimhygiene ist die Keimverbreitungsgefahr nicht anders als z. B. während der Menstruation. Die Gebärmutterhöhle wird normalerweise nicht durch Keime infiziert, es sei denn durch mangelhaftes hygienisches Vorgehen der Hebamme/ des Arztes bei der vaginalen Untersuchung oder durch häufiges Untersuchen bei einem protrahierten Geburtsverlauf.

Beratung der Wöchnerin

- Die Veränderungen der Lochien werden erklärt. Leichte Blutbeimengungen bis zum 10. Tag p. p. sind kein Grund zur Beunruhigung. Die Menge des Wochenflusses ist in den ersten 5 Tagen p. p. etwa regelstark. Bei späteren Blutungen, die mehr als regelstark sind und länger als 24 Stunden andauern, sollte der Arzt aufgesucht werden.
- Fötide Lochien können auf eine Infektion hinweisen, deshalb sollte die Körpertemperatur täglich kontrolliert werden.
- Hygienemaßnahmen: Nach jedem Vorlagenwechsel (6–8/Tag) das Bidet benutzen oder mit klarem warmem Wasser aus einer Spülkanne die Vulva abspülen, anschließend mit einer frischen Vorlage trocken tupfen. Immer eine neue Vorlage nehmen

Tabelle 49-4 Vorhandensein von Menstruation und Ovulation nach der Geburt (modifiziert nach P. Wagenbichler).

Stillende Mütter	Nichtstillende Mütter
nach 6 Wochen bei 15 % aller Frauen	nach 6 Wochen bei 40 % aller Frauen
nach 12 Wochen bei 45 % aller Frauen	nach 12 Wochen bei 65 % aller Frauen
nach 24 Wochen bei 85 % aller Frauen	nach 24 Wochen bei 90 % aller Frauen
Ca. 20 % der stillenden Frauen haben einen Eisprung vor der ersten Blutung	Ca. 50 % der nichtstillenden Frauen haben einen Eisprung vor der ersten Blutung

und wenn nötig den Slip wechseln, Hände waschen und in der Klinik nach der Rückkehr ins Zimmer die Hände desinfizieren. Nachthemd und Bettwäsche großzügig wechseln.
- Die Erklärung hygienischer Maßnahmen ist besonders für die Zeit im Krankenhaus wichtig.

M Die Krankenhauskeime machen eine Händedesinfektion vor dem Berühren der Brust und des Kindes sowie nach jedem Toilettengang und Vorlagenwechsel notwendig. Zu Hause genügt das Händewaschen.

- Trotz Ruhebedürftigkeit sollte die Frau nicht nur im Bett liegen. Täglich 2-mal 30 min. Bauchlage, Reiben am Uterus und regelmäßiges Anlegen des Kindes fördert die Uterusmuskelkontraktion und somit den Wochenfluss.
- Häufiger Vorlagenwechsel unterstützt die Wundheilung der Geburtsverletzungen am Damm, der immer trocken sein sollte.

49.7 Rückkehr von Menstruation und Fertilität

Zu Beginn der Schwangerschaft produziert das Ovar Östrogene und Gestagene, später übernimmt dies die Plazenta. Während der Gravidität wirken Östrogene und Gestagene hemmend auf die **gonadotropen Hormone** (Gonaden = ausgebildete Geschlechtsdrüsen), die im HVL produziert werden:
- FSH (follikelstimulierendes Hormon)
- LH (luteinisierendes Hormon)
- Prolaktin (= LTH luteotropes Hormon).

Follikelreifung und Ovulation werden somit in der Gravidität unterdrückt. Nach dem Wegfall der Plazentahormone (durch die Geburt des Mutterkuchens) und dem damit verbundenen Absinken der Östrogen- und Gestagenkonzentrationen im Blut wird langsam die Hemmung des HVL beendet. Er beginnt wieder, FSH und LH zu bilden, welche erneut die Ovarien stimulieren. Das **Zusammenspiel von HVL und Ovarien** ist also ausschlaggebend für die in Gang kommende Ovarialfunktion (s. S. 118).

Erste Ovulation

Der Beginn des ersten Ovulationszyklus p. p. ist von dieser Wechselbeziehung und vom Stillverhalten der Frau abhängig (Tab. 49-4). Die Ovarien können ihre volle Funktion 4 bis 6 Wochen p. p. wieder aufnehmen, so dass die **erste ovulatorische Blutung** frühestens 6 Wochen p. p. auftritt.

Die erste Blutung p. p. kann auch eine **anovulatorische Blutung** sein, d. h. es hat kein Eisprung stattgefunden. Das Endometrium (Gebärmutterschleimhaut) wird aufgebaut, die Blutung kommt durch einen relativen Östrogenmangel zustande (Abbruchblutung).

Eine **Laktationsamenorrhoe** liegt vor, wenn die Frau während der ganzen Stillzeit keine Blutung hat. Diese Form der Amenorrhoe (Ausbleiben der Regelblutung) ist durch Hyperprolaktinämie (vermehrte Prolaktinausschüttung beim Stillen) induziert. Erst wenn die Stillintervalle vergrößert werden und weniger Prolaktin im Blut ist, nimmt das Ovar seine Tätigkeit wieder auf (Tab. 49-4).

Die **Fertilität** (Fruchtbarkeit) ist im Wochenbett für 3 bis 6 Wochen herabgesetzt (differierende Literaturangaben). Abhängig von der Stilldauer (mindestens 15 min. pro Mahlzeit) und der Stillfrequenz (mindestens 6-mal in 24 Std.) besteht ein relativer Schutz vor einer erneuten Schwangerschaft. Da der erste Eisprung meist unbemerkt vor der ersten Menstruationsblutung stattfindet, kann eine Wöchnerin schon vor der ersten Regelblutung wieder schwanger werden.

 Bei der Kontrazeptionsberatung im klinischen sowie häuslichen Wochenbett sollte betont werden, dass **Stillen allein kein sicherer Verhütungsschutz ist** (s. S. 97).

Beratung der Mutter

Geschlechtsverkehr: Es gibt keine zeitliche Einschränkung, wenn man beachtet, dass Rissverletzungen und Episiotomie nach 8 bis 10 Tagen, eine Sectionarbe nach ca. 3 Wochen verheilt sind (s. S. 589). Anderslautende Beratungen, z. B. erst nach dem Versiegen des Wochenflusses, gehen an der Realität vorbei. Über Verhütung und Sexualität sollte in den ersten 2 bis 3 Wochen p. p. gesprochen werden.

Aus unterschiedlichen Gründen haben manche Frauen jedoch im Wochenbett keine Lust auf sexuelle Aktivitäten. Diese Gründe können sein:

- das Geburtserlebnis
- körperliche Erschöpfung
- Angst vor Schmerzen
- neue Familiensituation, neue Aufgaben im Haushalt
- der innige Hautkontakt mit dem Kind beim Stillen
- Angst vor erneuter Schwangerschaft
- kulturelle Vorgaben, z. B. ist bei gläubigen Moslems 40 Tage p. p. Sex tabu.

Bei den **Männern**, die ihre Frau während der Geburt begleitet haben, können **psychische Probleme** auftreten. Sie erlebten ihre Frauen in einer Ausnahmesituation: die sichtbare Veränderung, der Anblick von Blut und Ausscheidungen können Schuldgefühle hervorrufen und eine lustvolle Sexualität verhindern. Mit Gelassenheit beider Partner stellt sich die Lust aufeinander wieder ein. Dauert die Störung zu lange, ist psychotherapeutische Hilfe sinnvoll.

Literatur zu Kapitel 49 s. S. 628

50 Laktation und Stillen

Christine Geist, Jule Friedrich, Yvonne Bovermann, Dorothea Tegethoff

Stillen und Ernährung des Kindes mit Muttermilch findet in Deutschland zunehmende Bedeutung und Verbreitung. Die seit 1994 existierende **Nationale Stillkommission** hat mit ihrer Arbeit dazu beigetragen. Bei der Beratung der Wöchnerin durch die **Hebamme** nimmt die Information rund um das Stillen breiten Raum ein.

50.1 Entwicklung der Brust
Christine Geist

Die Differenzierung der Brustdrüsenanlage geschieht bereits in der 7. Embryonalwoche. Die Drüsenanlage entsteht aus einer streifenförmigen Verdickung der Epidermis (Oberhaut), die als **Milchleiste** bezeichnet wird (Abb. 50-1). Diese Verdickungen der Epidermis dringen in das darunter liegende Mesenchym (embryonales Bindegewebe) ein und es bilden sich etwa 4 bis 20 Aussprossungen an der Brust, von denen jede wiederum eine kleine Knospe erzeugt. Gegen Ende der Schwangerschaft werden die epithelialen Zellstränge kanalisiert und bilden die Milchgänge. Die Endknospen entwickeln sich zu Sammelkanälchen und Azini[1]. Eine fehlerhafte Rückbildung der Milchleiste kann bei der Milchbildung zu Problemen führen (s. S. 553).

Die Drüsenanlage erfolgt bei Mädchen und Jungen in gleicher weiblicher Form, die männliche Ausprägung wird später durch Androgene bewirkt.

Brustdrüsenentwicklung

> **M** Die Brustdrüse ist ein hormonabhängiges Organ, dessen Aufgabe die Laktation (Milchbildung) ist.

1. Phase: Im Alter von 9 bis 13 Jahren beginnt sich die Drüsenanlage zu entwickeln, dieses Stadium wird Thelarche[2] genannt. Das im Hypophysenvorderlappen (HVL) gebildete follikelstimulierende Hormon (FSH) regt die Follikelbildung im Eierstock an. In den Follikeln wird das Östrogen gebildet. Dieses wirkt auf die Brustdrüse ein und ist für das Längenwachstum der Milchgänge verantwortlich (Abb. 50-2).

2. Phase: Durch das Einsetzen des ovariellen Zyklus (Bildung des Gelbkörpers und damit Progesteronproduktion) beginnt die 2. Phase der Brustdrüsenentwicklung. Progesteron ist hauptverantwortlich für das Wachstum der Drüsensegmente mit den Azini. Etwa 1½ bis 2 Jahre nach Beginn der Menstruation ist die Mammogenese[3], d. h. Gewebsdifferenzierung und Wachstum außerhalb der Schwangerschaft, vorerst abgeschlossen (Abb. 50-3).

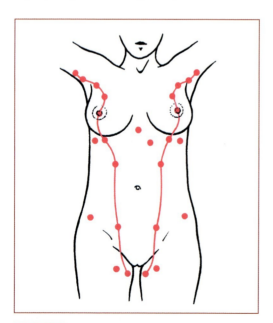

Abb. 50-1 Milchleiste und akzessorische (überzählige) Brustdrüsen.

---

1 acinus (lat.) beerenförmiges Endstück seröser Drüsen
2 thelarche (gr.) Entwicklung der weiblichen Brustdrüse in der Pubertät
3 mamma (lat.) weibliche Brustdrüse, genese (gr.) Entstehung

Entwicklung der Brust 50

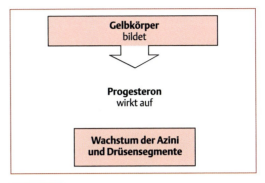

Abb. 50-2 Schematische Darstellung der 1. Phase der Brustdrüsenentwicklung.

Abb. 50-3 Schematische Darstellung der 2. Phase der Brustdrüsenentwicklung.

Veränderungen der Brustdrüse

Während der Sekretionsphase eines menstruellen Zyklus, in der Schwangerschaft und Stillzeit und mit zunehmendem Alter erlebt eine Frau Gewichts- und Formveränderungen ihrer Brust.

- **Sekretionsphase:** Progesteron bewirkt eine Wassereinlagerung und Gewebeauflockerung und somit eine kurzfristige Vergrößerung der Brust.
- **Schwangerschaft:** Unter Hormoneinfluss wachsen die Drüsensegmente und die Brust wird größer. Das Binde- und Fettgewebe wird mengenmäßig verdrängt. An der Haut können Striae (Streifen) entstehen.
- Im **Klimakterium**[1] bilden sich die Drüsensegmente zurück, ebenso das Binde- und Fettgewebe. Durch Ptose (Senkung) des Drüsenkörpers entsteht ein vermehrter Zug auf die weniger elastische Haut und damit das Bild der schlaffen Brust (Abb. 50-4).

---

1 klimakterium (gr.) Wechseljahre der Frau

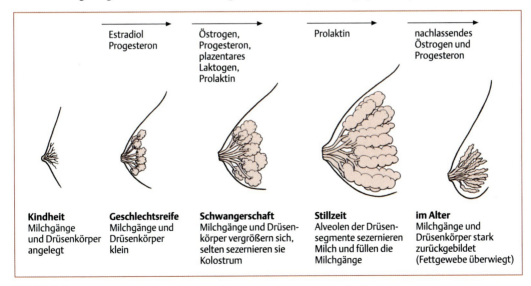

Abb. 50-4 Struktur der weiblichen Brust in unterschiedlichen Lebensabschnitten.

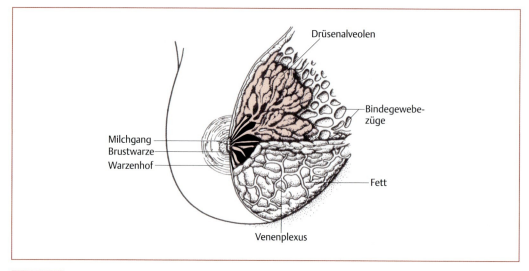

Abb. 50-5 Rechte weibliche Brustdrüse. Im unteren inneren Quadranten sind die Haut, im oberen inneren Quadranten Haut- und Fettgewebe entfernt.

50.2 Anatomie der Brustdrüse

Christine Geist

Die Brust der erwachsenen Frau liegt zwischen der 3. und 7. Rippe, seitlich zwischen dem Sternum (Brustbein) und der Axilla (Achselhöhle). Sie liegt dem M. pectoralis major (großer Brustmuskel) auf. Zwischen der Brust und dem Brustmuskel befindet sich ein Spalt, der retromammäre Raum, der eine leichte Verschiebbarkeit der Brust gestattet (Abb. 50-5).

Die **Mamille** (Brustwarze, Papilla mammae), in die die Milchausführungsgänge münden, liegt in der Mitte der **Areola mammae** (Warzenhof). Mamille und Areola sind rosa bis braun pigmentiert, in der Schwangerschaft nimmt die Pigmentierung zu. In der Mamille befindet sich der M. **sphincter papillae.** Dieses schraubenförmig angelegte Muskelfasernetz strahlt in den Warzenhof aus. Bei Berührung der Mamille kontrahieren sich die Muskelfasern, und die Brustwarze stellt sich auf (Abb. 50-6).

Die **Areola** hat einen Durchmesser von ca. 2 bis 5 cm und ist leicht erhaben. Bei der Erektion der Brustwarze wird der Warzenhof kleiner. In ihm münden Talg-, Schweiß- und die Montgomery-Drüsen. Alle drei gehören zu den exokrinen Drüsen (Drüsen mit äußerer Sekretion). Die Talgdrüsen sondern Fett ab, das beim Saugakt des Kindes Lippen und Areola luftdicht abschließt. Das Fett dient auch als Hautschutz.

Die früher geltenden Aussagen über die Anatomie der Brust stammen von Sir Astley Paston Cooper (1768–1841). Nach ca. 168 Jahren hat sich ein Forschungsteam der University of Western Australia unter Ramsay/Kent/Hartmann (2005) damit beschäftigt und ist mithilfe von Ultraschalluntersuchungen der **laktierenden Brust** zu neuen Erkenntnissen gekommen. Die Anatomie der nicht laktierenden Brust ist nicht Bestandteil der Studie, was eine etwas eingeschränkte Aussagekraft bedingt. Die Ergebnisse der US-Untersuchungen in Kurzform (Ramsay et al. 2005) sind:

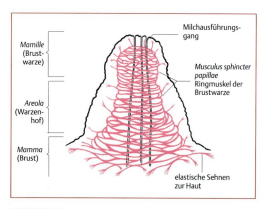

Abb. 50-6 Muskelfasernetz der erigierten Mamille.

Anatomie der Brustdrüse

- Es gibt keine Milchseen, sondern 4 bis 20 Drüsensegmente mit je einem Hauptmilchgang, dessen Durchmesser bei der ruhenden Brust ca. 1 bis 4,4 mm betragen kann.
- Die Brust hat 4 bis 18 Milchausführungsgänge, im Durchschnitt sind es 9. Da es keine Milchseen gibt, ist die alleinige Aufgabe der Milchgänge der Transport zur Mamille, also zum Kind.
- Lumenvergrößerung eines Milchganges bei jedem Milchspendereflex um ca. 55 %
- Das Drüsengewebe liegt zu 65 % um die Mamille im Bereich der Areola. Dabei ist es mehr seitlich als in der Mitte angeordnet.

 Die **Hauptbestandteile** der Brustdrüse sind
- Drüsengewebe
- Fettgewebe
- Bindegewebe.

In der laktierenden Brust beträgt das Verhältnis von Drüsengewebe zu **Fettgewebe 2 : 1**. Die Anteile der beiden Gewebearten variieren von Frau zu Frau sehr stark. Das Fettgewebe ist ungleichmäßig subkutan, retromammär, interglandulär und intraglandulär in der Brust verteilt. Der größte Anteil liegt bis zu 2/3 subkutan, am wenigsten findet man unterhalb der Mamille und der Areola.

Der größte Anteil des **Drüsengewebes** liegt in einem Radius von 3 cm um die Mamille herum und unter der Areola, mehr seitlich als in der Mitte. Die 4 bis 20 Drüsensegmente mit den Milchausführungsgängen sind von Frau zu Frau unterschiedlich radial oder symmetrisch angeordnet.

Die Cooper-Ligamente (**Bindegewebestränge**) sind im Unterhautfettgewebe und im Brustmuskel verankert und stützen das Drüsengewebe. Sie trennen die einzelnen Drüsensegmente, was bei einem Milchstau von großer Bedeutung ist, da sich nur der gestaute Milchgang lokal erhärtet, die restlichen Drüsensegmente jedoch weich bleiben.

Drüsen-, Fett- und Bindegewebsanteile der Brust sind bei jeder Frau unterschiedlich und bestimmen die Größe und die äußere Form.

 Die Größe der Brust hat keinen Einfluss auf die Stillfähigkeit.

Feinstruktur eines Drüsensegmentes

Die Hauptmilchgänge liegen oberflächlich und leicht komprimierbar hinter der Mamille. Sie verzweigen sich im Bereich der Areola zu Milchgängen und Milchkanälchen bis hin zu den Alveolen (s. Abb. 50-5). Es entsteht also ein Netz von sich stets verkleinernden Milchgängen, deren alleinige Aufgabe der Transport der Milch von den Alveolen zur Mamille bzw. zum Kind ist. Einige Hauptmilchgänge vereinigen sich unterhalb der Areola zu 4 bis 18 Milchausführungsgängen.

Die **Alveolen**[1] sind traubenförmige Bläschen, innen mit milchbildendem Zylinderepithel ausgekleidet und außen von **Myoepithelzellen** (Korbzellen) umgeben. Dies sind sternenförmige Muskelzellen, die sich durch Fortsätze miteinander verbinden. Die Korbzellen sind auch an den Milchkanälchen zu finden. Durch Kontraktion dieser Muskeln wird die Milch von den Alveolen in die Ausführungsgänge gepresst (Abb. 50-7).

Blut- und Nervenversorgung, Lymphsystem

Die **Blutversorgung** erfolgt hauptsächlich über Äste der A. subclavia. Die Gefäße bilden untereinander ein Netz. Die Venen folgen dem Arterienverlauf. Sie bilden unter dem Warzenhof ein Venengeflecht (Abb. 50-8).

Nervenversorgung: Im Gegensatz zur restlichen Brust hat die Mamille viele sensible Nervenendigungen, die zusammen mit den Muskeln zur Erektion der Mamille führen. Dies ist besonders beim Stillen wichtig.

Lymphsystem: Die Brustdrüse hat ein weit verzweigtes Lymphgefäßnetz. Die Lymphgefäße enden in den interlobären[2] Räumen zwischen den Drüsensegmenten. Die Lymphe wird hauptsächlich über die Lymphknoten der Achselhöhle abgeleitet.

---

1 alveolus (lat.): kleine Mulde
2 lobos (gr.) Lappen, inter (lat.) (da)zwischen

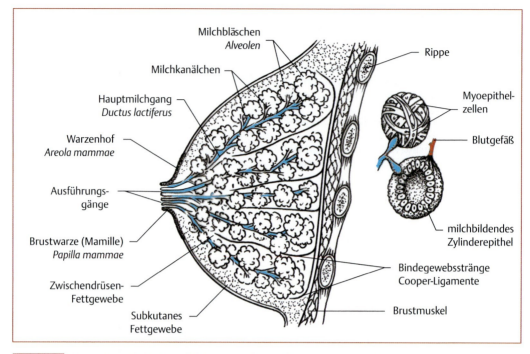

Abb. 50-7 Längsschnitt durch die weibliche Brustdrüse mit 2 vergrößerten Alveolen aus einem Drüsensegment.

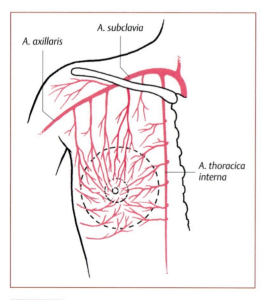

Abb. 50-8 Blutversorgung der Brustdrüse.

50.3 Hormonelle Beeinflussung des Brustdrüsengewebes

Christine Geist

Nach der Konzeption (Befruchtung) wirken steigende Mengen von **Östrogenen** und **Progesteron**, welche zuerst im Ovar, dann in der Plazenta gebildet werden, auf die Brust ein. Sie wird größer und breiter, die Milchgänge werden vollständig kanalisiert und es kommt zur diffusen Schwellung der Brust. An der Haut können bei einer ausgeprägten Brustvergrößerung blaurötliche Striae (Streifen) durch Dehnungseffekte entstehen. Das Binde- und Fettgewebe wird vom Drüsengewebe verdrängt.

> M Für den Aufbau der Brustdrüse während der Schwangerschaft sind im Wesentlichen Östrogene und Progesteron verantwortlich.

Das humane Plazentalaktogen (**HPL**) ist nur in der Schwangerschaft vorhanden und wird in der Plazenta gebildet. Es bewirkt die Differenzierung des Epithels in den Alveolen (Milchbläschen). Am Ende der Gravidität ist seine Blutserumkonzentration viel höher als die des Prolaktins. Das HPL hemmt dadurch, zusammen mit Östrogenen und Gestagenen, die Prolaktinwirkung (Abb. 50-9).

> **M** Prolaktin wird im Hypophysenvorderlappen (HVL, Teil der Hirnanhangsdrüse) gebildet, seine Aufgabe ist die Milchsynthese in den Alveolen.

Während der Schwangerschaft steigt der Prolaktinspiegel im Blutserum kontinuierlich an, er liegt am Geburtstermin ca. 10 bis 20-mal höher als vor der Konzeption. Prolaktin kann nach der Geburt voll wirksam werden und die Brustdrüse auf ihre Milchproduktion vorbereiten (Laktogenese II), da mit dem Wegfall der Plazentahormone (HPL, HCG, Östrogene, Progesteron) auch der damit verbundene „Gegenspieler", das Prolactin-inhibiting-Hormon (PIH), eliminiert ist.

Neben der hormonellen Auslösung der Milchproduktion nach der Geburt spielt die **Stimulierung der Mamille** eine wichtige Rolle. Durch das Saugen des Kindes steigt der Prolaktinspiegel, die Milchbildung (Laktogenese III) wird gefördert. Ohne diese Berührungsreize ist dieser Vorgang erschwert und verzögert.

Kann das Kind nicht an der Brust saugen, z. B. wegen einer Verlegung in ein Kinderkrankenhaus, können mit einer Milchpumpe regelmäßig Reize gesetzt werden. Dadurch wird die Milchbildung angeregt, wenn auch mühsamer und evtl. weniger ergiebig.

> **M** Die Aufrechterhaltung der Milchproduktion (Laktogenese III, ehemals Galaktopoese) ist also entscheidend vom Kind und dessen angeborenen Reflexen abhängig.

Oxytocin, das im Hypophysenhinterlappen (HHL) gespeichert wird, wirkt nicht nur wehenfördernd während der Geburt, sondern auch auf die Myoepithelien der Alveolen und Milchkanälchen: Durch Kontraktion der Muskelzellen wird die Milch von den Alveolen über die Milchkanälchen in die Hauptmilchgänge und schließlich zu den Ausführungsgängen gepresst. Diesen Transport der Milch zum Kind nennt man **Laktokinese** (Abb. 50-10).

Da die Bezeichnungen Laktogenese I bis III in der internationalen Literatur seit langem üblich sind, werden sie hier – noch neben den „alten" Begriffen – aufgeführt (M. Abou-Dakn 2011).

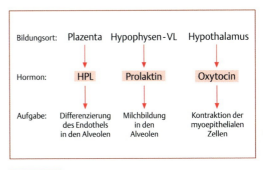

Abb. 50-9 Wirkung der Hormone auf die Brustdrüse.

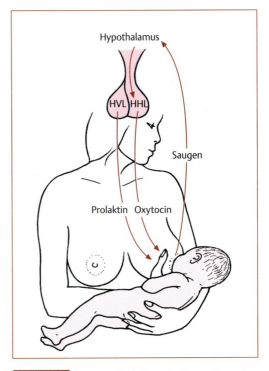

Abb. 50-10 Hormonale Reflexe durch den Saugreiz.

> **D** Diese Begriffe werden leicht verwechselt:
>
> | | | |
> |---|---|---|
> | Laktation | = | Milchbildung |
> | Mammogenese | = | Entwicklung der Brustdrüse in der Pubertät |
> | Laktogenese I | = | Vorbereitung der Brustdrüse zur Milchproduktion in der zweiten Hälfte der Gravidität |
> | Laktogenese II (ehemals Galaktogenese) | = | Milchbildung nach Geburt der Plazenta |
> | Laktogenese III (ehemals Galaktopoese) | = | Aufrechterhaltung der Milchproduktion durch Saugen des Kindes |
> | Laktokinese | = | Weg der Milch von den Alveolen zum Kind (Milchentleerung) |

50.4 Stillreflexe

Christine Geist

Kindliche Reflexe

Die Entwicklung der kindlichen Reflexe beginnt bereits ab der 11. Schwangerschaftswoche (SSW). Die Reflexe sind nach 32 SSW ausgereift und ab der 34. SSW koordiniert.

Schluckreflex:	ab ca. 11. – 16. SSW
Saugreflex:	ab ca. 18. – 24. SSW
Suchreflex:	ab ca. 32. SSW

> **M** Ein gesundes Neugeborenes, das nicht von Medikamenten beeinträchtigt ist, hat die Fähigkeit, Nahrung zu suchen, zu saugen und zu schlucken.

- **Suchreflex:** Lässt man das Kind in Ruhe auf dem Oberkörper der Mutter liegen, wird es die „Nahrungsquelle" suchen. Dabei ist es erstaunlich, wie zielgerichtet sich das Kind zur Brust hinbewegt und wie viel Kraft es dafür schon aufwenden kann. Das Kind dreht seinen Kopf suchend von einer Seite zur anderen, evtl. beginnt es zu lecken und zu schmatzen. Bei Berührung der Lippen öffnet es seinen Mund weit mit unten liegender Zunge.
- **Saugreflex:** Durch den Berührungsreiz an Zunge, Mundschleimhaut und dem Bereich zwischen weichem und hartem Gaumen wird der Saugreflex ausgelöst. Er ist 30 bis 60 min postnatal am stärksten und lässt dann für ca. 40 Stunden an Intensität nach (s. S. 536).
- **Schluckreflex:** Hat sich in der Mundhöhle Milch angesammelt, wird der Schluckreflex ausgelöst. Das Neugeborene schluckt nicht nach jedem Saugen (s. S. 536).

Mütterliche Reflexe

> **M** Die kindlichen und die mütterlichen Reflexe sind gemeinsam die Grundlage für erfolgreiches Stillen.

Brustwarzenerektionsreflex

Durch Lippenberührung und Saugen des Kindes kontrahieren sich die Muskeln um die Mamille und richten sich auf. Somit kann das Kind die Brustwarze besser fassen und trinken. Thermische und mechanische Reize (Kälte, Reiben an der Brustwarze) haben den gleichen Effekt, bei Flachwarzen sind sie hilfreich vor dem Anlegen des Kindes.

Milchbildungsreflex (Prolaktinreflex)

Prokaltin wird hauptsächlich im HVL gebildet, andere Syntheseorte sind die Dezidua und das Endomyometrium. Im Gegensatz zum Oxytocin gibt es für das Prolaktin **kein** hypothalamisches Releasinghormon (Rabe et al. 2010). Folgende Faktoren können u. a. die Prolaktinausschüttung steigern:

- das Saugen des Kindes an der Brust und mechanische Manipulation
- Entzündungen im Brustbereich
- Geschlechtsverkehr
- körperliche Belastung
- Endorphine

Der afferente (zuführende) Schenkel dieses Reflexes verläuft von der Mamille, die mit vielen sensiblen Nervenendigungen ausgestattet ist, über Spinalnerven zum Hypophysenvorderlappen, wo das Prolaktin produziert wird. Der Saugreiz des Kindes stimuliert die Ausschüttung des Hormons, das über die Blutbahn zu den milchbildenden Zellen in den Alveolen der Brust kommt und dort die Milch synthetisiert. Aus diesem Kreislauf ergibt sich die folgende Konsequenz:

M Je öfter das Kind an der Brust saugt, desto mehr Prolaktin wird ausgeschüttet, und desto mehr Milch wird produziert. Die Nachfrage regelt das Angebot.

Wenn das Kind zwischendurch Flaschennahrung bekommt, saugt es weniger häufig an der Brust. Folglich wird weniger Prolaktin ausgeschüttet und weniger Milch produziert.

Erwiesen ist, dass sich der **Prolaktinspiegel im Serum** verdoppelt, wenn das Kind bei einer Mahlzeit an beiden Brüsten saugt. Auch körperliche Nähe des Kindes (Sehen, Hören, Fühlen, Riechen) steigert die Prolaktinsekretion. Mütter mit Rooming-in haben mehr und früher Milch als Frauen, die von ihren Kindern getrennt sind. Stress, Ärger und Ängste wiederum bewirken eine Senkung des Prolaktinspiegels: Katecholamine (Stresshormone, z. B. Adrenalin, gefäßverengende Wirkung) hemmen die Prolaktinausschüttung (Abb. 50-11).

M Vereinfacht kann man sagen, dass eine positive seelische und körperliche Verfassung einer stillenden Frau den Milchfluss fördern und umgekehrt eine negative Verfassung die Laktation hemmen kann. Dies gilt gleichermaßen für den Prolaktin- und den Oxytocinreflex.

Milchflussreflex (Oxytocinreflex)

Synonyme: Let-Down-Reflex, milk-ejection-reflex, Milchspendereflex. Dieser Stillreflex ist vom Saugen des Kindes und als psychosomatischer Reflex in hohem Maße von der seelischen Verfassung der Mutter abhängig. Der Hypothalamus wird durch den Saugreiz stimuliert und regt den HHL zur **Oxytocinausschüttung** an. Das Oxytocin erreicht über die Blutbahn die Myoepithelien im Brustdrüsengewebe und bewirkt durch Muskelkontraktion den Transport der Milch (= Laktokinese).

Das Kind trinkt zuerst die Hauptmilchgänge leer und würde ohne den Milchflussreflex (MFR) nur ca. 10 ml Milch erhalten. Abhängig von der Dauer einer Stillmahlzeit wird Oxytocin im Durchschnitt 2- bis 4-mal ausgeschüttet.

Zwischen der Auslösung des Prolaktinreflexes und des MFR liegen etwa eine bis 3 min. Funktioniert der Reflex gut, so beginnt die Milch schon zu laufen, wenn die Mutter das Kind sieht, hört oder fühlt. Manchmal bekommt das Kind Probleme mit der

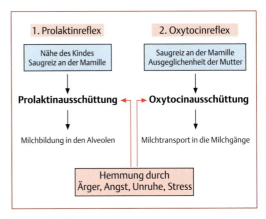

Abb. 50-11 Stillreflexe: fördernde und hemmende Faktoren bei der Laktation.

Milchmenge, die ihm buchstäblich in den Mund spritzt, und es kann sich verschlucken. Viele Frauen spüren ein Ziehen in der Brust, andere bemerken den MFR gar nicht.

Der **Milchflussreflex** ist **störanfällig**. Besonders Erstgebärende benötigen hier die Unterstützung von Hebamme, Kinderkrankenschwester oder Krankenschwester und Familie. Unsicherheit, Schmerz, Angst, Ärger und Trauer sind nur einige Hemmfaktoren. Es ist die Aufgabe des medizinischen Personals, durch Hilfestellung und Beratung die Psyche der Mutter zu festigen. Von besonderer Bedeutung ist, dass alle Beratenden die gleiche Meinung und Auffassung vertreten und von denselben Grundlagen ausgehen können. Fortbildung zur Stillförderung ist dringend nötig. Viele unterschiedliche Meinungen verunsichern die Wöchnerin und beeinträchtigen die Laktation.

Ein nur **schwach ausgeprägter MFR** kann von der Mutter durch **Training** verbessert werden, z. B. durch eingespielte Abläufe wie ein Glas Saft hinstellen, das gleiche Kissen im Sessel, Musik, die gleichen Worte zum Kind sprechen oder Ähnliches.

Eine **Blockierung des MFR** (z. B. durch das Stresshormon Adrenalin) kann zu einem Milchstau und unbehandelt zu einer Mastitis führen (s. S. 546, 549).

50.5 Erstes Anlegen
Christine Geist

Der ungestörte Hautkontakt von Mutter und Kind direkt nach der Geburt über 1–2 Std. ist für beide gleichermaßen wünschenswert. Die Mutter wird in ihren Fähigkeiten, ein Kind zu ernähren, gestärkt, das Kind bekommt die nötige Körperwärme und die Möglichkeit, den Zeitpunkt der ersten Nahrungsaufnahme selbst zu bestimmen. Es wird nach einer Erholungsphase von etwa 20 min. p. p. beginnen, nach der Brust zu suchen.

> **M** Da der Saugreflex des Kindes in den ersten 30–60 min. p. n. am stärksten ausgeprägt ist, sollte die Hebamme diese Zeit nutzen und die Mütter beim Anlegen unterstützen.

Außerdem werden in dieser frühen Phase die Prolaktinrezeptoren, die die Milchbildung regulieren, gebildet. Manche Frauen sind zu erschöpft, die meisten sind jedoch fähig zu stillen und tun dies gerne. Fällt der Hebamme eine ablehnende Haltung auf, sollte sie nach den Gründen suchen und über die Vorzüge des Stillens informieren. Bleibt die Mutter nach der Beratung bei der Ablehnung des Stillens, muss die Einstellung akzeptiert werden.

Beim ersten Stillen im Kreißsaal sollte die Mutter liegen, um den Beckenboden weniger zu belasten, auch kann eine evtl. Dammnaht beim Sitzen Schmerzen bereiten. Das Wichtigste beim Stillen ist eine **bequeme, unverkrampfte Haltung von Mutter und Kind.** Beide liegen Bauch an Bauch auf der Seite, der Mund des Kindes in Brustwarzenhöhe. Die Mutter zieht das Kind nahe an die Brust, wartet bis es den Mund öffnet und „sucht". Das Kind braucht Zeit, bis es die Brustwarze richtig im Mund hat und zu saugen beginnt. Zu viele Manipulation durch die Mutter oder Hebamme (streicheln, Kopf berühren) irritieren das Neugeborene, es hat dann Schwierigkeiten, richtig „anzudocken". Ist das Kind optimal angelegt, muss die Nase nicht freigehalten werden (s. S. 535).

Einwände der Mutter, z. B. „Da kommt noch keine Milch", können im Gespräch erklärend beseitigt werden (Bedeutung des Stillens s. S. 532).

> **M** Beim ersten Anlegen geht es nicht nur um die Nahrungsaufnahme, sondern vielmehr um die Auslösung der Stillreflexe durch das Saugen des Kindes an der Brust und um das Bonding zwischen Mutter und Kind.

Beratung der Mutter

- Die Brust sollte einmal am Tag (nicht vor jedem Stillen) mit lauwarmem Wasser ohne Seifenzusätze gewaschen werden.
- Nach dem Stillen können Muttermilch und kindlicher Speichel an der Brustwarze trocknen, da beides Immunglobuline enthält und der Milchzucker entzündungshemmend wirkt.
- Die Stilleinlagen (Zellstoff, Baumwolle, Wolle, Seide) müssen immer trocken sein. Sie werden gewechselt, sobald sie feucht sind, Zellstoff und Baumwolle spätestens nach jedem Anlegen.
- Zum Befestigen der Einlagen genügt ein Bustier oder BH. Bei großen, schweren Brüsten ist ein Still-BH sinnvoller, da er besser stützt. Er sollte aus Baumwolle und kochfest sein und zwei Nummern größer als normal gekauft werden.

> **M** Frühes, häufiges und nächtliches Anlegen ist die Voraussetzung für eine lange Stillphase.

50.6 Muttermilch
Christine Geist

In den letzten Jahren haben sich viele Wissenschaftler mit der Muttermilch und dem Stillen beschäftigt. So international und unterschiedlich die Studien sind – alle berichten über die gesundheitsfördernde Ernährung durch Muttermilch. Einige Studieninhalte sind:

SIDS (Sudden infant death syndrome) tritt bei gestillten Kinder signifikant seltener auf als bei Flaschenkindern (Hauck, F., Virginia University. www.virginia.edu).

Stilldauer: Kinder, die über drei Monate gestillt werden, erkranken seltener an Atemwegsinfektionen und kindlichem Asthma (Karmaus et al. 2008).

Gewicht: Gestillte Kinder werden später seltener übergewichtig als Flaschenkinder (Baird et al. 2008 [8]).

Schnuller: Gestillte Kinder benötigen weniger Schnuller, Sauger oder die Finger zur Befriedigung ihres Saugbedürfnisses (Moimaz 2008).

Mütterliche Gewichtsabnahme: Durch das Stillen wird der Stoffwechsel intensiviert, die in der Schwangerschaft entstandenen Fettdepots werden abgebaut (Stuebe, Rich-Edwards 2008).

Tabelle 50-1 Zusammensetzung der Muttermilch im Vergleich zur Kuhmilch.
EW = Eiweiß, F = Fett, KH = Kohlenhydrate, Min. = Mineralien.

in 100 ml	EW (g)	F (g)	KH (g)	Mln. (g)	kcal.
Anfangsmilch	2,7	1,9	5,3	0,33	65
Übergangsmilch	1,6	2,8	6,5	0,24	70
reife Frauenmilch	1,2	3,5	7,0	0,21	75
Kuhmilch	3,3	3,5	4,8	0,72	66

Andere Studien hatten psychosoziale Themen und berichteten über die positiven Auswirkungen wie frühes Anlegen p. p., Hautkontakt, Rooming-in, Unterstützung durch das Klinikmanagement (s. S. 498), Stillen nach Bedarf (s. S. 538), prä- und postpartale Begleitung durch die Hebamme. Das Journal der American Academy of Pediatrics publizierte 2010 eine Studie aus den USA, deren Fazit lautet: Stillen könnte vielen Kindern das Leben retten und dem Staat helfen, Geld zu sparen.

M Muttermilch ist die optimale und normale Ernährung für das Kind, und jedes Kind bekommt die Milch, die es gerade braucht.

Die Zusammensetzung der Muttermilch ist nicht konstant, sie verändert sich:
- vom Kolostrum zur reifen Frauenmilch
- von Tag zu Tag
- während der Stillmahlzeit
- von Mahlzeit zu Mahlzeit
- sie ist wässriger im Sommer, energiereicher im Winter
- bei Krankheit der Mutter

Muttermilch wird den Phasen entsprechend (Tab. 50-1) unterschiedlich benannt:
- **Kolostrum** (Anfangsmilch, Vormilch): 1. – 3. Tag p. p.
- **transitorische Milch** (Übergangsmilch): 4. – 14. Tag p. p.
- **reife Frauenmilch:** ab dem 15. Tag p. p.

Zusammensetzung der reifen Muttermilch

Inhaltsstoffe der Muttermilch (MM) sind die Makronährstoffe Fett, Eiweiß und Kohlenhydrate und eine Vielzahl an Vitaminen, Mineralstoffen, Spurenelementen und zellulären Bestandteilen. Die sekretorischen Zellen in den Alveolen verwandeln Fett, Eiweiße und Kohlenhydrate in Milch. Diese Substanzen können auch vom mütterlichen Blutplasma stammen, sie passieren durch Diffusion oder aktiven Transport die Membran der Alveolen. Dies ist möglich, weil MM und Plasma sich zueinander isotonisch verhalten (Biancuzzo 2005).

Wasser

Muttermilch besteht zu 87 % aus Wasser, in dem die anderen Stoffe gelöst sind. Der hohe Wassergehalt löscht den Durst des Kindes, so dass das Zufüttern von Tee überflüssig ist.

Eiweiß (Proteine)

Reife Frauenmilch enthält etwa 1,2 % Eiweiß (EW), aufgeteilt in Nahrungseiweiß (alpha-Laktalbumin und Kasein) und andere Proteine (sog. Imprägnierende Substanzen, z. B. Immunglobuline, Laktoferrin etc.). Die Proteine der Muttermilch werden fast vollständig resorbiert, d. h. die unreifen Nieren des Kindes werden nicht belastet. Das Verhältnis von alpha-Laktalbumin zu Kasein beträgt 65 : 35 %. Kasein ist ein Molkeeiweiß, es gerinnt schnell im sauren Magenmilieu und ist schwerer verdaulich als alpha-Laktalbumin. Bei der Kuhmilch ist das Verhältnis beta-Laktalbumin : Kasein = 20 : 80 %. Hieraus erklärt sich u. a. die schlechtere Verträglichkeit.

Ein gesundes, reifes Neugeborenes hat in den ersten Tagen die Fähigkeit, ganze Eiweiß-Moleküle durch die Dünndarmschleimhaut aufzunehmen. Diese Fähigkeit geht später verloren. Gibt man in den ersten Tagen p. p. Kuhmilchnahrung, so besteht die Gefahr einer **Sensibilisierung auf Fremdeiweiß.** Die Sensibilisierungsneigung wird durch das Füttern von Hydrolysaten (in einem besonderen Verfahren industriell hergestellte Säuglingsnahrung aus Kuhmilch) verringert (s. S. 714).

Fett

Das Neugeborene erhält pro Tag und Kilogramm Körpergewicht ca. 5 g Fett durch die Muttermilch (MM) und deckt damit zu 50 % seinen Energiebedarf. Fett hat verschiedene **Aufgaben**:
- Transport von fettlöslichen Vitaminen (A, D, E, K)
- essentiell für die Gehirnentwicklung
- Fett ist die Vorstufe von Prostaglandin und anderen Hormonen
- Essenziell für alle Zellmembrane des Körpers
- Energielieferant, ca. 50 % des Gesamtkaloriengehalts.

Der Fettanteil in der MM verändert sich im Tagesablauf: nachmittags und in den frühen Abendstunden ist der Gehalt am größten, während er in der Nacht besonders niedrig ist (Biancuzzo 2005). MM-Fett besteht hauptsächlich aus Triglyzeriden. Wichtige Bestandteile sind außerdem Cholesterin, langkettige ungesättigte Fettsäuren, Linolsäure und alpha-Linolensäure. Die besondere Struktur der Triglyzeride in der Muttermilch begünstigt die Fettresorption (90 %), während Kuhmilchfett nur zu 70 % resorbiert wird. MM enthält auch eine hohe Konzentration von fettspaltenden Enzymen und Lipasen. Die Fettverdauung ist somit optimal, das Kind benötigt für Muttermilch 2 Std., für Kuhmilch dagegen 4 Std. Verdauungszeit.

Die Annahme, dass die Vordermilch besonders wasserreich – somit als Durstlöscher fungiert – und die Hintermilch besonders fettreich ist – zur Sättigung des Kindes –, ist von Ramsay et al. (2005) widerlegt worden. Der Fettgehalt nimmt zwar im Laufe einer Mahlzeit zu, aber es gibt keine klare Trennung zwischen Vorder- und Hintermilch (Both 2006). Dies bestätigt die Erfahrung aus der Praxis, wo manche Kinder schon nach wenigen Minuten satt und zufrieden sind.

Kohlenhydrate

Laktose (Milchzucker) ist das wichtigste Kohlenhydrat (KH) der Muttermilch. Außerdem gibt es noch ca. 130 andere Zuckersorten, die jedoch eine untergeordnete Rolle spielen. Laktose fördert im Dickdarm das Wachstum von **Laktobazillen,** die die Vermehrung pathogener (krankmachender) Keime verhindern. Dies ist ein wesentlicher Grund dafür, weshalb muttermilchernährte Kinder weniger an Dyspepsien (schwere Durchfälle) erkranken.

Das Enzym **Laktase** baut Laktose zu Galaktose und Glukose ab und stellt damit die kontinuierliche Energieversorgung (40 % der Gesamtkalorien) für das Wachstum des Kindes zur Verfügung.

Mineralien, Spurenelemente und Vitamine

Sie sind in notwendiger Konzentration vorhanden und werden vom Kind optimal resorbiert. Diskutiert wird jedoch über die Zufuhr von Vitamin K und D (s. S. 670).

Schutzfaktoren der Muttermilch

Man unterscheidet eine spezifische und unspezifische Immunität. Bei der **spezifischen Abwehr** werden bestimmte pathogene Keime auf eine bestimmte Art unschädlich gemacht. Bei der **unspezifischen Abwehr** stürzt sich eine große Zahl von Immunzellen auf fremde Keime.

Das **Kolostrum,** die erste Muttermilch, ist wegen ihres hohen Schutzstoffgehaltes besonders wertvoll. Neben allen anderen wichtigen Gründen zum Stillen (s. S. 532) sind es gerade diese Schutzstoffe, die die Muttermilch einzigartig machen.

Die Konzentration der Schutzstoffe nimmt im Laufe der Zeit rasch ab. In reifer Frauenmilch befinden sich noch etwa 5 bis 19 % der ursprünglichen Menge. Da das Kind jetzt aber mehr Milch trinkt, nimmt es weiter genügend Antikörper zu sich. Nach 2 bis 3 Monaten p. n. bildet das Kind selbst Schutzstoffe, profitiert aber weiterhin von den Antikörpern der Mutter. Die Schutzfaktoren der Muttermilch werden durch den Verdauungsprozess nicht zerstört.

Auch in der Kuhmilch sind Schutzstoffe, die aber artspezifisch nur beim Kalb, nicht beim Menschen wirken.

IgA (Immunglobulin der Gruppe A) ist nicht plazentagängig und deshalb nur bei gestillten Kindern im Stuhl nachweisbar. IgA ist zu 80 % für die immunologische Abwehr zuständig und macht 50 % des Gesamteiweißes in der Muttermilch aus. Es wirkt hauptsächlich als sekretorisches IgA in Sekreten des Verdauungstraktes, im Urinaltrakt, in den Atemwegen und ist in Nasensekret und Tränenflüssigkeit vorhanden. Seine Hauptaufgabe ist die Bindung von Mikroorganismen an der Oberfläche von Schleimhäuten. Die IgA-Konzentration der MM sinkt mit der steigenden Fähigkeit des Kindes, eigenes sekretorisches IgA zu bilden (etwa ab dem 2. Lebensmonat).

IgD ist in der Muttermilch vorhanden, seine Wirkung ist noch unbekannt.

IgE kommt im Serum und in Sekreten vor. Untersuchungen haben gezeigt, dass bei einem erhöhten IgE-Titer im Nabelschnurblut eine erhöhte Allergiedisposition wahrscheinlich ist. In der MM hat das sekretorische IgE ähnliche Bedeutung wie das sekretorische IgA.

Da **IgG** plazentagängig ist, hat ein reifes Neugeborenes bei der Geburt den gleichen IgG-Titer wie die Mutter (Nestschutz). In der MM ist es nur in geringer Menge vorhanden, es wirkt infektionsverhütend lokal begrenzt im Darm.

IgM ist als Antikörper zur Abwehr wichtig, wird vorwiegend vom Organismus selbst gebildet und ist systemisch wirksam. Ein erhöhter IgM-Titer wird als Hinweis auf eine intrauterine oder perinatal erworbene Infektion des Kindes gewertet. Mit der MM gelangen relativ geringe IgM-Mengen in den kindlichen Darm. Dort wirken sie wie das IgG als lokaler Schutz.

Leukozyten (weiße Blutkörperchen) sind in der Muttermilch in großer Zahl vorhanden: bis 3 Mill. Leukozyten in 1 ml Kolostrum, später etwas weniger (Przyrembel 2005). Mit anderen Abwehrstoffen stellen die Leukozyten (Granulozyten, Makrophagen und Lymphozyten) einen wirksamen Schutz gegen das Eindringen von Fremdstoffen in die Schleimhäute dar. Ein Teil der B-Lymphozyten (Plasmazellen) bildet Immunglobulin.

Lysozym ist ein biologisch hochaktives Protein, säure- und thermostabil und Teil der unspezifischen Schutzfaktoren. Es ist in vielen Körperflüssigkeiten und -zellen vorhanden, besonders reichlich in der Muttermilch. Es zerstört Zellwände von Bakterien, schützt vor Viren, fördert das Wachstum von Milchsäurebakterien im Darm und hat eine entzündungshemmende Wirkung. Bildungsort sind Makrophagen der Muttermilch, die Konzentration ist 3000-mal höher als in der Kuhmilch.

Laktoferrin ist ein Glykoprotein und gehört zu den unspezifischen Schutzfaktoren. Bildungsort sind Epithelzellen, Granulozyten und Monozyten-Makrophagen. Laktoferrin kommt in vielen Körperflüssigkeiten vor, z. B. in der Muttermilch, Tränen, Speichel und Sperma. Es hat einen bakteriostatischen Effekt, d. h., es hemmt die Vermehrung vorhandener Bakterien. Laktoferrin entzieht den Bakterien Eisen, es findet kein Stoffwechsel statt und somit auch keine Vermehrung (= Bakteriostase).

Laktoferrin ist hauptsächlich gegen Staphylokokken, Streptokokken, Candida albicans und Escherichia coli wirksam. Es ist säurestabil und passiert den Magen unverdaut.

Seine Wirksamkeit hängt stark von der **Eisensättigung** des Körpers ab, mit zunehmender Eisenzufuhr geht der antibakterielle Effekt verloren. Deshalb sollte man gesunden gestillten Kindern in den ersten 6 Lebensmonaten kein Eisen in Form von Obst, Gemüse oder Medikamenten zuführen.

Das Zusammenwirken von sekretorischem IgA, Lysozym und Laktoferrin erhöht die Schutzfunktion enorm.

Lactobacillus bifidus ist ein physiologischer Keim, der sich in 3 bis 4 Tagen bei gestillten Kindern in der Darmflora entwickelt und dominiert. Zum Wachstum benötigt er Substanzen, die in der Muttermilch, jedoch nicht in der Kuhmilch zu finden sind. Er produziert große Mengen Essig- und Milchsäure, die ein saures Milieu im Darm hervorrufen, ca. pH 5. Bei anderer Nahrung liegt der pH-Wert im Darm bei 6 bis 8. Das saure Milieu im Darm eines gestillten Kindes unterdrückt das Wachstum von Bakterien wie E. coli, Pseudomonas, Klebsiellen und anderen Keimen. Die Infektionsgefahr ist für muttermilchernährte Kinder damit wesentlich geringer.

Zusammensetzung der **Muttermilch bei einer Frühgeburt** (**Preterm-Milch**): Obwohl Preterm-Muttermilch den Bedürfnissen des unreif geborenen Kindes angepasst ist (Fett, Eiweiß, Kohlenhydrate, Immunglobuline, besonders sIgA, Lysozym und Laktoferrin), wird sie mit einem Fortifier ergänzt (fortifier = frz. stärken, kräftigen, hier bedeutet es Zusatz). Zugesetzt werden z. B. Eiweiß, Kohlenhydrate, Mineralien (s. S. 532). Tab. 50-2 zeigt die Zusammensetzung der Preterm-Milch nach 3, 7 und 28 Tagen postnatal.

Tabelle 50-2 Zusammensetzung der Preterm-Muttermilch am 3., 7. und 28 Tag p. p. (Modifiziert nach Biancuzzo).

Nährstoffe in 100 ml		Preterm 3 Tage p.p	Preterm 7 Tage p. p.	Preterm 28 Tage p. p.
Fett	g	1,6	3,8	7,0
Eiweiß	g	3,2	2,4	1,8
Kohlenhydrat	g	6,0	6,1	7,0

50.7 Die Bedeutung des Stillens

Jule Friedrich

Seit Menschengedenken ist Stillen das erfolgreichste Mittel, um das Überleben und die Bedürfnisse des Säuglings zu sichern. Dennoch war und ist das Stillen zahlreichen **sozialen, religiösen und medizinischen Einflüssen** unterworfen. So durften Neugeborene im Mittelalter erst nach der Taufe das erste Mal an der Brust saugen, weil man fürchtete, dass das Kind die „Sünden" der Mutter mit aufnehmen würde. Es gab Tierammen, Ziegen oder Esel, wenn die Mutter nicht selbst stillen wollte oder konnte und keine menschliche Amme zur Verfügung stand. Im 18. Jahrhundert war das Ammenwesen vor allem in Frankreich so weit verbreitet, dass nur noch wenige Kinder der Ober- und Mittelschicht von der eigenen Mutter genährt wurden. Um 1900 gab es in Berlin noch etwa 1000 Ammen (Brockmann 1982).

Mit der Entwicklung **künstlicher Säuglingsnahrung** gegen Ende des vorletzten Jahrhunderts nahm die Stillhäufigkeit rapide ab, obwohl auch damals wie in den Jahrhunderten zuvor der Wert der Muttermilch bekannt war und nicht gestillte Kinder doppelt so häufig starben wie gestillte. Die Existenz der Flaschennahrung ist aber nicht die einzige Ursache für den Rückgang des Stillens hierzulande. Die mit der Institutionalisierung der Geburtshilfe einhergegangene Trennung von Mutter und Neugeborenem sowie das Stillen in regelmäßigen Zeitabständen haben dazu ebenfalls beigetragen.

Aggressive Vermarktungsstrategien der Babynahrungsmittelhersteller führten in den nicht industrialisierten Ländern zur Substitution von Muttermilch durch Ersatznahrung und damit zu einer so hohen Säuglingssterblichkeit, dass die Weltgesundheitsorganisation (WHO) 1981 den „**Internationalen Kodex zur Vermarktung von Muttermilchersatzprodukten**" verabschiedete, der den Herstellern vor allem Werbung für Kunstmilch und Geschenke für Mütter und Gesundheitspersonal verbietet. Deutschland hat diesen Kodex nicht gesetzlich verankert, musste aber eine abgeschwächte EU-Richtlinie umsetzen: Seit 1994 gibt es das **Säuglingsnahrungswerbegesetz** (SNWG), das einen Kompromiss zwischen der Industrie und den Forderungen der stillfördernden Organisationen darstellt. Leider wird dieses Gesetz vielfach übertreten, ohne dass es rechtlich geahndet wird. Seit 2005 ist das SNWG in der Diätverordnung versteckt.

Inzwischen wurde auf europäischer Ebene die gesundheitspolitische Bedeutung des Stillens erkannt und mündete 2004 in der Veröffentlichung „Schutz, Förderung und Unterstützung des Stillens in Europa: Ein Aktionsplan (www.stillen.org/docs/blueprint-de.pdf). Darin wird beschrieben, wie durch unzureichende Stillförderung die nationalen Gesundheitskosten steigen und welche Strategien auf lokaler, regionaler und nationaler Ebene sowohl in der Ausbildung, durch das Setzen von Standards, durch Monitoring und Forschung notwendig sind, damit die Frauen eine befriedigende und lange Stillzeit erleben und das Gesundheitspersonal durch verbesserte Qualifikation eine größere Arbeitszufriedenheit erlangt. Die Berufsverbände sind aufgefordert, Empfehlungen für ihre Mitglieder zu erarbeiten. Der Deutsche Hebammenverband (DHV) hat die „Empfehlungen zur Stillbegleitung durch Hebammen" herausgegeben (2. Aufl. 2009). Die DHV – Broschüre „Stillen – Der beste Start ins Leben" beschreibt in knapper, aber umfassender Form alles Wichtige zum Stillen für die Frauen (8. Auflage 2011).

Die evidenzbasierten „Empfehlungen für die Europäische Union: Ernährung von Säuglingen und Kleinkindern" sollen dazu dienen, das Gesundheitspersonal mit einheitlichen Richtlinien vertraut zu machen, auch um ein Arbeiten in anderen Ländern zu ermöglichen. Neben dem Stillen werden die Einführung der Beikost und die Stillförderung bei Frühgeborenen beschrieben. Die Empfehlungen sind als Sonderdruck von der Deutschen Hebammen Zeitschrift herausgegeben worden (DHZ 2008).

Die Bedeutung des Stillens

M Die Bedeutung des Stillens hat vielfältige Aspekte:
- gesundheitliche
- ernährungsphysiologische
- entwicklungspsychologische
- immunologische
- antiallergische
- kontrazeptive
- ökonomische
- ökologische.

Diese Bedeutung des Stillens ist in zahlreichen Studien in den letzten Jahren erforscht worden, die in wissenschaftlicher Literatur und Ratgebern veröffentlicht wurde (Ip 2007). Das Wissen um die Bedeutung des Stillens führt jedoch nicht dazu, dass Säuglinge 6 Monate ausschließlich gestillt werden, wie es von der WHO und vielen anderen empfohlen wird (WHO 2007). Nach der bayerischen Stillstudie von 2006 stillen nur ca. 20 % der Frauen ihre Kinder mit sechs Monaten noch ausschließlich (Kohlhuber 2008).

M Durch Aufklärungsarbeit in Geburtsvorbereitungskursen, durch Unterstützung des ersten Stillens im Kreißsaal, eine ganzheitliche Betreuung auf den Wochenstationen sowie in der häuslichen Wochenbettbetreuung können Hebammen einen wichtigen Beitrag zur Stillförderung leisten.
Die durch die Hebammengebührenverordnung mögliche Stillberatung nach der 8. Woche sollte jeder Wöchnerin von der betreuenden Hebamme angeboten werden, um langfristiges Stillen zu unterstützen.

Stillen ist eine Kombination aus **Instinkten, Reflexen** und **Lernen**. Es ist wie tanzen lernen: wichtig sind Körperkontakt, die Liebe zueinander und den gemeinsamen Rhythmus finden. Am Anfang sind beide manchmal noch unbeholfen, doch wenn sie die Schritte können, werden sie eine Einheit.

Eine solche Einheit (Symbiose) während des Stillens zu erleben, ist für Mutter und Kind gleichermaßen befriedigend. Dabei muss jedes Mutter-Kind-Paar eine **individuelle Stillbeziehung** entwickeln. Die Frau gibt dem Kind die bestmögliche Nahrung, fühlt sich ihm nah und verbunden und erlebt dabei ihre Fähigkeit, unmittelbar die Bedürfnisse des Säuglings zu befriedigen. Sie fühlt sich kompetent und potent, wenn ihr Nachwuchs wächst und gedeiht und mit einem Ausdruck satter Zufriedenheit von der Brust „abfällt". Endorphine, die beim Stillen ausgeschüttet werden, bewirken eine psychische Ausgeglichenheit, die das Familienleben positiv beeinflusst.

Das Zustandekommen einer erfolgreichen Stillbeziehung ist von vielen **psychischen und äußeren Faktoren** abhängig und damit auch anfällig für Störungen. Auf die Disposition, die eine Frau zum Stillen mitbringt, hat das Betreuungspersonal keinen Einfluss.
- Welche Vorstellungen verbindet sie mit ihrer Rolle als Frau und Mutter?
- Hat sie Selbstvertrauen in die Fähigkeiten ihres Körpers, ihr Kind nicht nur in der Schwangerschaft, sondern auch nach der Geburt zu ernähren?
- Welche positiven oder negativen Vorbilder in ihrer nächsten familiären und sozialen Umgebung haben sie geprägt?
- Welches Körperbild hat die Frau? Hat sie Angst, dass sich durch das Stillen die Brust verändert?
- Ist sie fähig, mit dem Kind eine so enge Bindung einzugehen, wie sie beim Stillen entsteht?
- Wie waren vorangegangene Stillerfahrungen?

Sensibilität, Beobachtungsvermögen und **Gesprächsbereitschaft** seitens des Personals sind nötig, um Hindernisse zu erkennen, die manchmal trotz großer Anstrengungen und verbalem Stillwillen zum Scheitern führen.

M Das Verhalten und die positive Einstellung des medizinischen Personals sowie der sozialen Umgebung der Frau (vorrangig Kindsvater und Großeltern) ist entscheidend für den **Stillerfolg**.

Dazu gehören:
- die Förderung des ununterbrochenen Hautkontakts bis zum ersten Anlegen
- die Möglichkeit und Befürwortung von 24-Stunden-Rooming-in
- die übereinstimmende Beratung und Hilfestellung des gesamten Klinikpersonals (insbesondere bei Stillkrisen)
- eine gute emotionale und praktische Unterstützung in der Wochenbettzeit und darüber hinaus.

Wenn die Bedingungen in den ersten Stunden und Tagen für das Stillen förderlich sind, kann auch eine ambivalent eingestellte Frau anfängliche Schwierigkeiten überwinden.

Ein Kind, das ein halbes Jahr ausschließlich gestillt wird, hat in dieser Zeit etwa 400–600 Stunden Hautkontakt mit der Mutter. Damit wird die **Mutter-Kind-Bindung** gefördert, die so außerordentlich wichtig ist für die Entwicklung von Urvertrauen und

Sicherheit. Die oralen Bedürfnisse des Kindes werden durch das Stillen ebenso befriedigt wie das Bedürfnis der Mutter, ihrem Kind Zärtlichkeit und körperliche Wärme zu geben.

Neben dieser entwicklungspsychologischen Bedeutung hat Stillen auch **gesundheitsfördernde** und **prophylaktische** Wirkungen (Ip 2007).

Bedeutung des Stillens für die Mutter

Stillen ist billig und praktisch. Die Milch ist jederzeit in richtiger Zusammensetzung und Temperatur verfügbar.

- Durch das Saugen wird Oxytocin ausgeschüttet (s. S. 527), regelmäßiges Stillen begünstigt die Uterusinvolution.
- Das Risiko, an Brustkrebs zu erkranken, reduziert sich mit jedem Monat, den eine Frau stillt.
- Seltenere Ovarialkrebsraten werden bei länger stillenden Frauen ebenfalls beschrieben.
- Stillende Frauen erkranken seltener an Typ-II-Diabetes.
- Nicht-Stillen erhöht das Risiko für eine Wochenbettdepression.

Bedeutung des Stillens für das Kind

- Gestillte Kinder werden deutlich **seltener krank**. Schon in den ersten Tagen zeigt sich dies in Bezug auf den Neugeborenenikterus. Das Kolostrum hat eine stark abführende Wirkung, dadurch wird Mekonium und mit ihm Bilirubin schneller ausgeschieden. (Erhält das Kind zusätzlich Tee oder Glukoselösung, wird der Bedarf an Vormilch eingeschränkt und damit die Darmtätigkeit. Das nachgeburtlich anfallende Bilirubin wird langsamer ausgeschieden, und es besteht die Gefahr der Rückresorption.)
- Mittelohrentzündungen, Darm- und Atemwegsinfektionen treten bei gestillten Kindern signifikant seltener auf. Der Infektionsschutz der Muttermilch hält über die Stillzeit hinaus an.
- Die Risiken für Übergewicht, kindliche Leukämie, Diabetes Typ I und II, den plötzlichen Säuglingstod und die nekrotisierende Enterokolitis sind für nichtgestillte Kinder deutlich erhöht.
- Das Saugen an der Brust ist ein differenzierter Vorgang, der sich positiv auf die **Kieferentwicklung** und Zahnstellung auswirkt.
- Das IgA (s. S. 530), das den Magen ungespalten passiert und die kindliche Darmwand auskleidet, hat 2 Aufgaben: **Infektabwehr** und **Allergieprophylaxe**.
- Während der Schwangerschaft wandern Lymphozyten (weiße Blutzellen, die im mütterlichen Darm Abwehrstoffe gegen Krankheitserreger gebildet haben) in die Brustdrüse und gehen, zusammen mit Makrophagen (Fresszellen), in die Milch über.
- Die erhebliche Zunahme von Allergien macht eine genaue Anamnese in der Schwangerschaft erforderlich. Ausschließliches Stillen, ohne jede Zufütterung, auch ohne Tee, in den ersten 4 Monaten, schützt Kinder aus Atopikerfamilien (Atopie, gr. Ungewöhnlichkeit, Überempfindlichkeit). Dies ist zwar keine Garantie, aber der größtmögliche Schutz vor einer allergischen Erkrankung des Kindes. Ausschließliches Stillen über den 4. Monat hinaus ist aus vielen anderen Gründen empfehlenswert.
- Die langkettigen ungesättigten Fettsäuren in der Muttermilch haben einen positiven Einfluss auf die **neurologische Entwicklung**, besonders bei Frühgeborenen.
- Die Bedeutung des Stillens für die **Umwelt** liegt in der Vermeidung von Abfall und Energieverbrauch.

50.8 Korrektes Anlegen und Stillpositionen

Jule Friedrich

> Korrektes Anlegen und die richtige Stillposition spielen eine wichtige Rolle, um das Stillen erfolgreich zu beginnen, aufrechtzuerhalten und wunde Brustwarzen zu vermeiden.

Ein gesundes Neugeborenes kennt die richtige Saugtechnik, wenn es nach der Geburt ungestört mindestens eine Stunde ununterbrochen nackt auf dem Bauch der Mutter liegen kann, bis es bei den ersten Suchreflexen entweder von selbst die Brust findet oder beim Anlegen unterstützt wird. Die U1 kann auf dem Bauch der Mutter erfolgen. Wiegen und Messen sollte erst nach dem ersten Stillen stattfinden. Absaugen von Mund und Nase verändert das kindliche Verhalten und kann zu einem gestörten Saugverhalten führen. Es sollte daher nicht routinemäßig durchgeführt werden.

Korrektes Anlegen und Stillpositionen

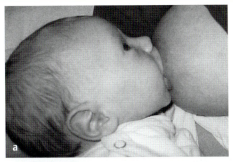

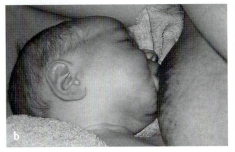

Abb. 50-12
a richtig: Das Kind umfasst mit den Lippen den Warzenhof.
b falsch: Das Kind hat nur die Brustwarze im Mund zwischen den harten Zahnleisten. Es drückt die Milchkanäle zu, die Brustwarze wird beschädigt.

Grundregeln für das Anlegen in jeder Stillposition

- Eine **bequeme Haltung**, unterstützt von Kissen, fördert die Entspannung und verhindert, dass das Kind von der Brustwarze abrutscht.
- Das **kindliche Köpfchen** so halten, dass die Finger geschlossen am Hinterkopf liegen und nicht das Gesicht und der Nacken berührt werden, da dies den Suchreflex stören kann.
- Den **Körper des Kindes** der Mutter voll zuwenden (bei den meisten Stillpositionen Bauch an Bauch), Ohr, Schulter und Hüfte sollen eine Linie bilden. Ein zur Seite gedrehter Kopf oder ein abgewinkelter Hals erschweren das Schlucken.
- Das **Baby zur Brust bringen**, nicht die Brust zum Baby, da die Brust „angewachsen" ist.
- Mit der Brustwarze die **Mundregion des Babys** streicheln und warten, bis es den Mund **weit** aufmacht. Dann mit einer schnellen Armbewegung das Kind an die Brust ziehen und darauf achten, dass die Brustwarze und ein guter Teil des

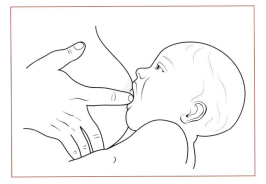

Abb. 50-13 Abnehmen des Kindes von der Brust: Das Vakuum wird mithilfe eines Fingers gelöst.

Warzenhofes (je nach Größe) in die Mundhöhle gelangen. Dabei sollte vom Warzenhof mehr oberhalb als unterhalb des Mundes zu sehen sein.
- Die Brust wird mit **4 Fingern** von unten gestützt, der Daumen liegt locker oben auf, ohne die Milchkanäle abzudrücken. Die Finger dürfen nicht zu nah am Warzenhof liegen. In der Regel bekommt das Kind so genügend Luft, falls nicht, muss der Po noch dichter an den Körper der Mutter herangezogen werden.
- Wenn das Kind richtig angelegt ist, liegt die Brustwarze am Übergang vom harten zum weichen Gaumen, die Milchgänge liegen zwischen Oberkiefer und der über dem Unterkiefer liegenden Zunge. Die Lippen stülpen sich nach außen gerollt um den Warzenhof. Das Kinn berührt die Brust und die Nase ist dicht an der Brust (Abb. 50-12 a).

Saugvorgang

Das Kind bildet im Mund ein **Vakuum**, es saugt sich richtig fest. Die Abb. 50-14 zeigt einen kompletten Saugvorgang.

Ein Saugzyklus dauert 1–1,5 Sekunden. Der „Saugvorgang" ist genauer gesagt ein **„Melkvorgang" der Zunge**. Durch den positiven Druck der Zunge gegen den Gaumen und den Druck innerhalb der Milchkanäle gelangt die Milch von der Brust zum Kind.

Die **Trinktechnik an der Flasche** ist eine andere, eher vergleichbar mit dem Saugen an einem Strohhalm. Aus diesem Grund ist es so wichtig, einem Neugeborenen in den ersten Tagen und Wochen keine Flasche oder einen Schnuller zu geben, um eine Saugverwirrung zu vermeiden. Wenn das Kind gut an der Brust saugt, verlernt es durch eine Flasche

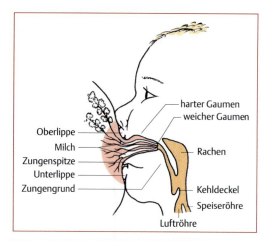

Abb. 50-14 Die Abbildungen zeigen einen kompletten Saugvorgang.

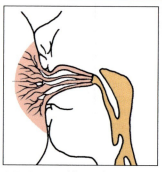

1. Die Zunge und der weiche Gaumen sind entspannt, der Nasen-Rachen-Raum ist frei zum Atmen. Die Milchgänge befinden sich innerhalb des Mundes und sind gefüllt.

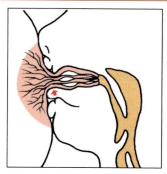

2. Die peristaltische Bewegung der Zunge beginnt an der Zungenspitze, die Milchkanäle werden durch das Anheben des Unterkiefers zusammengedrückt, und die Milch wird nach vorne in Richtung Brustwarze geschoben.

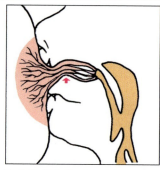

3.–4. Die Wellenbewegung der Zunge schiebt die Milch in den Milchgängen weiter in Richtung Rachen, indem die Zunge gegen den harten Gaumen drückt.

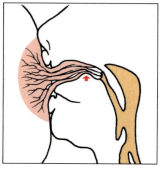

4.

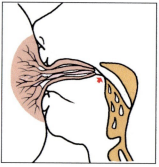

5. Wenn die Druckwelle den weichen Gaumen erreicht, ziehen sich die Hebemuskeln zusammen und schließen damit die Nasenhöhle ab. Sobald sich genügend Milch im Schlund gesammelt hat, schluckt das Kind.

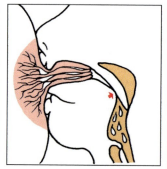

6. Am Zungengrund endet die Druckwelle. Durch das Eindrücken des Zungengrundes entsteht ein Unterdruck, gleichzeitig entspannt sich der Unterkiefer, wodurch wieder Milch in die Milchgänge nachströmt.

Korrektes Anlegen und Stillpositionen 50

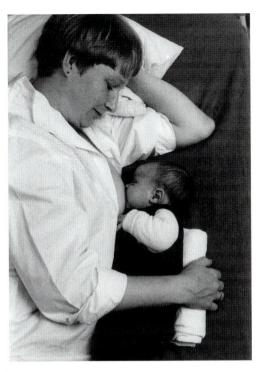

Abb. 50-15   Stillen im Liegen auf der Seite.

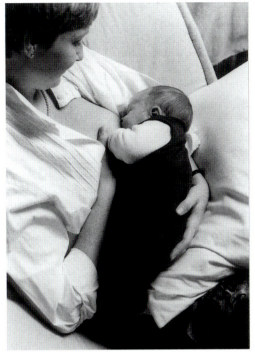

Abb. 50-16   Stillen im Sitzen (Wiegengriff).

mit abgepumpter Muttermilch zwischendurch nicht das Stillen.

Soll das Kind **von der Brust abgenommen** werden, darf die Mamille nicht einfach herausgezogen werden, sondern das Vakuum muss mithilfe eines Fingers im Mundwinkel gelöst werden (Abb. 50-13).

Die Form der **Brustwarze** ist nicht entscheidend für den Stillerfolg, sie ist nur etwa ein Drittel dessen, was das Kind im Mund hat, der größere Teil ist Brustgewebe. Wichtig ist, dass an der Brustwarze keine Reibung entsteht, die zu wunden Brustwarzen führt. Bevor die Mamillen wund werden, tun sie weh.

> M Schmerzen sind immer ein Warnsignal und zeigen der Mutter, dass ihr Kind nicht korrekt angelegt ist. Sie sollte dann das Kind von der Brust lösen und neu beginnen.

Bei längerem Saugen können **Milchbläschen auf den Lippen** des Kindes entstehen, die weißlich aussehen, dem Kind aber keine Beschwerden machen. Im Mundwinkel ist oft der Zungenrand zu sehen.

Stillpositionen

Stillen im Liegen, seitlich

In den ersten Wochenbetttagen, nachts und wenn sich die Mutter ausruhen will, ist das Stillen im Liegen zu empfehlen (Abb. 50-15). Dabei liegen Mutter und Kind auf der Seite, Bauch an Bauch, so dass der kindliche Mund auf der Höhe der Brustwarze ist. Arm und Schulter der Mutter liegen flach auf der Unterlage, nur der Kopf wird von einem Kissen gestützt. Das Kind kann mit einer Rolle im Rücken gehalten werden.

Stillen im Sitzen

Der „Wiegengriff" (Abb. 50-16) ist die übliche, auf vielen Bildern zu sehende Position. Der kindliche Kopf liegt in der Armbeuge, mehr zum Oberarm hin, die Hand stützt den Po. Das Kind ist mit dem Bauch der Mutter zugewandt und hat dadurch guten Körperkontakt. Der Arm der Mutter wird durch Kissen oder Armlehne gestützt, eine Fußbank trägt zur entspannten Haltung bei. Bei dem modifizierten Wiegengriff wird die Brust von der Hand auf der gestill-

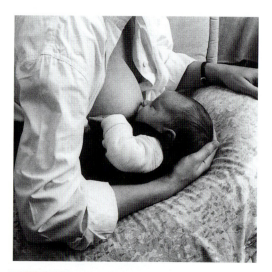

Abb. 50-17 Stillen im Sitzen mit Rückengriff (Seitenhaltung).

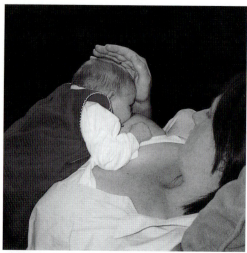

Abb. 50-18 Stillen in Rückenlage.

ten Seite gehalten und das Kind vom gegenüberliegenden Arm.

Rückengriff im Sitzen (Seitenhaltung)

Das Kind liegt an der Seite der Mutter, Hüfte an Hüfte, durch Kissen gestützt. Zum Anlegen beugt sich die Mutter vor. Saugt das Kind, kann sie sich zurücklehnen (Abb. 50-17). Diese Position ist Frauen mit großen Brüsten, nach einem Kaiserschnitt, wenn die Bauchnarbe empfindlich ist, zu empfehlen, beim Stillen von Zwillingen und um die äußeren, unteren Bereiche der Brust gut zu leeren.

> **M** Die Frau sollte die drei beschriebenen Stillpositionen sicher beherrschen und innerhalb eines Tages mit jeder Brust anwenden.

So ist gewährleistet, dass **alle Bereiche der Brust** gut geleert werden, denn der Drüsenbereich, an dem sich der Unterkiefer und die Zunge des Kindes befinden, wird immer am besten geleert. So ist sie auch in der Lage, evtl. entstandene Verhärtungen durch gezieltes Anlegen zu beheben (s. auch Kap. 51).

Stillen in Rückenlage

Direkt nach der Geburt, während der Versorgung des Dammes und in den ersten Tagen nach einer Sectio, wenn die Wöchnerin sich nicht drehen kann, liegt das Kind quer über dem Bauch, der Oberkörper der Mutter wird von Kissen gestützt leicht aufgerichtet (Abb. 50-18). Auch bei einem starken Milchspendereflex ist diese Position hilfreich, weil dann das Kind gegen die Schwerkraft trinken muss.

Stillbeobachtungsbogen

Der Stillbeobachtungsbogen (Abb. 50-19) kann ähnlich wie das APGAR-Schema zur Schulung der Beobachtung am Anfang der Betreuungstätigkeit und im praktischen Unterricht eingesetzt werden.

50.9 Stillen nach Bedarf (ad libitum)

Christine Geist

> **M** Stillen nach Bedarf betrifft hauptsächlich das Kind, aber auch die Mutter!

Das Kind trinkt nach seinem Bedarf so oft und so lange, wie es möchte. Es bestimmt somit die Stilldauer und die Stillabstände. Aber auch die Mutter hat Bedürfnisse! Bei der Information über Stillen nach Bedarf ist Folgendes zu berücksichtigen:
- In der ersten Stillwoche gilt Stillen nach Bedarf für das Kind nur bedingt.
- Ein schläfriges Kind muss auch mal geweckt werden.

			„Punkte" erfüllt	Hilfestellung u./o. Beratung gegeben	weitere Hilfe erforderlich
HALTUNG	Mutter	bequem, Schultern unten			
		Arm abgestützt			
		Brust im C-Griff			
	Kind	dicht am Körper			
		auf Höhe der Brust			
		Ohr, Schulter, Hüfte eine Linie			
SIGNALE	Mutter	nimmt Kontakt auf			
		reagiert auf Reflexe			
	Kind	Suchreflex da			
		Mund weit offen			
ANLEGEN U. BEGINN DES SAUGENS	Mutter	wartet richtigen Moment ab			
		bringt Kind zur Brust			
	Kind	Zunge unten			
		Lippen ausgestülpt			
		Kinn u. Nase berühren Brust			
MILCHÜBER-TRAGUNG	Mutter	spürt evtl. Let-Down			
		Warze schmerzlos			
	Kind	schluckt hörbar o. sichtbar			
		macht tiefe Züge			
		Wangen voll			
ENDE DER MAHLZEIT	Mutter	wartet, bis Kind loslässt			
		lässt Milch antrocknen			
	Kind	Saugintervalle werden größer			
		lässt von selbst los			
		zufriedener Eindruck			
BRUST		Warze o.B.			
		Gewebe weich(er)			

Abb. 50-19 Stillbeobachtungsbogen (J. Friedrich).

- Die volle Brust der Mutter wird durch das Kind am effektivsten entlastet, z. B. nachts oder bei der initialen Brustdrüsenschwellung.
- **Nachtmahlzeiten werden nicht begrenzt**, da sie für die Milchbildung besonders förderlich sind – die Prolaktinausschüttung ist nachts am höchsten.
- Stimulation der Brust durch das Saugen bei einem gesunden, am Termin geborenen Kind bedeutet ausreichende Milchbildung.
- Die Milchmenge hängt von der Tageszeit ab, morgens zwischen 8 Uhr und 12 Uhr wird die meiste Milch gebildet, wobei ein großer Mengenunterschied zwischen beiden Brüsten bestehen kann (Stafford 1994).

Stillen in der Neugeborenenzeit

Zahl und Dauer der Stillmahlzeiten haben eine große Spannbreite. In den ersten zwei Tagen p. n. sind häufige und meist kurze Mahlzeiten, 10- bis 15-mal in 24 h, wünschenswert und normal. Später kann eine Mahlzeit bis zu 60 min. dauern. Die Saugdauer ist abhängig von der Kraft des Kindes und von der Milchabgabe der Mutter. Wunde Brustwarzen entstehen nur, wenn das Kind nicht richtig angelegt ist (s. S. 535).

Das Neugeborene wird zunehmend wacher, die Stillintervalle verlängern sich und pendeln sich auf 8 bis 12 Mahlzeiten/24 h ein. Stillen nach Bedarf bedeutet u. a. eine schnellere Gewichtszunahme, bereits ab dem 5. bis 7. Tag p. n. kann das Neugeborene sein Geburtsgewicht wieder erreichen.

Effektives Saugen des Kindes liegt dann vor, wenn folgende Kriterien erfüllt werden:
- kein Gewichtsverlust nach dem 3. Lebenstag,
- nach dem 4. Tag postnatal kein Mekoniumabgang mehr, 6 nasse Windeln pro 24 h und dreimal Stuhlgang/24 h.
- Ein zufriedener Eindruck und Wachphasen des Neugeborenen runden das Bild ab (Abou-Dakn 2011 [3]).

> **M** Bis Mutter und Kind ihren gemeinsamen Rhythmus gefunden haben, dauert es ca. 6 bis 8 Wochen.

Bei einer Mahlzeit werden **beide Brüste** angeboten und im Wechsel (re/li, beim nächsten Mal li/re) angelegt. Damit ist die gleichmäßige Entleerung beider Brüste gewährleistet. Nach 2 bis 4 Wochen hat sich die Milchproduktion so reguliert, dass manche Kinder bereits nach der ersten Brust satt sind und die zweite Brust verweigern. Diese wird dann bei der nächsten Mahlzeit zuerst angeboten.

Tägliche Milchmenge

Die folgenden Angaben sind nur Anhaltszahlen, da die Milchmenge bei jeder Frau, abhängig vom Stillverhalten und der Parität, verschieden ist. Am 1. Tag p. p. sondert die Brustdrüse etwa 40 ml Kolostrum ab, die Menge nimmt stetig zu und erreicht ca. am 4. Tag p. p. 400 bis 600 ml. Danach rechnet man pro Tag mit einer Steigerung von 50 ml (beide Brüste). Etwa ab dem 11. Tag p. p. erreicht die Milchproduktion ihr Maximum von ca. 700 bis 1000 ml pro Tag.

Eine stillende Frau benötigt **zusätzliche Kalorien**: Um 100 ml Muttermilch zu produzieren, braucht sie etwa 75 kcal (= 314 kJ).

Trinkt ein Kind etwa 700 ml Milch, verbraucht die Mutter ca. 500 kcal.

Beispiel:
Stillleistung/Tag 700 ml = 500 kcal
täglicher Nahrungsbedarf = 2100 kcal
Bedarf einer stillenden Frau = 2600 kcal

Ein Neugeborenes sollte in den ersten 4 Wochen etwa 600 bis 700 g zunehmen (s. S. 692, 693, Gewichtsentwicklung von Mädchen und Jungen).

50.10 Stillberatung
Christine Geist

Ernährung

Eine stillende Frau kann in Maßen essen und trinken, wozu sie Lust hat, es gibt keine Vorschriften mehr. Nahrungsmittel wie Kohlsorten, Kuhmilch, Schokolade, Zwiebeln, Knoblauch, grüner Paprika, Bohnen, Zitrusfrüchte und säurehaltige Getränke können, müssen aber nicht, zu Reaktionen beim Kind führen. Auch „Flaschenkinder" haben Blähungen (durch die Unreife des Darmes) und gelegentlich einen wunden Po. Die stillende Mutter kann die genannten Speisen in kleinen Mengen essen und abwarten, wie ihr Kind reagiert. Tagebuch führen ist hier hilfreich, um die weniger verträglichen Nahrungsmittel besser zu erkennen.

Ausgewogene Kost setzt sich zusammen aus: Milchprodukten, Obst, Gemüse, Vollkornprodukten, Eier, Fisch und Fleisch. Eine einseitige Ernährung der

Mutter führt nicht zu einer minderwertigeren Muttermilch, sondern dazu, dass sich die Frau unnötig müde fühlt. Fünf kleine Mahlzeiten sind besser verträglich als drei große, dies gilt nicht nur für die Stillende.

Von einer **Diät zur Gewichtsreduktion** ist abzuraten. Im Fettgewebe sind Rückstände gelagert, die bei einem Fettabbau (Gewichtsabnahme) frei werden und vermehrt in die MM gelangen (s. S. 571). Dies gilt nur, wenn die Gewichtsabnahme **unter** das Ausgangsgewicht zu Beginn der Schwangerschaft geht. Je mehr Fett abgebaut wird, desto mehr Rückstände findet man in der Muttermilch. Nimmt die Frau in der Stillzeit nur so viel ab, wie sie an Fett in der Gravidität zugenommen hat, gelangen wenige Rückstände in die Muttermilch.

Der **Flüssigkeitsbedarf** ist auf ca. 2 bis 3 l/Tag gering erhöht (1,5 bis 2 l/Tag sollte jeder trinken). Keine Stillende muss sich aber zur Flüssigkeitsaufnahme zwingen, die Trinkmenge und die Milchmenge korrelieren nicht miteinander. Eine helle Urinfarbe zeigt an, dass ausreichend getrunken wurde. Eine zu geringe Flüssigkeitszufuhr besteht, wenn sich Obstipation (Verstopfung), acetonischer Atem, Kopfschmerzen und trockene Haut zeigen.

Der Rat „Trinken nach Bedarf" ist für die Menge, nicht jedoch für die Art des Getränkes gültig (s. Alkohol, Kaffee etc.). Es gibt wenige Getränke, denen man einen Einfluss auf die Milchbildungsmenge nachweisen kann, z. B dem Malzbier (Lawrence/Lawrence 2011). Das Trinken eines sog. „Milchbildungstees" hat bei manchen Stillenden eher einen positiven „psychologischen Effekt", der das Stillen unterstützen kann (s. S. 556 Milchsteigernde Substanzen, Galaktagoga).

Deutschland ist kein Jodmangelgebiet mehr, deshalb sollte nur bei Stillenden substituiert werden, wenn ein Jodmangel diagnostiziert wurde (Bundesinstitut für Risikobewertung BfR). Der Jodgehalt in der Muttermilch ist von der Ernährung der Frau abhängig und heute höher, da häufig Jodsalz verwendet wird. (Fehrenbach 2011).

Die Wirkstoffe von **Kaffee, Tee**, grünem Tee, entkoffeiniertem Kaffee und Coca Cola gehen in die MM über. Diese Getränke sollten **nach** dem Stillen eingenommen werden. Da Koffein und Teein vom Kind langsamer abgebaut werden als von der Mutter, ist auf eine möglichst lange Zeit zwischen der Aufnahme der Wirkstoffe und der nächsten Stillmahlzeit zu achten. Eine Tasse Filterkaffee (125 ml) enthält 80 bis 120 mg Koffein, 2 bis 3 Tassen davon sind pro Tag erlaubt.

Alkohol gelangt über das mütterliche Blut etwa 30 bis 90 min. nach dem Konsum in die MM. Auswirkungen bei der Mutter sind u. a. das Absinken des Prolaktin- und Oxytocinspiegels, dadurch wird weniger Milch produziert und der Milchfluss reduziert. Beim Kind verlangsamen sich die Such-, Saug- und Schluckreflexe, es kann nicht effektiv an der Brust saugen. Andere Auswirkungen sind Unruhe, Schreien, Tachykardie, mangelnde Gewichtszunahme und später eine Entwicklungsretardierung. Eine alkoholisierte Mutter hat nicht genug Milch für ihr Kind. Studien befürworten eine Nulltoleranz zum Alkohol in der Schwangerschaft und Stillzeit. Ein Glas Wein à 0,2 l enthält 16 g Alkohol.

Rauchen ist tödlich – so steht es auf vielen Zigarettenpackungen nicht ohne Grund. Ein Säugling und Kleinkind sollte dem Zigarettenrauch nicht ausgesetzt werden. Auswirkungen des Giftes sind ein reduzierter Saugreflex, Unruhe, vermehrte Atemwegsinfekte, Koliken und Durchfälle, Schlaflosigkeit und verlangsamte Gewichtszunahme. Nikotin bewirkt bei der Mutter eine Herabsenkung des Prolaktin- und Oxytocinspiegels im Blut, was die Milchproduktion und den MFR herabsetzen kann. Eine Frau, die 10 bis 20 Zigaretten pro Tag raucht, nimmt ca. 0,4 bis 0,5 mg Nikotin/Liter auf.

> **M** Passivrauchen ist genauso gefährlich wie das Trinken der nikotinhaltigen Muttermilch, deshalb braucht das Kind einen rauchfreien Raum.

Kann eine Mutter nicht mit dem Rauchen aufhören, sollte sie so wenig wie möglich und immer **nach dem Stillen** rauchen. Da die MM viele Vorteile gegenüber der Formulanahrung hat, sollte vom Stillen nicht abgeraten werden. Die Arbeitsgemeinschaft Freier Stillgruppen e. V. argumentiert: „Die Vorteile der MM überwiegen, die Kinder erkranken weniger an Atemwegsinfekten als wenn die Mutter raucht und nicht stillt."

Tab. 50-3 zeigt eine Zusammenfassung der empfehlenswerten Nahrung einer Stillenden. Bei der Berechnung des Energiebedarfes wurde eine **monatliche** Gewichtsabnahme von 500 g berücksichtigt.

Tabelle 50-3 Empfehlenswerte Lebensmittelverzehrmengen für stillende Mütter (Bundeszentrale für gesundheitliche Aufklärung BZgA).

Empfohlene, nährstoffreiche Lebensmittel	Grundbedarf 2000 kcal pro Tag	Zulage 530 kcal pro Tag	Mengenbeispiele
Reichlich			
Getränke	> 1500 ml	reichlich	1 Glas 200 ml
Brot, Getreide(-flocken)	280 g	60 g	1 Scheibe Brot 40–50 g
			1 Brötchen
			1 Essl. Haferflocken 10 g
Kartoffeln, Nudeln, Reis	200 g	40 g	1 kleine Kartoffel 40–50 g
			1 Essl. Reis/Nudeln (gekocht) 20 g
Gemüse	250 g	150 g	1 kleine Möhre 50 g
			1 Paprikaschote 150 g
			1 Essl. Gemüse (gekocht) 30 g
Obst	250 g	100 g	1 Apfel 150 g
			1 Banane 100 g
Mäßig			
Milch, Milchprodukte*	450 g (ml)	250 g (ml)	1 Tasse Milch 150 ml
			1 Scheibe Käse 30 g
Fleisch, Wurst	90 g	40 g	1 kleines Schnitzel 100 g
			1 Scheibe Mortadella 30 g
Fisch (g/Woche)	200 g	keine	
Eier (Stck./Woche)	2–3	keine	
Sparsam			
Öl, Margarine, Butter	30 g	keine	1 Teel. Öl 4 g
			1 Teel. Margarine 6 g
Geduldete Lebensmittel			
Kuchen, Gebäck oder Süßigkeiten	1 kleines Stück Obstkuchen		
	oder 4 Vollkornkekse		
	oder 2 Riegel Schokolade		
	oder 2 Kugeln Eiscreme		

* 100 ml Milch entsprechen im Kalziumgehalt ca. 15 g Schnittkäse oder 30 g Weichkäse

Medikamente

Medikamente gehen in die Muttermilch über. Sie sollten grundsätzlich nie ohne ärztlichen Rat eingenommen werden (s. S. 731). Die Wöchnerin muss dem behandelnden Arzt mitteilen, dass sie stillt. In der Regel kann eine Frau die Medikamente, die sie in der Schwangerschaft eingenommen hat, auch in der Stillzeit weiter nehmen.

50.11 Stillgruppen und Informationsmaterial

Yvonne Bovermann, Dorothea Tegethoff

Stillgruppen können heute die Funktion der früheren Großfamilien erfüllen: Die Erfahrungen mit dem Stillen werden hier in persönlicher Atmosphäre von Frau zu Frau weitergegeben.

Kontakt zu Stillgruppen kann über folgende **Anschriften** geknüpft werden:
- Arbeitsgemeinschaft freier Stillgruppen (AFS), Bornheimerstr. 100, 53119 Bonn, www.afs-stillen.de, Tel. 0228–350 3871, Stillhotline 0180–57 84 55 369
- La Leche Liga (LLL), Deutschland e. V., Gesellenweg 13, 32427 Minden, www.lalecheliga.de, Tel. 0571–489 46
- Die örtlichen Kliniken, insbesondere Mitgliedskrankenhäuser der WHO/UNICEF-Initiative Babyfreundliches Krankenhaus, bieten ebenfalls Stillgruppen an oder verfügen über eine Aufstellung der örtlichen Initiativen.

Werdende Eltern können sich auch durch Bücher, Broschüren oder Internetseiten über das Stillen informieren. Die Hebamme muss sich einen Überblick über die verschiedenen Stillratgeber verschaffen, um den Eltern Literatur empfehlen zu können. Die Beauftragten für Stillen und Ernährung der Hebammenverbände können dabei mit Listen geeigneter Lektüre sowohl für Eltern als auch für Fachfrauen helfen.

Internetadressen zum Thema:

www.bfr.bund.de/cd/2404 (Nationale Stillkommission, NSK) www.stillen-info.de, (gemeinsame Webseite der Deutsche Liga für das Kind in Familie und Gesellschaft e. V. und der NSK).

www.babyfreundlich.org (WHO/UNICEF Initiative Babyfreundliches Krankenhaus), hier sind auch die Kontaktdaten der Mitgliedskrankenhäuser und dortige Veranstaltungen zum Thema Stillen veröffentlicht.

Zehn Schritte zum erfolgreichen Stillen

Die WHO/UNICEF-Initiative „Babyfreundliches Krankenhaus" (BFHI) e. V. empfiehlt allen geburtshilflich tätigen Krankenhäusern folgende zehn Schritte zum erfolgreichen Stillen in die Praxis umzusetzen:
1. Schriftliche Richtlinien zur Stillförderung haben, die mit allen Mitarbeiterinnen regelmäßig besprochen werden.
2. Das gesamte Mitarbeiterteam in Theorie und Praxis so zu schulen, dass sie über die notwendigen Kenntnisse und Fähigkeiten für die Umsetzung der Stillrichtlinien verfügen.
3. Alle schwangeren Frauen über die Bedeutung und die Praxis des Stillens informieren.
4. Müttern ermöglichen, unmittelbar nach der Geburt ununterbrochen Hautkontakt mit ihrem Kind zu haben, mindestens eine Stunde lang oder bis das Baby zum ersten Mal gestillt wurde.
5. Den Müttern korrektes Anlegen zeigen und ihnen erklären, wie sie ihre Milchproduktion aufrechterhalten können, auch im Falle einer Trennung von ihrem Kind.
6. Neugeborenen weder Flüssigkeiten noch sonstige Nahrung zusätzlich zur Muttermilch geben, außer bei medizinischer Indikation.
7. 24-Stunden-Rooming-in praktizieren – Mutter und Kind bleiben Tag und Nacht zusammen.
8. Zum Stillen nach Bedarf ermuntern.
9. Gestillten Kindern keine künstlichen Sauger geben.
10. Die Mütter auf Stillgruppen hinweisen und die Entstehung von Stillgruppen fördern.

Bei einer Mitgliedschaft in dem Verein wird das Einhalten der Richtlinien in regelmäßigen Abständen durch Gutachterinnen überprüft. Kliniken, die erfolgreich abschneiden, erhalten das **Zertifikat „Babyfreundliches Krankenhaus"**. Die Mitgliedschaft und Zertifizierung soll auch von nicht-klinischen Einrichtungen wie Geburtshäusern, Hebammen- und Arztpraxen erlangt werden können. Damit existiert ein Qualitätsmanagement für die Bindungs- und Stillförderung einer Einrichtung, die es auch Eltern ermöglicht, die Qualität der Arbeit der Einrichtungen in diesem Bereich zu überprüfen. Babyfreundliche Krankenhäuser und Einrichtungen halten sich an die Beschlüsse der Weltgesundheitsversammlung (WHA) zur Vermarktung von Muttermilchersatzprodukten. In Deutschland gibt es 70 zertifizierte Krankenhäuser (Stand 4/2012).

Literatur zu Kapitel 50 s. S. 628

51 Stillprobleme

Yvonne Bovermann, Dorothea Tegethoff

Stillprobleme treten oft zu Beginn der Stillzeit auf und können eine unsichere Frau rasch entmutigen. Umfassende, einheitliche und korrekte **Informationen** über die physiologischen Grundlagen und die Praxis des Stillens helfen der Mutter, sich vor Problemen zu schützen. Wenn möglich sollte auch der Partner in diese Informationen einbezogen werden, damit er die stillende Mutter unterstützen kann.

> **M** Dreh- und Angelpunkt der meisten Stillprobleme sind fehlende oder falsche Informationen über die **erforderliche Häufigkeit** sowie die **Technik des Anlegens**.

Bei Stillproblemen hat die Hebamme es fast immer mit mehreren Problemen zu tun, die alle erkannt und behandelt werden müssen (z. B. wunde Brustwarzen, falsches Saugen, Schmerzen, seltenes Anlegen, geringe Milchmenge, geringe Gewichtszunahme). Die Eltern benötigen ausreichende Informationen über die Bedeutung und Notwendigkeit von häufigen Stillmahlzeiten in der Anfangszeit des Stillens. Wann immer Probleme beim Stillen auftreten, sollte überprüft werden, ob das Kind korrekt angelegt wird und wie viele Stillmahlzeiten pro 24 Stunden zustande kommen. Für die Hebamme ist es nützlich, sich eine **eigene Checkliste** zurechtzulegen (s. S. 539) Stillbeobachtungsbogen). Die Beantwortung der Fragen kann den Ansatzpunkt zur Behebung von Stillproblemen bieten.

Ein von den Eltern zu führendes **Stillprotokoll** (s. S. 525) erleichtert es der Hebamme, die nötigen Informationen zu erhalten. Zusätzlich zur Häufigkeit der Mahlzeiten sollte sie sich ein Bild von der Saugtechnik des Kindes und den Anlegepositionen machen. Ein geschwächtes Kind kann häufig an der Brust sein, ohne die Milchbildung ausreichend anzuregen, da es nicht effektiv saugt.

Die Aussage „Mein Kind trinkt alle 3 Stunden" führt sehr häufig zu einem falschen Bild über die Häufigkeit der Stillmahlzeiten. Nächtliche Schlafpausen und verlängerte Stillmahlzeiten führen in der Praxis meist zu weniger als den angegeben Mahlzeiten. Eine korrektere Angabe erhält man mit der Frage „Wie oft hat das Kind in den letzten 24 Stunden getrunken?".

Zur **Behandlung von Stillproblemen** werden zahlreiche Methoden und Hilfsmittel angeboten. Die wenigsten sind durch wissenschaftliche Untersuchungen in ihrer Wirksamkeit und Unschädlichkeit bestätigt. Für die Hebamme bedeutet das, dass sie sich möglichst umfassend über das jeweilige Verfahren informieren muss, bevor sie es einsetzt. Stillen soll (auch wenn Probleme auftreten) Mutter und Kind Freude machen und möglichst unkompliziert sein. Bei zweifelhaftem Erfolg sollte auf Maßnahmen verzichtet werden, die für Mutter und/oder Kind unangenehm sind und damit letztlich die Stillbeziehung belasten.

51.1 Probleme bei der Mutter

Initiale Brustdrüsenschwellung (IBDS)

Die initiale Brustdrüsenschwellung (die frühere Bezeichnung Milcheinschuss ist ungenau und sollte nicht mehr verwendet werden) tritt um den 3. Wochenbetttag auf. Sie wird durch eine verstärkte Durchblutung und Schwellung der Venen und Lymphbahnen der Brust im Zusammenhang mit der Laktogenese II (s. S. 545) verursacht.

Zu einer **verstärkten** initialen Brustdrüsenschwellung kommt es bei unzureichender Entleerung der Alveolen, z. B. durch zu seltene (< 8–12) Stillmahlzeiten in den ersten Tagen. Die starke Schwellung der Brüste ist nur selten auf eine übergroße Milchproduktion zurückzuführen, sondern meist auf einen Stau der Venen und Lymphbahnen, der zur Ödembildung führt. Die Brüste schwellen an, sie können schmerzen und stark gespannt sein. Die Brustwarzen verstreichen bei einigen Frauen so weit, dass dem Kind der Anreiz zum Saugen durch die Berührung des Gaumens fehlt. Es saugt dann möglicher-

D Definition   Merke

Stillprotokoll

Kreisen Sie die Zeiten ein, die am Nächsten an dem Zeitpunkt liegen, an dem Sie eine Mahlzeit begonnen haben.

Umkreisen Sie ein U für jede nasse Windel (Wegwerfwindeln genau anschauen, sie sind schwerer und weicher, wenn das Baby Wasser gelassen hat).

Umkreisen Sie ein S für jeden Stuhlgang.

Für den Stillerfolg ist es wichtig, dass das Baby mindestens 8 Mahlzeiten in 24 Stunden erhält, dass Sie es schlucken hören und dass, entsprechend dem Lebenstag, alle „S" und „U" eingekreist werden können. Sprechen Sie mit Ihrer Hebamme, wenn Sie Fragen haben!!

Name: **Geburtsdatum:**   **Geburtsgewicht:**

Erster Tag, Datum:
Beginn der Stillmahlzeiten:
0 1 2 3 4 5 6 7 8 9 10 11 12 13 14 15 16 17 18 19 20 21 22 23 24   Mahlzeiten i. 24 Std:
Urin: U   Stuhlgang: S

Zweiter Tag, Datum:
Beginn der Stillmahlzeiten:
0 1 2 3 4 5 6 7 8 9 10 11 12 13 14 15 16 17 18 19 20 21 22 23 24   Mahlzeiten i. 24 Std:
Urin: U U   Stuhlgang: S S

Dritter Tag, Datum:
Beginn der Stillmahlzeiten:
0 1 2 3 4 5 6 7 8 9 10 11 12 13 14 15 16 17 18 19 20 21 22 23 24   Mahlzeiten i. 24 Std:
Urin: U U U   Stuhlgang: S S

Vierter Tag, Datum:
Beginn der Stillmahlzeiten:
0 1 2 3 4 5 6 7 8 9 10 11 12 13 14 15 16 17 18 19 20 21 22 23 24   Mahlzeiten i. 24 Std:
Urin: U U U U   Stuhlgang: S S S

Fünfter Tag, Datum:
Beginn der Stillmahlzeiten:
0 1 2 3 4 5 6 7 8 9 10 11 12 13 14 15 16 17 18 19 20 21 22 23 24   Mahlzeiten i. 24 Std:
Urin: U U U U   Stuhlgang: S S

Sechster Tag, Datum:
Beginn der Stillmahlzeiten:
0 1 2 3 4 5 6 7 8 9 10 11 12 13 14 15 16 17 18 19 20 21 22 23 24   Mahlzeiten i. 24 Std:
Urin: U U U U U   Stuhlgang: S S S

Siebter Tag, Datum:
Beginn der Stillmahlzeiten:
0 1 2 3 4 5 6 7 8 9 10 11 12 13 14 15 16 17 18 19 20 21 22 23 24   Mahlzeiten i. 24 Std:
Urin: U U U U U   Stuhlgang: S S S S

Achter Tag, Datum:
Beginn der Stillmahlzeiten:
0 1 2 3 4 5 6 7 8 9 10 11 12 13 14 15 16 17 18 19 20 21 22 23 24   Mahlzeiten i. 24 Std:
Urin: U U U U U U   Stuhlgang: S S S S

Neunter Tag, Datum:
Beginn der Stillmahlzeiten:
0 1 2 3 4 5 6 7 8 9 10 11 12 13 14 15 16 17 18 19 20 21 22 23 24   Mahlzeiten i. 24 Std:
Urin: U U U U U U   Stuhlgang: S S S S

Zehnter Tag, Datum:
Beginn der Stillmahlzeiten:
0 1 2 3 4 5 6 7 8 9 10 11 12 13 14 15 16 17 18 19 20 21 22 23 24   Mahlzeiten i. 24 Std:
Urin: U U U U U U   Stuhlgang: S S S S

Stillprotokoll (Yvonne Bovermann).

51 Stillprobleme

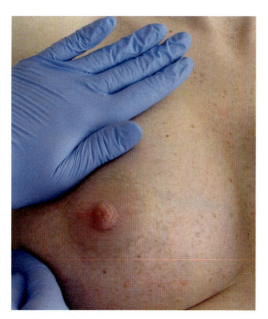

Abb. 51-1 Achtung: Kräftige Massagen können dazu führen, dass zusätzlich Gewebe verletzt wird und Milch aus den Milchdrüsen ins Gewebe gelangt, die Gefahr einer Entzündung wird vergrößert! Brustmassagen sollten immer sehr behutsam erfolgen.

weise schlechter oder kann die Brust gar nicht fassen. Gelegentlich tritt kurzfristig etwas Fieber auf, die Brust ist leicht gerötet, der Milchfluss ist gestört. Häufig hat das seltene Anlegen zusätzlich zu einer geringen Milchproduktion geführt, was zu einer schlechten Gewichtsentwicklung und wiederum zum schwächeren Saugen beim Neugeborenen führen kann. Neben den seltenen oder zeitlich begrenzten Stillmahlzeiten haben Multiparae und Frauen mit Brustimplantaten ein leicht erhöhtes Risiko für eine verstärkte IBDS (Abou-Dakn, Wöckel 2007).

M Die beste Vorbeugung für einen symptomarmen Laktationsbeginn ist häufiges Anlegen in den ersten Lebenstagen.

Die häufige Entleerung verhindert einen Milchstau. Das Kind entwickelt eine gute Saugtechnik. So kann es weiterhin effektiv und korrekt trinken, auch wenn die Brust größer und praller geworden und damit schwerer im Mund zu halten ist.

Behandlung

- Sanfte Brustmassage und Entleeren einiger Tropfen des Kolostrums von Hand vor dem Anlegen können bei einem verstärkten IBDS Entlastung verschaffen (Abb. 51-1).
- Da meist der Lymphstau das eigentliche Problem ist, ist eine lymphdrainierende Tiefdruckmassage (von der Brustwarze weg in Richtung der Lymphknoten) angezeigt. Das Kind kann die entlastete Brust besser fassen, was wiederum dem Wundwerden der Brustwarzen vorbeugt.
- Nach dem Anlegen wird die Brust mit gut formbaren Kühlelementen (z. B. mit Wasser vollgesogene, eingefrorene Höschenwindeln) oder Quarkauflagen gekühlt (Achtung: ein Stofftuch zwischen die Haut und das Kühlelement legen, um Erfrierungen zu verhindern!). Damit wird eine Gefäßverengung bewirkt, die Ödeme unterdrückt und die Schmerzen verringert.

Kohlblätter als Auflage werden allgemein empfohlen, eine über die Kühlung hinausgehende Wirkung dieses Hausmittels ist wissenschaftlich jedoch nicht belegt (Enkin et al. 2000). Wärmeanwendungen können vor dem Anlegen ausprobiert werden, um den Milchfluss zu verbessern.

Beschwerden im Zusammenhang mit der IBDS dauern selten länger als 24 Stunden. Es sollte vermieden werden, die Milchproduktion durch die ergriffenen Maßnahmen zu drosseln, da nur sehr selten, meistens bei Mehrgebärenden, ein Milchüberschuss die Ursache des Problems ist. Zudem steigert das Neugeborene seinen Bedarf täglich, so dass meistens in den folgenden Tagen der Bedarf des Kindes wieder der Produktion entspricht.

Milchstau

Beim Milchstau ist der Abfluss aus den Brüsten oder aus einzelnen Milchgängen behindert, wobei klassische **Entzündungszeichen** auftreten: Die Brust oder einzelne Areale können hart und druckschmerzhaft sein, oder es treten umgrenzte rote Flecken auf, unter denen Knoten, also gestaute Milchgänge, zu tasten sind. Eine Frau mit Milchstau hat grippeähnliche Allgemeinsymptome wie Fieber, Kopf- und Gliederschmerzen und fühlt sich abgeschlagen.

Mögliche Ursachen:
- eine Störung des Milchspendereflexes durch psychische Faktoren wie Stress oder Anspannung.
- mechanische Behinderungen (eng sitzender BH, ungünstige Stillhaltung), Stoß- oder Druckeinwir-

kung, verschlossener Milchgang (kleiner weißer oder gelber Fleck auf der Mamille sichtbar).
- verlängerte Stillpausen, bei Trennung von Mutter und Kind oder durch eine Begrenzung der Stillmahlzeiten (z. B. bei wunden Brustwarzen)
- mehr Milch vorhanden als das Kind trinken kann (selten)

Sind die Alveolen in einigen Segmenten der Brust zu stark mit Milch gefüllt, kann der Milchspendereflex durch die Ausschüttung von Oxytocin nicht zu einer Entleerung führen, da die Myoepithelzellen (Muskelzellen) in Folge der Überdehnung nicht kontraktionsfähig sind.

Behandlung

Vor jeder Maßnahme sollte die Hebamme die Ursache des Milchstaus klären und nach Möglichkeit beseitigen. Die Mutter ist dahingehend aufzuklären, dass Weiterstillen die beste Therapie ist und dass das Kind die Milch auch bei Fieber gut verträgt.
- Die Stillende sollte Bettruhe einhalten bzw. Stressfaktoren erkennen und möglichst verringern.
- Die Brust häufig und möglichst gründlich durch Anlegen des Kindes entleeren.
- An der betroffenen Seite zuerst angelegen, weil das Kind die erste Brust gründlicher entleert. Alternativ zunächst an der gesunden Seite anlegen, damit das Kind einen Spendereflex auslöst.
- Physikalische Maßnahmen, insbesondere Wärmeanwendungen, um den Stau zu lösen und vor dem Stillen einen Spendereflex auszulösen. Evtl. nach dem Stillen kühlen (je nach Befinden der Frau).
- Die Entleerung einzelner gestauter Milchgänge beim Stillen behutsam anregen. Sanftes Trommeln oder Klopfen soll eine schrittweise Entleerung der übervollen Segmente bewirken, damit der Spendereflex wirksam werden kann.
- Wechselnde Stillpositionen, da jeweils der Bereich der Brust am besten entleert wird, an dem der Unterkiefer des Kindes „melkt". Das Kind sollte so angelegt werden, dass der Unterkiefer zu der gestauten Stelle zeigt (Abb. 51-2).
- Mechanische Behinderungen lösen (BH weglassen, verschlossenen Milchgang (erkennbar an einem kleinen weißen oder gelblichen Milchbläschen, das beim Stillen unverändert bleibt) durch Auflage von feucht-warmen Kompressen öffnen).
- Nach dem Stillen die betroffene Stelle kühlen, um die Beschwerden zu lindern.

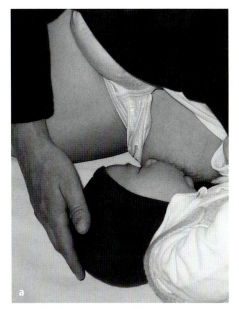

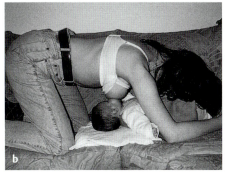

Abb. 51-2 Wechselnde Stillpositionen beim Milchstau:
a Stillen im Liegen, das Kind liegt vor dem Gesicht der Mutter.
b Stillen im Knie-Ellenbogen-Stand, das Kind liegt unter dem Gesicht der Mutter, hier hilft zusätzlich die Schwerkraft, die Milch zum Fließen zu bringen.

- Bei Bedarf Schmerzmittel (Ibuprofen ist gegenüber Paracetamol zu bevorzugen, da es einen entzündungshemmenden Effekt und weniger Nebenwirkungen hat. Paracetamol wirkt lebertoxisch, die max. Tagesdosis liegt bei 4 g!)
- Eine Pumpe kann eingesetzt werden, wenn das Kind nicht ausreichend saugt oder das Saugen an der gestauten Brust ablehnt. Manchmal ist auch

das Anlegen zu schwierig, dennoch sollte entleert und gleichzeitig (in den ersten Tagen und Wochen p. p.) eine weitere Steigerung der Milchproduktion erreicht werden.
- Prolaktinhemmer sind nicht erforderlich, da der Stau, bzw. die mangelhafte Entleerung der Brust, schon eine deutliche Reduzierung der Milchmenge bewirkt. Oxytocin hat keinen erwiesenen positiven Effekt (Enkin et al. 2000). Bei frühzeitiger und konsequenter Behandlung dauert der Milchstau nicht länger als 1–2 Tage und kann ohne Antibiotika behandelt werden.

Jeder Milchstau kann in eine Mastitis übergehen.

Brustumschläge

> **M** Allen Methoden ist eines gemeinsam: das Aussparen der Mamille und der Areola!

Die **Temperatur der Wickel** sollte mit den Frauen abgesprochen werden. Bei Schüttelfrost und Fieber ist vielen Frauen die Anwendung kalter Wickel unangenehm. In jedem Fall sollte das Auskühlen der Frauen verhindert werden!

Warme Wickel oder andere Wärmeanwendungen sind besonders vor dem Anlegen des Kindes oder dem Abpumpen/Ausstreichen wichtig zur Unterstützung des Entleerens. Sie sollten kurz (ca. 5 min.) angewendet werden. Auch eine lockernde Massage, anschließend nach vorn beugen und die Brüste schütteln, kann den Milchfluss unterstützen. Die Brust kann auch über der Badewanne mit einem sanften warmen Wasserstrahl massiert werden. Warme Anwendungen können feucht (z. B. heißes Wasser in ein fest zusammen gerolltes Handtuch gießen, dieses dann massierend an die Brust drücken) oder trocken (Bestrahlung mit Rotlicht, Kirschkernsäckchen auflegen) sein.

Kühle Umschläge werden stets nach dem Stillen/Abpumpen angewandt. Es gibt mehrere Methoden der Kühlung:
- Quarkwickel
- Retterspitzextrakt®
- Kohlblätterauflage
- feucht-kalte Umschläge
- Kühlelemente

Quarkwickel zeigen eine gute Wirkung, sind aber etwas umständlich in der Anwendung: kalter Quark wird ca. 1 cm dick auf die Haut gestrichen, ein feuchtes Tuch darübergelegt, damit der Quark nicht zu schnell austrocknet. Den Wickel etwa 20 min. wirken lassen, er ist dann erwärmt und wird abgenommen und abgeduscht. Die Molke im Quark wirkt entzündungshemmend, was eher ein Erfahrungswert und nicht wissenschaftlich belegt ist. Der Wickel kann beliebig oft und nach Befinden der Frau wiederholt werden.

Retterspitz® kühlt sehr gut, allerdings ist Alkohol im Extrakt, der die Haut austrocknet. Empfindsame Kinder können den Geruch der Inhaltsstoffe ablehnen. Retterspitz® wird unverdünnt auf ein mit Wasser getränktes Tuch gegeben, kaltem Wasser oder auch Quark zugesetzt und ein Wickel angelegt. Mit einem trockenen Handtuch wird die Brust mit dem Wickel abgedeckt. Die Lösung ist rezeptfrei in Apotheken erhältlich.

Kalte Weißkohlblätter aus dem Kühlschrank werden so lange geklopft, bis Saft austritt. Dann legt man die Blätter rundum auf die Brust und deckt ein Tuch darüber. Der Wickel kann so lange getragen werden, wie es der Frau angenehm ist, auch über Nacht (Enkin et al. 2000).

Feucht-kalte Umschläge sind schnell vorbereitet und einfach in der Durchführung. Eine Schüssel mit kaltem Wasser und Eiswürfel wird in Reichweite der im Bett liegenden Mutter aufgestellt, 2 Stoffwindeln so gefaltet, dass zwei etwa 10 cm breite Krawatten entstehen, die beide in das Wasser gelegt werden. Eine Krawatte wird leicht ausgewrungen, damit es nicht tropft, und um die Brust gelegt, die zweite Krawatte bleibt im kalten Wasser zum Auswechseln. Dieser Umschlag wird so lange erneuert, bis die Mutter Schmerzlinderung, Entspannung und nachlassende Wärme spürt.

Kühlelemente, die die Brust umhüllen (sie sind rund geschnitten und haben einen Klettverschluss und passen sich so der Brustform an, Fa. Medela), sind gut zur Kühlung geeignet. Kühlelemente müssen immer in ein Tuch gewickelt werden, sie sind sonst zu kalt.

Kühlelemente, die nicht formbar, rechteckig und klein sind, eignen sich nicht zur Kühlung der Brust.

> **M** **Faustregel:** Klingen die Symptome trotz Therapie nicht innerhalb von 24 Stunden deutlich ab, muss eine infektiöse Mastitis angenommen werden (s. S. 549). Die Hebamme muss dann einen Arzt hinzuziehen, der über eine Antibiotikatherapie entscheidet.

Um die **Komplikation Mastitis** zu vermeiden, sollte jede stillende Mutter in der Lage sein, einen Milchstau sofort zu erkennen und erste Maßnahmen (z. B. anstrengenden Besuch abwimmeln; Hausarbeit delegieren; wenn möglich sich mit dem Säugling ins Bett legen und weiterstillen) zu ergreifen, bis sie ihre Hebamme hinzuziehen kann. Die genaue Aufklärung über die Symptome des Milchstaus muss deshalb in den ersten Wochenbetttagen erfolgen.

Mastitis puerperalis

> D Die Entzündung der Brust während der Stillzeit wird Mastitis puerperalis genannt.

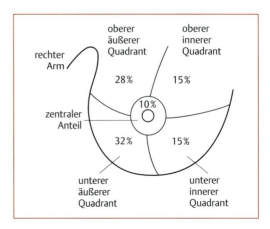

Abb. 51-3 Lokalisation der Mastitis nach der Häufigkeit (in Prozent).

Auftreten und Häufigkeit
- Die Angaben über die Häufigkeit des Auftretens von Mastitiden differieren, je nach Studie, zwischen 1–10 %. Sie sind die häufigste Ursache für das vorzeitige Beenden des Stillens.
- Mastitiden treten fast ausschließlich in den ersten drei Monaten mit einem Häufigkeitsgipfel nach 2–3 Wochen p. p. auf.
- Erstgebärende sind häufiger betroffen als Mehrgebärende
- Frauen, die schon einmal eine Mastitis hatten
- Berufstätigkeit der Mutter.

Die Entzündung beginnt meist einseitig und bevorzugt an einem äußeren Quadranten der Brust (Abb. 51-3). Dies könnte an der herkömmlichen Stillposition, dem Wiegegriff, liegen. Dabei ist der Unterkiefer des Kindes am inneren unteren Quadranten und erzeugt dort die größte Saugwirkung. In den äußeren Quadranten kann somit eher ein Milchstau entstehen. Eine andere Erklärung der Lokalisation sind die geringeren Nervenendigungen in den oberen äußeren Quadranten. Die Stillende bemerkt den Milchstau in diesem Bereich nicht so schnell, die Behandlung erfolgt deshalb später.

Der Übergang zwischen einem Milchstau und einer Mastitis ist fließend. Eine Unterscheidung könnte nur anhand einer Auszählung der Leukozyten- und Bakterienzahl in der Muttermilch getroffen werden. Für die erforderliche Therapie ist eine Unterscheidung nicht maßgeblich, denn ein Ergebnis liegt frühestens nach 2 Tagen vor. Die Behandlung eines Milchstaues und einer Mastitis ist zu Beginn identisch. Die beim Milchstau aufgezählten Maßnahmen müssen möglichst umgehend nach dem Einsetzen der Symptome ergriffen werden.

> M Wenn nach 24 Stunden keine Verbesserung eintritt, muss ein Arzt hinzugezogen werden.

Krankheitserreger ist in 95 % Staphylococcus aureus. Eine selten auftretende **beidseitige Mastitis** wird meist von Streptokokken ausgelöst, die für Mutter und Kind gefährlich sind. Deshalb muss hier eine Stillpause eingelegt werden und das Ergebnis der Milchkultur mit Abstrich der Mundhöhle des Kindes abgewartet werden.

Die **Übertragung der Keime** erfolgt über den Nasen-Rachen-Raum und die Hände von Mutter und Kind sowie überwiegend durch das Krankenhauspersonal. Staphylokokken sind „Krankenhauskeime" und überall zu finden, z. B. an Betten, Türklinken, Nachttischen. Die Händedesinfektion von Personal und Mutter vor dem Stillen oder Berühren der Brust ist in der Klinik eine unumgängliche Hygienemaßnahme zur Prophylaxe der Mastitis. Bei einem grippalen Infekt ist das Tragen eines Mundschutzes zur Vermeidung der Tröpfcheninfektion zu empfehlen. Die sog. Schmierinfektion durch die Lochien spielt bei der Keimübertragung keine Rolle, da diese kaum Staphylokokken enthalten.

Man unterscheidet zwei Infektionswege: Die **interstitielle Mastitis** (Interstitium, lat.: = Zwischenraum, Zwischenzellgewebe aus Gefäßen, Nerven und Bindegewebe) entsteht durch wunde Brustwarzen, Rhagaden, kleinste Gewebsdefekte an der Mamille oder der Areola. Sie sind Eintrittspforte für Staphylokokken, die sich über die Lymphgefäße flächenhaft ausbreiten. Bleiben die Keime dicht unter der Areola, kann sich ein subareolärer Abszess bilden. Entwi-

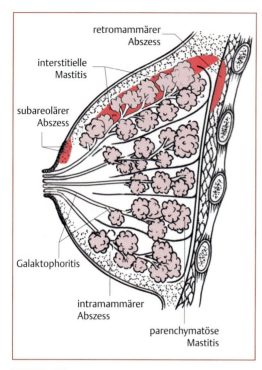

Abb. 51-4 Interstitielle (rot) und parenchymatöse (rosa) Mastitisformen.

ckelt sich die Infektion bis zur Pektoralisfaszie (kollagene Umhüllung des Brustmuskels), ist ein retromammärer Abszess möglich (Abb. 51-4, rote Bezirke). Daher ist die Förderung einer raschen Heilung wunder Brustwarzen von großer Bedeutung.
Bei der **parenchymatösen Mastitis** (Parenchym = organspezifisches Gewebe) sind die offenen Milchgänge Eintrittspforte für Keime. Erst kommt es zur Galaktophoritis (Entzündung der Milchgänge), dann zur Infektion des Drüsengewebes und beim Fortschreiten der Erkrankung zum intramammären Abszess (Abb. 51-4, rosa Bezirke).

Dauert die interstitielle oder parenchymatöse Infektion an, geht eine Mastitisform in die andere über. Es sollte weiter gestillt werden, jedoch verweigern viele Kinder von sich aus die infizierte Muttermilch, da sie eine Geschmacksveränderung durch den erhöhten Natriumgehalt aufweist.

Klinisches Bild

M Die **klassischen Hauptsymptome einer Entzündung** weisen auf eine Mastitis hin:
- Schmerzen   (dolor)
- Rötung   (rubor)
- Schwellung   (tumor)
- Fieber   (calor)

Als erstes Symptom wird von den meisten Frauen ein Berührungsschmerz angegeben, ohne dass eine Veränderung an der Brust zu sehen ist. Viele Frauen fühlen sich krank und „grippig". Rötung und Schwellung der infizierten Brust treten mit einer Latenz von bis zu 14 Stunden auf. Ein Fieberanstieg über 38 °C und Schüttelfrost können folgen. Klagt eine Frau über Grippesymptome, sollte die Hebamme sehr genau die Brust untersuchen, da viele Frauen die Symptome an der Brust erst relativ spät wahrnehmen und einen grippalen Infekt vermuten.

Therapie

Wird mit den ergriffenen Maßnahmen zur Stau-Therapie nach 24 Stunden keine Besserung erreicht oder verschlechtert sich der Zustand der Frau, ist davon auszugehen, dass es sich nicht um einen Milchstau, sondern um eine infektiöse Entzündung der Brust handelt.

Die dann ärztlich verordnete Therapie mit **stillverträglichen Antibiotika**, meist Cephazoline der 2. bis 3. Generation, sollte sofort, spätestens 48 Stunden nach Erkrankungsbeginn erfolgen. Die physikalischen Maßnahmen werden fortgeführt. Die Therapiedauer darf nicht zu kurz sein, da sonst eine erhöhte Rezidivrate beobachtet wird.

Der Behandlungserfolg einer Mastitis hängt sehr von der Erfahrung der Behandelnden ab. Die enge Zusammenarbeit von Hebamme und Arzt ist hier für die Stillende und ihr Kind unerlässlich.

Abszess

Je später die Behandlung einer Mastitis beginnt, desto häufiger kommt es zu einem **Mammaabszess**. Ohne Behandlung der Mastitis entsteht in 11 % der Fälle und mit früh einsetzender Behandlung in 4 % ein Abszess (Scheele 2001). Liegt die Entzündung tief im Brustgewebe, kann oft nicht genau beurteilt werden, ob sich ein Abszess bereits gebildet hat. Eine Ultraschalluntersuchung durch einen erfahrenen Gynäkologen bringt hier Sicherheit. Wenn die Hebamme einen Milchstau beobachtet, der sich über Tage nicht verändert, muss sie von einem Abszess ausgehen. Fieber und die starke Rötung der Brust können zu diesem Zeitpunkt bereits abgeklungen sein, ein Abszess weist teilweise nur geringe Symptome auf. Wenn der Abszess subkutan oder oberflächig liegt, ist eine Verhärtung zu tasten, die sich, anders als ein Stau, nicht verändert. In der Tiefe gelegene Abszesse sind häufig schwer zu diagnostizieren.

Therapie

Ein Abszess ist keine zwingende Indikation zum Abstillen, auch wenn das gelegentlich noch immer empfohlen wird. Vielmehr sollte die Frau ermuntert werden, die Brust bis zu einer Besserung der Symptome weiterhin zu entleeren, um einen zusätzlichen Stau zu vermeiden. Es kann für das psychische Verarbeiten dieser schwierigen Stillsituation wichtig sein, Entscheidungen nicht unmittelbar in der Krise zu treffen. Die Sorge, das Kind könne den Eiter trinken, ist unbegründet, da dieser im Abszess abgekapselt ist.

- Eine **Abszesspunktion unter Ultraschallsicht** mit gleichzeitiger antibiotischer Behandlung ist wenig belastend. Die Eingriffe können meist ambulant durchgeführt werden. Die Punktionen werden so lange wiederholt, bis sonografisch kein Befund mehr darstellbar ist (meist 2–9 Punktionen). Mit dieser Methode werden bis zu 70 % der chirurgischen Eingriffe vermieden.
- Ein **chirurgischer Eingriff mit Drainage und anschließender Spülung** war lange Zeit die Standardtherapie und muss noch immer bei größeren Abszessen bzw. immer dann, wenn die Punktionen nicht möglich sind oder nicht zum Erfolg führen, durchgeführt werden. Der anschließende Heilungsprozess dauert ca. 4 Wochen und kann das Stillen beeinträchtigen. Die Gesamtheilung benötigt mindestens 6 Wochen.

> **M** Die Nationale Stillkommission empfiehlt ausdrücklich, bei einer Mastitis und einer Abszessbildung **nicht abzustillen!** Das Kind kann am effektivsten die Brust entleeren und damit den Krankheitsverlauf verkürzen.

Schmerzende und wunde Brustwarzen

Viele Frauen klagen bei den ersten Stillmahlzeiten über Schmerzen in den Brustwarzen. Die Mamillen sind noch nicht an die Aktivität des Kindes gewöhnt. In der Regel verschwinden diese Beschwerden schnell und ohne besondere Therapie. Allerdings sollte die Hebamme sich vergewissern, dass das Kind richtig angelegt wird und saugt, denn wunde Brustwarzen werden meist durch falsches Anlegen verursacht. Es reicht manchmal bereits eine ungünstige Anlegesituation, z. B. nach der Geburt, um die Haut zu verletzen und das Stillen in den nächsten Tagen extrem unangenehm zu gestalten. Die Mutter sollte daher unbedingt schon beim ersten Anlegen nicht nur Zeit, sondern auch Unterstützung durch die Hebamme bekommen.

Rhagaden, kleinste Einrisse in der Haut, die sehr schmerzhaft sind, entstehen am Übergang von der Mamille zur Areola oder an der Spitze der Brustwarze. Die Schmerzen können den Milchspendereflex hemmen, zudem legen viele Frauen aus Angst vor den Schmerzen nicht korrekt an. Sie scheuen sich, das Kind dicht an die Brust zu nehmen und ihm viel Brustgewebe in den Mund zu geben. Manche Frauen versuchen den Schmerz durch seltenere Mahlzeiten zu vermeiden. Diese Effekte begünstigen einen Milchstau. Außerdem können durch die Wunden Keime eindringen, die eine Mastitis verursachen.

Behandlung

In der Schwangerschaft kann wunden Brustwarzen nicht vorgebeugt werden. Abhärtungsmaßnahmen erwiesen sich als unwirksam (Lawrence/Lawrence 2011). Ebenso wenig hilft die prophylaktische Anwendung von Cremes.

> **M** Die wichtigste vorbeugende und therapeutische Maßnahme ist eine richtige Technik beim Anlegen und eine hohe Stillfrequenz in den ersten Tagen, da eine weiche Brust leichter korrekt vom Kind zu erfassen ist. Zudem entwickelt das Kind in den ersten Tagen mit vielen Mahlzeiten schnell eine gute Stilltechnik.

- Die Lage der Verletzung kann Aufschluss über den Fehler beim Erfassen der Brust geben.
- Zur **Linderung der Schmerzen** wird das Kind zuerst an die weniger betroffene Seite angelegt. Um langes Ansaugen des Kindes zu vermeiden, kann der Spendereflex schon vor dem Anlegen ausgelöst werden (s. S. 527).

Es gibt unterschiedliche Vorschläge, wie die Heilung wunder Brustwarzen unterstützt werden kann.
- Feuchte Wundheilung mit Hydrogelauflagen: Diese werden bereits in anderen Bereichen der Medizin eingesetzt, und der Vorteil gegenüber der trockenen Wundheilung ist belegt. Auch der Vorteil von einer Behandlung mit Lanolin gegenüber Muttermilch konnte mittlerweile bestätigt werden (Abou-Dakn et al. 2011).
- Weiterhin können Markenprodukte wie Mother Mates™ (Fa. Covidien) oder Multi-Mam-Kompressen® (Fa. Ardo Medical) eingesetzt werden. Die Vermeidung von Schorf auf den Wunden trägt meistens zum Wohlbefinden der Mütter bei. Zudem entfällt das Verkleben der herkömmlichen Stilleinlagen mit der Wunde. Es empfiehlt sich, die Mütter zu beraten und sie testen zu lassen.
- Infizierte Wunden (eitrig oder trotz korrektem Anlegen nicht abheilend) dürfen nicht mit den feuchten Wundauflagen behandelt werden. Hier sollten, unter Hinzuziehung eines Arztes, antibakterielle oder antimykotische Mittel zur Anwendung kommen.

In nicht so schweren Fällen können weitere Methoden eingesetzt werden, wenn sie der Mutter Erleichterung bringen:
- Muttermilchreste und kindlichen Speichel an der Mamille trocknen lassen
- die Brust der Luft und dem Sonnenlicht, evtl. auch Rotlicht, aussetzen
- Stilleinlagen aus Naturfasern verwenden.

Alte Hausmittel wie Glukose-Pulver/Zucker oder verschiedene Cremes konnten in ihrer Wirksamkeit nicht belegt werden. Auch ist zu berücksichtigen, dass z. B. ätherische Öle an der Brust problematisch sind, weil das Kind damit mit seinen Schleimhäuten in Berührung kommt und auch den Geruch intensiv wahrnimmt. Solange es keine vergleichenden Untersuchungen zu Nutzen und Schaden der Verfahren gibt, kann die Hebamme hier nur mit aller Zurückhaltung Empfehlungen aussprechen und muss die Effekte möglichst überprüfen.

Brusthütchen sollten nur im Notfall und kurzfristig verwendet werden, wenn die Mutter anders überhaupt nicht anlegen kann. Sehr häufig reduziert sich unter ihrer Anwendung die Milchbildung, da das Kind nicht unmittelbar die Mamille stimuliert. Auch wird eine korrektere Saugtechnik mit Hütchen nicht etabliert. Alternativ ist eine Anlegepause denkbar, in der die Milch abgepumpt und gefüttert wird, bis das Anlegen wieder möglich ist. Wenn möglich sollten alternative Fütterungsmethoden gewählt werden, insbesondere, wenn die wunden Brustwarzen durch einen falschen Saugmechanismus verursacht wurden.

Es muss immer ein Behandlungsweg gefunden werden, den die Mutter/die Eltern mittragen können. Ein übergroßer Aufwand oder andauernde Schmerzen im Alltag können dazu führen, dass die Mutter die Stillversuche abbricht. Jede Therapie muss daher mit der Mutter und dem Vater abgestimmt werden. Kompromisse, z. B. bei der gewählten Fütterungsmethode, können u. U. einen langfristigen Stillerfolg sichern helfen.

> **M** Werden die Brustwarzen später in der Stillzeit wund oder heilen sie trotz korrektem Stillmanagement nicht ab, so handelt es sich oft um **Soor** (Pilzinfektion durch Candida albicans).

Die Mamillen der Mutter und die Mundhöhle des Kindes können in diesen Fällen mit einem Antimykotikum behandelt werden. Im Falle einer **Soor-Infektion** ist von der feuchten Wundheilung und von der Behandlung mit Muttermilch auf der Mamille abzuraten, da sonst den Keimen eine ideale Nahrungsgrundlage geboten wird. Alle Hilfsmittel beim Stillen (Pumpen, Hütchen usw.) und Beruhigungssauger des Kindes müssen als potenzielle Keimträger konsequent gereinigt, desinfiziert und regelmäßig ausgetauscht werden. Eine Pilzinfektion ist häufig schwer zu diagnostizieren. Bei hartnäckig nicht heilenden Wunden und leicht einreißender oder eigentümlich glänzender Haut sollte ein Antimykotikum eingesetzt werden. Nicht immer ist eine Soor-Infektion im Mund des Kindes sichtbar. Der Behandlungserfolg an der Mamille zeigt, dass eine solche Infektion vorlag. In diesem Fall sollte das Kind ebenfalls behandelt werden. Bewährter Wirkstoff ist Clotrimazol. Das früher häufig verwendete Mittel Nystatin ist oft nicht mehr wirksam.

Gibt die Wöchnerin einen starken, brennenden Schmerz insbesondere nach dem Stillen in der Brust oder Mamille an, muss von einer Soor-Infektion der Milchgänge ausgegangen werden. In diesem Fall sollten orale Antimykotika (Fluconacol) durch einen Arzt verordnet werden. Sie gelangen in die Muttermilch, allerdings in einer Dosis, die weit unter der Dosis für eine Behandlung von Säuglingen liegt. Da die Diagnose schwierig ist, kann es schwierig sein, einen Arzt zur Mitbehandlung und Verordnung zu finden.

Flach- oder Hohlwarzen

Brustwarzen können sehr unterschiedlich geformt sein.
- Sind sie nicht über das Niveau der Areola erhaben, spricht man von **Flachwarzen**.
- Sind sie sogar in die Areola eingestülpt oder eingezogen, handelt es sich um **Hohlwarzen** (Abb. 51-5).

Diese Brustwarzenformen können beim Erfassen durch das Kind Probleme verursachen. Die Hebamme kann in der Schwangerschaft durch Druck auf die Mamille feststellen, ob die Warzen sich aufrichten können. In diesem Fall gibt es meist wenige Probleme. Können sich beide oder eine Brustwarze nicht nach außen aufrichten, liegen wahrscheinlich verkürzte Milchgänge vor. Hier kann es öfter Probleme geben. Einige Neugeborene haben jedoch keine Probleme mit dem Erfassen von Flach- oder Hohlwarzen.

Es ist nicht bewiesen, dass das Tragen von Brustschilden oder die Durchführung von Übungen an der Brustwarze während der Schwangerschaft tatsächlich das Anlegen erleichtert (Enkin et al. 2000). Mehr Erfolg hat der Einsatz der Avent Niplette™ (Phillips), bei dem die Brustwarze nicht nur passiv, wie beim Brustschild durch Druck auf die Mamille, sondern aktiv durch Unterdruck herausgezogen wird. Durch eine längere Anwendung sollen sich verkürzte Milchgänge allmählich dehnen. Sie kann nach der Geburt vor dem Anlegen eingesetzt werden. Die Schwangere oder Mutter sollte selber die Entscheidung treffen, inwieweit sie mit den Hilfsmitteln Erfahrungen sammeln möchte.

Behandlung

Da das Baby beim Ansaugen viel Brustgewebe in den Mund bekommen muss, hängt der Stillerfolg bei flachen Warzen davon ab, ob die Brust in der Nähe der Mamille weich genug ist, um viel Gewebe mit dem Mund erfassen zu können. Gelingt dies dem Kind, ist ein problemloses Stillen möglich.
- Die weite Öffnung des kindlichen Mundes muss unterstützt werden.
- Die Mutter sollte ihre Brustwarze vor dem Anlegen durch Stimulation zur Aufrichtung bringen. Sie kann die Mamille dem Kind so anbieten, dass die Brustwarze aufgerichtet bleibt (eine Art Scherengriff).
- Wenn es zu Schwierigkeiten beim Anlegen kommt, kann in der Stillzeit die Warzenerektion durch Anpumpen vor dem Anlegen unterstützt werden. Auch das Tragen der Niplette oder von Brustschilden kurz vor den Stillmahlzeiten kann hilfreich sein.
- Gelingt das Anlegen an einer Seite trotz aller Bemühungen nicht, dann kann die Frau einseitig stillen. Mit entsprechenden Maßnahmen kann auch eine einzelne Brust abgestillt werden.

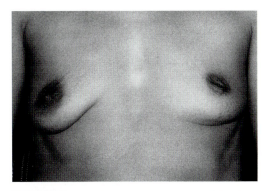

Abb. 51-5 Die rechte Brustwarze ist unauffällig, die linke eine Hohlwarze.

Polythelie und Polymastie

Bei der embryonalen Entwicklung der Brustdrüse (s. S. 520), Entwicklung der Brust) kommt es normalerweise zu einer Rückbildung von überflüssigem Drüsengewebe entlang der Milchleiste (s. Abb. 50-1). Ist diese Rückbildung gestört, zeigen sich überzählige Brustwarzen (Polythelie) und Drüsenanlagen (Polymastie).

Am häufigsten findet man diese Besonderheit in der Achselhöhle, sie kann aber auch am Verlauf der gesamten Milchleiste auftreten (s. S. 520).

Das **akzessorische Drüsengewebe** unterliegt p. p. genau wie die Brustdrüse hormonellen Veränderungen. Es wird Milch gebildet, die aber nicht abfließen kann, da evtl. keine Mamille vorhanden ist. Es entsteht ein Milchstau, der einige Tage anhalten kann und für die Frau sehr schmerzhaft ist (Abb. 51-6 und Abb. 51-7).

Behandlung

Bei den ersten Wochenbettbesuchen werden beide Achselhöhlen abgetastet, um eine Polymastie diagnostizieren zu können.

Ständige Kühlung mit kleinen Kühlelementen lindert die Beschwerden und hemmt durch Blutgefäß-

51 Stillprobleme

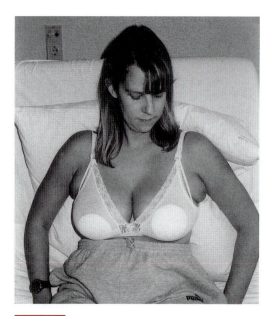

Abb. 51-6 Polymastie beidseits.

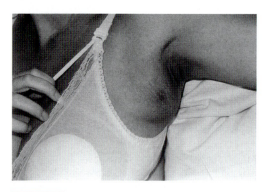

Abb. 51-7 Polymastie und Polythelie.

konstriktion die Milchbildung. Es kann mehrere Tage dauern, bis die Frau wieder schmerzfrei ist.

Zu viel Milch

In den ersten Tagen sollte die Diagnose „zu viel Milch" nur sehr zurückhaltend gestellt werden. In den ersten vier bis sechs Wochen steigt sowohl die Milchmenge schrittweise an wie auch der Bedarf des Kindes. Beides geschieht nicht immer synchron. So kann es kurzfristig zu dem Eindruck kommen, die Milchmenge wäre zu reichlich. Das Kind wird seinen Bedarf in den nächsten Tagen weiter steigern, wodurch das Angebot für die Nachfrage wieder angemessen ist. Wenn nicht große Probleme bestehen, sollte nicht vor vier bis sechs Wochen in diesen Regulierungsmechanismus eingegriffen werden. Insbesondere wenn das Neugeborene aufgrund einer Hyperbilirubinämie oder anderer Probleme zu schwach ist, um ausreichend zu trinken, ist es problematisch, die Milchbildung zu drosseln. Vielmehr sollte die vorhandene Milch entleert und dem Baby gefüttert werden. Das Kind kann so die erforderliche Gewichtszunahme erreichen und in der Folge selber die Brust effektiver entleeren. Eine wirkliche Überproduktion kann häufiger bei Mehrgebärenden, die bereits gestillt haben, beobachtet werden.

Praktisches Vorgehen

- Einseitiges Anlegen pro Mahlzeit reduziert die Prolaktinausschüttung und wirkt sich deshalb reduzierend auf die Milchmenge aus.
- Zusätzlich kann die Mutter 1–3 Tassen Salbeitee trinken. Auch Pfefferminztee wird eine milchbildungshemmende Wirkung nachgesagt.
- Die Hebamme sollte überprüfen, ob der Säugling sehr häufig non-nutritives Saugen praktiziert. Manchmal wird hierdurch die Milchbildung übermäßig angeregt. Die Mutter kann versuchen, das Baby immer wieder abzulenken, um diesen Effekt zu verringern.
- Eine andere Lösung des Problems wäre es, zu klären, ob es in Wohnortnähe der Mutter eine **Frauenmilch-Sammelstelle** gibt, die die reichliche Milch für andere Kinder nutzbar machen kann. Frauenmilch-Sammelstellen gibt es zurzeit in Deutschland nur in den östlichen Bundesländern, hier jedoch in fast allen größeren Städten.

Galaktorrhoe

Das Auslaufen der Milch (Galaktorrhoe) wird durch einen leicht auslösbaren Milchflussreflex verursacht. Die Milch fließt z. B. bereits, wenn die Mutter nur an ihr Kind denkt. Meist tritt die Galaktorrhoe nur in den ersten Wochen der Stillzeit auf.

Behandlung

- Vorsichtiger Druck mit dem Handballen auf die Mamille kann den Milchfluss stoppen.
- Benutzung und häufiger Wechsel von Stilleinlagen sind aus hygienischen Gründen wichtig, da Nässe die Haut aufweicht und anfälliger für Wundsein und Infektionen macht.
- Viele Frauen empfinden Stillhilfen wie LilyPadz® (Ardomedical) als hilfreich. Diese Kunststoffauflagen liegen ganz dicht an der Brust an und

verhindern dadurch wirksam das Auslaufen der Milch.
- Milchauffangschalen verhindern Milchflecken auf der Kleidung, können aber durch den ständigen Druck auf die Mamillen das Problem verstärken. Daher sollte ihr Einsatz auf Stillmahlzeiten (2. Brust) beschränkt werden.
- Die Hebamme kann der Mutter gut waschbare und gemusterte Kleidung empfehlen, um auch das „optische" Problem der Milchflecken zu minimieren.

Milchmangel (Hypogalaktie)

Viele Frauen haben Angst, zu wenig Milch zu haben. Durch mangelnde Stillinformation deuten sie z. B. das Weichwerden der Brüste nach dem Milcheinschuss als Versiegen der Milch oder häufige Stillmahlzeiten als „Hungern" des Kindes. „Zu wenig Milch" ist die häufigste Begründung für frühes Abstillen (Enkin et al. 2000).

Aufgabe der Hebamme ist es, die Situation mit der stillenden Mutter zu analysieren. Gedeiht das Kind gut, dann kann die Hebamme unbegründete Ängste abbauen oder ggf. eine ambivalente Mutter bei einer reflektierten Entscheidung für oder gegen das Stillen unterstützen.

> **M Ein echter Milchmangel ist bei folgenden Symptomen wahrscheinlich:**
> - Gewichtsabnahme des Neugeborenen um mehr als 10 % seines Geburtsgewichtes, eine Gewichtsabnahme zwischen 5–10 % in den ersten Lebenstagen muss kritisch beobachtet werden.
> - Gewichtsverlust nach dem 6. Lebenstag
> - schleppende oder fehlende Gewichtszunahme beim Säugling
> - Stuhlgang selten und wenig (Achtung: in den ersten Tagen ist **täglicher** Stuhlgang normal. Erst nach 2–4 Wochen kann ein reichlicher Stuhlgang alle 4–7 oder bis 10 Tage bei guter Gewichtsentwicklung völlig normal sein).
> - weniger als 5 nasse Windeln am Tag, konzentrierter Urin (Achtung: Eine deutlich reduzierte Urinmenge ist ein **spätes** Zeichen einer geringen Milchmenge!)
> - schlaffer Tonus, schlechter Hautturgor
> - Apathie

Liegen diese Symptome vor, dann ist zu prüfen, ob tatsächlich ein Milchmangel vorliegt und welche Ursachen, mütterliche oder kindliche, dieser haben kann. Äußerst selten ist bei der Frau eine anatomische oder hormonelle Ursache für einen echten Milchmangel gegeben, die schwer beeinflussbar ist. Neben Erkrankungen des Kindes (s. Kap. 51.2) ist ein schlechtes Gedeihen des Kindes häufig die Ursache der verringerten Milchbildung, beide Aspekte verstärken sich. Wenn trotz optimaler Anregung der Milchbildung keine ausreichende Milchmenge erreicht werden kann, liegen unbekannte mütterliche Ursachen vor.

Wenn keine kindlichen Ursachen für den Milchmangel vorhanden sind, wird der gesunde Säugling häufig das Saugen an der Brust verweigern oder nach kurzer Zeit unruhig werden, da er wegen der ausbleibenden Sättigung unzufrieden ist. Daher ist oft eine Stimulation der Brust bis zur Erhöhung der Milchmenge nur mit einer effizienten Pumpe möglich oder mit dem Einsatz von Stillhilfsmitteln wie dem Brusternährungsset.

Zur Behandlung: siehe schlechtes Gedeihen.

51.2 Probleme beim Kind

Schlechtes Gedeihen

Wenn die beim echten Milchmangel genannten Anzeichen vorliegen, kann man statt von Milchmangel auch von einem schlechten Gedeihen sprechen. Beim Kind sind zunächst Ursachen auszuschließen, die mit dem Stillen nichts zu tun haben, z. B. Infektionen oder Herzkrankheiten. Die Häufigkeit und Dauer der Stillmahlzeiten ist zu prüfen. Weniger als acht Mahlzeiten täglich oder sehr kurze Mahlzeiten können für ein gutes Gedeihen nicht ausreichend sein. Der Hebamme muss bewusst sein, wie sehr eine schlechte Gewichtsentwicklung die Eltern belastet. Gedeihstörungen lösen häufig erhebliche Schuldgefühle und Trauer bei den Eltern aus. Daher ist eine regelmäßige, nach der Geburt tägliche Gewichtskontrolle für die Eltern meist eine Entlastung: Ein Verschleppen der Situation, um den Eltern die Wiegekontrollen zu ersparen, kann die Probleme wesentlich verstärken.

Behandlung

- Bei Gedeihstörungen muss zunächst das Baby ausreichend gefüttert und parallel dazu die Milchmenge gesteigert werden. Erst wenn das Kind stabilisiert und die Milchmenge annähernd normal ist, kann der Stillalltag wiederhergestellt werden.
- Ist die Gewichtsentwicklung des Kindes noch akzeptabel (d. h. es nimmt langsam, aber kontinuierlich zu), kann auf Zufüttern zunächst verzichtet werden (s. S. 663).
- Die Milchmenge wird gesteigert, indem das Kind **häufiger, z. B. 2-stündlich** (gerechnet wird vom Beginn einer Mahlzeit bis zum Beginn der nächsten Mahlzeit), angelegt und/oder zum kräftigeren, aktiven Saugen angeregt wird. Die Mahlzeiten dürfen nicht zu lange dauern, weil das Kind nicht so lange aktiv saugen kann und bei sehr langen Mahlzeiten eher Kraft verliert. Eine Mahlzeit sollte sich, mit Wechsel der Brust, Wickeln und Aufstoßenlassen nicht viel länger als eine Stunde hinziehen.
- Wichtig ist, dass die Hebamme auf die physiologische Bedeutung des **Cluster-Feedings** aufmerksam macht. Dies bedeutet: häufige, oft kürzere Mahlzeiten zu bestimmten Tageszeiten (bekannt in den Abendstunden!), dafür gelegentlich auch größeren Abständen. Während der Cluster ist der Stillabstand häufig weniger als 2-stündig. Dies ist normal, es muss lediglich dafür gesorgt werden, dass die Kinder nicht an der Brust schlafen, da dies nicht milchbildungssteigernd ist. **Mindestens 8-, eher 10- bis 12-mal** sollte das Kind aktiv an der Brust sein. Es muss auf korrektes Anlegen geachtet werden, da eine falsche Stilltechnik auch am Zurückgehen der Milchmenge beteiligt sein kann. Das Kind wird auch nachts zum Trinken geweckt, da zu dieser Zeit der Prolaktinspiegel besonders hoch ist.
- Erreicht und überschreitet ein Kind nicht zum normalen Zeitpunkt sein Geburtsgewicht, so ist es geschwächt und daher häufig nicht in der Lage, sich aktiver zu verhalten! Es braucht Unterstützung, bis es sein normales Gewicht erreicht hat.
- Für die Stillmahlzeiten soll sich die Mutter Ruhe und Zeit nehmen. Bei ausgiebigeren Mahlzeiten profitiert das Kind von der fettreicheren Hintermilch (oder auch Nachmilch genannt), die erst gegen Ende der Mahlzeit zur Verfügung steht.
- Beim Stillen kann die Brust öfter gewechselt werden, so dass mehr Spendereflexe ausgelöst werden und ein schläfriges Kind immer wieder erneut zum Saugen angeregt wird. Viele Kinder werden aktiver, wenn sie ausgezogen werden. Wärme kann das Kind zu sehr entspannen.
- Wenn das Kind nicht so häufig trinken will, sollte die Mutter zusätzlich abpumpen. Um das Stillen möglichst wenig zu stören, füttert sie die abgepumpte Milch am besten mit einem Brusternährungsset oder einer anderen alternativen Fütterungsmethode (s. S. 570). Es muss genau überlegt werden, ob die Mutter nach jedem Stillen nachpumpt oder ob sie lediglich 1–2-mal am Tag ergänzend zu den Stillmahlzeiten des Kindes pumpt.
- Die Mutter sollte mindestens 2 l am Tag trinken. Extreme Trinkmengen der Mutter helfen jedoch nicht, die Milchmenge zu steigern, sie wirken eher entwässernd. Ob Milchbildungstees über die Flüssigkeitszufuhr hinaus wirken, ist nicht belegt (Enkin et al. 2000).
- Alle diese Maßnahmen setzen einen entschiedenen **Stillwillen der Mutter** voraus. Erfolgreiches Weiterstillen trotz schleppender Gewichtszunahme erfordert Selbstsicherheit, Optimismus und eine wohlwollende Umgebung. Zugleich sind engmaschige Kontrollen durch Kinderärztin oder Hebamme unverzichtbar.

Gedeiht der Säugling dennoch schlecht, muss in Absprache mit der Kinderärztin zugefüttert werden (s. S. 716). Bevor die Hebamme einer Mutter zu Zwiemilchernährung oder zum Abstillen rät, müssen alle Vor- und Nachteile abgewogen und mit den Eltern besprochen werden. So ist z. B. zu erwägen, ob der gute Infektionsschutz oder die Allergieprophylaxe im Einzelfall das Problem der langsamen Gewichtszunahme ausgleichen.

Milchbildungssteigernde Substanzen (Galaktagoga)

Für einige Wirkstoffe ist der steigernde Effekt auf die Milchmenge belegt. Diese Stoffe sollten nur dann eingesetzt werden, wenn andere Fehlerquellen im Stillmanagement ausgeschlossen werden konnten. Eine weitere intensive Begleitung durch die Hebamme ist erforderlich (s. Protokoll Nr. 9 der Acadamy of Breastfeeding Medicine 2011).

- Milchbildungstee, Effekt nicht belegt. Erwähnt werden Fenchelsamen, Anis, Kümmel, Basilikum, Geißraute
- Bockshornklee (Trigonelle foenum-graecum), Wirksamkeit erwiesen, Dosierung 1–4 Kapseln 3- bis 4-mal tägl.
- Domperidon® (Motilium), verschreibungspflichtig. In der Regel beginnt die Behandlung mit Domperidon® mit einer Dosierung von 20 mg

(2 Tabletten à 10 mg) viermal täglich (Newman, 2007)
- Metoclopramid (Reglan). Tagesdosis: 30–45 mg/Tag in 3–4 Einzeldosen aufgeteilt, mit einer dosisabhängigen Wirkung bis 45 mg/Tag. Es wird gewöhnlich für 7–14 Tage die volle Dosis verordnet und über 5–7 Tage ausgeschlichen.

Saugverwirrung

> M Ein „hausgemachtes" Stillproblem bei vielen Kindern ist die Saugverwirrung. Sie kann durch frühzeitige Flaschenfütterung und durch die Benutzung von Saughütchen oder Beruhigungssaugern ausgelöst werden. Die Probleme sind meist umso ausgeprägter, je früher die Kinder mit dem anderen Saugmuster konfrontiert werden.

An der Brust sind differenzierte Saug-, Kau- und Schluckbewegungen erforderlich (s. Abb. 50-14). Einmal an den künstlichen Sauger gewöhnt, verlernen etwa 20 % der betroffenen Kinder das Trinken an der Brust, sie sind dann beim Anlegen unwillig und wehren sich. Die Mutter braucht viel Geduld und starke Nerven, um ihr Kind wieder an das Stillen zu gewöhnen. Nicht immer gelingt das, manche Frauen stillen darum vorzeitig ab. An der Flasche ist in der Regel eine Saugbewegung nicht erforderlich, die Flüssigkeit läuft von selber in den Mund des Kindes. Dieses muss lediglich schlucken, um die Flüssigkeit zu bewältigen. Nur durch Druck der Zunge gegen den Sauger kann das Kind den Milchfluss stoppen. Dieses Verhalten ist völlig anders als es das Stillen an der Brust erfordert.

Behandlung

- Für Kinder, die das „trockene" Ansaugen vor dem Einsetzen des Milchflussreflexes nicht akzeptieren, kann dieser vor dem Anlegen unterstützt werden (s. S. 527).
- Andere Kinder können im Halbschlaf „überlistet" werden, wieder andere finden an die Brust, nachdem eine Pause von z. B. 24–48 h eingelegt wird, in der weder mit der Flasche noch an der Brust gefüttert wird, sondern gepumpte Milch mit dem Becher oder dem Löffel.
- Sehr hungrige Kinder sind oft nicht offen für Neues. Das Kind vor dem Anlegen schon mit einer kleinen Menge auf die gewohnte Weise füttern.
- Während des Versuches einige Tropfen Milch in den Mund des Kindes geben (z. B. mit einer Spritze). Dies kann das Kind beruhigen und aktiver nach der Quelle der Nahrung suchen lassen.
- Kinder können nicht reden, reagieren aber sehr stark auf Ansprache. Erklären Sie dem Kind, was sie von ihm wollen, und zeigen Sie auch den Eltern, wie sie ihr Kind auf die neue Aufgabe vorbereiten können.

Trinkfaulheit/Verweigern der Brust

Die sog. Trinkfaulheit mancher Kinder ist meist auf eine unangemessene Behandlung zurückzuführen. Vorgeschriebene Stillzeiten und Zufütterung verderben dem Säugling den Appetit. Hautkontakt (am besten hat das Kind nur eine Windel an), Rooming-in und Stillen nach Bedarf des Kindes sind hier die Lösung. Dem Kind einen gewissen Abstand zwischen den Mahlzeiten aufzuzwingen ist unphysiologisch, die meisten Neugeborenen haben einen unregelmäßigen Rhythmus zwischen Aktivitätsphasen, in denen sie oft trinken wollen (abends!) und Ruhephasen, in denen die Schlafphasen länger sind. Um ein Absinken der Milchmenge zu vermeiden, solange das Kind nicht gut und oft an der Brust trinkt, muss die Milchbildung mit einer Pumpe in Gang gehalten und gesteigert werden.

Neugeborene mit starker Gelbsucht sind häufig zu müde und schläfrig, um zu trinken. Da sie besonders auf Flüssigkeits- und Kalorienzufuhr angewiesen sind, müssen sie häufig angelegt werden. Um dem Kind das Trinken an der Brust zu erleichtern, kann der Milchspendereflex schon vor dem Stillen ausgelöst werden. Bei Bedarf sollte die Milch abgepumpt und gefüttert werden, damit das Kind ausreichend Flüssigkeit erhält und die Milchbildung erhalten bleibt.

Wenn ein Kind die Brust verweigert oder beim Stillen sehr unruhig ist, kann das die unterschiedlichsten Ursachen haben:
- geringe Milchmengen, die das Saugen für das hungrige Kind unbefriedigend machen
- Unruhe um die Stillende herum
- Krankheit des Kindes, verstopfte Nase
- Saugverwirrung
- ungünstige Stillposition, fehlerhaftes Anlegen
- Veränderung der Brustwarzen (Verstreichen bei Schwellung der Brust), Flach- oder Hohlwarzen
- starker Milchflussreflex und häufiges Verschlucken.
- unangenehme Erfahrungen wie schlecht schmeckende Pflegemittel

51 Stillprobleme

Die Hebamme muss die Situation mit der Mutter besprechen und möglichst die Ursachen beseitigen. Da es für die Mutter eine schwere Enttäuschung ist, wenn das Kind ihre Brust abzulehnen scheint, braucht sie viel Ermutigung und einfühlsame Beratung.

> M Wann immer es über längere Zeit (1–2 Tage) Schwierigkeiten beim Anlegen des Kindes gibt, ist das Gedeihen besonders zu überwachen, um entweder die Mutter beruhigen zu können oder ggf. für eine ausreichende Nahrungszufuhr durch alternative Fütterung von abgepumpter Milch zu sorgen. Die Milchmenge bleibt durch das Pumpen erhalten, bzw. sie wird durch regelmäßiges Pumpen auf die erforderliche Menge gebracht.

51.3 Besondere Stillsituationen

Manchmal haben Mutter und Kind durch spezielle Umstände körperliche und seelische Probleme zu überwinden. Da das eigentliche Problem, wie Kaiserschnittgeburt, Frühgeburt, Mehrlingsgeburt oder Behinderung der Neugeborenen, in der Regel kaum beeinflussbar ist, sollte die Hebamme alles tun, um der Mutter, die trotz oder gerade wegen dieser Widrigkeiten stillen möchte, diese Entscheidung und die daraus resultierenden Anforderungen so einfach wie möglich zu machen.

Praktisch kann das bedeuten:
- eine Haushaltshilfe organisieren, Hilfe bei der Alltagsbewältigung finden
- eine Milchpumpe besorgen
- mit der Mutter die effizienteste Technik des Milchpumpens finden
- den Transport der Milch in die Kinderklinik organisieren
- die Mutter ermutigen
- Kompromisse zwischen den speziellen Erfordernissen der Situation und den Erfordernissen des Stillens entwickeln.

Die betreuende Hebamme sollte schon in der Schwangerschaft über das Stillen in besonderen Situationen aufklären, wenn Hinweise auf solche Situationen auftreten. Dies kann der Fall sein bei Mehrlingsschwangerschaften, Frühgeburtsbestrebungen, dem Bekanntwerden von kindlichen Fehlbildungen etc. Diese Vorbereitung auf die Stillzeit ist hilfreich, um Ängste abzubauen und gut vorbereitet die Geburt des Babys zu erwarten. Maßnahmen wie das Organisieren einer Haushaltshilfe, besonderer Anträge oder von Spezial-Saugern in der Schwangerschaft ersparen zudem Unruhe und Belastungen im Wochenbett.

Kaiserschnitt

> Mütter können nach einem Kaiserschnitt ebenso stillen wie Frauen nach einer Spontangeburt.

Stillprobleme werden durch spätes Anlegen des Kindes oder gar die Trennung von Mutter und Kind sowie durch fehlende praktische und psychische Unterstützung der Mutter verursacht.

Praktisches Vorgehen

- Das „Kaiserschnitt-Kind" kann und soll angelegt werden, sobald die Mutter nach der Operation wach ist, dies gilt unabhängig von der Art der Narkose.
- Wegen der Bauchwunde ist **Stillen im Liegen** günstig (s. Abb. 50-15). Die Mutter bedarf in den ersten Tagen der Hilfe beim Anlegen, das Stillen muss ihr so bequem und einfach wie möglich gemacht werden.
- Neben der Hebamme spielt der Vater des Kindes eine wichtige Rolle. Ist er anwesend, kann schon frühzeitig mit Rooming-in begonnen werden. Hautkontakt mit der Mutter ist sehr wichtig zur Bindungsförderung!
- Frühe Mobilisation ist günstig für den Stillerfolg.
- Sollte in den ersten Tagen eine ausreichende Frequenz der Mahlzeiten nicht erreicht werden können (z.B. Kind im Kinderkrankenhaus), benötigt die Mutter Hilfe beim Abpumpen der Milch.

Ein geglückter Beginn der Stillzeit hilft der Mutter, eine mögliche Enttäuschung über die Kaiserschnittentbindung zu überwinden.

Frühgeburt

M Je kleiner und unreifer ein Frühgeborenes ist, desto schwieriger ist das Stillen. Die erforderliche Intensivbehandlung und die Trinkschwäche machen das Anlegen oft unmöglich.
Muttermilch wirkt jedoch vorbeugend gegen verschiedene Probleme speziell der Frühgeborenen, so dass mittlerweile jeder Tropfen geschätzt wird.

Die Mutter kann ihre Milch zunächst nur abpumpen und der Kinderklinik zur Verfügung stellen. Für viele Frauen ist es nach dem Schock der Frühgeburt ein Trost, dem Kind die am besten angepasste Nahrung bieten zu können. Sie sollte darin unterstützt werden, durch mindestens 8-maliges Pumpen pro Tag die Menge zu erreichen, die ein Reifgeborenes nach ca. 4–6 Wochen benötigt (800–1000 ml). Frühgeborene benötigen zunächst weitaus geringere Mengen, aber auch diese werden später ansteigen. Nach mehreren Wochen ist es häufig nicht mehr möglich, die Milchmenge auf das erforderliche Maß zu steigern, dies sollte in den ersten 4–6 Wochen geschehen.

Die **Muttermilch** nach einer Frühgeburt (Preterm-Muttermilch) ist den besonderen Bedürfnissen des Babys entsprechend zusammengesetzt. Sie enthält mehr Protein, mehr Natrium und Chlorid, mehr Magnesium und Eisen als Milch von Müttern nach einer termingerechten Geburt (Lemons et al. 1982). Bei sehr kleinen Frühgeborenen (< 1000 g) müssen dennoch einige Nährstoffe ergänzt werden, vor allem Eiweiß, Calcium, Phosphor, Elektrolyte, Vitamine und Kalorien. Preterm-Muttermilch wird oft wegen des Risikos einer Cytomegalie-Infektion nur pasteurisiert verwendet. Um die erforderliche Eiweißzufuhr zu erreichen, wird die Muttermilch mit einem Fortifier (FMS/FM85) angereichert (Fortifier = eine dem Frühgeborenen angepasste Ergänzung der Muttermilch durch zusätzliche Kalorien, Mineralien und EW) (Roos et al. 2010).

Damit die gepumpte Milch dem Frühgeborenen gefüttert werden kann, muss die Hebamme mit der Frau insbesondere die erforderlichen **Hygienemaßnahmen beim Pumpen** sorgfältig besprechen. Dies geschieht in Abstimmung mit den Maßnahmen, die in der Klinik vorgesehen sind. Die Keimzahl in der Muttermilch kann durch exakte Hygiene günstig beeinflusst werden. Die Milchmenge hängt von ausreichend häufigen und ausgiebigen Pumpsitzungen ab (s. S. 569).

Der Umweg über **Flaschenfütterung** erschwert die Umstellung von Sondennahrung zum Trinken an der Brust. Brustmahlzeiten wirken sich auch günstig auf das Befinden des Kindes aus (Nehlsen 2010). Trotz allem ist viel Geduld und Zuspruch nötig, bis das Kind an der Brust trinken kann. Sehr kleine Kinder lecken vielleicht zuerst nur an der Mutterbrust und finden erst nach und nach zu einem wirkungsvollen Saugmuster.

Praktisches Vorgehen

- Mit 28–30 SSW können viele Frühgeborenen das Atmen, Saugen und Schlucken koordinieren und zum „Üben" an die Brust gelegt werden.
- Mutter und Kind kommen bei den **ersten Anlegeversuchen** leichter miteinander zurecht, wenn ihnen die „Känguru-Methode" ermöglicht wird.
- Bereits Kindern, die hauptsächlich parenteral oder durch Magensonde ernährt werden, kann Muttermilch am Finger als „Appetithäppchen" angeboten werden. Sobald das Kind orale Nahrung zu sich nehmen kann (also sehr früh, denn bereits intrauterin trinkt der Fetus), kann mit Anlegeversuchen begonnen werden.
- Mit dem Stillversuch beginnen, wenn das Kind anzeigt, dass es bereit ist (Suchbewegungen, Hand-Mund-Bewegungen, Schmatzen). Den Versuch beenden, wenn das Baby nicht innerhalb von 5 Minuten an die Brust geht. Dann weiter Känguru-Position und das Kind mit der gewohnten Methode füttern.
- Die Anlegepositionen sind ähnlich wie bei reifen Neugeborenen. Die Arme und Beine sollen nicht herunterhängen. Aufrechte Positionen sind hilfreich, wenn das Kind Schluckauf hat (Hoppereiter-Position).
- Es ist hilfreich, bei den ersten Versuchen den Milchflussreflex vor dem Anlegen anzuregen, um das saugschwache Kind zu unterstützen.
- Wenn das Baby anfängt, Mahlzeiten zu sich zu nehmen, kann es vorher und nachher gewogen werden, um die fehlende Menge mit der Sonde zu füttern.
- Wenn das Frühgeborene an der Brust saugen kann, aber nur wenig Milch erhält, kann mit einem **Brusternährungsset** oder über die Magensonde die abgepumpte Milch gegeben werden. Das ist eine zeitsparende Lösung und vermittelt dem Kind ein Erfolgserlebnis bei seinen Stillversuchen.
- Bei den ersten Anlegeversuchen muss die Mutter von einer erfahrenen Hebamme oder Kinderkrankenschwester unterstützt werden. Die Mutter

51 Stillprobleme

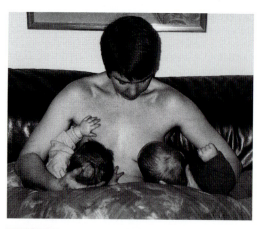

Abb. 51-8 **Gleichzeitiges Stillen von zwei Kindern.** Beide Kinder werden hier im Rückengriff gehalten und mit einem Kissen abgestützt. Diese Stillposition ist relativ leicht einzunehmen. Auch ältere Kinder (hier 8 Monate alt) können angelegt werden, ohne sich gegenseitig im Weg zu sein. Andere Stillpositionen sind jedoch auch möglich.

aus der Sicht der Mutter „gerechte" Lösung gefunden werden.
- Werden beide Kinder angelegt, entscheidet die Mutter zwischen getrenntem und gleichzeitigem Stillen. **Getrenntes Stillen** ermöglicht der Mutter intensive Zuwendung zum einzelnen Kind. Gibt es Schwierigkeiten beim Anlegen eines Kindes, kann sie sich besser auf dieses Problem konzentrieren, wenn nicht noch ein zweites Kind gehalten werden muss.
- **Gleichzeitiges Anlegen** beider Kinder ist praktisch schwieriger durchzuführen, fördert aber die Milchbildung besonders gut (hoher Prolaktinspiegel!) und spart, wenn eine gewisse Routine gewonnen ist, viel Zeit (z. B. beide Kinder im Rückengriff (Abb. 51-8). Viele Zwillingsmütter bevorzugen auf Dauer das einzelne Anlegen der Kinder, da sie sich schwer auf beide Kinder zugleich konzentrieren können. Bei unterschiedlich großen Zwillingen kann das größere den MFR für das kleinere Kind auslösen. Im Sinne einer optimalen Milchbildung ist darauf zu achten, dass die Seiten gewechselt werden, damit beide Brüste gut stimuliert werden.

Behindertes oder krankes Kind

Die Geburt eines behinderten Kindes ist für die Eltern ein Schock, auf den Angst, Wut oder Schuldgefühle folgen können (s. S. 601). Oftmals werden Mutter und Kind getrennt, um dem Neugeborenen eine optimale Therapie zukommen zu lassen. Auch die betreuende Hebamme ist nicht selten durch die nicht alltägliche Situation verunsichert. Hier kann es nützlich sein, eine speziell fortgebildete Kollegin (z. B. Stillbeauftragte) zu Rate zu ziehen, die sowohl das nötige Know-how für die schwierige Situation als auch Erfahrung mit der Beratung der überforderten und verzagten Eltern hat. Die Eltern benötigen eine Beratung, die dem Einzelfall gerecht wird. Unterschiedliche Handicaps oder Erkrankungen benötigen unterschiedliche Unterstützung. Auch der Kontakt mit Fachgesellschaften oder Selbsthilfegruppen, die sich den besonderen Schwierigkeiten der betroffenen Familie widmen, hilft oft weiter.

Viele Kinder mit Behinderungen und Krankheiten nehmen bei gleicher Nahrungsaufnahme langsamer zu als gesunde Kinder. Die Hebamme muss die **Gewichtsentwicklung** beim Management der Stillsituation noch mehr als bei anderen Kindern im Auge behalten.

sollte bei jedem ihrer Besuche anlegen, am besten mehrere Mahlzeiten hintereinander, dann ist der Lerneffekt größer (Erika Nehlsen 2010).

Mehrlinge

Beim Stillen von Zwillingen treffen oft die zuvor genannten Situationen zusammen. Mit jedem weiteren Mehrling wird die Situation schwieriger.

> **M** Eine ausreichende Milchproduktion für zwei oder mehr Kinder ist grundsätzlich möglich, wenn vor allem in den ersten Tagen nach der Geburt oft und lange genug angelegt oder gepumpt wird.

Hier besteht die Aufgabe der Hebamme besonders in der Ermutigung und Unterstützung bei der Bewältigung des Alltags, da mehrere Kinder viel Zeit in Anspruch nehmen. Von Haushaltsarbeit und dergleichen muss die Mutter weitgehend entlastet werden.

Praktisches Vorgehen

- Oft kann zunächst nur **ein Zwilling** angelegt werden, das andere (trinkschwächere) Kind wird durch Abpumpen und Sonden- oder alternative Fütterung versorgt. Solange nicht beide Kinder voll gestillt werden, muss eine praktikable und

> **M** Bei allen Schwierigkeiten ist zu bedenken, dass Muttermilch auch für kranke oder behinderte Kinder in der Regel die günstigste Ernährungsform ist und dass es für die Mutter sehr tröstlich und stärkend sein kann, ihrem besonderen Kind diese ideale Nahrung geben zu können.

Lippen-Kiefer-Gaumen-Segel-Spalte

Entscheidend für den Stillerfolg sind einerseits die Ausprägung der Spalte und ihre Behandlung sowie andererseits die Anleitung und Ermutigung der Mutter zu korrektem und möglichst frühem Anlegen sowie die frühzeitige Förderung der Milchbildung.

> **M** Muttermilch ist die ideale Nahrung für Kinder mit Spaltfehlbildungen, da sie wenig reizt und vor Infektionen schützt.

Eine Gaumenspalte, selbst wenn es nur eine kleine Spalte im weichen Gaumen ist, verhindert die Bildung des Vakuums und erschwert deshalb das Stillen enorm. Nur wenige Kinder können besonders in den ersten Wochen nennenswerte Milchmengen aus der Brust erhalten. Dies gelingt meistens bei einem ausgeprägten, starken Milchspendereflex und einer Brustform, die es dem Kind ermöglicht, genügend Brustgewebe im Mund zu halten. Zusätzlich entwickeln einige Kinder eine ganz individuelle Technik, die Brust trotz des fehlenden Vakuums zu entleeren. Meist ist das erst nach einigen Wochen oder Monaten möglich, wenn die Kinder größer und kräftiger geworden sind. Die Milchbildung muss in den meisten Fällen durch eine Pumpe aufrechterhalten werden. Stillen ist, trotz der Schwierigkeiten, sehr günstig für die Kinder, da die oro-fasziale Muskulatur (Mund, Gaumen, Lippen) optimal angeregt wird.

Praktisches Vorgehen

- Prophylaktische Magensonde oder Trennung nach der Geburt sind nicht erforderlich, das Bonding nach der Geburt sollte geschützt werden!
- **Lippen- und/oder Kieferspalten** sind meistens kein Stillhindernis.
- **Gaumenspalten** (ein – oder beidseitig) verhindern das Vakuum, selbst wenn nach der Geburt eine Platte angepasst und eingesetzt wird. Die Platte soll verhindern, dass die Zunge in die Spalte drückt und diese dadurch erweitert wird. Die Zunge erhält durch die Platte die richtige Position. Effektives Saugen und damit auch die Anregung der Milchbildung wird auch mit der Platte nicht deutlich erleichtert.

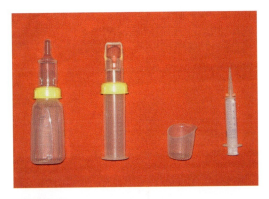

Abb. 51-9 Von links nach rechts: SpecialNeeds® Sauger, Soft-Cup, Fütterungsbecher, Finger-Feeder (Produkte der Firma Medela).

- Die Kinder verbrauchen bei den Stillversuchen viel Energie und können kaum Muttermilch erlangen. Daher müssen sie von Geburt an mit abgepumpter Milch versorgt werden, um schnelle Gewichtsverluste zu vermeiden.
- Es muss eine Stillposition gefunden werden, in der das Kind die Brust im Mund platzieren und halten kann. Nur selten verschlucken sich die Kinder und müssen in aufrechten Positionen gefüttert werden.
- Die Mutter sollte unmittelbar nach der Geburt mit dem regelmäßigen Abpumpen (8-mal täglich) beginnen, um die Milchbildung effizient anzuregen. Die abgepumpte Milch kann mit einem SpecialNeeds® Sauger (Fa. Medela) (Abb. 51-9) oder mit Finger-Fütterung gefüttert werden. Möchte die Mutter die Chance behalten, das Kind zu stillen, sollte sie, wenn möglich, mehrmals täglich anlegen. Die Ernährung der Kinder mit Spalte ist sehr zeitaufwendig, die Eltern brauchen meist Unterstützung, um eine alltagstaugliche Struktur zu etablieren. Manchmal stellen sich Stillerfolge nach einigen Wochen oder Monaten ein. Dies hängt nicht unbedingt mit den Operationen zusammen (der harte Gaumen wird meistens erst mit einem Jahr verschlossen), sondern eher mit der zunehmenden Größe und Geschicklichkeit des Kindes und dem besseren Milchfluss.

Down-Syndrom

Nur wenige „Behinderungen" sind so sehr mit Vorurteilen belastet wie das Down-Syndrom. Es kann den Eltern sehr schwerfallen, sich auf ihr „anderes" Neugeborenes einzulassen. Das Down-Syndrom kann sehr unterschiedlich ausgeprägt sein, häufig können

51 Stillprobleme

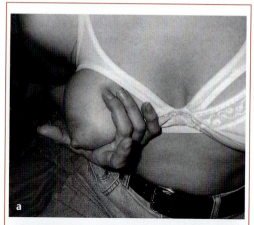
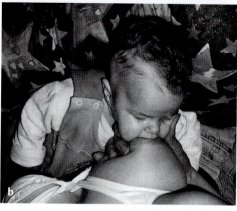

Abb. 51-10 DanCer-Handgriff:
a Die Brust wird von unten umfasst,
b das Kinn des Kindes auf der einen Seite mit dem Daumen, auf der anderen Seite mit Zeige- und Mittelfinger gehalten.

diese Kinder nach der Geburt angelegt und weiterhin völlig problemlos gestillt werden. Wichtig ist es, nach der Geburt das Bonding bestmöglich zu schützen. Es sollte verhindert werden, dass die Kinder aus prophylaktischen Gründen von der Mutter getrennt werden.

> **M** Stillen kann dabei helfen, die Mutter-Kind-Beziehung zu fördern. Es ist sehr von Vorteil wegen der Infektanfälligkeit dieser Säuglinge und bietet ein gutes Training für die Mundmuskulatur.

Praktisches Vorgehen

- Kinder mit Down-Syndrom sind oft trinkschwach und haben insgesamt einen geringen Muskeltonus. Daher profitieren diese Kinder sehr von der stärkenden Wirkung für die oro-fasziale Muskulatur. Hat das Kind zusätzlich einen Herzfehler, muss beachtet werden, dass es evtl. trotz ausreichender Trinkmengen nicht genügend zunimmt. Die Gewichtsentwicklung muss aufmerksam beobachtet werden, um evtl. durch zusätzliches Abpumpen die Milchbildung aufrechtzuerhalten und das Kind ergänzend füttern zu können. Bei einer Saugschwäche eignet sich der SpecialNeeds® Sauger (Fa. Medela) (Abb. 51-9).
- Die Mutter muss den Stillrhythmus bestimmen, wenn das Kind zu selten trinkt.
- Damit das Kind seine Kraft dem Saugen widmen kann, sind liegende Stillpositionen nützlich.
- Speziell für Kinder mit Down-Syndrom wurde der **DanCer-Handgriff** von S.C. Danner und E. R. Cerutti entwickelt (Abb. 51-10): Die Brust und das Kinn des Kindes werden mit einer Hand von unten gehalten. Daumen und Zeigefinger liegen an den Wangen. Das Kind wird so an der Brust festgehalten und kann gleichzeitig zu Saug- und Schluckbewegungen angeregt werden. Der DanCer-Handgriff kann auch bei anderen Behinderungen und Frühgeburten hilfreich sein.

Herzfehler

Kinder mit einem Herzfehler haben einen erhöhten Stoffwechsel und benötigen deshalb mehr Kalorien. Zudem können die von dem Herzfehler verursachten Probleme auch die Ernährung beeinflussen. Oft liegt eine geringere Leistungstoleranz bei einer erhöhten Energieverausgabung vor (Biancuzzo 2005). Unter Umständen gedeiht das Kind trotz ausreichender Trinkmenge nicht adäquat und muss ergänzende Milch erhalten. Allerdings profitieren Säuglinge mit einem Herzfehler besonders vom Stillen, da MM sie besonders vor Infekten schützt. Stillen wirkt sich günstig auf physiologische Parameter wie Herzschlag und Atmung aus (Biancuzzo 2005). Natürlich müssen die Kräfte des Kindes und erforderliche Therapiemaßnahmen berücksichtigt werden. Das Stillmanagement entspricht prinzipiell dem bei Frühgeborenen. Die Nahrungsaufnahme stellt für Kinder mit Herzfehler einen hohen Energieaufwand dar, sie sollten nicht gedrängt werden, wenn sie ermüdet wirken. Muss das Kind operiert werden, benötigt die Mutter Unterstützung darin, die Milchproduktion in

Mukoviszidose und Phenylketonurie

Bei diesen Stoffwechselkrankheiten ist Stillen die günstigste Ernährungsform, die allerdings spezifisch ergänzt werden muss.

Bei **Mukoviszidose** ist der Gehalt der Muttermilch an Lipase vorteilhaft. Es werden zusätzlich Verdauungsenzyme verabreicht, damit das Kind die Nahrung verwerten kann.

Bei der **Phenylketonurie** (PKU) (s. S. 667) ist von Vorteil, dass die Muttermilch arm an Phenylalanin ist. In Kombination mit phenylalaninarmer Spezialnahrung ist Muttermilch gut geeignet für die Diät bei PKU.

Wie alle Kinder mit schweren Stoffwechselstörungen gehören auch diejenigen, die gestillt werden, in fachärztliche Überwachung.

Krankheiten oder Behinderungen, die nicht mit dem Leben vereinbar sind

In diesen speziellen Fällen muss die Hebamme sehr gut zuhören und die Signale der Mutter zu deuten wissen. Grundsätzlich ist es von Vorteil, die Mutter-Kind-Beziehung für die wenigen Tage oder Wochen so innig wie möglich zu gestalten (s. S. 601).

Ob das Stillen oder das Pumpen von Milch für das Kind hierbei für die Mutter in Frage kommt, ist ausschließlich ihre eigene Entscheidung. Es gibt keinen zwingenden Grund für primäres Abstillen. Bildet sich Milch, auch ohne dass die Mutter ursprünglich stillen oder pumpen wollte, kann ihr die Verfütterung an das kranke Kind als Alternative zum sofortigen sekundären Abstillen angeboten werden. Einige Frauen werden diese Lösung als tröstend empfinden, andere eher als belastend. Jede Entscheidung der Mutter ist zu akzeptieren und zu unterstützen.

Stillen und Berufstätigkeit

> **M** Das Mutterschutzgesetz schützt nicht nur die werdende, sondern auch die stillende Mutter. Es verpflichtet den Arbeitgeber, der stillenden Mutter Raum und Zeit (mindestens zweimal eine halbe Stunde oder einmal eine ganze Stunde, (vgl. MuSchG, § 7 Stillzeit s. S. 874) für das Stillen zur Verfügung zu stellen, ohne dass sie hierdurch Nachteile erfährt.

Viele Frauen wollen aus Sorge um ihren Arbeitsplatz dieses Recht nicht in Anspruch nehmen. Hebammen sollten Frauen ausführlich über die verschiedenen Möglichkeiten, trotz Berufstätigkeit weiter zu stillen, informieren. Die Stillzeiten können auch zum Abpumpen von Milch genutzt werden. Die Stillende muss auf betriebliche Notwendigkeiten Rücksicht nehmen. Skeptische Arbeitgeber können mit dem Argument überzeugt werden, dass gestillte Kinder auch später seltener krank werden und die Mutter daher insgesamt seltener fehlt.

Um Stillen und Berufstätigkeit miteinander vereinbaren zu können, muss vor allem gut **geplant und vorbereitet** werden:

- Der Arbeitgeber muss über die Absicht, während der Arbeitszeit Stillpausen in Anspruch zu nehmen, informiert werden.
- Evtl. kann die Betreuungsperson das Kind zu den Stillzeiten an den Arbeitsplatz bringen oder die gepumpte Milch abgeholt werden. Ansonsten kann die Mutter die während der Arbeit gepumpte Milch im Kühlschrank lagern und für den nächsten Tag mit nach Hause bringen.
- Ggf. muss das Kind rechtzeitig an Flaschenfütterung oder eine alternative Fütterungsmethode gewöhnt werden. Zwischen 6 und 10 Wochen ist ein günstiges Zeitfenster, da dann das Stillen gut etabliert ist, aber die Kinder noch offen sind für neue Fütterungsmethoden. Viele Kinder sind ab ca. drei Monaten weniger flexibel und gewöhnen sich nicht gern an neue Fütterungsmethoden. Dies führt zu Belastungssituationen, wenn der Arbeitsbeginn der Mutter unmittelbar bevorsteht.
- Die Mutter sollte verschiedene Pumpen gezeigt und erklärt bekommen, damit sie ein passendes Modell auswählen kann.
- Für Notfälle sollte ein Vorrat an Muttermilch in der Kühltruhe angelegt werden. (Vorsicht, manche Kinder mögen die gefrorene und wieder aufgetaute Milch nicht, da sie den Geschmack verändern kann. Mit etwas frischer Milch gemischt wird sie dann oft besser akzeptiert).

- Wird das Kind nur noch teilweise gestillt, dann können die Stillmahlzeiten in die Freizeit der Mutter gelegt werden. Viele Frauen und Kinder genießen dann besonders die große Nähe nach der zeitweiligen Trennung.

51.4 Hilfsmittel beim Stillen

Die verschiedenen Hilfsmittel beim Stillen sind von unterschiedlichem Nutzen und leider oftmals teuer. Für viele gibt es keine vergleichenden Untersuchungen über Nutzen und Nachteile. Wenn die Hebamme sich für den Einsatz von Stillhilfsmitteln entscheidet, muss sie die stillende Mutter über Anwendung, Vor- und Nachteile beraten. Insbesondere über die richtige Reinigung und Desinfektion muss die Mutter Bescheid wissen. Vor und während der Anwendung ist eine Nutzen-Risiken-Abschätzung unabdingbar. Ggf. muss die Anwendung abgebrochen werden.

Brustschilde

Brustschilde (Abb. 51-11) bestehen aus einer weichen Silikonmembran mit einem großen Loch für die Brustwarze und einer festen gewölbten Halbschale, die daraufgesetzt wird. Brustschilde werden mittig auf die Brüste aufgesetzt und im BH getragen. Es gibt unterschiedliche Modelle für verschiedene Indikationen.

Mögliche Indikationen, Vor- und Nachteile

- **Behandlung von Flach- und Hohlwarzen** (s. S. 553). Die **Brustwarzenformer** haben einen engen, straffen Ring, der beim Tragen Druck auf die Areola ausübt.
- **Schonung von wunden Brustwarzen**: **Brustwarzenschoner** haben eine größere, weiche Öffnung in der Silikonauflage. Löcher in der Halbschale sorgen für eine gewisse Belüftung der Brustwarze. Wenn Milch ausläuft, herrscht jedoch ein feuchtes Milieu in der Schale, welches u. U. für die Heilung günstig ist, jedoch nicht beim Verdacht auf Infektionen. Die Brustwarze ist keiner Reibung durch die Kleidung ausgesetzt. Es kann nicht zum Festkleben von Stilleinlagen auf der Wunde kommen (Abb. 51-11 links).
- **Auffangen auslaufender Milch**: **Milchauffangschalen** haben keine Belüftungslöcher, dafür ein Öffnung zum Ausgießen der ausgelaufenen Milch. Sie können die Kleidung schützen und werden häufig direkt beim Stillen eingesetzt, wenn das Kind an eine Brust angelegt wird und dadurch ein starker Milchspendereflex ausgelöst wird. An der zweiten Brust kann so die auslaufende Milch aufgefangen werden. Das Auslaufen der Milch kann durch den Druck der Auffangschalen noch verstärkt werden.

Brusthütchen/Stillhütchen

Stillhütchen bestehen aus Silikon und haben die Form eines mexikanischen Hutes. Es gibt sie in 2–3 Größen, am günstigsten ist es, wenn die Hebamme die verschiedenen Modelle vorrätig hat, damit das passende Modell gefunden werden kann. Die Krempe des Hütchens wird auf die angefeuchtete Brust aufgesetzt, sodass die Brustwarze in die gelochte Spitze gezogen wird. Das Hütchen muss groß genug sein und auf der Mitte der Mamille sitzen, damit es nicht reibt. Einige Modelle haben in der Krempe einen Ausschnitt, damit das Kind mit seiner Nase direkt die Haut der Mutter wahrnehmen kann (Abb. 51-11 ganz rechts unten).

Vor dem Einsatz von Brusthütchen sollte die Hebamme sicher sein, dass alle anderen Möglichkeiten ausgeschöpft sind. Brusthütchen müssen nicht tabuisiert werden, aber sie können, zum falschen Zeitpunkt eingesetzt, viel Schaden anrichten und vor allem die Weichen in eine Richtung stellen, die später schwer zu korrigieren ist. Sie sind absolut ungeeignet, um unmittelbar nach der Geburt einem Kind das erste Anlegen zu erleichtern. Das Kind lernt mit dieser ersten Prägung eine falsche Technik und erhält in

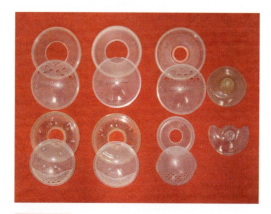

Abb. 51-11 Senkrecht in 4 Reihen, jeweils oben und unten:
links – 2 Brustwarzenschoner
Mitte – 2 Milchauffangschalen
rechts – 2 Brustwarzenformer
ganz rechts – 2 Stillhütchen.

den meisten Fällen nicht die notwendige Menge des Kolostrums. Zudem wird die Milchmenge sehr häufig nicht ausreichend angeregt, es kommt fast immer in der Folge zu einem schlechten Gedeihen.

Auch später eingesetzt verringern sie meistens die Entleerung der Brust, wodurch es zu einer geringeren Milchbildung und einem schlechteren Gedeihen kommt. Hat ein Baby sich an den relativ großen Brustwarzenersatz gewöhnt, kann es ausgesprochen schwierig sein, es zum Ansaugen ohne das Silikonhütchen zu bewegen.

Gelegentlich können Brusthütchen geeignet sein, teilweises oder ausschließliches Stillen zu ermöglichen, (z. B. weil bestehende Schmerzen sonst nicht erträglich sind). Die Hebamme muss beim Einsatz beobachten, ob das Kind weiterhin auch das Gewebe der Brust mit dem Mund erfasst und ob die Gewichtsentwicklung gut ist.

Ältere Modelle aus Latex oder Glas sollten nicht mehr eingesetzt werden. Auch das Aufsetzen von Flaschensaugern auf die Brust, was in manchen Kliniken praktiziert wird, ist kontraproduktiv für das Stillen. Das Kind umfasst nichts von dem Warzenhof, es wird lediglich eine leichte Stimulation ausgeübt, die einen Spendereflex auslösen kann. Das Kind kann nicht aktiv entleeren, somit fehlt die Anregung zur Milchbildung völlig. Das Kind übt dabei eine komplett falsche Saugtechnik ein.

Mögliche Indikationen, Vor- und Nachteile

- **Schonung von wunden Brustwarzen**: Das Ansaugen an der Brust ist mit einem Hütchen bei vielen Frauen weniger schmerzhaft. Einigen Frauen fällt es leichter, mit „Schutzschild" anzulegen. Dabei geht jedoch meist die Milchproduktion zurück, und zwar umso mehr, je dicker und starrer das Material ist. Das Saughütchen löst nicht das eigentliche Anlegeproblem, sondern verschärft es eher. Es gibt Kinder, die die nackte Brust nach dem Einsatz von Saughütchen ablehnen (Saugverwirrung). Stillhütchen müssen sorgfältig gereinigt und desinfiziert werden, wenn sie nicht zu Keimträgern werden sollen, die das Wundsein noch verschlimmern. Besteht der Verdacht auf eine Pilzinfektion, sollten die Hütchen, wenn möglich, häufig ausgewechselt oder ganz auf sie verzichtet werden.
- **Leichteres Anlegen bei Flach- und Hohlwarzen**: Da das Hütchen deutlich vorsteht, kann das Kind es fassen und erhält einen Saugreiz weit hinten am Gaumen. Alle oben genannten Nachteile gelten auch für diese Indikation.

Milchpumpen

Es gibt zahlreiche Modelle von Milchpumpen, die in der Handhabung, Wirkung, Reinigung und nicht zuletzt im Preis sehr unterschiedlich sind. Pumpen kommen zum Einsatz, wenn das Kind nicht angelegt werden kann (z. B. bei der Verlegung in eine entfernte Kinderklinik, bei Berufstätigkeit der Mutter). Milchpumpen sollen so gut wie möglich die Saugaktion des Kindes nachahmen, dies gilt für Unterdruck (–50 bis –155 mmHg mit Spitzen bis –220 mmHg) und Frequenz (48–60 Zyklen pro min.).

Elektrische Intervallpumpen sind im Allgemeinen wirkungsvoller als Handpumpen (dies scheint nicht für batteriebetriebene Pumpen zuzutreffen). Auch hygienisch sind sie günstiger, wenn alle Teile, die mit der Milch in Berührung kommen, sterilisierbar oder aus Einmalmaterial sind. Zum Motor und den nicht austauschbaren Teilen hin sollte eine Sicherheitsvorrichtung das Eindringen von Milch verhindern. Elektrische Pumpen sind nicht unbedingt vollautomatisch, die Bedienungsanleitung muss gut verständlich sein. Bei einigen Modellen kann der Geräuschpegel ein Problem sein.

Für eine länger währende Benutzung, insbesondere wenn die Laktation erst in Gang gebracht werden muss, ist elektrischen Pumpen der Vorzug zu geben. Doppelpumpsets erhöhen den Wirkungsgrad der Pumpe durch Zeitersparnis und die Erzeugung hoher Prolaktinspiegel. Sie sind daher in allen Situationen, in denen mit einer längeren Periode des Abpumpens zu rechnen ist, dringend zu empfehlen, selbst wenn die Kosten nicht vollständig von der Krankenkasse übernommen werden. Der Wert der Zeitersparnis, speziell bei Stillproblemen oder erkrankten Kindern, ist gar nicht hoch genug einzuschätzen!

Es sind verschiedene Handmilchpumpen (Abb. 51-12) auf dem Markt, die sich im Aufbau nur wenig unterscheiden, aber dennoch unterschiedlich effizient sind.

Folgende Kriterien können bei der Auswahl helfen:
- Mit welcher Pumpe kann eine Frau die meiste Milch gewinnen, welche Pumpe kann sie gut handhaben?
- Ist die Handhabung einfach zu lernen und unkompliziert?
- Kann die Pumpe einhändig genutzt werden?

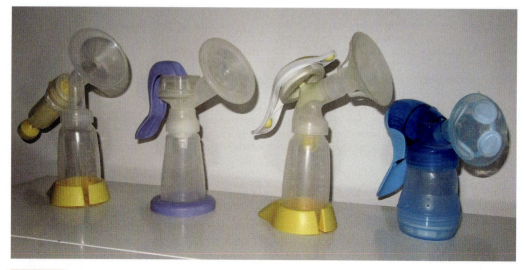
Abb. 51-12 Verschiedene Handmilchpumpen.

- Sind alle Teile, die mit der Milch in Berührung kommen, abnehmbar, sterilisierbar und spülmaschinengeeignet?
- Wie ist das Preis-Leistungs-Verhältnis, d. h. was erwartet die Frau von der Pumpe, wie ist der Preis?
- Passt die Pumpe in die Handtasche? Zubehör?

Günstig ist, wenn die Frau verschiedene Modelle probieren kann. Nützliches Zubehör verschiedener Pumpen sind weiche Einsätze für den Ansaugtrichter, die zur Schonung des Brustgewebes dienen, oder verschiedene Haubengrößen, zudem Kühltaschen, Gefrierbeutel für die Milch u. a. Aufbewahrungsbehältnisse.

Die altmodischen Ballonpumpen, die den Frauen in manchen Apotheken noch immer angeboten werden, können nicht empfohlen werden.

51.5 Abpumpen von Muttermilch und Entleeren von Hand

In der normalen Stillbeziehung ist Pumpen oder Ausdrücken der Milch meist überflüssig. Frauen können sich für das Gewinnen von Muttermilch entscheiden, wenn sie gelegentlich oder regelmäßig eine oder mehrere Mahlzeiten Muttermilch von einer anderen Person füttern lassen wollen (z. B. bei einem frühen beruflichen Wiedereinstieg). Aus medizinischen Gründen wird Muttermilch von Hand entleert oder abgepumpt, wenn das Kind nicht oder nicht effizient genug an der Brust trinken kann. **Pumpen** dient der Anregung der Laktation oder dem Sammeln von Milch, die dem Kind gefüttert werden kann. Das Entleeren von Hand kann die Milchbildung weniger als das Pumpen fördern. Beim Milchstau oder beim Abstillen können die prallen Milchgänge durch Ausdrücken von etwas Milch entlastet werden.

Muttermilch ist ein kostbarer Schatz, sie sollte stets so gewonnen werden, dass sie dem Kind zugute kommen kann. Es ist für die Mutter sehr enttäuschend, wenn ihre Milch stattdessen verworfen wird.

Praktisches Vorgehen

- Nach Anleitung durch die Hebamme führt die Mutter Pumpen und Ausdrücken am besten selbst aus. Sie ist dadurch unabhängiger, und die Maßnahme ist angenehmer.
- Eine entspannte Körperhaltung und ein vor unerwünschten Blicken geschützter Platz sind wichtig, denn in der Regel kommt der Spendereflex beim Pumpen oder Ausdrücken schwerer in Gang als beim Anlegen des Kindes. Der enge Kontakt zwischen Mutter und Kind kann durch die Pumpe nicht nachgeahmt werden. Es kann wichtig sein, der Mutter den Sinn dieser Maß-

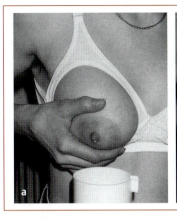 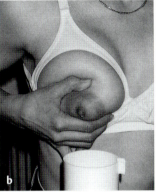 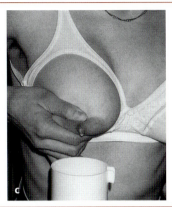

Abb. 51-13 Ausdrücken der Muttermilch:
a Umfassen der Brust am Rand des Warzenhofes,
b Andrücken der Hand Richtung Rücken,
c Zusammendrücken und Vorziehen der Hand.

nahme wieder in Erinnerung zu rufen – sei es, das erkrankte oder frühgeborene Kind zu ernähren, oder aber einen zeitlichen Freiraum zu erlangen. Wichtig ist, dass negative Assoziationen ausgeräumt oder mit Humor besprochen werden (viele Frauen haben das Gefühl, eine Melkkuh zu sein). Ein respekt- und würdevoller Umgang mit Frauen, die Milch abpumpen, ist selbstverständlich.

Der Milchspendereflex wird durch die Oxytocin-Ausschüttung erreicht. Diese können die Frauen durch Stimulation der Brustwarzen, eine Massage und das Ausschütteln der Brust fördern. Auch sind positive Gedanken, z. B. an das Kind, zur Auslösung des Spendereflexes hilfreich.

Stress hemmt die Oxytocinausschüttung, deshalb sollte genügend Zeit eingeplant sein, Geschwisterkinder versorgt und evtl. Probleme und Sorgen bzgl. des Kindes vorab besprochen werden. Der Frau sollte ein Raum zur Verfügung stehen, in dem ihre Intimsphäre gewahrt bleibt.

Das Entleeren der Milch von Hand

- Zum Ausdrücken der Milch werden Daumen und je 2 oder 3 Finger C-förmig ca. 2–3 cm hinter die Basis der Brustwarze gelegt.
- Daumen und Zeigefinger drücken waagerecht Richtung Brustkorb, die Finger werden nicht auf der Haut bewegt, sondern schieben das Gewebe leicht zum Brustkorb.
- Nun werden die Daumen und Finger mit leichtem Druck auf das Brustgewebe nach vorn in Richtung Brustwarze bewegt, dabei wird die Milch in den Milchgängen zwischen den zusammengeschobenen Fingern nach vorn Richtung Brustwarze gedrückt. (C. Marmet beschreibt die Bewegung als „Rollen"). Durch diese Bewegung wird die Milch entleert.
- Die Position der Hände muss mehrmals wechseln, damit die Brust rundherum entleert wird.

Die Milch kann, wenn man sie nicht verwenden will, auf ein Tuch gedrückt werden, oder sie wird in einem Gefäß aufgefangen (s. Abb. 51-13).

Die Massage der Brust nach der Marmettechnik hilft, den Milchspendereflex auszulösen (Abb. 51-14).

Abpumpen

Beim Abpumpen der Milch muss darauf geachtet werden, dass der **Ansaugtrichter** der Pumpe nicht zu eng ist und exakt auf der Mitte der Mamille aufgesetzt wird. Sonst kann die Brustwarze am Trichter reiben und wund werden, und das Pumpen wird schmerzhaft.

Frauen in Europa kommen im Allgemeinen gut mit der normalen Größe der Pumpsets zurecht. Da es dennoch abweichende Größen von Brust und Mamille gibt, haben einige Firmen verschiedene Trichtergrößen im Angebot. Die Brustwarze soll sich ohne zu reiben frei im Trichter bewegen. Das Brustgewebe soll sich ebenfalls etwas bewegen, aber nicht in den Trichter gezogen werden.

also 10–15 Minuten pro Seite, kalkuliert werden. Die Seiten werden, wenn nicht ein Doppelpumpset eingesetzt wird, dabei mehrmals gewechselt, um mehrfach einen Spendereflex auszulösen. Es kann notwendig sein, die Brüste auch zwischendurch noch einmal zu massieren, um ein besseres Ergebnis zu erzielen. Eile ist kontraproduktiv. Dagegen helfen Entspannungsübungen, Rituale und die Anwendung von Wärme. Z. B. kann die Brust vor dem Pumpen einige Minuten mit Rotlicht bestrahlt werden.

> **M** Um die Laktation durch Pumpen in Gang zu bringen, muss so früh wie möglich und ausreichend häufig und lange, mindestens 8-mal am Tag für 15 min. pro Brust, gepumpt werden (also insgesamt 15 min. mit Doppelpumpset, 30 min. mit einfachem Set).

Es ist nicht wichtig, immer einen exakt gleichen Abstand zwischen den Pumpvorgängen einzuhalten (auch Babys trinken unregelmäßig). Ist die benötigte Tagestrinkmenge von ca. 800–1000 ml/Tag sicher erreicht, können die meisten Frauen seltener pumpen. Wenn sie die gleiche Menge Milch pro Tag entleeren, wird sich die Menge nicht verringern. Je nach Speicherkapazität der Brust einer Frau ist zur Erhaltung der Tagesmenge mindestens 6-, manchmal sogar nur 4- oder 5-maliges Pumpen pro Tag erforderlich. Achtung: Beobachten, ob die Milchmenge erhalten bleibt, sonst wieder häufiger pumpen.

Praktisches Vorgehen

- Wenn Milch für eine spätere Abwesenheit der Mutter gesammelt werden soll, ist es sinnvoll, während des Stillens die freie Seite auszudrücken oder abzupumpen. Die vom Säugling ausgelösten Spendereflexe können dafür genutzt werden.
- Pumpen oder Ausdrücken während des Stillens sind einfach durchzuführen, wenn das Kind durch feste Kissen so sicher abgestützt wird, dass die Mutter beide Hände frei hat. Die angenehme Gemeinsamkeit beim Stillen wird so allerdings verringert.
- Wenn Mutter und Kind darauf nicht verzichten wollen, kann besonders ergiebig gepumpt werden, wenn das Kind längere Zeit nicht an der Brust war, z. B. frühmorgens nach der Nachtpause des Kindes.
- Wenn die Mutter wieder berufstätig wird, sollte sie rechtzeitig vorher anfangen, einen Vorrat an Muttermilch in der Gefriertruhe anzulegen (Achtung: Geschmacksveränderung möglich!) (s. S. 569). Es kann belastend sein, wenn die

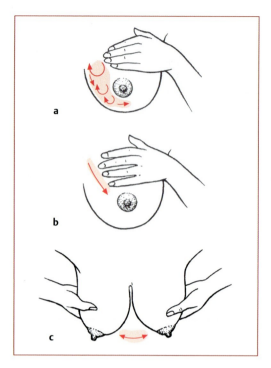

Abb. 51-14 Massage der Brust nach der Marmettechnik.
a Die Brust wird in kleinen kreisenden Bewegungen mit Druck zum Brustkorb hin massiert, dabei werden die Finger fest aufgesetzt und rutschen nicht auf der Haut hin und her. Die Frau beginnt am Ansatz der Brust und geht spiralförmig bis zur Mamille vor.
b Die Brust wird vom Ansatz her bis über die Mamille hinweg gestreichelt. Auch diese Bewegung wird rund um die Brust ausgeführt.
c Die Frau beugt sich vornüber und schüttelt die Brüste.
Ungefähre Dauer der Brustmassage je Brust: Massieren 2–3 min., Streicheln 1 min., Schütteln 1 min.

Ebenso wichtig ist die **Stärke des Unterdrucks**, denn das Vakuum soll die rhythmischen Saugbewegungen des Kindes möglichst nachahmen. Begonnen wird mit geringem Sog und höherer Frequenz. Nach dem Einsetzen des Spendereflexes wird mit stärkerem Sog und niedrigerer Frequenz fortgefahren. Zu starker Unterdruck kann die Brustwarze verletzen. Je nach Pumpenmodell kann der Druck eingestellt oder durch die Art der Bedienung bestimmt werden (Handpumpen).

Um die Brust ausreichend zu entleeren, muss wenigstens die **Dauer** einer normalen Stillmahlzeit,

Mutter die erforderliche Milchmenge nur knapp gewinnen kann und kein Vorrat vorhanden ist.

Vorgehen bei geringer Milchbildung/ zur Milchbildungssteigerung

Wenn ein Kind nur mangelhaft oder gar nicht gedeiht, muss die Anregung der Milchbildung häufig durch das Pumpen erfolgen, da ein geschwächtes Kind u. U. nicht in der Lage ist, kräftig genug zu stimulieren (s. S. 566). Wenn früh genug durch Pumpen interveniert wird, kann evtl. auf ein Zufüttern mit Formula verzichtet werden. Wenn die Milchbildung sehr viel niedriger ist als der Bedarf des Kindes, wird man um eine Zufütterung nicht herumkommen. Parallel zur Kräftigung des Kindes kann mit der Milchpumpe versucht werden, die Milchmenge auf das benötigte Maß zu steigern. Wenn das Gewicht des Kindes im Normbereich liegt, wird es selber wieder lernen können, sich ausschließlich an der Brust zu ernähren.

- Wird das Kind weiter angelegt, sollte die Hebamme mit der Frau einen durchführbaren Zeitplan besprechen. Häufig ist es wenig sinnvoll, nach jedem Anlegen die Reste abzupumpen, insbesondere, wenn die Frau bemüht ist, ihr Kind öfter anzulegen. Es entsteht dabei häufig das Gefühl, dass die Brust durch das ständige Pumpen für das Kind zu leer ist, weswegen es womöglich nicht ausgiebig saugt.
- Zur Milchbildungssteigerung sind mehr und kräftigere Entleerungen als bisher an der Brust nötig. Jede Mahlzeit, die das Kind gut und kräftig saugt, muss daher nicht gepumpt werden. Zu Beginn sollte versucht werden, bis zu 10- bis 12-mal täglich zu entleeren.
- Füttern der abgepumpten Milch am besten nicht nach jedem Anlegen, da sonst das Kind längere Schlafpausen zwischen den Mahlzeiten machen wird. Lieber 1–2-mal täglich größere Portionen füttern.
- Nur durch genaue Dokumentation der abgepumpten und gefütterten Milchmengen und der Stillzeiten kann die Hebamme mit den Eltern ein individuelles Konzept entwickeln.
- Wurde täglich eine bestimmte Menge Formula zugefüttert, sollte dies nicht abrupt beendet werden, auch wenn das Kind ein stabiles Gewicht erreicht hat. Erst wenn die Mutter durch das Pumpen ihre Milchmenge erhöht hat, kann die Formula-Menge schrittweise reduziert werden. Viele Kinder reagieren sehr unzufrieden, wenn ihnen plötzlich ein größerer Teil der Tagestrinkmenge vorenthalten wird.

51.6 Aufbewahren der Muttermilch

Wenn Muttermilch aufbewahrt werden soll, muss die Mutter vor dem Sammeln ihre **Hände** gründlich waschen. Das Waschen der **Brust** ist bei normaler Körperhygiene der Frau nicht unbedingt erforderlich.

Ist die Milch für ein reifes und gesundes Kind, reicht die Reinigung des Sammelgefäßes in der Spülmaschine. In der Klinik werden Pumpe und Sammelgefäß sterilisiert. Auch die Hygieneanforderungen an die Mutter können hier strenger sein.

Als Behältnis eigenen sich Glasflaschen oder Kunststoff-Gefäße aus Polypropylen. Gefäße aus Polycarbonat enthalten Bisphenol-A, welches im Verdacht steht, gesundheitsschädlich zu sein. Flaschen, die diesen Weichmacher nicht enthalten, sind meist mit dem Hinweis „ohne Bisphenol" versehen Es gibt außerdem von verschiedenen Herstellern Milchbeutel zum Auffangen und Einfrieren der Muttermilch.

Tab. 51-1 zeigt die Haltbarkeitszeiten der Milch bei unterschiedlichen Temperaturen. Einige Autoren geben noch längere Aufbewahrungszeiten für Muttermilch und insbesondere für Kolostrum an.

> **M** Eingefrorene Milch wird am schonendsten im Kühlschrank aufgetaut und muss dann bald verwertet werden. Aufgetaute Milch darf nicht wieder eingefroren werden.

Zur Schonung der empfindlichen Inhaltsstoffe soll die Milch **nicht über 37 °C erwärmt** werden. Im Wasserbad oder im Flaschenwärmer lässt sich die Temperatur gut regeln. Mikrowellengeräte sollen nie zur Erwärmung von Muttermilch verwendet werden, da durch die ungleichmäßige Temperaturverteilung Verbrühungsgefahr für das Kind besteht. Einige wertvolle Bestandteile der Milch wie Lysozym und IgA werden durch Mikrowellen reduziert (Lawrence/Lawrence 2011).

Wird Muttermilch transportiert, muss auf eine ununterbrochene Kühlung geachtet werden. (Kühltasche mit Kühlakkus!) Muttermilch kann auf Zimmertemperatur gefüttert werden, was insbesondere bei Eltern, die viel abgepumpte Milch füttern müssen, eine Arbeitserleichterung bedeutet. Nicht alle Kinder akzeptieren Milch mit dieser Temperatur.

Tabelle 51-1 Aufbewahrungszeiten für Muttermilch im Hausgebrauch, nach Empfehlungen der Milk Banking Association of North America, Inc. (Lawrence/Lawrence 1999).

Milch	Raumtemperatur ca. 25 °C	Kühlschrank ca. 4 °C	Gefriertruhe
frisch entleert in einen verschlossenen Behälter	6–8 h	3–5 Tage	2 Wochen im Gefrierfach eines Kühlschranks, 3 Monate im Gefrierteil eines Kühlschranks mit getrennter Tür, 6–12 Monate tiefgefroren (kälter als 18 °C)
zuvor eingefroren – aufgetaut im Kühlschrank, noch nicht gewärmt oder benutzt	4 h oder weniger (z. B. bis zur nächsten Fütterung)	24 h	nicht wieder einfrieren!
zuvor eingefroren – in warmem Wasser aufgetaut	sofort verwenden	4 h oder weniger	nicht wieder einfrieren!
zuvor eingefroren – das Kind hat bereits davon getrunken	sofort aufbrauchen oder verwerfen	verwerfen!	verwerfen!

51.7 Alternative Fütterungsmethoden

M Kann das Kind nicht gestillt werden, stehen alternative Fütterungsmethoden zur Verfügung. Mit ihrer Hilfe kann das Kind orale Nahrung bekommen, ohne dass eine Flasche mit Sauger benutzt wird. Der Vorteil dieser Methoden ist, dass das Kind dabei kein falsches Saugmuster erlernt. Alternative Fütterungsmethoden sollten nicht über einen längeren Zeitraum ausschließlich eingesetzt werden, da das Saugen für die Entwicklung eines Säuglings von Bedeutung ist.

Becherfütterung

- Ein kleiner Becher wird mit Milch gefüllt.
- Das Kind wird aufrecht gehalten, es sollte hellwach und aufmerksam sein.
- Nun wird der Becher dem Kind an die Lippen gesetzt, so dass das Kind die Zunge hineinschieben kann, der Rand des Bechers berührt dann die Mundwinkel des Kindes.
- Wenn das Kind Schluckbewegungen macht, wird der Becher vorsichtig gekippt, so dass höchstens die Menge eines Schluckes in den Mund des Kindes läuft.
- Dann wird abgewartet, bis das Kind die Portion schluckt.

Manche Kinder schlecken die Milch wie Kätzchen aus dem Becher. Neben einfachen Bechern können Medikamentenschiffchen, Tassen, Löffel oder der SoftCup™ (Fa. Medela) zum Einsatz kommen. Der SoftCup besteht aus einem Fläschchen mit einem becherförmigen Aufsatz, in den die Milch durch ein Ventil kontrolliert nachgefüllt werden kann (s. Abb. 51-9).

Nach einer Übungsphase ist die Becherfütterung einfach und schnell durchzuführen. Wenn einfache Hilfsmittel verwendet werden, ist sie sehr preiswert. Bei lebhaften Kindern kann es allerdings viel Geklecker geben. Becherfütterung befriedigt nicht das Saugbedürfnis des Kindes.

Fingerfütterung

- Die Hände werden gründlich gewaschen, es wird der kleine Finger verwendet.
- In eine Spritze mit Fütterungsspitze (s. Abb. 51-9) oder mit einem Stück Infusionsschlauch (Spritzen und andere Einwegartikel dürfen nicht ausgekocht/sterilisiert werden!) wird Milch eingefüllt.
- Das Kind wird angesprochen, der Such- und Saugreflex durch Berührung der Lippe ausgelöst. Dann wird der Finger mit der Saugbewegung des Kindes in den Mund gegeben. Er liegt korrekt, wenn fast zwei Fingerglieder im Mund des Kindes sind. (Die Brust wird ebenfalls tief in den Mund genommen!)

- Der Schlauch oder die Spitze werden neben dem Finger in den Mund des Babys eingeführt.
- Wenn das Kind Saugbewegungen macht, wird mit der Spritze Milch in den Mund des Kindes gedrückt.
- Das Schlucken des Kindes wird abgewartet.
- Mit dem Finger kann eine aktive Saugbewegung ausgelöst werden. Hierdurch können saugschwache Babys zu einem aktiveren Verhalten gebracht werden.
- Nicht mit dem Finger Druck gegen den Gaumen ausüben!

Fingerfütterung ist für die Kinder geeignet, die sonst keine Gelegenheit haben, koordiniertes Saugen und Schlucken zu üben, z. B. Frühgeborene, die noch nicht an der Brust trinken. Im Sinne einer Konditionierung werden korrekte Saugbewegungen mit Nahrung belohnt. Die Entstehung einer Saugverwirrung ist dennoch nicht ganz auszuschließen.

Brusternährungsset

Das Brusternährungsset (Fa. Medela) (Abb. 51-15) besteht aus einer Flasche, die der Mutter um den Hals gehängt wird, und dünnen Schläuchen, die von der Flasche zur Brust reichen. Hier werden sie mit Pflaster so aufgeklebt, dass die Schlauchenden die Brustwarzen ca. 5 mm überragen. Der Schlauch sollte im Mundwinkel oder an der Oberlippe in den Mund des Kindes gelangen, damit er nicht unter die Zunge gerät. Saugt das Kind an der Brust, bekommt es über das Schlauchende die Milch aus der Flasche. Stillen und Zufüttern geschehen also gleichzeitig. Wird das Kind kräftiger oder hat die Mutter mehr Milch, kann die Zusatzfütterung durch Abklemmen der Schläuche reduziert werden.

Das Brusternährungsset eignet sich für jede Situation, in der zugefüttert werden muss, das Kind aber an der Brust trinken kann. Ein besonderer Vorteil ist, dass das Kind an der Brust ernährt werden wird, ein Übergang zu ausschließlichem Stillen ist häufig unkompliziert. Allerdings gewöhnen sich manche Kinder an den zusätzlichen Milchfluss, oder sie gewöhnen sich eine „Strohhalm-Saugtechnik an. Die Hebamme muss also die Situation weiterhin betreuen und bei der Umstellung Hilfe anbieten. Das Brusternährungsset ist schwieriger in der Handhabung als die anderen Methoden. Deshalb ist es eher für einen länger dauernden Einsatz geeignet und benötigt eine gute Anleitung der Frauen.

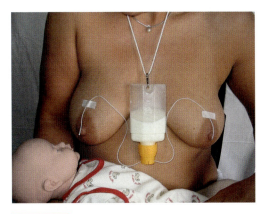

Abb. 51-15 Brusternährungsset.

Schnuller

Der Schnuller ist kein Stillhilfsmittel, vielmehr gibt es einige Studien, die bestätigen, dass der Einsatz eines Beruhigungssaugers mit einer Erhöhung von Stillproblemen einhergeht. Gleichzeitig ist aus historischen Funden bekannt, dass Sauger schon sehr lange bei der Säuglingsbetreuung eingesetzt werden (Biancuzzo 2005). Da Hebammen immer wieder mit der Frage nach Schnullern konfrontiert sind oder deren Einsatz erleben, sollten sie einige Empfehlungen für die Eltern geben können. Eltern erleben ein unruhiges Baby zum Teil als sehr belastend, Verbote sind in solchen Situationen nicht hilfreich. Mütter, die Informationen über den Gebrauch eines Schnullers erhalten, gebrauchen ihn seltener und stillen häufiger (Biancuzzo 2005).

Der Einsatz eines Schnullers kann zu Beginn zur Saugverwirrung führen und verringert die Zahl der Mahlzeiten, er sollte nicht vor 4–6 Wochen eingesetzt werden. Ein kleiner, leichter und weicher Schnuller übt weniger Druck auf Gaumen, Zähne und Lippen aus. Eine zeitliche Begrenzung des Einsatzes verringert die Gewöhnung und die Einwirkungen auf den Mundraum.

51.8 Rückstände in der Muttermilch

Die Belastung der Muttermilch durch Rückstände von landwirtschaftlichen und industriellen Giften war in den 1970er und 1980er Jahren ein Thema, das viele Eltern verunsicherte und zu vorzeitigem Abstillen führte. Im Zusammenhang mit Lebensmittel- oder Futtermittelskandalen flackert die Diskussion immer wieder auf. Zu keinem Zeitpunkt haben Fachleute wegen der Umweltbelastung vom Stillen abgeraten. Seit 1980 sind die gemessenen Konzentrationen bei den meisten Substanzen (Organochlorpestizide, polychlorierte Biphenyle, Dioxin) erfreulich weit zurückgegangen (Przyrembel 2005, Windorfer 2002). Auch aktuelle Untersuchungen haben weiterhin immer wieder dazu geführt, das Stillen uneingeschränkt zu empfehlen (Institut für Risikobewertung Deutschland/Nationale Stillkommission 3/2011).

> **M** Die gefundenen Rückstände stellen kein gesundheitliches Risiko für den Säugling dar. Volles Stillen im ersten halben Jahr und Weiterstillen darüber hinaus ist uneingeschränkt zu empfehlen.

Muttermilchuntersuchungen sollten auf begründete Ausnahmen (Kontakt mit den betreffenden Chemikalien, stärker betroffenes Herkunftsland) beschränkt sein und von einem Labor mit entsprechender Erfahrung durchgeführt werden. Nur so ist eine sinnvolle Beratung der Mutter gesichert, und es kommt nicht zu unnötiger Verunsicherung.

Jede Maßnahme, die die Anreicherung schädlicher Substanzen in der Nahrungskette (deren letztes Glied die Muttermilch ist) verringert, ist nach wie vor sinnvoll und notwendig. Es handelt sich um ein gesamtgesellschaftliches Anliegen, das nicht den direkt betroffenen Familien überlassen werden darf.

51.9 Stillhindernisse

Stillhindernisse sind selten und z. T. nur vorübergehend. Ein Stillhindernis liegt vor, wenn durch besondere Umstände das Stillen für die Mutter oder das Kind eine Gefahr oder eine Überforderung darstellt. Bei **absoluten** Stillhindernissen ist das Stillen unmöglich, bei **relativen** Stillhindernissen muss im Einzelfall mit der Mutter geprüft werden, ob die Argumente gegen das Stillen so schwerwiegend sind bzw. ob die Stillsituation so ungünstig ist, dass auf das Stillen verzichtet werden sollte. In diesem Fall ist außerdem zu klären, ob Muttermilchernährung mit der Flasche oder mit einer alternativen Fütterungsmethode möglich ist. Tab. 51-2 führt beispielhaft absolute und relative Stillhindernisse auf.

Bei **vorübergehenden Stillhindernissen** kann die Milch abgepumpt und je nach Situation verfüttert oder verworfen werden, bis das Anlegen wieder möglich ist. Nach einer längeren Stillpause kann eine Relaktation erwogen werden. Bei der Beurteilung von Stillhindernissen sind die jeweils aktuellen Veröffentlichungen der Fachgremien (z. B. WHO/UNICEF, Nationale Stillkommission) zu berücksichtigen. In einigen Fällen ist die Beratung äußerst schwierig, da selbst Spezialisten keine definitive Auskunft über die Bedeutung eines Stillhindernisses geben können (z. B. bei Hepatitis C).

51.10 Abstillen

Die Dauer der Stillzeit ist stark durch die Kultur geprägt, in der Mutter und Kind leben. Eine „natürliche" Stilldauer gibt es nur theoretisch.

> **M** Im ersten halben Jahr benötigt ein gesundes Kind nichts anderes als Muttermilch.

In Deutschland werden leider immer noch nur wenige Kinder bis zur empfohlenen Mindestdauer von 6 Monaten voll gestillt. Nach diesem Alter wird allgemein erwartet, dass die Mutter abstillt. Das Stillen eines Kindes nach dem ersten Lebensjahr löst vielfach sogar Befremden aus. Die Mutter ist dann skeptischen und oft von Vorurteilen geprägten Kommentaren ausgesetzt, obwohl Stillen auch beim älteren Kind weder physiologisch noch psychologisch problematisch sein muss. Dagegen hat es einige Vorteile, z. B. das Fortbestehen des Infektionsschutzes und der Allergieprophylaxe oder die Verminderung der Empfängniswahrscheinlichkeit bei der Mutter. Die WHO empfiehlt teilweises Stillen bis zu 2 Jahren und länger.

Die Hebamme kann mit der Mutter das individuelle Für und Wider des längeren Stillens bzw. des Abstillens abwägen und ihr alle erforderlichen Informationen, z. B. die Empfehlungen der Fachgremien, zukommen lassen. Sowohl die Mutter, die ihr Kleinkind weiterhin stillt, als auch diejenige, die nach 3 Monaten abstillt, um sich freier zu fühlen, ist zu respektieren. Stillen ist ein Recht und keine Pflicht.

> **D** **Sekundäres Abstillen** bedeutet die Beendigung der bestehenden Laktation. Die Milchbildung kann allmählich oder plötzlich beendet werden.

Tabelle 51-2 Absolute und relative Stillhindernisse.

Absolute Stillhindernisse

Mutter	• einige Infektionskrankheiten, z. B.: – Hepatitis B, wenn das Neugeborene nicht simultan geimpft ist – Zytomegalie, wenn das Neugeborene immungeschwächt oder ein Frühgeborenes ist (bei Frühgeborenen Pasteurisierung der Milch) – Windpocken (ausgedrückte, gepumpte Milch) kann verfüttert werden, wenn keine Pocken an der Brust vorhanden sind) – Syphilis, wenn offene Läsionen auf der Brust vorhanden sind • HIV-Infektion oder AIDS, in Europa, da die Versorgung mit künstlicher Säuglingsnahrung sichergestellt ist (Lawrence/Lawrence 2011)schwere Wochenbettkomplikationen (Intensivtherapie) • Zytostatikatherapie • Drogenabhängigkeit
Kind	• Galaktosämie, eine Stoffwechselstörung mit Milchunverträglichkeit

Relative Stillhindernisse

Mutter	• einige Infektionskrankheiten, z. B.: Bei Hepatitis C ist eine Infektion theoretisch möglich, wurde aber bislang noch nicht beobachtet. Bei verletzten Brustwarzen sollte eine Stillpause eingelegt werden. (Bundesinstitut für Risikobewertung, Nationale Stillkommission 2008) • Brustoperationen • Krampfleiden • psychische Krankheiten; hier ist der Heilungseffekt des erfolgreichen Stillens zu berücksichtigen
Kind	• die besonderen Stillsituationen Frühgeburt, Mehrlingsgeburt, Behinderung können auch als relative Stillhindernisse verstanden werden, allerdings ist hier die Muttermilchernährung zwar erschwert, aber besonders wünschenswert

Allmähliches Abstillen

 Allmähliches Abstillen ist schonend für Mutter und Kind. Die Stillmahlzeiten werden nach und nach durch Beikost ersetzt.

Ein Milchstau ist beim allmählichen Abstillen nicht zu befürchten, wenn dem Körper genügend Zeit für die Umstellung gelassen wird. Wird das Kind schließlich gar nicht mehr angelegt, kann die Restmilch resorbiert werden.

Mutter und Kind bestimmen das **Tempo des Abstillen**, es kann mehrere Wochen oder Monate dauern. So kann z. B. alle zwei bis vier Wochen eine Stillmahlzeit ersetzt werden. Möchte eine Mutter zu einem bestimmten Zeitpunkt endgültig abgestillt haben, muss sie rechtzeitig vorher mit der Umstellung beginnen.

Jede Frau sollte in Abwägung ihrer Situation entscheiden, zu welcher Tageszeit sie am besten mit der Beikost beginnen möchte, bzw. ob es sinnvoll sein kann, einzelne Stillmahlzeiten durch Brei zu ersetzen. Zusätzlich ist die Akzeptanz vieler Kinder größer, wenn sie ausgeruht und offen für Neues sind. Die Stillmahlzeiten frühmorgens, abends und nachts fallen meist zuletzt weg, da dies für die Mutter am bequemsten ist. Auch Frauen, die schon wieder berufstätig sind, können so weiterstillen.

Eine andere Strategie ist es, die einzelnen Stillmahlzeiten abzukürzen, statt sie ganz wegzulassen, und dem Kind die Beikost in kleinen Portionen anzubieten.

Manche Kinder wehren sich sehr gegen das Abstillen und können nur mit viel Geduld entwöhnt werden. Stillen als Beruhigung für das Kind, z. B. beim abendlichen Einschlafen, ist beim Abstillen besonders zu berücksichtigen. Hier müssen die Eltern andere Formen der Zuwendung finden, um das Kind zu „stillen".

Die **Gefühle der Mutter** können von einer gewissen Trauer über den Abschied von der „Babyzeit" bis zu Erleichterung und Freude über die wiedergewonnene Unabhängigkeit reichen. Die Hebamme kann durch „aktives Zuhören" versuchen, die Mutter bei der Klärung widersprüchlicher Gefühle zu unterstützen.

Aktives Zuhören ist eine Technik, der Gesprächspartnerin zurückzumelden, was man selbst gehört hat. Beispiel: „Verstehe ich Sie richtig, eigentlich genießen Sie die Stillmahlzeiten noch sehr?" oder „Das klingt für mich, als seien Sie sehr unzufrieden, weil Ihr Baby noch keinen Brei nehmen will."

In jedem Fall sollte der Mutter bereits während der Wochenbettbetreuung mitgeteilt werden, dass **die Hebamme bis zum Ende der Stillzeit für sie ansprechbar** ist.

Wird dem Kind der Zeitpunkt für das Abstillen ganz überlassen, kann die Stillzeit bis ins Kleinkindalter dauern. Soziale und psychische Aspekte des Stillens überwiegen dann gegenüber der Nahrungsaufnahme, das Kind „stillt sich" nur noch gelegentlich.

Plötzliches Abstillen

Plötzliches Abstillen ist möglichst zu vermeiden, da es für Mutter und Kind körperlich und psychisch sehr belastend sein kann. Der Mutter wird das stimmungsaufhellend wirkende Prolaktin abrupt entzogen. Körperliche Beschwerden können durch das sog. **Milchfieber** auftreten, das durch die Resorption der verbliebenen Milch verursacht wird. Das Kind kann die plötzliche Verweigerung der Brust als Ablehnung auffassen, zudem können Verdauungsprobleme durch die ungewohnte Kost entstehen.

Die Hebamme kann aufklärend wirken, wenn eine Frau unnötigerweise glaubt, sofort abstillen zu müssen. Sollte plötzliches Abstillen doch einmal unumgänglich sein, wird die Milchproduktion durch folgende Maßnahmen beendet:
- Das Kind nicht mehr anlegen
- Kühlen der Brust durch Kühlelemente oder Hausmittel (Quark, Kohlblätter)
- 2–4 Tassen Salbei- oder Pfefferminztee trinken
- Gelegentlich den übergroßen Druck durch ausstreichen, leichtes Pumpen oder, wenn möglich, nochmaliges Anlegen mildern. Manchmal wirkt einmaliges, gründliches Entleeren durch Abpumpen.

Medikamentöses Abstillen

Von der Hemmung der Prolaktinsynthese durch Bromocriptin oder Lisurid ist abzuraten, da sie mit erheblichen Nebenwirkungen belastet ist (arznei-telegramm 1993, 1995). Es treten auch häufig Rebound-Effekte auf, d. h. dass nach dem Absetzen des Medikaments die Milchbildung wieder einsetzt. Etwas günstiger ist die Bilanz für Cabergolin, das im Vergleich mit Bromocriptin eine bessere Wirkung und weniger unerwünschte Nebeneffekte zeigt (Enkin et al. 2000). Ob es besser wirkt als die traditionellen physikalischen Maßnahmen, ist noch zu klären. Eine weitere Möglichkeit zum Abstillen bietet die homöopathische Arznei Phytolacca (s. S. 749).

Unabhängig von der Methode des Abstillens muss beachtet werden, dass das Kind auch bei Beschwerden in der Brust nicht mehr angelegt werden darf. Zur Entlastung kann etwas Milch ausgestrichen werden, bis die Spannung in den Brüsten nachlässt. Alkoholgenuss sollte wegen der eintretenden Gefäßerweiterung gemieden werden.

Primäres Abstillen

> **M** Beim primären Abstillen wird die Laktation von vornherein unterdrückt, wenn die Mutter nicht stillen kann.

Dieser Fall tritt nach einer Fehl- oder Totgeburt ein. Etwa ab der 16. SSW muss mit Milchbildung gerechnet werden. Auch wenn ein absolutes, dauerhaftes Stillhindernis vorliegt, muss primär abgestillt werden (s. S. 572).

Einige Mütter wollen nicht stillen und verlangen deshalb nach einem primären Abstillen. Die Hebamme sollte in diesem Fall nach den Gründen fragen. Möglicherweise kann sie falsche Vorstellungen („Meine Mutter konnte nicht stillen, also kann ich es auch nicht") korrigieren. Wie bei der Frage nach der Dauer des Stillens, sollte die Hebamme zu einer informierten Entscheidung (informed choice) der Mutter beitragen.

Die Maßnahmen zum primären Abstillen sind die gleichen wie beim plötzlichen sekundären Abstillen.

Relaktation und induzierte Laktation

Auch nach dem Abstillen kann die Milchproduktion durch erneutes Anlegen wieder in Gang gebracht werden. Manche Frauen bereuen die Entscheidung zum Abstillen, die womöglich aufgrund von falschen Informationen oder einer akuten Stresssituation zustande gekommen ist. Ihnen kann die Relaktation vorgeschlagen werden.

Relaktation erfordert viel Einsatz von Mutter und Hebamme und ist vor allem bei Frauen, die keine positiven Erfahrungen mit dem Stillen haben, nicht immer erfolgreich. Je schneller und regelmäßiger nach dem Abstillen wieder angelegt wird, desto besser sind die Chancen. Es ist wesentlich, mit der Mutter über die Erfolgsaussichten zu sprechen und mit ihr realistische Ziele zu stecken. Das Prinzip von Angebot und Nachfrage muss der Mutter erläutert werden. Oft ist zusätzliches Pumpen zur Anregung der Laktation wichtig. Ein Brusternährungsset (s. S. 571) kann hilfreich sein. Volles Stillen nach Relaktation gelingt nicht immer. Michbildungssteigernde Wirkstoffe einzusetzen erhöht die Erfolgsquote (s. S. 556). Ein hungriges Kind wird nicht ausdauernd an der Brust trinken, wenn es dabei keine Milch erhält.

Auch ohne vorhergegangene Schwangerschaft kann die Laktation in Gang gebracht werden. In diesen Fällen spricht man von **induzierter Laktation**, z. B. um ein Adoptivkind zu stillen. Hier ist bereits die teilweise Ernährung des Kindes mit Muttermilch und auch die durch das Stillen mögliche Nähe zwischen Mutter und Kind ein großer Erfolg. In diesen Fällen ist, um einen Erfolg zu erzielen, der Einsatz von Medikamenten (Domperidon®) in jedem Fall empfehlenswert.

Die **Methode** ist die gleiche wie bei der Relaktation:
- Umstellung von Flaschennahrung auf Anlegen mit Brusternährungsset oder eine andere alternative Fütterungsmethode.
- Regelmäßiges ausgiebiges Anlegen möglichst achtmal täglich, auch nachts.
- Zusätzlich Einsatz von Galaktogenen (s. S. 556).
- Falls das Anlegen nicht gleich gelingt, Abpumpen und alternative Fütterung der Milch.

Literatur zu Kapitel 51 s. S. 628

52 Wochenbettbetreuung zu Hause

Nicola Bauer

> **M** Jede Hebamme kann Wochenbettbetreuungen zu Hause anbieten. Dies kann ausschließlich freiberuflich geschehen oder als angestellte Hebamme mit einer Nebentätigkeitserlaubnis.

Im günstigsten Fall kennt die Hebamme die Frau schon vor der Geburt, bekommt so **Einblick in die Familienstruktur und die Persönlichkeit der Frau** und kann dadurch mögliche Herausforderungen und Probleme schnell und gut erkennen. Im häuslichen Umfeld ist eine individuelle Einzelbetreuung der Frau und Familie möglich.

Die **Hausbesuche** lassen sich gut und flexibel planen. Zu bedenken ist aber, dass die Hebamme gut zu erreichen sein muss, auch an Wochenenden und an Feiertagen. Die Arbeitswoche verlängert sich hiermit also auf sieben Tage. Die Zeit der „Bereitschaft" zur Wochenbettbetreuung beginnt ca. drei Wochen vor dem errechneten Geburtstermin und kann sich bis über zwei Wochen nach dem Geburtstermin erstrecken. D.h. die Hebamme muss dies bei ihrer Freizeit- und Urlaubsplanung berücksichtigen und sich gegebenenfalls eine Kollegin als Vertretung suchen.

Im Wochenbett zu Hause müssen Lösungen für kleinere und größere Probleme wie z. B. Ikterus des Neugeborenen, Initiale Brustdrüsenschwellung oder mangelnde Rückbildung des Uterus, oft schnell und ideenreich gefunden werden. Hebammen müssen auch auf seltenere Notfälle (starke Blutung der Wöchnerin, Infektion des Neugeborenen, etc.) vorbereitet sein. Aus diesen Gründen ist es für unerfahrene Hebammen sinnvoll, sich eine erfahrene Kollegin als Mentorin und Ansprechpartnerin zu suchen.

> **M** Die positiven Aspekte des häuslichen Wochenbetts für die Frau, das Neugeborene und die Familie liegen in der Rundumbetreuung sowie der Privatsphäre und Intimität.

Ist die Zeit des Wochenbetts zu Hause gut vorbereitet worden, verläuft es wesentlich ruhiger, und es finden weniger Routinemaßnahmen als in der Klinik statt. Das alles ermöglicht ein problemloseres und besseres Hineinwachsen in die Elternrolle. Auch die Mutter-Kind-Bindung (Bonding) und das Zusammenwachsen der Familie werden positiv unterstützt.

Die Frau kennt im Idealfall die Hebamme, die sie im Wochenbett betreuen wird, schon vor der Geburt. Das Wochenbett zu Hause erfordert mehr Eigenverantwortung der Eltern. Sie müssen ein Augenmerk auf Veränderungen haben und wissen, wann sie die Hebamme informieren müssen. „Krisen" müssen zu Hause ohne 24-Stunden-Unterstützung gemeistert werden.

Gründe, die gegen ein ambulantes Wochenbett sprechen, sind: ein sehr hoher Blutverlust, Kreislaufinstabilität der Frau, Infektion des Neugeborenen oder Zustand nach insulinpflichtigem Gestationsdiabetes. In diesen Fällen wird der Frau geraten, einige Stunden oder Tage zur Überwachung in der Klinik zu bleiben.

Es gibt auch Gründe (z. B. lange Geburt, PDA, vaginaloperative Geburt, Dammriss III°, etc.), bei denen Eltern sich bei der nachbetreuenden Hebamme telefonisch rückversichern können, ob und wann die Frau und das Kind nach Hause gehen.

Im Vorfeld des ambulanten Wochenbettes ist es wichtig, dass ein/e Kinderarzt/-ärztin gesucht wird, welche(r) die U2, möglichst zu Hause, durchführt.

52.1 Organisatorische Voraussetzungen

Meldeformalitäten

Bevor eine Hebamme freiberuflich tätig werden kann, muss sie sich bei der **zuständigen Aufsichtsbehörde**, in der Regel ihrem örtlichen Gesundheitsamt bzw. dem Amtsarzt, melden. Je nach Bundesland gibt es unterschiedliche Regelungen. Der Anmeldung sollte immer eine Kopie der „Anerkennung zur Führung der Berufsbezeichnung" beigefügt werden.

Positiv ist eine **Mitgliedschaft in einem Berufsverband**, entweder dem Deutschen Hebammenverband e. V. (DHV) oder dem Bund freiberuflicher Hebammen Deutschland e. V. (BfHD), denn dadurch kann die Hebamme sich einer **Gruppenhaftpflichtversicherung** anschließen. Zudem sind alle Mitglieder des DHV automatisch in einer **Gruppenrechtsschutzversicherung**. Diese Versicherung gilt für die berufliche Tätigkeit der Hebamme und umfasst den Straf-, Sozial- und Arbeitsrechtschutz.

Pflichtversicherungen

Durch die **gesetzliche Unfallversicherung** sind Hebammen bei Arbeits- und Wegeunfällen sowie Berufskrankheiten versichert. Bei der Aufnahme einer freiberuflichen Tätigkeit wird die **Berufsgenossenschaft für Gesundheitsdienst und Wohlfahrtspflege** (Pappelallee 35–37, 22089 Hamburg, Tel. 040-20 20 70), formlos benachrichtigt. Angestellte Hebammen sind nur für ihre angestellte Tätigkeit durch den Arbeitgeber versichert. Bei freiberuflicher Nebentätigkeit müssen sie sich selbst bei der Berufsgenossenschaft versichern.

Freiberufliche Hebammen unterliegen der **Rentenversicherungspflicht bei der Deutschen Rentenversicherung Bund** (ehemals als BfA Bundesversicherungsanstalt für Angestellte). Es gibt zwei unterschiedliche Arten sich dort zu versichern: Entweder bezahlt die Hebamme einen Regelbeitrag und muss keine Auskünfte über ihr Einkommen geben. (In den ersten drei Jahren der Freiberuflichkeit haben Hebammen die Möglichkeit, den halben Regelbeitrag zu bezahlen. Dazu muss ein formloser Antrag bei der Rentenversicherung gestellt werden.) Oder aber sie lässt sich den Beitrag nach dem tatsächlichen Einkommen berechnen. Grundlage hierfür ist der Steuerbescheid des Vorjahres (Deutscher Hebammenverband 2011).

> **M** Die Berufsordnungen der Länder schreiben eine ausreichende Berufshaftpflichtversicherung vor. Es ist unbedingt ratsam, vor der Arbeitsaufnahme eine **Berufshaftpflichtversicherung** (Privathaftpflicht meist integriert) sowie eine **Berufsrechtsschutzversicherung** abzuschließen. Falls es ohne Versicherung zu einem Schadensfall kommt, ist die Aufnahme in eine Haftpflichtversicherung nicht mehr möglich (DHV 2011).

In der **Berufshaftpflicht** sind die Risiken Personenschäden, Sachschäden, Vermögensschäden und das Abhandenkommen von Patientenhabe bzw. deren Beschädigung versichert.

Vorteilhaft ist die Gruppenversicherung über die Berufsverbände, denn diese Versicherungen haben teilweise günstigere Konditionen als Einzelversicherungen. Voraussetzung ist die Mitgliedschaft in einem der beiden Berufsverbände. Steigende Prämien der Haftpflichtversicherungen ohne eine angemessene Erhöhung der Bezahlung für Hebammenleistungen, insbesondere im Bereich der außerklinischen Geburtshilfe bzw. für im Belegsystem arbeitende Hebammen, haben teilweise zur Schließung von Geburtshäusern und Hebammenpraxen sowie zur Einstellung der außerklinischen Hebammengeburtshilfe geführt (Wiemer 2009). Grund für die weiterhin steigenden Prämien ist die sehr negative Schadensentwicklung. Dies hängt nicht ursächlich mit der Arbeit und der Anzahl der Meldungen der einzelnen Hebammen zusammen, sondern mit der zunehmenden Höhe der Schadensersatzzahlungen an Eltern und Krankenkassen (Klenk & Felchner 2010).

Freiwillige Versicherungen

Seit 1989 besteht für alle freiberuflichen Hebammen keine Verpflichtung zur gesetzlichen **Kranken- und Pflegeversicherung** mehr. Die Entscheidung für eine Privatversicherung sollte aber gründlich überlegt werden, denn ihr größter Nachteil ist die fast unmögliche Rückkehr zu einer gesetzlichen Krankenkasse.

Natürlich hat jede Hebamme die Möglichkeit, **weitere Versicherungen** abzuschließen, z. B. eine private Berufsunfähigkeitsversicherung oder eine Unfallversicherung. Bei allen Versicherungen ist es ratsam, nicht nur nach dem günstigsten Tarif zu suchen, sondern vor allem die Qualität der Leistung zu prüfen.

Dokumentation

> **M** Eine lückenlose und zeitnahe Dokumentation der Wochenbettbetreuung ist unumgänglich, denn Haftungsansprüche gegen Hebammen werden auch in diesem Bereich immer häufiger geltend gemacht.

Auf gut strukturierten Dokumentationsbögen sollte genügend Platz für persönliche Eindrücke, Beobachtungen, Aufklärung, Empfehlungen, Aussagen zu unterschiedlichen Auffassungen oder über eine ablehnende Haltung der Eltern vorhanden sein (Schroth

2002). Der Deutsche Hebammenverband e. V. entwickelte eine Karteikarte zur Dokumentation von Schwangerschaft und Wochenbett.

In der Regel besteht für Dokumentationen eine gesetzliche Aufbewahrungsfrist von 10 Jahren. In einigen Berufsordnungen wird eine Aufbewahrungsfrist von 30 Jahren vorgeschrieben. Sicherer ist eine Aufbewahrungsdauer von 30 Jahren wie bei der Geburtendokumentation. Die Dokumentationen bzw. Akten sollten in einem trockenen Raum in einem feuersicheren, verschlossenen Schrank gelagert werden (Knobloch & Selow 2010).

Büroorganisation

Das wichtigste Büro-Utensil der freiberuflichen Hebamme ist der **Stempel**. Der Stempel sollte neben dem Namen und der Bezeichnung HEBAMME auch die Adresse und Telefonnummer enthalten.

Um gut erreichbar zu sein wird ein **Telefon** mit Anrufbeantworter, benötigt. Überlegenswert ist die Einrichtung eines zweiten Telefonanschlusses, um Berufs- und Privatleben besser zu trennen. Flexibler und verlässlich erreichbar ist die Hebamme per Handy.

Die **Ausstattung** des eigenen „Büros" kann unterschiedlich ausfallen. Unerlässlich sind Ordnungssysteme für Rechnungen, Quittungen und Dokumentation, ein Computer sowie ein (Schreib-)Tisch und übliches Büromaterial.

Die Anschaffung eines PC-Abrechnungsprogramms oder der Abschluss eines Vertrages mit der Abrechnungszentrale ist unerlässlich, da die Abrechnung der Hebamme mit den Krankenkassen elektronisch erfolgt.

Gerade für den Einstieg in die freiberufliche Tätigkeit empfiehlt es sich, die Kosten so gering wie möglich zu halten. Zu bedenken ist aber, dass die freiberufliche Hebamme über ihre eigentliche Hebammentätigkeit hinaus auch eine **Unternehmerin** ist. Sie hat einerseits Vorteile durch ein selbstbestimmteres und flexibles Arbeiten, andererseits kann der wirtschaftliche Druck belasten.

Geld und Steuern

Jede Hebamme muss bei Aufnahme der freiberuflichen Arbeit ein **Institutionskennzeichen** beantragen. Dieses ist ein eindeutiges Merkmal für die Abrechnung mit den Trägern der Sozialversicherung und dient zur Vereinfachung der Abrechnung der Leistungserbringer mit den Leistungsträgern. Es wurde aufgrund der positiven Erfahrungen in das Sozialgesetzbuch aufgenommen.

Das Institutionskennzeichen wird bei der Arbeitsgemeinschaft Institutionskennzeichen (Arbeitsgemeinschaft Institutionskennzeichen [SVI], Alte Heerstr. 111, 53757 Sankt Augustin) beantragt. Unter dem vergebenen Institutionskennzeichen werden der Name, die Anschrift und die Bankverbindung der Hebamme gespeichert.

Jede Hebamme ist verpflichtet, ihre Einkünfte aus der freiberuflichen Tätigkeit unabhängig von ihrer Höhe zu versteuern. Hierzu erstellt sie eine **Einkommensteuererklärung**. Sie ist nicht gewerbesteuerpflichtig, da sie kein Gewerbe betreibt, und sie ist nicht umsatzsteuerpflichtig. Gerade als Berufsanfängerin kann es sinnvoll sein, die Unterstützung durch ein Steuerberatungsbüro in Anspruch zu nehmen. Hebammen müssen aus steuerlichen Gründen Belege bzw. Quittungen sammeln. Sämtliche Belege und sonstige für die Besteuerung erforderlichen Unterlagen einschließlich der Bilanzen und Einnahmeüberschussrechnungen müssen zehn Jahre aufbewahrt werden.

Werbung

„Die beste Werbung für eine Hebamme ist ihre Arbeit" (Salis & Hansen 2008). Gerade für Berufsanfängerinnen ist es sehr wichtig, sich und ihre Arbeit bekannt zu machen. Hebammen, die schon länger im Beruf sind, werden von den betreuten Frauen an Freundinnen und Bekannte weiterempfohlen und profitieren von zufriedenen Frauen und der Mund-zu-Mund-Propaganda.

- Hebammen können sich Visitenkarten und eventuell sogar ein Faltblatt (Flyer) anfertigen lassen oder auf dem Computer selber entwerfen. Der Vorteil des Flyers ist, dass er Platz für die Vorstellung der Tätigkeiten der Hebamme bietet. Die Visitenkarten oder Flyer werden überall dort verteilt, wo schwangere Frauen anzutreffen sind, oder über Personen, die Frauen vermitteln könnten (z. B. Gynäkologen/-innen, Kinderärzte/-innen, Krankengymnastinnen, Apotheken, Kliniken, Beratungsstellen, Pro Familia, Elternschulen, Babybedarfsläden).
- Sehr gute Verteiler sind die **Hebammenlisten**, die in vielen Städten oder Regionen einmal jährlich erscheinen. Kontakt erhalten Hebammen über die jeweiligen örtlichen Berufsverbände.

- In diversen **Klinikratgebern**, z. B. „Wo bekomme ich mein Baby?", oder der kostenlosen Zeitschrift „Kids go", die in mehreren Städten/Regionen in Deutschland erscheint, können Hebammen kostenlos inserieren.
- Es besteht zudem die Möglichkeit, eine Eintragung in das **Telefonbuch** oder in das **Branchenfernsprechbuch** vornehmen zu lassen.
- Im **Internet** können sich Hebammen bei unterschiedlichen Anbietern bzw. in Suchmaschinen eintragen lassen. Auch gibt es die Möglichkeit, eine eigene Homepage zu gestalten.
- Manche Hebammen bringen ein **Praxisschild** an ihrem Haus an. Dies muss in jedem Fall mit dem Hauseigentümer vorher geklärt werden.

„Berufsunwürdige" Werbung ist für Hebammen verboten. Der Begriff „unwürdig" ist jedoch sehr subjektiv. Als unlauter gilt auf alle Fälle vergleichende Werbung, z. B. der Slogan „Die beste Wochenbettbetreuung der Stadt bekommen Sie bei mir!" (Salis & Hansen 2008). Auch auf der eigenen Homepage gelten die allgemeinen Regeln der Landesberufsordnungen (Diefenbacher 2010).

Interdisziplinäre Zusammenarbeit

M Eine gute interdisziplinäre Zusammenarbeit erleichtert die Arbeit der freiberuflichen Hebamme erheblich und verbessert die Betreuung der Frauen.

Die Hebamme sollte Kontakte zu Gynäkologen/-innen, Pädiatern/-innen, umliegenden Kliniken sowie Ämtern und Beratungsstellen in ihrem Arbeitsumfeld knüpfen.

Notwendig für die freiberufliche Hebamme ist die Zusammenstellung einer **Liste mit wichtigen Adressen und Telefonnummern** sowie Kontaktpersonen für kleinere und größere Notfallsituationen (z. B. plötzlich auftretende, schwerwiegende Wochenbettdepression oder Psychose der Frau, kontrollbedürftiger Ikterus des Neugeborenen).

„Eigene Pflege" oder „Burn-Out-Prophylaxe"

Die Arbeit der Hebamme ist sehr verantwortungsvoll und erfordert ein hohes Maß an Flexibilität, Einfühlungsvermögen und Geduld. Um dies gut ausfüllen zu können, sollte die freiberufliche Hebamme „gut für sich selbst sorgen". Das bedeutet u. a. die Ziele der eigenen Arbeit zu definieren, die Hebammenarbeit zu reflektieren, sich mit Kolleginnen auszutauschen, regelmäßig Fortbildungen zu besuchen, um das Wissen aufzufrischen und neue Erkenntnisse zu gewinnen. Um stets Anregungen zu erhalten und über neue Forschungen und Ergebnisse informiert zu sein, sollte eine Fachzeitschrift (oder auch mehrere) abonniert werden.

Eigene Pflege bedeutet aber auch sich **Pausen, freie Tage und Urlaub** zu gönnen. Um dies realisieren zu können, ist die Zusammenarbeit und die gegenseitige Vertretung mit anderen Hebammen notwendig. Gerade der **Austausch mit Kolleginnen** kann helfen und entlastet in schwierigen Arbeitssituationen. Wünschenswert wären eine Supervision oder Fallbesprechungen. Dies wird teilweise auf Kreis- und Landesebene für interessierte Hebammen angeboten.

52.2 Ausstattung und Materialien

Im günstigsten Fall beginnt die Betreuung der Frau schon in der Schwangerschaft. Hebammen sollten zusätzlich zum Wochenbettbedarf in ihrer Hebammentasche auch Materialien haben, um beim Vorbesuch der schwangeren Frau eine Vorsorge durchführen zu können (s. S. 167).

Materialien für die Wochenbettbetreuung

- Blutdruckmessgerät
- Fieberthermometer
- Unsterile und sterile Handschuhe
- Händedesinfektionsmittel
- Baby-Federwaage
- Zange zur Entfernung der Nabelklemme, Ersatz-Nabelklemme
- Pinzette und Fadenschere (zum Lösen von Dammnähten)
- Notfallmedikamente: Syntocinon-Ampullen (Oxytocin)
- TSH- und Guthrie-Testkärtchen mit Versandmaterial.
- Sicherheitslanzetten, Tupfer und Alkohol oder Hautdesinfektionsmittel für die Blutentnahme im Rahmen des Neugeborenenscreenings, Spritzen, Kanülen
- Durch das Gendiagnostikgesetz (2010) hat sich das Prozedere zum Neugeborenenscreening – Anordnung durch einen Arzt – verändert (s. S. 665).

Außerdem sollte die Hebamme sich für folgende Bereiche in der Wochenbettbetreuung ausrüsten:
- Nabelpflege (s. S. 708)
- Hautpflege des Neugeborenen, auch Wundsein und Soor (s. S. 703 und 707)
- Augenpflege des Neugeborenen, Konjunktivitis (s. S. 704 und 682)
- Prophylaxe und Behandlung des Ikterus (s. S. 658 und 689)

Für alle folgenden Punkte siehe auch Tab. 53-1
- Brustwarzenpflege und -behandlung
- Initiale Brustdrüsenschwellung
- Milchproduktion
- Milchstau
- Dammnaht, Dammverletzungen
- Hämorrhoiden
- Verdauungsprobleme der Mutter
- Uterusrückbildung
- Nachwehen
- Sectio-Narbe
- Erschöpfung der Mutter

Beschaffung von Materialien und Medikamenten

Hier lohnt es sich, mit einer Apotheke in Verhandlung zu treten, um eine gute Zusammenarbeit zu gewährleisten. Es gibt Apotheken, die Hebammen als Großabnehmerinnen Rabatt einräumen.

52.3 Betreuungszeitraum

Ambulante Wochenbettbetreuung

Wann der erste Wochenbettbesuch durch die Hebamme stattfinden sollte, muss die Hebamme **situationsbezogen entscheiden**. Dies hängt von mehreren Faktoren wie der Tages- oder Nachtzeit der Entlassung nach Hause, dem Geburtsverlauf und den Bedürfnissen der Frau ab. Wichtig ist, dass die nachbetreuende Hebamme über die Entlassung von den Eltern informiert wird, sich am Telefon „ein Bild von der Situation macht" und **gemeinsam mit den Eltern** den Zeitpunkt des ersten Besuchs festlegt. Für die Eltern kann es sehr beruhigend sein zu wissen, dass sie im Notfall die Hebamme in den ersten Tagen nach der Entlassung auch nachts anrufen dürfen.

Die Hebamme kann einen **Handzettel für die Eltern** zu „Verhaltensregeln" und Maßnahmen in den ersten Stunden nach der Geburt entwerfen (s. S. 582).

Eine ambulante Wochenbettbetreuung kann sich aber auch ohne Voranmeldung ergeben. Oft entscheiden sich Frauen erst nach der Geburt, die Klinik ambulant zu verlassen. Beim **ersten Besuch einer noch unbekannten Wöchnerin** sollte die Hebamme eine ausführliche Anamnese (bei Zweit- oder Mehrgebärenden einschließlich vorangegangener Wochenbetten) erheben, den Geburtsverlauf und den Verlauf des bisherigen Wochenbettes erfragen und die Papiere (Mutterpass, gelbes Kinderuntersuchungsheft, Geburtsbericht und Entlassungsbericht) durchsehen. Manche Kliniken sind dazu übergegangen, einen Überleitungsbogen für die nachbetreuende Hebamme auszufüllen. Da die Hebamme darüber hinaus die Frau und das Kind kennenlernen und ein Vertrauensverhältnis aufbauen möchte, muss für den ersten Besuch eine längere Zeit eingeplant werden.

Wochenbettbetreuung nach einem Klinikaufenthalt

Auch hier gibt es geplante und ungeplante Wochenbettbetreuungen. Manche Frauen suchen sich bereits während der Schwangerschaft eine Hebamme. Andere wiederum stellen erst während ihres postpartalen Krankenhausaufenthaltes fest, dass sie Probleme oder Fragen im Wochenbett haben, die nicht innerhalb der zwei bis drei Kliniktage geklärt werden können. Eventuell wussten sie gar nicht, dass sie Anspruch auf eine Wochenbettbetreuung zu Hause durch eine Hebamme haben oder sie hielten diese für nicht notwendig.

Hilfreich für die Wöchnerin ist die Vermittlung einer Hebamme durch das Personal der Wochenbettstation.

Regelrechte Betreuungszeit

Die Hebammen-Vergütungsvereinbarung (Stand: 01. Juli 2010) erlaubt eine umfassende Betreuung der Wöchnerinnen durch Hebammen.

> **M** In den ersten 10 Tagen nach der Geburt ist ein täglicher Hausbesuch vorgesehen. Verbringt die Frau die ersten Tage des Wochenbetts in der Klinik, so werden diese von den 10 Tagen abgezogen.

- Ein weiterer Hausbesuch am gleichen Tag kann in den ersten zehn Tagen ohne Begründung durchgeführt werden. Dies kann z. B. bei Stillschwierigkeiten oder einem Ikterus des Neugeborenen nötig sein.

> **M** Darüber hinaus sind 16 Hausbesuche oder telefonische Beratungen im Zeitraum zwischen dem 11. Tag und bis zu acht Wochen nach der Geburt (Ende des Wochenbettes) möglich.

- Ab dem 11. Tag bis zu acht Wochen p. p. muss ein weiterer Hausbesuch am gleichen Tag begründet werden (z. B. schwere Stillstörungen, verzögerte Uterusrückbildung, Dammriss III°).
- Insgesamt sind weitere acht Beratungen der Mutter bei Stillschwierigkeiten oder Ernährungsproblemen des Säuglings (Hausbesuche oder Beratungen mittels Kommunikationsmedium) möglich. Die Gebühr ist frühestens nach Ablauf von acht Wochen nach der Geburt bis zum Ende der Abstillphase, bei Ernährungsproblemen des Säuglings bis zum Ende des neunten Monats nach der Geburt, abrechnungsfähig. Das bedeutet, dass die Frauen auch noch im ersten oder zweiten Lebensjahr ihres Kindes Anspruch auf Hebammenhilfe haben.

Erweiterung des Betreuungszeitraumes

In bestimmten Fällen muss die Hebamme eine ärztliche Verordnung (Rezept) für die Hebammenhilfe bei der Krankenkasse vorlegen. Dies gilt für:
- Mehr als zwei Hausbesuche pro Tag in den ersten zehn Tagen nach der Geburt.
- Mehr als 16 Leistungen (Hausbesuche und telefonische Beratungen) im Zeitraum zwischen dem 11. Tag und acht Wochen nach der Geburt.
- Einen Betreuungsbedarf nach der achten Woche p. p.

Eine **Verlängerung** des Betreuungszeitraumes **über die achte Woche hinaus** kann aus mütterlicher oder kindlicher Indikation notwendig sein, z. B. bei Frauen, die unter einer psychischen Beeinträchtigung im Wochenbett leiden oder Wundheilungsstörungen aufweisen. In vielen Fällen wurde das Kind auch zu früh oder krank geboren und lag eine längere Zeit im Kinderkrankenhaus. Nach der Entlassung kann die Hebamme unterstützend zu Hause weiter betreuen. Für die Verordnung von Hebammenhilfe kann sich die Hebamme entweder an den/die Gynäkologen/-in oder den/die Kinderarzt/-ärztin wenden.

52.4 Vorbesuch in der Schwangerschaft

Frauen und Familien planen die ambulante Wochenbettbetreuung schon in der Schwangerschaft und suchen sich zu diesem Zweck eine Hebamme, die sie in dieser Zeit begleiten wird. Damit die Hebamme und die Frau, der Partner bzw. die Familie sich kennenlernen können, ist mindestens ein Vorbesuch in der Schwangerschaft ideal.

Die Dauer des Vorbesuchs beträgt ca. 60 bis 90 Minuten. Bei einem sehr großen Gesprächsbedarf wird ein weiterer Termin vereinbart.

Neben dem Kennenlernen sollten die **Wünsche und Vorstellungen der Frau/Eltern** zum Wochenbett erfragt werden. Hier bietet sich für die Hebamme die Möglichkeit, unrealistische Vorstellungen mit der Realität abzugleichen und die Eltern schonend zu informieren.

Darüber hinaus wird die Hebamme sich den **Mutterpass** durchsehen und eine **umfassende Anamnese** erheben. Dies schließt die Eigenanamnese, die Familienanamnese, die Sozialanamnese und vorherige Schwangerschaft/en und Wochenbettverläufe (inklusive einer Stillanamnese und Erfragen des Ikterusverlaufes bei vorangegangenen Kindern) ein.

Bei **rhesusnegativen Frauen**, die eine ambulante Wochenbettbetreuung planen, sollte die Hebamme das Prozedere bezüglich der Blutgruppenbestimmung und der eventuellen Anti-D-Gabe besprechen. Die Frau lässt sich schon in der Schwangerschaft ein Rezept über Rhesogam® oder Partobulin® ausstellen, so dass dieses bei Bedarf aus der Apotheke geholt und von der Hebamme verabreicht werden kann.

Das gemeinsame Betrachten der Brust und der Brustwarzen im Rahmen der **Stillberatung** ist sehr wichtig. Wenn eine Frau Flach- oder Hohlwarzen hat, kann die Hebamme hierzu Tipps (s. S. 553) und Unterstützung geben. Hierbei können auch Informationen zum Stillen in den ersten Stunden und Tagen nach der Geburt einfließen.

Der Termin des Vorbesuchs kann bei Bedarf auch zu einer **Schwangerschaftsvorsorge** genutzt werden (s. S. 170). Wenn zum Zeitpunkt des Vorbesuchs kein Bedarf für eine Vorsorgeuntersuchung besteht, ist es empfehlenswert, dass die Hebamme nach Absprache mit der Frau zumindest den Leibesumfang und den Symphysen-Fundus-Abstand misst, nach dem Kind tastet und die Herztöne hört, um sich ein eigenes Bild zu machen. Die Befunde werden dokumentiert.

Themen, die im Vorgespräch angesprochen werden sollten

Vorbereitungen für das Kind

- Kinderarzt/-ärztin (U2, evtl. zu Hause)
- Wickelplatz und Wärmelampe
- Körperpflege Baby, Wickeltechniken, Baden, Badewanne
- Kinderwagen, Tragetuch
- Schlafplatz, Kinderbett
- Bekleidungsbedarf
- Stillen bzw. Ernährung des Kindes

Vorbereitung der Mutter

- Körperpflege
- Stillen, Stillbedarf (Still-BH, Stilleinlagen) (s. S. 528)
- Hygienebedarf (Vlies- oder Flockenwindeln, Binden)

Hygiene

Das Wochenbett zu Hause reduziert gefährliche Keime auf ein Minimum. Ein Desinfektionsmittel für die Eltern und Geschwister ist nicht nötig, das Händewaschen mit Seife vor dem Stillen und Wickeln reicht aus.

Wochenbettzimmer

Sinnvoll ist es, schon im Vorfeld ein so genanntes Wochenbettzimmer einzurichten. Hier können sich Mutter und Neugeborenes die erste Zeit ungestört aufhalten und wohlfühlen. Eine geschlossene Tür signalisiert für alle anderen Familienangehörigen und den Besuch, dass Ruhe angesagt ist. Der Satz „Das Wochenbett heißt ja nicht umsonst WochenBETT", verdeutlicht den Eltern ganz plakativ, dass Wöchnerinnen und Babys viel Ruhe und Schonung benötigen.

Organisation von Besuchen

Meist fühlen sich frisch gebackene Mütter in den ersten Tagen sehr energiegeladen und möchten gerne Besuch empfangen. Ab dem dritten Tag kommt es im Rahmen der Hormonumstellung und des Schlafdefizits zu einer größeren Müdigkeit, einer eventuellen Reizbarkeit oder einer postpartalen Verstimmung. Erfahrene Hebammen raten den Familien, in der ersten Lebenswoche möglichst keinen Besuch zu empfangen, um ein ungestörtes Einleben zu gewährleisten. Auch in der späteren Wochenbettzeit sollten Besucher nur wohldosiert eingeladen werden und als Geschenk möglichst etwas zur Verpflegung beisteuern (Kuchen oder Mahlzeit).

Körperliche und psychische Umstellungen im Wochenbett

Die Hebamme sollte den werdenden Eltern die körperlichen und psychischen Umstellungen im Wochenbett, die die Frau innerhalb kürzester Zeit meistern muss, ausführlich schildern. Dabei wird den Eltern auch viel besser klar, warum Wöchnerinnen Schonung und Ruhe brauchen. Auch wenn viele Eltern (gerade beim ersten Kind) nicht viel weiter als bis zur Geburt des Kindes denken wollen oder können, sollten auch die psychischen Verstimmungen im Wochenbett angesprochen werden. Die Hebamme sollte keine Angst schüren, sondern die Wochenbettzeit realistisch mit allen Höhen und Tiefen schildern und auf ihre Unterstützung dabei verweisen.

Unterstützung

Schön ist es, wenn der Partner in der Zeit nach der Geburt Urlaub nehmen kann. Zudem ist es für den Partner möglich, bereits direkt nach der Geburt Elternzeit zu beantragen. Auch weitere Familienangehörige wie Großeltern, Tanten und Onkel des Neugeborenen können die erste Zeit zu Hause durch tatkräftige Unterstützung erleichtern. Zusätzlich sollte über die Möglichkeit einer Haushaltshilfe nachgedacht werden.

Umgang mit Geschwisterkindern und Eifersucht

Gemeinsam mit den Eltern kann die Hebamme praktische Vorbereitungen und Maßnahmen mit den Eltern besprechen. Beispielsweise kann das neue Geschwisterkind ein Geschenk „mitbringen", und je nach seinem Alter kann ein älteres Geschwisterkind in die Versorgung des Babys mit einbezogen werden. Jedes Kind reagiert anders auf die Ankunft eines Geschwisterkindes. Wichtig ist, dass die Eltern sich im Vorfeld Unterstützung in der Kinderbetreuung für die Wochenbettzeit organisieren (Großeltern, Freunde, Babysitter etc.).

Bürokratie

Verschiedene Formalitäten können schon vor der Geburt bearbeitet werden (z. B. Vaterschaftsanerkennung bei unverheirateten Paaren), oder es können zumindest die notwendigen Formulare bei den zuständigen Stellen angefordert werden (z. B. Kindergeld, Elterngeld).

Hebammenbetreuung

Im Vorgespräch informiert die Hebamme die Frau, welche Medikamente und Materialien sie zum Wochenbett mitbringen wird. Eine andere Möglichkeit besteht darin, die Materialien zum Vorbesuch mitzubringen und gleich dazulassen. Die Hebamme klärt außerdem über die Häufigkeit der Wochenbettbesuche und die Betreuungsdauer insgesamt auf. Außerdem werden den Eltern der Ablauf eines Wochenbettbesuchs und die Tätigkeiten der Hebamme erläutert.

Die Hebamme erklärt ausführlich, wie sie zu erreichen ist und wann die Eltern sich melden sollen. Günstig ist es, den Hebammenstempel und alle „zusätzlichen" Telefonnummern der Hebamme vorne im Mutterpass einzutragen. Falls sie sich im möglichen Zeitraum der Geburt und des Wochenbetts vertreten lassen will oder muss, informiert sie darüber und vermerkt die Telefonnummer ihrer Kollegin.

Es kann für die Eltern hilfreich sein, einen **Handzettel für die ersten Stunden nach der Geburt** zu erhalten. Hierauf kann die Hebamme Verhaltenstipps zu Themen wie z. B. Stillen (Wie häufig soll das Kind angelegt werden? Wie lange soll es trinken?), Blutung, Häufigkeit des Wasserlassens, Kreislauf, Nachwehen, Dammnaht etc. geben. Außerdem wird darauf vermerkt, in welchen Situationen die Eltern sich unverzüglich mit der Hebamme in Verbindung setzen sollen.

52.5 Wochenbettbesuche zu Hause

Der auf S. 500 beschriebene **Ablauf eines Wochenbettbesuchs** kann weitestgehend auch auf den häuslichen Bereich angewandt werden. Der Unterschied zwischen der Wochenbettbetreuung in der Klinik und zu Hause liegt in der **Individualität** und der **Kontinuität der Betreuung**. Die Hebamme ist keinen Routinemaßnahmen unterworfen.

> M Ein großer Vorteil der Wochenbettbetreuung zu Hause besteht darin, dass sich die Hebamme nach den Bedürfnissen der Frau und des Kindes richten kann.

Jede Hebamme wird ihren eigenen Stil beim Wochenbettbesuch finden. Es bietet sich oft an, mit der **Frage nach den vergangenen Stunden** oder der letzten Nacht zu beginnen und die Eltern erzählen zu lassen. Da junge Eltern oft unter einem Schlafdefizit leiden, fallen ihnen manchmal im entscheidenden Augenblick während dem Hebammenbesuch ihre Fragen nicht ein.

> M Tipp: Raten Sie den Eltern, sich alle Fragen an die Hebamme zu notieren.

In den ersten Tagen nach der Geburt oder der Entlassung aus der Klinik bzw. an Tagen, an denen Besonderes ansteht (z. B. Initiale Brustdrüsenschwellung, postpartale Verstimmung, erhöhter Gesprächsbedarf über den Geburtsverlauf, Wochenbett-Abschluss) wird ein Wochenbettbesuch eine Stunde und mehr in Anspruch nehmen. **In der Regel** dauert ein Besuch, wenn er qualitativ gut ist und alle für den Tag anstehenden Themen abdeckt, ca. 45 Minuten. Diese Zeitangabe kann jedoch nur ein Anhaltspunkt sein.

In den ersten Tagen sind die Wochenbettbesuche intensiver und länger. Es gibt so viele Fragen der Eltern, die Unsicherheit ist teilweise groß. Die Hebamme sollte diesen Gesprächsbedarf ernst nehmen und den Eltern **Gelegenheit zu einem ungestörten Gespräch** bieten. In diesem können die Frau und der Partner ihre Sicht des Geburtsverlaufes schildern und die Hebamme kann Maßnahmen, die nicht verstanden wurden, erklären. Besonders bei Geburten, die anders als geplant verlaufen sind oder von den Frauen als traumatisch erlebt wurden, sind Gespräche mit der Hebamme sehr wichtig. Es kann aber auch sein, dass eine Frau einen zeitlichen Abstand zur Geburt braucht, um darüber sprechen zu können

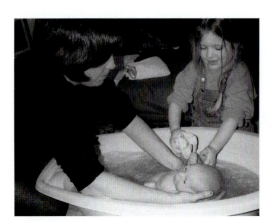

Abb. 52-1 Hebamme und Geschwisterkind baden zusammen das Neugeborene.

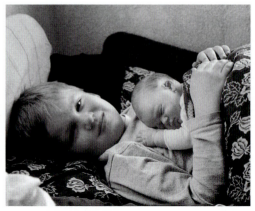

Abb. 52-2 Geschwister – großer Bruder und kleine Schwester.

und ein solches Gespräch erst in der späteren Wochenbettbetreuung zustande kommt.

Beim **ersten Kontakt mit dem Kind** wird die Hebamme die U1 wiederholen (ggf. ohne Gewicht und Maße) und das ganze Kind sorgfältig ansehen, um sich ein eigenes Bild zu machen.

Als Hebamme ist es schön zu beobachten, wie die Familie immer selbständiger wird und in die neue Rolle hineinwächst. Nach ca. einer Woche werden die Besuche etwas kürzer, der Abstand zwischen den Besuchen kann größer werden, oftmals reicht ein Telefonat zwischen den einzelnen Wochenbettbesuchen.

Auch Frauen, die ihr **zweites, drittes oder viertes Kind** bekommen, brauchen Hebammenhilfe im Wochenbett. Sie sind zwar eventuell erfahrener in Bezug auf Stillen, Wickeln, u. Ä. als Erstmütter, aber die Situation mit einem weiteren Kind ist neu für sie. Und jedes Neugeborene ist anders. Die Familiensituation ist im Umbruch, alle Familienmitglieder müssen sich neu orientieren und dies bringt eine gewisse Unsicherheit mit sich. Ältere Geschwister reagieren oft nicht nur erfreut auf den Nachwuchs, sondern verunsichert und eifersüchtig. Zudem haben Mehrgebärende oft Probleme mit stärkeren Nachwehen und dem beanspruchten Beckenboden.

52.6 Wichtige Themen in der weiteren Wochenbettbetreuung

Über die originäre Wochenbettbetreuung hinaus, wird die Hebamme mit vielfältigen Fragen und Themen konfrontiert.

Wichtige Themen:
- Mutterbild, Ich-Ideal, Ressourcen der Frau
- Partner- und Elternbeziehung
- Veränderte Sexualität, Verhütung
- Beckenbodenübungen, Rückbildung (inklusive Buchempfehlungen)
- „Schreibabys", Hilfsangebote, Beratungsstellen
- Tragetuch, Tragehilfen
- Prophylaxen und Impfungen
- Stillen und Berufstätigkeit
- Beikosteinführung, Abstillen
- Hinweis auf weitere Hebammenhilfe

52.7 Besondere Wochenbettsituationen

Betreuung nach einer Sectio

S. Kap. 53

Betreuung nach einer Mehrlingsgeburt

Die Wochenbettbetreuung von Wöchnerinnen mit Zwillingen (oder Mehrlingen) unterscheidet sich nicht grundlegend von der üblichen Betreuung im Wochenbett. Die Wochenbettbesuche werden mehr Zeit in Anspruch nehmen, da die Hebamme sich zwei oder mehr Neugeborenen widmen muss. Dafür wird der Hausbesuch bei einer Mehrlingsmutter auch höher vergütet.

Wichtige Themen sind das Zeitmanagement der Eltern, die Verhinderung einer zu starken Erschöpfung der Mutter bzw. Eltern und die Unterstützung im Haushalt. Auch das Stillen bzw. die Ernährung der Kinder nimmt einen großen Raum in der Wochenbettbetreuung ein. In diesem Zusammenhang braucht die Wöchnerin u. a. Tipps und Unterstützung zur Milchproduktion, zu Stillpositionen und zur Vorbeugung von wunden Brustwarzen (s. S. 592).

Psychische Beeinträchtigungen im Wochenbett

Da Frauen heute ca. drei Tage nach der Geburt nach Hause entlassen werden, treten psychische Störungen im Wochenbett meist zu Hause auf. Ca. 50–80 % der Frauen erleben zwischen dem 3. und 10. Wochenbetttag ein postpartales Stimmungstief (Babyblues). Dieses Stimmungstief ist dadurch gekennzeichnet, dass es keiner Behandlung bedarf und nach einigen Tagen wieder vergeht. Sollte dies nicht der Fall sein, muss die Hebamme gemeinsam mit der Frau und der Familie weitere Schritte und Hilfsmaßnahmen besprechen.

Hebammen, die Wochenbettbetreuungen zu Hause durchführen, sollten Informationen über psychische Beeinträchtigungen und Erkrankungen im Wochenbett und deren Behandlung haben und wissen, an wen sie sich im Bedarfsfall wenden können (s. S. 619).

52.8 Die Hebamme als Begleiterin

Bedeutungsvolle Übergänge von einer Lebensphase zur anderen kommen einer biographisch-normativen Krise gleich. Die Krise wird in diesem Zusammenhang als **Reifungs- und Entwicklungskrise** im Leben einer Frau gesehen (Filipp 1995). Schwangerschaft, Geburt und Wochenbett sind solche Krisen, die alle Beteiligten in unterschiedlichem Ausmaße beeinflussen. Eine Krise bringt immer entsprechende Verunsicherungen und Ängste mit sich (Henze et al. 2000).

> M Durch die Geburt eines Kindes ändert sich der gesamte Lebenskontext einer Frau bzw. eines Paares.

Die **weitere Lebensperspektive** muss überdacht werden in Bezug auf Berufstätigkeit, die Beziehung zum Partner, die Beziehung zur eigenen Mutter bzw. zu den Eltern, den Zukunftsvorstellungen, das Selbstbild als Frau und Mutter etc. Die Partnerschaft erweitert sich zur Triade (d. h. nicht, dass „nur" eine zusätzliche Person dazu kommt) und dies hat Auswirkungen auf die Interaktionen, die Zeiteinteilung, die Neuverteilung der Aufgaben und viele weitere Bereiche.

In **traditionsgebundenen Gesellschaften** werden bedeutungsvolle Übergänge von Übergangsriten begleitet. Die Person, die in eine neue Lebensphase eintritt, ist bestimmten Regeln und Handlungen unterworfen. Meist enden diese Übergänge mit einer Neu- oder Höherbewertung der sozialen Rolle der betroffenen Person. Insbesondere gilt dies für Frauen, die ihr erstes Kind bekommen haben. Zumeist gibt es eine Person, die die Rolle des Initiators übernimmt und dafür Sorge trägt, dass der Übergang richtig und erfolgreich vollzogen wird.

In unserer **heutigen Gesellschaft** gibt es in dieser Hinsicht keine adäquate und erfolgreiche Begleitung der schwangeren Frauen. Mütterliche Rollenvorbilder fehlen, die Orientierung und Erfahrungswissen sowie Möglichkeiten zur Bewältigung von Ambivalenzen in der Schwangerschaft anbieten könnten. Da das familiäre Zusammenleben in der Regel in Kleinfamilien stattfindet, können werdende Eltern in dieser Lebensphase kaum auf Unterstützung zurückgreifen (Henze et al. 2000).

Von der **Mentorin** werden eine betreuende Begleitung und Lenkung der Frau verlangt, die ihr in der

Zeit der Verunsicherung eine emotionale und rollenbezogene Orientierung gibt und eine psychische Stabilisierung ermöglicht, indem Ängste wahrgenommen und auf der emotionalen Ebene Vertrauen und Verständnis hergestellt werden. Diese Rolle übernehmen in unserer Gesellschaft meistens Hebammen und Ärzte/Ärztinnen. Hebammenarbeit kann im wahrsten Sinne des Wortes **vorbildlich** wirken. Denn die Art, wie Hebammen mit der Mutter des Kindes umgehen, wirkt sich auf den Umgang der Mutter mit ihrem Kind aus (Kirchner 2002).

Nähe und Distanz, die Fähigkeit, sich abzugrenzen und auf das Wesentliche zu konzentrieren, sind **Grundvoraussetzungen für die selbständige Hebammenarbeit**. Es sollte das Ziel der Hebammenbetreuung sein, sich entbehrlich zu machen (Salis & Hansen 2011).

> M Hebammenarbeit – und im Besonderen die Betreuung im Wochenbett und die Begleitung und Unterstützung bei der Familienwerdung – ist somit Hilfe zur Selbsthilfe.

Literatur zu Kapitel 52 s. S. 628

53 Betreuung nach einer Sectio caesarea

Astrid Herber-Löffler, Nicola Bauer

53.1 Wochenbettverlauf

Astrid Herber-Löffler

Neben den üblichen Kontrollen im Wochenbett ist bei Sectiopatientinnen in den ersten Tagen nach der Geburt durch eingeschränkte Beweglichkeit die **Thrombose- und Emboliegefahr** sehr groß. Deshalb wird die Frau so bald und häufig wie möglich (6–8 Std. postoperativ) mobilisiert.

Der **Nahrungsaufbau** richtet sich in den meisten Kliniken nach der Art der Anästhesie während der Sectio. In der Regel dürfen die Frauen nach einer komplikationslosen OP – sobald sie ganz wach sind – sofort wieder trinken. Der Nahrungsaufbau beginnt meist innerhalb der ersten Stunden postoperativ mit einer leicht verdaulichen Kost. Nach dem Abführen, das oft mit Laxantien gefördert werden muss, wird auf Normalkost umgestellt.

Der **Blasenkatheter** kann in der Regel schon wenige Stunden postoperativ gezogen werden, wenn eine medizinische Notwendigkeit (Bilanzierung bei Präeklampsie, nach Schock, bei Blasen- oder Harnleiterverletzung) nicht mehr gegeben ist.

Die **Rückbildung des Uterus** ist meistens verzögert, evtl. muss sie medikamentös gefördert werden.

Stillen und **Rooming-in** sollte auch für Frauen nach einem Kaiserschnitt möglichst schnell mit Unterstützung des Pflegepersonals angeboten werden (s. S. 558).

53.2 Drainagen, Verbandwechsel

Bei der Operationstechnik nach **Misgav-Ladach** wird auf das Legen einer präventiven Blutungsdrainage in den meisten Kliniken verzichtet, da kaum Nachblutungen zu erwarten sind.

Redon-Drainage

Bei manchen Indikationen (Gerinnungsstörungen, diffuse Blutung während der OP) wird eine Drainage gelegt, um damit Blut und Sekret nach außen zu leiten und Hämatome und Serome (Blut- und Serumansammlungen) zu verhindern. Dafür wird das **geschlossene Redon-System** bevorzugt (Abb. 53-1), da offene Ableitungen (z. B. Gummilaschen, offene Kunststoffrohre) weniger effektiv sind und eine zusätzliche Infektionsgefahr darstellen.

Der Drain wird durch die Haut, einige Zentimeter von der Wunde entfernt, nach außen geleitet und ist mit einem Faden an der Bauchdecke fixiert. Auch diese Stelle muss steril abgedeckt werden, um das Eindringen von Krankheitserregern zu vermeiden. Das Wundsekret wird durch das Vakuum in der Sammelflasche angesaugt. An der Außenwand befindet sich eine Skala zum Messen der Sekretmenge.

Wenn die Redonflasche voll oder der Sog erschöpft ist, muss sie **gewechselt** werden. Dazu werden beide Klemmen vor und hinter der Verbindungsstelle an der Flasche geschlossen, Schlauch und Flasche getrennt, das Schlauchende desinfiziert und die neue Flasche mit sterilem Ansatz angeschlossen. Langsames Öffnen der Klemmen baut den Sog langsam auf, damit frisch verschlossene Gefäße nicht verletzt werden.

Wenn kein Sekret mehr abgeht, erfolgt nach 24–48 Stunden das **Ziehen der Drainage** mit einer leichten Drehbewegung. Dabei ist zu beachten, dass beim Ziehen **ohne Sog** die Restflüssigkeit aus dem Schlauch zurück ins Wundgebiet fließen kann, was bei einer primären, nicht infektiösen Wundheilung kein Problem darstellt. Besteht eine Infektion des Wundgebietes, sollte das Ziehen **mit Sog** erfolgen, um das Restsekret mit zu entfernen.

53 Betreuung nach einer Sectio caesarea

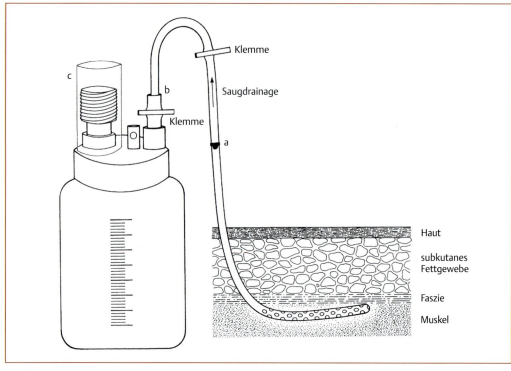

Abb. 53-1 Adaptation der Wundfläche durch Drainage mit einem Redonsystem,
a Verbindungsstelle zwischen Drainage und Redonzuleitung,
b Verbindungsstelle zum Wechseln der Vakuumflasche,
c Sichtfenster zur Kontrolle der Vakuum-Reserve.

Verbandwechsel

Der **Wundverband** ist in erster Linie eine Keimbarriere und ein Schutz vor mechanischen Einflüssen für die frische OP-Wunde. Er darf die Wundheilung nicht behindern, muss steril, saugfähig, hautverträglich, luftdurchlässig und glatt sein.

In der Regel ist ein Verbandwechsel nach einer Sectio caesarea nicht nötig, da der Verband nach 1–2 Tagen seinen Zweck erfüllt hat und in vielen Kliniken dann schon entfernt wird. Die Wundränder müssen zu diesem Zeitpunkt so weit miteinander verklebt sein, dass ein Eindringen von Keimen nicht mehr erfolgen kann.

Es muss aber darauf geachtet werden, dass mechanische Einflüsse (Reibung durch Bettdecke, Unterwäsche etc.) die noch lockere Oberfläche nicht wieder zerstören. Die Abdeckung mit einem **durchsichtigen Folienverband** ist für diesen Fall optimal. Er schützt das neue Gewebe vor Irritation und erlaubt die ständige Sichtkontrolle der Wundheilung durch Personal und Wöchnerin.

> **M** Eine stark sezernierende Wunde oder Wundheilungsstörungen machen einen Verbandwechsel und das längere Verbleiben des Verbandes notwendig.

Der **Verbandwechsel** erfolgt unter aseptischen Bedingungen auf Anordnung des Arztes:
- Fenster und Türen müssen geschlossen sein, damit kein Staub aufgewirbelt wird
- Immer Handschuhe tragen, zum Arbeiten an der Wunde sterile Handschuhe verwenden
- Die Wunde selbst nicht mit Fingern berühren, sondern nur mit sterilen Instrumenten
- Reinigung und Desinfektion des Wundgebietes zeigt Abb. 53-2.

53.3 Wundheilung, Fäden ziehen

Wundheilungsphasen

Die Wundheilung (Abb. 53-3) verläuft im Prinzip immer gleich (auch nach Dammriss oder Episiotomie). Dabei werden 3 Phasen unterschieden, die ineinander übergehen und sich überschneiden. Die erste Phase wird noch einmal unterteilt:

1a Exsudative (Blutungs- und Gerinnungs-) Phase (1–24 Std.).
Die Wunde füllt sich mit Blut und Lymphe, durch Gerinnung bildet sich ein Fibrinnetz und verklebt die Wundflächen. Eine dünne Wundmembran schließt die Oberfläche nach außen ab und verhärtet sich.

1b Resorptions-(Reinigungs-) Phase (1. – 5. Tag)
Mangelhafte Durchblutung führt zu einer Sauerstoffminderversorgung und damit zur Azidose in den Zellen und bewirkt deren Untergang. Dabei entstehen Hydrolasen, dies sind Enzyme, die die Selbstverdauung (Autolyse) der Zellbestandteile bewirken. In den Blutgefäßen quillt aufgrund der Azidose das Endothel auf. Es wird durchlässig für Wasser, Lymphe (Ödembildung) und mobile Zellen wie Leukozyten, Lymphozyten und Phagozyten (Fresszellen, die Mikroorganismen, Blutzellen und Gewebstrümmer verdauen).

2. Proliferations-(Aufbau-) Phase (2./3. – 14. Tag)
Auf den freien Oberflächen der Kapillaren bilden sich rötliche, leicht blutende Körnchen (Granula) mit resorptiver Funktion. Aus dem Endothel sprießen neue Kapillaren hervor. Neben Leuko- und Lymphozyten treten aus dem Blut und Blutgefäßbindegewebe Fibroblasten und Histiozyten (bewegliche Blutzellen). Daraus entstehen kollagene Fibrillen und Bindegewebe.

3. Reparative (Zell- und Faserreifungs-) Phase (4.–28. Tag)
Die Kollagensynthese steigert sich bis zum ca. 14. Tag. Es vollzieht sich die Umwandlung in ein blasses Narbengewebe. Die Zugfestigkeit der Narbe steigt zwischen dem 10. und 28. Tag auf 80% der ursprünglichen Festigkeit an.

Fäden ziehen

Spätestens nach **8–10 Tagen** sollte die Wunde so gut verheilt sein, dass Fäden oder Klammern überflüssig

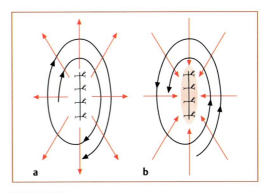

Abb. 53-2 Reinigung der Wunde beim Verbandwechsel,
a bei aseptischer Wunde wird vom Zentrum nach außen gereinigt, um eine Verunreinigung mit Hautkeimen zu vermeiden,
b bei septischer Wunde wird zum Zentrum hin gereinigt, um eine Keimverschleppung in die Umgebung zu vermeiden.

sind. Sie werden unter aseptischen Bedingungen entfernt.

Nachdem das Wundgebiet desinfiziert ist, wird mit einer sterilen Pinzette der hautnahe Knoten leicht angehoben, durchtrennt und gezogen (Abb. 53-4). So wird vermieden, dass kontaminierte Fadenteile, die an der Oberfläche lagen, durch den Stichkanal gezogen werden.

Bei einer **fortlaufenden Nahttechnik** wird nicht der ganze Faden durch die Wunde gezogen, sondern er wird jeweils an der Stelle, an der er aus der Haut tritt, über dem Hautniveau durchschnitten und gezogen. Eine Ausnahme stellen **Intrakutannähte** dar, die aus Material bestehen, das nach einiger Zeit (2–6 Wochen) resorbiert wird.

Klammern sind mit entsprechenden Instrumenten, nach jeweiliger Herstellerangabe, sehr leicht zu entfernen (Abb. 53-5).

Wundheilungsstörungen

Wundheilungsstörungen treten nach einer Sectio caesarea relativ selten auf und sind oft Folge von bestehenden **Vorerkrankungen,** z.B. Präklampsie, HELLP-Syndrom, Diabetes mellitus, Adipositas, Anämie, Vitamin- und Eisenmangelerkrankungen. Auch Medikamente wie Antikoagulanzien, Thyroxinprä-

53 Betreuung nach einer Sectio caesarea

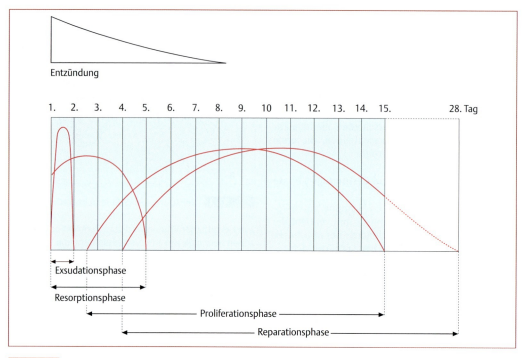

Abb. 53-3 Wundheilungsphasen.

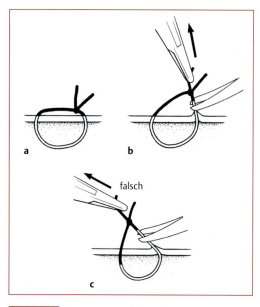

Abb. 53-4 Entfernen der Hautfäden,
a liegender Faden,
b Anheben des Fadens und Durchschneiden direkt über dem Hautniveau,
c falsche Technik, da der kontaminierte Faden durch die Wunde gezogen wird.

parate, Salicylsäure oder Antbiotika können die Wundheilung verzögern (hemmen).

> **M** Die häufigsten Wundheilungsstörungen entstehen durch Hämatome, Serome, Nekrosen und eine Infektion des Wundgebietes.

Sie können sekundär abheilen oder eine Wundrevision nötig machen.

Zur primären Wundheilung sind eine besondere Sorgfalt bei der Durchführung des Verbandwechsels und das Sauber- und Trockenhalten der Wunde Voraussetzung. Schlecht verheilende Wunden werden lokal antiseptisch oder antibiotisch (Leukase), mit granulationsfördernden Mitteln oder speziellen Wundauflagen und Wundspülungen behandelt.

53.4 Entlassung

Sowohl bessere Anästhesieverfahren und schonendere Operationstechniken als auch die frühe Mobilisation und der rasche Kostaufbau haben die Regenerationszeit der Sectiopatientin in den letzten Jahren deutlich verkürzt, so dass die meisten Frauen schon nach 5–7 Tagen nach Hause entlassen werden kön-

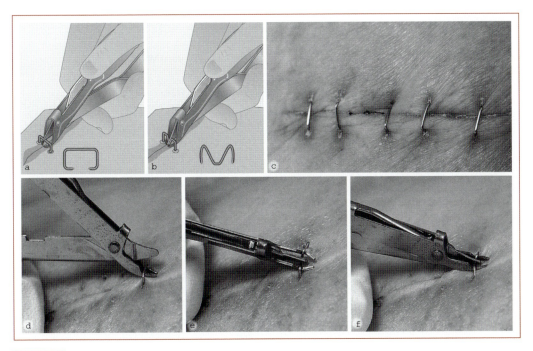

Abb. 53-5 Entfernung von Hautklammern.

nen. Je nach ihrem Befinden und der vorhandenen häuslichen Hebammenbegleitung ist dies auch schon nach dem 3. Tag möglich. Deshalb ist es besonders wichtig, alle Sectiopatientinnen über die Möglichkeit und die Bedeutung der **ambulanten Wochenbettbetreuung** durch Hebammen zu informieren.

53.5 Wochenbettbetreuung zu Hause

Nicola Bauer

Beleghebammen und freiberuflich tätige Hebammen nehmen immer häufiger ihre Arbeit bereits während des Klinikaufenthaltes der Frau auf. Für beide Seiten ist die frühe Kontaktaufnahme von Vorteil, die Hebamme hat Einblick in den postpartalen Verlauf und die Frau empfindet den Wechsel von der Klinik nach Hause weniger abrupt, die Kontinuität der Betreuung ist gewährleistet.

Nach der Klinikentlassung, etwa zwischen dem 4. bis 9. Tag p. p., ist Hebammenhilfe nötig. Die Hebamme hat in der häuslichen Wochenbettbetreuung immer häufiger mit Frauen zu tun, die ihr Kind per Sectio geboren haben. Deutschlandweit betrug die Sectiofrequenz im Jahr 2010 31,9 % (Statistisches Bundesamt 2010).

Die **Sectionarbe** wird täglich durch die Hebamme begutachtet. Dabei achtet sie auf den momentanen Heilungszustand und tastet den Nahtverlauf an beiden Seiten nahe den Wundrändern sanft ab. Oft sind derbe, leicht geschwollene Bezirke, die von der Frau als druckempfindlich oder schmerzhaft beschrieben werden, zu tasten. Auch kann sich die Narbenumgebung taub oder pelzig anfühlen, was durch die Durchtrennung kleinerer Hautnerven entsteht. Der Sensitivitätsverlust normalisiert sich innerhalb von Wochen oder Monaten. **Klammern** und **Einzelknopfnähte** werden in der Regel am 5. bis 6. Tag entfernt. Eine intrakutane Hautnaht mit einem Kunststofffaden wird zwischen dem 8. und 10. Tag gezogen. Dies kann ambulant in der Klinik geschehen oder durch die Hebamme zu Hause.

Die **Rückbildung des Uterus** ist in der Regel nach einer Kaiserschnitt-Geburt verzögert. Es kann vorkommen, dass der Uterus 10 Tage p. p. nur einen Querfinger unter dem Nabel steht. Die vollständige **Rückbildung des Uterus** kann in vielen Fällen länger als einen Monat dauern. Es ist für die Hebamme wichtig, zwischen einer langsamen Verkleinerung

Tabelle 53-1 „Tipps und Tricks" bei Problemen im Wochenbett.

Bereich	Vorschläge
Nabelpflege	Offene Nabelpflege; sterile Tupfer/Kompressen; Calendulaessenz; Rosenhydrolat; Muttermilch; Wecesin-Nabelpuder (Weleda); 0,9 % NaCl-Lösung; 80 %iger Alkohol.
Hautpflege Neugeborenes	Kaltgepresstes Pflanzenöl; Mandelöl; Wundsalbe; Rescue-Creme; Calendula-Creme; Muttermilch.
Augenpflege (Konjunktivitis) Neugeborenes	Auswischen mit 0,9 % NaCl-Lösung, Muttermilch oder Rosenhydrolat; Euphrasia-D3-Augentropfen (Wala) oder Calendula-D4-Augentropfen (Weleda).
Ikterus	Ikterustee (Stadelmann); Leberwickel mit Johanniskrautöl; Cuprum metallicum etc; Wärmezufuhr; Stressvermeidung; Tageslichtbäder; ausreichend Muttermilch bzw. hochwertige Säuglingsersatznahrung.
Wunde, beanspruchte Brustwarzen	Anlegetechnik überprüfen; Wolle-Seide-Stilleinlagen; Heilwolle; Lanolin-Salbe; Calendulaessenz; Rataniatinktur; Brustbad mit Toten-Meer-Salz oder Wundheilungsbad (Stadelmann).
Initiale Brustdrüsenschwellung	Quarkwickel (evtl. mit Lavendelöl); Kohlwickel; vor dem Stillen warmen Umschlag (evtl. mit Milchbildungsöl), hinterher kühlen; Retterspitz®.
Milchproduktion anregen	Häufiges Anlegen; Milchbildungsöl (Weleda, Stadelmann); Milchbildungstee (Weleda, Stadelmann); Ruhe und Schonung; Gespräche.
Milchproduktion vermindern	Salbei- oder Pfefferminztee; kühlen; „hochbinden".
Milchstau	Siehe Initiale Brustdrüsenschwellung
Dammnaht, Dammverletzungen	Anfangs kühlen (z. B. gekühlte Vorlagen mit Öl beträufelt), Luft; Liegen (in den ersten Tagen Vermeidung von Sitzen und Stehen); den Beckenboden entlastende Körperhaltung; Abspülen mit Wasser oder Calendulaessenz; Sitzbäder mit Calendulaessenz, Tannolact oder Toten-Meer-Salz; Wundheilungsbad (Stadelmann); Traumeel® (Tabletten oder Salbe); ab dem 5. Tag Johanniskrautöl.
Hämorrhoiden	Regelmäßiger Stuhlgang; fetthaltige Salben; Hamamelis-Urtinktur; Hametum-Salbe; Retterspitz® Heilsalbe; Kühlung; kalte Quarkkompressen; Sitzbäder (Eichenrinde oder Tannolact); Beckenbodenübungen.
Verdauungsprobleme (Obstipation)	Ballaststoffreiche und ausgewogene Ernährung; ausreichend trinken (2–3 l); Microklist; Milchzucker (Lactose). In hartnäckigen Fällen: orale, nicht muttermilchgängige Laxanzien (z. B. Laxoberal Abführtropfen®, Bifiteral®, Laevilac S®).
Rückbildung Uterus	Bettruhe im Frühwochenbett; Stillen; regelmäßig Wasser lassen; Bauchlage; Bauchmassage.
• verzögert	Bauchmassage mit Bauchmassageöl (Stadelmann) oder Uterustonikum (Stadelmann); feuchtwarme Bauchwickel; Hirtentäscheltee; Rückbildungstee (Frauenmantel, Hirtentäschel, Melisse); Fußbäder mit Senfmehl. Bei sehr verzögerter Rückbildung: Kontraktionsmittel (Syntocinon® i. m. Injektion), Hirtentäscheltropfen.

Tabelle 53-1 „Tipps und Tricks" bei Problemen im Wochenbett. (Fortsetzung)

Bereich	Vorschläge
• Lochialstau	Gleiche Maßnahmen wie bei verzögerter Uterusrückbildung, evtl. Kombination von Spasmolytikum (z. B. Buscopan®) und Kontraktionsmittel (z. B. Oxytocin). Mit sterilem Handschuh vaginal untersuchen, um Durchgängigkeit des Zervixkanals zu prüfen (Entfernen von Blutkoagel oder Eihäuten).
Nachwehen	Warmer Milchbildungstee; Tokolyticumöl (Stadelmann); Amni Visnaga-Supp. (Wala); Spascupreel-Supp. (Heel); Bauchlage; regelmäßig Wasser lassen; Wärme Kreuzbein; bei sehr starken Nachwehen: Paracetamol®-Tabletten 500 mg.
Sectio-Narbe	Calendula-Salbe; Johanniskrautöl; Rescue-Creme; Traumeel®-Salbe.
Erschöpfung Mutter	Aufbaumittel (Stadelmann); Kräuterblutsaft; Anaemodoron (Weleda); stärkender Tee (Frauenmantel, Schafgarbenkraut, Johanniskraut, Melisse); Schlehensaft.

des Uterus und der pathologischen Subinvolution zu unterscheiden. Hierbei sollte nicht nur auf den Höhenstand, sondern auch auf die Konsistenz und die zeitliche Verkleinerung des Uterus geachtet werden. Zudem müssen Temperatur und Lochien (Menge, Farbe, Geruch) gut beobachtet werden.

Die **Verarbeitung des Kaiserschnitts** im Wochenbett besitzt einen hohen Stellenwert. Für viele Frauen ist ein Gespräch zur Verarbeitung des Geburtserlebnisses hilfreich und wichtig. Die Hebamme sollte Zeit für dieses Gespräch einplanen und die Frau, evtl. mit dem Partner, erzählen lassen, wie die Geburt erlebt wurde.

Stillschwierigkeiten können durch die mögliche Erschwerung der frühen Stillphase auftreten. Die stillwillige Frau sollte in ihrem Wunsch bestärkt und unterstützt werden. In der häuslichen Umgebung und mit zunehmend besser werdenden Wundheilungsbeschwerden kann sie das ungestörte Zusammensein mit ihrem Kind genießen. Das kann der erste Schritt zur Behebung der Stillschwierigkeiten sein (s. S. 558).

Tab. 53-1 fasst häufig vorkommende Probleme im Wochenbett zusammen und zeigt einige Therapievorschläge. Die Liste erhebt keinen Anspruch auf Vollständigkeit, die Behandlungsmöglichkeiten sind Erfahrungswerte von Hebammen. Evidenzen zu den einzelnen Vorschlägen liegen nur vereinzelt vor.

Literatur zu Kapitel 53 s. S. 628

54 Betreuung verwaister Mütter

Clarissa Schwarz

Der Begriff „verwaiste Mütter" geht auf die Selbsthilfe-Initiative Regenbogen zurück, die 1983 von Betroffenen gegründet wurde, um Eltern zu unterstützen, die ein Kind durch Fehlgeburt, Frühgeburt, Totgeburt oder kurz nach der Geburt verloren haben (www.initiative-regenbogen.de).

54.1 Betreuung im Wochenbett

Die stationäre Betreuung sollte den Frauen günstige Bedingungen ermöglichen, z. B. ein Einzelzimmer, damit der Partner so oft und so lang bleiben kann, wie die beiden dies wünschen, auch über Nacht. Die meisten Betroffenen bevorzugen es, möglichst weit weg von der Wochenstation untergebracht zu sein, da sie den Anblick von Neugeborenen und Babygeschrei kaum ertragen können.

> **M** Tränen und Wut sind Ausdruck eines gesunden Trauerprozesses und richten sich nicht gegen die betreuenden Personen. Die Frau braucht besondere Zuwendung, damit sie sich nicht gemieden fühlt.

Eine verwaiste Mutter wird sehr viele Fragen haben. Bis zur Entlassung sollten diese so weit wie möglich geklärt sein. Es ist gut, wenn die Eltern über die wichtigsten Merkmale eines normalen Trauerprozesses aufgeklärt werden. Man kann ihnen die Regenbogen-Broschüre mitgeben und das Buch „Gute Hoffnung – jähes Ende" von Hannah Lothrop empfehlen, wie auch Adressen von Betroffenen oder Selbsthilfegruppen, auch wenn dies nicht der momentanen Bedürfnislage entspricht. Manchmal entsteht das Interesse daran erst nach Monaten. Die Initiative Regenbogen hat zu diesem Zweck eine Elternmappe zusammengestellt.

Viele verwaiste Mütter wollen so schnell wie möglich nach Hause, auch wenn sie keine ambulante Geburt geplant hatten. Dann sollte eine freiberufliche Hebamme für die Wochenbettbetreuung zur Verfügung stehen. Wochenbettbesuche sind nach der Gebührenordnung wie üblich abrechenbar.

54.2 Körperliche Prozesse

Bei der Wochenbettbetreuung steht zunächst die **körperliche Versorgung der Wöchnerin** im Vordergrund. In einer Situation, in der die Frau noch immer in einem Schockzustand ist, sich zurückziehen möchte und vielleicht Hemmungen hat, sich anderen Menschen zuzumuten, spielt der tägliche Wochenbettbesuch eine besondere Rolle und die körperlichen Prozesse bedürfen besonderer Aufmerksamkeit. Die Hebamme kann sie prophylaktisch durch naturheilkundliche und physikalische Anwendungen unterstützen. Wenn diese für die Frau angenehm sind, hat dies gleichzeitig einen heilsamen Effekt auf ihren seelischen Zustand. Es geht dabei vor allem um die Förderung der Rückbildungsprozesse und um die Versorgung der Brust im Zusammenhang mit dem Abstillen.

Förderung der Rückbildungsprozesse

Die Rückbildungsprozesse laufen bei den meisten Frauen, die ihr Kind verloren haben, verzögert ab, zumal auch das Stillen als Förderung der Rückbildung fehlt. Der schrittweise Abschiedsprozess der Frau von ihrem toten Kind spiegelt sich häufig in der Geschwindigkeit der Rückbildung wider. Bei manchen Frauen setzen die Rückbildungsprozesse erst nach der Bestattung ein.

Es ist sinnvoll, in den ersten 10–14 Tagen die Rückbildung täglich prophylaktisch zu **unterstützen** durch
- häufige Blasenentleerung,
- regelmäßige Darmentleerung, evtl. fördern mit Milchzucker, geschroteten Leinsamen, Saft von getrockneten Pflaumen oder Sauerkrautsaft,
- Bauchlage mit Kissen unter dem Becken oder Bauch-Knie-Lage mit angezogenen Knien öfter einnehmen, auch die ersten Rückbildungsgymnastik-Übungen bevorzugt in Bauchlage machen,

- Bauchmassagen, evtl. mit einem kontraktionsfördernden Öl, z. B. Uterustonikum (Stadelmann 2005),
- Fußmassagen, vor allem die Fersen insgesamt kneten und insbesondere die Uterusreflexzonen auf der Innenseite zwischen Knöchel und Fersenspitze an beiden Füßen drücken,
- Rückbildungstee (aus Hirtentäschel evtl. ergänzt durch Frauenmantel, Eisenkraut, Schafgarbe, Zimt, Ingwer) oder Hirtentäscheltropfen.
- Bauchwickel und Senfmehlfußbäder können wenn nötig angewandt werden (Harder 2005).

Abstillen und Versorgung der Brust

Auch verwaiste Mütter erleben einen Milcheinschuss. Bei manchen Frauen verläuft er sehr harmlos, bei anderen kommt es zu starken Beschwerden. Zur Linderung helfen die üblichen physikalischen und naturheilkundlichen Maßnahmen (s. S. 572). Bei den allermeisten Frauen zeigt das homöopathische Arzneimittel Phytolacca eine schnelle und sehr gute Wirkung. Es wird im akuten Zustand in tiefer Potenz, am besten als Phytolacca D 1, gegeben (stündlich 3–7 Globuli unter der Zunge zergehen lassen, die Abstände allmählich nach Bedarf verlängern und nach 10–14 Tagen ausschleichen).

Die Beschwerden sind für viele Frauen als Begleiterscheinungen eines natürlichen Prozesses erträglicher als die Nebenwirkungen von Medikamenten, die das ohnehin beeinträchtigte Wohlbefinden zusätzlich belasten. Manche Frau erlebt es auch als tröstlich, dass ihr Körper in der Lage ist, Milch zu bilden, auch wenn sie nicht gebraucht wird.

54.3 Die Zeit zwischen Tod und Bestattung

Die Hebamme betreut nicht nur die körperlichen Prozesse der Frau. Sie begleitet auch, ob sie sich dessen bewusst ist oder nicht, den Verabschiedungs- und Trauerprozess. Der Zeitraum zwischen Tod und Bestattung ist ein kostbarer Zeitraum, in dem noch Begegnung mit dem toten Kind stattfinden kann. Alle Entscheidungen im Umgehen mit dem toten Körper des Kindes beeinflussen den Trauerprozess nachhaltig, dessen Verlauf für die körperliche und die psychische Gesundheit der Trauernden von großer Bedeutung ist. Viele dieser Entscheidungen sind unwiderruflich, können nicht wieder rückgängig gemacht werden und sind damit von langfristiger Bedeutung für die gesamte Familie.

Die verwaisten Eltern müssen eine ganze Reihe von **Entscheidungen** treffen, u. a.
- Begegnung mit dem toten Kind (Aufenthaltsort des toten Kindes)
- Obduktion
- Erinnerungsstücke (Mementos)
- Namensgebung
- Auswahl und Beauftragung eines Bestatters
- Auswahl eines Sargs
- Versorgung und Einbettung des toten Kindes
- Entscheidung für die Bestattungsart
- Auswahl eines Friedhofs und einer Grabstätte
- Gestaltung von Geburts- und Todesanzeigen
- Gestaltung einer Abschiedsfeier und der Bestattung.

Manche dieser Entscheidungen sind evtl. bereits (im Kreißsaal) getroffen oder vorbereitet worden. Was versäumt wurde, kann nun nachgeholt werden. Bei allen anstehenden Entscheidungen muss die Hebamme damit rechnen, als Vertrauensperson um Rat gefragt zu werden. Viele Eltern sind überfordert und dankbar für die Unterstützung. Unterstützung bedeutet hier zunächst Zeit geben, damit sich Ideen und Vorstellungen entwickeln können; ermutigen, persönliche Wünsche zu entwickeln; und dabei kulturelle und religiöse Hintergründe respektieren, auch wenn sie gelegentlich fremd erscheinen. Dazu sind Informationen über die lokalen Bedingungen nötig. Welches Bestattungsinstitut, welcher Friedhof in der Nähe ist bereit, auf Wünsche einzugehen?

Gelingt es der Hebamme, ihre eigenen Berührungsängste zu überwinden, fällt es ihr leichter, Mut zu machen und Raum zur Mitgestaltung zu eröffnen.

Begegnung mit dem toten Kind

Angst vor dem Anblick und Scheu vor dem Zusammensein mit dem toten Kind ist in unserer Gesellschaft verständlich, denn „das größte Tabu beim Tod scheint die Leiche selbst zu sein" (Thomas 1994). Im Nachhinein stellen viele Eltern fest, dass sie gerne mehr Zeit und Ruhe gehabt hätten, um sich von ihrem Kind zu verabschieden. Sie haben den Eindruck, alles zu schnell „erledigt" zu haben, und haben das Gefühl, lieblos oder wie auf der Flucht gewesen zu sein. Das macht manchmal die Trauer noch schwerer und belastet sie durch zusätzliche Schuldgefühle (Tausch-Flammer/Bickel 2009).

Eine verwaiste Mutter braucht **Zeit**, ihr totes Kind anzusehen, zu berühren und die Realität zu begreifen. Das tote Kind noch einmal zu sehen ist in einer Leichenhalle ebenso möglich wie in einer Patholo-

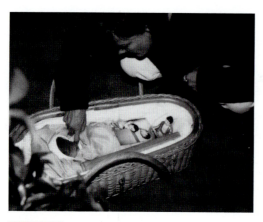

Abb. 54-1 Letzter persönlicher Abschied am offenen Sarg.

gie. Begleitung evtl. auch durch die Hebamme erleichtert die Situation. Es empfiehlt sich, sich vorher zu vergewissern wie das Kind „präsentiert" wird und Mützchen, Hemdchen, Windel oder ein Tuch mitzunehmen, um das Kind anzuziehen oder einzuhüllen, bevor die Eltern es sehen. Mütter scheinen weniger Angst vor dem Anblick ihres Kindes zu haben als vor der Art und Weise, wie es ihnen präsentiert wird („nackt auf einer Stahlplatte") (Abb. 54-1).

Obduktion

Eine Obduktion (Autopsie) wird durchgeführt, um Erklärungen für die Todesursache zu finden. Für eine Obduktion wird die **Einwilligung der Eltern** benötigt. Dies gilt nicht bei unklaren Todesursachen, z. B. plötzlichem Kindstod, wenn die Obduktion von einem Richter oder der Staatsanwaltschaft angeordnet wird.

Durch gesetzliche Vorgaben der Bundesländer (teilweise als Teil des Bestattungsgesetzes) wird u. a. geregelt, dass erst 12 Stunden nach der Einlieferung mit der Obduktion begonnen werden darf, wobei oftmals nur die Stunden zwischen 6 und 18 Uhr gezählt werden. Es ist also durchaus möglich, innerhalb eines gewissen Zeitraums (evtl. 24 Stunden) eine bereits gegebene Einwilligung zur Obduktion zu widerrufen.

Manchen Eltern ist der Gedanke an eine Obduktion unerträglich. Ihnen kann die Vorstellung helfen, dass es sich dabei um eine Operation handelt, wenn auch an einem toten Körper, die von ausgebildeten Ärzten durchgeführt wird. Die aus einer Obduktion gewonnenen Informationen über die Todesursache können in der Zukunft wichtig werden, um einzuschätzen, ob bei einem weiteren Kind eine Wiederholung zu erwarten ist.

Auch nach einer Obduktion können die Eltern das tote Kind noch einmal anschauen. Die Schnitte sollten vernäht sein wie nach einer Operation. Wollen die Angehörigen das Kind weiter selbst versorgen (einkleiden und einbetten), ist es ratsam, dies dem Bestatter und der Pathologie im Voraus mitzuteilen.

Mementos

Die ersten Erinnerungsstücke an das tote Kind entstehen bereits im Kreißsaal (s. S. 475). Die Klinik kann einen wesentlichen Beitrag zum Gelingen des Trauerprozesses leisten, indem sie sich bewusst für das Schaffen von Mementos einsetzt. Was versäumt wurde, kann in den ersten Tagen noch nachgeholt werden; z. B. kann eine Namensurkunde noch nachträglich angefertigt werden.

Namensgebung

Auch wenn nach dem Personenstandsgesetz nur bei lebend geborenen Kindern der Vorname beurkundet wird, kann auch für Totgeborene der Vorname eingetragen werden. Für Fehlgeborene oder als Ergänzung zur Geburtsurkunde dient eine Namensurkunde (s. S. 475). Alle Eltern sollten ihr totes Kind beim Namen nennen können und nicht immer nur vom „toten Baby" sprechen müssen. Die Hebamme kann auch hier Vorbildfunktion übernehmen, indem sie sich nach dem Namen erkundigt und das Kind bei seinem Namen nennt.

Wahl des Bestatters

Je früher Bestatter in die Entscheidungsfindung einbezogen werden, umso leichter ist es, Raum und Zeit für die Entstehung individueller Wünsche zu schaffen. Voraussetzung dafür sind einfühlsame BestatterInnen, die bereit sind, diese Vorstellungen zu ermöglichen. Ebenso wie die Wahl einer Hebamme sollte die Wahl von BestatterInnen Vertrauenssache sein. Leider betreiben viele Bestatter ihr Gewerbe als reine Geschäftsleute und überlassen den Angehörigen nur ungern Tätigkeiten, die sie in Rechnung stellen könnten. Im Internet hat sich ein Bestatternetz etabliert mit dem Ziel, über empfehlenswerte Bestatter zu informieren (www.bestatter-netz.net).

Manche Eltern würden ihr totes Kind gern selbst anziehen oder in ein Tuch einschlagen, es in den Sarg betten und ihm gewisse Dinge als Sargbeigaben mitgeben. Viele mussten im Nachhinein feststellen, dass man ihnen keine Zeit gelassen hat, solche Ideen zu entwickeln.

Manche ziehen es vor, alles dem Bestatter zu überlassen, möchten aber Kleidung und Beigaben selbst auswählen. Nicht nur in diesem Fall sollte man den Bestatter um ein Foto vom offenen Sarg bitten. Viele Eltern sind ihre Phantasien nicht wieder losgeworden, ob das Kind tatsächlich ihren Wünschen entsprechend versorgt worden ist. Für den Fall, dass jemand das Kind vor der Bestattung noch einmal anschauen möchte, sollte der Sarg nicht zu früh endgültig verschlossen werden.

Die **Bestattung** ist ein wichtiger Schritt auf dem Weg der Trauer, ein sehr schmerzhafter, zugleich auch ein sehr heilsamer durch das Ritual der gemeinsamen Verabschiedung und das Nennen des Namens. Die Vorstellung, dass die Substanz des Körpers der Erde zurückgegeben wird, hilft die Realität zu akzeptieren. Die innere Unruhe durch Phantasien darüber, wo sich der Körper des Kindes befinden mag, hat ein Ende. Auf jeden Fall tut es allen Betroffenen gut, einen Ort der Trauer und des Andenkens zu haben (Abb. 54-2).

Die **Wahl des Friedhofs**, der Grabstelle und die entstehenden Kosten müssen mit dem zuständigen Bestatter bzw. dem Friedhofsamt geklärt werden. Auf manchen Friedhöfen existieren Gräberfelder für tote Kinder, an manchen Orten auch für nicht bestattungspflichtige tote Kinder oder die Möglichkeit von Sammelbestattungen.

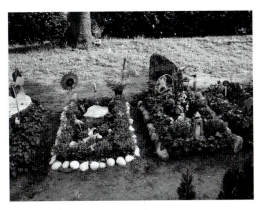

Abb. 54-2 Kindergräber sind Orte des Andenkens für längere Zeit.

Allgemein gilt: Der Körper eines Toten muss spätestens nach einer gewissen Zeit (meist nach 24 oder 36 Stunden) an einen dafür genehmigten Ort, eine Leichenhalle oder die Pathologie gebracht werden.

In Deutschland gilt **Friedhofszwang**, der Körper muss auf einem Friedhof bestattet werden. Der Transport einer Leiche muss in dafür genehmigten Fahrzeugen und in einem Sarg stattfinden. Ausnahmegenehmigungen kann die zuständige Polizeibehörde ausstellen. Informationen über die gesamte, in diesem Bereich sehr komplizierte Rechtslage (auch Seebestattung, Friedwald, Streuwiesen) findet man im Internet (Der Tod in Recht und Ordnung: http://www.postmortal.de/Recht/recht.html).

54.4 Bestattungsrecht

Das Bestattungsgesetz ist **Landesrecht**. Dies bedeutet, dass es unterschiedliche Bestimmungen in den einzelnen Bundesländern gibt bezüglich Leichenschau, Aufbewahrungsort, Behandlung und Beförderung von Leichen, Anforderungen an Särge, Bestattungsarten und Bestattungsorte. In den meisten Bundesländern wurden die Bestattungsgesetze an die 500 g-Grenze des Personenstandsrechts angepasst. In Nordrhein-Westfalen gelten alle Totgeborenen nicht als Leiche, unabhängig vom Geburtsgewicht, somit haben die Bestattungsgesetze hier keine Gültigkeit. Totgeborene Kinder müssen dort nicht individuell bestattet werden; auf Wunsch der Eltern ist es aber möglich.

54.5 Finanzielle Ansprüche der verwaisten Mutter

Finanzielle und gesetzliche Bedingungen gelten wie üblich, wenn das Kind lebend geboren wurde. Mit der ausgestellten Geburtsurkunde kann **Erziehungsgeld** und **Kindergeld** beantragt werden. Die Mutter hat Anspruch auf Zahlung für den Monat, in dem das Kind gestorben ist. Auch wenn das Kind nur kurz gelebt hat, bekommt die Mutter also Kinder- und Erziehungsgeld für einen Monat.

Arbeitnehmerinnen stehen der übliche **Mutterschutz** und das Mutterschaftsgeld zu, auch wenn das Kind tot geboren ist.

Gilt das Kind als **Fehlgeburt**, steht der Mutter weder Mutterschutz noch Geld zu. In diesem Fall ist eine großzügige Krankschreibung durch den Arzt wünschenswert.

Da die finanziellen Bedingungen einer häufigen Veränderung unterworfen sind, ist es sinnvoll, sich jeweils aktuell zu informieren und eine Sozialarbeiterin oder Beratungsstelle zur Klärung der Ansprüche heranzuziehen.

54.6 Begleitung des Trauerprozesses

Eine Hebamme, die regelmäßige Hausbesuche bei einer verwaisten Mutter macht, hat eine Schlüsselposition. Auch wenn sie sich nicht als Trauerbegleiterin versteht, sondern einfach in ihrer Funktion als Hebamme für die Frau zur Verfügung steht, hilft ihr ein gewisses Wissen um Trauer und Trauerprozesse.

> M Trauer ist die normale und universelle Reaktion auf einen Verlust und der Trauerprozess ein notwendiger, schmerzlicher und nicht selten kreativer Prozess, der hilft mit dem Verlust zu leben.

Der Trauerprozess

Trauer ist ein gesunder Prozess, der mit Reaktionen auf körperlicher, emotionaler und kognitiver Ebene verbunden ist. Obwohl der Verlauf eines Trauerprozesses ganz individuell und nicht vorhersehbar ist, gibt es dennoch Erfahrungen, die sich ähneln. Die als Sterbeforscherin bekannt gewordene Ärztin Elisabeth Kübler-Ross beschrieb fünf Trauerphasen. Viele andere Autoren – so auch die bekannte Schweizer Professorin und Psychotherapeutin Verena Kast – gehen von **vier Trauerphasen** aus. Diesen Phasen können vier Entwicklungsaufgaben zugeordnet werden. Nach dem amerikanischen Trauerforscher J. William Worden müssen Trauernde diese **vier Traueraufgaben** erfüllen, damit sie nach einer gewissen Zeit wieder fähig werden, sich der Zukunft ohne körperliche oder psychische Beschwerden zuwenden zu können.

Im Folgenden werden die vier Trauerphasen und die vier Traueraufgaben miteinander verknüpft dargestellt.

1. Phase: Schock und Nicht-wahrhaben-Wollen

Aufgabe: Den Verlust als Realität akzeptieren.

Der Schock ist eine Erstreaktion auf die Nachricht, ob es sich um eine lebensbedrohliche Diagnose oder bereits die Todesnachricht handelt. Der Verlust scheint zunächst unwirklich, wie ein böser Traum („das kann einfach nicht wahr sein"). Allein die Tatsache zu realisieren, ist ein schwieriger erster Schritt. Dieser kann von einigen Stunden bis zu mehreren Wochen dauern. Die Fähigkeit, weinen zu können, zeigt gewöhnlich das Ende dieses Stadiums an.

Hilfen
- Akzeptieren des Schockzustands und der damit verbundenen Empfindungslosigkeit
- Detailliert und wiederholt über den Verlust sprechen, um die Realisierung zu unterstützen
- Schrittweises Begreifen der Realität durch Begegnung mit dem toten Kind, Verabschiedung, Beerdigung
- Nähe und Wärme bieten, Zusammensein mit vertrauten Menschen

Psychopharmaka können eine Pause verschaffen, z. B. bei extremer Überlastung mit Schlaflosigkeit u. Ä., die durchaus legitim ist. Allerdings kann eine medikamentöse Behandlung auch eine Stagnation in dieser Phase begünstigen (Blockade der Trauer). Dabei ist zu beachten, dass es sich bei einem normalen Verlauf der Trauer um eine gesunde Reaktion handelt. Davon zu unterscheiden ist ein pathologischer Verlauf oder eine behandlungsbedürftige Depression (s. S. 600).

2. Phase: Suchen und Wechselbad der Gefühle

Aufgabe: Den Trauerschmerz erfahren und die Vielfalt der Gefühle durchleben.

Phasen des Grübelns und tiefster Verzweiflung wechseln sich ab mit intensivsten Gefühlen. Es kommt zu ungesteuerten, auch sich widersprechenden Gefühlsäußerungen, die Verwirrung hinterlassen und große Angst auslösen können. Der trauernde Mensch versteht sich und die Welt nicht mehr. Beginnen die verwaisten Eltern anzuerkennen, dass der Verlust endgültig ist, folgt eine intensive Beschäftigung mit dem verstorbenen Kind in Gedanken, Träumen und Tagträumen. Zurückschauen und Erinnern dienen dazu, den Verlust emotional anzuerkennen. Dies ist begleitet von Traurigkeit und Weinen, oft in Wellen, auch von Selbstvorwürfen über vermeintliche Versäumnisse und Wut. Die Welt erscheint leer, das Interesse an alltäglichen Dingen ist gemindert.

Hilfen: (diese Hilfen zu geben, ist nicht leicht)
- Einfach da sein, die Erlaubnis geben Gefühle zu zeigen
- Diese Gefühle aushalten, ohne sie weghaben oder verändern zu wollen
- Angst vor dem „Verrücktsein" beruhigen (emotionales Chaos ist normal), Sprechen über das tote Kind, über das, was fehlt
- Sensibel sein für verdeckten Ärger auf das tote Kind; Erlaubnis geben, dass beides sein darf „ich liebe dich" und „ich bin wütend auf dich"
- Heilsam sind Begegnungen und Beschäftigung mit anderen Menschen, Büchern, Kunst, Gott, der Natur und der kreative Ausdruck mit Farben, Formen, Texten, Musik, Bewegung etc.

Diese Phase kann 4–6 Monate dauern.

Problematische Reaktionen: andauernde Gefühllosigkeit, Verschweigen des Verlustes, Flucht durch Ortswechsel, Flucht durch Überaktivität, äußerer Druck, z. B. durch Vorwürfe, dass offene Trauer depressiv macht oder egoistisch ist. Können wichtige Gefühle nicht zugelassen werden, stagniert der Trauerprozess.

3. Phase: Desorientierung und Verwandlung

Aufgabe: Sich an die Situation anpassen, dass der verstorbene Mensch fehlt.

Dieses Stadium ist für die meisten Betroffenen das schwerste. Es kann monatelang dauern und zur Isolation führen. Der Familien- und Freundeskreis bietet jetzt nicht mehr viel Verständnis und Unterstützung. Viele Frauen ziehen sich zurück, weil sie sich in diesem Zustand niemandem zumuten wollen. Der innere Dauerstress kann sich körperlich bemerkbar machen durch Kopfschmerzen, Schwindelgefühl, Zittern, Anfälligkeit für Infektionen. Viele reagieren mit Ess- und Schlafstörungen, können sich nicht konzentrieren, sind nicht entscheidungsfähig und fühlen sich lustlos. Es besteht die Gefahr, Erlösung bei Medikamenten oder Alkohol zu suchen und – vorübergehend – auch zu finden. Der Trauerprozess wird dadurch unterbrochen und setzt nach dem Absetzen der Drogen in diesem Stadium wieder ein.

Wer noch keinen Kontakt zu anderen Betroffenen gesucht hat, wird jetzt evtl. das Bedürfnis danach verspüren. In diese Phase fällt der erste Jahrestag des Todes, der mit intensiven Schmerzgefühlen verbunden ist. Mit der Zeit wird der Trauerweg weniger steil und kann schließlich in das letzte Stadium übergehen (Lothrop 2010).

Hilfen
- Nicht drängen, das „unsinnige" Suchen aufzugeben,
- die Erlaubnis geben, Geschichten und Gedanken immer wieder zu erzählen und die sich einstellenden Emotionen zuzulassen
- Herausfinden: Was ist mir geblieben, was hat das tote Kind in mir „herausgeliebt"? (Kast 2009)

Problematische Reaktionen: exzessives Suchtverhalten, Beharren in der eigenen Hilflosigkeit, Verweigerung des Abschieds, Intensivierung des Suchens und Festhaltens, Nicht-Loslassen, Rückzug von der Welt.

4. Phase: Integration und neue Wirklichkeit

Aufgabe: Eine neue Beziehung zu sich selbst und zur Umwelt finden, sich dem Leben wieder zuwenden.

Das verlorene Kind ist nicht mehr verloren. Man entdeckt, dass die Liebe nicht mit dem Kind gestorben ist. Nun kann eine Phase der Erholung beginnen. Die Konzentrations- und Denkfähigkeit kehrt zurück, Schlaf- und Essstörungen verschwinden allmählich.

Der Verlust eines Kindes wird nie ganz „überwunden" aber er kann jetzt ins Leben integriert werden. Es wird immer wieder Momente der Trauer geben, vor allem zu den Jahrestagen. Die Erinnerung wird bleiben mit dem Bedauern, nicht mehr an Beziehung gehabt zu haben, aber auch mit der Dankbarkeit für das, was möglich war.

Eine veränderte Haltung dem Leben und Tod gegenüber ist entstanden, man kann sich anderen Lebensaspekten wieder ohne Schuldgefühle zuwenden. Bei vielen Paaren entsteht die Bereitschaft für ein weiteres Kind als einem Geschwisterkind des toten Kindes. Manche wenden sich auch Lebensaufgaben zu, die sie sich vor dieser Erfahrung nicht zugetraut hätten. Meist dauert es 1–2 Jahre, bis dieser Zustand entsteht, bis zu einem Gefühl von Normalität oft mehrere Jahre.

Problematische Reaktionen: Neue Aufgaben werden als Untreue gegenüber dem verstorbenen Kind erlebt und verhindert, Rückfälle werden nicht einkalkuliert und führen zu tiefen Enttäuschungen, Abwendung vom Leben, den Lebenden und der Liebe.

Das Annehmen der Traueraufgaben und das Durchleben der Trauerphasen ist letztlich ein versöhnlicher, lebensbejahender Prozess, der eine neue Lebensqualität entstehen lässt. Trauerprozesse verlaufen in der Realität nicht in klar erkennbaren und sauber aufeinander folgenden Phasen, sondern eher wellen- oder spiralförmig und durchaus auch mit scheinbaren Rückschritten. Dennoch kann ein Phasenmodell hilfreich sein, um in der Praxis auf die jeweilige Situation trauernder Menschen einzugehen, sie bei der Bewältigung der Traueraufgaben zu unterstützen und sie zu ermutigen, ihren ganz persönlichen Trauerweg zu gehen.

Pathologische Trauerreaktionen

M Der Trauerprozess kann auch misslingen und der Trauernde in eine Dauerkrise geraten (pathologische Trauer).

Ob ein Trauerprozess noch als „normal" oder schon als „pathologisch" einzuschätzen ist, hängt einerseits von seiner Dauer und andererseits von seiner Intensität ab. Gemeinsam ist verschiedenen Formen pathologischer Trauerverläufe, dass die Auseinandersetzung mit schmerzhaften und belastenden Gefühlen vermieden wird.

Ein erster Hinweis auf eine Trauervermeidung ist das **Ausbleiben von Trauerreaktionen**. Der Mensch wirkt gefasst und vermittelt den Eindruck, seine Trauer „im Griff" zu haben. Eine verzögerte Trauer kann noch viele Jahre später durch einen vergleichsweise unbedeutend erscheinenden Verlust ausgelöst werden. Das innerliche und äußerliche Festhalten an dem verstorbenen Kind bei chronischer Trauer vollzieht sich um den Preis von eingeengter Wahrnehmung, von Denken, Fühlen und vor allem von Liebesfähigkeit. Die Entwicklung einer Depression geht mit Gefühlen der Niedergeschlagenheit, Mutlosigkeit, Verzweiflung, oft auch Hilf- und Hoffnungslosigkeit und quälenden Schuldgefühlen einher. Wut, Verlust und Trennungsschmerz werden dabei oft vermieden oder verleugnet. Die Beschäftigung mit den eigenen Leiden, Versagen, Schuld und Anklage blockiert die Auseinandersetzung mit dem verlorenen Kind, und es kann zu Hilf- und Hoffnungslosigkeit kommen. Schuldgefühle gehen oft mit Selbstwertbeeinträchtigungen und Alpträumen über den Tod des Kindes einher.

Während bei gesund verlaufenden Trauerprozessen Verständnis und Empathie von Menschen aus dem persönlichen Umfeld lindernd und tröstend wirken, wird bei pathologischen Trauerreaktionen gezielte **professionelle Hilfe** in Form von Einzel-, Partner-, Familientherapie (lebens-)notwendig.

Männer trauern anders als Frauen

Erscheinungsformen von Trauer sind kulturell und durch Erwartungen geprägt. In unserem Kulturkreis bestehen Geschlechtsunterschiede hauptsächlich im offenen Ausdruck von Traurigkeit, der bei Männern nach wie vor verpönt ist. Männer scheinen ihre Trauer zwar ähnlich zu erleben, zeigen sie jedoch weniger offen und weinen seltener (Beutel 2002). Dies kann Frauen zur Verzweiflung treiben, die dies als distanziert und gleichgültig interpretieren. Männer dagegen können die Gefühlsausbrüche ihrer Partnerinnen oft nicht ertragen, vor allem nicht über längere Zeit (www.vaeter-trauer.de/).

Außerdem tendieren Männer dazu, handelnd mit Trauer und Verlust umzugehen, sie wollen etwas tun und stürzen sich z. B. auf die Vorbereitung der Beerdigung (Müller-Commichau/Schaefer 2000). Es gibt Väter, die den Sarg für ihr totes Kind selbst gebaut haben oder ihn bei der Beerdigung selbst zum Grab tragen wollten.

Die gemeinsame Trauer bringt viele Eltern als Partner näher zusammen (Hemcke 2010). Allerdings entstehen nicht selten **Konflikte** daraus, dass Männer ihre Trauer anders zeigen als Frauen und die Auseinandersetzung mit dem Verlust rascher beenden. Diese Belastungen können zu einer Krise für die Partnerschaft führen. Eine verständnisvolle, mitfühlende Haltung von außen kann beiden helfen, Geduld und Verständnis füreinander aufzubringen, um mit den entstehenden Missverständnissen und Problemen konstruktiv umgehen zu lernen.

Geschwister

Der Tod eines Babys kann auch für Kinder ein schockierendes und unbegreifliches Erlebnis sein. Diese Erfahrung wird noch bedrohlicher dadurch, dass es Erwachsenen häufig schwerfällt, dieses Thema kindgerecht, d. h. behutsam, verständlich und ehrlich zu behandeln.

Im Umgang mit Geschwisterkindern ist **Offenheit und Unbefangenheit** das Wichtigste. Da sie sensibel sind für Unsicherheit und Halbwahrheiten, kann man ihnen nichts vormachen. Bei kleinen Kindern ist Vorsicht bei Formulierungen geboten, denn noch bis ins Grundschulalter hinein nehmen sie alles wörtlich, z. B. bei „Mutter hat das Baby verloren" können Kinder darauf warten, dass sie es wiederfindet. „Gott hat es zu sich genommen, weil es so lieb war" kann zur Folge haben, dass sie nicht lieb sein wollen, um nicht das gleiche Risiko einzugehen;

oder sie fragen sich, ob sie nicht lieb genug waren, da sie noch immer hier sind. Wichtig ist es auch, ihnen zu versichern, dass sie den Tod nicht mitverschuldet haben (Tausch-Flammer/Bickel 2009).

54.7 Betreuung der Mutter eines fehlgebildeten oder kranken Neugeborenen

Da Neugeborene mit Fehlbildungen oder Krankheitssymptomen zumeist in eine Kinderklinik verlegt werden, geht es zunächst darum, den Kontakt zwischen Mutter und Kind so intensiv wie möglich zu gestalten.

Sowohl für die Entwicklung der Kinder als auch für die psychische Gesundheit der Mütter ist der frühe Kontakt wichtig.

M.H. Klaus und J.H. Kennell beobachteten, dass Mütter, die die erste Zeit völlig von ihren Kindern getrennt wurden, zögernder und ungeschickter im Umgang waren und manchmal das Gefühl hatten, es sei nicht ihr Kind. Zeitweise vergaßen sie sogar, dass sie ein Kind haben, und waren völlig überfordert mit seiner Versorgung. Bei Müttern, die nicht über ausreichende persönliche und soziale Ressourcen zum Ausgleich verfügen, kann dies Vernachlässigung und aggressive Reaktionen bis hin zu Kindesmisshandlungen verstärken.

Hebammen und Kinderkrankenschwestern können während eines Klinikaufenthaltes des Kindes viel Unterstützung geben und Mut machen bei der Pflege des Kindes und beim Stillen.

> **M** Die Verabschiedung von den Lebensvorstellungen mit einem gesunden Kind fällt den Eltern schwer. Ihr Kind ist anders als sie es gewünscht hatten, bei der Verarbeitung machen sie ähnliche Stadien durch wie verwaiste Eltern.

Der wesentliche Unterschied besteht natürlich darin, dass das Kind lebt, Pflege und Zuwendung braucht.

1. Schock und Nicht-wahrhaben-Wollen

Die Eltern brauchen Zeit, ihr Baby anzuschauen. Interessant ist, dass viele Eltern die Erstinformation über mögliche Fehlbildungen in der Schwangerschaft erschreckender fanden als das Erlebnis, das Kind zum ersten Mal zu sehen. Die meisten waren beim Anblick des Kindes erleichtert, denn Vorstellungen und Phantasien waren bei weitem schlimmer. Nun können die Eltern auch die liebenswerten Aspekte ihres Kindes entdecken und wahrnehmen.

2. Suchen und Wechselbad der Gefühle

Schuld- und Versagensgefühle stehen im Vordergrund, Hass und Wut auf sich und andere, auch auf das Baby, verwirren und machen Angst. Die Suche nach möglichen Ursachen und Hilfen kann zum „Ärzte-Abklappern" führen. Gleichzeitig durchlaufen die Eltern zwei gegensätzliche Prozesse: einerseits die Bindung an das reale Baby, das Liebe, Pflege und Zuwendung braucht, und andererseits das Sich-Gewöhnen an ein Leben mit einem behinderten Kind, was zusätzlich noch von der Angst vor seinem frühen Tod geprägt sein kann.

3. Desorientierung und Verwandlung

Depressive Zustände bestimmen diese Phase. Manche Mütter sind kaum zu den einfachsten Verrichtungen bei der Pflege des Kindes fähig, wozu sie zuvor problemlos in der Lage waren. Sie fühlen sich nur noch überfordert, leiden unter Gedächtnisstörungen und haben immer wieder die gleichen Fragen. Die Belastung für die Partnerschaft kann zur ernsten Beziehungskrise führen, da beide unterschiedliche Entwicklungen in verschiedenem Tempo durchleben. Um dafür Verständnis aufzubauen, brauchen sie guten Kontakt zueinander, was meist an mangelnder Zeit füreinander scheitert.

Ganz allmählich setzt dann ein Prozess des Sich-Abfindens mit der Realität ein. Ein Gefühl von Normalität und Alltag entwickelt sich; gleichzeitig lernen die Eltern mit der Unsicherheit der Zukunft zu leben, da Entwicklungsprognosen in den ersten Lebensmonaten nur vage gegeben werden können. Spätestens jetzt werden Selbsthilfegruppen oder Kontakt zu anderen Eltern, die aufgrund ihrer Erfahrung ein besonderes Verständnis für die spezielle Situation aufbringen können und durch ihr Vorbild Mut machen können, ausgesprochen wichtig.

4. Restabilisierung und neue Wirklichkeit

Die Eltern können sich nun der Verantwortung für die Probleme des Kindes stellen, die Mütter akzeptieren, dass sie keine Schuld an dem Zustand ihres Kindes haben. Es stellt sich heraus, ob ein Zusammenleben im Alltag möglich und welche Unterstützung dazu notwendig ist, oder ob die Eltern eine andere Lösung in Betracht ziehen.

Das Leben mit der Behinderung ist zwar immer wieder schmerzhaft, aber man ist in der Lage, sie ins Leben zu integrieren. Dadurch entsteht eine völlig **veränderte Haltung dem Leben gegenüber**. Wie bei anderen Krisensituationen gilt auch hier, dass eine erfolgreiche Bewältigung die Menschen in ihrer Fähigkeit bestärkt, auch in anderen Lebensbereichen schwierige Situationen zu meistern.

Auch wenn die Belastung von professionellen Helfern, die mit solchen Familien in Kontakt sind, sich von der Ebene der persönlichen Belastung der betroffenen Familien unterscheidet, machen sie ähnliche Prozesse durch.

Nützliche Internetadressen

www. babycenter.de/baby/stillen/alkohol_und_stillen/
www.bestatter-netz.net
www.embryotox.de
www.gaimh.de
www.hag-gesundheit.de
www.kaiserschnitt-netzwerk.de
www.krisen-intervention.de/suizirks.html (Krisendienste nach Postleitzahlen)
www.marce-gesellschaft.de
www.postmortal.de/Recht/recht.html
www.postnatale-depression.ch
www.psychotherapiesuche.de
www.schatten-und-licht.de
www.trauernde-eltern.org
www.vaeter-trauer.de/

Literatur zu Kapitel 54 s. S. 628

55 Körperliche Erkrankungen im Wochenbett

Andrea Stiefel

Um Erkrankungen im Wochenbett frühzeitig erkennen und richtig einordnen zu können, ist es wichtig, über
- die geburtshilfliche und gynäkologische Anamnese
- Besonderheiten und Risiken während der Geburt (z. B. Blutungen, protrahierter Verlauf etc.)
- Geburtsdauer, Größe des Kindes, Geburtsmodus
- die psychische und physische Konstitution

der Wöchnerin informiert zu sein und die Eigenwahrnehmung und -beobachtung der Frau zu stärken.

Zu den **häufigsten Erkrankungen und Problemen** im Wochenbett zählen:
- Rückbildungsstörungen
- Lochialstau
- Infektionen
- Wundheilungsstörungen
- Milchstau/Mastitis (s. S. 546 ff)
- Störungen im Urogenitaltrakt
- Störungen im Darm- und Analbereich
- Blutungen
- Thrombo-embolische Erkrankungen
- Symphysenschädigungen und Steißbeinverletzungen

55.1 Rückbildungsstörungen des Uterus

> **D** Als Subinvolutio uteri wird die mangelhafte Rückbildung des Uterus post partum bezeichnet.

Die Unterscheidung zwischen einer nicht krankhaften, langsameren Involution des Uterus und der pathologischen Subinvolution ist nicht einfach. Individuelle Unterschiede zwischen Frauen und unterschiedliche Messtechniken von Hebammen zur Feststellung des Uterushöhenstandes sollten dabei beachtet werden (Cluett et al. 1997, Bick et al. 2004).

Involutionsverzögerungen werden **begünstigt durch:**
- Überdehnung des Uterus bei Makrosomie, Polyhydramnion, Mehrlingsschwangerschaften
- Uterusfehlbildung wie Uterus bicornis, Uterus subseptus
- lange Geburtsdauer
- Zustand nach Sectio caesarea
- manuelle Plazentalösung bei Plazenta adhaerens
- allgemeine körperliche und seelische Erschöpfung
- volle Harnblase.

Symptome der Rückbildungsverzögerung

- Hoch stehender Uterusfundus, nicht dem Wochenbetttag entsprechend
- Uterus vergrößert, aber kein Druckschmerz
- Wechselnder Kontraktionszustand, Uterus fühlt sich „weich" an
- Zervix formiert sich langsamer
- Wochenfluss etwas vermehrt, evtl. länger blutig.

Symptome einer krankhaften Rückbildungsstörung

- druckdolenter Uterus;
- evtl. subfebrile Temperatur
- Lochialstau
- verstärkte Blutung
- Uterus insgesamt vergrößert und hoch stehend
- mangelhafte Kontraktion.

Therapie

Bei einer langsamen Rückbildung des Uterus ist keine Therapie erforderlich.

Therapie bei **Rückbildungsstörungen:**
- Kontraktionsmittel, z. B. Oxytocin
- häufiges Stillen
- Bauchmassage, um Reizwehen auszulösen

 Definition Merke

- Bauchlage zur Korrektur einer evtl. retroflektierten Uteruslage, Ausgleich von Zervixachse zur Uteruskorpusachse, um den Abfluss der Lochien zu unterstützen
- Blutung überwachen, sonografische Kontrolle, ob das Uteruskavum leer ist
- Ausscheidungen unterstützen.

Aufgaben der Hebamme

- Solange keine Symptome einer Infektion vorhanden sind, kann die Frau zu Hause bleiben. Wichtig sind eine gute Beobachtung und regelmäßige Temperaturkontrollen.
- Unterstützung bei der Bauchlage anbieten, da stillende Frauen diese Lage als unbequem empfinden. Es wird ein Kissen unter den Oberbauch gelegt und somit der Druck auf die Brüste verringert.
- Das Anlegen des Kindes ad libitum (Oxytocinausschüttung) und der mechanische Reiz durch die Bauchmassage fördern die Muskelkontraktion des Uterus.
- Ballaststoffreiche Ernährung und 2–3 l Flüssigkeit/Tag unterstützen die Ausscheidung. 2–3 Tassen/Tag Kräutertees wie Frauenmantel und Hirtentäschel können begleitend zu den Kontraktionsmitteln angewandt werden.

55.2 Lochialstau

> **M** Bei einem Lochialstau geht kein oder sehr wenig fötide riechender Wochenfluss ab. Der Uterus ist meist druckempfindlich, vergrößert und weich.

Ursachen des Lochialstaus können sein:
- Muttermundspasmus
- Abflussbehinderung bei einer Verlegung des inneren Muttermundes durch Koagel oder Eihautreste
- volle Harnblase und Rektum
- Retroflexio uteri
- ineffiziente Uteruskontraktionen.

Symptome

- leicht gestörtes Allgemeinbefinden
- Stirnkopfschmerz
- subfebrile Temperaturen, später auch Fieber
- Uterus mangelhaft kontrahiert und größer als der Zeit entspricht
- Uterus evtl. schlecht zu tasten, wenn der Uteruskorpus retroflektiert ist.

Therapie

Ein Lochialstau wird konsequent behandelt, damit sich keine Infektion entwickeln kann.
- Zuerst ggf. Gabe eines **Spasmolytikums**, um den Zervixkanal weit zu stellen.
- Dann ein **Kontraktionsmittel**, z. B. Oxytocin, Ergotamin, zum besseren Abfluss der Lochien. Eine Ergotamingabe kann die Milchmenge reduzieren und ist bei HIV-positiven Frauen unter ART-Therapie kontraindiziert (Schneider 2011).

Aufgaben der Hebamme

Folgende **Maßnahmen** können in der Klinik und im häuslichen Bereich angewendet werden:
- feucht-warme Bauchwickel unterstützen die Wirkung des Spasmolytikums
- Bauchmassage unterstützt die Wirkung des Kontraktionsmittels
- Bauchlage (2 × täglich 30 min.) sorgt für einen Lageausgleich bei einem retroflektierten Uterus und somit für einen besseren Abfluss der Lochien
- Stillen fördert durch Oxytocinausschüttung die Uteruskontraktion
- Mobilisation (wenn die Frau fieberfrei ist) unterstützt den Wochenfluss.

Außerdem werden tägliche **Kontrollen** durchgeführt:
- Körpertemperatur
- Menge der Lochien, Geruch und Farbe
- Uterushöhenstand, Konsistenz
- Ausscheidung.

Eine **vaginale Untersuchung** oder eine Zervixeinstellung zur Prüfung der Durchgängigkeit des Zervikalkanals wird erst dann erwogen, wenn die genannten Maßnahmen keinen Erfolg gezeigt haben.

Erfolgt die Betreuung der Frau zu Hause, wird die Hebamme sie in Abhängigkeit von Körpertemperatur und Uterusbefund an die Ärztin verweisen.

Die **Gemütslage der Wöchnerin** mit Lochialstau ist häufig schwankend, Gespräche und das Gefühl, dass die Hebamme Zeit mitbringt und Verständnis für sie hat, sind oft hilfreich.

55.3 Infektionen im Wochenbett

> M Je nach dem Entstehungsort der Infektion wird unterschieden:
> - Fieberhafter Prozess im Wochenbett mit extragenitaler Ursache
> - Wochenbettfieber oder Puerperalfieber mit genitaler Ursache (Tab. 55-1).

Fieber ist ein Hauptsymptom jeder Infektion. In Abhängigkeit vom Messort (im Ohr, axillar, oral, rektal) gibt es unterschiedliche Temperatureinteilungen (Tab. 55-2).

Im Wochenbett gilt eine orale Temperatur von 37 °C bis 37,9 °C als subfebril. Von **Fieber im Wochenbett** spricht man ab einer Temperatur von 38 °C über zwei Tage innerhalb der ersten 10 Tage p. p. oder über 38,7 °C in den ersten 24 Stunden nach der Geburt (French und Smaill 2000, Bick et al. 2004).

Schon bei **subfebrilen Temperaturen** sollten Kontrollmessungen im Abstand von ca. 3 bis 4 Std. erfolgen, dies gilt auch im häuslichen Wochenbett. Für die betreuende Hebamme ist Fieber ein **wichtiges Leitsymptom,** um weitere Maßnahmen einzuleiten. Die Anamnese, der momentane Zustand der Frau und differenzialdiagnostische Überlegungen (z. B. grippaler Infekt, Milchstau) helfen, die richtigen Maßnahmen durchzuführen.

> Bei Fieber der Wöchnerin sollte eine Ärztin konsultiert werden.

Die **Temperaturkontrollen** auf einer Wochenstation finden oft in den Nachmittagsstunden zwischen 15 und 16 Uhr statt, weil um diese Zeit die Temperatur am höchsten ist. Hat die Frau subfebrile Temperaturen oder Fieber, wird gegen Abend nachgemessen.

Begünstigende Faktoren für Infektionen:
- Sectio caesarea
- Amnioninfektionssyndrom
- protrahierter Geburtsverlauf
- vaginal-operative Entbindung
- manuelle Plazentalösung
- manuelle und instrumentelle Nachtastung
- häufige vaginale Untersuchungen zusammen mit anderen Faktoren wie z. B. vorzeitigem Blasensprung
- Katheterismus während und nach der Geburt

Tabelle 55-1 Fieber im Wochenbett mit extragenitaler Ursache und Wochenbettfieber mit genitaler Ursache.

Genitale Ursachen	Extragenitale Ursachen

- Lochialstau
- Endometritis
- Endomyometritis
- Puerperalsepsis
  – Geburtsverletzungen
  – Infektion der Wunde (Sectio, Episiotomie etc.)
	- grippaler Infekt
	- untere Harnwegsinfektion
	  – Urethritis
	  – Zystitis
	  – Ureteritis
	- obere Harnwegsinfektion
	  – Pyelonephritis
	- Thrombo-embolische Erkrankungen
	- initiale Brustdrüsenschwellung
	- Milchstau
	- Mastitis puerperalis

Tabelle 55-2 Einteilung der Fieberhöhe in Abhängigkeit vom Messort (nach Juchli).

	axillar	oral	rektal/Ohr
subfebrile Temperaturen	37,1–37,8 °C	37,4–38,1 °C	37,6–38,3 °C
mäßiges Fieber	37,9–38,4 °C	38,2–38,7 °C	38,4–38,9 °C
hohes Fieber	38,5–40,0 °C	38,8–40,3 °C	39,0–40,5 °C
sehr hohes Fieber	über 40 °C	über 40,3 °C	über 40,5 °C

Die im Ohr gemessene Temperatur ist eine Körperkerntemperatur, daher gibt es zur rektalen Messung keinen Unterschied (s. S. 803).

55 Körperliche Erkrankungen im Wochenbett

Tabelle 55-3 Mögliche Ausbreitung einer Puerperalinfektion.

Schleimhautweg	→	Endometritis, Adnexitis, Peritonitis
Lymphweg	→	Endomyometritis, Parametritis
Blutweg	→	Puerperalsepsis, Infektion verschiedener Organsysteme

- Anämie (auch durch hohen Blutverlust)
- allgemeine Abwehrschwäche des Organismus, z. B. Immunschwäche.

Puerperal- oder Wochenbettfieber

Die Infektion geht immer **von Geburtswunden aus**, z. B. von der Plazentahaftstelle am Endometrium oder von Verletzungen des unteren Uterinsegments, des Zervixkanals, der Scheide oder Vulva.

Eine Puerperalinfektion kann lokal auf die Geburtswunde beschränkt bleiben oder sich **ausbreiten**:

1. über den **Schleimhautweg** vom Endometrium aufsteigend zu einer Adnexitis (Eileiter- und Eierstockentzündung) und Peritonitis (Bauchfellentzündung),

2. über den **Lymphweg** zu einer Endomyometritis (Uterusschleimhaut- und Uterusmuskelentzündung) und Parametritis (Entzündung des Bindegewebsraumes neben dem Uterus),

3. über den **Blutweg** zu einer Puerperalsepsis (systemisch, Infektion an unterschiedlichen Organsystemen) (Tab. 55-3).

Endometritis/Endomyometritis/ Ovarialvenenthrombose

M Eine **Endometritis** ist definiert als Entzündung der Plazentahaftstelle und des Endometriums. Sie ist die häufigste Ursache für Wochenbettfieber und tritt meist in der ersten Woche post partum auf (84%).

Die **Häufigkeit** der Endometritis nach einer Spontangeburt beträgt etwa 1%, nach einem primären Kaiserschnitt mit prophylaktischer Antibiotikagabe liegt sie zwischen 0,2–3% (Ayzac et al. 2008, Tita et al. 2009). Nach einer sekundären Sectio ist die Rate gegenüber einer Spontangeburt etwa 20-fach erhöht (Burrows et al. 2004).

Als **Erreger** werden u. a. Escherichia coli, Streptokokken der Gruppen A und B, Pseudomonas, Staphylokokken, Clostridien, Bakterioides und Peptostreptokokken genannt (Schneider 2011). Meist handelt es sich um eine Mischinfektion.

Die Keime befallen hauptsächlich Deziduareste und dringen auch je nach Virulenz durch die Schleimhaut in die obere Muskelschicht des Uterus ein. Aus einer Endometritis wird dann eine **Endomyometritis**.

Symptome der Endometritis und Endomyometritis

- Anhaltende subfebrile Temperaturen, meist um den 3. – 4. Tag p. p.
- oder sofort auftretendes Fieber > 38 °C
- Allgemeinbefinden erst wenig gestört, bei bleibender Temperaturerhöhung starke Beeinträchtigung des Allgemeinbefindens
- Stirnkopfschmerz als Charakteristikum
- Subinvolutio uteri: großer, weicher Uterus, der Fundushöhenstand entspricht nicht dem Wochenbetttag
- Lochialstau oder wenig Wochenfluss
- fötide Lochien, evtl. zunehmend blutig
- Kantenschmerz: charakteristischer Schmerz beim Eindrücken der Seitenkanten des Uterus.

Diagnostik

Nach der klinischen Untersuchung und dem Ausschluss anderer Ursachen für das Fieber sind folgende Untersuchungen sinnvoll:
- Blutbild
- C-reaktives Protein (CRP)
- Zervixabstrich (Erreger-/Resistenzbestimmung)
- Gerinnungsstatus
- Urinstatus / Urinkultur
- evtl. sonographische Kontrolle des Uteruskavums auf Plazentareste und Blutkoagel
- Blutkulturen (Erreger-/Resistenzbestimmung, nur im Fieberanstieg).

Therapie

- Hoch dosiert Antibiotika (Stillverträglichkeit beachten) nach Anordnung, z. B. Amoxicillin und Clavuransäure in Kombination
- Uterotonika

- Wenn keine Besserung nach 48 Stunden eintritt: Umstellen der Antibiotikatherapie
- Bettruhe, Schonung der Wöchnerin
- Kontinuierliche Überwachung der Vitalwerte und Laborparameter

Aufgaben der Hebamme

> M Eine Wöchnerin mit Endometritissymptomen muss von der Hebamme in die Klinik eingewiesen werden.

Alle Untersuchungsergebnisse und Beobachtungen werden sorgfältig dokumentiert und an den Arzt weitergegeben:
- Temperaturkontrolle, 3-mal täglich
- Bettruhe, nur zur Toilette aufstehen lassen
- Uterushöhenstandskontrolle, Kontraktionszustand
- Kontrolle der Lochien.

Neben der ärztlich verordneten Antibiotikatherapie kann die Hebamme Kräutertees zur besseren Uterusinvolution empfehlen, z. B. Hirtentäschel und Frauenmantel.

Nach der Klinikentlassung benötigt die Wöchnerin Unterstützung durch Familie und Freunde. Sollte dies nicht möglich sein, kann der Arzt oder die Hebamme eine Familienpflegerin oder Haushaltshilfe verordnen, die von einer Sozialstation vermittelt wird.

Die **Stillberatung** gilt für den Klinikaufenthalt ebenso wie zu Hause:

> M Das Kind sollte so oft wie möglich an die Brust gelegt werden, um
> 1. keinen Milchstau zu provozieren und
> 2. die natürliche Oxytocinausschüttung zu nutzen.

Der geringe **Übertritt des Antibiotikums** in die Muttermilch, weniger als 1% bezogen auf das Körpergewicht (Schäfer 2006), erscheint gegenüber der positiven Auswirkung auf die Uterusinfektion eher zweitrangig. Sollte sich jedoch mit der begonnenen Antibiotikatherapie das Krankheitsbild innerhalb von 48 Std. nicht verbessern oder sogar verschlechtern, muss ein anderes, getestetes und evtl. nicht stillverträgliches Medikament benutzt werden. Dann wird das Kind nicht mehr angelegt, sondern die Muttermilch durch Ausstreichen oder Abpumpen gewonnen und so lange verworfen, bis das Medikament wieder abgesetzt wird.

Die **septische puerperale Ovarialvenenthrombose** tritt häufiger nach einer Sectio caesarea auf als nach einer vaginalen Geburt (0,1% versus 0,01%). Die Inzidenz steigt an, wenn nach der Sectio caesarea eine Endometritis entsteht (1–2%) (Klima, Snyder 2008). Überwiegend zeigt sich die Erkrankung innerhalb der ersten 10 Tage p. p. und befällt vorwiegend (90%) die rechte Ovarialvene.

Symptome der Ovarialvenenthrombose

Die Symptome sind zu Beginn oft unspezifisch oder ähneln den Symptomen einer Endometritis. In der Folge treten dann häufig auf:
- Fieberschübe über 38–39 °C
- Starke Schmerzen im Abdomen bis zum akuten Abdomen
- Schmerz im Flankenbereich (meist rechts)
- Geblähter Bauch sowie Blasen- und Darmentleerungsstörungen
- Strang- oder walzenförmige Druckdolenz im Unterbauch (Schneider 2011)

Diagnostik

- Sonografie, Dopplersonografie, Computertomografie
- Blutbild, CRP, Blutgase

Therapie

- Antibiotika (Zweier- oder Dreierkombination)
- Intravenöse Antikoagulantien
- Intensivüberwachung
- Ggf. Operation zur Entfernung der infizierten Herde, in seltenen Fällen Hysterektomie

55 Körperliche Erkrankungen im Wochenbett

Aufgaben der Hebamme

Das Krankheitsbild ist schwerwiegend, daher findet die Betreuung auf der Intensivstation im klinischen Umfeld statt. Die Hebamme arbeitet eng mit dem interdisziplinären Team zusammen und unterstützt den Aufbau des Stillens und der Mutter-Kind-Beziehung im Rahmen der Möglichkeiten.

Puerperale Adnexitis/ Pelveoperitonitis/Ovarialabszess

Ausbreitung

- Krankheit beginnt mit einer Endometritis, die Ausbreitung erfolgt aufsteigend zuerst über die Schleimhaut der Tuben (= **Endosalpingitis**). Dies ist die leichteste Infektionsform.
- Bei einer fortschreitenden Infektion verklebt das Schleimhautepithel der Tuben und es kann Eiter entstehen (= **Pyosalpinx**).
- Die weitere Ausdehnung der Entzündung kann über die Fimbrientrichter erfolgen, durch eine Tubenruptur oder die Keime passieren die noch nicht verletzte Tubenwand. Das infizierte Sekret gelangt in den Bauchraum und es kann sich eine Beckenbauchfellentzündung (= **Pelveoperitonitis**) entwickeln, die zunächst lokal begrenzt bleibt.
- Bei einer länger anhaltenden Entzündung erreichen die Keime das Ovar, es entsteht ein **Ovarialabszess,** der bei seiner Ruptur eine diffuse Infektion des Bauchfells verursacht.

Symptome

Je nach Schweregrad, Dauer und Lokalisation entsteht ein **schweres Krankheitsbild:**
- zuerst einseitige Schmerzen, dann starke Schmerzen im gesamten Bauchraum
- septische Temperaturen, evtl. mit Schüttelfrost, typisch sind Fieberschübe bis ca. 40 °C
- muskuläre Abwehrspannung, Druckschmerz beim Abtasten des Bauches
- thorakale Atmung durch Ruhigstellung der Bauchdecken, Tachypnoe
- Tachykardie
- Übelkeit, Erbrechen (durch Bauchfellreizung)
- Meteorismus, verminderte Darmperistaltik.

Diagnostik

- Sonografie, besser Computertomografie
- Labor: Blutbild, CRP, Gerinnungsstatus, Blutkultur u. a.

Therapie

- Intensivüberwachung in der Klinik: Oxygenierung, Überwachung der Herz-Kreislauf-Funktion
- Vitalwerte, Flüssigkeitsbilanzierung
- Breitbandantibiotika

Aufgaben der Hebamme

Da die Patientin auf der Intensivstation liegt, wird sie primär von Pflegefachkräften versorgt und gepflegt. Ist das Neugeborene mit der Mutter in der Klinik aufgenommen, sorgt die Hebamme für den Kontakt von Mutter und Kind und kümmert sich besonders um die Ernährung des Kindes.

Wenn wegen der Schwäche der Mutter das Stillen nicht möglich ist, wird ca. 3-mal täglich die **Muttermilch** abgepumpt. Das Abpumpen verhindert einen Milchstau und ermöglicht später, wenn die Mutter wieder gesund ist, das Weiterstillen. Die gewonnene Milch wird entweder so lange verworfen, bis die Medikamente abgesetzt sind, oder sie kann dem Kind, nach Rücksprache mit dem Arzt, gefüttert werden.

Puerperalsepsis und septischer Schock

> **M** Dieses Krankheitsbild ist als das gefürchtete Kindbettfieber bekannt. Die Letalität liegt trotz der intensivmedizinischen Behandlung zwischen 5 und 45 %, je nach Erreger.

Besonders gefährliche **Keime** sind Streptokokken der Gruppe A, die das toxic shock syndrome (= ATSS) auslösen (Letalität 45 %, nach Lamagni et al. 2008). Sie sind innerhalb von Stunden oder Tagen durch ihre Endotoxinproduktion und die massive Gewebezerstörung akut lebensbedrohlich.

Andere mögliche Erreger:

Aerobier: Escherichia coli, Staphylococcus aureus und ß-hämolysierende Streptokokken B

Anaerobier: Clostridien, Peptokokken

Chlamydien, Mycoplasmen

Von einem primären Infektionsherd, welcher sich aus praktisch jeder Geburtsverletzung entwickeln kann (Plazentahaftstelle, Gefäßthromben, Sectiowunde, Episiotomiewunde), gelangen die Keime

hämatogen in andere Organe, z. B. Herz, Lunge, Niere, Leber, Knochenmark, Gehirn und Haut.

Symptome

- Zu Beginn oft wie bei einem banalen grippalen Infekt
- hohe Temperaturen > 39 °C mit Schüttelfrost (= Zeichen eines Bakterieneinbruchs in die Blutbahn)
- Myalgien (Muskelschmerzen)
- Diarrhö
- livide Hautfarbe
- Tachykardie und Tachypnoe
- kleiner, flacher Puls, Frequenz ca. 130–160 spm
- Bewusstseinsstörung
- manchmal euphorische Stimmungslage und rosiges Aussehen
- bei ATSS: fleckiges Exanthem, Gewebenekrosen

Die Krankheit schreitet schnell voran, der **Übergang zum septischen Schock** ist fließend und ist gekennzeichnet von
- Gerinnungsstörung mit Verbrauchskoagulopathie
- Oligurie
- Bewusstseinsstörungen und
- Multiorganversagen.

Therapie

Die Behandlung und Überwachung einer Frau mit **Puerperalsepsis** erfolgt auf der **Intensivstation.**
- Blutabnahme für die Blutkultur und Laboruntersuchungen, **dann**
- **sofort** hoch dosiert Antibiotika verabreichen, nicht auf die Bestimmung der Erreger/Resistenzen warten, ggf. später Medikament umstellen
- Intensivüberwachung, Vitalwerte, Ausscheidung über Urimeter
- Monitoring von Blutdruck und EKG
- Bilanzierung der Ein- und Ausfuhr
- Volumenersatz, zentraler Venenkatheter
- Gerinnungsfaktoren evtl. substituieren (z. B. fresh frozen plasma, Thrombozytenkonzentrat)
- Beatmung (Intubation, PEEP = positiv endexspiratory pressure)
- Herz-Kreislauf-Medikation
- evtl. Vorbereitung zur Hysterektomie.

Beim **toxic shock syndrome** ist es neben der frühen Verlegung auf eine Intensivstation (s. oben) auch notwendig, bei einer Infektion der Wunde, die befallenen (oft nekrotischen) Bereiche großflächig zu entfernen und ggf. auch eine Hysterektomie durchzuführen.

Labordiagnostik

- Blutkultur
- Blutbild, Blutgase
- Elektrolyte
- Gerinnungsfaktoren (Fibrinogen, Thrombozyten u. a.)
- Kreatinin, Harnstoff u. a.

Aufgaben der Hebamme

> **M** Die Hauptaufgabe der Hebamme liegt darin, vorab durch aufmerksame Betreuung, Kenntnisse der Anamnese und gute Beobachtung rasch die richtigen Konsequenzen zu ziehen und die Frau schnell der ärztlichen Behandlung zuzuführen. Je schneller die Therapie beginnt, desto aussichtsreicher ist der Erfolg der Behandlung.

Stillen ist nicht möglich, deshalb wird die Frau **abgestillt.** Der Kontakt zwischen Mutter und Kind sollte, je nach Situation, unterstützt werden, wobei das Infektionsrisiko für das Kind mit dem behandelnden Arzt vorher abgeklärt sein muss.

55.4 Gestörte Wundheilung von Geburtsverletzungen

Unter **Geburtsverletzungen** versteht man:
- Dammrisse
- Scheidenrisse
- Episiotomie
- Verletzungen der Vulva
- Operationswunden nach Sectio caesarea.

Ursachen der gestörten Wundheilung können sein:
- Infektion
- mangelhafte Nahttechnik
- Unverträglichkeit des Nahtmaterials
- Hämatome

Hämatome können bei der Infiltration des Lokalanästhetikums, während des Nähens oder erst einige Stunden postoperativ entstehen. Sie bereiten oft starke Schmerzen und sind meist vaginal, an der Vulva oder subperitoneal lokalisiert.

Der Wundheilungsvorgang geht in den ersten Tagen mit einer Rötung und einer geringen Schwellung einher (s. S. 382, 514, 589). Erst das Ausmaß und die Dauer unterscheidet Physiologie und Pathologie.

55 Körperliche Erkrankungen im Wochenbett

> **M** Symptome einer lokal begrenzten Infektion an einer Wunde:
> - Dehiszenz (Klaffen) der Wundränder
> - gerötete, geschwollene Wundränder (Ödem)
> - belegte, schmutzig-gelbliche Wundflächen
> - eitrig-seröses Exsudat
> - unangenehmer Geruch

In Bereichen der noch **verschlossenen Naht** schneiden die Fäden ein, sind gespannt und schmerzen sehr. Das Durchtrennen der restlichen Fäden bringt sofortige Erleichterung, das eitrige Wundsekret kann jetzt besser abfließen. Dies gilt nur bei der Einzelknopfnahttechnik, bei einer fortlaufenden versenkten Naht ist das Durchschneiden des Fadens nur direkt hinter dem Knoten möglich. Bei Z. n. Kaiserschnitt (s. Kapitel 39.) werden ggf. Klammern oder Fäden entfernt.

Aufgaben der Hebamme

Beim Wochenbettbesuch kontrolliert die Hebamme den Stand der Wundheilung. In den meisten Fällen ist keine Therapie nötig. Bei Wundheilungsstörungen im Dammbereich haben sich Sitzbäder (s. S. 829) mit Eichenrindenextrakt, Totes-Meer-Salz, Ringelblumenextrakt und Kamille bewährt. Ein Sitzbad mit klarem Wasser ohne Zusätze unterstützt die Wundheilung in gleichem Maße (Sleep et al. 1995).

Weitere Maßnahmen können sein:
- häufiges Abspülen der Wunde, ca. alle 2–3 h, nach jedem Toilettengang
- Trocknen der Wunde und der Vulva, Abtupfen mit einer Vorlage
- Vorlagenwechsel insgesamt ca. 6–8-mal in 24 h
- Traubenzucker (unbehandelt und ohne Zusätze) auf die Vorlage streuen, dann vor die Vulva legen, zur besseren Bildung von Granulationsgewebe
- bei Hämatomen Auflage einer dünnen, mit Arnika-Essenz (Fa. Wala) getränkten Vorlage
- Auf ärztliche Anordnung werden entzündungshemmende und abschwellende Schmerzmittel eingesetzt, z. B. Diclofenac (Voltaren®).

Ist die Wunde gesäubert, kann man bei kleineren Verletzungen die Granulation des Gewebes abwarten, d. h. die Wunde schließt sich langsam von selbst. Bei **großen klaffenden Verletzungen** ist eine Sekundärnaht erforderlich, sie wird erst gesetzt, wenn die Wundränder sauber sind und ausreichend Granulationsgewebe gebildet wurde. Diese Vorgehensweise gilt auch für Wundheilungsstörungen im Bereich der Sectionaht. Die Gesamtheilung nach Sekundärnaht kann bis zu 4 Wochen dauern.

55.5 Initiale Brustdrüsenschwellung/Milchstau/ Mastitis puerperalis

Auch initiale Brustdrüsenschwellung, Milchstau und Mastitis (s. Kap. 51) können Ursache für Fieber im Wochenbett sein. Um eine Allgemeininfektion von lokalen Ereignissen an der Brust unterscheiden zu können, muss bei einer axillar gemessenen Temperaturerhöhung zusätzlich oral oder im Ohr nachgemessen werden.

55.6 Störungen im Bereich des Urogenitaltraktes

Postpartale Harnverhaltung

Aufgrund einer Abflussbehinderung kommt es zu einer unvollständigen Blasenentleerung oder dem vollständigen Zurückhalten des Urins (zwischen 2–4 % aller Frauen). Mögliche **Ursachen** sind:
- reflektorischer Sphinkterkrampf (Schließmuskelkrampf) aus Angst vor Schmerzen, z. B. nach Episiotomie
- Brennen bei der Miktion, z. B. nach Labienschürfungen
- psychogener Faktor, z. B. mangelnde Sauberkeit der Toiletten oder Verletzung der Intimsphäre sowie Angst davor, das Kind alleine zu lassen
- Ödeme oder Druckschädigung im Bereich des Blasenhalses und der Urethra, möglich nach vaginal-operativen Entbindungen, protrahiertem Geburtsverlauf und großem Kind
- Periduralanästhesie
- Tonusverminderung der Harnblasenmuskulatur durch noch vermehrt wirkendes Progesteron.

Die **Folgen** können sein:
- Restharnbildung
- aufsteigende Infektion
- Überbeanspruchung des Blasenmuskels
- bei vermehrtem Rückstau des Urins kann es zum Versagen des Schließmuskels und zum Harnträufeln (Überlaufblase) kommen.

> **D** Als Restharn wird die Menge Urin bezeichnet, die nach der Miktion per Katheterisierung gewonnen wird. Normalerweise beträgt der Restharn 0–20 ml, die Toleranzgrenze liegt bei 100 ml, sie wird in der Literatur aber unterschiedlich definiert (z. T. 150–200 ml).

Therapie

- Antiphlogistika, z. B. Voltaren®
- Spasmolytika, z. B. Buscopan®
- Parasympathikomimetikum zur Tonisierung der Harnblase (Schneider 2011).

Unwillkürlicher Harnabgang, Harninkontinenz

Eine unkontrollierte Miktion infolge der mangelhaften Funktion des Harnröhrenschließmuskels (M. sphincter urethrae) kann in den ersten Tagen p. p. häufiger auftreten (10–17 % aller Erstgebärenden nach Boyles et al. 2009). Vorwiegend tritt dies bei Husten oder Lachen auf, da die gesamte Beckenbodenmuskulatur noch sehr gedehnt ist und sich erst wieder tonisieren muss (nachlassende Progesteronwirkung). Dranginkontinenz bleibt bei 6–10 % der Frauen auch nach 3 Monaten noch bestehen und ist nach wie vor ein eher tabuisiertes Problem.

Therapie

- Beckenbodengymnastik: Sobald keine Schmerzen mehr im Dammbereich sind, sollte täglich mehrere Wochen die Muskulatur trainiert werden (s. S. 514).
- Zur Stärkung des Harnröhrenschließmuskels kann ein tonisierendes Medikament (Parasympathikomimetikum) gegeben werden.

Aufgaben der Hebamme

- Aufklärung der Wöchnerin, dass Störungen bei der Blasenentleerung nach der Geburt häufig sind. Realistisches Bild davon vermitteln, in welchem Zeitraum und welchem Ausmaß diese Störungen auftreten können. Information der Frau, wann eine Konsultation von Fachärztinnen (Gynäkologie, Urologie) sinnvoll sein kann.
- Wichtig ist der regelmäßige Toilettengang, auch ohne Harndrang etwa alle 3–4 Stunden, um eine übervolle Blase zu vermeiden.
- Die Miktion kann ausgelöst werden durch Klopfen auf die Blasengegend oder das Abspülen des Genitales mit warmem Wasser (Bidet, Dusche).
- Die Frau ist möglichst alleine zu lassen, sie muss sicher sein, dass ihr Kind in der Zwischenzeit betreut wird und sie sich Zeit nehmen kann.
- Katheterisierung erfolgt nur bei voller Blase und hoch stehendem Uterus, wenn alle anderen Maßnahmen versagt haben.

Harnwegsinfektionen

Harnwegsinfektionen (HWI) kommen im Wochenbett relativ häufig vor, oft handelt es sich um nosokomiale Infektionen, die durch einen Blasenkatheter entstehen.

Begünstigende Faktoren sind:
- noch bestehende Tonusminderung der Harnblase
- Verletzungen der Urethra unter der Geburt
- mangelhafte Hygiene bei Katheterisierung

Der **Erreger** ist zu 80–90 % Escherichia coli (Ochsenbein-Kölble 2011). Frauen mit HWI in der Schwangerschaft haben häufiger im Wochenbett ein Rezidiv.

Folgende **Organe** können betroffen sein:

Untere Harnwegsinfektion
- Urethra: Urethritis (Entzündung der Harnröhre)
- Harnblase: Zystitis (Entzündung der Harnblase)
- Ureter: Ureteritis (Entzündung eines Harnleiters).

Obere Harnwegsinfektion
- Nierenbecken: Pyelitis (Nierenbeckenentzündung)
- Nephron: Nephritis (Nierenentzündung)
- Pyelonephritis: Nierenbecken und Nierenparenchym sind entzündet.

Symptome

Je nach der Schwere der Erkrankung entwickeln sich:
- Dysurie (erschwerte, schmerzhafte Harnentleerung)
- Algurie (schmerzhafte Harnentleerung)
- Pollakisurie (häufige Entleerung kleiner Harnmengen)
- subfebrile Temperaturen
- hohes Fieber, manchmal Schüttelfrost
- Übelkeit und Erbrechen
- Schmerzen in der Nierenregion (Klopfschmerz).

Diagnostik

- Urinkultur (Erreger-/Resistenzbestimmung) aus Mittelstrahlurin; liegt ein Dauerkatheter, kann Urin aus dem System abgenommen werden.

Therapie

- Antibiotikatherapie, auf stillverträgliche Medikamente achten
- Analgetika und Spasmolytika.

Etwa 6 % der HWI können asymptomatisch verlaufen, müssen aber trotzdem behandelt werden, weil ca. 40 % unbehandelt zu einer Pyelonephritis führen.

Aufgaben der Hebamme

- Genaue Anweisung und Unterstützung der Frau bzgl. der **Gewinnung des Mittelstrahlurins**. Wird der Urin nicht korrekt gewonnen und mit Wochenfluss kontaminiert, ist er zur Erreger-Resistenzbestimmung nicht geeignet.
- Erst wenn alle Möglichkeiten zur spontanen Uringewinnung erschöpft sind (s. u.), sollte die Frau katheterisiert werden.
- Schonung der Mutter, evtl. Bettruhe, Wärme im Nierenbereich
- Kräutertees, ergänzend zur Antibiotikatherapie, z. B. Schachtelhalm (spasmolytische Wirkung), Schafgarbe (antibakterielle und entzündungshemmende Wirkung), Wacholderbeeren (harntreibende und Durchblutung fördernde Wirkung). Da Tee aus Wacholderbeeren den Uterustonus steigert, darf er nur im Wochenbett, nicht in der Schwangerschaft verwendet werden.

55.7 Störungen im Darm- und Analbereich

Ähnlich wie Störungen im Urogenitaltrakt können auch folgende Darmfunktionsstörungen im Wochenbett auftreten:
- Obstipation
- Hämorrhoiden (s. Kap. 49 S. 508)
- Analfissuren
- Rissverletzungen des Sphinkter ani internus und externus (s. Kap. 31 S. 372)
- Okkulte Sphinkterverletzungen
- Wind- und Stuhlinkontinenz (s. Kap. 74 S. 808)
- Analprolaps

Verschiedene Studien zeigen, dass Darmfunktionsstörungen häufig in den ersten zwei Wochen post partum auftreten und länger anhalten als oft beschrieben (Saurel-Cubizolles et al. 2000). Flatulenz und unwillkürlicher Abgang von Stuhl oder Stuhlschmieren finden sich bei den befragten Frauen aus verschiedenen Ländern zu 3–5 % noch nach 5 und 12 Monaten. Die Frauen sprachen ihre Probleme nicht von alleine an, antworteten aber immer, wenn nach den Störungen gefragt wurde. Die Störungen beeinflussen neben Scham und Unwohlsein, die sie hervorrufen, u. a. auch die Wiederaufnahme der Sexualität.

Faktoren, die das Auftreten von Verletzungen im Bereich der Darm- und Analregion begünstigen sind:
- Vaginal-operative Geburt (VE, Forzeps)
- Protrahierte Austreibungsphase
- Episiotomie
- höhergradige Dammrisse (DR.III° oder IV°) in der Anamnese
- Kind bei Geburt > 4000 g
- unphysiologische Gebärhaltungen (Rückenlage) und mangelnde Bewegung.

Aufgaben der Hebamme

Beim ihrem Besuch erhebt die Hebamme einen aktuellen Status, erfragt mögliche Probleme und führt dann eine Inspektion von Damm und Anorektalregion im Einverständnis mit der Frau durch.

Praktisches Vorgehen:
- Erhebung der Anamnese in Bezug auf relevante Vorerkrankungen (Zustand nach DR III°, Obstipation vor und während der Schwangerschaft, Hämorrhoiden, Analfissuren, Blutungen, Darmerkrankungen)
- Einnahme von Medikamenten (z. B. Eisenpräparate) und Ernährungsweise
- Zeitpunkt des ersten Stuhlgangs p. p.
- Beurteilung des Schweregrades der Hämorrhoiden (sind sie zu reponieren oder ist dies nicht möglich?, ggf. Zuziehen einer Ärztin)
- Auftreten von Blutungen und Schmerzen bei und nach der Defäkation erfragen
- Beurteilung von Nahtversorgung und Heilungsverlauf bei DR III° und DR IV° und verabreichte Schmerzmedikation (Lokalanästhetika, Diclofenac, komplementärmedizinische Maßnahmen)
- Im späteren Wochenbettverlauf Abgang von Winden und Probleme mit der Kontrolle der Darmfunktion erfragen und Überweisung an die Ärztin, wenn keine Besserung nach 2 Wochen erkennbar ist (Bick et al. 2004).

- **Therapie**

Das Vorgehen bei **Obstipation** und **Hämorrhoiden** wird auf S. 508 im Kapitel 49 beschrieben.

Analfissuren: Ähnlich wie bei der Obstipation wird eine ausgewogenen Mischkost empfohlen, viel Flüssigkeit und ggf. Laktulose, um den Stuhl zu erweichen. Salbe oder Zäpfchen verabreichen, damit die Fissuren verheilen (Hamamelissalbe, Glycerinzäpfchen).

Stuhlinkontinenz: Hier ist abzuklären, ob es sich um Stuhldrang (Stuhl kann nicht länger als 5 Minuten zurückgehalten werden) handelt oder ob die Frau flüssigen oder festen Stuhl verliert und nicht mehr kontrollieren kann. Stuhldrang bessert sich durch Beckenbodentraining. Bei Inkontinenz sollte die Wöchnerin eine Fachärztin (Gynäkologie, Proktologie) aufsuchen. Das gilt auch für den seltenen Fall eines **Analprolapses**. Unerfahrene Fachkräfte verwechseln diesen bisweilen mit Hämorrhoiden.

55.8 Blutungen

Blutungen im Wochenbett treten mit einer Häufigkeit von 1–8 % auf (Datenlage ist sehr divergierend). Nach wie vor sind postpartale Blutungen (postpartum hemorraghe) in wirtschaftlich weniger entwickelten Ländern die häufigste mütterliche Todesursache (nach WHO 25 % der mütterlichen Mortalität). Doch auch in den Industrieländern findet sich die postpartale Blutung unter den häufigsten drei Todesursachen bei Frauen während und nach der Geburt (CEMACH 2007).

Frühe Blutungen

Blutungen innerhalb der ersten 24 Std. nach der Geburt des Kindes werden als frühe Blutungen bezeichnet. Sie haben meist die gleichen Ursachen wie eine Blutung in der Postplazentarperiode, dem 2-stündigen Überwachungszeitraum nach Geburt der Plazenta (s. S. 347).

Ursachen

- atonischer Uterus als häufigste Blutungsursache, nach Wehenschwäche und protrahiertem Geburtsverlauf
- verbliebene Plazentareste in 5–10 % der Fälle, obwohl die Plazenta als vollständig beurteilt wurde
- volle Harnblase, mangelnde Überwachung in der Postplazentarperiode
- Placenta accreta
- nicht erkannte Rissverletzungen
- Gerinnungsstörungen

Als anamnestische Risikofaktoren zeigten sich in einer aktuellen Studie (Blomberg 2011) noch Übergewicht der Mutter und hypertensive Erkrankungen.

Späte Blutungen

  Alle Blutungen nach 24 Std. bis zu 6 Wochen post partum werden als späte Blutungen (secondary postpartum hemorrhage) im Wochenbett bezeichnet.

Ursachen

- Atonie des Uterus
- postpartale Hämatome nach Geburtsverletzung
- Subinvolutio uteri
- Endomyometritis
- Plazentareste, Eihautreste
- Plazentapolypen
- funktionelle Blutungen.

Mehrere Studien (Visness et al. 1997, Chaim et al. 2000) weisen auf die großen Unterschiede bei Menge, Farbe und Dauer des Wochenflusses hin. Schemata wie Tab. 55-4 stellen nur Anhaltspunkte dar.

Aufgaben der Hebamme bei starken vaginalen Blutungen

- Uterus halten und durch Druck entleeren
- Hilfe holen, Arzt informieren/rufen lassen
- evtl. Aortenkompression
- Harnblase leeren
- Vitalfunktionen überwachen
- Blutverlust messen, Vorlagen abwiegen
- Legen von 1, besser 2 intravenösen Verweilkanülen
- Vorbereitung zur Blutentnahme (für Gerinnungsstatus, Blutbild etc.)
- Vorbereitung einer Infusion, auf Anordnung mit Oxytocin/Prostaglandin etc.
- Vorbereitung zu einer Operation, z. B. Kürettage, Hysterektomie
- alle Maßnahmen dokumentieren.

Bei der **Aortenkompression** erfolgt der Druck mit der Faust gegen die Wirbelsäule relativ tief, so dass keine lebenswichtigen Organe mehr versorgt werden (s. S. 491).

55 Körperliche Erkrankungen im Wochenbett

Tabelle 55-4 Zeitpunkte, Stärke und mögliche Ursachen der Blutungen im Wochenbett.

Wann?	Wie?	Warum?
Nach der Geburt der Plazenta	Stark bis mäßig-stark	Atonie des Uterus (Wehenschwäche), nicht erkannte Risswunden, Plazentareste in utero
6–24 Std. p. p.	stark	Wehenschwäche (Uterus steht hoch, ist weich, Abgang von Blutkoageln, Plazentaresten, Eihäuten, Gerinnungsstörung)
1. – 5. Tag p. p.	mäßig-stark	Endometritis, Atonie des Uterus (Wehenschwäche)
Ende der 1. – 2. Woche p. p.	stark	unvollständige Uterusentleerung durch Plazenta- oder Eihautreste; selten Plazentapolypen
Spätwochenbett	regelstark und mehr	Funktionsstörungen des Endometriums

Die Vorlagen werden zur besseren Beurteilung des Gesamtblutverlustes zunächst aufgehoben. Verschiedene Autoren (Prata, Gerdts 2010; Stafford et al. 2008) zeigten in Untersuchungen auf, dass der von Fachpersonal geschätzte Blutverlust in der Regel viel zu niedrig ist, weshalb er unbedingt gemessen werden sollte.

Die **Kontraktionsmittelgabe** (Oxytocin, Methergin®, Prostaglandin i. m., i. v., Cytotec® oral) richtet sich nach dem Schweregrad der Blutung, ebenso die Art der Kreislaufstabilisierung (Infusionstherapie, sehr selten Blutersatz oder Blut) und geschieht auf Anordnung des Arztes.

Im Hause der Wöchnerin wird die Hebamme die gleichen Erstmaßnahmen ergreifen. Sie muss die Notfallrettung rufen, eine Klinikeinweisung veranlassen und die Frau dorthin begleiten.

> M Im Notfall darf die Hebamme das Kontraktionsmittel Oxytocin auch i. v. applizieren, sonst ist nur die i. m.-Applikation erlaubt.

Plazentareste und Plazentapolyp

Ein verbliebener Plazentarest an der Haftstelle wird von geronnenem Blut in vielen Schichten umhüllt und somit immer größer. Diese Polypen (Häufigkeit 0,01 %, Weinzierl et al. 2003) können so lange wachsen, bis sie in der Zervix sichtbar oder tastbar werden und Austreibungswehen auslösen.

Symptome

- Meist Ende der 1. bis 2. Woche p. p. kommt es zu einer **starken Blutung** aus der Plazentahaftstelle, weil sich der Plazentarest gelöst hat.
- Der Uterus ist weich und groß.

Therapie

- Sofortige Aufnahme ins Krankenhaus
- Kontraktionsmittel (wirken nur kurz und vorübergehend, sie können die Blutungsursache nicht beheben)
- Kürettage mit Entfernung des Plazentarestes (dabei hohe Verletzungsgefahr des lockeren Muskelgewebes)
- Antibiotikatherapie (Polypen verursachen eine Endomyometritis).

Das gewonnene Gewebe und der Plazentapolyp müssen histologisch untersucht werden, da eine maligne Entartung (Trophoblasttumor) möglich ist.

> M Die Entartung des Plazentagewebes und atonische Blutungen sind der Hauptgrund für die sorgfältigste Inspektion jeder Plazenta nach der Geburt.

Informationen über Blutungen im Wochenbett gehören spätestens zum Entlassungsgespräch in der Klinik, besser bereits in den Geburtsvorbereitungskurs. Auch wenn es schwierig erscheint, eine natürliche Lebensphase zu pathologisieren, sind Kenntnisse im Notfall eher beruhigend und mitunter lebensrettend.

Subinvolutio uteri

Eine mangelnde Rückbildung der Uterusmuskulatur bedeutet keine oder eine nur mäßige Verkleinerung der Plazentahaftfläche. Geringe Muskelkontraktion und nicht ausreichende Thromboisierung der Gefäße sind die Ursache der Blutung (s. S. 339).

Endomyometritis

Weniger stark ist die Blutung bei der Endomyometritis. Sie tritt meist in der ersten Woche p. p. auf und kann mehrere Tage dauern. Die Endomyometritis wird als zweithäufigste Ursache für Blutungen im Wochenbett beschrieben (Dudenhausen 2001). Es blutet aus noch offenen Spiralgefäßen. Das Krankheitsbild ist eng mit Rückbildungsstörungen des Uterus verbunden, die Ursachen sind identisch (s. S. 606).

Funktionelle Blutung

Hiermit ist eine etwa regelstarke Blutung im Spätwochenbett gemeint. Hormonelle Veränderungen bewirken etwa 4–6 Wochen p. p. eine hohe Proliferation des Endometriums. Durch einen relativen Östrogenmangel kommt es zu einer menstruationsähnlichen Blutung (anovulatorische Abbruchblutung). Wenn normale Rückbildungsprozesse abgelaufen sind und die Frau gesund erscheint, ist diese Blutung nicht behandlungsbedürftig.

Hämatome

Hämatome (Auftreten 1:1000 Geburten) können sich nach Spontangeburten und nach vaginal-operativen Entbindungen (50%) am Scheideneingang, am Wundwinkel einer Damm- oder Scheidennaht (Abb. 55-1) oder im Bereich des hinteren Scheidengewölbes entwickeln. Nach einem Kaiserschnitt kann ein Hämatom z. B. seitlich der Sectionaht entstehen.

Ursachen

- Gefäßruptur bei der Geburt oder operativen Entbindung
- mangelhaft versorgte Rissverletzung/Episiotomie, das Hämatom befindet sich häufig unter dem M. levator ani. Das umgebende Gewebe kann dabei intakt bleiben.

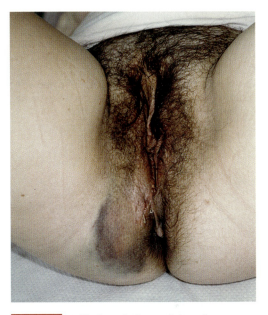

Abb. 55-1 Schlecht verheilte mediolaterale Episiotomie am 4. Wochenbetttag. Nach der Geburt hatte sich ein hühnereigroßes Hämatom an der Naht gebildet, welches große Schmerzen verursachte und die Wundheilung behinderte. Die Naht ging am 6. Tag oberflächlich auf (1 cm tief), nach täglichen Meersalz-Sitzbädern und Calendula-Spülungen heilte sie sekundär gut ab.

Symptome

- Schmerzen, die zunehmend im Genitalbereich bis über das kleine Becken, den Bauch und Rücken ausstrahlen können
- Miktions- und Defäkationsbeschwerden.
- Kreislaufschwäche, Blässe, Blutdruckabfall

Das Ausmaß eines Hämatoms kann beträchtlich sein. Liegt es im Bereich des Dammes, ist oft eine Rötung oder blau-rote Schwellung erkennbar. Schwieriger zu diagnostizieren sind vaginale Hämatome, die äußerlich nicht sichtbar sind.

Therapie

Nach einer vorsichtigen digitalen Untersuchung werden die Größe und der Sitz des Hämatoms festgestellt. Je nach seiner Größe wird das Hämatom beobachtet, bei einer Vergrößerung muss es in Vollnarkose ausgeräumt und das blutende Gefäß umstochen werden. Ist das Hämatom von außen zu sehen und nur oberflächlich unter der Haut vorhanden (z. B. nach Infiltration des Lokalanästhetikums), ist oft keine Therapie notwendig, es wird resorbiert. Zur Schmerzlinderung kann zunächst gekühlt oder Diclofenac verabreicht werden. Akut kann die Auflage von Arnika-Essenz (Fa. Wala), Rescue©-Salbe oder Traumeel©-Salbe den Heilungsprozess und die Resorption des Hämatoms begünstigen.

55.9 Thromboembolische Erkrankungen

Begünstigende Faktoren für die Entstehung thromboembolischer Erkrankungen im Wochenbett können sein:
- Veränderung der Gerinnungsfaktoren in der Schwangerschaft
- erhöhte Viskosität des Blutes
- protrahierter Geburtsverlauf oder operative Geburtsbeendigung
- bestehende Varikosis oder andere Vorerkrankungen der Gefäße

Neben Thrombose und Thrombophlebitis ist die Embolie (besonders die Lungenembolie) eine gefürchtete Komplikation nach einer Sectio caesarea. Symptome und Prophylaxemaßnahmen der thromboembolischen Erkrankungen sind in Kap. 75 S. 823 beschrieben.

55.10 Präeklampsie, HELLP-Syndrom

Präeklampsie und HELLP-Syndrom werden als schwangerschaftsspezifische Erkrankung definiert (s. S. 254ff). Mit der Geburt des Kindes ist die Gefahr dieser Erkrankungen noch nicht gebannt. In den ersten 24–48 Stunden postpartum können sich die Krankheitsbilder des HELLP-Syndrom und der Präeklampsie in seltenen Fällen verstärken. Genaue Absprachen im interdisziplinären Team über weitere Medikation, Überwachung und Betreuung sollten vor Verlegung auf die Intensivstation und anschließend auf die Wochenstation erfolgen.

Aufgaben der Hebamme

- Wenn eine Frau nach Präeklampsie oder HELLP-Symptomatik einige Tage auf der **Intensivstation** überwacht wird, sollte die Hebamme dafür sorgen, dass Mutter und Kind nicht völlig getrennt werden.
- Ob sich die Medikamentengabe oder der Zustand der Frau mit dem **Stillen** vereinbaren lassen, liegt im ärztlichen Entscheidungsbereich. Wenn nicht regelmäßig angelegt werden kann, ist der frühe Einsatz einer Milchpumpe zur Förderung der Laktation hilfreich.
- Wichtig ist die **psychologische Betreuung** der Patientin, die Vermittlerfunktion zwischen Kinderzimmer und Intensivstation und die kompetente Beurteilung der Wochenbettvorgänge, z. B. der Uterusinvolution.
- Hebammenhilfe nach der Klinikentlassung ist unbedingt erforderlich.

55.11 Symphysenschäden

Die Schädigung der Symphyse wird in der Literatur mit einer Häufigkeit von 0,3 bis 4% beschrieben und kann **zwei Ursachen** haben:

1. Funktionell: Durch Östrogeneinwirkung in der Schwangerschaft lockert sich das Knorpelgewebe zwischen den oberen Schambeinästen (Schamfuge) und dem Iliosakralgelenk auf, was als physiologische Beckenringlockerung bekannt ist. Von einer Symphysendehnung spricht man, wenn der Spalt größer als 6 mm ist. In einigen Fällen kann dies bei Belastung (z. B. Treppensteigen) zu Schmerzen in der Symphysenregion führen.

2. Mechanisch: Nach einer unauffälligen Spontangeburt oder begünstigt durch eine vaginal-operative Entbindung und Makrosomie des Kindes kann es zu einer **Symphysendehnung**, zur höhenunterschiedlichen **Verschiebung der oberen Schambeinäste** und zu einer **Sympphysenruptur mit oder ohne Knochenabriss** kommen (Abb. 55-2).

Diagnostik

Die Symptome aller Symphysenschäden sind sehr ähnlich, nur unterschiedlich stark ausgeprägt. Die Differenzierung des Schadens wird durch eine Röntgenuntersuchung, eine Sonografie oder am sichersten per Computertomografie festgestellt. Die Breite des Symphysenspaltes gibt keinen sicheren Aufschluss über den tatsächlichen Symphysenschaden, der sich zu 50% bereits in der Schwangerschaft, ansonsten erst im Wochenbett bemerkbar machen kann.

Symphysenschäden

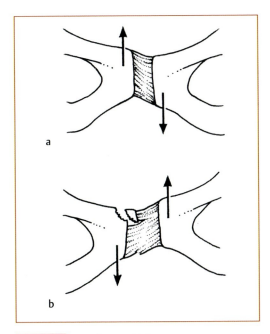

Abb. 55-2 Symphysenschäden:
a Symphysendehnung mit Stufenbildung bei einseitiger Belastung,
b Symphysenruptur mit Stufenbildung und Abriss eines Knochenfragmentes.

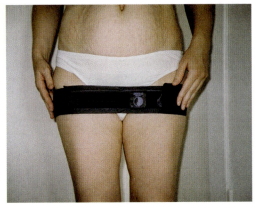

Abb. 55-3 Korrekt angelegter Beckengürtel bei Symphysenschaden. Der Gürtel kann ante- und postpartal unter bzw. über der Kleidung getragen werden.

Symptome

- Schmerzen im Bereich der Symphyse, die bei Belastung stärker werden und in den Oberschenkel oder das Kreuzbein ausstrahlen
- Schmerzen beim Gehen und besonders beim Treppensteigen
- „Watschelgang" als Ausgleich, um einen Höhenunterschied der Schambeinäste zu vermeiden
- Umdrehen im Bett meist nicht möglich
- Unfähigkeit, auf einem Bein zu stehen
- ggf. Schwellung über der Symphyse
- ggf. retrosymphysäres Hämatom
- Beschwerden im Bereich des Iliosakralgelenks (auch gelockert)

Therapie

Das klinische Befinden der Frau ist wegweisend für die Therapie.
- Zuerst symptomatisch Schmerzmittel
- **Bettruhe für ca. 2–3 Wochen,** danach körperliche Schonung für mindestens 6 Wochen
- Beckengürtel mit Trochanterpelotten (Abb. 55-3)
- Physiotherapeutische und orthopädische Nachbetreuung, die Genesung dauert ca. 4–6 Wochen

Aufgaben der Hebamme

- Für die betroffene Frau kann die Enttäuschung groß sein, untätig im Bett zu liegen und die Familie, das Neugeborene und sich selbst nicht versorgen zu können. Hilfestellung durch die Hebamme beim Stillen in Rückenlage, bei der Überwachung der Rückbildungsvorgänge und Aufklärung über den Ablauf des Heilungsprozesses unterstützen die Rekonvaleszenz.
- Sinnvoll ist die Anforderung einer Haushaltshilfe bei der Krankenkasse durch Arzt oder Hebamme.
- Die Immobilität der Frau bedingt auch ein höheres **Thromboserisiko.** Beine hochlagern, regelmäßige Fußgymnastik im Bett zur Kreislaufanregung, Kompressionsstrümpfe und evtl. Heparinisierung sind nötig.
- Vitaminreiche, kalziumhaltige Ernährung unterstützt den Heilungsprozess, ebenso ist auf regelmäßige Ausscheidungen zu achten.
- Bewährt hat sich die Anschaffung des Serola©-Beckengürtels (Abb. 55-3), da dieser eine optimale Beckenstabilisierung ermöglicht. Er kann von der Hebamme bezogen werden unter: www.amazon.de oder www.sissel.de oder www.sissel.at. Eine weitere Symphysenbandage von Werkmeister, die auch verschreibungsfähig ist, empfiehlt Harder (2011).

55.12 Steißbeinverletzungen

Bei der Geburt eines großen Kindes oder bei einer vaginal-operativen Entbindung kann ein in den Beckenausgang hineinragendes Steißbein verstaucht, angebrochen oder abgebrochen werden. Die Frau bemerkt zwar den Schmerz (außer dem Geburtsschmerz), kann ihn aber nicht einordnen. Kurz nach der Geburt wird er oft mit Schmerzen an der Dammnaht verwechselt. Es dauert ca. 6 Wochen, bis das Steißbein verheilt und die Frau schmerzfrei ist.

Aufgaben der Hebamme

- Psychische Betreuung und Unterstützung der Frau, wie beim Symphysenschaden, ist nötig.
- Die Wöchnerin hat einen schmerzhaften Bewegungsablauf, Sitzen ist anfänglich ganz unmöglich, evtl. kommen noch Defäkationsbeschwerden hinzu. Linderung bringt evtl. ein Sitzring (Kinderschwimmring).

Therapie

- Steißbeinverletzungen sind lange Zeit sehr schmerzhaft, der Heilungsprozess kann kaum gefördert werden. Die Therapie besteht ausschließlich in einer Schmerzlinderung.
- Die einmalige Gabe von 3 Globuli Hypericum C 30 hat sich bewährt und kann große Schmerzerleichterung bewirken. Cave: Homöopathische Arzneien nicht routinemäßig wiederholen (viel hilft **nicht** viel!). Eine zweite Gabe ist erst sinnvoll, wenn die Beschwerden sich wieder verschlimmern oder die Besserung deutlich stagniert.

Literatur zu Kapitel 55 s. S. 628

56 Psychische Krisen und Erkrankungen in der Postpartalzeit

Petra Schönberner

Das Thema psychische Erkrankungen in der Postpartalzeit war sowohl in der Öffentlichkeit als auch in der Fachwelt sehr lange ein Tabuthema, entspricht eine psychisch kranke Mutter doch so gar nicht unserem gängigem Muttermythos. Mittlerweile wird geschätzt, dass ca. 20–30 % der Frauen von einer psychischen Erkrankung in der Postpartalzeit betroffen sind, was der Prävalenz für psychische Erkrankungen bei Frauen allgemein entspricht. Die in der Postpartalzeit auftretenden Erkrankungen unterscheiden sich zudem nicht von den psychischen Erkrankungen außerhalb der Postpartalzeit. Es liegen also **keine eigenständigen Krankheitsbilder** vor (Rohde et al. 2007, Riecher-Rössler 2001, Hornstein 2008).

In Deutschland haben ca. 5 Mio. Kinder psychisch kranke Eltern, ca. ein Drittel davon ist von Sorgerechtsentzug betroffen. Psychische Erkrankungen in der Postpartalzeit stellen daher mit ihren Entwicklungsrisiken für die Kinder eine **Risikokonstellation** in Familien dar. Beim Säugling können langfristige emotionale und kognitive Entwicklungsstörungen die Folge sein. 50 % der Kinder psychisch kranker Eltern werden selbst psychisch krank (Turmes, Hornstein 2007, Reck 2008, Hartmann 2010, Hornstein 2008.

Typisch für psychische Störungen in der Postpartalzeit sind der meist eindrückliche Verlauf, die systemischen Auswirkungen, da die mütterliche Erkrankung den Säugling und die Paarbeziehung in einer sehr sensiblen Phase trifft, die Unsicherheit der Behandelnden und die eklatanten Versorgungsmängel.

> **M** Der Hebamme kommt hier eine wichtige Aufgabe zu, da sie diejenige ist, die die werdenden Eltern in dieser hoch sensiblen Phase intensiv betreut. Sie hat einen Blick für physiologische Verläufe und Interaktionen entwickelt. Durch ein frühzeitiges Erkennen der Symptomatik kommt ihr eine wichtige Lotsinnenfunktion zu.

Anders als in den gebräuchlichen psychiatrischen Klassifikationssystemen, dem ICD-10 (Europa) und dem DSM 4 (USA), die von dem Beginn der Erkrankung in der Zeitspanne 4–6 Wochen nach der Geburt ausgehen, also der klassischen Wochenbettzeit, erstreckt sich die Zuordnung zur Postpartalzeit in der internationalen Forschung auf das **gesamte erste Lebensjahr**. Diese angemessene Entwicklung holt die psychischen Erkrankungen nach der Geburt heraus aus dem Wochenbettkämmerlein und der Zuordnung zu den hormonellen Umstellungsvorgängen. Diese Zuordnung war vermutlich lange mitverantwortlich dafür, dass psychische Erkrankungen bei jungen Müttern von Fachleuten nicht ausreichend ernst genommen wurden.

Es wird davon ausgegangen, dass für die Entstehung der postpartalen psychischen Erkrankungen mehrere fördernde Faktoren verantwortlich sind, d. h., sie ist **multifaktoriell** begründet. Hierzu zählen soziale, psychische und biologisch-körperliche Faktoren.

> **M** Als Hauptrisikofaktoren gelten das Vorkommen einer psychiatrischen Erkrankung in der Eigen- oder Familienanamnese und/oder mangelnde soziale Unterstützung.

Zusätzliche fördernde Faktoren sind: geringe Unterstützung bei der Versorgung des Kindes, Partnerschaftskonflikte, zusätzliche Belastungen und Stressfaktoren (z. B. ökonomische Schwierigkeiten), Schuldgefühle wegen mangelnder Gefühle dem Kind gegenüber, hohe Erwartungen an die eigene Mutterrolle, Veränderungen des Selbstbildes als Frau und Mutter, Probleme beim Kind (z. B. krankes Kind, Frühgeburt, Schreibaby), traumatisches Geburtserleben, negative Lebensereignisse (z. B. sexualisierte Gewalt in der Kindheit, häusliche Gewalt), körperliche Erschöpfung und eine gewisse Vulnerabilität (Anfälligkeit) für psychische Erkrankungen. Bei Psychosen zusätzlich: Substanzmissbrauch.

Lange Zeit wurde die **postpartale Hormonumstellung** (Abfall des Progesteron- und Östrogenspiegels, Anstieg des Prolaktinspiegels) als Ursache angenommen. Einigen Autoren fällt es schwer, sich von dieser Hypothese zu verabschieden, auch wenn sie mittlerweile widerlegt ist. Zum einen konnte nachgewiesen werden, dass sich der Hormonstatus bei psychisch erkrankten Frauen postpartal nicht von dem gesunder Frauen unterscheidet, zum anderen beginnt ein nicht geringer Prozentsatz der postpartalen Depressionen bereits in der Schwangerschaft. Außerdem ist die Auftretenswahrscheinlichkeit in der Postpartalzeit nicht höher als bei Nicht-Müttern, der Auftretenszeitpunkt und die Dauer korrelieren ebenfalls nicht mit den hormonellen Veränderungen (Suri et al. 2004, Enkin et al. 2006, Reck 2008, Felber Piso 2006, Rohde 2004, 2007). Interessant in diesem Zusammenhang ist, dass nach Hartmann (2010) die Rate an postpartalen Depression in Japan, wo die Großmütter die ersten drei Monate die Enkel versorgen, wesentlich niedriger ist und in Papua-Neuguinea, wo eine ganze Gruppe in die Versorgung des Säuglings eingebunden ist, dieses Bild gar nicht auftritt.

56.1 „Babyblues", das postpartale Stimmungstief

Der Babyblues (eigentlich müsste es „Mutter-Blues" heißen) betrifft **25 bis 40% der Wöchnerinnen.** Er tritt meist am 2. – 5. Wochenbetttag auf und dauert nur wenige Stunden bis Tage. Er äußert sich durch eine erhöhte emotionale Empfindsamkeit, Stimmungsschwankungen und Reizbarkeit. So kann die Wöchnerin aus dem Lachen heraus anfangen zu weinen, ohne zu wissen warum („himmelhoch jauchzend – zu Tode betrübt"). Er scheint häufiger bei Erstgebärenden aufzutreten, was als Reaktion auf das Mutterwerden als aufwühlendes Lebensereignis verstanden werden kann. Diese „Aufwühlung" ist beim ersten Kind in der Regel größer als beim zweiten (Hartung et al. 1997, Felber Piso 2006, Riecher-Rössler 2001).

Auch für den Babyblues konnten hormonelle Ursachen bisher wissenschaftlich nicht nachgewiesen werden (Enkin et al. 2006). Bedeutsamer scheint zu sein, dass er parallel zur initialen Brustdrüsenschwellung auftritt und von Hebammen seltener bei ambulanten oder außerklinischen Geburten wahrgenommen wird. Dies könnte darauf hinweisen, dass diese Frauen durch ihre Vorbereitung des frühen Wochenbettes umfangreichere soziale Unterstützung und weniger Verunsicherung erfahren.

 Da der „Babyblues" **nicht krankheitswertig** ist, bedarf er lediglich einer unterstützenden Begleitung.

Die Hebamme kann der Wöchnerin aufklärende und unterstützende Gespräche anbieten: Entlastung von Schuldgefühlen, Bestärkung in ihrer mütterlichen Kompetenz, Informationen über das Phänomen an sich, Schlaf- und Ruhebedürfnis, gute Stillunterstützung, Körperkontakt zum Kind, Entlastungsmöglichkeiten etc.

Klingt das postpartale Stimmungstief nicht innerhalb von 1–2 Wochen ab, kann sich daraus eine postpartale Depression oder Angsterkrankung entwickeln.

56.2 Postpartale Depression

Von einer postpartalen Depression (PPD) sind ca. **10–15% der jungen Mütter** betroffen. Sie kann im gesamten ersten Jahr nach der Geburt auftreten und mehrere Monate oder auch Jahre anhalten. Meist beginnt sie in den ersten 2–3 Monaten postpartal mit schleichendem Verlauf. Die PPD ist eine ernstzunehmende Erkrankung, die umso besser behandelt werden kann, je früher sie diagnostiziert wird. Aktuell wird diskutiert, inwieweit nicht einem Teil der PPD eine Angsterkrankung zugrunde liegt. Hierzu gibt es in Deutschland bisher sehr wenig Forschung (Reck 2008, Hartmann 2010), obgleich diese Differenzierung Folgen für eine gezielte Prävention und Therapie hätte.

Symptome einer Depression sind: gedrückte Stimmung, Freudlosigkeit, Interessenverlust, Antriebsstörung, Konzentrations- und Schlafprobleme, Erschöpfung, Appetitzu- oder abnahme, Müdigkeit, Ängste, Grübeleien, motorische Verlangsamung (eingeschränkte Gestik und Mimik), Gefühle von Wertlosigkeit und Leere, Schuldgefühle, sozialer Rückzug, körperliche Beschwerden, Unruhe, Reizbarkeit, Lebensüberdruss bis hin zu Suizidgedanken. Bei sehr schweren Depressionen können auch psychotische Symptome auftreten, meist in Form eines Schuldwahnes. Je nachdem, wie viele Symptome vorliegen, wird die Depression in eine leichte, mittelgradige oder schwere Form eingeteilt. Voraussetzung hierfür ist allerdings, dass die Symptome mindestens 2 Wochen anhalten.

Die **kognitive Trias von Beck** beschreibt das Grundgefühl eines Menschen in einer Depression als negative Sicht von sich selbst, der Welt und der Zukunft.

> M Bei einer Depression in der Postpartalzeit kann zusätzlich beobachtet werden: die Angst um die Gesundheit des Kindes, die Angst, als Mutter zu versagen, und die Gefühllosigkeit dem Kind gegenüber.

Die Frauen versorgen ihren Säugling oft korrekt und altersgerecht, aber wie eine Puppe ohne persönlichen Bezug. In der Regel nehmen sie zudem das Verhalten des Kindes negativer wahr als ein außenstehender Beobachter und interpretieren es negativ („Er lehnt mich ab"), sie schätzen ihre mütterlichen Fähigkeiten und die Bindung zu ihrem Kind als schlecht ein. Die Insuffizienzgefühle als Mutter können zu der Überlegung führen, dass es besser wäre, das Kind zur Adoption freizugeben oder sich umzubringen, damit der Partner eine neue und „bessere" Frau heiraten kann (Reck 2008, Riecher-Rössler 2001, Worthmann-Fleischer 2006).

25 % der depressiv erkrankten Mütter entwickeln zudem **Zwangsgedanken**. Darunter werden sich immer wieder aufdrängende, quälende Gedanken oder Vorstellungen verstanden, die als unsinnig oder übertrieben erlebt werden, jedoch als eigene Gedanken, nicht von außen eingegebene (Abgrenzung zur Psychose). In der Regel kreisen diese darum, dem Kind etwas antun zu können, z. B. es unter Wasser zu drücken oder ihm etwas in die Augen zu stechen. Dies wiederum verursacht Schuldgefühle und Angst. Eine Gefahr für das Kind besteht nicht, weil Zwangsgedanken **nicht** umgesetzt werden (Rohde 2007).

Die **Folgen** einer PPD sind vielfältig: Unbehandelt erhöht sich für die **Mutter** die Wahrscheinlichkeit eines Rezidives oder einer Chronifizierung, ebenso für eine gestörte Mutter-Kind-Interaktion, die bis zur Bindungsstörung führen kann. Bei einer erneuten Schwangerschaft liegt die Rezidivwahrscheinlichkeit postpartal bei 50 %.

Beim **Säugling** konnten Regulationsstörungen sowie emotionale und kognitive Entwicklungsstörungen beobachtet werden, Letztere können bis in die Schulzeit hineinreichen. Sogar Kinder von Frauen mit präpartal höheren Angst- und Depressionswerten weisen im Alter von 18 und 30 Monaten vermehrt Schlafprobleme auf.

Auch bei den **Vätern** kommt es in **4–10 %** der Fälle zur Ausbildung einer Depression, was – wie bei den Müttern – der Prävalenz von Depressionen bei Männern außerhalb der Postpartalzeit entspricht (das Verhältnis von Männern zu Frauen bei einer depressiven Erkrankung liegt bei 1 : 2). Dies kann eine Folge der mütterlichen PPD sein, aber auch unabhängig davon auftreten.

Während die Postpartalzeit normalerweise einen Schutz vor Suizid darstellt, ist die **Suizidalität bei einer PPD** erhöht mit der Gefahr eines erweiterten Suizids, d. h. das Kind wird mit getötet. Nach Appleby (1998) steigt das Suizidrisiko für postpartal psychiatrisch erkrankte und hospitalisierte Frauen gegenüber ihren gesunden Altersgenossinnen auf das 70-Fache an (s. Kap. 56.6 S. 625).

Differenzialdiagnostisch sollten eine Anämie, Schilddrüsenprobleme, Stillerschöpfung oder auch Infektionserkrankungen ausgeschlossen werden.

56.3 Postpartale Psychose

0,1–0,2 % der jungen Mütter entwickeln innerhalb der ersten 3 Monate nach der Geburt eine Psychose. Ca. 70 % der postpartalen Psychosen (PPP) beginnen innerhalb der ersten 2–3 Wochen und zeichnen sich durch einen raschen Verlauf aus. Unbehandelt liegt die Erkrankungsdauer bei Tagen bis Monaten, im Mittel bei 5 Monaten (Hornstein 2008). In 70 % der Fälle sind Erstgebärende betroffen (Henze 1997).

Symptome: Psychose ist der Oberbegriff für alle Zustände mit Realitätsverlust, Veränderungen des Denkens, Verhaltens und der Affekte. Das gestörte Denken zeigt sich darin, dass die Inhalte nicht logisch miteinander verknüpft sind. Die Betroffenen können nicht mehr zwischen Wirklichkeit und eigener subjektiver Wahrnehmung unterscheiden. Es werden 2 Symptomkategorien unterschieden:

1. Positive Symptome: Halluzinationen (Sinnestäuschungen), Wahnvorstellungen, Ich-Störungen (z. B. Gedankenbeeinflussung).

2. Negative Symptome: Antriebsarmut, sozialer Rückzug, Angst, Apathie, Konzentrationsmangel, Affektverflachung und kognitive Beeinträchtigungen (Denkstörungen, Sprach- und Denkverarmung).

Im Erscheinungsbild werden **affektive und schizophrene Psychosen** unterschieden. Letztere kommen eher selten vor (Hornstein 2008). Die Diagnose Schizophrenie ist zudem gebunden an das Auftreten bestimmter Symptomkonstellation über mehrere Monate hinweg.

Bei den häufiger in der Postpartalzeit vorkommenden **affektiven Psychosen** gibt es unterschiedliche Formen.

Die **depressive Form** geht mit typischen depressiven Symptomen, oft mit Schuldwahn, einher. Die junge Mutter ist felsenfest davon überzeugt, dass sie eine schlechte Mutter ist und sich schuldig gemacht hat, und niemand kann sie von dieser Überzeugung abbringen.

Für die **manische Form** sind Antriebssteigerung, Enthemmung und Größenideen typisch. Die Wöchnerin kann z. B. wenige Tage nach der Geburt trotz Sectio unruhig und aufgeregt über den Klinikflur rennen, nach ihrem Kind rufen und sich dabei die Kleider vom Leibe reißen.

Die **schizoaffektive Form** weist neben den affektiven auch schizophrene Symptome auf, z. B. Halluzinationen oder Wahnvorstellungen. Hier kann die junge Mutter z. B. die Wahnvorstellung haben, sie habe Satan geboren, den sie beseitigen muss, und/oder sie hört imperative Stimmen (akustische Halluzinationen), die ihr befehlen, sich oder ihr Kind zu töten. Beide Situationen sind für Mutter und Kind mit akuter Lebensgefahr verbunden!

> M Das Typische einer Psychose ist der Realitätsverlust und die meist fehlende Krankheitseinsicht.

Psychotische Mütter schätzen ihre **mütterlichen Fähigkeiten** und ihre Beziehung zu ihrem Kind als gut ein (anders als Mütter mit PPD). Die psychotischen Mütter haben aber keine Idee davon, was ein Säugling braucht und wozu er altersgemäß in der Lage ist. „Ich habe ihm gesagt, er muss jetzt warten, jetzt kann ich nicht." Sie können sich nicht einfühlen, sind selbstbezogener, haben bizarre und verzerrte Vorstellungen von ihrem Kind: „Mein Kind trinkt nicht, weil es durch eine fremde Macht von mir fern gehalten werden soll." Sie sind mit dem Alltagsmanagement überfordert: Sie legen das Kind an den Rand der Wickelkommode, legen es quer, überprüfen die Trinktemperatur nicht, haben kein Gefühl für das Handling des Säuglings etc. (Hornstein 2008, Reck 2008).

Folgen: Unbehandelte Psychosen können chronifizieren mit kognitiven und emotionalen Einschränkungen bei der jungen **Mutter**. Das Wiederholungsrisiko in einer erneuten Schwangerschaft ist hoch und ist abhängig davon, ob die Wöchnerin bereits an einer postpartalen Psychose oder auch einer Psychose außerhalb der Postpartalzeit erkrankt war. Die Wiederholungswahrscheinlichkeit liegt bei 20–100 %. Suizid und erweiterter Suizid, z. B. im Rahmen von Wahnvorstellungen oder imperativen Stimmen, können ebenfalls vorkommen.

Die **Folgen für den Vater** und den **Säugling** ähneln denen einer PPD. Belegt ist mittlerweile, dass Säuglinge von psychotischen Müttern mit 4 Monaten ein ausgeprägtes Vermeidungsverhalten aufweisen (Reck 2008).

56.4 Posttraumatische Belastungsstörung

Von einer posttraumatischen Belastungsstörung (PTBS) nach der Geburt sind ca. **1,7–5,6 % aller jungen Mütter** betroffen, also 10- bis 30-mal so viel wie von einer Psychose (Dorn 2003, Thiel-Bonney et al. 2004, Reck 2008, Rohde 2007). Trotzdem findet das traumatische Geburtserleben in der Forschung und der Praxis bisher kaum Beachtung. Es ist zu vermuten, dass ein nicht geringer Anteil der betroffenen Frauen nicht diagnostiziert wird, da die zu den Angsterkrankungen zählende PTBS unter depressiven Symptomen verdeckt sein kann.

> M Kern der Diagnose einer PTBS ist das Vorhandensein eines traumatischen Ereignisses, die subjektive Reaktion auf das Ereignis und die erstmalige Ausbildung der drei Symptomcluster innerhalb von wenigen Wochen bis Monaten: Intrusion, Vermeidungsverhalten und Übererregbarkeit.

Als besonders schwere Belastung gilt eine Verursachung des Traumas durch Menschen und eine körperliche Versehrtheit. Die Frauen berichten von
- **Intrusionen**: Wiedererleben der Situation der Geburt in Erinnerungen, „flash backs" oder Träumen;
- **Vermeidungsverhalten**: Umstände, die an die Geburt erinnern könnten (triggern), werden gemieden (Kreißsaal, Schwangerengruppen, Gespräch über die Geburt etc.) und die junge Mutter vermeidet Gefühle (stumpft ab, wird gleichgültig, fühlt sich fremd);

- **Übererregbarkeit:** Schlafstörungen, Konzentrationsschwierigkeiten, Reizbarkeit, Angst, Aggressivität, Schreckhaftigkeit.

In der wenigen Literatur wird mittlerweile davon ausgegangen, dass das **subjektive Erleben der Frau** für die Symptomausbildung ausschlaggebend ist (Dorn 2003, Rohde et al. 2007, Schönberner 2008). Zwar wird häufig auf eine sekundäre Sectio bzw. Notsectio hingewiesen, doch scheint es auch hier davon abzuhängen, wie souverän das geburtshilfliche Team die Situation gestaltet. Bricht Hektik oder Panik aus, wird die Frau übergangen, evtl. verbal oder körperlich grob behandelt, erlebt sie die Situation als Übergriff. Wird dagegen vermittelt, dass das Team alles „im Griff hat", sie in ihrer Not wahrnimmt und mitfühlt, kann die Frau die Situation als „Rettung" erleben.

> **M** D.h. die Geburt wird dann als traumatisch erlebt, wenn die Betreuung als nicht empathisch wahrgenommen wird, wenn die Frauen sich nicht in ihren individuellen Bedürfnissen als Gebärende und ihres Geburtsverlaufes berücksichtigt sehen und wenn ihre Selbstbestimmung nicht gefördert oder sogar unterbunden wird.

Die Verletzung der körperlichen Unversehrtheit und die unterbundene Nähe zum Kind sind zusätzliche Faktoren. Dies kann das Gefühl einer akuten Bedrohung von Leib und Leben (Mutter oder Kind) auslösen, in einer Situation, in der die Gebärende sich fremdbestimmt fühlt, ihren Handlungsmöglichkeiten beraubt und von Menschen umgeben ist, die als nicht-helfend erlebt werden. Die Frauen finden dafür folgende Worte: Sie wurden wie „ein Stück Fleisch" behandelt, keiner „erbarmte sich", sie fühlen sich „geschändet", gegen ihren Willen „einfach aufgeschnitten" oder „vergewaltigt" (Schönberner 2008). Nach der Geburt berichten sie von Fremdheitsgefühlen dem Kind gegenüber und emotionaler Gleichgültigkeit. Dies verstärkt die durch das „Versagen" bei der Geburt bereits vorhandenen Schuldgefühle. Zusätzlich fühlen sie sich vom Umfeld oft nicht ernst genommen („Du hast doch ein gesundes Kind").

Das Modell der **Salutogenese** (Antonovsky 1997) beschreibt, welche drei Bedingungen vorliegen müssen, damit Menschen eine Situation nicht als Belastung, sondern als Herausforderung erleben. Auf die Geburt übertragen heißt dies:
- **Verstehbarkeit**: Die Frauen müssen ausreichend Informationen bekommen und in Entscheidungen einbezogen werden, um sich nicht hilflos oder ohnmächtig zu fühlen.
- **Handhabbarkeit**: Sie müssen unterstützt werden, um auf eigene Ressourcen (z. B. Entspannungsvorerfahrung, Bewegung) und auf fremde Ressourcen (empathische Begleitung durch Partner, Hebamme, Ärztin) zurückgreifen zu können und
- **Sinnfindung**: Sie müssen das Gefühl haben, dass die Mühen sich lohnen (Motivation durch die Hebamme).

Folgen: Die Folgen ähneln denen der PPD. Hinzu kommen Folgen für das Körpererleben der Frauen und ihre weitere Familienplanung. Meist wird zu wenig berücksichtigt, dass die körperliche Versehrtheit der Frau, z. B. die Damm- oder Sectionaht, ebenso wie das Kind an sich als Trigger funktionieren können. D.h. die junge Mutter wird immer wieder daran erinnert, geboren zu haben. So ertragen einige Frauen es nicht, ihre Sectionaht zu berühren bzw. zu sehen oder müssen anfangen zu weinen, wenn sie ihr Kind betrachten, ohne zu wissen warum. Bei einigen Frauen ist davon auszugehen, dass sie sich bei der Folgegeburt für eine Wunschsectio entscheiden. Eine PTBS kann auch weitere psychische Erkrankungen zur Folge haben und Regulationsstörungen beim Säugling, z. B. exzessives Schreien (Schönberner 2008, Thiel-Bonney et al. 2004).

56.5 Psycho- und Pharmakotherapie

Bei einer PPD oder einer PTBS steht eindeutig die Psychotherapie im Vordergrund. Bei schweren Depressionen oder starker körperlicher Beeinträchtigung (Schlafen und Essen) wird zusätzlich eine medikamentöse Therapie als kurzfristige Entlastung oder als Begleittherapie empfohlen. Bei Psychosen steht zu Beginn die Pharmakotherapie, meist stationär, im Vordergrund, der sich aber zügig eine Psychotherapie anschließen sollte. Psychotherapie wirkt meist langsamer als eine Medikation, aber nachhaltiger.

Psychotherapie

Die psychotherapeutische Behandlung entspricht der von psychischen Erkrankungen außerhalb der Postpartalzeit. Allerdings sollte die **besondere Situation der jungen Mutter** berücksichtigt werden, d. h. es sollte auch an der Mutter-Kind-Interaktion gearbeitet werden. Mittlerweile wird davon ausgegangen, dass die alleinige Therapie der Mutter die Mutter-Kind-Interaktion nicht unbedingt verbessert (Reck 2008).

Für die **Einzeltherapie** der Frau stehen ihr die von der Krankenversicherung übernommenen drei Richtlinienverfahren zur Verfügung: **Verhaltenstherapie (VT), tiefenpsychologisch fundierte Psychotherapie (TP)** und **Psychoanalyse (PA)**. Letztere ist in der frühen Mutterschaft nicht zu empfehlen, da sie zu destabilisierend wirken kann. In der Regel enthalten alle genannten Verfahren auch traumaspezifische Elemente. Allerdings kann es einige Monate dauern, bis ein Therapieplatz zur Verfügung steht.

In der **videogestützten Mutter-Kind-Therapie** (nach Downing) geht es um die Analyse der nonverbalen Prozesse der Mutter-Kind-Interaktion. Es werden u. a. das Blickverhalten, der mimische Ausdruck, die Vokalisierung, Sprachinhalt, kindliche Selbstregulation, Berührungen und die Affekte betrachtet. Ist der interaktionelle Austausch stimmig und angemessen? Ist die Mutter eher zurückgezogen oder intrusiv („übergriffig")? Wie reguliert sich das Kind und wie co-reguliert es die Mutter? Besonders deutlich wird das Interaktionsmuster der beiden in der so genannten „Still-Face-Situation". Die Mutter spielt erst eine Weile mit dem Kind und zieht sich dann aus der Interaktion zurück, bleibt unbeteiligt. Dies verletzt die Erwartungen des Kindes an soziale Interaktion und löst Stress aus. Eine typische Reaktion des Säuglings darauf ist es, zu versuchen den interaktionellen Austausch wiederherzustellen: er lächelt, gibt Laute von sich, gestikuliert, protestiert etc. Säuglinge von psychisch kranken Müttern unternehmen deutlich weniger Anstrengungen, ihre Mutter zu erreichen, sind passiver, beruhigen sich eher selbst oder sie zeigen Angst. Sie haben in der Beziehung zu ihrer Mutter gelernt, dass ihre Anstrengungen nicht zum Erfolg führen, also versuchen sie es gar nicht mehr.

In den Videoaufzeichnungen werden die positiven Sequenzen hervorgehoben, um die Kompetenzen der Mutter zu stärken und ihre **Feinfühligkeit zu verbessern**: das Wahrnehmen der kindlichen Signale, die richtige Interpretation und die angemessene, d. h. altersgemäße und prompte Beantwortung. Für negative Interaktionen werden alternative Handlungen gesucht. Die vorhandenen Interaktionsprobleme bzw. Bindungsstörungen sind in der Regel stark Scham und Schuld besetzt, was auch ein wichtiges Thema in der Therapie darstellt.

Für depressive Mütter ist es meist berührend, mit Unterstützung der Therapeutin zu sehen, dass ihr Kind sie anlächelt und sie nicht ablehnt. Bei psychotischen Müttern bringt die Videoaufzeichnung wieder Realität in die Welt.

Für die Säuglinge ist es eine Chance, gute Beziehungserfahrungen zu machen. Die Qualität der ersten Beziehungen prägt das Selbstbild des Säuglings von sich und seine Erwartungshaltung an andere Beziehungspartner. Mittlerweile ist bekannt, dass die Art des „In-Beziehung-Seins" von Menschen ein neurophysiologisches Korrelat hat, d. h. es wirkt auf den Hirnstoffwechsel, wodurch auch die Komplexität der Ausbildung von psychischen Erkrankungen bei Kindern psychisch kranker Eltern verständlicher wird (Reck 2008, Hornstein 2008, Stern 1998, Cierpka et al. 2007, Wortmann-Fleischer 2006, Brisch 2006, 2007).

> **M** Hebammen können aufgrund ihrer intuitiven Kompetenz, die sie durch die Beobachtung vieler Mutter-Kind-Beziehungen erworben haben, bei Auffälligkeiten in der Mutter-Kind-Interaktion an das Vorliegen einer ursächlichen psychischen Belastung denken und diesem Verdacht nachgehen.

Pharmakotherapie

Bei der Medikation, die im Idealfall von einer für diesen Bereich erfahrenen Psychiaterin vorgenommen werden sollte, geht es in der Regel immer um eine **individuelle Nutzen-Risiko-Abwägung**, besonders wenn die Mutter stillt. Es muss abgewogen werden, welche Medikamente am sinnvollsten sind und wie die fetale bzw. neonatale Fähigkeit des Kindes ist, zu metabolisieren und auszuscheiden. Dies ändert sich in den ersten Wochen postnatal erheblich (Lanczik et al. 2001).

Verordnet werden **Psychopharmaka**, d. h. Tranquilizer (Beruhigungsmittel), Antidepressiva, Stimmungsstabilisatoren oder Neuroleptika (antipsychotische Medikamente). Psychopharmaka wirken auf das ZNS und modifizieren das Verhalten, die Kognitionen und die Emotionen. Sie interagieren mit den Neurotransmittern (Botenstoffen) im Gehirn: Dopamin, Serotonin, Histamin, Acetylcholin, Noradrenalin, Glutamat und GABA (Gammaaminobuttersäure, das letzte A steht für acid). Die Auswahl des Medikamentes richtet sich nach den Leitsymptomen, d. h., es sollen z. B. primär Angst gelöst, der Schlaf angestoßen, der Antrieb gesteigert oder Wahnsymptome und Halluzinationen unterbunden werden.

Grundsätzlich sollten Psychopharmaka in der Schwangerschaft nicht abgesetzt oder umgestellt werden. Keines der klassischen Psychopharmaka hat sich als stark schädigend für den Feten/das Neugeborene erwiesen (www.embryotox.de, Schäfer et al. 2010).

> [M] Es gibt mittlerweile ausreichend Medikamente, die sowohl in der Schwangerschaft als auch beim Stillen verabreicht werden können.

Außerdem kann der **Stillrhythmus** und die Medikamenteneinnahme aufeinander abgestimmt werden. Da bei einigen Medikamenten z. B. die Konzentration in der Muttermilch 4–6 Stunden nach Einnahme am höchsten ist, wäre es sinnvoll, in dieser Zeit nicht anzulegen. Da die meisten Mütter zudem meist erst nach einigen Monaten therapiert werden, ist der Zeitraum des vollen Stillens nur kurz, da ab dem 4. – 6. Monat Beikost eingeführt werden kann, so dass die Medikamentenbelastung auch dadurch reduziert wird.

Leider wird immer noch aus Unwissenheit viel zu schnell zum **Abstillen** geraten. Dies kann gerade bei depressiven Müttern die Schuldgefühle verstärken und den vielleicht noch guten Körperkontakt zum Kind stören. Abgestillt werden sollte daher nur, wenn andere Medikamente indiziert sind, die Mutter dies explizit als Entlastung empfindet oder Mutter und Kind aus Sicherheitsgründen getrennt werden müssen.

56.6 Vorgehen bei einem psychiatrischen Notfall

> [M] Ist die junge Mutter psychotisch oder suizidgefährdet, d. h. liegt eine **Eigen- oder Fremdgefährdung** (Kind) vor, sollte die Hebamme im Idealfall den Partner/die Familie dazu bewegen, die Frau **unverzüglich** in die nächste Psychiatrie zu fahren.

Dies ist immer der am wenigsten traumatisierende Weg, aber nicht immer möglich. Zur **Abklärung von Suizidalität** ist es wichtig, diese direkt zu erfragen: Haben Sie daran gedacht, sich das Leben zu nehmen? Gibt es schon Überlegungen, wie Sie das tun würden? Was hält Sie davon ab? – Sind die Vorstellungen konkret und gibt es nichts mehr, was von der Tat abhält, besteht akute Gefahr. Die Frau sollte bis zum Eintreffen in der Klinik oder des angeforderten Notarztes nicht mehr allein gelassen werden!

Sinnvoll ist es, wenn die Hebamme **regionale Notfalladressen** (Krisendienste etc.) parat hat. Wer grundsätzlich Ansprechpartner ist und die regionalen Angebote für den Akutfall kennt, ist die Polizei (Notruf 110). Diese ist in den meisten Bundesländern auch außerhalb der Dienstzeit des Sozialpsychiatrischen Dienstes (SpD) für Zwangseinweisungen zuständig. In der Regel ruft die Polizei vor Ort dann den Krisendienst oder den Notarzt hinzu. Lebt die Frau allein und das Kind kann nicht privat versorgt werden, wird der Kindernotdienst informiert, der dann eine Kurzzeitpflege oder bei älteren Kindern eine betreute Wohneinrichtung organisiert. Notfalls weiß auch hier die Polizei oder die Psychiatrie die regionalen Kontakte. Die Polizei ist auch zuständig, wenn Haustiere unversorgt zurückbleiben.

Das Thema **Zwangseinweisung** ist meist sehr angstbesetzt, da es ja eine Freiheitsberaubung darstellt. Trotzdem kann diese Maßnahme lebensrettend sein.

> [M] Voraussetzung für eine **Zwangseinweisung ist immer** Selbst- oder Fremdgefährdung, **nicht** fehlende Behandlungseinsicht!

Vorgehen: Entweder SpD oder Polizei informieren, diese sorgen für die Zwangseinweisung. Der aufnehmende Klinikarzt überprüft die Gründe. Am nächsten Morgen kommt ein Arzt vom SpD in die Klinik und überprüft die Voraussetzungen für die Unterbringung. Liegen diese vor, wird eine gerichtliche Anordnung beantragt (Unterbringung nach § 26 PsychKG – Gesetz zum Schutze psychisch Kranker). Am selben Tag entscheidet ein Richter über die Erlassung eines Unterbringungsbeschlusses oder auch nicht (Anhörung der Patientin).

56.7 Betreuungsaspekte

Besonders bei Müttern mit psychischen Erkrankungen ist der **präventive und der kurative Ansatz** der Hebammenarbeit von besonderer Bedeutung. So konnten Lavender et al. (1998) feststellen, dass die Angst- und Depressionswerte bei Frauen 3 Wochen p. p. niedriger waren, die eine unterstützende und kontinuierliche Hebammenbetreuung erfahren haben. Letztendlich kann der Kern der Hebammenarbeit in der gesamten peripartalen Zeit zusammengefasst werden mit: „**Mothering the mother.**"

Präventive Maßnahmen

Bei der Kontaktaufnahme zu einer Schwangeren sollte eine gründliche **Anamnese** erstellt werden, die die Erfragung von psychiatrischen Erkrankungen in der Eigen- und Familienanamnese ebenso umfasst wie die soziale Situation der Frau (soziale Einbindung? finanzielle Situation? etc.). Bei vorliegenden Belastungsfaktoren wären die Planung von Unterstützungsmöglichkeiten und die sensible Beobachtung der postpartalen Mutter-Kind-Situation besonders wichtig.

> **M** Zur präpartalen Aufklärung gehört auch der Hinweis, dass bei Frauen mit psychiatrischer Anamnese, die abstillen wollen oder müssen, ein konventionelles und **nicht** medikamentöses Abstillen indiziert ist, da die gängigen Wirkstoffe (z. B. Bromocriptin) Depressionen und Psychosen auslösen können.

Die **Verhütung** sollte postpartal nicht hormonell (Pille, Gestagenspirale) erfolgen, da dadurch ebenfalls die Ausbildung psychiatrischer Symptome beobachtet wurde (s. Herstellerhinweise).

Im Laufe der Betreuung ist die **klinische Einschätzung** und die **Erfragung des Wohlbefindens** eine kontinuierliche Aufgabe. Sowohl die Schwangerenbetreuung als auch der Geburtsvorbereitungskurs sollten zur **Aufklärung** über die Thematik der häufigen postpartalen Depressionen und Ängste genutzt werden. Dies kann die Frau und den Partner sensibilisieren und auch deutlich machen, dass Symptome einer behandlungsbedürftigen und behandelbaren Erkrankung vorliegen und kein persönliches Versagen. Zur Aufklärung gehört es ebenso, Wissen zu vermitteln über den Verlauf und die Bedeutung des Wochenbettes, die Organisation des Wochenbettes mit Entlastungsmöglichkeiten (Familie, Freunde, Haushaltshilfe?) und die Situation von jungen Eltern.

Die meisten Eltern haben beim ersten Kind zu hohe Erwartungen an sich (alle drei müssen sich erstmal als Familie finden und „üben"). Die **Suche nach Ressourcen** (was hat der jungen Mutter/dem jungen Vater sonst immer Freude gemacht/geholfen?) und die Schaffung von **Zeitfenstern** für die Frau/den Mann und das Paar ohne Kind wirken stabilisierend.

Wichtig ist es, eine **kontinuierliche Betreuung** über einen längeren Zeitraum anzubieten, um die Frau/das Paar in das Elternwerden zu begleiten und immer wieder **Gesprächsbereitschaft** zu signalisieren über Ängste und Sorgen, aber auch über die Geburt.

Hier geht es meist um die Rekonstruktion der Ereignisse (Geburtsbericht anfordern?) sowie die Versagens- und Schuldgefühle. Wichtig ist, dass die junge Mutter wieder Handlungsspielräume sieht. Hier kommt der Hebamme eine unterstützende Funktion zu, die von zu hohen Ansprüchen entlastet und gleichzeitig die elterlichen Kompetenzen fördert durch die Ermunterung, den eigenen Weg als Familie zu finden und zu gehen.

Die Hebamme kann neben der klinischen Beobachtung und der Beobachtung der Mutter-Kind-Interaktion **routinemäßig** zu bestimmten Zeitpunkten die **EPDS** (Tab. 56-1) einsetzen: in der Schwangerschaft und z. B. parallel zu den Kinderuntersuchungszeiten (zur U2, U3, U4, U5, U6 usw.). Dies gilt auch für den Vater (Hornstein 2008, Hofecker Fallahpour 2005). Mit der EPDS (**Edinburgh Postnatal Depression Scale**) werden vorwiegend depressive, aber auch Angstsymptome erfasst. Da beides auch bei Frauen mit Psychose, Suchtproblematik oder Persönlichkeitsstörung anzutreffen ist, könnten auch diese Frauen durch ein Screening frühzeitig erfasst und behandelt werden.

Cut-off-Werte ab 8/9 könnten auf eine Angsterkrankung hinweisen; Werte ab 10–12 legen den Verdacht nahe, dass eine PPD vorliegt, Werte ab 13 weisen mit großer Wahrscheinlichkeit auf eine PPD hin. Bei Vätern wird von einem Grenzwert von 8/9 ausgegangen. Der Screening-Fragebogen ersetzt nicht die klinische Diagnose durch eine Psychotherapeutin oder eine Psychiaterin. Wird die Frage 10 mit 2 oder 3 Punkten beantwortet, sollte die Hebamme akute Suizidalität abklären.

Kurativer Ansatz

Liegt der Verdacht nahe, dass eine postpartale psychische Erkrankung vorliegt, was meist eine Angsterkrankung oder eine PPD sein wird, muss die Hebamme einiges berücksichtigen:

Ideal ist es, den **Verdacht** bei der Frau/dem Paar **offen anzusprechen**, was eine entlastende Wirkung für beide haben kann. Der Frau/ dem Paar sollte zudem deutlich gemacht werden, wie wichtig es ist, etwas zu unternehmen: **Tagesstruktur mit Erholungsphasen** (Wer kann zügig zur Entlastung beitragen?), hierzu zählen auch Spaziergänge im Tageslicht/der Sonne, evtl. auch im Rahmen eines Wochenbettbesuches, und ausreichend Mahlzeiten.

Die Hebamme sollte mit der jungen Mutter abklären, ob sie das **Stillen** als positiv oder negativ erlebt.

Tabelle 56-1 Edinburgh Postnatal Depression Scale (nach Cox 1997). Deutsche Validierung Bergamt et al. 1998.

„Edinburgh Postnatal Depression Scale". Da Sie vor kurzem ein Kind geboren haben, würden wir gern wissen, wie Sie sich in den letzten 7 Tagen gefühlt haben. Bitte markieren Sie die Antworten durch Ankreuzen des Kreises vor jeder Antwortzeile, welche für Sie am ehesten zutrifft.

In den letzten 7 Tagen:

1. konnte ich lachen und das Leben von der sonnigen Seite sehen (0) so wie ich es immer konnte (1) nicht ganz so wie sonst immer (2) deutlich weniger als früher (3) überhaupt nicht	6. überforderten mich verschiedene Umstände (3) ja, die meiste Zeit war ich nicht in der Lage, damit fertig zu werden (2) ja, manchmal konnte ich damit nicht fertig werden (1) nein, die meiste Zeit konnte ich gut damit fertig werden (0) nein, ich wurde so gut wie immer damit fertig
2. konnte ich mich so richtig auf etwas freuen (0) so wie immer (1) nicht ganz so wie sonst (2) deutlich weniger als früher (3) kaum	7. war ich so unglücklich, dass ich nicht schlafen konnte (3) ja, die meiste Zeit (2) ja, manchmal (1) nein, nicht so oft (0) nein, überhaupt nicht
3. habe Ich mich unnötigerweise schuldig gefühlt, wenn etwas schieflief (3) ja, meistens (2) ja, manchmal (1) nein, nicht so oft (0) nein, niemals	8. habe ich mich traurig und schlecht gefühlt (3) ja, die meiste Zeit (2) ja, manchmal (1) nein, nicht sehr oft (0) nein, überhaupt nicht
4. war ich ängstlich oder besorgt aus nichtigen Gründen (0) nein, überhaupt nicht (1) selten (2) ja, manchmal (3) ja, häufig	9. war ich so unglücklich, dass ich geweint habe (3) ja, die ganze Zeit (2) ja, manchmal (1) nur gelegentlich (0) nein, niemals
5. erschrak ich leicht bzw. reagierte panisch aus unerfindlichen Gründen (3) ja, oft (2) ja, manchmal (1) nein, nicht oft (0) nein, überhaupt nicht	10. überkam mich der Gedanke, mir selbst Schaden zuzufügen (3) ja, ziemlich oft (2) manchmal (1) kaum (0) niemals

Manchmal stillen Frauen, weil sie denken, sie seien sonst eine schlechte Mutter, und ertragen es eigentlich kaum, das Kind an der Brust zu haben (Stillhütchen?). Evtl. kann es sinnvoll sein, nachts zuzufüttern, damit die Mutter schlafen kann. Hier ist es wichtig, der Frau ganz klar zu vermitteln, dass das Wichtigste die Mutter-Kind-Vater-Beziehung ist und das Stillen zweitrangig. Hier kann sie ermuntert werden, ihre eigene Entscheidung zu treffen, die sie Außenstehenden weder mitteilen noch vor ihnen rechtfertigen muss. Das Abstillen sollte auf alle Fälle konventionell erfolgen (s. S. 574).

Die Kontaktaufnahme zur **Selbsthilfegruppe** „Schatten und Licht" (s. Internetadressen) ermöglicht die Kommunikation mit anderen betroffenen Frauen – auch per Internet. Die Hebamme kann zudem die Suche nach einem **Psychotherapieplatz** unterstützen. Über die Marcé-Gesellschaft und den Psychologenverband (BDP) können Therapeutinnen gesucht werden, die zusätzlich eine Mutter-Kind-Therapie anbieten. In einigen Regionen gibt es **Krisendienste** oder **Beratungsstellen**, die teilweise auch persönliche Krisengespräche kostenlos anbieten, bis ein Therapieplatz vorhanden ist.

Ist die junge Mutter so erschöpft oder angstbesetzt, dass sie gar nicht zur Ruhe kommen kann, kann eine **Medikation** über eine Psychiaterin oder die Aufnahme auf einer **Kriseninterventionsstation** oder einer psychiatrischen Station angezeigt sein. Leider gibt es hier eklatante Versorgungsmängel für die jungen Mütter, d. h. es gibt nur wenige Psychiatrien, denen die postpartale Thematik vertraut ist oder die Mütter mit Kindern aufnehmen und noch wenigere, die die Mutter-Kind-Interaktion einbeziehen.

Hier ist die Hebamme als Spezialistin für diesen frühen Bereich eine sehr wichtige Begleiterin zu Hause oder auch während eines stationären Aufenthaltes. Sie kann den **Mutter-Kind-Kontakt** unterstützen beim Wickeln, Füttern, Baden, Massieren und beim Beschreiben der Interaktion: „Jetzt lächelt Ihr Kind Sie an" oder „Jetzt sieht es müde aus". Hier ist das Fingerspitzengefühl der Hebamme gefragt, da es wichtig ist, keine Konkurrenzgefühle zwischen der Mutter und ihrem Kind zu forcieren („Der ist toll und ich bin die Böse"). Die Hebamme kann der Frau immer wieder Mut machen und sie stärken („Sie machen das gut", „Das ist normal bei einer Depression, dass Sie kein Gefühl haben für Ihr Kind. Das wird sich ändern"). Erfahrungsgemäß ist das ein Bereich, dem in den üblichen Psychiatrien keine Beachtung geschenkt wird. Hier kann die Hebamme vermitteln und ihre Kompetenz einbringen und z. B. auf die Bedeutung einer stillverträglichen Medikation und die entsprechenden Informationsstellen (s. Internetadressen) hinweisen. Besonders bei chronischen Verläufen könnte es sinnvoll sein, an die Einbeziehung einer Familienhebamme zu denken.

Das **Erstellen eines Notfallplans**, mit Adressen von helfenden Menschen oder Institutionen, kann der jungen Mutter zudem Sicherheit vermitteln.

Aber auch die **körperlichen Bedürfnisse** und die **Pflege** der jungen Mutter sind für die seelische Gesundung wichtig und sollten nicht vernachlässigt werden. Gerade traumatisierten Frauen ist die Herstellung der körperlichen Unversehrtheit ein wichtiges Bedürfnis.

> Für die Frauen ist die Hebamme meist eine Vertraute, der sie in einer für sie hoch sensiblen Zeit einen tiefen Einblick in ihre Empfindungen und Privatsphäre geben. Hierdurch hat die Hebamme nicht nur die Chance, Frauen, die weitere Unterstützung benötigen, zu erkennen, sondern ihnen als Lotsin durch unser Gesundheitswesen zur Verfügung zu stehen. Davon profitieren nicht nur die Frauen, sondern auch deren Familien und im Besonderen die Kinder.

Literatur zu Kapitel 48–56 Das Wochenbett

[1] Abou-Dakn, M., Fluhr, I., Gensch, M., Wöckel, A.: Positive Effect of HPA Lanolin versus Expressed Breastmilk on Painful and Damaged Nipples during Lactation. Skin Pharmacology and Physiology 2010; 24 (24): 27–35

[2] Abou-Dakn, M., Wöckel A.: Verstärkter initialer Milcheinschuss, Milchstau, Mastitis puerperalis und Abszess der laktierenden Brust. Geburtshilfe und Frauenheilkunde 2007; 67: 1166–1169

[3] Abou-Dakn, M.: ÄP Gynäkologie, Stillen: Unnachahmliche Muttermilch. 2011; 3: 22

[4] Ainsworth, M.D.S.: Epilol. Einige Überlegungen zur Theorie über bindungsrelevante Erfassungen nach der Kleinkindzeit (1990). In: Grossmann, K. E., Grossmann, K. (Hrsg.): Bindung und menschliche Entwicklung. Klett-Cotta, Stuttgart 2003

[5] Ainsworth, M.D.S., Bell, S.M.: Die Interaktion zwischen Mutter und Säugling und die Entwicklung von Kompetenz (1974). In: Grossmann, K. E., Grossmann, K. (Hrsg.): Bindung und menschliche Entwicklung. Klett-Cotta, Stuttgart 2003

[6] Akrè, J.: Die physiologischen Grundlagen der Säuglingsernährung, WHO. Hrsg. Arbeitsgemeinschaft Freier Stillgruppen, Karlsruhe 1994

[7] Baird J et al.: Southampton Women Survey Study Group: Milk feeding and dietary pattern predict weight and fat gains in infancy. Paediatr Perinat Epidemiol 2008; 22: 57 –586

[8] Bender, T.: Die Anatomie der laktierenden Brust. Neueste Forschungsergebnisse und ihre Auswirkungen auf die klinische Praxis. Medela 2010

[9] Beutel, M.E.: Der frühe Verlust eines Kindes. Bewältigung und Hilfe bei Fehl-, Totgeburt und Plötzlichem Kindstod. 2. Aufl. Hogrefe, Göttingen 2002

[10] Biancuzzo, M.: Stillberatung. Mutter und Kind professionell unterstützen. Urban & Fischer, München 2005

[11] Bick, D., MacArthur, C., Knowles, H., Winter, H.: Evidenzbasierte Wochenbettbetreuung und -pflege. Hans Huber, Bern 2004, S 24–29

[12] Bloemeke, Viresha J.: Alles rund ums Wochenbett. 2. Aufl. Kösel, München 2002

[13] Blomberg, M.: Maternal obesity and risk of postpartum hemorrhage. Obstet Gynecol 2011 Sept; 118 (3): 561–8
[14] Bohnet, H. G.: Die Problematik der Jodidprophylaxe bei Frauen, Schwangeren und Stillenden. In: Kinderkrankenschwester, 19. Jg. 2000 / Nr. 8
[15] Both, D.: Neues Wissen zur Anatomie und Funktionsweise der Brust. In: Laktation und Stillen 2006; 3 IBCLC
[16] Bowlby, J.: Maternal Care and Mental Health, Genf. Columbia Univ. Press, New York 1951; dt: Mütterliche Zuwendung und geistige Gesundheit. Kindler, München 1973
[17] Boyles, SH. et al.: Effect of mode of delivery on the incidence of urinary incontinence in primiparous women. Obstet Gynecol 2009; 113 (1): 134–141
[18] Brisch, K.H.: Bindungsstörungen. Klett-Cotta, Stuttgart 2006
[19] Brisch, K.H., Hellbrügge,T.: Die Anfänge der Eltern-Kind-Bindung. Schwangerschaft, Geburt und Psychotherapie. Klett-Cotta, Stuttgart 2007
[20] Brockington, I.F.: Psychiatrische Behandlung während der Mutterschaft: Eine komplexe Herausforderung an die psychiatrischen Dienste. In: Riecher-Rössler, A., Rohde, A.: Psychische Erkrankungen bei Frauen. Karger, Freiburg 2001
[21] Bundesinstitut für Risikobewertung (bfr), Nationale Stillkommission. Abgerufen am 26.6.2011 von http://www.bfr.bund.de/degrundsaetzlisches_zum_stillen-10199.html#attachments
[22] Burrows, L. et al.: Maternal morbidity associated with vaginal versus cesarean delivery. ACLOG 2004; Vol. 1303, No. 5 Part 1 p. 907–912
[23] Chaim, W. et al.: Prevalence and clinical significance of post partum endometritis and wound infection. Infec: Dis Obstet Gynecol 2000; 8 (82): 77–82
[24] CEMACH: Saving Mother's Lives. Reviewing maternal deaths to make motherhood safer 2003–2005. December 2007 www.cemach.org.uk
[25] Cierpka, M., Windaus, E.: Psychoanalytische Säuglings-Kleinkind-Eltern-Psychotherapie. Brandes & Apsel, Frankfurt 2007
[26] Cluett, E., Alexander, J., Pickering, R.M.: What is the normal pattern of uterine involution? An investigation of portpartum uterine involution measured by the distance between the symphysis pubis and the uterine fundus with a tape measure. Midwifery 1997; 13: 9–16
[27] Deutscher Hebammenverband (Hrsg.): Praxisbuch für Hebammen. Erfolgreich freiberuflich arbeiten. Hippokrates, Stuttgart 2011
[28] Diefenbacher, M.: Internetrecht für Hebammen (Teil 4). Pflichtangaben und Werbeverbote. Deutsche Hebammen Zeitschrift 2010; 12: 72–74
[29] Dittrich, P.: Freie Hebamme. Ein Wegweiser in die Selbstständigkeit. Huber, Bern, Göttingen, Toronto, Seattle 2001
[30] Deutscher Hebammenverband (DHV): Empfehlungen zur Stillbegleitung durch Hebammen. 2009; S 25 und S 41
[31] Dorn, A.: Posttraumatische Belastungsstörung (PTBS) nach Entbindung. Shaker Verlag, Bonn 2003
[32] Drexelius, N.: Studien zur Brust genommen. Hebammenforum 2009; 1: 22
[33] Dudenhausen, J.W., Pschyrembel, W.: Praktische Geburtshilfe mit geburtshilflichen Operationen, 19. Aufl. de Gruyter, Berlin 2001
[34] Dürig, P.: Hypertensive Schwangerschaftserkrankungen. In: Schneider, H., Husslein, P., Schneider, K.T.M.: Die Geburtshilfe. Springer, Berlin 2000
[35] Enkin, M., Keirse, M., Neilson, J., Crowther, C., Duley, L., Hodnett, E., Hofmeyr, J.: Effektive Betreuung während Schwangerschaft und Geburt. Hans Huber, Bern 2006
[36] Fehrenbach, L.: Stillforum. Hebammenforum 2011; 1: 50
[37] Fegter, R.: Bonding – die sensibelste Phase der kindlichen Prägung in den ersten zwei Lebensstunden. Laktation und Stillen 2002; 2
[38] Felber Piso, G.: Das unglückliche Mutter-sein – Über das Tabu der postpartalen Depression. In: Cignacco, E.: Hebammenarbeit. Hans Huber, Bern 2006
[39] French, L.M., Smaill, F.M.: Antbiotic regimes for endometritis after delivery. Cochrane Review 3. The Cochrane Library, Oxford 2000
[40] Friese-Berg, S.: Die Bedeutung der ersten Stunde für die Eltern-Kind-Beziehung. Die Hebamme 2002; 2
[41] Gier, J.: Babyblues, Wochenbettdepression, Wochenbettpsychose. 2. Aufl. Hrsg.: Geburtshaus für eine selbstbestimmte Geburt. Berlin 2002
[42] Guóth-Gumberg, M., Hormann, E.: Stillen. Gräfe und Unzer, München 2008
[43] Hamosh, M., Ellis, L.A., Pollock, D.R., Henderson, T.R., Hamosh, P.: Breastfeeding and the working mother: effect of time and temperature of short-term storage on proteolysis, lipolysis, and bacterial growth in milk, Pediatrics 1996; 97(4): 492–8
[44] Harder, U.: Wochenbettbetreuung in der Klinik und zu Hause. 3. Aufl. Hippokrates, Stuttgart 2011
[45] Hartmann, H.-P.: Mutter-Kind-Behandlung unter bindungstheoretischer und psychoanalytischer Sicht. Vortrag Psychosetagung, Berlin
[46] Hartung, A., Hartung, C.: Postpartum Blues: Psychosomatische Aspekte des frühen Wochenbettes. Dissertation, HU Berlin 1997
[47] Hebammen-Vergütungsvereinbarung (2010). Vertrag über die Versorgung mit Hebammenhilfe nach § 134a SGB V zwischen den Berufsverbänden der Hebammen und den Spitzenverbänden der Krankenkassen.

[48] Hemcke, Chr.: Väter und Trauer nach Fehl- und Totgeburt. Entwicklung eines Leitfadens zum Umgang mit den Vätern mittels einer Online-Umfrage. Dissertation im Bereich der Medizin, Universität Witten-Herdecke, 2010. www.maennerstudie.de
[49] Henschel, D. with Inch, S.: Breastfeeding. A Guide for Midwives. Books for Midwives Press, 1996
[50] Henze, K.H., Stemann-Acheampong, S.: Psychosoziale Voraussetzungen und Folgen der Pränataldiagnostik. In: Ev. Konferenz für Familien- und Lebensberatung e. V. Fachverband für Psychologische Beratung und Supervision (EKFuL): Beratung und Begleitung für Frauen und Paare im Zusammenhang mit vorgeburtlicher Diagnostik. Berlin 2000
[51] Henze, K.H.: Depressive Beschwerden und psychotische Erkrankungen nach der Geburt. In. Friedrich, H., Hantsche, B., Henze, K.H., Piechota, G. (Hrsg.): Betreuung von Eltern mit belastenden Geburtserfahrungen. Hans Huber, Bern 2007
[52] Hofecker Fallahpour, M., Zinkernagel, Chr., Frisch, U., Neuhofer, C., Stieglitz, R.-D., Riecher-Rösler, A.: Was Mütter depressiv macht … und wodurch sie wieder Zuversicht gewinnen. Huber, Bern 2005
[53] Hornstein, C., Klier, C.: Auf einmal ist da ein Kind. Postpartale Depressionen erkennen und helfen. DVD. Kohlhammer, Stuttgart 2005
[54] Ip, S. et al.: Breastfeeding and Maternal and Infant Health Outcomes in Developed Countries, Evidence Report/Technology Assessment No. 153, Agency for Healthcare Research and Quality, Rockville 2007
[55] Karmaus, W. et al.: Long-term effects of breasfeeding, maternal smoking during pregnancy, and recurrent lower respiratory tract infection on asthma in children. J Asthma 2008; 45: 688–695
[56] Kast, V.: Trauern. Phasen und Chancen des psychischen Prozesses. 31. Auflage. Kreuz, Stuttgart 2009
[57] Kirchner, S.: Mächtige Beschützerin. Mutter-Tochter-Beziehung in der Hebammenarbeit. Hebammenforum 2002; 1: 18–22
[58] Klaus, M. H., Kennell, J. H.: Mutter-Kind-Bindung. Über die Folgen einer frühen Trennung. Kösel, München 1983
[59] Klenk, M., Felchner, B.: Berufshaftpflichtversicherung: Keine Prämienänderung zum 1.1.2010. Wichtige Informationen zu Ihrer Berufshaftpflicht- und Rechtsschutzversicherung, Hebammenforum 2010; 1: 41
[60] Klier, C.M., Demal, U., Katschnig, H. (Hrsg.): Mutterglück und Mutterleid. Diagnose und Therapie der postpartalen Depression. Facultas, Wien 2001
[61] Knobloch, R. & Selow, M.: Dokumentation im Hebammenalltag. Grundlagen und praktische Tipps zur Umsetzung. München, Urban & Fischer 2010
[62] Kohlhuber, M. et al.: Kohortenstudie Stillverhalten in Bayern – Methoden, Teilnahmeraten und Repräsentativität. In: Das Gesundheitswesen, Supplement, 3/2008; 1–48
[63] Koletzko, B., Brönstrup, A. et al., Okt. 2010, Säuglingsernährung und Ernährung der stillenden Mutter, Konsensuspapier, Zugriff 1.5.11. www.gesundinsleben.de Handlungsempfehlungen
[64] La Leche League International: Die Marmet-Technik. Informationsblatt 27, Franklin Park, 1988
[65] Lamagni, TL. et al. (2008). Epidemiology of severe Streptococcus pyogenes disease in Europe. J Clin Microbiol 2008; 46 (7): 2359–2367
[66] Lanczik, M., Kersting, A., Hornstein, C., Klier, C. M.: Psychopharmakotherapie während der Stillzeit. In: Klier, C. M., Demal,U., Katschnig, H. (Hrsg.): Mutterglück und Mutterleid. Facultas, Wien 2001
[67] Lang, C.: Bonding, Bindung fördern in der Geburtshilfe. Urban & Fischer, München 2009
[68] Lauper, U.: Wochenbett. In: Schneider, H., Husslein, P., Schneider, K.T.M.: Die Geburtshilfe. Springer, Berlin 2000
[69] Lauff, W.: Der Kaiserschnitt aus erziehungswissenschaftlicher Sicht. In: Die Hebamme 2003; 3
[70] Lavender, T., Walkinshaw, S. A.: Can midwives reduce postpartum psychological morbidity? A randomised trial. Birth 1998; 25: 215–219
[71] Lawrence, R. A., Lawrence, R. M.: Breastfeeding. A guide for the medical profession, 7. ed. Mosby, St. Louis 2011
[72] Lemons, J. A., Moye, L., Hall, D., Simmons, M.: Differences in the composition of preterm and term human milk during early lactation, Pediatr Res 1982 Feb; 16(2): 113–7
[73] Leitlinien für das Stillmanagement während der ersten 14 Lebenstage auf wissenschaftlicher Grundlage, VELB, Pfaffstätten 2000
[74] Lewicky et al.: Sexual function following sphincteroplasty for women with 3rd and 4th degree perineal tears. Dis Colon Rectum 2004; 47: 1650–1654
[75] Lohmann, I.: Neue Impulse für die Stillförderung. Deutsche Hebammen Zeitschrift 2001; 12
[76] Lothrop, H.: Gute Hoffnung – jähes Ende. Fehlgeburt, Totgeburt und Verluste in der frühen Lebenszeit. Begleitung und neue Hoffnung für Eltern. 15. aktualisierte Auflage. Kösel, München 2010
[77] Lutz, G., Künzer-Riebel, B. (Hrsg.): Nur ein Hauch von Leben. Eltern berichten vom Tod ihres Babys und von der Zeit ihrer Trauer. (1. Aufl. 1988). Kaufmann, Lahr 2002
[78] Marchant, S., Alexander, J., Garcia, J. et al.; A survey of womans experiences of vaginal loss from 24 hours to three month after a childbirth (the Blipp study) Midwifery 15: 72–81 / MIDRIS 1999; 9: 504
[79] Meier, P.: Bottle- and breast-feeding: effects on transcutaneous oxygen pressure and temperature in preterm infants. Nurs Res 1988 Jan-Feb; 37(1): 36–41

[80] Minker, M.: Hormone und Psyche: Frauen im Wechselbad der Gefühle. dtv, München 1996
[81] Mohrbacher, N., Stock, J.: Handbuch für die Stillberatung. La Leche Liga Deutschland, München 2000
[82] Moimaz Suzely A. S. et al.: Association between breastfeeding practices and sucking habits: A cross-sectional study of children in their first yer of life. J Indian Soc Pedod Prev Dent 2008; 26:102–106
[83] Moré, A.: Die Bindungstheorie und ihre Bedeutung für die Geburtshilfe. Aus: Cignacco, E.: Hebammenarbeit. Huber, Bern 2006
[84] Moussa, H.A, Alfirevic, Z.: Treatment for primary postpartum haemorrhage. Cochrane Database Sys. Rev. 2003; CD003249
[85] Müller-Commichau, W., Schaefer, R.: Wenn Männer trauern. Über den Umgang mit Abschied und Verlust. Matthias Grünewald, Mainz 2000
[86] Nationale Stillkommission: Stillen und Hepatitis C. Berlin 2001
[87] Nationale Stillkommission (verschiedene Veröffentlichungen) Bundesinstitut für Risikobewertung, Thielallee 88–92, D-14195 Berlin, www.bfr.bund.de/cd/425
[88] Nehlsen, E. (Juni 2010): Das Leben mit frühgeborenen Babys. Abgerufen am 26.6.2011 von Ausbildungszentrum Laktation und Stillen: http://www.stillen.de/we_stillen/pdf/publikationen/DasLebenMitDemFruehgeborenen.pdf
[89] Nijs, M.: Trauern hat seine Zeit. Abschiedsrituale beim frühen Tod eines Kindes. Verlag für angewandte Psychologie, Göttingen 1999
[90] Ochsenbein-Kölble, N.: Wochenbett. In: Schneider, H, Husslein, P., Schneider : Geburtshilfe 4. Auflage. Springer, Berlin 2011
[91] Oppenheimer, L. W., Sherriff, E. A., Goodman, J.D.S. et al.: The duration of lochia. Br. J Obstet Gynaecol 1986; 93: 754–757
[92] Pardou, A., Serruys, E., Mascart-Lemone, F., Dramaix, M., Vis, H. L.: Human milk banking: influence of storage processes and of bacterial contamination on same milk constituents. Biol Neonate 1994; 65(5): 302–9
[93] Pediatrics: Journal of The American Academy of Pediatrics: http://pediatrics.aapublications.org/cgi/content/abstract/peds.2009–1616vl
[94] Perl, F.M., Xylander, S.V.: Stillen. In: Scherbaum, V., Perl, F. M., Kretschmer, U.: Frühkindliche Ernährung und reproduktive Gesundheit. Deutscher Ärzteverlag, Köln 2003
[95] Polleit, H.: Wochenbett und Wochenbettbetreuung. In: Beckermann, M. J., Perl, F. M.: Frauen-Heilkunde und Geburts-Hilfe, Band 2. Schwabe Verlag 2004
[96] Prata, N., Gerdts, C.: Measurement of postpartum blood loss. BJM 2010; 340:c555
[97] Przyrembel, H., Kent, J. C., Hartmann, R. A., Hartmann, P. E.: Anatomy of the lactating human breast redefined with ultrasound imaging. Journal of Anatomy 2005; 206: 525–534
[98] Rabe, Th., Hinrichsen, M., Wildt, L., Mattle, V.: Störungen der Prolaktinsekretion und Therapie bei Hyperprolaktinämie, Gyne, Fachzeitschrift für den Arzt der Frauen. April 2010; 31: 22 ff
[99] Ramsay D. T., Kent J. C., Hartmann R. A., Hartmann P. E.: Anatomy of the lactating human breast redefined with ultrasound imaging. Journal of Anatomy 2005; 206: 525–534
[100] Reck, C.: Depressionen und Angsterkrankungen im Peripartalzeitraum. Nervenheilkunde 2008; 6
[101] Regenbogen-Initiative. Broschürenversand: Birgit Scharnowski-Huda, Glatzer Str. 16, 37139 Adelebsen, Tel. 05506–7 62 12
[102] Rehbein, T.: Bonding, die Beziehung von Mutter und Kind im Mutterleib. Kinderkrankenschwester 2003; 6
[103] Retzke, U.: Beckenbodenschaden nach Spontangeburt: falscher Analogieschluss und neue Studien. Die Hebamme 2004; 17: 137–140
[104] Riecher-Rössler, A., Rohde, A. (Hrsg.): Psychische Erkrankungen bei Frauen. Für eine geschlechtersensible Psychiatrie und Psychotherapie. Karger 2001
[105] Riecher-Rössler, A.: Die Depressionen in der Postpartalzeit. In: Klier, C.M., Demal,U., Katschnig, H. (Hrsg.): Mutterglück und Mutterleid. Facultas, Wien 2001
[106] Righard, L., Alade, M. O.: Effect of Delivery Room Routines on Success of first Breastfeed, Lancet 1990; 336: 1105–1107
[107] Rohde, A.: Rund um die Geburt eines Kindes: Depressionen, Ängste und andere psychische Probleme. Kohlhammer, Köln 2004
[108] Rohde, A., Dom, A.: Gynäkologische Psychosomatik und Gynäkopsychiatrie. Schattauer, Stuttgart 2007
[109] Roos, R., Genzel-Boroviczény, O., Proquitté, H.: Checkliste Neonatologie: Das Neo-ABC. 4. Auflage. Thieme, Stuttgart 2010
[110] Royal College of Midwives Erfolgreiches Stillen, 7. überarb. u. erw. Aufl., Dt. Ausgabe hrsg. von Jule Friedrich. Hans Huber, Bern 2004
[111] Salis, B.: Ratgeber für den Einstieg in die Freiberuflichkeit. Hippokrates, Stuttgart 2001
[112] Saurel-Cubizolles, MJ. et al.: Women`s health after childbirth; a longitudinal study in France and Italy. BJ Obstet Gynaecol 2000; 107: 1202–1209
[113] Schäfer, D. N., Spielmann, H., Vetter, K.: Arzneiverordnung in Schwangerschaft und Stillzeit. Urban & Fischer, Jena 2010

[114] Schanler, R.J.: Suitability of human milk for the low birthweight infant. Clin Perinatol 1995 March; 22(1); 207–22
[115] Scheele, M.: Stillen bei Erkrankung der Mutter aus frauenärztlicher Sicht. In: Stillen und Muttermilchernährung, BZgA, Köln 2001
[116] Scherbaum, V., Perl, F. M., Kretschmer, U. (Hrsg.): Stillen, Frühkindliche Ernährung und reproduktive Gesundheit. Deutscher Ärzteverlag, Köln 2003
[117] Schneider, H., Husslein, P., Schneider, K.T.M. (Hrsg.): Geburtshilfe. 4. Aufl. Springer, Berlin 2011
[118] Schäfer, Spielmann, H. Arzneiverordnung in Schwangerschaft und Stillzeit, 8. Aufl., Gustav Fischer Verlag, Stuttgart 2006
[119] Schönberner, P.: Traumatische Geburten- Erleben, subjektive Theorie und Bewältigungsstrategien betroffener Frauen. Unveröffentlichte Diplomarbeit, F.U. Berlin 2008
[120] Schriftenreihe der Bundesvereinigung Lebenshilfe e. V., Raiffeisenstr. 18, 35043 Marburg/Lahn
[121] Schroth, Ursula: Dokumentation: Lückenhaft. Haftungsrecht im Wochenbett. Hebammenforum, August 2002; 519–522
[122] Sleep, J. Postnatal perineal care revisited. In: Alexander,J., Levy, V., Roch,S. (eds): Aspects of midwifery practice. A research based approach. Macmillan, London 1995
[123] Stadelmann, Ingeborg: Die Hebammensprechstunde. 13. Aufl. Eigenverlag, Ermengerst 2005
[124] Stafford, J. et al.: Circadian variation and changes after a meal in volume and lipid reproduction of human milk from rural Mexican women. Ann Nutr Metab 1994; 38: 232–237
[125] Stafford I. et al.: Visually estimated and calculated blood loss in vaginal and cesarean delivery. Am J Obstet Gynecol 2008; 199: 519.e1
[126] Statistisches Bundesamt (2012). Fast ein Drittel aller Krankenhausentbindungen per Kaiserschnitt. Pressemitteiluung vom 19. März 2012 -98/12. URL: https://www.destatis.de/DE/PresseService/Presse/Pressemitteilungen/2012/03/PD12_098_231.pdf
[127] Stern, D. N.: Die Mutterschaftskonstellation. Die vergleichende Darstellung verschiedener Formen der Mutter-Kind-Psychotherapie. Klett-Cotta, Stuttgart 1998
[128] Stillen und Muttermilchernährung, Grundlagen, Erfahrungen und Empfehlungen Band 3. Bundeszentrale für gesundheitliche Aufklärung, Köln 2001 (kostenlos zu bestellen bei BZgA. D-51101 Köln oder www.bzga.de)
[129] Stillen – Schutz, Förderung und Unterstützung. Die besondere Rolle des Gesundheitspersonals, WHO/UNICEF, Hrsg. Aktionsgruppe Babynahrung, Aachen 1990
[130] Stuebe, A. M., Rich-Edwards, J.W.: The reset hypothesis: Lactaion an maternal metabolisme. Am JPerinatol 2008 Nov 21 (Epub ahead of print)
[131] Suri, R., Altshuler, L.: Postpartum Depression: Risk Factors and Treatment Options. Psychiatric Times, Oktober 2004
[132] Tausch-Flammer, D., Bickel, L.: Wenn Kinder nach dem Sterben fragen. Ein Begleitbuch für Kinder, Eltern und Erzieher. Herder, Freiburg 2009
[133] The Academy of Breastfeeding Medicine. Jan. 2011, ABM Clinical Protocol #9. Academy of Breastfeeding Medicine, bfmed: http://www.bfmed.org./Media/Files/Protocols/Protocol%209%20%20English%201st%20Rev.%20Jan%202011.pdf
[134] The Optimal Duration of Exclusive Breastfeeding – A Systematic Review, WHO/NHD/o1.08, 2002
[135] Thom, D., Rortveit, G.: Prevalence of postpartum urinary incontinence: a systematic review. Acta Obstetrica et Gynecol. Scand. December 2010 Vol. 89 No12, p. 1511–1522
[136] Thomas, C.: Berührungsängste? Vom Umgang mit der Leiche. VGS Verlagsgesellschaft, Köln 1994
[137] Turmes,L., Hornstein, C.: Stationäre Mutter-Kind-Behandlungseinheiten in Deutschland. Nervenarzt 2007; 78: 773–779
[138] Visness, C.M., Kennedy, K. J., Ramos, R.: The duration and character of postpartum bleeding among breast-feeding woman. Obstet Gynecol 1997; 89 (2): 159–163
[139] Weinzierl, A. et al.: The incidence of placental residues after vaginal delivery and cesarean section. Geburtsh Frauenheilk 2003; 63(8): 774–777
[140] Wiemer, A.: Stirbt die Hausgeburtshilfe aus? Deutsche Hebammen Zeitschrift 2009; 12: 13–17
[141] Winberg, J.: Das Stillen und der Austausch von Signalen zwischen Mutter und Kind. In: Bundeszentrale für gesundheitliche Aufklärung (BZgA): Stillen und Muttermilchernährung, Köln 2001
[142] Windorfer, A.: Fremdstoffe in der Muttermilch, Deutsche Hebammen Zeitschrift 2002; 5
[143] Wortmann-Fleischer,S., Downing,G., Hornstein C.: Postpartale psychische Störungen. Kohlhammer, Köln 2006
[144] Wöckel, A., Abou-Dakn, M., Beggel, A., Arck, P.: Inflammatory Breast Diseases during Lactation: Health Effects on the Newborn – A Literature Review. Hidawi Publishing Corporation Mediators of Onflammation. 2008; S 7

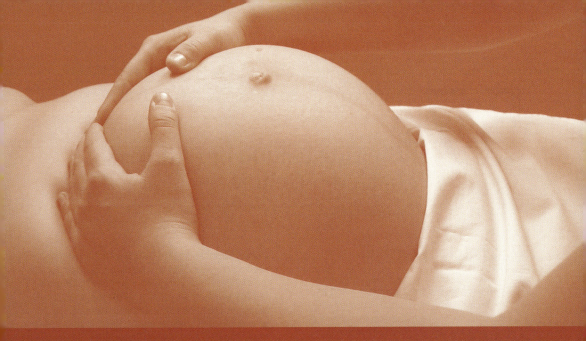

Neugeborenes und Säugling

57	Die Umstellung des Körpers nach der Geburt	634
58	Das gesunde Neugeborene	642
59	Besonderheiten der frühen Neugeborenenperiode	656
60	Betreuung des gesunden Neugeborenen in den ersten Lebenstagen	664
61	Das gefährdete und das kranke Neugeborene	674
62	Umgang mit Neugeborenen und Säuglingen	696
63	Ernährung des gesunden Neugeborenen und Säuglings	712
64	Die Entwicklung des Kindes im ersten Lebensjahr	719

57 Die Umstellung des Körpers nach der Geburt

Andrea Stiefel

57.1 Fetaler Kreislauf

M Der fetale Kreislauf weist Besonderheiten im Vergleich zu dem des Neugeborenen auf. Drei „Kurzschlüsse" gewährleisten einen schnellen Transport von sauerstoffreichem Blut zu den Organen Herz, Gehirn, Nieren (Abb. 57-1).

Ductus venosus Arantii[1] (ductus, lat.: Gang, Kanal): Sauerstoffreiches Blut aus der Plazenta gelangt durch die Nabelvene in den Körper des Feten. Durch den Ductus venosus wird der größte Teil, unter Umgehung der Leber, direkt in die Vena cava inferior (untere Hohlvene) umgeleitet und fließt in den rechten Vorhof des Herzens. Das restliche Blut vermischt sich

[1] Aranzio: Anatom, Bologna 1530–1589.

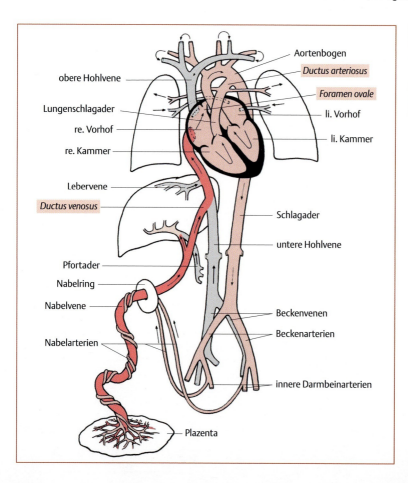

Abb. 57-1 Fetaler Kreislauf: sauerstoffreiches Blut (rot), sauerstoffarmes Blut (grau), Mischblut (rot/grau). Der Pfeil gibt die Fließrichtung des Blutes an.

mit Blut aus der Vena portae (Pfortader) und durchströmt die Leber.

Foramen ovale (ovales Fenster):

Das Foramen ovale besteht aus 2 dünnen Häuten: Septum[1] primum und Septum secundum, die eine Öffnung in der Trennwand zwischen dem rechten und linken Vorhof bilden. Der Hauptstrom des Blutes gelangt durch dieses „Fenster" direkt aus dem rechten in den linken Vorhof des Herzens, von dort in die linke Herzkammer. Diese pumpt es in die Aorta ascendens (aufsteigende Hauptschlagader) und versorgt so zuerst über die Arteriae coronariae (arterielle Herzkranzgefäße) und Arteria carotis (Kopfschlagader) Herzmuskulatur und Gehirn mit sauerstoffreichem Blut.

Ein geringer Anteil des sauerstoffreichen Blutes mischt sich im rechten Vorhof mit sauerstoffarmem Blut aus dem Kopf- und Armbereich, welches über die Vena cava superior (obere Hohlvene) einfließt. Vom rechten Vorhof gelangt es in die rechte Kammer und wird in den Truncus[2] pulmonalis (Stamm der Lungenarterien) gepumpt. Die Hauptmenge dieses Blutes (90%) erreicht über den dritten Kurzschluss die Aorta descendens (absteigende Schlagader).

Ductus arteriosus Botalli (Arteriengang):

Er verbindet den Stamm der Lungenarterie mit dem Aortenbogen. Der hohe Gefäßwiderstand in der Lunge bewirkt, dass sie nur von der für Wachstum und Reifung notwendigen Blutmenge durchflossen wird (Atemfunktion übernimmt die Plazenta). Abgehend von den 2 Beckenarterien gelangt das sauerstoffarme, schlackenreiche Blut über die beiden Nabelarterien in die Plazenta zur Wiederaufbereitung.

> **M** Die Sauerstoffsättigung in den Nabelarterien beträgt nur 58% gegenüber 80% in der Nabelvene.

57.2 Der Kreislauf des Neugeborenen

Vena umbilicalis (Nabelvene) und Arteriae umbilicales (Nabelarterien)

Kurz nach dem Kollabieren der Nabelarterien (wenige Minuten nach der Geburt) versiegt auch der Blutstrom in der **Nabelvene**. Dies bedeutet, dass nach der Geburt noch zusätzliches Blut zum Kind gelangen kann, bevor der Plazentakreislauf ganz endet (ca. 1–4,5% des kindlichen Gewichtes). Dies macht man sich bei der Spätabnabelung zunutze (s. S. 333). Nach dem Verschluss verödet die Nabelvene nach einigen Wochen zum bindegewebigen Ligamentum teres[3] hepatis (rundes Leberband).

> **M** Interauterin wurde das Kind ausschließlich über den Plazentakreislauf mit Sauerstoff versorgt. Mit dem Einsetzen der Lungenatmung und dem Wegfall der Plazentafunktion beginnt beim Neugeborenen ein getrennter Körper- und Lungenkreislauf. Die Kurzschlüsse des fetalen Kreislaufs werden nicht mehr benötigt, sie verschließen sich (Abb. 57-2).

Ein funktioneller Verschluss der **Nabelarterien** tritt wenige Minuten post partum durch Kontraktion der glatten Muskulatur in den Gefäßwänden ein. Die Nabelarterien veröden mit der Zeit zum Ligamentum umbilicale mediale (mittleres Nabelschnurband).

Ductus venosus

Er verschließt sich gleichzeitig mit der Nabelvene und wird zum Ligamentum venosum (Venenband), welches wie die anderen Ligamente keine spezifische Funktion hat.

Foramen ovale

Die plötzliche Belüftung der Lungen bewirkt eine drastische Abnahme des pulmonalen Gefäßwiderstandes. Sofort fließt viel Blut aus der rechten Herzkammer über die Lungenarterien zur Lunge. Das sauerstoffangereicherte Blut strömt durch die Lungenvenen zurück in den linken Vorhof, dadurch steigt hier der Druck an und presst das Foramen ovale zu. Die Beendigung des plazentaren Kreislaufes lässt kein Blut mehr durch die Nabelvene fließen. Der Blutdruck in der Vena cava und damit im rechten Vorhof sinkt und unterstützt den durch Blutdruck-

---

1 septum, lat.: Scheidewand, Trennwand.
2 truncus, lat.: Stamm, Rumpf.
3 teres, lat.: länglich rund.

57 Die Umstellung des Körpers nach der Geburt

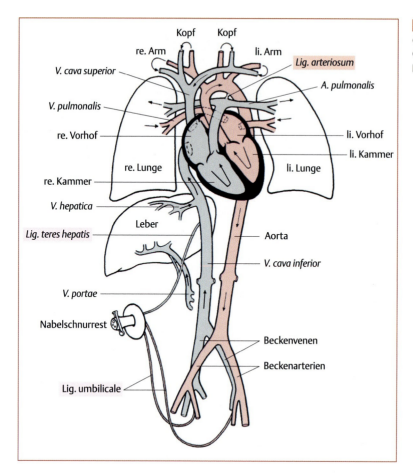

Abb. 57-2 Kreislauf des Neugeborenen nach der Umstellung post partum.

steigerung im linken Vorhof eingeleiteten Verschluss des Foramen ovale.

Das Septum primum presst sich beim ersten Atemzug des Kindes gegen das Septum secundum. Das andauernde Aneinanderpressen lässt die Septen miteinander verschmelzen, nach 3–12 Monaten sind sie in der Regel fest verwachsen. Bei manchen Erwachsenen findet sich ein persistierendes Foramen ovale, meist ohne klinische Relevanz.

Ductus arteriosus

Infolge einer erhöhten Sauerstoffspannung des Blutes nach der Geburt kontrahiert sich die Wandmuskulatur des Ductus arteriosus. Nach 10–15 Stunden ist er funktionell, nach etwa 4–8 Wochen anatomisch verschlossen, er verödet zum Ligamentum arteriosum (Arterienband).

57.3 Herz und Blutdruck

Lage des Herzens: In den ersten 4 Lebensjahren befindet sich die Herzspitze (tiefster Punkt des Herzens) in Höhe des 4. Interkostalraumes (Zwischenrippenraum), links seitlich der Medioklavikularlinie, (MCL = Senkrechte von der Mitte des Schlüsselbeines abwärts), später im tieferen 5. Zwischenrippenraum auf Höhe der MCL, also mehr Richtung Mitte.

Herzfrequenz, Puls: Die Normalfrequenz des Neugeborenen beträgt etwa 100–140 Schläge pro Minute (spm). Im Alter von 6 Monaten sinkt sie langsam ab auf ca. 110 spm, mit 1 Jahr auf ca. 100 spm.

Blutdruck: Der systolische Blutdruck entwickelt sich ebenfalls in Abhängigkeit vom Alter, steigt im Gegensatz zur Herzfrequenz jedoch an. Normalwerte liegen beim Neugeborenen zwischen 60–80 mmHg systolisch und ca. 35 mmHg diastolisch.

57.4 Blut

Intrauterin werden Erythroblasten[1] (kernhaltige Zellen, die durch Teilung und Reifung zu roten Blutkörperchen werden) in Leber, Milz und ab dem 7. Schwangerschaftsmonat im Knochenmark gebildet. Nach der Geburt findet die Erythropoese (Blutbildung) fast ausschließlich im Knochenmark statt.

Das **Hämoglobin** (roter Blutfarbstoff) des Neugeborenen besteht zu 60–90 % aus HbF (F = fetal) und der Rest aus HbA (A = adult = erwachsen). HbF ist gekennzeichnet durch eine erhöhte Sauerstoffaffinität, die intrauterin die Sauerstoffaufnahme des Kindes begünstigt, post natum aber nicht mehr notwendig ist. Fetales HbF besteht aus 2 α- und 2 γ-Ketten, adultes HbA aus 2 α- und 2 β-Ketten. Bereits vor der Geburt setzt die Synthese der β-Ketten ein. HbF wird abgebaut und bis zum 6. Lebensmonat weitgehend durch HbA ersetzt (HbF liegt nach 4 Monaten unter 5 %; die Angaben in der Literatur variieren).

Im 1. und 2. Lebensjahr wird häufig eine **hypochrome**[2] **Anämie** (Eisenmangel) beobachtet. Ursache ist eine Erschöpfung der bei der Geburt vorhandenen Eisenvorräte. Dieser Eisenmangel gesunder Säuglinge kann durch die Nahrung ausgeglichen werden.

Normwerte des kindlichen Blutes werden auf S. 889 angegeben. Das **Blutvolumen** beträgt beim Neugeborenen 80–110 ml/kg Körpergewicht, beim Säugling 75–90 ml/kg Körpergewicht.

57.5 Lunge, Atmung, Temperaturregulation

Im Verlauf der fetalen Entwicklung bilden bestimmte Zellen der Lungen **Flüssigkeit**, die die Alveolen füllt. **Bei der Geburt** wird der Thorax komprimiert und Flüssigkeit aus den Atemwegen gepresst. Dieser Kompression folgt die postpartale Dekompression und damit das Ansaugen von Luft, die Alveolen entfalten sich. Der **Surfactant** (ein Gemisch aus Phospholipiden, Proteinen und hochmolekularen Bestandteilen) vermindert beim reifen Neugeborenen die Oberflächenspannung der Lungenbläschen, erleichtert deren Entfaltung und verhindert einen Kollaps der Alveolen während der Ausatmung. Die **Auslöser des ersten Atemzugs** sind multifaktoriell. Dazu gehören sensorische und taktile Reize (erster Luftkontakt am Gesicht, Kälte, Helligkeit, Berührungen), chemische Prozesse und die Sensibilisierung der Chemorezeptoren des Atemzentrums im Gehirn. Verbliebene intraalveoläre Flüssigkeit wird über Lymphwege und Pulmonalgefäße aufgenommen.

Das Wachstum und die Reifung der Lunge sind bei der Geburt noch nicht abgeschlossen. Die endgültige Ausreifung der Alveolen vollzieht sich bis zum 8. Lebensjahr. Die Lunge ist somit ein „Spätentwickler".

> **M** Atemfrequenz: Sie beträgt beim Neugeborenen etwa 40 Atemzüge pro Minute und sinkt mit zunehmendem Alter.

Atembewegungen vollzieht der Fetus bereits ab der 11. SSW. Sie sind wichtig für ein normales Lungenwachstum und die spätere Konditionierung der Atemtätigkeit. In den ersten Jahren atmen die Kinder mithilfe der Zwerchfell- oder Bauchatmung, der Bauch wölbt sich vor. Ab dem 7. Lebensjahr überwiegt die Rippen- oder Brustkorbatmung. Die Atemsteuerung erfolgt über das Atem- und Kreislaufzentrum in der Medulla oblongata (verlängertes Rückenmark).

Temperaturregulation

Intrauterin ist das Kind vorwiegend von der mütterlichen Temperaturregulation abhängig. Die Körpertemperatur des Feten liegt etwa 0,5 °C über der der Mutter. Unmittelbar nach der Geburt besteht die Gefahr für das Neugeborene, Wärme zu verlieren. Hier spielen verschiedene Faktoren eine Rolle:
- niedrigere Umgebungstemperatur und nasse Haut, dadurch Verlust an Wärme durch Evaporation (Ausdünstung), Konduktion (Wärmeleitung durch Körpergewebe) und Konvektion (Wärmeleitung durch Blut und Lymphe)
- weniger Unterhautfettgewebe (16 % versus 30 % beim Erwachsenen, Coad 2007)
- größere Körperoberfläche in Relation zum Erwachsenen (Temperaturverlust über den Kopf)
- Wärmeerzeugung durch Zittern oder Bewegung ist bei Neugeborenen noch nicht möglich.

Möglichkeit der Wärmeentwicklung

Bei reifen Neugeborenen bestehen 2–7 % des Körpergewichtes (Angaben variieren in der Literatur) aus „braunem" Fettgewebe, welches für die Thermogenese genutzt werden kann. Das braune Fett ist um die zentralen Organe und im Rücken- und Brustbereich lokalisiert (Abb. 57-3). Es ist stark von Gefäßen

---
1 blastos, gr.: Spross.
2 chroma, gr.: Farbe.

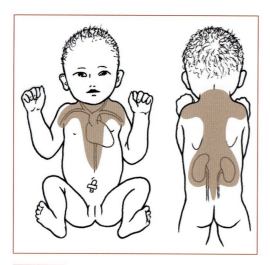

Abb. 57-3 Lokalisation von braunem Fettgewebe beim menschlichen Säugling.

nen ist groß (4–5% des Körpergewichtes) im Vergleich zu der des Jugendlichen und Erwachsenen (2%). Verschiedene Stoffwechselfunktionen der Leber sind zum Zeitpunkt der Geburt nicht voll ausgereift, erst nach 2–3 Monaten erreicht sie ihre volle Leistungsfähigkeit. Die Zufuhr von Nährstoffen (Kohlenhydrate, Fette, Aminosäuren) über die Pfortader regt zahlreiche Stoffwechselfunktionen an und beschleunigt sie.

Die **Nieren** reifen erst im 2. Lebensjahr voll aus. Verschiedene Funktionen der kindlichen Niere sind herabgesetzt im Vergleich zum Erwachsenen:
- Glomeruläre Filtrationsrate
- Konzentrations- und Resorptionsfähigkeit (z. B. für Natrium)
- Nierendurchblutung.

Diese Tatsachen müssen vor allem bei der Dosierung von Medikamenten und bei der Zubereitung von Kunstmilch beachtet werden (s. S. 714, 659).

Ein gesundes Neugeborenes scheidet innerhalb von 24 Stunden nach der Geburt den ersten Urin aus. Die Urinmenge liegt zu Beginn bei 15–30 ml/kg Körpergewicht am Tag und steigt nach einer Woche auf etwa 100–200 ml/kg Körpergewicht pro Tag.

durchzogen und enthält viele mitochondrienreiche Zellen, wodurch es sich vom weißen Fettgewebe unterscheidet. Das braune Fett erzeugt Wärme durch den Abbau von Triglyceriden, wozu Sauerstoff, Adenosintriphosphat und Glukose benötigt werden (s. Kap. 59 S. 662).

Wärmeabgabe durch Schwitzen ist bei Neugeborenen nur im geringen Maß möglich. Hauptsächlich erweitern sich die Gefäße, der Körper versucht, darüber Wärme abzugeben.

57.6 Magen-Darm-Trakt, Leber und Nieren

Magen: Der Magen des Neugeborenen und Säuglings liegt im ersten Lebensjahr in transversaler (quer verlaufender) Richtung. Mit zunehmendem Alter geht er in die senkrechte Lage über.

Darm: In der 24. SSW ist der Darm anatomisch entwickelt. Bei Neugeborenen ist die Verdauungs- und Resorptionsfähigkeit des Darms noch unreif. Über die Ernährung mit Muttermilch erhalten die Kinder Verdauungsenzyme und andere Stoffe, die die Darmentwicklung unterstützen.

Leber: Der Unterrand der Leber ist ca. 2 cm unterhalb des Rippenbogenrandes im Bereich der Medioklavikularlinie zu tasten. Die Leber des Neugebore-

57.7 Nervensystem

Die **Hirnentwicklung** ist zum Zeitpunkt der Geburt noch nicht abgeschlossen. Das Stützgewebe des Zentralnervensystems und die Fortsätze der Nervenzellen proliferieren bis ins erste Lebensjahr. Die Ausbildung des Rückenmarks dauert bis in das 10. Lebensjahr, dabei steigt zunehmend die Nervenleitgeschwindigkeit.

Das **Zentralnervensystem** (ZNS) beginnt ab dem 5. Monat intrauterin mit einem komplexen Reifungsprozess und differenziert sich zunehmend aus. Die **Primitivreflexe des Neugeborenen** (Abb. 57-4) verschwinden im Laufe des ersten Lebensjahres. Sie werden in der weiteren Entwicklung des ZNS durch komplexere Reaktionen wie Gleichgewicht, Aufstellen, Stützen abgelöst.

Die Durchlässigkeit der Barriere zwischen Blut und Hirn (**Blut-Hirn-Schranke**) ist noch groß, neurotoxische (nervenschädigende) Substanzen können sie durchdringen.

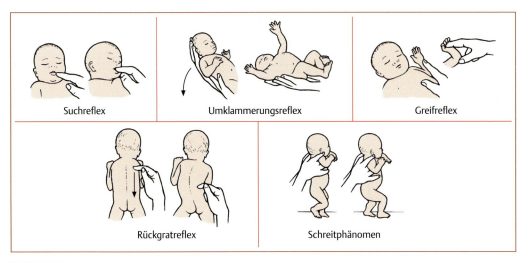

Abb. 57-4 Frühkindliche Reflexe (modifiziert nach Pschyrembel, Klinisches Wörterbuch 1990).

57.8 Skelett

Die **Proportionen des Körpers** ändern sich im Laufe der Kindheit. Neugeborene haben einen relativ großen Kopf (¼ der Körperlänge), einen langen Rumpf und verhältnismäßig kurze Beine. In den ersten Lebensjahren des Kindes wachsen dagegen die Extremitäten schneller als Kopf und Rumpf.

Die **Skelettreifung** erfolgt durch Ossifikation (Verknöcherung). Sie verläuft in den verschiedenen Knochen unterschiedlich schnell, entweder als desmale Ossifikation (direkte Umwandlung des Bindegewebes durch knochenbildende Zellen, ausgehend von den Knochenkernen) oder als chondrale Ossifikation (Knochenbildung über eine knorpelige Zwischenstufe). So bestehen beim kindlichen Skelett noch knorpelige Verbindungen zwischen einzelnen Knochen, die im Erwachsenenalter verknöchert sind.

57.9 Knöcherner Schädel

Der Schädel wird unterteilt in Neurocranium (Hirnschädel) und Viscerocranium (Gesichtsschädel) (Abb. 57-5). Der **Hirnschädel**, aus Calvaria (Schädeldach oder Kalotte) und Basis cranii (Schädelbasis) zusammengesetzt, bildet die Hülle für das Gehirn, der **Gesichtsschädel** beherbergt Seh- und Riechorgan, Gehör und die oberen Teile der Atemwege. Beim Neugeborenen beträgt das Verhältnis von Hirnschädel zu Gesichtsschädel 8 : 1, was sich durch das relativ große Gehirn und die noch unvollständige Ausbildung des Kauapparates erklärt.

Die Schädelknochen des Kindes sind durch bindegewebige Suturen (Nähte) miteinander verbunden:
- **Sutura sagittalis** (Pfeilnaht) verläuft zwischen den beiden Scheitelbeinen
- **Sutura coronalis** (Kranznaht) zwischen Stirn- und den beiden Scheitelbeinen
- **Sutura frontalis** (Stirnnaht) zwischen den beiden Stirnbeinen
- **Sutura lambdoidea** (Lambdanaht) zwischen den Scheitelbeinen und dem Hinterhauptsbein (Abb. 57-6).

Die Schädelnähte, die unter und nach der Geburt als kleine Vertiefungen am Kopf tastbar sind, können nach 6–7 Monaten kaum noch gefühlt werden. Endgültig verknöchern sie erst im Erwachsenenalter (zwischen 30. und 50. Lebensjahr).

> D Als Fonticuli (Fontanellen = frz. kleine Quellen) werden die 6 Knochenlücken am kindlichen Kopf bezeichnet.

- **Fonticulus anterior** (Stirnfontanelle oder große Fontanelle) begrenzt durch Pfeilnaht, Stirnnaht und die beiden Schenkel der Kranznaht. Vierzipflig, in Form einer Raute, misst sie etwa 1,5–2,5 cm in der Diagonalen.

57 Die Umstellung des Körpers nach der Geburt

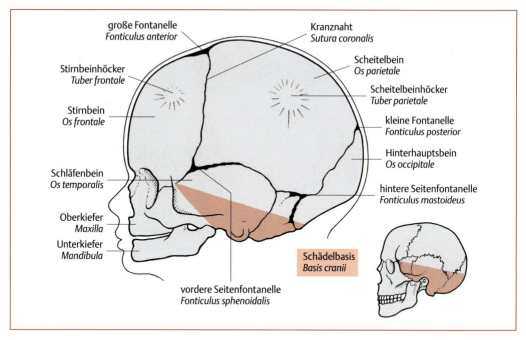

Abb. 57-5 Schädel eines reifen Neugeborenen im Vergleich zum Erwachsenenschädel (rosa = Schädelbasis).

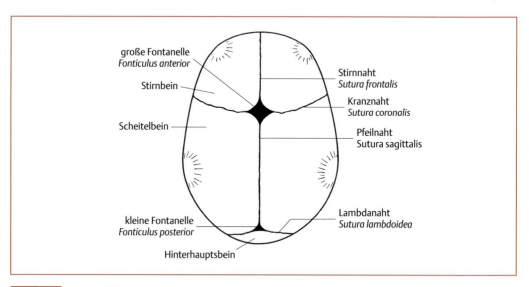

Abb. 57-6 Schädelnähte und Fontanellen am kindlichen Kopf.

- **Fonticulus posterior** (Hinterhaupts- oder kleine Fontanelle), dreizipflig, ist die Vereinigung von Pfeilnaht und beiden Schenkeln der Lambdanaht.
- **Fonticulus sphenoidalis** (Keilbeinfontanelle) zwischen Stirnbein, Scheitelbein und großem Keilbeinflügel, auf beiden Seiten des Schädels vorhanden.
- **Fonticulus mastoideus** (hintere Seitenfontanelle) zwischen Schläfenbein, Scheitelbein und großem Keilbeinflügel, ebenfalls beidseitig (s. Abb. 57-5).

Die Knochenlücken verkleinern sich kontinuierlich. Zuerst verschließt sich die kleine Fontanelle (1. – 3. Monat), dann die Seitenfontanellen (8. – 12. Monat) und zuletzt die große Fontanelle.

57.10 Zahnentwicklung

Der Zahndurchbruch beginnt bei den meisten Kindern zwischen dem 6.–8. Lebensmonat. Gelegentlich tritt er schon früher auf (ca. Ende 4. Monat), selten erst gegen Ende des ersten Lebensjahres.

Bis zum Alter von 2,5 Jahren sind in der Regel alle **20 Milchzähne** durchgebrochen. Die Reihenfolge ist sehr häufig:
- 2 untere zentrale Schneidezähne
- 4 obere Schneidezähne
- 2 untere seitliche Schneidezähne
- 4 Eckzähne
- 8 hintere Backenzähne

Viele Säuglinge reagieren beim so genannten „**Zahnen**" mit Unruhe, Weinen, Schlafstörungen, Schmerzen am Zahnfleisch, starkem Speichelfluss (sabbern). Fieber ist kein typisches Symptom für Kinder, die Zähne bekommen, die Ursache sollte daher abgeklärt werden. Es gibt jedoch Säuglinge, die bei jedem neuen Zahn mit erhöhter Temperatur reagieren und am nächsten Tag fieberfrei sind. Die anderen Beschwerden halten meist 2–3 Tage an und können mit einfachen Mitteln gelindert werden.

Im Alter von etwa 6 Jahren werden die Milchzähne durch das **bleibende Gebiss** ersetzt. Die bleibenden Zähne brechen wie die Milchzähne zeitlich versetzt durch, der Zeitpunkt kann individuell variieren.

Literatur zu Kapitel 57 s. S. 725 ff

58 Das gesunde Neugeborene

Andrea Stiefel

58.1 Erstversorgung

Die Erstversorgung beinhaltet alle Maßnahmen nach der Geburt eines Kindes. Bei den Vorbereitungen für die Geburt muss die Hebamme sicherstellen, dass alle notwendigen Voraussetzungen für die umfassende Versorgung des Kindes nach der Geburt gegeben sind. Die Anpassung an das extrauterine Leben stellt eine große Herausforderung und Anstrengung für das Neugeborene dar und kann durch gute Vorbereitung optimal unterstützt werden.

> **M** Bei der postpartalen Betreuung des gesunden Neugeborenen sollten Mutter und Kind so wenig wie möglich getrennt oder gestört werden, um den Aufbau der Beziehung (Bonding) nicht zu stören. Gleichzeitig muss eine sichere Überwachung des Neugeborenen gewährleistet sein.

Abtrocknen

Das Neugeborene wird nach der Geburt auf einer trockenen, warmen Unterlage (Moltontuch, Windel) gelagert und vorsichtig trocken gerieben, bevor weitere Maßnahmen ergriffen werden oder das Kind direkt auf den Bauch der Mutter (Haut-zu-Haut-Kontakt) gelegt wird. Das Neugeborene kann auch so lange auf der Unterlage liegen bleiben, bis die aufrecht sitzende Mutter selbst den Kontakt zum Kind aufnimmt, es anfasst und auf den Arm nimmt. Die Methoden sind unterschiedlich und abhängig von Richtlinien und Philosophie des jeweiligen Geburtsortes.

> **M** Wichtig ist in jedem Fall, das Kind warm zu halten, um ein Auskühlen zu vermeiden.

Voraussetzungen dafür sind:
- eine thermoneutrale Umgebung (Raumtemperatur mindestens 20 °C, keine Zugluft)
- vorgewärmte Tücher (Handtuch, Moltontuch) und vorgewärmte Wäsche
- nasse Tücher entfernen; Kopf abdecken
- Kontakt zur Mutter, möglichst Haut zu Haut (oder zum Vater, z. B. nach Sectio)

Absaugen

Routinemäßiges Absaugen postpartum ist bei gesunden, vitalen Neugeborenen, die schreien und deren Fruchtwasser nicht verfärbt war, nicht notwendig. Unnötiges Absaugen ist für das Kind ein Stressfaktor. Schleimhautläsionen und eine durch Vagusreizung ausgelöste reflektorische Bradykardie oder Apnoe können in Folge des Absaugens auftreten.

> **M** **Indikationen zum Absaugen** direkt nach der Geburt:
> - Blutiges, grünes oder fötides (übel riechendes) Fruchtwasser
> - Frühgeborene oder in der Atmung durch Fruchtwasser und Schleim beeinträchtigte Neugeborene
> - Neugeborene, die intubiert werden müssen
> - erhöhte Flüssigkeitsansammlung in den Atemwegen.

Das unmittelbare Absaugen nach Geburt des Kopfes bei mekoniumhaltigen Fruchtwasser wird nicht empfohlen, es gibt dazu keine evidenzbasierte Grundlage (Mercer et al. 2007). Dickgrünes, erbsbreiartiges Fruchtwasser erfordert Interventionen des Pädiaters (Absaugen unter Sicht, Spülen), der umgehend zugezogen wird (s. S. 679).

Abnabelung

Das Vorgehen bei der vorläufigen und endgültigen Abnabelung ist sehr unterschiedlich, je nach hausinternen Regelungen, Sichtweisen von Hebammen, Geburtshelfern, Pädiatern oder den Wünschen der Eltern. In Kliniken wird oft zügig abgenabelt, das Auspulsieren der Nabelschnur selten abgewartet. Eine Zusammenfassung von 11 Studien (McDonald, Middleton 2008) zeigt viele Vorteile der Spätabnabelung auf, aber auch einige Nachteile. Vorteil ist u. a. ein besserer Hb-Wert der Neugeborenen, sie weisen jedoch häufiger einen stärkeren Ikterus auf als die

Kinder, die früh abgenabelt wurden. Mercer et al. 2007 weisen auf die wenigen Evidenzen hin, die es bezüglich des frühen Abnabelungszeitpunktes gibt. Routineinterventionen bedürfen daher einer genaueren Überprüfung im Bezug auf ihren Nutzen für das Neugeborene und die Familie.

Empfehlungen:
- Vitale, reife Neugeborene auf den Bauch der Mutter legen, trocken und warm halten und nach dem Auspulsieren der Nabelschnur abnabeln, ohne Ausstreichen der Nabelschnur
- Bei chronischer Plazentainsuffizienz, Übertragung, diabetischer Fetopathie ist der Hämatokrit deutlich erhöht, deshalb zügiges Abnabeln ohne Ausstreichen
- Bei Nabelschnurumschlingung oder Nabelschnurknoten sofortiges Lockern der Nabelschnur und ggf. Ausstreichen zum Kind, um einen bestehenden Blutverlust auszugleichen
- Bei vorzeitiger Plazentalösung und Blutungen: die Nabelschnur zum Kind hin ausstreichen und zügig abnabeln

Die unterschiedlichen Abnabelungsmethoden werden auf S. 332 ff vorgestellt.

Abnahme von Blut aus den Nabelschnurgefäßen

pH-Wert Bestimmung: Noch vor der Lösung der Plazenta sollte Blut aus der Nabelvene und aus einer Nabelarterie entnommen werden zur Bestimmung des Säure-Basen-Status (s. S. 645).

Weitere mögliche/erforderliche Blutentnahmen:
- Bestimmung von Blutgruppe und Rhesusfaktor des Kindes bei einer Rh-negativen Mutter und für den Coombstest
- beim Verdacht auf eine intrauterine Infektion zur Abklärung (z. B. Blutbild, Blutkultur)
- auf Wunsch der Eltern zur Gewinnung von Stammzellen (hierfür fertige Sets von den entsprechenden Firmen nach genauer Einweisung verwenden).

Beurteilen und Beobachten des Vitalitätszustandes

> [M] Für die Überprüfung und die Dokumentation der Vitalität eines Neugeborenen hat sich das Apgar-Schema bewährt, eingeführt durch die amerikanische Anästhesistin Virginia Apgar (1909–1974).

Anhand der Überprüfung **von fünf einfach zu beschreibenden Parametern:**
- Herzfrequenz
- Atmung
- Muskeltonus
- Reaktion auf Reize
- Hautkolorit

werden nach 1, 5 und 10 Minuten Punkte von 0–2 vergeben, die Summe addiert und dokumentiert (Tab. 58-1). Dies ergibt den so genannten **Apgar-Score** und bezeichnet den klinischen Zustand des Kindes. Der Apgar nach einer Minute ist hilfreich für eventuell nötige Reanimationsmaßnahmen, nach 5–10 Minuten kann eine genauere Prognose gestellt werden, wie das Kind sich adaptiert. Vorteilhaft ist die exakte Beurteilung des Kindes nach der Geburt anhand fest definierter Zeiteinheiten. Nachteile des Apgar-Schemas sind die Subjektivität der Beurteilung und die oft zu beobachtende Beschönigungstendenz durch Hebammen und Geburtshelfer. Pädiater neigen zu einer wesentlich strengeren Beurteilung.

1. Herzfrequenz

Sie variiert bei Neugeborenen postnatal stark und hängt ebenso wie die Atemfrequenz von äußeren Einflüssen ab. Jeder Reiz (laute Geräusche etc.) wird in der Regel mit einem Frequenzanstieg beantwortet.

> [M] Normale Herzfrequenz: 100–140 spm.
> < 100 spm: Bradykardie
> > 140 spm: Tachykardie

2. Atmung

Der erste Atemzug sollte innerhalb von 20 Sekunden post natum erfolgen. Die einsetzende Atmung des Neugeborenen ist zunächst diskontinuierlich (Pendelatmung) und von geringer Frequenz (ca. 15 Atemzüge/min.). Spätestens nach 90 Sekunden wird sie frequenter (40–60 Atemzüge/min.). In der Ausatemphase schreien viele Neugeborene, auch Husten und

Tabelle 58-1 Apgar-Schema, Parameter und Bewertung.

Kriterien	0 Punkte	1 Punkt	2 Punkte	1 Min.	5 Min.	10 Min.
Herzfrequenz	nicht hörbar	< 100 spm	> 100 spm			
Atmung	keine	unregelmäßig, flach, langsam	regelmäßig schreiend			
Muskeltonus	schlaff	träge, wenig Bewegungen	aktiv, voller Beugetonus			
Reflexerregung	keine Reaktion	verminderte Reaktion Grimasse	Schrei, Abwehr			
Hautfarbe	zyanotisch oder blass	Körper rosig, Extremitäten blau	rosig			
Gesamtpunkte						
Bewertung:	APGAR	Bezeichnung des klinischen Zustandes:				
	9–10	optimal lebensfrisch				
	7–8	noch lebensfrisch				
	5–6	leichter Depressionszustand				
	3–4	mittelgradiger Depressionszustand				
	0–2	schwerer Depressionszustand				

Niesen sind normale Reaktionen auf die veränderte Umgebung. Die Atmung wird von zahlreichen äußeren Reizen, meist im Sinne einer Frequenzsteigerung, beeinflusst.

M Pathologische Erscheinungen:
- **Tachypnoe:** über 60 Atemzüge/min.,
- **Dyspnoe** (erschwerte Atmung): Einsatz der Atemhilfsmuskulatur. Bei der Inspiration kommt es zu Einsenkungen am Thorax (zwischen den Rippen = interkostal, am Brustbein = sternal, im Oberbauchbereich = epigastrisch), evtl. auch zu Nasenflügeln und exspiratorischem Stöhnen (grunting, Knorksen = stöhnender Laut in der Ausatemphase).

3. Muskeltonus

Er ist erhöht (hyperton), die Reflexe sind gesteigert und das Neugeborene bewegt sich meist sehr lebhaft. In Rückenlage werden die Beine in Hüft- und Kniegelenk gebeugt gehalten, die Oberarme leicht vom Körper abgespreizt, mit angewinkelten Unterarmen. Die Hände sind zur Faust geballt.

M Pathologische Erscheinungen:
Bewegungsarmut bis zum Verlust der aktiven Beweglichkeit, hypotone (schlaffe) Muskulatur = floppy infant, Streckhaltung der Extremitäten, asymmetrische Spontanbewegungen, Krämpfe.

4. Reflexe

Direkt nach der Geburt zeigt ein gesundes Neugeborenes ein ausgeprägtes Reflexverhalten. Laute Geräusche, Berührungen und helles Licht veranlassen das Kind zu Abwehrreaktionen wie Schreien, heftigen Armbewegungen, Wegdrehen des Köpfchens.

M Pathologische Erscheinungen:
Verminderte Reaktion oder nicht vorhandenes Reagieren auf Impulse, leichtes Verziehen des Gesichts (Grimassieren).

5. Hautfarbe

Sie ist direkt p. p. oft bläulich rosa, innerhalb 1 Minute sollte sie an Kopf, Rumpf, Beinen und Armen rosig bis rot sein. Hände und Füße können noch einige Zeit eine bläuliche Färbung aufweisen, eine wesentliche Bedeutung hat dieser Befund nicht, da es

Klassifikation der Neugeborenen 58

Tabelle 58-2 pH-Werte und Säure-Basen-Haushalt bei Neugeborenen.

pH	Bezeichnung der Azidität
7,30	Normazidität
7,29–7,20	gering bis mittelgradig erhöhte Azidität
7,19–7,10	leichte bis mittelgradige Azidose
7,09–7,00	fortgeschrittene Azidose
< 7,00	schwere Azidose

Tabelle 58-3 Blutgasanalyse Nabelschnurblut (Referenzwerte).

	NS-Vene	NS-Arterie	Einheit
pH	7,30–7,35	7,25–7,30	
pCO_2 (Kohlendioxydpartialdruck)	4,6–6,0	5,9–7,3	kPa
Hydrogencarbonat (Bicarbonat) HCO_3	≥ 19	≥ 18	mmol/l
BE (Base Excess)	< – 6	< – 8	mmol/l
PO_2 (Sauerstoffpartialdruck)	3,3–4,7	2,0–2,7	kPa

Umrechnung in die Druckeinheit kilo-Pascal: mmHg × 0,1333 = kPa

sich um eine lokale Zyanose (nicht kardial, pulmonal oder zerebral bedingt) handelt, die bei einem herabgesetzten venösen Rückstrom auftritt.

 Pathologische Erscheinungen:
Blässe bei Neugeborenen ist stets bedrohlich und Zeichen für eine schwere Asphyxie, stärkere fetale oder neonatale Blutungen oder Unterkühlung.

Säure-Basen-Status

Durch die Messung des Säure-Basen-Status aus Nabelarterie und -vene ist eine **differenzierte Beurteilung des postpartalen Zustandes** des Neugeborenen möglich (Tab. 58-2). Meist werden neben dem **pH-Wert** noch pO_2, pCO_2 und der **base excess (BE)** bestimmt sowie HCO_2, Hb, HbF, Lactat und Bilirubin. Der BE errechnet sich aus pH und pCO_2 und ist damit wesentlich aussagekräftiger als der pH-Wert allein. So kann zwischen respiratorischer und metabolischer Azidose unterschieden und dadurch die jeweilige Therapie festgelegt werden.

In den Tabellen sind die Azidität des pH-Wertes sowie die Veränderung der Blutgase beim gesunden, reifen Neugeborenen dargestellt (Tab. 58-3).

58.2 Klassifikation der Neugeborenen

Die Entwicklung zum reifen Neugeborenen (NG) erfordert eine bestimmte Schwangerschaftsdauer (Tragzeit) und eine ungestörte plazentare Funktion. Abweichungen von der normalen Tragzeit sowie Störungen des intrauterinen Stoffwechsels, die sich bei der Geburt durch Unter- oder Übergewicht des Kindes zeigen, sind wesentliche Kriterien für die Klassifikation Neugeborener.

 Jedes Kind wird also nach seinem Schwangerschaftsalter und nach seinem Geburtsgewicht eingruppiert.

Normalgewichtige, reife Kinder haben die besten Voraussetzungen für eine problemlose Geburt, postnatale Anpassungsphase und weitere Entwicklung. Da die Schwangerschaftsdauer nicht immer exakt zu

58 Das gesunde Neugeborene

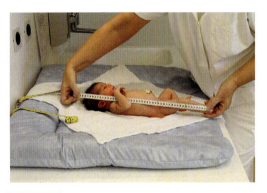

Abb. 58-1   Längenmessung beim Neugeborenen.

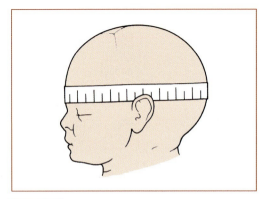

Abb. 58-2   Circumferentia fronto-occipitalis = großer Kopfumfang (Hutmaß).

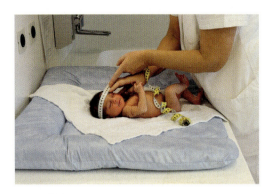

Abb. 58-3   Messen des Kopfumfanges mit dem Bandmaß.

errechnen ist, kann das Gestationsalter oft nur nach den sichtbaren Reifezeichen am geborenen Kind (Reifeschemata) bestimmt werden.

58.3 Reifebestimmung

Messbare und sichtbare Reifezeichen

> M Die drei Maße Gewicht, Länge und Kopfumfang sind dokumentationspflichtig.

Nach einer Empfehlung der WHO gelten sie als bei der Geburt erhoben, wenn sie innerhalb der ersten Lebensstunde gemessen werden (bevor die physiologische Gewichtsabnahme beginnt).

Geburtsgewicht

Das Gewicht wird in der Regel auf 10 g auf- oder abgerundet. Eine größere Genauigkeit ist nur bei den „runden" Gewichten zu fordern (z. B. 1995 g statt 2000 g oder 3495 g statt 3500 g), damit die Kinder in den Vitalstatistiken nicht fälschlicherweise einer höheren 500-Gramm-Gewichtsklasse zugeordnet werden.

Körperlänge

Die Distanz zwischen Scheitel und Fußsohle wird am liegenden Kind mit dem Bandmaß oder in der Messmulde ermittelt. Dazu wird das Ende des Bandmaßes bündig an einer Fußsohle angelegt, das andere Ende neben den Kopf gehalten. Dann wird das Beinchen vorsichtig etwas gestreckt und die Länge des Kindes abgelesen (Abb. 58-1). Eine extreme Streckung im Hüftgelenk ist dabei unbedingt zu vermeiden, da dies die Gelenkkapsel schädigen und eine Hüftdysplasie begünstigen kann. Es wird davon abgeraten, das Maßband um die Körperteile des Kindes herum anzulegen, da so fast immer eine zu große Körperlänge gemessen wird (besonders bei Kindern mit lang ausgezogenem Hinterhaupt).

Kopfumfang

Zur Messung des fronto-okzipitalen Kopfumfangs (Abb. 58-2) wird das Bandmaß hinten um das Hinterhaupt herum und vorne über die Glabella (Glätzchen zwischen den Augenbrauen) gelegt und abgelesen (Abb. 58-3).

Reifebestimmung 58

Tabelle 58-4 Reifeschema nach Petrussa.

Merkmal	Wertepunkte			Summe
	0	1	2	
Ohr	„formlos" weich	äußerer Rand nur oben umgeschlagen	volle Form, fest	
Brust	roter Punkt	Warzenhof eben erkennbar	Warzenhof Ø >5 mm	
Haut	dünn, rot, glasig	rot oder ödematös	rosig	
Sohlenfalten	distal 1–2	distale Hälfte	bis Ferse	
Hoden Große Labien	in der Leiste kaum vorhanden	halb deszendiert auf Höhe der kleinen Labien	im Skrotum überdecken kleine Labien	
Reifealter in SSW: 30 + Punktesumme				

Morphologische und neurologische Reifezeichen

Die Reifebestimmung erfolgt anhand der geburtshilflichen Daten (Gewicht, Länge, Kopfumfang) sowie morphologischer und neurologischer Kriterien.

Morphologisch (die äußere Gestalt betreffend): Leicht zugängliche körperliche Merkmale werden untersucht und je nach Ausprägung bestimmten Gestationswochen zugeordnet und mit Punkten versehen. Die Sicherheit der Bestimmung erhöht sich, je mehr Merkmale einer Beurteilung unterzogen werden. Die Punktsumme ergibt einen sog. Morphologischen Reifeindex, ausgedrückt in Gestationswochen, z. B. nach Petrussa und Farr (Tab. 58-4 Reifeschema nach Petrussa. und Tab. 58-5).

Neurologisch (das Nervensystem betreffend): Hier erfolgt die Reifebestimmung anhand des Tonus- und Reflexverhaltens. Die Problematik dieser Klassifikation besteht in ihrer Störanfälligkeit durch perinatale Erkrankungen, Anpassungsschwierigkeiten, äußere Reize (Kälte), besondere Stoffwechselsituationen (Hypoglykämie) und medikamentöse Einflüsse (Sedativa). Ein Beispiel für ein neurologisches Reifeschema ist das Schema nach Ballard (Tab. 58-6).

Tabelle 58-5 Reifeschema nach Farr.

Merkmal	Wertepunkte
1. Hautbeschaffenheit	
Festzustellen durch Anheben einer Hautfalte des Abdomens zwischen Daumen und Zeigefinger, Inspektion.	
Sehr dünn, Gelatinegefühl.	0
Dünn und weich.	1
Weich und mäßig dick, evtl. Rötung oder oberflächliche Schuppung.	2
Gefühl der Hautsteifheit, oberflächliche Hautrisse und lamellenartige Schuppung besonders an Händen und Füßen.	3
Dick und pergamentartig mit oberflächlichen oder tiefen Rissen.	4
2. Hautfarbe	
Beurteilung bei ruhigem Kind, nicht kurz nach dem Schreien.	
Dunkelrot.	0
Gleichmäßig rosa.	1
Blassrosa, unterschiedliche Hautfarbe u. U. mit sehr blassen Partien.	2
Blass, nirgends richtig rosa außer an Ohren, Lippen, Handflächen und Fußsohlen.	3
3. Hautdurchsichtigkeit	
am Stamm zu beurteilen.	
Zahlreiche Venen mit Verzweigungen und Venolen deutlich sichtbar, besonders über dem Abdomen.	0
Venen und Verzweigungen sichtbar, keine Venolen.	1
Wenige große Gefäße deutlich sichtbar über dem Abdomen.	2
Wenige große Gefäße undeutlich sichtbar über dem Abdomen.	3
Keine Gefäße sichtbar.	4
4. Ödeme	
Geprüft durch 5 Sekunden dauernden Druck mit dem Finger (vor allem über der Tibia, auch an Händen und Füßen).	
Offensichtliches Ödem von Händen und Füßen, mäßige Dellenbildung über der Tibia.	0
Kein offensichtliches Ödem, aber deutlich tastbare Dellenbildung über der Tibia.	1
Keine Ödeme.	2
5. Lanugobehaarung	
Am Rücken geprüft, das Kind zur Lichtquelle gehoben.	
Kein Lanugo oder sehr spärliche kurze Haare.	0
Reichlich Lanugo, lang und dicht über dem ganzen Rücken.	1
Dünnere Lanugo besonders an der unteren Rückenhälfte.	2
Geringe Lanugo mit haarlosen Bezirken.	3
Mindestens die Hälfte des Rückens ohne Lanugohaare.	4
6. Ohrform	
Prüfen durch Inspektion des oberen Anteils der Ohrmuschel.	
Ohrmuschel fast flach und formlos, Rand nicht oder kaum einwärts gebogen.	0
Beginnende Einwärtskrümmung des Ohrmuschelrandes.	1
Teilweise Einwärtskrümmung des Randes der ganzen oberen Ohrmuschelhälfte.	2
Gut ausgebildete Einwärtskrümmung des Randes der ganzen oberen Ohrmuschelhälfte.	3

Reifebestimmung

Merkmal	Wertepunkte
7. Festigkeit der Ohrmuschel	
Prüfung durch Palpation und Faltung des oberen Anteils zwischen Daumen und Zeigefinger.	
Weiche Ohrmuschel leicht in bizarre Stellungen zu falten ohne spontanen Ausgleich.	0
Ohrmuschel am Rand weich, leicht zu falten mit langsamem spontanem Ausgleich.	1
Knorpel bis zum Rand der Muschel tastbar, jedoch z. T. dünn, sofortiger spontaner Ausgleich.	2
Feste Muschel mit eindeutigem Knorpel bis zur Peripherie, sofortiger spontaner Ausgleich.	3
8. Männliches Genitale	
Kein Hoden im Skrotum tastbar.	0
Mindestens ein Hoden mobil im Leistenkanal	1
Mindestens ein Hoden hoch im Skrotum, bis in die tiefste Position zu ziehen.	2
Mindestens ein Hoden vollständig deszendiert.	3
9. Weibliches Genitale	
Beurteilung bei halber Abduktion der Beine.	
Große Labien klaffen weit, relativ große Labia minora.	0
Große Labien bedecken die kleinen Labien fast vollständig.	1
Große Labien bedecken die kleinen Labien vollständig.	2
10. Größe der Brustdrüse	
Bestimmt durch Palpation des Brustdrüsengewebes zwischen Zeigefinger und Daumen.	
Kein Drüsengewebe tastbar.	0
Drüsengewebe unter 0.5 cm Durchmesser ein- oder beidseitig tastbar.	1
Drüsengewebe beiderseits tastbar, ein oder beidseits 0,5 bis 1 cm Durchmesser.	2
Drüsengewebe beidseits tastbar, ein- oder beidseits mehr als 1 cm Durchmesser.	3
11. Brustwarze	
Beurteilt durch Inspektion	
Brustwarze kaum sichtbar, keine Areola.	0
Brustwarze gut ausgebildet, Areola vorhanden, aber nicht prominent.	1
Brustwarze gut ausgebildet, der Rand der Areola liegt über dem Hautniveau.	2
12. Plantare Hautfältelung	
Beurteilung der Falten, die persistieren, wenn die Haut von der Ferse bis zu den Zehen gestreckt wird.	
Keine Hautfalten.	0
Die Hautfalten sind schwache rote Linien über der vorderen Hälfte der Sohle.	1
Eindeutig rote Linien über mehr als der vorderen Sohlenhälfte, Einkerbungen über nicht mehr als dem vorderen Drittel.	2
Wie 2, aber Einkerbungen reichen über das vordere Drittel der Sohle hinaus.	3
Deutliche tiefe Einkerbungen der Falten über das vordere Sohlendrittel hinausreichend.	4

Beurteilung des Ergebnisses (Schätzung des Gestationsalters):

Punkte	Wochen	Punkte	Wochen	Punkte	Wochen	Punkte	Wochen	Punkte	Wochen
5	28,1	11	33,2	17	37,1	23	39,7	29	41,1
6	29	12	34	18	37,6	24	40	30	41,2
7	29,9	13	34,6	19	38,1	25	40,3	31	41,3
8	30,8	14	35,3	20	38,5	26	40,6	32	41,4
9	31,6	15	35,9	21	39	27	40,8	33	41,4
10	32,4	16	36,5	22	39,4	28	41	34	

Tabelle 58-6 Neuromuskuläre Reifekriterien nach Ballard zur Einschätzung des Reifealters (Ballard et al. 1991) (aus: Niessen, K.-H., Pädiatrie. 6. unveränd. Aufl., Thieme, Stuttgart 2001).

Punkte	-1	0	1	2	3	4	5
Haltung							
Winkel bei passiver Handbewegung	> 90°	90°	60°	45°	30°	0°	
Rückfedern der Arme		180°	140°–180°	110°–140°	110°–140°	< 90°	
Kniewinkel bei passivem Beinbeugen	180°	160°	140°	120°	120°	90°	< 90°
"Arm zum Schal"-Manöver							
Fersen-Ohr-Versuch							

58.4 Erstuntersuchung des Neugeborenen (U1)

Gesunde, vitale Neugeborene sollten so wenig wie möglich von der Mutter getrennt sein (s. S. 498 Bonding). 20–30 Minuten nach der Geburt beginnen die meisten Neugeborenen nach der Brust der Mutter zu suchen. Diesen Instinkt zu unterstützen und Mutter und Kind ein ungestörtes Stillerlebnis zu ermöglichen, ist ein wichtiger Meilenstein für den Aufbau einer guten Stillbeziehung.

Die U1 erfolgt günstigerweise erst nach dem ersten Anlegen. Nur bei Auffälligkeiten oder auf Wunsch der Familie kann sie früher erfolgen.

Die Erstuntersuchung des gesunden, unauffälligen Neugeborenen (U1) wird in der Regel durch Hebamme, Ärztin oder Pädiater innerhalb der ersten zwei Lebensstunden durchgeführt.

M Die erste gründliche Inspektion hat folgende Ziele:
- Überprüfung des Reifezustandes
- Untersuchung und Erfassung von angeborenen Fehlbildungen
- Erfassen eventueller Geburtsverletzungen
- Erkennen von akuten Krankheitsbildern oder Störungen der intrauterinen Entwicklung.

Um keine wichtigen Hinweise oder Auffälligkeiten zu übersehen, wird das Neugeborene systematisch von Kopf bis Fuß betrachtet.

Kopf

Der Kopf wird abgetastet und betrachtet.
- Zu dokumentieren sind ein Caput succedaneum (Geburtsgeschwulst) und ein Kephalhämatom (Kopfblutgeschwulst, s. S. 683), auffällige Kopfformen, Hämatome (blaue Flecken), Inzisionsstellen und andere Verletzungen, z. B. Vakuum- und Zangenmarkierungen
- Die **große Fontanelle** (etwa 2,5 mal 1,5 cm) ist offen, weich und nicht gespannt.

Erstuntersuchung des Neugeborenen (U1) 58

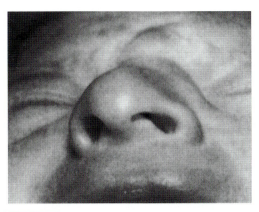

Abb. 58-4   Geburtsbedingte Dislokation des Naseseptums.

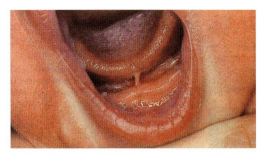

Abb. 58-5   Verkürztes Zungenbändchen: Die Zunge bedeckt die untere Zahnleiste nicht und ist herzförmig eingekerbt, wenn das Kind versucht, die Zunge nach vorne zu strecken. Das Bändchen kann ambulant ohne große Schmerzen für das Kind gekappt werden, sofortiges Anlegen verhindert eine stärkere Blutung.

- Die **Schädelnähte** liegen eng aneinander oder sind durch die Geburt etwas konfiguriert (übereinandergeschoben). Sie dürfen zu diesem Zeitpunkt nicht verknöchert sein.

Augen

- Überprüft wird der **Wachheitsgrad** des Neugeborenen.
- Form und Größe der **Pupillen** werden betrachtet
- Auffällig sind Strabismus (ständiges Schielen), Nystagmus (Augenzittern), das Sonnenuntergangsphänomen (Pupillen am unteren Augenrand) und Augenfehlbildungen, z. B. ein Katarakt (Trübung der Linse).
- Das Augenweiß darf nach der Geburt nicht gelb sein, Sklerenblutungen (Blutung in die Augenlederhaut) lösen sich meist innerhalb weniger Tage von selbst auf.

Ohren

Untersucht werden Sitz, Form und Festigkeit der Ohren sowie die Anlage des Gehörganges.

Nase

- Sehr enge Nasenlöcher oder eine schiefe Nasenscheidewand (Abb. 58-4) führen zum typischen Schniefen des Neugeborenen. Der Pädiater kann die Nasenscheidewand wieder aufrichten, eine Fixierung ist meist nicht nötig. Diese einfache Methode erspart dem Kind spätere chirurgische Korrekturen.

- Die **Choanalatresie** (knöcherner oder membranöser Verschluss der hinteren Nasenöffnung) kommt meist einseitig vor. Ist sie doppelseitig, muss die Mundatmung durch einen Rachentubus sichergestellt werden.

Mund

- Der Gaumen wird mit dem Finger abgetastet, um so eine gedeckte **Kiefer-Gaumen-Spalte** auszuschließen, die auch ohne zusätzliche Lippenspalte vorkommt.
- Ein **verkürztes Zungenbändchen** (Ankyloglossie) (Abb. 58-5) an der Unterseite der Zunge stellt häufig eine Stillschwierigkeit (wunde Mamillen) dar und kann durch einen kleinen Eingriff durchtrennt werden.
- Der **Saugreflex** wird durch einen leichten Druck auf den Gaumen getestet. Fehlt er und liegt zugleich eine Makroglossie (große Zunge) vor, besteht der Verdacht auf eine Gehirnfehlbildung.

Hals und Schultern

- Ursachen einer einseitigen Kopfhaltung sind entweder der muskulöse oder der knöcherne **Schiefhals** (Knochenverschmelzungen mehrerer Halswirbel).
- Eine **Neugeborenenstruma** (Drüsenschwellung am Hals) ist sehr selten, kann aber in schweren Fällen zur lebensbedrohlichen Atembehinderung führen.
- **Lymphangiome** (erweiterte Lymphgefäße) finden sich meist im Hals-, Achsel-, Mediastinal- und Brustwandbereich.

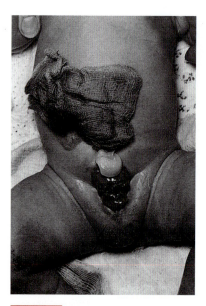

Abb. 58-6   Blasenekstrophie bei männlichem Neugeborenen.

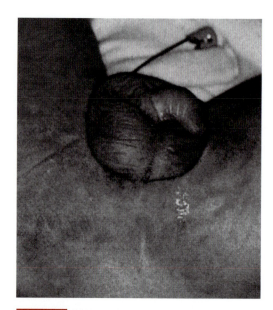

Abb. 58-7   Analatresie bei männlichem Neugeborenen.

- Die Abklärung der **Ösophagusatresie** (angeborener Verschluss der Speiseröhre mit oder ohne Verbindung zur Luftröhre) erfolgt beim Verdacht vor der ersten Nahrungsaufnahme durch Sondieren des Magens mit einem Einmalabsauger. Erste Hinweise hierfür sind ein Polyhydramnion der Mutter, eine anhaltende Zyanose und Heraufwürgen von schaumigem Speichel.

> M   Die Schlüsselbeine werden abgetastet. Sie können bei einer erschwerten Schulterentwicklung brechen und stellen die häufigste Geburtsverletzung dar.

Bauch

- Der Betrachtung der Brust und des Bauches auf auffällige Auswölbungen, Einziehungen oder Spaltbildungen folgt das **Abtasten der Leber** (bis 2,5 cm unter dem rechten Rippenbogen) und der **Milz** (im linken Oberbauch unter dem Zwerchfell).
- In der **Nabelschnur** sollten 3 Gefäße (1 Vene, 2 Arterien) sein. Eine singuläre Nabelarterie ist oft kombiniert mit Herz- und Gefäßfehlbildungen.
- Eine **Nabelhernie** (Nabelbruch, fehlender Verschluss des Ringmuskels) mit einem Durchmesser bis zu 1,5 cm macht dem Kind kaum Beschwerden und bildet sich mit zunehmender Stärke des Ringmuskels zurück.

- Nur 1 von 4000 Kindern hat eine schwere Fehlbildung der Bauchdecke. Bei der **Omphalozele** liegen die Baucheingeweide innerhalb der Nabelschnurhaut. Sie wird wie die Gastroschisis (freiliegende Baucheingeweide neben dem Nabel) meist in der Schwangerschaft durch Ultraschall festgestellt.
- Zu den schwerwiegendsten Spaltbildungen am Unterbauch gehört die **Blasenekstrophie** (Spaltblase) (Abb. 58-6). Die Blase ist vorne offen, zusätzlich besteht eine Spaltung von Bauchwand, Symphyse, Klitoris, Penis (Epispadie = obere Harnröhrenspaltung).
- Das Fehlen der Analöffnung wird als **Analatresie** bezeichnet (Abb. 58-7) und ist oft mit einer Rektumatresie (Mastdarmverschluss) verbunden.

Genitalien

Jungen

- Die **Hydrocele paratestis** ist eine Flüssigkeitsansammlung im Skrotum (Hodensack) und bildet sich spontan zurück.
- Bei einem **Kryptorchismus** sind ein oder beide Hoden nicht im Skrotum tastbar. Sie können fehlen, in der Bauchhöhle, inguinal (in der Leistenbeuge) oder hoch im Skrotum liegen, eine Kontrolle ist nötig.

- Komplikationsreich ist die **Hodentorsion** (Achsendrehung). Das Kind schreit vor Schmerzen, die Hoden sind gerötet und geschwollen. Um die Nekrotisierung des Gewebes zu verhindern, muss innerhalb von 4 Stunden operiert werden.
- Eine **Phimose** (Vorhautverengung) ist bei Neugeborenen nicht relevant, die Vorhaut darf bei der Erstuntersuchung auf keinen Fall zurückgeschoben werden.
- Gelegentlich wird eine **Hypospadie** (untere Harnröhrenspaltung) festgestellt. Harnwegsanomalien sind durch pränatale Ultraschalluntersuchungen meist bekannt.

Mädchen

- **Fehlbildungen der Vulva** sind Synechie (Verwachsung der kleinen Schamlippen) und Hydrokolpos (Ansammlung von Vaginal- und Zervixsekret durch Scheiden- oder Hymenalverschluss).
- Hinweise auf ein **intersexuelles Geschlecht** (Zwitterbildung) sind eine Klitorisvergrößerung bei sonst normalem weiblichem Genitale und ein sehr enger Scheidengang. Eine Geschlechtszuordnung erfolgt später durch chromosomale und endokrinologische Untersuchungen.

Rücken

- Die **Spina bifida** ist die häufigste Spaltung der Wirbelsäule. Unter diesem Oberbegriff fallen die Spina bifida occulta (Spaltwirbel unter der verschlossenen Haut), die Meningozele (Spaltbildung mit dem Austritt der Rückenmarkshäute) und die Myelomeningozele (Spaltbildung mit Austritt von Rückenmark und dessen Häuten, s. S. 687). Hinweise auf eine Spina bifida occulta sind Haarbüschel, Feuermale, kleine Grübchen oder Kanäle in der Sakralregion. Myelomeningozelen sind oft mit neurologischen Defekten, Fehlbildungen wie Herzfehler, Blasenektopie und einem Hydrozephalus verbunden.

Arme und Beine

- Fehlbildungen der Extremitäten können sehr verschieden sein. Während bei der **Amelie** Gliedmaßen fehlen, sind sie bei der **Mikromelie** verkürzt.
- Das Vorhandensein von überzähligen Fingern oder Zehen wird als **Polydaktylie** (Abb. 58-8, **a** und Abb. 58-8, **b**) bezeichnet, bei der **Syndaktylie** (Abb. 58-9) verwachsen Finger oder Zehen miteinander.

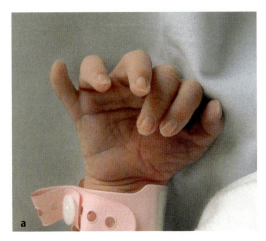

Abb. 58-8 Polydaktylie
a Polydaktylie der Hand (6 Finger)
b Polydaktylie des Fußes (6 Zehen).

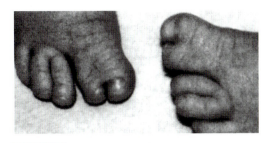

Abb. 58-9 Syndaktylie der Füße, bindegewebige Verwachsung der 1. und 2. Zehe.

- Vierfingerfurche, Kurz- oder Langfingrigkeit sind oft Hinweise auf chromosomale Fehlbildungen.
- Überprüft wird zunächst der **Reflexstatus** (s. S. 639).
- **Angeborene Nerven- oder Muskelerkrankungen** zeigen sich in einer extremen Beugung bzw. Streckung der Extremitäten oder dem Fehlen von Bewegungen. In Bauchlage kann das gesunde Neugeborene den Kopf auf die Seite drehen. Ein schlaffes Kopf-nach-vorne-Fallen oder ein verkrampftes Nach-hinten-Überstrecken mit überkreuzten Beinen sind verdächtig.
- Häufig diagnostizierte **Fußanomalien** wie Kletterfuß und Sichelfuß bilden sich unter fachgerechter Massage meistens zurück. Klumpfüße oder Hackenfüße sind Fehlbildungen, die in den ersten Wochen orthopädisch behandelt werden müssen (s. S. 688).
- Einschränkungen in der Beweglichkeit der Hüfte, unterschiedlich lange Oberschenkel sowie Faltenasymmetrie am Gesäß und den Oberschenkeln weisen auf eine **Hüftgelenksdysplasie** hin. Eine Hüftluxation (ausgekugelte Hüfte) ist sehr selten.

Atmung, Hautfarbe, Herzfrequenz

Unnötige Handhabungen unmittelbar nach der Geburt stören die Anpassung des Neugeborenen. Noch während das Kind bei der Mutter warm gehalten wird, können Atmung und Hautfarbe beobachtet werden. Mit einem vorgewärmten Stethoskop werden sowohl die Herzfrequenz als auch die Belüftung der Lunge auskultiert. Farbe, Turgor und Gefäßzeichnung der Haut werden ebenfalls überprüft.

58.5 Prophylaxen post natum

Nach der Erstuntersuchung des Neugeborenen (U1) erhält das Kind nach Absprache mit den Eltern die üblichen Prophylaxen. Sinnvoll ist es von Seiten der Hebamme oder der Klinik, bereits vor der Geburt Informationsmaterial über die im Haus angebotenen Prophylaxemaßnahmen zu verteilen. Dies erleichtert es den Eltern, die Entscheidung ohne Druck zu treffen. Frauen und ihre Partner sind post partum seelisch und körperlich sehr angestrengt und fühlen sich oft überrumpelt durch zu viele, zu schnelle Informationen.

Gonoblennorhoeprophylaxe nach Credé

> **M** Die gesetzliche Vorschrift zur Durchführung der Credé-Prophylaxe wurde 1986 aufgehoben. Jede Prophylaxe darf nur nach Aufklärung und im Einvernehmen mit den Eltern vorgenommen werden.

Gonokokken (Erreger der Gonorrhoe oder des Trippers) in der mütterlichen Zervix oder Vagina können nach einer vaginalen Geburt zu einer schweren Augeninfektion (Ophthalmia gonorrhoica) und unbehandelt zum Erblinden des Kindes führen. Aus diesem Grund wurde die Prophylaxe mit Silbernitrat 1881 durch den Leipziger Geburtshelfer Karl Siegmund Franz Credé eingeführt. In Fachkreisen wird heute der Sinn der Credé-Prophylaxe mit Silbernitrat kontrovers diskutiert, da Augeninfektionen selten sind und außerdem erfolgreich mit Antibiotika oder PVP-Jod behandelt werden können. Die Silbernitratlösung brennt in den Augen und Neugeborene zeigen nach der Anwendung in den ersten Lebenstagen häufig eine Bindehautentzündung (Konjunktivitis). International gibt es keine aktuellen Studien, die eine evidenzbasierte Vorgehensweise empfehlen.

Blutungsprophylaxe mit Vitamin K1

> **M** Auch die Blutungsprophylaxe mit Vitamin K darf nur nach Aufklärung und mit Zustimmung der Eltern verabreicht werden.

Vitamin K (Phytomenadion) ist eine essenzielle Substanz, die der Organismus zur Synthese des Prothrombinkomplexes, also für die Blutgerinnung, benötigt. Neugeborene haben einen **physiologischen Mangel an Vitamin K,** der aus verschiedenen Ursachen resultiert:
- geringe Speicherfähigkeit der Leber
- mangelnde Keimbesiedlung des Darmes
- niedriger Gehalt an Vitamin K in der Muttermilch (0,3 mg Vitamin K/100 ml)

Empfohlen wird deshalb die Vitamin K-Prophylaxe in Form einer oralen Gabe von jeweils 2 mg Konakion® (Ampulle mit 0,2 ml) oder zwei Tropfen Kanavit® -Tropfen am 1. Lebenstag zur U1 und jeweils eine weitere Gabe von 2 mg zur U2 (3. – 5. Lebenstag) und U3 (4. – 6. Lebenswoche). In seltenen Fällen, nach einer schweren vaginal-operativen Geburt oder einem schwierigen Kaiserschnitt wird eine einmalige Gabe von 1 mg Vitamin K intramuskulär verabreicht.

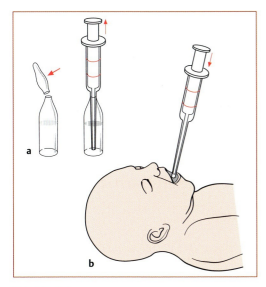

Abb. 58-10 Verabreichung von Vitamin K mittels Dispenser:
a Aufbrechen der Ampulle und Aufziehen der Lösung bis zum Anschlag entspricht exakt 2 mg Vitamin K.
b Inhalt des Dispensers wird vorsichtig in den Mund des Neugeborenen geträufelt; vorher Saugreflex anregen.

58.6 Weitere Versorgung des Neugeborenen

Waschen, Baden, Ankleiden

Ist die Untersuchung des Kindes beendet, wird es nach Wunsch der Eltern gebadet, gewaschen oder gleich angekleidet. Im klinischen Umfeld erhält das Neugeborene noch ein Namensbändchen oder ein kodiertes Band zur Identifikation.

Oft äußern die Väter den Wunsch, ihr Kind zum ersten Mal im Kreißsaal zu baden. Der Bade- und Wickelplatz ist vorgewärmt, ebenso Handtücher und Wäsche des Kindes, um einen Wärmeverlust zu vermeiden (s. S. 706).

Eltern, die eine ambulante Geburt wünschen, sollten die eigene Bekleidung für das Kind aus dem Auto oder der Reisetasche holen, damit sie vorgewärmt werden kann (kalte Jahreszeit).

Weitere Untersuchungen

> **M** Fallen im Rahmen der Erstuntersuchung oder beim Ankleiden des Neugeborenen Besonderheiten ins Auge wie:
> - Zittrigkeit
> - Zyanose
> - kalte Extremitäten,
>
> müssen Temperatur, Blutzucker und bei Bedarf auch der Säure-Basen-Status überprüft werden.

Im Normalfall sind bei einem gesunden, eutrophen Neugeborenen keine zusätzlichen Blutkontrollen erforderlich.

Dokumentation

Alle Maßnahmen am Kind sowie sämtliche erhobenen Befunde und Untersuchungen werden sorgfältig im gelben Kinderuntersuchungsheft und der hausüblichen Pflegedokumentation vermerkt. Die Hebamme überwacht Mutter und Kind zwei Stunden nach der Geburt, sie muss Störungen der Adaptation des Kindes erkennen und dokumentieren sowie den Arzt rechtzeitig über Auffälligkeiten informieren.

Literatur zu Kapitel 58 s. S. 725 ff

In anderen europäischen Ländern, wie z. B. den Niederlanden, erhalten die Kinder zunächst eine Sicherheitsdosis von 1 mg Vitamin K. Danach wird über 13 Wochen täglich eine kleine Dosis Vitamin K (meist ein Tropfen einer fertigen Lösung, die 25 µg entspricht) verabreicht. Die Ergebnisse sind sehr gut, durch die kleine Menge wird eine physiologischere Verteilung des Vitamin K über einen längeren Zeitraum gewährleistet.

Durchführung

- Vor der Gabe des Vitamin K sollte das Neugeborene ausreichend an der Brust gesaugt haben. So lernt es zuerst den Geschmack von Muttermilch kennen, außerdem wird das fettlösliche Vitamin K zusammen mit dem Kolostrum besser aufgenommen.
- Konakion® wird in kleinen Fertigampullen mit Dispenser angeboten und kann damit leicht aufgezogen werden (Abb. 58-10).
- Bevor es dem Kind in den Mund geträufelt wird, sollte vorsichtig der Saugreflex des Neugeborenen stimuliert werden, es verschluckt sich dann nicht so leicht. Ist kein Dispenser zur Hand kann das Vitamin K auch vorsichtig mit einem kleinen Löffel verabreicht werden.

59 Besonderheiten der frühen Neugeborenenperiode

Heike Polleit, Elisabeth Ortmeier

59.1 Anpassung an das extrauterine Leben

> **D** Die Neugeborenenperiode (NG-Periode) umfasst die Zeit der Anpassung an das extrauterine Leben.
> Sie erstreckt sich vom **1. – 28. Lebenstag**:
> - frühe NG-Periode: 1. – 7. Tag
> - späte NG-Periode: 8. – 28. Tag
>
> Nach der Geburt des Kindes wird die folgende Zeit für Mutter und Kind in der Fachliteratur als postpartale Phase bezeichnet (vom lateinischen Wort partus = nach der Geburt, von der Frau aus betrachtet).
> Korrekter wäre es, die Begriffe **postnatale Phase** oder post natum zu verwenden, da diese sich vom lateinischen Wort natalis = Geburt (vom Kind aus betrachtet) ableiten.

Unter Anpassung oder Adaptation versteht man die Aufnahme und Regulation der Körperfunktionen, die vorher der mütterliche Organismus über die Plazenta geleistet hat:
- Atmung
- Nahrungsaufnahme
- Verdauung
- Stoffwechsel
- Ausscheidung
- Aufrechterhalten der Körpertemperatur
- Infektabwehr.

Die Organsysteme des Neugeborenen sind unterschiedlich schnell in der Lage, ihre Aufgaben optimal zu übernehmen. Sie reifen nach. Viele der in der frühen Neugeborenenperiode auftretenden Phänomene sind Ausdruck dieser Organreifungsprozesse. Sie haben keinen Krankheitswert, werden aber sorgfältig beobachtet.

59.2 Magen-Darm-Funktion

Magen

Der Magen eines 3000 g schweren Neugeborenen hat am 1. Lebenstag ein Fassungsvermögen von etwa 6 ml und passt sich dem wachsenden Nahrungsangebot an (Wang et al. 1994). Die Menge des **Kolostrums** (Vormilch) und dessen Übergang zur reifen Frauenmilch entspricht exakt den Bedürfnissen des Neugeborenen. Die sich entfaltenden Verdauungsfunktionen (Saugen, Schlucken, Enzymausreifung, Peristaltik, Keimbesiedlung) werden nicht nur durch Inhaltsstoffe des Kolostrums (z. B. legt sich sekretorisches Immunglobulin A wie ein Schutzfilm über die Darmschleimhaut (Hanson et al. 2002), sondern auch durch seine geringe Menge vor Überlastung geschützt. Der noch verminderte Magentonus erlaubt dem Kind, zu viel aufgenommene flüssigkeitsreiche Vordermilch wieder auszuspucken, um der nährstoffreicheren, sättigenden Hintermilch Platz zu machen und verhindert damit die Überdehnung der Magenmuskulatur.

Bei der Ernährung mit **Formulanahrung** wird die Trinkmenge in den ersten 2 Tagen langsam gesteigert. Wenn das Saugbedürfnis des mit der Flasche ernährten Kindes größer ist als sein Nahrungsbedarf, sollte es auf andere Weise befriedigt werden, z. B. mit einem Schnuller oder Saugen an Brust oder Finger der Mutter.

Am ersten Lebenstag spucken viele Neugeborene **intrauterin geschlucktes Fruchtwasser** (FW). Hat das Kind bei der Geburt mütterliches Blut geschluckt, ist das FW mit roten oder bräunlichen Schlieren durchsetzt. Ein FW-gefüllter Magen kann das Saugbedürfnis verringern und zu anhaltendem Erbrechen führen.

D Definition   M Merke

> [M] Neugeborene werden auf dem Rücken oder leicht auf der Seite gelagert, von der Bauchlage wird zur Prävention von SIDS abgeraten. Ein gesundes, reifes Neugeborenes kann nicht an Erbrochenem ersticken, es tritt der Würgereflex in Kraft (dieser ist allerdings erst um die 34. SSW voll entwickelt) (Blackburn 2007).

Darm

Der Darm ist vor der ersten Nahrungsaufnahme noch keimfrei und zum Zeitpunkt der Geburt mit Mekonium (gr. = Mohnsaft) gefüllt. Mekonium besteht zu 72 bis 80 % aus Wasser. Außerdem finden sich darin Darmsekrete, abgeschilferte Epithelzellen, Lanugohaare, Blut, Enzyme aus der Bauchspeicheldrüse, freie Fettsäuren und Gallenfarbstoffe. Weitere Inhaltsstoffe sind Fruchtwasser, Vernixflocken, Mukopolysaccharide, Proteine, Gallensalze und Cholesterol (Whyatt & Barr 2001).

Wegen seiner zähen Konsistenz wird Mekonium auch Kindspech genannt, denn es klebt wie Pech und ist von der Haut schwer abzuwaschen. Mekonium wird in den ersten 48 Stunden in größerer Menge abgesetzt (ca. 50–100 g) (Ahanya, Lakshmanan, Morgan & Ross 2004).

Mit der Aufnahme von Nahrung wird der Darm von Verdauungskeimen besiedelt (Darmflora). Bei gestillten Kindern wird die Darmflora von Bifidusbakterien dominiert, während Neugeborene, die Formulanahrung erhalten, eine differenziertere Darmflora aufweisen, wobei E.-coli-Bakterien den Hauptbestandteil bilden. Weitere Keime, die sich unabhängig von der Ernährung in der Darmflora befinden, sind Clostridien, Streptokokken, Staphylokokken, Enterokokken, Bakteroides und Veillonellen (Harmsen et al. 2000).

Stuhl

> [M] Der Stuhl verändert sich abhängig von der zugeführten Nahrung:
> - **Mekonium**: grünschwarz, klebrig, zäh, geruchlos
> - **Übergangsstuhl**: grüngelb mit weißen Einsprengseln, cremig, weich
> - **Muttermilchstuhl**: goldgelb, cremig oder wie Hüttenkäse, weich, typischer, angenehmer Geruch, wird unterschiedlich häufig entleert (alle 2 Tage bis mehrmals täglich), variierend von Kind zu Kind, und ist abhängig von der Menge der aufgenommenen Nahrung
> - **Neugeborenenstuhl bei Flaschenernährung**: braungelb, cremig bis pastenartig, strenger Geruch, sollte täglich erfolgen.

Aufgaben der Hebamme
- Information der Eltern/Mutter über die Veränderungen von Muttermilch und Kindsstuhl
- Information zum Stillen oder Nahrungsaufbau bei Flaschenernährung
- Beobachtung von Verdauung und Ausscheidung.

59.3 Leberfunktion und -stoffwechsel

> [M] Die Leber ist noch unreif hinsichtlich ihrer Enzymsysteme (z. B. Transportfunktionen), Stoffwechselfunktionen und Speicherkapazität (Blackburn 2007). Vitamin-K-Mangelblutung und Hyperbilirubinämie können als Folge dieser Leberunreife auftreten.

Vitamin-K-Mangel

Vitamin K (fettlöslich) ist wie jedes Vitamin eine essenzielle (unentbehrliche) Substanz und muss dem Körper vollständig oder in seinen Bausteinen zugeführt werden. Es wird mit der Nahrung aufgenommen (Vit. K1) oder von Darmbakterien gebildet (Vit. K2), mithilfe von Gallensäuren resorbiert und in der Leber gespeichert. Dort dient es der Synthese von vier verschiedenen Blutgerinnungsfaktoren, die unter dem Begriff Prothrombinkomplex zusammengefasst sind.

Vorkommen, Zufuhr, Bildung, Resorption und Speicherung von Vit. K sind in den ersten Lebenstagen noch vermindert. Die Speicherkapazität der NG-Leber ist gering, der Darm wenig keimbesiedelt und Muttermilch enthält verglichen mit Kuhmilch wenig Vit. K. Darum wird derzeit für jedes Neugeborene eine prophylaktische Vit.-K-Gabe empfohlen (Österreichische Gesellschaft für Kinder- und Jugendheilkunde, s. S. 654 Prophylaxen).

Eine **Vitamin-K-Mangelblutung** tritt meist am 2. bis 3. Lebenstag auf (Frühblutung), kann aber bei gestillten Kindern (Formulanahrung ist vitaminisiert) noch bis in den 3. Lebensmonat vorkommen (Spätblutung).

> M Gestillte Kinder, Neugeborene mit Leber- oder Darmkrankheiten und Kinder, deren Mütter Antikonvulsiva, Antibiotika, orale Antikoagulantien oder Antituberkulostatika einnehmen, sind häufiger betroffen (Sutor et al. 1999). Laut Hey (2003) gibt es keine Beweise dafür, dass Frühgeborene ein höheres Risiko für eine Vitamin-K-Mangelblutung aufweisen.

Die Vitamin-K-Mangelblutung (Morbus haemorrhagicus neonatorum) äußert sich als
- Melaena neonatorum (blutiger Stuhl nach Darmblutung)
- Nabelblutung
- Weiter einblutendes Geburtshämatom, Organblutung, Gehirnblutung (50%!, vor allem Spätblutung)
- Die Prothrombinzeit ist verlängert, der Quickwert (Gerinnungsparameter) < 20% (Normwert: 100%).

Spuckt ein Neugeborenes Blut, handelt es sich meist um verschlucktes mütterliches Blut, das es bei der Geburt oder aus blutigen Brustwarzen (Rhagaden) aufgenommen hat.

Therapie: 2 mg Vit. K pro kg Körpergewicht als orale, s. c. oder i. m. Gabe, je nach dem Schweregrad der Blutung und dem Allgemeinzustand.

Aufgaben der Hebamme
- Eigene Fortbildung zum neuesten wissenschaftlichen Erkenntnisstand der Vit.-K-Gabe
- Sachliche Informationsweitergabe an die Eltern/Mutter zur Entscheidungshilfe
- Ggf. Verabreichung von Vitamin K
- Gezielte Beobachtung des NG, bei Blutungsverdacht Kinderärztin hinzuziehen.

Neugeborenenikterus

Nahezu alle Neugeborenen werden mehr oder weniger gelb (= ikterisch).

> M Der **physiologische Neugeborenenikterus** beginnt am 2. – 4., Lebenstag, erreicht am 3. – 6. Tag sein Maximum und wird nach dem 7. – 10. Tag mit zunehmender Organreife und ausreichendem Angebot an Muttermilch unerheblich.

Die Hebamme diagnostiziert den Ikterus zunächst am nackten Kind. Die Gelbfärbung wird an Körperteilen mit reichlich Unterhautfettgewebe sichtbar. Sind bevorzugte Stellen wie Bauch, Gesicht, Skleren (Augenweiß), Speckpölsterchen an Armen und Beinen deutlich gelb und verhält sich das Neugeborene schläfrig, ist eine **kapillare Blutentnahme** zur Bestimmung des Gesamtbilirubingehalts angeraten.

Die Überprüfung durch eine transkutane Messung mit einem BiliChek® liefert bei reifen Neugeborenen verschiedener ethnischer Herkunft genaue Messwerte und kann daher empfohlen werden (Bhutani et al. 2000). Ein Vergleich der Hautfarbe mit einem Ikterometer ist ungenau und sollte daher nicht durchgeführt werden (National Collaborating Centre for Women's and Children's Health 2010).

Vorgehen beim nicht therapiepflichtigen NG-Ikterus
Grundsätzlich bedarf der physiologische Ikterus keiner Behandlung. Es können jedoch folgende Maßnahmen ergriffen werden, die den Abbau des Bilirubins erleichtern sollen:
- Häufiges Stillen zur ausreichenden Eiweiß- und Flüssigkeitszufuhr (Kind notfalls wecken!)
- Ruhe für Mutter und Kind
- Temperaturschwankungen vermeiden, Kind warm halten (Mütze), evtl. Wollauflagen auf die Leber
- Zimmer nicht abdunkeln
- Indirekte Sonnenbestrahlung, z. B. Spazierengehen
- Eventuell Gabe geeigneter homöopathischer Mittel

59.4 Nierenfunktion

Das ungeborene Kind lässt regelmäßig Urin ins Fruchtwasser. Harnpflichtige Substanzen werden jedoch vorrangig über die Plazenta und nicht über die fetale Niere ausgeschieden. Dennoch steigt der Gehalt des Fruchtwassers an Kreatinin, Harnstoff und Harnsäure in der zweiten Schwangerschaftshälfte an

(Beall et al. 2007). Bei Neugeborenen sind die Nierendurchblutung, die Filtrationsrate der Nierenkörperchen und die Fähigkeit zur Harnkonzentration noch erheblich vermindert. Die Ausreifung der Niere ist erst im 2. Lebensjahr abgeschlossen.

Neugeborene und Säuglinge brauchen etwa doppelt so viel Flüssigkeit wie Erwachsene, um die gleiche Menge harnpflichtiger Substanzen auszuscheiden. Wasserbedarf und -umsatz (täglich 10–20 % des Körpergewichts) liegen bei ihnen 3–4-mal höher (Blackburn 2007). Bei der Zubereitung von Formulanahrung ist das angegebene Wasser-Pulver-Mischungsverhältnis unbedingt einzuhalten, denn zusätzlich zugeführte Nähr- und Mineralstoffe belasten bei einer entsprechend geringen Flüssigkeitszufuhr die kindliche Niere.

> **M** In 24 Stunden sind 10–20 Miktionen (Harnentleerungen) zu beobachten. Die erste Miktion sollte innerhalb von 24 (maximal 36) Stunden p. n. erfolgen.

Während der ersten Tage findet sich in der nassen Windel manchmal ein orange-rosa-roter Fleck, das harmlose Ziegelmehlsediment (s. S. 705).

Aufgaben der Hebamme
- Beobachten des Neugeborenen: Urinausscheidungen (in den ersten 2 Tagen mehrere nasse Windeln pro Tag, danach mindestens 5 nasse Windeln pro Tag), Haut glatt, große Fontanelle im Niveau, Kind erscheint insgesamt zufrieden
- Beratung der Eltern/Mutter: Das Kind löscht beim Stillen seinen Durst durch Trinken der Vordermilch, selten braucht es zusätzlich Wasser oder Tee
- Ggf. Anleitung zur korrekten Zubereitung von Formulanahrung.

59.5 Geschlechtsorgane

Vor der Geburt wurden die zum Kind übergetretenen mütterlichen Hormone durch die Plazenta wieder „entsorgt" und von der mütterlichen Leber abgebaut. Nach der Geburt muss der Stoffwechsel des Neugeborenen die verbliebenen mütterlichen Hormone selbst verarbeiten. Da die Leber noch unreif ist, kreisen **mütterliche Geschlechtshormone** im kindlichen Blut.

Bei beiden Geschlechtern kann dies eine Brustdrüsenschwellung mit vormilchähnlicher Sekretion (historisch als **Hexenmilch** bezeichnet) bewirken. Sie beginnt etwa am 3. Tag und kann mehrere Wochen andauern. (Evtl. Abpolstern mit Watte oder Heilwolle, Kühlen mit Quark. Nicht ausdrücken).

Mädchen: In den ersten Lebenstagen sind manchmal eine Schwellung bzw. Rötung der großen Labien, eine Klitorisvergrößerung und weißlicher oder rötlicher Ausfluss aus der Scheide zu beobachten. Letzteres ist eine menstruationsähnliche Abbruchblutung proliferierter Gebärmutterschleimhaut (Niessen 2007). Die durch den Einfluss mütterlicher Östrogene vergrößerte NG-Gebärmutter verkleinert sich nach dem Absinken des Hormonspiegels auf ihre normale Größe (Hofmann, Deeg & Hoyer 2005).

Jungen: Beim Neugeborenen ist die Vorhaut noch mit der Eichel verklebt (physiologische Phimose). Jeder Versuch, die Vorhaut hinter die Eichel zurückzuschieben birgt die Gefahr einer Verletzung mit Narbenbildung und kann eine echte Vorhautverengung verursachen! (Siehe auch S. 653 Kap. 58).

59.6 Nabel

Der Nabelschnurrest trocknet bei hygienischer Pflege (s. S. 708) in den ersten 2 Tagen ein, so dass die Klemme oder das Bändchen gelöst werden kann. Er mumifiziert weiter und fällt meist am 3. – 7. Tag ab. (Abb. 59-1). Aus der entstandenen Nabelwunde kann bis zum endgültigen Wundverschluss Wundsekret oder tröpfchenweise Blut abgesondert werden.

> **M** Nässt der Nabel noch 1–2 Wochen nach dem Abfallen des Nabelrestes, muss eine kinderärztliche Abklärung erfolgen. Ebenso muss der Kinderarzt/die Kinderärztin konsultiert werden, wenn der Nabel bis zum 14. Tag nicht abgefallen ist.

Hautnabel: Von Haut überzogener Ansatz der Nabelschnur. Nach dem Abfallen des Nabelrestes wird die Haut in den Nabelgrund gezogen.

Nabelgranulom: Überschießendes Granulationsgewebe kann mit Silbernitrat (Höllenstein) verätzt werden. Eine andere Möglichkeit der Heilungsförderung zeigt Abb. 59-2.

Nabelgangrän: Faulige, stinkende Zersetzung des Nabelschnurrestes, heilt nach konsequentem Trockenhalten und Reinigen mit 80 % Alkohol.

59 Besonderheiten der frühen Neugeborenenperiode

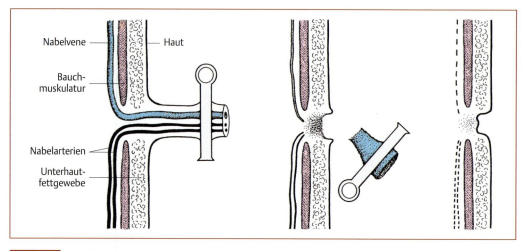

Abb. 59-1   Nabelheilung: beteiligte anatomische Strukturen (Medianschnitt).

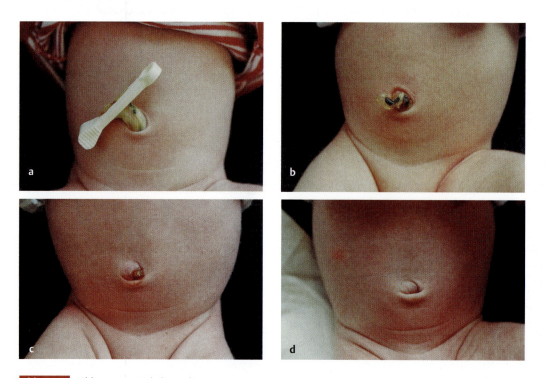

Abb. 59-2   Bildung eines Nabelgranuloms
a 1. Tag: Nabelschnurrest unauffällig, die Klemme wird am nächsten Tag entfernt.
b 3. Tag: Nabelschnurrest trocken, Nabelumgebung reizlos.
c 10. Tag: Nabel gestern abgefallen, seitlich zeigt sich als feuchte Wucherung ein 5 mm großes Granulom, welches nicht verätzt wird.
d 16. Tag: Unter täglicher Reinigung hat sich die Wucherung zurückgebildet, der Nabel ist unauffällig abgeheilt.

Die **Nabelheilung** ist abgeschlossen, wenn sich der als Aussparung der Linea alba (Verflechtungslinie der Bauchmuskelsehnen) angelegte Nabelring durch Bindegewebe verschlossen hat. An diesem Prozess sind Haut, Unterhaut, Gefäßreste der Nabelschnur und Muskelhaut beteiligt, nicht aber das Unterhautfettgewebe, was zur Bildung der typischen Nabelgrube führt (s. Abb. 59-1).

Aufgaben der Hebamme
- Anleitung der Eltern/Mutter zur Nabelpflege
- Tägliche Kontrolle der Nabelheilung.

59.7 Haut

Bei der Geburt ist die Haut des reifen Neugeborenen noch von einer dünnen, kaum sichtbaren Schicht **Vernix caseosa** (**Käseschmiere**) überzogen. Diese hat bakterizide Eigenschaften und bietet Schutz, solange die Haut noch nicht mit den physiologischen Hautkeimen (vorherrschend Staphylococcus aureus und Streptococcus cutaneus) besiedelt ist (Tollin 2005). Zunächst weist die Neugeborenenhaut einen neutralen pH-Wert auf, der mit Abschluss der Keimbesiedlung nach etwa 1 Woche eine saure Reaktion zeigt (Hoeger & Enzmann 2002).

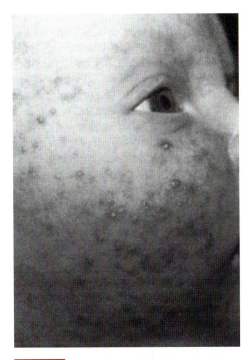

Abb. 59-3 Neugeborenenakne.

Die **Hautfarbe** ist je nach Aktivität rosig bis rot, schlafende Kinder sind blasser. Vor allem Neugeborene mit Polyglobulie (Hämatokrit und Erythrozytenzahl erhöht) neigen aufgrund einer verminderten Durchblutung kapillarer Gefäße zu zyanotischen (bläulichen), kalten Händen und Füßen. Bei diesen Kindern kann das gelegentliche Auftreten eines zyanotischen Munddreiecks bei Anstrengung (Saugen, Schreien) toleriert werden.

Ein guter **Hautturgor** (Hautspannung) lässt die Haut glatt erscheinen, bei Flüssigkeitsmangel bleiben Hautfalten stehen.

In den ersten Lebenstagen können folgende **vorübergehende Erscheinungen** auftreten:
- **Abschuppen der Haut** (Desquamatio neonatorum): Besonders bei untergewichtigen, reifen und bei übertragenen NG schuppt sich die obere Hautschicht stark ab. Dies kann bis zu blutigen Hautrissen führen.
- **Lanugohaare** (Flaumbehaarung des Ungeborenen): Auch bei Reifgeborenen finden sich manchmal noch Reste auf Oberarmen, Schultern und Ohren; sie fallen in der Neugeborenenperiode aus.
- **Fingernägel**: Bei reifen Neugeborenen ist der obere Fingernagelrand z. T. noch mit der Nagelhaut verwachsen. Überstehende Ecken sollten wegen der Verletzungsgefahr (eingerissene Nägel können zu Nagelbettentzündung mit Abszessbildung führen) in den ersten 3–4 Wochen nicht geschnitten werden. Nagelüberstände schilfern in den nächsten Tagen ab. Wenn sich das Kind kratzt, werden die Ärmel über die Hände gezogen oder die Finger mit einer fetthaltigen Creme (z. B. Ringelblumensalbe) eingecremt.
- **Petechien** (kleine Hautblutungen): Sie entstehen durch isolierte Gefäßschäden infolge des starken Drucks bei der Geburt, z. B. subkonjunktivale Blutungen in der Augenbindehaut. Sie werden in kurzer Zeit resorbiert.
- **Neugeborenenakne** (Acne neonatorum): Sie ist die pubertätsähnliche Schwangerschaftsreaktion auf verbliebene mütterliche Hormone und betrifft häufig nur die Talgdrüsen der Wangen (Abb. 59-3). In seltenen Fällen kann sie sich entzünden und muss antibiotisch behandelt werden.
- **Milien**: sind Talgzysten (verstopfte Poren), die sich als weiße Pünktchen u. a. im Gesicht und am Gaumen zeigen. Sie öffnen sich nach einiger Zeit.

59 Besonderheiten der frühen Neugeborenenperiode

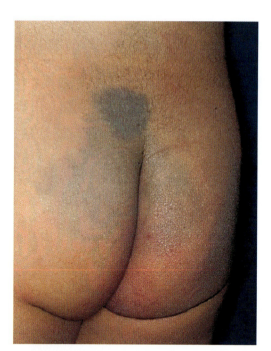

Abb. 59-4 Überpigmentierung im Gesäßbereich.

- **„Storchenbiss"** (Naevus Unna-Politzer): Kleinere, rote Hautgefäßfehlbildung, meist im Stirn- und Nackenbereich, verblasst im Kleinkindalter durch Dickerwerden der Haut.
- **Naevus caeruleus** („Mongolenfleck") Überpigmentierung: Dunkle, graubraune bis bläuliche, über der Steißregion gelegene Hautstelle. Er ist typisch für Kinder dunkleren Teints und verblasst im Kleinkindalter (Abb. 59-4).
- **Ödeme** (Wassereinlagerungen im Gewebe): Sie zeigen sich als Schwellungen an Augenlidern, Genitalien, Hand- und Fußrücken. Mit zunehmender Stabilisierung des Stoffwechsels werden sie nach einigen Tagen ausgeschwemmt.

Aufgaben der Hebamme
- Anleitung der Eltern/Mutter zur Haut- und Körperpflege des Kindes
- Erklärung von Hauterscheinungen
- Tägliche Beobachtung der Haut.

59.8 Temperaturregulation

Die normale Körpertemperatur beträgt rektal 36,5–37,5 °C. Laut Blackburn (2007) erzeugen Neugeborene Wärme durch Stoffwechselprozesse, freiwillige Muskelaktivität (beim Schreien oder Bewegen), periphere Vasokonstriktion (reduziert den Wärmeverlust an der Hautoberfläche) und die sog. nonshivering thermogenesis. Hierbei leiten Wärmerezeptoren Impulse zum Hypothalamus. Dieser stimuliert das sympathische Nervensystem und bewirkt eine Freisetzung von Norepinephrin in das braune Fettgewebe, wodurch Energie erzeugt wird (s. Abb. 57-3).

Neugeborene sind nicht in der Lage, den Temperaturhaushalt in dem Maße zu regulieren wie ältere Kinder oder Erwachsene. Sie kühlen leicht aus bzw. überhitzen schnell. Statt Überwärmung mit Schwitzen auszugleichen, steigt ihre Körpertemperatur. Auch Flüssigkeitsmangel kann eine Temperaturerhöhung (Durstfieber) erzeugen.

Neugeborene brauchen eine **temperaturstabile Umgebung** und sind nahe dem Körper der Mutter am besten aufgehoben (s. S. 642) Ehe man ausgekühlte Kinder wärmer anzieht oder zudeckt, muss ihnen Wärme zugeführt werden (Körperwärme, Wärmflasche – CAVE: Verbrennungen, Wärmebett). Temperaturkontrollen sind sinnvoll, um auf Temperaturschwankungen zu reagieren und Infektionszeichen nicht zu übersehen.

Aufgaben der Hebamme
- Beratung der Eltern/Mutter hinsichtlich des Wärmebedürfnisses von Neugeborenen
- Anleitung zu Temperaturkontrollen.

59.9 Gewichtsentwicklung

Nahezu jedes Neugeborene nimmt in den ersten Lebenstagen an Gewicht ab. Es verliert vor allem Flüssigkeit durch Mekonium- und Urinentleerung, Abatmen und Verdunsten (Perspiratio insensibilis) sowie Ödemausschwemmung.

> **M** Beim gesunden, reifen, normalgewichtigen NG gilt ein **Gewichtsverlust von bis zu 10 %** als physiologisch. Am 14. Tag p. n. sollte es sein Geburtsgewicht wieder erreicht haben (Wright & Parkinson 2004).

Die meisten Kinder nehmen weniger ab und erreichen schneller wieder ihr Geburtsgewicht. Die Anhaltszahlen dürfen in Ausnahmefällen (unter Ausschluss akuter Gefährdung des NG) auch unterschritten werden. Es ist sinnvoller, eine Stillbeziehung langfristig zu stützen, als durch voreiliges Zufüttern das Vertrauen der Mutter in ihre Stillfähigkeit zu stören. Die Betreuung durch die Hebamme ist in einem solchen Fall erst beendet, wenn das Kind zunimmt!

Aufgaben der Hebamme
- Aufklärung der Eltern/Mutter über die zu erwartende Gewichtsentwicklung
- Gelassene, optimistische Stillunterstützung
- Gezielte Beobachtung des NG: Wie oft trinkt es, wie lange, wie viel (Stillprotokoll s. S. 545), wie ist der Allgemeinzustand: Hautbeschaffenheit, Einnässen, Stuhlgang, Ikterus, Zufriedenheit des Kindes?

Literatur zu Kapitel 59 s. S. 725 ff

60 Betreuung des gesunden Neugeborenen in den ersten Lebenstagen

Andrea Stiefel

60.1 Pflege und Überwachung des Neugeborenen

Auf der Wochenstation

In den meisten Kliniken in Deutschland, Österreich und der Schweiz wird heute das **Rooming-in** praktiziert, bei dem Mutter und Kind 24 Stunden im Zimmer zusammen sein können. Vielfach werden Familienzimmer angeboten, in denen auch die Väter mit aufgenommen werden können. Beim Rooming-in übernehmen die Mütter und/oder Väter selbständig die Pflege ihrer Kinder nach Anleitung durch Hebamme, Krankenschwester bzw. Kinderkrankenschwester. Dies entbindet das Personal der Station jedoch nicht von seiner Verpflichtung zur Beobachtung des Neugeborenen.

> **M** Beobachtet und dokumentiert werden:
> - **Verhalten des Neugeborenen:** Wachheitszustand, Trinkfreude und Trinkfähigkeit, Motorik
> - **Ausscheidung:** erster Abgang von Urin und Mekonium, häufiges Spucken oder Erbrechen
> - **Temperatur:** schwitzt das Kind, ist es unterkühlt?
> - **Atmung:** ruhig oder zu schnell, gestörte Atmung
> - **Gewichtsverhalten:** bewegt sich der physiologische Gewichtsverlust im normalen Rahmen (bis ca. 10 % des Geburtsgewichtes bei reifen, gesunden Neugeborenen)?
> - **Hautveränderungen:** trocken, schuppig, blass oder marmoriert, rosig oder stark gerötet, Exantheme, ausgeprägte Gelbfärbung?
> - Entwicklung des physiologischen **Neugeborenenikterus** (s. S. 658, 690).

Bei gesunden Neugeborenen sind mehrfach täglich rektale Temperaturkontrollen oder häufiges Wiegen des Kindes vor und nach dem Stillen (Stillproben) überflüssig, dies verunsichert nur die Eltern.

Routinemaßnahmen auf der Station wie Vorsorgeuntersuchung (U2) oder verschiedene Screeninguntersuchungen sind durch kurze Liegezeiten von 2–3 Tagen nach einer normalen Geburt zusätzliche Belastungsfaktoren für die junge Familie. Eine sinnvolle Einteilung der Untersuchungen und ein Ablaufplan für alle Eltern, die neu auf der Station aufgenommen werden, können alle Beteiligten entlasten und für mehr Ruhe bei Müttern und Kindern sorgen.

Eine einheitliche **Beratung zum Stillen** ist zusammen mit Ruhe essenziell für den Aufbau einer guten Stillbeziehung. Genauso wichtig ist eine gute, umfassende Beratung für nicht stillende Mütter.

Das Stationspersonal sollte ebenfalls dafür Sorge tragen, dass alle Frauen auf der Station **Anleitung zu folgenden Pflegemaßnahmen** des Kindes erhalten:
- An- und Auskleiden des Neugeborenen
- Wickeln und Reinigung im Windelbereich
- Waschen oder Baden des Neugeborenen
- Nabelpflege und Körperpflege mit den entsprechenden Pflegeprodukten und benötigten Materialien (s. S. 703 ff)
- Beobachtung des Körpers des Kindes und der Besonderheiten bei der Pflege.

Vor der Entlassung aus der Klinik überprüft das Stationsteam, ob den Eltern alle wichtigen **Dokumente** ausgehändigt wurden:
- Gelbes Kinderuntersuchungsheft für die Vorsorge, ausgefüllt und vom Kinderarzt unterschrieben. Sind weitere Kontrolluntersuchungen (Hüfte, Hör-Screening, zweites Stoffwechsel-Screening) angezeigt, wird dies im Untersuchungsheft vermerkt oder ein Extrablatt/zweite Testkarte eingelegt

- Mutterpass (oder ähnliche Dokumente in Österreich und der Schweiz) mit allen relevanten Angaben zur Geburt und Entlassung
- Arztbrief oder kurzes Übergabeschreiben an die betreuende Hebamme oder Ärztin
- Standesamtliche Anmeldung, falls im Hause angeboten.

Im Hause der Wöchnerin

Wurde das Kind zu Hause oder im Geburtshaus geboren oder geht die Familie ambulant aus der Klinik nach Hause (meist 4 Stunden post partum), liegt die Überwachung des gesunden Neugeborenen in der Hand der Hebamme und des niedergelassenen Pädiaters. Da die Hebamme nicht rund um die Uhr anwesend ist, sind die Eltern stärker eigenverantwortlich auf sich gestellt als in der Klinik.

> M Gute Absprachen zwischen den Partnern Hebamme, Eltern und Kinderarzt sind hier Basis für eine optimale Versorgung und Anleitung der jungen Familie.

Die Hebamme kontrolliert bei ihrem Besuch alle Parameter, die auch im klinischen Bereich beim Neugeborenen überprüft werden. Da sich die Eltern in ihrem vertrauten Umfeld bewegen, finden sie oft leichter Zugang zu ihrem Kind und nehmen Veränderungen schneller wahr. Sie äußern meist weniger Probleme, z. B. mit dem Stillen, als Frauen im Klinikalltag (BfR 2009).

Die üblichen Vorsorgeuntersuchungen wie U2 macht der Pädiater in seiner Praxis, manche Kinderärzte besuchen die Familie dazu auch zu Hause. Die Blutabnahme zur Früherkennung verschiedener Erkrankungen (Neugeborenen- Screening) können Kinderarzt oder Hebamme durchführen (s. Gendiagnostik-Gesetz S. 668).

60.2 Vorsorgeuntersuchungen

> M Die in Deutschland (und anderen Ländern) angebotenen kostenlosen Vorsorgeuntersuchungen für alle Kinder dienen der rechtzeitigen Entdeckung und frühzeitigen Behandlung von Erkrankungen, die die normale geistige und körperliche Entwicklung beeinträchtigen.

Die erste Neugeborenenuntersuchung oder U1 wird von Ärztin oder Hebamme kurz nach der Geburt durchgeführt, die 2. Vorsorgeuntersuchung (U2) zwischen dem 3. und 10. Lebenstag ist die Aufgabe des Pädiaters. Insgesamt sind in Deutschland für jedes Kind 12 Vorsorgeuntersuchungen vorgesehen (Zeitraum: Tag der Geburt bis 10. Lebensjahr). Sie werden in einem Begleitheft (so genanntes „gelbes Heft") dokumentiert, das den Eltern ausgehändigt wird.

Nach der U11 wird noch die Jugenduntersuchung J1 im Alter von 13–15 Jahren angeboten. Hier liegt der Schwerpunkt neben der körperlichen Untersuchung vor allem auf dem Angebot von Beratungsgesprächen zu relevanten Themen für Jugendliche (Ernährung, Sexualität, Suchtmittel).

60.3 Neugeborenen-Screening (Stoffwechselerkrankungen)

Zur Vorsorge gehören auch Screening-Tests als flächendeckende Methode zur Früherkennung von Stoffwechselerkrankungen.

> M Werden die Stoffwechselerkrankungen frühzeitig erkannt, können schwere geistige und körperliche Entwicklungsstörungen durch eine Diät oder medikamentöse Behandlung vermieden werden.

Die betroffenen Neugeborenen sind in den ersten Lebenstagen meist unauffällig, so dass eine eventuelle Erkrankung ohne Screening zunächst nicht diagnostiziert werden kann.

Bereits seit 40 Jahren wird in Deutschland, Österreich und der Schweiz ein Screening auf Stoffwechselerkrankungen durchgeführt. 1972 begann in Deutschland die erste Früherkennungsuntersuchung auf Phenylketonurie (sog. Guthrie-Test), dem 1978 das Screening auf Hypothyreose und Galaktosämie folgte.

In den vergangenen Jahren wurden die Untersuchungen erweitert. Sie umfassen in Deutschland heute folgende **Erkrankungen:**
- Hypothyreose (TSH-Test)
- Phenylkentonurie (PKU) und Hyperphenylalaninämie (HPA)
- Galaktosämie
- Adrenogenitales Syndrom (AGS)
- Ahornsirupkrankheit (MSUD)

60 Betreuung des gesunden Neugeborenen in den ersten Lebenstagen

Tabelle 60-1 Vorsorgeuntersuchungen im Kinderuntersuchungsheft von U1 bis U11 (modif. nach Illing: Kinderheilkunde für Hebammen, 2008).

Untersuchung	Alter	Wichtigste Gesichtspunkte neben der allgemeinen Untersuchung
U1	Geburt	Zustandbeurteilung, Reife, Gewicht, Größe, äußere Fehlbildungen
U2	3. – 10 Tag	Gründliche körperliche Neugeborenen-Untersuchung, Geburtsverletzungen, Vitalität und Motorik, Screening Stoffwechselerkrankungen
U3	4. – 6. Woche	Körperliche Entwicklung, beginnende Sozialentwicklung, Motorik
U4	3. – 4. Monat	Hüftgelenke, beginnende Funktion der Sinnesorgane, motorische Entwicklung
U5	6. – 7. Monat	Ähnlich U4, weitere Entwicklungsschritte, Greifen, evtl. schon Sitzen
U6	10. – 12. Monat	Beginnende Sprachentwicklung, Übergang über Sitzen und Krabbeln zum Stehen
U7	21. – 24. Monat	Wirbelsäule und Beine, Sprachentwicklung. Laufen, Sozialentwicklung
U7a	33. – 39. Monat	Allergien, Sozialentwicklung, Zahn-,Mund-, Kiefergesundheit
U8	3,5–4 Jahre	Körperliche und psychomotorische Kindergartenreife, Hör- und Sehvermögen
U9	5 Jahre	Objektive Prüfung der Sinnesorgane, Hinweis auf Störungen bezüglich Schulfähigkeit. Geistige, seelische, körperliche Entwicklung
U10	8–10 Jahre	Körperliche Entwicklung, Verhaltensstörungen, Lese- und Rechtschreibevermögen.
U11	9–10 Jahre	Bewegung, Sportförderung, Medienverhalten. Aufklärung über Suchtmittelgefahren

- Biotinidasemangel
- Defekte der Fettsäureoxidation (MCAD, LCHAD, VLCAD)
- Defekte des Carnitinzyklus (CPT I und II, CATM)
- Glutaracidurie Typ I (GA I)
- Isovelerianacidämie (IVA)

In Österreich umfasst das Screening aktuell 25 Erkrankungen (www.neugeborenenscreening.at), in der Schweiz werden 6 Erkrankungen erfasst, dabei seit 2011 auch die Cystische Fibrose (www.swisspaediatrics.org).

In anderen europäischen Ländern variiert die Anzahl der angebotenen Untersuchungen. Ein europäisches Expertennetzwerk für Neugeborenen-Screening befindet sich derzeit im Aufbau (EU Network of Experts on Neonatal Screening unter: www.iss.it, National Centre for Rare Diseases ISS, Rome). Ein weiteres europäisches Register sammelt Daten aus 20 verschiedenen Ländern zu angeborenen Fehlbildungen (EUROCAT= European Surveillance of Congenital Anomalies: www.eurocat-network.eu).

Hypothyreose (Schilddrüsenunterfunktion)

Häufigkeit: 1 : 4000

Ursachen: Fehlende Schilddrüsenanlage oder Störung der Wanderung der Drüsenanlage vom Zungengrund zum Schildknorpel während der Embryonalentwicklung. Ebenso können genetische Defekte in der Hormonsynthese verantwortlich sein. Abhängig von der Größe der Anlagestörung entwickelt sich die Hypothyreose unterschiedlich schnell.

> **M** Eine zu frühe Abnahme (< 36 Stunden p. p.) kann falsche Untersuchungsergebnisse erzeugen, da der Geburtsstress des Kindes und die postpartale Anpassung die Schilddrüse stark beanspruchen.

Therapie: Tägliche Gabe von Schilddrüsenhormonen, um Wachstumsstörungen und eine geistige Retardierung zu vermeiden. Beginn so früh wie möglich (erste Lebenswoche).

Phenylketonurie (PKU) und Hyperphenylalaninämie (HPA)

Häufigkeit: 1 : 10 000
1 : 6 000 (unterschiedliche Literaturangaben)

Ursachen/Symptome: Aufgrund eines erblichen Stoffwechseldefektes (Mangel an Phenylalanin-Hydroxilase) reichert sich die Aminosäure Phenylalanin im Blut und Gewebe an. Phenylalanin gelangt dabei sowohl aus der Nahrung als auch aus körpereigenem Eiweiß ins Blut. Ohne Behandlung führt die Erkrankung zu geistiger Retardierung, Krampfneigung, Mikrozephalie. Ein Erkennungsmerkmal ist ein mäuseartiger Geruch des Urins.

Therapie: Behandlungsbeginn im ersten Lebensmonat: Phenylalaninarme Diät und Substitution von Aminosäuren bis zum völligen Abschluss der körperlichen und geistigen Entwicklung, verbunden mit regelmäßigen Kontrollen des Phenylalanin-Blutspiegels.

 Frauen mit PKU müssen in der Schwangerschaft engmaschig kontrolliert werden und streng Diät halten, da sonst die Gefahr einer intrauterinen Schädigung des Kindes besteht.

Galaktosämie

Häufigkeit: 1 : 40 000 bis 50 000

Ursachen/Symptome: Verwertungsstörung der mit der Milchnahrung (auch Muttermilch) zugeführten Galaktose. Galaktose ist ein Bestandteil des Milchzuckers. Bereits in den ersten Lebenstagen treten Hypoglykämien (Unterzuckerung) auf, Krampfanfälle und ein verlängerter Neugeborenenikterus. Weitere Folgen sind Leber- und Hirnschäden oder Erblinden.

Therapie: Lebenslange galaktosefreie Diät. Die Kinder dürfen **nicht gestillt** werden.

Adrenogenitales Syndrom (AGS)

Häufigkeit: 1 : 8 000 bis 10 000

Ursachen/Symptome: Störungen im Hormonsystem, die zu einer vermehrten Bildung von Androgenen führt. Dies bewirkt eine unterschiedlich deutliche Virilisierung (Vermännlichung) des äußeren Genitale beim Mädchen. Ovarien, Tuben, Uterus und Vagina sind aber normal ausgebildet. Bei einem stark ausgeprägten AGS ist die richtige Geschlechtszuordnung oft schwierig. Jungen zeigen häufig nur eine leichte Penisvergrößerung sowie eine stärkere Pigmentierung des Genitales. In den ersten Lebenswochen tritt bei dieser Erkrankung ein starker Salz- und Wasserverlust auf, der zu einer Entgleisung des Mineralhaushaltes führt und unbehandelt lebensbedrohlich werden kann.

Therapie: Behandlung bei allen Formen des AGS mit Kortisol (Hydrocortison 3 × täglich). Orale Gabe von Kochsalzlösung bei Kleinkindern und bei erhöhtem Salzverlust (Schwitzen, Durchfall, Erbrechen).

Ahornsirupkrankheit (Leuzinose)

Häufigkeit: 1 : 200 000

Ursache/Symptome: Defekt im Aminosäurestoffwechsel. Starke Vermehrung der Aminosäuren Leuzin, Isoleuzin, Valin und ihrer Alpha-Ketosäuren in Blut und Urin. In der früheren Neugeborenenperiode zeigen sich bereits Trinkschwäche, Muskelhyper- oder -hypotonie, Krampfanfälle, zentrale Atemstörungen bis zum Koma. Die Kinder riechen nach Ahornsirup (auch als Maggi-Geruch beschrieben), daher der Name der Erkrankung.

Therapie: Unbehandelt führt die Krankheit zum Tod, behandelt werden kann sie mit einer Spezialdiät (ähnlich der PKU), die lebenslang erfolgen muss.

Biotinidase-Mangel

Häufigkeit: 1 : 60 000

Ursache/Symptome: Erbliche Stoffwechselanomalie mit nicht messbarer Biotinidaseaktivität. Diese Erkrankung führt etwa ab dem 3. Lebensmonat zu Lethargie, verminderter Muskelspannung, Funktionsstörungen des Kleinhirns (gestörte Bewegungskoordination), Haarausfall und Schwerhörigkeit, Bewusstseinsstörungen.

Therapie: Gabe von Biotin (Vitamin H).

Zystinurie

Häufigkeit: 1 : 5 000–6 000
1 : 10 000 (unterschiedliche Literaturangaben)

Ursachen/Symptome: Erbliche Störung des Transportes dibasischer Aminosäuren (Lysin, Arginin, Ornithin) und von Zystin. Durch die höhere Ausscheidung über die Nieren und die geringe Löslichkeit von Zystin können sich Nierensteine bilden.

Therapie: Reichlich Flüssigkeitszufuhr (mehrere Liter pro Tag), um den Urin zu verdünnen. Im Notfall Gabe von D-Penicillamin (bindet Zystin zum besser löslichen Disulfid).

Testmethoden und Abnahmezeitpunkt

Durch den Einsatz der Tandem-Massen-Spektronomie ist heute eine einfachere und schnellere Erfassung von Stoffwechselerkrankungen möglich. Die Blutentnahme sollte zwischen der 36. und 72. Lebensstunde des Kindes erfolgen.

> M Bei einer **Entlassung vor der 36. Lebensstunde** müssen die Eltern darüber informiert werden, dass eine zweite Screeninguntersuchung notwendig ist, da einige Erkrankungen vor diesem Zeitraum nicht sicher zu diagnostizieren sind.

Das Erstscreening ist trotzdem sinnvoll, da zu diesem Zeitpunkt bereits sicher feststellbare Erkrankungen wie Organoazidurien oder Galaktosämie rechtzeitig behandelt werden können. Die Klinik sichert sich damit auch ab, falls die Eltern nach der Entlassung weder von einer Hebamme betreut werden noch einen Kinderarzt aufsuchen.

Diese **erste, frühe Screeningabnahme** sollte auch durchgeführt werden, wenn das Kind
- in eine andere Einrichtung verlegt wird (z. B. Kinderklinik, Kinderchirurgie)
- Transfusionen oder Austauschtransfusionen erhält, da durch die Transfusion fremder Erythrozyten die Ergebnisse spezifischer Erythrozyten-Enzyme des Kindes verfälscht werden
- mit Kortikosteroiden oder Dopamin behandelt wird. Eine Steroidbehandlung (z. B. wegen Unreife der Lunge) wirkt sich auf den Blutspiegel der anderen Steroide aus, ein AGS könnte übersehen werden. Eine Dopamingabe beeinflusst den Biotinidasetest.

Falls ein **Zweitscreening** erforderlich ist, muss es immer im gelben Kinderuntersuchungsheft vermerkt werden, möglichst mit Grund (z. B. Frühentlassung). Bei Frühgeborenen unter 32 Schwangerschaftswochen ist ebenfalls ein weiteres Screening notwendig.

Information der Eltern

> M Die Eltern müssen vor der Entnahme der Probe über Ziele, Inhalt und mögliche Folgen des Screenings informiert und aufgeklärt werden. Laut Gendiagnostik-Gesetz (§ 9 GenDG, 2010) ist die Aufklärung und das Einholen der elterlichen Einwilligung zum Neugeborenen-Screening ärztliche Aufgabe, ebenso die Mitteilung des Befundes.

Verantwortlichkeit

Die Verantwortung für die Durchführung und Einsendung sowie die Qualitätsstandards, denen die Laboratorien unterliegen, sind in den Richtlinien des Bundesausschusses der Ärzte und Krankenkassen über die Früherkennung von Krankheiten bei Kindern bis zur Vollendung des 6. Lebensjahres („Kinderrichtlinien") vom 12. März 2011 geregelt:

§ 7 (1) „Der Leistungserbringer (Arzt, Hebamme), der die Geburt des Kindes verantwortlich geleitet hat, ist für die Durchführung des Screenings verantwortlich".

Der Leistungserbringer (oder Einsender) ist somit verantwortlich für:
- die Organisation
- die sachgerechte Durchführung der Entnahme
- die sachgerechte Information der Eltern
- die vollständige Dokumentation des Versands und des Rücklaufs der Befunde
- die Einleitung erforderlicher Maßnahmen bei einem pathologischen Befund (Elterninformation und Veranlassung einer weiteren Kontrolle).

Das neue Gendiagnostik-Gesetz (GenDG) hat im Hinblick auf die Festlegung der Aufklärung und des Einholens der elterlichen Einwilligung durch Ärzte zu Verunsicherung bei den Hebammen geführt, die bisher einen großen Anteil am gut eingeführten Screening-Programm hatten. Bei Hausgeburten oder Geburten im Geburtshaus sind sie die Leistungserbringer. In anderen Fällen kann die Abnahme der Proben vom Arzt an die Hebamme delegiert werden, da dies nicht explizit im GenDG geregelt ist. Wie sich die neue Gesetzgebung auf den weiteren Ablauf des Neugeborenen-Screenings auswirkt, ist derzeit noch offen.

Neugeborenen-Screening (Stoffwechselerkrankungen) 60

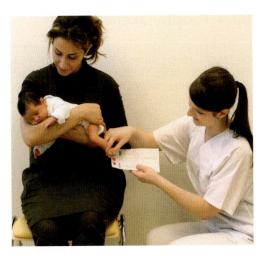

Abb. 60-1 Screeningabnahme auf dem Arm der Mutter.

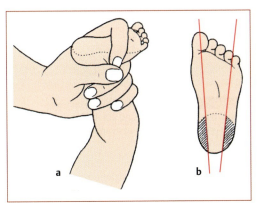

Abb. 60-2 a Halten des kindlichen Fußes bei der Kapillarblutabnahme. Zwischen Fußrücken und Schienbein liegen ein oder mehrere Finger.
b Punktionsstellen an der Fußsohle rechts und links des Kalkaneus (schraffiert gekennzeichnet).

Die **Screeninglaboratorien** haben im Gegenzug die Verantwortlichkeit der zügigen Bearbeitung und der Rückmeldung der Befunde, die dem einzelnen Kind zugeordnet sein müssen.

Vorbereitung zur Blutentnahme

> **M** Für das Neugeborenenscreening eignet sich Kapillarblut oder Venenblut. Keinesfalls darf EDTA-Blut oder Nabelschnurblut verwendet werden!
> (Screeningrichtlinien 2011)

Benötigte Materialien:
- Testkarte
- Sterile Wattetupfer
- Punktionslanzette
- 70% Isopropanol zur Hautdesinfektion
- Einmalhandschuhe zum Eigenschutz
- Ein kleines Pflaster.
- **Informationen der Eltern;** die Mutter kann das Kind beruhigen, indem sie es bei der Blutentnahme mit Hautkontakt berührt, z. B. im Fliegergriff auf dem Arm hält (Abb. 60-1).
- Die **Haut im Bereich der Ferse** sollte warm und gut durchblutet sein. Feuchte Wärme (Kompresse 5 min. bei 40 °C oder ein kurzes Fußbad von 1 min. bei 40 °C) steigert die Durchblutung um die Hälfte und erleichtert den Blutfluss nach der Punktion. (Reiben oder das Auftragen von durchblutungsfördernden Salben hilft wenig; Salbe kann die Probe verunreinigen).

- **Reinigung und Desinfektion der Haut** mit 70% Isopropanol, danach mit einem sterilen Tupfer trocken wischen. (Jodhaltige Desinfektionsmittel verfälschen die Bestimmung der Schilddrüsenhormone).

Durchführung

- **Sichere Fixierung des Fußes** mit der Hand (Abb. 60-2 a), da die Kinder sich meist heftig bewegen.
- **Punktion der Fersenhaut** mit einer geeigneten Lanzette seitlich des Kalkaneus (Fersenbein), nicht tiefer als 2,4 mm bei normalgewichtigen Neugeborenen (Abb. 60-2 b). Wird die Haut bei der Punktion stark eingedrückt, verkürzt sich der Abstand zum Knochen, es besteht Verletzungsgefahr des Knorpel- und Knochengewebes. Aus Verletzungen und Infektionen des Knochengewebes können Wachstumsstörungen des Fersenbeinknochens resultieren. Wegen des Infektionsrisikos sollte ein Stichkanal nie zweimal benutzt werden.
- **Ersten Blutstropfen** mit dem sterilen Tupfer abwischen und verwerfen (Desinfektionsmittelrückstände, Austritt von Gewebsflüssigkeit).
- **Nachfolgende Tropfen** zügig durch leichte Berührung auf das Filterpapier auftragen. Jeder Tropfen sollte die Kreise auf der Testkarte vollständig ausfüllen (Abb. 60-3). Mehrfaches oder beidseitiges Auftragen auf die gleiche Stelle, ebenso zu kleine Blutmengen können die Ergebnisse verfälschen. Beim so genannten starken „Melken" der Ferse wird Blut mit

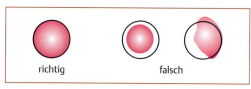

Abb. 60-3 Vollständiges Durchtränken jeder gepunkteten Kreismarkierung auf der Testkarte mit jeweils nur einem dicken Blutstropfen.

austretender Gewebsflüssigkeit verdünnt, eine weitere Möglichkeit für Analysefehler.
- Kurzes **Komprimieren der Punktionsstelle**, falls noch Blut austritt, anschließend mit einem kleinen Pflaster abdecken.
- Entsorgung der benötigten Materialien.

Umgang mit dem Untersuchungsmaterial

- Testkarte nach der Blutentnahme vor direkter Sonneneinstrahlung und Heizquellen schützen (Veränderung der Bluteiweißstoffe).
- Testkarten lange genug an der Luft trocknen, nicht in Folien und Plastiktüten verpacken. Feuchtigkeit und Wärme sind ein idealer Nährboden für Bakterien (Zersetzung der Testsubstanz).
- Keine Lagerung und Sammeln von Proben über einige Tage. Möglichst am Entnahmetag ins Labor senden (schnelle Ergebnisse sind wichtig).
- Genaues Ausfüllen der Testkarte sowie der Begleitscheine:
  - vollständiger Name, Geburtsdatum des Kindes
  - Abnahmedatum und -uhrzeit der Probe
  - Anschrift von Eltern/Klinik/Hebamme/Kinderarzt sowie Telefonnummern
  - Einverständnis der Eltern (oder mindestens eines Elternteils oder der Personensorgeberechtigten)
  - medizinische Maßnahmen (Blutaustausch, Antibiotikagabe)
  - Ernährungszustand (Besonderheiten), Frühgeburtlichkeit mit Angabe des Gestationsalters.

Die Testsets können durch Hebammen, Kinderärzte oder Kliniken kostenlos von den jeweiligen Screeninglaboratorien bezogen werden.

60.4 Prophylaxen

Im Rahmen der Vorsorgeuntersuchung (U2) erhält das Neugeborene die **zweite Gabe Vitamin K** (s. S. 654 Erstversorgung). Die Eltern werden zusätzlich über die weiteren empfohlenen Prophylaxen aufgeklärt und informiert.

Rachitisprophylaxe mit Vitamin D3 (Colecalciferol)

Vitamin D fördert die Resorption von Kalzium und Phosphat aus dem Darm. Es wird aus der Nahrung in Vorstufen aufgenommen und durch UV-Strahlung in der Haut in Vitamin D umgewandelt. Vitamin-D-Mangel führt zu Störungen des Knochenaufbaus (mangelhafte Verknöcherung der Knorpelsubstanz) und dadurch zu typischen Knochenverformungen im Thorax-, Becken- und Beinbereich, bekannt als **Rachitis** oder „Englische Krankheit".

Dosierung: Da in Wintermonaten und Übergangszeit in Nordeuropa die Haut nur wenig der Sonne ausgesetzt wird, sollten dem Säugling täglich 500 IE Vitamin D oral zugeführt werden (z. B. Vigantoletten®). Vitamin D wird im ersten Lebensjahr und im darauf folgenden Winter verabreicht.

Möglich ist auch die Gabe von Vitamin D in öliger Form (Vigantol® Öl). Ein Tropfen enthält 500 IE Vitamin D. Das Öl ist verschreibungspflichtig und die Anwendung sollte den Eltern genau erläutert werden.

Begonnen wird beim gesunden Kind ab der zweiten Lebenswoche. Frühgeborene erhalten 1000 IE, meist bis zum eigentlichen errechneten Geburtstermin, nach ärztlicher Anordnung zum Teil auch länger.

Anwendung: Die Tablette kann direkt in den Mund gelegt werden (Zunge, Wangentasche), danach wird gestillt oder Flüssigkeit angeboten. Sie zerfällt schnell, so dass sich das Kind nicht daran verschlucken kann. Eine weitere Möglichkeit der Applikation ist das Auflösen der Tablette mit etwas Wasser/Tee auf einem Löffel, der dem Kind dann angeboten wird. Auf keinen Fall sollte die Tablette in eine Tee- oder Milchflasche gegeben werden, da oft Reste in der Flasche bleiben. Eine exakte Dosierung ist so nicht möglich.

Vitamin D in öliger Form wird auf einen Löffel getropft (1 Tropfen/Tag) und dann dem Kind zum Ablecken vor der Mahlzeit gereicht. Dadurch wird eine falsche Dosierung vermieden. Keinesfalls sollten die Tropfen direkt in den Mund geträufelt werden.

Eine **Überdosierung** von Vitamin D führt zur Vitamin-D-Hypervitaminose. Die Symptome der Erkrankung sind erst nach einigen Wochen sichtbar:
- Reizbarkeit, Appetitmangel
- Obstipation, Erbrechen, muskuläre Hypotonie
- Im Serum erhöhte Werte von Phosphor und Kalzium
- Kalziumablagerungen in Nieren und Blutgefäßen (Goebel 2010)

> M Aus diesem Grund sollten die Eltern aufgeklärt werden, dass sie keinesfalls mehrere Tabletten verabreichen dürfen, falls sie diese über einige Tage vergessen haben.

Die Dosierung ist eher hoch angesetzt, deshalb kann dem Kind kein Schaden zugefügt werden, falls es wöchentlich ein oder zwei Tabletten weniger erhält. Künstliche Säuglingsnahrung ist mit einem Vitamin-D-Zusatz versehen. Aus diesem Grund sollte auf der Packung nachgesehen werden, wie viel die Fertignahrung enthält und die Dosierung entsprechend angepasst werden. Der Tagesbedarf liegt bei Reifgeborenen bei 400 IE (die Tabletten enthalten 500 IE), Frühgeborene haben einen erhöhten Bedarf (1000 IE).

Kariesprophylaxe

Die **Gabe von Fluorid** (nicht Fluor!) in Kombination mit Vitamin D (z. B. D-Fluoretten®, Fluor-Vigantoletten®) oder als Einzelgabe (0,25 mg/Tag) ist in Deutschland weit verbreitet, aber in Fachgremien der Zahnheilkunde und Kinderheilkunde **umstritten.**

Grundidee beider Formen der Fluoridsubstitution ist die Verbesserung der Zahnsubstanz und dadurch die Vermeidung von Karies. Karies ist jedoch **keine Fluoridmangelerkrankung,** sondern eine Folge unzureichender Zahnhygiene und falscher Ernährung. Die Deutsche Gesellschaft für Zahn-, Mund- und Kieferheilkunde hält eine Fluoridsubstitution vor dem Durchbruch der Milchzähne für nicht wirksam und nicht erforderlich (DGZMK, Leitlinie Fluoridierungsmaßnahmen 2007). Die Fluoridaufnahme in die Zähne (vor allem Milchzähne) über die systemische Gabe (Fluoridtabletten) ist minimal, eine lokale Fluoridanwendung an der Zahnoberfläche ist nach aktueller Studienlage effektiver.

Andere Fachgremien, wie die Internationale Gesellschaft für Ganzheitliche Zahnmedizin oder der Bundesverband in der Naturheilkunde tätiger Zahnärzte in Deutschland, halten die Fluoridgabe sogar für schädlich (erhöhte Kariesanfälligkeit, Dentalfluorose, Schädigungen der Knochenentwicklung). Dennoch verordnen viele Kinderärzte nach wie vor schon vor dem 6. Lebensmonat Fluorid.

Eltern müssen über die unterschiedlichen Standpunkte informiert werden und die Hebamme sollte über die **wichtigen Maßnahmen zur Kariesvermeidung** aufklären:
- Zahnsanierung und regelmäßige Kontrolle der Zähne der Mutter in der Schwangerschaft (Reduzierung von Streptococcus mutans in der Mundhöhle)
- Rohkostreiche, zuckerarme Ernährung
- Keine süßen Tees, Kakao oder säurehaltige Instantgetränke (Zitronensäure ist genauso schädlich wie Zucker)
- Keine Flaschen mit süßem Inhalt zum Trösten, Einschlafen (Saugerflaschenkaries)
- Kein Ablutschen der Schnuller, Löffel oder Sauger durch die Mutter/Eltern, da so Kariesbakterien der Erwachsenen in den kindlichen Mund gelangen
- So früh wie möglich bereits die ersten Zähne mit einer weichen Bürste reinigen (1-mal pro Tag bis zum 2. Lebensjahr, dann 2-mal pro Tag)
- Fluoridierte Kinderzahnpaste verwenden (erbsengroße Menge)
- Frühzeitige, regelmäßige Kontrollen beim Zahnarzt.

60.5 Hüftscreening

> M Die sonografische Kontrolle der kindlichen Hüfte zur rechtzeitigen Erkennung einer Hüftdysplasie (Dysplasie = Fehlbildung) ist heute Teil der Neugeborenenuntersuchungen im Rahmen der U2 und U3.

Hüftdysplasie

Bei der Entstehung von Hüftdysplasien spielen erbliche Faktoren wie auch Lageanomalien (BEL) oder beengende Prozesse im Uterus eine Rolle. Etwa 4% der Neugeborenen weisen eine Dysplasie auf, das Verhältnis der Häufigkeit von Mädchen zu Jungen liegt bei 6 : 1.

Unterschieden werden:
- **Pfannenfehlbildungen,** eine angeborene Mangelentwicklung oder Abflachung der Hüftgelenkspfanne mit Gefahr des Austrittes des Hüftkopfes
- **Hüftgelenksluxation** (s. S. 688).

Diagnostik

Vor der Kontrolle durch Ultraschall fällt bei der U1 häufig bereits eine Asymmetrie der Gesäßfalten und der Oberschenkelfalten auf. Bei der Hüftluxation (Luxation = Verrenkung) ist ein Bein kürzer als das andere (Knietiefstand). Eine Abspreizhemmung (Abduktionshemmung) des gebeugten Hüftgelenks ist ebenfalls feststellbar.

1980 entwickelte Graf die **Einteilung der Schweregrade** der Hüftdysplasie bei der Hüftsonografie:

I	physiologischer Befund
II a	physiologische Verzögerung der Verknöcherung bis zum 3. Lebensmonat → Kontrolle wird empfohlen
II b	Verknöcherungsverzögerung ab dem 3. Lebensmonat → Therapie
II c	Dysplasie mit Dezentrierungsgefahr → Therapie
III	Dezentrierung des Hüftkopfes/Subluxation → Therapie
IV	Luxation → Therapie

Therapie

Die Therapie besteht in einer bereits in der ersten Lebenswoche einsetzenden Behandlung mit einer **Spreizhose nach Becker** oder einer **Pavlik-Bandage**, so dass das Hüftgelenk gebeugt und abduziert gehalten wird.

Ziel ist es, den Hüftkopf zentral in der Pfanne einzustellen, eine normale Ausreifung der Pfanne zu fördern und eine Luxation zu vermeiden. Besteht die Gefahr der Instabilität oder Luxation, muss eventuell geschient oder gegipst werden. Die Dauer der Therapie variiert von mehreren Wochen bis Monaten. In schweren Fällen, die konservativ nicht therapierbar sind, erfolgt eine Operation.

> **M** Durch die frühe Diagnosestellung mittels Ultraschall sind schwere Verläufe heute selten und die meisten leichten bis mittelgradigen Dysplasien heilen vollständig aus.

60.6 Hörscreening

> **M** Erfolgt die Diagnose schwerer angeborener Hörstörungen zu spät, sind die Folgen für die Kinder gravierend. Hör- und Sprachstörungen führen zu kognitiven und psychosozialen Beeinträchtigungen und Benachteiligungen, wenn sie nicht rechtzeitig behandelt werden.

Durch ein **Hörscreening im Neugeborenenalter** kann die Therapie von Hörstörungen wesentlich früher als bisher angesetzt und Spätschäden vermieden werden. Seit 2009 ist das Hörscreening in Deutschland eine Pflichtleistung der gesetzlichen Krankenkassen. Es wird bereits kurz nach der Geburt durchgeführt, solange die meisten Neugeborenen noch in der Geburtsklinik sind.

Die **Häufigkeit** schwerer angeborener Hörstörungen liegt bei etwa 1–3 von 1000 unauffälligen Neugeborenen, in Risikokollektiven ist sie wesentlich höher (1–6 von 100).

Hochrisikokollektive sind:
- familiäre Hörstörungen
- Frühgeburt
- Infektionen mit Röteln oder Cytomegalie
- neonatale Komplikationen wie Sepsis oder Blutungen
- kraniofasziale Fehlbildungen oder Syndrome.

Messmethoden

Es gibt zwei verschiedene Messverfahren, die schmerzfrei und nicht invasiv sind. Bei Neugeborenen werden sie durchgeführt, während das Kind schläft.

Oto-akustische Emissionen (OAE)

Hier wird das Hörvermögen vom äußeren Gehörgang bis zur Cochlea getestet. Das Gerät sendet Klickgeräusche aus, die über das Trommelfell, die Gehörknöchelchen bis zur Hörschnecke (Cochlea) ins Innenohr geleitet werden. Dort registrieren die äußeren Haarzellen die Signale, die danach über den Hörnerv das Gehirn erreichen. Gesunde Haarzellen ziehen sich zusammen, wenn Geräusche sie treffen. Diese winzige Bewegung verursacht einen Schalleffekt, der wieder aus dem Ohr zurückgeworfen und von einem Spezialmikrofon aufgefangen wird (Abb. 60-4).

60.7 Weitere Untersuchungen

In den ersten Lebenstagen können neben den Vorsorgeuntersuchungen und dem Neugeborenenscreening noch andere Untersuchungen nötig sein.

Blutzuckerkontrollen

Indikationen sind:
- hyper- oder hypotrophe Neugeborene (s. S. 694)
- bei auffallender Zittrigkeit
- nach einer anstrengenden Geburt und einem pH-Wert unter 7,20
- Hypothermie (Untertemperatur)
- Frühgeburt
- Diabetes der Mutter.

Der erste Blutzuckerwert wird meist eine Stunde post partum aus Kapillarblut bestimmt (Entnahme aus der Ferse). Ist er niedrig (< 40 mg%), kann nach der ersten Stillmahlzeit noch Nahrung oder Glukose (10–15 %) gefüttert werden (je nach Klinikstandard). Eine zweite Kontrolle erfolgt eine Stunde nach der Substitution (bei unauffälligem Kind). Die Häufigkeit weiterer Kontrollen hängt vom Zustand des Neugeborenen und den hausüblichen Vorgehensweisen ab.

Zusätzliche Labor- und Ultraschalldiagnostik

- **Coombstest:** Antiglobulintest aus Nabelvenenblut. Bei Rhesus-negativen Müttern gehört er zur Routine.
- Bilirubinbestimmung, Blutbild, CRP und andere **Blutwerte** je nach ärztlicher Indikation und Diagnose.

Ultraschalluntersuchungen: Sonografische Untersuchungen des Schädels nach vaginal-operativen Entbindungen oder eventuell Oberbauchsonografie sind in einigen Kliniken Routineuntersuchungen, in anderen werden sie nur bei bestimmten Indikationen durchgeführt.

Literatur zu Kapitel 60 s. S. 725 ff

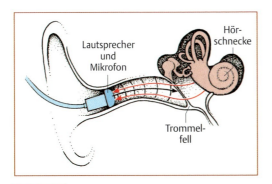

Abb. 60-4 Hörtests mittels oto-akustischer Emissionen (s. Beschreibung im Text).

Automated Auditory Brainstem Response (AABR) oder Hirnstammaudiometrie

Hierbei wird das Hörvermögen vom äußeren Gehörgang bis zur zentralen Reizverarbeitung geprüft. Auch diese Methode arbeitet mit Klickgeräuschen von 35 dB getrennt im rechten und linken Ohr. Es entsteht eine Art EEG-Muster, das mit einer Normalschablone verglichen wird. AABR ist aufwändiger, aber auch präziser und weniger störanfällig als OAE.

Werden beide Methoden kombiniert, sind die Fehlerquoten deutlich niedriger. Beide Methoden sollten nur von geschultem Fachpersonal durchgeführt werden, um die Quote falsch-positiver Ergebnisse und dadurch die Verunsicherung der Eltern zu vermeiden. Nur etwa eines von 30 Kindern, die im Test auffällig waren, hat tatsächlich eine Hörstörung.

Kinder mit **auffälligen Screeningbefunden** werden an Facheinrichtungen für Phoniatrie und Pädaudiologie (Wissenschaft des kindlichen Hörens) verwiesen, wo die endgültige Abklärung und Therapie erfolgt und Eltern und Kinder weiter begleitet werden können.

Wichtige Informationen für Eltern und Fachpersonal finden sich im Internet unter:
Deutsche Gesellschaft für Phoniatrie und Pädaudiologie www.dgpp.de
Bundesgemeinschaft der Eltern und Freunde hörgeschädigter Kinder www.bundesgemeinschaft.de
Verband Deutscher Hörscreening-Zentralen www.vdhz.org

61 Das gefährdete und das kranke Neugeborene

Heike Polleit, Andrea Stiefel, Elisabeth Ortmeier

61.1 Risikofaktoren

Die Wahrscheinlichkeit, dass ein Kind vor, während oder nach der Geburt erkrankt oder stirbt, erhöht sich statistisch mit dem Auftreten von Risikofaktoren.

Risikofaktoren in der Schwangerschaft

1. Anamnestische Risiken, z. B.:
- mütterliche Grunderkrankungen
- in der Schwangerschaft erworbene mütterliche Erkrankungen
- problematische familiäre, soziale oder psychische Ausgangssituation der Frau.

2. Abweichungen vom normalen Schwangerschaftsverlauf, z. B.:
- vorzeitige Wehen
- diagnostizierte Fehlbildung des Kindes
- Mangelentwicklung des Kindes
- Oligo-/Polyhydramnion
- Beckenendlage
- Placenta praevia
- Übertragung (> 41 + 6 SSW).

Risikofaktoren während der Geburt

3. Mangelhafte Überwachung und Betreuung von Mutter und Kind.

4. Abweichungen vom normalen Geburtsverlauf, z. B.:
- Geburtseinleitung
- lange Geburtsdauer
- operative Geburtsbeendigung
- Fieber der Mutter
- pathologisches CTG
- grünes oder fötides Fruchtwasser
- Einstellungsanomalie
- Schulterdystokie
- schwierige Entwicklung des Kindes aus BEL
- Frühgeburt.

Risikofaktoren unmittelbar nach der Geburt

- 5-Minuten-Apgar < 7
- 10-Minuten-Apgar < 8
- respiratorische Anpassungsstörungen
- Fehlbildungen
- erhebliche Geburtsverletzungen
- unter- oder übergewichtiges Kind.

> **M** Liegen Risikofaktoren vor, muss die Hebamme mit Komplikationen rechnen und organisatorisch darauf eingestellt sein, eine situationsangepasste Erstversorgung durchzuführen oder dabei zu assistieren.

Ausschlaggebend für das weitere Handeln ist der **klinische Zustand des Neugeborenen**, der anhand der Parameter Herzfrequenz, Atmung, Hautfarbe, Tonus und Reflexerregbarkeit (APGAR-Score) beurteilt wird (Jorch & Hübler 2010). Als gefährdet gelten NG mit Risikoanamnese. Sie werden sorgfältig beobachtet. Als krank werden Neugeborene definiert, die ohne Behandlung Schäden davontragen oder sterben würden.

61.2 Beobachtungen des Neugeborenen

Vitalzeichenkontrolle

Herzfrequenz

Der Ruhepuls des Neugeborenen beträgt 100 bis 140 spm (Knüpfer & Thome 2009). Eine Herzfrequenz < 100 spm wird als Bradykardie bezeichnet, eine Frequenz > 140 spm als Tachykardie Mit einem angewärmten Säuglingsstethoskop werden die Herzschläge im Bereich des Brustbeins eine Minute ausgezählt.

Atmung

Normalwerte: 30–50 Atemzüge/min. im Schlaf und bis zu 60 AZ/min. in wachem Zustand (Gillespie & Wyllie 2005). Durch Beobachtung oder Auflegen von Finger oder Hand auf den Thorax oder Rücken des Neugeborenen werden eine Minute lang die Atembewegungen (Heben oder Senken des Thorax) ausgezählt.

Man beobachtet, ob das NG beim Einatmen die Nasenflügel bläht (**Nasenflügeln** = inspiratorisches Erweitern der Nasenflügel, führt zur Abnahme des Atemwiderstandes), die Thoraxmuskulatur unter das Niveau des Rippenbogens einzieht oder beim Ausatmen stöhnende Geräusche erzeugt (**Knorksen, Stöhnen** = Anatmen gegen die fast geschlossene Stimmritze baut den intrathorakalen Druck auf und erhöht damit den Luftgehalt in der Lunge gegen Ende der Ausatmung). Diese Symptome entstehen beim Versuch, eine ungenügende Sauerstoffversorgung zu kompensieren.

Temperatur

Normalwerte (rektal): 36,5–37,5 °C. Üblicherweise wird beim gesunden Neugeborenen die Temperatur rektal gemessen (Digitalthermometer). Schonender ist die axilläre Temperaturkontrolle (Messdauer ca. 2 min.) oder die Verwendung eines Ohrthermometers.

Allgemeinbefinden

- **Hautfarbe**, **Muskeltonus** und **Gesamteindruck** des Neugeborenen werden beobachtet und die erhobenen Befunde (mit genauer Uhrzeit) in einem Verlaufsprotokoll dokumentiert.
- Auffälligkeiten und Verschlechterungen sind der Ärztin mitzuteilen.
- Die Mutter (Eltern) wird über die Gründe einer intensivierten Beobachtung informiert.
- Die Beobachtung gefährdeter Neugeborener ist oft ebenso möglich, während die Mutter das Kind bei sich hat. Droht eine Verlegung, ist dies vielleicht für lange Zeit die letzte Gelegenheit zum innigen Kontakt.

Untersuchungen mit der in Bogota (Kolumbien) aus Mangel an Inkubatoren entwickelten „Kängurumethode" (ein nur mit einer Windel bekleidetes Frühgeborenes wird der Mutter/Pflegeperson auf die nackte Brust gebunden) ergaben, dass sich unmittelbarer **Hautkontakt** stabilisierend auf Atmung und Kreislauf auswirkt (Almeida, Almeida & Forti 2007).

61.3 Reanimation in der Klinik

Vorbereitung

Benötigte Geräte, Instrumente, Materialien

- Wärmelampe mit Lichtquelle
- Absaugvorrichtung mit Auffangbehälter, Absaugkatheter verschiedener Stärke (Ch 4–8), Absauger (für Blut und Mekonium), Verbindungsschläuche und Adapter
- Sauerstoffquelle, Beatmungsbeutel mit PEEP-Ventil, Neugeborenen- und Frühgeborenenmasken, Verbindungsschläuche und Adapter
- Kinderlaryngoskop, gerader Laryngoskopspatel, Magill-Zange für Säuglinge, Intubationstubi verschiedener Stärke (innerer Durchmesser = ID 2,0–3,5) und Adapter (Abb. 61-1)
- Säuglingsstethoskop, Thermometer, Blutzuckerteststäbchen, Magensonden, Alufolie, Nabelkatheterset
- Perfusor mit Systemen, Perfusorspritzen
- Evtl. Überwachungsmonitor, Klebeelektroden
- Spritzen, Kanülen, Butterfly, Lanzetten, Schere, Skalpelle, Ampullensägen, Blutgaskapillare, Hautdesinfektionsmittel, Pflaster, Abwurfbehälter, Stoppuhr, Dreiwegehähne, u. a.

Benötigte Medikamente

Minimalstandard für Kreißsaal oder Sectio-OP. Spezifischere Medikamente (z. B. Prostaglandine zum Offenhalten des Ductus Botalli) werden erst nach der Indikationsstellung durch den Neonatologen verabreicht und in der Regel von ihm mitgebracht.

61 Das gefährdete und das kranke Neugeborene

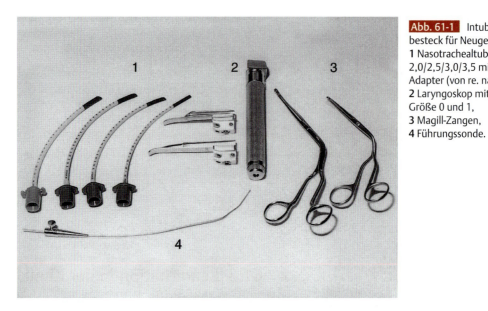

Abb. 61-1 Intubationsbesteck für Neugeborene: **1** Nasotrachealtubi Größe 2,0/2,5/3,0/3,5 mit Adapter (von re. nach li.), **2** Laryngoskop mit Spatel Größe 0 und 1, **3** Magill-Zangen, **4** Führungssonde.

- Glukose 5 %, 10 % (zur Stabilisierung des Blutzuckers)
- NaCl 0,9 % (zum Auflösen von Medikamenten oder als Trägerlösung)
- Plasmaproteinlösung (z. B. Humanalbumin zur Blutvolumensubstitution)
- Adenosin (bei Tachykardie und Herzinsuffizienz)
- Adrenalin (z. B. Suprarenin®, bei Bradykardie und Hypotonie nach Volumenausgleich)
- Atropin (bei Bradykardie und Intubation)
- Natriumbicarbonat (zum „Puffern" bei pH < 7,0)
- Morphinantagonist (z. B. Narcanti® bei Atemdepression durch subpartal verabreichte Opiate wie Dolantin®)
- Phenobarbital (z. B. Luminal® zum Relaxieren bei Krämpfen und Intubation)
- Vitamin K (z. B. Konakion® zur Blutungsprophylaxe)

Überwachungs- und Reanimationsgeräte für Neugeborene

Reanimations- und Überwachungsgeräte werden in Kap. 73 vorgestellt.

Vorbereitung der Reanimation

- Wärmelampe einschalten
- Türen schließen
- Raumtemperatur erhöhen
- Luftbewegung vermeiden

- Alufolie und mehrere weiche Tücher vorwärmen
- Instrumente bereitlegen und vorwärmen
- Medikamente und Infusionslösung aus dem Kühlschrank holen und im Wasserbad anwärmen
- Pflasterstreifen zurechtschneiden (0,5 × 8 cm, zum Fixieren von Tubus, Magensonde etc.)

Durchführung

- Abtrocknen und Warmhalten des Neugeborenen
- Absaugen, Herzfrequenz feststellen
- Zunächst kurz O_2-Dusche oder Maskenbeatmung, wenn nötig

M Zunehmend wird bei der Erstversorgung und Reanimation auf hohe Sauerstoffkonzentrationen verzichtet und **Raumluft** verwendet (Richmond & Goldsmith 2006, Wang et al. 2008). 100 % Sauerstoff hat möglicherweise Auswirkungen auf die Zellen (Zellschädigung durch freie Sauerstoffradikale) und die zerebrale Durchblutung.

- Falls erforderlich: Intubation, Nabelvenenkatheter legen, Volumen-, Medikamentenzufuhr, Herzmassage (Abb. 61-4).

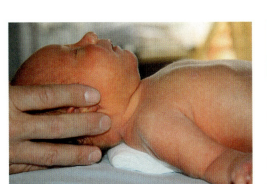

Abb. 61-2   Neutralposition des Kopfes zur Maskenbeatmung.

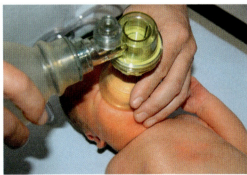

Abb. 61-3   Maskenbeatmung eines Neugeborenen.

M   **Vorsicht:** Beim Handbeatmen mit einem Beatmungsbeutel muss das Druckventil geöffnet bleiben, damit keine Lungenschäden durch unbeabsichtigte Druckspitzen entstehen, z. B. Pneumothorax (Luftansammlung außerhalb der Lunge nach dem Einreißen der Lungenhaut) oder interstitielles Emphysem (Atemgas im Bindegewebsraum der Lunge nach dem Zerreißen von Lungenbläschen).

Im geburtshilflichen Team muss **Einigkeit über das Vorgehen** herrschen. Es empfiehlt sich, für die verschiedenen potenziell eintretenden Notfallsituationen Abläufe zu formulieren, Medikamentenzubereitungen schriftlich festzuhalten und in Stichworten neben dem Reanimationsplatz auszuhängen.

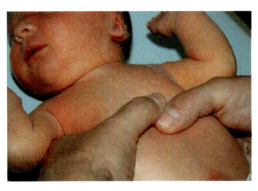

Abb. 61-4   Herzdruckmassage mit 2-Daumen-Technik.

Eine **rasche Informationsweitergabe an die Eltern** ist wichtig. Nichts ist für Eltern schlimmer als das schweigsame Arbeiten des geburtshilflichen Teams in Notfallsituationen!

Aufgaben der Hebamme
- Tägliche Funktionsprüfung der Geräte, Kontrolle von Instrumenten, Materialien, Medikamenten
- Vorbereitung des Reanimationsplatzes bei zu erwartender Notfallsituation
- Assistenz bei der Reanimation.

61 Das gefährdete und das kranke Neugeborene

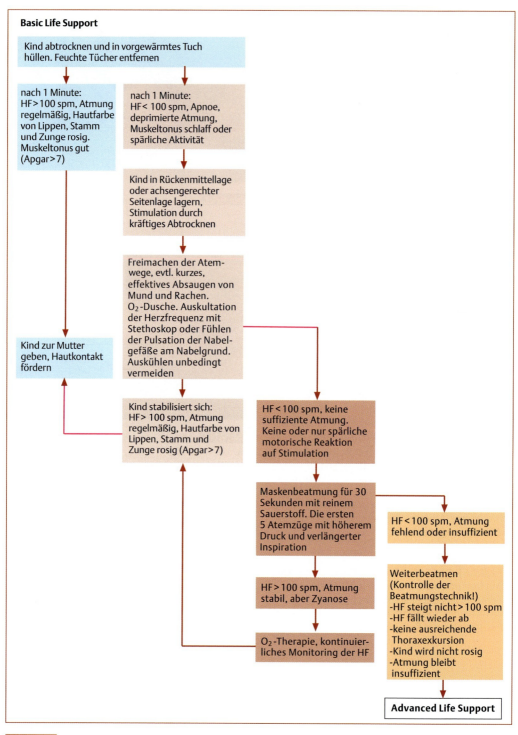

Abb. 61-5

a Grundschema für die Reanimation (Basisversorgung oder Basic Life Support) (modifiziert nach J. Schaub 2002).

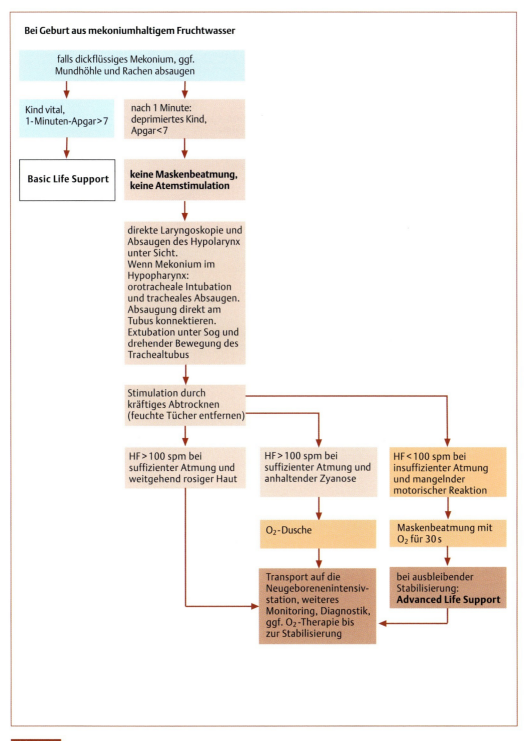

Abb. 61-5
b Erweitertes Reanimationsschema für Kinder, die aus mekoniumhaltigem Fruchtwasser geboren werden (Advanced Life Support s. S. 680).

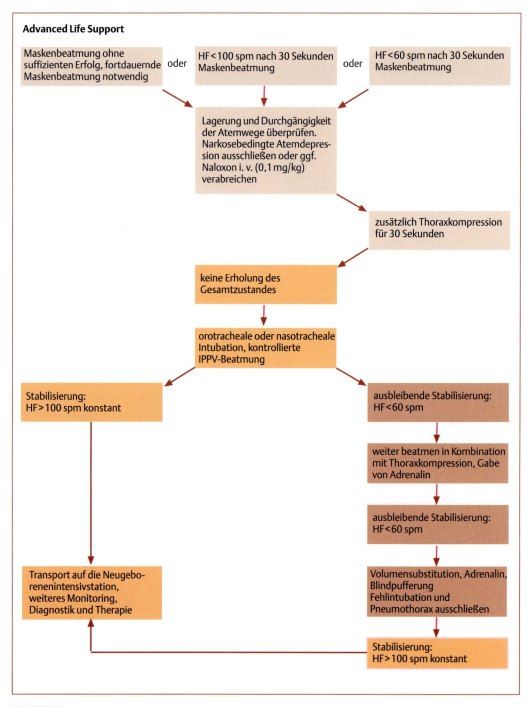

Abb. 61-5
c Erweitertes Reanimationsschema für Kinder, die durch Maskenbeatmung nicht stabilisiert werden können (weiterführende Unterstützung oder Advanced Life Support).

Infektionen 61

61.4 Anpassungsstörungen

Die Anpassung an das extrauterine Leben (Lungen-, Kreislaufadaptation und deren Regulation) geschieht in den ersten Minuten nach der Geburt. Vollziehen sich diese Vorgänge nicht oder unvollständig, kommt es zu einer insuffizienten (ungenügenden, gestörten) Atmung (respiratorische Anpassungsstörung).

Verlängerte primäre Apnoe

Von einer verlängerten primären Apnoe spricht man, wenn die Spontanatmung nicht innerhalb der ersten 1–2 min. einsetzt.

Ursachen können sein:
- ungenügender Atemreiz
- Atemdepression durch Medikamente
- Mekoniumaspiration
- gestörte Lungenentfaltung.

Maßnahmen
- Solange die Nabelschnur pulsiert, das Kind rosig ist und sich spontan bewegt, genügt es, durch **Stimulation** den Atemreiz zu verstärken (Mutter auffordern, ihr Kind zu berühren, sanftes Frottieren des Rückens und Druck im Bereich des Kreuzbeins).
- Sind Zeichen einer akuten Sauerstoffmangelsituation erkennbar (Apgar < 7), wird reanimiert.

Atemnotsyndrom

Das Atemnotsyndrom (Respiratory Distress Syndrome) ist gekennzeichnet durch insuffiziente Atmung und ungenügenden Gasaustausch. Ursache ist ein Mangel an Surfactant.

Surfactant ist ein komplexes Gemisch aus Lipiden und Proteinen, dessen Hauptaufgabe darin besteht, die Lungenbläschen während der Atmung zu stabilisieren, sodass sie nach der Ausatmung nicht kollabieren. Als bedeutendster Risikofaktor für das Atemnotsyndrom gilt die Frühgeburt, außerdem werden genetische Faktoren diskutiert (Haataja et al. 2000).

Symptome
- Tachypnoe (> 60 Atemzüge/min. in Ruhe)
- Apnoen (Atemunterbrechung > 20 sek.)
- Dyspnoe: sternale und interkostale Einziehungen, Nasenflügeln, in- und expiratorisches Stöhnen
- Abgeschwächtes Atemgeräusch

- Grau-blasse Hautfarbe, Zyanose (Blauverfärbung der Haut)

Anpassungsstörungen können sich in den ersten 24 Stunden spontan bessern bzw. verschwinden oder lebensbedrohlich werden.

Maßnahmen
- Die Vitalzeichen werden zunächst engmaschig (viertel- bis halbstündlich) kontrolliert, außerdem Blutgase, Blutbild und Differenzialblutbild.
- Zur Überwachung der Oxygenierung wird das Kind an die Pulsoxymetrie (s. S. 791) angeschlossen.
- Ein 37 °C warmes Erholungsbad und unmittelbarer Hautkontakt mit der Mutter (Kängurumethode) können den Kreislauf stabilisieren.
- Bei einer Verschlechterung ist eine pädiatrische Weiterbehandlung notwendig.

61.5 Infektionen

Infektionen in der frühen Neugeborenenperiode (bis 7. Tag p. p.) können lebensbedrohlich sein, da die Abwehrsysteme unreif sind.

Während der Geburt erworbene Infektionen

Die Erreger stammen aus dem mütterlichen Anogenitalbereich (z. B. Escherichia coli, Enterobacter, Staphylococcus areus, Streptokokken B, Chlamydien, Herpes-simplex-Viren). Dabei handelt es sich oftmals um Keime, mit denen die Mutter asymptomatisch besiedelt oder infiziert ist und die deshalb vorher meist nicht bekannt sind (Jorch & Hübler 2010).

Symptome und Diagnostik

- **Infektionszeichen im Blutbild** des **Kindes** sind ein Leukozytenanstieg/-abfall und Thrombozytenabfall. Das Differenzialblutbild weist eine Erhöhung der Granulozyten und die sog. Linksverschiebung (Erhöhung der Frühformen weißer Blutkörperchen) auf. CRP (C-reaktives Protein) steigt über 1 mg/dl. Die Blutgase verschieben sich (pH und BE niedrig, PCO_2 erhöht), Gerinnungsparameter können erniedrigt sein.
- **Blutkultur** und **Abstriche** (z. B. von Nasen-Rachen-Raum, Ohr, Nabelrest, Augen, Plazenta, Eihäuten) dienen dem Nachweis spezifischer Erreger, histologische (feingewebliche) Untersuchun-

gen (Eihäute, Plazenta) dem Nachweis von Entzündungsprozessen.
- Hilfreich bei der Behandlung des Kindes ist eine gründliche **Anamnese und Untersuchung der Mutter** bezügl. der Infektionsparameter (Blutbild, CRP, Abstriche, Urinuntersuchung).

Ursache kann ein **Amnioninfektionssyndrom** sein, eine unspezifische Infektion der Fruchthöhle während Schwangerschaft oder Geburt (s. S. 389).

Aufgaben der Hebamme
- Beobachtung des Neugeborenen auf Infektionszeichen
- Überwachung des NG bei Infektions-/Sepsisverdacht
- Durchführung von Abstrichen und Vorbereitung der Blutuntersuchungen
- Schutz des Neugeborenen vor zusätzlichen Belastungen: Wenn Kreislauf und Atmung stabil sind, das Kind zur Mutter geben bzw. in eine wärmestabile Umgebung.

Sepsis

Aus einer lokalen Infektion kann innerhalb von Stunden eine Sepsis (Überschwemmung des Organismus mit Erregern über den Blutweg) werden. Bereits beim Sepsisverdacht, noch vor der Identifikation der Erreger, wird antibiotisch therapiert.

Symptome

Die Symptome der **Frühsepsis** treten innerhalb von 48 Stunden nach der Geburt auf (Van Rostenberghe 2009). Sie sind unspezifisch, was eine Diagnose erschwert:
- Graublasse, marmorierte Hautfarbe, kalte Extremitäten
- Temperaturschwankungen
- Atemstörungen (Apnoe, Tachypnoe)
- Apathie
- Trinkschwäche, Gedeihstörung, Erbrechen, geblähtes Abdomen
- Hyperbilirubinämie
- Blutungsneigung
- Metabolische Azidose

Bei der **Spätsepsis** (Auftreten nach 48 Stunden p. n.) handelt es sich in der Regel um nosokomiale Infektionen, während man bei der Frühsepsis von einer kongenitalen Infektion ausgehen muss (Van Rostenberghe 2009). Als Infektionserreger können u. a. Streptokokken der Gruppe B, Staphylokokken, E. coli, Pseudomonas und Enterokokken isoliert werden (Gordon & Jeffery 2005).

Die **Spätsepsis** zeigt sich meist als Organinfektion. Die Symptomatik entspricht dann z. B. dem Krankheitsbild einer Knochenmarkentzündung (Osteomyelitis), Hirnhautentzündung (Enzephalitis) oder Lungenentzündung (Pneumonie).

Lokale Infektionen in den ersten Lebenstagen

Augenbindehautentzündung

- Als **Irritation des Auges** nach Medikamentengabe, z. B. Credé-Prophylaxe: Das verklebte Auge wird mit einem sauberen Tuch und klarem Wasser von außen nach innen gesäubert.
- Als **eitrige Bindehautentzündung** durch Erreger aus dem Geburtskanal (z. B. Gonokokken, Chlamydien), Krankenhauskeime etc.: Die Entzündung wird mit einer geeigneten Augensalbe (-tropfen) nach ärztlicher Anordnung behandelt.

Nabelentzündung

Infektion des schlecht versorgten Nabelrests: Nässender, schmieriger Nabelschnurrest, roter Hof auf der Bauchhaut und fötider Geruch.

Maßnahmen: 3 × täglich Reinigung mit 70% Alkohol, ggf. Calendulatinktur oder Nabelpuder.

Bei einer fortgeschrittenen Infektion ist eine pädiatrische Abklärung und Pflege nach ärztlicher Anordnung notwendig.

„Schnupfen"

Er äußert sich als
- Naselaufen und Ausniesen von Fruchtwasser oder Schwellung der Nasenschleimhäute
- Irritation nach Absaugen des Nasenraumes (wird nicht mehr empfohlen)
- Virusinfektion durch Ansteckung bei erkälteten Angehörigen, Pflegepersonen (sehr selten).

Er kann zunächst mit isotoner Kochsalzlösung oder Muttermilch behandelt werden (alle 4 Stunden 1 Tropfen in jedes Nasenloch geben, hält die Schleimhäute feucht). Falls keine Besserung eintritt, alle 6–8 Stunden abschwellende Nasentropfen.

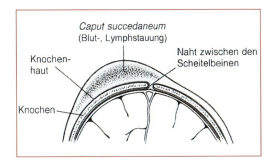

Abb. 61-6   Caput succedaneum (Geburtsgeschwulst).

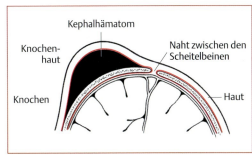

Abb. 61-7   Kephalhämatom.

61.6 Geburtsverletzungen

Verletzungen während der Geburt entstehen durch mechanische Kräfte im Geburtsverlauf als Folge ungünstiger, intrapartal herrschender Druckverhältnisse oder sie können bei Hilfeleistungen durch Ärztinnen oder Hebammen zugefügt werden.

Caput succedaneum (Geburtsgeschwulst)

Caput succedaneum (Geburtsgeschwulst) = supraperiostales Ödem bzw. Sero-Hämatom (Abb. 61-6).

Es handelt sich um eine geburtsmechanisch bedingte Schwellung zwischen Kopfhaut und Periost infolge einer serösen und blutigen Durchtränkung des Gewebes. Sie breitet sich über die Begrenzung der Schädelnähte aus und wird meist spontan innerhalb der ersten 48 Stunden resorbiert. Eine Behandlung ist nicht erforderlich (Dudenhausen 2008).

Kephalhämatom

Ein Kephalhämatom (Abb. 61-7) entsteht durch Gefäßrisse zwischen Knochen und Periost (Knochenhaut). Es bildet sich ein prall-elastischer Bluterguss, der auf den Bereich eines Schädelknochens begrenzt bleibt und im Gegensatz zum Caput succedaneum die Schädelnähte nicht überlappt. Eine Therapie ist nicht erforderlich. Wichtig sind ein behutsamer Umgang, die Lagerung auf der dem Hämatom abgewandten Seite sowie die genaue Beobachtung, ob es sich vergrößert (Blutungsneigung).

Das Kephalhämatom wird in den ersten 4 Wochen langsam resorbiert (Hughes et al. 1999).

Stauungsverletzungen nach BEL

Nach einer Spontangeburt aus Beckenendlage können eine **ödematöse Schwellung** von Schamlippen/Vulva bzw. Penis/Hoden bis zu tief rotblauen Blutergüssen mit kleinen Hautrissen und einer pergamentartigen Ablösung der oberen Hautschicht sowie Gesäßhämatome auftreten. Das Neugeborene wird druckfrei gewickelt, die Haut mit einer Wundschutzsalbe gepflegt.

Der **Muskeltonus der Beine** kann schlaffer sein und die Haut bläulich verfärbt. Wird das gestaute Bein druckfrei gelagert, evtl. mit Arnikasalbe eingerieben und zur Tonusanregung sanft massiert, normalisiert es sich in einigen Tagen.

Klavikulafraktur (Schlüsselbeinbruch)

Eine Klavikulafraktur tritt nach einer schweren Schulterentwicklung oder spontan bei einem großen Kind auf, meist an der symphysenwärts gelegenen (vorderen) Schulter. Beim Abtasten gibt das gebrochene Schlüsselbein gering nach, evtl. bildet sich ein Hämatom oder eine Schwellung.

Der Oberarm wird nach dem lockeren Anwinkeln an den Thorax ruhig gestellt: z. B. großen Strampler anziehen und die Hand durch den seitlichen Armausschnitt auf die Brust legen. Das Kind wird auf den Rücken oder die gesunde Seite gelagert. Die Fraktur heilt spontan in 1–2 Wochen.

Fazialisparese (Gesichtsnervenlähmung)

Sie entsteht durch intrapartalen Druck auf den peripheren Teil des Nervus facialis (Jorch & Hübler 2010) im Bereich vor dem Ohr, z. B. bei vaginaloperativen Entbindungen.

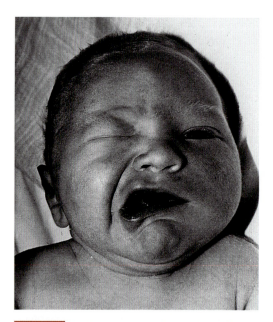

Abb. 61-8 Fazialisparese der linken Gesichtshälfte (Wange schlaff, Lidschluss fehlt). Durch abwechselndes Abdecken einer Gesichtshälfte ist die aktive (hier weinende) Seite leichter erkennbar.

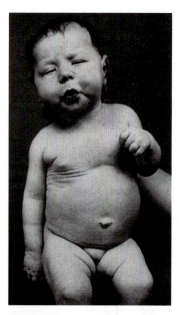

Abb. 61-9 Obere Armlähmung (nach Erb-Duchenne) rechts.

Die gesamte Mimik vollzieht sich nur auf der unverletzten Seite, auf der verletzten Seite ist der Lidschluss oft unvollständig. Das Auge wird vor dem Austrocknen mit einer Salbe geschützt. Meist erfolgt eine spontane Besserung nach 4–6 Wochen (Abb. 61-8).

Plexuslähmung

(Plexus = Nervenverflechtungspunkt)

Die **obere Armlähmung** (Lähmung des Plexus brachialis nach Erb-Duchenne, Abb. 61-9) kann auftreten in Folge einer Armlösung bei BEL, einer energischen Schulterlösung nach Schulterdystokie oder durch starkes Ziehen/Drehen am geborenen Kopf. Der Arm hängt schlaff herab, die Hand ist nach innen gedreht, die Finger können aber vom Kind bewegt werden.

Das Neugeborene wird zunächst so gelagert, dass die fehlenden Bewegungsmöglichkeiten gefördert werden: Oberarm z. B. mit gerollter Windel abstützen, Ellenbogen locker anwinkeln, Hand nach außen drehen. Die Fixierung mit nach oben abgewinkeltem Arm ist umstritten. Später wird der Arm geschient und physiotherapeutisch behandelt. In Folge wird die Wiederherstellung der Bizepsfunktion kontrolliert. Diese sollte sich innerhalb von 3 Monaten wieder einstellen, sonst ist mit einer Defektheilung zu rechnen (der Arm bleibt bewegungseingeschränkt). 70 % der Fälle heilen spontan ohne bleibende Schäden aus. Ein Therapieversuch kann in einer operativen Revision des Plexus brachialis bestehen.

Die Ursachen der **Unterarmlähmung** (Lähmung des Plexus brachialis nach Klumpke) sind die gleichen wie bei der Oberarmlähmung. Die Schulter kann bewegt, die Finger können nicht bewegt werden. Der Unterarm hängt herab, die Hand ist in Pfötchenstellung. Es wird keine spezielle Erstversorgung vorgenommen. Später wird der Arm geschient und physiotherapeutisch weiter behandelt, er bleibt häufig bewegungseingeschränkt. Die Unterarmlähmung ist seltener, hat aber eine schlechtere Heilungsprognose.

Epiphysenlösung/-lockerung des Oberarms

Eine schwierige Armlösung aus BEL kann die Lockerung oder Lösung der Epiphyse (Gelenkende der Röhrenknochen) des Oberarms verursachen. Die Symptomatik ähnelt der der Oberarmlähmung, das Kind empfindet jedoch Schmerzen. Es wird zunächst wie bei der Oberarmlähmung gelagert, eine endgültige Diagnosestellung erfolgt durch Röntgen. Der Arm wird ruhig gestellt, er heilt entweder vollständig oder unter Beeinträchtigung des Knochenwachstums.

Punktionsverletzungen

Durch invasive Maßnahmen wie die intrauterine Herzfrequenzableitung mit Kopfhautelektrode oder Mikroblutentnahmen werden zusätzliche Eintrittspforten für Keime geschaffen. Sie können post natum nachbluten. Bei sauberer Umgebung (Luft dranlassen, kein Pflaster) verheilen diese Verletzungen rasch, gelegentlich mit Narbenbildung. Abszesse können nach einer Infektion der Punktionsstelle entstehen.

Verletzungen durch Einsatz von Zange oder Saugglocke

Zangenverletzungen entstehen durch Druckmarken an den Greifstellen der Zangenlöffel. Wurde der Knochen durch den Druck nach innen gewölbt, erfolgt eine chirurgische Korrektur. Spontanheilung ist die Regel.

Die Saugglocke setzt Marken, die dem Caput succedaneum ähneln, selten bildet sich ein Kephalhämatom (z. B. durch abruptes Lösen der Glocke). Die Kopfhaut kann aufgeplatzt sein und sezernieren (Wundsekret). Das Kind wird behutsam behandelt, ggf. auf ein Reinigungsbad verzichten. Die Schwellung klingt nach 2–4 Tagen ab.

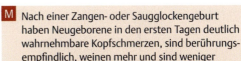

M Nach einer Zangen- oder Saugglockengeburt haben Neugeborene in den ersten Tagen deutlich wahrnehmbare Kopfschmerzen, sind berührungsempfindlich, weinen mehr und sind weniger saugfreudig.

Verletzungen durch Kaiserschnitt

Durch ein zu tiefes Ansetzen des Skalpells beim Durchtrennen des unteren Uterinsegments kann das Kind verletzt werden. Bei tieferen Schnitten können die Wundränder mit einem strammen Pflaster aneinandergelegt werden, ggf. sind einzelne Hautnähte mit feinem Nahtmaterial nötig. Die Verletzungen heilen in der Regel schnell, die Eltern sollten aber umgehend darüber aufgeklärt werden.

61.7 Fehlbildungen

M Etwa 2–3 % aller Kinder werden mit Fehlbildungen unterschiedlicher Ausprägungen und Schweregrade geboren. Einige Fehlbildungen verlangen nach der Geburt eine spezielle Erstversorgung.

Down-Syndrom

Beim Down-Syndrom ist das **Chromosom 21** dreifach vorhanden. **Vorkommen:** 1 : 650 Geburten (Abb. 61-10).

Neugeborene mit dieser Erkrankung zeigen unterschiedlich ausgeprägte Merkmale wie flaches Gesicht, schräg gestellte Lidachsen, tief angesetzte, wenig modellierte Ohren, eine große Zunge, kurze Fin-

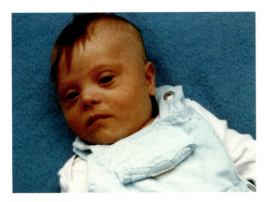
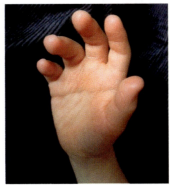

Abb. 61-10 Säugling mit Down-Syndrom.

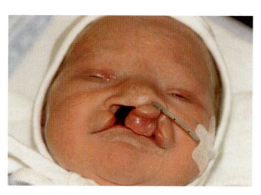

Abb. 61-11 Neugeborenes mit Lippen-Kiefer-Gaumenspalte.

ger und eine Vierfingerfurche in der Handfläche. Der Muskeltonus ist häufig schlaff bei überbeweglichen Gelenken. Zwischen dem großen und dem zweiten Zeh findet sich eine „Sandalenlücke". 30 % der Kinder weisen weitere Fehlbildungen auf, vor allem Herzfehler.

Die Ausprägung des Down-Syndroms ist individuell verschieden. Die Fähigkeiten der Kinder werden nach wie vor oft unterschätzt. Durch gute medizinische Vorsorge und gezielte Förderung erreichen sie ein viel höheres Entwicklungsniveau als früher für möglich gehalten wurde.

Erstversorgung:
- Organfehlbildungen ausschließen
- Gute Stillhilfe (s. S. 561)

Lippen-Kiefer-Gaumenspalte

Die Lippen-Kiefer-Gaumenspalte (LKG) ist eine Hemmungsfehlbildung (vorzeitiger Stillstand der Entwicklung paariger Organe aus ungeklärter Ursache). Bei der LKG bleibt die Verschmelzung der beiden Gesichtshälftenfortsätze aus oder ist gestört. Die Fehlbildung kann in verschiedener Ausprägung von der kaum sichtbaren einseitigen Einkerbung der Oberlippe, bis zur kompletten beidseitigen Spaltung von Lippe, Kiefer und Gaumen vorliegen. Vorkommen: 1 : 500 Geburten.

Erstversorgung:
- Anpassung einer Gaumenplatte in den ersten 72 Stunden, die das Trinken (Stillen oder Flasche mit Spezialsauger, s. S. 561) ermöglicht.
- Stufenweise operative Korrekturen

Ösophagusatresie, Fistel

In 90 % der Fälle besteht ein Verschluss der Speiseröhre mit Fistel (Verbindungsgang) zur Luftröhre, wodurch Nahrung in die Lunge gelangt und eine Lungenentzündung verursachen kann. Das Neugeborene zeigt vermehrtes Speicheln, Würgen und Husten, beim Trinken Erbrechen und Zyanose. Beim Verdacht auf eine Ösophagusatresie wird die Speiseröhre sondiert und ihre Durchgängigkeit überprüft. Vorkommen: 1 : 4000 Geburten.

Erstversorgung:
- Nahrungskarenz
- Oberkörper erhöht lagern
- Mund- und Rachenraum absaugen (mit Dauersog)
- Nach Röntgendiagnose: umgehend operative Korrektur.

Angeborene Herzfehler

Je nach Art und Schweregrad werden Herzfehler oft erst in den ersten Lebenstagen erkannt. Sie fallen auf durch:
- Herzgeräusche
- Zyanose ohne positive Reaktion auf O_2-Gabe
- Anhaltende Tachy- oder Bradykardie
- Lebervergrößerung
- Ödeme
- Abgeschwächte oder fehlende Pulse
- Trinkschwäche
- Schnelle Ermüdung, Schwitzen.

Erstversorgung:
- Intensive Beobachtung des Neugeborenen mit Vitalzeichenkontrolle und Auskultation
- Initiieren der weiterführenden Diagnostik (Dopplersonografie, EKG, Röntgen)

Nach der pädiatrischen und kardiologischen Abklärung erfolgt eine operative oder konservative Behandlung.

Omphalozele (Nabelschnurbruch) und Gastroschisis

Vorkommen: 1 : 6000 Geburten (Abb. 61-12). Die Omphalozele ist ein Bauchwanddefekt mit Ausstülpung eines Bruchsacks, der von Nabelschnurhaut überzogen wird und mit verlagerten Eingeweiden gefüllt sein kann. Bei der Gastroschisis liegt der ganze Darm außerhalb des Bauchraums.

Erstversorgung:
- Trockene sterile Abdeckung
- Seitenlagerung oder Rückenlage, um das Abknicken von Blutgefäßen zu vermeiden
- Offene Magenablaufsonde
- Vitalzeichenkontrolle
- Warmhalten
- Meist unmittelbare operative Versorgung . Bei größeren Defekten wird die Bauchdecke chirurgisch erweitert und die Eingeweide schrittweise reponiert.

Spina bifida

Diese Bezeichnung umfasst verschiedene Formen der Wirbelsäulenspaltbildung. Je nach dem Schweregrad und Sitz der betroffenen Wirbel treten z. B. Lähmungen der Beine oder des Beckenbodens auf. Vorkommen: 1 : 1000 Geburten (Abb. 61-13). Das Risiko kann durch eine Folsäureprophylaxe in der Frühschwangerschaft signifikant gesenkt werden (De Wals et al. 2007).

- **Spina bifida occulta:** Offener Wirbelbogen. Keine Ausstülpung der Hirnhäute. Kann äußerlich unter einem Leberfleck oder einer behaarten Stelle verborgen sein.
- **Meningozele:** Ausstülpung der Hirnhäute mit Bruchsack.
- **Meningomyelozele:** Ausstülpung der Hirnhäute und des Rückenmarks mit Bruchsack oder offenliegendes Rückenmark.

Erstversorgung:
- Trockene sterile Abdeckung des Defekts
- Bauch- oder Seitenlage
- Vitalzeichenkontrolle.

Analatresie

Die Afteröffnung fehlt oder man spürt einen Widerstand bei der rektalen Temperaturkontrolle. Vorkommen: 1 : 3500 Geburten. Häufig treten Fisteln ober- oder unterhalb der fehlenden Analöffnung auf. Der Analverschluss ist häufiger mit anderen Fehlbildungen kombiniert, z. B. der Ösophagusatresie.

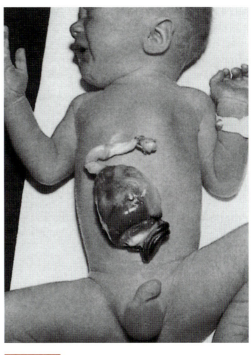

Abb. 61-12   Omphalozele bei einem Neugeborenen.

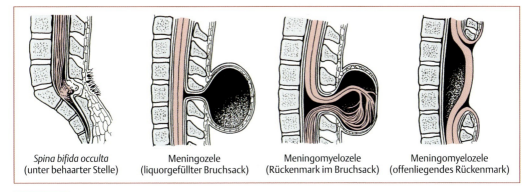

Spina bifida occulta (unter behaarter Stelle)   *Meningozele* (liquorgefüllter Bruchsack)   *Meningomyelozele* (Rückenmark im Bruchsack)   *Meningomyelozele* (offenliegendes Rückenmark)

Abb. 61-13   Formen der Spina bifida (sog. Spaltwirbel).

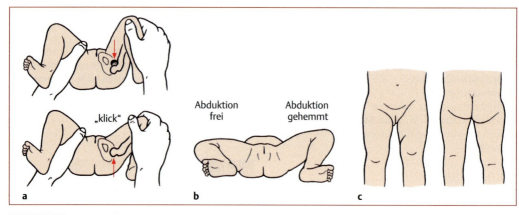

Abb. 61-14 a Ortolani-Zeichen: Zurückschnappen („Klicken") des Hüftkopfes in die Hüftgelenkspfanne beim Abspreizen. (Kann den Hüftkopf schädigen, wird nur noch selten angewandt)
b Abduktionshemmung (Abspreizhemmung) als Erkennungszeichen einer Hüftdysplasie
c Asymmetrische Oberschenkelfalten bei Hüftdysplasie.

M Charakteristisch ist der ausbleibende Mekoniumabgang in den ersten 2 Tagen.

Erstversorgung:
- Trockene sterile Abdeckung der Fisteln
- Abklärung weiterer Atresien.
- Umgehend Operation wegen der Gefahr von Darmnekrosen.

Hüftgelenksdysplasie

Die Hüftgelenkspfanne ist zu flach, weshalb beim Spreizen/Beugen der Oberschenkel die Gefahr der Luxation (Auskugeln) des Gelenkkopfes besteht. Diese Fehlbildung tritt in unterschiedlichen Schweregraden auf und kann schlimmstenfalls als vollständige Hüftluxation vorliegen. Die Hüftgelenksdysplasie ist erkennbar an asymmetrischen Oberschenkel- und Gesäßfalten. Vorkommen: 1 : 400 Geburten (Abb. 61-14).

Erstversorgung:
- Breit wickeln
- Diagnosestellung mit Ultraschallscreening nach Graf
- Orthopädische Weiterbehandlung (siehe Hüftscreening S. 672).

Handfehlbildungen

Fehlende, überzählige oder zusammengewachsene Finger (s. S. 653) entstehen durch Störungen der frühen Extremitätenentwicklung (z. B. durch Strahlen oder Medikamente) oder lagebedingt durch eine intrauterine Abschnürung (Amniotisches Band Syndrom, engl. amniotic band syndrome, amniotic deformity adhesions mutilations, congenital constriction band syndrome) mit daraus resultierender Wachstumsbehinderung. Vorkommen: 1 : 1500 Geburten.

Erstversorgung:
- Keine
- Später: die Funktion unterstützende und kosmetische Operationen.

Fußfehlbildungen/-haltungen

Klumpfuß

Entwicklungshemmung der Wadenmuskulatur (Abb. 61-15), die lagebedingt, genetisch bedingt, nach einer Nervenlähmung, Infektion oder im Zusammenhang mit dem Amniotischen Band Syndrom auftreten kann. Häufige Begleiterscheinung einer Spina bifida.

Erstversorgung:
- Ausschluss einer Spina bifida
- Umgehend orthopädische Behandlung, beginnend mit einem Gipsverband zur Stellungskorrektur.

Sichelfuß

Pes adductus. Fehlhaltung des Vorderfußes (Abb. 61-16 b), gelegentlich angeboren.

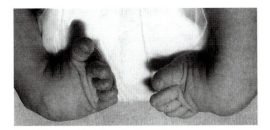

Abb. 61-15 Beidseitiger Klumpfuß.

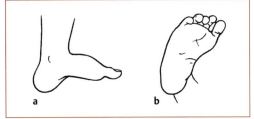

Abb. 61-16 a Hackenfuß, b Sichelfuß.

Erstversorgung:
- Fußgymnastik durch Physiotherapeutin
- In einigen Fällen redressierende Gipsverbände.

Hackenfuß

Pes calcaneus. Lagebedingte Fehlhaltung, die durch gezielte Fußgymnastik rasch behoben wird (Abb. 61-16 a).

> **M** Viele Neugeborene halten ihre Füße lagebedingt nach innen gedreht. Durch Bestreichen der äußeren Fußkante und des vorderen Fußballens können zur Stärkung der Muskulatur die Zehengreif- und Streckreflexe ausgelöst werden.

61.8 Hyperbilirubinämie

> **D** Hyperbilirubinämie ist eine Erhöhung der Bilirubinkonzentration im Blut. Bilirubin entsteht, wenn Erythrozyten (rote Blutkörperchen) abgebaut werden (National Collaborating Centre for Women's and Children's Health 2010).

Gegen Ende der Schwangerschaft bildet das ungeborene Kind vermehrt Erythrozyten, um die niedrigere Sauerstoffbindungsfähigkeit des fetalen Hämoglobins (HbF) mit einer entsprechend höheren Anzahl an Erythrozyten zu kompensieren. Nach der Geburt hämolysieren (zerfallen) die nicht mehr benötigten, fetalen Erythrozyten. Bestandteile des Hämoglobins werden zu **freiem Bilirubin**, welches sich mit Eiweißen zum **fettlöslichem (lipophilen) indirekten Bilirubin** verbindet. In der Leberzelle wird es mithilfe des Enzyms Glukuronyltransferase zu **wasserlöslichem direkten Bilirubin** konjugiert (Jorch & Hübler 2010).

Direktes Bilirubin wird über weitere Umbauschritte zu Urobilinogen reduziert und als Gallenfarbstoff über den Darm ausgeschieden. Etwa 20 % resorbiert die Darmschleimhaut und führt es erneut dem Körper zu (enterohepatischer Kreislauf). Fällt mehr Bilirubin an, als die Leber verstoffwechseln kann, erhöht sich die Konzentration des indirekten Bilirubins (Jorch & Hübler 2010). Es lagert sich aufgrund seiner fettlöslichen Eigenschaft im Unterhautfettgewebe ab und sorgt für die Gelbfärbung der Haut und Schleimhäute (**Ikterus**).

> **M** Übersteigt die Bilirubin-Konzentration einen bestimmten Wert (bezogen auf Alter, Reifegrad, Gewicht und Allgemeinzustand des Kindes), kann eine Bilirubinenzephalopathie (**Kernikterus**) entstehen: Bilirubin überwindet die Blut-Hirn-Schranke und kann Nervenzellen schädigen.

Nicht bei jedem Neugeborenen sind die Werte, die einen Kernikterus auslösen können, gleich hoch. Als zusätzlicher Indikator wird der BIND-Score (Bilirubininduzierte neurologische Dysfunktionen) angewendet.

Symptome einer Bilirubin-Enzephalopathie können sein:
- Lethargie, Hypotonie und Trinkschwäche
- schrilles Schreien, Fieber, Retrokollis
- Stupor, Apnoe und Krampfanfälle.

Unbehandelt können in der Folge Zerebralparesen, Seh- und Hörschäden auftreten, die irreparabel sind.

Faktoren, die eine Hyperbilirubinämie begünstigen:
- Die **große Anzahl zerfallender Erythrozyten** (Abbau von HbF, Resorption geburtstraumatischer Hämatome) führt beim Neugeborenen zu einem erhöhten Anfall von freiem Bilirubin. Der physiologisch niedrige Gehalt an Bluteiweißen mit geringer Bindungsfähigkeit verhindert die

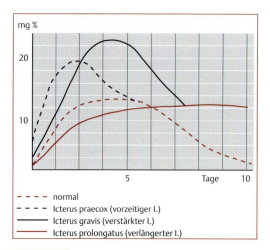

Abb. 61-17 Verlaufsformen des Ikterus bei Neugeborenen.

ausreichende Umwandlung von freiem in indirektes Bilirubin.
- Die **Leberunreife** (Enzymmangel) behindert den Umbau von indirektem zu direktem Bilirubin.
- Die **Darmunreife** (unvollständige Keimbesiedlung, durchlässige Darmschleimhaut) und die geringe Muttermilchaufnahme sorgen bei der langsamen Darmpassage für eine hohe Rückresorption.

> M Bei der Hyperbilirubinämie des Neugeborenen unterscheidet man 4 Verlaufsformen (Abb. 61-17):
> - Physiologischer Neugeborenenikterus
> - Icterus praecox (verfrüht, in den ersten 24 h)
> - Icterus gravis (schwerwiegend)
> - Icterus prolongatus (verlängert > 10 Tage)

„Muttermilchikterus" bezeichnet einen verzögert einsetzenden, prolongierten Ikterus (Maruo et al. 2000). Seine Genese ist ungeklärt. Es wird angenommen, dass der hohe Gehalt an freien Fettsäuren in der Muttermilch die Eiweißanbindung des Bilirubins mindert oder mütterliche Hormone die Glukuronidierung hemmen.

Etwa 1–2 % der gestillten Kinder entwickeln einen echten Muttermilchikterus (Mladenović 2007). Bilirubin steigt in diesen Fällen nach dem 3. Tag weiter an und erreicht Werte um oder über 20 mg/dl. Normalwerte werden je nach Angaben in der Fachliteratur erst zwischen 2 bis maximal 12 Wochen wieder festgestellt. Wird bei sehr hohen Bilirubinwerten eine ein- bis zweitägige Stillpause eingelegt, sinkt das Bilirubin meist stark ab, kann aber danach nochmals geringfügig ansteigen. Die Gefahr eines Kernikterus bei Muttermilch-induziertem Ikterus wird trotz hoher Werte als niedriger eingestuft als bei einem erhöhten Ikterus anderer Genese.

Hyperbilirubinämie des gefährdeten Neugeborenen

Ein besonders hohes Risiko, an einer Hyperbilirubinämie zu erkranken und Schäden davonzutragen, haben **gefährdete und kranke Neugeborene**:
- Frühgeborene (allgemeine Unreife)
- Kinder von Diabetikerinnen (verminderte Glukuronidierungsfähigkeit)
- Neugeborene mit anatomischen Defekten des Verdauungstraktes (z. B. Gallengangverschluss)
- Mit Infektion oder Sepsis
- Mit Grunderkrankungen (z. B. Hypothyreose, Galaktosämie).

Auch eine **Hypoxie mit Azidose** kann eine Hyperbilirubinämie begünstigen, denn die Verschiebung des pH-Werts vermindert die Eiweißbindungsfähigkeit und erhöht die Durchlässigkeit biologischer Membranen.

Kinder mit **Morbus haemolyticus neonatorum** können aufgrund ihrer immunologisch verursachten Hämolyse (wegen Blutgruppen-, seltener wegen Rhesus-Unverträglichkeit) eine Anämie und eine Hyperbilirubinämie entwickeln (Dudenhausen 2008). Bei schweren Verläufen wird eine Blutaustauschtransfusion vorgenommen.

Aufgaben der Hebamme
- **Schwangerschaft:** Beim Verdacht auf eine intrauterine Rh-Erythroblastose (Nachweis durch Bilirubin im Fruchtwasser, bzw. erhöhter oder ansteigender Anti-D-Titer) ist die Hebamme Ansprechpartnerin der Mutter/Eltern im Rahmen der Vorsorge
- **Geburt:** Vorbereitung und Assistenz der Erstversorgung/Verlegung des Neugeborenen in eine Kinderklinik
- **Wochenbett:** Betreuung der Mutter bei verlegtem Kind.

Fototherapie

Durch die Bestrahlung mit sichtbarem Licht des Spektralbereichs 410–530 nm („blaues Licht") wird direktes Bilirubin in der Haut in sog. Fotobilirubin gespalten, eine für das Gehirn nichttoxische Substanz, die ohne weitere Glukuronidierung ausgeschieden werden kann. Die Fototherapie ist nur bei

Hyperbilirubinämie 61

Tabelle 61-1 Bilirubinwerte in mg/dl, ab denen therapeutische Interventionen bei sonst gesunden, reifen Neugeborenen ohne anamnestische Risikofaktoren immer erfolgen müssen (American Academy of Pediatrics und Leitlinien der GNPI 2010).

Alter in Lebensstunden	< 24 Stunden (h)	ab 24 h	ab 48 h	ab 72 h
Maßnahmen	Verlegung in Kinderklinik, wenn das Neugeborene bereits einen Ikterus zeigt oder die Serumwerte schon erhöht sind			
Fototherapie erwägen		12	15	17
Fototherapie		15	18	20
Fototherapie ggf. Blutaustausch		20	25	25
Blutaustausch und intensive Fototherapie		25	30	30

Achtung: Diese Werte dürfen **keinesfalls** bei Frühgeborenen, kranken Neugeborenen oder Kindern mit Hämolyse angewendet werden!

bereits vorhandenem Hautikterus wirksam und als Prophylaxe ungeeignet (Jorch & Hübler 2010). Die Richtwerte zur Induktion einer Fototherapie werden in der pädiatrischen Fachliteratur unterschiedlich diskutiert (z. B. Tab. 61-1). Die Empfehlungen basieren auf retrospektiven Datenanalysen (Evidenzlevel III) und Expertenmeinungen. Sie weichen um etwa 1–2 mg/dl voneinander ab.

Zum Ausschluss eines krankheitsbedingten Ikterus muss vor jeder Fototherapie
- eine Anamnese erhoben werden (familiäre Disposition),
- eine klinische Untersuchung erfolgen (Erbrechen, Stuhlfarbe, Gewichtsverlust, Sepsiszeichen, Lebervergrößerung, Hämatome etc.),
- eine Blutuntersuchung durchgeführt werden (Blutgruppe und Rhesusfaktor von Mutter und Kind, direkter Coombstest; bei AB0-Konstellation: Untersuchung auf irreguläre Antikörper, CRP, kleines Blutbild, Differenzialblutbild).

Die Grenzwerte zwischen dem physiologischen und pathologischen Ikterus differieren. Für **Risikofälle** (z. B. Frühgeborene, Kinder nach Asphyxie unter der Geburt, hypotherme Neugeborene, schwer erkrankte Kinder) gelten niedrigere Grenzwerte als für gesunde, reife Neugeborene.

Aufgaben der Hebamme
- Gründliche Anamnese, nach Ikterus begünstigenden Faktoren fragen
- Beobachtung des Neugeborenen im Verlauf der ersten Lebenstage auf Hautfarbe, Gewichtsveränderungen, Trink-, Schlaf- und Wachverhalten
- Veranlassen oder ggf. Durchführen der Serumbilirubinbestimmung
- Veranlassen oder Durchführen der Fototherapie (in Absprache mit der Kinderärztin)
- Begleiten, Informieren und Unterstützen der Mutter/Eltern während der Fototherapie
- Da ein NG-Ikterus meist zeitgleich mit der initialen Brustdrüsenschwellung auftritt, ist Stillberatung und -hilfe besonders wichtig.

M Wichtig ist in jedem Fall, einen gefährlich raschen Bilirubinanstieg zu erkennen und die Ursachen des Ikterus abzuklären.

Bei der Fototherapie müssen einige **Besonderheiten** beachtet werden:
- Die Augen müssen durch einen Augenschutz vor den Lichtstrahlen geschützt sein.
- Der Flüssigkeitsbedarf ist um 10–20 % erhöht und muss ggf. durch Zufüttern von Formulanahrung ausgeglichen werden. Tee, Glukose- oder Wassergabe werden nicht empfohlen (GNPI 2010).
- Der Körper sollte so wenig wie möglich bekleidet sein, damit eine maximale Fläche bestrahlt werden kann.
- Überwärmung oder Auskühlung muss durch die Kontrolle der Umgebungstemperatur vermieden werden.
- Windel anlegen, da durch die Fototherapie häufig dünne Stühle auftreten.

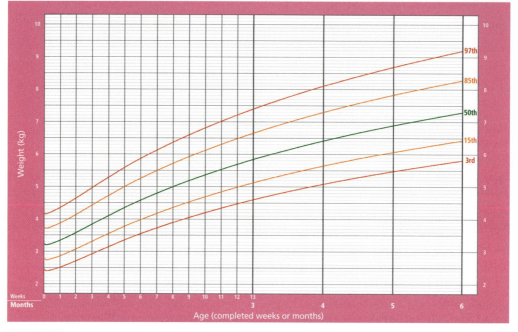

Abb. 61-18 Perzentilenkurven Gewichtsentwicklung bei gestillten Mädchen (Geburt bis 6. Monat) nach WHO.

61.9 Frühgeborene

Definitionen

Die allgemeingültigen Definitionen beziehen sich auf das Schwangerschaftsalter (SSW gerechnet vom 1. Tag der letzten Menstruation) und das Geburtsgewicht.

> **D** WHO-Definition zum Schwangerschaftsalter:
> - **Früh geboren** (pre-term): bis 36 + 6 SSW
> - **Reif geboren** (at-term): 37 + 0 bis 41 + 6 SSW
> - **Übertragen** (post-term): ab 42 + 0 SSW
>
> WHO-Definition zum Geburtsgewicht:
> - **Hypotroph:** der SSW entsprechend untergewichtig (Synonyme: retardiert, small for date [SFD], small for gestational age [SGA], intrauterine growth retardation [IUGR])
> - **Eutroph:** der SSW entsprechend normalgewichtig
> - **Hypertroph:** der SSW entsprechend übergewichtig, makrosom (Synonyme: large for date [LFD], large for gestational age [LGA])

In vielen Teilen der Welt ist das Schwangerschaftsalter aus Mangel an Vorsorge nicht genau zu ermitteln. Deshalb gibt es aus Gründen der statistischen Vergleichbarkeit eine davon unabhängige Einteilung:
- **low birth weight infants:** < 2500 g
- **very low birth weight infants:** < 1500 g
- **very very low birth weight infants:** < 1000 g

Der Gewichtsentwicklung werden Normkurven zugrunde gelegt. Die Angaben erfolgen in Perzentilen separat für Mädchen (Abb. 61-18) und Jungen (Abb. 61-19).

Perzentilen sind Häufigkeitsangaben bezogen auf ein definiertes Kollektiv. Normwerte leiten sich von der **50. Perzentile** ab, d. h. dass z. B. 50 % aller mitteleuropäischen Neugeborenen am errechneten Termin etwa 3400 g wiegen. Abweichungen nach oben und unten werden toleriert, solange sie innerhalb eines bestimmten Bereichs liegen (Standardabweichung).

Die Toleranzgrenze für das Geburtsgewicht nach unten ist die **10.**, nach oben die **90. Perzentile**. Die

Weight-for-age BOYS
Birth to 6 months (z-scores)

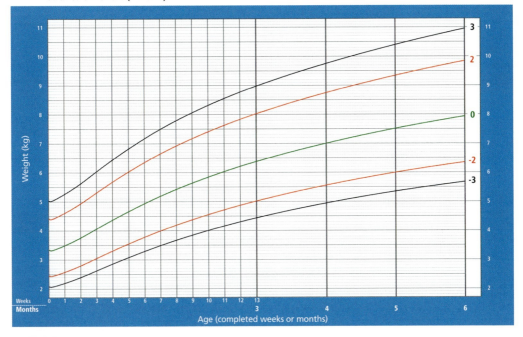

Abb. 61-19 Perzentilenkurven Gewichtsentwicklung bei gestillten Jungen (Geburt bis 6. Monat) nach WHO.

Gruppe der Frühgeborenen wird entsprechend eingeteilt in:
- **Hypotrophe Frühgeborene** (< 10. Perzentile), z. B. nach Präeklampsie
- **Eutrophe Frühgeborene** (10. – 90. Perzentile), z. B. nach vorzeitigem Blasensprung
- **Hypertrophe Frühgeborene** (> 90. Perzentile), z. B. diabetische Mutter.

Besondere Probleme

Die Probleme Frühgeborener (zwischen 5–9 % aller Geburten in Europa, Goldenberg et al. 2008) resultieren aus der anatomischen und funktionellen Unreife ihrer Organe, insbesondere von Lunge, Gehirn und ZNS.

> M Je früher ein Kind geboren wird und je untergewichtiger es in Bezug auf sein Schwangerschaftsalter ist, desto größer ist die Sterblichkeit und das Risiko bleibender Schädigung.

Frühgeborene neigen aufgrund ihrer Unreife zu vielfältigen Adaptionsstörungen (Dudenhausen 2008):

- Temperaturregulation: Hypothermie, Hypoxie, Azidose
- Atmung: Atemnotsyndrom, Asphyxie, Apnoe
- Kreislauf: Hirnblutung, Hypoxie, Schock, Rechts-Links-Shunt
- Ernährung: Aspiration, Katabolismus, Subileus
- Stoffwechsel: Hypoglykämie, Hypokalzämie, Hyperbilirubinämie, Anämie
- Ausscheidung: Ödeme, Elektrolytimbalancen
- Immunsystem: Pneumonie, Sepsis, Meningitis.

Die **Prognose** verschlechtert sich, wenn die Mutter pränatal erkrankt ist, die Geburt pathologisch verläuft und die Erstversorgung mangelhaft war.

Droht eine Frühgeburt, sollte sie sorgfältig vorbereitet werden. Die Schwangere wird, wenn möglich, zur Geburt in ein Perinatalzentrum gebracht. Die intrauterine Verlegung erspart den belastenden Inkubatortransport und verhindert eine räumliche Trennung von Mutter und Kind. Ist eine Verlegung nicht mehr möglich, wird rechtzeitig eine Kinderärztin benachrichtigt und die Geburt, falls vertretbar, bis zu deren Eintreffen verzögert.

Erstversorgung

Für eine regelrechte Erstversorgung gelten **zwei Grundsätze:**

1. Keine Unterbrechung der Wärmekette: Die Sterblichkeit Frühgeborener steht in direktem Zusammenhang mit der Unterkühlung. Diese erhöht den Sauerstoffverbrauch und Energieumsatz, verursacht metabolische Azidosen, begünstigt Hirnblutungen, Infektionen und provoziert Apnoen.

2. „Minimal handling": Je kleiner das Frühgeborene, desto größer sind die Gefäßzerbrechlichkeit und Blutungsneigung. Alle unnötigen Manipulationen sollten vermieden, notwendige koordiniert werden.

Aufgaben der Hebamme
- Reanimationsplatz vorbereiten (s. S. 676)
- Langes Abnabeln (Möglichkeit zum Legen eines Nabelvenenkatheters erhalten)
- Sofort abtrocknen und das NG unter der Wärmelampe in weiche vorgewärmte Tücher und Folie hüllen
- Assistenz bei der Reanimation
- Überwachung (Dokumentation!) des Kindes bis zur Verlegung auf die Säuglingsstation oder Kinderklinik
- Nachsorge der Wöchnerin bei verlegtem Kind und nach der Entlassung aus der Kinderklinik.

61.10 Hypotrophe Reifgeborene

> **D** **WHO-Definition:** Hypotrophe Reifgeborene sind untergewichtige Neugeborene mit einem Gewicht < 3. Perzentile (40. SSW < 2500 g).

Allerdings zeigen europäische Neugeborene, deren Gewicht unterhalb der 10. Perzentile liegt (40. SSW < 2800 g), schon deutlich Zeichen einer **intrauterinen Mangelentwicklung:**
- Ein niedriges Gewicht bei altersentsprechender Größe oder ein niedriges Gewicht bei verminderter Größe (frühes Einsetzen der Mangelversorgung!)
- Fehlende Käseschmiere
- Eine blasse, trockene, faltige, schuppende Haut
- Wenig Fettgewebe
- Schlaffer Hautturgor
- Ein greisenhafter, „besorgter" Gesichtsausdruck mit wachem Blick
- Eine eingesunkene große Fontanelle (Wasserverlust)
- Nägel, Nabelschnuransatz und Eihäute sind gelb verfärbt
- Die Glykogenreserven der Leber sind vermindert, Hämatokrit und Erythrozytenzahl aufgrund des Wasserverlusts erhöht (Polyglobulie).

Nach der **chronischen Mangelversorgung in der Schwangerschaft** haben hypotrophe Neugeborene wenig Reserven, die dem einsetzenden Stoffwechsel zur Verfügung stehen. Sie neigen zu Wärmeverlust, Hypoglykämie, Hypokalzämie, Zyanose und Hyperbilirubinämie. Hypoglykämie und Hypokalzämie erhöhen die Erregbarkeit der neuronalen Reizleitung (und somit die Krampfbereitschaft), die Kinder werden zittrig. Die Gewichtsabnahme in den ersten Tagen ist aufgrund der sowieso erschöpften Flüssigkeitsvorräte nur gering. Hypotrophen NG muss verstärkt Flüssigkeit und Energie zugeführt werden, um Entgleisungen des Stoffwechsels vorzubeugen.

Die Entscheidung, ein hypotrophes reifes NG in eine Klinik zu verlegen, sollte ausschließlich vom klinischen Zustand des Kindes abhängen. Solange eine Betreuung durch Hebamme oder Kinderkrankenschwester gewährleistet ist, müssen Mutter und Kind nicht getrennt werden.

Aufgaben der Hebamme
- Bei mekoniumhaltigem FW: Kind absaugen
- Wärmezufuhr gewährleisten durch Körperwärme, Wärmebett, Mütze, Socken, Handschuhe (Temperaturkontrollen)
- Frühzeitig und häufig anlegen (2–3-stündlich). Wenn nötig Formulanahrung zufüttern.
- Auf Zittrigkeit achten, Blutzuckerkontrollen.

61.11 Hypertrophe Reifgeborene

> **D** Hypertrophe Reifgeborene nennt man übergewichtige Neugeborene mit einem Gewicht > 97. Perzentile (40. SSW > 4300 g).

Sehr oft liegen eine genetische Disposition und eine familiäre Häufung vor. Gefährdet sind Neugeborene, deren Hypertrophie (auch Makrosomie) auf einen manifesten oder latenten **Diabetes der Mutter** zurückzuführen ist (Fetopathia diabetica, 2–3 : 1000 Geburten). Sie haben dicke Wangen, eine rote bis violette Gesichtsfarbe und einen großen, gedrungenen Körper. Durch das größenbedingte Missverhältnis besteht die Gefahr von Geburtsverletzungen. Die Leber ist aufgrund der erhöhten Speicherleistung vergrößert. Die Kinder neigen p. n. zur Hypoglykämie, da die Insulinproduktion noch auf das mütterliche Glukoseüberangebot eingestellt ist und der verbliebene Blutzucker rasch verbraucht wird, sowie zur Hypokalzämie und respiratorischen Atemstörung. Die Fehlbildungsrate ist erhöht.

> **M** Weil ein Gestationsdiabetes oft erst retrospektiv aufgrund eines erhöhten Geburtsgewichts diagnostiziert wird, gelten vorsorglich alle Neugeborenen > 4000 g als gefährdet und werden entsprechend beobachtet.

Kinder von Diabetikerinnen werden bis zur Stabilisierung des Stoffwechsels und zur Abklärung von Fehlbildungen pädiatrisch betreut.

Aufgaben der Hebamme
- Inspektion auf Geburtsverletzungen (Klavikulafraktur, Arm- oder Schulterverletzungen)
- Vitalzeichenkontrolle, Blutzuckerkontrolle
- Frühzeitiges, häufiges Anlegen unterstützen ggf. Frühfütterung mit Muttermilchersatznahrung
- Beobachtung auf Zittrigkeit.

Literatur zu Kapitel 61 s. S. 725 ff

62 Umgang mit Neugeborenen und Säuglingen

Antje Schoppa-Remm, Ina Mailänder, Andrea Stiefel

Im Rahmen der Wochenbettbetreuung zeigt die Hebamme der Mutter den Umgang (engl: handling = Berührung) mit ihrem Kind, leitet sie beim Wickeln, Baden und bei der Nabelversorgung an und beantwortet viele Fragen bezüglich der häuslichen Versorgung.

62.1 Heben, Wickeln, Lagerung, Anfassen, Tragen

Antje Schoppa-Remm, Andrea Stiefel

Bereits intrauterin hat das Kind Bewegung und Berührung im Austausch mit der Mutter erfahren und erlernt. Durch die eigene, schwerelose Aktivität innerhalb des Fruchtwassers und den Druck der Uteruswand konnte es unterschiedliche Positionen einnehmen. Diese aktiven Bewegungsmuster werden nach der Geburt unterbrochen, wenn das Kind der Schwerkraft ausgesetzt ist und sich nicht mehr ohne fremde Hilfe in eine andere Position bringen kann. Es ist nun abhängig von Unterstützung durch Eltern und andere Personen.

Die Grundidee der Kinästhetik ist Lernen durch Bewegung. Mit diesem Konzept werden Menschen aller Altersgruppen in ihren natürlichen Bewegungsabläufen und Sinneswahrnehmungen gefördert und unterstützt. Pflegende lernen Pflegehandlungen unter Einbeziehung der Fähigkeiten der Klienten mit angemessener körperlicher Anstrengung zu organisieren (Sato, Schwabe 2002).

Das Modell des Kinaesthetic Infant Handling (gr. Kinästhetik = Bewegungsempfindung) nach Maietta und Hatch hilft Eltern, Hebammen und Pflegenden, die jeweilige Situation des Kindes zu analysieren, um die vorgeburtlichen Lern- und Entwicklungserfahrungen nach der Geburt fortsetzen zu können (Maietta, Hatch 2004).

Für den **Umgang mit Früh- und Neugeborenen** bedeutet dies:
- Die Umgebung den Bedürfnissen des Kindes anpassen und entsprechend gestalten.
- Durch Berührung und Bewegung eindeutig kommunizieren.
- Die aktive Teilnahme des Kindes bei täglichen Handlungen verbessern.
- Wohlbefinden, sensorische und motorische Entwicklung fördern (Schnedl 2003).

Die Anwendung von Kinaesthetic Infant Handling kann in Kursen erlernt werden und ist Teil der Ausbildung bei Pflegenden und besonders auf neonatologischen Abteilungen sehr verbreitet.

Die nachfolgenden Anleitungen basieren auf dem kinästhetischen Lernmodell.
- Bei allen Interaktionen mit dem Neugeborenen und Säugling ist es wichtig, Blickkontakt herzustellen und das Kind mit einzubeziehen.
- Langsame und ruhige Bewegungen ausführen, um dem Kind Zeit zu geben mitzugehen und die Bewegung nachzuvollziehen und zu spüren.
- Das Auslösen von Reflexen vermeiden.
- Symmetrische Bewegungen ausführen und bei Pflegehandlungen oder beim Füttern beide Seiten benutzen, um eine einseitige, asymmetrische Bewegungsentwicklung zu vermeiden.

Drehen in Bauchlage und Hochnehmen

Drehen in die Bauchlage: Der Oberkörper des Neugeborenen wird mit beiden Händen umfasst, das Kind leicht zur Seite gerollt. Eine Hand wird zwischen den Beinen hindurch auf den Bauch gelegt, mit der anderen Hand wird die Schulter umfasst. Danach wird das Baby langsam von der Seiten- in die Bauchlage gebracht.

Zum **Hochnehmen aus der Bauchlage** wird wieder eine Hand durch die Beine auf den Bauch gelegt, die andere Hand stützt die Schulter und das Kind wird

D Definition M Merke

Heben, Wickeln, Lagerung, Anfassen, Tragen

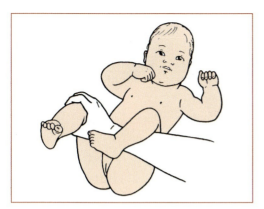

Abb. 62-1 Hüftschonendes Hochheben des Unterkörpers beim Wickeln. Die rechte Hand umgreift den rechten Oberschenkel des Kindes (oder li. Hand li. Oberschenkel) und lässt das andere Bein über dem Unterarm „reiten".

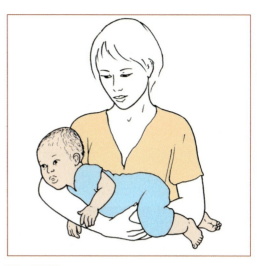

Abb. 62-2 „Fliegergriff".

auf die Seite gedreht. Danach stützt die Hebamme langsam den Kopf mit der der Schulter zugewandten Hand und nimmt das Kind hoch. Es liegt dann mit dem Rücken zugewandt zum Bauch der aufnehmenden Person. Wichtig ist der spiralförmige Ablauf der Bewegungsmuster (Abb. 62-3).

Wickeln

Zum Öffnen und Schließen der Kleidung wird das Neugeborene, ohne es hochzuheben, auf dem Wickeltisch langsam hin- und hergerollt. So können Knöpfe, Bändchen und Träger am Rücken bequem erreicht werden. Zum Anheben des Gesäßes zieht man die Beine des Kindes keinesfalls an den Füßen hoch, sondern arbeitet schonend für die kindliche Hüfte mit einem speziellen Handgriff (Abb. 62-1).

Lagerung

M Neugeborene sollten vom ersten Tag an zum Schlafen in Rückenlage gelegt werden.

Die Rückenlage ist die beste Schlafposition für Säuglinge, selbst dann, wenn der Säugling zum Erbrechen neigt. Von der Seiten- und Bauchlage wird zur Vermeidung des Plötzlichen Kindstods (SIDS = sudden infant death syndrome) abgeraten. Die Seitenlage gilt als instabile Lage, da sich manche Kinder schon in den ersten Lebensmonaten von der Seiten- in die Bauchlage drehen können. Unter Aufsicht und im Wachzustand kann der Säugling jedoch zeitweise auf die Seite und den Bauch gelegt werden.

Das Hineinlegen des Babys in das Kinderbett geschieht in folgender Reihenfolge: zunächst Kontakt mit den Füßen zur Unterlage, dann folgen Becken, Körper und zuletzt das Köpfchen.

Der Säugling verfügt über wichtige **Aufwachreaktionen,** die Arousal-Reaktionen genannt werden. Die Aufwach-Schwelle, bei der ein Baby aufgrund eines Sauerstoffmangels erwacht, kann durch Überwärmung, Rückatmung der eigenen Ausatemluft, Passivrauchen und Infekte angehoben werden. Hieraus leiten sich einige Empfehlungen bezüglich des Schlafplatzes ab (s. S. 699) Lagerstätten).

Anfassen und Tragen

Neugeborene und Säuglinge werden gerne fest angefasst und gehalten, da sie dadurch ein Gefühl von Sicherheit vermittelt bekommen. Beim Tragen müssen Kopf und Rücken abgestützt werden. Gerne werden sie z. B. bäuchlings auf dem Unterarm im „Fliegergriff" gehalten. Der Rücken des Kindes liegt an der Bauchseite der tragenden Person. Diese Position ist besonders bei Blähungen empfehlenswert (Abb. 62-2).

62 Umgang mit Neugeborenen und Säuglingen

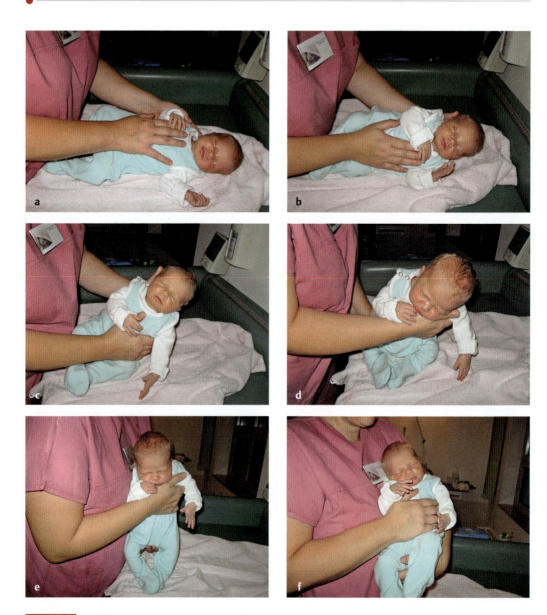

Abb. 62-3 Aufnehmen eines Neugeborenen nach dem Prinzip des Kinästhetik Infant Handling:
a Großflächige Kontaktaufnahme an Brustkorb und rechter Schulter (in der Kinästhetik = Körpermassen)
b Spiralförmige Gewichtsverlagerung auf die linke Schulter und den linken Arm durch sanfte, richtungsorientierte Unterstützung.
c Spiralförmige Gewichtsverlagerung auf das Becken und den linken Oberschenkel. Dabei wird Kontakt mit den „Körpermassen" Brustkorb und Kopf aufgenommen, ohne Blockade eines „Zwischenraumes".
d Spiralförmige Gewichtsverlagerung auf den linken Unterschenkel. Das Gewicht des Brustkorbes wird über die Hand der Tragenden abgeleitet.
e Spiralförmige Gewichtsverlagerung auf die Füße und Abgabe der „Körpermasse" Brustkorb über die linke Hand und den Brustkorb der Tragenden. Das Gewicht des kindlichen Beckens wird über die rechte Hand der Betreuungsperson abgeleitet.
f Das Kind gibt mit dem Getragenwerden sein Gewicht über den Körper der Tragenden ab.

62.2 Lagerstätten

Antje Schoppa-Remm,
Andrea Stiefel

Wiege/Kinderbett

Die Wiege bzw. das Kinderbett sollte mit einer **festen Matratze** ausgestattet sein. Eine feste Matratze fördert die Luftzirkulation, um einer möglichen Überwärmung oder Rückatmung vorzubeugen. Sie sollte möglichst täglich gut ausgelüftet werden, um die nachts aufgenommene Feuchtigkeit wieder abgeben zu können. **Lammfelle** sollten als Unterlage nicht verwendet werden, da sie aufgrund des isolierenden Lederrückens zu einer Überwärmung führen können. Für Spazierfahrten mit dem Kinderwagen im Winter sind Felle jedoch gut geeignet.

Anstelle einer Bettdecke sollte ein **Babyschlafsack** verwendet werden (Abb. 62-4). Hier eignen sich Schlafsäcke für Neugeborene in den Längen 50 und 60 cm, die mit einem Brustteil und zwei kleinen Öffnungen für die Arme so verschlossen sind, dass der Säugling nicht in den Schlafsack hinein- oder herausrutschen kann. Die Halsöffnung darf nicht größer als der Kopfumfang sein. Praktisch sind Schlafsäcke, die sich zum Wickeln von unten öffnen lassen.

Kinder, die aufgrund einer Familienanamnese ein **erhöhtes Allergierisiko** aufweisen, sollten nicht mit Fellen, Wolle, Daunen und Rosshaarmatratzen in Berührung kommen. Hier sind spezielle Synthetikmaterialien oder Kapok zu bevorzugen.

Ein leichter luftdurchlässiger Stoffhimmel über der Wiege schafft ein Geborgenheitsgefühl, besonders in hellen Räumen. Der Stoff sollte regelmäßig gewaschen werden (Staubansammlung) und für das Kind nicht zu erreichen sein.

Familienbett

Während der Stillzeit kann die Mutter ihr Kind zum Stillen und zur Beruhigung auch mit in das elterliche Bett nehmen (bedding-in), ohne dass die Familie Gefahr läuft, das Kind zu verwöhnen. Das Gegenteil ist der Fall: Wird ein Kind von Anfang an mit viel Nähe, Geborgenheit und Vertrauen erfüllt, entwickelt es sich erfahrungsgemäß frei und selbstständig. Ein weiterer positiver Effekt dieser Nähe ist die Entwicklung eines intuitiven Elternprogramms, nämlich die biologisch angelegte Fähigkeit eines Erwachsenen, sich auf ein Kind entsprechend seines Entwicklungsstandes einzustellen, seine Signale wahrzunehmen und auf sie richtig reagieren zu können.

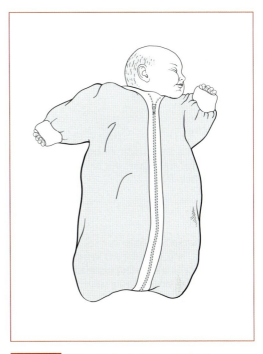

Abb. 62-4 Babyschlafsack. Optimale Schlafumgebung für Neugeborene und Säuglinge nach den aktuellen Empfehlungen der interdisziplinären Arbeitsgruppe der Fachverbände aus Pädiatrie, Geburtshilfe, Hebammen, Elterninitiativen u. v. a. 2008.

Wippe

Wippe und Autositz sollten als Aufenthaltsort nur kurzfristig genutzt werden (max. eine halbe Stunde), da sie den Säugling in eine Zwangshaltung bringen und seine motorische Entwicklung behindern.

62.3 Unterwegs mit dem Neugeborenen und Säugling

Antje Schoppa-Remm,
Andrea Stiefel

Tragetasche

Die Tragetasche muss leicht zu transportieren sein und ersetzt bei einer Fahrt mit dem Auto nicht die sichere Babyschale.

Tragetuch

> **M** Das Tragen im Tuch ist für den Säugling eine vertraute Form, gehalten und transportiert zu werden, da es seine Bedürfnisse nach Körperkontakt, Wärme und Bewegung befriedigt.

Der Säugling ist ein **aktiver Tragling,** der in seiner Verhaltensausstattung, seiner Anatomie und seinen motorischen Fähigkeiten dem Getragenwerden angepasst ist und sich daran aktiv beteiligt. Die Nähe, die durch das Tragen entsteht, unterstützt das Wahrnehmen der kindlichen Signale und Bedürfnisse. Richtiges Tragen fördert die gesamte kindliche Entwicklung, verbessert die Selbstregulation, senkt die Stressanfälligkeit.

Für das Tragen im Tuch gibt es **verschiedene Techniken,** die dem jeweiligen Entwicklungsstand des Kindes angepasst sind. Bis die Rückenmuskulatur des Säuglings ausreichend ausgebildet ist (ca. 6–10 Wochen), wird er in einer Wiege, d. h. fast waagrecht, oder aufrecht mit der Känguru-Kreuztrage vor dem Körper getragen (Abb. 62-5 und Abb. 62-6). Beide Methoden gewährleisten eine gute Rückenstütze. Später kann das Kind im Hüftsitz oder mit einfacher Kreuztrage auf den Rücken gebunden werden. Die Hebamme sollte sich mit den unterschiedlichen Tragetechniken vertraut machen, um Eltern sachgemäß anleiten und unterstützen zu können. (Tragetechniken sind auch im Internet zu finden: www.didymos.de.)

Tragesack

Eltern, die Probleme mit dem Tragetuch haben (Knoten, Binden, richtige Tragetechnik), aber ihr Kind trotzdem gerne tragen möchten, kann auch ein Tragesack empfohlen werden. Hier gilt wie auch beim Tuch, auf gute Qualität zu achten. Der Rücken des Kindes sollte gut gestützt sein, bei Neugeborenen auch der Kopf, ohne dass das Kind in eine Zwangshaltung gerät. Der Steg zwischen den Beinen muss so breit sein, dass das Kind in einer Spreiz-Hockstellung darin sitzt und seine Beine nicht frei baumeln.

Wenig empfehlenswert ist ein Tragesack, in dem das Kind mit dem Gesicht nach vorne in Laufrichtung sitzt. So kann es weder richtig Halt finden, noch bei Müdigkeit den Kopf ablegen. Auch wird es durch die Sitzposition in eine Hohlkreuzhaltung gebracht.

Kinderwagen

Beim Kauf eines Kinderwagens sollte auf folgende Aspekte geachtet werden:
- Feste Matratze für den Rücken
- Vermeidung der Reizüberflutung des Kindes durch eine geschützte Liegefläche
- Felleinlagen nach Möglichkeit vermeiden, außer in sehr kalten Wintern
- gute Stoßdämpfung
- für Neugeborene keine Sportwagen oder Kinderwägen mit einsetzbaren Babyautositzen, die das Kind zu einer unphysiologischen Sitzhaltung zwingen.

Autositz/Babyschalen

Aus Sicherheitsaspekten ist heute ein Autositz für Babys und Kinder jeden Alters vorgeschrieben. Für Neugeborene und kleine Säuglinge eignen sich die so genannten Babyschalen, die auf dem Beifahrersitz gegen die Fahrtrichtung angebracht werden. (Cave: Autos mit Airbag! Der Airbag muss vom Autohersteller deaktiviert werden).

Leider werden die Schalensitze, die meist mit einer Tragevorrichtung versehen sind, „zweckentfremdet", das Baby häufig mehrere Stunden damit getragen, z. B. durch Kaufhäuser und Supermärkte. Dies ist nicht nur für die Körperhaltung ungünstig (das Kind sitzt halb aufrecht), es begünstigt auch eine Reizüberflutung. Dies äußert sich dann zu Hause oft in Unruhe und Schreien.

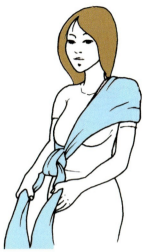
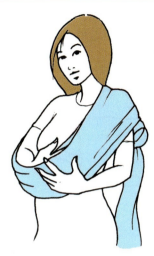

a Legen Sie das Tuch der Länge nach gefaltet wie eine Schärpe über eine Schulter, so dass die offene Seite zum Hals zeigt. Dann verknoten Sie die Tuchbahnen in der Taille mit einem Doppelknoten. Schieben Sie den Knoten nach hinten bis unter Ihr Schulterblatt.

b Nun falten Sie das Tuch vorne auseinander und formen mit Ihrem Unterarm eine Mulde, in der das Baby liegen kann.

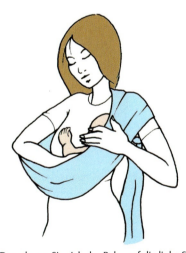
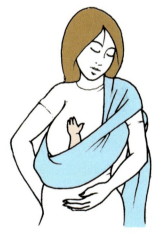

c Dann legen Sie sich das Baby auf die linke Schulter. Lassen Sie Ihr Baby mit Beinen und Po voran von der Schulter in die Tuchmulde rutschen, bis es wie in einer Hängematte liegt. Schieben Sie nun den unteren (gefalteten) Tuchrand auf der Schulter etwas nach oben in Richtung Hals und ziehen Sie dann die oben am Hals liegenden (offenen) Tuchkanten über die Schulter herunter.

d Das Tuch liegt übergeschlagen auf der Schulter, aus der Mulde ist ein Nest geworden. Sitzt das Tuch jetzt zu locker, hält die Mutter ihr Kind fest, während eine Hilfsperson den Knoten öffnet, die (zur Orientierung oft unterschiedlich gefärbten) Tuchkanten straffer zieht und dann die Wiege wieder verknotet. Das Tuch kann später geknotet abgenommen werden, dann ist alles beim nächsten Anlegen viel einfacher.

Abb. 62-5 Die Wiege lässt sich mit einem Tuch von ca. 70 cm × 270 cm binden, sie ist gut für die ersten Lebenswochen geeignet.

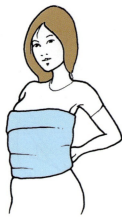
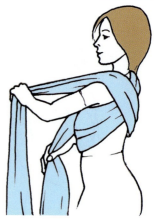

a Sie beginnen, indem Sie die Mitte des Tuches wie eine Schürze quer über Brust und Bauch legen, dann führen Sie beide Tuchbahnen hinter Ihren Rücken.

b Hinten kreuzen Sie die Bahnen und ziehen diese über Ihre Schultern stramm nach vorne. Damit das Tuch eng am Körper liegt, ziehen Sie bitte die Tuchränder noch einmal nach.

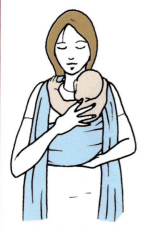
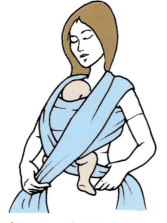
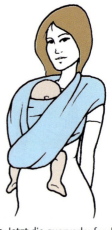

c Nun legen Sie Ihr Kind auf eine Schulter und führen es mit den Beinchen voran in das quer liegende Tuch. Das Tuch soll Po bis Nacken des Kindes umschließen. Dann nehmen Sie die angehockten Beinchen und spreizen diese leicht über Ihrem Bauch.

d Sie müssen Ihr Kind noch etwas festhalten, während Sie die Bahnen anspannen und unter dem Po verkreuzen. Dann können Sie das Kind loslassen und die unter den gespreizten Beinen hindurchlaufenden Tuchbahnen mit beiden Händen auf Ihrem Rücken verknoten.

e Jetzt die querverlaufende Stoffbahn bis zum Hinterkopf des Kindes hochziehen, damit der Kopf nach hinten gestützt wird. Anschließend ziehen Sie erst die untere, dann die obere Tuchbahn über dem Po des Babys bis zu seinen Kniekehlen auseinander, so dass sich die Bahnen breit gefächert über dem Rücken kreuzen. Nun haben Rücken und Kopf des Kindes einen optimalen Halt, da sie nach hinten und zur Seite abgestützt sind.

Abb. 62-6 Die Känguru-Kreuztrage oder Kreuz-Bauchtrage kann mit einem Tuch ab ca. 4,60 m Länge gebunden werden. Sie eignet sich ab der ersten Lebenswoche bis ins Kleinkindalter.

62.4 Raumausstattung und Bekleidung

Antje Schoppa-Remm, Andrea Stiefel

Wickeltisch

Der Wickeltisch muss hoch genug sein, um entspannt arbeiten zu können. Über der Wickeleinheit sollte ein Wärmestrahler befestigt sein. Die optimale Raumtemperatur für den nackten Säugling beträgt 28 °C. Die zum Wickeln notwendige Ausstattung muss sich in greifbarer Nähe befinden. Dies spart Zeit, vermeidet Auskühlung, und das Kind liegt nicht unbeaufsichtigt auf dem Wickeltisch, während die benötigten Utensilien geholt werden.

Zur Pflege des Säuglings genügen klares Wasser, Waschlappen, Öl (z. B. Olivenöl) und ggf. eine Wundsalbe (z. B. Ringelblumensalbe). 2 große Plastikeimer mit Deckeln stehen zur Entsorgung von Windeln und Schmutzwäsche bereit.

Schlafplatz

Der Schlafplatz sollte sich an einem hellen, zugfreien Ort im **elterlichen Schlafzimmer** befinden. Die (Atem-) Geräusche der Eltern beeinflussen die Arousal-Schwelle (s. Lagerung) günstig. Ein normaler Geräuschpegel stört den Säugling beim Schlafen nicht, er fühlt sich im Gegenteil nicht allein gelassen. Bei vielen Babys lässt sich beobachten, dass sie rhythmische Geräusche einer vollständigen Ruhe vorziehen. Manche Säuglinge wiegen sich durch rhythmische Bein- oder Kopfbewegungen selber in den Schlaf.

Die Auswirkungen elektromagnetischer Strahlungen auf den Hormonhaushalt, das Immunsystem, das Nervensystem und die Psyche sind bisher nur unzureichend erforscht. Daher ist es zu empfehlen, die Wiege bzw. das Kinderbett nicht in die Nähe von Nachtspeicheröfen, Steckdosenverteilern, Verlängerungskabeln u. Ä. zu stellen. Auch Babyphone in unmittelbarer Nähe des Kindes sind zu vermeiden.

Das Bett sollte nicht vor einer Heizung stehen. Die **optimale Raumtemperatur** liegt bei 16–18 °C, die Luftfeuchtigkeit bei 60–70 %. Der Raum sollte häufig und kurz gelüftet werden (Stoßlüftung – dazu das Fenster ganz öffnen). Ob es dem Kind zu warm oder zu kalt ist, kann am besten am kindlichen Nacken festgestellt werden.

Zur Gewöhnung an einen **Tag-Nacht-Rhythmus** sollte nachts das Licht gelöscht werden und während des Wickelns eher nicht mit dem Kind gespielt oder laut geredet werden. Es ist günstig zu versuchen, einen schreienden Säugling zunächst in seinem Bett zu beruhigen. Ist das Kind erst einmal an spezielle Einschlaftricks gewöhnt (Umherfahren im Auto, Füttern etc.), fällt es ihm schwer, auf diese zu verzichten.

> **M** Säuglinge werden häufig einer Reizüberflutung, die auch zu Schlafstörungen führen kann, ausgesetzt (Fernsehen, Unterwegssein, aber auch der Besuch von speziellen Baby-Kursen zu einem sehr frühen Zeitpunkt). Hier ist Zurückhaltung angeraten, um dem Kind Zeit zu geben, behutsam in den Rhythmus des Lebens hineinzuwachsen.

Bekleidung

Die Kleidung des Neugeborenen sollte aus **Naturfasern** (Wolle, Seide, Baumwolle) bestehen. Strampler, dünne Jäckchen und Hemdchen müssen einfach zu öffnen und zu schließen sein. Hosen ohne Träger oder Jeans mit Metallschnallen sind unpraktisch und unbequem für den Säugling. Mehrere dünne Schichten übereinander getragen wärmen besser als eine dicke. Anfangs sollte das Neugeborene außer Haus ein dünnes Seiden- oder Baumwollmützchen tragen (der spärlich behaarte, unbekleidete Kopf gibt viel Wärme ab) und zusätzlich in eine Decke aus Naturfasern zur Stabilisierung seiner Körpertemperatur gehüllt werden.

Eine **Überhitzung des Säuglings** kann seine Aufwach-Schwelle erhöhen. Daher sollte gewährleistet sein, dass das Kind in seiner Bekleidung nicht schwitzt. Ein Erfühlen der Körpertemperatur im Nacken bringt Klarheit. Die Haut sollte nicht feucht und warm, aber auch nicht kalt sein.

62.5 Körperreinigung

Andrea Stiefel

Vorbereitungen

Sowohl vor dem Waschen und Baden als auch vor jedem Wickeln ist es sinnvoll, die nötigen Materialien und den Platz vorzubereiten. Generell gilt für alle Bereiche:
- **Warme Umgebung, frei von Zugluft** (zum Wickeln reicht eine Umgebungstemperatur von

ca. 20 °C, beim Baden oder Waschen des Kindes werden 26–28 °C empfohlen). Verfügt die Familie über ein warmes Badezimmer, ist ein Heizstrahler zu Hause nicht unbedingt nötig.
- **Bereitlegen aller benötigten Materialien in greifbarer Nähe,** um das Kind keinesfalls auf der Wickelunterlage alleine liegen lassen zu müssen. Dazu gehören frische Wäsche, Windel, Pflegematerialien, Handtuch und Waschlappen, warmes Wasser (37 °C) und Eimer für Müll und schmutzige Wäsche.

Waschen

Wird das Kind nicht gebadet (s. S. 705), so beschränkt sich die tägliche Körperreinigung meist auf das Waschen von Gesicht, Körper, Hautfalten und Windelbereich (von oben nach unten). Dabei kann das Kind am ganzen Körper inspiziert werden, Eltern und Hebamme bemerken dadurch rechtzeitig Hautveränderungen oder andere Auffälligkeiten.

Beim Waschen sollte wie beim Baden weniger mehr sein, das heißt auf Bade- oder Waschzusätze kann verzichtet werden. Es reicht warmes Wasser, bei sehr trockener Haut kann etwas Speiseöl oder Muttermilch ins Wasser gegeben werden.

Gesicht

Mit einem weichen Waschlappen wird zuerst das Gesicht sanft abgewaschen. Manche Neugeborene und Säuglinge werden unruhig und schreien, wenn ihr Gesicht gereinigt wird. In diesen Fällen empfiehlt es sich, nicht mit dem Gesicht zu beginnen, sondern es erst kurz vor dem Ende des Waschens zu reinigen (gesonderter Waschlappen).

Augen

Beobachtet werden bei Neugeborenen
- Augenreizungen (nur noch selten, z. B. bei Credé-Prophylaxe mit Silbernitratlösung). Die Augen sind gerötet und gelegentlich verklebt, normalerweise verschwindet die Reizung nach zwei bis drei Tagen.
- Verklebungen der Augen durch Zugluft, Erkältungen, trockene Raumluft, verstopfte Tränengänge.

Bei Verklebungen wird mit abgekochtem Wasser, physiologischer Kochsalzlösung (0,9 % NaCl) oder Muttermilch auf einem weichen Mulltupfer vorsichtig von außen nach innen gereinigt.

> **M** Bessert sich trotz sorgfältiger Reinigung die Verklebung nicht, sollte das Kind nach einigen Tagen dem Kinderarzt vorgestellt werden, um abzuklären, ob es sich z. B. um eine Infektion oder Tränengangsverengung handelt.

Ohren

Es wird nur die äußere Ohrmuschel gereinigt, die Reinigung des Gehörganges mit Wattestäbchen ist nicht nur unnötig, sondern auch gefährlich.

Nase

Durch Niesen reinigt das Neugeborene seine Nase selbständig, jedoch können trockene Umgebungsluft (Heizung im Winter) oder Schnupfen (bei Säuglingen, selten bei Neugeborenen) diesen Selbstreinigungsmechanismus stören. Da Neugeborene hauptsächlich durch die Nase atmen, kommt es vor allem beim Trinken zu Problemen (das Kind geht nicht an die Brust, ist unruhig beim Trinken).

Erleichterung verschafft das Einträufeln von physiologischer Kochsalzlösung oder Muttermilch, selten werden abschwellende Nasentropfen speziell für Babys benötigt. Hartnäckige Verkrustungen oder zähes Sekret können vorsichtig mit einem angefeuchteten Papiertaschentuchzipfel oder einem zusammengedrehten Mulltupfer aus der Nase entfernt werden. Von der Verwendung von Wattestäbchen ist den Eltern dringend abzuraten (Verletzungsgefahr, Verkrustungen werden weiter in die Nase geschoben).

Eine **Choanalatresie** (Nasengänge sind nicht durchgängig) kann eine Ursache für die gestörte Nasenatmung sein, wird aber meist bereits im Kreißsaal diagnostiziert. Die Kinder entwickeln rasch eine Zyanose und Atemnot.

Mund

> **M** Treten im Mund **nicht zu entfernende weiße Beläge** an den Wangeninnenseiten auf, ist ein Soorbefall (Pilzbefall mit Candida albicans) anzunehmen.

Für diese Pilzerkrankung gibt es verschiedene Behandlungsmethoden, z. B. Antimykotika wie Nystatin® oder schleimhautstabilisierende Pinselungen mit einem getränkten Watteträger (z. B. Ratanhia-Myrrhen-Tinktur 50 % verdünnt, in der Apotheke zubereiten lassen). Zeigt sich keine Besserung, sollte das Kind dem Arzt vorgestellt werden.

Bei einem Soorbefall des Mundes sollte auch der Afterbereich (punktförmige, nässende Knötchen) untersucht werden (s. Windeldermatitis, S. 707).

Hautfalten

Bei der Reinigung sollte den Hautfalten besondere Sorgfalt gewidmet werden, weil hier besonders häufig wunde Stellen durch Reibung (Haut auf Haut oder Reibung durch Kleidung) entstehen. Reste von Vernix caseosa (Käseschmiere), die nicht post partum eingezogen sind, können sich zersetzen, unangenehm riechen und das Wundsein fördern. Sie lassen sich leicht mit etwas Öl auf einem Mull- oder Wattetupfer entfernen. Gründliches Abtrocknen beugt Wundsein ebenfalls vor.

Prädestinierte Sammelstellen für Milchreste, Fusseln von Kleidung, Käseschmiere, abgeschilferte Hautzellen und Reste von Pflegeprodukten sind:
- Halsfalten
- Achsel- und Leistenfalten.

Hände und Füße

Hier bilden sich in den Beugestellen bei sehr trockener Haut oft Hautrisse. Die Haut kann z. B. mit Ringelblumensalbe oder Mandelöl geschmeidig gehalten werden.

Windelbereich

Beim Waschen im Windelbereich sind einige Besonderheiten zu berücksichtigen.
- Sowohl Stuhl- wie auch Urinreste werden jedes Mal sorgfältig abgewaschen, um Wundsein vorzubeugen. Ist zu Beginn der täglichen Reinigung des Kindes die Windel voll gewesen, wird der Po zuerst gesäubert, dann wird ein neuer Waschlappen und neues Wasser genommen.
- Mekonium kann gut mit warmem Wasser entfernt werden, angetrocknete Bestandteile lösen sich leichter mit einem Öl-Wasser-Gemisch.
- **Bei Mädchen** sollte die Vulva von vorne nach hinten gereinigt werden. Selten gelangt Stuhl in die Vagina (meist oberflächlich, kann vorsichtig entfernt werden). Die Labien müssen vorsichtig von Stuhl- und ggf. Resten von Pflegeprodukten gesäubert werden. Keinesfalls sollten die Labien zu stark gespreizt oder mit Wattestäbchen in die Vagina eingegangen werden.
- Eltern sind oft beunruhigt durch den Austritt von Schleim aus der Scheide, gelegentlich auch durch leichte Blutungen. Östrogene, die über die Plazenta zum Kind gelangen, führen zu Veränderungen der Schleimhäute, des Uterus und der Ovarien und den beschriebenen Erscheinungen.
- **Bei Jungen** wird der Penis nur äußerlich gereinigt. Da die Vorhaut im ersten Lebensjahr noch mit der Eichel verklebt ist, darf sie nicht zurückgeschoben werden (Verletzungen, Vernarbungen). Besonders häufig finden sich auch Stuhlreste am oder unter dem Hodensack. Sie werden vorsichtig mit Wasser entfernt.
- Jungen wie Mädchen scheiden in den ersten Lebenstagen manchmal so genanntes **Ziegelmehlsediment** aus, welches in der Windel als rötlich orangefarbener Fleck sichtbar wird. Eltern sind häufig beunruhigt und fürchten, ihr Kind hätte Blut im Urin. Es handelt sich hierbei nur um Oxalate (Harnkristalle), die beim Abbau von Hämoglobin entstehen und bei Neugeborenen keinen krankhaften Charakter haben.

Die **Haut im Windelbereich** ist durch die häufigen Ausscheidungen (6–8-mal pro Tag) stark beansprucht, die mangelnde Luftzirkulation in den Einwegwindeln tut ihr Übriges dazu. Trocken und sauber halten ist daher die beste Vorbeugung gegen das Wundsein. Ist der Po gereinigt, sollte das Kind daher ruhig eine Weile ohne Windel liegen.

Vom **Trockenföhnen** ist abzuraten, da hier die Gefahr besteht, die Haut des Kindes zu verbrennen.

Manche Eltern und Hebammen bevorzugen zur schnellen Reinigung des Pos vor allem bei einer starken Verschmutzung auch die so genannte **Babydusche**: Das Kind liegt bäuchlings auf einer Hand, wobei die Finger unter dem Brustkorb liegen, der Daumen umfasst den Oberarm. Der Po kann so direkt unter dem 37 °C warmen Wasserstrahl gehalten werden. So fällt das bei gereizter Haut unangenehme Reiben mit dem Waschlappen weg.

Reinigungsbad

Ein- bis zweimal pro Woche ist ein Ganzkörperbad zu empfehlen, es sei denn, das Baby badet ausgesprochen gerne. Mag es nicht baden, wird es gewaschen. Die Wassertemperatur sollte 37 °C betragen, da das Kind sonst auskühlt. Praktisch ist die Benutzung von Plastikbadewannen mit einem Ausguss am Boden oder eines Waschbeckens, wenn sich das Kind darin gut ausstrecken kann. Die Raumtemperatur liegt bei 28 °C.

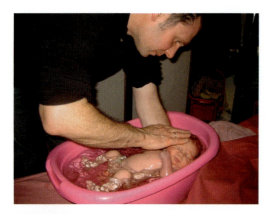

Abb. 62-7   Erstes Bad durch den Vater zu Hause.

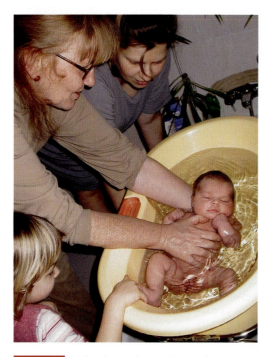

Abb. 62-8   Baden des Kindes mit der Familie.

Viele Eltern und Hebammen benutzen auch gerne den so genannten Tummy-Tub®, eine Art Eimer, in dem das Baby aufrecht sitzend gehalten werden kann. Durch die räumliche Begrenzung fühlen sich die Kinder sicher und sind meist ruhig und entspannt. Von Vorteil ist die geringe Wassermenge, die benötigt wird, es wird Platz gespart und der Tummy-Tub® ist leicht zu transportieren.

Gerne übernehmen auch **Väter** das Baden des Neugeborenen. Sie können erste Kontakte zu ihrem Kind aufbauen und ihre Partnerin entlasten (Abb. 62-7). Hebammen sollten in der Klinik und im häuslichen Wochenbett von Anfang an den Vater mit einbeziehen, da sich viele Männer oft aus Unsicherheit nicht alleine trauen, ihr Kind zu baden oder zu wickeln.

Durchführung

- Beim Hineinsetzen des Kindes in die Badewanne wird wieder der gleiche Ablauf gewählt wie beim Hineinlegen in das Kinderbett (s. Kap. 62.1).
- Zunächst liegt das Kind mit dem Nacken auf dem Handgelenk des haltenden Armes, Daumen und Zeigefinger umfassen den linken Oberarm, die andere Hand wäscht. Die Füße des Kindes finden eine Begrenzung am unteren Rand der Wanne.
- Um dem Kind Rücken und Po waschen zu können, wird es vorsichtig auf den Bauch gedreht. Dazu wird die rechte Hand auf die Brust gelegt, das Gesicht des Kindes auf die Seite gedreht und vom Handballen gestützt; Daumen und Zeigefinger umfassen den linken Arm. Das Gesicht des Kindes sollte immer oberhalb des Wassers sein, der Körper im Wasser.
- Zum Herausheben wird das Kind wieder in Rückenlage gedreht, der spiralförmige Bewegungsablauf entspricht dem Aufnehmen aus dem Kinderbett.

Eltern haben oft am Anfang noch große Angst, ihr Kind könne ihnen beim Umdrehen in der Wanne entgleiten. **Unsicheren Müttern oder Vätern** wird dann empfohlen, das Kind in Rückenlage zu belassen und den Rücken zu waschen, in dem sie das Kind nur so weit anheben, dass die Hand, die wäscht, unter das Kind gelangt. So kann vorsichtig mit oder ohne Waschlappen die Rückseite gesäubert werden.

Bei Neugeborenen und Säuglingen, die noch nicht im Krabbelalter sind, hat das Baden mehr Entspannungs- als Reinigungscharakter.

Badezusätze sind nicht nötig und sollten in den ersten Lebensmonaten eher weggelassen werden, um die Haut nicht unnötig Fremdstoffen und potenziellen Allergenen auszusetzen. Bei sehr trockener Haut des Kindes kann ein Teelöffel Mandelöl oder Speiseöl aus dem Haushalt dem Badewasser zugegeben werden. Bestehen die Eltern auf der Anwendung von Pflegeprodukten, sollte die Hebamme aufklären, welche Produkte empfehlenswert sind. Informationen erteilen Ratgeber wie die Zeitschrift „Ökotest" oder Produktbeschreibungen verschiedener Firmen mit Auflistung der genauen Inhaltsstoffe.

62.6 Körperpflege

Andrea Stiefel

Die Haut des Neugeborenen hat nach dem Abschluss der Keimbesiedlung (nach ca. 1 Woche) den pH-Wert 5,5, was einem intakten Säureschutzmantel entspricht. Ein übermäßiger Einsatz von Creme, Ölen, Milch, Lotionen oder feuchten Pflegetüchern stört das physiologische Hautmilieu und kann durch Duft- und Konservierungsstoffe die Entwicklung von Allergien begünstigen (Kontaktallergene).

Salben und **Pasten** werden nur im Windelbereich verwendet, um die wunde Haut durch Abdecken vor Urin und Stuhl zu schützen. Ist die Haut intakt und werden die Windeln regelmäßig gewechselt, sind sie überflüssig.

Öltücher und **Feuchttücher** zur Körperpflege im Windelbereich sind im häuslichen und klinischen Bereich nicht notwendig. Ein sauberer Waschlappen mit Wasser oder ein mit Speiseöl getränktes Papiertuch oder weiches Toilettenpapier erfüllen die gleiche Funktion, sind preiswerter und umweltverträglicher.

Eine Gesichtscreme oder **-lotion** ist nur im Winter bei trockener Haut und Kälte nötig. Auch hier ist die Beachtung der Inhaltsstoffe und ein dünnes Auftragen wichtig.

Neugeborene sollten nicht der direkten Sonneneinstrahlung ausgesetzt sein, vor allem im Sommer. In jedem Fall gilt es, bei Säuglingen eine leichte, luftige Kleidung zu wählen, die den Körper schützt, und Körperteile, die der Sonne kurzzeitig ausgesetzt sind, mit einer **Sonnenschutzcreme** oder **-lotion** mit hohem Lichtschutzfaktor einzucremen (Faktor 30–40).

Pflege bei Wundsein/ Windeldermatitis

Wunde Haut zeigt sich bei Neugeborenen und Säuglingen häufig im Windelbereich (Genitale, Gesäß, Leisten- und Gesäßfalten). Die Haut ist gerötet und gereizt. Wenn die Haut ödematös wirkt, wenn Bläschen und Schuppungen auftreten oder die Haut nässt, liegt eine **Windeldermatitis** vor.

> M Häufiges Wickeln und viel Luftzufuhr sind die besten Therapiemethoden.

Bei Neugeborenen, die ihre Körpertemperatur noch nicht stabil halten können, ist eine zusätzliche Wärmequelle nötig, wenn dem Po ein „**Luftbad**" (20 bis 30 Minuten) gegeben werden soll. Eine wasserdichte Unterlage, mit Windel oder Moltontuch bedeckt, sollte unbedingt untergelegt werden, da Kinder ohne Windel oft schnell Urin lassen. Die Temperatur des Neugeborenen muss regelmäßig überprüft werden (häufiger Kopf, Füße und Hände anfassen), um eine Überwärmung oder ein Auskühlen zu vermeiden. Hilft diese Maßnahme nur bedingt, können **andere Methoden** angewandt werden z. B.:

- Bepinseln der Haut mit Muttermilch, Milch antrocknen lassen
- Dünnes Abdecken der Haut mit einer Wundsalbe (z. B. Weleda Calendula-Babycreme®, Bepanthen®-Salbe, Purelan®-Salbe)
- Einlage von Heilwolle oder Wollvlies in die Windel
- Umstellen von Einwegwindeln auf Stoffwindeln
- Sitzbäder mit Kamille oder gerbenden Substanzen (Eichenrinde).
- Zur Reinigung ist Öl besser geeignet als Wasser, um die Reizung nicht zu verstärken.

Windelsoor

Windelsoor setzt sich als **Superinfektion** häufig auf eine bestehende Windeldermatitis. In vielen Fällen (ca. 90%) ist der Hefepilz Candida albicans der Verursacher. Windelsoor zeigt sich als nässende Knötchen oder Bläschen mit einem schuppigen Kranz im Anal- und Genitalbereich. Die Erstinfektion erfolgt meist über den Geburtsweg. Mit einer zeitlichen Verzögerung von 5–10 Tagen gelangt der Pilz über den Mund in den Darm und wird ausgeschieden.

Ziel der pflegerischen Maßnahmen ist es, dem Pilz die Lebensgrundlage zu entziehen durch:
- konsequentes Reinigen mit Öl und danach Auftragen von Calendulaöl oder Lavendelöl. Als Abdeckschutz kann eine Zinkpaste dünn aufgetragen werden
- kein Wasser zur Reinigung verwenden
- häufiger Windelwechsel, möglichst Umstellung auf Stoffwindeln, da der Pilz im warmen Milieu der Einwegwindel gut gedeiht
- Luftbäder wie bei der Windeldermatitis.

Die Abheilung ist oft etwas langwierig (2–3 Wochen). Bei der Anwendung der empfohlenen Maßnahmen tritt jedoch seltener ein Rezidiv auf.

In hartnäckigen Fällen sollte das Kind einem Kinderarzt vorgestellt werden, der in der Regel ein orales und lokales Antimykotikum (Mittel gegen Pilze) verordnet, z. B. Nystatin® oder Miconazol®.

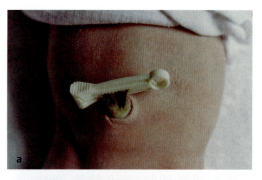
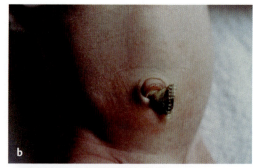
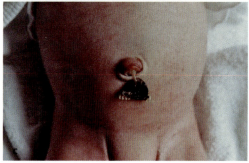
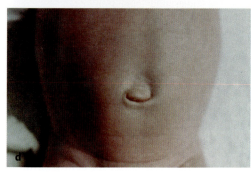

Abb. 62-9 Physiologische Nabelabheilung
a **2. Tag:** Der Nabelschnurrest ist gut eingetrocknet, Entfernung der störenden Klemme.
b **4. Tag:** Der Nabelschnurrest hat sich in den Hautnabel gezogen und nässt leicht am Nabelgrund.
c **5. Tag:** Nabelschnurrest fällt beim nächsten Wickeln ab. In den folgenden Tagen finden sich mehrmals kleine bräunliche Absonderungen außen am Nabel.
d **10. Tag:** Der Nabel hat sich geschlossen, keine Absonderungen mehr.

M Der Soor kann auch die Brust der Mutter befallen, sie muss dann mitbehandelt werden, um einen Pingpong-Effekt zu vermeiden.

62.7 Nabelpflege
Andrea Stiefel

M Ziel der Nabelpflege ist eine schnelle Mumifikation des Nabelrestes durch hygienisches Trockenhalten sowie die Vermeidung einer Infektion des Nabels.

Da der Nabelschnurrest Eintrittspforte für Keime sein kann, wird er in der Klinik mit sauberen, desinfizierten Händen berührt. Die **offene Nabelpflege** bietet den Vorteil einer guten Luftzirkulation, dadurch heilt der Nabelschnurrest schneller ab. Er sollte immer außerhalb der Windel liegen, trocken und sauber sein.

- Sekrete, Borken oder Puderreste können **mit lauwarmem Wasser** entfernt werden, danach wird der Bereich mit einem sauberen Tuch (Kompresse, Tupfer) sorgfältig abgetrocknet. Ein Bad ist jederzeit möglich, vorausgesetzt der Nabelschnurrest oder später der Nabelgrund wird gründlich getrocknet (Abb. 62-9).

- **Reinigung mit Alkohol** (80% aus der Apotheke), **Calendulaessenz oder Haut- bzw. Schleimhautdesinfektionslösungen:** Wattestäbchen einmal in die Flüssigkeit tauchen und ringförmig um den Nabelschnuransatz säubern, neues Wattestäbchen nehmen.

- **Pudern** (z. B. mit Arnikapuder, Wecesin®-Streupuder) des Nabelschnurrestes ist nicht notwendig, kann die Mumifikation aber beschleunigen. Wird Puder angewandt, muss der Nabelschnurrest und nach dem Abfallen des Nabels auch der Nabelgrund gereinigt werden, bevor neuer Puder aufgetragen wird. Das Überhäuten des Nabelgrundes dauert ca. 6–10 Tage.

Weitere Methoden der Nabelpflege werden z. T. noch angewandt:
- Abdecken des Nabels mit einem Mulltupfer und Fixierung mittels einer Schlauchbinde (weniger empfehlenswert wegen mangelnder Luftzufuhr)
- Einpinseln des Nabelschnurrestes mit einer desinfizierenden Lösung (z. B. Neo-Kodan®)
- Pudern mit antiseptischen oder antibiotischen Pudern (Silberpuder von Fissan, Nebacetin®-Puder, Chlorhexidin© -Heilpuder 1%).

Studien haben keine eindeutigen Vorteile verschiedener Methoden herausarbeiten können (Zupan, Garner, Omari 2009), wobei die Studiendesigns sehr unterschiedlich sind und auch die Fragestellungen stark differieren (Wahl der Mittel, Ablösezeitpunkt des Nabelschnurrestes, Auftreten von Infektionen etc.).

Als Orientierung können z. B. evidenzbasierte Richtlinien von Fachgesellschaften dienen: Schweizerischer Hebammenverband (2006), Guideline Nabelpflege beim Neugeborenen.

> **M** Rötungen, Schwellungen der Bauchhaut im Bereich des Hautnabels oder ein fötide riechender, schmieriger Nabelschnurrest weisen auf eine Entzündung hin und müssen pädiatrisch abgeklärt werden.

62.8 Wickeltechniken
Ina Mailänder, Andrea Stiefel

Windeln sollten Urin und Stuhl aufnehmen und einen relativen Nässe- und Wärmeschutz bieten. Die nasse Windel stört den Säugling nicht, solange sie noch warm ist und das Kind nicht unter Wundsein leidet.

Es gibt verschiedene Möglichkeiten, ein Kind zu wickeln. Praktisch und einfach zu handhaben sind **Einwegwindeln,** besonders für unterwegs. Mittlerweile gibt es auch **waschbare Fertigwindeln,** die genauso leicht anzulegen sind. Sie bestehen innen aus Baumwollvlies, außen aus Nylon mit einem Klettverschluss. Verschiedene Untersuchungen (z. B. von Ökotest oder Stiftung Warentest) in den letzten Jahren zeigten keine eindeutigen Vorteile der waschbaren Windeln gegenüber den Einwegwindeln im Bezug auf Kosten, Energieeinsatz, ökologischer Bilanz.

Klassische **Windelpakete aus Baumwollwindeln und Wollhose** ermöglichen einen guten Luftaustausch. Wolle hat die günstige Eigenschaft, 30% ihres Gewichtes an Feuchtigkeit aufnehmen zu können, ohne sich feucht anzufühlen. Ein Windelpaket baut sich von innen nach außen aus 3 Teilen auf, die miteinander kombiniert werden (Abb. 62-10):
- **Windeleinlage:** Vlieseinlage aus Zellstoff oder dünnes Vlies zur einfachen Entfernung des Stuhls (Tissue), Bourretteseiden- oder Wollvlieseinlage bei Wundsein oder einfach eine als Längsstreifen gefaltete Mullwindel.
- **Stoffwindel:** Viereckwindel (Baumwolle) als Dreieck (Abb. 62-11) oder Drachen (Abb. 62-12) gefaltet, Binde- oder Strickwindel, Baumwollwindelhose mit Klettverschluss ohne Nylon.
- **Nässe-, Wärmeschutz:** Wickelfolie (mit Höschen darüber), Plastik-, Mikrofaserhose oder Schafwollhose (gestrickt, gewalkt), Baumwollwindelhose mit Nylon.

> **M** Jede Wickeltechnik muss die Knie freilassen und eine ausreichende Beweglichkeit der Beine in den Hüftgelenken erlauben, um die Entwicklung der Hüftpfanne nicht zu behindern.

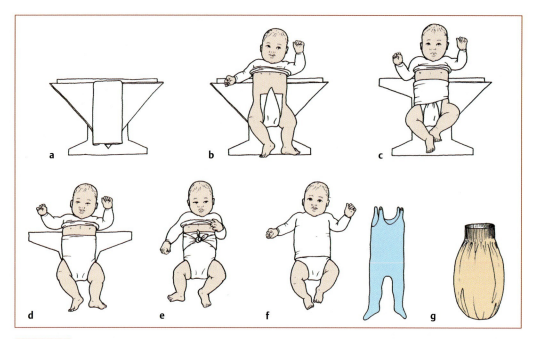

Abb. 62-10 Wickeln mit Viereckwindel und Wickelfolie
a Gefaltete Windel auf eine Wickelfolie legen.
b Das Kind mit hochgezogenem Oberteil drauflegen und mittleren Zipfel der Windel über Gesäß und Bauch nach oben klappen.
c Beide Seitenzipfel nacheinander um den Rumpf führen und seitlich einstecken.
d Mittelstück der Wickelfolie zwischen den Beinen hochführen und die vorderen Seitenteile nach hinten um den Rumpf legen.
e Hintere Seitenteile nach vorne auf dem Bauch mit einem leichten Knoten verknüpfen.
f Das Oberteil über die Windel streifen und eine Strampelhose oder
g „Pucksäckchen" überziehen.

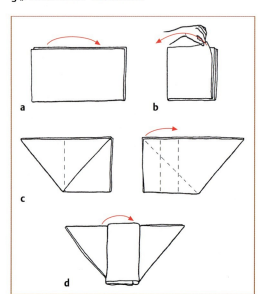

Abb. 62-11 Viereckwindel als Dreieck mit Einlage.
a Die Windel zu einem Quadrat zweimal falten.
b Oberen offenen Zipfel nach links ziehen, bis ein Dreieck entsteht.
c Das Ganze wenden (Dreieck liegt unten), das oben liegende Quadrat zweimal zur Mitte hin als Einlage falten.
d Bei häufigem Stuhlgang kommt auf die Einlage noch eine Vlieseinlage.

Wickeltechniken 62

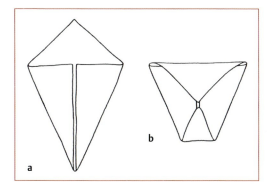

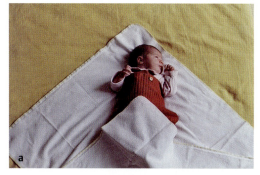

Abb. 62-12 **Viereckwindel als Drachen.**
a Die Windel wie einen Drachen falten, den oberen Zipfel darüberlegen.
b Unteren Zipfel auf passende Länge umschlagen.

Pucken: Zusätzliche Wärme und Sicherheit wird dem Neugeborenen durch ein fest umgewickeltes Umschlagtuch (Moltontuch, großer Kopfkissenbezug, leichte Decke) vermittelt (Abb. 62-13).

Literatur zu Kapitel 62 s. S. 725 ff

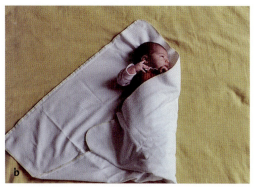

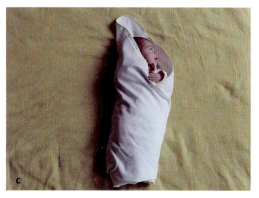

Abb. 62-13 **Pucken** gibt dem Neugeborenen Wärme und Sicherheit.
a Kind diagonal auf das quadratische Tuch legen und den unteren Zipfel hochschlagen;
b die Seiten fest über dem Kind zusammenwickeln, so dass
c das Gesicht frei bleibt.

63 Ernährung des gesunden Neugeborenen und Säuglings

Heike Polleit

63.1 Stillen

M Stillen befriedigt optimal die ernährungsphysiologischen und psychischen Bedürfnisse von Neugeborenen und Säuglingen (s. Kap. 50.7), trotzdem wird ein großer Prozentsatz der Säuglinge nicht einmal 6 Monate ausschließlich gestillt (Fromme et al. 2008, Koletzko et al. 2010).

63.2 Flüssigkeitssubstitution bei gestillten Säuglingen

Expertengremien und Fachgesellschaften, z. B. WHO (2011), Amerikanische Akademie für Kinderheilkunde (AAP 2005), europäische Union (2007), Nationale Stillkommission Deutschland (2009) oder Österreichische Gesellschaft für Kinder- und Jugendheilkunde (2010), deklarieren übereinstimmend, dass ausschließliches Stillen im ersten Lebenshalbjahr eine ausreichende und adäquate Säuglingsernährung darstellt.

Daraus kann abgeleitet werden, dass auf die Substitution von Flüssigkeiten jeder Art bei gesunden, reifen Neugeborenen, die voll gestillt werden, verzichtet werden kann. Die Academy of Breastfeeding Medicine (2009) und die Österreichische Stillkommission (Bircher et al. 2007) formulieren **Ausnahmen** und unterteilen diese nach kindlichen und mütterlichen Indikationen:

Kindliche Indikationen
- Asymptomatische Hypoglykämie (nach Blutzuckermessung) ohne Besserung durch regelmäßiges Stillen
- diagnostizierte Dehydration: > 10% Gewichtsverlust, geringe Muttermilchaufnahme, Lethargie, Natrium hoch (Laboruntersuchung)
- Gewichtsverlust 8–10% plus verzögerte Laktogenese II
- unzureichende Darmaktivität oder Mekoniumausscheidung nach dem 5. Tag p. n.
- unzureichende Muttermilchaufnahme trotz ausreichendem Angebot
- Hyperbilirubinämie > 20 mg/dl
- fehlendes Erreichen des Geburtsgewichts mit Ende der 3. Lebenswoche.

Mütterliche Indikationen
- verzögerter initialer Milcheinschuss (72 h)
- Brusterkrankungen, Brustoperationen
- persistierende Schmerzhaftigkeit der Brust trotz optimaler Stillberatung
- Medikamenteneinnahme der Mutter
- räumliche Trennung von Mutter und Kind.

In diesen Fällen wird eine Flüssigkeitsgabe in Form von industriell gefertigter Formulanahrung empfohlen.

Eine Flüssigkeitssubstitution in der 1. Lebenswoche in Form von Energiesupplementen (z. B. Primergen), Tee, Glukose- oder Maltodextrinlösung bedarf demnach einer zusätzlichen Indikation, z. B.
- Frühgeburtlichkeit
- Hypotrophie in Terminnähe
- diabetische Fetopathie und andere Vorerkrankungen

63.3 Muttermilchersatznahrung

Jede Milch tierischer oder pflanzlicher Herkunft ist in ihrer biochemischen Zusammensetzung auf den Ernährungs- und Wachstumsbedarf der jeweiligen Spezies ausgerichtet und muss aufbereitet werden, ehe sie zur menschlichen Säuglingsernährung geeignet ist. Maßstab zur Bewertung einer Ersatznahrung ist Muttermilch (MM) in ihrer quantitativen und qualitativen Zusammensetzung (Tab. 63-1 und

Tabelle 63-1 Muttermilch und Kuhmilch im Vergleich (Durchschnittswerte).

Qualitative Analyse	Muttermilch	Kuhmilch
Eiweiß		
Lactalbumin-Kasein-Verhältnis[1]	66 % : 33 %	20 % : 80 %
	Lactoferrin[2]	–
	Lysozym	–
	–	Lactoglobulin[3]
Fett	ungesättigte[4]	ungesättigte
	Fettsäuren: 53 %	Fettsäuren: 30 %
	Lipase[5]	Lipase wird bei der Aufbereitung zerstört
Kohlenhydrate	Lactose	Lactose
	Lactase[6]	Lactase wird bei der Aufbereitung zerstört

1 **Lactalbumin:** *feines, leichter verdauliches Eiweiß.* **Kasein:** *grobes, ausflockendes Eiweiß*
2 **Lactoferrin** *und* **Lysozym** *sind Proteine zur Unterstützung der Eisenresorption und Infektionsabwehr*
3 *wahrscheinlich das* **allergene Protein**
4 **ungesättigte Fettsäuren** *sind unentbehrlich für den Zellmembranaufbau*
5 **Enzym** *zur Fettspaltung*
6 **Enzym** *zur Kohlenhydratspaltung*

Tabelle 63-2 Muttermilch, industriell veränderte Milch und Kuhmilch im Vergleich (Durchschnittswerte).

Inhaltsstoffe/100 ml	Muttermilch	Säuglingsanfangsnahrung	Folgenahrung	Kuhmilch
Eiweiß	1,2 %	1,7 %	1,9 %	3,3 %
Fett	3,5 %	3,6 %	3,8 %	3,8 %
Kohlenhydrate	7,0 %	7,5 %	8,1 %	4,7 %
Mineralstoffe	0,2 %	0,3 %	0,4 %	0,7 %
kcal	67	67	60–80	66

Tab. 63-2). Industriell hergestellte Säuglingsnahrung wird als Formula-Nahrung bezeichnet.

Industriell gefertigte Säuglingsnahrung (= Formulanahrung)

EU-Richtlinien

1991 wurden von der EU-Kommission erstmals Richtlinien für die Zusammensetzung, Klassifikation und Bewerbung industriell gefertigter Säuglingsnahrungen verabschiedet, die seither mehrmals überarbeitet wurden. Die letztgültige Version wurde 2010 beschlossen. Darin gelten gemäß Artikel 2 der Richtlinie 2006/141/EG folgende Begriffsbestimmungen:

a) Säuglinge: Kinder unter zwölf Monaten
b) Kleinkinder: Kinder zwischen 1 Jahr und 3 Jahren;
c) Säuglingsanfangsnahrung: Lebensmittel, die für die besondere Ernährung von Säuglingen während der ersten Lebensmonate bestimmt sind und für sich allein den Ernährungserfordernissen dieser Säuglinge bis zu Einführung einer angemessenen Beikost entsprechen;
d) Folgenahrung: Lebensmittel, die für die besondere Ernährung von Säuglingen ab Einführung einer angemessenen Beikost bestimmt sind und den größten flüssigen Anteil einer nach und nach abwechslungsreicheren Kost für Säuglinge darstellen;

Folgenahrung muss mit dem Hinweis gekennzeichnet sein, dass sie sich nur für die *„besondere Ernährung von Säuglingen ab einem Alter von mindestens sechs Monaten eignet…"* (Art. 13, RL 2006/141/EG).

Säuglingsanfangsnahrungen (Pre-Nahrung, Start-Nahrung und Typ 1)

Darunter versteht man alle auf Kuhmilch- oder Sojaproteinbasis (bzw. deren Hydrolysaten) hergestellten Nahrungen, die ab dem 1. Lebenstag ad libitum gefüttert werden können (Handelsbezeichnungen: Pre-Nahrung, Start-Nahrung oder Nahrung Typ 1).

Pre-Nahrung, bzw. Start-Nahrung wird der Muttermilch (MM) durch aufwendige Verarbeitungsprozesse in ihrem Kohlenhydrat-Eiweiß-Fett-Verhältnis angeglichen (s. Tab. 63-1). Qualitätskriterium ist die Zusammensetzung des Eiweißkomplexes und die Herkunftsart der Kohlenhydrate. Die Kuhmilchfette wurden ausgetauscht und in Form linolsäurehaltiger Pflanzenöle zugesetzt (gesättigte zu ungesättigten Fettsäuren im Verhältnis 1 : 1). Als einziges Kohlenhydrat ist Lactose zugelassen, die Nahrung ist ausreichend vitaminisiert.

Die **Typ-1-Nahrung** ist der MM quantitativ angeglichen. Der Kohlenhydratekomplex ist jedoch verändert, es dürfen neben Lactose geringe Mengen von Maltodextrin, Saccharose oder Stärke zugesetzt werden.

Folgenahrung (Typ 2 und Typ 3)

Folgenahrungen mit den Handelsbezeichnungen **Typ 2 und Typ 3** weisen einen geringeren biotechnologischen Verarbeitungsgrad auf und ähneln in ihrer Zusammensetzung eher traditionellen 2/3- bis 3/4-Kuhmilchmischungen mit modifizierten Fetten und Zusätzen von Kohlenhydraten, Vitaminen und Spurenelementen (Scherbaum et al. 2003). Neben Lactose als erstem Kohlehydrat sind die minderwertigeren Kohlenhydrate Fructose, Saccharose und Stärke zugesetzt. Stärke kann ein Säugling überhaupt erst ab dem 4. Lebensmonat verdauen, da die Stärke spaltenden Enzyme Amylase und Trypsin davor noch nicht ausreichend zur Verfügung stehen. Unverdaute Stärke verweilt länger im Darm und suggeriert eine größere Sättigung, der durch die etwas sämige Konsistenz noch verstärkt wird.

Folgenahrung ist höherkalorisch und birgt bei einer ad libitum-Fütterung die Gefahr einer Überernährung. Wird Folgenahrung mit weniger als der angegebenen Menge Wasser zubereitet, kann eine Überlastung der Nieren eintreten, da der Mineralstoffgehalt dann höher ist als der in Muttermilch bzw. Säuglingsanfangsnahrung. Auch Folgenahrung ist ausreichend vitaminisiert.

Folgenahrungen **Typ 3 und Typ 4** sind gezuckerte, vitaminisierte und aromatisierte Milchen für Kleinkinder zwischen 1 und 3 Jahren.

Hypoallergene Nahrung (HA-Nahrung)

Es gibt sie als Säuglingsanfangsnahrungen und Folgenahrungen. Ihre Eiweiße sind durch Wärmebehandlung und Enzymspaltung (Hydrolyse) in kleinere Moleküle gespalten. Angeboten wird:
- partiell hydrolysierte (pHF) Nahrung
- extensiv hydrolysierte (eHF) Nahrung.

Der kindliche Organismus erkennt diese Eiweißbruchstücke nicht als „fremd", womit die Möglichkeit einer Allergisierung erheblich verringert, aber keinesfalls ausgeschlossen wird. Eine Restmenge intakter Eiweiße bleibt nachweisbar, daher sind vor allem die partiell hydrolysierten HA-Nahrungen bei einer diagnostizierten Milcheiweißunverträglichkeit nicht geeignet.

Heilnahrung

Heilnahrung entspricht in ihrer Zusammensetzung speziellen Erfordernissen, z. B.:
- höherkalorische, fettreduzierte oder extensiv hydrolysierte Frühgeborenennahrung
- Nahrung auf Sojaproteinbasis bei Milchzuckerunverträglichkeit
- Aufbaunahrung nach Erkrankungen des Magen-Darm-Traktes.

Nahrungszusätze in Formulanahrung

Die immer weiter fortschreitenden biotechnologischen Möglichkeiten, Nahrung industriell zu spezifizieren (functional food), führt im Segment der Säuglingsnahrung zu weiteren Versuchen, Formulanahrung in ihrer Zusammensetzung der Muttermilch und ihren Vorzügen weiter anzugleichen.

Prä- und Probiotika

Durch den Zusatz von Pro- und Präbiotika soll beim nichtgestillten Kind eine ähnliche Darmbesiedelung wie beim gestillten Kind erzeugt werden, mit dem Ziel, die schützenden Effekte der Muttermilch, vor allem hinsichtlich Darmerkrankungen und Allergieprophylaxe, zu erreichen (Reinhard et al. 2009).

Muttermilchersatznahrung

Tabelle 63-3 Rezeptur für die Selbstherstellung von Säuglingsmilchnahrung, Halbmilch mit Zusatz von Kohlenhydraten und Öl nach Droese und Stolley (1991).

Gesamt-menge	Milch[1]	Wasser	Stärke[2]	Zucker oder Milchzucker	Öl[3]	Karotten-püree[4]	Obstsaft[5]
			(2,5%)	(4%)	(1,5%)		
(g)	(g)	(g)	(g)	(g)	(g)	(g)	(g)
400	200	200	10	16	6	10	40
600	300	280	15	24	9	15	70
800	400	380	20	32	12	20	90

aus: Der Kinderarzt, 22. Jg. (1991) Nr. 7, S. 1218 (Zeitschrift)
1 Vollmilch, 3,5% Fett, pasteurisiert und homogenisiert
2 zunächst Maisstärke oder Reisschleim, ab 5. Monat Vollkornprodukte
3 kaltgepresste Keimöle
4 nur aus kontrolliert biologischem Anbau oder aus Gläschen
5 ab der 6. Woche

Präbiotika in Formulanahrung bestehen aus unverdaulichen, komplexen Kohlenhydraten (z. B. kurzkettige Galaktooligosaccharide, langkettige Fructooligosaccharide), die das Wachstum von erwünschten Mikroorganismen wie Laktobazillen und Bifidusbakterien im Dickdarm anregen sollen.

Probiotika nennt man vitale, Milchsäure bildende Bakterien, mit welchen eine Basisbesiedlung des Darmes erreicht und dadurch eine Vermehrung von pathogenen Keimen im Darm verhindert oder erschwert werden soll.

Expertengremien verweisen derzeit noch auf die uneinheitliche Ergebnislage und sehen von einer Empfehlung für gesunde Säuglinge ab. Frühgeborenen, herzkranken Neugeborenen und Säuglingen mit geschwächtem Immunsystem soll keinesfalls Nahrung verabreicht werden, die mit Prä- oder Probiotika versetzt ist (vgl. Konsensuspapier der deutschen, österreichischen und schweizerischen Fachgesellschaften, 2009).

Langkettige Fettsäuren LCP und LCPuFA

Muttermilch ist reich an essenziellen, langkettigen mehrfach ungesättigten Fettsäuren, die der menschliche Organismus nicht selbst erzeugen kann und die mit der Nahrung zugeführt werden müssen. Dies sind vor allem LCPuFA (long chain polyunsaturated fatty acids) wie Omega-3-Fettsäuren (z. B. Docosahexaensäure, DHA) oder Omega-6-Fettsäuren (z. B. Arachidonsäure und Linolsäure). Die Omega-3-Fettsäuren sind in pflanzlichen Lebensmitteln und pflanzliche Ölen (z. B. Rapsöl) sowie in Fisch, Fischprodukten und Fischöl enthalten. Die Omega-6-Fettsäure Arachidonsäure kommt in tierischen Lebensmitteln wie Eigelb, Butter und Fleisch vor.

Für die Säuglingsentwicklung sind vor allem die Docosahexaensäure (DHA) und Arachidonsäure (AA) von Bedeutung, da sie als unverzichtbar für die visuelle, motorische und kognitive Entwicklung des Kindes gelten (DGE Beratungsstandard 2009). Formulanahrung wird daher zunehmend mit dem Zusatz von langkettigen Fettsäuren aufgewertet, in der Hoffnung, damit eine weitere positive Eigenschaft der Muttermilch zu substituieren.

Selbst zubereitete Milch

> **M** Selbst zubereitete Milch („Halbmilch") kann nur die Qualität und den Stellenwert einer Folgemilch erreichen und wird von Expertengremien als nicht mehr empfehlenswert eingestuft.

Eltern, die trotz ausführlicher Beratung auf der Selbstherstellung bestehen, können auf die Rezeptur von Droese und Stolley (1991; Tab. 63-3) zurückgreifen.

Die Selbstzubereitung von Säuglingsnahrung erfordert eine sehr präzise Einhaltung der Zutatenmengen und ein absolut hygienisches Vorgehen. Bei der Zubereitung von **Halbmilch** wird pasteurisierte Kuhmilch (3,5% Fettgehalt) erst mit Wasser verdünnt (Reduktion des Eiweißgehaltes), dann durch

Kohlenhydrate und Keimöl ergänzt und ab der 6. Woche mit Vitamin C und A in Form von Obstsäften und Karottenpüree versetzt.

Rezeptur: (s. Tab. 63-3).

Zubereitung: Milch 1 : 1 mit Wasser verdünnen, mit dem Zucker und der Stärke aufkochen, danach Öl mit dem Schneebesen einrühren, Saft und Karottenbrei erst unmittelbar vor dem Füttern in die warme Milch geben (Vitaminerhalt!). Vor der Mahlzeit die entsprechende Menge entnehmen, im Wasserbad auf Körpertemperatur erwärmen und füttern, Milchreste verwerfen. Die Milch kann jeweils für einen Tag vorgekocht werden, wenn sie sofort wieder abgekühlt und im Kühlschrank portioniert bei max. 4 °C aufbewahrt wird.

Sonstige Ersatznahrungen

Sojamilch eignet sich nicht zur Allergieprophylaxe, da Allergien gegen Soja ebenso häufig vorkommen wie Kuhmilchallergien.

Ziegenmilch, Schafmilch oder **Stutenmilch** (Eiweiß 2,13 %, Fett 1 %, Lactose 6,26 %, Mineralstoffe 0,38 %, Kasein-Lactalbumin-Verhältnis = 66 % : 33 %) darf ebenfalls nicht unverdünnt bzw. unsubstituiert verabreicht werden. Sie darf nicht als Grundlage zur Herstellung von Formulanahrung verwendet werden und wird von Expertengremien zur Säuglingsernährung nicht empfohlen (Koletzko et al. 2010).

Kostformen aufgrund spezieller Ernährungsgewohnheiten aus philosophischen, ethischen, religiösen oder gesundheitspräventiven Gründen (z. B. vegane Kost, Sonnenkost, Makrobiotik, Ernährung nach Bruker/Gutjahr, Schnitzer etc.) gelten zur Säuglingsernährung ebenfalls als **ungeeignet**.

63.4 Zwiemilchernährung: Stillen und Zufüttern

Es gibt wenig gute Gründe, einer Mutter, die stillen möchte, zum Zufüttern zu raten.

M Frühes Zufüttern hemmt den Stillerfolg.

Ohne begleitende, die Milchmenge steigernde Maßnahmen verhindert ein regelmäßiges Zufüttern auch kleinerer Mengen Ersatznahrung das Betreuungsziel „voll gestilltes Kind". Zudem wird die angenommene Möglichkeit einer Saugverwirrung aufgrund der unterschiedlichen Saugtechniken an Brust und Flasche gefördert (dazu gibt es keine präzisen Studien).

Indikationen zum Zufüttern
- Wunsch der Mutter
- Icterus praecox
- Mutter nimmt vorübergehend kontraindizierte Medikamente ein (pumpt ab und verwirft die Milch)
- stark untergewichtige reife Neugeborene, Frühgeborene und gefährdete Neugeborene
- Gewichtsabnahme über 10 %.

In diesen Fällen sollte, **nach dem Anlegen an beiden Brüsten**, nachgefüttert werden:
a) **Hypoallergene Nahrung**, wenn das Stillen weiterhin angestrebt wird und/oder eine allergische Disposition eines Elternteils oder Geschwisters vorliegt
b) **Säuglingsanfangsnahrung**, wenn die Mutter mittelfristig abstillen will und keine Allergieanamnese vorliegt.

In Einzelfällen kann Zufüttern als „Krisenintervention" bei einem sehr unruhigen Kind oder einer belastenden Gesamtsituation sinnvoll sein. Besonderes Augenmerk sollte dabei auf die Begleitmaßnahmen gelegt werden:
- Ruhe, Rückkehr in die häusliche Umgebung
- häufiges Anlegen
- ausreichendes Trinken der Mutter
- Reduktion von Stressfaktoren
- evtl. geeignete homöopathische Mittel, Akupunktur u. a.
- aufklärendes Gespräch mit den die Mutter umsorgenden Personen (Vater, Großmutter).

63.5 Zubereitung von Formulanahrung

Aufbereitung der Hilfsmittel: Alle Hilfsmittel, die bei der Zubereitung in direkten Kontakt mit der Nahrung kommen (Flaschen, Sauger, Schneebesen etc.), müssen keimfrei oder zumindest durch gründliches Reinigen keimarm sein. Im Haushalt bietet sich die **Heißsterilisation** durch Auskochen (10 min. in sprudelndem Wasser) oder Dampfbad (spezielle Sterilisationsgeräte für Flaschen und Sauger) an. Gummisauger sollten vorher mit Salz gereinigt werden, um alle Milchreste als ideales Nährmedium für Keime zu entfernen. Silikonsauger können bei hohen Temperaturen in die Spülmaschine.

Kaltes Leistungswasser kann im deutschsprachigen Raum als ausreichend keimarm für die Zubereitung von Formulanahrung gelten und muss nicht zusätzlich abgekocht werden. In Haushalten mit Wasserleitungen aus Blei sollte statt Leitungswasser abgepacktes Wasser mit dem Vermerk „zur Zubereitung von Säuglingsnahrung geeignet" (niedriger Nitratgehalt!) verwendet werden (Koletzko et al. 2010).

Zubereitung: Beim Zubereiten ist unbedingt die angegebene Dosierung einzuhalten: Messlöffel mit dem Messerrücken glattstreichen, abgekochte Wassermenge an der Flaschenskala nachprüfen (Verdunstung!). Es kann die Tagestrinkmenge (nach dem Abkühlen sofort in den Kühlschrank) oder jede Mahlzeit einzeln zubereitet werden, die Trinktemperatur beträgt 37 °C. Milch und Brei nie zweimal aufwärmen!

Aufbewahrung:
- Im **Kühlschrank**: portionierte Tagesration bei 4 °C 24 Stunden haltbar.
- Im **Gefrierschrank**: sofort nach der Zubereitung eingefroren 6 Monate haltbar, nur einmal auftauen (Gefahr der Keimbesiedlung mit E. coli und Salmonellen, Vitaminverlust, steigender Nitratgehalt)

Tabelle 63-4 Trinkmengenberechnung nach **Finckelstein** (dt. Kinderarzt 1865–1942).

Tagestrinkmenge = (Lebenstag –1) × 60 ml
Menge pro Mahlzeit = (Lebenstag –1) × 60 ml : 6

- Die **Nachtmahlzeit** kann, frisch zubereitet, auf Trinktemperatur abgekühlt (in einer vorher kochend heiß ausgespülten Thermoskanne) neben dem Bett stehend warm gehalten werden.

Füttern: Auch beim Füttern mit der Flasche erhält das Kind ungeteilte Aufmerksamkeit und liebevolle Zuwendung. Man nimmt es dazu in den Arm, den Kopf leicht erhöht und hält die Flasche so, dass der Sauger stets gefüllt ist und keine Luft geschluckt werden kann. Ab und zu wird die Flasche zum Bäuerchenmachen abgesetzt.

> **M** Die **Saugerlochgröße** wird so gewählt, dass höchstens 1 Tropfen/Sekunde bei der umgedrehten Flasche herausläuft und das Kind mindestens 10 min. an einer Mahlzeit trinkt.

63.6 Tagestrinkmenge bei Formulanahrung

Seit Ende des 19. Jahrhunderts wird zur Trinkmengenberechnung in den ersten 10 Lebenstagen die nach dem Berliner Kinderarzt Heinrich Finckelstein (1865–1942) entwickelte **Finckelsteinregel** verwendet, die auch für das Stillmanagement in der ersten Lebenswoche eine Orientierung bietet.

Nach dem 10. Lebenstag steigert sich der Bedarf so lange, bis etwa täglich die Menge getrunken wird, die einem Sechstel des kindlichen Gewichts entspricht (z. B. 3600 g : 6 = 600 ml in 24 Stunden). Dieses Verhältnis wird bis zum 4. Monat beibehalten, dann reduziert sich die Tagestrinkmenge durchschnittlich auf 1/7 des Körpergewichts.

Ein mit Formula ernährtes Kind darf jedoch selbstverständlich schon am 1. Lebenstag ad libitum eine geeignete Nahrung zu sich nehmen.

63.7 Beikost

Mit der Beikost sollte frühestens nach der 17. Woche (5. Lebensmonat) und spätestens nach der 23. Woche (Koletzko et al. 2010) begonnen werden, und zwar zu einem Zeitpunkt, an dem das Kind von sich aus Interesse für den Löffel und das Geschehen am Familientisch zeigt.

Das Kind sollte bei der Einführung der Beikost:
- aufrecht sitzen können
- Nahrung mit den Lippen vom Löffel abnehmen
- selbständig Nahrung aufnehmen und in den Mund stecken
- Bereitschaft zum Kauen zeigen

Der Zungenreflex, mit dem Nahrung aus dem Mund geschoben wird, hat sich etwa im 7. Monat abgeschwächt, dadurch wird die Aufnahme der Nahrung erleichtert.

> **M Prinzip:**
> Alle 2–4 Wochen (Gewöhnungszeit) wird eine Brust/Flaschenmahlzeit nach der anderen durch Breimahlzeiten ersetzt.

Die Reihenfolge der ersetzten Milchmahlzeiten kann z. B. sein: 1. Gemüse-Kartoffel-Fleischbrei, 2. Milch-Getreidebrei, 3. Getreide-Obst-Brei (Forschungsinstitut für Kinderernährung Dortmund 2009). Nach Einführung der 3. täglichen Breimahlzeit muss zusätzlich Flüssigkeit in Form von Wasser oder ungesüßtem Tee angeboten werden.

Aktuelle und weiterführende Informationen sind zu finden unter:

Beikostempfehlungen Österreich 2010 http://www.richtigessenvonanfangan.at

Literatur zu Kapitel 63 s. S. 725 ff

64 Die Entwicklung des Kindes im ersten Lebensjahr

Ina Mailänder, Andrea Stiefel

Als **Säugling** wird das Kind im 1. Lebensjahr bezeichnet, ab dem 2. gilt es als **Kleinkind**. Seine Entwicklung wird beeinflusst von den Bedingungen, unter denen es aufwächst. Am wichtigsten ist die Bindung zu mindestens einer **konstanten Bezugsperson**, die das Kind in seinen elementaren Bedürfnissen nach Nahrung, Körperkontakt, Wärme, Schlaf und Zuwendung ernst nimmt und nicht über längere Zeit abwesend ist.

M Über diese Zuneigungsperson(en), durch Fürsorge und Befriedigung seiner Bedürfnisse entwickelt das Kind im ersten Lebensjahr Vertrauen in seine Umwelt und in sich selbst.

Tabelle 64-1 Anhaltszahlen zur Gewichtsentwicklung im 1. Lebensjahr.

1. Jahr	pro Woche	pro Monat
1. Quartal	200 g	800 g
2. Quartal	150 g	600 g
3. Quartal	100 g	400 g
4. Quartal	80 g	320 g

64.1 Körpergröße und Gewicht

Ein Säugling wächst im ersten Jahr ca. 25 cm (50 % der Geburtsgröße). Sein Gewicht hat sich nach etwa 5 Monaten verdoppelt (frühgeborene und hypotrophe Kinder nach 4 Mon.) und nach einem Jahr verdreifacht. Neben einer relativ gleichmäßigen Gewichtszunahme (150–200 g/Woche bis 5. Monat, danach ca. 100 g/Woche, s. Tab. 64-1) gibt es typische Zeiträume, in denen ein Mehrbedarf an Nahrung auffällt:
- 6. – 10. Lebenstag
- um die 6. Woche
- Ende des 3. Monats

64.2 Schlaf- und Wachverhalten

Beim Neugeborenen verteilen sich Schlaf- und Wachperioden über den ganzen Tag, sie pendeln sich nach einigen Tagen bis Wochen auf einen Rhythmus ein (etwa 3–4-stündlich). Kindern, die sofort einen Nachtrhythmus miterleben (24-Std.-Rooming-in, zu Hause), fällt es leichter, einen Tag-Nacht-Zyklus zu erlernen, als Kindern, die nachts in beleuchteten, geschäftigen Räumen schlafen (Kinderklinik, Säuglingszimmer).

Durchschlafen, d. h. eine Nachtruhe von ca. 8–10 Std. einhalten, können die meisten Säuglinge erst nach mehreren Monaten. Ein Neugeborenes schläft ca. 16 Std. innerhalb eines Tages, ein 1-jähriges Kind noch etwa 12 Std.

64.3 Sinne und Wahrnehmungen

Neugeborene können sehen, hören, riechen, schmecken und empfinden Berührung, Positionsveränderungen und Schmerz. Gesichter werden bevorzugt gegenüber anderen Stimuli (bunte Bilder, Spielzeug). Der optimale Sehabstand beträgt 20–30 cm.

Obwohl Neugeborene gut hören, zeigen sie eine Reaktion erst bei 80 dB (Einjährige ab 40 dB, Vierjährige ab 10 dB). Der Frequenzbereich der menschlichen Sprache und Geräusche höherer Frequenzen werden bevorzugt.

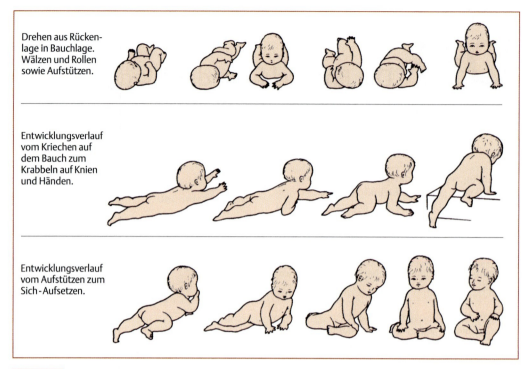

Abb. 64-1 Verlauf der selbständigen Bewegungsentwicklung aus eigener Initiative (nach Pikler).

64.4 Motorik

Der grob- und feinmotorischen Entwicklung wird große Bedeutung für die allgemeine Entwicklung eines Kindes beigemessen („Begreifen durch Greifen"). Wichtiger als das Erreichen bestimmter „Meilensteine" zu vorgegebenen Zeitpunkten ist die **Qualität der Bewegung** (Symmetrie, Tonus etc.) und die Möglichkeit, **Bewegungen ausreichend lange üben zu dürfen**. Das bedeutet z. B. für das Aufrichten: Kinder nicht mit Hilfsmitteln zum Spielen in Sitzposition bringen, bevor sie sich nicht selbständig aufsetzen können, sondern stattdessen die Bewegungsfreude des Kindes in physiologischer Weise zu unterstützen, in dem spielerisch der „nächste" Schritt geübt wird.

Die **Rückenlage** wird als Ausgangslage empfohlen, wobei den meisten Neugeborenen zum Schlafen die Seitenlage mit Kontakt am Rücken und Kopf angenehmer ist und der Form der Wirbelsäule des Neugeborenen entspricht.

Durch die strenge Befolgung der Empfehlungen zur Vermeidung des Plötzlichen Kindstods (nur Rückenlage, Vermeidung von Bauchlage) werden viele Säuglinge nicht mehr auf die Seite gelegt, weil die Eltern befürchten, ihr Kind könne sterben. Es treten vermehrt Kopfverformungen (Hinterkopfabflachung) auf, die physiotherapeutisch oder osteopathisch behandelt werden müssen. Hier ist der Hinweis hilfreich, dass die Empfehlungen zwar richtig sind, aber z. B. die ausschließliche Rückenlage als Schlafposition für das Neugeborene unphysiologisch und eher für Säuglinge ab acht bis zwölf Wochen wichtig ist.

In den ersten Wochen „entfaltet" sich das Kind und legt sich dann in die Rückenlage. Jetzt ist es mobiler, hat Hände und Füße zum Bewegen, Tasten und Anschauen frei und mag es im Alter von acht bis zwölf Wochen gerne. Auch der Kopf hat einen größeren Bewegungsspielraum als in der Bauchlage. So trainiert es ausgiebig Rumpf- und Nackenmuskulatur, ohne zusätzlich das Gleichgewicht halten zu müssen. Nachdem es gelernt hat, sich vom Rücken auf die Seite zu drehen (etwa 4. – 6. Monat), legt sich das Kind häufiger in Bauchlage. Abb. 64-1 zeigt anschaulich den Verlauf des Sich-Aufsetzens.

64.5 Sozialverhalten

Ein reifes und gesundes Neugeborenes ist mit einem Verhaltensrepertoire ausgestattet, das ihm die **überlebenswichtige Zuwendung eines Erwachsenen** sichert. Sein Aussehen und Verhalten hat für Erwachsene Signalcharakter. Das Kind „belohnt" sie mit seinen Handlungen (z. B. Beobachten des Gesichts, Lächeln, Verfolgen mit den Augen, Reaktionen auf Sprache und Sprachrhythmus, Anschmiegen, Sichberuhigen-lassen usw.). In ständiger **Wechselwirkung** lernen das Kind und seine soziale Umwelt den Umgang miteinander. Bewusstes Gedächtnis und Warten-Können entwickeln sich erst langsam während der ersten 2 Lebensjahre.

> M Im **1. Lebensjahr** kann ein Kind durch die Befriedigung seiner Bedürfnisse nicht „verwöhnt" werden.

64.6 Entwicklungstabellen

Entwicklungstabellen sollen als Orientierung dienen und im Rahmen der Früherkennungsuntersuchungen Abweichungen aufzeigen (mögliche Hinweise auf eine zerebrale Schädigung). Das Gehirn kann in diesem Alter Ausfälle oft noch kompensieren. Auf dieser Erkenntnis basiert die Forderung nach **Früherkennung** und Behandlung (**Frühförderung**) vor dem 5. Lebensmonat.

Entwicklungstabellen stellen damit jedoch auch Normen auf und können Kinder und Eltern unter Leistungsdruck setzen. Bei der Forderung nach Früherkennung und Frühförderung muss immer die Frage gestellt werden: Dient sie dem Kind als Unterstützung zur **Erweiterung seiner individuellen Fähigkeiten** oder soll es angepasst werden an eine normierte, ihm nicht gemäße Welt?

Die Literaturangaben über das erste Auftreten einer Fähigkeit oder Handlung sind unterschiedlich. Tab. 64-2 berücksichtigt die Übereinstimmungen und führt die grobmotorische Entwicklung aus eigener Initiative gesondert auf.

64.7 Entwicklungsförderung des Säuglings

Von Hebammen, Kinderkrankenschwestern und anderen Fachkräften werden vielfältige Kurse angeboten, die Eltern im Umgang mit ihrem Kind anleiten. Kinder mit Entwicklungsverzögerungen oder Behinderungen bedürfen einer gezielten Förderung durch geschulte Therapeutinnen.

Babymassage

Bereits im Mutterleib erfährt das Kind sanfte Berührung von allen Seiten und den engen Kontakt zur Mutter. Das **Bedürfnis nach Anregung und Kontakt über die Haut** bleibt lebenslang bestehen, in der frühen Entwicklungsphase des Säuglings ist sie von besonderer Bedeutung.

> M Babys, die gestreichelt und massiert werden, sind aufmerksamer, neugieriger und weniger stressanfällig. Eltern lernen spielerisch die Signale des Kindes zu deuten und werden sicherer in der Eltern-Kind-Kommunikation.

Es gibt verschiedene Methoden der Babymassage:
- **Indische Babymassage**. Sie wird in Indien seit vielen Jahren praktiziert und in der Familie weitergegeben. In seinem Buch „Sanfte Hände" (Kösel 2001) beschrieb Frédéric Leboyer die indische Massage.
- **Nepalesische Newar**-Massage. Die nepalesische Variante der Babymassage zeigt sehr anschaulich das Buch von Scheibler-Shrestha und Lehmann (dtv 2008).
- **Schmetterlingsmassage**. Sie wurde erstmals von der Kinderärztin Dr. Eva Reich beschrieben. Ihre Idee war, durch sanfte Massage Neugeborenen und besonders auch Frühgeborenen zu helfen, Geburts- und Trennungstraumata zu überwinden.

Die Kinder sollten für einen Babymassagekurs zwischen 6 Wochen bis 3–4 Monate alt sein (Abb. 64-2). Für Neugeborene ist die Massage in einer Gruppe noch nicht geeignet: Da die Kinder unbekleidet massiert werden, können sie trotz des vorgewärmten Raumes auskühlen, weil sie ihre Temperatur noch nicht ausreichend stabilisieren können. Zu Hause kann das Neugeborene von Mutter oder Vater nach dem Baden oder der Körperpflege massiert werden. Besonders unruhige Kinder profitieren sehr von der Massage.

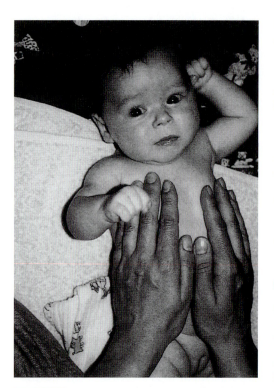

Abb. 64-2 „Ankommen beim Kind".

Babyschwimmen

Als günstigstes Einstiegsalter wird der zweite Lebensmonat angesehen oder ein Körpergewicht von 6 Kilogramm (Enning 2003). Bei der Auswahl des Kurses sollten die Eltern darauf achten, dass das Schwimmbecken ungechlortes Wasser enthält, mit einer Temperatur zwischen 30–34 °C.

Babyschwimmen unterstützt die motorische Entwicklung des Kindes, die Temperaturkontrolle sowie das hormonelle Gleichgewicht (Braun, Bock 2003).

Kinder- und Krabbelgruppen

Hier gibt es Angebote für Kinder aller Altersgruppen, meist durch Initiative der Eltern oder der Hebamme. Erste Kontakte entstehen oft schon in Geburtsvorbereitungskursen. Die Kurse sind für Eltern hilfreich, um Tricks und Tipps mit anderen Familien in der gleichen Lebenssituation auszutauschen.

PEKIP®
(Prager Eltern-Kind-Programm)

PEKIP® Gruppen dürfen nur von Fachkräften (Sozialtherapeutinnen, Erzieherinnen etc.) geleitet werden, die eine Spezialausbildung haben. Ab der 4. – 6. Lebenswoche treffen sich Eltern mit ihren Babys in Kleingruppen. Die Kinder sind unbekleidet und lernen ganz neue Sinneseindrücke spielerisch kennen. Es wird z. B. ein Planschbecken aufgebaut, mit Sand gespielt, unterschiedliches Papier, Tücher und andere Materialien kommen zum Einsatz.

Eltern und Kinder lernen mit Dingen zu spielen, die im häuslichen Bereich in dieser Form oft nicht eingesetzt werden. Die motorischen und sensitiven Fähigkeiten des Kindes werden so geschult. Singen und Tanzen sind ebenfalls Teil des Programms.

Gruppen nach Pikler

Die ungarische Kinderärztin Emmi Pikler (1902–1984) verfolgte mit ihrer Arbeit einen anderen Ansatz. Durch Gespräche sollen Eltern lernen, sich sicher in der Erziehung ihrer Kinder zu fühlen und Vertrauen weiterzugeben. Die Kinder werden nicht mit Spielangeboten angeregt, sondern probieren sich selber aus, entdecken dadurch ihre eigenen Fähigkeiten, ohne angeleitet oder gedrängt zu werden. Jedes Kind hat seinen eigenen Entwicklungsprozess und braucht dafür seine individuelle Zeit.

Tragekurse

Hier werden Eltern im richtigen Umgang mit Tragetüchern (s. Abb. 62-5 und Abb. 62-6) und Tragesack geschult. Meist dauern diese Kurse einige Stunden bis maximal einen Tag.

Tabelle 64-2 Entwicklungstabelle (modifiziert nach Flehmig und Pikler); BL = Bauchlage, RL = Rückenlage, ↓ = verschwindet, = 50 %.

Alter												
Monate	1	2	3	4	5	6	7	8	9	10	11	12
Wochen	1 2 3 4 5	6 7 8 9	10 11 12 13	14 15 16 17	18 19 20 21 22	23 24 25 26	27 28 29 30	31 32 33 34 35	36 37 38 39	40 41 42 43 44	45 46 47 48 49	50 51 52

Sozialer Kontakt

- Betrachtet Gesicht
- Erwidert Lächeln
- Lächelt spontan (ca. 2 Monate)
- Zeigt freudige Erwartung beim Aufnehmen
- Widersteht der Wegnahme des Spielzeugs
- Unterscheidet fremde von vertrauten Gesichtern
- Anfangs Scheu bei Fremden (50 %)
- Spielt verstecken
- Trinkt aus der Tasse
- Macht Wünsche deutlich (ohne Schreien)
- Klatscht in die Hände / Winkt

Geistige Entwicklung

- Kann die Stimme der Mutter innerhalb der ersten 12 Stunden von anderen unterscheiden
- Erkennt die Mutter am Geruch
- Untersucht mit den Augen eine neue Umgebung
- Reagiert, wenn es gerufen wird
- Interesse am Essen anderer
- Löffelsensible Phase
- Versteht „Nein"
- Sucht/Findet verstecktes Spielzeug (Objektpermanenz)

Biologische Entwicklung

- Greif-, Schreit-, Such-, Schluckreflex, Saugreaktion ↓
- Erster Zahn
- Greifreflex plantar ↓
- Fünf Zähne

Feinmotorik

- Folgt mit Augen zur Mittellinie
- Gleichseitige Bewegungen (Kopf in Mitte)
- Folgt mit Augen über die Mittellinie
- Folgt mit Augen 180°
- Hände zusammen
- Belastet Hände und Füße (RL)
- Ergreift Klapper
- Übt Handbewegungen
- Langt nach Spielzeug
- Betrachtet Rosinen
- Greift nach Rosine
- Nimmt sitzend zwei Klötzchen
- Gibt Klötzchen von einer Hand in die andere
- Greift zu / Lässt fallen
- Daumen-Finger-Griff
- Schlägt zwei Klötzchen zusammen
- Pinzettengriff

Entwicklungsförderung des Säuglings 64

64 Die Entwicklung des Kindes im ersten Lebensjahr

Tabelle 64-2 Entwicklungstabelle (modifiziert nach Flehmig und Pikler); BL = Bauchlage, RL = Rückenlage, ↓ = verschwindet, — = 50 %.

Alter Monate	1	2	3	4	5	6	7	8	9	10	11	12
Wochen	1 2 3 4	5 6 7 8	9 10 11 12	13 14 15 16	17 18 19 20	21 22 23 24	25 26 27 28	29 30 31 32	33 34 35 36	37 38 39 40	41 42 43 44	45 46 47 48 49 50 51 52

Sprache

- Reagiert auf Glocke (1 Monat)
- Lauscht merklich (2 Monate)
- Vokallaute a, ä, ähä (2 Monate)
- Lacht (3 Monate)
- Quietscht (3 Monate)
- Gurrlaute errrhe rrr-Ketten (3–4 Monate)
- Wendet sich nach Stimme / ungewohnten Geräuschen (4 Monate)
- Doppellaute da-da, ba-ba, ma-ma (7 Monate)
- Juchzt (6 Monate)
- Imitiert Sprachlaute, „plaudert" (7 Monate)
- Deutliche Silbenketten bei wechselnder Lautstärke und Tonhöhe (8 Monate)
- Blasreibelaute (9 Monate)
- Flüstert (9 Monate)
- „Papa" oder „Mama" gerichtet (10 Monate)

Grobmotorik

- Hebt Kopf in BL (1 Monat)
- Hält Kopf im Sitzen (3 Monate)
- Hebt Kopf in BL 45° (2 Monate)
- Hebt Kopf in BL bis 90° (3 Monate)
- Oberkörper in BL auf Arme gestützt (4 Monate)
- Hochgezogen zum Sitzen (Kopfkontrolle) (5 Monate)
- Beine tragen etwas Körpergewicht (6 Monate)
- Dreht sich um (6 Monate)
- Sitzt ohne Hilfe (8 Monate)
- Setzt sich auf (9 Monate)
- Steht mit Festhalten (9 Monate)
- Zieht sich hoch zum Stehen (9 Monate)
- Läuft an Möbeln entlang (10 Monate)
- Steht kurze Zeit (11 Monate)

Selbständige Entwicklung aus eigener Initiative

- Zunehmend freie Bewegungen von Kopf, Armen und Beinen in RL (1 Monat)
- Strampelt (1 Monat)
- Dreht den Kopf (2 Monate)
- Spielt mit Händen und Füßen in der Luft (3 Monate)
- Dreht sich auf die Seite (4 Monate)
- Dreht sich auf den Bauch (6 Monate)
- Rollt sich (7 Monate)
- Verbringt Tage auf dem Bauch liegend (8 Monate)
- Streckt sich (8 Monate)
- Kriecht auf dem Bauch (8 Monate)
- Setzt sich auf (9 Monate)
- Kriecht auf allen Vieren (10 Monate)
- Erhebt sich in die Vertikale (10 Monate)
- Steht auf (11 Monate)

Literatur zu Kapitel 57–64 Neugeborenes und Säugling

[1] AAP: Section on Breastfeeding: Policy Statement. Breastfeeding and the Use of Human Milk. Pediatrics 2005; 115: 496–506

[2] Academy of Breastfeeding Medicine: ABM Clinical Protocol #3: Hospital Guidelines for the Use of Supplementary Feedings in the Healthy Term Breastfed Neonate. 2009 http://www.bfmed.org/Media/Files/Protocols/Protocols%203%20English%20Supplementation.pdf

[3] Abalos, E.: Effect of timing of umbilical cord clamping of term infants on maternal and neonatal outcomes: RHL commentary (last revised: 2 March 2009). The WHO Reproductive Health Library, Geneva 2009

[4] Ahanya, S. N., Lakshmanan, J., Morgan, B. L. G., & Ross, M. G.: Meconium passage in utero: mechanisms, consequences, and management. Obstetrical and Gynecological Survey 2004; 60(1): 45–56

[5] Almeida, C. M., Almeida, A. F. N. & Forti, E. M. P.: Effects of kangaroo mother care on the vital signs of low-weight preterm newborns. Revista Brasileira de Fisioterapia 2007; 11(1): 1–5

[6] Bacchi Modena, A. & Fieni, S.: Amniotic fluid dynamics. Acta Bio Medica Ateneo Parmense 2004; 75 (supplement 1): 11–13 http://www.actabiomedica.it/data/2004/supp_1_2004/bacchi_2.pdf

[7] Beall, M. H., van den Wijngaard, J. P. H. M., van Gemert, M. J. C. & Ross, M. G.: Amniotic fluid water dynamics. Placenta 2007; 28(8): 816–823. doi: 10.1016/j.placenta.2006.11.009

[8] Bein-Wierzbinski, W.: Räumlich-konstruktive Störungen bei Grundschulkindern. 2. Auflage. S. 49–73, Peter Lang, Bern 2005

[9] Bein-Wierzbinski, W.: Eine kleine Raupe geht auf Wanderschaft und macht viele Bekanntschaften. 2. Auflage. Modernes lernen, Dortmund 2008

[10] Bein-Wierzbinski, W., Chr. Heidbreder-Schenk: Konzentration und Körperhaltung erfolgreich fördern. 40 Bewegungsspiele für Turnhalle und Klassenraum. Limpert, Wiebelsheim 2010

[11] Bhutani, V. K., Gourley, G. R., Adler, S., Kreamer, B., Dalin, C. & Johnson, L.H.: Noninvasive measurement of total serum bilirubin in a multiracial predischarge newborn population to assess the risk of severe hyperbilirubinemia. Pediatrics 2000; 106(2): e17. doi: 10.1542/peds.106.2.e17

[12] Blackburn, S. T.: Maternal, fetal, and neonatal physiology. A clinical perspective (3rd ed.). Saunders Elsevier, St. Luis 2007

[13] Coad, J., Dunstall, M.: Anatomie und Physiologie für die Geburtshilfe. Urban und Fischer, München 2007

[14] Deutscher Hebammenverband: Das Neugeborene in der Hebammenpraxis. 2. Auflage. Hippokrates, Stuttgart 2010

[15] Deutsches Down-Syndrom InfoCenter: Ein Baby mit Down-Syndrom. 8. Auflage. Lauf 2011. www.ds-info-center.de

[16] Dewey, K. G., Nommsen-Rivers, L. A., Heinig, M. J. & Cohen, R. J.: Risk factors for suboptimal infant breastfeeding behavior, delayed onset of lactation, and excess neonatal weight loss. Pediatrics 2003; 112(3): 607–619. doi: 10.1542/peds.112.3.607

[17] De Wals, P., Tairou, F., Van Allen, M. I., Uh, S.-H., Lowry, R. B., Sibbald, B. et al.: Reduction in neural-tube defects after folic acid fortification in Canada. The New England Journal of Medicine 2007; 357(2): 135–142

[18] Dudenhausen, J. W.: Praktische Geburtshilfe mit geburtshilflichen Operationen (20. Auflage). de Gruyter, Berlin 2008

[19] Enning, C.: Wassergeburtshilfe. Edition Hebamme. Hippokrates, Stuttgart 2003

[20] Eunutnet (European Network for Public Health Nutrition: Networking, Monitoring, Intervention and Training): Infant and young child feeding: standard recommendations for the European Union, 2007 http://www.bfr.bund.de/de/das_bundesinstitut_fuer_risikobewertung__bfr_/nationale_stillkommission/informationen

[21] Flehmig, I.: Normale Entwicklung des Säuglings und ihre Abweichungen. 7. Auflage. Thieme, Stuttgart 2007

[22] Forschungsinstitut für Kinderernährung Dortmund: Empfehlungen für die Ernährung von Säuglingen, 2009

[23] Gillespie, L. M. & Wyllie, J.: Age-related physiology. Journal of Paediatrics, Obstetrics & Gynaecology 2005; 31(4): 144–149

[24] Goebel, W., Glöckler, M.: Kindersprechstunde. Ein medizinisch-pädagogischer Ratgeber. 18. Auflage. Urachhaus, Stuttgart 2010

[25] Goldenberg, R., Culhane, J., Iams, J., Romero, R.: Epidemiology and causes of preterm birth. Lancet 2008; 371: 75–84

[26] Gordon, A, & Jeffery, H. E.: Antibiotic regimens for suspected late onset sepsis in newborn infants. Cochrane Database of Systematic Reviews, 3. 2005. doi: 10.1002/14651858.CD004501.pub2

[27] Haataja, R., Rämet, M., Marttila, R. & Hallman, M.: Surfactant proteins A and B as interactive genetic determinants of neonatal respiratory distress syndrome. Human Molecular Genetics 2000; 9(18): 2751–2760

[28] Hansmann, G.: Neugeborenen-Notfälle. Ein praktischer Leitfaden für Erstversorgung, Transport und Intensivtherapie von Früh- und Neugeborenen. Thieme, Stuttgart 2004

Literatur zu Kapitel 57-64

[29] Hanson, L. Å., Korotkova, M., Håversen, L., Mattsby-Baltzer, I., Hahn-Zoric, M., Silfverdal, S.-A. et al.: Breast-feeding, a complex support system for the offspring. Pediatrics International 2002; 44(4): 347-352

[30] Harder, U: Wochenbettbetreuung in der Klinik und zu Hause. 3. Auflage. Hippokrates, Stuttgart 2011

[31] Harmsen, H. J. M., Wildeboer-Veloo, A. C. M., Raangs, G. C., Wagendorp, A. A., Klijn, N., Bindels, J. G. et al.: Analysis of Intestinal Flora Development in Breast-Fed and Formula-Fed Infants by Using Molecular Identification and Detection Methods. Journal of Pediatric Gastroenterology & Nutrition 2000; 30(1): 61-67 http://journals.lww.com/jpgn/Fulltext/2000/01000/Analysis_of_Intestinal_Flora_Development_in.19.aspx

[32] Hebammenforum, Magazin des Bund Deutscher Hebammen e. V. Das Neugeborene. Ausgabe 08/2010

[33] Hoeger, P. H. & Enzmann, C. C.: Skin physiology of the neonate and young infant: a prospective study of functional skin parameters during early infancy. Pediatric Dermatology 2002; 19(3): 256-262

[34] Hofmann, V., Deeg, K.-H. & Hoyer, P. F. (Hrsg.): Ultraschalldiagnostik in Pädiatrie und Kinderchirurgie: Lehrbuch und Atlas. 3. Auflage. Thieme, Stuttgart 2005

[35] Hughes, C. A., Harley, E. H., Milmoe, G., Bala, R. & Martorella, A.: Birth Trauma in the Head and Neck. Archives of Otolaryngology - Head & Neck Surgery 1999; 125(2); 193-199

[36] Illing, St.: Kinderheilkunde für Hebammen. Edition Hebamme. 4. Auflage. Hippokrates, Stuttgart 2008

[37] Jorch, G.,& Hübler, A. (Hrsg.): Neonatologie. Die Medizin des Früh- und Reifgeborenen. Thieme, Stuttgart 2010

[38] Jorch, H. & Schleimer, B.: Die optimale Schlafumgebung für Ihr Baby. Hrsg. GEPS - NRW e. V. 12. Auflage 2008

[39] Karp, H.: Das glücklichste Baby der Welt. Goldmann, München 2010

[40] Knüpfer, M. & Thome, U. H.: Pathologien des Neugeborenen. Frauenheilkunde up2date 2009; 6: 473-500. doi: 10.1055/s-0029-1224730

[41] Koletzko, B. et al: Säuglingsernährung und Ernährung der stillenden Mutter. Monatsschrift Kinderheilkunde. Oktober 2010. Springer, Bonn

[42] Leboyer, F., Sanfte Hände. 19. Auflage. Kösel, München 2001

[43] Maruo, Y., Nishizawa, K., Sato, H., Saw, H. & Shimada, M.: Prolonged Unconjugated Hyperbilirubinemia Associated With Breast Milk and Mutations of the Bilirubin Uridine Diphosphate- Glucuronosyltransferase Gene. Pediatrics 2000; 106(5); 2000. doi: 10.1542/peds.106.5.e59

[44] McDonald, S. J., Middleton,P.: Effect of timing the umbilical cord clamping of term infants on maternal and neonatal outcomes (Review). Cochrane Database of Systematic Reviews, Issue 2, 2008

[45] Mercer, J. et al.: Evidence-Based Practices for the Fetal to Newborn Transition. American College of Nurse-Midwives. Vol 52, No3, May/June, Elsevier 2007

[46] Mladenovic, M., Radlovic, N., Ristic, D., Lekovic, Z., Radlovic, P., Pavlovic, M. et al.: Arias Icterus - Prolonged unconjugated hyperbilirubinemia caused by breast milk. Serbian archives for the whole medicine2007; 135: 655-658

[47] National Collaborating Centre for Women's and Children's Health: Neonatal jaundice. London: Royal College of Obstetricians and Gynaecologists 2010 http://www.nice.org.uk/nicemedia/live/12986/48678/48678.pdf

[48] Nationale Stillkommission und Bundesinstitut für Risikobewertung. Stillempfehlungen für die Säuglingszeit. BfR 2009

[49] Niessen, K.-H.: Pädiatrie. 6. unveränderte Auflage. Thieme, Stuttgart 2007

[50] Obladen, M. (Hrsg.): Neugeborenenintensivmedizin. 7. Auflage. Springer, Berlin 2006

[51] Österreichische Gesellschaft für Kinder- und Jugendheilkunde: Vorschlag zur Vitamin K-Prophylaxe bei Neugeborenen. Monatsschrift Kinderheilkunde 2003; 151(3): 563-564. http://www.docs4you.at/Content.Node/Vorsorgemedizin/Ernaehrung/Vitamin_K_Prophylaxe.pdf

[52] Pikler, E.: Miteinander vertraut werden. Erfahrungen und Gedanken zur Pflege von Säuglingen und Kleinkindern. 3. Auflage. Arbor, Freiburg 2002

[53] Pikler, E.: Lasst mir Zeit. Pflaum, München 2001

[54] Reich-Schottky, U.: Stillen und Stillprobleme. 4. Auflage. AG Freie Stillgruppen, Bonn 2010

[55] Reinhard et al.(Red): Empfehlungen zu Prä- und Probiotika in Säuglingsanfangsnahrungen. Konsenspapier der Ernährungsgesellschaft der Deutschen Gesellschaft für Kinder- und Jugendmedizin (DGKJ)/Ernährungskommission der Österreichischen Gesellschaft für Kinder- und Jugendheilkunde (ÖGKJ)/Ernährungskommission der Schweizerischen Gesellschaft für Pädiatrie (SGP). Monatsschrift Kinderheilkunde 2009; 157: 267-270

[56] Scheibler-Shrestha, N., Lehmann, R.: Babymassage - Die Sprache der sanften Berührung in der Newar-Tradition. 8. Auflage. dtv, München 2008

[57] Schaub, J.: Manuelle Beatmung bei der Reanimation des Früh- und Neugeborenen im Kreißsaal (Teil I). In: Kinderkrankenschwester 2001; 21(12)

[58] Sutor, A. H., von Kries, R., Cornelissen E. A. M., McNinch, A. W. & Andrew, M.: Vitamin K deficiency bleeding (VKDB) in infancy. Journal of thrombosis and haemostasis 1999; 81: 456-461 www.schattauer.com

[59] Tollin, M.: Antimicrobial peptides and proteins in innate immunity. Emphasis on isolation, characterization and gene regulation. Doctoral thesis, Karolinska Institutet, Stockholm 2005 Retrieved from http://diss.kib.ki.se/2005/91-7140-270-5/thesis.pdf

[60] Van Rostenberghe, H.: Bacteriology of early versus late onset neonatal sepsis. Journal of Pediatric Infectious Diseases 2009; 4 : 197–198. doi: 10.3233/JPI-2009-0165

[61] Wang, C.L., Anderson, C., Leone, T. A., Rich, W., Govindaswami, B., Finer, N. N.: Resuscitation of preterm neonates by using room air or 100% oxygen. Pediatric 2008; 121: 1083–9

[62] Wang, Y. S., Shen, Y.H., Wang, J.J., Yang, M.J., Ding, S. W., Shi, Y. Y.: Preliminary study on the blood glucose level in the exclusively breastfed newborn. Journal of Tropical pediatrics; 40(3): 187–188

[63] Whyatt, R. M. & Barr, D. B.: Measurement of Organophosphate Metabolites in Postpartum Meconium as a Potential Biomarker of Prenatal Exposure: A Validation Study. Environmental Health Perspectives 2001; 109(4): 417–420. http://www.ncbi.nlm.nih.gov/pmc/articles/PMC1240283/pdf/ehp0109-000417.pdf

[64] Wright, C. M., & Parkinson, K. N.: Postnatal weight loss in term infants: what is "normal" and do growth charts allow for it? Archives of Disease in Childhood Fetal and Neonatal edition 2004; 89(3): F254–257. doi: 10.1136/adc.2003.026906

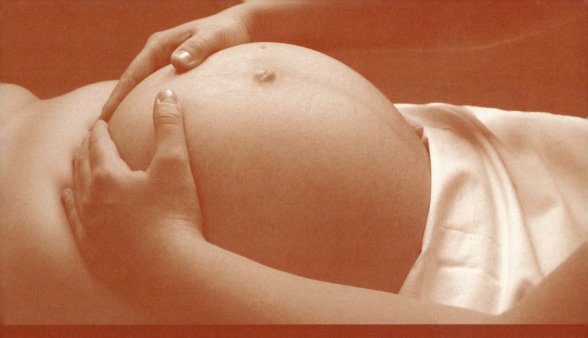

Medikamente

65	Allgemeine Arzneimittellehre	730
66	Medikamente in der Geburtshilfe	732
67	Impfungen	744
68	Homöopathische Arzneimittel	747

65 Allgemeine Arzneimittellehre

Josepha Rodriguez

65.1 Wichtige Grundbegriffe

> **M** Die **Pharmakologie** (Arzneimittellehre) gibt Auskunft über Stoffe, die Krankheiten verhüten, lindern oder heilen können oder zur Diagnosefindung beitragen. Ihr Ursprung ist die Heilkräuterlehre.

- **Drogen** sind Arzneimittel, die direkt aus der belebten oder unbelebten Natur gewonnen werden.
- **Chemische Reinsubstanzen** werden entweder aus Drogen isoliert oder halbsynthetisch, d. h. durch chemische Abwandlung natürlich vorkommender Verbindungen, hergestellt oder vollsynthetisch aufgebaut.
- Die **Angabe des Wirkstoffgehaltes** erfolgt bei Reinsubstanzen in g, mg oder µg. Ist eine gewichtsmäßige Bestimmung nicht möglich, wird der Wirkstoff durch Vergleich mit einem international einheitlichen Standardpräparat in IE (internationale Einheiten) bzw. **IU** (international units) angegeben.
- Eine **exakte Dosierung** (gewünschte Wirkstoffmenge pro Gabe) der Medikamente ist nur möglich, wenn der Wirkstoffgehalt bekannt ist.
- **Medikamentennamen:** Fabrikmäßig hergestellte Arzneimittel haben stets gleiche Zusammensetzung und tragen einen gesetzlich geschützten Namen (® = **registriertes Warenzeichen**).
- **Pharmakodynamik** ist die Lehre von der Wirkung eines Arzneimittels auf den Organismus, z. B. schmerzlindernd, fiebersenkend etc.
- **Pharmakokinetik** ist die Lehre von der Wirkung des Organismus auf ein Arzneimittel. Sie beschreibt Vorgänge wie Aufnahme und Verteilung im Körper, Eiweißbindung und Ausscheidung der Pharmaka.
- **Toxikologie** beschäftigt sich mit der Wirkung von Giften auf den Organismus. Erkennung, Behandlung und Verhütung von Vergiftungen sind das Ziel dieses Fachgebietes.
- **Noxe** steht als Begriff für Krankheitsursache oder für Schädlichkeit.
- Als **Antidot** bezeichnet man ein Medikament, das die Wirkung eines anderen Medikamentes aufhebt.

65.2 Applikationsformen

Heilmittel können in verschiedener Form zubereitet und verabreicht werden: als Salben, Tinkturen, Tropfen, Säfte, Tabletten, Kapseln, Zäpfchen, Implantate, Aerosole und Lösungen.

Je nach Bedarf werden sie lokal oder systemisch angewendet.
- **Lokale Anwendung:** Das Medikament wird als Salbe, Tropfen, Zäpfchen direkt zum Wirkort gebracht, z. B. auf Haut, Augen, Vagina.
- **Systemische Anwendung:** Die meisten inneren Organe können nur systemisch, also über den Gesamtorganismus erreicht werden. Dazu wird das Medikament an einen Ort gebracht, von dem es in den Blutkreislauf aufgenommen werden kann (z. B. als Tablette in den Magen-Darm-Trakt oder als Injektion in den Muskel). Über den Blutweg gelangt es zum Wirkort. Manche Medikamente lassen sich nur durch Spritzen oder Infusionen applizieren, weil sie bei der Magen-Darm-Passage zerstört oder nicht resorbiert (aufgenommen) werden.

Wirkungseintritt: Dieser ist abhängig von der Applikationsart. Bei einer direkten Gabe ins Blut (i. v. Injektion) oder der Einatmung (Inhalation) von Aerosolen tritt die Wirkung am schnellsten ein. Bestimmte Stoffe im Medikament können die Resorption beschleunigen oder verlangsamen (z. B. Depotpräparate).

Lagerung: Medikamente sind unterschiedlich empfindlich gegen Licht und Wärme, dies ist bei ihrer Lagerung zu beachten, ebenso das **Verfallsdatum**.

Dosierung: Einnahmeart, Einzeldosis, Menge und Einnahmeintervall werden vom Arzt individuell festgelegt. Dosierungsvorschläge findet man im Bei-

packzettel der Arzneimittel. Dokumentiert werden neben dem Präparat dessen:
- Dosis (g, mg, IE),
- Art und Anzahl (Tbl., ml, Tr., Supp.),
- Einnahmeintervall (ml/h, 2 stdl., 3 × tgl., 1-0-1).

65.3 Medikamentenwirkung

Abhängig von Molekülgröße, Fett- oder Wasserlöslichkeit, Eiweißbindung und elektrischer Ladung verteilen sich die Medikamente unterschiedlich im Körper. Einige reichern sich bevorzugt in bestimmten Geweben an, andere gelangen überallhin. Viele Medikamente erreichen das Kind über die Plazenta oder die Muttermilch.

Elimination: Medikamente werden als körperfremde Substanzen vom Organismus eliminiert, sie werden entweder direkt am Wirkort abgebaut oder zum Abbau bzw. zur Ausscheidung abtransportiert. Dies geschieht unterschiedlich schnell und bedingt die **Wirkdauer** eines Stoffes. Diese wird als **Halbwertszeit** (Zeit, in der die Konzentration eines Pharmakons auf die Hälfte des Anfangswertes sinkt) angegeben.

Die **Wirkdauer bzw. Halbwertszeit** eines Medikamentes bestimmt die Zeitintervalle seiner Applikation. Die meisten Medikamente oder ihre Abbauprodukte werden über die Nieren ausgeschieden oder in der Leber abgebaut und mit der Galle in den Darm abgegeben. Wenn aufgrund einer Erkrankung dieser Ausscheidungsorgane die Elimination gestört ist, verlängert sich die Wirkdauer und es kommt u. U. zur Kumulation (Anreicherung im Organismus) mit der Gefahr der Überdosierung. Zur Kumulation neigen auch Medikamente, die sehr langsam abgebaut oder ausgeschieden werden.

Verabreichungsdauer: Abhängig von Krankheit und Situation werden Medikamente unterschiedlich lange verabreicht, meist bis zum Abklingen der Symptome bzw. bis zum Verschwinden der Erkrankung ohne Rezidiv (Wiederkehr). Kann keine Heilung erzielt werden, muss das Medikament unter Umständen dauerhaft gegeben werden (z. B. Antiepileptika). Dies kann auch zur Prävention (Verhinderung einer drohenden Erkrankung) nötig sein.

65.4 Medikamentenverträglichkeit

Ein Medikament kann selten das erkrankte Organ oder Organsystem isoliert erreichen. Muss es dem Gesamtorganismus zugeführt werden, führt dies oft an anderer Stelle zu **Nebenwirkungen.**

In der **Schwangerschaft** ist der Einsatz von Arzneimitteln von der behandelnden Ärztin besonders sorgfältig zu prüfen, da hier zwei Organismen eng zusammenhängen. Es stellt sich die Frage, ob Mutter oder Kind oder beide behandelt werden müssen. Das Medikament darf den Fortbestand der Schwangerschaft sowie die gesunde Entwicklung des Kindes nicht gefährden. Wirkung und Nebenwirkungen können bei Mutter und Kind verschieden sein.

Hebammen, die in der Schwangeren- und Wochenbettbetreuung tätig sind, ist für die Beratung der Frauen die Anschaffung eines Handbuches zur Arzneiverordnung in Schwangerschaft und Stillzeit zu empfehlen, da sie öfter mit diesbezüglichen Fragen „ihrer Frauen" konfrontiert werden.

> **M** Die Embryonalperiode ist als Organentwicklungsphase Medikamenten gegenüber besonders empfindlich (s. S. 132).

Medikamente, die Fehlbildungen beim Kind erzeugen, nennt man **Teratogene.** Diese und Medikamente, die zu Entwicklungsstörungen beim Kind führen, sind für die Dauer oder eine bestimmte Zeit der Schwangerschaft kontraindiziert. Während der Geburt gegebene Pharmaka können die Adaptation (Anpassung) des Neugeborenen an seine neue Lebenssituation behindern.

> **M** Vor jeder Medikamentengabe muss nach **Allergien** gefragt werden. Substanzen, die häufiger allergische Reaktionen hervorrufen, sollten nicht oder erst nach einer Testdosis verabreicht werden.

Literatur zu Kapitel 65 s. S. 750

66 Medikamente in der Geburtshilfe

Josepha Rodriguez, Ulrike Harder

66.1 Uterotonika

 Ein Medikament, das kontraktionsfördernd auf die Gebärmutter wirkt, wird Uterotonikum genannt. Hierzu zählen die **Prostaglandine**, das **Oxytocin** und die **Mutterkornalkaloide**.

Prostaglandine

Prostaglandine (PG) sind natürliche (oder teilsynthetische) Derivate der Prostansäure und an vielen Stoffwechselprozessen beteiligt. Prostaglandine finden sich in fast allen Geweben, insbesondere in den Keimdrüsen und in der Samenflüssigkeit.

Im Uterus können **PGE** und **PGF** gebildet werden. Gegen Ende der Schwangerschaft bewirken Prostaglandine in der Zervix eine Gewebsauflockerung (Reifung), die eine Verkürzung der Zervix bewirkt und die Öffnung des Muttermundes unter Wehen erleichtert. An der Uterusmuskulatur wirken sie wehenfördernd, sowohl Wehenbeginn als auch die weitere Wehentätigkeit sind prostaglandinabhängig.

In der **Geburtshilfe/Gynäkologie** kommen verschiedene Derivate der Prostaglandine (PG) zur Anwendung:
- PGE_1: Gemeprost (Cergem®)
- PGE_2: Dinoproston (Minprostin® E_2)
- PGE_2 (synthetisch): Sulproston (Nalador®)
- Misoprostol (Cytotec®)

Indikationen und Applikationsform:
- **Geburtseinleitung, Priming:** Bei unreifer Zervix, z. B. bei Schwangerschaftsrisiken, Übertragung oder vorzeitigem Blasensprung ohne Wehenbeginn mit Dinoproston (Minprostin® E_2). Das PGE_2 wird als Vaginaltablette (Suppositorium) an die Portio ins hintere Scheidengewölbe gelegt oder als Gel (Prepidil®) in den Zervixkanal appliziert. Da die Resorption des PGE_2 individuell verschieden und nicht steuerbar ist, darf es nur unter stationärer Beobachtung und häufigen CTG-Kontrollen angewendet werden.
- **Abortauslösung:** Bei fehlgebildeten oder toten Feten wird je nach individuellem Ausgangsbefund mit Dinoproston (Minprostin® E_2) als Gel wie beim Priming oder mit Gemeprost (Cergem®) als Vaginalzäpfchen oder mit Sulproston (Nalador®) als Infusion eingeleitet.
- **Postpartale Atonie des Uterus:** Eine starke atonische Nachblutung wird mit Sulproston (Nalador®) als Infusion behandelt (Minprostin® $F_{2\alpha}$ seit 2006 nicht mehr im Handel).

Kontraindikationen: Pathologisches CTG, Placenta praevia, vorzeitige Plazentalösung, schwere Herz-, Leber- oder Nierenschäden.

Anwendungsbeschränkungen: Vorausgegangene Uterusoperationen, Asthma bronchiale, fieberhafte Infektionen, erhöhter Augeninnendruck.

Nebenwirkungen: Übelkeit, Erbrechen, Durchfall, Kopfschmerzen, Schwindel, hyperaktive Wehentätigkeit, Dauerkontraktionen, Muskelkrämpfe, Asthmaanfälle.

Misoprostol (Cytotec®)

Cytotec® ist ein synthetisches PGE_1-Derivat und zeigt ein ähnliches Wirkspektrum am Uterus wie PGE_2. Es ist aber nur als Ulkusmittel zur Behandlung von Magenschleimhautschädigungen geprüft und zugelassen. Da es oral als Tablette verabreicht werden kann und sehr preiswert ist, wird es mittlerweile von vielen Geburtsmedizinern zur **Weheninduktion** und bei **postpartaler Atonie** im „off-label-use" angewendet. Es ist in Deutschland und der Schweiz nicht für geburtshilfliche Indikationen zugelassen und wurde 2006 vom Markt genommen, kann aber weiterhin im Ausland bezogen werden. Die Frau muss vor der Einnahme über den „off-label-use" informiert werden und ihre Einwilligung geben.

Indikationen und Applikationsform:
- **Einleitung der Geburt:** z. B. Beginn mit 25 µg Cytotec®, (1/8 Tabl.), dann 4-stündlich 50 µg (1/4

Tabl.) oder 100 µg (1/2 Tabl.), bis regelmäßige Wehen einsetzen. CTG-Kontrollen nach Klinikstandard.
- **Postpartale Atonie des Uterus:** z. B. 200–400 µg (1–2 Tabl.) können oral oder rektal verabreicht werden.

Nebenwirkungen:
Pathologische CTG-Muster, Mekoniumabgang, Minderperfusion beim Feten, Überstimulation des Uterus mit Rupturgefahr (CAVE: kontraindiziert für Frauen nach Uterus-Operation!), Durchfall, Übelkeit, Kopfschmerzen.

Oxytocin

> [M] Oxytocin ist ein stark wirkendes Hormon, das im Hypothalamus gebildet, im Hypophysenhinterlappen gespeichert und von dort bei Bedarf ausgeschüttet wird, z. B. beim Orgasmus, bei der Geburt und beim Stillvorgang. Oxytocin bewirkt rhythmische Kontraktionen der Uterusmuskulatur und Kontraktionen der myoepithelialen Zellen in der Brustdrüse (für die Milchentleerung).

Oxytocin (Orasthin®, Syntocinon®) wird heute als Reinsubstanz chemisch hergestellt und in IE angeboten. Es kann i. m. und i. v. verabreicht werden.

Indikationen und Applikationsform:
- **Einleitung der Geburt:** nur bei geburtsreifer Zervix mit Infusion, z. B. 6 IE Oxytocin in 500 ml Infusionslösung (Sterofundin®, Ringer-Lactat®) oder 10 IE in 1000 ml Infusionslösung (je nach Klinikstandard)
- **Wehenschwäche bei der Geburt:** Infusion s. o.
- **Wehenbelastungstest (OBT):** Nach aktueller Studienlage gilt der Oxytocin-Belastungstest wegen seiner Nebenwirkungen und falsch positiven Ergebnisse als obsolet (DGGG Leitlinie 2010)
- **Aktive Leitung der Nachgeburtsperiode:** zur Blutungsprophylaxe 3–6 IE als i. v. Injektion
- **Plazentalösungsstörungen, postpartale Atonie:** Injektion mit 3–6 IE i. v. oder i. m., Infusion mit 10–20 IE auf 500 ml
- **Nach Sectio caesarea:** prophylaktische i. v. Injektion von 100 g Carbetocin (z. B. Pabal®) zur Uteruskontraktion. Carbetocin ist ein länger wirksames synthetisches Analogon des Oxytocins, welches nur postpartal eingesetzt werden darf. Auch prophylaktische Oxytocin-Infusionen sind üblich.

> [M] Während der Geburt kann es durch die Oxytocingabe zu einer Überstimulation des Uterus (Erhöhung des Basaltonus, zu häufige Wehen) kommen, welche das ungeborene Kind gefährden. Darum ist während der Oxytocingabe immer eine kontinuierliche CTG-Kontrolle notwendig!

Nebenwirkungen:
Oxytocin zeigt als körpereigenes Hormon in üblicher Dosierung keine Nebenwirkungen. Bei hohen Dosierungen können Übelkeit, Erbrechen, Tachykardie, Hypertonie, in seltenen Fällen eine Wasserretention auftreten.

Ein Wehentropf mit 6 IE Oxytocin in 500 ml Infusionslösung kann bis zu 80 ml/h (16 mIE/min.) gesteigert werden (mIE = Tausendstel Internationale Einheit). Laut Roter Liste 2011 sollte die Grenze von 16 mIE/min. nur kurzfristig überschritten werden, da bei einer länger dauernden, höheren Dosis Nebenwirkungen nicht ausgeschlossen werden können (z. B. hypertone Wehen, Uterusruptur, kindliche Asphyxie, Hyperbilirubinämie, Blutungen an der kindlichen Netzhaut).

Mutterkornalkaloide

Mutterkornalkaloide werden aus dem von einem Getreidepilz befallenen Roggenkorn (Mutterkorn = Secale cornutum) gewonnen und führen am Uterus zur Dauerkontraktion. Am bekanntesten ist das **Methylergometrin** (Methergin®).

Indikationen und Applikationsform:
- **Atonische Blutungen:** Hier sind die früher üblichen Methergin®-Gaben durch die besser wirksamen Prostaglandine abgelöst worden.
- **Blutungen nach Abort oder Totgeburt:** 1 ml Methergin® i. v.
- **Verzögerte Uterusrückbildung:** Nur bei nichtstillenden Frauen i. m.

Methergin®-Tropfen wurden 2011 vom Markt genommen, weil es öfter zu Medikationsfehlern gekommen ist wie irrtümliche Verabreichungen an Säuglinge durch Verwechselung der Tropfenflaschen (statt Vitamin K oder Nahrungsergänzungsmittel) mit schwerwiegenden Arzneimittelreaktionen.

Nebenwirkungen: Gefäßverengung, Schläfrigkeit, Übelkeit, Kopfschmerzen, Krampfanfälle, Nierenversagen. Methergin kann die Milchbildung hemmen und tritt in die Muttermilch über. Mütter dürfen während und mindestens 12 Std. nach einer Methergineinnahme nicht stillen, die abgepumpte Milch ist zu verwerfen (Novartis, Okt. 2011).

Kontraindikation: Hypertonie.

66.2 Laktationshemmende Mittel

Die wichtigsten Methoden zur Laktationshemmung (Abstillen) sind die physikalischen Maßnahmen (s. S. 574), auch Salbeitee verringert die Milchbildung. Diese Maßnahmen sind gut verträglich und reichen oft aus. Eine zusätzliche medikamentöse Laktationshemmung sollte wegen ihrer unangenehmen Nebenwirkungen sorgfältig geprüft werden.

Medikamentöses Abstillen:
Mutterkornalkaloide haben eine dopaminagonistische Wirkung und blockieren damit die Synthese und Abgabe von Prolaktin. Zum Abstillen stehen 3 verschiedene Dopamin-Agonisten zur Verfügung:
- **Bromocriptin** (Pravidel®, kirim®) 2,5 mg/Tbl.
- **Lisurid** (Dopergin®) 0,2 mg/Tbl.
- **Cabergolin** (Dostinex®) 0,5 mg/Tbl.

Dosierung:
Bromocriptin und Lisurid: 2 × tägl. 1 Tbl. für 14 Tage zum primären Abstillen (Einnahmebeginn innerhalb von 24 Std. post partum) und zum sekundären Abstillen. Cabergolin: 2 Tbl. als Einzeldosis zum primären Abstillen oder am 1. Tag 1 Tbl., am 2. Tag 2 × ½ Tbl. zum sekundären Abstillen.

Nebenwirkungen: Kopfschmerzen, Schwindel, Müdigkeit, depressive Verstimmung, Knöchel-Ödeme, Haarausfall, Übelkeit, Erbrechen, Diarrhoe, Obstipation, Blutdruckabfall (Dostinex® zeigt die geringsten Nebenwirkungen).

Kontraindikationen: Leberinsuffizienz, koronare Herzkrankheit, psychotische Erkrankungen, Präeklampsie.

66.3 Tokolytika (Wehenhemmer)

Als Tokolytika (Wehenhemmer) werden alle wehenhemmenden Medikamente bezeichnet. Hierzu gehören verschiedene aus der Asthmatherapie bekannte β_2-Sympathomimetika, außerdem die Oxytocin-, Prostaglandin- und Kalziumantagonisten sowie das Magnesium.

β_2-Sympathomimetika

Durch Stimulation von β_2-Rezeptoren bewirken sie eine Verminderung des freien Kalziums im Zytoplasma und dadurch eine Erschlaffung der glatten Muskelzellen. Das bewährteste Tokolytikum ist **Fenoterol (Partusisten®)**. Seltener kommt das dem Fenoterol sehr ähnliche Ritodrin (Pre Par®) zur Anwendung. Da Fenoterol schnell im Körper abgebaut wird (Halbwertszeit 22 min.), ist eine sichere Wehenhemmung nur durch eine Dauertropfinfusion zu erreichen. Bei der früher üblichen oralen Tokolyse musste die Frau ihre Partusisten®-Tabletten in kurzen Zeitabständen von 3–4 Std. einnehmen.

Kurzzeittokolyse: Neuere Analysen zeigen, dass **Fenoterol** sich nur zur kurzzeitigen intravenösen Wehenhemmung eignet, z. B. um eine drohende Frühgeburt für 24–48 Std. aufzuhalten und die Lungenreifebehandlung (s. S. 743) durchzuführen (Schaefer 2006). Ist eine schnelle Wehenhemmung notwendig, die i. v. Gabe jedoch nicht möglich (z. B. bei Notfalltransport), eignet sich auch ein Asthma-**Inhalationsspray** (Schaefer 2006), z. B. 1–2 Hübe Berotec® N 100 µg (Wirkstoff Fenoterol).

Langzeittokolyse: Eine langfristige medikamentöse Wehenhemmung wird kritisch gesehen, da sie lediglich Symptome bekämpft und meist keinen Einfluss auf die Ursache der vorzeitigen Wehen nimmt. Außerdem trägt sie nicht eindeutig zur Verbesserung der kindlichen Morbidität und Mortalität bei (Higby 1999).

Indikationen:
Vorzeitige Wehen, drohende Frühgeburt, Blutung bei Placenta praevia, Wehensturm, diskoordinierte Wehen, Dauerkontraktionen, fetaler O_2-Mangel.

Nebenwirkungen:
Herzklopfen, Zittrigkeit, Schwitzen, Unruhe, verminderte Glukosetoleranz (Diabetikerin!), Übelkeit,

Erbrechen. Eine Herzfrequenzerhöhung kann anfänglich auch beim Feten beobachtet werden, nach einiger Zeit tritt meist ein Gewöhnungseffekt und damit eine Normalisierung ein. Negative Auswirkungen auf das Kind konnten auch in Langzeitstudien nicht festgestellt werden. Eine bessere Verträglichkeit und Wirkungsergänzung wird bei gleichzeitiger Gabe von **Magnesium** angenommen.

In **Kombination mit Kortikosteroiden** zur fetalen Lungenreifeförderung ist bei der hochdosierten i. v. Applikation vereinzelt ein **Lungenödem** (Überwässerung der Lunge) beobachtet worden, darum ist eine genaue klinische Überwachung der Frau erforderlich.

Kontraindikationen:
Herzerkrankungen, nicht kontrollierter Diabetes mellitus, Amnioninfektionssyndrom.

Oxytocin-Antagonisten

Atosiban (Tractocile® 7,5 mg/ml Injektionslösung) hemmt kompetitiv (verdrängend) die Oxytocinwirkung an den Rezeptoren der Uterusmuskulatur. Tractocile® darf nur zwischen der 24. bis 33. SSW angewandt werden und wird i. v. in drei aufeinander folgenden Stufen verabreicht.

Indikation: drohende Frühgeburt

Nebenwirkungen: Ähnlich wie beim Fenoterol, jedoch weniger ausgeprägt.

Kontraindikationen: Fetale Wachstumsretardierung, pathologische fetale Herzfrequenz, intrauterine Infektionen, Uterusblutungen, Präklampsie und HELLP, Placenta praevia und vorzeitige Plazentalösung.

66.4 Antihypotonika

Antihypotonika (blutdrucksteigernde Medikamente) kommen bei einem behandlungsbedürftigen Hypotonus (niedrigem Blutdruck) zum Einsatz, d. h. wenn die Frau unter Symptomen wie Schwindel, Müdigkeit, Ohnmachtsneigung oder Kopfschmerzen leidet.
- **Dihydroergotamin** (Ergotam®, DET MS®) gilt zur Therapie nach dem 16. SSW als unbedenklich. Obwohl es mit den Mutterkornalkaloiden verwandt ist, zeigt es bei einer oralen Gabe keine uterustonisierende Wirkung und ist gut verträglich. Die parenterale Gabe ist kontraindiziert.
- **Etilefrin** (**Effortil**®) sollte in der Schwangerschaft nicht verwendet werden, da eine reduzierte Uterusdurchblutung beobachtet wurde.
- **Ergotaminpräparate** wie Ergo-Kranit® hemmen die Prolaktinfreisetzung und treten in die Muttermilch über. Sie dürfen in der Stillzeit nur kurzfristig im Notfall (echte Migräne) eingenommen werden. In der Schwangerschaft sind sie kontraindiziert.

66.5 Antihypertensiva

Antihypertensiva (blutdrucksenkende Medikamente) sind beim arteriellen Hypertonus (zu hoher Blutdruck) besonders im Rahmen der Präeklampsie-Behandlung von Bedeutung.

Alphamethyldopa (Presinol®)

Alphamethyldopa wird im Körper zum wirksamen Alphamethylnoradrenalin umgewandelt, das durch Verdrängung von Noradrenalin in der Peripherie gefäßerweiternd wirkt, ohne die Herzfunktion zu beeinflussen. Presinol® gilt als **Mittel der ersten Wahl** beim Schwangerschaftshypertonus, es ist plazentagängig und geht in geringer Konzentration in die Muttermilch über. Presinol® kann als Langzeittherapeutikum nach der 20. SSW oral eingesetzt werden. Die Wirkung beginnt 60–90 min. nach der Einnahme (auch bei parentaler Zufuhr) und hält ca. 8–10 Std. an.

Nebenwirkungen: Mundtrockenheit, herabgesetztes Reaktionsvermögen, Lustlosigkeit. Als seltene Überempfindlichkeitsreaktion kann bei Mutter und Kind eine hämolytische Anämie auftreten.

Kontraindikationen: Schwere Depression (Anamnese), akute Lebererkrankungen (HELLP-Syndrom).

Beta-1-Rezeptoren-Blocker (Beloc®, Prelis®)

Beta-1-Blocker sind plazentagängig; embryo- oder fetotoxische Eigenschaften sind nicht bekannt. Sie werden nach oraler Gabe vollständig resorbiert und eignen sich zur oralen Langzeittherapie (Halbwertzeit: 4 Std.). Gelegentlich beobachtet man eine leichte fetale Herzfrequenzsenkung. Werden bei vorzeitiger Wehentätigkeit gleichzeitig Beta-2-Mimetika und Beta-1-Blocker gegeben, behindern diese sich nicht, Blutdrucksenkung und Tokolyse sind unvermindert wirksam. 48 Stunden vor der Geburt, spätestens mit Wehenbeginn sollten sie aber abgesetzt werden. Beta-1-Blocker gehen in hoher Konzentration in die Muttermilch über und sollten in der Stillzeit nicht angewendet werden.

Nebenwirkungen: Beeinflussung des Blutzuckers (Diabetikerin), Mundtrockenheit, Magen-Darm-Störungen, Lustlosigkeit.

Kontraindikation: Asthma bronchiale.

Dihydralazin (Nepresol®)

> [M] Dihydralazin ist das klassische und besterforschte Antihypertonikum in der Schwangerschaft und eignet sich besonders bei hypertonen Krisen.

Es wirkt direkt entspannend auf die Gefäßmuskulatur und zeigt daher einen schnellen Wirkungseintritt. Günstig ist auch die Zunahme der uterinen Durchblutung. Um Überdosierungen zu vermeiden (starker Blutdruckabfall mit Kollaps), wird es bevorzugt als Dauertropfinfusion gegeben. Zur oralen Langzeittherapie eignet sich Nepresol® weniger.

Nebenwirkungen: Wasser- und Natriumeinlagerung, Herzklopfen, Hautrötung.

Kontraindikationen: Schwere Herzerkrankung.

Alphamethyldopa und Dihydralazin sind in der **Stillzeit** unbedenklich.

Kontraindizierte Antihypertensiva

> [M] Für die Schwangerschaft ungeeignet oder kontraindiziert sind:
> Diazoxid, Clonidin, Reserpin, ACE-Hemmer, Nitroprussid-Natrium, Propranolol, Kalziumantagonisten.

66.6 Antibiotika

> [M] Antibiotika können Mikroorganismen wie Bakterien und bakterienähnliche Organismen schädigen oder zerstören. Antibiotika wurden ursprünglich aus Pilzen gewonnen, heute sind sie meist synthetisch hergestellt.

Für Schwangerschaft und Stillzeit geeignete Präparate

- **Penicilline** und seine Derivate (Abkömmlinge) sind die ältesten und nach wie vor die gebräuchlichsten Antibiotika (Isocillin®, Amoxypen®, Unacid®), da sie sehr viele verschiedene Bakterien abtöten (breites Wirkungsspektrum). Sie sind gut verträglich und zeigen keine negativen Wirkungen auf Embryo oder Feten. Bei bekannter Penicillinallergie sind sie natürlich kontraindiziert.

> [M] Penicilline können in der gesamten Schwangerschaft und beim Neugeborenen eingesetzt werden. Sie sind im Fruchtwasser und im kindlichen Blut nachweisbar.

- **Cephalosporine** (Cephalex®, Cefaclor®) haben ein ähnliches Wirkspektrum wie Penicilline und können ebenfalls in der gesamten Schwangerschaft gegeben werden. Auch sie sind im kindlichen Blut und im Fruchtwasser in bakterienabtötender Konzentration nachweisbar. Sie stehen als Ersatz bei einer Penicillinallergie zur Verfügung. Wegen ihrer Ähnlichkeit sollte eine Kreuzallergie ausgeschlossen werden.
- **Erythromycin** (Erythrocin®), Roxithromycin (Rulid®) wird bei Infektionen bakterienähnlicher Mikroorganismen (Chlamydien, Ureaplasmen) gegeben, da diese wegen fehlender Zellwand von Penicillinen und Cephalosporinen nicht erfasst werden. Es ist gut verträglich und kann in der gesamten Schwangerschaft und beim Neugeborenen eingesetzt werden. Bei einer Penicillinallergie steht es zur Bekämpfung grampositiver Keime und der Lues zur Verfügung.
- **Spiramycin** (Rovamycine®) ist das Mittel der Wahl bei Toxoplasmose in der Schwangerschaft bis zur 20. SSW.
- **Nitrofurantoin** (Nifurantin®) ist ein Harnwegsantiseptikum mit breitem Wirkspiegel. Es darf im 1. und 2. Schwangerschaftsdrittel eingesetzt werden, in Nähe des Entbindungstermins jedoch nicht, da es beim Neugeborenen zur hämolytischen Anämie führen kann.
- **Metronidazol** (Clont®, Arilin®) ist zur lokalen Behandlung der Vagina in der gesamten Schwangerschaft unbedenklich einsetzbar. Eine orale oder intravenöse Therapie sollte nur bei dringender Notwendigkeit erfolgen. Metronidazol ist milchgängig, Nebenwirkungen für den Säugling sind jedoch nicht bekannt.
- **Clindamycin** (Sobelin®) ist wegen der größeren Nebenwirkungen (Diarrhoe) nur als Reservemedi-

kament anzusehen und nur gezielt bei Infektionen mit anaeroben Bakterien einzusetzen.
- **Beta-Lactam-Antibiotika** (Augmentan®) und **Polypeptid-Antibiotika** (Vancomycin®) zeigten tierexperimentell keine Embryotoxizität. Da kontrollierte Studien bei Schwangeren fehlen, sind sie nur im Notfall einsetzbar.

Da Antibiotika die Vaginalflora (Döderlein-Bakterien) zerstören, sollte während der Antibiotikagabe und bis zu 5 Tagen danach das vaginale Säuremilieu durch entsprechende Zäpfchen (Vagiflor®, Döderlein med.®) erhalten werden.
- **Antimykotika** (keine Antibiotika, sondern Pilzwachstumshemmer) können bei vaginalen Pilzinfektionen, z. B. Candidainfektion (Soor) in der Schwangerschaft, als Salben oder Zäpfchen verabreicht werden, z. B. Clotrimazol (Canesten®) oder Miconazol (Daktar®). Bei einem Soorbefall von Mundhöhle oder Darmschleimhaut kann Nystatin (Moronal®) eingesetzt werden, auch beim Säugling.

In Schwangerschaft und Stillzeit kontraindizierte Präparate

Folgende Medikamente sind in der Schwangerschaft und Stillzeit zu meiden:
- **Tetrazykline** (z. B. Doxycyclin®) werden während des Wachstums in Zähne und Knochen eingelagert und führen zu Wachstumshemmung und Zahnverfärbung.
- **Aminoglykoside** (Gentamicin, Kanamycin, Streptomycin) führen zu Schäden des Gehörs (ototoxisch).
- **Chloramphenicol** kann beim Kind kumulieren und schwere Nebenwirkungen zeigen. Beim Neugeborenen führt es zum Grey-Syndrom, einem Krankheitsbild, das meist tödlich endet.
- **Sulfonamide** und Co-Trimoxazol hemmen die Synthese der Folsäure und wirken im Tierversuch teratogen. Folsäuremangel kann Neuralrohrdefekte (Spina bifida) verursachen. Bei einer Behandlung gegen Ende der Schwangerschaft kann ein Kernikterus auftreten. Bei dringender Notwendigkeit (z. B. Toxoplasmose) werden Sulfonamide im 2. Schwangerschaftsdrittel eingesetzt.
- **Gyrasehemmer** zeigten im Tierversuch Knorpelschäden.

66.7 Magen-Darm-Medikamente

Antazida (säurebindende Mittel)

Sodbrennen tritt in der Schwangerschaft häufiger auf, bedingt durch die Herabsetzung der Muskelspannung von Kardia (Mageneingang) und Ösophagus (Speiseröhre). Gut säurebindend wirken zu Brei zerkaute Haselnüsse oder Mandeln und kalte Milch. Reicht dies nicht aus oder ist ein Ulkus (Magen- oder Zwölffingerdarmgeschwür) aus der Vorgeschichte bekannt, können Antazida gegeben werden.

Zu den chemisch definierten Antazida (= Antiacida) zählen Aluminiumhydroxyd und Aluminiumphosphat, diese werden bis zu 20 % resorbiert und können den Fetus erreichen (Schäfer 2006), deshalb sollten sie nur kurzfristig eingenommen werden (Rote Liste 2011). Weitere Antiacida sind Calciumcarbonat, Natriumhydrogencarbonat, Aluminium-Magnesium-Verbindungen (Maaloxan®).

Unbedenklich im 2. und 3. Trimenon erscheinen Gaviscon®Advance (Natriumalginat und Natriumhydrogenkarbonat) sowie Ulcogant® (Sucralfat), Letzteres wird praktisch nicht resorbiert (Schäfer 2006).

Antiemetika (Mittel gegen Erbrechen)

Übelkeit und morgendliches Erbrechen sind zu Beginn der Schwangerschaft häufig. Ein Keks oder trockenes Brot vor dem Aufstehen sowie kleinere Mahlzeiten über den Tag verteilt können helfen.

Nur das übermäßige Erbrechen (**Hyperemesis gravidarum**), das zu Elektrolytstörungen führt, muss mit Antiemetika behandelt werden. Mittel der Wahl ist Dimenhydrinat (Vomex A®). Bei schweren Formen der Hyperemesis sind Psychopharmaka aus der Phenothiazinreihe (Promethazin: Atosil®) gut antiemetisch wirksam.

Mittel gegen Meteorismus (Blähungen)

Blähungen sind mit Kümmel-, Anis-, Fencheltee wirksam zu behandeln, ebenso durch leichte Bauchmassagen mit Vier-Winde-Öl oder Windsalbe, welche die Wirkstoffe Anis-, Fenchel-, Koriander- und Kümmelöl enthalten.

Auch Dimethylpolysiloxan (sab simplex®, Lefax®) kann in der Schwangerschaft und beim Neugeborenen angewendet werden.

Laxanzien (Abführmittel)

Darmanregende Medikamente werden bei Obstipation (Verstopfung) und nach Geburtsverletzungen des Anus (DR III°) eingesetzt. Sie verflüssigen den Stuhl und regen die Darmtätigkeit an.

Bei Frauen, die wegen **vorzeitiger Wehentätigkeit** liegen müssen, sollte frühzeitig durch eine entsprechende Kost (s. S. 162) einer Obstipation vorgebeugt werden. Sind Laxanzien notwendig, ist eine vorsichtige Dosierung wichtig, da eine zu heftige Darmperistaltik Wehen auslösen kann.

Kontraindikationen:
Darmverschluss, entzündliche Darmerkrankungen (Morbus Crohn, Colitis ulcerosa), Appendizitis, abdominale Schmerzen unklarer Ursache, Störungen des Wasser- und Elektrolythaushaltes.

Laxanzien in der Schwangerschaft

- **Weizenkleie, Leinsamen** morgens oder abends verzehren, dazu viel trinken.
- **Milchzucker** (Laktose) muss mit viel Flüssigkeit eingenommen werden, er wird nicht resorbiert.
- **Lactulose** (Bifiteral®, Lactuflor®) ist ein unbedenkliches synthetisches Bisaccharid, es wirkt stärker als die natürliche Laktose.
- Salinische (**salzhaltige**) **Abführmittel** wie Natriumsulfat (Glaubersalz) und Magnesiumsulfat (Bittersalz) dürfen angewendet werden.
- **Sennoside,** Extrakte aus Sennesblättern oder -früchten (Agiolax®), werden als Dragees, Tees oder Säfte angeboten, wegen ihrer starken Wirkung sollten sie in der Schwangerschaft vermieden werden.
- **Rektalzäpfchen** (Glycerol®, Lecicarbon®) sind bei hartem Stuhl sowie Stuhlgangsbeschwerden wegen Hämorrhoiden oder Analfissuren geeignet.

Pflanzliche Abführmittel enthalten Anthrachinonderivate und werden teilweise im Darm resorbiert. Darum sollten Laxanzien mit Sennesfruchtextrakten (Agiolax®), Aloe (Laxatan®), Faulbaumrinde (Eupond-F®) und Rizinusöl **nur in Ausnahmefällen** und nach strenger Indikationsstellung gegeben werden. Ihre wehenanregende Wirkung wird diskutiert, ebenso das Risiko des Mekoniumabgangs beim Fetus durch Aloe-Wirkstoffe, eine teratogene Wirkung scheint nicht zu bestehen (Schaefer 2001).

Laxanzien zur Geburtseinleitung

Rizinusöl ist ein altbewährtes Mittel, der unangenehme Geschmack kann mit Nuss-, Mandelmus oder Fruchtmark überdeckt werden (z. B. 3 Essl. Rizinusöl + 2 Essl. Nussmus + 1 Tasse Aprikosensaft). Bei einem wehenbereiten Uterus tritt die laxierende Wirkung zugunsten der wehenanregenden Wirkung in den Hintergrund. Wirkungseintritt nach ca. 1–2 Stunden (Knauß et al. 2009)

Laxanzien im Wochenbett

Lactulose (Bifiteral®) und **Natriumpicosulfat** (Dulcolax® NP-Tropfen, Laxoberal® Tabletten oder Tropfen) werden nicht resorbiert, sie erscheinen daher nicht in der Muttermilch und zeigen keine Durchfälle beim Neugeborenen.

Antidiarrhoika (Durchfallmittel)

Durchfall kann wehenfördernd wirken und ist wegen des schnellen Wasser- und Elektrolytverlustes besonders in der Schwangerschaft therapiebedürftig. Neben dem Flüssigkeits- und Elektrolytersatz sind infektiöse Ursachen zu ermitteln und mit entsprechenden Antibiotika zu behandeln. Bei akuten, schweren Durchfällen kann Loperamid (Imodium®) zur Hemmung der Darmmotilität eingesetzt werden, da es kaum resorbiert wird.

66.8 Mineralien und Spurenelemente

Mineralien und Spurenelemente werden dem Körper bei einer ausgewogenen Ernährung auch in der Schwangerschaft ausreichend zugeführt (s. S. 199).

Eisen

Eine Ausnahme stellt Eisen dar, es wird vom Kind zur Blutbildung in größerer Menge gebraucht. Dazu werden die Eisenvorräte der Mutter genutzt, was bei ihr zu einer Anämie (Blutarmut) führen kann. Deshalb wird der Hämoglobinwert (Hb) in der Schwangerschaft mehrmals kontrolliert.

> **M** Eine Anämie (Hb unter 11,2 g/dl) sollte durch die orale Zufuhr von zweiwertigem Eisen behandelt werden. Empfohlen wird 100–200 mg 2-wertiges Eisen pro Tag.

Da der Körper zur Eisenaufnahme Vitamin C benötigt, werden oft Kombinationspräparate verordnet.

Folsäure

> **M** Eine Folsäuresubstitution wird zur Vorbeugung von Neuralrohrdefekten (z. B. Spina bifida) in der Frühschwangerschaft bis zur 10. SSW empfohlen, günstigerweise wird mit der Einnahme schon vor der Konzeption begonnen.

Zur Behandlung der Schwangerschaftsanämie kann Folsäure in Kombination mit Eisen verabreicht werden. Therapeutisch wichtig ist die Folsäuresubstitution bei Frauen, die Antiepileptika einnehmen müssen.

Magnesium

Magnesium (Mg) setzt in erhöhter Dosierung den Muskeltonus (Muskelspannung) herab. Ab der 37. SSW sollten orale Mg-Gaben möglichst abgesetzt werden, um die jetzt erwünschten Vor- und Senkwehen nicht zu behindern.

Indikationen in der Schwangerschaft
- **Vorzeitige Wehentätigkeit:** Magnesiumsulfat eignet sich gut als **Tokolytikum**, es kann i. v. und oral verabreicht werden. Die Ergebnisse nach i. v. verabreichtem Magnesiumsulfat sind denen von β-Sympathomimetika vergleichbar. Beide Stoffe können auch gemeinsam verabreicht werden.
- **Wadenkrämpfe:** 5–15 mmol Magnesium oral pro Tag als Brause- oder Kautablette (z. B. Magnesium Verla®) können diese Begleiterscheinung der Schwangerschaft verhindern.
- **Präeklampsie:** Magnesium wirkt krampflösend, setzt die Krampfbereitschaft herab und wird per Infusion ggf. parallel mit Antihypertensiva gegeben. Um Überdosierungen zu vermeiden, müssen bei der Patientin Reflexe und Atemzüge pro Minute geprüft werden. Antidot: Calciumgluconat.

Jodid

Jodid wird zur Vermeidung einer schwangerschaftsbedingten Struma (Schilddrüsenvergrößerung) empfohlen. Dosis: 100 mg täglich.

66.9 Antikoagulanzien

Antikoagulanzien (gerinnungshemmende Medikamente) werden zur Thromboseprophylaxe und bei akuten bzw. chronischen thrombembolischen Prozessen in Schwangerschaft und Wochenbett eingesetzt.

Heparin

Heparine werden in hochmolekular (z. B. Calciparin®, Liquemin®) und niedermolekular (z. B. Fragmin®, Clexane®) mit einer oberen Molekularmasse von ca. 5000 eingeteilt. Beide Gruppen sind nicht plazentagängig. Heparin wirkt gerinnungshemmend, es ist ein körpereigener Stoff, der natürlicherweise in den Gewebemastzellen vorkommt. Da es aus dem Magen-Darm-Trakt kaum resorbiert wird, muss Heparin s. c., i. m. oder i. v. appliziert werden. Die Halbwertszeit von hochmolekularem Heparin beträgt 6 Std., die der niedermolekularen Heparine 12–24 Std., weshalb Letztere nur 1- bis 2-mal täglich appliziert werden müssen.

Indikationen in der Schwangerschaft und im Wochenbett:
- Akuttherapie bei Thrombose und Embolie: hochdosierte Heparingabe per Infusor (1000 IE/h)
- Dauertherapie, z. B. bei Herzklappenersatz: Gabe niedrigdosiert s. c.
- Prophylaxe bei anamnestischen Thrombembolien, strenger Bettruhe, Hyperkoagulopathie: Gabe niedrigdosiert s. c.

Kontraindikationen: Blutungen.

Antidot: Protaminsulfat.

Kumarinderivate

Kumarinderivate (Marcumar®) sind in der Schwangerschaft zur Hemmung der Blutgerinnung kontraindiziert.

66.10 Analgetika und Spasmolytika

Analgetika (schmerzlindernd) werden zur medikamentösen Erleichterung des Wehenschmerzes eingesetzt. **Spasmolytika** (entspannend) sind zur Erleichterung der Muttermundseröffnung hilfreich (s. S. 400).

Analgetika

Analgetika nennt man alle schmerzstillenden Medikamente mit zentralem oder peripherem Angriffspunkt.

Sie werden in zwei Untergruppen unterteilt:

1. Nicht-Opioid-Analgetika (ohne Opiate) können zusätzlich antipyretisch (fiebersenkend) und antiphlogistisch (entzündungshemmend) wirken.

2. Opioid-Analgetika (mit Opiaten) sind halb- oder vollsynthetische Substanzen, die zentral wirken und eine stark schmerzlindernde, oft auch euphorisierende Wirkung haben. Wegen der Suchtgefahr werden sie nur kurzzeitig bei starken Schmerzen oder im Finalstadium einer Krebserkrankung eingesetzt. Opiathaltige Medikamente unterliegen dem Betäubungsmittelgesetz (s. S. 878) und müssen verschlossen (im Giftschrank) aufbewahrt werden.

Nicht-Opioid-Analgetika

- **Paracetamol** ist ein bewährtes, in der gesamten Schwangerschaft und im Wochenbett verträgliches Analgetikum, das auch antipyretisch wirkt. Bei Infekten, Kopf- und Zahnschmerzen ist es das Mittel der Wahl (Tablette). Beim Säugling wird es zur Fiebersenkung eingesetzt (Zäpfchen).
- **Acetylsalicylsäure** (ASS, Aspirin®) ist das bekannteste Analgetikum mit fiebersenkender Eigenschaft. Es zeigt keine negativen Wirkungen auf den Embryo oder Feten, ist jedoch schlechter magenverträglich als Paracetamol.
Da ASS die Thrombozytenaggregation (Thrombozytenhaftung) vermindert, wird es auch zur **Thromboseprophylaxe** eingesetzt. Diesen Effekt macht man sich zunutze bei Schwangerschaften mit einer beginnenden oder anamnestischen **Plazentainsuffizienz**.
Es konnte gezeigt werden, dass die Hemmung der Thrombozytenaggregation die Kapillardurchblutung verbessert und damit der Ausbildung einer schweren Plazentainsuffizienz vorbeugt. Hierzu reicht die tägliche Gabe geringer Dosen (100 mg) ASS, so dass Nebenwirkungen kaum beobachtet werden. In Nähe des Geburtstermins sollte ASS wegen der Gefahr verstärkter Blutungen nicht gegeben werden. **Kontraindikationen:** Thrombozytopenie (HELLP-Syndrom), Magen-Darm-Ulzera (Geschwüre), Blutungen, Placenta praevia.
- **Ibuprofen** ist ein Antirheumatikum, welches schnell schmerzstillend, entzündungshemmend und fiebersenkend wirkt. Es gibt keine Hinweise auf ein erhöhtes Fehlbildungsrisiko in der Schwangerschaft. Bei Gaben von 800–1600 mg/Tag fand man kein Arzneimittel in der Muttermilch (Schaefer 2006).
- **Diclofenac** (**Voltaren®**) ist ein schmerzlinderndes und entzündungshemmendes Antirheumatikum (ärztliche Anordnung). Als Tablette oder Zäpfchen hat es sich im Wochenbett bei Wundschmerzen und angeschwollener Naht bewährt.

Nicht eingenommen werden sollten in der Schwangerschaft Pyrazolonderivate (Novalgin®), Indometacin und Mischpräparate (Gelonida®).

Opioid-Analgetika

Die meisten Opioid-Analgetika sind wegen ihrer vergleichsweise starken Nebenwirkungen während Schwangerschaft, Geburt und Stillzeit kontraindiziert.

Pethidin (**Dolantin®**) ist ein Opiatabkömmling, es wurde viele Jahre wegen seiner guten schmerzlindernden und entspannenden Wirkung zur Wehenerleichterung während der Geburt gegeben. Da es nach der Geburt beim Neugeborenen eine Atemdepression verursachen kann, wird es heute während der Geburt nicht mehr empfohlen (s. S. 356). Auf ärztliche Anordnung darf Pethidin bei Bedarf nach einer Sectio zur Schmerzlinderung i. m. injiziert werden.

Spasmolytika

Spasmolytika sind Medikamente, die den Tonus der glatten Muskulatur herabsetzen und somit krampflösend wirken.

Spasmolytika (Spasmex®, Buscopan®) können während der Geburt bei einem rigiden Muttermund als Rektalzäpfchen verabreicht werden. Die i. v. Gabe sollte man vermeiden, da sie zu einer kindlichen Herzfrequenzerhöhung führen kann, was die Beurteilbarkeit des CTG's einschränkt. Beim Muttermundspasmus in der Plazentarperiode ist die i. v. Gabe indiziert.

Mischpräparate (Buscopan plus®, Spasmo-Cibalgin S®) sind in der Geburtshilfe grundsätzlich zu meiden.

66.11 Sedativa

> **D** **Sedativa** (Beruhigungsmittel) nennt man alle Substanzen, die relativ unspezifisch eine dämpfende Wirkung auf das zentrale Nervensystem haben, z. B. Tranquilizer (Benzodiazepinderivate) und Schlafmittel (Barbiturate).

Nervöse Reizzustände oder Schlafstörungen sind zwar unangenehm, aber in der Regel keine Krankheiten. Deshalb sollten sie in der Schwangerschaft nicht medikamentös behandelt werden. **Natürliche, unbedenkliche Mittel** wie Kräutertees aus Hopfen, Melisse oder Baldrian sind hilfreich, ebenso einige Tropfen Baldriantinktur.

Barbiturate (Luminal®), **Benzodiazepine** (Valium®) und **H1-Antihistaminika** (Atosil®) führen bei längerer Anwendung zur Atemdepression und zu Entzugserscheinungen beim Neugeborenen.

> **M** Eine embryotoxische Wirkung von Sedativa kann bei hoher Dosierung nicht ausgeschlossen werden. Deshalb sollten diese Medikamente nur bei Krampfleiden (Epilepsie) oder Psychosen (Depressionen) unter fachärztlicher Betreuung verabreicht werden.

66.12 Anästhetika

> **D** **Anästhetika** sind Medikamente, die eine völlige Unempfindlichkeit gegen Schmerz-, Temperatur- und Berührungsreize erzeugen. Ihre Wirkung kann lokal (Lokalanästhesie), regional (Leitungsanästhesie) oder allgemein (Narkose) sein.

Lokalanästhesie

Lokalanästhetika sind Mittel, die an ihrem Wirkort die Schmerzleitung unterbinden. Sie werden direkt an den Ort gegeben, der schmerzfrei werden soll. Üblich ist eine **Infiltrationsanästhesie** bei Riss- oder Schnittverletzungen nach der Geburt mit Lidocain (Xylocain®), Mepivacain (Scandicain®), oder eine **Oberflächenanästhesie** bei kleinen Hautverletzungen wie Labienrissen mit einem Spray (Xylocain®-Pumpspray). Lokalanästhetika haben eine gefäßerweiternde **Nebenwirkung**, weshalb sie oft zusammen mit gefäßverengenden Mitteln (Adrenalin, Noradrenalin) appliziert werden, um den Abtransport vom Wirkort zu verlangsamen. Eine intravenöse Gabe muss daher streng vermieden werden!

Leitungsanästhesie

Pudendusanästhesie: Zur Anästhesie des Beckenbodens wird ein Lokalanästhetikum an den N. pudendus gespritzt (s. S. 357).

Periduralanästhesie (PDA): Zur Anästhesie der aufsteigenden Nervenfasern im Wirbelkanal werden spezielle Lokalanästhetika, z. B. Bupivacain (Carbostesin® 0,25–0,5 %), verwendet, die eine hohe Eiweißbindung und damit eine schlechte Plazentapassage haben. Heute kommt oft Ropivacain (Naropin®) 2 mg/ml zum Einsatz, es kann mit den Opioden Sufentanil und Fentanyl kombiniert werden, welche für einen schnelleren Wirkungseintritt sorgen, die Analgesie verbessern und damit den Bedarf an Lokalanästhetika senken (s. S. 358).

Narkose

Zur **Allgemeinanästhesie** (Narkose) stehen Inhalationsnarkotika (Enfluran, Halothan, Lachgas) und Injektionsnarkotika (Tiopental, Etomidate u. a.) zur Verfügung. Beim Kaiserschnitt muss die Narkose bis zur Entwicklung des Kindes möglichst flach gehalten werden, damit das Kind nicht durch Narkotika beeinträchtigt wird. Danach wird die Narkose vertieft. Kaiserschnitte erfolgen heute meist in Leitungsanästhesie (z. B. PDA).

66.13 Infusionen

Elektrolytlösungen (Ringer®, Jonosteril®, Sterofundin®) dienen dem Flüssigkeits- und Elektrolytersatz oder als Trägerlösung für Medikamente. Je nach Bedarf stehen sie in verschiedenen Konzentrationen zur Verfügung.

Volumenersatzlösungen dienen der Prophylaxe und Therapie des Volumenmangelschocks. Hochmolekulare Dextrane: Dextran 60 (Macrodex®) und Dextran 40 (Rheomacrodex®), Gelatinelösungen (Gelafundin®) und Hydroxyäthylstärke (Plasmasteril®) binden Wasser im Gefäßsystem. Da anaphylaktische (allergische) Reaktionen vorkommen, muss vor der Infusion eine Testdosis gegeben werden. Polyhydroxyäthylstärke (Emohes®, HAES steril®) wird bei einer Hämokonzentration (Bluteindickung) zur Hämodilution (Blutverdünnung) eingesetzt.

66.14 Diuretika (harntreibende Mittel)

Bei Schwangeren werden Diuretika kaum und meist nur unter intensivmedizinischer Betreuung verabreicht, z. B. bei bei Vergiftungen, Hirnödem, Nierenversagen, Lungenödem und Herzinsuffizienz. Zur Behandlung der Ödeme bei **Präeklampsie** sind sie nicht geeignet, weil sie das Plasmavolumen vermindern. Da das Krankheitsbild meist mit einer Bluteindickung einhergeht, würden Diuretika zur Verschlechterung der Mikrozirkulation und damit zur Plazentainsuffizienz beitragen. Lässt die Harnproduktion bei einer Präeklampsie nach, können Humanalbuminlösungen über eine Infusion gegeben werden.

Diuretika werden unterschieden in:
- **Osmotische Diuretika** (Mannit®, Sorbit®) werden in der Niere filtriert, aber nicht rückresorbiert und ziehen so Wasser mit sich
- **Saluretika** (Lasix®) entwässern durch eine vermehrte Salzausscheidung
- **Aldosteronantagonisten** (Aldactone®) wirken durch Verdrängung des Hormons Aldosteron.

66.15 Insuline

> **M** Insulin ist ein körpereigenes Hormon, das in den B-Zellen der Langerhans-Inseln (Bauchspeicheldrüse) gebildet wird. Es ist notwendig zur Einschleusung von Glukose aus dem Blut in die Körperzellen. Beim Diabetes mellitus fehlt Insulin und muss dem Körper parenteral zugeführt werden, meist wird es s. c. gespritzt.

Insulin wird heute synthetisch hergestellt und entweder als Altinsulin oder als Depotinsulin (Verzögerungsinsulin) verabreicht.
- **Altinsulin** wird schnell resorbiert (Wirkungseintritt nach ca. ½ Std., Wirkmaximum nach ca. 2 Std.). Es kann auch direkt i. v. gegeben werden.
- **Depotinsulin** ist an einen Stoff gebunden, der das Insulin aus dem subkutanen Fettgewebe erst nach und nach zur Resorption freigibt. Es darf nur s. c. appliziert werden.

Schwangere Diabetikerinnen kombinieren in der Regel Depot- und Altinsulin, indem sie Depotinsulin in einer abendlichen und morgendlichen Dosis und Altinsulin zu den Hauptmahlzeiten spritzen. Die Dosis wird durch häufige Blutzuckerkontrollen vom Arzt ermittelt. Wichtig ist die Einhaltung der **Diabetesdiät**. Bei einem schwer einzustellenden Diabetes gibt es die Möglichkeit, Insulin kontinuierlich über eine Insulinpumpe s. c. zuzuführen.

Während der Geburt erhält eine diabetische Frau Altinsulin und 5%ige Glukose über zwei getrennte Infusionen i. v.

> **M** Orale Antidiabetika sind in der Schwangerschaft kontraindiziert.

66.16 Herzglykoside

Digitoxin (Digimerck®), gewonnen aus dem Fingerhut (Digitalis purpurea), und sein Stoffwechselprodukt **Digoxin** (Lanicor®) sind die ältesten und potentesten herzstärkenden Medikamente. Sie werden zur Behandlung der Herzinsuffizienz und bei tachykarden Herzrhythmusstörungen auch beim Feten eingesetzt. Bei sehr langer Halbwertszeit neigen sie zur Kumulation. Sie sind plazentagängig und im fetalen Plasma in ähnlicher Konzentration wie bei der Mutter nachzuweisen.

Nebenwirkungen wie Übelkeit, Erbrechen und Farbensehen zeigen eine Überdosierung an.

Antidot: Phenytoin.

66.17 Glukokortikoide

> M Die natürlichen Glukokortikoide **Cortisol** und **Cortison** werden als körpereigene Hormone in der Nebennierenrinde gebildet. Pharmakologisch hergestellte Glukokortikoide sind sehr viel stärker wirksam und können Entzündungsprozesse sowie allergische Reaktionen hemmen.

Lungenreifeförderung

Eine Lungenreifeförderung mit plazentagängigen Glukokortikoiden ist zwischen **SSW 24 + 0 und 34 + 0 SSW** sinnvoll, da die fetalen Lungenzellen ab der 25. SSW Surfactant bilden können und ihre Eigenproduktion ab der 35. SSW ausreicht. Um eine Wirkung beim Kind zu ermöglichen, muss die Geburt für mindestens 24 Std. verzögert werden. Ist eine schnelle Schwangerschaftsbeendigung notwendig, kann die Lungenreifung nicht durchgeführt werden, eine einmalige Gabe kurz vor der Geburt ist sinnlos.

Wirkung: Verbesserung der Lungenfunktion, Verschlechterung der Hirnfunktion und Verlangsamung des lokalen Wachstums

Zur **Lungenreifeförderung** des Feten gibt man 4-mal in 12-stdl. Abstand 4 mg Betamethasonphosphat (Celestan solubile®) i. m., oder 2-mal in 24-stdl. Abstand 8–12 mg. Die Stimulation reicht für ca. 7–10 Tage und kann ggf. einmal wiederholt werden.

Kontraindikationen:
Verdacht auf Amnioninfektionssyndrom, Präeklampsie, Fieber, gleichzeitige Bluttransfusion (Lungenödem), schwer einstellbarer Diabetes mellitus.

Behandlung allergischer Reaktionen

Eine **Allergie** (Überempfindlichkeitsreaktion) und **Anaphylaxie** (akute allergische Allgemeinreaktion) wird mit einer hochdosierten Glukokortoid-i. v.-Gabe behandelt. Bei Hautreaktionen werden Kortikoidsalben verabreicht. Bei bronchospastischer Ausprägung (Asthma) sind kortikoidhaltige Aerosole hilfreich.

Nebenwirkungen:
Infektanfälligkeit, Stimmungsschwankungen, Blutzuckererhöhung, Knochenabbau.

Kontraindikationen:
Magen-Darm-Geschwüre, Virusinfekte, 1. Schwangerschaftsdrittel (relativ).

Literatur zu Kapitel 66 s. S. 750

67 Impfungen

Josepha Rodriguez

Impfungen sollen vor Infektionskrankheiten schützen (Immunisierung), die mit Medikamenten nicht oder nicht ausreichend behandelt werden können. Im Vordergrund stehen Viruserkrankungen und deren Komplikationen sowie Erkrankungen, die durch bakterielle Toxine (Gifte) verursacht werden.

Grundsätzlich muss zwischen einer aktiven und passiven Immunisierung unterschieden werden.
- **Aktive Immunisierung:** Hierbei werden abgeschwächte Keime (Lebendimpfung), tote Keime, Keimbestandteile oder ein Toxin (Keimgift) in nicht infektiöser Menge in den menschlichen Körper gebracht (s. c., i. m. oder oral). Diese regen dann eine Antikörperbildung an.

> M In der Schwangerschaft sollten möglichst keine aktiven Impfungen durchgeführt werden, es sei denn, sie sind zum Schutz der Mutter und damit des Kindes unumgänglich.

- **Passive Immunisierung:** Sie wird erreicht durch die Verabreichung spezifischer, konzentrierter Antikörperseren. Eine passive Immunisierung ist angezeigt, wenn der Verdacht besteht, dass sich die zu impfende Person mit einer für sie oder für das Kind gefährlichen Infektionskrankheit angesteckt hat oder anstecken könnte. Die passive Impfung muss prophylaktisch oder in der Inkubationszeit (vor dem Ausbruch der Krankheit) erfolgen. Um eine allergische Reaktion zu vermeiden, sollten nur homologe (arteigene) Seren benutzt werden.

Impfungen in der Schwangerschaft

Möglichkeiten zur **passiven** Immunisierung sind in Tab. 67-1 zusammengestellt.

Mögliche **aktive Impfungen** sind:
- **Polio** (IPV): Nur für Frauen, die in Endemiegebiete reisen.
- **Influenza:** Für Frauen mit erhöhtem Risiko für Lungenkomplikationen in den Wintermonaten Oktober – März.
- **Hepatitis A:** Nur bei Reisen in Länder mit erhöhtem Erkrankungsrisiko.

Impfungen im Wochenbett

Röteln: Hatte die Schwangere keine ausreichende Immunität gegen Röteln (Rötelntiter negativ im Mutterpass), wird ihr eine aktive Rötelnimpfung im Wochenbett angeraten, damit sie für folgende Schwangerschaften ausreichend geschützt ist.

Impfungen von Neugeborenen

Neugeborene werden in der Regel nicht aktiv immunisiert. Da die Immunglobuline (IgG) plazentagängig sind, wird das Kind in den ersten Lebensmonaten durch mütterliche Antikörper geschützt. Dieser so genannte **Nestschutz** verhindert den Impferfolg.

Nur für wenige Krankheiten wird eine Impfung des Neugeborenen empfohlen.
- **Tuberkulose:** Eine BCG-Impfung gegen Tuberkulose (Tb) wird bei einer Erkrankung in der Familie oder vor der Rückkehr in ein Land mit hoher Tb-Durchseuchung in der ersten Lebenswoche empfohlen.
- **Masern, Mumps, Windpocken:** Eine passive Immunisierung ist angezeigt, wenn die Mutter sich kurz vor oder nach der Geburt mit einer dieser Erkrankungen infiziert hat.
- **Hepatitis B:** Leidet die Mutter an chronischer oder akuter Hepatitis B, sollte das Kind gleich nach der Geburt passiv und aktiv immunisiert werden (Passiv-aktiv-Impfung). Das Nabelschnurblut ist auf HbsAg (Erregereiweiß) zu untersuchen.

Impfungen im Säuglings- und Kleinkindesalter

In den ersten 2 Lebensjahren entwickelt sich das Immunsystem des Kindes. Daher verlaufen Infektionskrankheiten beim Säugling oft heftig und erfassen u. U. mehrere Organe. Auch Impfkomplikationen (Fieber, Ausschlag, Allergien) treten bei Säuglingen

D Definition   M Merke

Tabelle 67-1 Passive Immunisierung in der Schwangerschaft.

Indikationen	Serum	Applikationszeit
Rh-Inkompatibilität	Anti-D-Serum (Rhesonativ®, Rhophylac®)	prophylaktisch bei Blutungen, nach Fehlgeburt und Fruchtwasserpunktion, in der 28. SSW und post partum innerhalb 72 Std.
Tetanus	spezifisches Immunglobulin	äußere Verletzungen, aktive Impfung vor mehr als 10 Jahren
Röteln	spezifisches Immunglobulin	Rö-Titer < 1 : 16, Verdacht auf Infektion bis zur 16. SSW
Windpocken	spezifisches Immunglobulin	Titer < 1 : 16, Infektion vor der 20. SSW oder zum Geburts-Termin
Tollwut	spezifisches Immunglobulin	Verdacht auf Kontakt mit erkranktem Tier
Reisen in Länder mit niedrigem Hygienestandard	Gammaglobuline	kurz vor Antritt der Reise

häufiger auf. Generell sollte ein Kind vor jeder Impfung 6 Wochen infektfrei sein.

In Deutschland, Schweiz und Österreich besteht derzeit **keine gesetzlich verankerte Impfpflicht!** Gegen folgende Krankheiten wird von der deutschen STIKO eine Impfung empfohlen (Tab. 67-2):

- **Tetanus** (Wundstarrkrampf): bakterielle Erkrankung, Bakterientoxin führt zu Krämpfen und Lähmungen (auch der Atemmuskulatur). Erreger lebt in der Erde, Infektion über äußerliche Wunden (z. B. Nabel, häufigste Ursache für Neugeborenentod in der Dritten Welt).
- **Diphtherie** (bakterielle Erkrankung von Rachen und Kehlkopf): Bakterientoxin führt zu Schwellung und Belägen mit Erstickungsgefahr. Vor der Einführung der Impfung häufigste Ursache für den Säuglingstod.
- **Pertussis** (Keuchhusten): bakterielle Erkrankung der oberen Luftwege, Erregertoxin führt zu schweren Hustenanfällen mit Erbrechen; kann beim Säugling zu Erstickungsanfällen mit O_2-Mangel sowie zur Aspiration von Erbrochenem führen. Eine antibiotische Behandlung ist nur in der Inkubationszeit erfolgreich.
- **HiB – Haemophilus influenza B-Infektion** (Bakterielle Infektion des Nasen-Rachenraumes): Vor der Einführung der Impfung erkrankte jedes 500. Kind an einer invasiven Hib-Infektion mit schweren Allgemeinsymptomen, der Altersgipfel liegt im 7. – 12. Lebensmonat. Komplikation der Erkrankung ist die Meningitis (Hirnhautentzündung).
- **Poliomyelitis** (Kinderlähmung): Viruserkrankung, führt zu oft irreparablen Lähmungen besonders der Extremitäten.
- **Hepatitis B** (virusbedingte Entzündung der Leber): Übertragung durch Blut, Sperma, Genitalsekrete. Komplikationen sind die fulminante Hepatitis (1%), die meist zum Tode führt und die chronische (nicht ausheilende) Hepatitis mit den möglichen Spätfolgen Leberzirrhose und Leberkrebs. Das Risiko einer Chronifizierung korreliert stark mit dem Erkrankungsalter: ca. 90% bei Säuglingen, 40% bei Kleinkindern, 10% bei Jugendlichen und Erwachsenen.
- Pneumokokken
- Meningokokken
- **Masern** (Viruserkrankung): Gefürchtete Komplikation ist die Masernenzephalitis, die in 1 : 1000 Masernfällen auftritt und dann in 15% bis 20% der Fälle tödlich endet oder Spätschäden setzt wie Intelligenzdefekte, Krampfleiden, spastische Lähmungen.
- **Mumps** (Viruserkrankung der Ohrspeicheldrüse): Komplikationen sind Bauchspeicheldrüsenentzündung, Hoden- bzw. Eierstockentzündung mit Gefahr der Sterilität, Meningitis.
- **Röteln** (Viruserkrankung): Komplikationen sind selten. Im ersten Trimenon besteht die Gefahr einer Embryopathie durch Infektion der werdenden Mutter.
- **Varizellen** (Windpocken)

Tabelle 67-2 **Impfkalender** der deutschen ständigen Impfkommission (STIKO) 2011. Diese Standardimpfungen werden zur Grundimmunisierung (G1-G4) für Säuglinge ab dem 3. Lebensmonat bis Kleinkinder von 2 Jahren empfohlen.

Impfung	Alter in vollendeten Monaten				
	2	3	4	11–14	15–23
Tetanus	G1	G2	G3	G4	
Diphtherie	G1	G2	G3	G4	
Pertussis	G1	G2	G3	G4	
Haemophilus influenzae Typ B	G1	G2[a]	G3	G4	
Poliomyelitis	G1	G2[a]	G3	G4	
Hepatitis B	G1	G2[a]	G3	G4	
Pneumokokken	G1	G2	G3	G4	
Meningokokken				G1 (ab 12 Monaten)	
Masern, Mumps, Röteln				G1	G2
Varizellen				G1	G2

a Bei Anwendung eines monovalenten Impfstoffes kann diese Dosis entfallen

Abweichende Impfempfehlungen werden von den meisten Kinderärzten aus juristischen Gründen nicht gegeben. Laut Aussage der ständigen Impfkommission (STIKO) sind die Impfstoffe derzeit so gut, dass **Impfkomplikationen** sehr viel seltener sind als Komplikationen bei der entsprechenden Krankheit.

Dennoch wird die heutige Impfpraxis von einigen Kinderärzten, anthroposophischen Ärzten, Heilpraktikern und Hebammen sehr kritisch hinterfragt. Interessierten Eltern kann die Hebamme spezielle Ratgeber (M. Hirte, T. Grethlein, G. Buchwald oder J.-F. Grätz) empfehlen.

In jedem Fall muss sich die Hebamme gründlich informieren, bevor sie anfragende Eltern zum Thema Impfungen berät und ihre Beratung sehr offen gestalten. Denn: die Impfentscheidung für ihr Kind müssen die Eltern alleine treffen!

Literatur zu Kapitel 67 s. S. 750

68 Homöopathische Arzneimittel

Ulrike Harder

Viele Hebammen empfehlen und verwenden homöopathische Arzneimittel für Frauen mit Schwangerschaftsbeschwerden, bei Problemen im Wochenbett sowie zur Erleichterung der Geburt.

68.1 Grundprinzipien der Homöopathie

Begründer der Homöopathie war der Arzt, Chemiker und Pharmakologe **Samuel Hahnemann** (1755–1843). Bei der Übersetzung der Heilmittellehre des Schotten William Cullen stieß Hahnemann 1790 auf die Behauptung, Chinarinde sei wegen ihrer adstringierenden (zusammenziehenden) Bitterstoffe bei der Behandlung von Wechselfieber (z. B. Malaria) wirksam. Hahnemann zweifelte diese Aussage an und unternahm einen Selbstversuch mit Chinarinde. Nach Einnahme der Rinde stellten sich bei ihm Symptome ein, die denen des Wechselfiebers ähnlich waren. Nach einiger Zeit verschwanden die Symptome, um sich wieder einzustellen, sobald er die Einnahme wiederholte.

Ähnlichkeitsgesetz

Angeregt durch das schon bei Hippokrates und Paracelsus erwähnte Ähnlichkeitsprinzip, stellte Hahnemann folgende **Hypothese** auf:

> M Ein Stoff, der beim Gesunden typische Symptome erzeugt, vermag diejenigen Krankheiten zu heilen, welche genau diese Symptome beim Kranken hervorrufen.

In den folgenden Jahren führte Hahnemann **Arzneimittelprüfungen** mit den verschiedensten Substanzen durch. Es waren Einfachblindversuche mit großen Gruppen Gesunder, wobei die Testpersonen jedes auftretende Symptom, sei es geistiger, seelischer oder körperlicher Art, genau aufzeichneten. Durch Vergleichen der Symptomenreihen mit der Symptomatik von Krankheiten erhielt Hahnemann Arzneimittel für eine große Anzahl von Krankheitserscheinungen. Ihre erfolgreiche Anwendung bestätigte Hahnemanns Hypothese. Er formulierte das **Ähnlichkeitsgesetz der Homöopathie:**

> M Similia similibus curentur, d. h. „Ähnliches werde durch Ähnliches geheilt".

Hier steht die Homöopathie (gr.: homoios = ähnlich, pathos = Leiden) im Widerspruch zur
- **Allopathie**, die Krankheiten mit „Gegensätzlichem" bekämpft (z. B. Antibiotikatherapie), und zur
- **Isopathie**, die „Gleiches" anwendet (z. B. Impfungen).

Potenzierung einer Arznei

In seiner ärztlichen Praxis erzielte Hahnemann mit seinen nach dem Ähnlichkeitsgesetz gewählten Arzneien gute Heilerfolge, doch oft verursachten die Mittel nach der Einnahme zunächst eine Verschlimmerung der Krankheitssymptome.

Hahnemann verringerte daraufhin die Dosis, indem er die Arzneien verdünnte. Dadurch nahmen die Nebenwirkungen ab, aber auch die erwünschte Heilwirkung. Nun kam er auf die geniale Idee, den Verdünnungsvorgang mit heftigen Schüttelschlägen zu begleiten. **Verdünnte und verschüttelte Arzneien** erwiesen sich in der Praxis als wesentlich milder und – selbst in hohen Verdünnungen – als heilkräftiger.

> M Hahnemann nannte das von ihm entwickelte normierte Verdünnen und Verschütteln von Substanzen potenzieren (lat.: potentia = Kraft, Wirksamkeit).

Das **potenzierte Mittel** kann auch bei der Arzneimittelprüfung am gesunden Menschen eine weit größere Zahl von Krankheitssymptomen verursachen als der grobe Arzneistoff. Seine arzneiliche Kraft ist stärker und die Bandbreite seiner Anwendungsmöglichkeiten größer. Selbst bis dahin für nicht arzneilich gehaltene Stoffe können durch Potenzierung

D Definition   M Merke

Heilwirkung entfalten. Substanzen aus dem gesamten Mineral-, Pflanzen- und Tierreich finden in der Homöopathie Anwendung.

Herstellung der potenzierten Mittel
- **C-Potenzen**: Für eine **C1** wird 1 Teil einer flüssigen Ausgangssubstanz oder Urtinktur mit 100 Teilen 40%igen Alkohols (Trägersubstanz) durch 10 kräftige, abwärts geführte Schüttelschläge vermischt. So entsteht die erste Centesimalpotenz (1 + 100 = C1). Die nächsthöhere **Potenz C2** wird aus einem Teil C1 und 100 Teilen Trägersubstanz auf gleiche Weise verschüttelt. So kann schrittweise jede beliebig hohe Potenz hergestellt werden.
- **Feste und wasserunlösliche Stoffe** werden zunächst durch Verreibung mit Milchzucker (Trägersubstanz) potenziert und ab C3 mit 40%igem Alkohol weiterverarbeitet.
- **D-Potenzen**: Arzneien können auch in Dezimalpotenzen (1 + 9 = D1) hergestellt werden. Diese D-Potenzen wirken etwas anders als C-Potenzen und können öfter verabreicht werden.
- **Q- bzw. LM-Potenzen**: Klassische Homöopathen verwenden außerdem die von Hahnemann später entwickelten hohen Potenzen (1 : 50 000), die noch milder wirken und vorwiegend bei chronischen Krankheiten eingesetzt werden.

Die Arzneistoffe werden rezeptiert und verabreicht als:
- **Dilutio** = **dil.** (flüssig)
- **Trituratio** = **trit.** (trocken, Pulver)
- **Tabuletta** = **tabl.** (Tablette)
- **Globuli** = **glob.** (Streukügelchen).

Wirkungsweise

Krankheit wird von Hahnemann als Störung der Lebenskraft definiert. Durch Einnahme des richtig gewählten ähnlichsten Mittels (Similium) wird im Kranken eine der seinen ähnliche (Kunst-) Krankheit erzeugt. Diese überstimmt die ursprüngliche Krankheit und regt den Organismus zur Selbstheilung an (Resonanzprinzip). Es handelt sich hier um eine **medikamentöse Regulationstherapie**, die in krankhafte Prozesse steuernd eingreift.

Sie steht im Gegensatz zu anderen medikamentösen Therapien wie
- **Substitution** (Ersatz fehlender Stoffe),
- **Kompensation** (Ausgleich und Unterstützung defekter Systeme),
- **Suppression** (Unterdrückung krankhafter Reaktionen).

Erlernen von Homöopathie

Homöopathie kann nicht nur aus Büchern oder an einem Wochenende erlernt werden. Als Einstieg eignen sich Fortbildungsseminare. Für ein richtiges Verständnis ist der Besuch von weiteren Lehrgängen an Instituten, die klassische Homöopathie lehren, zu empfehlen. Wichtig ist auch der Erfahrungsaustausch mit homöopathisch praktizierenden Hebammen und Ärzten.

Ein **Repertorium** (Symptomenverzeichnis) und eine **Materia medica** (Arzneimittellehre) sind wichtige Hilfsmittel für die Auffindung der richtigen Arzneien (z. B. von Boericke oder Kent, s. Literatur S. 750).

68.2 Die Auswahl des homöopathischen Mittels

Wie findet man nun das Medikament, welches die Resonanz und damit die Heilwirkung gewährleistet? Sorgfältig werden Stimmung, Empfindungen, Beschwerden usw. der Kranken erfragt und beobachtet und dann mit den Symptomreihen von Medikamenten verglichen, die diese in Arzneimittelprüfungen erzeugt haben.

> **M** Das Mittel mit dem ähnlichsten Symptomenkomplex ist das Heilmittel.

Bei der homöopathischen Anwendung von Arzneimitteln geht es nicht darum, Symptome zu unterdrücken oder zu „beseitigen", sondern die darunter liegende Störung der Vitalität zu heilen. Die Gesamtheit der Symptome in jedem einzelnen Fall zeigt den Weg zum Arzneimittel, das die von Hahnemann geforderte „sanfte, schnelle und dauerhafte Wiederherstellung der Gesundheit" bewirkt.

Erstverschlimmerung: Nach der Einnahme kann es u. U. zu einer kurzfristigen Verschlimmerung der Symptome kommen, ebenso bei einer Überdosierung mit dem Similium.

Eine falsch gewählte Arznei heilt nicht die Krankheit, sondern lindert oder unterdrückt nur ihre Symptome (Palliativwirkung). Sie kann auch Nebenwirkungen (Arzneimittelkrankheit) erzeugen.

Klassische Homöopathen lehnen eine Routinebehandlung und Prophylaxe mit homöopathischen Arzneien ab, da hier mit der Verschreibung nicht die

Gesamtheit der bestehenden Symptome des einzelnen Kranken berücksichtigt wird.

M Homöopathie ist eine schonende Therapiemöglichkeit in Schwangerschaft, Geburt und Wochenbett. Richtig angewandt treten keine Nebenwirkungen auf, die Beschwerden können durch eine bzw. wenige Arzneimittelgaben gelindert, die Patientin geheilt werden.

In der Geburtshilfe gibt es eine verhältnismäßig kleine Gruppe von Beschwerden und Symptomen, darum ist die Anzahl der anzuwendenden homöopathischen Mittel überschaubar.

Mittelfindung am Beispiel der Mastitis puerperalis

Um die richtige Arznei für den Einzelfall zu finden, bedarf es der gründlichen Kenntnis ihrer Leitsymptome. Etwa 15 Arzneimittel sind für eine Mastitisbehandlung geeignet. Davon werden 3 Arzneien vorgestellt, um zu veranschaulichen, nach welchen Symptomen die Mittelwahl (Vergleich der Symptome der Frau mit den Leitsymptomen der Arzneien) erfolgen kann. Allerdings werden nicht immer alle Symptome bei jeder Frau auftreten.

Typische Symptome von Phytolacca (Kermesbeere):
- Knoten in der Brust, entzündlich und hart, die Haut darüber ist gerötet bis tief rot, der Rest der Brust ist weich.
- Beim Stillen ein durchschießender Schmerz von der Brust in den Rücken.
- Milch sieht bläulich aus.
- Schwellung von Achsel- und Halslymphknoten.
- Hohes Fieber mit heftigen Kopf- und Rückenschmerzen, u. U. steifer Hals.
- Wundes, schmerzhaftes Zerschlagenheitsgefühl am ganzen Körper (fühlt sich wie „durchgeprügelt").
- Eingesunkenes blasses Gesicht mit bläulichen Augenringen.
- Rote Zungenspitze.
- Frau ist sehr unruhig und erschöpft.
- Bewegung verschlechtert.
- Beschwerden ausgelöst durch starke Angst, Stress, Streit, Erkältung oder kaltes Wetter.

Typische Symptome von Bryonia (Zaunrübe):
- Die Brust ist im Ganzen hart und schwer wie ein Stein.
- Brust ist heiß, blass oder leicht gerötet und gespannt.
- Jede kleinste Bewegung und Berührung schmerzt, selbst beim Luftholen tut die Brust weh.
- Schmerzen sind scharf und stechend.
- Linke Brust ist häufiger betroffen.
- Die Frau stützt die Brust mit den Händen, um Erschütterungen zu vermeiden.
- Schmerzen verschlimmern sich gegen 21 Uhr.
- Heftige Kopfschmerzen, als ob der Kopf zerspringen würde.
- Trockenheit der Haut und Schleimhäute; rissige, aufgesprungene Lippen.
- Große Unruhe, die Frau ist überreizt, will allein sein, am liebsten allein im abgedunkelten Zimmer liegen.
- „Alles ist zu viel", erträgt keine Fragen.
- Extremer Durst, Verlangen nach viel kaltem Wasser.
- Jegliche Wärme verschlechtert.

Typische Symptome von Belladonna (Tollkirsche):
- Starke Schwellung der Brust.
- Brust ist heiß und tiefrot.
- Einige Milchgänge sind verstopft, harte Bereiche sind tastbar.
- Klopfende pulsierende Schmerzen.
- Extrem empfindlich gegen Berührung.
- Rotes, heißes Gesicht, aber kalte Extremitäten.
- Klopfender Karotispuls.
- Sehr schneller Beginn der Beschwerden.
- Heftiger Verlauf mit hohen Fieberschüben.
- Verschlechterung vor Mitternacht.
- Extreme Reizbarkeit, wird leicht ärgerlich und wütend.
- Plötzlicher Wechsel von Stimmungen.
- Extrem empfindlich gegen Geräusche, grelles Licht, Berührung, Erschütterung, Luftzug, Kälte, Gerüche.
- Verlangen nach Einsamkeit und Ruhe.

Beispiel: Eine Wöchnerin bekommt spät abends innerhalb weniger Stunden eine heiße, gerötete und schmerzende Brust mit hohem Fieber. Sie geht sofort ins Bett, bald muss ihr Partner das Fenster schließen („Es zieht!") und das Licht löschen („Das ist mir zu hell"). Morgens beim Wochenbettbesuch ist ihr Gesicht gerötet, sie hat eine Temperatur von 38,3 °C, beklagt sich aber über kalte Füße und empfindet das Abtasten der prallen, geröteten und teilweise leicht knotigen Brust als sehr unangenehm. In diesem Fall wird die Hebamme wahrscheinlich mit einer Gabe Belladona C30 eine rasche Besserung herbeiführen können.

Literatur zu Kapitel 65–68 Medikamente in der Geburtshilfe

[1] Boericke W.: Homöopathische Mittel und ihre Wirkungen (Materia Medica und Repertorium) 7. Aufl. Verlag Grundlagen und Praxis, Leer 2002
[2] Buchwald G.: Impfen. Das Geschäft mit der Angst. Knaur, München 2008
[3] DGGG-Leitlinie: Vorgehen bei Terminüberschreitung. Deutsche Gesellschaft für Gynäkologie und Geburtshilfe 2010
[4] Enders G.: Infektionen und Impfungen in der Schwangerschaft. Urban und Fischer, München 2009
[5] Graf F.P.: Homöopathie für Hebammen und Geburtshelfer Band 1–6. Elwin Staude Verlag, Hannover 1994–2003
[6] Graf F.P.: Homöopathie unter der Geburt. Ein Handbuch für Hebammen und Geburtshelfer. Sprangsrade Verlag, Ascheberg 2009
[7] Grätz J.-F.: Sind Impfungen sinnvoll? Ein Ratgeber aus der homöopathischen Praxis. Verlag Hirthammer, München 2002
[8] Grethlein T.: Gezielt und sinnvoll impfen. Südwestverlag, München 1999
[9] Higby K., Suiter C.R.: A risk-benefit assessment of therapies für prematur labour. Drug Safety 1999; 21: 35–56
[10] Hirte M.: Impfen Pro & Contra. Das Handbuch für die individuelle Impfentscheidung. Knaur, München 2008
[11] Kent's Repertorium der homöopathischen Arzneimittel, Band 1–3. 13. Aufl. Haug, Heidelberg 2005
[12] Kleinebrecht, Fränz, Windorfer: Arzneimittel in Schwangerschaft und Stillzeit, 5. Aufl. Wissenschaftliche Verlags-GmbH, Stuttgart 2006
[13] Knauß A., Strunz K., Wöckel A., Reister F.: Geburtseinleitung mit Rizinusöl – Ergebnisse der Ulmer Rizinus-Studie. Hebamme 2009; 22: 216–218
[14] Köhler G.: Lehrbuch der Homöopathie. Band 1, Grundlagen und Anwendung. 6. Aufl. Hippokrates, Stuttgart 2003
[15] Novartis Pharma GmbH: Informationsbrief für medizinisches Fachpersonal zu Methergin Lösung – Marktrücknahme. Oktober 2011
[16] Rote Liste 2011. Arzneimittelverzeichnis für Deutschland. Verlag Rote Liste® Service, Frankfurt 2011
[17] Schaefer Ch., Spielmann H.: Arzneiverordnung in Schwangerschaft und Stillzeit. Urban & Fischer, München 2006
[18] Spielmann H., Steinhoff R.: Taschenbuch der Arzneimittelverordnung in Schwangerschaft und Stillzeit. Gustav Fischer, Jena 1990
[19] Yingling W.A.: Handbuch der Geburtshilfe. Verlag Barthel & Barthel, Nendeln 1985

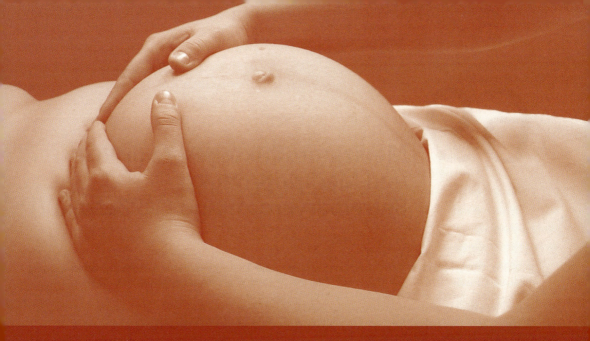

Instrumente und Geräte in der Geburtshilfe

69	Medizinproduktegesetz (MPG) und Medizinprodukte-Betreiberverordnung (MPBetreibV)	752
70	Überwachung von Schwangerschaft und Geburt	755
71	Instrumente und Zubehör für die Geburt	781
72	Infusionsapparate	788
73	Reanimations- und Überwachungsgeräte	790

69 Medizinproduktegesetz (MPG) und Medizinprodukte-Betreiberverordnung (MPBetreibV)

Andrea Stiefel

In vielen Arbeitsbereichen der Hebammen werden medizinisch-technische Geräte eingesetzt. Eine unkritische und unsachgemäße Handhabung kann bei Mutter und Kind zu erheblichen Gesundheitsschädigungen bis hin zum Tod führen. Dies hat häufig strafrechtliche oder zivilrechtliche Klagen zur Folge.

Beispiele:
- defekte Infusionspumpe: zu hohe oder zu niedrige Infusionsmenge wird infundiert
- nicht geeichtes Blutdruckmessgerät: Hypertonie oder Hypotonie werden nicht erkannt.

> **M** Jede Hebamme muss daher ihre Handlungsverantwortung kennen und sich über die Sicherheitsbestimmungen im Umgang mit medizinischen Geräten und Technik informieren.

69.1 Ziele des Medizinproduktegesetzes (MPG)

Im **Medizinproduktegesetz** vom 7. August 2002, zuletzt geändert am 24.7.2010, sind:
- der Verkehr mit Medizinprodukten geregelt
- Sicherheitsvorschriften und Anforderungen an Medizinprodukte definiert
- viele europäische Normen und nationale Regelungen (z.B. Eichordnung, Medizingeräteverordnung) zusammengefasst worden, um gleiche Sicherheitsbestimmungen innerhalb der Europäischen Union zu gewährleisten.

Die **Medizinprodukte-Betreiberverordnung** (MPBetreibV), zuletzt geändert am 29.7.2009 wendet sich an die Anwender und Betreiber. Anwendungsbereiche, Regeln und Vorschriften sind darin festgelegt, daher ist die Auseinandersetzung mit den Inhalten der MPBetreibV für alle Berufe im Gesundheitswesen wichtig. Eine weitere wichtige Verordnung ist die **Medizinprodukte- Sicherheitsplanverordnung** (MPSV, letzte Änderung vom 10.5.2010).

69.2 Einteilung der Medizinprodukte

In **§ 3 Begriffsbestimmungen** des MPG wird definiert, was der Gesetzgeber unter Medizinprodukten versteht:

1. Medizinprodukte sind alle einzeln oder miteinander verbunden verwendeten Instrumente, Apparate, Vorrichtungen, Software, Stoffe und Zubereitungen aus Stoffen oder andere Gegenstände einschließlich der vom Hersteller speziell zur Anwendung für diagnostische oder therapeutische Zwecke bestimmten und für ein einwandfreies Funktionieren des Medizinproduktes eingesetzten Software, die vom Hersteller zur Anwendung für Menschen mittels ihrer Funktionen zum Zwecke

a. der Erkennung, Verhütung, Überwachung, Behandlung oder Linderung von Krankheiten,

b. der Erkennung, Überwachung, Behandlung, Linderung oder Kompensierung von Verletzungen oder Behinderungen,

c. der Untersuchung, der Ersetzung oder der Veränderung des anatomischen Aufbaus oder eines physiologischen Vorgangs oder

d. der Empfängnisregelung

zu dienen bestimmt sind und deren bestimmungsgemäße Hauptwirkung im oder am menschlichen Körper weder durch pharmakologisch oder immunologisch wirkende Mittel noch durch Metabolismus erreicht wird, deren Wirkungsweise aber durch solche Mittel unterstützt werden kann.

D Definition **M** Merke

Vier Risikoklassen werden definiert von I kein methodisches (niedriges) Risiko (z. B. ein Stethoskop) bis Risikogruppe III sehr hohes methodisches Risiko, hierzu gehören z. B. Herzschrittmacher (Abb. 69-1). Zur Erleichterung der Klassifizierung hat die EU Richtlinien herausgegeben: MEDDEV-Guidelines for the classification of medical devices.

Unter einem „aktiven" **Medizinprodukt** versteht das Gesetz Geräte oder Produkte, die zum Betrieb eine Stromquelle oder andere Energiequellen benötigen. Zu diesen aktiven Produkten zählen z. B. Geräte zur maschinellen Beatmung oder Säuglingsinkubatoren.

Nicht aktive Medizinprodukte sind z. B. chirurgische Instrumente.

In-Vitro-Diagnostika sind Medizinprodukte, die als Reagenz, Kalibrierungsmaterial, Instrument, Gerät oder System zur Untersuchung von Proben aus dem menschlichen Körper, einschließlich Blut- oder Gewebeproben, verwendet werden und hauptsächlich dazu dienen, Informationen zu liefern.

Aktive implantierte Geräte werden ganz oder teilweise durch einen medizinischen oder chirurgischen Eingriff in den menschlichen Körper eingeführt und sie verbleiben nach dem Eingriff im Körper (Prothesen, künstliche Gelenke).

Die genauen Auflistungen und Gesetzestexte finden sich unter www.dimdi.de

Bedeutung des CE-Zeichens

Das am Produkt angebrachte oder aufgedruckte CE-Zeichen (Certification Européen) gilt als Beweis dafür, dass das erworbene Produkt den Anforderungen der **EU-Richtlinien** entspricht. Bei Produkten ab der Risikoklasse IIa findet sich neben dem CE-Zeichen noch eine vierstellige Nummer. Sie bezieht sich auf eine so genannte „**Benannte Stelle**", die die Bewertungsverfahren (Klinische Bewertung, Konformitätsbewertung) für das Produkt durchgeführt hat. Anerkannte Prüfstellen untersuchen das Produkt auf Sicherheit und klassifizieren es. Das Deutsche Institut für Medizinische Dokumentation und Information (DIMDI) kann auf Anfrage Listen der Benannten Stellen zur Verfügung stellen.

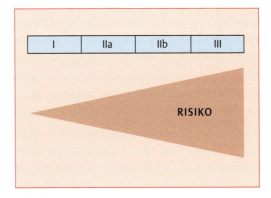

Abb. 69-1 Klassifizierung der Medizinprodukte in Risikoklassen.

69.3 Verantwortung für den Einsatz von Medizinprodukten

Der Gesetzgeber spricht in den Gesetzen und Verordnungen über den Einsatz von Medizinprodukten verschiedene **Verantwortungsträger** an.

Der **Hersteller** muss dafür sorgen, dass:
- ein einwandfreies Produkt hergestellt wird,
- die Bedienungsanleitungen gesetzeskonform abgefasst und allgemein verständlich in deutscher Sprache vorliegen,
- die vorgeschriebenen Funktionsprüfungen von ihm oder einer von ihm autorisierten Person vorgenommen werden,
- eine Ersteinweisung für den Kunden durch den Medizinprodukteberater (§ 31 MPG) des Herstellers erfolgt.

Der **Betreiber**, der ein Produkt erwirbt, um es in seinem Betrieb oder seiner Praxis einzusetzen, muss den folgenden Betreiberpflichten nachkommen:
- Sicherstellung, dass alle medizinisch-technischen Geräte oder Produkte nur von Personen bedient werden, die aufgrund ihrer Ausbildung, Kenntnisse und praktischen Erfahrungen die Gewähr für eine sachgerechte Handhabung bieten,
- Sicherstellung von Funktionsprüfungen und Einweisungen der von ihm beauftragten Person durch den Hersteller,
- Führung und Aufbewahrung eines Medizinproduktebuches oder einer anderen Dokumentationsform (Datenträger).

Die **Anwenderin**, die das Gerät oder Produkt benutzt, unterliegt ebenfalls Reglementierungen:
- Kennen der Bedienung und der patientengerechten Einstellung
- Beachtung der bestimmungsgemäßen Verwendung der Produkte
- Überprüfung und Dokumentation der Funktionssicherheit und des ordnungsgemäßen Zustandes des Gerätes vor der Benutzung
- Teilnahme an Einweisungen des Medizinprodukteberaters.

69.4 Führen eines Medizinproduktebuches

Für alle **Medizinprodukte**, bei denen dies laut Gesetz vorgeschrieben ist, muss ein Medizinproduktebuch (§ 7 MP BetreibV) angelegt werden. Hierbei ist nicht festgelegt, in welcher Form das Buch anzulegen ist, es kann auch als EDV-Datei vorliegen.

Einzutragen sind folgende Angaben:
- Bezeichnung und sonstige Angaben zur Identifikation des Produktes
- Belege über eine Einweisung gemäß Gesetz und Funktionsprüfung
- Angaben zum Medizinprodukteberater und zu den eingewiesenen Personen
- Daten und Fristen sicherheits- und messtechnischer Kontrollen und Instandhaltungen sowie Name des Beraters oder der beauftragten Firma
- Verträge mit Personen oder Institutionen, die Sicherheitskontrollen und messtechnische Kontrollen durchführen
- Datum, Art und Folgen von Funktionsstörungen und gleichartigen, sich wiederholenden Bedienungsfehlern
- Meldung von Vorkommnissen an Behörden und Hersteller
- Bestandsübersicht

Nützliche Internetadressen:
www.zlg.de
Zentralstelle der Länder für Gesundheitsschutz bei Arzneimitteln und Medizinprodukten
www.ce-richtlinien.eu
www.gesetze-im-internet.de oder www.juris.de
www.basg.at/medizinprodukte/
Österreichisches Bundesamt für Sicherheit im Gesundheitswesen
www.bag.admin.ch
Gesetzliche Regelungen für die Schweiz des Bundesamtes für Gesundheit
www.swissmedic.ch

> **M** Das Medizinproduktebuch muss dem Anwender wie auch den zuständigen Behörden jederzeit zugänglich sein. Medizinproduktebücher müssen auch fünf Jahre nach der Ausmusterung des Gerätes oder Produktes noch aufbewahrt werden.

Literatur zu Kapitel 69 s. S. 795

70 Überwachung von Schwangerschaft und Geburt

Andrea Stiefel, Ulrike Harder, Regula Hauser

70.1 Herztonüberwachung

Andrea Stiefel

Die Entdeckung der fetalen Herztonüberwachung wird dem Genfer Chirurgen Mayor zugeschrieben. 1818 berichtete er darüber anlässlich einer Sitzung der Akademie der Wissenschaften in Paris. Zwischen der damaligen Auskultation und den heutigen Formen der Herzfrequenzableitung gab es verschiedene Versuche, fetale Herztöne hör- und sichtbar zu machen.

Hörrohr oder geburtshilfliches Stethoskop

Der französische Gynäkologe Adolphe Pinard (1844–1934) modifizierte das beim Erwachsenen übliche Hörrohr aus Holz oder Metall für die Geburtshilfe. Es war lange Zeit das einzige Instrument zur Überwachung der kindlichen Herzfrequenz unter der Geburt (Abb. 70-1).

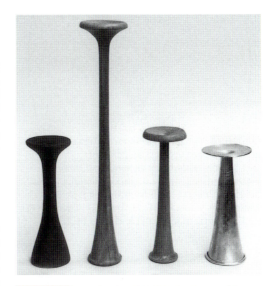

Abb. 70-1 Verschiedene Modelle des Herztonhörrohrs nach Pinard.

> **M** Trotz moderner Technik muss das Hören der Herztöne mit dem Hörrohr auch heute noch beherrscht werden, da technische Geräte versagen können.
> **Ab der 18. – 20. SSW** sind die fetalen Herztöne durch die Bauchdecke hörbar, am besten in der Mittellinie oberhalb der Symphyse.
> Im **späteren Verlauf** der Schwangerschaft werden sie am deutlichsten über dem kindlichen Rücken wahrgenommen (vorher Lage des Rückens mit Leopold-Handgriffen feststellen).

Durchführung

- Die Hebamme setzt das Hörrohr auf den Bauch der Frau, drückt es mit dem Ohr leicht an und lässt es während des Hörens los, um Störgeräusche zu vermeiden.
- Die Herztöne werden 60 Sekunden ausgezählt, daneben wird der mütterliche Puls kontrolliert.
- Die fetale Herzfrequenz ist durch einen kurzen Doppelschlag charakterisiert und liegt mit **110–150 Schlägen pro Minute** deutlich über dem mütterlichen Puls (60–80).
- Bei **Tachykardie der Mutter** (z. B. Fieber) oder **Bradykardie der kindlichen Herztöne** ist eine mütterliche Pulskontrolle zwingend notwendig, um sicherzustellen, dass wirklich die Herztöne des Kindes abgeleitet werden.
- **Gegen Ende der Schwangerschaft** sind auch andere Geräusche wahrnehmbar: schabende Nabelschnurgeräusche, klopfende, pochende Kindsbewegungen, gluckernde Darmgeräusche der Mutter, mütterlicher Puls in der Gebärmutterschlagader.

70 Überwachung von Schwangerschaft und Geburt

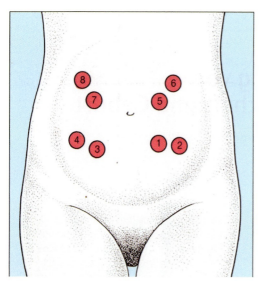

Abb. 70-2 Punctum maximum der fetalen Herztöne bei Schädellagen und Beckenendlagen:
1 = I. vordere Hinterhauptshaltung; 2 = I. hintere Hinterhauptshaltung; 3 = II. vordere Hinterhauptshaltung; 4 = II. hintere Hinterhauptshaltung; 5 = BEL Rücken links vorne; 6 = BEL Rücken links hinten; 7 = BEL Rücken rechts vorne; 8 = BEL Rücken rechts hinten.

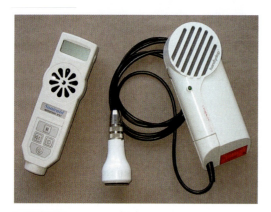

Abb. 70-3 Doptongeräte zur Kontrolle der fetalen Herzfrequenz.

Fetalpulsdetektor (Dopton)

> D Fetalpulsdetektoren sind kleine, batteriebetriebene Taschengeräte zur kurzfristigen Kontrolle bzw. zum akustischen Nachweis des fetalen Herzschlages (z. B. in der Schwangerenvorsorge).

Eine Aufnahmesonde (Transducer) ist mit einem regulierbaren Lautsprecher verbunden (Abb. 70-3). Die Geräte arbeiten fast alle mit **Ultraschall-Doppler-Verfahren**, das die Bewegungen des kindlichen Herzens aufnimmt und als akustisches Signal wiedergibt. Viele Fetalpulsdetektoren verfügen über eine Digitalanzeige, auf der die stetig wechselnde Herzfrequenz abgelesen werden kann. Nach ein- bis dreiminütiger Kontrolle kann so auch die Oszillationsamplitude beurteilt und dokumentiert werden, z. B. FHF 127–142 spm. Für einige Gerätetypen gibt es auch einen Zusatzrekorder, der eine Papieraufzeichnung der FHF zu Dokumentationszwecken möglich macht.

70.2 Kardiographie (Überwachung der kindlichen Herzfrequenz)

Andrea Stiefel

Registrierungsprinzip

> D Die **fetale Herzfrequenz (FHF)** ist die Zahl der kindlichen Herzschläge während einer Minute (Abkürzung: spm = Schläge pro Minute).

Der Zeitabstand zwischen den einzelnen Schlägen (Periodendauer) kann sich ändern oder konstant sein. Mithilfe moderner Technik wird jedes einzelne Intervall zwischen zwei Herzschlägen gemessen und daraus die Minutenfrequenz errechnet. Diese instantane (sofortige) Hochrechnung wird digital oder in Kurvenform wiedergegeben und als Beat-to-beat-(Schlag-zu-Schlag-)Registrierung bezeichnet.

Zur Erfassung und Verarbeitung unterschiedlicher kindlicher Signale wurden im Laufe der Jahre verschiedene Registrierverfahren angewendet (Tab. 70-1).

Kardiographie (Überwachung der kindlichen Herzfrequenz) 70

Tabelle 70-1 Kindliche „Herzsignale" und ihre Registriermöglichkeit.

Rohsignal	Registrierung
Herzschall	Phonokardiografie
elektrische Aktionspotenziale (fetales EKG)	Elektrokardiografie
mechanische Herztätigkeit (z. B. Bewegung der Herzklappen)	Ultrasonokardiografie

Triggerung (engl. einen Vorgang auslösen)

Nach der Unterdrückung von Störsignalen wird das eingehende Rohsignal verstärkt und durch einen elektrischen Impuls ersetzt. Dieser Umwandlungsvorgang wird als Triggerung bezeichnet. Hierbei sind zwei verschiedene Mechanismen möglich:
- Spitzentriggerung, ausgelöst von der größten Signalamplitude
- Schwellenwerttriggerung, bei der das FHF-Signal erst beim Erreichen eines vorab definierten Schwellenwertes registriert wird.

Die Triggerimpulse werden vom Gerät überprüft, Störungen ausgeschaltet und „unlogische" Impulse, die dem vorgegebenen Erwartungsspektrum nicht entsprechen, ignoriert (so genannte Autokorrelation). Reale Messwerte werden über einen bestimmten Zeitraum (3 sek.) gehalten und dienen als Bezugswert für den nächsten akzeptablen Impuls. Sie werden über einen im Apparat integrierten Schreiber aufgezeichnet und als **Herzfrequenzkurve** dargestellt. Die neueste Generation von CTG-Geräten ist in der Lage, auch die Autokorrelation nochmals zu überprüfen. Dadurch werden die aufgezeichneten Kurven jedoch „glatter" und die aufgezeichnete Variabilität der Herzfrequenz ist geringer.

Gehen über längere Zeit keine geeigneten Werte ein, wird die Registrierung unterbrochen, der Schreibstift hebt vom Papier ab (pen-lift). Arrhythmische Herztöne oder Extrasystolen werden aus diesem Grunde häufig nicht oder nur schlecht aufgezeichnet.

M Die fetale Herzfrequenz kann extern (von außen durch die Bauchdecke der Mutter) oder intern (über eine am kindlichen Kopf angebrachte Elektrode) abgeleitet werden.

Externe Herzfrequenzableitung

Im Klinikbetrieb findet überwiegend die **Ultrasonokardiographie** Verwendung, die mit dem Ultraschall-Doppler-Verfahren arbeitet (Christian Doppler, Physiker, Wien 1803–1853) (s. S. 775). Vom Gerät wird ein Impuls ausgesandt, der vom Kind verändert und zurückgegeben wird (Abb. 70-4).

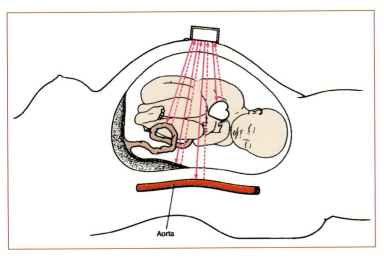

Abb. 70-4 **Ultrasonokardiographie:** Es werden schematisch alle Grenzflächen gezeigt, von denen Doppler-Ultraschall-Signale empfangen und reflektiert werden können. Durchgezogene Linie = ausgesandter Schall, gestrichelte Linie = reflektierter Schall.

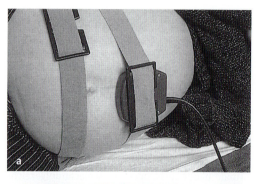
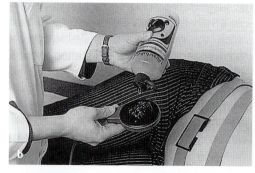
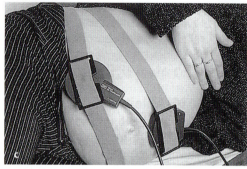
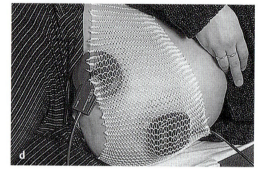

Abb. 70-5
a Befestigen des Wehenaufnehmers in Höhe des Fundus uteri (aufsuchen mit Leopold-Handgriff).
b Auftragen von Kontaktgel auf den Herzfrequenzaufnehmer.
c Anlegen des Herzfrequenzaufnehmers in Seitenlage, Befestigung mit elastischen Stoffgurten.
d Wehen- und Herzfrequenzaufnehmer befestigt mit einem elastischen Schlauchverband.

Anlegen des Aufnehmers (Transducer)

- Zunächst bestimmt die Hebamme die Kindslage durch Leopold-Handgriffe und hört die Herztöne mit dem Pinard-Hörrohr und kontrolliert den mütterlichen Puls.
- Danach legt sich die Schwangere auf eine Seite oder setzt sich in einen bequemen Stuhl, zur Vermeidung eines Vena-cava-Kompressions-Syndroms.
- Auf die Kontaktfläche des Aufnehmers wird ein wenig **Gel** aufgetragen. Es dient als Kontaktmedium zwischen Haut und Aufnehmer und ermöglicht die Weiterleitung der Schallwellen. Zu viel Gel begünstigt ein Abrutschen des Transducers und ist für die Frau unangenehm (nass, kalt). Der Aufnehmer wird langsam auf dem Unterbauch der Frau hin und her bewegt, bis die fetalen Herztöne im Lautsprecher gut hörbar sind und die **Signalqualitätsanzeige** gleichmäßig leuchtet.
- Die Anzeige kann in 3 Farben erscheinen:
grün: optimales Signal
gelb: Signal noch akzeptabel, Kind liegt im Schallbereich. Bei längerem Aufleuchten den Aufnehmer neu platzieren
rot: Signal kann nicht verarbeitet und nicht aufgezeichnet werden. Unbedingt neu einstellen.
- Liefert der Transducer eine **gute Signalqualität**, wird er mit zwei Gummigurten oder einem elastischen Textilschlauch am Bauch fixiert (Abb. 70-5). Er kann an ein feststehendes CTG-Gerät angeschlossen werden oder an eine Telemetrieeinrichtung, die drahtlose Übertragung der Werte ermöglicht. Letztere besteht aus einem kleinen batteriebetriebenen, transportablen Sender, den sich die Schwangere umhängt, sowie der Empfangsstation (CTG). Die Frau wird nicht in ihrer Bewegungsfreiheit eingeschränkt, Herzfrequenz und Wehentätigkeit können trotzdem gut überwacht werden.

Häufige Probleme bei externer Ableitung zeigt Tab. 70-2.

Tabelle 70-2 Störungen der externen Ableitung der fetalen Herzfrequenz (FHF) und ihre Ursachen.

Probleme	Mögliche Ursachen
• lückenhafte Aufzeichnung der FHF • unregelmäßige Anzeige der FHF • angezeigte FHF ist zweifelhaft • rotes Anzeigenfeld leuchtet ständig auf	**kindliche Ursachen** • fetale Arrhythmien • heftige Bewegungen • FHF < 50 spm oder > 240 spm **mütterliche Ursachen** • bewegt sich viel hin und her • Adipositas • mütterlicher Puls (Aorta, Arteria uterina) wird aufgezeichnet **Anwender-Fehler** • Aufnehmer schlecht platziert • Gurt zu locker, zu wenig oder zu viel Gel unter dem Abnehmer **Geräte-Ursachen** • ankommende Signale können nicht umgesetzt werden (z. B. Arrhythmien)

Interne Herzfrequenzableitung

M Die **direkte fetale Elektrokardiografie** (direktes ECG) liefert die beste Signalqualität zur Aufzeichnung der kindlichen Herzfrequenz. Hierzu wird eine Schraub-, Clip- oder Klebeelektrode transvaginal am vorangehenden Teil des Kindes (Kopf, Steiß) angebracht.

Voraussetzungen sind eine offene Fruchtblase und eine Muttermundsweite von etwa 2–3 cm. Die Elektrode darf nicht an Gesicht, Fontanellen oder Genitale des Feten befestigt werden.

Legen der Elektrode

- Die Gebärende liegt im Entbindungsbett, wie zur vaginalen Untersuchung. Mit einem schmalen Gurt wird der Aufnehmer des direkten ECGs so am Oberschenkel der Frau befestigt, dass nach dem Anlegen am Kabel der Skalpelektrode keine Zugspannung entsteht, die das Kind verletzen könnte. Da Schraub- und Clipelektrode mit ihrer feinen Metallspitze in die kindliche Kopfhaut (Epidermis) eindringen, muss zur Vermeidung von Infektionen unter aseptischen Bedingungen gearbeitet werden (Vulva desinfizieren, Elektrode steril entnehmen).
- Zwei untersuchende Finger liegen am Kopf des Kindes. Der Applikator (Einführhilfe) mit Elektrode wird vorsichtig von der anderen Hand zwischen den Fingern vorgeschoben, bis er am Kopf anliegt. Die Spitze der Elektrode ist noch im Applikator, so dass keine Verletzung der Vagina auftreten kann
- Nach richtiger Platzierung wird die Elektrode nun vorgeschoben (meist durch eine 45°-Drehung des Handgriffs nach links) und mit einer Drehung um 180° im Uhrzeigersinn an der Kopfhaut angebracht. Die Einführhilfe sollte nun entfernt und beide Elektrodenkabel mit dem Aufnehmer am Oberschenkel der Mutter verbunden werden (Abb. 70-6 u. Abb. 70-7).

Tritt kein ECG-Signal auf oder wird es falsch verarbeitet, können folgende **Störungen** vorliegen:
- schlechter Anschluss des Elektrodenkabels an den Aufnehmer
- Spiralelektrode hat sich vom kindlichen Kopf gelöst.

Nach der Geburt des Kopfes wird die Schraubelektrode ohne Zug durch Drehung gegen den Uhrzeigersinn entfernt.

M Wegen der heute sehr guten externen Ableitungsqualität, dem Infektionsrisiko durch den invasiven Eingriff und dem Wunsch vieler Eltern und Hebammen nach weniger Interventionen wird das direkte ECG nur noch selten eingesetzt.

Indikationen für ein direktes ECG:
- Adipositas (ungenügende Ableitung bei dicker Bauchdecke)
- Gemini (schlechte Ableitung des 1. Zwillings)
- fetale Arrhythmien (keine externe Darstellung möglich).

Herzfrequenzüberwachung von Zwillingen

Für die Zwillingsüberwachung stehen zwei verschiedene Methoden zur Verfügung:
- ein Zwilling wird per Ultraschall extern, der andere mit direktem ECG intern kontrolliert oder
- die Herzfrequenzen beider Kinder werden mittels Ultraschall abgeleitet.

Es wurden **spezielle CTG-Geräte** entwickelt, die in der Lage sind, die Herzfrequenzen beider Zwillinge abzuleiten und als parallele Kurven aufzuzeichnen (Abb. 70-7). In diesem Fall verläuft die Herzfrequenzkurve des 2. Zwillings um 20 spm versetzt auf dem Papierstreifen. Hat der 2. Zwilling also eine Herzfrequenz von 125 spm, so wird sie als 145 spm aufgezeichnet. Dies muss bei der CTG-Beurteilung unbedingt beachtet werden (Muster eines Zwillings-CTG s. S. 772). Steht ein CTG mit dieser Ausstattung nicht zur Verfügung, müssen zwei Geräte verwendet werden.

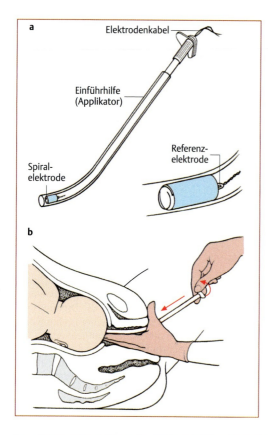

Abb. 70-6
a Spiralelektrode für direktes ECG,
b Befestigen einer Spiralelektrode am kindlichen Kopf.

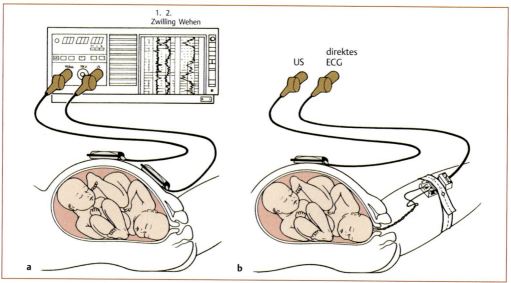

Abb. 70-7
a Position der Aufnehmer bei Ultraschall-Zwillingsüberwachung. Zusätzlich wird noch der Wehenaufnehmer angelegt (nicht abgebildet). Bei Verwendung von 2 CTG-Geräten müssen 2 Wehenaufnehmer benutzt werden.
b Kombination von ECG (1. Zwilling) und Ultraschall (2. Zwilling) zur Herztonableitung.

70.3 Tokographie (Überwachung der Wehentätigkeit)

Andrea Stiefel

> **M** Die Wehen können getastet oder apparativ registriert werden. Die Tokographie ermöglicht eine fortlaufende graphische Darstellung der Uteraktivität durch eine *externe* oder *interne* Ableitung.

Der Aufbau einer Kontraktion, Wehentypen, Alvarez-Wellen und Braxton-Hicks-Kontraktionen werden in Kap. 23 auf S. 273 ff beschrieben.

Externe Tokographie

Auf dem mütterlichen Abdomen wird ein druckempfindlicher Wehenaufnehmer mit einem elastischen Gurt befestigt. Der Taststift des Aufnehmers registriert die Verhärtung und Aufrichtung des Uterus in der Wehe und überträgt sie mithilfe eines elektrischen Messgerätes auf den Schreiber.

Optimale Anlegepunkte für den Wehenaufnehmer:
- oben rechts im Fundusbereich, da die Erregungswelle einer Kontraktion meist im rechten Tubenwinkel beginnt
- Mittellinie des Bauches, oberhalb des Nabels, da hier aufgrund einer Rektusdiastase (Auseinanderweichen der geraden Bauchmuskeln) bei vielen Frauen der Kontakt zur Uterusmuskulatur am besten ist
- höchster Punkt im Fundusbereich, denn hier richtet sich der Uterus in der Wehe am stärksten auf.

Die externe Wehenableitung lässt **keine exakten Aussagen über die tatsächliche Wehenstärke und den Basaltonus** zu. Sie wird beeinflusst durch: Bauchdecken (Adipositas), Position des Aufnehmers auf dem Abdomen, Straffheit des Anlegegurtes und Atembewegungen der Mutter.

Verlässlich wiedergegeben werden:
- Wehenform und Häufigkeit der Kontraktionen
- Zuordnung der Uterusaktivität zu wehenbedingten Veränderungen der kindlichen Herzfrequenz
- Kindsbewegungen.

Interne Tokographie

Die intrauterine Druckmessung kann nur nach Blasensprung bzw. Amniotomie durchgeführt werden und ist vorwiegend ärztliche Tätigkeit.

Da die angebotenen Systeme variieren, muss die genaue Messanordnung der jeweiligen Herstellerbeschreibung entnommen werden.

Die **Risiken** der Methode (Verletzungsgefahr von Uterus und Plazenta, Infektionsrisiko) und die heute sehr guten externen Aufzeichnungsmöglichkeiten haben dazu geführt, dass die intrauterine Druckmessung kaum noch angewendet wird.

Der **Vorteil** der internen Tokographie liegt in der Genauigkeit der Messwerte: Uterusaktivität und Basaltonus können exakt (in mmHg) angegeben werden.

Andere Methoden zur fetalen Zustandsbeurteilung

Fetales Bewegungsprofil

> **D** Mit der **Kineto-Kardiotokographie** (K-CTG) können fetale Bewegungen aufgezeichnet werden. Mithilfe des Dopplerprinzips werden zusätzlich niedrigfrequente Signale von kindlichen Körperbewegungen registriert und durch unterschiedlich lange schwarze Balken auf dem CTG-Papier wiedergegeben.

Die K-CTG wurde für die antepartale CTG-Überwachung entwickelt, kann aber auch während der Eröffnungsperiode eingesetzt werden (CTG-Beispiele mit K-CTG finden sich auf S. 772). Bei der Auswertung ist zu berücksichtigen, dass mütterliche Bewegungen und die Wehenakmen falsch-positive Bewegungssignale verursachen können. Die Rate falsch-positiver Bewegungsmeldungen liegt in der Eröffnungsperiode bei 4–10%, in der Austreibungsperiode bei 33%. Deshalb sollte das K-CTG sowohl in der Eröffnungsphase als auch in der Austreibungsphase nicht mehr zur CTG-Beurteilung herangezogen werden (Gniers 2000; Gniers, Schneider 2011).

ST-Analyse (STAN) und PR-Intervall-Analyse

Diese Methode stützt sich auf die bei einer Hypoxie auftretenden Veränderung der elektrischen Herzaktivität, die im EKG durch Signalveränderungen sichtbar wird. Der Anstieg der T-Wellen-Amplitude bei einer metabolischen Azidose beruht auf dem vermehrten Abbau von Glykogen der Myokardzellen. Durch entsprechende Geräte kann parallel zur üblichen Herzfrequenzaufzeichnung über eine Kopfschwartenelektrode das zugrunde liegende EKG-Signal aufgenommen und die so genannte T/QRS-Ratio als Messgröße für die Sauerstoffversorgung des Herzgewebes herangezogen werden. Das PR-Intervall steht für die atrioventrikuläre Erregungsüberleitung. Sinkt der pH-Wert im Nabelschnurblut (oder bei FBA), wird das PR-Intervall kürzer.

Für die Anwendung der ST-Analyse wurden die STAN Clinical Guidelines auf der Basis von retrospektiv randomisierten Studien entwickelt. In Relation zur CTG-Beurteilung nach den FIGO-Richtlinien werden hier Indikationen zur Intervention beschrieben. Studien (Cochrane Review 2006) zeigen eine Verringerung der Anzahl operativer Entbindungen an, ebenso eine signifikante Reduzierung von Neugeborenen mit schwerer Azidose. Kritisch zu bewerten sind die Notwendigkeit einer Skalpelektrode bei dieser Form der Überwachung und die Tatsache, dass pathologische Signale erst auftreten, wenn die fetale Hypoxie bereits weit fortgeschritten ist (DGGG 2010).

Ausstattung, Wartung und Pflege des CTG-Geräts

Beim Kauf eines Kardiotokographiegerätes sind neben einem günstigen Anschaffungspreis auch folgende Aspekte zu beachten:
- **Kundenservice:** Wartungsverträge sollten Geräteeinführung, Wartungsintervalle, Laufzeit, Sonderkosten, Ansprechpartner vor Ort und zügigen Austausch defekter Aufnehmer/Geräte beinhalten.
- **Geräteausstattung:** Sie ist abhängig davon, ob das CTG-Gerät im Klinikbetrieb oder einer Praxis (Hebamme, Ärztin) genutzt werden soll.
Klinik: neuester Standard, Anschlüsse für interne und externe Herzton- und Wehenableitung, Geminiüberwachung, Telemetrie, Markierungsmöglichkeiten per Knopf oder Strichcode-Lesestift, Testmöglichkeiten, automatische Datum- und Zeitschreibung, stabile Aufnehmer und Kabel, mütterliches EKG, Kompatibilität mit EDV-Anlage zur Überwachung und Datenspeicherung.
Hebammen-Praxis: Kompaktbauweise mit Minimum an Zubehör, transportabel, Netzanschluss (evtl. zusätzlich aufladbarer Akku), übersichtliche Gebrauchsanweisung, ggf. wasserdichter Transducer, zur Verwendung in der Badewanne, preiswertes Zubehör wie Papier, Gurte, Elektroden, Kontaktgel etc.
- **Pflege und Reinigung:** die Geräte sollten leicht zu reinigen sein, ohne Aufbauten, die Staub anziehen. Die Aufnehmer müssen nach jedem Anlegen abgewischt und sorgfältig verstaut werden, um sie vor Schäden zu bewahren. Nur vom Hersteller empfohlene Reinigungsmittel verwenden.

70.4 Kardiotokographie (CTG)
Ulrike Harder, Regula Hauser

Im Gegensatz zur stichprobenartigen Kontrolle der Herztöne mit dem Pinard-Hörrohr oder Dopton zeichnet das **Kardiotokogramm** (Cardio-Toko-Gramm = CTG) kontinuierlich die Herzfrequenz und synchron dazu die Wehentätigkeit auf.

Jede Hebamme muss die Beurteilungskriterien zur CTG-Interpretation kennen und eine CTG-Aufzeichnung richtig auswerten können. Ein nach FIGO-Richtlinie (s. S. 767 Tab. 70-3) als normal eingestuftes CTG zeigt in der Regel das Wohlbefinden des Feten an. Suspekte oder pathologische Muster der fetalen Herzfrequenz (FHF), die mit einer mangelhaften Sauerstoffversorgung des Feten verknüpft sind, gilt es zu erkennen um bei fetalen Gefahrenzuständen rechtzeitig intervenieren zu können (s. S. 394).

Kriterien zur fetalen Herzfrequenz-Beurteilung

Eine CTG-Beurteilung ist schwierig und nicht so unfehlbar wie viele Jahre angenommen wurde. Die Leitlinie **Anwendung des CTG während Schwangerschaft und Geburt** (AWMF 015/036) der Deutschen Gesellschaft für Gynäkologie und Geburtshilfe (DGGG), des Boards für Pränatal- und Geburtsmedizin, der Arbeitsgemeinschaft Materno-fetale Medizin (AGMFM) und der Deutschen Gesellschaft für Perinatale Medizin (DGPM) versucht regelmäßig die CTG-Klassifizierung dem neuesten Forschungsstand anzupassen.

Im folgenden Text beziehen wir uns auf die **AWMF Leitlinie von 2010**, die die Empfehlungen der FIGO (Federation Internationale de Gynécologie et d'Obstétrique) der RCOG (Royal College of Obstetricians and Gynaecologists), des ACOG (American College of Obstetricians and Gynaecologists) und – soweit vorliegend – evidenzbasierter Daten berücksichtigt.

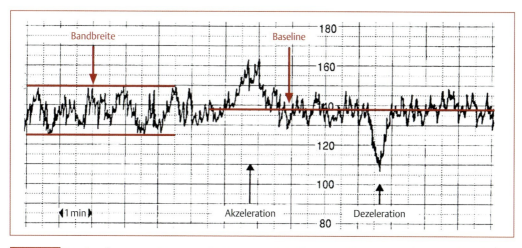

Abb. 70-8 Die **Bandbreite** (Oszillationsamplitude) grenzt die Höhe der Oszillationsausschläge ein, sie beträgt hier 25 spm. Die **Baseline (Basalfrequenz, Grundfrequenz)** bezeichnet den Mittelwert der FHF über einen längeren Zeitraum, hier etwa 138 spm.

Einige der „klassischen" Beurteilungskriterien nach Hammacher (1962), Fischer (1981) und Göschen (2003) werden in aktualisierter Form wiedergegeben, da diese Nomenklatur von vielen Hebammen und Ärzten erlernt wurde und noch oft verwendet wird.

- **Langfristige FHF-Veränderungen** sind länger dauernde Änderungen der Basalfrequenz (Grundfrequenz). Bezeichnet werden sie als Tachykardie (Beschleunigung) und Bradykardie (Verlangsamung).
- **Mittelfristige FHF-Veränderungen** sind kürzer dauernde Änderungen der Basalfrequenz. Bezeichnet werden sie als Akzeleration (Beschleunigung max. 10 min.) und Dezeleration (Verlangsamung max. 3 oder 5 min. – unterschiedliche Literaturangaben).
- **Kurzfristige FHF-Veränderungen** sind die raschen Tempovariationen von Herzschlag zu Herzschlag. Beurteilt werden Bandbreite und Nulldurchgänge oder Gipfelpunkte.

Basalfrequenz-Veränderungen

Als **Basalfrequenz** (Grundfrequenz oder Baseline) wird der über einen längeren Zeitraum beobachtete konstante Mittelwert der Herzfrequenz bezeichnet. Er wird in Schlägen pro Minute (spm) angegeben (Abb. 70-8).

D	
Normalbereich	Basalfrequenz 110–150 spm
Tachykardie	Basalfrequenz-Anstieg länger als 10 min.
	leicht: 151–170 spm
	schwer: > 170 spm
Bradykardie	Basalfrequenz-Abfall länger als 3 oder 5 min. (unterschiedl. Lit.)
	leicht: 100–109 spm
	schwer: < 100 spm

Tachykardie

Eine längere Erhöhung der Basalfrequenz über 150 spm muss immer ernst genommen werden. Je nach Ursache wird sie bewertet:

- **prognostisch günstig:** nach Medikamentengabe (z. B. Partusisten), bei Stress der Frau, wenn keine Ursache ersichtlich ist (paroxysmale = anfallsweise Tachykardie)
- **prognostisch unklar:** bei Fieber der Mutter (Verdacht auf Amnioninfektionssyndrom), Störungen der Reizleitung im fetalen Herzen (AV-Block, Extrasystolen, Heterotropie)
- **prognostisch ungünstig:** bei fetaler Hypoxämie z. B. durch Plazentainsuffizienz oder fetale Anämie, Amnioninfektionssyndrom, nach vorzeitigem Blasensprung, bei protrahiertem Geburtsverlauf und bei beginnender vorzeitiger Plazentalösung.

> **M** Dauert die Tachykardie über eine Stunde an, so ist sie Anzeichen einer persistierenden Hypoxämie (niedriger O_2-Gehalt im arteriellen Blut), die in eine Hypoxie (niedriger O_2-Gehalt im Körpergewebe) übergehen kann.

Bradykardie

Eine länger als 5 min. dauernde Verlangsamung der kindlichen Herzfrequenz unter 110 spm ist immer ein Alarmsignal. Je nach Ursache wird sie bewertet:
- **prognostisch günstig:** Vena-cava-Kompressionssyndrom, Dauerkontraktion, erhöhter Vagotonus des Feten (essenzielle Bradykardie)
- **prognostisch ungünstig:** akute mütterliche Hypovolämie (Blutvolumenmangel) oder Anämie, vorzeitige Plazentalösung, Nabelschnurkompression, uteroplazentare Minderdurchblutung, Vitium cordis (fetaler Herzfehler mit Reizleitungsstörung), persistierende Azidose (Abfall des arteriellen pH-Wertes).

> **M** Liegt eine **terminale Bradykardie** vor, d. h. die Bradykardie tritt nach vorausgehenden pathologischen, kurz- und mittelfristigen FHF-Veränderungen auf, besteht eine akute hypoxische Gefährdung des Feten!

Der Begriff **terminale Bradykardie** wird manchmal auch für die weniger gefährliche Bradykardie am Ende der Austreibungsperiode verwendet.

Sinusoidale Muster

Die Langzeitschwankung der Grundfrequenz sieht aus wie eine Sinuswelle (oder Vogelschwingen). Das glatte, undulierende Muster von mind. 10 Minuten besitzt eine relativ fixe Wiederkehr von 3–5 Zyklen pro Minute und eine Amplitude von 5–15 spm ober- und unterhalb der Grundfrequenz (CTG-Muster s. S. 396 Kap. 34). Dies kann physiologische Ursachen haben (Saugbewegungen, Daumenlutschen des Feten), kann aber auch Zeichen einer schweren fetalen Anämie oder Fehlbildung sein.

> **D** **Sinusoidale FHF-Muster mit** Verrundung der Umkehrpunkte und Oszillationsverlust bedürfen immer einer Abklärung! Liegt die Frequenz der Schwingungen unter 2 Zyklen pro Minute, muss mit einem baldigen Absterben des Fetus oder einem metabolisch und respiratorisch schwer beeinträchtigten Kind gerechnet werden (Gniers, Schneider 2006).

Mittelfristige FHF-Veränderungen

> **D** **Akzeleration** Anstieg der FHF von mehr als 15 spm (bzw. ½ Bandbreite) über das Basalfrequenzniveau, Dauer bis zu 10 min.
> **Dezeleration** Abfall der FHF von mehr als 15 spm (bzw. ½ Bandbreite) unter das Basalfrequenzniveau, Dauer bis zu 3 oder 5 min. (unterschiedl. Lit.)

Akzelerationen

Unterschieden werden:
- sporadische auftretende Akzelerationen
- periodisch auftretenden Akzelerationen

Sporadische Akzelerationen

Sporadische Akzelerationen sind kurze Herzfrequenzbeschleunigungen von 15 sek. bis 10 min. Dauer. Sie stehen im Zusammenhang mit Kindsbewegungen und Berührungsreizen wie Palpation der Bauchdecke oder vaginale Untersuchung. Normal sind 2 Akzelerationen in 20 min., keine Akzeleration über 40 min. wird als pathologisch angesehen.

> **M** Sporadische Akzelerationen sind eine physiologische kindliche Reaktion auf Stress und daher ein günstiges Zeichen im CTG.

Periodische Akzelerationen

Periodische Akzelerationen sind wiederholt auftretende FHF-Beschleunigungen, die bei mindestens drei aufeinander folgenden Wehen auftreten.
Ursache dafür kann eine wehensynchrone uteroplazentare Minderdurchblutung oder Nabelschnurkompression sein.

Periodische Akzelerationen sind **suspekt**, obwohl sie ein günstiges Zeichen dafür sind, dass das fetale Kreislaufsystem den vorübergehenden Sauerstoffmangel bei jeder Wehe durch schnelleren Herzschlag kompensiert. Reicht diese Kompensation nicht mehr aus, können periodische Akzelerationen über stetige Basalfrequenzerhöhungen in eine Tachykardie übergehen.

Kardiotokographie (CTG)

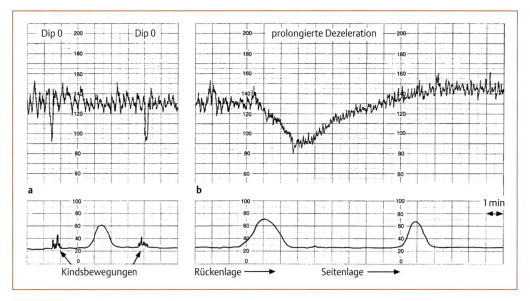

Abb. 70-9 Sporadische Dezelerationen im CTG:
a Dip 0, hier als Reaktion auf Kindsbewegungen.
b Prolongierte Dezeleration, hier ausgelöst durch Vena-cava-Kompression während einer verlängerten Wehe (die abgebildete Dez. dauert ca. 6 min., es liegt noch keine Bradykardie vor, leichter Anstieg der Basalfrequenz nach der Dez.).

Dezelerationen

Unterschieden werden:
- **sporadische auftretende Dezelerationen** (Abb. 70-9)
- Dip 0 (Spikes)
- prolongierte (verlängerte) Dezelerationen
- **periodisch auftretenden Dezelerationen** (Abb. 70-10)
- frühe Dezelerationen
- späte Dezelerationen
- variable Dezelerationen
- atypische variable Dezelerationen

Dip 0 (Spikes)

Kurzfristiges Wegtauchen der FHF unabhängig von Wehen bis zu 30 sek. Dauer (engl. to dip = eintauchen).

Ursachen können Kindsbewegungen sein, die zu einer kurzfristigen Nabelschnurkompression führen, oder rhythmische Zwerchfellkontraktionen bei fetalem Singultus (Schluckauf).

> **M** Gehäuft auftretende Dip 0 können ein früher Hinweis auf eine Nabelschnurumschlingung sein.

Prolongierte Dezeleration

Abrupter Abfall der FHF unter die Grundfrequenz für mind. 60–90 Sekunden. Als pathologisch zu werten, wenn sie über zwei Wehen bzw. > 3 Minuten anhält. Prolongierte Dezelerationen haben meist ein definiertes auslösendes Ereignis. Wegen ihrer Form werden sie oft als „wannenförmig" bezeichnet, der Übergang zu einer Bradykardie ist fließend.

Ursachen können sein:
- eine Dauerkontraktion des Uterus
- ein akuter mütterlicher Blutdruckabfall, bedingt durch Vena-cava-Kompressionssyndrom oder eine Epiduralanästhesie
- eine vollständige Nabelschnurkompression (z. B. bei Nabelschnurvorfall).

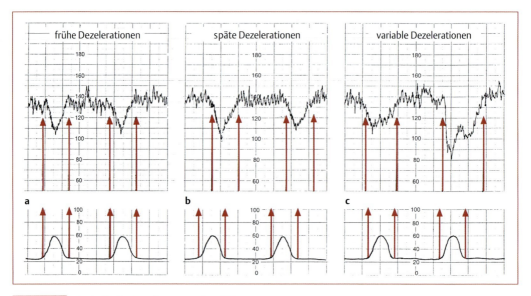

Abb. 70-10 Periodische Dezelerationen im CTG:
a Frühe Dezelerationen (Dip I) verlaufen spiegelbildlich zur Wehenkurve,
b Späte Dezelerationen (Dip II) verlaufen zeitlich versetzt zur Wehenkurve,
c Variable Dezelerationen können bei jeder Wehe eine andere Form zeigen, ihr zeitlicher Bezug zur Wehe wechselt.

Frühe Dezelerationen (Dip I)

Uniforme, wehenabhängig periodisch wiederholte Absenkung der FHF. Die FHF fällt immer mit Wehenbeginn ab und kehrt bis Wehenende zur Basalfrequenz zurück. Bei frühen Dezelerationen verlangsamt sich die FHF meist um weniger als 30 spm.

Ursache dafür ist eine verstärkte Kompression des Kopfes während der Wehen. Frühe Dezelerationen treten darum oft in der Austreibungsperiode auf. Die Kopfkompression bewirkt eine zerebrale Durchblutungsstörung, welche das Sympathikuszentrum beeinträchtigt und so zur Verlangsamung der FHF führt. Sobald der Druck auf den Kopf nachlässt, nimmt der Sympathikus seine Funktion wieder auf und die FHF kehrt zum Wehenende auf die Basalfrequenz zurück.

> **M** Da frühe Dezelerationen durch eine kurzfristige lokale Hypoxämie ausgelöst werden, führen sie in der Regel nicht zur fetalen Azidose. Treten frühe Dezelerationen länger als 30 min. auf, gelten sie als suspekt.

Späte Dezelerationen (Dip II)

Uniforme, wehenabhängig periodisch wiederholte Absenkung der FHF. Die FHF fällt zwischen Mitte und Ende der Wehe ab und kehrt erst nach Wehenende zur Basalfrequenz zurück. Sie sind an einem zur Wehenkurve phasenverschobenen FHF-Kurvenbild zu erkennen.

Ursache später Dezelerationen ist immer eine ungenügende Sauerstoffversorgung des Feten, bedingt durch eine uteroplazentare Mangeldurchblutung. Diese kann ausgelöst werden durch Plazentainsuffizienz, uterine Hyperaktivität, vorzeitige Plazentalösung oder fetale Blutungen.

Zur Abschätzung der hypoxischen Gefährdung des Kindes kann eine Mikroblutuntersuchung (MBU) vorgenommen werden, um den pH-Wert im fetalen Blut zu bestimmen (Technik der MBU, s. S. 779).

Variable Dezelerationen

Variabel in Form, Dauer, Tiefe und zeitlicher Abhängigkeit von Wehen, intermittierend/periodische wiederholte Absenkung der FHF mit raschem Beginn und rascher Erholung. Auch isoliertes Auftreten (in Verbindung mit Kindsbewegungen) möglich. Varia-

Tabelle 70-3 Einteilung variabler Dezelerationen nach **Schweregrad** entsprechend der Dezelerationsfläche (nach Kubli et al. 1969).

	minimale FHF	Dauer
Leicht	≥ 80 spm	< 30 sec
Mittel	≤ 70 spm 70–80 spm	30–60 sec > 60 sek.
Schwer	≤ 70 spm ≤ 60 spm	≥ 60 sec ≥ 30 sek.

Tabelle 70-4 Einteilung variabler Dezelerationen nach **Schweregrad** modifiziert nach FIGO, RCOG, DGGG (Gniers, Schneider 2006).

	FHF-Abnahme	Dauer
Leicht	≤ 30 spm	< 30 sek.
Mittel	31–60 spm	< 60 sek.
Schwer	> 60 spm	> 60 sek.

ble Dezelerationen haben bei jeder Wehe eine andere Form, ihr Tiefpunkt kann vor, während oder nach der Wehenspitze (Akme) liegen. Variable Dezelerationen zeigen meist einen schnellen Frequenzabfall, der oft unter 100 spm absinkt. Zur klinischen Beurteilung von variablen Dezelerationen wird das FHF-Muster vor, während und nach einer Dezeleration anhand zusätzlicher Kriterien bewertet (Abb. 70-11).

Ursachen sind plazentare Durchblutungsstörungen oder eine Nabelschnurkompression. Wird der venöse Blutstrom zum Kind gedrosselt, bekommt das fetale Herz zu wenig O_2-haltiges Blut. Dies führt erst zu einer initialen Akzeleration, dann zum Absinken der FHF. Eine fehlende initiale Akzeleration wird als ungünstiges Zeichen gewertet (s. u. atypische variable Dezelerationen).

Atypische variable Dezelerationen

Ungünstige Zusatzkriterien: Die variablen Dezelerationen weisen eines oder mehrere der folgenden Merkmale auf (Abb. 70-11):
A. Verlust des primären bzw. sekundären FHF-Anstieges,
B. langsame Rückkehr zur Grundfrequenz nach Kontraktionsende,
C. verlängert erhöhte Grundfrequenz nach der Wehe,
D. biphasische Dezeleration,
E. Oszillationsverlust während der Dezeleration,
F. Fortsetzung der Grundfrequenz auf niedrigerem Level

Der **Schweregrad variabler Dezelerationen** wird in der Fachliteratur unterschiedlich definiert, siehe dazu Tab. 70-3 und Tab. 70-4.

Oszillation

Unter physiologischen Bedingungen wechselt die Länge des Intervalls zwischen zwei Herzschlägen von Schlag zu Schlag: Mal nimmt sie mehrere Schläge lang kontinuierlich zu, dann findet eine Umkehr statt und sie nimmt über mehrere Schläge wieder ab. Wären alle Intervalle zwischen den Herzschlägen gleich lang, so wäre die FHF-Kurve eine gerade Linie. Die Fluktuation der FHF um einen Mittelwert (Floatingline) wird **Oszillation** oder **Fluktuation** (FIGO) genannt (Abb. 70-12). Zwei Kriterien werden beurteilt:
- **Makrofluktuation (Oszillationsfrequenz):** Physiologischerweise treten **Fluktuationen** der fetalen Grundfrequenz 3–5-mal pro Minute auf und werden als **Gipfelpunkte** (obere Umkehrpunkte) von einer schnelleren zu einer langsamer werdenden Herzfrequenz ausgezählt. Dies entspricht 6–10 Nulldurchgängen pro Minute durch die Floatingline (Abb. 70-12).
- **Bandbreite (Oszillationsamplitude):** Differenz zwischen höchster und tiefster Fluktuation. Die Höhe der Oszillationsausschläge wird bestimmt und je nach Bandbreite einem der 4 Oszillationstypen zugeordnet (Abb. 70-13).
- **Mikrofluktuationen** (beat-to-beat-variation) können nur im vergrößerten CTG-Ausschnitt an den kleinen Punkten erkannt werden (Abb. 70-12) und werden in der Regel nicht bestimmt.

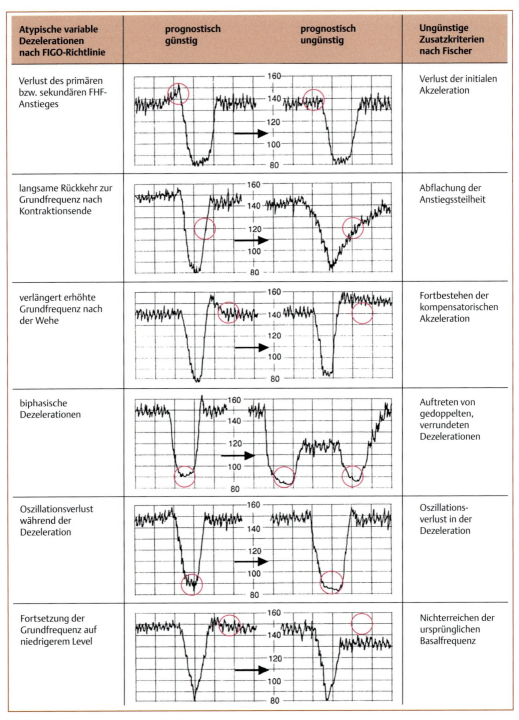

Abb. 70-11 Zusatzkriterien/Merkmale variabler Dezelerationen (links nach FIGO, rechts nach Fischer). In der linken CTG-Kurve finden sich die prognostisch günstiger zu bewertenden FHF-Muster, in der rechten die prognostisch ungünstigen.

Oszillationstypen

Von Hammacher wurden 4 Oszillationstypen beschrieben (Abb. 70-13):
- **saltatorisch**: Bandbreite über 25 spm
- **undulatorisch**: Bandbreite 10–25 spm
- **eingeengt undulatorisch**: Bandbreite 5–10 spm
- **silent**: Bandbreite unter 5 spm

Saltatorische Bandbreite
Zeichen für ein funktionstüchtiges Herz-Kreislauf-System, welches sich im Zustand der Kompensation befindet (z. B. bei starken Kindsbewegungen, Nabelschnurkomplikationen, erhöhtem Kopfdruck). Die Kompensation kann viel Energie verbrauchen. Deshalb wird bei einem saltatorischen FHF-Muster eine baldige CTG-Kontrolle empfohlen.

Undulatorisch Bandbreite
Ausdruck eines intrauterinen Wohlbefindens des Kindes, Normalbefund.

Eingeengt undulatorische Bandbreite
Kann einen Ruhezustand des Kindes anzeigen oder durch Medikamente hervorgerufen sein. Hammacher, Fischer, und Göschen werten eine Bandbreite von 5–9 spm länger als 40 min. als mögliches Zeichen eines anhaltenden Sauerstoffmangels. In den FiGO-Richtlinien wird sie als physiologisch angesehen,

Silente Bandbreite
Kann ebenfalls durch einen Schlafzustand des Kindes bedingt sein. Mit einem Weckreiz wird versucht, beim Kind eine Reaktion (Akzeleration) hervorzurufen, z. B. durch Lageänderung der Mutter, Betasten des Kindes, Klingeltöne. Gelingt dies nicht, muss eine **pathologische Ursache** angenommen werden, z. B. anhaltender Sauerstoffmangel, Hypoxie, Medikamentenwirkung, zerebrale bzw. kardiale Fehlbildungen. Ein länger dauernder Sauerstoffmangel bewirkt neben der silenten Bandbreite meist auch eine Abnahme der Fluktuationen (Gipfelpunkte).

> **D** Bewertung der Bandbreite nach FIGO:
> **normal:** > 5 spm im kontraktionfreien Intervall
> **suspekt:** < 5 spm zwischen 40 und 90 min.
> > 25 spm
> **pathologisch:** < 5 spm über 90 min.

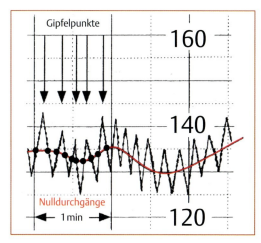

Abb. 70-12 Kurzfristige FHF-Veränderungen im stark vergrößerten CTG-Ausschnitt. Die Oszillationsfrequenz wird pro min. in Gipfelpunkten (hier 5) angegeben oder mit der Anzahl der Nulldurchgänge (hier 10) durch die Floatingline (rot).

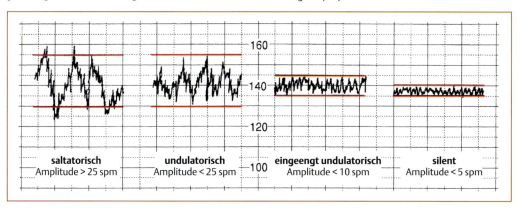

Abb. 70-13 Oszillationstypen nach Hammacher. Die über einen gewissen Zeitraum zu beobachtende Bandbreite bestimmt den Typus.

70 Überwachung von Schwangerschaft und Geburt

Tabelle 70-5 CTG Bewertung in normal/suspekt/pathologisch nach Leitlinie der DGGG 2010 unter Berücksichtigung der vier FHF-Beurteilungskriterien (modifiziert nach FIGO und RCOG).

Kategorie	Grundfrequenz Baseline (spm)	Bandbreite (spm)	Dezelerationen	Akzelerationen
Normal	110–150	5 bis 25	keine[1]	vorhanden, sporadisch[2]
Suspekt	100–109 151–170	< 5 ≥ 40 min. > 25	frühe/variable einzeln verlängerte < 3 min.	vorhanden, periodisch keine in 40 min.
Pathologisch	< 100 > 170 sinusoidal[3]	< 5 ≥ 90 min.	atypische variable späte einzeln verlängerte > 3 min.	fehlen > 40 min. (Bedeutung noch unklar)

[1] sporadische Dezelerationen mit Dez.-Amplitude < 15 spm und Dauer < 15 sek. sind tolerabel

[2] 2 Akzelerationen in 20 min., Anstieg der FHF ≥ 15 spm bzw. 1/2 Bandbreite, Dauer ≥ 15 sek.

[3] sinusoidale FHF: < 6 Zyklen/min., Amplitude ≥ 10 spm, Dauer ≥ 10 min.

Tabelle 70-6 CTG-Klassifikation in normal, suspekt, pathologisch einschl. Handlungsbedarf (nach FIGO).

Kategorie	Definition
Normal	alle vier Beurteilungskriterien normal (Handlungsbedarf: keiner)
Suspekt	mindestens ein Beurteilungskriterium suspekt und alle anderen normal (Handlungsbedarf: konservativ)
Pathologisch	mindestens ein Beurteilungskriterium pathologisch bzw. zwei oder mehr suspekt (Handlungsbedarf: konservativ und invasiv)

Geburtsreife Kinder haben zyklische Wechsel der Herzfrequenzmuster, welche mit Veränderungen der fetalen Verhaltens- und Bewegungsmuster assoziiert sind. Die Feten wechseln zwischen Ruhestadium (Dauer 20–30 min.) und Aktivitätsstadium (Dauer 20–90 min.). Diese Wechsel sind die sichersten Zeichen für fetales Wohlbefinden in der Eröffnungs- und frühen Austreibungsperiode.

> **M** Eine **silente Bandbreite** (besonders in Kombination mit Tachykardie und Dezelerationen) ist Zeichen einer gefährlichen Hypoxie, die zu fetalen Schädigungen und intrauterinem Fruchttod führen kann! Eine weitere Abklärung ist unbedingt anzuraten (z. B. Fetalblutanalyse, s. S. 779 und Dopplersonografie).

CTG-Interpretation

CTG-Bewertungen sollten heute nach den aktuellen Richtlinien der geburtshilflichen Fachgesellschaften erfolgen (Tab. 70-5 und Tab. 70-6). Es wird empfohlen im Geburts-CTG regelmäßig einen 30 Minuten-Abschnitt mit der höchsten Dichte an suspekten bzw. pathologischen FHF-Parametern zu analysieren und nach den FIGO-Kriterien mit dem Hinweis

N = normal,
S = suspekt oder
P = pathologisch

im Partogramm oder auf dem CTG zu dokumentieren. Bei normalen CTG-Befunden genügt 2-stündlich der Eintrag N mit Signatur (suspekte und pathologische Befunde s. S. 394).

Für die Auswertung von antepartal geschriebenen CTG-Kontrollen steht der **Fischer-Score** zur Verfü-

Tabelle 70-7 Fischer-Score zur Beurteilung des antepartalen CTG. Die Bewertung erfolgt nach einer 30-minütigen CTG-Kontrolle. Zu 5 Kriterien werden je 0–2 Punkten verteilt, der Zustandsindex beträgt 0–10 Punkte (ähnlich dem Apgar-Score). Die Baseline sollte über eine Mindestdauer von 10 min. beurteilt werden, ansonsten wird das jeweils ungünstigste Muster ausgewertet.
Ein **Zustandsindex** von 8–10 Pkt. gilt als physiologisch, 5–7 Pkt. als suspekt und 1–4 Pkt. als pathologisch.

Parameter / Punkte		0	1	2	Summe
basale FHF	Baseline [spm]	< 100 > 170	100–110 150–170	110–150	
	Bandbreite [spm]	< 5	5–10 > 30	10–30	
	Nulldurchgänge pro Minute)	< 2	2–6	> 6	
FHF-Alterationen	Akzelerationen	keine	periodische	sporadische	
	Dezelerationen	späte, variable mit prognostisch ungünstigen Zusatzkriterien	variable	keine, sporadisch auftretende Dip 0	
Zustandsindex:					… Pkt.

gung, für die CTG-Beurteilung während der Geburt ist er nicht geeignet. Anhand von 5 Kriterien werden zwischen 0 und 2 Punkten vergeben, so dass der fetale Zustand durch eine Punktzahl zwischen 0 und 10 beurteilt wird (Tab. 70-7).

Die richtige Beurteilung von CTG Aufzeichnungen durch die Hebamme ist enorm wichtig. Sie hat einen starken Einfluss auf den Geburtsverlauf und mögliche Interventionen. Zitat DGGG: „Das Hauptproblem bei der Beurteilung ergibt sich daraus, dass sehr häufig pathologisch eingestufte FHF-Muster physiologische Veränderungen widerspiegeln und damit als falsch positiv (falsch pathologisch) zu bewerten sind. Daraus ergibt sich sowohl ante- wie auch subpartual ein Anstieg der Geburtseinleitungen und der operativen Entbindungsfrequenz. Die Ursachen liegen meistens in der Nichtbeachtung zahlreicher Stör- und Einflussgrößen (u. a. fetaler Verhaltenszustände, Gestationsalter), der fehlenden Anwendung ergänzender Testverfahren, Interpretationsunsicherheit sowie inkonsistenten Grenzwerten und Auswertungsmodalitäten."

Frequenz und Dauer von CTG-Schreibungen bei Geburt

Aussagen der AWMF-Richtlinie 2010:
- Ein 30-minütiges Aufnahme-CTG zum Ausschluss einer primären Gefährdung des Feten und zum Nachweis von Kontraktionen wird für sinnvoll gehalten.
- Die subpartuale Überwachung kann bei risikofreien Schwangerschaften und bisher unauffälligem CTG in der frühen Eröffnungsperiode intermittierend alle 30 Minuten bis maximal zwei Stunden elektronisch (mindestens 30 Minuten), bei fehlender Registriermöglichkeit auch durch Auskultation (mindestens 10 Minuten mit strikter Dokumentation) erfolgen.
- In der späten Eröffnungs- und während der Austreibungsperiode soll das CTG kontinuierlich geschrieben werden.
- Bei Risikoschwangerschaften kann eine kontinuierliche CTG-Überwachung während der gesamten Eröffnungs- und Austreibungsperiode erforderlich sein.

Abb. 70-14, Abb. 70-15, Abb. 70-16 und Abb. 70-17 stellen vier Geburtsfälle mit originalem CTG vor, ergänzt durch die jeweiligen CTG Beurteilung.

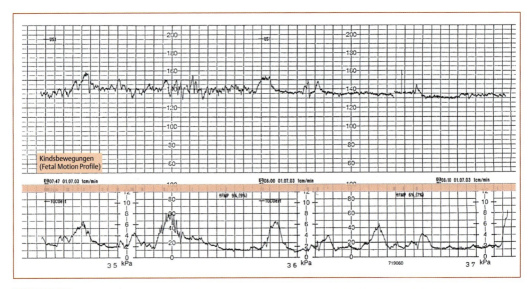

Abb. 70-14 Aufnahme-CTG um 7.47 Uhr (30-jährige Zweitgebärende, SSW 40 + 1, um 14.00 Uhr Spontangeburt eines lebensfrischen 3650 g schweren Mädchens, Damm intakt, Apgar 9/10/10, pH 7,32).
CTG-Beurteilung: Wehen unregelmäßig alle 5–6 min. / Baseline erst 140, dann 135 spm / sporadische Akzelerationen bei Kindsbewegung (rosa Spalte) / keine Dezelerationen / Oszillation erst eingeengt undulatorisch, dann silent, Nulldurchgänge > 6. **Bewertung:** normales CTG (Fischer Score 8 Pkt).

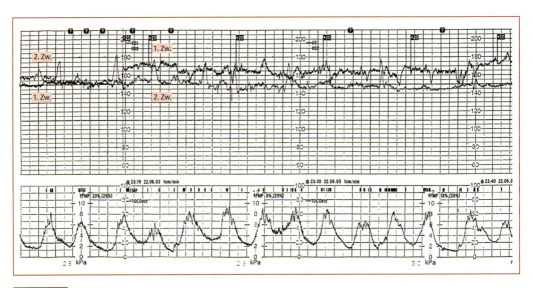

Abb. 70-15 Gemini-Geburts-CTG ab 23.13 Uhr, die FHF des I. Zwillings wurde erst nach 6 min. zur besseren Beurteilung um 20 spm nach oben versetzt (38-jährige Zweitgebärende, SSW 38 + 1, um 2.09 Uhr erste Spontangeburt männlicher Zwilling, 3040 g, Apgar 9/9/10, pH 7,25 und um 3.19 Uhr Vakuumextraktion zweiter weiblicher Zwilling, 2280 g, Apgar 9/10/10, pH 7,16).
CTG-Beurteilung: Wehen kräftig, regelmäßig alle 2 min. / **1. Zw.** Baseline erst 150, dann 145 spm / sporadische Akzelerationen / angedeutete Dip 0 / Oszillation eingeengt undulatorisch, Nulldurchgänge > 6. **Bewertung:** normales CTG, **2. Zw.** Baseline erst 150, dann 145 spm / sporadische Akzelerationen / keine Dezelerationen / Oszillation eingeengt undulatorisch, Nulldurchgänge > 6. **Bewertung:** normales CTG.

Kardiotokographie (CTG) 70

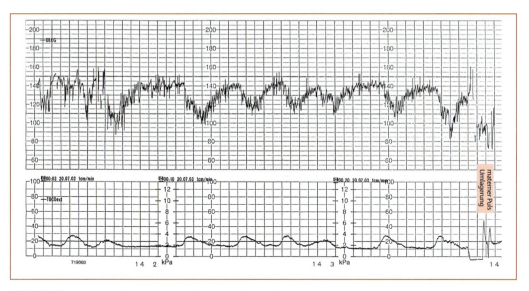

Abb. 70-16 Geburts-CTG ab 0.03 Uhr, sitzende Gebärposition zu Beginn der Austreibungsperiode, um 0.27 Uhr legte sich die Mutter auf die Seite, dabei wurde kurzfristig der mütterliche Puls aufgezeichnet (30-jährige Zweitgebärende, SSW 40 + 0, ähnliche FHF-Kurve bis um 1.19 Uhr Spontangeburt eines lebensfrischen Mädchens, 3120 g, Apgar 9/10/10, pH 7,35).
CTG-Beurteilung: unregelmäßige kräftige Wehen Typ 3 alle 2–4 min. / die Baseline ist schwer zu bestimmen, sie liegt entweder um 120 spm oder um 140 spm. **1. Beurteilung bei Annahme 120 spm:** periodische Akzelerationen / leichte variable Dezelerationen. **Bewertung:** suspektes CTG **2. Beurteilung bei Annahme 140 spm:** Akzelerationen fast keine / späte oder variable Dezelerationen bei jeder Wehe / Oszillation undulatorisch auch in den Dezelerationen, Nulldurchgänge > 6. **Bewertung:** pathologisches CTG.

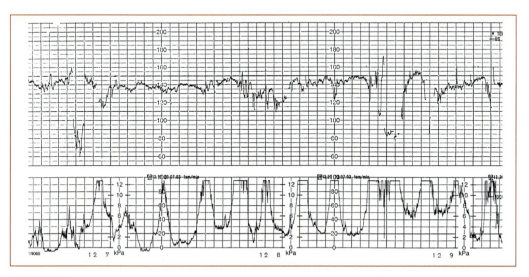

Abb. 70-17 Geburts-CTG ab 13.03 Uhr zu Beginn der aktiven Austreibungsperiode (21-jährige Erstgebärende, SSW 38 + 3, um 13.46 Uhr Spontangeburt eines lebensfrischen Knaben, 3030 g, 2-mal Nabelschnurumschlingung um Hals und Körper, Apgar 9/9/10, pH 7,19).
CTG-Beurteilung: kräftige Wehen Typ 2 alle 1,5–2,5 min. (die Frau drückt nach Gefühl mit) / Baseline um 140 spm / Akzelerationen sporadisch / Dezelerationen einmal Dip 0, einmal Dip 1. / Oszillation eingeengt undulatorisch, Nulldurchgänge > 6. **Bewertung:** normales CTG für die AP.

70.5 Ultraschalldiagnostik
Andrea Stiefel

Physikalische und technische Grundlagen

Der **hörbare Schall** umfasst Frequenzen bis ca. 16 Kilohertz (1 KHz = 1000 Schwingungen/sec), der **diagnostische Ultraschall** Frequenzen zwischen 1–15 Megahertz (1 MHz = 1 Million Schwingungen/sec). Im gynäkologisch- geburtshilflichen Bereich werden Frequenzen zwischen 3,5–7,5 MHz angewendet. Sensorschallköpfe (z. B. für Vaginalultraschall) sind hochfrequenter (5,0–10.0 MHz).

Schallwellen breiten sich in Wasser viermal schneller aus als in der Luft. Im menschlichen Gewebe ist die Schallgeschwindigkeit in allen Weichteilen fast gleich, in Knochen sehr hoch und im Lungengewebe sehr niedrig (lufthaltig).

Ein Ultraschallwellenbündel verhält sich ähnlich wie ein Lichtbündel. Trifft es auf eine Grenzschicht, so wird, je nach Dichteunterschied der beiden Medien, ein Teil des Schalls reflektiert, der Rest gebrochen. Beim Durchlaufen des Gewebes nimmt die Intensität des Ultraschalls ab, da die **Schallwellen** auf zwei Arten **abgeschwächt** werden:
- Ein Teil der Energie wird in Wärme umgewandelt.
- Der gebündelte Strahl läuft räumlich auseinander (Divergenz).

Funktionsprinzip der Ultraschallgeräte

Wichtigster Teil des US-Gerätes ist der Schallkopf. Schallgeber ist meist ein piezo-elektrischer Kristall. Er wird für kurze Zeit mit hochfrequenter Spannung zum Schwingen angeregt (Impulsechoverfahren). Die reflektierten Schallwellen versetzen ihn in sehr viel schwächere Schwingungen, wodurch an der Oberfläche Spannungsveränderungen auftreten.

Diese werden verstärkt und im Rechner des Gerätes weiterverarbeitet. Die Zeitdifferenz zwischen dem ausgesandten Impuls und dem eingehenden Echo ist proportional zum zurückgelegten Weg und somit zur Tiefe der reflektierten Schicht.

A-Mode-Darstellung (A = Amplitude): Hier wird die Echoamplitude in Abhängigkeit von der Zeitverzögerung zwischen Impuls und Echo auf dem Bildschirm sichtbar gemacht.

B-Mode-Darstellung (B = brightness = Helligkeit): Die Amplituden des A-Modes werden in Punkte unterschiedlicher Helligkeit umgerechnet. Beide Methoden arbeiten nur mit einem Schallwellenbündel. Werden mehrere Ultraschallwandler parallel nebeneinander zur Impulsabgabe angeregt, so entsteht eine **flächige Abbildung** (Schnittbild = B-Scan) durch Nebeneinandersetzen der B-Mode-Linien. Ein Schnittbild entsteht ebenfalls, wenn nur ein Ultraschallelement (Transducer) mechanisch über den Körper bewegt wird und dabei mehrere parallele Echolinien aufzeichnet.

Doppler-Schallkopf: Er arbeitet im Gegensatz zum Impulsechoverfahren mit Dauerschall. Ein kontinuierliches Hochfrequenzsignal wird ausgesandt und die Frequenzverschiebung durch sich bewegende Grenzflächen gemessen (Doppler-Effekt, Abb. 70-18).

Kontinuierlicher Doppler: Er wird auch als CW-Doppler (Continuous-wave-Doppler) bezeichnet. Sende- und Empfangskristalle operieren getrennt, wodurch eine kontinuierliche Verarbeitung der Signale möglich ist. Mit diesem Doppler können schnelle Strömungsgeschwindigkeiten in Gefäßen erfasst werden.

Gepulster Doppler: Auch PW-Doppler (Pulsed-wave-Doppler) oder Duplex-Scanner genannt.

Zum Senden und Empfangen der Signale werden die gleichen Piezokristalle genutzt. Die reflektierten Schallechos werden zwischen den einzelnen ausgesendeten Schallpulsen empfangen. Durch die Einstellung bestimmter Empfangszeiten kann ein Dopplerfenster (sample volume) in definierter Tiefe eingestellt werden und mit zusätzlicher Hilfe des B-Bildes ist es möglich, das gesuchte Gefäß gezielt aufzufinden. Daher wird fast ausschließlich dieser Doppler benutzt.

Farbcodierte Doppler:
Bei der farbkodierten Dopplersonografie werden Shiftfrequenzen in Farbe dargestellt:
- Blutströmung auf den Schallkopf zu = rot
- Blutströmung vom Schallkopf weg = blau
- hellere Farbtöne = schnelle Fließgeschwindigkeit
- dunklere Farbtöne = langsame Geschwindigkeit
- Turbulenzen und unklare Strömungsrichtungen = grün.

Messparameter und Analyse:
Gemessen werden in der Praxis der Resistance Index (RI), die A/B-Ratio und der Pulsatilitätsindex (PI)

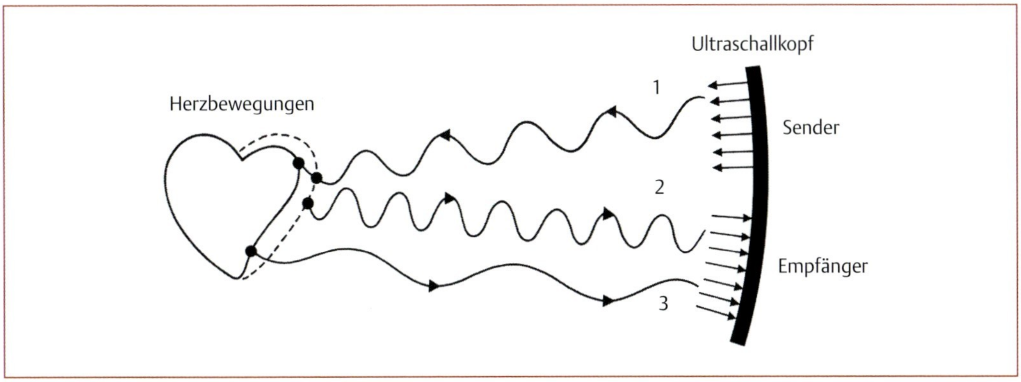

Ultraschalldiagnostik 70

Abb. 70-18 **Doppler-Effekt**: Ein mit konstanter Frequenz ausgesandtes Schallbündel (**1**) wird von einer beweglichen Grenzfläche (hier Herzwand) reflektiert. Bewegt sich die Herzwand zum Empfänger hin, erhöht sich die zurückgegebene Frequenz (**2**), bewegt sie sich weg, wird die Frequenz erniedrigt (**3**). Der Frequenzunterschied ermöglicht die Erfassung der fetalen Herzfrequenz (modifiziert nach Fischer W.-M.).

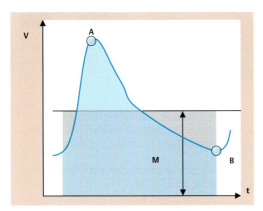

Abb. 70-19 Formeln und Messstreckenabgriffe für den Resistance Index, den Pulsatilitätsindex und die A/B-Ratio (A = systolische, B = enddiastolische, M = mittlere Maximalgeschwindigkeit).

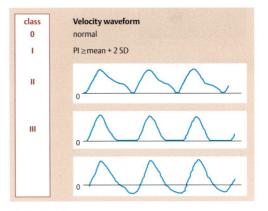

Abb. 70-20 Visuelle Einteilung der diastolischen Hüllkurve in Blutflussklassen: BFC 0 = positive Blutströmung während des Herzzyklus und normaler PI, BFC I = positive Blutströmung während des Herzzyklus und PI ≥ 2 SD, BFC II = Verlust der enddiastolischen Geschwindigkeiten, BFC III = Abwesenheit positiver Blutströmung während des größten Teils der Diastole und/oder diastolische Blutströmungsumkehr (nach Laurin [5]).

(Abb. 70-19). Die Analyse erfolgt auditiv, visuell oder metrisch (Hüllkurvenanalyse, Gesamtspektrumanalyse). Bei der visuellen Einteilung sind die verschiedenen Hüllkurvenmuster erkennbar, die für jedes Gefäß charakteristisch sind (Abb. 70-20).

Die maternoplazentaren Strömungsverhältnisse werden am deutlichsten durch Messungen in den Aa. uterinae dargestellt. Die Strömungsverhältnisse sind abhängig vom Sitz der Plazenta und vom Gestationsalter. Des Weiteren werden Blutströmungen gemessen in:
- Aa. iliacae internae
- Umbilikalgefäßen (Nabelschnurarterien)
- A. cerebri media
- A. fetalis

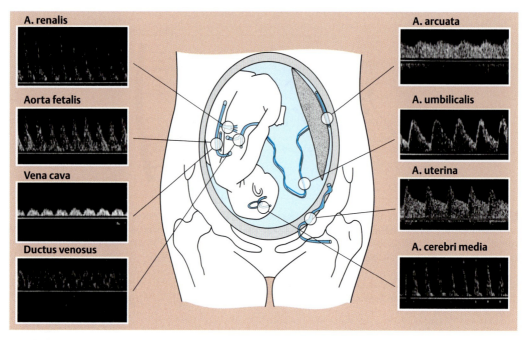

Abb. 70-21 Physiologische Dopplersonogramme in uteroplazentaren Gefäßen.

Bei pathologischen Befunden in den Arterien können folgende Venen zur weiteren Diagnostik untersucht werden:
- V. cava
- Ductus venosus
- Venae hepaticae
- V. umbilicalis

Abb. 70-21 zeigt die physiologischen Kurvenmuster in den uteroplazentaren und fetalen Gefäßen.

Indikationen für die Doppleruntersuchungen
In den deutschen Mutterschaftsrichtlinien sind verschiedene Indikationsstellungen für Doppleruntersuchungen festgelegt worden. Hierbei handelt es sich um Risikokollektive. Als generelle Screeningmethode ist die mütterliche und fetale Blutströmungsmessung nicht geeignet, dies konnte durch Studienergebnisse (ACOG 2009) belegt werden.

Indikationen:
- Verdacht auf intrauterine Wachstumsretardierung (IUWR)
- Zustand nach IUWR, intrauteriner Tod des Kindes
- Schwangerschaftsinduzierte Hypertonie, Präklampsie, Eklampsie oder
- Zustand nach einer dieser Erkrankungen
- Auffälligkeiten der fetalen Herzfrequenz
- Begründeter Verdacht auf fetale Fehlbildungen und Erkrankungen (insbesondere auch am Herzen)
- Mehrlingsschwangerschaften mit diskordantem Wachstum.

Gerätetypen

Linearscanner: Es entsteht ein rechteckiges Schnittbild mit guter Bildqualität. Pro Sekunde erhält man ungefähr 25 Bilder, die eine Bewegungsdarstellung in Echtzeitverarbeitung (Real-time-Scan) ermöglichen. Dies wird erreicht durch eine Vielzahl von Elementen (> 64), die in Linie angeordnet hintereinander weitergeschaltet werden.

Sector-Scanner: Er enthält einen oder mehrere rotierende oder pendelnde Ultraschallwandler, die einen Kreisausschnitt abdecken und ein kegelförmiges Bildformat von hoher Qualität erzeugen.

Vaginalsonde: Sie ist ein verkleinerter Sector-Scanner, der mit mechanischen oder elektronischen Sektorschallköpfen ausgestattet ist. Uterus und Adnexe können durch die Vagina aus unmittelbarer Nähe betrachtet werden, wodurch eine bessere Auflösung der im Ultraschallbild dargestellten Strukturen erreicht wird. Eine gefüllte Harnblase ist hier im Gegensatz zur abdominalen Sonografie unnötig.

Dreidimensionaler (3 D) und vierdimensionaler (4 D) Ultraschall:
Mithilfe des dreidimensionalen Ultraschalls lassen sich Raumebenen darstellen und das Kind wird wesentlich plastischer sichtbar. Beim vierdimensionalen Ultraschall kommt noch die Bewegung hinzu, so dass das Kind im Mutterleib wie in einem Videofilm zu sehen ist.

Sicherheitsaspekte

Mögliche **Auswirkungen der Ultraschallenergie** könnte eine Erwärmung oder Kavitation (Hohlraumbildung, z. B. Bläschenbildung im Gewebe) sein. Sie wurden bisher nicht in Studien nachgewiesen.

Verschiedene Sicherheitsgremien (z. B. American Institute of Ultrasound in Medicine) empfehlen trotzdem:
- Ultraschallzeit so kurz wie möglich halten
- Fetale Messungen mit der kleinstmöglichen Energieleistung (ALARA-Prinzip: as low as reasonably achievable)
- Keine lange Beschallung fetaler Knochen, um eine lokale Überhitzung der Knochenoberfläche zu vermeiden
- Ausreichende Erfahrung des Untersuchers. Bei Unklarheiten gezielt Experten zuziehen (DEGUM-Stufe II und III)
- Verzicht auf Routine-Doppler-Untersuchungen in der gesamten Schwangerschaft bzw. nur bei spezieller Indikation, wegen der hohen Schallintensität
- Kennzeichnung der Geräte: mit Leistungsbegrenzung für fetale Messungen (besonders wenn die Geräte von mehreren Fachdisziplinen benutzt werden).

Bedeutung und Aufgabenbereiche

> M In Deutschland wurden **drei sonografische Untersuchungen** in der Schwangerschaft als obligatorisches Screening eingeführt: Sie werden im Mutterpass dokumentiert und sollten etwa in der 10., 20. und 30. SSW erfolgen.

In Österreich werden seit 2010 ebenfalls drei Ultraschalluntersuchungen von der Krankenversicherung übernommen und im Mutter-Kind-Pass dokumentiert. Die Schweiz sieht zwei bezahlte Untersuchungen vor. In allen Ländern können bei diagnostizierten Risiken mehr Ultraschalluntersuchungen abgerechnet werden.

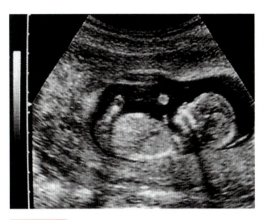

Abb. 70-22 Embryo 13. SSW.

Die Ultraschalldiagnostik ist heute die am häufigsten eingesetzte technische Untersuchungsmethode in der Schwangerschaft. Ultraschall liefert wichtige Daten über Schwangerschaftsalter und kindliches Wachstum (Abb. 70-22).

Viele Schwangere bewerten Ultraschalluntersuchungen als informativ und beruhigend, wenn sie adäquat aufgeklärt und miteinbezogen werden. Beunruhigung und Ablehnung resultieren meist aus einer zu häufigen Anwendung und einer psychischen Belastung der Mutter durch unklare Messungen und Aussagen (Kind angeblich zu groß, zu klein, dadurch ständig verschobene Entbindungstermine etc.) sowie aus Unsicherheit oder geringer Erfahrung des Untersuchers.

Aufgabengebiete der Ultraschalldiagnostik

- **Bestimmung des Gestationsalters in der Frühschwangerschaft:**
  Mit der Vaginalsonografie kann ab der 5. SSW post menstruationem (p. m.) bereits eine Fruchthöhle nachgewiesen werden. Aus 3 Messwerten berechnet sich der mittlere Fruchthöhlendurchmesser. Anhand einer Normwerttabelle wird daraus das durchschnittliche Schwangerschaftsalter ermittelt.

70 Überwachung von Schwangerschaft und Geburt

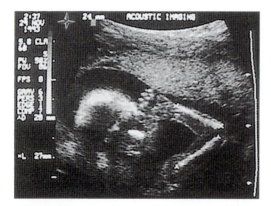

Abb. 70-23 Obere Extremität mit Humerus und Ulna.

M Ab der **6-7. SSW p. m. ist der Embryo sichtbar** und die Scheitel-Steißlänge (SSL) messbar. Diese Messung lässt die sichersten Rückschlüsse auf das Gestationsalter zu.

- **Kontrolle des fetalen Wachstums:**
Verschiedene Körperteile werden sonografisch vermessen (Abb. 70-23), mit Normwerttabellen verglichen und daraus Gewichtsschätzungen abgeleitet (es existieren mehr als 40 Formeln zur Gewichtsschätzung!). Abweichungen von ± 200 g sind möglich. Ab dem 2. Trimenon werden biparietaler Kopfdurchmesser (BPD, BIP), abdomino-transversaler Durchmesser (ATD, meist Thoraxdurchmesser genannt) und Femurlänge (Länge des Oberschenkelknochens) bei jeder Untersuchung gemessen. Normkurven finden sich in jedem Mutterpass.

- **Wachstumsstörungen:**
Beim Vergleich mit Normdaten lassen sich Abweichungen schnell feststellen, vorausgesetzt das Gestationsalter ist gesichert. Wachstumsretardierungen können durch Fehlbildungen, genetische Veränderungen und Noxen wie Alkohol, Nikotin hervorgerufen werden (proportionierte Mangelentwicklung). Eine plazentare Mangelversorgung ab dem 3. Trimenon verursacht ein vermindertes Wachstum des Thorax im Gegensatz zum Kopf (disproportionierte Mangelentwicklung).
- **Makrosomie** (sehr großes, dickes Kind):
Sie wird bei einem schlecht eingestellten Diabetes mellitus der Mutter beobachtet, hier wächst der Rumpf stärker als der Kopf.

- **Fehlbildungsdiagnostik:**
Verschiedene Fehlbildungen lassen sich heute bereits im 1. oder 2. Trimenon diagnostizieren. Voraussetzung sind jedoch qualitativ gute Geräte und Erfahrung des Untersuchers. Bei einem entsprechenden Verdacht sollte die Frauenärztin die Schwangere zur Abklärung an Institutionen verweisen, die weiterführende Kenntnisse besitzen und eine aus der Diagnose resultierende Behandlung des Kindes sicherstellen können.
Sonografisch erkennbar sind z. B. Fehlbildungen an:
  - Kopf (Anenzephalus, Hydrozephalus)
  - Wirbelsäule und Skelett (Spina bifida, Zwergwuchs)
  - Thorax (Herzfehlbildungen, Zwerchfellhernie)
  - Magen-Darm-Trakt (Gastroschisis, Omphalozele)
  - Urogenitalsystem (Potter-Syndrom)
- **Diagnose der gestörten Gravidität:**
Möglich ist die sonografische Sicherung von Windeiern, Blasenmolen, Aborten, extrauteriner Schwangerschaft, intrauterinem Fruchttod wie auch vorzeitiger Plazentalösung mit Ausbildung eines retroplazentaren Hämatoms und vorzeitigen Reifungsprozessen der Plazenta, die auf eine eingeschränkte Funktion schließen lassen.

70.6 Amnioskopie
Andrea Stiefel

M Amnioskopie nennt man die Betrachtung des unteren Eipols bzw. der Vorblase durch ein Amnioskop (Abb. 70-24). Sie dient zur Bestimmung der Fruchtwasserfarbe, des Vernixgehalts sowie evtl. der Menge des Vorwassers.

Grünes Fruchtwasser deutet auf eine hypoxische Gefährdung des Kindes hin. Zeitpunkt der Entstehung und ein Fortbestehen des Sauerstoffmangels können jedoch durch eine Amnioskopie nicht bestimmt werden. In vielen Kliniken wird sie heute nicht mehr eingesetzt.

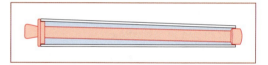

Abb. 70-24 Amnioskop nach Saling mit innenliegendem Obturator (rot).

70.7 Fetalblutanalyse (FBA) oder Mikroblutuntersuchung (MBU)

Andrea Stiefel

> **D** Bei der fetalen Blutgasanalyse wird eine kleine Blutprobe aus dem vorangehenden Teil (Kopf, Steiß) des Kindes entnommen und der pH-Wert bestimmt.

Dieser aktuelle Wert (pH akt.) veranschaulicht die momentane Situation des kindlichen Säure-Basen-Haushalts (normal: pH akt. ≥ 7,25). Eine kurzfristige Störung der Sauerstoffversorgung des Kindes wird als **respiratorische Azidose** bezeichnet. Dabei sinkt der pH-Wert ab, der pCO_2 (Kohlensäurepartialdruck) im Blut steigt an. Ein anhaltender Sauerstoffmangel führt zur **metabolischen Azidose** (Auftreten saurer Stoffwechselprodukte im Blut, Abnahme von Bikarbonat). Beide Aziditätsformen können durch eine pH-Messung erfasst werden.

Moderne Blutgasanalysegeräte messen automatisch neben dem aktuellen pH-Wert auch pCO_2, CO_2, Standardbikarbonat und Base excess (BE) sowie die Sauerstoffsättigung des Blutes (s. S. 395). Anhand dieser Parameter lässt sich eine genaue Aussage über den Säure-Basen-Haushalt und die Art der Azidose treffen.

Verschiedene Untersuchungen haben übereinstimmend gezeigt, dass der **pH-Wert** unter der Geburt physiologischerweise langsam absinkt. Normwerte betragen für die Eröffnungsperiode pH 7,33, für die Austreibungsphase pH 7,28 (Angaben variieren).

> **M** Da pathologische Veränderungen der kindlichen Herzfrequenz allein keine Aussage über die tatsächliche hypoxische Gefährdung zulassen, wird **bei folgenden Abweichungen eine Fetalblutanalyse in Erwägung gezogen:**
> - anhaltende Tachykardie
> - Bradykardie
> - variable Dezelerationen
> - späte Dezelerationen
> - sinusoidaler Verlauf der FHF.

Benötigte Instrumente und Zubehör (variiert nach Hausstandard):
- 1 Blutentnahmekapillare, heparinisiert mit angeschlossenem Silikonschlauch
- 1 konisches Rohr mit Obturator je nach Muttermundsweite, ähnlich dem Amnioskop, aber mit 15, 20 bzw. 33 mm Durchmesser oder Spekula
- 1 Klingenhalter und Inzisionsklingen
- 1 Tupferzange, Präpariertupfer, kleine Tupfer
- steriles Paraffinöl, sterile Handschuhe
- Kaltlichtlampe mit Anklemmvorrichtung, Transformator.

Vorbedingungen sind: offene Fruchtblase, erreichbarer vorangehender Teil, ausreichende Muttermundsweite (mindestens 2 cm).

Durchführung

Bevor die Frau gelagert wird, müssen alle Vorbereitungen abgeschlossen sein, z. B. Klinge und Tupfer sind eingespannt und die anderen Instrumente griffbereit angeordnet.

Nach der Lagerung der Frau in Steinschnitt- oder Seitenlage:
- Desinfektion des äußeren Genitalbereiches
- Einstellen des vorangehenden Teils mit dem MBU-Rohr oder ab 8 cm Muttermundsweite mit Spekula
- Entfernung des Obturators und Anklemmen der Beleuchtungsvorrichtung
- Säuberung und Trocknen der kindlichen Kopfhaut mit Tupfern
- Auftragen eines Fettfilmes (Paraffinöl) auf die Inzisionsstelle mit einem Tupfer, um ein Zerfließen des Bluttropfens zu vermeiden
- Stichinzision mit 2 mm langer Klinge
- Ansaugen des austretenden Blutes in die Kapillare, möglichst ohne Luftbeimengung
- rasche Messung des pH-Wertes.

Wiederholung der MBU: Liegt der Wert im präpathologischen oder pathologischen Bereich, ist u. U. eine baldige Wiederholung angezeigt, um abzuklären, ob sich der fetale Zustand gebessert oder verschlechtert hat. Die Häufigkeit weiterer Blutentnahmen wird unterschiedlich gehandhabt und ist situationsabhängig.

Aufgaben der Hebamme sind die Vorbereitung und Assistenz bei der MBU und häufig auch die Messung des pH-Wertes.

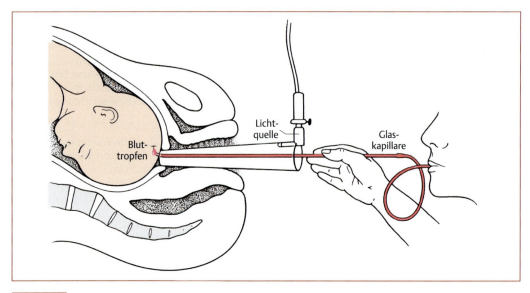

Abb. 70-25 Fetalblutentnahme aus dem kindlichen Kopf (modifiziert nach Goeschen K.).

70.8 Pulsoxymetrie

Andrea Stiefel

> **D** Die Pulsoxymetrie ist eine unblutige Messung der arteriellen Sauerstoffsättigung, die in der Pädiatrie, Geburtshilfe und der Intensivmedizin eingesetzt wird.

Bei Erwachsenen wird ein Messfühler am Finger angebracht, bei Neugeborenen und Säuglingen an Hand oder Fuß (s. Abb. 73-2). Zur **intrauterinen** Messung der Sauerstoffsättigung wird der Sensor an die Wange des Kindes angelegt.

Als **Nachteile** der intrauterinen Messung werden angesehen:
- Fehlende Mobilität der Frau unter der Geburt nach dem Anlegen des Sensors
- Zweifel an der Messgenauigkeit im niedrigen Sättigungsbereich (niedrige Sättigungswerte sprechen nicht automatisch für eine Azidose des Kindes, gute Werte schließen eine präexistente Azidose nicht aus)
- Der Sensor muss nachjustiert werden, da er an der kindlichen Wange anliegt und durch mütterliche Bewegungen verrutschen kann. Dadurch entstehen Signalunterbrechungen.

Aufgrund der beschriebenen Nachteile und widersprüchlicher Studienergebnisse empfehlen die Fachgesellschaften ACOG (American College of Obstetricians and Gynecologists) und DGGG (Deutsche Gesellschaft für Gynäkologie und Geburtshilfe) die Pulsoxymetrie als Standardüberwachungsverfahren bei Risikogeburten seit 2008 nicht mehr. East et al. (2009) zeigten in einer Metaanalyse, dass die Anwendung der Pulsoxymetrie bei suspekten oder pathologischen CTG-Mustern weder die Anzahl der Kaiserschnitte reduziert noch zu einer Verbesserung des kindlichen Outcome beiträgt.

Literatur zu Kapitel 70 s. S. 795

71 Instrumente und Zubehör für die Geburt

Rose Maria Schilling, Andrea Stiefel

71.1 Normale Geburt

Nabelbesteck

Angestellte und freiberufliche Hebammen arbeiten mit einem **Instrumentenset,** das als Nabelbesteck, Abnabelungsset oder Geburtsset bezeichnet wird (Abb. 71-1), die Scheren können unterschiedlich geformt sein (Abb. 71-2).

Mögliche Inhalte:
- Nabel- und Episiotomieschere
- Chirurgische und anatomische Klemme oder 2 anatomische Klemmen
- sterile Tupfer und Tücher.

Absaugkatheter, Nabelklemme nach Hollister (Kunststoff) und Handschuhe werden kurz vor der Geburt, unter Beachtung der Sterilität, dazugelegt. Häufig wird eine sterile Schüssel mit Schleimhautdesinfektionsmittel und Vorlagen oder nur mit warmem Wasser zum Abwaschen vorbereitet.

Die Frau wird abgewaschen und der Geburtsbereich steril abgedeckt. Danach werden die Instrumente in der Reihenfolge der Benutzung auf dem Geburtentisch oder -wagen geordnet.

Die **Episiotomieschere** muss sehr scharf sein und wird deshalb immer im Schutz der Hebammenfinger benutzt. Der Knopf am Ende der unteren Branche dient dem Schutz des kindlichen Kopfes.

Die beiden **Metallklemmen** verwendet man zum Abnabeln, die scharfe (chirurgische) Klemme dient

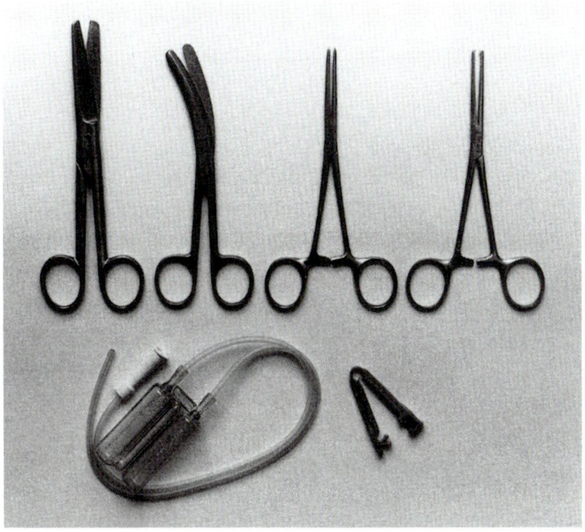

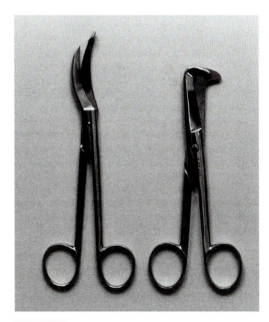

Abb. 71-1 **Nabelset** (von li. nach re.): Episiotomieschere, Nabelschere, 2 Peanklemmen (anatomische oder stumpfe Klemmen); unten im Bild Absaugkatheter und Einmalnabelklemme.

Abb. 71-2 Andere Form der Episiotomieschere (li.) und Nabelschere (re.).

71 Instrumente und Zubehör für die Geburt

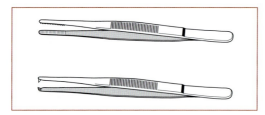

Abb. 71-3 Anatomische (oben) und chirurgische (unten) Pinzette.

bei sichtbarer, stehender Fruchtblase zur Blaseneröffnung. Die **Nabelklemme** nach Hollister wird mancherorts als erste Klemme zum Unterbinden der Nabelschnur genutzt. Einmal verschlossen, kann sie nur noch mit einer Spezialzange geöffnet werden.

Die **Nabelschere** zum Durchtrennen der Nabelschnur ist gebogen oder vorne mit zwei „Hörnern" versehen, um ein Wegrutschen beim Durchschneiden zu verhindern.

Der Inhalt des Hebammenkoffers für die Hausgeburt wird auf S. 364 beschrieben.

Nahtset und Nahtmaterialien

In den meisten Kliniken liegt die Versorgung von Rissen und Episiotomien im Verantwortungsbereich des Arztes. Die Hebamme bereitet vor oder instrumentiert. Freiberuflich tätige Hebammen nähen Risse oder Dammschnitte vorwiegend selbständig, abhängig von der jeweiligen Berufsordnung des Bundeslandes.

Inhalt des Nahtsets (kann variieren):
- 20 ml Spritze, Infiltrationskanüle
- ggf. breite Spekula
- Tampon bzw. großer Tupfer
- 2 anatomische, 2 chirurgische Klemmen, 2 Kornzangen
- 1 chirurgische und 1 anatomische Pinzette (Abb. 71-3)
- 2 Nadelhalter nach Hegar (20 cm, 25 cm)
- 1 mittelgroße Schere nach Cooper
- viele sterile Tupfer
- atraumatisches Nahtmaterial verschiedener Stärke.

Die Hebamme lagert die Frau, desinfiziert das äußere Genitale und deckt die Frau mit sterilen Tüchern ab. Der Instrumententisch wird entsprechend dem Ablauf geordnet. Die Hebamme legt Spritze und Kanüle zum Infiltrieren, Spekula zur Kontrolle von Rissverletzungen und in Kornzangen eingespannte Tupfer zum Abtupfen des Operationsfeldes bereit. Ein Tampon in der Vagina verhindert das Nachlaufen des Blutes und ermöglicht eine bessere Sicht auf den Wundbereich.

Der Verschluss der Episiotomie kann durch verschiedene Nahttechniken (Einzelknopfnaht, fortlaufende Naht) erfolgen (s. S. 376 ff).

71.2 Zervixeinstellung und Kürettage

Indikationen für eine Zervixeinstellung post partum sind:
- vorausgegangene vaginal-operative Entbindung oder Konisation
- vorausgegangene Cerclage oder frühzeitiger totaler Muttermundverschluss
- verstärkte Blutung bei gut kontrahiertem Uterus

Indikationen für eine Kürettage:
- unklare stärkere uterine Nachblutung
- atonischer Uterus
- unvollständige Plazenta, manuelle Plazentalösung.

Für Zervixeinstellung und Kürettage bedarf der Arzt einer Assistenz durch die Hebamme.

Instrumentarium für die Zervixeinstellung und Kürettage (Abb. 71-4):
- 3–4 breite Spekula nach Doyen
- 4 Stieltupfer (Kornzangen mit eingespannten Tupfern)
- 4 Muttermundsklemmen gefenstert
- 2–3 stumpfe Küretten nach Bumm in verschiedenen Größen
- Nahtset.

Durchführung:

Der Operateur entfaltet mit den Spekula die Scheide und stellt die vordere Muttermundslippe ein. Die Hebamme kann, mit sterilen Handschuhen bekleidet, das Halten des oberen und unteren Spekulums übernehmen. Der gesamte Muttermundsaum wird im Uhrzeigersinn begutachtet, indem er, bei 12 Uhr beginnend im Wechsel mit der Muttermundsfasszange fixiert, mit dem Stieltupfer blutfrei getupft und so inspiziert wird. Ein bei der Inspektion entdeckter Riss wird sofort mit Einzelknopfnaht versorgt.

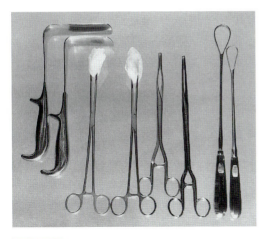

Abb. 71-4   Zerviceinstellung und Kürettage (von li. nach re.): 2 breite Spekula, 2 Tupferträger (Kornzangen), 2 Muttermundklemmen, 2 Küretten nach Bumm.

Bei einer **Kürettage** (Ausschabung) ist der Beginn ähnlich. Der Operateur und die Hebamme sorgen im Vorfeld für eine gute Analgesie (PDA nachspritzen oder Vollnarkose). Nachdem die vordere Muttermundslippe mit Muttermundsklemmen gefasst ist, wird das vordere Spekulum entfernt. Eine Hand des Operateurs stützt von außen den Fundus uteri, damit beim Hochschieben der Kürette eine deutliche obere Begrenzung des Cavum uteri zu spüren ist. Dies ist wichtig, um eine Perforation des Uterus mit der Kürette zu vermeiden. Das Cavum uteri wird nun vorsichtig streifenförmig kürettiert. Wegen der möglichen Verletzungs- und Infektionsgefahr sollte die Indikation streng gestellt werden.

71.3 Vaginal-operative Entbindung

Ein vaginal-operativer Eingriff wird nach Indikationsstellung des Arztes vorgenommen. In einigen europäischen Ländern ist auch die Hebamme befugt, vaginal-operative Entbindungen auszuführen.

Die **Aufgaben der Hebamme** bestehen in:
- Aufklärung und Anleitung der Frau (gemeinsam mit dem Arzt)
- Lagerung im Querbett und Desinfizieren der Vulva
- Abdecken mit sterilen Tüchern, evtl. Harnblasenentleerung mittels Katheter
- Vorbereiten und Überprüfen des Instrumentariums, Assistenz.

Vor Beginn des Eingriffs ist meist eine Anästhesie (Leitungs- oder Lokalanästhesie) angezeigt, häufig eine Episiotomie.

Entstehungsgeschichte des Instrumentariums

Zu Beginn des 17. Jahrhunderts entwickelte der in England ansässige Franzose Peter Chamberlen die **Geburtszange**. Die Mitglieder der Arztfamilie Chamberlen hielten ihre Erfindung lange Zeit im Verborgenen. Sie wurde später in die Niederlande verkauft und unter der Bezeichnung „Roonhuyzen-Hebel" bekannt. 1815 entdeckte man in Testament und Familienpapieren der Chamberlens noch andere Entwürfe geburtshilflicher Instrumente, u. a. vier weitere Zangenmodelle. Alle waren gefenstert, mit gekreuzten Löffeln und wiesen Ähnlichkeiten zu heutigen Instrumenten auf.

Zu Beginn des 18. Jahrhunderts stellte der flämische Chirurg Jan Palfyn eine Zange vor, „les mains de Palfyn" (die Hände des Palfyn). Sie bestand aus 2 Hebeln, die parallel nebeneinander angelegt wurden. Die Handgriffe wurden durch eine Kette bzw. ein Band miteinander verbunden, die Löffel waren nicht gefenstert.

Mitte des 18. Jahrhunderts stand England, bis in das 19. Jahrhundert auch Frankreich, im Mittelpunkt der Geburtshilfe. In beiden Ländern wurde die Technik der Zangenentbindung vervollkommnet und bessere Instrumente konstruiert. Die Entwicklung der Technik ging jedoch oft zu Lasten der Frauen und ihrer Kinder, die bei den Eingriffen häufig verstarben. Von den über 200 bisher entwickelten Zangenmodellen finden heute nur noch wenige Modelle im deutschsprachigen Raum Anwendung.

Auch die **Saugglocke** hat eine über 100-jährige Geschichte. Anfängliche Versuche mit großen Extraktoren aus Gummi oder Metall scheiterten. Erst 1953 gelang es dem Schweden Malmström, die Saugglocke vorteilhaft anzuwenden. Er verwandte flache Metallnäpfe, die mittels Erzeugung von Unterdruck (Vakuum) an der Kopfschwarte des Kindes haften. Dadurch entsteht eine künstliche Geburtsgeschwulst, die ein gutes Festhalten gewährleistet und einen Zug am kindlichen Kopf ermöglicht.

Forzeps und Löffel

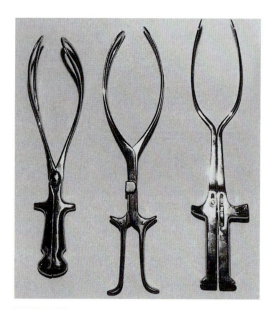

Abb. 71-5   Zangenmodelle (von li. nach re.): Naegele-, Kjelland- und Shutezange.

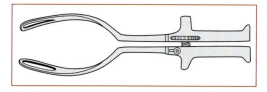

Abb. 71-6   Shute-Parallelzange.

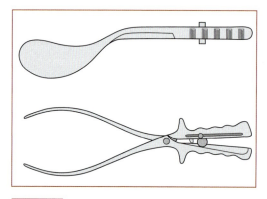

Abb. 71-7   Bamberger Divergenzzange.

Geburtshilfliche Forzeps (Zangen) bestehen aus einem rechten und linken Blatt (auch Branche oder Löffel genannt). Die Löffel sind geschlossen oder gefenstert. Es schließen sich ein Halsteil mit Schloss oder Stift, ein Zughaken und Griff an, die verschieden gestaltet sein können. Alle Zangenmodelle haben eine Kopfkrümmung, die sich dem biparietalen Kopfdurchmesser anpasst. Einige Modelle weisen zusätzlich eine Beckenkrümmung auf:

- Die **Zange nach Naegele** (Abb. 71-5) hat eine Kopf- und Beckenkrümmung. Sie besitzt ein Stiftschloss, Stift und Knopf befinden sich am linken Blatt, der Ausschnitt rechts. Die Zangengriffe sind leicht gerippt, damit die Hand nicht abgleitet.

- Die **Zange nach Kjelland** (Abb. 71-5) zeigt keine Beckenkrümmung. Sie kann infolgedessen unabhängig von der Einstellung des Kopfes immer im biparietalen Durchmesser angelegt werden. Sie besitzt ein Gleitschloss zur Verschiebung der Blätter in Längsrichtung.

- Bei der **Zange nach Shute** (Abb. 71-6) überkreuzen sich die Löffel nicht, deshalb wird sie als Parallelzange bezeichnet. Die Löffel lassen sich im Schloss fixieren; somit wird eine Druckübertragung auf den kindlichen Kopf vermieden.

- Die **Bamberger Divergenzzange** (Abb. 71-7) stellt eine Weiterentwicklung der Shute-Zange dar, ist aber leichter und kürzer. Dadurch ist sie schonender zu handhaben. Die Blätter verlaufen parallel und können mithilfe eines Schiebers im rechten Griff fixiert werden.

- Die **Geburtslöffel nach Saling** (Abb. 71-8) bestehen aus zwei V-förmig angeordneten Blättern mit einem Gleitschloss am unteren Ende. Die Löffel sind nicht gefenstert. Da die Zug- und Rotationsmöglichkeiten der Löffel eingeschränkt sind, können sie nur eingesetzt werden, wenn der Kopf des Kindes auf Beckenboden steht und die Pfeilnaht gerade ist.

Anreichen und Anlegen der Zange

Die Hebamme legt dem Operateur die Zange geschlossen und vollständig vor, so dass er sich vom ordnungsgemäßen Zustand des Instruments überzeugen kann. Sein weiteres Vorgehen erfolgt in folgenden Schritten (Abb. 71-9, Abb. 71-10, Abb. 71-11 und Abb. 71-12).

Vaginal-operative Entbindung 71

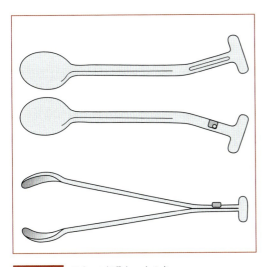

Abb. 71-8 Geburtslöffel nach Saling.

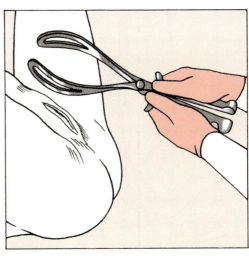

Abb. 71-9 Hinhalten der Zange vor dem Einführen der Zangenlöffel.

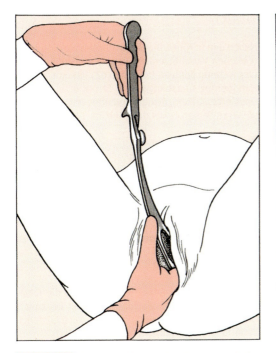

Abb. 71-10 Einführen des 1. oder linken Zangenlöffels. Zeige- und Mittelfinger der rechten Hand sind in die Vagina eingeführt, der Daumen ist aufgestellt. Das linke Zangenblatt gleitet aus der Senkrechten durch Senken des Griffes entlang der eingeführten Finger in die Vagina.

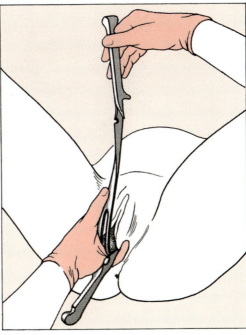

Abb. 71-11 Einführen des 2. oder rechten Zangenlöffels. Das bereits eingeführte Blatt wird mit dem kleinen Finger der linken Hand gehalten. Zeigefinger, Mittelfinger und Daumen der linken Hand dienen als Gleitschiene. Der Löffel gleitet durch Senken des Griffes nach kranial zwischen Kopf und Beckenwand.

71 Instrumente und Zubehör für die Geburt

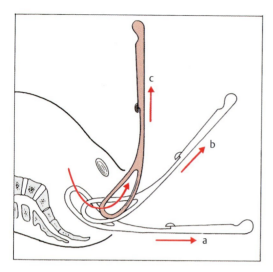

Abb. 71-12   Traktionsrichtungen bei der Zangenextraktion nach Döderlein.

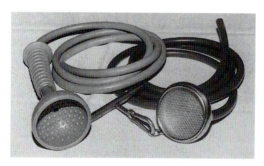

Abb. 71-13   Von links nach rechts: Silikonvakuumglocke, Metallvakuumglocke.

- Hinhalten der geschlossenen Zange vor die gelagerte Frau zum gedanklichen Nachvollziehen der Geburtsmechanik
- Öffnen der Zange und Einführen des linken Löffels
- Anlegen des zweiten, rechten Löffels und Schließen der Zange
- Nachtasten, um Verletzungen zu vermeiden
- Probezug und nachfolgende wehensynchrone Extraktion, bis die Leitstelle in der Vulva erscheint. Die eine Hand geht über das Schloss, die zweite an den Damm.
- Entwicklung des Kopfes durch Heben der Zange (bei Deflexionslagen mit gegenläufiger Bewegung).

Vakuumextraktor und Zubehör

Der Vakuumextraktor besteht aus:

Vakuumpumpe: früher Vakuumerzeugung mittels Handpumpe, heute elektrisch betrieben

Schlauchsystem: Silikon- oder Gummischläuche

Saugglocken: verschiedene Größen und Materialien. Metall: 30, 40, 50 mm Durchmesser und Silikon: 50, 60 mm Durchmesser (Abb. 71-13).

Wirkungsweise des Gerätes

Das von Motor und Pumpe erzeugte Vakuum wirkt direkt (oder über einen 2. Schlauch) auf den Sekretglasverschluss und wird von hier über den Ansatzschlauch zur Saugglocke geleitet. Das Vakuum ist mittels Fuß- oder Handregler stufenlos einstellbar, ein Regulierungsventil ermöglicht eine Festlegung des gewünschten Endvakuums. Die Sogstärke wird am Vakuummeter (ähnlich einem Manometer) angezeigt.

Neben den in Kliniken gebräuchlichen elektrisch betriebenen Vakuumgeräten werden zunehmend **Einwegsystem**e benutzt, bei denen das Vakuum mittels Handpumpe unabhängig vom Strom erzeugt wird. Das Gerät ist klein, flexibel und ohne Assistenz einer weiteren Person einsetzbar (Abb. 71-14).

Weitere Vorteile sind:
- leise Bedienung (keine Motorgeräusche wie bei anderen Geräten)
- transportabel und handlich
- psychologisch günstig, weil es klein ist und dadurch weniger Angst erzeugt.

Das Vakuum kann gezielt aufgebaut werden bis zu 0,9 bar. Das im Schlauch verlaufende Stahlseil hat eine Zugkraft bis 37 kg.

Nachteilig sind der relativ hohe Preis und die Tatsache, dass das System als Einwegprodukt konzipiert ist. Das Handvakuumgerät wird in verschiedenen Variationen angeboten (Abb. 71-15).

Technik der Vakuumextraktion

Die Vakuumextraktion erfolgt schrittweise:
- Einführen der Glocke und Anlegen an den kindlichen Kopf
- Ansaugen durch Erzeugung eines Unterdruckes von 0,2 kg/cm^2

Vaginal-operative Entbindung 71

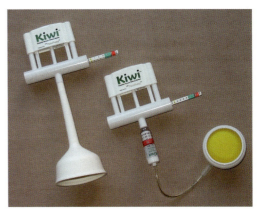

Abb. 71-15 Einmalvakuumgerät OmniCup Single Use und die Ausbildungsversion mit zusätzlicher Vakuumanzeige.

Die **Aufgaben der Hebamme** umfassen:
- **Überprüfung des Instrumentariums:** Netzschalter einstecken, Regulierungsventil schließen, Einstellung des Fußpedals prüfen, Pumpe testen durch Anlegen eines Fingers am Schlauchende, Glocke überprüfen (Materialfehler, Kette locker).
- Kurzzeituhr stellen und das Ende des Saugglockenschlauches mit dem Geräteschlauch verbinden.

Häufige Fehler bei Vakuumextraktionen:
- Das Verkanten der Metallglocke bewirkt einen Druckabfall, der ein Abreißen der Saugglocke zur Folge hat.
- Die Wahl einer zu kleinen Glocke oder zu schnelles Ansaugen (geringe Haftung am Kopf) können ebenfalls ein Ablösen verursachen.
- Der Zug an der Glocke erfolgt nicht wehensynchron und nicht in Führungslinie (der Kopf folgt nicht).

Im Vergleich zur Zange beansprucht die Saugglocke keinen zusätzlichen Raum, die Traumatisierung von mütterlicher Vulva und Vagina ist somit geringer.

Literatur zu Kapitel 71 s. S. 795

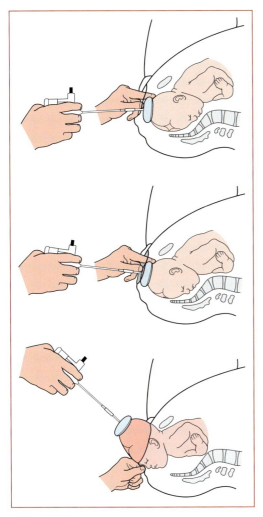

Abb. 71-14 Vakuumextraktion mit Einwegglocke (KIWI OmniCup Single Use). Zugrichtung stets in Beckenführungslinie.

- Vorsichtiges Nachtasten zur Kontrolle des Glockensitzes
- Langsames Herstellen eines Vakuums von 0,6–0,8 kg/cm² über die Dauer von 2–3 min. (kann je nach Klinik variieren).
- Extraktion des Kindes durch Zug in Beckenführungslinie
- Ablösen der Glocke vom kindlichen Kopf durch langsame Reduzierung des Unterdruckes, um starke intrazerebrale Druckschwankungen (im Gehirn) zu vermeiden.

72 Infusionsapparate

Marianne Kerkmann, Andrea Stiefel

Mithilfe eines Infusionsapparates kann eine bestimmte Menge einer Infusionsflüssigkeit bzw. eines Medikamentes in einer festgelegten Zeitspanne dosiert und kontinuierlich dem Blutkreislauf zugeführt werden:
- zur präzisen Dosierung hochwirksamer Medikamente
- wenn Kleinstmengen konstant und sicher infundiert werden sollen
- um in einer vorgegebenen Zeit eine festgelegte Menge zu verabreichen
- bei intraarteriellen Infusionen.

72.1 Gerätetypen

Man unterscheidet folgende Infusionsapparate:
- **Infusionspumpen** besitzen neben einem photoelektrischen Tropfenzähler einen eigenen, elektrisch betriebenen Förderantrieb. Die **volumengesteuerte** Infusionspumpe hat sich bewährt, da sie eine hohe Dosiergenauigkeit gewährleistet. Die Infusionsgeschwindigkeit wird in ml/h angegeben.
- **Infusionsspritzenpumpen** oder **Perfusoren** (Markenname der Fa. Braun Melsungen) befördern den Inhalt einer Spritze mit vorgegebener Geschwindigkeit in das Blutgefäß. Sie werden vor allem für kleinere Infusionsmengen verwandt (z. B. in der Pädiatrie oder zur Bolustokolyse in der Geburtshilfe).
- **Schmerzpumpen oder PCA (Patient Controlled Analgesia) –Pumpen** zur Analgesie, z. B. über einen liegenden PDA-Katheter. Hiermit kann die Patientin die Abgabe des Medikamentes selber steuern (postoperative oder onkologische Schmerztherapie). Eine voreingestellte, definierte Dosis kann nicht überschritten werden.

Anforderungen an das Gerät

Das Angebot an Infusionspumpen ist reichhaltig. Grundsätzliche Forderungen an ein Gerät sind eine **konstante Pumpleistung** und ein **sicheres Alarmsystem** mit automatischer Abschaltung. Aktuelle Modelle verfügen über:
- **Automatische Selbstüberprüfung**
- **Volumenvorwahl**: Die gesamte zu verabreichende Infusionsmenge kann vorab eingegeben werden. Ist diese Menge verabreicht, gibt das Gerät Alarm.
- **Akku**, der einen netzunabhängigen Betrieb von bis zu 8 Std. gewährleistet (bei Netzausfall oder mobilem Einsatz)
- **Mechanische Durchflusssperre**, die beim Öffnen von Pumpenventil und noch offener Rollenklemme die Infusionsförderung durch Abklemmen des Schlauches unterbricht
- **KVO-Betrieb** (keep vein open): Stellt die Infusionspumpe die Förderung ein (aus welchem Grund auch immer), wird mit einer geringen Förderrate weiterhin Infusionsflüssigkeit verabreicht, damit ein Verschluss der Verweilkanüle verhindert wird
- **Luftdetektoren**, die zuverlässig leere Infusionstropfenkammern bzw. Luftblasen im Infusionssystem erkennen

72.2 Gefahren

Eine **Blockade der Infusionszufuhr** entsteht durch:
- Verschluss im Infusionssystem, z. B. bei geschlossener Rollenklemme oder abgeknicktem Schlauch
- nicht fixierte Injektionsspritze
- falsch eingelegtes Infusionsbesteck
- Gerätedefekt.

Zu einer **falschen Infusionsförderrate** führen:
- Fehler bei der Berechnung der Infusionsmenge
- falsche Eingabe der Infusionsrate
- Verwendung ungeeigneter Infusionsbestecke oder Spritzen
- Gerätedefekte.

Weitere Gefahren können sein:
- Medikamentenbolus nach der Wiederherstellung eines zuvor unterbrochenen Infusionsflusses oder nach dem Öffnen des Pumpenventils, wenn die Rollenklemme der Infusionsleitung nicht geschlossen ist.

- Bei einem paravenös liegenden Zugang kann es zu einer Druckinfusion ins Gewebe (evtl. mit späteren Gewebenekrosen) kommen
- Lungenödem, wenn zu rasch oder zu hohe Flüssigkeitsmengen infundiert werden
- Embolie, wenn durch unsachgemäß eingelegtes Besteck oder Leckagen im Infusionsbesteck hinter der Luftüberwachung des Gerätes Luft eingeschleust wird
- Blutung durch die gelöste Verbindung zwischen Verweilkanüle und Besteck oder beim Bruch des Bestecks
- Eine Kombination von Schwerkraftinfusion und Infusionspumpe an einer Verweilkanüle (Parallelinfusion) ist unzulässig.

72.3 Sicherheitsmaßnahmen

Vor der Inbetriebnahme des Gerätes muss die Hebamme:
- die Infusionspumpe auf ihre äußere Unversehrtheit hin überprüfen (z. B. Kabelisolierschäden)
- nachsehen, wann die nächste sicherheitstechnische Kontrolle dieses Gerätes ansteht (Prüfplakette) und ob es gemäß Medizinproduktegesetz ein CE-Kennzeichen hat
- für eine sichere Befestigung bzw. Stand (5-füßiger Infusionsständer) sorgen
- nur die für den jeweiligen Gerätetyp zugelassenen Infusionsbestecke verwenden
- Infusionsbesteck ohne Luftblasen füllen und den richtigen Tropfenkammerspiegel einstellen.

Bei der Inbetriebnahme des Gerätes:
- Infusionsbesteck nach Angaben des Herstellers sachgemäß anbringen (Fließrichtung beachten) und Belüftungsventil öffnen
- Selbstcheck starten (wenn das Gerät damit ausgerüstet ist). Hierbei muss ein akustisches oder optisches Signal ausgelöst werden.
- Infusionsschlauch mit der Verweilkanüle fest verbinden, am Arm der Patientin fixieren und vor dem Abknicken und Herausreißen sichern
- Förderrate korrekt eingeben und gegen Verstellen sichern
- Wird die Pumpe an die Personalrufanlage angeschlossen, muss diese kontrolliert werden.

Literatur zu Kapitel 72 s. S. 795

73 Reanimations- und Überwachungsgeräte

Marianne Kerkmann, Andrea Stiefel

73.1 Reanimationsplatz für Neugeborene im Kreißsaal

M Voraussetzung für die Erstversorgung eines früh geborenen oder kranken Neugeborenen ist neben einem geschulten Team ein sorgfältig gewarteter und gut ausgerüsteter Reanimationsplatz.

Betriebsbereitschaft

Der Reanimationsplatz (Abb. 73-1) muss **jeden Tag** auf seine Betriebsbereitschaft hin überprüft werden:
- Sind alle Geräte an das Stromnetz angeschlossen?
- Stethoskop griffbereit?
- Beatmungsgerät mit sauberen Masken und Schläuchen versehen? Beatmungsbeutel am Gerät?
- Beatmungsgerät an die zentrale Gasversorgung angeschlossen bzw. Gasflaschen aufgefüllt?
- Absaugvorrichtung sauber und intakt?
- Intubationsbesteck vollständig, funktioniert das Licht am Laryngoskop? (s. S. 676 Abb. 61-1)
- Einmalmaterialien aufgefüllt?
- Sind Klebesensoren für Pulsoxymetrie und EKG sowie Blutdruckmanschetten in allen Größen vorhanden?
- Inkubator vorgewärmt?
- Nabelkatheterset vollständig? Das Set beinhaltet je nach Hausstandard die folgenden Materialien:
  - 1 anatomische, 1 chirurgische und 1 spitze Pinzette
  - 1 feine gebogene und 1 feine gerade Schere
  - Tuchklemmen, 2 Doppelknopfsonden, 1 Metallmessstab, 1 Nadelhalter, 2 feine Klemmen
  - Nabelkatheter (2,5 Ch., 3,5 Ch. und 5 Ch.), Nabelbändchen
  - 1 Lochtuch sowie sterile Abdecktücher, atraumatisches Nahtmaterial

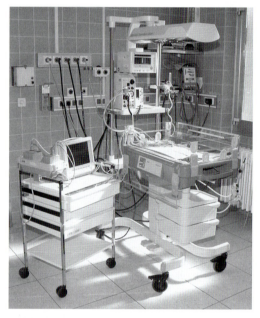

Abb. 73-1 Reanimationsplatz für Neugeborene. Babytherm (Fa. Dräger), Beatmungsgerät, Infusionsspritzenpumpe und Monitor mit Modul für EKG, Blutdruckmessung und Pulsoxymetrie.

  - Desinfektionslösung, 2-Wege-Hahn, 1 ml und 2 ml Spritzen, Skalpell, sterile Kittel, sterile Handschuhe und Mundschutz.

Nabelkatheter werden nur noch selten gelegt, die Materialien sollten trotzdem bereit sein.

Wartung, Reinigung und Desinfektion

Die Flächen der Geräte und des Reanimationsplatzes werden täglich bzw. nach Gebrauch mit einem **aldehydfreien Desinfektionsmittel** gereinigt. Bitte Dosieranweisung des Herstellers und Einwirkzeit beachten!

Nach dem Gebrauch ist das **Einmalmaterial** zu entsorgen, **Schläuche, Masken und Absauggefäße** müssen ausgewechselt werden. Sie werden entweder desinfizierend gereinigt und steril aufbereitet oder als Einwegprodukte (je nach Hersteller) komplett ausgetauscht.

Instrumente des Nabelkathetersets werden desinfiziert, gereinigt und sterilisiert, ebenso die Spatel des Laryngoskops und die Magill-Zangen. Der Griff des Laryngoskops wird mit Desinfektionsmittel abgewischt.

73.2 Beatmungsgeräte für das Neugeborene

Sie werden bei fehlender oder unzureichender Eigenatmung des Kindes eingesetzt. Für Neugeborene wurden spezielle Beatmungsgeräte entwickelt, die entweder für einen kurzen (Entfaltungsbeatmung) oder längeren Betrieb (Langzeitbeatmung) geeignet sind.

Beatmungsbeutel

Für die Handbeatmung steht ein Beatmungsbeutel zur Verfügung. Er sollte mit Sauerstoffanschluss, Überdruckbegrenzungsventil und **PEEP**-Ventil (PEEP = positive endexspiratory pressure = Ausatmung erfolgt gegen einen Überdruck) ausgerüstet sein. Durch Zusammendrücken des Beutels wird die darin enthaltene Luft über ein Ventil in die Lunge des Neugeborenen gepresst. Der Beatmungsdruck kann durch die Anzahl der den Beutel komprimierenden Finger verändert werden. Ein Überdruckbegrenzungsventil verhindert eine Lungenschädigung durch zu hohe Spitzendrücke.

Neugeborenenrespirator

Der Neugeborenenrespirator ist ein elektrisch betriebenes Beatmungsgerät. Um Bedienungsfehlern vorzubeugen, ist es ratsam, in einer Entbindungsabteilung mit einheitlichen Gerätetypen zu arbeiten, die einfach in der Handhabung sind. Die meisten im Kreißsaal verwendeten Geräte sind für eine Langzeitbeatmung nicht geeignet. Die Respiratoren sollten folgende Möglichkeiten bieten:
- Durchführung einer kontrollierten Beatmung mit **IPPV** (intermittend positive pressure ventilation) und **CPAP**-Atmung (continuous positive airway pressure),
- Frequenz, Inspirationsdruck und positiver endexspiratorischer Druck (**PEEP**) sollten kontrollierbar sein und die Inspiration manuell ausgelöst werden können (Blähdruck).

Um die Sauerstoffkonzentration im Beatmungsgas von wahlweise 21% bis 100% einzustellen, ist ein Zusatzgerät (Flowmeter) und ein Druckluftanschluss nötig. Respiratoren, die auf pädiatrischen Intensivstationen eingesetzt werden, müssen erweiterte Beatmungsmöglichkeiten bieten.

73.3 Sauerstoffmessgeräte

Am Respirator muss zur kontinuierlichen Messung der inspiratorischen Sauerstoffkonzentration ein mit einer oberen und unteren Warngrenze ausgerüstetes Sauerstoffmessgerät vorhanden sein. Dieses Gerät ist täglich nach Herstellerangaben zu warten.

Zur Beurteilung der **Sauerstoffsättigung im kindlichen Blut** stehen neben der klinischen Diagnostik drei Untersuchungsmöglichkeiten zur Verfügung:
- **Blutgasanalyse** (s. S. 645)
- **Kontinuierliche transkutane O_2- und CO_2-Partialdruckmessung:** Sie wird vor allem in der pädiatrischen Intensivpflege angewandt, da sie sehr zuverlässig hypoxische (zu wenig Sauerstoff) und hyperoxische (zu viel Sauerstoff) Zustände erkennt. Die Messung ist stark abhängig von der Hautdurchblutung und daher für die ersten Lebensstunden wenig geeignet. Die ersten Ergebnisse erhält man frühestens 10–15 min. nach dem Anlegen der Sonde.
- **Pulsoxymetrie:** Mithilfe dieses Verfahrens kann zuverlässig, kontinuierlich und nicht invasiv die Sauerstoffsättigung des Hämoglobins bereits einige Sekunden nach dem Anlegen festgestellt werden. Ein hypoxischer Zustand wird schnell erkannt, das Gerät zeigt außerdem die periphere Pulsfrequenz an. Für Neugeborene sind spezielle Klebesensoren entwickelt worden, die an Vorfuß, Großzehe oder Hand des Kindes angebracht werden können (Abb. 73-2).

Nicht geeignet ist die Pulsoxymetrie zur Erkennung hyperoxischer Zustände, die eine Retinopathie (Erkrankung der Netzhaut) verursachen können. Dies gelingt nur mit einer transkutanen O_2- und CO_2-Partialdruckmessung.

73.4 Blutdruckmessgerät, EKG-Monitor

Neugeborene mit Atemnotsyndrom und Asphyxie haben oftmals einen niedrigen Blutdruck (Hypotension). Eine kontinuierliche **Blutdrucküberwachung** im Kreißsaal ist mit der **oszillometrischen Messung** möglich. Hier werden die vom Arterienpuls ausgehenden Oszillationen (Schwingungen) mit einer Extremitätenmanschette (z. B. Oberarm) erfasst und systolischer, diastolischer und mittlerer arterieller Druck sowie die Pulsfrequenz gemessen, digital angezeigt und dokumentiert. Messintervalle und Alarmgrenzen sind wählbar, die Handhabung ist einfach, Messwerte liegen sofort vor. Allerdings lässt die Messgenauigkeit bei sehr hohen oder sehr niedrigen Blutdruckwerten nach.

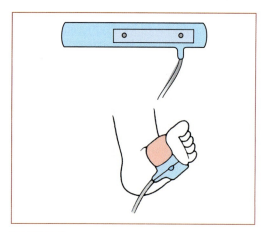

Abb. 73-2   Klebesensoren für die Pulsoxymetrie, am Vorfuß angebracht. Lichtsender (Fußrücken) und Lichtempfänger (Fußsohle) müssen sich genau gegenüberliegen, das Haftband darf nicht zu straff angelegt werden (Behinderung der Blutzirkulation).

Der **EKG-Monitor** dient der kontinuierlichen Überwachung der Herzfrequenz post partum und zum Erkennen von Herzrhythmusstörungen. Die Darstellung erfolgt auf einem Monitor. Zur Ableitung werden Klebeelektroden an 3 festgelegten Punkten des Brustkorbes angelegt (Abb. 73-3). Ein akustischer und optischer Alarm wird beim Über- oder Unterschreiten der eingestellten Grenzwerte ausgelöst.

73.5 Inkubator, Wärmebett, Apnoemonitor

Inkubator

Für Frühgeborene oder Neugeborene in schlechtem Allgemeinzustand sollte immer ein sauberer, funktionstüchtiger Inkubator bereitstehen. Kinder können im Inkubator optimal beobachtet werden, da sie aufgrund der Wärme nur mit einer Windel „bekleidet" sind. Medizinische Eingriffe wie Beatmen, Röntgen, Absaugen sind ebenfalls möglich.

Die gewünschte **Lufttemperatur** kann im Inkubator eingestellt und konstant gehalten werden. Dies geschieht entweder über ein Thermometer, das die Hauttemperatur des Kindes misst und die Inkubatortemperatur über einen Regelkreis entsprechend anpasst (Servosteuerung), oder über einen Temperaturregler im Innenraum, der die Heizquelle entsprechend an- oder abschaltet.

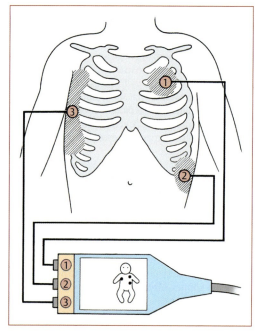

Abb. 73-3   Platzierung der Elektroden beim Neugeborenen.

> **M** Niemals zusätzliche Heizquellen einsetzen, es besteht die Gefahr der Überhitzung des Kindes.

Eine exakte **Klimatisierung** des Inkubators ist durch Frischluftzufuhr über einen Bakterienfilter (Infektionsschutz) und durch Anfeuchten über einen eingebauten Wasserbehälter möglich. In neueren Modellen können die Behälter unkompliziert herausgenommen und hygienisch aufbereitet werden.

Die **Sauerstoffkonzentration** im Inkubator wird nach ärztlicher Anordnung eingestellt, ihre Überwachung erfolgt mit einem gesonderten Messgerät.

Der Transport eines Kindes innerhalb der Klinik oder zur nächsten Kinderklinik erfolgt am besten in einem **Transportinkubator** (Abb. 73-4), der mit Heizung, Sauerstoffversorgung, Beatmungsgerät, Monitor, netzunabhängiger Stromversorgung und schwingungsgedämpfter Trage ausgestattet ist.

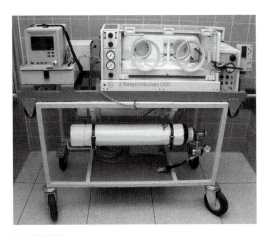

Abb. 73-4 Transportinkubator (Fa. Dräger) mit Überwachungsmonitor.

Funktionsüberprüfung

Viele Inkubatoren sind mit einem Geräte-Selbsttest ausgestattet. Dennoch muss sich der Anwender von der Funktionssicherheit des Gerätes überzeugen (z. B. visuelle Inspektion des Gerätes und der Kabel) und die Betriebsbereitschaft gemäß den Herstellerangaben überprüfen. Der Transportinkubator muss ebenfalls **täglich überprüft** werden:
- Ist er vorgewärmt?
- Sind frische Beatmungsschläuche angebracht?
- Sind Sauerstoff- und Druckluftflaschen aufgefüllt?

Reinigung und Wartung

Der Inkubator muss nach jeder Benutzung mit einem aldehydfreien **Desinfektionsmittel** gereinigt und desinfiziert werden. Die Desinfektion erfolgt nach den zurzeit geltenden Hygienerichtlinien und den Herstellerangaben. Nach Desinfektion und Zusammenbau muss der Inkubator eingeschaltet und für einige Stunden in Betrieb gehalten werden, damit Desinfektionsmittelreste verdunsten können.

Der **Wasserbehälter** wird erst kurz vor Gebrauch mit destilliertem und sterilisiertem Wasser gefüllt, sonst ist er ein idealer Nährboden für Keime. Der Bakterienfilter ist am Raumlufteinlass nach Vorschrift zu wechseln und mit dem Datum der Inbetriebnahme zu versehen.

Inkubatoren sind mindestens einmal jährlich **sicherheitstechnisch zu überprüfen** (Bauartzulassung beachten). Es empfiehlt sich auch hier, einen Wartungsvertrag mit der Herstellerfirma abzuschließen.

Wärmebett

Neugeborene mit instabiler Wärmeregulation benötigen ein Wärmebett. Im Gegensatz zum Inkubator hat ein Wärmebett **kein eigenes Luftumwälzsystem**. Die Temperatur der Matratzenheizung kann von 29 °C bis 39 °C eingestellt und konstant gehalten werden, die Temperatur auf der Liegefläche darf 30 °C nicht überschreiten.

Da die Aufheizphase eine Stunde beträgt, bleiben die Betten in Bereitschaft eingeschaltet. Kinder müssen im Wärmebett zugedeckt werden, da die Umgebungsluft nur unzureichend erwärmt wird.

Für **Reinigung und Desinfektion** gelten dieselben Richtlinien wie für Inkubatoren. Nach jedem Einsatz sind Wärmebetten gemäß der Betriebsanleitung zu reinigen und zu desinfizieren.

Apnoe-Monitor

Der Apnoe-Monitor registriert über eine Sensormatte oder einen Bauchsensor Phasen des Atemstillstandes und gibt Alarm, wenn die Atempause des Kindes zu lange ist. Um dem plötzlichen Kindstod vorzubeugen, werden diese Geräte auch zur häuslichen Überwachung angeboten. Die Eltern sollten aber auf die Möglichkeit auftretender Fehlalarme hingewiesen und zusätzlich in einfachen Wiederbelebungsmaßnahmen unterwiesen werden.

73.6 Reanimations- und Überwachungsgeräte für Erwachsene

Ein Kreißsaal ist kein Intensivpflegeplatz, aber für Notfälle oder notwendige Narkosen muss die entsprechende Geräteausstattung vorhanden sein.

Narkosebeatmungsgerät

Dieses Gerät ermöglicht die heute am häufigsten durchgeführte Kombinationsnarkose. Die Narkose beginnt mit der i. v. Gabe eines Narkotikums, anschließend wird ein kurzzeitig wirkendes Muskelrelaxans gegeben. Nach dem Einführen eines Endotrachealtubus in die Luftröhre wird das Narkosegerät angeschlossen. Beatmung und Narkosetiefe werden mit einem Lachgas-Sauerstoff-Gemisch durchgeführt bzw. gesteuert.

Das Narkosegerät ist entweder fahrbar (für mehrere Entbindungsräume) oder an einer Wand fest installiert. Es wird aus Gasflaschen gespeist oder besitzt Steckkupplungen für die zentrale Gasversorgung der Klinik. Sauerstoff, Lachgas und Druckluft werden dann aus den Wandanschlüssen entnommen.

> M Die **Steckkupplungen** sind unterschiedlich konstruiert und besitzen einen Farbcode, so dass Verwechslungen der Gase nicht möglich sind:
> - Sauerstoff – blau
> - Druckluft – gelb
> - Lachgas – grau.

Zum Aufbewahren des Narkosezubehörs eignet sich ein Narkosewagen mit Arbeitsfläche und genügend Schubladen für Medikamente, Intubationsbestecke, Spritzen, Kanülen usw.

Blutdruckmessgerät, Pulsoxymetrie

Zur Erleichterung der kontinuierlichen Blutdruckmessung bietet sich die **oszillometrische Blutdruckmessung** an. Die Blutdruckmanschette wird wie beim Riva-Rocci-Apparat am Oberarm angelegt (auf markierte Pfeilrichtung achten). Das Gerät bläst die Manschette automatisch auf, bis keine Oszillation mehr erfasst wird. Dann wird die Luft langsam aus der Manschette abgelassen, bis die ersten Oszillationen registriert werden (systolischer Druck) oder keine mehr vorhanden sind (diastolischer Druck). Das Oszillationsmaximum stellt den mittleren arteriellen Druck dar. Die Messintervalle sind wählbar, die Werte werden digital angezeigt. Beim Über- oder Unterschreiten eingestellter Werte wird akustischer Alarm ausgelöst. Ein **EKG-Monitoring** ist bei jeder Narkose obligat.

Pulsoxymetrie (s. S. 791): Bei Erwachsenen sind die Klippelektroden einfach und schnell am Finger anzubringen. Nach der Abnahme dieser Elektrode muss das Gerät sofort ausgeschaltet werden, da sonst die Sensoren durchbrennen.

Notfallkoffer

Eine Grundausrüstung für Notfälle kann in einem Notfallkoffer zusammengestellt werden. Dieser Koffer muss gut sichtbar und für das Klinikpersonal erreichbar deponiert werden. Eine Überprüfung erfolgt nach Gebrauch oder alle 6 Monate, z. B. um abgelaufene Medikamente auszutauschen. Anschließend wird der Koffer verplombt.

Defibrillator

Er muss für den kardialen Notfall zur Verfügung stehen. Das Gerät bietet die Möglichkeit zur Defibrillation bei Kammerflimmern und bei Asystolie. Man unterscheidet eine externe und eine interne (am freiliegenden Herzen während einer Operation) Defibrillation. Der Defibrillator darf nur von einem Arzt oder unter seiner Aufsicht betrieben werden.

Bei der **externen Defibrillation** werden 2 Elektroden mit ausreichend Kontaktgel bestrichen (sonst Verbrennungsgefahr), auf den Thorax gedrückt und ein Gleichstromimpuls von 50–400 Joule abgegeben. Das ungeordnete Flimmern oder Flattern der Herzmuskelfasern wird unterbrochen und in eine geregelte, spontane Aktion überführt.

> M **Achtung:** Während des Stromstoßes darf weder Kontakt zum Patienten noch zum Patientenbett bestehen!

Es bedarf klarer **Absprache innerhalb einer Klinik** darüber, wer für die Reinigung, Wartung und Desinfektion der Überwachungs- und Reanimationsgeräte zuständig ist. Die Verantwortung sollte bei einer Abteilung liegen, z. B. der Anästhesie.

Literatur zu Kapitel 69–73 Instrumente und Geräte

[1] AWMF Leitlinie Nr. 015/036 (2010). Anwendung des CTG während Schwangerschaft und Geburt der Deutschen Gesellschaft für Gynäkologie und Geburtshilfe (DGGG) (Internet unter http://www.dggg.de/leitlinien)

[2] Butterwegge et al.: Über den Einsatz der fetalen Pulsoxymetrie bei Risikogeburten in deutschen Kliniken. Z. Geburtsh Neonatol 2002; 206: 83–87

[3] Dudenhausen, J.W.: Nicht erfüllte Erwartungen der FSpO2-Messung. Vortrag an der UFK Düsseldorf: 2000

[4] Dummler, E.A. et al.: Anwendbarkeit und Relevanz der fetalen Skalpblutanalyse. Gynäkol Geburtshilfliche Rundschau; 33 (Suppl 1): 155–156

[5] Fischer, W.-M.: Kardiotokographie, 3. Aufl. Thieme, Stuttgart 1981

[6] Gniers, J, Schneider, KTM: Geburtsüberwachung. In: Schneider/Husslein/Schneider: Die Geburtshilfe. 3. Aufl. Springer, Heidelberg 2006

[7] Goeschen, K.: Kardiotokographie-Praxis, 6. Aufl. Thieme, Stuttgart 2003

[8] Gruber, P, Oehler, K, Schwarz, C: CTG-verstehen, bewerten. dokumentieren. Staude, Hannover 2011

[9] Hammacher, K.: Neue Methode zur selektiven Registrierung der fetalen Herzschlagfrequenz. Geburtshilfe Frauenheilkunde 1962; 22: 1552

[10] Hofmann. W.: Von den Anfängen der Infusionstherapie zur modernen Infusionspumpe. Die Schwester, der Pfleger 2000; 11

[11] Kubli, F. et al.: Observations on heart rate and the pH in the human fetus during labour. Amer.J.Obstet. Gynec 1969; 104: 1190

[12] Kühnert M., Sellbach-Göbel B., Butterwegge M.: Kritische Evaluierung der fetalen Pulsoxymetrie im klinischen Einsatz. Geburtsh Frauenheilk 2001; 61: 290–296

[13] Künzel, W.: CTG-Buch. Urban & Fischer, München 2002

[14] Paula H.: Ratgeber zum Medizinproduktegesetz, Bibliomed Medizinische Verlagsgesellschaft, Melsungen 2002

[15] Schneider, K.T.M., Gniers, J.: Antepartale Überwachung in Schneider/Husslein/Schneider: Die Geburtshilfe. 3. Aufl. Springer, Heidelberg 2006

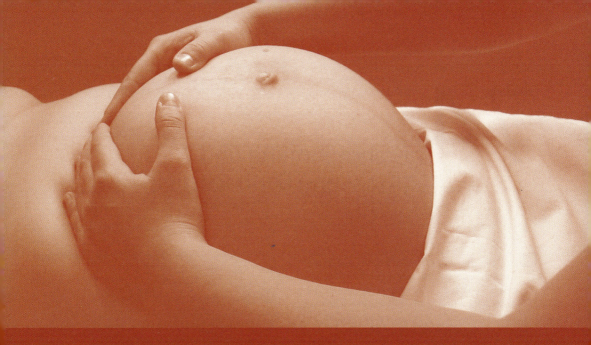

Spezielle Pflegeaufgaben

74	Wahrnehmung und (Kranken-) Beobachtung	798
75	Pflegerische Tätigkeiten	814
76	Physikalische Therapie............................	827
77	Injektionen und Infusionen........................	833
78	Gewinnung und Umgang mit Untersuchungsmaterial....	840
79	Grundlagen der Hygiene...........................	843

74 Wahrnehmung und (Kranken-) Beobachtung

Martha Halbach

> **M** Ein Schwerpunkt der Hebammentätigkeit ist die sorgfältige Beobachtung der betreuten Schwangeren, Gebärenden und Wöchnerinnen. Das Ziel dieser Beobachtungsarbeit ist es, Abweichungen vom „Normalen" frühzeitig zu erkennen, um entsprechend handeln zu können.

Auch zur guten psychischen Betreuung der Frau ist es notwendig, ihre Bewusstseinslage, ihre psychische Verfassung und ihre Bedürfnisse rasch und sicher zu erkennen, um entsprechend reagieren zu können.

Krankenbeobachtung ist einfach, wenn es um die Überwachung messbarer Körperfunktionen, z. B. Blutdruck oder Körpertemperatur, geht. Schwieriger wird es, wenn das Befinden der Frau durch Rückschlüsse aus ihrem Verhalten beurteilt werden soll.

- Die Aussage: „Die Frau hat starke Schmerzen" leitet sich aus der Wahrnehmung verschiedener Symptome ab, wie Stöhnen, zusammengekrümmte Haltung, Bemerkungen der Frau selbst. Diese Symptome sind nicht messbar, können aber in diesem Fall noch relativ gut eingeschätzt werden.
- Die Aussage: „Die Frau ist sehr verspannt" ist schwieriger zu begründen, da hier die Symptome weniger eindeutig, versteckter sind und in der Regel eine entsprechende Äußerung der Frau als direkter Hinweis fehlt.

Das Wahrnehmen von Zeichen, Signalen, Symptomen und das anschließende Bewerten bzw. Interpretieren dieser Information mit nachfolgender Reaktion läuft bei jedem von uns tagtäglich viele Male ab. Beispiel dafür ist der Autofahrer, der unbewusst immer wieder die Verkehrslage registriert, neu einschätzt und entsprechend dieser Einschätzung automatisch mit Bremsen, Gasgeben, Anhalten usw. reagiert. Ähnliches gilt auch bei jedem Kontakt zwischen Menschen. Jeder sendet eine Fülle von Signalen und Informationen über sich selbst aus, die vom anderen aufgenommen und interpretiert werden und auf die er reagiert.

> **M** Hebammen müssen ihre Wahrnehmungs- und Interpretationsfähigkeit im Umgang mit Schwangeren, Gebärenden und Wöchnerinnen im besonderen Maße entwickeln und schulen.

Bei genauerer Betrachtung werden hierbei einige **Schwierigkeiten** deutlich:

- **Wahrnehmung ist niemals völlig objektiv und sachlich.** Sie ist immer geprägt durch den Wahrnehmenden selbst. So werden zwei Menschen die gleiche Situation oder Person nie gleich wahrnehmen, sondern aufgrund ihrer unterschiedlichen Lebenserfahrung, Einstellung und Stimmung dieselben Signale gar nicht oder verschieden wahrnehmen und interpretieren.
- **Auch die Wahrnehmungsmöglichkeit des Einzelnen variiert.** Sie ist u. a. von der eigenen psychischen Verfassung, der momentanen Arbeitsbelastung oder von dem, was gerade vorher erlebt wurde, abhängig. Außerdem neigen wir dazu, an einmal getroffenen Beurteilungen festzuhalten und sind dann kaum mehr in der Lage, neu hinzukommende Informationen objektiv zu bewerten und unsere Meinung zu korrigieren.

Diese Subjektivität bei der Beobachtung lässt sich zwar nicht ganz ausräumen, mit Sicherheit aber vermindern. Wichtig ist es, sich der Tatsache bewusst zu sein, dass die eigene Wahrnehmung in hohem Maße beeinflussbar und dadurch fehlerhaft sein kann. Es kommt darauf an, sich selbst zur **konzentrierten, aufmerksamen, unvoreingenommenen und zugewandten Beobachtungshaltung** zu erziehen und offen für weitere Signale und Informationen zu bleiben. Eine einmal gefasste Meinung muss öfter überprüft werden und, wenn Beobachtungen gemacht werden, die nicht in das bisherige Bild passen, muss man in der Lage sein, sich selbst zu korrigieren.

D Definition **M** Merke

Dies bedeutet aber nicht, dass man sich davor hüten sollte, sich überhaupt eine feste Meinung oder Hypothesen zu bilden. Jedoch schützen Wachheit, Flexibilität und das Hinterfragen der eigenen Position vor falschen Rückschlüssen und Fehlern bei der medizinischen und psychischen Betreuung. Durch ein waches Interesse an der Beobachtung der Menschen, mit denen wir umgehen, wächst die Sensibilität für versteckte Informationen und Signale und das eigene Urteilsvermögen wird zunehmend sicherer. Es entwickelt sich **Einfühlungsvermögen**, das mit sicherem Instinkt, gutem Gespür, „sechstem Sinn" oder einfach mit Menschenkenntnis umschrieben werden kann.

74.1 Der erste Eindruck

Bei der Kontaktaufnahme mit einer Schwangeren, Gebärenden oder Wöchnerin, die zur Einschätzung der Frau und deren Situation führen soll, ist der erste Eindruck häufig von ausschlaggebender Bedeutung. Er setzt sich aus vielen, an der Frau wahrgenommenen Merkmalen zusammen, die in den ersten Minuten der Begegnung registriert werden. Diese Merkmale werden aufgrund unserer Lebenserfahrung mit bestimmten Kriterien (Fragestellungen) untersucht und führen zur ersten Beurteilung der Person und ihrer momentanen Situation. Dieser sehr komplexe Prozess ist nicht in allen Einzelheiten nachvollziehbar. Auch lassen sich die Eigenschaften und Merkmale, die an einer Person wahrgenommen werden, nicht vollständig und abschließend benennen. Sie sind zu vielfältig und stehen untereinander in komplizierter Wechselwirkung.

Elemente des ersten Eindrucks

> **M** Mitbestimmend für den ersten Eindruck sind verschiedene Elemente der menschlichen Gestalt: äußeres Erscheinungsbild, Mimik, Gestik, Stimme, Sprache, Bewegung, Verhalten und Bewusstseinslage.

Weitere, die erste Einschätzung beeinflussende Faktoren sind die Begleitpersonen, das mitgebrachte Gepäck, die Art des Händedrucks und vieles mehr. Zur eigenen Bewusstmachung werden hier die **wichtigsten Merkmale**, die den ersten Eindruck bestimmen, zusammen mit einigen Fragestellungen zur Beobachtung und Beschreibung aufgeführt:

- **Alter:** sehr jung, durchschnittlich, alt (bezogen auf das häufigste Gebäralter)?
- **Größe, Konstitution:** klein, normal groß, groß – zart, feminin – kräftig, knochig?
- **Ernährungszustand:** mager, normalgewichtig, dick, aufgeschwemmt?
- **Bauchumfang:** klein, wie zum Geburtstermin, übermäßig groß?
- **Kleidung/Frisur/Brille:** gepflegt – ungepflegt, ärmlich – teuer, modisch – betont individuell, kindlich, alternativ?
- **Haltung:** offen – abwehrend, entspannt – verkrampft, locker – steif, aufrecht – gebeugt?
- **Bewegung/Gang:** sicher – unsicher, flink – schwerfällig, locker – steif, bedächtig – hastig, harmonisch – unkontrolliert?
- **Mimik:** fröhlich – traurig, entspannt – schmerzverzerrt, fragend, ängstlich, erschrocken?
- **Gestik:** lebhaft – wenig, übertrieben – eingeschränkt, ineinander verkrampfte Hände, verschränkte Arme?
- **Stimme:** laut – leise, klar – belegt, hoch – tief, aufgeregt – ruhig, stotternd – gleichmäßig, monoton – akzentuiert?
- **Sprache:** gesprächig – einsilbig, verständlich – schwer bzw. unverständlich, Wortwahl, Ausdrucksweise, Akzent?
- **Verhalten:** zurückhaltend – aufdringlich, selbstbewusst – schüchtern, zugänglich – abweisend, gelassen – unruhig, konzentriert – abwesend?
- **Bewusstseinslage:** wach – schläfrig, benommen – ansprechbar, normale Reaktionen – verlangsamte bzw. unverständliche Reaktionen?

74.2 Beobachtung von Körperfunktionen

Voraussetzungen für die Beobachtung sind theoretische Kenntnisse der Physiologie und die Fähigkeit, Zusammenhänge zu erkennen.

Vitalwerte sind Puls, Blutdruck, Körpertemperatur und Atmung. Sie hängen eng mit einander zusammen.

Puls

> **D** Als Puls wird der Anstoß der vom Herzen kommenden Blutwelle an die Arterienwände bezeichnet.

Überall dort, wo eine Arterie gegen einen Knochen oder Muskel gedrückt werden kann, ist er gut zu fühlen. Üblich ist die **Messung** an der Daumenseite des Handgelenkes (A. radialis).

74 Wahrnehmung und (Kranken-) Beobachtung

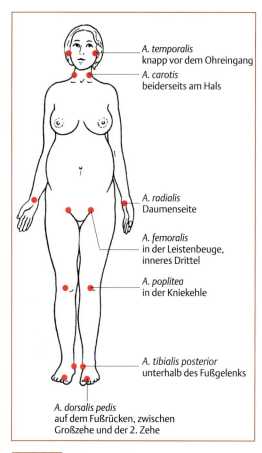

Abb. 74-1 Pulsmessstellen.

Andere Messorte sind: Schläfe (A. temporalis), Hals (A. carotis), Schlüsselbein (A. subclavia), Kniekehle (A. poplitea), Fußrücken (A. dorsalis pedis) und beim Neugeborenen an der großen Fontanelle (Abb. 74-1).

Pulsfrequenz

> **M** Pulsfrequenz ist die Anzahl der Herzschläge pro min. (spm).
> Die normale Pulsfrequenz beträgt:
> - 110–150 spm bei Ungeborenen (s. S. 763)
> - 100–140 spm bei Neugeborenen
> - 100–120 spm bei Säuglingen und Kleinkindern
> - 90–100 spm bei Kindern bis zu 10 Jahren
> - 60–80 spm bei Erwachsenen
> - 70–90 spm bei Schwangeren.

> **D** Eine **Tachykardie** ist ein beschleunigter Puls über den höchsten, eine **Bradykardie** ein verlangsamter Puls unter dem tiefsten Normwert.

Physiologisch ist bei körperlicher Anstrengung oder seelischer Erregung eine **Tachykardie**, während des Schlafes eine Bradykardie. Kaffee-, Nikotinkonsum und bestimmte Medikamente (z. B. Partusisten®) erhöhen die Pulsfrequenz, ebenso Blutverlust, Schock, gesteigerter Stoffwechsel (Fieber, Hyperthyreose) und bestimmte Herzkrankheiten. Eine paroxysmale Tachykardie (anfallsweises Herzrasen) kann über Minuten bis Tage andauern.

Eine **Bradykardie** kann ein Symptom bei erhöhtem Hirndruck, Hypothyreose (Schilddrüsenunterfunktion), Vergiftungen sowie Erregungsleitungsstörungen des Herzens sein.

Pulsrhythmus

Beim Gesunden folgen die Herzschläge und damit die Pulswellen regelmäßig und in etwa gleich langen Zeitabständen. Eine unregelmäßige Schlagfolge wird als **Arrhythmie** bezeichnet:
- **Respiratorische Arrhythmie:** Der Puls ist physiologischerweise bei der Einatmung schneller als bei der Ausatmung. Diese Arrhythmieform ist bei Jugendlichen und vegetativ labilen Menschen häufig verstärkt anzutreffen und harmlos.
- **Extrasystolische Arrhythmie:** Herzschläge, die außerhalb des Grundrhythmus vereinzelt oder gehäuft auftreten (z. B. durch Nikotin- oder Kaffeeabusus).
- **Bigeminusarrhythmie** (= Zwillingspuls): Jeder Systole (Herzschlag) folgt eine Extrasystole.
- **Absolute Arrhythmie:** Vollkommen unregelmäßige Pulsfolge, die über kurze oder längere Zeit andauern kann.

> **M** Bei allen Formen der Arrhythmie muss die Pulsfrequenz 1 Minute lang ausgezählt werden.

Pulsqualität

Die Pulsqualität kann durch die Spannung (Druck) und Füllung der Arterien beschrieben werden. **Spannung** wird durch den Widerstand beurteilt, den der Puls dem Versuch, ihn zu unterdrücken, entgegensetzt: auffällige Beispiele sind ein harter Puls (Hypertonie) oder ein weicher, leicht unterdrückbarer Puls (Hypotonie, Fieber, Blutverlust, Schock). Die **Füllung** des Pulses gibt Auskunft über das Schlagvolumen: z. B. ein gut gefüllter (großer) oder ein schlecht gefüllter (kleiner) Puls.

Ein kleiner, schneller, weicher Puls (z. B. bei großem Blutverlust) wird auch als fadenförmig, ein großer, harter, extrem langsamer (z. B. bei erhöhtem Hirndruck) als Druckpuls bezeichnet. Ein sehr harter Puls mit gleichzeitigem Anstieg des Blutdrucks (bei Eklampsie) heißt Drahtpuls.

> **M** Pulsrhythmus und -qualität sind abhängig von:
> - Schlagvolumen (Auswurfmenge pro Herzschlag)
> - Elastizität der Gefäße
> - Herzfunktion

Bei ungenügender Herzleistung kann nicht jeder Herzschlag als Puls getastet werden, da die Druckwelle zu schwach ist. Herzschlag und Puls haben dann eine unterschiedliche Frequenz, es besteht ein **Pulsdefizit**.

Blutdruck

Mit Blutdruck ist allgemein der arterielle Blutdruck gemeint. Dabei werden zwei Werte erfasst:
- der **systolische Druck** (Maximaldruck in den Arterien während der Systole = Zusammenziehung des Herzens)
- der **diastolische Druck** (Minimaldruck in den Arterien während der Diastole = Erschlaffung des Herzens).

Bei jeder Systole werden 60–90 ml Blut (= Schlagvolumen) in die Aorta gepumpt. Aufgrund der Elastizität der Aorta wird der hohe Anfangsdruck ausgeglichen (Windkesselfunktion). Es kommt zu einem kontinuierlichen Blutfluss (Abb. 74-2).

Die Höhe des Blutdrucks ist anhängig von der Leistung des Herzens, dem Füllungszustand der Gefäße und dem Widerstand der Gefäßwände.

> **M** Normale Blutdruckwerte sind:
> - 60/40 mmHg Neugeborenes
> - 90/60 mmHg Kinder
> - 110–140 mmHg systolisch zu 50–90 mmHg diastolisch bei Erwachsenen
> - bis 135 mmHg systolisch bei Schwangeren
> - bis 70 mmHg diastolisch im 2. Trimenon
> - bis 85 mmHg diastolisch im weiteren Verlauf der Schwangerschaft

Die Differenz zwischen dem systolischen und dem diastolischen Druck heißt **Amplitude**, sie beträgt beim gesunden Erwachsenen 40–60 mmHg.

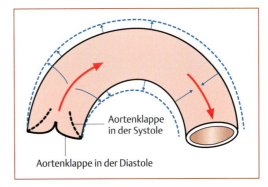

Abb. 74-2 Windkesselfunktion. Die elastischen Gefäßwände der Aorta erweitern sich in der Systole (gestrichelte Linie) und nehmen Blut auf. In der Diastole ziehen sie sich wieder zurück und treiben das Blut weiter in die Peripherie (durchgezogene Linie).

Pathologische Blutdruckwerte

- **Hypertonie:** Blutdruckerhöhung über den höchsten Normwert. Es gibt Menschen, die anlagebedingt (essenziell) einen erhöhten oder erniedrigten Blutdruck haben. Analog zum Puls kann auch der Blutdruck durch körperliche Anstrengung oder Emotionen (Adrenalin) erhöht sein. Sklerotische Gefäßveränderungen, Adipositas, Nierenerkrankungen, Diabetes mellitus und Schwangerschaft können zur Hypertonie führen.
- **Hypotonie:** erniedrigter Blutdruck, unter dem Normwert. Dies kann bedingt sein durch das Nachlassen der Herzkraft, eine plötzliche Erweiterung der peripheren Gefäße (z. B. PDA), die Zentralisation des Kreislaufs (z. B. Schock) oder durch einen großen Volumenverlust (z. B. Blutung)

Eine **orthostatische Hypotonie** entsteht bei manchen Menschen (Jugendlichen, älteren Menschen, Frauen p. p.) nach längerer Ruhe. Symptome sind „Ohrensausen", Schwindel, Schweißausbruch, Kreislaufkollaps (Schock). Ursache ist Mangeldurchblutung des Gehirns, da das Blut in die Peripherie „versackt".

Blutdruckmessung

Die Technik der Blutdruckmessung geht auf den italienischen Pädiater Riva Rocci (1863–1937) zurück. Seine Initialen (RR) wurden allgemeingültige Abkürzung für die Blutdruckmessung. Der RR-Wert wird in mmHg Quecksilbersäule (Hg: Hydragyrum = Queck-

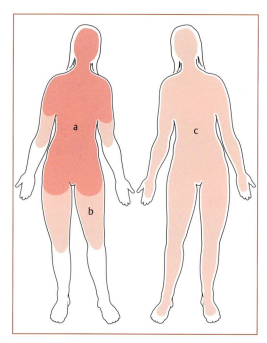

Abb. 74-3 Ausdehnung der Körperkerntemperatur (rot), a minimale, b mittlere, c maximale Ausdehnung; gleichzeitige Abnahme der Körperschalendicke (hell).

silber) oder in kPa (Kilo-Pascal) angegeben: 1 mmHg = 0,1338 kPa.

> **M** Obligatorische RR-Kontrollen in der Geburtshilfe:
> - bei jeder Schwangerenvorsorgeuntersuchung
> - bei der Aufnahme in der Entbindungsabteilung
> - während und nach der Geburt
> - vor dem ersten Aufstehen post partum
> - bei Blut- oder Flüssigkeitsverlusten und Fieber
> - bei Präklampsie und HELLP-Syndrom
> - vor, während und nach einer Periduralanästhesie
> - bei Medikamentengaben, die den Blutdruck beeinflussen (z. B. Partusisten®, Prostaglandin).

Bei jeder Abweichung vom Normalwert muss in kürzeren Zeitabständen kontrolliert werden (¼–½-stündlich und nach ärztlicher Anordnung).

Zur **Früherkennung einer möglichen hypertensiven Komplikation in der Schwangerschaft** sind während des 2. Trimenons einfache Hinweise zu beachten:
- das Ausbleiben des diastolischen Blutdruckabfalls,
- das Ausbleiben des Hämoglobin- und/oder Hämatokrit-Abfalls
- und damit das Ausbleiben der physiologischen Zunahme des Blutplasmavolumens (physiologische Schwangerschaftshydrämie) (s. S. 150).

Körpertemperatur

Der menschliche Körper ist mit allen Funktionen auf die Konstanz des pH-Wertes, des Wasser-, Elektrolyt- und Hormonhaushaltes und der Körpertemperatur angewiesen (Homöostase). Für eine gleich bleibende Körpertemperatur sind Regulationsmechanismen der Temperaturzentren im Hypothalamus (Teil des Zwischenhirns) und Endhirn verantwortlich. Normalerweise besteht ein Gleichgewicht zwischen Wärmebildung und -abgabe. Wärme entsteht fortlaufend durch die chemischen Stoffwechselvorgänge in den Zellen. Ca. 90 % der Wärmeabgabe erfolgt über die Haut (Körperoberfläche), durch Strahlung, Leitung und Verdunstung (s. S. 813). Je größer die Körperoberfläche im Vergleich zur Körpermasse, desto schneller erfolgt eine Wärmeabgabe (Auskühlungsgefahr beim Neugeborenen). Auch durch Atmung und Ausscheidung gibt der Körper Wärme ab.

Man unterscheidet zwei Bereiche der Körpertemperatur:
- **Körperkern** (= Temperatur im Körperinneren), z. B. Herz, Nieren, ZNS, mit einer konstanten Temperatur von 36,7 °C – 37,4 °C
- **Körperschale** (= Schalentemperatur an Haut und Extremitäten), hier ist die Temperatur in der Regel niedriger und liegt je nach Region zwischen 28 °C und 35 °C. Sie wird von der Durchblutung und der Außentemperatur beeinflusst. Eine Vergrößerung des Körperkernbereichs (gesteigerte Wärmeabgabe) bedeutet ein gleichzeitiges Dünnerwerden der Körperschale (Abb. 74-3).

Temperaturmessung

> **M** Je weiter der Messort vom Körperkern entfernt ist, desto niedriger ist die Temperatur und desto länger die Messdauer.

Eine zum gleichen Zeitpunkt durchgeführte axillare und rektale Messung kann zur Diagnostizierung eines lokalen, evtl. entzündlichen Geschehens im Abdomen (z. B. Appendizitis, Adnexitis) hilfreich sein. Der Temperaturunterschied axillar/rektal kann dann mehr als 1 °C betragen.

Beobachtung von Körperfunktionen 74

Tabelle 74-1 Normaltemperaturen in Abhängigkeit von Messort und -zeit.

Messort	Messzeit	Temperatur (°C)
Oral (im Mund)	5 min.	36,5–37,4
Axillar (in der Achselhöhle)	8–10 min.	36,1–36,9
Im Ohr (Infrarot-Ohrthermometer)	1–3 sek.	36,6–37,4
Inguinal (in der Leistenbeuge)	8–10 min.	36,1–36,9
Rektal (im After)	2–4 min.	36,6–37,4

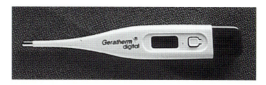

Abb. 74-4 Elektronisches Thermometermodell.

Nur Messungen an der gleichen Stelle sind vergleichbar. Daher sollte es eine eindeutige Regelung geben, wie gemessen wird. Bei Abweichungen im Einzelfall sind diese Messwerte bei der Dokumentation besonders zu kennzeichnen.

Zur Ermittlung der Körpertemperatur bei Neugeborenen, Säuglingen und Kleinkindern sollte auf den Gebrauch von Glasthermometern verzichtet werden. Inzwischen gibt es für die Kleinsten weiche und biegsame Modelle.

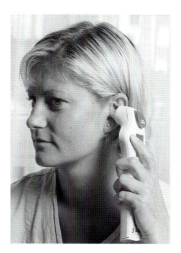

Abb. 74-5 Messen im Ohr.

Schnell und unkompliziert kann die Körpertemperatur mit **elektronischen Thermometern** ermittelt werden. Hier wird bereits nach wenigen Sekunden der Messwert angezeigt (Abb. 74-4).

Infrarot-Ohrthermometer: Infrarotstrahlen sind Wärmestrahlen, die jeder Körper aussendet. Das gut durchblutete Trommelfell hat dieselbe Temperatur wie der Körperkern. Um Fehlerquellen zu vermeiden, ist die richtige Handhabung bei der Ohrmessung (Abb. 74-5) zu beachten:

- Thermometer an der Basis (Ladegerät) entnehmen
- Ohrmessung einstellen („Mode"-Knopf drücken)
- Einmal-Messhülle auf den Messkonus setzen
- Messfühler an den Gehörgang ansetzen, so dass der Ohrkanal abgedichtet wird
- Messung starten durch Drücken des „Scan"-Knopfes
- Messwert ablesen, wenn ein 3-facher Piepton das Ende des Messvorgangs anzeigt
- Messhülle abwerfen (Eject-Taste drücken)
- Gerät zurück an die Basis bringen.

Diese Messmethode ist bei Kindern jedoch nicht zuverlässig genug. In einer Studie (Deutsches Grünes Kreuz e. V., Marburg) wurde bei jedem zweiten Kind leichtes Fieber nicht erkannt. Bei Kindern ist man deshalb mit den alten Methoden (rektal, sublingual) auf der sicheren Seite.

Temperaturveränderungen

- **Tagesrhythmische Temperaturschwankungen:** Innerhalb von 24 Stunden schwankt die Temperatur um 0,5 °C. Um 16–18 Uhr ist sie am höchsten, morgens zwischen 4 und 6 Uhr am niedrigsten.
- **Periodische Temperaturveränderungen:** Durch den thermogenetischen Effekt des Progesterons steigt die Temperatur im weiblichen Zyklus nach der Ovulation um ca. 0,3 °C – 0,6 °C an und fällt mit der Menstruation wieder ab. Tritt eine Schwangerschaft ein, bleibt die Temperatur bis zu 12 Wochen erhöht, dann erfolgt eine Normalisierung, wahrscheinlich durch den Gewöhnungseffekt der Temperaturzentren.
- **Hypothermie** (Untertemperatur): Die axillare Temperatur liegt konstant unter 36 °C, z. B. bei

74 Wahrnehmung und (Kranken-) Beobachtung

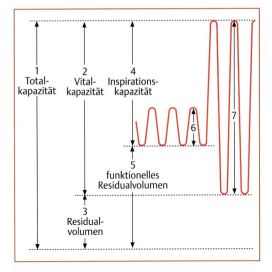

Abb. 74-6   Atemvolumina,
1 Totalkapazität,
2 Vitalkapazität (max. Einatmung),
3 Residualvolumen (Rest, der nach max. Ausatmung in der Lunge verbleibt),
4 Inspirationskapazität (Volumen, das nach normaler Ausatmung eingeatmet werden kann),
5 funktionelle Residualkapazität (Rest, der nach normaler Ausatmung in der Lunge verbleibt,
6 Atemzugsvolumen bei normaler Atmung,
7 bei Anstrengung.

die Atembewegungen. Bei der **normalen Atmung** (Eupnoe) heben und senken sich beide Thoraxseiten symmetrisch. Sie ist ruhig, regelmäßig, erfolgt ohne Anstrengung oder Beschwerden, ist geräusch- und geruchlos. Bei einer erschwerten Atmung (**Dyspnoe**) wird die Atemhilfsmuskulatur (Brust-, Oberarm-, Hals-, Rücken- und Bauchmuskulatur) mit eingesetzt.

Atemfrequenz und Atemtiefe (-qualität)

Ein Atemzug besteht aus Einatmung (Inspiration), Ausatmung (Exspiration) und darauffolgender Pause. Das Atemzugvolumen liegt beim Erwachsenen in Ruhe bei ca. 500 ml/Atemzug. Unterschiedliche Atemvolumina s. Abb. 74-6.

> **M** Die Atemzüge folgen einander in gleichmäßigem Rhythmus, Tiefe und altersabhängiger Frequenz:
> - Neugeborene   40–50 Atemzüge/min.
> - Säuglinge, Kleinkinder 30–40 Atemzüge/min.
> - Kinder   ≈ 25 Atemzüge/min.
> - Erwachsene   16–20 Atemzüge/min.

Atemfrequenz und Atemtiefe (Atemqualität) stehen in unmittelbarer Beziehung zueinander. Eine beschleunigte Frequenz (Tachypnoe) hat eine Abflachung, eine verlangsamte Frequenz (Bradypnoe) eine Vertiefung des Atemzugvolumens zur Folge.

Pathologische Veränderungen
- **Tachypnoe** bei Stoffwechselsteigerung (Anstrengung, Fieber, Hyperthyreose), bei Veränderungen des Schlagvolumens des Herzens (Herzinsuffizienz, Anämie) und bei einer Reduzierung der Atemfläche (Atelektasen, Lungenödem, -emphysem oder -embolie).
- **Bradypnoe** bei einer Beeinträchtigung des Atemzentrums (z. B. Opiatvergiftungen).
- **Apnoe** (Atemstillstand): Sistieren der Atmung für 10–20 sek. bei psychischer Erregung oder durch Unreife des Atemzentrums bei Neugeborenen
- **Hypoventilation** ist eine oberflächliche Atmung (Schonatmung), die Lungen sind wenig belüftet (z. B. schmerzbedingt nach einer Bauchoperation); dadurch Hypoxämie (Abfall des pO_2) und Hyperkapnie (Anstieg des pCO_2) im arteriellen Blut.
- **Hyperventilation** ist eine übermäßig gesteigerte Atmung. Dabei wird so viel CO_2 abgeatmet, dass im Blut eine Alkalose (Störung des Säure-Basen-Haushaltes) entsteht, in deren Folge Symptome einer Hypokalzämie (neuromuskuläre Übererregbarkeit = Tetanie) auftreten können. Symptome sind eine krampfartige „Pfötchenstellung" der Hände, ein weißes Munddreieck im verzerrten

Schock, nach Blutverlust, Kollaps und Hypothyreose.
- **Hyperthermie** (erhöhte Temperatur): Die axillare Temperatur beträgt über 37 °C bzw. 37,4 °C rektal, z. B. durch Stoffwechselerhöhung bei körperlicher Arbeit (z. B. Geburt) oder emotionaler Erregung.

Atmung (Respiration)

Durch Ventilation (Belüftung) der Lungen wird in den Alveolen das Hämoglobin der Erythrozyten mit O_2 beladen und CO_2 abgegeben. Die Steuerung der Atmung erfolgt unwillkürlich durch das Atemzentrum in der Medulla oblongata (verlängertes Rückenmark). Ein Anstieg der CO_2-Konzentration im Blut löst den Impuls zum Atemzug aus. Die Atmung ist aber auch willkürlich beeinflussbar, daher sollte das Auszählen der Atemzüge bei einer Patientin unauffällig erfolgen.

Das Zwerchfell (Diaphragma) und die Zwischenrippenmuskulatur (Interkostalmuskulatur) bestimmen

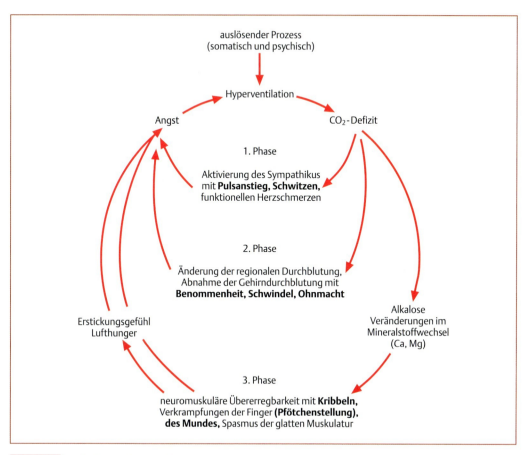

Abb. 74-7 Teufelskreis: Angst und Atmung.

Gesicht, evtl. Übelkeit. Die Ursache ist meist psychogen, z. B. Angst und Schmerz während der Geburt. Atmet die Gebärende die eigene Atemluft wieder ein (Atmen in eine Plastiktüte oder -handschuh), steigt der pCO_2 im Blut an, die Symptome verschwinden (Abb. 74-7).

- **Dyspnoe (Atemstörung):** Sie kann als erschwerte Einatmung mit Stridor (langgezogenes Pfeifen) bei einer Verlegung der oberen Luftwege auftreten oder als erschwerte Ausatmung mit Stridor bei einer spastischen Einengung der Bronchien. Die erschwerte Respiration (Ein- und Ausatmung) mit Stridor tritt bei Minderleistung des Herzens und Sauerstoffdefizit auf. Häufiges Zeichen der Atemnot ist die **Nasenflügelatmung**, es bewegen sich bei jedem Atemzug die Nasenflügel mit. Beispiel: Anpassungsstörung/Atemmangelsituation bei Neugeborenen.

- **Orthopnoe** (Atemnot in Ruhe): Schwerste Form der Atemnot, der Patient hat Todesangst (bei Herz- und Lungenerkrankungen, nach großem Blutverlust).

M Bei der Beobachtung aller Dyspnoeformen müssen Hautfarbe (Zyanose), Gesichtsausdruck, Körperhaltung, Einsatz der Atemhilfsmuskulatur, Atemgeräusche und die Kreislaufsituation mit bewertet werden.

Tabelle 74-2 Urinparameter mit normalem und pathologischem Befund.

Parameter	Normale Befunde	Pathologische Befunde
Farbe und Durchsichtigkeit	**durchsichtig, hell-, stroh-, dunkelgelb** (je nach Konzentration) **rot** nach Roter Bete **gelb** nach Vitamin B und einigen Abführmitteln **blaugrün** nach Bärentraubenblättertee (steht Urin länger, tritt Trübung und Flockung ein)	**rot** durch Blut **bierbraun**, brauner Schüttelschaum durch Urobilin (Bilirubin)
Menge	**Erwachsene** 1,5–2 l/24 Std. (nach Trinkmenge) **Neugeborene:** 1. Tag 20–50 ml 3. – 10. Tag 100–200 ml **Säuglinge bis 3 Monate:** 240–450 ml	Mengenangabe für Erwachsene: **Polyurie** > 2000 ml/24 Std. **Oligurie** < 400–500 ml/24 Std. < 30 ml/Std. **Anurie** < 100 ml/24 Std. < 5 ml/Std.
Geruch	neutral, nach langem Stehenlassen durch Zersetzung: stechend, nach Ammoniak	stinkend, faulig bei eitrigen oder malignen Prozessen sauer (obstartig) bei Azidose = Ketonurie, z. B. bei diabetischer Azidose
pH-Wert	ca. 6,5 (zwischen 4,7 und 7,0) stark eiweißreiche Kost: sauer rein vegetarische Kost: alkalisch	deutlich < 4,7 bei Azidose und Zerfall körpereigenen Eiweißes (maligne Prozesse) > 7 häufig bei Harnwegsinfekten (Abbauprodukte von Bakterien) > 7 bei Alkalose
spezifisches Gewicht	Normalwerte: 1015–1025 (Konzentrations- und Verdünnungsfähigkeit der Niere liegt zwischen 1001 und 1040)	keine Konzentrationsfähigkeit (spez. Gew. < 1001) **hohes spez. Gew.:** bei Diabetes (trotz reichl. Trinkens und Ausscheidens) bei Einlagerung von Wasser im Gewebe (Ödeme)

74.3 Beobachtung von Körperausscheidungen

Urin (Harn)

An der Harnausscheidung sind beteiligt: Nieren, Blase, Stoffwechselorgane, Kreislaufsystem (Herz, Blut, Gefäße), Nerven und Hormondrüsen. Durch die Beobachtung folgender **Kriterien** lassen sich Veränderungen (Erkrankungen) dieser Organe erkennen:
- Farbe
- Menge
- Geruch
- pH-Wert
- spezifisches Gewicht
- Beimengungen (Tab. 74-2 und Tab. 74-3).

Miktionsstörungen (Störungen der Blasenentleerung)

- **Pollakisurie:** Häufige Entleerung von kleinen Urinmengen (bei Blasenentzündung, Aufregung, Nervosität, Reizblase). Im 1. Trimenon der Schwangerschaft durch den raumverdrängenden, wachsenden Uterus im kleinen Becken, im 3. Trimenon durch das Tiefertreten des vorangehenden Teiles.
- **Algurie** oder **Strangurie:** Schmerzhafte Harnentleerung (bei Blasensteinen, Entzündung der Blasenschleimhaut).
- **Dysurie:** Erschwertes Wasserlassen wegen narbiger Verengung der Urethra, Ödem der Urethra (nach protrahierter oder vaginal-operativer Geburt) oder mangelhaftem Tonus der Blasenmuskulatur (nach Operation, Geburt, Periduralanästhesie).

Tabelle 74-3 Beimengungen im normalen und pathologischen Urin.

Normale Befunde	Pathologische Befunde
• Salze (Elektrolyte): Natrium, Kalium, Kalzium, Phosphate, Sulphate • Eiweiß: < 0,5 g/l/24 Std. • Harnstoff: 2–4 % (Abbauprodukt des Eiweißes) • Harnsäure: (Abbauprodukt von Purinen[1]) • Kreatinin: (Abbauprodukt des Muskelstoffwechsels)	• Zucker • Azeton (Ketonkörper) • Blut (Hämaturie) • Leukozyten (Leukozyturie) • Bakterien (Bakteriurie)
• Epithelien von den äußeren Geschlechtsorganen • Schleim: aus Blase, Harnröhre, evtl. aus der Vagina • Vitamine • Hormone	• Epithelien der oberen Harnwege (Harnleiter und Nieren) • Eiter • Nieren- oder Blasensteine
• Urobilinogen: < 4 mg/d Bei längerem Stehenlassen Umwandlung in Urobilin	• Urobilinogen: > 4 mg/d vermehrt bei Erkrankungen der Leber (vermehrte Gallenproduktion), bei mit Hämolyse einhergehenden Erkrankungen, fehlt bei völligem Gallengangverschluss
• Zylinder:[2] nach körperlicher Anstrengung/hyaline (durchsichtige) Zylinder bei Neugeborenen und Säuglingen	• Zylinder: Aus Erythrozyten, Leukozyten oder Eiweiß bei Nierenerkrankungen
• Ziegelmehlsediment: Oxalate[3] + Uroerythrin[4] normal nur bei Neugeborenen	• Ziegelmehlsediment: bei Fieber, Nierenerkrankungen und Coma diabeticum

[1] Purine sind z. B. Bausteine für Nukleinsäure
[2] walzenförmige (zylindrische) Ausgüsse der unteren Abschnitte der Nierenkanälchen
[3] Oxalate sind Salze der Oxalsäure, z. B. Kalziumoxalate
[4] Uroerythrin, durch Oxidation Abbau des Hämoglobins bei Neugeborenen (hämolytischer Ikterus)

- **Harnretention:** Harnverhaltung wegen Spasmen im Blasenhalsbereich, Verletzungen der Urethra oder psychisch (Schamgefühl, Angst vor Schmerzen, z. B. nach Vulva- und Dammverletzung).
- **Residualharn** (Restharn): Kann die Blase nur unvollständig entleert werden, bleibt Restharn (tolerierbar bis max. 100 ml) in der Blase zurück und es besteht die Gefahr der Harnwegsinfektion durch Harnrückstau.
- **Nykturie:** Vermehrtes nächtliches Wasserlassen, wenn die Nieren in Ruhe besser durchblutet werden und (aus hochgelagerten Beinen) die Ödeme ausgeschwemmt werden (häufig bei Herzinsuffizienz).
- **Harninkontinenz:** Unwillkürlicher Urinabgang, z. B. beim Nachlassen der Gewebefestigkeit (Beckenbodenschwäche) und Deszensus von Uterus und Vagina.

Stuhl (Fäzes, Kot, Exkremente)

Stuhl, als Ausscheidungsprodukt des Darmes, sammelt sich im Rektum (Enddarm), führt dort zu Stuhldrang und wird willkürlich entleert. Gesteuert wird die Defäkation (Darmentleerung) durch nervale Reize. Abhängig von Ernährung und individuellen Gewohnheiten sind Stuhlentleerungen 1–2-mal täglich bis alle 2–3 Tage normal.

Bestandteile des Stuhls: ca. 75 % Wasser, 10 % unverdauliche Nahrungsbestandteile, 7 % Darmepithelien, Salze, Schleim, 8 % Bakterien. Die **Farbe** ist durch den Sterkobilingehalt (Galleabbauprodukt) hell- bis dunkelbraun. Die **pH-Reaktion** ist mit 7–8 alkalisch.

Normaler Stuhl ist eine geformte Masse, die der Form des Enddarmlumens entspricht.

Veränderungen des Stuhls

Farbe: Veränderungen durch Nahrungsmittel wie Spinat (grün), Rote Bete (rotbraun) sowie Eisenpräparate (schwarz), aber auch durch Krankheiten:
- **grauweiß, lehmfarben** beim Fehlen des Gallenfarbstoffes (Gallengangsverschluss), Hepatitis
- **rotbraun** durch Blutungen im Dickdarmbereich
- **hellrote Auflagen** bei Blutungen im Enddarm, z. B. aus Hämorrhoiden
- **schwarze Verfärbung** (Teerstuhl) durch angedautes Blut bei Blutungen des Magen-Darm-Traktes.

Geruch: Fäulnis- und Gärungsprozesse im Darm verursachen den Fäkaliengeruch. Bei eiweißreicher Kost entsteht ein fauliger, bei kohlenhydratreicher Kost ein säuerlicher Geruch.

Beimengungen: Nach ungenügendem Kauen können dem Stuhl Nahrungsreste (Linsen, Maiskörner) beigemengt sein. Andere sichtbare Beimengungen sind:
- Schleimauflagerung bei Reizungen und Entzündungen der Dickdarmschleimhaut (z. B. Colitis ulcerosa, M. Crohn, Pankreatitis)
- blutig-eitriger Schleim bei Darmtumoren
- Madenwürmer (Oxyuren), 2–12 mm lang
- Spulwürmer (Askariden) 15–20 cm lang
- Bandwurm (Tänien) 3–10 m lang mit einem 1–2 mm langen Kopfteil. Sie gehen meistens als fingergliedlange Teile ab.

Defäkationsstörungen (Störungen der Stuhlentleerung)

- **Diarrhoe** (Durchfall): dünner wässriger Stuhl und häufige Entleerungen mit oft kolikartigen Schmerzen. Dies kann verursacht sein durch Infektionen (z. B. Salmonellen), akute entzündliche Darmerkrankungen oder nervös bedingte Reize (Lampenfieber, Prüfungsangst). Eine Diarrhoe kann zu einem erheblichen Flüssigkeitsverlust mit Elektrolytmangel führen.
- **Obstipation** (Verstopfung): trockener, harter Stuhl bei einer verzögerten, seltenen und erschwerten Stuhlentleerung, häufig begleitet von Völle- und Druckgefühl, Appetitlosigkeit und Kopfschmerzen. Die Ursachen können sehr verschieden sein: z. B. Tonusverminderung des Darmes während der Schwangerschaft (Progesteronwirkung), häufige Unterdrückung des Entleerungsreflexes (z. B. Zeitnot, Hektik, Schmerzen), falsche Ernährungsgewohnheiten (ballaststoffarm), Flüssigkeits- und Bewegungsmangel, Stoffwechselstörungen (Diabetes mellitus, Hypothyreose).
- **Stuhlinkontinenz** (unwillkürlicher Abgang von Stuhl): Insuffizienz des M. sphincter ani (z. B. nach schlecht versorgtem DR III°), Rektum-Scheiden-Fistel, Lähmung.

Vaginale Ausscheidungen

Die Sekretion der Zervixdrüsen und die Transsudation der Vaginalwände sorgen für ständige Feuchtigkeit in der Vagina, die sich bei sexueller Erregung vermehrt (Lubrikation). Auch die Bartholin-Drüsen (Glandulae vestibulares majores) im Scheidenvorhof sondern Schleim ab. Das Epithel der Vagina enthält reichlich Glykogen, das beim Abbau der Zelle freigesetzt wird. Lactobacillus acidophilus (Döderlein-Bakterien) wandeln das Glykogen des Vaginalepithels in Milchsäure um. Das dadurch entstehende saure Milieu (ca. pH 4) verhindert das Wachstum und die Aszension von pathogenen Keimen.

Fluor vaginalis (Ausfluss)

Funktioneller Fluor ist in Menge, Konsistenz und Aussehen an den verschiedenen Zyklustagen unterschiedlich. Um die Zeit der Ovulation ist der leicht vermehrte schleimige Ausfluss klar und fadenziehend, sonst eher weißlich, trüb (s. S. 85 Abb. 6-6). In der Schwangerschaft ist eine vermehrte Sekretion normal.

Vermehrter Fluor ist nicht selten durch sehr enge Hosen, Slips aus Synthetik oder ständiges Tragen von luftundurchlässigen Slipeinlagen bedingt.

Pathologischer Fluor wird durch verschiedene Erreger verursacht (z. B. Trichomonaden, Chlamydien, Strepto- und Staphylokokken, Kolibakterien, Candida albicans).
- Bei **Trichomonadenbefall** (-kolpitis) ist der Fluor gelbgrün, schaumig-schleimig, dünnflüssig und übelriechend.
- **Soorbefall** (Candida albicans) ist am weißlichen grobkörnigen Ausfluss zu erkennen, der oft starkes Jucken im Genitalbereich verursacht.
- Bei der **Gonorrhoe** kann der Fluor eitrig sein.

Menstrualblut

Das Menstrualblut besteht zu einem Drittel aus der abgestoßenen (max. aufgebauten) Funktionsschicht des Endometriums sowie aus Genitalsekret (Schleim). Der Blutabgang beträgt insgesamt etwa 50–150 ml in 3–5 Tagen.

Menstrualblut gerinnt selten und ist eher flüssig, da das Endometrium ein proteolytisches Ferment (Zytofibrinokinase) freisetzt, das zu einer lokalen Fibrinolyse führt. Nur bei einer verstärkten Blutung kommt es zur Koagelbildung.

Folgende **Menstruationstypen** werden unterschieden:
- **Eumenorrhoe:** regelrechte Blutung alle 25–35 Tage ohne Beschwerden
- **Amenorrhoe:** Ausbleiben der Blutung
- **Oligomenorrhoe:** zu seltene Blutung (Intervall > 35–45 Tage)
- **Polymenorrhoe:** zu häufige Blutung (Intervall < 25 Tage)
- **Menorrhagie:** zu starke und zu lange Blutung
- **Dysmenorrhoe:** sehr schmerzhafte Blutung.

Wochenfluss (Lochialsekret)

s. S. 516

Schweiß (Sudor)

Die extrarenale Flüssigkeitsausscheidung über Atmung und Haut heißt **Perspiratio insensibilis** (unmerklicher Wasserverlust), die Sekretion der Schweißdrüsen **Perspiratio sensibilis** (Transpiration). Die ständige Wasserabgabe über Hautzellen und Atemluft beträgt ca. 500 ml/24 Std. Die Schweißabgabe hängt von verschiedenen Faktoren ab, sie beträgt innerhalb von 24 Std. 400–1500 ml.

Wasser- und Schweißsekretion sind wichtig zur **Regulation der Körpertemperatur.** Bei großen Flüssigkeitsverlusten durch starkes Schwitzen müssen Wasser und Kochsalz ersetzt werden. Die Beobachtung von Menge und zeitlichem Auftreten der Schweißsekretion lässt Rückschlüsse auf die physische und psychische Verfassung des Menschen zu.

Hauptbestandteil des Schweißes ist Wasser (99 %) und Kochsalz, dazu kommen flüchtige Fettsäuren (Butter- und Ameisensäure), Harnstoff und Cholesterin. Schweiß ist geruchlos. Die Schweißdrüsen in Achselhöhle und Genitalregion erzeugen jedoch individuell und geschlechtsspezifisch verschiedene Duftstoffe.

Auffällige Veränderungen

- **Unangenehmer Schweißgeruch** entsteht durch die Vermehrung und Zersetzung von Bakterien an schlecht belüfteten Körperregionen und durch mangelhafte Hygiene.
- Eine vermehrte Sekretion von **warmem, großperligem Schweiß** ist normal bei hohen Außentemperaturen, vermehrter körperlicher Arbeit (Stoffwechselsteigerung) und Fieber. Wöchnerinnen geben durch eine vermehrte Schweißproduktion einen Teil der schwangerschaftsbedingt eingelagerten Flüssigkeit wieder ab.
- **Kalter, kleinperliger Schweiß** ist ein Alarmzeichen, er entsteht durch Zusammenziehen der Poren, bei einer Minderdurchblutung der Haut, durch Zentralisation des Kreislaufs (Schock, starke Schmerzen, Erbrechen).

Erbrechen (Vomitus, Emesis)

Nausea (Übelkeit) und **Erbrechen** werden über das Brechzentrum im verlängerten Rückenmark gesteuert. Dem Erbrechen geht meist Übelkeit mit vermehrter Salivation (Speichelsekretion) voraus. Der Brechvorgang beginnt mit einer tiefen Einatmung, dann schließt sich der Kehldeckel und durch starke Kontraktion von Bauchmuskulatur und Zwerchfell wird der Mageninhalt nach oben befördert. Erbrechen wird meist von Würgen, Tränenfluss und Kaltschweißigkeit begleitet.

Ursachen für Erbrechen sind: erhöhter Hirndruck (z. B. Schädel-Hirn-Trauma), Vergiftungen (Medikamente, Alkohol, Nahrungsmittelgifte), hormonelle Veränderungen in der Schwangerschaft (Emesis oder Hyperemesis), psychische Situationen (Angst, Ekel, Nervosität), Magersucht (Anorexia nervosa), Bulimie (Heißhunger, Essen und anschließend gewolltes Erbrechen), starke Schmerzen (Dysmenorrhoe, Wehen, Magen-Darm-Erkrankungen).

Zeitpunkt und **Häufigkeit** werden in Bezug zur Tageszeit und zur Einnahme von Mahlzeiten beobachtet: morgendliches Erbrechen (z. B. Emesis gravidarum) oder nach jeder Mahlzeit (akute Gastritis). Die Menge wird gemessen oder geschätzt.

Art des Erbrechens: z. B. im Schwall, mit wellenförmigen Magenbewegungen (meist bei männlichen Säuglingen ab 3. Lebenswoche mit Magenpförtnerspasmus).

Beimengungen:
- **Angedaute Nahrungsbestandteile,** die säuerlich bis stark sauer riechen, bei Erbrechen nach Ekel oder verdorbenen Speisen.
- **Schleim** (Vomitus matutinus), z. B. bei Gastritis oder morgendlichem Schwangerschaftserbrechen.
- **Blut,** kaffeesatzartig bei Magenblutungen und frischrot bei blutenden Ösophagusvarizen.

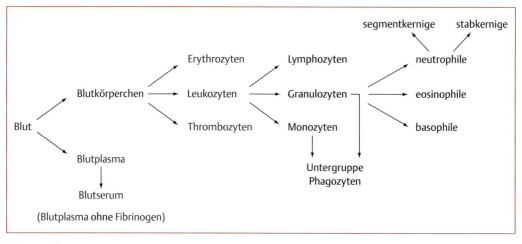

Abb. 74-8   Blutbestandteile (mod. nach R. Musch).

- **Gelbgrünliches Gallesekret** bei nüchternem Magen oder langandauerndem Erbrechen.
- **Koterbrechen** (Miserere) bei Darmverschluss.

74.4 Blutveränderungen

Aufgaben des Blutes

- **Transportfunktion:** Blut transportiert O_2 von den Lungen zu den atmenden Zellen und CO_2 von dort zurück zu den Lungen. Es schafft die Nährstoffe an die Orte ihrer Nutzung und dient als Transportmittel für körpereigene Wirkstoffe. Blut verteilt die im Stoffwechsel gebildete Wärme und sorgt ebenso für ihre Abgabe.
- **Milieufunktion:** Im Normalfall besteht ein Gleichgewicht zwischen Stoffwechsel, Körpertemperatur und Blut-pH trotz wechselnder Umweltbedingungen. Dieser Vorgang wird Homöostase (Fähigkeit des Körpers, seine Funktionen im Gleichgewicht zu halten) genannt. Durch komplizierte Regulationsmechanismen, u. a. durch Hormone der Nebennierenrinde und durch das vegetative Nervensystem, wird dieser Vorgang gesteuert.
- **Schutz vor Blutverlust:** Blut hat die ihm eigene Fähigkeit, Blutungen im Zusammenspiel zahlreicher Faktoren und Reaktionen entgegenzuwirken. Beteiligt sind die Gefäßwand, die Thrombozyten und die Gerinnungsfaktoren des Blutplasmas.
- **Abwehrfunktion:** Eingedrungene Fremdkörper und Krankheitserreger können unschädlich gemacht werden. Diese Fähigkeit des Blutes ist gebunden an die phagozytierenden und Antikörper bildenden Blutzellen, die Leukozyten.

Blutbestandteile

Normalwerte s. Tab. 84-2 S. 890

- **Plasma:** flüssiger Anteil des Blutes, bestehend aus Wasser, Albuminen, Globulinen und Fibrinogen. Im Plasma werden Elektrolyte (Na+, Ca++, K+ etc.) Nährstoffe (Eiweiß, Kohlenhydrate, Fett), Hormone, Enzyme und CO_2 transportiert.
- **Serum:** flüssiger Anteil des Blutes (Plasma) ohne Fibrinogen (Gerinnungsfaktor).
- **Erythrozyten (red blood cells = RBC):** rote Blutkörperchen, kernlos, größter Anteil aller Blutzellen. Rotfärbung durch Hämoglobin, Lebensdauer beim Erwachsenen ca. 120 Tage.
- **Thrombozyten (platelets = PLT):** farblose Blutplättchen, die zur Blutgerinnung (Thrombenbildung) benötigt werden, Verweildauer im Blut 5–11 Tage.
- **Leukozyten (white blood cells = WBC):** kernhaltige, eigenbewegliche, farblose Zellen (weiße Blutkörperchen), Lebensdauer 24 Std. – 5 Tage. Unterteilung in Granulo-, Lympho-, Monozyten. Phagozyten (Untergruppe der Mono- und Granulozyten) sind wichtig zur Erregerabwehr. Bei einer Infektion kommt es zu einer phasenhaft ablaufenden prozentualen Veränderung der Leukozytenverteilung im Blut: Linksverschiebung im Differenzialblut.

Laborparameter

- **Hämoglobin** (**Hb**): roter Blutfarbstoff in den Erythrozyten, wichtig für den Sauerstofftransport, da es O_2 bindet.
- **Hämatokrit** (**HK**): prozentualer Anteil der zellulären Bestandteile im Blut (Erythrozyten, Leukozyten, Thrombozyten).

> **M Faustregel:**
> Ein **Blutverlust** von 500 ml mindert das Hb um ca. 1 g/dl und den HK um ca. 3 %. Allerdings reagieren Hb und HK verzögert.

- **Blutungszeit:** Zeitraum, in dem nach einer künstlichen Stichverletzung (z. B. Ohrläppchen) die Blutung zum Stillstand kommt (ca. 2–4 min.). Dieser Test ist zum Erkennen einer verstärkten Blutungsneigung geeignet.
- **Gerinnungszeit:** Durch diesen einfach und laborunabhängig am Entbindungsbett auszuführenden **Clot-observation-Test** kann eine Koagulopathie (Verbrauchskoagulopathie oder Hyperfibrinolyse) festgestellt werden (engl. Clot = Klumpen, Gerinnsel).

Technik:
2–5 ml Blut werden in einem Glasröhrchen aufgefangen. Bei ca. 37 °C muss sich in 4–10 min. (unterschiedliche Literaturangaben) ein Koagel gebildet haben bzw. das Blut geronnen sein.

Verbrauchskoagulopathie: Gerinnung dauert länger oder das Blut gerinnt gar nicht.

Hyperfibrinolyse: Das Koagulum löst sich innerhalb einer Stunde wieder auf.

Zur **Differenzierung verschiedener Anämieformen** (z. B. normo- oder hypochrome, mikro- oder makrozytäre Anämie) werden zusätzlich folgende Werte ermittelt:

- **MCV** (**mean cell volume**): mittleres Erythrozyten-Einzelvolumen in mm³ = fl (Femtoliter).

$$MCV\,(fl) = \frac{\text{Hämatokrit (Vol\% × 10}}{\text{Erythrozytenzahl (Mill./min.}^3)}$$

Mittelwerte: Erwachsene 80–99 fl, Neugeborene 107 fl.

- **MCH** (**mean cell hemoglobin**): mittlerer Hämoglobinwert des Einzelerythrozyten in pg (Pikogramm). Mittelwerte: Erwachsene 27–31 pg, Neugeborene 34 pg.
- **MCHC** (**mean cell hemoglobin concentration**): mittlere Hämoglobinkonzentration im Einzelerythrozyten in Prozent. Mittelwerte: Erwachsene 33–37 %. Neugeborene 32 %.

74.5 Haut und Hautveränderungen

Aufbau der Haut

Die Haut ist von außen nach innen aus **3 Schichten** aufgebaut:
- Epidermis (Oberhaut),
- Korium (Lederhaut),
- Subkutis (Unterhaut) (Abb. 74-9).

Die **Epidermis** (1–3 mm dick) besteht aus 5 nicht durchbluteten Schichten (Abb. 74-10).

- Zuunterst liegt die **Basalschicht,** von ihr aus bilden sich ständig neue Zellen und wandern innerhalb von 27 Tagen in einem Verhornungsprozess nach außen.
- Darüber liegt die **Stachelzellschicht** (spitze Zellfortsätze) mit den Melanozyten. Nicht die Anzahl der Melanozyten, sondern ihre genetisch festgelegte Fähigkeit, unterschiedliche Mengen Farbstoff (Melanin) zu bilden, verleiht der Haut ein mehr oder weniger dunkles Aussehen.
- Darüber befindet sich die **Körnerschicht,** benannt nach den in den Zellen eingelagerten Körnchen, die den Beginn der Verhornung anzeigen.
- Darüber liegt die **Glanzschicht,** sie enthält inner- und außerhalb der Zellen eine ölige Flüssigkeit (Vorstufe der Verhornung).
- An der Oberfläche, bestehend aus kernlosen, flachen, farblosen, dachziegelartig übereinandergeschichteten Zellen, liegt die **Hornschicht.** Sie ist 0,3 bis mehrere mm dick. Alte oder beschädigte Hornzellen, an denen sich Fremdstoffe (z. B. Chemikalien, Bakterien) abgesetzt haben, werden abgestoßen.

Die Epidermis wird von den Ausführungsgängen der **Talg- und Schweißdrüsen** durchbrochen. **Haare und Nägel,** als Hautanhangsgebilde, werden von der Epidermis gebildet. Haare sind in die Lederhaut eingesenkte Hornfäden, Nägel sind Hornplatten zum Schutz der empfindlichen Finger- und Zehenkuppen.

Unter der Epidermis liegt das derbe **Korium.** Es ist von vielen feinen Blutgefäßen durchzogen und besteht aus einem Geflecht kollagener und elastischer Fasern (Bindegewebe). Hier befinden sich Schweißdrüsen, der Haarschaft mit Haaraufrichtemuskel und

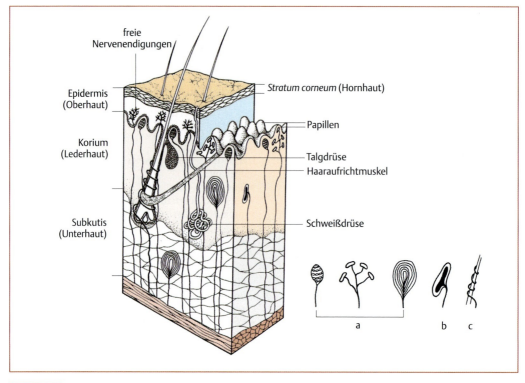

Abb. 74-9 Drei Schichten der Haut und einige Rezeptoren,
a Mechanorezeptoren,
b Wärmerezeptor,
c Haarfollikelrezeptor.

Haarfollikelrezeptor (Berührungssinn) sowie Talgdrüsen. Bei der Kontraktion des Haaraufrichtemuskels werden die Talgdrüsen entleert. Das Korium enthält auch verschiedene Mechanorezeptoren, außerdem Wärme- und Kälterezeptoren. Freie Nervenendigungen verlaufen als Schmerzrezeptoren bis in die Epidermis.

Es gibt unbehaarte Hautflächen (z. B. Innenhand, Fußsohlen), solche mit vielen Empfindungsrezeptoren (z. B. Fingerspitzen, erogene Zonen) und Hautbezirke, die vermehrt mit Schweißdrüsen ausgestattet sind (z. B. Stirn, Achselhöhlen, Handflächen, Fußsohlen). Die Verbindung des Koriums zur Epidermis besteht in zapfenförmigen Ausbuchtungen, den Papillen, in denen Kapillargefäße zur Ernährung der epidermalen Basalschicht verlaufen. An den Fingerspitzen sind die Papillen in Reihen (Rillen) zu einem individuellen Muster angeordnet (Fingerabdruck). Sie dienen wahrscheinlich der besseren Griffigkeit.

Die **Subkutis** ist die unterste, mit wenigen großen Gefäßen durchzogene Schicht aus Fett und Bindegewebe, die Verbindungsschicht zu den darunterliegenden Muskeln, Sehnen oder Knorpeln. Bei Frauen ist sie im Allgemeinen dicker als bei Männern. An manchen Stellen ist die Subkutis lose und leicht verschiebbar (s. c. Injektionsorte), an anderen fest anliegend.

Funktionen der Haut

Die Haut hat abgrenzende Schutzfunktionen und gleichzeitig eine vermittelnde Funktion als Sinnes- und Ausscheidungsorgan.
- Die **Epidermis** schützt vor **physikalischen Einflüssen** (z. B. Druck, Reibung, Strahlen), kann **chemische Substanzen** (z. B. Arzneimittel oder Toxine) aufnehmen und diese durch Enzyme, Hormone, T-Lymphozyten und Makrophagen zum Teil vernichten oder verändern. Unter Einwirkung von UV-Licht geschieht die Umwandlung von

Provitamin D in Vitamin D2 und D3 (Calciferole), die wichtig für den Kalziumhaushalt (Knochenaufbau) sind.
- Elastizität und Robustheit des **Koriums** schützen vor mechanischen Einflüssen (z. B. Stoß, Druck). Durch verschiedene Rezeptoren wirkt das Korium als Sinnesorgan.
- Zur **Wärmeregulation** können sich die Blutgefäße der Leder- und Unterhaut unterschiedlich weit stellen. Eine starke Erweiterung bewirkt eine erhöhte Durchblutung und damit gesteigerte Wärmeabgabe. Reicht diese Wärmeabgabe nicht aus, wird Schweiß abgegeben, es entsteht Verdunstungskälte. Soll die Wärmeabgabe verringert werden, kontrahieren sich die Gefäße. Zusätzlich bewirkt die Kontraktion der Haaraufrichtemuskeln die „Gänsehaut" (Cutis anserina) und damit eine geringfügige Verkleinerung der Hautoberfläche; zwischen den aufgerichteten Haaren bildet sich ein Luftpolster, das die Wärmeabgabe verringern soll.
- Die **Subkutis** ist durch ihr Fettgewebe **Isolierschicht und Energiedepot.**
- Die **Abwehrfähigkeit** der Haut gegen Bakterien entsteht nicht zuletzt durch den Säuremantel (pH-Wert 5,5–6,5) der Haut bestehend aus Schweiß, Absonderungen der Talgdrüsen (Hautfett = Sebum), und dem Eiweißabbauprodukt abgestorbener Zellen der Oberhaut. Hauttalg bewirkt außerdem eine Verkleinerung der Verdunstungsfläche und verringert die Wasserabgabe.

Hautveränderungen

Beobachtet wird die Haut auf **Spannungsveränderungen** wie Eksikkose (Austrocknung) und Ödeme (Wassereinlagerung) sowie **Farbveränderungen**, z. B. Blässe, Zyanose oder Ikterus, denn diese können auf Erkrankungen hinweisen.

Am häufigsten treten folgende Hautveränderungen auf:
- **Exanthem** (gr. blühe auf): Hautausschlag, großflächige Hautveränderungen in zeitlicher Abfolge (Anfang, Höhepunkt, Ende), z. B. Neugeborenen-, Masern-, Rötelnexanthem. Das Exanthem kann hämatogenen, lymphogenen oder neurogenen (aus dem Blut, der Lymphe oder von den Nerven) Ursprungs und entzündlich sein.
- **Enanthem:** „Exanthem" der Schleimhaut.
- **Ekzem:** entzündliche, flächenhaft auftretende Erkrankung der Epidermis, meist juckend und nässend, ohne Beteiligung der Schleimhaut.

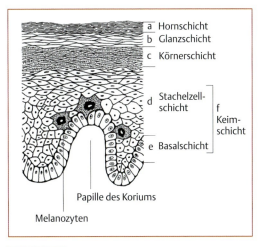

Abb. 74-10 Epidermis (Oberhaut) mit ihren Schichten:
a Hornschicht (Stratum corneum),
b Glanzschicht (Str. lucidum),
c Körnerschicht (Str. granulosum),
f Keimschicht (Str. germinativum) bestehend aus:
d Stachelzellschicht (Str. spinosum),
e Basalschicht (Str. basale).

- **Urtikaria** (lat. urtica, Brennnessel): Nesselsucht, stark juckende, schubweise auftretende, flüchtige Quaddeln (oft allergisch bedingt).
- **Hämatom:** Bluterguss in Weichteile, Zwischengeweberäume (kann durch Bindegewebe abgekapselt werden).
- **Hämangiom:** über das Hautniveau hinausgehende gutartige Blutgefäßgeschwulst (Blutschwamm).
- **Petechien:** Punktförmige Hautblutungen, z. B. post partum bei der Mutter im Gesicht und Halsbereich durch starkes (falsches) Pressen.
- **Nävus** (lat. Mal, „Leberfleck"): unterschiedliches Aussehen, z. B. flach, erhaben, behaart. Jedes Auftreten neuer Pigmentnävi (Leberflecke), aber auch das Wachstum oder Veränderungen der Oberfläche angeborener Nävi muss kontrolliert werden. Sie können harmlos, aber auch bösartig sein (Melanom).
- **Naevus flammeus** (Feuermal): angeborene, bleibende Blutgefäßerweiterung im Hautniveau (keine Geschwulst).
- **Nävus Unna-Politzer** (Storchenbiss): s. S. 662.

Literatur zu Kapitel 74 s. S. 851

75 Pflegerische Tätigkeiten

Martha Halbach

75.1 Haare kürzen, entfernen, rasieren

Teil- oder Ganzrasuren gehören zur präoperativen Vorbereitung einer Patientin. Die Haarentfernung dient als Infektionsprophylaxe, aber auch um einen Wundverband besser befestigen und leichter wechseln zu können.

> **M** Im Allgemeinen werden Haare im Umkreis von 20 cm um das Operationsgebiet entfernt.

Vorbereitung zur Sectio caesarea

Haare im Bereich der großen Labien müssen gekürzt, aber nicht unbedingt entfernt werden. Eine Rasur sollte nicht länger als 6 Stunden vor der Operation erfolgen, da auch bei einem sehr sorgfältigen Arbeiten kleine Verletzungen entstehen. Dadurch können eingewanderte Keime bei der präoperativen Hautdesinfektion nicht mehr abgetötet werden (potenzielle Infektionsquelle).

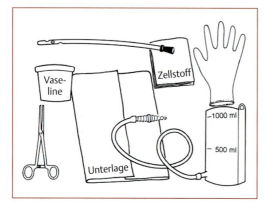

Abb. 75-1 **Materialien für den Reinigungseinlauf:** Irrigator (Spülkanne) mit Schlauch und Ansatzstück, Einmaldarmrohr, Schlauchklemme, Vaseline, Zellstoff, Handschuhe, Einmalunterlage.

Es werden Handschuhe getragen, das zu rasierende Gebiet mit Flüssigseife (Betaisodona®) eingeschäumt und mit einem Einwegrasierer enthaart. Bei der Anwendung von Haarentfernungscremes (nicht im Genitalbereich!) entstehen zwar keine Verletzungen, evtl. aber allergische Reaktionen.

Vorbereitung zur Geburt

Es genügt die Kürzung der Schamhaare an den großen Labien. Im Bereich des Dammes (Episiotomie, Dammriss) wurde früher eine Rasur empfohlen, um ein evtl. Nähen zu erleichtern und ein besseres Sauberhalten der Wunde im Wochenbett zu gewährleisten. Heute wird immer seltener zur Geburt rasiert.

75.2 Klistier, Darmeinlauf

Ein routinemäßig durchgeführter Einlauf hat heute in der Geburtshilfe keine Berechtigung mehr. Die Erwartungen an den Einlauf für die Geburt (Ausschaltung eines Infektionsfaktors durch Stuhlabgang während des Pressens und eine Verkürzung der Geburtsdauer) wird durch eine 1990 veröffentlichte Studie englischer Hebammen nicht bestätigt. So ist z. B. das Absetzen von geformtem Stuhl, wie es ohne Einlauf beim Pressen vorkommen kann, dem Abgang von flüssigem Stuhl, bei nicht völlig abgesessenem Einlauf, vorzuziehen. Ein Reinigungseinlauf unter der Geburt ist nur dann sinnvoll, wenn die Gebärende während der letzten 24 Stunden nicht abgeführt hat und ein gefülltes Rektum tastbar ist.

> **D** Der Ausdruck **Klistier** oder **Klysma** (gr. klyzein, reinigen, wegspülen) bezeichnet das Einbringen von Flüssigkeit in das Rektum (Mastdarm) mittels Darmrohr und Irrigator (Spülkanne) oder Spritze (z. B. Fertigklistier).

Abb. 75-1 zeigt die Materialien für den Einlauf. Die Wirkung beruht auf unterschiedlichen Reizen:
- **mechanische Wirkung:** Volumenerhöhung im Rektum, die den Stuhldrang auslöst und den

Darminhalt verflüssigt, sowie Reiz des Afterschließmuskels durch das Darmrohr
- **thermische Wirkung:** Lauwarmes Wasser (34 °C – 35 °C) bewirkt einen stärkeren Reiz als körperwarme Flüssigkeit (37 °C)!
- **chemische Wirkung:** Zusätze wie Salz oder Glyzerin entziehen der Darmwand Flüssigkeit (weitere Volumenerhöhung), Öl und Glyzerin wirken als Gleitmittel, medizinische Seife reizt die Darmwand. Da Seife toxisch wirkt und Nerven schädigen kann, wird sie nicht mehr verwendet. Zum Reinigungseinlauf vor der Geburt werden **keine Zusätze** benutzt.

Reinigungseinlauf

Die Patientin wird informiert, für Sichtschutz gesorgt und Einmalunterlagen als Wäscheschutz bereitgelegt. Wenn möglich liegt die Frau entspannt auf der **linken Seite** mit leicht angewinkelten Beinen. Die Flüssigkeit gelangt so leichter bis in das Colon sigmoideum (S-förmige Schlinge = Übergang vom Rektum zum absteigenden Kolon).

Technik

- Der Irrigator wird mit 500–750 ml handwarmem Wasser gefüllt, der Schlauch luftleer gemacht, indem er tiefer als die Spülkanne gehalten und abgeklemmt wird, sobald das Wasser abläuft.
- Einfetten der Darmrohrspitze mit wenig Vaseline, damit die Löcher nicht verstopfen.
- Bei leichtem Gegendrücken (Pressen) der Patientin wird das Darmrohr in der Wehenpause mit leichten Drehbewegungen (rechts/links) 10–12 cm eingeführt (bei spürbarem Widerstand wird erst mit dem Einlaufen der Spülflüssigkeit versucht, das Darmrohr tief genug in den Darm zu schieben).
- Die Spülkanne wird etwas angehoben, die Klemme gelöst.
- Dann den Irrigator langsam weiter anheben bis in Schulterhöhe. Je höher er gehalten wird, desto stärker ist der Druck des Wassers, umso schneller läuft es ein und umso unangenehmer wird es empfunden.
- Die Hebamme beobachtet die Frau während des Einlaufs ständig und lässt sie ruhig ein- und ausatmen, am besten atmet sie mit ihr.
- **Gibt die Frau Pressdrang an,** wird sofort der Irrigator gesenkt, die Wasserzufuhr durch Abknicken oder Abklemmen des Schlauches unterbrochen. Die Flüssigkeit verteilt sich erst einmal im Rektum, meist kann nach kurzer Zeit weitergemacht werden.
- Bevor der Irrigator ganz leer ist, wird der Schlauch abgeklemmt und das Darmrohr mit bereitliegendem Zellstoff entfernt, wobei die Frau zum „Zukneifen" des Gesäßes aufgefordert wird.

Der Einlauf sollte nach Möglichkeit ca. 5–10 min. von der Frau im Darm gehalten werden, die dabei in der Nähe einer unbesetzten Toilette umherläuft. Sie wird informiert, dass eine einmalige Entleerung des Darmes oft nicht ausreicht und innerhalb der nächsten 30–45 min. noch ein Toilettengang nötig wird.

Fertigklistiere

Wegen ihrer einfachen Handhabung werden häufig Einmalklistiere zur Darmentleerung während der Geburt verabreicht. Diese vom Hersteller verschlossenen Plastikbehälter enthalten 100–200 ml Wasser mit verschiedenen Zusätzen wie Salze oder Sorbit. Durch die geringe Flüssigkeitsmenge wird nur die Rektumampulle erreicht und der Abgang von hartem Stuhl erleichtert (z. B. bei Obstipation im Wochenbett). Fertigklistiere bewirken auch eine vermehrte Schleimproduktion der Darmwand. Werden sie vor der Geburt gegeben, kann dies zu wiederholtem Schleimabgang in der Austreibungsperiode führen.

Nie sollten 2 Klistiere auf einmal verabreicht werden, um die Wirkung zu verstärken, da die Schwangere durch die doppelte chemische Wirkung zu stark belastet wird. Sollte ein größeres Volumen erforderlich sein, empfiehlt sich der Reinigungseinlauf.

Technik

- Das Klistier sollte vorher im Wasserbad etwas erwärmt werden.
- Nachdem die Schutzkappe entfernt ist, wird die Spitze eingefettet, in den Anus eingeführt und der Behälter beim Ausdrücken zusammengerollt.
- So wird er auch wieder herausgezogen, damit die Flüssigkeit nicht in das Klistierbehältnis zurückgesaugt wird.

Ein Microklist® enthält nur 5 ml Flüssigkeit, es regt die Darmperistaltik an und führt (ähnlich wie Rektalzäpfchen) nach 15–30 min. zur Defäkation.

Hebe- und Senkeinlauf (Schaukeleinlauf)

Indikation: Anregung der Darmperistaltik, z. B. um postoperativ einem Ileus (Darmverschluss) vorzubeugen.

Technik

- Beginn wie bei einem Reinigungseinlauf.
- Ist der Irrigator fast leer, wird er unter Gesäßhöhe gesenkt, damit das Wasser aus dem Darm in die Spülkanne zurückläuft.
- Nach einigen Wiederholungen (Heben und Senken) ist die Spülflüssigkeit bräunlich verfärbt, sie verbleibt im Rektum und wird wie nach einem Reinigungseinlauf ausgeschieden.

> M **Vorsicht:** Dieser Einlauf belastet den Kreislauf (RR ↓) und wird nur nach ärztlicher Anordnung durchgeführt!

75.3 Uringewinnung

Unter bestimmten Voraussetzungen kann eine künstliche Blasenentleerung nötig werden. Meist geschieht dies transurethral (trans: durch, Urethra: Harnröhre), obwohl durch Katheterismus in etwa 15 % der Fälle eine Infektion ausgelöst wird. **Alternativen** sollten darum bedacht werden: Bei Harnverhaltung z. B. eine medikamentöse Tonisierung der Harnblase, zur Untersuchung auf Bakterien z. B. Mittelstrahlurin oder suprapubische Blasenpunktion (lat. supra = über, os pubis = Schambein).

Transurethraler Blasenkatheterismus

Hierbei wird ein Katheter durch die Urethra bis in die Blase geschoben. Für Frauen wird meist ein Nélaton-Katheter mit einer Stärke von 12–16 Ch. (Charrière, s. S. 886) benutzt. Alle Katheter sind heute aus Einwegmaterial, Einmalkatheter aus PVC, Dauerkatheter aus Silikon, Kautschuk oder Materialgemischen (Abb. 75-2).

Beim Katheterisieren wird die Barriere zwischen dem unsterilen äußeren und dem sterilen inneren Milieu durchbrochen. **Desinfektionsmaßnahmen** sind daher notwendig. Die festgelegte Reihenfolge des Arbeitsablaufs mit sterilen Materialien soll verhindern, dass durch die Urethra Keime in die Blase geschoben werden.

Indikationen für Einmalkatheterismus (EK) oder Dauerkatheter (DK) in der Geburtshilfe sind:
- Untersuchung des Urins auf Bakterien (EK)
- Nierenfunktionskontrolle bei Präeklampsie (DK)
- Wehenschwäche durch zu volle Harnblase (EK)
- vor einer Sectio, um Verletzungen der Blase bei der Operation zu verhindern, Platz und Übersicht zu schaffen sowie Harnverhaltung p. p. zu vermeiden (DK)
- vor jeder vaginal-operativen Entbindung (EK)
- Blutung vor oder nach der Plazentageburt (EK)
- fehlender Miktionsreflex während oder nach der Geburt. z. B. bei PDA (EK)
- zum Nähen einer Klitoris- oder paraurethralen Rissverletzung (EK)
- Harnverhaltung im Wochenbett, bei Uterushochstand und verstärkter Blutung (EK).

Vorbereitung

Obwohl beim Katheterisieren möglichst immer eine Hilfsperson assistieren sollte, wird hier (da oft notwendig) das Vorgehen ohne Hilfe beschrieben:
- **Information** der Frau, warum katheterisiert wird und dass dabei keine Schmerzen entstehen. Sorgfältige Reinigung der Vulva und Umgebung mit einer Desinfektionslösung.
- **Lagerung** der Frau wie zur vaginalen Untersuchung. Gute Beleuchtung, um die Urethramündung darzustellen.

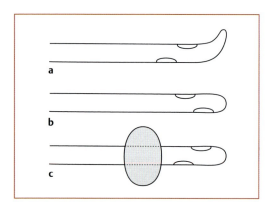

Abb. 75-2 Verschiedene **Katheterspitzen**,
a Tiemann-Katheter, gekrümmte Spitze (Männerkatheter),
b Nélaton-Katheter, gerade Spitze,
c Foley-Katheter mit Nélatonspitze (Dauerkatheter mit auffüllbarem Ballon und verstärkter Spitze zum besseren Einführen).

Uringewinnung

- **Sterile Materialien:** Unterlage mit ausgepacktem Katheter, Gefäß mit 6 Tupfern und Schleimhautdesinfektionslösung, 1 Paar Handschuhe.
- Bei DK: eine 10 ml-Spritze mit Aqua dest. zum Auffüllen des Ballons, Stöpsel für den Ablauftrichter oder ein geöffnetes Urindrainagesystem, evtl. Röhrchen für bakt. Untersuchung.

Technik

Zur Desinfektion werden die etwas ausgedrückten Tupfer so gehalten, dass die Finger nicht die Haut berühren:

- Große Labien: Mit dem 1. und 2. Tupfer, von vorn bis zur hinteren Kommissur desinfizieren.
- mit einer Hand (die dort verbleibt) kleine Labien entfalten, auseinanderhalten und mit dem 3. und 4. Tupfer von vorn nach hinten abwischen (Abb. 75-3).
- Der 5. Tupfer wird 30 sek. leicht auf die Harnröhrenmündung gedrückt. Erklärungen für die Frau, was gerade getan wird, sind hilfreich!
- Mit dem 6. und letzten Tupfer nochmalige Desinfektion der Harnröhrenmündung (der Tupfer kann anschließend in den Scheideneingang gelegt werden).
- Der Katheter wird etwa 5–7 cm unterhalb der Spitze gegriffen und in einem Winkel von 30–40° Richtung Symphyse eingeführt. Kurzes Husten der Frau hilft dabei, den Sphincter urethrae (Verschlussmuskel der Harnröhre) schmerzlos zu überwinden. Bei längeren Kathetern (DK) wird der Katheterschaft so in die Hand genommen, dass dessen Ende nicht unsteril wird (Abb. 75-4).Unter der Geburt kann ein tiefstehender Kopf die Harnröhre gegen die Symphyse pressen und das Einführen des Katheters erschweren. Evtl. muss ein dünnerer Katheter gewählt oder der Kopf von außen leicht hochgeschoben werden.
- Die 1. Hand verbleibt an den Labien, bis Urin abläuft, d. h. bis der Katheter tief genug liegt, erst dann darf sie entfernt werden.
- Urin entweder in ein steriles Untersuchungsröhrchen oder ein anderes Auffanggefäß laufen lassen.
- Zuletzt mit der jetzt freien, flachen Hand dicht über der Symphyse leicht auf die Blasengegend drücken, um evtl. Resturin zu entleeren.
- Zum **Katheterentfernen** immer den Ablauftrichter mit einem Finger verschließen oder den Schaft (DK) abknicken, um den Rückfluss von Urin in die Blase zu vermeiden.
- Gebrauchtes Material wird entsorgt, die Frau wieder bequem gelagert.

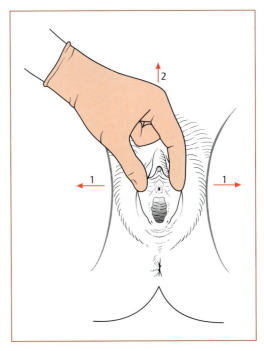

Abb. 75-3 Darstellung der Urethra durch Spreizen der kleinen Labien, **1** nach außen, **2** nach vorn (symphysenwärts).

Dauerkatheter/Blasenverweilkatheter

Ist der Dauerkatheter eingeführt und Urin abgelaufen, wird 10 ml steriles Aqua dest. mit einer Spritze in das neben dem Ablauftrichter liegende Ventil des Auffüllkanals gegeben (Abb. 75-5) und der Katheter danach etwas nach außen gezogen, um zu überprüfen, ob der Ballon gefüllt ist und vor der inneren Harnröhrenmündung liegt. Nach der Verbindung mit dem geschlossenen Urindrainagesystem (ein Ventil verhindert Rückfluss des Urins in die Blase) ist steriles Arbeiten nicht mehr nötig.

Pflege des Dauerkatheters: 1–2-mal tgl. Desinfektion und Reinigung mit Schleimhautdesinfektionsmittel. Mit einem getränkten Tupfer wird der Übergang des Katheters zur Urethra kreisförmig betupft, mit einem zweiten der Katheter 10 cm von der Harnröhrenmündung weg abgewischt (Richtung Urinbeutel).

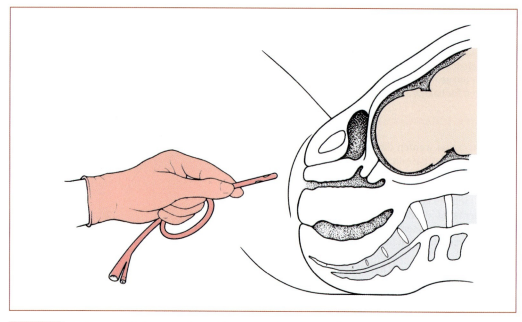

Abb. 75-4 Einführen des Katheters in einem 30–40°-Winkel von hinten (dorsal) nach vorn (ventral).

Urinuntersuchung: Zur Untersuchung kann Urin aus der dafür vorgesehenen Stelle am Drainagesystem (nach Spraydesinfektion) steril entnommen werden.

> **M** Je länger ein Katheter liegt, desto größer ist die Infektionsgefahr.

Die **Verweildauer** variiert von 24 Std. bis 14 Tagen, je nach Indikation und Fachbereich. Vor dem Entfernen des DK wird der Ballon über das Ventil mit einer Spritze wieder entleert (entblockt).

Alternativen zum Katheterismus bei Harnverhaltung
- **Medikamentöse Tonisierung** der Blase (Ubretid®, Prostigmin®)
- **Miktion anregen** durch Wasserlaufenlassen, Vulva mit warmem Wasser berieseln, eine bettlägerige Frau zum Wasserlassen auf dem Steckbecken aufsetzen bzw. einer mobilen Frau den Gang zur Toilette ermöglichen.
- **Kontraktion des Blasenmuskels** fördern durch kurzzeitiges Auflegen kalter Umschläge oder durch Beklopfen des Bereichs über der Symphyse mit mehreren Fingern (Reiz der Rezeptoren im Blasenmuskel).

Mittelstrahluringewinnung

Korrekt ausgeführt, gelingt es mit dieser Methode, ohne Infektionsrisiko Spontanurin zur bakteriologischen Untersuchung zu erhalten. Der erste Urinstrahl spült die Urethra, der zweite wird zur Untersuchung aufgefangen, der Rest geht in die Toilette.

Materialien: 2 Einmalhandschuhe für die Hebamme, 1 für die Frau, ein innen steriles Gefäß zum Auffangen des Urins, Nähragar (Uricult®, Biotest®), sauberer Zellstoff, Klebeetiketten.

Technik

- Die Frau informieren, dass es darauf ankommt, den 2. Urinstrahl ohne Berührung der Schamhaare oder Haut im Gefäß aufzufangen, nachdem der erste Strahl abgelaufen ist.
- Der Genitalbereich wird vorher gründlich gewaschen. Die Frau erhält einen Handschuh für die Hand, die das Auffanggefäß hält.
- Meist läuft etwas Urin über die Hand, wenn das Gefäß mit mindestens 10 cm Abstand (zur Vermeidung einer Kontamination) unter die Urethramündung gehalten wird.
- Am besten geschieht das Auffangen des Urins in einer halb sitzenden Haltung über einem Bidet

Uringewinnung

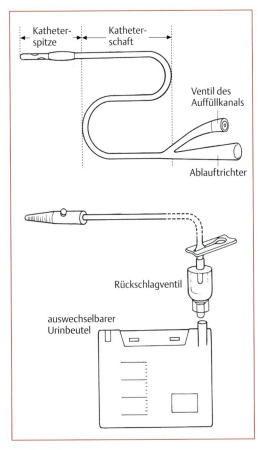

Abb. 75-5 Teile des Dauerkatheters und Urindrainagesystems.

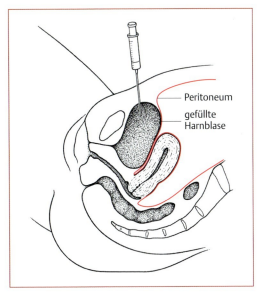

Abb. 75-6 **Suprapubische Blasenpunktion:** Die gefüllte Harnblase steigt über die Symphyse, der Uterus wird nach hinten gedrängt. Eine Blasenpunktion ist ohne Verletzung des Peritoneums (rote Linie) möglich.

Suprapubische Blasenpunktion

Mit dieser Methode kann man unkontaminierten Urin für bakteriologische Untersuchungen fast ohne Infektionsrisiko gewinnen. Sie ist jedoch umständlicher als der Einmalkatheterismus und ärztliche Aufgabe. Voraussetzung ist eine gut gefüllte Blase, die das Peritoneum nach oben verschiebt (Abb. 75-6).

oder Toilettenbecken, mit zur Wand gerichtetem Gesicht (also verkehrtherum). Der hintere Ausschnitt des Beckens ist größer und bietet mehr Platz zum Hantieren.
- Die Hebamme nimmt der Frau das Uringefäß mit der behandschuhten Hand ab, gibt den Urin auf den Nähragar (Herstellerangabe beachten), beschriftet das Testgefäß (Klebeetikett mit Name, Datum, Uhrzeit, Station) und sorgt für sofortige Bebrütung (Brutschrank, Transport ins Labor).

Bei starkem Keimwachstum kann nach frühestens 16 Std. die Keimzahl/ml bestimmt werden, beim Urikult® auch gramnegative Keime. Subkulturen zur Erreger- und Resistenzbestimmung sind möglich. Ein endgültiges Ergebnis liegt nach 24 Std. vor.

Technik

- Die Blasenpunktion erfolgt steril, mit langer Kanüle und Spritze nach gründlicher Hautdesinfektion (u. U. Rasur und Lokalanästhesie) auf der Linea alba
- Bei der Blasenpunktion mit anschließender suprapubischer Katheterlegung wird ein Trokar (dicke Hohlnadel) nach Lokalanästhesie und Einritzen der Haut mit dem Skalpell in die Blase gebracht und ein Katheter (10 Ch.) durchgeschoben, der sich in der Blase aufrollt.
- Nach dem Entfernen des Trokars wird der Katheter an der Einstichstelle steril befestigt und versorgt. Dafür stehen spezielle Einmal-Sets zur Verfügung, (z. B. Cystofix®).

Sammelurin (24-Stunden-Urin)

Für einige Untersuchungen (z. B. Hormone, Gesamteiweiß) muss der Urin über 24 Std. gesammelt werden. Die gesammelte 24-Std.-Menge wird gemessen, durchmischt und eine Probe davon untersucht. Eine ausführliche Information der Patientin über das Sammeln ist Voraussetzung.

Beispiel: Morgens ab 8 Uhr bis zum nächsten Morgen um 8 Uhr soll gesammelt werden. Um 8 Uhr lässt die Patientin Urin, der verworfen wird. Ab dann erfolgt jede Miktion auf dem Steckbecken oder in ein Uringlas. Alle Urinportionen werden in einem abdeckbaren Gefäß (mindestens 2 l Fassungsvermögen) gesammelt, bis am nächsten Morgen um 8 Uhr die letzte Portion hinzugefügt wird.

Die Patientin muss wissen, dass Urin vor dem Stuhlgang ins Auffanggefäß entleert werden sollte, da beim Stuhlgang oft unwillkürlich Harn abgeht, der sonst nicht gesammelt werden kann (verfälscht das Ergebnis).

75.4 Thrombose- und Embolieprophylaxe

Bewegungsarmut und konstitutionelle Bindegewebeschwäche sind Ursache von Venenerkrankungen, die hauptsächlich die Beine betreffen.

M Etwa 50 % aller Frauen haben Krampfadern; 12 % der Erwachsenen eine chronische Veneninsuffizienz und 3 % ein offenes Bein.

Begriffserklärungen

- **Ulcus cruris:** Unterschenkelgeschwür oder offenes Bein (lat. ulcus = Geschwür, crus = Schenkel)
- **Varizen:** erweiterte Venen, Krampfadern (lat. varix = Krampfader)
- **Thrombose:** lokale Blutpfropfbildung, Blutgerinnung meist in Venen, seltener in Arterien (gr. thrombosis = Blutgerinnsel)
- **Thrombophlebitis:** Entzündung der Veneninnenwand (Intima), die mit Thrombenbildung einhergeht (gr. phlebs/phlebos = Gefäß, Ader). Im Sprachgebrauch meist für die Entzündung oberflächlicher Venen verwendet (Thrombophlebitis superficialis).
- **Phlebothrombose:** Entzündung und Thrombenbildung der tiefen Venen (Thrombophlebitis profunda).
- **Thrombus:** Ein in den Gefäßen entstandener Blutpfropf, entweder als Abscheidungs- (von der Gefäßwand ausgehend) oder Gerinnungs- (durch gesteigerte Blutgerinnung) oder gemischter Thrombus. Er kann den normalen Blutstrom behindern oder das Gefäß verschließen.
- **Embolus:** Thrombus, der sich von der Gefäßwand gelöst hat und wandert.
- **Postthrombotisches Syndrom:** Bleibt der Thrombus an der Gefäßwand haften, wird er nach einigen Tagen mit Endothel (Epithel der Gefäßwand) überzogen und von der Gefäßwand her z. T. resorbiert (organisiert), zurück bleibt eine narbige Verengung. Der anfänglich unterbrochene venöse Blutstrom wird durch Umgehungsgefäße (Kollateralen), die sich seitlich des betreffenden Gefäßes neu bilden wieder aufgenommen. Ist das Gefäß nach der Organisation des Thrombus wieder durchgängig, verkümmern die Kollateralen und vernarben. Zurück bleibt ein verhärtetes, oft hyperpigmentiertes Gewebe.

Häufig spielt sich das thrombotische Geschehen im Bereich einer Gefäßklappe ab, die bindegewebig vernarbt und insuffizient (funktionsuntauglich) wird.

M **Lungenembolie:** Verstopfen eines Lungengefäßes durch einen Embolus, die gefürchtetste, oft tödliche Komplikation einer tiefen Bein- oder Beckenvenenthrombose.

Physiologie des venösen Rückstroms

Der venöse Rückstrom wird durch mehrere eng verknüpfte Funktionen gewährleistet:

- **vis a tergo** (lat. „Kraft von hinten"): Restblutdruck von ca. 30 mmHg in den Unterschenkelvenen, der noch vom Druck im arteriellen System übrig ist (Abb. 75-7)
- **vis a fronte** (lat. „Kraft von vorn"): Im Thorax sorgt die Ein- und Ausatmung durch unterschiedliche Druckverhältnisse für ein Auspressen und Füllen der Venen. Unterstützt wird der Blutstrom zum Herzen durch Sog (Unterdruck im rechten leeren Vorhof nach der Systole).
- **Muskelpumpe** im Zusammenspiel mit den **Venenklappen** („peripheres Herz"): Die Fuß- und hauptsächlich die Wadenmuskulatur presst die Gefäße beim Anspannen aus, beim Entspannen wird Blut angesaugt, die Gefäße füllen sich. Das

Thrombose- und Embolieprophylaxe 75

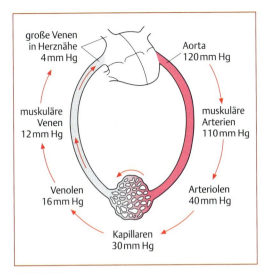

Abb. 75-7 Vis a tergo. Restblutdruck in den zum Herzen führenden Venen, der noch vom Druck im arteriellen System übrig ist.

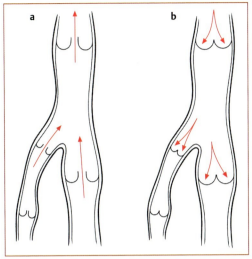

Abb. 75-8 (Segel-) Klappen in den Venen, **a** Fließrichtung des Blutes bei offenen Venenklappen, **b** beim Rückstau schließen sich die Venenklappen.

Strömen des Blutes zum Herzen wird durch Venenklappen gewährleistet bzw. ein Zurückströmen durch sie verhindert (Abb. 75-8).
- **Arterienpumpe:** Die dicht nebeneinanderliegenden großen, tiefen Venen und Arterien haben eine gemeinsame bindegewebige Ummantelung. So kann in den elastischen Arterien pulsierendes Blut mit seinem wellenförmigen Druck (Pulswelle) in den danebenliegenden Venen das Blut Richtung Herz pressen, da die Venenklappen ein Zurückströmen verhindern.

Krankheitsursachen

Um die Entstehung eines Ulcus cruris, einer Thrombose mit postthrombotischem Syndrom oder eine Embolie zu verhindern, müssen die erkrankungsbegünstigenden Faktoren bekannt sein. Rudolf Virchow (1821–1902) erkannte sie als den für die Thrombose wesentlichen Symptomenkomplex, der nach ihm Virchow-Trias (Dreiheit) benannt wurde.

> **M Virchow-Trias** (Thromboseentstehung):
> 1. Verletzung der Veneninnenwand
> 2. Veränderung einiger Gerinnungsfaktoren (erhöhte Gerinnungsneigung)
> 3. Veränderung (Verlangsamung) des venösen Rückstroms.

Diese Ursachen stehen untereinander in enger Beziehung. **Frauen** sind häufiger als Männer durch einen oder mehrere Faktoren in Hinsicht auf Thrombose und Embolie gefährdet.
- **Verletzung der Veneninnenwand:** Personen mit thromboembolischem Geschehen in der Anamnese, nach Unfall (Gefäßquetschung), Venenoperationen, Phlebitis, Varikosis, Diabetes mellitus, Gefäßsklerose (Hypertonie, alte Menschen) und Raucher.
- **Erhöhte Gerinnungsneigung:** Frauen unter hormoneller Kontrazeption, Schwangere, postpartal und postoperativ.
- **Verlangsamung des venösen Rückstroms:** Immobilität (Bettruhe bei vorzeitiger Wehentätigkeit, postoperativ, lange Flugreisen, Ruhigstellung im Gipsverband, Bewusstlosigkeit), Adipositas, Exsikkose, Frauen unter hormoneller Kontrazeption und Schwangere.

Die Weitstellung (Dilatation) venöser Gefäße in der **Schwangerschaft,** bedingt durch das Hormon Progesteron, und das wachsende Kind führen zu einem Stau in den Becken- und Beinvenen und behindern den venösen Rückstrom. Dies führt zur Schlussunfähigkeit der Venenklappen (Klappeninsuffizienz) und zur Varizenbildung.

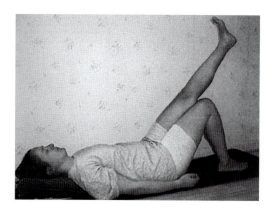
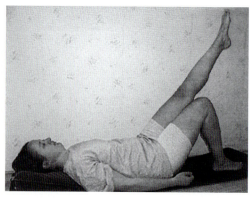

Abb. 75-9 Anregung des Kreislaufs und der Wadenmuskulatur im Liegen.
Je Bein 10-mal im Wechsel: Zehen anziehen und strecken, Fuß im Gelenk kreisen und beugen und strecken.

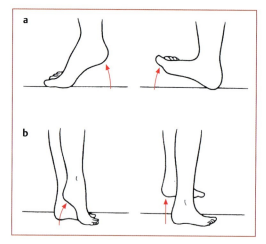

Abb. 75-10 Im Stehen: Wadenmuskulatur anregen und venösen Rückfluss fördern. In Schrittstellung die Hände in Schulterhöhe an der Wand abstützen,
a abwechselnd 20-mal in den Zehen- und Hackenstand (Zehen nach oben gezogen) gehen,
b auf der Stelle wandern: die Fersen auf der Stelle im schnellen Wechsel anheben und abstellen.

Thromboseprophylaxe

Verletzungen der Veneninnenwand können durch keine Prophylaxe eindeutig vermieden werden, Allerdings ist das Risiko für eine Veneninnenwandschädigung bei Nichtraucherinnen wesentlich geringer. Die Veränderung der Gerinnungsfaktoren ist medikamentös relativ gut therapierbar, ebenso lässt sich die Verlangsamung des venösen Rückstroms beeinflussen.

Die **medikamentöse Thromboseprophylaxe** besteht in der Gabe von Thrombozytenaggregationshemmern (z. B. Azetylsalizylsäure) oder Antikoagulanzien, von denen in der Schwangerschaft nur Heparin (Liquemin®) geeignet ist (s. S. 739).

Neben der medikamentösen Thromboseprophylaxe müssen natürliche Funktionen unterstützt und **Behinderungen des venösen Rückstroms vermieden** werden.
- Betätigung der **Muskelpumpe** der Beine, Anregung von **Kreislauf** und **Atmung** durch: Frühmobilisation nach Geburt, OP, Unfall. Spezielle Übungen für bettlägerige Patientinnen s. S. 506, 507 für anamnestisch gefährdete Frauen (Abb. 75-9 und Abb. 75-10).
- **Kompression der oberflächlichen, varikösen Venen** durch individuell angepasste Stützstrümpfe, Strumpfhosen oder fachgerecht angelegte Kompressionsverbände. In der Klinik werden industriell hergestellte Antithrombosestrümpfe verwendet, die nach der Farbkodierung des Herstellers ausgesucht werden müssen (Abb. 75-11). Besonders wirksam ist die Kompression im Zusammenwirken mit der Muskelpumpe (z. B. Laufen, Radfahren und Gymnastik).
- **Venentraining** durch Fußwechselbäder, Wassertreten und -güsse (Kap. 76.7).
- **Entstauende Lagerung der Beine,** das Bettfußende sollte ca. 12 cm höher gestellt sein. Zusätzlich werden die Beine mehrmals am Tag für 10–20 min. hochgelagert.
- **Ausstreichen** der Beine im Liegen, bei angehobenem Bein zuerst die Ober-, dann die Unterschenkel. So werden die Oberschenkelvenen frei für das Blut aus den Unterschenkelvenen. Hochlagerung

Thrombose- und Emboliprophylaxe

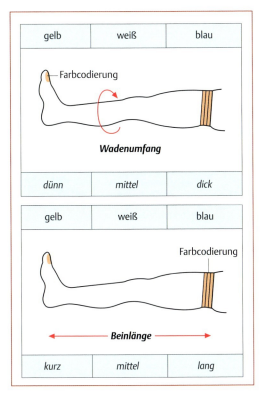

Abb. 75-11 Anpassung von industriell hergestellten Anti-Embolie-Strümpfen: Mit speziellem, farbcodiertem Maßband werden Wadenumfang und Beinlänge gemessen. Die dabei festgestellte Farbe für den Wadenumfang muss der Farbe am Zehenfenster, die für die Beinlänge der Farbe am Strumpfabschluss entsprechen.

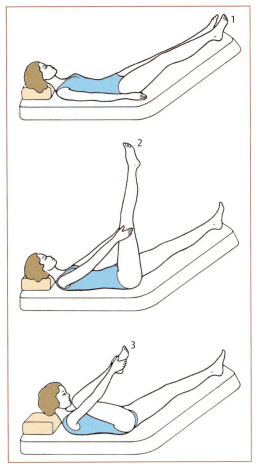

Abb. 75-12 Entstauung und Abflussförderung vor Kompressionsmaßnahmen:
Beine mindestens 20 min. hochlagern (**1**)
oder nach mindestens 5 min. erst die Oberschenkel (**2**) und dann die Unterschenkel ausstreichen (**3**).

und anschließendes Ausstreichen sind vor Kompressionsmaßnahmen durchzuführen (Abb. 75-12).
- **Behinderungen des venösen Rückstroms vermeiden:**
  - langes Sitzen und Stehen, Übereinanderschlagen der Beine und Aufliegen der Oberschenkel beim Sitzen,
  - beengende, abschnürende Kleidung oder Strümpfe, hochhackige Schuhe,
  - heiße Wannenbäder, große Unterschiede der Temperatur bei Wechselbädern, Sonnenbestrahlung der Beine.

Symptome und Behandlung der Thrombose

Symptome:
- Ziehender Schmerz in der Tiefe des betroffenen Beines oder im Beckenbereich (Beckenvenenthrombose)
- Spontaner Waden- oder Fußsohlenschmerz
- Druckschmerz entlang der V. tibialis (Schienbeinvene), der V. poplitea (Kniekehlenvene) sowie an der Fußsohle (Abb. 75-13)
- Farbveränderung (rötlich zyanotisch, marmoriert)

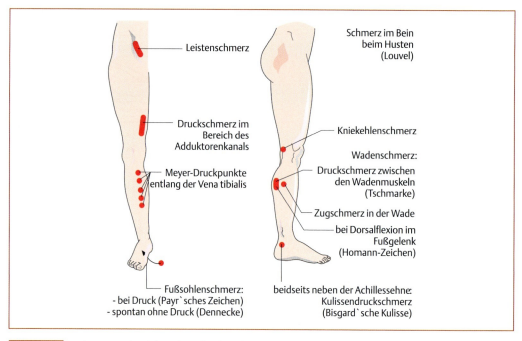

Abb. 75-13 Schmerzpunkte (Thrombosedruckpunkte) und Früherkennungszeichen.

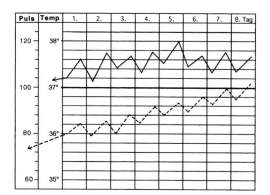

Abb. 75-14 Mahler-Zeichen. Treppenförmiges Ansteigen des Pulses (gestrichelt) bei subfebrilen Temperaturen.

- Ödematöses Anschwellen des betreffenden Beines (kann zunächst diskret sein), wird durch Nachmessen und Vergleich mit dem gesunden Bein deutlich (Markierung der Messstelle!)
- Ansteigende Pulsfrequenz bei evtl. subfebrilen Temperaturen (Mahler-Zeichen s. Abb. 75-14).

Therapie
Stellt die Hebamme eines oder mehrere dieser Symptome fest, ist zunächst **Bettruhe** einzuhalten, bis der darüber informierte Arzt andere Anordnungen trifft. Der behandelnde Arzt bestimmt die Vorgehensweise.

Ziel der Behandlung ist es, eine Lungenembolie zu verhindern, der Entstehung neuer Thromben entgegenzuwirken und die Auswirkungen der venösen Abflussbehinderung (Schmerzen, Ödem) zu minimieren. Dies wird z. B. erreicht durch Thrombolysetherapie mit Streptokinase-Lyse, Thrombektomie oder medikamentöse Antikoagulation durch Heparinisierung, wobei nahtlos überlappend auf ein Cumarinpräparat (z. B. Marcumar®) übergegangen werden muss. Marcumar® ist in der Stillzeit nicht kontraindiziert, das Kind sollte jedoch Vitamin K als Blutungsprophylaxe erhalten.

Symptome und Behandlung der Lungenembolie

Symptome: Luftnot, Todesangst, Schmerzen im Thorax, Gesichtszyanose

> **M** Erste Hilfe durch die Hebamme:
> - Den Oberkörper der Patientin aufrichten, beruhigen, Sauerstoffgabe
> - Bei Bewusstlosigkeit flache Seitenlage
> - In jedem Fall sofortiges Alarmieren eines Arztes oder Reanimationsteams, Notfallkoffer heranschaffen.

Ärztliche Behandlung: Freimachen der Atemwege, Sauerstoffgabe, frühzeitige Intubation und Beatmung. Medikamente: Analgetika gegen Schmerzen, Sedativa gegen Angst und Unruhe, ggf. Thrombolyse.

75.5 Maßnahmen zur Fiebersenkung

> **M** Fieber (lat. febris, gr. pyr) kommt durch eine Sollwertverstellung der Temperaturzentren im Zentralnervensystem zustande. Fieber ist ein Symptom, keine eigenständige Erkrankung.

Erst seit etwa 110 Jahren ist es üblich, die Temperatur bei Krankheiten regelmäßig zu messen und aufzuzeichnen. Das Thermometer mit Gradeinteilung von Gefrier- bis Siedepunkt erfand Celsius (1701–1744). In angloamerikanischen Ländern ist die Maßeinheit Fahrenheit (Umrechnung s. Kap. 83) gebräuchlich.

Fieberursachen

- zentrales Fieber: Schädigung der Temperaturregulationszentren (Schädel-Hirn-Trauma, Hirntumor)
- Durstfieber: Störung der Wärmeabgabe infolge eines Flüssigkeitsmangels
- Resorptionsfieber: Resorption von Wundsekreten, Gewebstrümmern und Hämatomen (schneller Anstieg der Temperatur, selten über 38,5 °C, 3–5 Tage konstant, dann langsamer Abfall)
- infektiöses Fieber: Reizung der Temperaturzentren durch Erreger und deren Stoffwechselprodukte
- Reaktion auf körperfremdes Eiweiß (Bluttransfusion, Impfungen)

> **M** Man unterscheidet axillar gemessen:
> - subfebrile Temperaturen: bis 37,8 °C (sub = unter)
> - mäßiges Fieber: 37,9 °C – 38,4 °C
> - hohes Fieber: über 38,5 °C (Hyperpyrexie)

Fieber als Infektionssymptom ist die Antwort des Körpers auf eine Konfrontation mit toxischen Erregern. Darum ist es nicht in jedem Fall sinnvoll, das Fieber zu unterdrücken und zu bekämpfen. Erst wenn die hohe Temperatur die Patientin zu sehr belastet und schwächt, Herz und Kreislauf dies nicht mehr kompensieren können oder wenn bei Kindern die Gefahr von Fieberdelirium und -krämpfen besteht, sollten fiebersenkende Maßnahmen angewandt werden.

> **M** Bei Schwangeren und Neugeborenen gelten allerdings andere Regeln:
> In der **Frühschwangerschaft** kann hohes Fieber teratogen (Fehlbildungen verursachend) auf den Embryo wirken. Fieber der Mutter führt häufig zu vorzeitigen Wehen, zur Tachykardie des **Feten** und wenn diese lang andauert, zur Erschöpfung seiner Energievorräte (Hypoglykämie).

Ein Neugeborenes entwickelt wegen seines unreifen ZNS selten Fieber

Antibiotika sind nicht gegen das Fieber, sondern gegen den Erreger gerichtet. **Antipyretika** (fiebersenkende Medikamente, z. B. Paracetamol) wirken nur gegen das Symptom „Fieber".

> **M** Vor dem Einsatz von Antipyretika sollten **physikalische** Maßnahmen (Prinzip der Wärmeabgabe, s. S. 830) angewandt werden: sie reichen oft aus!

Fieberverlauf

- Der **Fieberanstieg** (Stadium incrementi) ist meist mit Frösteln und Krankheits-(Grippe-)gefühl verbunden. Ein langsamer Fieberanstieg belastet den Patienten nicht so sehr wie ein schneller, der oft mit Schüttelfrost verbunden ist.
- Die **Fieberhöhe** (Status febrilis) ist durch ihren Verlauf typisch für bestimmte Erkrankungen. In dieser Phase bleibt die Wärmeproduktion und damit die Stoffwechselaktivität auf erhöhtem Niveau: Puls und Atmung sind beschleunigt, der Kalorienbedarf bleibt erhöht.

- Der **Fieberabfall** (Status decrementi) kann durch langsames Absinken der Körpertemperatur über mehrere Tage (Lysis) erfolgen. Für den Patienten ist dies nicht so belastend und gefährlich wie ein schneller Temperaturabfall in 24 oder weniger Stunden (Krisis). Beim **schnellen Abfall** kann die Temperatur unter Normalwerte sinken. Da Herz und Kreislauf nicht sofort auf die veränderte Situation reagieren können, besteht Schockgefahr. Beobachtung der Pulsqualität und -frequenz (fadenförmig, flach, tachykard), des Blutdruckes (hypoton), des Aussehens (Blässe, kleinperliger Schweiß) und häufige Temperaturmessung (rektal) sind adäquate Überwachungsmaßnahmen! Kreislaufunterstützende Medikamente, Wärmezufuhr und Trendelenburg-Lagerung (Beinhoch-Kopftieflage) können einem Schock vorbeugen.

Der Wechsel zwischen Morgen- und Abendtemperatur sowie die Veränderungen über mehrere Tage beschreiben den **Fiebertyp**, u. a.
- **Kontinuierliches (gleichbleibendes) Fieber:** über mehrere Tage anhaltendes Fieber mit geringen Tagesschwankungen (um 1 °C,) z. B. bei Scharlach und Pneumonie.
- **Intermittierendes Fieber:** Zeitweilig zurücktretendes Fieber. Der Unterschied zwischen der Morgen- und Abendtemperatur beträgt oft mehr als 2 °C und geht morgens häufig unter 37 °C zurück. Typisch für eine Sepsis, häufig von Schüttelfrost begleitet.
- **Remittierendes Fieber:** das Fieber schwankt um maximal 1,5 °C, wobei normale Temperaturen nicht erreicht werden, z. B. Pyelonephritis und Tuberkulose.

Diese typischen Fieberverläufe werden durch die frühzeitige Gabe von Antibiotika oder fiebersenkenden Medikamenten (Antipyretika) verändert. Die historische Bedeutung, anhand der Fieberkurve die Diagnose zu stellen, haben sie längst verloren.

> **M** Die **Dokumentation der gemessenen Körpertemperatur,** besonders bei Fieber, ist dennoch unerlässlich, um therapeutisch und pflegerisch adäquat handeln zu können.

So ist es z. B. wichtig, bei einer Wöchnerin die tägliche Temperaturkontrolle durchzuführen und zu dokumentieren. Bei einer beginnenden Endomyometritis (meist um den 3. – 4. Tag p. p.) zeichnet sich dann deutlich eine Kurve aus dem Normbereich in den subfebrilen Bereich ab.

Schüttelfrost

Durch Befehle der von Pyrogenen (fiebererzeugende Stoffe) gereizten Temperaturregulationszentren an die Skelettmuskulatur entsteht Schüttelfrost:
- **Muskelkontraktionen** steigern den Stoffwechsel so, dass schnell eine hohe Körpertemperatur erreicht wird. Die einsetzende Kreislaufzentralisation reduziert die Wärmeabgabe über die Hautgefäße. Diesen Abwehrmechanismus des Körpers unterstützt man in dieser Phase durch Wärmezufuhr (warme Getränke, Decken, Wärmflasche).
- In der **Phase des Fieberanstiegs** wird Venenblut für eine Erreger- und Resistenzbestimmung abgenommen, damit ggf. Antibiotika gezielt eingesetzt werden können (s. S. 736).
- Ist die Höchsttemperatur erreicht, folgt meist ein **Schweißausbruch** und die Körpertemperatur sinkt, bis der neue Sollwert erreicht ist, Status febrilis. Rektale Messung und Schüttelfrost müssen dokumentiert werden.

Begleiterscheinungen des Fiebers

Das Fieber wird oft als sehr belastend empfunden: trockene, heiße Haut; Kopfschmerzen; Lichtempfindlichkeit und Schmerzen der Augen, wenn man sie zur Seite dreht; Rücken- und Gliederschmerzen; Durst, Appetitlosigkeit; Tachypnoe und -kardie. Im weiteren Verlauf können Oligurie, Obstipation, Schwitzen, Unruhe und Herpes labialis (Fieberbläschen) auftreten.

Pflege

- Kühle oder lauwarme Abwaschungen
- Körperpflege (Abtrocknen, Cremen, evtl. Pudern), Lippen einfetten und Mundschleimhautpflege (Mundspülungen)
- Stirn kühlen
- Luftfeuchtigkeit durch Aufhängen feuchter Tücher erhöhen
- regelmäßiger Bett- und Leibwäschewechsel
- Abdunkeln des Zimmers, Ruhe.
- Wunschkost: Wenn möglich leichtverdauliche kohlenhydratreiche Speisen; Obst, Kompott, Salate. Schwerverdauliche, eiweißreiche und fette Speisen vermeiden.
- **Viel Flüssigkeit** wie Tee, Fruchtsaftgetränke, Kirschsaft, Mineralwasser (Elektrolytzufuhr).

Literatur zu Kapitel 75 s. S. 851

76 Physikalische Therapie

Martha Halbach

Die physikalische Therapie ist neben der medikamentösen oder operativen eine Möglichkeit zur Behandlung von Erkrankungen. Hierbei werden hauptsächlich in der Natur vorkommende Kräfte als Heilmittel eingesetzt.

> **M** Zur Anwendung kommen: Wärme, Kälte, Wasser, Licht, Elektrizität, Luft und Mechanik, häufig kombiniert.

Viele Anwendungen der physikalischen Therapie werden schon lange in der Volksmedizin als Hausmittel genützt. Ihre Wirksamkeit und die fehlenden Nebenwirkungen auf das Ungeborene und die Mutter haben große Vorteile im Vergleich zu einer medikamentösen Therapie (z. B. ein warmes Vollbad in der Eröffnungsperiode statt sedierender oder analgesierender Medikamente.)

Vor allem die **Thermotherapie** (Thermo = Wärme) in Verbindung mit der **Hydrotherapie** (Hydro = Wasser) werden bevorzugt angewendet. Bei der **Heliotherapie** (Helios = Sonne) sind es das Sonnenlicht sowie verschiedene Spektralbereiche des sichtbaren Lichts (Rotlicht, blaues und weißes Licht) und nicht sichtbare Anteile wie UV- und Infrarotstrahlen.

76.1 Wärme, Kälte, Wasser

Wärme wirkt gefäßerweiternd und durchblutungsfördernd. Die verstärkte Durchblutung regt den Zellstoffwechsel an und fördert die Heilungsvorgänge. Wärme wirkt sowohl auf die Skelettmuskulatur als auch auf die glatte Muskulatur der Hohlorgane entspannend und entkrampfend und dadurch schmerzlindernd.

> **M** Wärme kann aber bei akuten Entzündungen (z. B. im Abdominalbereich) kontraindiziert sein.

Kälte leitet Körperwärme ab, wirkt fiebersenkend und gefäßverengend. Die Gefäßverengung hemmt den Austritt von Blut (Hämatombildung) und seröser Flüssigkeit (Ödembildung) ins Gewebe. Ein nur kurz andauernder Kältereiz wirkt aufgrund der sofort einsetzenden Gegenregulationsmaßnahmen des Körpers durchblutungsfördernd, also gegenteilig. Kälte wirkt dem Wachstumsprozess von Bakterien und damit ihrer Ausbreitung ins Gewebe entgegen.

> **M** Kälteanwendungen sind kontraindiziert beim fröstelnden Patienten oder an den Beinen bei arteriellen Durchblutungsstörungen.

Neben der Wirkung der jeweiligen Wassertemperatur sind der hydrostatische Druck (das Gewicht des Wassers, das auf untergetauchte Körperteile eine Kompression ausübt) und der Auftrieb wesentliche Wirkungsmechanismen des **Wassers.** Der venöse und lymphatische Rückfluss und damit der Schlackenabtransport bzw. deren Ausscheidung über Nieren, Lunge, Darm und Haut wird gefördert und der Kreislauf angeregt. Durch den Auftrieb des Wassers verliert der eingetauchte Körper so viel an Gewicht, wie die Wassermenge wiegt, die er verdrängt.

Wasseranwendungen in Form von **Teil-** oder **Vollbädern, Schwimmen** oder **Bewegung im Wasserbecken** entlasten Muskulatur, Sehnen und Bänder. Durch verschiedene Wassertemperaturen (Abb. 76-1) und Zusätze können sie noch spezifischer und intensiver wirken.

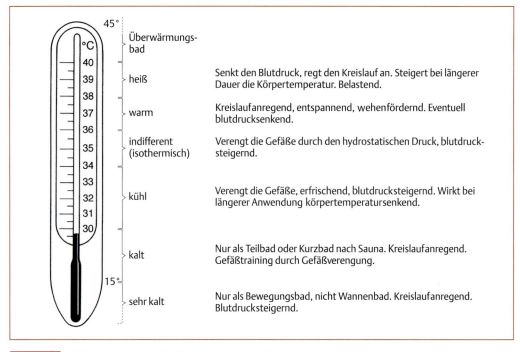

Abb. 76-1 Wirkung von unterschiedlich temperiertem Wasser.

76.2 Licht, Strahlen

Ultraviolettes Licht (nicht sichtbar) hat bei richtiger Dosierung eine durchblutungsanregende Wirkung auf die Haut und fördert dort Heilungsprozesse. UV-Licht tötet Bakterien, wirkt desinfizierend und entzündungshemmend. Es wandelt das Provitamin D in der Haut in Vitamin D um und wirkt antirachitisch. Die Haut reagiert auf UV-Bestrahlung mit einer Zunahme der Pigmentierung und einer Verschwielung der Hornschicht. Damit gewinnt die Haut einen Lichtschutz, die sog. Lichtschwiele, welche in individuell verschiedenen Grenzen eine weitere UV-Lichteinwirkung erlaubt, ohne dass ein Lichterythem (Sonnenbrand) entsteht.

Rotlicht und die nicht sichtbaren **Infrarotstrahlen** bewirken beim Auftreffen auf den Körper eine Erwärmung des bestrahlten Hautbezirks und der tieferen Gewebsschichten, dies führt zu einer besseren Durchblutung.

Die elektromagnetische Strahlungsenergie des sichtbaren **Blaulichtes** (aus dem weißen Licht herausgefiltert) wird von in der Haut eingelagerten Bilirubinmolekülen resorbiert. Dadurch wird indirektes in direktes Bilirubin umgewandelt, das wasserlöslich und über die Nieren ausscheidbar ist (s. S. 689).

76.3 Vollbad

Durchführung
- Erst kaltes, dann heißes Wasser bis zur gewünschten Höhe einlaufen lassen (verhindert Dampfbildung)
- Evtl. während des Bades warmes Wasser dazulaufen lassen, um die Temperatur zu halten. Dauer nach Belieben.
- Bei **heißen Bädern** steigt die Körpertemperatur, dies kann beim Aufstehen Kreislaufprobleme (RR ↓) verursachen. Deshalb erst das Badewasser ablaufen lassen und sich im Sitzen mit lauwarmem bis kühlem Wasser abduschen.

Beim **ansteigenden (Voll-) Bad** wird nach und nach so lange heißeres Wasser hinzugegeben, wie es noch als angenehm empfunden wird. So wird aus einem warmen ein heißes Bad.

Indikationen

- **Schwangerschaft: schmerzhafte Vorwehen.** Bei unangenehmen bis schmerzhaften Vorwehen in den letzten Tagen vor der Geburt kann ein ausgiebiges warmes Vollbad Erleichterung bringen. Intensivierung der Wirkung durch Zusätze von Heublumen, Baldrian, Melisse (beruhigend, krampflösend).
- **Geburt:** Behandlung von **Wehenschmerzen**. Die meisten Frauen empfinden ein Entspannungsbad als wohltuend. Zu empfehlen ist es besonders für ängstliche, verspannte Frauen. Badedauer ½ – 2 Stunden je nach Befinden der Frau. Eine fetale Herzfrequenzkontrolle ist mit HT-Detektor oder HT-Rohr möglich, wenn die Schwangere den Bauch aus dem Wasser hebt (oder mit einem wasserdichten versiegelten CTG-Aufnehmer unter Wasser).
- **Säugling: Beruhigung.** Ein sehr unruhiges, schreiendes und überreiztes Kind kann durch ein ausgiebiges, geruhsames Vollbad mit einem Zusatz von Baldrian, Melisse oder Heublumen beruhigt werden.

76.4 Halbbad, Wechselduschen

Halbbad: Badewasser nur bis in Nabelhöhe einlassen. Das ist schonender als ein Vollbad, da der hydrostatische Druck geringer ist. Die Indikationen entsprechen denen des Vollbades.

Wechselduschen: Zuerst wird warm geduscht, bis der Körper durchwärmt ist. Nach schnellem Umschalten auf kaltes Wasser wird der Körper kurze Zeit mit der Handbrause von unten nach oben abgeduscht. Danach wieder auf warm wechseln, 2–3-mal wiederholen und mit kaltem Wasser abschließen. Indikationen: Kreislaufanregung und Hypotonie in der Schwangerschaft.

76.5 Sitzbad

Ein Bad für Gesäß und Genitalbereich kann in der Sitzbadewanne (Klinik) oder in einer großen Schüssel oder auf dem mit einer Plastiktüte (z. B. kleiner Müllsack) überzogenen Toilettensitz genommen werden. Es ist auch mit wenig Wasser in der Badewanne möglich (Füße werden mitgebadet).

Indikationen

- **Schwangerschaft: Hämorrhoiden.** Die Temperatur des Bades sollte 2–3 °C unter der Körpertemperatur (kühles bis indifferentes Bad) liegen, die Badedauer 15–20 min. betragen. Zusatz: Eichenrindenextrakt (adstringierend, desinfizierend).
- **Wochenbett: Verletzungen im Damm- und Vulvabereich.** Beginn der Sitzbäder am 1. Wochenbetttag bei intaktem Damm oder Schürfungen, am 2. Tag bei Vicrylnaht, am 5. Tag bei Catgutnaht. Temperatur ca. 37 °C, Badedauer etwa 5–10 min., nach dem 6. Tag auf Wunsch auch länger. Mögliche Zusätze: Eichenrindenextrakt (adstringierend), Rivanol, Kaliumpermanganat (desinfizierend), Meersalz oder Ringelblumenextrakt (wundheilend).

76.6 Unterschenkelbad

Das Wasser sollte in einem hohen Gefäß bis zu den Knien reichen.

Indikationen

- **Schwangerschaft: Wadenkrämpfe.** Temperatur heiß, Dauer 5–15 min., Zusatz von Melisse, anschließend kurz kalt abduschen.
- **Schwangerschaft: müde, schwere Beine.** Temperatur bei 18–20 °C, Dauer 15–20 min., Zusatz von Rosskastanienextrakt (gefäßtonisierend).

Unterschenkelwechselbad: 2 hohe Gefäße, eines mit kühlem, eines mit warmem (bis heißem) Wasser. Mit warm beginnen (3–8 min.), kurz kalt (20–30 sek.), 3–4-maliger Wechsel, mit kalt abschließen. Indikationen: Hypotonie, Kreislaufanregung, Varizen- und Thromboseprophylaxe in der Schwangerschaft; mit warmem, nicht mit heißem Wasser. Zusatz: Rosskastanie.

76.7 Fußbad, Güsse

Das Wasser sollte bis zur Mitte der Unterschenkel reichen.

Indikationen

- **Schwangerschaft: Entspannung für Bettlägerige.** Frauen, die aufgrund längerer Bettlägerigkeit ungeduldig, reizbar, nervös sind, kann durch ein warmes Fußbad mit Zusatz von Baldrian, Melisse, Heublumen, Entspannung verschafft werden (Abb. 76-2).

76 Physikalische Therapie

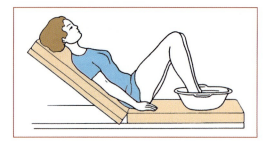

Abb. 76-2   Entspannendes Fußbad im Bett.

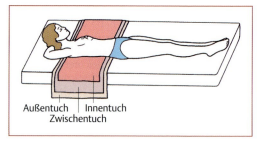

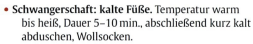

Abb. 76-3   Prinzip des Wärme zuführenden Wickels.

- **Schwangerschaft: kalte Füße.** Temperatur warm bis heiß, Dauer 5–10 min., abschließend kurz kalt abduschen, Wollsocken.
- **Geburt: schwache Wehen.** Temperatur warm, Dauer 5–10 min., Zusatz Senfmehl (Vorsicht bei Hautempfindlichkeiten).

Fußwechselbad und Zusatz wie beim Unterschenkelbad.

Güsse: Die Beine werden mehrere Male von unten nach oben und von außen nach innen mit kaltem Wasser übergossen. Indikationen: Kreislaufanregung bei Hypotonie in der Schwangerschaft.

76.8 Warme Wickel als Ganzkörper- oder Teilwickel (Wärmezufuhr)

Durchführung
- **Material:** 1 feuchtes (warmes bis heißes) Innentuch, 1 trockenes (Baumwoll- oder Leinen-) Zwischentuch, 1 trockenes, dickes Außentuch (Wolle, Frottee).
- Die Tücher werden auf dem Bett in der Höhe, in der sie angewendet werden sollen, ausgebreitet und einzeln um die Patientin gewickelt, die anschließend gut zugedeckt wird (Abb. 76-3).
- Dauer 30–40 min. (Patientin muss deutliches Wärmegefühl spüren, schwitzen).
- Hinterher gut abtrocknen, mindestens 1 Stunde Nachruhe.

Der Wickel kann täglich wiederholt werden.

Indikationen
- **Wochenbett: geringe Milchbildung.** Außen- und Zwischentuch werden in Brusthöhe im Bett ausgebreitet, darüber das warme bis heiße feuchte Leinentuch. Die Frau legt sich auf diese Tücher, die ihr nacheinander dicht um die Brust gewickelt werden. Dauer: ½ – ¾ Stunde; kann täglich wiederholt werden, bis die Milchbildung in Gang kommt.

76.9 Kalte Wickel (Wärmeentzug)

Dazu verwendet man zirkulär angelegte, feuchte (gut ausgewrungene) Tücher. Nicht abdecken, damit Verdunstungskälte entsteht. Serien von 3–4-mal. Zusätze: Alkohol 70 % (1 : 3), Essigsaure Tonerde.

Indikationen
- **Schwangerschaft, Wochenbett, Krankenpflege: Thrombophlebitis.** Die betroffene Stelle wird immer wieder mit feuchtkalten Tüchern gekühlt. Wechsel der Tücher nach ca. 15 min. Diese Maßnahme entzieht Körperwärme, die Patientin muss sich darum gut warm halten.
- **Schwangerschaft, Wochenbett, Krankenpflege: Fieber.** Die Patientin zudecken, dabei die Beine frei lassen und für den Wadenwickel anstellen lassen (als Matratzenschutz 2 dicke Frotteetücher unterlegen). **Kein eiskaltes Wasser nehmen.** Die Wickel (z. B. Mullwindel, Geschirrtücher) werden von den Fesseln bis zur Kniekehle an beiden Beinen angelegt. Wickel nicht abdecken. Sobald sich die Wickel erwärmt haben, wechseln, bis die Körpertemperatur höchstens um 1 °C gesunken ist. Wiederholung möglich, 2–3-mal am Tag (Abb. 76-4)

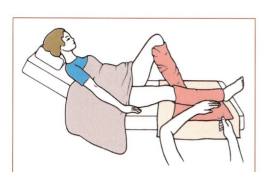

Abb. 76-4 Wärme entziehender Wadenwickel.

76.10 Kalte Auflagen

Kalte Auflagen sind ähnlich dem Wickel, aber nicht zirkulär angelegt. Der betroffene Bezirk wird täglich mehrere Male mit feuchtkalten Tüchern gekühlt. Auch hier sollte kein eiskaltes Wasser genommen werden.

Indikationen
- **Schwangerschaft: Thrombophlebitis** (s. S. 616, 820)
- **Wochenbett: Milcheinschuss.** Eine übermäßige Schwellung der Brüste beim sog. Milcheinschuss kann durch kalte Brustaufschläge nach dem Stillen gemildert werden. Ein in kaltes Wasser getauchtes, gut ausgewrungenes Tuch wird auf die Brüste gelegt (Brustwarzen aussparen oder abdecken, damit die Haut nicht aufweicht). Sobald das Tuch warm geworden ist, wird es erneuert. Im akuten Stadium sind mehrere Serien am Tag (je 3–4 Aufschläge) zu empfehlen.
- **Wochenbett: beginnende Brustentzündung.** Kalter Brustaufschlag oder Quarkwickel (s. S. 548)
- **Wochenbett: zum Abstillen.** Hierbei sollten im Laufe von 2–3 Tagen immer wieder Serien von 3–4 kalten Brustaufschlägen erfolgen.

76.11 Warme Auflagen

Warme Auflagen sind feuchtwarme Tücher, die mit einem Tuch abgedeckt und mehrmals täglich angewendet werden. Evtl. kann eine Wärmflasche darüber die Wärme halten.

Indikationen
- **Wochenbett: harte Brüste, die Milch fließt nicht.** Die Milch fließt leichter, wenn die Brüste durch einen warmen Aufschlag darauf vorbereitet werden: Ein feuchtwarmes Tuch auf die Brüste legen (Brustwarzen aussparen) und mit einem trockenen dicken Tuch abdecken. Nach ca. 10 min. die Brust ausstreichen oder das Kind anlegen.
- **Wochenbett: Lochialstau** (s. u.).

76.12 Wärmflasche

Wasser wird so heiß, wie es vertragen wird, in die Wärmflasche eingefüllt. Vor dem Verschließen die Luft herausdrücken (macht die Wärmflasche flexibler), die Flasche auf Dichtigkeit überprüfen und in ein Tuch wickeln. Kein direkter Kontakt zwischen Wärmflasche und Körper!

M Kontraindiziert bei Blutungen und unter PDA.

Indikationen
- **Schwangerschaft: kalte Füße.**
- **Geburtshilfe: Schmerzen.** Bei Schmerzen und Verspannungen kann eine Wärmflasche im Kreuzbein- oder Unterbauchbereich aufgelegt werden. Auch eine zwischen die Beine an die Vulva gelegte Wärmflasche wird von vielen Frauen als sehr wohltuend empfunden.
- **Wochenbett: Lochialstau.** Zuerst wird eine Wärmflasche so warm, wie sie vertragen wird, auf den Unterbauch gelegt. Nach etwa 10 min. wird sie gegen eine Eisblase ausgetauscht, die auch ca. 10 min. belassen wird. 2–3-mal wechseln, mit kalt abschließen. Die Wöchnerin sollte danach für eine Weile aufstehen.
- **Säugling: Bauchschmerzen, Blähungen.** Das angezogene Kind wird bäuchlings auf eine nur wenig gefüllte und in ein Handtuch gewickelte Wärmflasche gelagert, das Köpfchen durch zusätzliche Tücher gestützt. **Wassertemperatur höchstens 40 °C.**

76.13 Eisblase, Eiskrawatte

Eisblase oder -krawatte mit abgespülten Eisstückchen (damit die scharfen Kanten verschwinden) füllen und mit einem Tuch umwickeln.

Indikationen
- **Schwangerschaft, Wochenbett: Hämorrhoiden.** In einen schmalen Plastik- oder Gummischlauch werden zerstoßene Eiswürfel gefüllt, es können auch formbare Kühlelemente verwendet werden. Mit einem trockenen Tuch umwickelt wird die Eiskrawatte der liegenden Frau vor den Anus gelegt und mit dem Slip fixiert. Bei akuten

Beschwerden mehrere Male am Tag anwenden. Darauf achten, dass bei Nachlassen der Kühlwirkung die Eiskrawatte erneuert oder entfernt wird.
- **Wochenbett: Hämatom, schmerzhafte Episiotomie.** Schwillt der Bereich neben einer Dammnaht p. p. an, handelt es sich meist um eine Blutung ins Gewebe (Hämatom), die durch die Auflage einer Eiskrawatte gehemmt wird. Gleichzeitig wird eine Schmerzlinderung erreicht.
- **Geburt: bei mangelhafter Uteruskontraktion p. p., verstärkter Nachblutung.** Die in ein trockenes Tuch gehüllte Eisblase wird auf den Unterbauch gelegt und fixiert. Bevor das Eis auftaut, muss die Eisblase erneuert oder fortgenommen werden.

76.14 Infrarotbestrahlung, Rotlicht

Indikationen
- **Wochenbett: Beschwerden beim Milcheinfluss, Störungen des Milchflusses.** Manchmal wird Wärme beim Milcheinfluss besser vertragen als Kälte. Wärme vor dem Anlegen erleichtert den Milchfluss. Die entblößte Brust wird 2–3-mal tgl. für ca. 10–15 min. bei 30–50 cm Abstand zur Lichtquelle bestrahlt.

76.15 Sonnenlicht (UV-Strahlung)

Indikationen
- **Neugeborenes, Säugling: Rachitisprophylaxe.** Das Kind muss regelmäßig jeden Tag 10–15 min. dem Sonnenlicht (nie der prallen Sonne) ausgesetzt werden. Ausreichend ist, nur Gesicht und Hände bescheinen zu lassen. Bei bedecktem Himmel wird die UV-Strahlung stark, aber nicht vollständig abgefiltert, so dass ein wesentlich längerer Zeitraum (mehrere Stunden) im Freien notwendig wird. Künstliche UV-Bestrahlung wird heute nicht mehr empfohlen.
- **Neugeborenes, Säugling: Wundsein im Windelbereich.** Der Heilungsverlauf kann durch 3–5 min. direkte Sonnenbestrahlung 2-mal tgl. positiv beeinflusst werden.

Literatur zu Kapitel 76 s. S. 851

77 Injektionen und Infusionen

Martha Halbach

77.1 Injektionen

> **D** Mit Injektion wird die parenterale (unter Umgehung des Magen-Darm-Traktes) Medikamentenverabreichung (0,1–20 ml) mit Spritze und Kanüle bezeichnet.

Aus hygienischen Gründen werden vorwiegend **Einmalspritzen** aus Kunststoff mit einem Fassungsvermögen von 1 ml, 5 ml, 10 ml oder 20 ml verwendet. Der Kanülenansatz ist entweder zum Aufstecken (Luer) oder zum Aufschrauben (Luer-Lok).

Wiederverwendbare Glasspritzen werden nur in besonderen Fällen (z. B. PDA) wegen ihrer Leichtgängigkeit benutzt. Sie haben oft einen anders geformten Ansatz, für dessen Verbindung mit der Kanüle ein Adapter gebraucht wird. Länge und Durchmesser von Kanülen mit Kunststoffkonus sind durch Farben gekennzeichnet (Tab. 77-1).

> **M** Je nach Medikament, Menge und gewünschtem Wirkungseintritt wird unterschiedlich injiziert:
> - in die Haut (Epidermis): intrakutan **(i. c.)**
> - in das Unterhautgewebe (Subkutis): subkutan **(s. c.)**
> - in den Muskel: intramuskulär **(i. m.)**
> - in die Vene: intravenös **(i. v.)**.

Zur **i.c. Injektion** werden kleinste Mengen eines Medikamentes (z. B. Lokalanästhetikum, Impfserum) unter Quaddelbildung langsam in die Haut injiziert.

Für die **s. c. Injektion** eignen sich nur Medikamente in wässriger Lösung bis zu 1 ml, die Depotwirkung haben sollen (langsame Resorption).

Die **i. m. Injektion** ist bei größeren Mengen, einer öligen Trägersubstanz und einem gewünschten, schnelleren Wirkungseintritt angezeigt.

Die **i. v. Injektion** ist ärztliche Aufgabe. Intravenös gegebene Medikamente gelangen sofort in den Kreislauf. Ölige und hochprozentige Lösungen sind kontraindiziert.

Bei allen Injektionsarten müssen folgende Grundsätze beachtet werden:
- Vor der Durchführung einer Injektion muss die Einwilligung der Patientin eingeholt werden.
- Sorgfältige Desinfektion des für die Injektion vorgesehenen Hautbereichs, möglichst mit einem gefärbten Hautdesinfektionsmittel zur Markierung.
- Keine Injektion in infizierte, ödematöse oder schlecht durchblutete Hautbezirke.
- Verwerfen der für das Aufziehen des Medikamentes benutzten Kanüle, sie kann unsteril oder beschädigt sein.
- Wahl einer Kanülenlänge, die der Injektionsart, der Medikamentenmenge und dem Injektionsort entspricht (Tab. 77-2).
- Aspirationsversuch (nur bei i. m. Gabe), um eine Injektion in ein Blutgefäß zu vermeiden.
- Beobachten der Frau während der Injektion, Abbruch bei Komplikationen, z. B. Schmerzen, allergische Reaktionen.
- Verteilen des Medikamentes nach der i. m. Injektion mit einem Tupfer durch Reiben „auf der Stelle".

Tabelle 77-1 Farbcode für Durchmesser und Länge von Einmalkanülen.

Kanülenstärke			
Konusfarbe	Nummer	Durchmesser	Länge (mm)
gelb	1 normal	0,90	38
gelb	1 lang	0,90	70
schwarz	12	0,70	32
lila	17	0,55	25
braun	19	0,42	12

D Definition **M** Merke

Tabelle 77-2 Vergleich der verschiedenen i. m. Injektionsmöglichkeiten.

Injektionsstellen		Einstichwinkel	Gefahren	Kanülenlänge	Einschränkungen
ventroglutäal [v. Hochstetter]	Musculus glutaeus medius und minimus	senkrecht zur Hautoberfläche			nicht bei Neugeborenen und Kleinkindern
Crista-Methode [Sachtleben]		in Richtung Nabel, leicht nach oben bauchwärts [ventral]		45–60 mm [Nr. 1 – lang]	
Oberschenkel	Musculus vastus lateralis	senkrecht zur Hautoberfläche auf den Oberschenkelknochen gerichtet	Verletzung von Gefäßen + Nerven	35–40 mm [Nr. 1 + Nr. 2]	schmerzhaft, nur 2–5 ml nicht öliger Injektionslösung
Oberarm	Musculus deltoideus	senkrecht zur Hautoberfläche 3 QF ↓ Acromion	Verletzung tiefliegender Nerven + Gefäße [N. radialis]	30-32 mm [Nr. 12 + Nr. 14] bei Adipösen evtl. mehr	schmerzhaft, max. 2 ml nicht öliger Injektionslösung

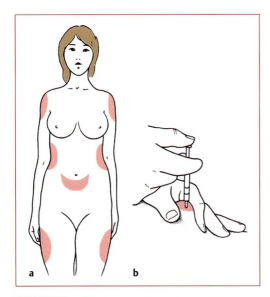

Abb. 77-1 a Übliche Bereiche für die s. c.-Injektion. Zusätzlich möglich sind Bereiche des seitlichen hinteren Nackens und unterhalb der Schulterblätter, b Abheben einer Hautfalte vor und während einer s. c. Injektion.

- Entsorgung des gebrauchten Materials in einen Spezialcontainer; wegen der Verletzungsgefahr wird die Schutzkappe nicht wieder auf die Kanüle gesetzt.
- Dokumentation (auch eventueller Nebenwirkungen).

Subkutane Injektionstechnik

Abheben einer leicht verschieblichen Hautfalte im Injektionsbereich (Abb. 77-1) und Einstechen mit einer 17er Kanüle im 45°-Winkel oder senkrecht mit einer 19er Kanüle. Ohne Aspirationsversuch wird das Medikament injiziert.

Nach einer **Heparininjektion** muss wegen der lokalen Wirkung des Heparins eine besondere Technik angewendet werden, um die Bildung von Hämatomen zu vermeiden:
- Abheben der Hautfalte bis zum Ende der Injektion;
- keine Aspiration, damit die Kanülenspitze nicht bewegt wird.
- Nach der Injektion erfolgt eine Kompression der Punktionsstelle während einer Minute.

Intramuskuläre Injektionstechniken

Oberarm

3–4 Querfinger unterhalb der Schulterhöhe (Akromion), an der dicksten Vorwölbung des M. deltoideus (Deltamuskel, Abb. 77-2).

Gesäßmuskel

In die bauchwärts gelegenen Anteile des Gesäßmuskels, den M. glutaeus medius und minimus (mittlerer und kleiner Gesäßmuskel)

> **M** Die zum Auffinden des **Injektionsortes** wichtigen 3 Punkte sind durch die Beckenmessung bekannt (Abb. 77-3):
> - Vorderer oberer Darmbeinstachel (Spina iliaca anterior superior),
> - Vorsprung des Darmbeinkamms (Eminentia crista iliaca),
> - Großer Rollhügel (Trochanter major).

Der **Injektionsbereich** liegt im oberen Anteil des Dreiecks zwischen diesen 3 Punkten, etwa 3–4 Querfinger (QF) oder ca. 5 cm unterhalb des Darmbeinkammes (Crista iliaca). Bei Säuglingen und Kleinkindern werden pro 50 cm Körperlänge ca. 1 QF unterhalb des Darmbeinkammes gerechnet.

Durch die Methode nach von Hochstetter oder die Crista-Methode nach Sachtleben wird das Auffinden des Injektionsortes erleichtert. Er ist bei beiden Methoden nahezu identisch und bezeichnet das einzige Gebiet, in dem wenig große Gefäße und Nerven verlaufen, die Komplikationen folglich am geringsten sind.

Methode nach von Hochstetter

Eine Hand liegt mit dem Handteller auf dem Trochanter major (T), der Zeigefinger auf der Spina iliaca anterior superior (S), der abgespreizte Mittelfinger Richtung Eminentia cristae (E), dessen Spitze ca. 2 cm unterhalb des Darmbeinkammes. Der Winkel zwischen den beiden gespreizten Fingern ist der Injektionsort (Abb. 77-4).

Crista-Methode (Sachtleben)

Eine Hand liegt auf der Flanke der Patientin, die Grube zwischen Daumen und Zeigefinger auf der Spina iliaca (S), die Zeigefingerkante auf der Crista iliaca (Darmbeinkante). In der Mitte zwischen Spina und Eminentia, 3–4 QF (ca. 5 cm) senkrecht unter dem Darmbeinkamm, ist der Injektionsort (Abb. 77-5).

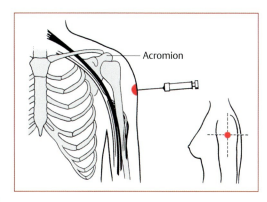

Abb. 77-2 i. m. Injektion in den Oberarm.

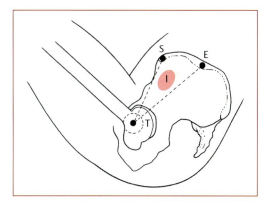

Abb. 77-3 Orientierungspunkte am Becken für die i. m. Injektion: S: Spina iliaca anterior superior, E: Eminentia cristae iliacae, T: Trochanter major, I: Injektionsbereich.

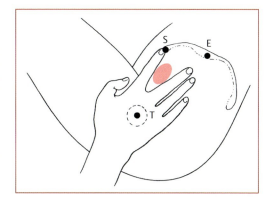

Abb. 77-4 Auffinden des Injektionsortes nach von Hochstetter (Erklärungen s. Abb. 77.3).

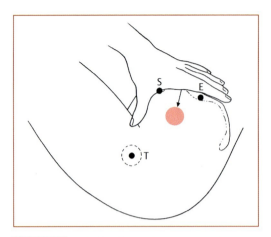

Abb. 77-5 Auffinden des Injektionsortes nach Sachtleben, Crista-Methode (Erklärungen s. Abb. 77.3)

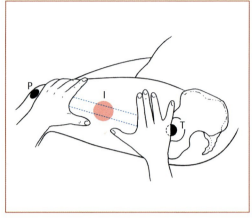

Abb. 77-6 Injektion in den Oberschenkelmuskel (M. vastus lateralis); **P**: Patella, **T**: Trochanter, **I**: Injektionsort.

Die Eminentia cristae ist oft schwer zu sehen oder zu tasten. Als Anhalt kann ein Punkt in ca. 7 cm Entfernung von der Spina iliaca anterior superior auf der Crista iliaca (zum Rücken hin) angenommen werden. Das gilt für beide Injektionstechniken.

Oberschenkelmuskel

Injektionsart: in den M. vastus lateralis (seitlicher Oberschenkelmuskel). Von lateral wird eine Hand mit der Kleinfingerseite an den Trochanter major, die andere an die Patella (Kniescheibe) gelegt. Bei abgespreizten Daumen bildet sich ein Rechteck, in dessen Mitte der Injektionsbereich liegt (Abb. 77-6).

77.2 Infusionen

> **D** Als Infusion wird die parenterale Gabe von Flüssigkeit in größeren Mengen (über 20–1000 ml) bezeichnet.

Infusionen werden im Allgemeinen peripher i. v. oder (z. B. hypertone Lösungen mit einer Osmolarität von mehr als 800 mosmol/l) über einen zentralen Venenkatheter (ZVK) infundiert.

Indikationen

- Erhaltungsbehandlung (nur parenterale Ernährung), z. B. mit Elektrolyten, Vitaminen, Glukose, Aminosäuren, und Fettlösungen.
- Ersatzbehandlung bei Flüssigkeitsverlusten durch Erbrechen, Durchfall, Blutungen, Drainagen sowie bei Fieber und Schock (z. B. mit Elektrolyten, Blutersatz), intra- und postoperativ.
- Korrektivbehandlung, zum Ausgleich und zur Wiederherstellung des Elektrolyt-, Wasser- und Stoffwechselhaushaltes (z. B. mit Pufferlösungen, Natrium oder Kalium).
- Verabreichung von Medikamenten, die über einen längeren Zeitraum, kontinuierlich und gut steuerbar gegeben werden sollen (z. B. Oxytocin in einer Basislösung).

Ärztliche Aufgaben sind: Anordnung von Infusionsart, Zusatzmedikamenten, Tropfgeschwindigkeit, Menge sowie Injektionen in die liegende Verweilkanüle und das Legen eines ZVK.

> **M** Von der Ärztin an die Hebamme oder Pflegepersonen delegiert werden können:
> - das Legen eines peripheren venösen Zugangs
> - das Anlegen der Infusion
> - die Regulierung der Tropfgeschwindigkeit sowie im Notfall eine Medikamenteninjektion in eine liegende Verweilkanüle.
> - Überwachung der Therapie und Dokumentation

Verweilkanülen bestehen aus einer Kunststoffkanüle mit Stahlmandrin (z. B. Braunüle®, Abbocath®). Bis zum Anlegen der Infusion wird die Verweilkanüle durch einen Mandrin (hält die Kanüle durchgängig) oder einen kurzen Stopfen verschlossen. In der Pädiatrie werden meist Butterfly-Kanülen verwendet: kurze, feine Verweilkanülen aus Metall mit seitlichen Kunststoffflügeln.

Vorbereitung und Legen einer Venenverweilkanüle

Vorbereitung

Für die Anlage einer Venenverweilkanüle werden folgende Materialien benötigt:
- Handschuhe als Schutz vor Kontaminationen
- Hautdesinfektionsmittel, Händedesinfektionsmittel
- Tupfer
- Stauschlauch
- ggf. Spritze mit Lokalanästhetikum
- Venenverweilkanüle (verschiedene zur Auswahl)
- steriles Pflaster zur Fixierung der Kanüle und Abdeckung der Punktionsstelle
- eine Unterlage und evtl. ein Lagerungskissen für den Arm

Alle Beteiligten müssen eine hygienische Händedesinfektion durchführen (s. S. 846).

Durchführung
- Nach der Desinfektion wird der Arm etwa 2 Handbreit über dem Punktionsbereich (Unterarm oder Handrücken) gestaut. Evtl. erfolgt zuerst eine i. c. Lokalanästhesie der Punktionsstelle (z. B. mit 1 ml 1%igem Scandicain®), die Haut soll dabei weiß werden, es muss keine Quaddel entstehen.
- Nun die Haut spannen und in etwa 45° mit der Punktionskanüle durchstechen, die Vene flach punktieren (30°) und die Kanüle ca. 1 cm vorschieben (Abb. 77-7). Bei erfolgreicher Punktion fließt Blut durch die Kanüle und wird am Kanülenansatz sichtbar.
- Jetzt die Punktionskanüle zurückziehen, gleichzeitig die Kunststoffkanüle in die Vene vorschieben (Abb. 77-8, a) und den Stauschlauch lösen.
- Die Vene oberhalb der eingeführten Kanüle abdrücken, damit kein Blut herausfließt, während die Punktionskanüle entfernt und das Infusionssystem angeschlossen wird (Abb. 77-8, b).
- Die Verweilkanüle und der Infusionsschlauch müssen mit Pflaster gut fixiert werden (Abb. 77-8, c und d).

Erschwerende Faktoren für die Venenpunktion sind u. a. Angst, Kälte, dünne Venen, Rollvenen, Kachexie. Diese Liste lässt sich leicht fortsetzen. Es ist kein Geheimnis, dass es erschwerende Situationen für die Blutabnahme und das Legen einer Venenverweilkanüle gibt. Eine ruhige Atmosphäre ist daher oberstes Gebot. Hektik oder ein zu kalter Raum, Angst und deutlich kalte Hände der Punktierenden können zur Vasokonstriktion bei der Patientin Anlass geben. Ausrufe wie: „Sie haben aber schlechte Venen!" sind

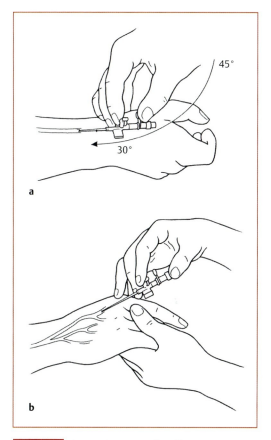

Abb. 77-7 Legen einer Verweilkanüle,
a in den Unterarm,
b auf dem Handrücken (schmerzhafter).

wenig hilfreich und eher Ausdruck der eigenen Hilflosigkeit.

Vorbereiten einer Infusion

Erst unmittelbar vor Gebrauch wird die Infusion vorbereitet:
- Hände desinfizieren, Material auf der sauberen (desinfizierten) Arbeitsfläche richten.
- Schutzkappe der Infusionsflasche entfernen, Gummistopfen desinfizieren (Spraydesinfektion), einwirken lassen.
- Infusionszusätze mit einer Kanüle in eine Spritze aufziehen und durch den Gummistopfen injizieren.
- Auf der Flasche gut sichtbar (z. B. mit Klebeetikett) Datum, Uhrzeit, Name und Mengenangabe des Medikamentenzusatzes vermerken.

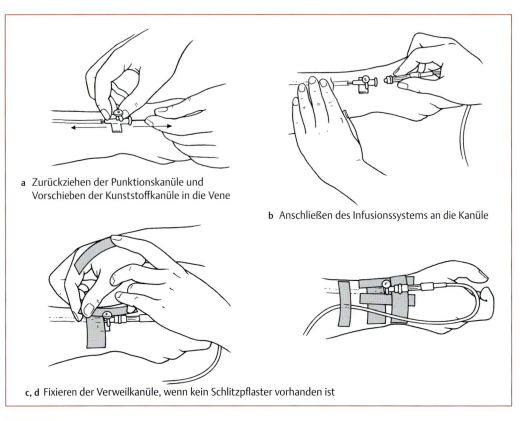

a Zurückziehen der Punktionskanüle und Vorschieben der Kunststoffkanüle in die Vene

b Anschließen des Infusionssystems an die Kanüle

c, d Fixieren der Verweilkanüle, wenn kein Schlitzpflaster vorhanden ist

Abb. 77-8 Legen und Fixieren einer Verweilkanüle.

- Die Rollklemme am Infusionssystem bleibt offen. Nach dem Entfernen der Schutzkappe den Einstichdorn durch den Gummistopfen der stehenden Infusionsflasche stoßen, nun die Rollklemme schließen, die Flasche aufhängen und das Belüftungsventil (sofern vorhanden) öffnen.
- Durch Druck mit 2 Fingern auf die Tropfkammer wird diese bis zur Hälfte gefüllt. Dann Anheben des Infusionsschlauches und Öffnen der Rollklemme (Abb. 77-9). Durch langsames Senken des Infusionsschlauches wird dieser vollständig gefüllt.

Für jede folgende Infusion wird ein neues System verwendet. Umgang mit Infusionsapparaten s. S. 788).

M Anordnende Ärztin, Art der Infusion, Zusätze und Tropfgeschwindigkeit müssen von der Hebamme mit Zeitangabe dokumentiert und unterzeichnet werden.

Versorgung venöser Zugänge

Alle 24 Stunden oder bei Schmerzen, nach einer Durchfeuchtung mit Infusionslösung oder Blut und bei sichtbaren Veränderungen der Vene erfolgt ein **Verbandswechsel** mit Inspektion und Desinfektion der Punktionsstelle. Wenn eine Frau bei der Geburt stark schwitzt, löst sich oft das Pflaster. Dann muss es vorsichtig entfernt, die Haut abgetrocknet und die Kanüle mit einem längeren Pflasterstreifen neu fixiert werden. Dabei sollten folgende Grundsätze beachtet werden:

- Hygienische Händedesinfektion vor und nach allen Maßnahmen am Verband und bei jedem Infusionssystemwechsel
- Tägliche Inspektion der Eintrittsstelle
- Routinemäßige Desinfektion der Eintrittsstelle mit Octenidin (täglich bzw. bei jedem Verbandswechsel)
- Verbandswechsel in Non-Touch-Technik oder mit sterilen Handschuhen

- Unnötige Diskonnektionen durch vorausschauende Planung vermeiden

> **M** Für alle Manipulationen an venösen Zugängen gilt: So oft wie nötig, so wenig wie möglich!

Weitere Maßnahmen

Alle zuleitenden Systeme, Konnektoren und Dreiwegehähne werden innerhalb von 24 Stunden gewechselt (Infektionsprophylaxe). Wenn vorübergehend keine weiteren Infusionen laufen müssen, kann die Venenverweilkanüle mit 0,9%iger NaCl-Lösung gespült und mit einem Kunststoffmandrin abgestöpselt werden (der Mandrin muss die gleiche Größe wie die Kanüle haben, daher auf Farbcodierung achten).

> **M** Thrombosierte Kanülen dürfen niemals unter Druck freigespült werden, da die Gefahr einer Embolie besteht.

Bei **Entzündungszeichen** der Vene (Phlebitis) oder paravenös gelaufener Infusion (Infusionslösung läuft neben der Vene ins Gewebe, das anschwillt), muss die Kanüle entfernt und die Ärztin informiert werden. Alkoholumschläge (30%ig) abwechselnd mit Heparinsalbenumschlägen wirken gegen Entzündung und Schwellung.

Literatur zu Kapitel 77 s. S. 851

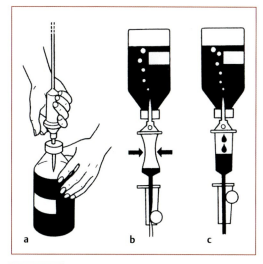

Abb. 77-9 Vorbereiten der Infusion
a Durchstechen des Gummistopfens, Öffnen des Belüftungsventils,
b Rollklemme schließen, die Tropfkammer durch Druck zur Hälfte füllen,
c Rollklemme dann öffnen und den Infusionsschlauch vollständig füllen.

78 Gewinnung und Umgang mit Untersuchungsmaterial

Martha Halbach

Körperflüssigkeiten (z. B. Blut, Liquor, Urin) und Abstriche (z. B. von Haut oder Schleimhaut) werden entnommen, um pathologische Keime nachzuweisen oder feingewebliche Untersuchungen auszuführen. Die für Hebammen relevante Tätigkeit besteht meist in der Assistenz bei Entnahme, Ausfüllen der Begleitscheine und Verantwortung für sofortigen Transport zum Labor.

78.1 Abstriche

Abstriche beim Neugeborenen (z. B. Gehörgang, Nase, Wangenschleimhaut, Rachen, Magensekret) werden von der Hebamme entnommen, Abstriche bei Schwangeren, Gebärenden und Wöchnerinnen (z. B. Vagina, Zervix, Urethramündung) von der Ärztin (in der Schwangerenvorsorge auch durch die Hebamme möglich).

Mit einem dafür vorgesehenen sterilen Watteträger wird das Untersuchungsmaterial entweder auf einem Objektträger mit NaCl abgerollt und ohne Anfärbung sofort mikroskopisch untersucht (Nativpräparat), oder nach dem Abrollen auf einem Objektträger zum späteren Anfärben und Untersuchen in Alkohol fixiert.

Probenmaterial zur Keimbestimmung muss mit dem Watteträger in ein dazugehörendes spezielles steriles Röhrchen mit Lösung (Medium, um die Keime lebensfähig zu erhalten) gebracht und verschlossen werden. Im Labor erfolgt die Erreger- und Resistenzbestimmung (Art der Keime, deren Empfindlichkeit bzw. Unempfindlichkeit gegen bestimmte Medikamente).

> **M** Steriles Arbeiten verhindert, dass Keime der Umgebung, die durch Kontamination in die Probe gelangen, angezüchtet werden und damit das Ergebnis verfälschen.

78.2 Blutentnahme

Je nach der gewünschten Untersuchung wird entweder Kapillar- oder Vollblut entnommen. Die venöse Blutentnahme ist eine ärztliche Tätigkeit, kann aber an die Hebamme delegiert werden.

Kapillarblutentnahme

Kapillarblut ist Mischblut aus dem Ohrläppchen, der Fingerbeere (z. B. Blutzuckerbestimmung) oder beim Neugeborenen aus der Ferse (z. B. Screening, Bilirubin- und Blutzuckerbestimmung). Meist wird dazu ein Einmal-Hämostilett und eine Glaskapillare (zum Zentrifugieren geeignet) benutzt.

Die Blutentnahme aus der Fingerbeere der Frau darf nur seitlich der dicksten (empfindlichsten) Stelle an der Fingerkuppe erfolgen, beim Säugling nur seitlich des Kalkaneus (Fersenbein) an der Fußsohle und nicht in einem alten Stichkanal (s. S. 669).

> **M** Wichtig ist die gründliche Desinfektion mit Alkohol, der vor der Blutentnahme getrocknet sein muss, da das Blut sonst hämolysiert (Erythrozytenauflösung).

Vollblutentnahme

Geeignet ist eine Vene an der radialen (äußeren) Seite des Armes, nahe der Ellenbeuge. Nicht ulnar (innen) einstechen, denn dort liegen Arterien und Sehnen dicht unter der Haut, eine gestaute Vene könnte u. U. mit ihnen verwechselt werden.

Vorbereitung und Durchführung

- **Material in einer Nierenschale zusammenstellen:**
- Stauschlauch oder Blutdruckmanschette, Hautdesinfektionsmittel, Tupfer, Pflaster, 1er oder 12er Kanüle, Probenröhrchen (Monovette). Sollen

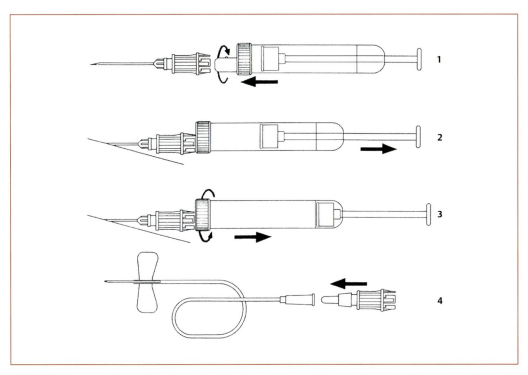

Abb. 78-1 Vollblutentnahme
1 Monovette mit der Kanüle (+ Adapter) durch Linksdrehung zusammensetzen
2 Vene punktieren und Kolbenstange zurückziehen, bis die gewünschte Menge Blut entnommen ist,
3 Monovette durch Rechtsdrehung lösen. Nachfolgend kann eine weitere Monovette an die liegende Kanüle angeschlossen werden. Die Kolbenstange wird, wenn sie vollständig zurückgezogen ist, abgeknickt und weggeworfen,
4 für Blutentnahmen beim Säugling oder bei schlechten mütterlichen Venen verwendeter Multiadapter mit einer Butterfly-Kanüle.

mehrere Probenröhrchen gefüllt werden, ermöglichen Adapter für Kanülen oder Butterfly-Kanülen das Wechseln der Röhrchen ohne Kontakt mit Blut (z. B. Sicherheits-Monovetten, Abb. 78-1). Trotzdem sollten Handschuhe benutzt werden.
- Eine andere Möglichkeit ist das Benutzen des Vacutainer®-Systems (Abb. 78-2), welches heute in den meisten Kliniken verwendet wird. Hier wird die Punktionskanüle in einen Halter geschraubt, die Probenröhrchen können unblutig und leicht gewechselt werden. Durch einen Vakuum-Sog fließt das Blut ins Probenröhrchen. Das Benutzen von Sicherheitskanülen zur gefahrlosen Entsorgung gehört zum Standard.
- Information der Patientin
- Die Hebamme sitzt, die Frau sitzt oder liegt und lagert ihren Arm bequem auf einer Unterlage.
- Ist die Vene nicht gut sicht- und fühlbar, den nach unten hängenden Arm leicht reiben und beklopfen, ihn mit warmen Tüchern umwickeln oder die Frau durch Öffnen und Schließen der Faust Pumpbewegungen machen lassen.
- Etwa handbreit über der Punktionsstelle stauen (der Puls muss noch zu tasten sein), Desinfektion der Punktionsstelle.
- Punktion der Vene etwa im 30°-Winkel, der Kanülenanschliff zeigt dabei nach oben. Langsames Aspirieren vermeidet Schmerzen und evtl. Hämolyse. Stauung belassen, bis die Blutentnahme beendet ist, dann lösen.
- Kanüle entfernen, Punktionsstelle mit einem Tupfer komprimieren und ca. 1 min Arm hochhalten lassen, nicht anwinkeln! Punktionsstelle evtl. mit einem kleinen Pflaster abdecken.

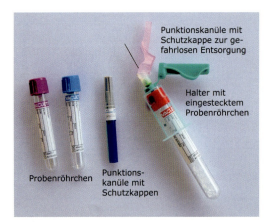

Abb. 78-2 Das Vacucontainer®-System besteht aus der Punktionskanüle mit Halter und aufschraubbarer Kanüle sowie Vakuum-Blutröhrchen. Erst nach der Venenpunktion wird der Stopfen des Probenröhrchens durch Druck durchstoßen und das Blut in das Röhrchen gesaugt. Der Blutfluss stoppt, wenn das Probenröhrchen abgezogen wird. Ein zweites Röhrchen kann somit ohne Kontaminationsgefahr eingesteckt werden.

78.3 Blutkultur

Beim **Verdacht auf eine Bakteriämie** (Sepsis, Amnion-Infektionssyndrom) wird, am besten während des Fieberanstiegs, im Abstand von 30 min. mindestens 2-mal aus verschiedenen Punktionsstellen (z. B. rechter und linker Arm) Blut abgenommen. Es sollte nicht aus einer bereits liegenden Verweilkanüle entnommen werden, da sich dort andere Keime angesammelt haben können, die das Untersuchungsergebnis verfälschen.

Spezielle Blutkultursets (z. B. Mikrognost®) mit sterilem Überleitungsschlauch lassen sich direkt an die Punktionskanüle anschließen. Das Blut kann auch mit einer sterilen Spritze und Kanüle entnommen und in 2 Fläschchen mit Nährlösung gegeben werden. Die Relation Blutmenge zum Medium soll etwa 1 : 10 betragen. Für Neugeborene und Säuglinge gibt es kleinere Flaschen (weniger Nährlösung, entsprechend weniger Blut).

Beide Flaschen sind luftleer verschlossen. Anaerobe Keime wachsen unter Luftabschluss, aerobe unter Luftzufuhr, darum wird mit den Flaschen unterschiedlich verfahren:
- **1. Flasche:** Für die Anzüchtung **anaerober Keime** wird die Spritze mit der Kanüle nach dem Einfüllen des Blutes sofort aus dem Stopfen gezogen, der sich wieder luftdicht verschließt.
- **2. Flasche:** Für das Wachstum **aerober Keime** muss die Flasche nach dem Beimpfen mit einer neuen sterilen Kanüle belüftet werden (in einigen Blutkultursets ist eine Kanüle mit einem Luftfilter im Konus enthalten).

Die Blutkulturflaschen sollen vor Gebrauch auf etwa 37 °C vorgewärmt sein, sie dürfen nicht im Kühlschrank aufbewahrt werden.

Durchführung

- Der Gummistopfen wird nach dem Entfernen der Schutzkappe mit einem Alkoholdesinfektionsspray behandelt. Die Hebamme arbeitet mit Handschuhen, evtl. mit Mundschutz.
- Nach der Desinfektion der Punktionsstelle (Haut, Plazenta-, Nabelschnurgefäß) und der Beimpfung der Flaschen sorgt sie für die Beschriftung der Blutkulturflaschen („aerob", „anaerob"), wenn dies nicht schon auf den Flaschen vorgegeben ist (blau = aerob, rot = anaerob).
- Der **Begleitschein** muss detaillierte Angaben enthalten: Name und Geburtsdatum der Patientin, Station und Telefonnummer (wohin der Befund übermittelt werden soll), Zeitpunkt der Entnahme, Art des Materials, verabreichte Medikamente, gewünschte Untersuchung (evtl. Vorbebrütung).
- Die vorläufige Unterbringung in einem Brutschrank kann nötig werden, wenn der Transport ins Labor nicht gleich möglich ist.

Das Vacucontainer®-System besteht aus der Punktionskanüle mit Halter und aufschraubbarer Kanüle sowie Vakuum-Blutröhrchen. Erst nach der Venenpunktion wird der Stopfen des Probenröhrchens durch Druck durchstoßen und das Blut in das Röhrchen gesaugt. Der Blutfluss stoppt, wenn das Probenröhrchen abgezogen wird. Ein zweites Röhrchen kann somit ohne Kontaminationsgefahr eingesteckt werden.

Literatur zu Kapitel 78 s. S. 851

79 Grundlagen der Hygiene

Grit Kalisch, Christine Geist

Das Wort **Hygiene** stammt aus dem Griechischen (Hygieia = Göttin der Gesundheit) und bedeutet „der Gesundheit zuträglich, heilsam und gesund". Heute versteht man darunter Gesundheitslehre und im weiteren Sinn prophylaktische (vorbeugende) oder präventive (krankheitsverhütende) Medizin.

79.1 Definitionen und Grundbegriffe

- **Infektion:** Eindringen von Erregern in den Organismus und deren Vermehrung.
- **Infektiosität:** Fähigkeit, eine Infektion zu verursachen.
- **Infektionskrankheit**: Infektion mit dem Vorliegen von Symptomen.
- **Kontagiosität:** Ansteckungsfähigkeit.
  Beispiele: Patienten mit Windpocken übertragen leicht die Erreger auf eine andere Person, sie sind kontaginös. Malaria wird nur durch Mücken übertragen, nicht direkt von Mensch zu Mensch, Malariakranke sind nicht kontaginös.
- **Kolonisation:** Physiologische Besiedlung der äußeren Oberflächen des Organismus (Haut, Schleimhaut) mit Mikroorganismen als Normal- oder Standortflora.
  Beispiele: Haut: Staphylococcus epidermis; Vaginalflora: Laktobakterien, Staphylokokken.
- **Kontamination:** Verunreinigung von Gegenständen mit Mikroorganismen. Gegenstände sind niemals infiziert, sondern kontaminiert.
- **Nosokomiale Infektion**: eine im Krankenhaus zusätzlich zur Grunderkrankung erworbene Infektion
- **Pathogenität:** Fähigkeit der Erreger (bei einem bestimmten Wirt, z. B. Mensch) eine Krankheit zu erzeugen.
- **Virulenz:** Intensität der krankheitserregenden Eigenschaften eines pathogenen Keimes.

Entstehung einer Infektionskrankheit

> **M** Voraussetzung für die Ausbreitung jeder Infektionskrankheit ist eine komplette Infektionskette (Abb. 79-1), bestehend aus
> - **Infektionsquelle:** Ort, an dem die Erreger leben
> - **Infektionsweg:** Übertragungsweg
> - **neuer Keimträger:** ein für die Infektion empfindliches Individuum

Die Entstehung und Verbreitung einer Infektionskrankheit kann durch eine Unterbrechung der Infektionskette an einer beliebigen Stelle bekämpft und verhindert werden:
- Ausschaltung der Infektionsquelle, z. B. durch Quarantäne
- Verhinderung der Übertragung durch Desinfektion, Sterilisation
- Stärkung der Infektionsabwehr eines empfindlichen Individuums, z. B. durch Immunisierung.

Infektionsquelle

Krankheitserreger benötigen unterschiedliche Lebensbedingungen (z. B. Temperatur, Feuchtigkeit, Nährstoffe), folglich finden sie sich in verschiedenen Infektionsquellen:
- Tiere und Menschen
- unbelebte Stoffe (Erdboden, Gegenstände, Flüssigkeiten).

Übertragungsweg

Der Infektionsmodus beschreibt den Weg von der Infektionsquelle zur Eintrittspforte am Menschen, der unterschiedlich lang sein kann. Man unterscheidet:

Direkte Übertragungen: aerogen, d. h. Tröpfcheninfektion über die Luft (Schnupfen); Kontaktinfektion (Händeschütteln); diaplazentare Infektion des ungeborenen Kindes.

D Definition **M** Merke

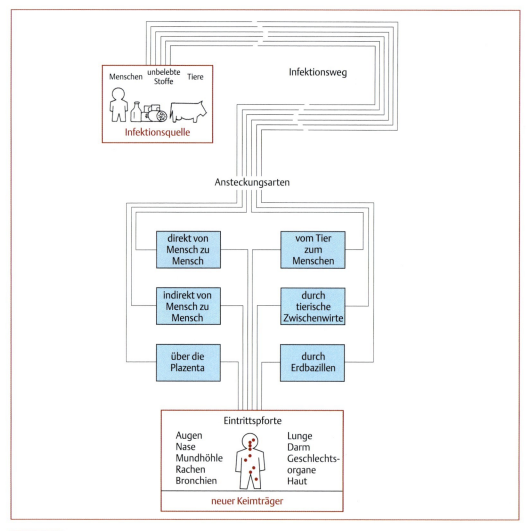

Abb. 79-1 Komplette Infektionskette.

Indirekte Übertragungen: Schmutz- und Schmierinfektion (Tetanus); alimentär, d. h. über Lebensmittel (Salmonellosen); Wasser (Cholera); Insekten (FSME, Malaria); kontaminierte Gegenstände/Spritzen (Hepatitis, HIV).

Neuer Keimträger

Die **Eintrittspforte** ist die Stelle am Körper, über die der Erreger in den Menschen gelangt, z. B. Haut, Schleimhaut, Wunde.

Wenn die krankmachenden Eigenschaften der Erreger größer sind als die Abwehrkräfte des menschlichen Körpers, wird die Infektion offensichtlich, sie verläuft **manifest** und es treten die Infektionszeichen (Calor, Rubor, Tumor, Dolor und Functio laesa) auf. Viele Infektionen verlaufen unbemerkt, dies wird als **inapparent** bezeichnet.

Eigenschaften der Erreger

> **M** Ein Mikroorganismus muss folgende Eigenschaften haben, um Krankheitserreger zu sein:
> - Übertragbarkeit auf den Menschen
> - Haft-, Eindring- und Vermehrungsfähigkeit
> - Pathogenität.

Die **Ausbreitung** der Erreger kann erfolgen:
- kontinuierlich (gleichmäßige Ausbreitung in angrenzende Körperregionen)
- lymphogen (über die Lymphwege)
- hämatogen (über den Blutweg)
- endozellulär (innerhalb der Zelle)

79.2 Krankenhaushygiene

Die Einhaltung und Befolgung bestimmter Regeln der Krankenhaushygiene dient dem individuellen Schutz des Patienten vor Krankenhausinfektionen, verhütet Gesundheitsschäden, kann die Liegedauer im Krankenhaus verkürzen und mithelfen, die Gesamtkosten im Gesundheitswesen zu senken. Die Grundlagen für die Einhaltung der Krankenhaushygiene finden sich z. B. in folgenden Gesetzen und Regelwerken: Infektionsschutzgesetz; Sozialgesetzbuch; Krankenhausgesetz der Länder; Medizinproduktegesetz; Krankenhausbauverordnung; Empfehlungen und Verordnungen zu Unfallverhütung und Gefahrenstoffen.

Als unverzichtbaren Bestandteil des Qualitätsmanagements haben Krankenhäuser eine **Hygienekommission,** die die Einhaltung hygienischer Standards kontrolliert und Beraterfunktion gegenüber der Krankenhausleitung übernimmt.

Personelle Organisationsstruktur und Aufgaben der Kommission:
- Ärztlicher Leiter, gleichzeitig Vorsitzender der Kommission, und Verwaltungsleiter
- Krankenhaushygieniker (Facharzt)
- Pflegedienstleitung
- Hygienefachkraft (Krankenschwester mit Spezialausbildung)
- Hygienebeauftragter (Klinikarzt)
- Technischer Betriebsleiter
- Krankenhausbetriebsingenieur
- Apotheker, Betriebsarzt, Desinfektoren.

Aufgaben der Hygienekommission sind: Analyse der jeweiligen Hygienesituation des Krankenhauses, Festlegung von Maßnahmen zur Verhütung und Bekämpfung, Aus- und Weiterbildung des Personals, Mitwirken bei der Planung baulicher Veränderungen und Kontrolle der Ver- und Entsorgungsbereiche.

79.3 Persönliche Hygiene im Krankenhaus

Die häufigsten **nosokomialen Infektionen** sind Harnwegsinfektionen (42 %), Atemwegsinfektionen (20 %) und postoperative Wundinfektionen (16 %). In Deutschland sind pro Jahr ca. 1 Million Menschen davon betroffen, ca. 40 000 Patienten sterben daran (Klischies et al. 2001). Nosokomiale Infektionen sind meist exogen übertragen und damit vermeidbar.

> **M** Das **Personal ist Hauptüberträger** von nosokomialen Infektionen über
> - Hände
> - Kleidung
> - Haare
> - Schuhe.

Durch das Einhalten und Beachten einfacher Hygieneregeln kann das Personal maßgeblich zur Vermeidung von Infektionen beitragen. Es wird empfohlen, die Arbeitskleidung regelmäßig zu wechseln und nicht im häuslichen Bereich zu waschen, lange Haare zusammenzubinden, die Fingernägel kurz zu schneiden und nicht zu lackieren, Make-up und Parfüm dezent und sparsam zu verwenden, keine Ringe, Uhren, Armbänder und langen Ketten zu tragen, geschlossenes Schuhwerk zu benutzen. Eine regelmäßige individuelle Körperhygiene ist selbstverständlich.

Kleidung und Schuhe

Berufskleidung sind ein Kittelkleid, Hose und Kasack oder Arztkittel, die von der Klinik gestellt und dort auch desinfiziert, gewaschen und gebügelt werden. Zur Unterbrechung des Infektionsweges sollte sie täglich gewechselt werden. Berufskleidung wird nur während des Dienstes getragen.

Schutzkleidung dient dem eigenen Schutz und dem des Patienten (z. B. Schutzkittel, Plastikschürze). Sie wird bei Bedarf über der Bereichskleidung getragen und nach Gebrauch (= Kontamination) entsorgt (z. B. steriler Kittel zur Nachtastung).

79 Grundlagen der Hygiene

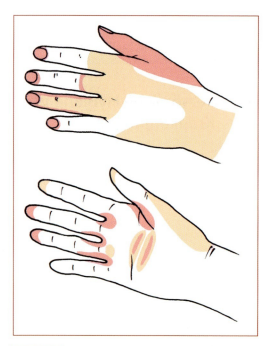

Abb. 79-2 Benetzungslücken bei der hygienischen Händedesinfektion: hell markierte Bereiche werden besser desinfiziert als die dunkel markierten Bereiche.

In der Unfallverhütungsvorschrift der Berufsgenossenschaft für Gesundheitsdienst und Wohlfahrtspflege ist die **erweiterte Schutzkleidung** aufgeführt:
- Handschuhe
- Schürzen
- Schuhe
- Mund-Nasen-Schutz
- Haarschutz
- Schutzbrille.

Bereichskleidung ist eine farblich unterschiedliche Berufskleidung (z. B. im OP blau, Intensivstation grün). Sie wird täglich oder nach Verschmutzung gewechselt und nur in diesem Bereich getragen. Heute wird dies in der Geburtshilfe kaum mehr praktiziert, da hiermit die Rate der postpartalen Infektionen nicht wirklich zu senken ist.

Schutzhandschuhe dienen dem Patienten- und dem Eigenschutz. Je nach Bedarf werden nicht sterilisierte oder sterilisierte Einmalhandschuhe getragen.

Schuhe im Funktionsbereich sollten aus waschbarem Material sein (Gummiclogs). Werden private Schuhe benutzt, ist auf Verzierungen, Lochmuster,

Wildleder etc. zu verzichten. Die Schuhe müssen regelmäßig desinfiziert werden und im Funktionsbereich verbleiben (z. B. OP-Schuhe nicht auf der Wochenstation anziehen).

Hände

> M Hände sind die größten Keimträger und spielen als Infektionsquelle und beim Übertragungsweg die Hauptrolle. Die effektivste und billigste Gegenmaßnahme ist die hygienische Händedesinfektion.

Bloßes Händewaschen nach einer Kontamination führt zu einer nicht ausreichenden Keimreduktion. Diese wird nur mit der hygienischen Händedesinfektion befriedigend erreicht und ist einer Händewaschung immer vorzuziehen.

Hygienische Händedesinfektion

Eine hygienische Händedesinfektion bewirkt das **Abtöten von Krankheitserregern.**

Durchführung:
Einreiben der trockenen Hände mit ca. 3 ml eines alkoholischen Händedesinfektionsmittels aus dem Spender (3 Hübe ergeben ca. 3 ml), Einwirkzeit mindestens 30 sek.

Sind die **Hände sichtbar kontaminiert** (z. B. Blut, Fruchtwasser), wird mit einem desinfektionsmittelgetränktem Einmaltuch die Verunreinigung abgewischt, dann die Hände gründlich mit Wasser und Seife gewaschen und zum Schluss desinfiziert.

Händedekontaminationspräparate werden nicht empfohlen. Sie sollen auf den stark verschmutzten Händen mindestens 30 sek. verrieben werden, danach erfolgt erst das Abspülen. Diese Vorgehensweise ist realitätsfern und unangenehm.

Abb. 79-2 zeigt Bereiche auf, so genannte **Benetzungslücken,** die bei einer mangelhaften Desinfektion entstehen. Wird die Desinfektion an nassen Händen durchgeführt, ist die gewünschte Wirkung durch die Verdünnung des Mittels minimiert.

Chirurgische Händedesinfektion

Chirurgische Händedesinfektion ist das Unschädlichmachen der Keime, die auf der Haut, in Haarbälgen, Talg- und Schweißdrüsen angesiedelt sind, durch 4 festgelegte Handlungen:

- **Vorwaschen 1–2 min:** Hände und Unterarme mit lauwarmen Wasser und Lotion, evtl. mit einer sterilisierten, weichen Nagelbürste waschen.
- **Händetrocknung** mit einem sterilen Tuch
- **Desinfektion 2 min:** je Hand ca. 5 ml eines alkoholischen Desinfektionsmittels aus dem Spender mit dem Ellbogen nehmen, Hände und Unterarme bis zum Ellenbogen einreiben.
- **Danach 2 min:** je Hand 5 ml Desinfektionsmittel zum Einreiben der Hände bis zum Handgelenk.

Handpflege

Raue und rissige Haut ist eine gute Eintrittspforte für Erreger. Die Pflege der Hände ist nicht nur Kosmetik, sondern **notwendiger und wichtiger Hautschutz.** Mehrmals täglich wird nach sorgfältigem Abtrocknen eine pH-neutrale Creme einmassiert.

Haare

Langes Kopfhaar muss bei Dienstbeginn immer zurückgebunden werden. Bei speziellen Untersuchungen und Verrichtungen am Patienten (Legen einer PDA, manuelle Plazentalösung) wird es unter eine Schutzhaube gesteckt. Barthaare werden mit Mund- und Nasenschutz bedeckt, der bei Durchfeuchtung oder nach 2 Stunden erneuert werden muss.

Die **freiberuflich tätige Hebamme** arbeitet prinzipiell nicht anders als die Klinikhebamme. Sie trägt gut waschbare Arbeitskleidung, wendet die Händedesinfektion an und muss eine bestimmte Arbeitsfolge einhalten, auch wenn sie nicht mit so vielen Keimen konfrontiert wird.

79.4 Desinfektion und Sterilisation

Definitionen

- **Antisepsis:** Gesamtheit aller Maßnahmen zur Keimverminderung bzw. Keimfreiheit. Hierzu gehören u. a. Desinfektion, Pasteurisierung, Sterilisation, Schutzkleidung und Entwesung.
- **Asepsis:** Die durch Antisepsis erreichte Keimbeseitigung in Bereichen mit aseptischen Anforderungen, z. B. Operationsraum.
- **Desinfektion:** Gezielte Keimreduktion, d. h. das gezielte Abtöten unerwünschter Mikroorganismen auf Oberflächen, z. B. Tischen oder Händen (Haut, Schleimhaut) mit dem Ziel, eine Weiterverbreitung zu verhindern.
- **Pasteurisierung:** Verfahren zur partiellen Abtötung der Fortpflanzungsstadien bestimmter Mikroorganismen zur Keimreduktion und Haltbarmachung, z. B. Erhitzen auf 72 °C bei Milch.
- **Sanitation/Reinigung:** Ungezielte Keimreduktion, eine Verringerung der Keimzahl durch Reinigungsmaßnahmen, Händewaschen, UV-Bestrahlung von Räumen.
- **Sterilisation:** Abtötung der Fortpflanzungs- und Dauerstadien aller Mikroorganismen bzw. Inaktivierung von Viren.
- **Entwesung:** Bekämpfung oder Vernichtung von Körper- und Wohnungsungeziefer mit chemischen Mitteln.
- **bakterizid:** abtötende Wirkung einer Substanz auf Bakterien
- **fungizid:** abtötende Wirkung einer Substanz auf Pilze
- **sporizid:** abtötende Wirkung einer Substanz auf Sporen.

Desinfektionsverfahren

Es werden 2 Hauptarten der Desinfektion unterschieden: die physikalische und die chemische Desinfektion.

Ein **physikalisches Verfahren** ist die thermische Desinfektion, hier werden die Erreger durch Einwirken von Hitze (Auskochen, Spülen, Wasserdampf) unschädlich gemacht. Dabei gilt: je höher die Temperatur und je länger die Einwirkzeit, umso größer ist die Wirksamkeit. Ein weiteres physikalisches Verfahren ist die Desinfektion mit UV-Strahlen, z. B. zur Reinigung von Endoskopen. Bei thermolabilen Materialien (Gummi) findet eine chemothermische Desinfektion statt.

Bei der **chemischen Desinfektion** von Gegenständen kommen eine Vielzahl von Präparaten wie Säuren, Laugen, Oxidationsmittel, Halogene, Aldehyde, Phenolderivate, Tenside und Alkohole zur Anwendung. Alkohol hat ein begrenztes Wirkungsspektrum (nicht sporizid). Er wird mit einer 70–80%-Konzentration zur Hände-, Haut- und Nabeldesinfektion benutzt. Alkohole sind nicht steril und wirken in hoher Konzentration (über 80%) nicht mehr desinfizierend, sondern konservierend, da sie der Bakterienmembran Wasser entziehen.

Anwendungsbeispiele aus dem Berufsalltag einer Hebamme sind:
- Einreiben: Einmassieren des Präparates während einer definierten Zeitdauer, z. B. Händedesinfektion

Grundlagen der Hygiene

- Abreiben/Abwischen: Einarbeiten/Auftragen des Mittels auf Flächen mit Schwamm, Lappen
- Hautdesinfektion: Abwischen der Haut mit getränktem Tupfer
- Einlegen: den Gegenstand vollständig in Desinfektionslösung einlegen, z. B. Instrumente, Wäsche
- Verdampfen/Vernebeln: Raumdesinfektion
- Sprühen: Aufsprühen von Desinfektionsmittel bis zur vollständigen Benetzung der Fläche bzw. eines Hautareals.

Flächendesinfektion

Die **desinfizierende Reinigung** ist die Standardreinigung von Einrichtungsgegenständen, Arbeitsplatten, Fußböden und wird zur allgemeinen Infektionsprophylaxe durchgeführt. Dem Wischwasser wird ein Desinfektionsmittel zugefügt.

Eine **gezielte Flächendesinfektion** ist erforderlich, wenn Verunreinigungen mit Blut, Stuhl und anderen Sekreten vorhanden sind.

Besonderheiten bei infektiösen Erkrankungen

- Zur Raumdesinfektion nach der Entbindung einer Frau mit z. B. **offener Tbc** wird eine **Scheuer-Wischdesinfektion,** nach Rücksprache mit dem Desinfektor, vorgenommen, die Einwirkzeit des Desinfektionsmittels beträgt eine Stunde.
- Muss eine Frau z. B. wegen einer offenen Tuberkulose auf der Wochenstation isoliert werden, sind alle **Pflegeutensilien** und Gerätschaften (RR-Apparat, Thermometer, Unterlagen etc.) im Zimmer der Frau zu belassen.
- **Vor der Tür** ist ein Tisch mit Handschuhen, Mund/Nasenschutz sowie ein Wäscheständer für Schutzkittel bereitzustellen.
- Beim **Verlassen des Zimmers** ist die Schutzkleidung abzulegen und eine hygienische Händedesinfektion durchzuführen. Die Wäsche wird in Säcken entsorgt, sie müssen als infektiös gekennzeichnet sein.
- **Abfall** kommt in einen gezeichneten Papiersack und wird vom Desinfektor zur Müllverbrennung gebracht.
- Das **Essgeschirr** wird bei offener Tbc im Zimmer der Kranken desinfiziert, bei geschlossener Tbc reicht die übliche Reinigung (Spülmaschine) aus.

Sterilisationsverfahren

Abhängig von Material, Umfang und Art der Kontamination wird ein Sterilisationsverfahren ausgewählt:

Heißluftsterilisation: trockene Hitze, 30 min. bei 180 °C – 200 °C, nur für thermostabile Materialien z. B. Metall, Glas, Öle und Pulver. Wegen der schlechten Wärmeleitung der Luft sind sehr hohe Temperaturen nötig.

Dampfsterilisation: feuchte Hitze. Unter hohem Druck wirkt heißer Wasserdampf im Autoklaven (Dampfsterilisator) auf das Sterilgut, z. B. Wäsche, Verbandmaterial, Instrumente, ein. Dies ist die sicherste Sterilisationsmethode. Zwei Möglichkeiten stehen zur Verfügung:
- 121 °C, 2,05 bar, 15–20 min. oder
- 134 °C, 3,4 bar, 5 min.

Energiereiche Strahlung: Gammastrahlen, Anwendung bei fast allen Kunststoffen, z. B. Infusionsbesteck, Handschuhe und Verbandsstoffe. Das Verfahren ist sehr teuer und findet nur in der Industrie Anwendung.

Nur noch selten kommen Sterilisationsverfahren mit Chemikalien wie Ethyloxid und Formaldehyd zum Einsatz, da sie sehr umwelt- und gesundheitsbelastend sind. Ein weiteres sehr teures und deshalb wenig angewendetes Verfahren ist die Plasmasterilisation.

Überprüfung der Sterilisation

Die Sterilisatoren sind regelmäßig auf ihre technisch einwandfreie Funktionsfähigkeit und das Sterilgut auf biologische Keimfreiheit zu prüfen. Hier unterscheiden wir die mikrobiologische und die chemische Kontrolle.

Die **mikrobiologische Kontrolle** erfolgt mit Bioindikatoren, d. h. Mikroorganismen in Form von Sporenpäckchen oder Sporenstreifen, die nach erfolgtem Sterilisationsverfahren nicht mehr anzüchtbar sind. Sie kommen bei periodischen außerordentlichen Prüfungen des Sterilisiergerätes zum Einsatz.

Bei der **chemischen Kontrolle** zeigen Indikatorstreifen, welche außen an der Verpackung des Sterilgutes angebracht werden, nach dem ordnungsgemäßen Ablauf des Verfahrens einen Farbumschlag.

79.5 Instrumentenpflege

Chirurgische Instrumente sind aus hochwertigen Metallen gefertigte Präzisionsinstrumente und bedürfen, um lange und exakt funktionsfähig zu bleiben, einer fachgerechten Aufarbeitung und Pflege. Um Beschädigungen zu vermeiden, werden sie nicht „abgeworfen", sondern abgelegt.

Es gibt zwei mögliche Verfahren für die Instrumentenaufbereitung:
- **Nassentsorgung,** die Instrumente werden geöffnet in eine Desinfektionslösung eingelegt
- **Trockenentsorgung,** die Instrumente werden trocken und geöffnet in einen Container gelegt.

Die Aufbereitung der Instrumente ist stets in der gleichen **Reihenfolge** durchzuführen:

Desinfektion → Reinigung → Pflege und Verpackung → Sterilisation → Lagerung → Kontamination (Abb. 79-3).

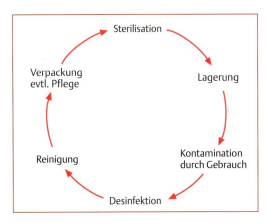

Abb. 79-3 Sterilgut-Kreislauf.

Desinfektion

Bei der **Nassentsorgung** der Instrumente werden spezielle Desinfektionslösungen benutzt, die genau nach Anleitung des Herstellers zubereitet werden müssen. Die Kombination von Desinfektions- und Reinigungsmittel ist nicht sinnvoll, da die desinfizierende Wirkung der Lösung beeinträchtigt werden kann.

Um bei der Desinfektion den gewünschten Effekt zu erzielen, müssen folgende Kriterien eingehalten werden:
- Konzentration der Lösung und Einwirkzeit nach Herstelleranleitung
- Lösung mit kaltem Wasser zubereiten
- Instrumente öffnen bzw. auseinandernehmen
- Instrumente vollständig mit der Lösung bedecken.

Bei der Herstellung der Lösung sollte man zumindest Handschuhe tragen, evtl. eine Atemmaske und eine Schürze. Das Desinfektionsmittel sollte nicht in Kontakt mit der Haut kommen. Ein längeres Verweilen der Instrumente in der Lösung belastet das Material und erhöht die Korrosionsgefahr.

Bei der Verwendung von heißem Wasser kommt es zur Verdunstung, die einerseits die Veränderung der Konzentration, andererseits Gesundheitsschäden durch Einatmen von Dämpfen zur Folge haben kann.

Reinigung

Nach der Einwirkzeit werden die Instrumente mit einem Reinigungsmittel, weichen Tüchern oder Bürsten gereinigt und mit Wasser gründlich abgespült. Rückstände von Desinfektions- und Reinigungsmittel schädigen die Instrumentenoberfläche. Ebenso wichtig ist sorgfältiges Abtrocknen, besonders korrosionsgefährdet sind Schlösser und bewegliche Verbindungen.

Argumente für die Trockenentsorgung von Instrumenten sind u. a.
- Fehler bei der Zubereitung der Lösung
- Wirkungsverluste
- Materialschädigung
- Umweltbelastung (Wasser, Müll)
- Gesundheitsschädigung für Patient und Personal (Allergiegefahr)
- hohe Kosten der Chemikalien.

Die Instrumente werden vom Personal der Zentralsterilisation zweimal am Tag abgeholt. Die anschließende Behandlung ist mit der Nassentsorgung identisch, d. h. der Sterilgutkreislauf ist gleich. Die trockene Ablage ist eine Art „Zwischenstation" bis zur weiteren Bearbeitung der Instrumente.

Instrumentenpflege

Vor der Verpackung in Sets und dem Sterilisieren sollten die Instrumente auf Beschädigungen und Funktionsfähigkeit geprüft werden. Es empfiehlt sich außerdem, die Instrumente mit einem Pflegemittel zu behandeln. Bewährt haben sich Präparate auf Paraffinölbasis. Instrumente mit Rasterver-

Tabelle 79-1 Lagerzeiten von Sterilgut.

Verpackung	Offene Lagerung	Geschlossene Lagerung
1fach	24 Stunden	6 Wochen
2fach	6 Wochen	6 Monate
3fach	dient als Transport- und Lagerverpackung, vor dem Einschleusen in den aseptischen Bereich entfernen	

schluss dürfen immer nur in die erste Zacke einrasten, um Verluste der Spannkraft beim Sterilisieren zu vermeiden.

Verpackung und Sterilisation

Die aufgeführten Sterilisationsverfahren sorgen nun für die Herstellung keimfreier Instrumente und Materialien, wobei die Betriebszeit nach der Art und Menge des Sterilgutes gewählt wird. Wichtig ist, das Sterilgut nicht zu dicht in der Sterilisierkammer zu schichten, damit keine Kaltluftinseln entstehen (Bereiche, in denen die nötigen Temperaturen nicht erreicht werden).

Als **Verpackungsmaterial** eignen sich spezielle Zellophanfolien, Instrumentencontainer mit Spezialfiltern aus Fließpapier oder textilem Gewebe oder Operationstücher, vierlagig verwendet und in Seidenfaltbeutel verpackt.

Außen am Sterilgut müssen folgende Informationen ablesbar sein: Inhalt, Art der Sterilisation, Datum der Sterilisation, Verfallsdatum, Chargennummer.

Freiberuflich arbeitende Hebammen müssen ebenfalls sterile Materialien vorhalten und verwenden. Um dies sicherzustellen, können sie mit einer Klinik zusammenarbeiten und die Möglichkeiten in der Zentralsterilisation des Krankenhauses nutzen.

Lagerung

Sterilgut muss so gelagert werden, dass es vor Staub, Schmutz, Feuchtigkeit und mechanischen Defekten geschützt ist. Die geschützte Lagerung in Schränken ist der offenen Lagerung in Regalen vorzuziehen. Bei der Entnahme eines Sets ist auf Folgendes zu achten:
- Farbumschlag auf Kontrollstreifen (Indikatorpapier)
- Defekte am Verpackungsmaterial, z. B. Papier aufgerissen, Feuchtigkeit (= unsteril!)
- Sterilisationsdatum, Rotationsprinzip „first in – first out" eingehalten?

Die Lagerdauer ist abhängig von der Verpackungsart des Sterilgutes (Tab. 79-1).

Zusätzliche Sterilgut-Lagerverpackung z. B. Umkarton, Container, d. h. Lagerzeit max. 5 Jahre

79.6 Verhalten bei Unfällen

M Die häufigsten Verletzungen am Arbeitsplatz einer Hebamme sind **Stichverletzungen, Schnittverletzungen** und eine **Kontamination der Augen.**

Erstmaßnahmen

Vorgehen bei einer Stichverletzung durch kontaminierte Injektionsnadeln und bei einer Schnittverletzung durch eine kontaminierte Schere
- Wunde ausbluten lassen oder Blutung provozieren
- Reinigung mit einem Hautdesinfektionsmittel, z. B. Sterilium®, oder Schleimhautdesinfektionsmittel, z. B. PVP-Jodlösung. 5 min. mehrmals mit 2 ml einreiben

Vorgehen bei einer Kontamination der Augen mit Blut oder Fruchtwasser
- Sofort Augen spülen mit Wasser, physiologischer Kochsalz- oder Ringerlösung, oder einer PVP-Jodlösung,
- Mindestens 5 min. lang.

Vorgehen bei kontaminierter Schleimhaut der Mundhöhle
- Mehrfaches Ausspülen der Mundhöhle mit Wasser oder physiologischer Kochsalzlösung

Blutuntersuchungen

Aus versicherungsrechtlichen Gründen sollte nach Unfällen das Blut auf eine Infektion mit HBV/HCV oder HIV untersucht werden.

- Bei **fehlender Immunität gegen Hepatitis B und C** sollte innerhalb von 6 Stunden eine aktive und passive Impfung erfolgen.
- Der eigene Serostatus und der des Patienten muss abgeklärt werden, wobei das Einverständnis des Patienten vorliegen muss.
- Serokontrollen sollten bei einem **Kontakt mit Hepatitis-B-verdächtigem Material** nach 3, 6 und 12 Monaten durchgeführt werden.
- Bei **HCV- und HIV-verdächtigem Material** wird sofort, nach 3 und 6 Wochen und nach 3, 6 und 12 Monaten kontrolliert.

Meldung des Arbeitsunfalls

Die Meldung eines Arbeitsunfalles liegt im eigenen Interesse, auch eine banal aussehende Stichverletzung kann Folgen haben (z. B. Kosten durch Behandlung und Arbeitsunfähigkeit). Die Unfallanzeige erfolgt schriftlich, bei angestellten Hebammen über die Vorgesetzte an die Personalstelle/Personalarzt und bei freiberuflich tätigen Hebammen an die Berufsgenossenschaft (s. S. 577).

Literatur zu Kapitel 74-79 Spezielle Pflegeaufgaben

[1] Allgemeine Richtlinien und Grundkenntnisse der Intensivpflege, Bd. 1–5. fresenius Stiftung 1983
[2] Beck, E., P. Schmidt: Hygiene. 4. Aufl. Enke Verlag, Stuttgart 1992
[3] Beckert, J., R. Preuner: Hygiene für Krankenpflege und med.-techn. Berufe. 4. Aufl. Thieme Verlag, Stuttgart 1992
[4] Brandis, J. v., W. Schönberger: Anatomie und Physiologie. 8. Aufl. Gustav Fischer Verlag, Stuttgart 1991
[5] Breidenbach, F.: Grundlagen der allgemeinen Krankenpflege. Bardenschlager Verlag, München 1986
[6] Burkhardt, F., W. Steuer: Infektionsprophylaxe im Krankenhaus. 2. Aufl. Thieme Verlag, Stuttgart 1989
[7] Deutsche Krankenpflegezeitschrift 10/83
[8] Gabka, J.: Injektions- und Infusionstechnik. De Gruyter Verlag, Berlin 1982
[9] Gillmann, W.: Physikalische Therapie. Thieme Verlag, Stuttgart 1989
[10] Grospietsch, G.: Erkrankungen in der Schwangerschaft, 3. Auflage, Stuttgart: Wiss. Verl. Ges. 2000
[11] Jassoy, C.: Hygiene, Mikrobiologie und Ernährungslehre für Pflegeberufe, Thieme Verlag, Stuttgart 2005
[12] Juchli, L.: Pflege, 8. Auflage, Thieme Verlag, Stuttgart 1997
[13] Hauer, Th., Tabori, E., Petersen. E. E., Tüden, H., Daschner, F. D.: „Sinnvolle und nicht sinnvolle Hygienemaßnahmen in der Frauenheilkunde und Geburtshilfe" Geburtshilfe und Frauenheilkunde, Georg Thieme Verlag, Stuttgart, New York, 2000
[14] Heller, A.: Nach der Geburt, Wochenbett und Rückbildung, Thieme Verlag, Stuttgart 2002
[15] Kaiser, R., A. Pfleiderer: Lehrbuch der Gynäkologie. 16. Aufl. Thieme Verlag, Stuttgart 1989
[16] Kellnhauser, E., Schewior-Popp, S., Sitzmann, F., Geißner, U., Gümmer, M., Ullrich, L: Thiemes PFLEGE, 10. Auflage. Stuttgart 2004
[17] Klischies, R., Kaiser, U., Singbeil-Grischkat, V.: Hygiene und medizinische Mikrobiologie, 3. Auflage, Schattauer Verlag, Stuttgart 2001
[18] Koslowski, L., K. A. Bushe, T. Juninger, K. Schwemmle: Lehrbuch der Chirurgie. Schattauer Verlag, Stuttgart 1988
[19] Kretz, F.-J. (Hrsg.): Anästhesie und Intensivmedizin bei Kindern. 2. Aufl. Thieme Verlag, Stuttgart 2006
[20] Lippert, Hans: Wundatlas. Wunde, Wundbehandlung und Wundheilung. Barth Verlag; Heidelberg 2001
[21] Maletzki, Stegmayer-Petry, Schäffler (Hrsg.): Klinikleitfaden Krankenpflege. Jungjohann Verlagsgesellschaft, Neckarsulm, Stuttgart 1993
[22] Paetz, B.: Chirurgie für Krankenpflegeberufe. 19. Aufl. Thieme Verlag, Stuttgart 1999
[23] Schmidt, R. F., Lang, F., G. Thews: Physiologie des Menschen. 29. Aufl. Springer Verlag Berlin 2004
[24] Schneider, R., W. Kunz: Systematik der Krankenpflege, 5. Aufl. Verlag Kunz 1991
[25] Schneider, W., F. Sitzmann: Krankenbeobachtung. Rocom Editones „Roche", Basel 1982
[26] Siegenthaler, W. (Hrsg.): Klinische Pathophysiologie. 9. Aufl. Thieme Verlag, Stuttgart 2006
[27] Studt, H. H.: Allgemeine und Spezielle Infektionslehre. 12. Aufl. Kohlhammer Verlag, Stuttgart, Berlin, Köln 2002
[28] Thüler, M.: Wohltuende Wickel. 3. Aufl. M. Thüler Verlag, Worb (CH) 1990

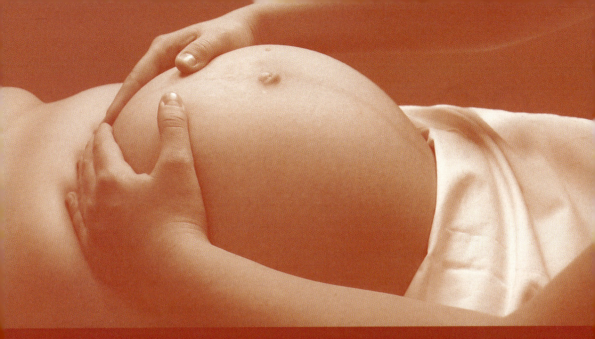

Berufskunde

80	Qualitätsmanagement	854
81	Gesetze und Verordnungen zum Hebammenberuf	858
82	Andere relevante Gesetze	868

80 Qualitätsmanagement

Nicola Bauer

80.1 Qualität

Was bedeutet Qualität? „Qualität" wird in der Literatur sehr unterschiedlich definiert. Im allgemeinen Sprachgebrauch wird mit dem Begriff „Beschaffenheit" oder „Eigenschaft" verbunden. „Qualis" kommt aus dem Lateinischen und bedeutet „wie beschaffen". Dies ist zunächst neutral zu sehen. Ob ein Produkt oder eine Dienstleistung als gut oder schlecht bewertet wird, hängt vom Erfüllungsgrad der erwarteten oder festgelegten Kriterien ab. Zudem spielen persönliche Anschauungen und Erwartungen, kulturelle, gesellschaftliche und religiöse Einflüsse eine Rolle.

Eine Definition von Qualität im Kontext des Qualitätsmanagements lautet: „Qualität ist die Gesamtheit von Eigenschaften und Merkmalen eines Produktes oder einer Dienstleistung, die sich auf deren Eignung zur Erfüllung festgelegter oder vorausgesetzter Erfordernisse bezieht." (DIN EN ISO 8402 – Quality management and quality assurance 1994)

Avedis Donabedian hat die Qualitätsdefinition für das Gesundheitswesen ausgeweitet, indem er Qualität nicht nur auf technisches und industrielles Management bezog, sondern auch zwischenmenschliche Beziehungen, den Zugang zu und die Kontinuität von Pflege darunter gefasst hat.

> **D** «Die Qualität ist der Umfang des Erfolges, der unter optimalen Verhältnissen und vertretbaren Kosten tatsächlich zu erreichen ist» (Donabedian, 1968)

Donabedian unterscheidet drei Dimensionen von Qualität: Struktur-, Prozess- und Ergebnisqualität. Hierdurch kann Qualität operationalisiert und für das Qualitätsmanagement fassbar gemacht werden (Toepler 2004).
- Die **Strukturqualität** erfasst die allgemeinen Rahmenbedingungen und Voraussetzungen, die benötigt werden, um Leistungen erbringen zu können. Hierzu zählen primär räumliche und materielle sowie personelle Ressourcen, aber auch Fort- und Weiterbildungsmöglichkeiten. Im Bereich der klinischen und außerklinischen Hebammenarbeit ist die Quantität und Qualität des verfügbaren Personals ein sehr wichtiger Faktor.
- Bei der **Prozessqualität** stehen die eigentliche Arbeit bzw. die Tätigkeiten im Mittelpunkt. Sie bezieht sich auf die Qualität der Leistungserbringung. Optimale Ergebnisse können nur erreicht werden, wenn die Prozesse (Arbeitsabläufe) nachvollziehbar und nachprüfbar sind und den neuesten Erkenntnissen entsprechen (evidenzbasiert). Hier spielen Standards, Leitlinien und Richtlinien eine große Rolle. Es wird unterschieden zwischen Kernprozessen, die direkt dem Zweck der Einrichtung dienen, und Hilfsprozessen, die die Kernprozesse unterstützen z. B. Verwaltung, Controlling, Fortbildungsmaßnahmen (Toepler 2004).
- Die **Ergebnisqualität** ist ein Resultat aus Struktur- und Prozessqualität. Sie zeigt, ob die erbrachten Leistungen tatsächlich das erwünschte Ergebnis erzielt haben. Sie umfasst die Beurteilung des abschließenden Ergebnisses durch Abgleich mit den vorab definierten Qualitätsvorgaben sowie ggfs. durch Befragung der Patienten/-innen bzw. betreuten Frauen und ihren Familien (Schäfer & Jacobs 2009).

Der Prozess der **kontinuierlichen Verbesserung** wird im PDCA-Zyklus von Deming (s. Abb. 80-1) deutlich. Hier werden die Phasen PLAN (Planung), DO (Durchführung, Planumsetzung), CHECK (Überprüfung) und ACT (Aktion bzw. Verbesserung) im Sinne eines Problemlösungsprozesses dargestellt. Der PDCA-Zyklus als Kreis verdeutlicht den fortwährenden Prozess bei Maßnahmen der Qualitätssicherung (Kamiske & Brauer 2008).

Verpflichtung zur Qualitätssicherung

Seit 1998 besteht eine Verpflichtung der Krankenhäuser zur Qualitätssicherung gemäß Sozialgesetzbuch Fünftes Buch (SGB V) §§ 135 bis 139. Im § 135 wird die Einrichtung und Weiterentwicklung eines Qualitätsmanagementsystems und die Teilnahme an Maßnahmen der Qualitätssicherung vorgeschrieben. Im vertragsärztlichen Bereich wird dies im § 73 c des SGB V geregelt. Weiterhin existieren Regelungen zur Qualitätssicherung in der Rehabilitation (§ 20 Sozialgesetzbuch SGB IX) und in der Betreuung Pflegebedürftiger (§ 112 Sozialgesetzbuch SGB XI).

In der freiberuflichen Hebammentätigkeit findet sich die Anwendung einer Qualitätssicherung im Vertrag über die Versorgung mit Hebammenhilfe nach § 134 a SGB V wieder, der zwischen dem Deutschen Hebammenverband, dem Bund freiberuflicher Hebammen in Deutschland und den Krankenkassen geschlossen wurde. Seit Inkrafttreten des Ergänzungsvertrages nach § 134 a SGB V über Betriebskostenpauschalen für die Geburtshäuser ist **Qualitätsmanagement** verpflichtend. Erstmalig musste zum 27.08.2010 die Etablierung des Systems gegenüber dem Spitzenverband der Krankenkassen nachgewiesen werden (DHV 2010).

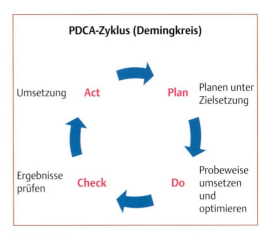

Abb. 80-1 PDCA-Zyklus als fortwährender Prozess bei Maßnahmen der Qualitätssicherung (Deming-Kreis).

Qualitätsmanagementsysteme

Es existieren verschiedene Qualitätsmanagementsysteme, die im Gesundheitswesen eingesetzt werden können. In der Regel wählen die Krankenhäuser sich das entsprechende Modell nach ihren Bedürfnissen aus. Die folgenden Modelle kommen in deutschen Krankenhäusern am häufigsten zum Einsatz (Hoffmann & Riehle o. J).

- **DIN ISO 2000:** Qualitätsmanagement nach DIN ISO 9001:2000 ist die am häufigsten verwendete Normenreihe für Qualitätsmanagementsysteme. Hier steht ein prozessorientierter Ansatz im Mittelpunkt und ist interdisziplinär in vielen produzierenden Gewerben und Dienstleistungsbereichen einsetzbar.
- **EFQM:** European Foundation for Quality Management (EFQM) kann als Modell unabhängig von der Branche, der Größe und der Struktur eines Unternehmens bzw. einer Organisation eingesetzt werden. Es ist ein europaweit gültiges QM-Modell, dessen Stärke darin besteht, dass durch ein umfassendes Selbstbewertungssystem laufend Verbesserungspotentiale abgeleitet werden können.
- **KTQ®:** Kooperation für Transparenz und Qualität im Krankenhaus (KTQ®) ist ein Selbstbewertungs- und Zertifizierungsmodell für Krankenhäuser, es integriert Elemente des Qualitätsmanagements nach DIN ISO und EFQM sowie fachspezifische Kriterienkataloge. KTQ® wurde gemeinsam von der Bundesärztekammer, dem Verband der Angestellten Krankenkassen, der Deutschen Krankenhausgesellschaft, dem Deutschen Pflegerat und den kirchlichen Krankenhausträgerverbänden entwickelt.
- **proCum Cert®** ist eine Initiative von Caritas und Diakonie und überprüft Aspekte des Klinikgeschehens in konfessionellen Krankenhäusern. Dazu zählen z. B. die Beachtung christlicher Werte bei der Behandlung, der Umgang mit ethischen Fragen und Problemstellungen sowie die Umsetzung des christlichen Leitbildes. Das proCum® Cert-Siegel wird gemeinsam mit der KTQ®-Zertifizierung vergeben.

80.2 Qualitätssicherung und Hebammenarbeit

Qualitätssicherung scheint im Hebammenalltag sehr mühsam und wird oft nicht unmittelbar mit der Arbeit in Verbindung gebracht. Schäfer & Jacobs benennen, in welchen Bereichen in der Pflege bereits auf Qualität geachtet bzw. Qualitätssicherung umgesetzt wird (2009). Dies wird im Folgenden auf die Hebammenarbeit übertragen.

- Betreuungs-Dokumentation (s. S. 303, Geburt)
  Durch die Dokumentation kann die Qualität der Hebammenarbeit dargestellt werden, sie zeigt spezielle Kenntnisse der Hebamme auf. Zudem dient sie als Grundlage für die Entwicklung von Qualitätskriterien sowie als Wissensbasis für klinische Entscheidungen. Es kann überprüft werden, ob die Ziele der Arbeit erreicht wurden (Knobloch & Selow 2010).
- Einführung patientenorientierter Betreuungssysteme
- Durchführung Dienstübergabe
- Einrichtung und Durchführung von Fort- und Weiterbildungsmaßnahmen. In einigen Bundesländern besteht eine Fortbildungspflicht für Hebammen (s. S. 864).
- Stellenbeschreibungen: Der Deutsche Hebammenverband hat Stellenprofile für Hebammen, leitende und stellvertretende leitende Hebammen, Lehrerinnen für Hebammenwesen und Diplom-Medizin-Pädagoginnen erarbeitet. Diese stehen zum Download bereit unter http://www.hebammenverband.de/index.php?id=885&no_cache=1&sword_list[]=stellenbeschreibung
- Einführung von Pflegestandards und -richtlinien (Notfall- und Pflegestandards, Expertenstandards, Qualitätsmanagement Wochenbett Niedersachsen)
- Einsatz von Pflegeprozessmethoden

Klinische Perinatalerhebung

Seit 1986 ist die klinische Perinatalerhebung flächendeckend in den alten Bundesländern und seit 1992 in den neuen Bundesländern eingeführt. Die Bundesgeschäftsstelle für Qualitätssicherung (BQS) wurde als Dachorganisation zur Koordinierung und Zusammenführung der Daten in eine bundesweite Auswertung eingesetzt (Schwarz 2008). Das Institut für angewandte Qualitätsförderung und Forschung im Gesundheitswesen (AQUA) hat ab 01.01.2010 die Umsetzung der externen stationären Qualitätssicherung, die bisher von der BQS durchgeführt wurde, übernommen (Gemeinsamer Bundesausschuss 2009).

Die Vollständigkeit der Datensätze (Verhältnis von gelieferten zu erwarteten Datensätzen) lag im Jahr 2008 bei 99,1 %. Insgesamt haben sich 858 Krankenhäuser an der Perinatalerhebung beteiligt (BQS 2009a). Erhoben werden in anonymisierter Form soziodemografische Daten der Frau, Angaben zur Schwangerschaft, zur Geburt und zum perinatalen Ergebnis von Mutter und Kind (Pateisky et al. 2004).

> M Seit 2008 werden **8 Qualitätsindikatoren** verwandt:
> QI 1: E-E-Zeit bei Notfallkaiserschnitt
> QI 2: Anwesenheit eines Pädiaters bei Frühgeborenen
> QI 3: Bestimmung Nabelarterien-pH-Wert
> QI 4: Azidose bei reifen Einlingen mit Nabelarterien-pH-Wert
> QI 5: Kritisches Outcome bei Reifgeborenen
> QI 6: Dammriss Grad III oder IV
> QI 7: Antenatale Kortikosteroidtherapie
> QI 8: Mütterliche Todesfälle (BQS 2009b [3])

Außerklinische Perinatalerhebung

Um die Ergebnisse und die Qualität der außerklinischen Geburtshilfe darstellen zu können, arbeitete seit 1995 eine Arbeitsgruppe von freiberuflichen Hebammen, Ärztinnen/Ärzten und Sozialwissenschaftlerinnen an einer Dokumentation für die außerklinische Geburtshilfe. Die Hebammenverbände DHV und BfHD übernahmen Mitte 1996 die Verantwortung für die Implementierung dieser Perinatalerhebung (Sayn-Wittgenstein 2007).

QUAG e. V.

1999 wurde von beiden Hebammenverbänden die **Gesellschaft für Qualität in der außerklinischen Geburtshilfe e. V.** (QUAG) gegründet und ab 01.01.1999 eine bundesweite Erhebung der außerklinischen Geburten in verschiedenen Settings (Geburtshäuser, Hausgeburten, Hebammenpraxen, Entbindungsheime) eingeführt. Regelmäßig erscheinen Jahresberichte, deren Herausgeberin die QUAG ist. Im Jahr 2002 wurde ein wissenschaftlicher Beirat eingerichtet, um den interdisziplinären Dialog zu gewährleisten (Wiemer & Krause 2005).

Leitlinien für Geburtshäuser

Fast zeitgleich mit der Einführung der außerklinischen Perinatalerhebung wurden 1999 Leitlinien für Geburtshäuser der Hebammenverbände und des Netzwerks der Geburtshäuser publiziert. Hier sind Empfehlungen zu den Anforderungen der Struktur- und Prozessqualität sowie zur Teilnahme an der Perinatalerhebung (Ergebnisqualität) formuliert. Außerdem erarbeitete eine Arbeitsgruppe von Hebammen der Berufsverbände sowie des Netzwerks der Geburtshäuser im Rahmen der Qualitätssicherung **Empfehlungen und Auswahlkriterien für die Wahl des Geburtsortes.** Diese Kriterien sind für die Hebammengeburtshilfe an unterschiedlichen Orten anwendbar und berücksichtigen die Vorgaben des Hebammengesetzes hinsichtlich der beruflichen Eigenständigkeit der Hebamme.

- Der **Dokumentationsbogen** der außerklinischen Perinatalerhebung erfasst nicht nur fachliche, sondern auch bestimmte soziodemographische Merkmale und Kategorien zu Informationsquellen und Motivationslagen der Frauen. Die zentralen geburtsmedizinischen Merkmale des klinischen Perinatalbogens sowie die Befundkataloge A bis D wurden übernommen. Des Weiteren wurde der Befundkatalog E, *Verlegung der Mutter sub partu und post partum* eingefügt, um der besonderen Situation der Weiterleitung nach der Geburt in der außerklinischen Geburtshilfe Rechnung zu tragen (Loytved 2008).
- Der **Erfassungsgrad** der außerklinischen Geburten lag im Jahr 2007 bei 72,5 % (QUAG e. V. 2009). Die Qualitätssicherung in der außerklinischen Geburtshilfe ist – wie die klinische Perinatalerhebung – auf Dauer angelegt. Es kann davon ausgegangen werden, dass der Erfassungsgrad sich in den nächsten Jahren erhöhen wird. Die bisher dokumentierten Geburten (in den Jahren 1999 bis 2007 waren es 85.018 Geburten) stellen einen umfassenden Fundus dar (Loytved 2009).

Loytved & Wenzlaff haben mit den Daten der außerklinischen Qualitätssicherung eine Fünf-Jahres-Studie von 2000 bis 2004 mit 42.154 außerklinisch begonnen Geburten durchgeführt und veröffentlicht. Hierin werden das mütterliche und kindliche Outcome sowie 17 formulierte Ziele mit Grenzwerten dargestellt. Dies ist international einmalig und kann so die Ergebnisse und die Qualität der außerklinischen Hebammenarbeit darstellen (Loytved & Wenzlaff 2007).

In den **Berufsordnungen** bzw. Landeshebammengesetzen der einzelnen Bundesländer werden die Pflichten der freiberuflich tätigen Hebammen geregelt (s. S. 863). Die Verpflichtung zur Teilnahme an Perinatalerhebungen im Rahmen von landes- bzw. bundesweiten Qualitätssicherungsmaßnahmen wird in Bayern (1999), Bremen (2003), Niedersachsen (2004), Nordrhein-Westfalen (2002), Saarland (2005), Sachsen-Anhalt (2003), Schleswig-Holstein (1997) und Berlin (2010) vorgeschrieben. Die Berufsordnungen der anderen acht Bundesländer schreiben die Teilnahme an der außerklinischen Qualitätssicherung nicht verpflichtend vor.

Literatur zu Kapitel 80 s. S. 881

81 Gesetze und Verordnungen zum Hebammenberuf

Cornelia Schirren, Yvonne Stephan, Johanna Hoepner

81.1 Hebammengesetz (HebG)

Cornelia Schirren, Yvonne Stephan

Mit dem Reichshebammengesetz vom 21.12.1938 wurde zum ersten Mal in Deutschland eine einheitliche Rechtsgrundlage für den Hebammenberuf geschaffen. Nach 1945 blieb das Hebammengesetz mit geringfügigen Änderungen 40 Jahre in Kraft. Freiberuflich tätige Hebammen brauchten damals zur Berufsausübung eine Niederlassungserlaubnis der Bezirksregierung, die verpflichtet war, der Hebamme beim Nichterreichen eines Mindesteinkommens den Differenzbetrag zu zahlen. So wurde erstmals eine gewisse soziale Absicherung geschaffen.

> **M** Das **derzeit gültige Hebammengesetz** (beschlossen 4.7.1985, zuletzt geändert 24.7.2010) regelt die Rahmenbedingungen der Ausbildung (einschl. der Zugangsvoraussetzungen), die Zulassung zum Beruf, vorbehaltene Tätigkeiten und die Zuziehungspflicht.

Jeder Hebamme steht heute mit der Erlaubnis zum Führen der Berufsbezeichnung Hebamme die freiberufliche oder angestellte Tätigkeit offen. Durch den Wegfall der **Niederlassungserlaubnis** ergibt sich die freie Wahl des Berufsortes und die Möglichkeit, einzelne Arbeitsbereiche auszuwählen oder freiberufliche und angestellte Tätigkeit zu kombinieren. Es entfällt auch die Gewährung des Mindesteinkommens für alle Hebammen, die nach 1985 freiberuflich tätig werden.

Seit 1985 können auch Männer den Beruf der Hebamme erlernen (Berufsbezeichnung: **Entbindungspfleger**). Begründet wurde dies mit dem Grundsatz der Gleichberechtigung und der freien Wahl des Berufes (Berufsfreiheit).

Mit 2 Jahren Verspätung wurde im HebG die **Richtlinie 80/154/EWG** in innerstaatliches Recht umgesetzt (s. S. 862 EU-Richtlinien).

Sie enthält Bestimmungen über die gegenseitige Anerkennung von Diplomen und Prüfungszeugnissen sowie das Recht auf freien Dienstleistungsverkehr innerhalb der Europäischen Union.

Berufsbezeichnung Hebamme

Nach **§ 1 HebG** bedarf das Führen der Berufsbezeichnung Hebamme und Entbindungspfleger der Erlaubnis. Nach **§ 2 HebG** muss die Erlaubnis von der zuständigen Landesbehörde erteilt werden, wenn die Antragstellerin:

1. die durch dieses Gesetz vorgeschriebene Ausbildungszeit abgeleistet und die staatliche Prüfung bestanden hat,
2. sich nicht eines Verhaltens schuldig gemacht hat, aus dem sich die Unzuverlässigkeit zur Ausübung des Berufs ergibt,
3. nicht in gesundheitlicher Hinsicht zur Ausübung des Berufes ungeeignet ist und
4. über die für die Ausübung der Berufstätigkeit erforderlichen Kenntnisse der deutschen Sprache verfügt.

Vorbehaltene Tätigkeiten

Nach **§ 4 HebG** sind die Leistungen in der Geburtshilfe außer Ärztinnen/Ärzten nur Hebammen vorbehalten. Ärztin und Arzt sind verpflichtet, dafür Sorge zu tragen, dass bei einer Geburt eine Hebamme zugezogen wird (§ 4 (1) **Zuziehungspflicht**).

Abgesehen von einem Notfall haftet der Arzt zivilrechtlich, wenn er sich nicht ernsthaft um die Hinzuziehung einer Hebamme bemüht hat. Bei einem normalen Geburtsverlauf arbeitet die Hebamme eigenverantwortlich. Es besteht kein Über- und Unterordnungsverhältnis zwischen Arzt und Hebamme. Bei

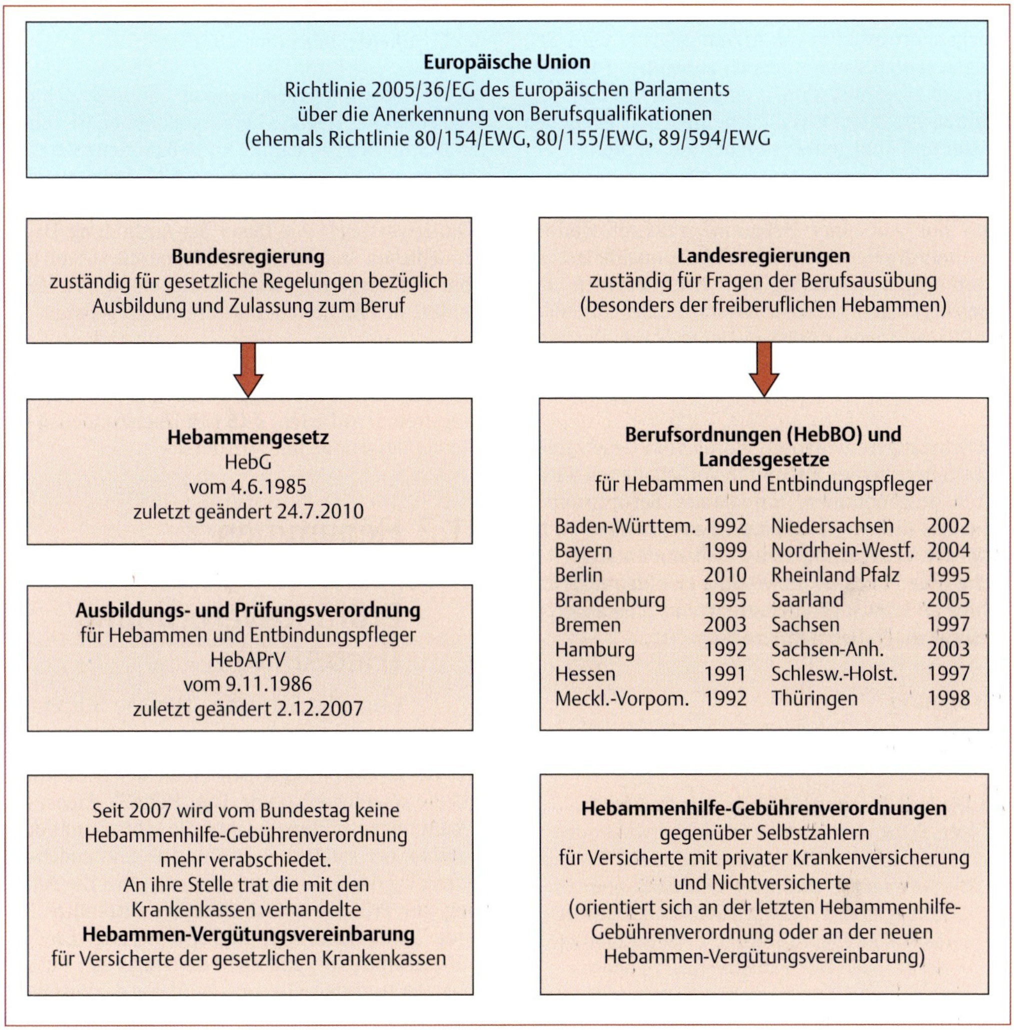

Hebammengesetz (HebG) 81

```
┌─────────────────────────────────────────────────────────────────────────────┐
│                          Europäische Union                                   │
│            Richtlinie 2005/36/EG des Europäischen Parlaments                 │
│              über die Anerkennung von Berufsqualifikationen                  │
│           (ehemals Richtlinie 80/154/EWG, 80/155/EWG, 89/594/EWG             │
└─────────────────────────────────────────────────────────────────────────────┘
```

Bundesregierung
zuständig für gesetzliche Regelungen bezüglich Ausbildung und Zulassung zum Beruf

Landesregierungen
zuständig für Fragen der Berufsausübung (besonders der freiberuflichen Hebammen)

Hebammengesetz
HebG
vom 4.6.1985
zuletzt geändert 24.7.2010

Berufsordnungen (HebBO) und Landesgesetze
für Hebammen und Entbindungspfleger

Baden-Württem.	1992	Niedersachsen	2002
Bayern	1999	Nordrhein-Westf.	2004
Berlin	2010	Rheinland Pfalz	1995
Brandenburg	1995	Saarland	2005
Bremen	2003	Sachsen	1997
Hamburg	1992	Sachsen-Anh.	2003
Hessen	1991	Schlesw.-Holst.	1997
Meckl.-Vorpom.	1992	Thüringen	1998

Ausbildungs- und Prüfungsverordnung
für Hebammen und Entbindungspfleger
HebAPrV
vom 9.11.1986
zuletzt geändert 2.12.2007

Seit 2007 wird vom Bundestag keine Hebammenhilfe-Gebührenverordnung mehr verabschiedet.
An ihre Stelle trat die mit den Krankenkassen verhandelte
Hebammen-Vergütungsvereinbarung
für Versicherte der gesetzlichen Krankenkassen

Hebammenhilfe-Gebührenverordnungen
gegenüber Selbstzahlern
für Versicherte mit privater Krankenversicherung und Nichtversicherte
(orientiert sich an der letzten Hebammenhilfe-Gebührenverordnung oder an der neuen Hebammen-Vergütungsvereinbarung)

Abb. 81-1 Übersicht über die gesetzliche Zuständigkeit von Bund und Ländern in Deutschland. (* Sachsen-Anhalt regelt die Berufsausübung seit 1997 mit einem allgemeinen Gesundheitsdienstgesetz).

Abweichungen vom normalen Geburtsverlauf übernimmt der Arzt die Behandlung der Komplikation. Die Zusammenarbeit sollte von gegenseitiger Achtung getragen sein.

Das Modell „**Hebammengeleiteter Kreißsaal**" innerhalb eines Krankenhauses hat seine gesetzliche Grundlage im § 4 (1) des Hebammengesetzes. Hier betreuen Hebammen in der Klinik alleinverantwortlich gesunde Schwangere und Gebärende, nur bei pathologischen Geburten wird der Klinikarzt hinzugezogen.

> **D** § 4 (2) Geburtshilfe umfasst die Überwachung des Geburtsvorgangs von Beginn der Wehen an, die Hilfe bei der Geburt und die Überwachung des Wochenbettverlaufs.

Anders als die Überwachung des Wochenbettverlaufes, die als Leitung und Kontrolle zu verstehen ist, gehört die **Pflege** im Wochenbett nicht zu den ausschließlich der Hebamme vorbehaltenen Tätigkeiten. Auf den Wochenstationen der Kliniken arbeiten noch überwiegend Krankenschwestern und Kinderkrankenschwestern, weil hier die Überwachung des Wochenbettverlaufes von Ärzten geleistet wird. Seit einigen Jahren werden jedoch zunehmend Hebammen auf Wochenstationen eingesetzt, vor allem im Rahmen von integrativen Pflegemodellen, bei denen Mutter und Kind gemeinsam betreut werden.

Die **häusliche Wochenbettbetreuung** hingegen kann nur von einer Hebamme geleistet werden, denn nur die Hebammenausbildung qualifiziert zur selbständigen Betreuung von Wöchnerinnen und Neugeborenen. Krankenschwestern eines ambulanten Pflegedienstes dürfen in Deutschland alleinverantwortlich keine häuslichen Wochenbettbesuche übernehmen.

Die **Schwangerenvorsorge** wurde vom Gesetzgeber nicht unter die der Hebamme vorbehaltenen Tätigkeiten aufgenommen, um andere Berufsgruppen nicht aus diesem Tätigkeitsfeld auszuschließen. Im Zuge der Verlagerung vieler Hebammentätigkeiten in die freie Praxis ist inzwischen eine deutliche Zunahme an Schwangerenberatung und Schwangerenvorsorge durch Hebammen erfolgt.

Ausbildung

§ 5 HebG formuliert das **Ausbildungsziel**:

> M Die Ausbildung soll insbesondere dazu befähigen, Frauen während der Schwangerschaft, der Geburt und dem Wochenbett Rat zu erteilen und die notwendige Fürsorge zu gewähren, normale Geburten zu leiten, Komplikationen des Geburtsverlaufs frühzeitig zu erkennen, Neugeborene zu versorgen, den Wochenbettverlauf zu überwachen und eine Dokumentation über den Geburtsverlauf anzufertigen.

In **§ 6 HebG** ist als Ort der Ausbildung die Hebammenschule an einem Krankenhaus beschrieben. § 6 (3) ermöglicht jetzt auch die Erprobung von Ausbildungsangeboten, die der Weiterentwicklung des Hebammenberufs dienen sollen. Somit kann die theoretische Ausbildung auch in Form eines Modellvorhabens an eine Hochschule verlegt werden.

In **§ 7** werden die Zugangsvoraussetzungen zur Ausbildung geregelt, u. a. die schulische Qualifikation. Anders als in den übrigen EU-Ländern, die eine allgemeine oder fachgebundene Hochschulreife fordern, ist in Deutschland entweder Realschulabschluss oder Hauptschulabschluss mit nachfolgender mindestens 2-jähriger abgeschlossener Berufsausbildung als Zugangsvoraussetzung ausreichend.

Das hat Konsequenzen für Hebammen, die innerhalb der EU arbeiten möchten (s. S. 29).

Da die Hebammenausbildung aus dem Bereich des Berufsbildungsgesetzes herausgenommen ist, mussten Bestimmungen daraus im Hebammengesetz gesondert aufgeführt werden: In **§ 11 HebG** werden der Rechtsstatus der Schülerin und Inhalte des Ausbildungsvertrages wie Dauer der Ausbildung, Dauer der täglichen Ausbildungszeit, Probezeit, Urlaub und Höhe der Vergütung, festgeschrieben. In **§ 14 HebG** werden die **Pflichten der Schülerinnen** genannt.

Weiter enthält das HebG eine Reihe von **Schutzvorschriften** zum Schülerstatus, so **§ 13 (2)**: Ausbildungsfremde Arbeiten; **§ 15 (3)**: Überstunden, **§ 18**: Kündigungsgründe und -fristen.

81.2 Hebammen-Ausbildungs- und Prüfungsverordnung (HebAPrV)

Cornelia Schirren, Yvonne Stephan

Die HebAPV (beschlossen 03.09.1981, zuletzt geändert 02.12.2007) regelt den Inhalt der Ausbildung und die staatliche Prüfung. Laut HebAPV dauert die Hebammenausbildung 3 Jahre. Sie schließt mit dem Bestehen der staatlichen Prüfung ab und endet am letzten Tag des 3. Ausbildungsjahres. Über die Zulassung zur Prüfung entscheidet die zuständige Behörde (länderabhängig: Bezirksregierung, Landesprüfungsamt usw.) und nicht der Träger der Ausbildung. Der Prüfungsausschuss wird von der zuständigen Behörde bestellt und der/die Prüfungsvorsitzende von ihr bestimmt.

Die **staatliche Prüfung** besteht aus 3 Teilen (Abb. 81-2):
- Der **schriftliche Teil** beinhaltet Aufsichtsarbeiten in 5 Fächern. Sie werden von mindestens 2 Fachprüferinnen benotet und erfolgen an 2 Tagen.
- Der **mündliche Teil** beinhaltet 4 Fächer. Er wird von mindestens 3 Fachprüferinnen benotet, pro Fach sollte nicht länger als 20 min. geprüft werden.
- Der **praktische Teil** beinhaltet 4 Abschnitte. Manchmal ist die sog. „Examensgeburt" schwer zu planen, da der Geburtsmodus nicht vorhersehbar ist. Nur im Einzelfall kann sie aufgrund zwingender Umstände durch die Mitwirkung an einer vaginal- oder abdominal-operativen

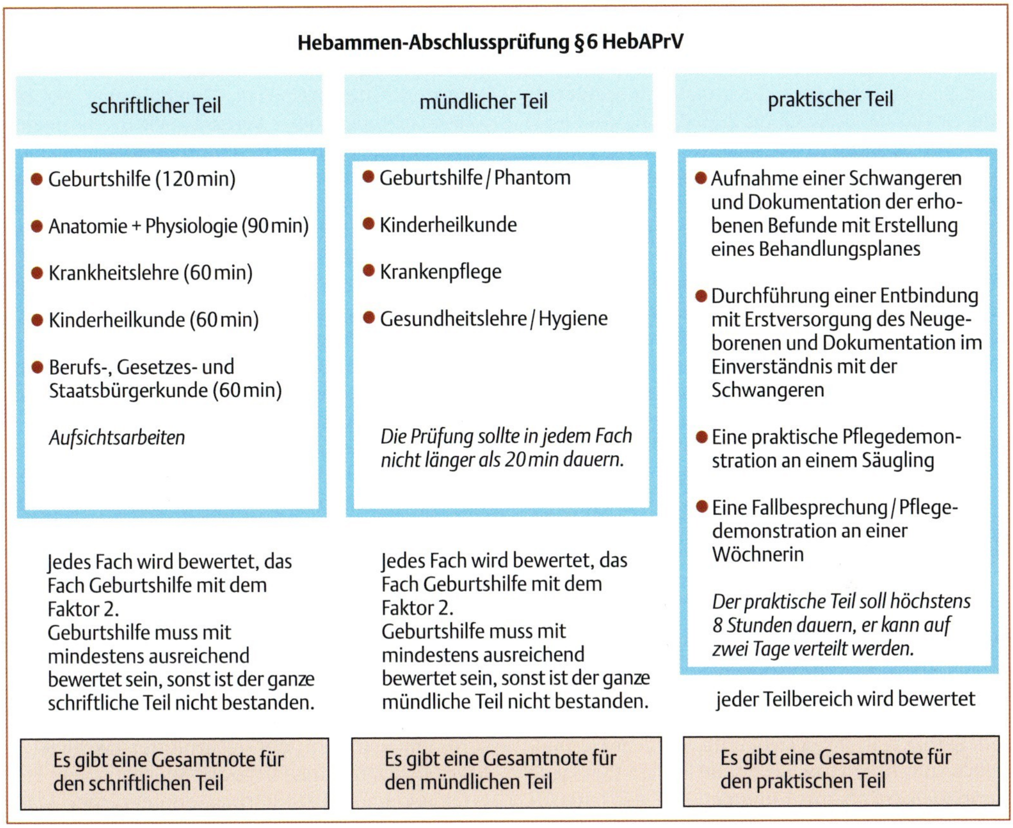

Hebammen-Abschlussprüfung § 6 HebAPrV

schriftlicher Teil	mündlicher Teil	praktischer Teil
• Geburtshilfe (120 min) • Anatomie + Physiologie (90 min) • Krankheitslehre (60 min) • Kinderheilkunde (60 min) • Berufs-, Gesetzes- und Staatsbürgerkunde (60 min) *Aufsichtsarbeiten*	• Geburtshilfe / Phantom • Kinderheilkunde • Krankenpflege • Gesundheitslehre / Hygiene *Die Prüfung sollte in jedem Fach nicht länger als 20 min dauern.*	• Aufnahme einer Schwangeren und Dokumentation der erhobenen Befunde mit Erstellung eines Behandlungsplanes • Durchführung einer Entbindung mit Erstversorgung des Neugeborenen und Dokumentation im Einverständnis mit der Schwangeren • Eine praktische Pflegedemonstration an einem Säugling • Eine Fallbesprechung / Pflegedemonstration an einer Wöchnerin *Der praktische Teil soll höchstens 8 Stunden dauern, er kann auf zwei Tage verteilt werden.*
Jedes Fach wird bewertet, das Fach Geburtshilfe mit dem Faktor 2. Geburtshilfe muss mit mindestens ausreichend bewertet sein, sonst ist der ganze schriftliche Teil nicht bestanden.	Jedes Fach wird bewertet, das Fach Geburtshilfe mit dem Faktor 2. Geburtshilfe muss mit mindestens ausreichend bewertet sein, sonst ist der ganze mündliche Teil nicht bestanden.	jeder Teilbereich wird bewertet
Es gibt eine Gesamtnote für den schriftlichen Teil	Es gibt eine Gesamtnote für den mündlichen Teil	Es gibt eine Gesamtnote für den praktischen Teil

Abb. 81-2 Hebammen-Abschlussprüfung § 6 HebAPrV. Jeder Teil der Prüfung kann einmal wiederholt werden. Bei Nichtbestehen einzelner Teile der Prüfung ist eine Wiederholung dieser (dieses) Teile(s) innerhalb eines halben Jahres möglich. Bei Nichtbestehen aller 3 Teile muss die Prüfung nach spätestens 1 Jahr wiederholt werden, nachdem der Prüfling an einer weiteren Ausbildung teilgenommen hat, deren Umfang der Prüfungsvorsitzende bestimmt.

Entbindung ersetzt werden. Ein geplanter Kaiserschnitt (primäre Sectio) ist nicht als Prüfungsgeburt anzuerkennen.

Die **praktischen Prüfungen** sollen insgesamt höchstens 8 Stunden dauern und können an 2 Tagen stattfinden, die nicht aufeinander folgen müssen. Mindestens 2 Fachprüferinnen nehmen sie ab und benoten sie.

Für jeden der 3 Prüfungsteile (praktisch, schriftlich, mündlich) wird eine **Gesamtnote** vom Vorsitzenden des Prüfungsausschusses im Einvernehmen mit den Fachprüferinnen gebildet. **Bestanden ist die Prüfung**, wenn die Gesamtnote in jedem der 3 Teile mindestens ausreichend ist, wobei mündlich und schriftlich das Fach **Geburtshilfe** mit mindestens ausreichend bewertet sein muss. Unabhängig von guten Noten in anderen Fächern gilt der mündliche oder schriftliche Teil sonst als nicht bestanden.

Nach Ordnungsverstoß und Täuschungsversuch während der Prüfung kann der Vorsitzende den betreffenden Teil der Prüfung für nicht bestanden erklären. Kein Teilbereich der staatlichen Abschlussprüfung darf vorgezogen werden.

Inhalte der Ausbildung

In **Anlage 1 zur HebAPrV** werden die theoretischen und praktischen Unterrichtsstunden (mindestens 1600) in Fächer mit jeweiliger Mindeststundenzahl unterteilt. Hier findet sich auch eine kurze Auflistung der geforderten Unterrichtsthemen.

In **Anlage 2 zur HebAPrV** sind die praktischen Ausbildungsstunden (mindestens 3000) mit den vorgeschriebenen Einsatzbereichen und -zeiten aufgelistet, z. B. praktische Ausbildung in der Entbindungsabteilung (1280 Stunden im 2. und 3. Ausbildungsjahr) mit mindestens 30 selbständig ausgeführten Entbindungen; ebenso findet sich eine Mindestvorgabe der im jeweiligen Einsatz geforderten Tätigkeiten.

Für die **Zulassung zur staatlichen Prüfung** muss eine Bescheinigung über die Teilnahme an diesen Ausbildungsprogrammen der Behörde vorgelegt werden. Daher ist es erforderlich, während der Ausbildung die quantitativ vorgeschriebenen Tätigkeiten sorgfältig zu dokumentieren. Die **Mindestanforderungen** werden durch die **EU- Richtlinie 2005/36/EG** des Europäischen Parlamentes (s. u.) vorgegeben.

81.3 EU-Richtlinie

Susanne Simon, Ulrike Harder

Die umfangreiche **Richtlinie 2005/36/EG** über die Anerkennung von Berufsqualifikationen innerhalb der Länder der Europäischen Union gilt sowohl für Hebammen und Entbindungspfleger als auch für andere Berufe, z. B. Pflegefachkräfte, ärztliche Gesundheitsberufe, Apotheker. Sie wurde im Jahr 2005 vom Europäischen Parlament und dem Rat der Europäischen Union erlassen. Sie enthält sämtliche Inhalte der drei älteren Richtlinien zum Hebammenberuf aus der Zeit der Europäischen Wirtschaftsgemeinschaft (80/154/EWG, 80/155/EWG, 89/594/EWG) und löst diese damit ab. Die EU-Richtlinie 2005/36/EG dient der automatischen Anerkennung der beruflichen Qualifikation innerhalb der EU-Mitgliedsstaaten und soll ein vergleichbares Ausbildungsniveau gewährleisten. Regelungen, die den Beruf der Hebammen betreffen, sind im Abschnitt 6 der Richtlinie enthalten. Hier sind unter Artikel 40–43 Aspekte der Ausbildung, der Zugangsvoraussetzungen zur Ausbildung, die Ausbildungsanerkennung sowie die Ausübung der Tätigkeit und die Rechte von Hebammen beschrieben.

Tätigkeiten der Hebamme

Artikel 42 beschreibt die Ausübung des Hebammenberufes. Hier heißt es in Absatz (2): Die Mitgliedstaaten sorgen dafür, dass Hebammen zumindest die Ausübung folgender Tätigkeiten gestattet wird:

a. angemessene Aufklärung und Beratung in Fragen der Familienplanung;
b. Feststellung und Beobachtung der normal verlaufenden Schwangerschaft, Durchführung der zur Beobachtung des Verlaufs einer normalen Schwangerschaft notwendigen Untersuchungen;
c. Verschreibung von Untersuchungen, die für eine möglichst frühzeitige Feststellung einer Risikoschwangerschaft notwendig sind, oder Aufklärung über diese Untersuchungen;
d. Vorbereitung auf die Elternschaft, umfassende Vorbereitung auf die Niederkunft einschließlich Beratung in Fragen der Hygiene und Ernährung;
e. Betreuung der Gebärenden während der Geburt und Überwachung des Fetus mithilfe geeigneter klinischer und technischer Mittel;
f. Durchführung von Normalgeburten bei Kopflage, einschließlich – sofern erforderlich – des Scheidendammschnitts sowie im Dringlichkeitsfall Durchführung von Steißgeburten;
g. Erkennen aller Anzeichen von Anomalien bei der Mutter oder beim Kind, die das Eingreifen eines Arztes erforderlich machen, sowie Hilfeleistung bei etwaigen ärztlichen Maßnahmen; Ergreifen der notwendigen Maßnahmen bei Abwesenheit des Arztes, insbesondere manuelle Ablösung der Plazenta, an die sich gegebenenfalls eine manuelle Nachuntersuchung der Gebärmutter anschließt;
h. Untersuchung und Pflege des Neugeborenen; Einleitung und Durchführung erforderlicher Maßnahmen in Notfällen und, wenn erforderlich, Durchführung der sofortigen Wiederbelebung des Neugeborenen;
i. Pflege der Wöchnerin, Überwachung des Zustands der Mutter nach der Niederkunft und zweckdienliche Beratung über die bestmögliche Pflege des Neugeborenen;
j. Durchführung der vom Arzt verordneten Behandlung;
k. Abfassen der erforderlichen schriftlichen Berichte.

Ausbildungsprogramm der Hebammen

Im **Anhang V.5** der EU-Richtlinie 2005/36/EG werden die geforderten Inhalte der theoretischen und praktischen Hebammenausbildung aufgelistet.

A. Theoretischer und fachlicher Unterricht

a. Grundfächer
- Grundbegriffe der Anatomie und Physiologie, Pathologie, Bakteriologie, Virologie und Parasitologie, Biophysik, Biochemie und Radiologie

- Kinderheilkunde, insbesondere in Bezug auf Neugeborene
- Hygiene, Gesundheitserziehung, Gesundheitsvorsorge, Früherkennung von Krankheiten
- Ernährung und Diätetik unter besonderer Berücksichtigung der Ernährung der Frau, des Neugeborenen und des Säuglings
- Grundbegriffe der Soziologie und sozialmedizinischer Fragen
- Grundbegriffe der Arzneimittellehre
- Psychologie und Pädagogik
- Gesundheits- und Sozialrecht und Aufbau des Gesundheitswesens
- Berufsethik und Berufsrecht
- Sexualerziehung und Familienplanung
- Gesetzlicher Schutz von Mutter und Kind

b. Spezifische Fächer für Hebammen
- Anatomie und Physiologie
- Embryologie und Entwicklung des Fötus
- Schwangerschaft, Geburt und Wochenbett
- Pathologie in der Frauenheilkunde und Geburtshilfe
- Schwangerenberatung, Vorbereitung auf die Elternschaft, einschließlich psychologischer Aspekte
- Vorbereitung der Entbindung, einschließlich Kenntnisse von Geburtshilfeinstrumenten und ihrer Verwendung
- Analgesie, Anästhesie und Wiederbelebung
- Physiologie und Pathologie des Neugeborenen
- Betreuung und Pflege des Neugeborenen
- Psychologische und soziale Faktoren

B. Praktische und klinische Ausbildung
- Beratung Schwangerer mit mindestens 100 vorgeburtlichen Untersuchungen;
- Überwachung und Pflege von mindestens 40 Gebärenden;
- Durchführung von mindestens 40 Entbindungen durch die Schülerin selbst; kann diese Zahl nicht erreicht werden, da es nicht genügend Schwangere gibt, kann diese Zahl auf mindestens 30 gesenkt werden, sofern die Schülerin außerdem an weiteren 20 Entbindungen teilnimmt;
- aktive Teilnahme an ein oder zwei Steißgeburten. Sollte dies aufgrund einer ungenügenden Zahl von Steißgeburten nicht möglich sein, sollte der Vorgang simuliert werden;
- Durchführung der Episiotomie und Einführung in die Vernähung der Wunde. Die Einführung in die Vernähung umfasst einen theoretischen Unterricht sowie praktische Übungen. Die Praxis der Vernähung umfasst die Vernähung der Episiotomien und kleiner Dammrisse und kann, wenn nicht anders möglich, auch simuliert werden;
- Überwachung und Pflege von 40 gefährdeten Schwangeren, Entbindenden und Wöchnerinnen;
- Überwachung und Pflege, einschließlich Untersuchung von mindestens 100 Wöchnerinnen und gesunden Neugeborenen;
- Überwachung und Pflege von Neugeborenen, einschließlich Frühgeborenen, Spätgeborenen sowie von untergewichtigen und kranken Neugeborenen;
- Pflege pathologischer Fälle in der Frauenheilkunde und Geburtshilfe;
- Einführung in die Pflege pathologischer Fälle in der Medizin und Chirurgie. Die Einführung umfasst theoretischen Unterricht sowie praktische Übungen.

Die praktische Ausbildung der Hebamme (Teil B des Ausbildungsprogramms) erfolgt unter der Kontrolle der zuständigen Behörde oder Einrichtung in den entsprechenden Abteilungen der Krankenhäuser oder in anderen zugelassenen Gesundheitseinrichtungen. Im Laufe ihrer Ausbildung nehmen die Hebammenschülerinnen insoweit an diesen Tätigkeiten teil, als diese zu ihrer Ausbildung beitragen, und werden in die Verantwortung, die die Tätigkeit der Hebamme mit sich bringt, eingeführt.

81.4 Hebammenberufsordnungen (HebBo)

Cornelia Schirren, Yvonne Stephan

> **M** Fragen der Berufsausübung sind Länderrecht, soweit der Bund von seinem Gesetzgebungsrecht keinen Gebrauch macht (konkurrierende Gesetzgebung). Daher gilt in jedem Bundesland eine andere Hebammenberufsordnung (s. Abb. 81-1).

Eine **Ausnahme** ist die **Zuziehungspflicht**, die auf Empfehlung des Bundesrats mit in das HebG aufgenommen wurde. Fast alle Bundesländer haben mittlerweile eine Berufsordnung verabschiedet (s. Abb. 81-1). Viele Bundesländer regeln die Belange der Hebammen zusätzlich in einem Landeshebammengesetz bzw. einer Landesverordnung (z. B. Schlesw. Holstein 2009).

Alle Berufsordnungen enthalten in unterschiedlicher Formulierung die Forderung der **EU-Richtlinie 2005/36/EG Artikel 42** (ehem. 80/155/EWG Artikel 4, s. S. 862) zu den eigenverantwortlichen Tätigkeiten und Aufgaben von Hebamme/Entbindungspfleger. Die Berufsordnungen werden von den Landesministerien mit den Berufsverbänden erarbeitet und dann als Verordnung erlassen. Die jeweiligen Landeshebammengesetze werden von den Landesparlamenten verabschiedet.

Einige Arzneimittel dürfen von der Hebamme eigenverantwortlich verabreicht werden:
- betäubungsmittelfreie, krampflösende oder schmerzlindernde Medikamente für die Geburt (z. B. Buscopan®, Homöopathika etc.),
- Uterotonika (Oxytocin, Methergin®) zur Blutstillung in der Nachgeburtsperiode,
- wehenhemmende Mittel (Partusisten®) in Notfallsituationen während der Geburt.

Die **Abgabe von Medikamenten** ohne ärztliche Verordnung an Hebammen durch Apotheken ist bundeseinheitlich in §48 (3) Arzneimittelgesetz (s. S. 878) und in der Verordnung über verschreibungspflichtige Arzneimittel vom 17.02.2011 geregelt. Danach kann die Hebamme für den Praxisbedarf erhalten:
- Fenoterol und seine Salze zur Notfalltokolyse in Zubereitung von 25 µg zur Auflösung in 4 ml Infusionslösung zur langsamen (über 2–3 Minuten) Bolusinjektion in einer Packungsgröße von bis zu fünf Ampullen (z. B.: Partusisten intrapartal® Injektionslösung)
- Methylergometrin und seine Salze (z. B. Methergin® Injektionslösung) zur Anwendung bei Nachgeburtsblutungen in einer Konzentration bis 0,3 mg/ml als Einzeldosis bis 1 ml.
- Oxytocin bei Nachgeburtsblutungen in einer Konzentration bis zu 10 IE/ml und einer Einzeldosis bis zu 1 ml.

Länderspezifische Unterschiede

> **M** Die **Hebammenberufsordnungen** (HebBO) der einzelnen Bundesländer versuchen die freiberufliche Tätigkeit der Hebamme auf unterschiedliche Weise zu regeln.

Es gibt Berufsordnungen, die eher die inhaltlichen Arbeitsbereiche der Hebamme in ihren spezifischen Möglichkeiten fördern möchten, so beschreibt z. B. die Hessische und Baden-Württembergische Berufsordnung: Hebamme und Entbindungspfleger haben Schwangeren, Gebärenden und Neugeborenen Hilfe zu leisten und Rat zu geben. Dabei ist die Gesundheit der Schwangeren, Mütter und Neugeborenen zu schützen und zu erhalten. Bei der Beratung sind neben medizinischen auch soziale und psychische Faktoren zu berücksichtigen. Die Schwangere ist zur Mitarbeit zu gewinnen, ihre Selbstverantwortlichkeit zu fördern.

Dagegen ist die Hamburger HebBO z. T. eher restriktiv abgefasst, am Schluss werden gesondert noch einmal etliche Ordnungswidrigkeiten aufgezählt. Alle Berufsordnungen enthalten die Möglichkeit, eine **Dammnaht** bzw. das Nähen eines unkomplizierten Dammrisses auszuführen. Folgerichtig wird auch die Benutzung eines Lokalanästhetikums zur Dammnaht geregelt.

Die Angaben zur Dokumentation reichen von Empfehlungen bis zu exakten Vorschriften und Nachweisen.

> **M** Alle Berufsordnungen sichern der Wöchnerin eine Versorgung durch die Hebamme in den ersten 10 Tagen nach der Geburt zu.

Hinzuziehung eines Arztes bei Regelwidrigkeiten, **Schweigepflicht**, **Berufshaftpflicht**, berufsunwürdige **Werbung**, Meldung bei **Todesfall** sowie die Form der **Praxiskennzeichnung** werden in allen Berufsordnungen übereinstimmend geregelt.

Auch eine **Fortbildungsverpflichtung** zur Erhaltung und Erweiterung der beruflichen Fachkenntnisse findet sich in allen Berufsordnungen. Gefordert wird der Besuch von Fortbildungsveranstaltungen und das Studium von aktueller Fachliteratur. Hebammen müssen ihre Teilnahme an Fortbildungen auf Verlangen dem zuständigen Gesundheitsamt nachweisen können. Einige Bundesländer schreiben eine Mindeststundenzahl für Fortbildungen in einem bestimmten Zeitraum vor (z. B. Nordrhein-Westfalen: 60 Unterrichtsstunden in 3 Jahren).

Die **Gesundheitsämter/Amtsärzte** haben in den Bundesländern unterschiedliche Aufsichtspflichten und -rechte gegenüber den freiberuflich tätigen Hebammen. Durchgängig ist die Melde-/Anzeigepflicht der Hebamme beim Amtsarzt zu Beginn oder Beendigung ihrer Tätigkeit.

Die **Aufklärungspflicht** der Hebamme gegenüber der Schwangeren, Gebärenden und Wöchnerin über beabsichtigte Maßnahmen und deren Folgen in der Berliner HebBO ist positiv hervorzuheben. In der Hamburger HebBO wird erstmals die Bedeutung der Hebamme bei der Anleitung und Beratung der Eltern während des ersten Lebensjahres, besonders in Hinblick auf Stillen, Ernährung und die Pflege des Kindes festgehalten.

Das Niedersächsische Gesetz über die Ausübung des Hebammenberufs beschreibt die Bedingungen, unter denen eine Hebamme die Durchführung einer ärztlich verordneten Behandlung verweigern kann.

Die **Teilnahme an Qualitätssicherungsmaßnahmen**, insbesondere Perinatalstudien, schreiben mittlerweile viele Berufsordnungen und Landeshebammengesetze vor (s. S. 855).

M Jede Hebamme muss die gültige Berufsordnung ihres Bundeslandes kennen und einhalten!

Die Berufsordnungen können über die Landesverbände des DHV und BfHD bezogen werden. Gesundheitsämter und Bibliotheken der Stadtverwaltungen haben eine Gesetzes- und Verordnungsblatt-Sammlung, in denen auch die gültige Hebammenberufsordnung zu finden ist.

81.5 Hebammen-Vergütungsvereinbarung

Ulrike Harder, Johanna Hoepner

Gesetzliche Vorgaben

Bis zum Jahr 2007 wurde die Bezahlung der freiberuflichen Hebammen in der deutschen **Hebammenhilfe-Gebührenverordnung** (**HebGV**) durch das Bundesministerium für Gesundheit festgelegt, dann folgte die Entlassung in die Selbstverwaltung.

Jetzt besteht eine **direkte Vertragspartnerschaft** zwischen dem Spitzenverband der Krankenkassen und den Verbänden der Hebammen sowie der von Hebammen geleiteten Einrichtungen. Die rechtliche Grundlage für die Versorgung mit Hebammenhilfe wurde im § 134 a im fünften Sozialgesetzbuch (SGB V) mit Wirkung vom 1.4.2007 neu geregelt.

„Der Spitzenverband Bund der Krankenkassen schließt mit den für die Wahrnehmung der wirtschaftlichen Interessen gebildeten maßgeblichen Berufsverbänden der Hebammen und den Verbänden der von Hebammen geleiteten Einrichtungen auf Bundesebene mit bindender Wirkung für die Krankenkassen Verträge über die Versorgung mit **Hebammenhilfe**, die abrechnungsfähigen Leistungen unter Einschluss einer Betriebskostenpauschale bei ambulanten Entbindungen in von Hebammen geleiteten Einrichtungen und der Anforderungen an die Qualitätssicherung in diesen Einrichtungen sowie über die Höhe der Vergütung und die Einzelheiten der Vergütungsabrechnung durch die Krankenkassen."

Am 1.8.2007 trat gemäß § 134 a SGB V der Vertrag über die Versorgung mit Hebammenhilfe zwischen dem Spitzenverband der Krankenkassen und den maßgeblichen Verbänden der Hebammen in Kraft. Erstmalig wird mit diesem Vertrag der Rechtsanspruch auf eine **Betriebskostenpauschale** in von Hebammen geleiteten Einrichtungen (z. B. Geburtshäusern) gesichert.

Vertrag über die Versorgung mit Hebammenhilfe nach § 134 a SGB V

In dem Vertrag über die Versorgung mit Hebammenhilfe vom **1.8.2007** wird unter anderem Folgendes geregelt:
- Ziele der Hebammenhilfe
- Versorgung der Versicherten mit abrechnungsfähigen Leistungen durch freiberuflich tätige Hebammen,
- Vergütung und Abrechnung der Hebammenleistungen,
- Einsatz und Vergütung von Materialien und Arzneimitteln.
- Qualitätssichernde Maßnahmen, Struktur-, Prozess- und Ergebnisqualität
- Datenschutz, Geltungsbereich
- **Anlage 1** zu diesem Vertrag enthält die gültige Hebammen-Vergütungsvereinbarung in der aktuellen Fassung
- **Anlage 2** regelt die Abrechnungsmodalitäten

Betriebskosten: Am 27.6.2008 wurde zwischen den Spitzenverbänden der Krankenkassen und den maßgeblichen Verbänden (einschließlich dem Netzwerk der Geburtshäuser) ein Ergänzungsvertrag über die Betriebskosten in von Hebammen geleiteten Einrichtungen (z. B. Geburtshäuser) geschlossen, ein positives Novum im Gesundheitsbereich. Die circa 200 Geburtshäuser in Deutschland haben damit einen Rechtsanspruch auf Übernahme der Betriebskosten durch die Krankenkassen (550,00 € für Einrichtungen mit Qualitätsmanagement (QM)–System, 500,50 € vor Einführung eines QM-Systems). Seit Vertragsabschluss ist die Zahl der Geburtshaus-Neugründungen steigend. Erstmalig ist die Gesellschaft mit beschränkter Haftung (GmbH) als Träger einer von Hebammen geleiteten Einrichtung zugelassen. Zwei Jahre nach Vertragsabschluss weisen schon über ¼ der Geburtshäuser ihr QM-System mit einer Zertifizierung nach ISO 9001: 2008 nach (s. S. 855).

> M Die **gültige Vergütungsvereinbarung** kann unter www.hebammengesetz.de oder www.hebrech.de im Originaltext (pdf-Datei) aus dem Internet heruntergeladen werden.

Die **Hebammenvergütungsvereinbarung** regelt die Vergütung der Leistungen von freiberuflichen Hebammen für alle Frauen, die in der gesetzlichen Krankenkasse versichert sind. Grundsätzlich wird ein Nachweis über erbrachte Leistungen und Auslagen unter Angabe der Art der Leistung, des Datums sowie der Uhrzeit der Leistungserbringung u. a. mit einer **Versichertenbestätigung** spätestens am Tag nach der Leistungserbringung festgelegt (§ 4). Die Versichertenbestätigung ist bei der Abrechnung mit der Krankenkasse beizufügen. Für die **Nachtzeit** von 20 bis 8 Uhr und für Arbeit am **Wochenende** (Samstag ab 12 Uhr) und/oder Sonn- und Feiertagen gibt es für bestimmte Leistungen einen Zuschlag von 20 % (§ 5). Die Rechnung sollte unter Verwendung des **Institutionskennzeichens** (IK) innerhalb eines Monats nach der Geburt bei der zuständigen Krankenkasse eingehen. Die Krankenkasse hat die Rechnung innerhalb von drei Wochen zu begleichen.

Auszug aus dem Leistungsverzeichnis

Die Höhe der einzelnen Vergütungen ist im Leistungsverzeichnis geregelt. Die vierstelligen Positionsnummern zur Abrechnung untergliedern sich in ambulante hebammenhilfliche Leistungen und Leistungen im Rahmen des Belegsystems sowie Leistungen im Belegsystem mit einer 1 : 1 Betreuung. Finanziell hat diese Unterteilung bisher noch keine Auswirkung.

Das Leistungsverzeichnis enthält die 5 Bereiche A-E:

A. Leistungen Mutterschaftsvorsorge und Schwangerenbetreuung:
Beratung der Schwangeren, Vorgespräch, Vorsorgeuntersuchung, Blutentnahmen, Hilfe bei Schwangerschaftsbeschwerden, CTG-Überwachung, Geburtsvorbereitung

B. Geburtshilfe:
Hilfe von bis zu 8 Stunden Dauer vor und bis zu 3 Stunden nach der Geburt, entweder im Krankenhaus (ärztliche Leitung) oder Geburtshaus (hebammengeleitet) oder zu Hause. Hilfe bei Fehlgeburt, Naht einer einfachen Dammverletzung, Hilfe bei nicht vollendeter Geburt, außerklinische Hilfe durch eine 2. Hebamme bis zu 4 Stunden.

C. Leistungen während des Wochenbetts:
Hausbesuche nach der Geburt und Klinikbesuche (z. B. nach Beleggeburt), Zuschläge für ersten Hausbesuch und für Besuche nach Mehrlingsgeburt, telefonische Beratung, Erstuntersuchung des Kindes (U1), Blutentnahme (z.B. für NG-Screening).

- **In den ersten 10 Tagen** nach der Geburt sind maximal 20 Leistungen berechnungsfähig, bei stationärem Aufenthalt p. p. verringert sich das Kontingent um zwei Leistungen je vollendetem Tag des stationären Aufenthalts. Neben dem täglichen Wochenbettbesuch kann ein zweiter Besuch oder eine telefonische Beratung berechnet werden. Die gleichen Leistungen können bei einer Fehlgeburt oder einer medizinisch induzierten Geburt/Fehlgeburt erbracht werden, auch stehen sie einer Mutter zu, deren Kind sich in Adoptionspflege befindet.
- **Zwischen dem 10. Tag und dem Ablauf von 8 Wochen** nach der Geburt sind noch 16 weitere Leistungen (Besuche oder telefonische Beratungen) möglich. Beim Vorliegen folgender Gründe können auch zwei Leistungen an demselben Tag erfolgen: schwere Stillstörungen, verzögerte Rückbildung, Gedeihstörung des Säuglings, nach Sekundärnaht oder Dammriss III. Grades, Behinderung oder behandlungsbedürftige Krankheit der Mutter, Anleitung der Mutter zur Versorgung und Ernährung des Säuglings im Anschluss an dessen stationäre Behandlung oder nach ärztlicher Anordnung. Der Grund ist auf der Rechnung anzugeben.
- **Nach Ablauf von 8 Wochen** sind noch weitere Besuche auf ärztliche Anordnung unter Angabe der Indikation berechnungsfähig (späte Stillberatungen sind „Sonstige Leistungen").

D. Sonstige Leistungen:
Überwachungsstunden auf ärztliche Anordnung, Rückbildungsgymnastik 10 Stunden in der Gruppe, Maximal 8 Beratungen der Mutter bei Stillschwierigkeiten bzw. Ernährungsproblemen nach der 8. Woche bis zum Ende der Abstillphase (persönlich oder telefonisch).

Leistungen, die nicht in der Gebührenverordnung enthalten sind, jedoch zum Tätigkeitsbereich der Hebamme zählen, können mit gesonderter Vereinbarung privat in Rechnung gestellt werden (z. B. für das Sich-Bereithalten zur Beleg- oder Hausgeburt oder für eine geburtsvorbereitende Akupunkturbehandlung).

E. Auslagenersatz/ Wegegeld
Auslagenersatz

Entstandene **Materialkosten** werden durch Pauschalbeträge (ohne Einzelnachweise) abgegolten. Es gibt verschiedene Pauschalen für Vorsorgeuntersuchungen, Hilfe bei Schwangerschaftsbeschwerden, Hilfe bei Geburt, Naht einer Geburtsverletzung, Perinatalerhebung zur Qualitätssicherung und für die komplette Wochenbettzeit oder die verkürzte Betreuung ab 5. Wochenbettag. **Pauschalen** gelten für alle verwendeten **Verbrauchsgüter,** z. B. Handschuhe, Urin-Teststreifen, Ultraschall-Gel, Stilleinlagen, Massageöle, Desinfektionsmittel.

Apothekenpflichtige Arzneimittel können zusätzlich zu den Pauschalen einzeln aufgelistet und berechnet werden, sofern sie verbraucht oder der Frau zur weiteren Verwendung überlassen wurden, z. B. Antiemetika (bei Übelkeit), Ophtalmika (zur Credé-Prophylaxe oder bei Augenreizungen), Vitamin D und K, Antimykotika (bei Pilzinfektion). Die Krankenkassen übernehmen hier den Betrag für die kleinste Packungsgröße, maximal zu dem Preis, der in der gültigen Arzneimittel-Preisverordnung festgelegt wurde.

Auch **Arzneimittel der Phytotherapie** (Kräuterheilkunde), **Homöopathie** und **anthroposophischen Medizin** sowie nach individuellen Rezepturen der Hebamme in der Apotheke hergestellte Arzneien können berechnet werden, wenn aus dem jeweiligen Arzneimittelbild Wirkungen ableitbar sind, die in den Tätigkeitsbereich der Hebamme fallen; z. B. Calendula C 30 (Wundheilung einer Naht), Hirtentäscheltabletten (Kontraktionsförderung bei Rückbildungsstörung), Wecesin®-Puder (Nabelheilung).

Nicht erstattungsfähig sind:
- Arzneimittel, die nicht der Apothekenpflicht unterliegen oder im Rahmen nicht anerkannter Therapieverfahren eingesetzt werden
- Verschreibungspflichtige Arzneimittel, die nicht an Hebammen abgegeben werden dürfen (Ausnahmen s. S. 864)
- Medizinprodukte (z. B. 5 %ige Infusionslösung und Stillhilfsmittel)
- Lebensmittel, Nahrungsergänzungsmittel, Körperpflegeprodukte, Aromaöle und Kosmetika.

Wegegeld

Für die bei jedem Besuch anfallenden Wege erhält die Hebamme pro zurückgelegtem Kilometer tagsüber ein Wegegeld von 0,59 €, bei Nacht 0,81 €. Im Wegegeld sind sowohl die Kosten für den Autounterhalt als auch Zeitversäumnisse während der Fahrzeit enthalten. Die Wegevergütung steht angesichts der heutigen Unterhaltskosten und der benötigten Fahrtzeit in keinem Verhältnis zum realen Aufwand der Hebamme.

Besucht die Hebamme mehrere Frauen auf einem Weg, muss sie das Wegegeld für die gesamte Strecke berechnen und auf die Zahl der besuchten Frauen aufteilen. Bei Benutzung öffentlicher Verkehrsmittel werden eine Pauschale oder die realen Fahrtkosten (mit Beleg) erstattet.

Gebührenverordnung für Selbstzahler

Die Gebührenfestsetzung für Frauen außerhalb der gesetzlichen Krankenversicherung (z. B. privat Versicherte) wird auf **Länderebene** geregelt. Jedes Bundesland hat eine Gebührenverordnung für Selbstzahler, die in Anlehnung an die bundesweit gültige Hebammen-Vergütungsvereinbarung festgelegt wird. In der Regel können die Leistungen (nicht das Wegegeld!) bis zum zweifachen Gebührensatz abgerechnet werden, Die **Höhe der Berechnung** richtet sich nach dem Schwierigkeitsgrad und dem Zeitaufwand der einzelnen Leistung. Die finanzielle Lage einer nicht in einer Privatkasse versicherten Frau muss berücksichtigt werden, hier sollte nur der einfache Satz in Rechnung gestellt werden. Die im Bundesland gültige Gebührenverordnung für Selbstzahler kann beim zuständigen Hebammenlandesverband erfragt werden.

Literatur zu Kapitel 81 s. S. 881

82 Andere relevante Gesetze

Ulrike Willoughby, Cornelia Schirren, Yvonne Stephan

82.1 Bürgerliches Recht, Zivilrecht

Ulrike Willoughby

> **M** Die **Rechtsfähigkeit** beginnt nach dem Bürgerlichen Gesetzbuch erst mit der Vollendung der Geburt. Das Ungeborene ist nach den gesetzlichen Regelungen nicht rechtsfähig. Dies bedeutet, dass es nicht Träger von Rechten und Pflichten sein kann.

Dennoch ist **das Ungeborene** nicht gänzlich schutzlos. So wird es in einigen Sondervorschriften berücksichtigt, z. B. bei der Erbfähigkeit. Stirbt der Kindsvater vor der Geburt des Kindes, ist es dennoch nach der Geburt Erbe. Weiter kann bei nichtehelichen Kindern vor der Geburt die Anerkennung der Vaterschaft vorgenommen werden. Ein wichtiger, durch die Rechtsprechung gewährter Schutz ist auch die Gewährung von Schadensersatzansprüchen bei pränatalen Schädigungen gegen den Verursacher.

Die **Geschäftsfähigkeit** ist von der Rechtsfähigkeit zu trennen. Sie ist die Fähigkeit, rechtlich bedeutsame Handlungen vorzunehmen, z. B. Verträge abzuschließen oder in eine Behandlung einzuwilligen. **Nicht geschäftsfähig** sind Kinder unter 7 Jahren und Personen, die dauerhaft geistig gestört sind, so dass sie zu eigenen Entscheidungen nicht fähig sind. Auch Personen, die bewusstlos oder vorübergehend geistesgestört sind, können keine wirksamen Erklärungen abgeben. Dabei reicht es für das Merkmal der **Bewusstlosigkeit** aus, dass die Person den Inhalt und das Wesen der Handlung nicht mehr erkennen kann. Wer demnach unter starken Schmerzen (z. B. eine Gebärende) oder hohem Fieber leidet, kann möglicherweise geschäftsunfähig sein mit der Folge, dass Einwilligungen in einen Heileingriff unwirksam sein können.

Betreut eine Hebamme eine Minderjährige, ist für den Abschluss des Behandlungsvertrages die Einwilligung der Sorgeberechtigten erforderlich. Minderjährige zwischen 7 und 18 Jahren sind **beschränkt geschäftsfähig**, d. h. sie können nur in gesetzlich geregelten Ausnahmefällen wirksame Verträge schließen.

Vertragliche Rechtsbeziehungen

> **M** Zwischen der freiberuflich tätigen Hebamme und der Patientin besteht ein **Dienstvertrag.** Danach muss diejenige, die Dienste zusagt, diese auch leisten, während der andere Teil zur Vergütung verpflichtet ist.

Die Höhe der Vergütung richtet sich nach der Hebammenhilfegebührenordnung (s. Kap. 81.5, Hebammen-Vergütungsvereinbarung). Der Anspruch ist bei Patientinnen, die in einer gesetzlichen Krankenkasse versichert sind, gegen die Krankenkasse zu richten; bei privat versicherten Patientinnen gegen diese selbst.

Zwischen Krankenhaus und Patientin wird ein **Krankenhausaufnahmevertrag** geschlossen, der eine Mischform verschiedener Vertragstypen darstellt. In die von dem Krankenhaus zu erbringenden Leistungen ist die pflegerische und ärztliche Versorgung, Unterkunft, Verpflegung etc. eingeschlossen. Dieser Vertrag wird bei Aufnahme in das Krankenhaus geschlossen.

Einwilligung in einen Heileingriff

> **M** Im Zivilrecht stellt ein Heileingriff, zu dem schon eine Blutentnahme zählt, eine **Körperverletzung** dar, die zu Schadenersatzansprüchen führen kann. Nur wenn eine Patientin vorher in den Heileingriff eingewilligt hat, ist dieser gerechtfertigt.

D Definition **M** Merke

Dazu muss eine **Aufklärung über die möglichen Risiken** des Eingriffs vorausgegangen und die Patientin einwilligungsfähig sein. Dies hängt nicht von der Volljährigkeit, sondern von der Frage ab, ob die Patientin die Bedeutung und Tragweite des Eingriffs und die Einwilligung darin ermessen kann. Dies kann schon bei einer 16-Jährigen der Fall sein; grundsätzlich ist aber bei **Minderjährigen** die Einwilligung der Sorgeberechtigten erforderlich.

Bei vielen Gerichtsprozessen ist die Frage der ausreichenden Aufklärung der Patienten streitentscheidend. Die Rechtsprechung stellt hier sehr hohe Anforderungen. Daher ist immer eine gründliche und umfassende Aufklärung zu leisten und zu dokumentieren! Entbehrlich ist die Einwilligung in einen Eingriff nur dann, wenn der Arzt sie nicht einholen kann (Bewusstlosigkeit) und eine Gefahr für den Betroffenen besteht. In diesem Fall wird die Einwilligung vermutet.

Dokumentation

Die Pflicht zur ordnungsgemäßen Dokumentation aller bei einer Schwangeren, Gebärenden, Wöchnerin oder einem Neugeborenen durchgeführten Maßnahmen, Beobachtungen und Gabe von Arzneimitteln ergibt sich aus den jeweiligen Berufsordnungen der Bundesländer für Hebammen sowie aus dem Behandlungsvertrag. Eine fehlende oder nicht ausreichende Dokumentation hat in einem Prozess u. U. erhebliche **Beweiserleichterungen** für den Patienten zur Folge.

Vormundschaft

> M Die Vormundschaft ist im Bürgerlichen Gesetzbuch in 3 Gebiete aufgeteilt:
> - die Vormundschaft über Minderjährige
> - die Betreuung psychisch kranker oder körperlich, geistig oder seelisch behinderter Erwachsener und
> - die Pflegschaft.

Einen **Vormund** erhält ein Minderjähriger durch Anordnung des Vormundschaftsgerichts, wenn er nicht unter elterlicher Sorge steht, etwa weil beide Eltern tot sind oder die Eltern den Minderjährigen weder hinsichtlich der Personen- noch Vermögenssorge vertreten dürfen. Der Vormund vertritt den Minderjährigen und hat die Pflicht, für die Person und deren Vermögen zu sorgen. Die Vormundschaft endet, wenn ihre Voraussetzungen entfallen, z. B. wenn der Minderjährige volljährig wird.

Ist eine erwachsene Person aufgrund einer psychischen Erkrankung oder einer körperlichen, geistigen oder seelischen Behinderung nicht in der Lage, eine Angelegenheit ganz bzw. teilweise zu besorgen, wird, falls erforderlich, vom Vormundschaftsgericht ein **Betreuer** bestellt. Dieser bekommt ein bestimmtes Aufgabengebiet zugewiesen, in dem er den Betreuten vertritt. In ärztliche Maßnahmen muss der Betreute selbst einwilligen. Besitzt er allerdings keine Einwilligungsfähigkeit, erteilt der Betreuer, soweit dies zu seinem Aufgabenkreis gehört, die Einwilligung.

Besteht allerdings die begründete Gefahr, dass der Betreute aufgrund der Maßnahme stirbt oder einen schweren und länger dauernden gesundheitlichen Schaden erleidet, so muss der Betreuer diese Einwilligung vom **Vormundschaftsgericht** genehmigen lassen, es sei denn mit dem Aufschub ist eine Gefahr verbunden. Besonders hohe Anforderungen stellt das Gesetz an die Einwilligung des Betreuers in eine Sterilisation eines Betreuten, wenn dieser aufgrund seiner Behinderung nicht einwilligungsfähig ist.

Bei der **Pflegschaft** übernimmt der Pfleger die Besorgung besonderer Angelegenheiten. Sie wird in der Regel auf Antrag vom Vormundschaftsgericht angeordnet. Gesetzlich tritt die Pflegschaft vor oder nach der Geburt eines **nichtehelichen Kindes** ein. Dem Pfleger, dem Jugendamt, ist ein bestimmter Aufgabenbereich zugewiesen, der insbesondere in der **Wahrung der Kindesinteressen** gegenüber dem Kindsvater besteht, z. B. die Betreibung der Vaterschaftsfeststellung sowie die Geltendmachung von **Unterhaltsansprüchen.** Die Mutter des nichtehelichen Kindes, der das elterliche Sorgerecht allein zusteht, kann aber auch beim Vormundschaftsgericht beantragen, dass die Pflegschaft nicht eintritt, beschränkt oder aufgehoben wird.

Adoption

> M Die Adoption eines Minderjährigen hat zur Folge, dass das Kind die Stellung eines **ehelichen** Kindes der bzw. des Annehmenden mit den sich daraus ergebenden erb- und unterhaltsrechtlichen Konsequenzen erhält.

Voraussetzung für eine Adoption ist, dass sie dem Wohle des Kindes dient und zu erwarten ist, dass zwischen dem Kind und den bzw. dem Annehmenden ein **Eltern-Kind-Verhältnis** entsteht. Ein Kind kann entweder von einer Einzelperson oder von einem Ehepaar adoptiert werden. Unverheiratete Partner können also nicht gemeinsam ein Kind adoptieren. Wird das Kind von einer Einzelperson angenommen, muss diese mindestens 25 Jahre alt sein, bei Ehepaaren muss ein Partner mindestens 25 Jahre und der andere mindestens 21 Jahre alt sein. Ist das Kind, das adoptiert werden soll, ein eheliches Kind, müssen die leiblichen Eltern beide in die Adoption einwilligen. Bei nichtehelichen Kindern muss nur die leibliche Mutter einwilligen. Diese Einwilligung kann erst gegeben werden, wenn das **Kind 8 Wochen alt** ist. Auch das Kind selbst muss in seine Adoption einwilligen; bei Kindern unter 14 Jahren ist für diese Einwilligung allerdings der gesetzliche Vertreter zuständig.

Die Adoption muss beim **Vormundschaftsgericht** beantragt werden. Die Rückgängigmachung einer Adoption ist nur in Ausnahmefällen möglich. Adoptionsvermittlungsstellen sind z. B. die Jugendämter und Landesjugendämter sowie das Diakonische Werk, der Caritasverband und die Arbeiterwohlfahrt.

Personenstandsrecht

> M Nach dem Personenstandsgesetz (PersStdG) muss die **Geburt eines Kindes** dem Standesbeamten, in dessen Bezirk es geboren wird, innerhalb einer Woche angezeigt werden.

Zu dieser Anzeige sind in folgender Reihenfolge verpflichtet:
- der eheliche Vater
- die Hebamme, die bei der Geburt zugegen war; der Arzt, der dabei zugegen war
- jede andere Person, die dabei zugegen war oder von der Geburt weiß
- die Mutter, sobald sie dazu imstande ist.

Bei **Geburten in Krankenhäusern** oder Entbindungskliniken trifft die Anzeigepflicht ausschließlich den Leiter der Anstalt oder den von der zuständigen Behörde ermächtigten Beamten oder Angestellten.

Totgeburten müssen am folgenden Werktag beim Standesbeamten angezeigt werden. Eine Eintragung wird dann im Sterbebuch vorgenommen.

> D **Geburtshilflich wichtige Definitionen nach dem Personenstandsgesetz:**
> - **Zeitpunkt der Geburt** ist der Moment der Scheidung des Kindes vom Mutterleib, er ist unabhängig vom Zeitpunkt der Nabelschnurdurchtrennung.
> - **Lebendgeburt:** Wenn bei einem Kind nach der Scheidung vom Mutterleib entweder das Herz geschlagen oder die Nabelschnur pulsiert oder die natürliche Lungenatmung eingesetzt hat.
> - **Totgeburt:** Wenn nach der Scheidung vom Mutterleib keines der oben genannten Lebenszeichen vorhanden ist und das Gewicht des Kindes mindestens 500 g beträgt.
> - **Fehlgeburt:** Wenn keines der oben genannten Lebenszeichen vorhanden ist und das Kind weniger als 500 g wiegt.

Ordnungswidrigkeit

Eine **Ordnungswidrigkeit** ahndet (im Vergleich zum Strafrecht) weniger schwere Beeinträchtigungen rechtlich geschützter Interessen. So handelt nach § 25 Nr. 1 Hebammengesetz ordnungswidrig, wer ohne eine Erlaubnis die Berufsbezeichnung Hebamme oder Entbindungspfleger führt. Konsequenz einer Ordnungswidrigkeit ist eine Geldbuße.

Neben dem Ordnungswidrigkeitengesetz gibt es oft am Ende verschiedener Gesetze Regelungen, die den Tatbestand einer Ordnungswidrigkeit enthalten und die dafür vorgesehene Geldbuße anordnen.

82.2 Strafrecht

Ulrike Willoughby

Eine **Straftat** im Sinne des Strafgesetzbuchs begeht dagegen, wer z. B. den Körper eines anderen vorsätzlich verletzt. Sie wird mit einer Freiheitsstrafe oder einer Geldbuße bestraft (bei Körperverletzung Geldstrafe oder Freiheitsstrafe bis zu 3 Jahren).
- **Vorsätzlich** handelt im Strafrecht, wer einen Straftatbestand wissentlich und willentlich verwirklicht;
- **fahrlässig,** wer die objektiv erforderliche Sorgfalt außer Acht lässt, obwohl er zur Erfüllung dieser Sorgfaltsanforderungen in der Lage war.

Beispiel: Verabreicht ein Arzt einem ihm als herzkrank bekannten Patienten Tabletten, obwohl er weiß, dass der Patient durch die Einnahme dieser Tabletten sterben wird, und will er dies auch, so hat er **vorsätzlich** gehandelt. Der **fahrlässigen** Tötung macht er sich strafbar, wenn er einem Patienten versehentlich ein Medikament injiziert, das in einer höheren Dosis als üblich in der Spritze war und der Patient deshalb stirbt. Zur erforderlichen Sorgfalt hätte gehört, dass der Arzt sich vor der Injektion vergewissert, welches Medikament in welcher Dosierung in der Spritze ist und ob es für diesen Patienten bestimmt war.

Der Täter einer rechtswidrigen Tat wird nur bestraft, wenn er diese **schuldhaft** begangen hat. Dabei wird danach gefragt, ob ihm die Tat persönlich vorzuwerfen ist. Voraussetzung hierfür ist, dass er im Zeitpunkt der Begehung der Tat **schuldfähig** ist.

> M **Schuldunfähig** sind z. B. Kinder unter 14 Jahren oder Täter, die aufgrund einer krankhaften seelischen Störung, tiefgreifenden Bewusstseinsstörungen (z. B. Vollrausch) oder Ähnliches nicht in der Lage sind, das Unrecht der Tat einzusehen.

Daneben gibt es noch die **verminderte Schuldfähigkeit,** die eine Milderung der Strafe ermöglicht. Nicht bestraft wird, wenn ein Entschuldigungsgrund wie etwa der entschuldigende Notstand vorliegt.

> M **Entschuldigender Notstand** (§ 35 StGB):
> **Abs. 1:** Wer in einer gegenwärtigen, nicht anders abwendbaren Gefahr für Leben, Leib oder Freiheit eine rechtswidrige Tat begeht, um die Gefahr von sich, einem Angehörigen oder einer anderen ihm nahestehenden Person abzuwenden, handelt ohne Schuld. Dies gilt nicht, soweit dem Täter nach den Umständen, namentlich, weil er die Gefahr selbst verursacht hat oder weil er in einem besonderen Rechtsverhältnis stand, zugemutet werden konnte, die Gefahr hinzunehmen. (…)
> **Abs. 2:** Nimmt der Täter bei Begehung der Tat irrig Umstände an, welche ihn nach Absatz 1 entschuldigen würden, so wird er nur dann bestraft, wenn er den Irrtum vermeiden konnte. Die Strafe ist nach § 49 Abs. 1 zu mildern.

Unterlassen der erforderlichen Handlung

Auch durch Unterlassen der erforderlichen Handlung ist die Verwirklichung eines Straftatbestandes möglich. Zu unterscheiden sind Delikte, bei denen das Unterlassen einer erforderlichen Handlung dem Begehen einer Straftat gleichgestellt wird, und eigentliche Unterlassungsdelikte wie z. B. die unterlassene Hilfeleistung.

> M Der **unterlassenen Hilfeleistung** (§ 323 c StGB) macht sich strafbar, wer bei Unglücksfällen oder gemeiner Gefahr oder Not nicht Hilfe leistet, obwohl dies erforderlich und ihm den Umständen nach zuzumuten ist, insbesondere wenn die Hilfeleistung ohne erhebliche eigene Gefahr und ohne Verletzung anderer wichtiger Pflichten möglich ist.

Unter einem **Unglücksfall** ist nicht jede Erkrankung zu verstehen, eine plötzliche Verschlimmerung des Krankheitsbilds kann aber einen Unglücksfall darstellen. Vorzeitige Wehen oder Blutungen in der Schwangerschaft können ein Unglücksfall in diesem Sinne sein.

Körperverletzung

Wegen Körperverletzung wird nach § 223 Abs. 1 StGB bestraft, wer einen anderen körperlich misshandelt oder an der Gesundheit beschädigt. Nach der Rechtsprechung stellt jeder Heileingriff strafrechtlich eine Körperverletzung dar. Durch Unterlassen einer notwendigen Heilmaßnahme kann ebenfalls der Tatbestand einer Körper- oder Gesundheitsverletzung erfüllt sein.

Beispiel: Wird eine Sectio vorsätzlich oder fahrlässig nicht rechtzeitig oder gar nicht durchgeführt, obwohl sie indiziert gewesen wäre, und kommen dadurch Mutter oder Kind zu Schaden, liegt entweder eine vorsätzliche oder fahrlässige Körper- oder Gesundheitsverletzung vor.

Hat die Patientin in einen **Heileingriff eingewilligt** und hat der Handelnde Kenntnis von der Einwilligung, ist der Heileingriff nicht rechtswidrig, so dass eine Bestrafung ausscheidet.

Die Betroffene muss aber **einwilligungsfähig** sein. Wie im Zivilrecht kommt es auf ihre Einsichtsfähigkeit an. Liegt die Einsichtsfähigkeit nicht vor, so ist eine Zustimmung des gesetzlichen Vertreters erforderlich, z. B. wenn ein Heileingriff bei Minderjährigen vorgenommen werden soll.

Wurde die Patientin nicht ordnungsgemäß über den Heileingriff aufgeklärt, so ist die Einwilligung unwirksam und der Eingriff als Körperverletzung rechtswidrig.

Die Einwilligung kann auch vermutet werden, wenn das Handeln im Interesse des Betroffenen liegt. An eine derartige Einwilligung ist zu denken, wenn ein

Unfallopfer bewusstlos in ein Krankenhaus eingeliefert wird und eine sofortige Operation erforderlich ist.

Die Rechtswidrigkeit einer Körperverletzung entfällt auch dann, wenn ein Rechtfertigungsgrund wie etwa **Notwehr** oder **rechtfertigender Notstand** vorliegt.
- **Notwehr** (§ 32 StGB): Wer eine Tat begeht, die durch Notwehr geboten ist, handelt nicht rechtswidrig. Notwehr ist die Verteidigung, die erforderlich ist, um einen gegenwärtigen rechtswidrigen Angriff von sich oder einem anderen abzuwenden.
- **Rechtfertigender Notstand** (§ 34 StGB): Wer in einer gegenwärtigen, nicht anders abwendbaren Gefahr für Leben, Leib, Freiheit, Ehre, Eigentum oder ein anderes Rechtsgut eine Tat begeht, um die Gefahr von sich oder einem anderen abzuwenden, handelt nicht rechtswidrig, wenn die Abwägung der widerstreitenden Interessen, namentlich der betroffenen Rechtsgüter und des Grades der ihnen drohenden Gefahren, das geschützte Interesse das beeinträchtigte wesentlich überwiegt. Dies gilt jedoch nur, soweit die Tat ein angemessenes Mittel ist, die Gefahr abzuwenden.

> **M** Unter den Begriff der Körperverletzung kann auch das pflichtwidrige **Aufrechterhalten erheblicher Schmerzen** fallen.

Beispiel: Eine freiberuflich tätige Hebamme war erst nach der Geburt des Kindes bei ihrer Patientin im Belegkrankenhaus erschienen, obwohl sie wusste, dass die Patientin unter der Geburt stand und bereits in der Klinik war. Aus Angst über die Abwesenheit der Hebamme hatte die Gebärende versucht, die Geburt hinauszuzögern und dadurch erhebliche Schmerzen erlitten. Die Hebamme wurde wegen fahrlässiger Körperverletzung durch Unterlassen verurteilt.

Totschlag

Des Totschlags macht sich strafbar, wer einen anderen Menschen tötet. Während im Zivilrecht die Rechtsfähigkeit eines Menschen und die sich daran anknüpfenden Rechtsfolgen mit der Vollendung der Geburt beginnt, tritt der **strafrechtliche Schutz des Menschen** schon mit **Beginn der Geburt** ein. Als Beginn der Geburt werden im Strafrecht die Eröffnungswehen oder bei einer Sectio die Eröffnung des Uterus bezeichnet. Demnach ist die Verwirklichung des Tatbestands der Tötung eines Kindes während der Geburt möglich, wenn z. B. nicht rechtzeitig eine Sectio vorgenommen wurde.

Schwangerschaftsabbruch

§ 218 StGB erklärt den Schwangerschaftsabbruch für strafbar. Weheneinleitende oder wehenfördernde Maßnahmen, die die Geburt eines lebensfähigen Kindes bezwecken, fallen nicht unter diesen Tatbestand.

> **D** Ein Schwangerschaftsabbruch liegt vor, wenn durch den Eingriff das **Absterben der Leibesfrucht** bewirkt wird. Dies gilt auch, wenn bei einer Mehrlingsschwangerschaft ein oder mehrere Feten abgetötet werden, die Schwangerschaft aber mit dem oder den noch lebenden Feten weiter ausgetragen wird (sog. **selektiver Fetozid**).

Schwierig ist die Abgrenzung, wann ein Schwangerschaftsabbruch und wann eine Tötung vorliegt. Es wird darauf abgestellt, ob im Zeitpunkt der schädigenden Einwirkung es sich schon um einen Menschen oder um eine Leibesfrucht im Sinne des Strafrechts handelt.

Beispiel: Wichtig ist dies für die Frage, ob bei einer Totgeburt, die durch ein Fehlverhalten der betreuenden Person (Hebamme oder Arzt) verursacht wurde, eine fahrlässige Tötung eines Kindes oder ein Schwangerschaftsabbruch vorliegt. Es kommt hierbei darauf an, ob die Geburt schon begonnen hatte oder nicht. Muss dies bejaht werden, liegt, soweit das Fehlverhalten fahrlässig war, der Fall einer fahrlässigen Tötung vor. Hatte die Geburt noch nicht begonnen, kommt nur ein Schwangerschaftsabbruch in Betracht, der jedoch nicht strafbar ist, wenn er fahrlässig begangen wird.

Gesetzliche Regelungen zum Schwangerschaftsabbruch (§ 218 ff StGB)

Schutzgut des § 218 StGB ist das keimende Leben. Nach Ansicht des Bundesverfassungsgerichts hat dies grundsätzlich **Vorrang vor dem Selbstbestimmungsrecht der Schwangeren**.

> **M** Nach der gesetzlichen Neuregelung von 1995 ist nunmehr ein Schwangerschaftsabbruch nur dann **erlaubt,** wenn eine **medizinisch-soziale** oder **kriminologische Indikation** vorliegt und der Abbruch von einem Arzt vorgenommen wird.

Dabei ist ein legaler Abbruch aus kriminologischer Indikation nur begrenzt bis zur **12. Woche** seit der Empfängnis möglich. Die embryopathische Indikation wurde nicht wieder aufgenommen. Diese Fälle sind nunmehr nach dem ausdrücklichen Willen des Gesetzgebers unter der **medizinisch-sozialen Indikation** zu fassen. Die medizinisch-soziale Indikation setzt eine Gefahr für das Leben oder die Gefahr einer schwerwiegenden Beeinträchtigung des körperlichen oder seelischen Gesundheitszustands der Schwangeren voraus sowie die Erkenntnis, dass die Gefahr nicht auf eine andere zumutbare Weise für sie abgewendet werden kann. Wurde eine schwerwiegende Behinderung des Kindes während der Schwangerschaft diagnostiziert, kommt es also darauf an, dass sich die Schwangere angesichts der mit dem Austragen und Betreuen eines behinderten Kindes verbundenen außergewöhnlichen Belastungen ausgesetzt sieht, die vergleichbaren seelischen Überforderungen im Sinne der medizinischen Indikation nicht nachstehen und deren Hinnahme ihr nicht abverlangt werden kann. Auch bei einem **selektiven Fetozid** (Abtöten eines Mehrlingsfeten) gilt diese Regelung.

Fristen: Anders als vor der gesetzlichen Änderung in 1995 ist der Abbruch der Schwangerschaft vor dem Hintergrund einer schwerwiegenden Behinderung des Kindes zeitlich nicht mehr begrenzt. Die in der ehemaligen Regelung des §218a StGB enthaltene embryopathische Indikation ließ einen legalen Schwangerschaftsabbruch nur bis zur 22. SSW zu. Es wird allerdings in der juristischen Literatur vertreten, dass die Anforderungen an das Vorliegen der Unzumutbarkeit für die Schwangere, die Schwangerschaft auszutragen, mit zunehmender Schwangerschaft wachsen (Eser 2010).

Später Schwangerschaftsabbruch: Der Gesetzgeber hat auf die Problematik der sog. Spätabtreibungen reagiert, wollte aber nicht die Regelung in den §§218ff. StGB antasten, sondern hat das sog. Schwangerschaftskonfliktgesetz im Jahr 2009 ergänzt: Bei dringendem Verdacht auf eine Schädigung der körperlichen oder geistigen Gesundheit des Kindes wurde ein zweistufiges Aufklärungs- und Beratungserfordernis eingeführt. Danach hat in einem solchen Fall der für die Mitteilung der Diagnose einer Schädigung des Kindes verantwortliche Arzt die Schwangere über die medizinischen und psychosozialen Aspekte des Befundes unter Hinzuziehung von Ärzten aufzuklären, die mit der betroffenen Gesundheitsschädigung bei geborenen Kindern Erfahrung haben. Außerdem soll er die Schwangere bei der Vermittlung von Kontakten zu Beratungsstellen und Selbsthilfegruppen oder Behindertenverbände unterstützen (§2a Abs.1 SchKG). Letztlich bleibt aber bei einem „Spätabbruch" wegen einer zu erwartenden Behinderung des Kindes – unabhängig davon, ob es sich um einen selektiven Fetozid oder um einen Abbruch der Schwangerschaft insgesamt handelt – die Frage offen, ob nicht grundsätzlich dann eine Grenze gezogen werden sollte, wenn das Kind außerhalb des Mutterleibes lebensfähig wäre. In den Niederlanden und Schweden wird die Grenzziehung zwischen Schwangerschaftsabbruch und Tötung von der Lebensfähigkeit des Kindes abhängig gemacht. Diskutiert wird aber auch, einen Schwangerschaftsabbruch oder selektiven Fetozid bei der Lebensfähigkeit des Kindes außerhalb des Mutterleibes nur dann noch als zulässig zu betrachten, wenn entweder eine ernstliche Lebensgefahr für die Schwangere bei Fortsetzung der Schwangerschaft besteht oder wenn embryopathische Schädigungen oder Störungen vorliegen, die das Kind im Falle seiner Geburt nicht überleben würde (Eser 2010). Ob der Gesetzgeber hier tätig werden wird, bleibt abzuwarten.

Bei der **kriminologischen Indikation** müssen dringende Gründe für die Annahme sprechen, dass die Schwangerschaft auf einer Vergewaltigung oder sexuellem Missbrauch beruht (§218 StGB).

> **M** Ohne eine der Indikationen sind Abbrüche, die eine Frau bis zur 12. Woche seit der Empfängnis von einem Arzt vornehmen lässt, lediglich **straffrei**.

Die Schwangere muss sich aber mindestens 3 Tage vor dem Eingriff beraten haben lassen und dem Arzt, der die Abtreibung vornimmt, eine **Bescheinigung über die Beratung** vorlegen. Die Beratung muss bei einer anerkannten Schwangerschaftskonfliktberatungsstelle (etwa bei Profamilia) durchgeführt werden, wobei im Gesetz ausdrücklich festgelegt ist, dass die Beratung dem Schutz des ungeborenen Lebens dient und von dem Bemühen geleitet sein muss, die Frau zur Fortsetzung der Schwangerschaft zu ermutigen und ihr Perspektiven für ein Leben mit dem Kind zu eröffnen. Allerdings soll die Beratung ergebnisoffen sein, der Schwangeren also letztendlich die Entscheidung selbst überlassen. Auch muss die Schwangere ihre Beweggründe für einen Abbruch nicht offenlegen. Es muss ihr aber vor dem Abbruch von dem Arzt, der den Abbruch vornimmt, Gelegenheit gegeben werden, ihre Beweggründe darzulegen (§219 StGB).

Schweigepflicht

> **M** Einer **Verletzung von Privatgeheimnissen** (§ 203 Ab. 1 Nr. 1 StGB) macht sich strafbar, wer unbefugt ein **fremdes Geheimnis,** namentlich ein zum persönlichen Lebensbereich gehörendes Geheimnis oder ein Betriebs- oder Geschäftsgeheimnis, offenbart, das ihm als Arzt, Zahnarzt, Tierarzt, Apotheker oder Angehöriger eines anderen Heilberufs, der für die Berufsausübung oder die Führung der Berufsbezeichnung eine staatlich geregelte Ausbildung erfordert (also auch Hebammen), anvertraut oder sonst bekannt geworden ist. Darunter fallen auch Daten über die Gesundheit, familiäre Verhältnisse etc. oder die Auskunft, ob jemand überhaupt in einem Krankenhaus liegt.

Die **Befugnis zur Offenlegung** ist gegeben, wenn der Betroffene darin eingewilligt hat oder wenn die Hebamme oder der Arzt aufgrund gesetzlicher Vorschriften (z. B. Bundesseuchengesetz, Personenstandsgesetz) zur Auskunft verpflichtet sind. Auch zur Wahrung eigener Interessen darf der Schweigepflichtige Auskunft geben, etwa zur Abwehr einer Schadenersatzklage (Arzthaftungsprozess).

Eine Einwilligung ist auch bei **Informationen gegenüber Angehörigen** erforderlich. Die Einwilligung zur Offenlegung persönlicher Daten wird nicht automatisch mit der Aufnahme in das Krankenhaus erteilt; der Betroffene muss jeweils gefragt werden bzw. seine Einwilligung muss vermutet werden können.

Ob für die Verwendung personenbezogener Daten im Bereich der Forschung eine Einwilligung der Betroffenen erforderlich ist, ist umstritten.

82.3 Haftungsrecht

Ulrike Willoughby

Sind durch Heileingriffe bei Mutter oder Kind Schäden entstanden, ist zwischen den daraus resultierenden straf- und zivilrechtlichen Konsequenzen streng zu trennen. Daneben können auch berufs- oder arbeitsrechtliche Folgen in Betracht kommen.
- **Strafrechtlich** kann eine Körperverletzung oder Tötung ein **Strafverfahren** nach sich ziehen. Jeder Heileingriff stellt eine Körperverletzung im Sinne des Strafgesetzes dar, es sei denn, es liegt eine Einwilligung des Patienten vor. Die Einwilligung deckt aber nicht einen Behandlungsfehler, der zu einem Schaden führt.
- **Zivilrechtlich** führt eine Schädigung an Körper oder Gesundheit zu **Schadensersatzansprüchen.** Diese sind unabhängig von den strafrechtlichen Folgen. Vorsatz und Fahrlässigkeit decken sich weitgehend mit den Begriffen im Strafrecht, so dass in der Regel jemand, der z. B. fahrlässig eine Körperverletzung begeht, sowohl strafrechtliche als auch zivilrechtliche Konsequenzen zu erwarten hat.

82.4 Gesetz zum Schutz der erwerbstätigen Mutter (MuSchG)

Cornelia Schirren, Yvonne Stephan

Das **Mutterschutzgesetz** von 1952 (letzte Fassung vom 20.6.2002; geändert 17.03.2009) hat zum Ziel, Frauen während der Schwangerschaft und nach der Entbindung vor Gesundheitsgefahren am Arbeitsplatz, Verdiensteinbußen und Kündigungen zu schützen. Das MuSchG gilt für alle Arbeitnehmerinnen, Heimarbeiterinnen und Auszubildende, nicht jedoch für selbständig oder freiberuflich arbeitende Frauen.

> **M** Werdende Mütter sind dazu verpflichtet, den Arbeitgeber so früh wie möglich über ihre Schwangerschaft und den voraussichtlichen Entbindungstermin (ET) zu informieren (§ 5). Nur dann können die Schutzvorschriften des MuSchG greifen.

Für den **Arbeitgeber** sind die Beschäftigungsverbote des MuSchG zwingend, sie können nicht durch eine Klausel im Arbeitsvertrag ausgeschlossen werden. In Betrieben mit mehr als 3 Arbeitnehmerinnen muss ein Exemplar des MuSchG an geeigneter Stelle zur Einsicht ausliegen.

Hebammen sollten das MuSchG zur umfassenden Beratung der Schwangeren oder Wöchnerin, aber auch zum eigenen Schutz bei Schwangerschaft genau kennen und einen aktuellen Gesetzestext zur Verfügung haben (Bezug über Bundesministerium für Familie, Senioren, Frauen und Jugend, 11018 Berlin oder per Internet: www.bmfsj.de).

Gestaltung des Arbeitsplatzes (§ 2)

Der Schutz von Leben und Gesundheit der werdenden oder stillenden Mutter am Arbeitsplatz ist vom Arbeitgeber durch geeignete Maßnahmen zu sichern. Bei ständigem Gehen oder Stehen muss die

Gesetz zum Schutz der erwerbstätigen Mutter (MuSchG)

Frau die Gelegenheit zum kurzen Ausruhen bekommen, bei ständigem Sitzen zu kurzen Arbeitsunterbrechungen.

Beschäftigungsverbote und Schutzfristen vor und nach der Entbindung (§§ 3, 4, 6)

- Wenn **Leben oder Gesundheit** von Mutter oder Kind durch die Beschäftigung gefährdet sind (ärztliches Zeugnis), darf die Schwangere nicht weiter beschäftigt werden.
- Ebenso nicht in den letzten **6 Wochen vor dem ET**, es sei denn, dass sie sich zur Arbeitsleistung ausdrücklich bereit erklärt; diese Erklärung kann sie jederzeit widerrufen.
- **Schwere körperliche und gesundheitsgefährdende Arbeiten** (§ 4) sind verboten, ebenso Arbeiten die besonders gefährlich in bezug auf Berufserkrankungen oder Unfälle sind, sowie Akkord- oder Fließbandarbeit.
- Im medizinischen Bereich bestehen Beschäftigungsverbote im Kontrollbereich von Röntgen- und anderen **ionisierenden Strahlen** und im Wirkungsbereich schädlicher **Chemikalien** oder **Gase**, z. B. in Labor und Anästhesie (siehe auch Berufskrankheiten-, Gefahrstoff-, Strahlenschutz-, Röntgen-Verordnung).
- **Ungeschützter Kontakt mit körpereigenen Stoffen** (Blut, Fruchtwasser und Ausscheidungen) ist wegen des hohen Infektionsrisikos (Virushepatitis, HIV) generell verboten.

> **M** Im **Kreißsaal** und im **Erste-Hilfe-Bereich** ist die Arbeit Schwangerer daher nicht zulässig, da ein konsequenter Arbeitsschutz hier nicht gewährleistet werden kann. Auch Injektionen, Infusionen, Punktionen und Operationen dürfen von Schwangeren nicht ausgeführt werden.

- Wöchnerinnen dürfen in den ersten **8 Wochen nach der Geburt** nicht beschäftigt werden, nach Früh- und Mehrlingsgeburten bis zum Ablauf von 12 Wochen (einzige Ausnahme: nach dem Tod des Kindes darf eine Mutter auf eigenen Wunsch schon vor Ablauf dieser Fristen arbeiten).
- Bei **Frühgeburten** (seit 1997) verlängert sich die nachgeburtliche Schutzfrist um den Zeitraum der vorgeburtlichen Schutzfrist, die wegen der frühen Geburt nicht genommen werden konnte. Mittlerweile gilt diese Regelung für alle Geburten vor dem errechneten Termin (seit 2002).

Beispiel: Wird ein Kind in der SSW 34 + 3 geboren, beträgt die nachgeburtliche Schutzfrist 12 Wochen (wegen Frühgeburt) plus der 5 Wochen und 4 Tage, die vorgeburtlich nicht genommen werden konnten. Die Schutzfrist nach der Geburt dauert darum insgesamt 17 Wochen + 4 Tage.

Arbeitszeitbeschränkungen (§§ 7, 8)

> **M** Während Schwangerschaft und Stillzeit sind Nachtarbeit (20.00 Uhr bis 6.00 Uhr) sowie Mehrarbeit und Arbeit an Sonn- und Feiertagen verboten.

Ausnahmen vom Sonn- und Feiertagsverbot gelten u. a. in der Krankenpflege, wenn die werdende oder stillende Mutter wöchentlich einmal eine 24-stündige, ununterbrochene Ruhezeit im Anschluss an eine Nachtruhe hat.

Stillende Mütter haben Anspruch auf mindestens zweimal täglich ½ Stunde **Stillpause** oder auf eine Stunde am Tag. Diese Zeit darf nicht vor- oder nachgearbeitet, nicht auf die sonstigen Pausen angerechnet und der Lohn deswegen nicht gekürzt werden. Übersteigt die tägliche Arbeitszeit 8 Stunden, so hat die Frau Anspruch auf zweimal täglich 45 oder einmal täglich 90 min. Stillpause, wenn in der Nähe der Arbeitsstätte keine Stillgelegenheit vorhanden ist.

Kündigungsschutz (§ 9)

Die Kündigung einer Frau ist während der Schwangerschaft und bis zu 4 Monate nach der Entbindung unzulässig, wenn dem Arbeitgeber die Schwangerschaft bekannt war oder ihm binnen 2 Wochen nach Zugang der Kündigung mitgeteilt wird.

Lohnfortzahlung während der Beschäftigungsverbote bzw. Schutzfristen (§§ 11–14)

Der durchschnittliche Lohn der letzten 3 Monate vor dem Eintritt der Schwangerschaft muss während der Schwangerschaft und bis 8 Wochen (nach Frühgeburten 12 Wochen, ggf. länger) nach der Entbindung weitergezahlt werden. Dies gilt auch, wenn wegen eines Beschäftigungsverbotes oder dem Wegfall von Mehr-, Nacht- oder Sonntagsarbeit der Verdienst eigentlich geringer wäre. Frauen, die in der gesetzlichen Krankenversicherung versichert sind, erhalten in dieser Zeit Mutterschaftsgeld von der Krankenkasse, das vom Arbeitgeber zum durchschnittlichen Lohn ergänzt werden muss.

82.5 Mutterschaftsrichtlinien (MSR)

Cornelia Schirren, Yvonne Stephan

Die Mutterschaftsrichtlinien von 1985 (zuletzt geändert am 18.02.2010) regeln den Umfang der einer Frau zustehenden ärztlichen Betreuung in der Schwangerschaft. Die Richtlinien sollen einerseits die Qualitätssicherung der Behandlung und andererseits eine Begrenzung der den Krankenkassen entstehenden Kosten sicherstellen. Die Richtlinien werden regelmäßig gemeinsam von den ärztlichen Berufsorganisationen und den Krankenkassen überarbeitet; die Berufsverbände der Hebammen müssen vor Änderungen angehört werden, da die Richtlinien ihre Berufsausübung betreffen (SGB 5, § 92 Abs. 1 b in Verbindung mit § 134 Abs. 2).

> M Gesetzlich bindend sind die MSR nur für Ärzte. In der Schwangerenvorsorge tätige Hebammen müssen die Standarduntersuchungen der MSR ebenfalls anbieten. Können sie dies nicht, so haben sie die Frau auf die ärztliche Vorsorgeuntersuchung hinzuweisen.

Art und Umfang der Vorsorgeuntersuchungen für Normal- und Risikoschwangerschaften werden in den MSR detailliert aufgelistet. Der Arzt darf bei normalem Schwangerschaftsverlauf die äußere Untersuchung, allgemeine Beratung, Herzfrequenzkontrolle und Überprüfung von Gewicht, Blutdruck, Urin und Hb an die Hebamme delegieren.

Selbstverständlich dürfen **Hebammen** auch ohne ärztliche Anordnung in der Schwangerenberatung tätig werden (s. Kap. 81.1 und Kap. 81.5) und Vorsorgeuntersuchungen sowohl bei normalen wie bei Risikoschwangerschaften durchführen. Allerdings ist darauf hinzuwirken, dass die Schwangere einzelne Untersuchungen zur Risikoabklärung beim Arzt durchführen lässt und bei Regelwidrigkeiten einen Arzt aufsucht.

Die Dokumentation der Befunde (mit Ausnahme des HIV- und Lues-Tests) erfolgt im **Mutterpass**. Mutterpässe erhalten die Hebammen von den Krankenkassen oder der kassenärztlichen Vereinigung, ebenso eine aktuelle Fassung der Mutterschaftsrichtlinien (http://www.g-ba.de/downloads/62-492-429/RL_Mutter-2010-02-18.pdf).

Die Arbeitsgemeinschaft leitender Medizinalbeamter der Länder (AGLMB) bestätigte, dass die Hebamme eine **eigenständige Laborüberwachung** und deren Bewertung durchführen darf.

Dazu gehören folgende Blutentnahmen:

In der Schwangerschaft:
- Blutgruppe und Rh-Faktor
- Röteln-AK-Titer
- Lues-Suchtest
- Hb-Kontrollen
- AK-Titerkontrollen bei Rh-negativen Frauen
- HIV-Test
- HbsAg (Die Untersuchung auf HBsAg entfällt, wenn Immunität (z. B. nach Schutzimpfung) nachgewiesen ist.)

Bei der Geburt:
- Nabelschnurblutentnahme bei Rh-negativen Frauen zur Bestimmung der Blutgruppe, Rh-Faktor und direkter Coombs-Test beim Kind

Im Wochenbett:
- Hb-Kontrolle der Mutter
- Bilirubinbestimmung beim Kind.

Zur Gabe des **Anti-D-Globulins** (bei Rh-negativer Mutter und Rh-positivem Kind innerhalb von 72 Std. p. p.) benötigt die Hebamme allerdings ein ärztliches Rezept. Die Abrechnung von Blutentnahmen ist als gesonderte Leistung in der Hebammenhilfe-Gebührenverordnung aufgeführt. Materialkosten sind von der Krankenkasse zu übernehmen.

82.6 Gesetz zum Elterngeld und zur Elternzeit (Bundeselterngeld- und Elternzeitgesetz – BErzGG)

Cornelia Schirren, Yvonne Stephan

Das Bundeselterngeld- und Elternzeitgesetz vom 5.12.2006 (zuletzt geändert 09.12.2010) regelt die Zahlung des Elterngeldes und die Gewährung der Elternzeit.

Elterngeld

Das Elterngeld ist eine Leistung des Bundes und soll, zusammen mit der Elternzeit, den Eltern helfen, sich in der ersten Zeit ihrem Kind möglichst intensiv zu widmen. § 1 regelt, wer **berechtigt** ist, Elterngeld zu bekommen.

> **M** Anspruch auf Elterngeld haben Mütter oder Väter, die ihren Wohnsitz in Deutschland haben und mit einem Kind (für das ihnen die Personenfürsorge zusteht) in einem Haushalt leben, wenn sie dieses Kind selbst betreuen und keine volle Erwerbstätigkeit ausüben.

Im § 2 ist die Berechnung der **Höhe** des Elterngeldes geregelt. Elterngeld wird **einkommensabhängig** gezahlt und als Berechnungsgrundlage gilt:

§ 2 (1) BErzGG Elterngeld wird in Höhe von 67 Prozent des in den zwölf Kalendermonaten vor dem Monat der Geburt des Kindes durchschnittlich erzielten monatlichen Einkommens aus Erwerbstätigkeit (…) für volle Monate gezahlt, in denen die berechtigte Person kein Einkommen aus Erwerbstätigkeit erzielt.

Darüber hinaus gelten bestimmte Netto-Einkommensgrenze für Verheiratete und Alleinerziehende. Sollten diese überschritten werden, wird kein Elterngeld gezahlt.

Mit Zustimmung der Mutter können auch nichteheliche Väter Elterngeld erhalten.

§ 4 BErzGG regelt den **Bezugszeitraum**, in dem Elterngeld bezogen wird.

§ 4 (1) Elterngeld kann in der Zeit vom Tag der Geburt bis zur Vollendung des 14. Lebensmonats des Kindes bezogen werden.

§ 4 (2) Elterngeld wird in Monatsbeträgen für Lebensmonate des Kindes gezahlt. Die Eltern haben insgesamt Anspruch auf zwölf Monatsbeträge. (…) Die Eltern können die jeweiligen Monatsbeträge abwechselnd oder gleichzeitig beziehen.

§ 5 regelt die **Auszahlung** des Elterngeldes. Es besteht die Möglichkeit, dass der volle Monatsbetrag in 12 Monaten gezahlt wird oder zwei halbe Monatsbeträge, sodass sich der Auszahlungszeitraum verdoppelt.

Elterngeld muss mit einem schriftlichen Antrag (Formblatt) bei der Elterngeldstelle des jeweiligen Wohnortes beantragt werden. Es sollte möglichst bald nach der Geburt beantragt werden, da nur 6 Monate rückwirkend gezahlt werden. Genauere Auskünfte über alle mit dem Elterngeld zusammenhängende Fragen (z. B. Ausnahme- und Härtefälle) erteilen die **Elterngeldstellen**.

Elternzeit

> **M** Elternzeit steht allen Arbeitnehmerinnen und Arbeitnehmern nach der Geburt ihres Kindes für die Dauer von höchstens 3 Jahren zu. Sind beide Eltern erwerbstätig, so steht ihnen frei, wer von ihnen für welche Zeit Elternzeit nimmt.

§ 15 und § 16 BErzGG klären, wer Anspruch auf Elternzeit hat und wie diese **beim Arbeitgeber beantragt** wird.

§ 16 (1) Wer Elternzeit beanspruchen will, muss sie spätestens **sieben Wochen vor Beginn** schriftlich vom Arbeitgeber verlangen und gleichzeitig erklären, für welche Zeiten innerhalb von zwei Jahren Elternzeit genommen werden soll. (…) Die Elternzeit kann auf zwei Zeitabschnitte verteilt werden; eine Verteilung auf weitere Zeitabschnitte ist nur mit der Zustimmung des Arbeitgebers möglich. Der Arbeitgeber hat dem Arbeitnehmer oder der Arbeitnehmerin die Elternzeit zu bescheinigen.

§ 18, § 19 regeln den **Kündigungsschutz**.

§ 18 (1) Der Arbeitgeber darf das Arbeitsverhältnis ab dem Zeitpunkt, von dem an Elternzeit verlangt worden ist, höchstens jedoch acht Wochen vor Beginn der Elternzeit, und während der Elternzeit nicht kündigen. In besonderen Fällen kann ausnahmsweise eine Kündigung für zulässig erklärt werden. Die Zulässigkeitserklärung erfolgt durch die für den Arbeitsschutz zuständige oberste Landesbehörde oder die von ihr bestimmte Stelle.

Die Arbeitnehmerin selbst kann unter Einhaltung der üblichen Fristen kündigen, muss aber zum Ende der Elternzeit eine Kündigungsfrist von 3 Monaten einhalten.

Ein **Ausbildungsvertrag** (z. B. Hebammenausbildung) verlängert sich auf Antrag um die beantragte Elternzeit, andere befristete Arbeitsverträge hingegen nicht.

82.7 Bundeskindergeldgesetz (BKGG)

Cornelia Schirren, Yvonne Stephan

Kindergeld wird **einkommensunabhängig** vom Bund gezahlt und beträgt derzeit (2011) pro Monat für das
- erste und zweite Kind 184 €
- das dritte Kind 190 €
- weitere Kinder 215 €.

Beantragt wird es bei der Familienkasse des zuständigen Arbeitsamtes. Angehörige des öffentlichen Dienstes stellen den Antrag über den Arbeitgeber. Kindergeld wird von der Geburt bis zum vollendeten 18. Lebensjahr gezahlt, darüber hinaus z. B. während der Ausbildung, dem Studium oder bei Behinderung des Kindes.

82.8 Gesetz über den Verkehr mit Arzneimitteln (Arzneimittelgesetz – AMG)

Cornelia Schirren, Yvonne Stephan

Das **Arzneimittelgesetz** von 1976 (letzte Fassung 12.12.2005, geändert 22.12.2010) soll für die Sicherheit im Umgang mit Arzneimitteln, insbesondere deren Qualität, Wirksamkeit und Unbedenklichkeit, sorgen.

Zulassung, Herstellung und **Verbreitung** von Arzneimitteln, zu denen auch Impfstoffe, Verbandsmaterialien, Nahtmaterial und sterile Einmalinstrumente gehören, unterliegen strengen Kontrollen. Es ist verboten, bedenkliche, qualitativ minderwertige, irreführende oder verfallene Arzneimittel in den Verkehr zu bringen. Bei Fertigarzneimitteln müssen u. a. die Wirkstoffzusammensetzung, Mengenangabe, Chargennummer, Darreichungsform, Art der Anwendung (Applikation) und das Verfallsdatum gekennzeichnet sein. Welche Informationen die Packungsbeilage enthalten muss, ist ebenfalls genau vorgeschrieben.

Arzneimittel müssen durch das **Bundesinstitut für Arzneimittel und Medizinprodukte** (BfArM) zugelassen sein. Der Hersteller muss ihre Wirksamkeit, Qualität und Unbedenklichkeit durch analytische, pharmakologisch-toxikologische und klinische Prüfungen nachweisen. **Homöopathische Arzneimittel** dürfen nur in den Verkehr gebracht werden, wenn sie beim BfArM registriert sind, es sei denn, es werden weniger als 1000 Packungen einer Arznei vertrieben. Für Impfstoffe, Sera und Blutzubereitungen ist das Paul-Ehrlich-Institut zuständig.

Die Abgabe freiverkäuflicher, apotheken- oder verschreibungspflichtiger Arzneimittel unterliegt verschiedenen Vorschriften.

> **M** Hebammen dürfen die verschreibungspflichtigen Mittel **Methylergometrin** und **Oxytocin** zur Behandlung von Nachgeburtsblutungen sowie das ebenfalls verschreibungspflichtige **Fenoterol** zur Notfalltokolyse ohne ärztliches Rezept aus der Apotheke laut Arzneimittelverschreibungsordnung beziehen (s. Kap. 81.4).

Weitere Abschnitte des Arzneimittelgesetzes befassen sich mit der Qualitätssicherung, der Beobachtung, Sammlung und Auswertung von Arzneimittelrisiken, Bestimmungen zur Ein- und Ausfuhr sowie Haftungsfragen bei Arzneimittelschäden.

82.9 Gesetz über den Verkehr mit Betäubungsmitteln (Betäubungsmittelgesetz, BtMG)

Cornelia Schirren, Yvonne Stephan

Das **Betäubungsmittelgesetz** von 1981 (letzte Fassung 01.03.1994, zuletzt geändert am 22.12.2010) regelt den Verkehr mit suchterzeugenden, betäubenden Substanzen.

Betäubungsmittel werden unterschieden in
- nicht verkehrs- und nicht verschreibungsfähige (z. B. Marihuana, Heroin)
- solche, die verkehrs-, aber nicht verschreibungsfähig sind (geeignet zur Herstellung von Arznei- und Betäubungsmitteln, z. B. Codein, Cocablätter)
- verkehrs- und verschreibungsfähige Mittel (z. B. Opium und Morphium mit ihren Abkömmlingen, Barbiturate, andere Hypnotika und Benzodiazepine).

Sämtliche Stoffe, für die das BtMG gilt, werden im Anhang des Gesetzes namentlich aufgelistet.

Wer Betäubungsmittel herstellt oder in den Verkehr bringt, bedarf einer Erlaubnis durch das BfArM. Für die Verschreibung sind spezielle Betäubungsmittelrezepte vorgeschrieben (BM-Verschreibungsverordnung).

> **M** Betäubungsmittel müssen (z. B. im Kreißsaal) gesondert aufbewahrt und gegen unbefugte Entnahme gesichert werden.

Zur Sicherung des Betäubungsmittelverkehrs gibt es genaue Dokumentationsvorschriften. Auf amtlichen Formblättern (Betäubungsmittelbuch) muss mit Kugelschreiber oder Tintenstift fortlaufend vermerkt werden:
- Bezeichnung, Darreichungsform und Gewichtsmenge des Betäubungsmittels
- Datum und Menge des Zu- oder Abgangs und der sich daraus ergebende Bestand
- Name des Empfängers (Patientin)
- bei Zugang: Name des Lieferanten und des verschreibenden Arztes, Nummer des BM-Rezeptes. Der verschreibungspflichtige Arzt soll an jedem Monatsende die Eintragungen prüfen und mit Datum namentlich abzeichnen. Alle Aufzeichnungen müssen 3 Jahre lang gesondert aufbewahrt werden.

82.10 Gesetz zur Verhütung und Bekämpfung von Infektionskrankheiten beim Menschen (Infektionsschutzgesetz, IfSG)

Cornelia Schirren, Yvonne Stephan

Das **Infektionsschutzgesetz** ist seit dem 20.07.2000 gültig (letzte Änderung 17.07.2009), es löst die bisherigen Regelungen des **Bundesseuchengesetzes,** des **Geschlechtskrankheitengesetzes** und der Laborberichtsverordnung ab. Zweck des Gesetzes ist es, übertragbaren Krankheiten beim Menschen vorzubeugen, Infektionen frühzeitig zu erkennen und ihre Weiterverbreitung zu verhindern. Das Infektionsschutzgesetz enthält in den ersten Abschnitten Regelungen über Zuständigkeiten und Meldepflicht auf nationaler und internationaler Ebene sowie Maßnahmen zur Verhütung und Bekämpfung von übertragbaren Krankheiten.

Meldepflicht

Namentlich müssen u. a. beim Gesundheitsamt gemeldet werden (§ 6):
- Krankheitsverdacht, Krankheit oder Tod u. a. bei Botulismus, Cholera, akuter Virushepatitis, Masern, Meningokokkensepsis oder -meningitis, Poliomyelitis, Milzbrand, Tollwut, Typhus oder Paratyphus abdominalis sowie Erkrankung, Tod oder Abbruch einer notwendigen Behandlung bei Tuberkulose.
- Krankheitsverdacht und Erkrankung an einer mikrobiellen Lebensmittelvergiftung bei gehäuftem Auftreten oder bei im Lebensmittelbereich tätigen Personen
- der Verdacht auf eine gesundheitliche Schädigung durch Impfung
- Kontakt mit einem an Tollwut erkrankten oder krankheitsverdächtigen Tier.
- Beim Nachweis von Krankheitserregern und akuter Infektion muss bei den folgenden Krankheiten (u. a.) ebenfalls eine namentliche Meldung erfolgen (§ 7): Borrelia recurrentis, Clostridium botulinum, Ebolavirus, FSME-Virus, Gelbfiebervirus, Hepatitis-A-, B-, C-, D-, E-Virus, Masernvirus, Poliovirus, Rotavirus, Salmonella.

Nichtnamentlich muss ein Erregernachweis gemeldet werden bei:
- Treponema pallidum (Syphilis), HIV, Echinococcus sp. (Bandwurm), Plasmodium sp. (Malaria),
- bei konnataler (intrauterin erworbener) Infektion auch: Rubellavirus und Toxoplasma gondii.

> **M** **Meldepflicht:** Zur unverzüglichen, spätestens innerhalb von 24 Stunden erfolgten Meldung verpflichtet sind der behandelnde Arzt, darüber hinaus im Krankenhaus auch der leitende Arzt, in Laboren und pathologisch-anatomischen Instituten der jeweilige Leiter, bei Tollwutkontakt der Tierarzt. Auch Angehörige eines staatlich anerkannten Heil- und Pflegeberufes (z. B. Hebammen) sind zur Meldung verpflichtet.

Die **namentliche Meldung** muss folgende Daten enthalten:

Name, Vorname, Geschlecht, Geburtsdatum, Anschrift, Diagnose bzw. Verdachtsdiagnose, Tag der Erkrankung/der Diagnose, wahrscheinliche Infektionsquelle, Anschrift des mit der Erregerdiagnostik beauftragten Labors, ggf. auch des behandelnden Krankenhauses, sowie Name, Anschrift und Telefonnummer des Meldenden.

Bei **nichtnamentlicher Meldung** sind für Ärzte bestimmte Verschlüsselungen vorgeschrieben; die Hebamme darf sich auf die ihr vorliegenden Angaben beschränken.

Verhütung und Bekämpfung ansteckender Krankheiten

An einer meldepflichtigen Krankheit Erkrankte oder krankheitsverdächtige Personen haben auf Anordnung der Behörden eine **Mitwirkungs- und Duldungspflicht** (§ 17, 26). Sie müssen Untersuchungen wie Röntgenaufnahmen, Tuberkulintests, Blutentnahmen und Abstriche dulden und Untersuchungsmaterial (z. B. Stuhlproben) bereithalten.

> M Wenn eine entsprechende Infektionsgefahr besteht, können die Grundrechte auf Freiheit der Person, auf Freizügigkeit, Versammlungsfreiheit und Unverletzlichkeit der Wohnung eingeschränkt werden.

Bezüglich **sexuell übertragbarer Krankheiten** und **Tuberkulose** bietet das Gesundheitsamt Beratung und Untersuchung an (§ 19). Für Personen, die durch ihre Lebensumstände besonders gefährdet sind, soll diese Hilfe auch aufsuchend angeboten werden. Auch eine ambulante Behandlung, bei sexuell übertragbaren Krankheiten auf anonymer Grundlage, kann so erfolgen.

Schutzimpfungen (§§ 20–23)

Beim Robert-Koch-Institut ist eine **Ständige Impfkommision (STIKO)** eingerichtet, die Empfehlungen zur Durchführung von Impfungen und spezifischer Prophylaxen gegen Infektionskrankheiten herausgibt (s. S. 746). Umgesetzt werden die Empfehlungen durch die Landesbehörden und Gesundheitsämter. Die Dokumentation einer Impfung im Impfausweis ist zwingend vorgeschrieben.

Hygienepläne (§ 36)

Neben Gemeinschaftseinrichtungen, Krankenhäusern und Tageskliniken sind auch Entbindungseinrichtungen zur Festlegung von innerbetrieblichen Hygieneplänen verpflichtet. Die infektionshygienische Überwachung erfolgt durch das Gesundheitsamt.

Weitere Vorschriften des IfSG betreffen die Meldung und Bekämpfung von Resistenzen und nosokomialen Infektionen, zusätzliche Vorschriften für Schulen und Gemeinschaftseinrichtungen, die Überprüfung von Trink-, Schwimm- und Badebeckenwasser sowie Abwasser, gesundheitliche Anforderungen an Personen beim Umgang mit Lebensmitteln, über die Tätigkeit mit Krankheitserregern sowie die Zahlung von Entschädigungen bei behördlichen Maßnahmen oder Beschäftigungsverboten. Aktuelle Texte der Gesetze unter: www.juris.de.

Literatur zu Kapitel 80–82 Berufs- und Gesetzeskunde

[1] BfHD-Hebammeninfo 4/2001 Sonderheft: Arbeitsgrundlage für Hebammen des Bund freiberuflicher Hebammen Deutschlands e. V.
[2] Bundesgeschäftsstelle Qualitätssicherung gGmbH (2009a). BQS-Bundesauswertung 2008 Geburtshilfe. Vollständigkeit der Bundesdaten (Dokumentationsraten) Vollständigkeit der Krankenhäuser. Düsseldorf
[3] Bundesgeschäftsstelle Qualitätssicherung gGmbH (2009b). BQS-Bundesauswertung 2008 Geburtshilfe. Düsseldorf
[4] Brenner, G.: Rechtskunde für Krankenpflegepersonal, 6. Aufl. Gustav Fischer, Stuttgart 1997
[5] Deutscher Hebammenverband e. V. (Hrsg.): Qualität in der freiberuflichen Hebammenarbeit – Konzept. 2. Auflage. Eigenverlag. Karlsruhe 2010
[6] Diefenbacher, M.: Praxisratgeber Recht für Hebammen. Hippokrates, Stuttgart 2004
[7] DIN EN ISO 8402 - Quality management and quality assurance (1994)
[8] Donabedian, A.: The Evaluation of Medical Care Programs. Bulletin of the New York Academy of Medicine 1968, 44 (2): 117–124
[9] Eser in Schönke/Schröder: StGB, 28. Aufl., § 218a StGB Rz. 42f, 43 Verlag Beck 2010
[10] Gemeinsamer Bundesausschuss (2009). Mit Vertragsunterzeichnung startet die sektorenübergreifende Qualitätssicherung der medizinischen Versorgung in Deutschland (Pressemitteilung 27/2009 vom 28.08.2009). URL: http://www.g-ba.de. Zugriff am 07.09.2009
[11] Gesellschaft für Qualität in der außerklinischen Geburtshilfe e. V. (QUAG) (2009). Geburtenzahl. URL: http://www.quag.de/content/geburtenzahl.htm. Zugriff am 01.11.2009
[12] Hoffmann, R. & Riehle, M.E. (o. J.), Qualitätsmanagement im Krankenhaus. URL: http://www.dgu-online.de/pdf/unfallchirurgie/aktuelle_themen/andere_themen/qm_homepage_riehle_hoffmann.pdf (Zugriff am 08.04.2011)
[13] Horschitz, H.: Hebammengebührenrecht. Staude Verlag, Hannover 2007
[14] Kamiske, G.F. & Brauer, J.P.: ABC des Qualitätsmanagements. 3. Auflage. Hanser, München 2008
[15] Knobloch, R. & Selow, M. (Hrsg.): Dokumentation im Hebammenalltag. Urban & Fischer, München 2010
[16] Kurtenbach, H., Horschitz, H.: Hebammengesetz mit den Richtlinien der EG und der Ausbildungs- und Prüfungsordnung mit Erläuterungen. 3. Aufl. Staude Verlag, Hannover 2003
[17] Loytved, C. (2008). Außerklinische Geburtshilfe in Deutschland – Qualitätsbericht 2005. Auerbach/V.
[18] Loytved, C. (2009). Außerklinische Geburtshilfe in Deutschland – Qualitätsbericht 2007. Auerbach/V.
[19] Loytved, C. & Wenzlaff, P. (2007). Außerklinische Geburt in Deutschland – German Out-Of-Hospital Birth Study 2000–2004. Verlag Hans Huber, Bern, Göttingen, Toronto, Seattle
[20] Lundt, P.V. in Etmer (Hrsg.): Deutsches Gesundheitsrecht. Sammlung des gesamten Gesundheitsrechtes, Band I-IV, R.S. Schulz Verlag, 1999
[21] Pateisky, N., Geraedts, M. & Lack, N.: Qualitätssicherung in der Geburtshilfe. In: Schneider, H., Husslein, P. & Schneider, K. (Hrsg.): Die Geburtshilfe (974–982). 2. Auflage. Heidelberg, Springer 2004
[22] Sayn-Wittgenstein, F. zu (Hrsg.): Geburtshilfe neu denken. Bericht zur Situation und Zukunft des Hebammenwesens in Deutschland. Hans Huber, Bern 2007
[23] Schäfer, W. & Jacobs, P.: Praxisleitfaden Stationsleitung. Handbuch für die stationäre und ambulante Pflege. 3., vollständig überarbeitete Auflage. Kohlhammer, Stuttgart 2009
[24] Schell, W.: Staatsbürgerkunde, Gesetzeskunde für Pflegeberufe in Frage und Antwort. 12. Aufl. Thieme, Stuttgart 2005
[25] Schwarz, C.M.: Entwicklung der geburtshilflichen Versorgung am Beispiel geburtshilflicher Interventionsraten 1984–1999 in Niedersachsen. Dissertation, Technische Universität Berlin 2008
[26] Toepler, E.: Internes Qualitätsmanagement im Krankenhaus und in der stationären Rehabilitation. Stuttgart: Sozial- und Arbeitsmedizinische Akademie Baden-Württemberg e. V. in Verbindung mit der Universität Ulm, 2004
[27] Wiemer, A. & Krause, M.: Alternativen zur Klinikgeburt. In: Gerhard, I. & Feige, A. (Hrsg.): Geburtshilfe integrativ Konventionelle und komplementäre Therapie (89–92). Elsevier, Urban & Fischer, München 2005

Gesetze/Verordnungen/Richtlinien:
- Gesetz über den Beruf der Hebamme und des Entbindungspflegers (Hebammengesetz – HebG) vom 4. Juni 1985 (BGBl I S. 902), zuletzt geändert durch Gesetz vom 24. Juli. 2010 (BGBl. I S. 983)
- Ausbildung- und Prüfungsverordnung für Hebammen in der Fassung der Bekanntmachung vom 16. März 1987 (BGBl. I S. 929), zuletzt geändert durch das Gesetz vom 02. Dezember 2007 (BGBl. I S. 2686)
- Richtlinie 2005/36/EG des Europäischen Parlaments und des Rates über die Anerkennung von Berufsqualifikationen. Straßburg 7. September 2005
- Hebammen-Vergütungsvereinbarung (2007). Vertrag über die Versorgung mit Hebammenhilfe nach § 134a SGB V zwischen den Berufsverbänden der Hebammen und den Spitzenverbänden der Krankenkassen
- Gesetz zum Schutz der erwerbstätigen Mutter in der Fassung vom 20. Juni 2002 (BGBL. I S. 2318), zuletzt geändert am 17. März 2009 (BGBl. I S. 550)
- Richtlinien des Bundesausschusses der Ärzte und Krankenkassen über die ärztliche Betreuung während der Schwangerschaft und nach der Entbindung (Mutterschaftsrichtlinien) in der Fassung vom 10.12.1985 (veröffentlicht im Bundesanzeiger 60a vom 27.4.1986, zuletzt geändert am 18.02.2010)
- Gesetz zum Erziehungsgeld und zur Elternzeit (Bundeselterngeld- und Elternzeitgesetz – BEEG), vom 05.12.2006 (BGBl. I S. 2748), zuletzt geändert am 09. Dezember 2010 (BGBl. I S. 1885)
- Bundeskindergeldgesetz (BKK) in der Fassung vom 28.01.2009 (BGBl. I S. 142, 3177), zuletzt geändert am 22. Dezember 2009 (BGBl. I S. 3950)
- Gesetz über den Verkehr mit Arzneimitteln (Arzneimittelgesetz) in der Fassung vom 12.12.2005 (BGBl. I S. 3394), zuletzt geändert am 22. Dezember 2010 (BGBl. I S. 2262)
- Verordnung über verschreibungspflichtige Arzneimittel in der Fassung vom 21.12.2005 (BGBl. I S. 3632), zuletzt geändert am 17. Februar 2011 (BGBl. I S. 269)
- Gesetz über den Verkehr mit Betäubungsmitteln (Betäubungsmittelgesetz – BtMG) neugefasst am 1. März 1994 (BGBl I 358), zuletzt geändert am 22. Dezember 2010 (BGBl. I S. 2262)
- Verordnung über Verschreiben, Abgabe und Nachweis des Verbleibs von Betäubungsmitteln (Betäubungsmittel-Verschreibungsverordnung – BtMVV) in der Fassung vom 20. Januar 1998 (BGBl I 74,80), zuletzt geändert am 15. Juli 2009 (BGBl. I S. 1801)
- Gesetz zur Verhütung und Bekämpfung von Infektionskrankheiten beim Menschen (Infektionsschutzgesetz – IfSG) vom 20. Juli 2000, BGBl I S. 1054, zuletzt geändert am 17. Juli 2009 (BGBl. I S. 2091)

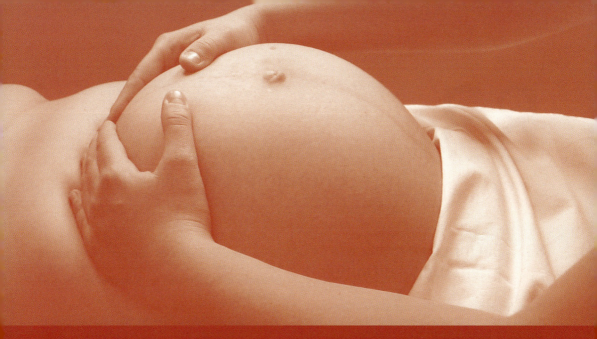

Maßeinheiten und Referenzwerte

83 Wichtige Einheiten und Umrechnungen in der Medizin ... 884
84 Referenzwerte labormedizinischer Parameter 888

83 Wichtige Einheiten und Umrechnungen in der Medizin

Christine Geist

83.1 SI-Einheiten (Système International d'Unités)

Deutschland hat die Einführung dieser durch ein internationales Komitee erarbeiteten Einheiten 1969 gesetzlich beschlossen. Nach Ausführungs- und Übergangsvorschriften sollten ab 1980 nur noch die neuen, von vielen Staaten anerkannten Einheiten verwendet werden. Die Vorteile bestehen in einer besseren internationalen Verständigung und dem Wegfall von Umrechnungen.

Die komplette Umstellung auf die SI-Einheiten ist in der Medizin bis heute noch nicht vollständig gelungen. Im geschäftlichen und amtlichen Verkehr sind sie jedoch zwingend.

Schwierigkeiten bereitete der Übergang von den konventionellen Einheiten (z. B. g/dl, mg%, mval) auf die neu geschaffene Einheit **Mol**, die keine feste Größe ist, sondern vom Molekulargewicht (Atomgewicht) der jeweiligen Substanz abhängt.

Einige Parameter können anhand der Tab. 83-1, Tab. 83-2 und Tab. 83-3 von den konventionellen Einheiten in SI-Einheiten umgerechnet werden und umgekehrt.

Die 7 **Basiseinheiten des SI-Systems** werden in Tab. 83-3 genannt. Von diesem Basissystem lassen sich andere Messgrößen ableiten. Es gibt also Einheiten, die nicht zu dem SI-System gehören, jedoch durch Multiplikation oder Division der Basiseinheiten untereinander berechnet werden. (Beispiel: Fläche = Länge × Länge [m×m] = m^2)

Einheiten, die weiterhin benutzt werden dürfen, sind in Tab. 83-2 zusammengestellt.

Durchgesetzt haben sich die Standardvorsilben (Präfixe) in Potenzen wegen der raumsparenden Schreibweise und zur Vermeidung von Übertragungsfehlern (Tab. 83-5).

Tabelle 83-1 Faktoren zur Umrechnung von 5 gebräuchlichen Einheiten.

Substanz	konventionelle Einheit	Umrechnungsfaktoren		SI-Einheit
		von SI-Einheit zur konv. Einheit	von konv. Einh. zur SI-Einheit	
Hämoglobin	g/dl	1,611	0,621	mmol/l
Bilirubin	mg/dl	0,0585	17,7	µmol/l
Gesamteiweiß	g/dl	0,1	10	g/l
Glukose	mg/dl	18,02	0,0551	mmol/l
Cholesterin	mg/dl	38,7	0,0256	mmol/l

Beispiele:
Hb 13 g/dl × 0,612 = 8,073 ≈ 8 mmol/l
Hb 8 mmol/l × 1,611 = 12,88 ≈ 13 g/dl

SI-Einheiten (Système International d'Unités)

Tabelle 83-2 Hb-Umrechnung von g/dl in mmol/l als Übersicht.

g/dl	mmol/l
13,0	8,0
12,5	7,8
12,0	7,5
11,5	7,1
11,0	6,8
10,5	6,5
10,0	6,2
9,5	5,9
9,0	5,6
8,5	5,3
8,0	5,0
7,5	4,5

Tabelle 83-3 Namen und Symbole der 7 SI-Einheiten.

	Name der Einheit	Symbol
Länge	Meter	m
Masse	Kilogramm	kg
Zeit	Sekunde	s
Elektrische Stromstärke	Ampère	A
Temperatur	Kelvin	K
Lichtstärke	Candela	cd
Substanzmenge	Mol	mol

Tabelle 83-4 Einheiten, die nicht zum SI-System gehören, aber weiterhin benutzt werden dürfen.

Name der Einheiten	Symbol	Wert in SI-Einheiten
Gramm	g	$1\,g = 10^{-3}\,kg$
Liter	l	$1\,l = 1\,dm^3$
Minute	min	$1\,min = 60\,s$
Stunde	h	$1\,h = 3,6\,ks$
Tag	d	$1\,d = 86,4\,ks$
Grad Celsius	°C	$t\,°C = T - 273,15\,K$

Tabelle 83-5 Bedeutung, Vorsilbe, Symbole und Zehnerpotenz für dezimale Vielfache bzw. Teile von Einheiten.

Bedeutung	Vorsilbe (Präfix)	Symbol	Zehnerpotenz	Einheiten, z. B. s, m, g, mol			
trillionenfach	Exa	E	10^{18}	Zehntel	Dezi	d	10^{-1}
billiardenfach	Peta	P	10^{15}	Hundertstel	Zenti	c	10^{-2}
billionenfach	Teta	T	10^{12}	Tausendstel	Milli	m	10^{-3}
milliardenfach	Giga	G	10^{9}	Millionstel	Mikro	µ	10^{-6}
millionenfach	Mega	M	10^{6}	Milliardstel	Nano	n	10^{-9}
tausendfach	Kilo	k	10^{3}	Billionstel	Piko	p	10^{-12}
hundertfach	Hekto	h	10^{2}	Billiardstel	Femto	f	10^{-15}
zehnfach	Deka	da	10^{1}	Trillionstel	Atto	a	10^{-18}

83.2 Umrechnung älterer Maßeinheiten

Einige SI-Einheiten haben sich in der Praxis nicht durchgesetzt. Dies gilt besonders für die **Blutdruckmessung** (mmHg in kPa) und bei der **Berechnung der Energie** (kcal in kJ).

Bei der Umrechnung von Kalorie in Joule kommt es immer wieder zu irreführenden unterschiedlichen Bezeichnungen im Sprachgebrauch: statt konsequent kcal und kJ zu nennen, wird kcal in J angegeben oder selten cal in kJ. Wie im Alltag wird in diesem Lehrbuch mit Kalorien gerechnet.

Beispiele für einige Bezeichnungen, die noch benutzt werden, sind:
- **Charrière** (Joseph Ch. 1803–1876, franz. Instrumentenmacher) Maßeinheit für Katheterstärke: 1 Ch. = 0,33 mm äußerer Durchmesser
- **Fahrenheit (°F) in Grad Celsius (°C):**
  (°F – 32) : 1,8 = °C
  Beispiel: (59 °F – 32) : 1,8 = 27 : 1,8 = 15 °C
- **Celsius in Fahrenheit**
  (°C × 1,8) + 32 = °F
  Beispiel: (15 °C × 1,8) + 32 = 27 + 32 = 59 °F
- **Kalorie (cal) in Joule (J):**
  1 cal = 4,1868 J
  Beispiel: 20 cal = 20 × 4,1868 = 83,74 J
- **Joule in Kalorie**
  1 J = 0,2388 cal
  Beispiel: 20 J = 20 × 0,2388 = 4,78 cal
- **mmHg in Kilo-Pascal (kPa):**
  1 mmHg = 0,133 kPa
  Beispiel: 120 mmHg = 120 × 0,133 = 15,96 kPa
- **Kilo-Pascal in mmHg:**
  1 kPa = 7,5 mmHg
  Beispiel: 16 kPa = 16 × 7,5 = 120 mmHg

Englische und amerikanische Bezeichnungen und Umrechnungsfaktoren

Gauge: GG, G, gg (ausgesprochen: gäidsch) ist ein Maß für den Durchmesser von Kanülen. G gibt an, wie viel Kanülen nebeneinander 1,5 inch (= 37,5 mm) ergeben. Je höher die G-Zahl, desto dünner ist die Kanüle. Einen Umrechnungsfaktor für G in mm gibt es nicht. G darf nur neben den metrischen Angaben für Kanülenlänge und -durchmesser verwendet werden.

Längeneinheiten
1 inch = 1 Zoll = 2,540 cm = 0,0254 m
1 foot (Plural feet) = 1 Fuß = 0,3048 m
1 yard = 1 Elle = 0,9144 m
1 mile = 1 Meile (an Land) = 1609,344 m ~ 1,61 km
1 nautische Meile (Wasser) = 1,853 km

Beispiel: 3 Meilen = 3 × 1,61 km = 4,83 km

Volumeneinheiten
Besonders für Gase und Flüssigkeiten wird die Einheit Liter (l) benutzt.
1 fluid ounce = 1 Unze flüssig = 29,57 ml in Amerika
1 fluid ounce = 1 Unze flüssig = 28,41 ml in England
1 gallon = 1 Gallone = US liquid gallon = 3,7851 l
1 gallon = 1 Gallone = britische Gallone = 4,5461 l

Beispiel: 6 US Gallonen Benzin = 6 × 3,7851 l = 22,71 l Benzin

Masseeinheiten
1 pound (lb.) = 1 Pfund = 453,6 g
1 ounce (oz.) = 1 Unze = 28,35 g

Beispiel: 3 lb. Mehl = 3 × 453,6 g = 1.360,80 g Mehl

83.3 Umrechnung von Einheiten für Infusionen

- **ml pro Stunde (h) in Tropfen (Tr) pro Minute**
  Voraussetzung: 1 ml = 20 Tr, 1 h = 60 min; der Einheitenwechsel erfolgt durch Multiplikation, die gewünschte Einheit steht im Zähler, die wegzukürzende Einheit im Nenner:

$$1\,\text{ml/h} = \frac{1\,\text{ml}}{\text{h}} \times \frac{20\,\text{Tr}}{1\,\text{ml}} \times \frac{1\,\text{h}}{60\,\text{min}}$$

$$= \frac{\cancel{1\,\text{ml}}}{\cancel{\text{h}}} \times \frac{20\,\text{Tr}}{\cancel{1\,\text{ml}}} \times \frac{\cancel{1\,\text{h}}}{60\,\text{min}}$$

$$= \frac{20\,\text{Tr}}{60\,\text{min}} = \frac{1\,\text{Tr}}{3\,\text{min}} = 1\,\text{Tr in 3 min}$$

- **Tropfen pro Minute in ml pro Stunde (h)**
  Voraussetzung: 1 ml = 20 Tr, 1 h = 60 min, Einheitenwechsel s. o.

$$1\,\text{Tr/min} = \frac{1\,\text{Tr}}{\text{min}} \times \frac{1\,\text{ml}}{20\,\text{Tr}} \times \frac{60\,\text{min}}{1\,\text{h}}$$

$$= \frac{\cancel{1\,\text{Tr}}}{\cancel{\text{min}}} \times \frac{1\,\text{ml}}{\cancel{20}\,\cancel{\text{Tr}}} \times \frac{\cancel{60}\,\cancel{\text{min}}}{1\,\text{h}}$$

$$= \frac{60\,\text{ml}}{20\,\text{h}} = 3\,\text{ml/h}$$

> **M** Vereinfacht kann man sagen:
> - Wird die größere Einheit ml in die kleinere Einheit Tr umgerechnet, so ist die ml-Menge durch 3 zu teilen (z. B. 15 ml/h = 5 Tr/min)
> - Wird die kleinere Einheit Tr in die größere Einheit ml umgerechnet, so ist die Tr-Menge mit 3 zu multiplizieren (z. B. 15 Tr/min = 45 ml/h).

Schneller Überblick von Volumen, z. B. bei der Einfuhr/Ausfuhrberechnung:

1 Teelöffel (TL) = 1 ml
1 Esslöffel (EL) = 5 ml
1 Tasse = 150 ml
1 Becher = 220 ml

Literatur zu Kapitel 83 s. S. 891

84 Referenzwerte labormedizinischer Parameter

Christine Geist

Der Begriff „Normalwerte" oder „Normwerte" wurde durch „Referenzwerte" ersetzt. Referenzwerte dienen der Einschätzung (Physiologie/Pathologie) des ermittelten Wertes eines Laborparameters. Sie geben die „gesunden Werte" an. Beispiel: Der Referenzwert des Hämoglobins (Hb) aus der Nabelschnur beträgt 13,7 bis 20,1 g/dl.

> **M** Das Ergebnis einer Untersuchung hängt immer auch von der jeweiligen Methode und vom einzelnen Labor ab. Die genannten Werte sind deshalb Anhaltszahlen.

Jedes Labor gibt mit dem aktuellen Befund auch die jeweiligen Referenzwerte an.

Referenzwerte labormedizinischer Parameter

Tabelle 84-1 Referenzwerte des Blutes (klinik - und methodenabhängig).

	Blutmenge in % des Körpergew.	Si-Einheit (konv. Einheit)	Erythrozyten T/L (Mill./mm³)	Hämoglobin mmol / L (g/dl)	Hämatokrit %	Leukozyten G/L (Anzahl/mm³)	Thrombozyten G/L Anzahl/mm³
Männer	6–8 %		4–6 T/l (4–6 Mill./mm³)	8,7–9,9 mmol/l (14–16 g/dl)	39–47	4,8–10 G/l (4.800–10.000/mm³)	150–400 G/l (150.000–400.000 mm³)
Frauen	6–8 %		4–5 T/l (4–5 Mill./mm³) MCV 80–96 fl MCHC 33–36 g/dl	7,5–8,7 mmol/l (12–14 g/dl) Anämie: < 7,5 mmol/l (< 12 g/dl)	36–44	4,8–10 G/l (4.800–10.000/mm³) Leukopenie: < 4 G/l Leukozytose: > 10 G/l	150–400 G/l 150.000–400.000 mm³) Thrombozytopenie: < 100 G/l Thrombozytose: > 400 G/l
Schwangere im letzten Trimenon und Wöchnerinnen bis 14 Tage p. p.	um 30–35 % vermehrt		3 T/l (3 Mill./mm³)	behand.bed. Anämie < 7 mmol/l (< 11,2 g/dl*) schwere Anämie: < 5 mmol/l (< 8 g/dl)	30–40	15–18 G/l (15.000– 18.000 mm³)	
Neugeborene 1.Woche p. n.	ca. 10 %		5–7 T/l (5–7 Mill./mm³)	9,9–12,4 mmol/l (16–20 g/dl)	45–65	18–30 G/l (18.000–30.000/ mm³)	80–500 G/l (80.000–500.000 mm³)

*Angaben nach Mutterschaftsrichtlinien
G = milliardenfach 10^9
T = billionenfach 10^{12}
MCV = mittleres Zellvolumen
MCHC = mittlere korpuskuläre Hb-Konzentration

Tabelle 83-2 Referenzwerttabellen klinisch-chemischer Untersuchungen.

Parameter	SI-Einheit	alte Einheit
Serum, Plasma, Vollblut		
Calcium	2,25–2,6 mmol/l	4,5–5,2 mval/l
Chlorid	97–110 mmol/l	97–110 mval/l
Glukose	3,6–5,6 mmol/l	65–100 mg/dl
Harnsäure	120–400 µmol/l	2-6,7 mg/dl
Harnstoff	1,7–8,3 mmol/l	10–50 mg/dl
Kalium	3,6–5,4 mmol/l	3,6–5,4 mval/l
Kreatinin	50–110 µmol/l	0,57–1,24 mg/dl
Natrium	135–145 mmol/l	135–145 mval/l
Gesamteiweiß	62–80 g/l	6,2–8 g/dl
C- reaktives Protein (CRP)		
– Erwachsene und Kinder		< 0,5 mg/dl
– Neugeborene bis 3 Tage		< 1 mg/dl
Bilirubin, gesamt		
– Erwachsene	< 18,8 µmol/l	< 1,1 mg/dl
– Neugeborene	< 223,3 µmol/l	< 13 mg/dl
Bilirubin, direktes		
– Erwachsene	< 5 µmol/l	< 0,3 mg/dl
– Neugeborene	< 10,2 µmol/l	< 0,6 mg/dl
Enzyme		
ALT (engl) = SGPT	4–17 U/l	
AST (engl.) = SGOT	4–22 U/l	
Kreatinkinase (CPK)	< 55 U/l	
Gamma-GT		
– Männer	4–28 U/l	
– Frauen	4–18 U/l	
HBDH	< 150 U/l	
Blutgerinnung		
Blutungszeit	120–300 s	
Gerinnungszeit	180–660 s	
Thromboplastinzeit (Quick)	70–125 %	
Säure-Basen-Status		
pH	7,38–7,42	
Standardbikarbonat	20–28 mmol/l (mval/l)	
pO_2 (arteriell)	10–13 kPa (75–98 mmHg)	
pCO_2	4,7–6,0 kPa (35–45 mmHg)	
Sauerstoffsättigung	95–97 %	
Laktat (Milchsäure)	0,6–2,4 mmol/l	
BE (Base excess = Basenüberschuss)	– 3 bis + 3 mmol/l	
Nabelarterie	– 8 bis + 3 mmol/l	

Literatur zu Kapitel 83 und 84 Maßeinheiten und Referenzwerte

[1] Faller, A., Schünke M.: Der Körper des Menschen, Einführung in Bau und Funktion, 14. Auflage. Thieme, Stuttgart 2004

[2] Goerke, K., Bazlen, U.: Pflege konkret, Gynäkologie, Geburtshilfe, Gustav Fischer, Stuttgart 2002

[3] Herder-Lexikon der Biologie, Band 3. Spektrum Akademischer Verlag, Berlin 1994

[4] Klinke, R., Silbernagl, S.: Lehrbuch der Physiologie. Thieme, Stuttgart 1994

[5] Maletzki, W., Stegmayer A.: Klinikleitfaden Pflege Urban & Fischer, Stuttgart 2003

[6] Münch, G., Reitz, J: Krankheitslehre. de Gruyter, Berlin 1996

[7] Neumeister, B., Besenthal, I., Liebich, H.: Klinikleitfaden, Labordiagnostik, 2. Auflage. Urban & Fischer, München 2000

[8] Pschyrembel, Klinisches Wörterbuch, 260. Auflage. de Gruyter, Berlin 2004

Abbildungsnachweise

Sämtliche Zeichnungen, die nicht separat genannt sind, wurden von Herrn **Hopek Quirin-Harder**, Berlin, gezeichnet.

(**1-1 u. 1.2**) N. Szasz, Privatfundus

(**1-3**) Gebauer, J. Erinnerungen an Olga Gebauer, Osterwiek a.H., Staude Verlag 1930

(**3-1**) Heike Hübner, Berlin, in Anlehnung an Ekert/Ekert 2010

(**3-2**) Heike Hübner, Berlin

(**3-3**) Heike Hübner, Berlin, modifiziert nach Schneider 2005 und Hummel-Gaatz/Doll 2007

(**3-4**) Heike Hübner, Berlin

(**6-1 bis 6-5**) Natürlich & sicher - Das Praxisbuch, TRIAS-Verlag

(**6-6**) Natürliche Familienplanung, ein Leitfaden, AG NFP, München 1987

(**6-7**) Dr. Hubertus Rechberg, VE-Valley Electronics

(**6-8**) Foto: Cordula Ahrendt

(**6-9 u. 6-12**) KESSEL Marketing & Vertriebs GmbH, Walldorf

(**6-10**) Stauber, M., Weyerstahl, T.: Gynäkologie und Geburtshilfe, Duale Reihe, Thieme Verlag 2001, S. 410

(**6-13**) Fotos: Cordula Ahrendt

(**6-14**) Gyne Fix, Contrel Europe, Gent

(**6-15**) Heike Hübner, Berlin

(**6-16**) Foto: Cordula Ahrendt

(**6-17**) Natürlich & sicher - Das Praxisbuch, TRIAS-Verlag

(**9-6**) modifiziert nach Moore K. T., Embryologie, Enke Verlag 1990

(**11-5**) Fotos: Marc Peltzer

(**14-1**) Aachener Hebammenteam: Handbuch für die Hebamme, Hippokrates Verlag 2000

(**15-1 u. 15-2**) Foto: André Petrov

(**15-3**) Martius/Heidenreich, Hebammenlehrbuch, 7. Auflage, Hippokrates Verlag 1999

(**15-4 bis 15-7**) Foto: Ulrike Harder

(**15-11**) DHV, Schwangerenvorsorge durch die Hebamme, 2. Auflage, Hippokrates Verlag 2010

(**16-3**) M. Stüwe, Gymnastik und Yoga in der Geburtsvorbereitung, Hippokrates Verlag 2003

(**18-1 bis 18-3**) M. Stüwe, Gymnastik und Yoga in der Geburtsvorbereitung, Hippokrates Verlag 2003

(**18-4**) DHV, Geburtsarbeit, Hippokrates Verlag 2010

(**18-5 u. 18-6**) Foto: Monica Ebbers

(**20-1 bis 20-3**) Martius/Heidenreich, Hebammenlehrbuch, 7. Auflage, Hippokrates Verlag 1999

(**22-1**) DHV, Geburtsarbeit, Hippokrates Verlag 2010

(**22-5**) Grafik: Susanne Kluge

(**22-7 u. 22-8**) Petersen, E., Infektionen in der Gynäkologie und Geburtshilfe, 4. Auflage, Thieme Verlag 2003

(**22-9 u. 22-10**) Heike Hübner, Berlin

(**23-26 u. 23-27**) Pschyrembel/Dudenhausen, Praktische Geburtshilfe, 17. Auflage, Verlag de Gruyter 1991

(**23-33**) Foto: Petra Schönberner

(**23-34 u. 23-35**) Fotos: Jenny Schwarz

(**25-1 u. 25-5**) Fotos: Petra Schönberner

(**25-2 bis 25-4**) Fotos: Eike Harder

(**25-6 u. 25-7**) Fotos: Katinka Sternbek

(**25-8**) Fotos: Eike Harder

(**25-9 u. 25-10**) Fotos: Katinka Sternbek

(**25-11**) Fotos: Eike Harder

(**25-12**) Foto: Katinka Sternbek

(**25-13**) Fotos: Eike Harder

(**25-14**) Foto: Katinka Sternbek

(**26-1 u. 26-2**) Enning, Wassergeburtshilfe, Hippokrates Verlag 2003

(**27-1**) Foto: Petra Schönberner

(**28-7**) Martius/Heidenreich, Hebammenlehrbuch, 7. Auflage, Hippokrates Verlag 1999

(**28-10**) Foto: Hebammenschule Berlin-Neukölln

(**28-13**) Foto: Karin Ritter

(**28-15 u. 28-16**) Fotos: Hebammenschule Berlin-Neukölln

(**29-4 u. 29-5**) Fotos: Bruno Maggi

Abbildungsnachweise

(29-7 u. 29-8) Martius/Heidenreich, Hebammenlehrbuch, 7. Auflage, Hippokrates Verlag 1999

(29-10) Martius/Heidenreich, Hebammenlehrbuch, 7. Auflage, Hippokrates Verlag 1999

(30-1 u. 30-2) Fotos: Ulrike Harder

(31-3) DHV, Geburtsarbeit, Hippokrates Verlag 2010

(31-8) Martius/Heidenreich, Hebammenlehrbuch, 7. Auflage, Hippokrates Verlag 1999

(32-1) Martius/Heidenreich, Hebammenlehrbuch, 7. Auflage, Hippokrates Verlag 1999

(34-1) Gauge/Henderson, CTG-Training, Thieme Verlag 1996

(35-1b) DHV, Geburtsarbeit, Hippokrates Verlag 2010

(35-7) Martius/Heidenreich, Hebammenlehrbuch, 7. Auflage, Hippokrates Verlag 1999

(36-1 u. 36-2) Martius/Heidenreich, Hebammenlehrbuch, 7. Auflage, Hippokrates Verlag 1999

(36-5) Enning, Wassergeburtshilfe, Hippokrates Verlag 2003

(36-7) Fotos: Sabine Burchardt, Zeitschrift Die Hebamme, Heft 3/1999

(36-11 bis 36-13) Fischer, Atlas der Gebärhaltungen, Hippokrates Verlag 2003

(36-15) Fotos: Eike Harder

(37-1 u. 37-3) Fotos: Eike Harder

(38-3) Fotos: Eike Harder

(38-4 bis 38-7) Fotos: Ulrike Harder

(38-8) Hopek Quirin-Harder, Hebammenforum, Heft 12/2002

(38-9 Teil 1) Zeichnung: Hopek Quirin-Harder

(38-9 Teil 2) Foto: Ulrike Harder

(38-10 Teil 1) Zeichnung: Hopek Quirin-Harder

(38-10 Teil 2) Foto: Ulrike Harder

(38-11) Foto: Ulrike Harder

(39-1 u. 39-2) Fotos: Sandra Sinnen, Berlin

(40-2 u. 40-3) Fotos: A. Hoppe

(40-6) Foto: Eike Harder

(40-7) Foto: Ulrike Harder

(40-9 bis 40-12) Fotos: Eike Harder

(41-1 u. 41-2) Martius/Heidenreich, Hebammenlehrbuch, 7. Auflage, Hippokrates Verlag 1999

(42-2 u. 42-3) Fotos: Ulrike Harder

(42-4) Weibel, Lehrbuch der Frauenheilkunde, Fischer Verlag 1943

(44-1) Gortner/Meyer/Sitzmann, Pädiatrie; 4. Aufl. Duale Reihe, Thieme Verlag 2012

(45-1) Foto: S. Lamprecht

(45-2) Foto: Clarissa Schwarz

(45-3) Foto: G. Eufinger

(46-1 u. 46-2) Martius/Heidenreich, Hebammenlehrbuch, 7. Auflage, Hippokrates Verlag 1999

(46-3) Foto: Ulrike Harder

(49-2) Heller, Nach der Geburt - Wochenbett und Rückbildung, Thieme Verlag 2002

(49-3) Harder, U., Wochenbettbetreuung in der Klinik und zu Hause, Hippokrates Verlag 2011

(49-6) Heller, Nach der Geburt - Wochenbett und Rückbildung, Thieme Verlag 2002

(50-7) Harder, U., Wochenbettbetreuung in der Klinik und zu Hause, 3. Auflage, Hippokrates Verlag 2011

(50-12) Fotos: J. Schwarz

(50-15 bis 50-17) Fotos: S. May

(50-18 u. 50-19) Fotos: Jule Friedrich

(51-1) Foto: Michael Abou-Dakn

(51-2a) Foto: D. Phobe

(51-2b) Foto: Dorothea Tegethoff

(51-5) Foto: Dorothea Tegethoff

(51-6 u. 51-7) Fotos: Ulrike Harder

(51-8, 51-10 u. 51-13) Fotos: Dorothea Tegethoff

(51-9, 51-11 u. 51-12) Fotos: Yvonne Bovermann

(51-15) Foto: Ulrike Harder

(52-1) Foto: V. Thiede

(52-2) Foto: S. Bruns

(53-5) Paetz, Chirurgie für Krankenpflegeberufe, Thieme Verlag 1999

(54-1 u. 54-2) Fotos: Clarissa Schwarz

(55-1 u. 55-2) Harder, U., Wochenbettbetreuung in der Klinik und zu Hause, 3. Auflage, Hippokrates Verlag 2011

(55-3) Foto: Ulrike Harder

(57-3) Hopek Quirin-Harder

(57-4) modifiziert nach Pschyrembel, Klinisches Wörterbuch, Verlag de Gruyter 1990

(58-1) Foto: Eike Harder

(58-3) Foto: Eike Harder

(58-4) Zitelli, Farbatlas pädiatrischer Krankheitsbilder, Thieme Verlag 1989

(58-5) Harder, U., Wochenbettbetreuung in der Klinik und zu Hause, 3. Auflage, Hippokrates Verlag 2011

(58-6) Sitzmann, Pädiatrie, Duale Reihe, Thieme Verlag 2002

(58-7) Zitelli, Farbatlas pädiatrischer Krankheitsbilder, Thieme Verlag 1989

(58-8) Fotos: Ulrike Harder

(58-9) Zitelli, Farbatlas pädiatrischer Krankheitsbilder, Thieme Verlag 1989

(59-2) Harder, U., Wochenbettbetreuung in der Klinik und zu Hause, Hippokrates Verlag 2011

(59-3) Zitelli, Farbatlas pädiatrischer Krankheitsbilder, Thieme Verlag 1989

(59-4) Brod, C., Differenzialdiagnose: Hautveränderungen bei Neugeborenen, Die Hebamme 2008; 21: 157 Abb. 7

(60-1) Harder, U., Wochenbettbetreuung in der Klinik und zu Hause, 3. Auflage, Hippokrates Verlag 2011

(61-1) Foto: M. Kerkmann

(61-2) Avenarius, S., Reanimation des Neugeborenen bis zum Eintreffen des Arztes, Die Hebamme 2010; 23: 101, Abb. 1

(61-3) Avenarius, S., Reanimation des Neugeborenen bis zum Eintreffen des Arztes, Die Hebamme 2010; 23: 101, Abb. 2

(61-4) Avenarius, S., Reanimation des Neugeborenen bis zum Eintreffen des Arztes, Die Hebamme 2010; 23: 102, Abb. 4

(61-5) modifiziert nach J. Schaub, Kinderkrankenschwester Heft 12/2002

(61-8) Sitzmann, Pädiatrie, Duale Reihe, Thieme Verlag 2002

(61-9) Booth, Taschenatlas Erkrankungen im Kindesalter, Hippokrates Verlag 1984

(61-10) Gortner/Meyer/Sitzmann, Pädiatrie; 4. Aufl. Duale Reihe, Thieme Verlag 2012

(61-11) Pötzsch, S., J. Hoyer-Schuschke, Angeborene Fehlbildungen – Hintergrundwissen für die Beratung der Eltern, Die Hebamme 2009; 22: 88-94, S. 92 Abb. 2

(61-12) Niessen, Pädiatrie, 6. Auflage, Thieme Verlag 2001

(61-15) Niessen, Pädiatrie, 6. Auflage, Thieme Verlag 2001

(61-17) Illing, Kinderheilkunde für Hebammen, Hippokrates Verlag 2003

(61-18 u. 61-19) WHO

(62-3) Müller, S., Kinästhetik Infant Handling – neue Impulse für die Säuglingspflege, Die Hebamme 2009; 22: 109-115; S. 113 Abb. 4-9 bis 4-14

(62-5 u. 62-6) Harder, U., Wochenbettbetreuung in der Klinik und zu Hause, Hippokrates Verlag, 3. Aufl. 2011

(62-7) Foto: Jennifer Schwarz

(62-8, 62-9 u. 62-13) Harder, Wochenbettbetreuung in der Klinik und zu Hause, 3. Auflage, Hippokrates Verlag 2011

(64-2) Burchardt, Babymassage, Enke Verlag 1997

(70-1) Foto: Ulrike Harder

(70-2) Martius/Heidenreich, Hebammenlehrbuch, 7. Auflage, Hippokrates Verlag 1999

(70-3) Foto: Ulrike Harder

(70-5) Aachener Hebammenteam: Handbuch für die Hebamme, Hippokrates Verlag 2000

(70-14 bis 70-17) Ulrike Harder

(70-19 bis 70-21) Standards in der Perinatalmedizin. Gebh. Frauenheilkunde 2003; 63: 21-25, S. 23 Abb. 1–3, Thieme Verlag

(70-22 u. 70-23) Sohn et al.: Checkliste Sonographie in Gynäkologie und Geburtshilfe, 2. Auflage, Thieme Verlag 2001

(71-1 u. 71-2) Fotos: Ulrike Harder

(71-4 u. 71-5) Fotos: Rose Maria Schilling

(71-9 bis 71-12) Martius/Heidenreich, Hebammenlehrbuch, 7. Auflage, Hippokrates Verlag 1999

(71-13) Foto: S. Lamprecht

(71-15) Foto: Ulrike Harder (Gerät der Firma Clinical Innovation)

(73-1) Foto: M. Kerkmann

(73-4) Foto: M. Kerkmann

(74-4 u. 74-5) Kellnhauser et al., Thiemes Pflege, 9. Auflage, Thieme Verlag 2004

(74-7) Juchli, Pflege, 8. Auflage, Thieme Verlag 1997

(75-9) Fotos: Martha Halbach

(75-13) Heller, Nach der Geburt - Wochenbett und Rückbildung, Thieme Verlag 2002

(78-2) Foto: Martha Halbach

(80-1) DHV, Praxisbuch für Hebammen: Erfolgreich freiberuflich arbeiten, Hippokrates Verlag 2011

Sachverzeichnis

A

A/B-Ratio 775
Abbruchblutung 659
Abduktionshemmung 672, 688
Abführmittel 738
Abnabeln, praktisches Vorgehen 333
– sekundär 334
Abnabelung, sofort 321
Abort, Betreuung durch die Hebamme 242
– Definition 241
– Einteilung und Symptome 242
– medizinische Betreuung 242
Abruptio 872
– gravitatis 227
– placentae 237
– späte 228
Abstillen 595, 625
– allmähliches 573
– medikamentöses 574, 734
– plötzliches 574
– primäres 228, 574
– sekundäres 572
Abstriche, 171, 840
Abtreibung s. Schwangerschaftsabbruch
Acetylsalicylsäure 258, 740
Aciclovir 251
ad libitum 714
Adenosin 676
Adnexitis, puerperale 608
Adoption 869
Adrenalin 676
Adrenogenitales Syndrom (AGS) 667
Adultes HbA 637
Afterbürde 337
Afterhebermuskel 122
Afterschließmuskel 124
After-Steißbein-Band 124
Ahlfeld 338
Ahornsirupkrankheit 667
AIDS 251
Akme 272
Akupunktur 226
Akupunktur, Plazentalösungszeit 488
Akzeleration 764
Akzeptanz 41

ALARA 777
ALAT 258
Allergie 743
All-Fours-Manöver 428
Allopathie 747
Altinsulin 742
Alvarez-Wellen 273
Alveolen 523
Ambivalenz 155
Amelie 653
Amingeruch 253
AMNI Check 388
Amnionhaut 138
Amnionhöhle, Anatomie 129
Amnioninfektionssyndrom 239, 389, 682
Amnioninfusion 33
Amnioskopie 218, 778
Amniotisches Band Syndrom 688
Amniotomie 294, 384
Amniozentese 219
A-Mode-Darstellung 774
Amtsärzte 864
Amylase 714
Analatresie 651, 687
Analbereich, Störungen, Wochenbett 612
Analfissuren 613
Analgetika 740
Analverschluss 687
Anämie 236, 739
– physiologische 150
Anamnese 168
– psycho-soziale 169
– vor Sectio 441
– Wochenbett 581
Anaphylaktischer Schock 486
Anaphylaxie 743
Anästhesie, Dammnaht 376
– lokale 357
– Narkose 361
– peridurale 358
– spinale 360
Anästhetika 741
Anenzephalus 131, 391
Anfall, eklamptischer 255
Angebote, niederschwellige 240

Angst-Spannung-Schmerz-Syndrom 204
Anhydramnion 391
Anis 737
Ankyloglossie 651
Anlegen, erstes 528
Anpassungsstörung, Neugeborenes 681
Antibiotika 736
Antidiarrhoika 738
Anti-D-Prophylaxe 181
Antiemetika 737
Antihypertensiva 257, 735
Antihypotonika 735
Antike, Geburtshilfe 2
Antikoagulanzien 739
Antikörpersuchtest 181
Antimykotika 704, 737
Antithrombin III 258
Anurie 485
Aortenkompression 491, 613
Apgar-Score 643
Apnoemonitor 792
Apnoe 681
Arachidonsäure (AA) 715
Arbeitsbeziehung 33
Arbeitsbündnis, professionelles 33
Arbeitsstoffe, Lösemittel 191
– Warnhinweise 191
Arbeitsunfähigkeit 172
Areola mammae 522
Arginin 667
Armlösungen BEL 452
Armlösung nach Bickenbach 452
Armvorfall bei Querlage 457
– – Schädellage 404
Arnikapuder 708
Arousal-Reaktionen 697
Arteria uterina 118
Arteriae umbilicales 635
Arzneimittel, Erstattung 867
– Hebamme eigenverantwortlich 864
– Praxisbedarf 864
Arzneimittelgesetz 878
Arzneimittellehre 730
Arzneimittelprüfungen 747
Arztinformation 304

Sachverzeichnis

ASAT 258
Assimilationsbecken 401
asymmetrische Positionen 308
Asynklitismus 296, 419
Atemfrequenz 804
Atemnotsyndrom 681
Atemzug, erster 328
Atmung, aufrechte Haltung 321
– Neugeborene 643
– Normwerte 804
– Physiologie und Pathologie 804
– Schmerzerleichterung 351
Atonie 490
– Sulproston 732
Atosiban 735
Atropin 676
at-term 692
Aufbewahrungsfrist 305
Aufnahme 303
– durch Hebamme 301
– Vertrag 868
Aufwachraum 443
Aufwachreaktionen NG 697
Augenbindehautentzündung 682
Augenschutz 691
Augenweiß 651
Ausbildung, Inhalte 860
– praktische, EU-Richtlinie 863
Ausbildungsprogramm, EU-Richtlinie 862
Ausbildungs- und Prüfungsverordnung (HebAPrV) 860
Ausbildungsziel 860
Auskultation der FHF 306
Ausscheidungen, Stuhl 807
– Urin 806
– vaginale 808
Äußerer Beckendruck 417
Austastung, Becken 225
Austreibungsperiode 292
– Betreuung 315
Austreibungswehen 274
Austrittsphase 292
Automated Auditory Brainstem Response 673
Autositz 699
AWMF, geburtshilfliche Leitlinien 492
– Leitlinie CTG 762
Azidität 645
Azidose 395
– metabolische 395, 779
– respiratorische 779

B

Babyblues 620
Babymassage 721
Babyschalen 700
Bachblüten-Notfalltropfen 352
Badewanne 706
Baden Neugeborene 705
Badezusätze 706
Bakterielle Vaginose (BV) 253
Bakteriurie 252
Bakteriostase 531
Bamberger Divergenzzange 784
Bandbreite CTG 769
– Oszillationsamplitude 763
Bandl-Furche 315
Bandl-Kontraktionsring 271
Barbiturate 741
Bartholin-Drüsen 110
Basaltemperatur 81
Basaltemperaturverlauf 120
Base Excess 395, 645
Bauch, Form 173
Bauchfell 113
Bauchlage NG 697, 720
Bauchmassage Schwangerschaft 193
– Wochenbett 603
Bauchwanddefekt 686
Beatmungsbeutel 675
Beatmungsgeräte 791
Beat-to-beat-Registrierung 756
Becherfütterung 570
Becken, abweichende Formen 402
– allgemein verengtes bei Geburt 418
– Anatomie 280
– Anomalien 401
– äußerer Druck 417
– Austastung 178
– Diagnostik 282
– Ebenen 284
– Hochlagerung 226
– Missverhältnis Kopf 401, 403
– plattes 401
– Räume 284
– verengtes 401
Beckenboden, Anatomie 121
– äußere Muskelschicht 123
– Blutgefäße 381
– Blutversorgung 125
– Geburt 124
– Gymnastik 514
– Nerven 125, 381
Beckendruck, äußerer 417

Beckenendlage 445
– Armlösungen 452
– Betreuung durch die Hebamme 226
– Bracht-Handgriff 451
– Einteilung 445
– Gebärpositionen 449
– Geburtsmechanik 447
– Geburtsmodus 446
– Manualhilfen 451
– Risiken vaginale Geburt 447
– Therapiemöglichkeiten 226
– Übungsanleitung Geburt 453
– Vierfüßlerstand 450
Beckenenge 283
Beckenführungslinie 284
Beckengürtel 617
Beckenhöhle 284
Beckenknochen 280
Beckenmaße 176
Beckenmessung 177
Beckenmitte 285
Beckenmobilisation, Schulterdystokie 427
Beckenräume 282
bedding-in 699
Befruchtung, künstliche, Pflichtberatung 100
Behinderung, Kind 187
Beikost 718
Beistellbettchen 497
Bekleidung 703
Belastungsstörung, posttraumatische 622
Belladonna 749
Beratung, Bedarf 44
– Grundlagen Kommunikation 39
– lösungsorientierte 50
– mit Angehörigen 55
– Techniken 47, 50
– theoretische Konzepte 44
Beratungsansatz, lösungsorientiert nach G.G. Bamberger 41
Beratungsformen 39
Beratungspflicht 227
Beratungsphasen 44
Beratungsprozess 44
– pädagogische Intervention 46
– Prozess reflektieren 48
Beratungsregelung 227
Beratungswiderstände 54
Beratungsziele 45
Berotec 734
Beruf Hebamme 2
Berufsbezeichnung Hebamme, Erlaubnis 858

896

Sachverzeichnis

Berufsbildungsgesetz 860
Berufshaftpflicht 577
Berufsordnung 863
– Hausgeburt 365
– Qualitätssicherung 857
Berufstätigkeit 186
Beschäftigungsverbote 875
Beschneidung 74
Bestattungsrecht 474, 597
Betablocker 735
Betasympathikomimetika 240
Betäubungsmittelgesetz 878
Betreuung der Mutter eines fehlgebildeten oder kranken Neugeborenen 601
– evidenzbasierte 165
– Mehrlingsschwangerschaften 171
– Terminüberschreitung 171
– Übertragung 171
Betreuungsauftrag 33
Betreuungskonzept Empowerment 39
Betreuungszeitraum 580
– Erweiterung des Betreuungszeitraumes 581
Betriebskostenpauschale 865
Bewegungsentwicklung 720
Bewegungsmuster, aktive 696
Bewegungsprofil, fetales 761
Beziehungsarbeit, tragfähige 33
Bezugsperson Neugeborenes 719
Bicarbonat 645
Bickenbach Armlösung 452
Biegungsfazillimum 280
Bifidusbakterien 715
BiliChek 658
Bilirubin, HELLP 258
– Neugeborene 689
Bindegewebe, Genitalorgane 125
BIND-Score 689
Biofilm, bakterieller 253
Biotin (Vitamin H) 667
Biotinidase-Mangel 667
Bishop-Score 291
Blähungen 737
Blase, volle, Wehenbremse 397
Blasenekstrophie 652
Blasenkatheter, Arten 816
– Sectio 587
– suprapubisch 819
Blasenkatheterismus 816
Blasenmole 134
Blasenpunktion, suprapubische 819
Blasensprung 293
– Amnioninfektion 389
– Aufgaben der Hebamme 389
– Diagnostik 388

– vorzeitiger 239, 293, 388
Blastomeren 128
Blastozyste 128, 223
Blut, Aufgaben 810
– Laborparameter 811
Blutabnahme, Nabelschnur 643
Blutaustauschtransfusion 690
Blutbestandteile 810
Blutdruck, Schwangerschaft 173
– Definition 801
– Messgerät 792, 794
– Messung 801
– – Schwangere 173
Blutdrucküberwachung 792
Blutflussklassen 775
Blutgasanalyse 645
Blutgruppenbestimmung 181
Blutgruppenunverträglichkeit 180
Blutkultur 842
Blutstillung post partum 338
Blutungen, Atonie 490
– erste Schwangerschaftshälfte 237
– funktionelle 615
– Nachgeburtsperiode 487
– Schock 485
– zweite Schwangerschaftshälfte 237
Blutungsprophylaxe 654
Blutungszeit 811
Blutuntersuchung Schwangere 180
Blutverlust post partum 343
– Schätzung 487
Blutversorgung, Beckenboden 125
– Genitalorgane 118
Blutvolumen 150
Blutzucker 258
Blutzuckerkontrollen 673
B-Mode-Darstellung 774
Bogenlinie 280
Bonding 347, 498
Bondingphase nach Sectio 443
Borrelien 243
Borreliose 243
Bracht-Handgriff 451
Bradykardie 479, 755, 763, 800
– terminale 764
Braxton-Hicks-Kontraktionen 149, 273
Bromthymollösung 167, 388
Brustdrüse, Anatomie 522
Brustdrüsenentwicklung 520
Brustdrüsengewebe, hormonelle Beeinflussung 524
Brusternährungsset 559, 571
Brusthütchen 552
Brustschilde 553
Brustumschläge, -wickel 548

Brustuntersuchung 194
Brustwarzenerektionsreflex 526
Brustwarzen, schmerzende, Behandlung 551
Bryonia 749
Bund Deutscher Hebammen s. DHV 24
Bund freiberuflicher Hebammen Deutschlands (BfHD) 25
Bundesdelegiertenversammlung 24
Bundeselterngeldgesetz 876
Bundesinstitut für Arzneimittel und Medizinprodukte 878
Bundesrat Werdender Hebammen (WeHe) 26
Büroorganisation 578
Buscopan 356, 740

C

Cabergolin 734
Calendulaöl 707
Candida albicans 161, 704
Caput galeatum 293
– succedaneum Definition 683
– – Entstehung 272
– – Erstuntersuchung 650
– – Vakuumextraktion 425
Carbostesin 359
Carnitinzyklus (CPT, CATM), Defekte 666
Carunculae 109
Cavum uteri 112
Celestan 743
Celsius 886
Cerclage 240
Charrière 886
Chinarinde 747
Chlamydien 243
Chlamydieninfektion 249
Choanalatresie 651
Chlorhexidin-Heilpuder 709
Chorionhaut 138
Chorionhöhle 130
Chorionplatte 138
Chorionzotten 134
Chorionzottenbiopsie 219
Chromosomenanomalien 134, 476
Circumferentia fronto-occipitalis 279, 646
– mento-occipitalis 279
– suboccipito-bregmatica 279
Clont 736
Clue-cells 253
Cluster-Feeding 556
Coaching 39

Sachverzeichnis

Cochlea 672
Colecalciferol 670
Commissura posterior 109
Conjugata vera 177, 282
Continuous-wave-Doppler 774
Coombstest 673
Cooper-Ligamente 523
Cord traction 342
Corpus luteum 117
– uteri 112
CPAP-Atmung 791
Credé-Handgriff 488
CRP 258
CSE 360
CTG, Akzeleration 764
– beeinflussende Faktoren 306
– Beispiele 772
– Beurteilung lt. FIGO 394,
– Bewertung 770
– Bradykardie 764
– Dezeleration 765
– eingeengt undulatorisch 769
– Fischer-Score 771
– Fluktuation 767
– Frequenz der Kontrollen 771
– Gemini-Geburt 772
– Gipfelpunkte 767, 769
– Gerätekunde 756
– Indikationen 221
– Klassifikation N, S, P nach FIGO 770
– Oszillation 767
– pathologisches 394
– silent 769, 772
– sinusoidale Muster 764
– Spikes 765
– suspektes 221, 394
– Tachykardie 763
– Überwachungsfrequenz 306
– ungünstige Zusatzkriterien 767
CTG-Interpretation, Hebamme 762
Cushing-Syndrom 255
Cytomegalie 243
Cytotec 384, 732

D

Damm, Anatomie 124
– rigider 382
Damminfiltration 357
Dammmassage 194
Dammmuskel 122
Dammnaht 379
– Berufsordnung 864
Dammriss, Einteilung 373
– präventive Maßnahmen 372
– zentraler 374

Dammschnitt 380
– Nachbehandlung 382
Dammschutz 317
– negative Wirkung 372
DanCer-Handgriff 562
D-Antikörper 181
Darmbein 282
Darmeinlauf 814
Darmflora 657
Darmunreife 689
Dauerkatheter 817
Dauerkontraktion 398, 511
– Blutstillung post partum 338
Daumenzeichen 290
de Lee, Handgriff 290
– Höhenstand 284, 288
Decidua basalis 135
Decidua basalis spongiosa 514
Defäkationsstörungen 808
Defibrillator 794
Deflexionshaltung 405, 407
– Aufgaben der Hebamme 411
– Austrittsmechanik 409
– dorsoanterior 413
– Komplikationen 411
DEGUM Stufe 777
Dentalfluorose 671
Depotinsulin 742
Depression, postpartale (PPD) 620
Desinfektionsverfahren 847
Desquamatio neonatorum 661
Deutsche Gesellschaft für Hebammenwissenschaft 22
Deutscher Hebammenverband (DHV) 24
Deutsches Cochrane Zentrum 23
Dezelerationen 764
– frühe 307
– variable 766
– Zusatzkriterien 768
Dezidua 114, 134
Diabetes mellitus 259
– – Geburt 469
– – Insulin 742
– – Langzeitfolgen Kind 470
– – Stillen 470
– – Stoffwechseleinstellung 260
– – Typen 259
Diagnostik, pränatale 187
Diameter biparietalis 279
– bitemporalis 280
Diaphragma pelvis 122
– urogenitale 122
dichorisch-diamniotisch 223
Dick-Read-Methode 204
Diclofenac 740

Diffusion 138
DIG 259
Digitalis purpurea 742
Dihydralazin 736
Dilatation Zervix 272
Dimere 258
DIN ISO 2000 855
Dinoproston 384, 732
Dip 0 765
Dip I+II 766
Diphtherie 745
Disseminierte intravasale Gerinnung (DIG) 259
Distraktion Uterus 272
Diuretika 742
– Präklampsie 467
Diving-Reflex 328
Docosahexaensäure 715
Döderlein-Bakterien 111
Dokumentation, außerklinische Perinatalerhebung 857
– Geburt 302
– Herzfrequenz- und Wehenüberwachung 304
– Schulterdystokie 437
– Wochenbettbesuch zu Hause 578
Dolantin 740
Dominanz, fundale 271
Doppler, Flowmessungen 254
– Funktionsprinzip 774
– Gerätetypen 776
– Untersuchung, Indikationen 776
Dopton 756
Dorfhebammen 3
Dostinex 734
Dottersack 130
Down-Syndrom 561, 685
Druck, suprapubischer 433
– – bei Woods-Manöver 436
Druck- und Dreh-Handgriff 437
Drüsengewebe, akzessorisches 553
Ductus arteriosus Botalli 635
– venosus Arantii 634
Duncan 336
Duplex-Scanner 774
Durchfallmittel 738
Durchschlafen 719
Durchseuchung 243
Durchtrittsphase 292, 315
– Wassergeburt 329
Durchtrittsrausch 361
Durchtrittswehen 274
Durstfieber 662
Dyspnoe 681, 805

Sachverzeichnis

E

ECG, direktes 759
Edinburgh Postnatal Depression Scale 627
EFQM 855
Eierstock 116
Eigenanamnese 169
Eihautablösung 515
Eihäute, Anatomie 138
– Gewinnung 341
– Plazentageburt 341
– Zwillinge 462
Eileiter 115
Eileiterschwangerschaft 116
Eineiigkeit 462
Einkommensteuererklärung 578
Einlauf, vor der Geburt 302
Einleitung der Geburt 383
– – – Ballonkatheter 385
– – – Cytotec 732
Einstellung 277
– Anomalien 405
– asynklitische 419
Einwegglocke (KIWI) 787
Einwegwindeln 709
Einzelknopfnaht 378
Eisblase, Indikation 831
Eisen 738
Eisenmangelanämie, Diagnostik 235
Eisenspiegel 235
Eisensupplementierung 235
Eitransport 115
Eiweiß 199
Eiweißausscheidung 258
EKG-Monitor 792
Eklampsie 254, 256, 468
Ektoderm 130
Ektopie 237
Elektrolytlösungen 742
Elternbett 699
Elterngeld 876
Eltern-Kind-Interaktion, Förderung 43
Elternzeitgesetz 876
EMA Europäischer Hebammenverband 24
Embolie 820
Embryoblast 128
Embryonalperiode 128, 130
– Störungen 132
– teratogene Wirkung 133
Embryonenschutzgesetz 102
Emesis, Behandlung 234
Empathie 41
Empfängnisverhütung nach der Geburt 97

Emphysem, interstitielles 677
Endometritis, Definition 606
Endometrium 113
Endomyometritis 606, 615
Endorphine 349
Endosalpingitis 608
Enkephaline 349
Entbindung, BEL, vaginal 227
– vaginal-operative 424, 783
Entbindungspfleger 858
Enteroviren 243
Entoderm 131
Entscheidungsfindung, partizipative 47
Entwicklung, berufspolitische 12
– Geburtshilfe seit den 50er Jahren 12
– Hebammenberuf in der DDR 13
– Kind, Symphysen-Fundus-Abstand 179
Entwicklungsstörungen, Erkennen 217
Enzymspaltung 714
Epiphysenlockerung 684
Episiotomie, Evidenzen 380
– Nahtversorgung 376
– Schere 781
– Schnittrichtung 381
– Schulterdystokie 434
Epithelinseln 514
Epstein-Barr-Virus 243
Erbrechen, Antiemetika 737
– übermäßiges 232
– Ursachen 809
Erkrankung, psychische 625
– schwangerschaftsspezifische 254
– thromboembolische 616
Ernährung, Diäten 203
– Eisen, Jod, Magnesium 200
– Energiebedarf 198
– Ernährungsgewohnheiten 203
– Fette, Kohlenhydrate 198
– Mineralien und Spurenelemente 199
– Nahrungsergänzungsmittel 198, 203
– Vitamine, Folsäure 201
– Wasser, Flüssigkeit 199
Eröffnungsperiode, Dauer 291
– Körperhaltungen 307
– Wassergeburt 329
Eröffnungswehen 274
Ersatznahrung 716
Erstuntersuchung (U 1) 650
Erstverschlimmerung, Homöopathie 748

Erythromycin 736
Erythrozytenzahl 235
Erziehungsgeld 597
Ethikkommissionen 166
EU Network of Experts on Neonatal Screening 666
EU-Richtlinie 862
EUROCAT 666
Europäische Union 859
European Midwives Association (EMA) 26
Euthanasie Kinder 10
Eutonie 205
eutroph 692
Expertenberatung 46
Exsikkose 234
extended legs 445
Extrasystolen 757

F

Fachbegriffe, anatomische 108
Fäden ziehen, Sectio 589
Fahrenheit 886
Familie, Definition 157
– Kultur 158
Familienanamnese 169
Familienbett 699
Familienhebammen 19
Familienplanung, Definition 77
– im Wochenbett 97
– natürliche 79
Familienzimmer 498
Farnkrauttest 84
Fazialisparese 683
Feedbackarten 57
Fehlbildungen 685
– Erkennen 217
– Geburt 476
– Internetseiten 478
Fehlbildungsdiagnostik 778
Fehlgeburt 870
– mögliche Ursachen 241
Feindiagnostik 218
Feldenkrais-Methode 205
Fenchel 737
Fenoterol 734
Fentanyl 356
Ferguson-Reflex 270
Fernreisen 192
Fersenbein 669
Fersenzeichen 290
Fertigwindeln 709
Fertilität Wochenbett 518
Fetalblutanalyse 395, 779
Fetales HbF 637

899

Sachverzeichnis

Fetalperiode 128, 134
Fetalpulsdetektor 756
Fetaltod 241
Fetofetales Transfusionssyndrom 223
Fetopathia diabetica 695
Fetozid 872
Fette 199
Fettgewebe, braunes 637
Fettsäuren, langkettige 715
Fettsäureoxidation, Defekte 666
Fetus papyraceus 461
FFTS 223
Fibrin, lösliches 258
Fibrinogenspaltprodukte 258
Fibronektin 239
Fieber, Definition 825
– Höhe und Messorte 605
– Pflege 826
– Typen 826
– Ursachen 825
FIGO-Richtlinien 762
– CTG 394, 768
– CTG-Klassifikation N-S-P 770
Fingerfütterung 570
Fingernägel 661
Fischer-Score 770
Fischmahlzeit 203
Fisteln 111, 686
Fitness-Training 192
Flächendesinfektion 848
Flachwarzen 194, 553
Fleisch 203
Fliegergriff 697
Flow-Messung 136
Flugreisen 192
Fluor vaginalis 161, 808
Fluorid 671
Fluor-Vigantoletten 671
Folgenahrung 713f
Follikelreifung 116, 119
Folsäure 202, 739
Folsäureprophylaxe 686
Fontanellen 278, 639, 641
Fonticulus 639
Foramen ovale 635
Formulanahrung 656, 713
– Zubereitung 717
Fortbildung 19
Fortbildungsverpflichtung 864
Forzeps 424, 784
Fötides Fruchtwasser 390
Fototherapie 690
Fragetechniken 52
– Du-Botschaften 63
Frauenberufe 67
Frauenbewegung, bürgerliche 7

Frauenmilch, reife 529
Frenulum 109
Friedhofzwang 597
Fruchtblase, Amniotomie 294
– Blasensprung 293
– vaginale Untersuchung 290
Fruchtwasser, Bestandteile 139
– Embolie 484
– Farbe 218
– fötides 390
– grünes 387, 392, 778
– – Absaugen 388
– intrauterin geschlucktes 656
– Menge 140, 391
– Oligohydramnion 392
– Polyhydramnion 391
– Produktion, Resorption 139
Fructose 714
Frühentlassung 497
Früherkennung 721
Frühförderung 721
Frühgeburt, auslösende Faktoren 238
– Definition 692
– drohende 238
– erster Anlegeversuch 559
– Erstversorgung 694
– Geburtsleitung 464
– Geburtsmodus 464
– Medikamente 735
– Preterm-Muttermilch 559
– Probleme Neugeborenes 693
– Schutzfrist 875
– Überlebensfähigkeit 464
Frühsepsis 682
FSH 119
FTMV Muttermundsverschluss 240
Führungsansatz, personalistischer 36
Führungslinie 296
Führungsstil 36
Fundus uteri 112
– – Höhenstand 179, 510
Fundusklopfen 338
Funduskontrolle post partum 347
Funktionsprüfungen Geräte 753
Fußanomalien 654
Fußbad 829
Fußfehlbildungen u. -haltungen 688
Fütterungsmethoden, alternative,
  Becherfütterung 570
– – Brusternährungsset 571
– – Fingerfütterung 570

G

Galaktagoga 556
Galaktophoritis 550
Galaktorrhoe 554
Galaktosämie 667
Galaktose 667
Gardnerella vaginalis 253
Gaskin-Manöver 428
Gastroschisis 686
Gaumenplatte 686
Gauß-Wackelportio 143
Gebärhocker 323
Gebärkissen 324
Gebärmutter, Anatomie 111
– Haltebänder 125
– Muskel 115
– Schleimhaut 113
Gebärmuttergrund 112
Gebärmutterkreuzband 125
Gebärposition 307, 321
– asymmetrische 311, 416
– aufrechte 308
– Eröffnungsphase 307
– Hocker 323
– Knie-Ellenbogen-Lage 309
– Partnerübung 211
– Rückenlage 312
– Seitenlage 310
– stehend 323
– tiefe Hocke 310
– Vierfüßlerstand 322
– vornüber geneigte 308
– Vorteile 321
Gebührenverordnung Selbstzahler 867
Geburt, ambulante 348
– Anzeige 870
– Begleitung der Gebärenden 307
– Dokumentation 302, 305
– Einleitung 383
– Hocke 324
– Nabelbesteck 781
– Phasen 291
– protrahierte 397
– Seitenlage 325, 327
– Steißbein 283
Geburtshilfe, klassische 13
Geburtsbeginn 299
Geburtsbereitschaft 300
Geburtsdauer, Definition 300
Geburtsdokumentation, Inhalt 303
Geburtseinleitung 383
– Cytotec 732
Geburtsfortschritt 315

Sachverzeichnis

Geburtsgeschwulst s. Caput succedaneum
Geburtsgewicht 646
Geburtshäuser, Leitlinien 856
Geburtshilfe, außerklinische 17
– Definition 859
– familienorientierte 13
– hebammengeleitete 16
– klinische 16
Geburtskanal, Knie 285
Geburtsleitung 299
– Beckenendlage 449
Geburtslöffel, Saling 784
Geburtsmechanik 294
– Steißlage 448
Geburtsmedizin 13
Geburtsschmerz, Empfindung 349
– medikamentöse Therapie 355
– nichtmedikamentöse Therapie 351
– positives Erleben 350
Geburtstermin, Bestimmung 144, 217
Geburtsverletzungen 372
– gestörte Wundheilung 609
– Nachbehandlung 382
– Symptome 610
– Ursachen 609
Geburtsvorbereitung 204
– Anmeldung 208
– Atemarbeit 209
– Aufgaben Kursleiterin 206
– Auseinandersetzung mit Ängsten 211
– Bewegungstherapien 205
– Gruppendynamik 207
– Inhalte, Kurs 208
– Körperarbeit 208
– Methoden 204
– Organisation 207
– Ziele 206
Geburtsvorgang 268
Geburtsweg 289
– knöcherner 280
– – Anomalien 401
– weicher 288
Geburtszange 783
Geburtszeitraum 144
Gelbkörper 117
Geld und Steuern 578
Gemüse 203
Gendiagnostik-Gesetz 668
Genitalhygiene 161
Genitalorgane, Bindegewebe 125
– Blutversorgung 118
– weibliche 108

Genitalverstümmelung, Definition der WHO 74
– Häufigkeit 75
Geräteausstattung 762
Gerinnungsfaktoren 150
Gerinnungsstörung 491
– intrauteriner Fruchttod 473
Gerinnungszeit 811
Geschäftsfähigkeit 868
Geschlecht, intersexuelles 653
Geschlechtshormone, mütterliche 659
Geschlechtskrankheitengesetz 879
Geschlechtsverkehr 189
Gesetze 857, 868
– Arzneimittelgesetz 878
– Betäubungsmittelgesetz 878
– Bundeskindergeldgesetz 878
– Bundesseuchengesetz 879
– Bürgerliches Recht 868
– Elternzeit 876
– EU-Richtlinie 2005/36/EG 862
– Hebammenberufsordnung 863
– Hebammengesetz 858
– HebAPrV 860
– Infektionsschutzgesetz 879
– Literatur 881
– Mutterschutzgesetz 874
– § 218 StGB 872
– Schutz psychisch Kranker 625
– Verordnungen Bundesebene 12
– – Bundesländer 12
Gesichtshaltung 407, 411, 413
Gesprächsablauf 184
Gesprächsführung, klientenzentriert 33
– klientenzentrierte nach Rogers 41
Gesprächstechniken 48, 51, 52
Gestationsalter, Bestimmung 217
Gestationsdiabetes 259
– Blutzuckerkontrollen und Blutzuckereinstellung 263
– Ernährung 263
– Geburtsmanagement 263
– Häufigkeit 261
– nach der Geburt 470
– Risikofaktoren 261
– Sport und körperliche Aktivität 263
– Therapie 263
Gesundheitsförderung, fernöstliche 205
Gesundheitsstrukturgesetz 18
Gewalterfahrung, Folgen 70, 72
– von Frauen, Häufigkeit 69
Gewichtsabnahme im Wochenbett 505

Gewichtsentwicklung Neugeborene 692
Gipfelpunkte CTG 767, 769
Glabella 646
Globuli 748
Glomerulonephritis 255
Glückshaube 293
Glukokortikoide 241, 743
Glukoneogenese 262
Glukosetoleranztest, oraler 262
Glukuronidierung 690
Glutaracidurie Typ I 666
Gonadotropine 118
Gonoblennorrhoeprophylaxe 654
Gonorrhoe 247
Gravidität, gestörte, Diagnose 779
Gregg-Trias 250
Grünes Fruchtwasser 387
Gruppenpflege 496

H

Hackenfuß 654, 689
HA-Nahrung 714
Haftungsrecht 874
Hahnemann 747
Halbmilch 715
Haltung 276
Haltungsanomalien 405
– Überblick 408
Hämangiom 813
Hämatokrit 235
Hämatome 609, 615
– retroplazentare 238
Hamilton-Handgriff 491
Hämoglobin, Neugeborene 637
– Referenzwerte Labor 889
– Schwangerschaft 235
– Umrechnung SI-Einheit 637
Hämorrhoiden 163, 194, 508
Händedesinfektion 846
Handfehlbildungen 688
Haptoglobin 258
Haptonomie 227
Harnabgang, unwillkürlicher 611
Harnblase, Schwangerschaft 162
Harninkontinenz 611
Harnröhrenschließmuskel 122
Harnröhrenspaltung 653
Harnsäure 258
Harnstoff 258
Harnverhaltung, postpartal 610
Harnwegsinfektionen 252, 611
Hausbesuche 866

901

Sachverzeichnis

Hausgeburt, Ausrüstung 364
- Risikoliste 367
- Verlegung in die Klinik 366
- Voraussetzungen 363
- Vorbereitungen bei der Schwangeren 365
Hausgeburtshilfe 362
Haut, Aufbau 811
- Funktionen 812
- Schwangerschaft 154
- Veränderungen 811, 813
Hautfältelung, plantare 649
Hautfalten Neugeborene 705
Hautfarbe 661
Hautkontakt, Mutter und Kind 347
Hautturgor 661
HCG 138
Hebamme, Antike 2
- Arbeiten in EU 31
- angestellte 16
- Arbeitsbereiche 18
- Arbeitsverbot 6
- Aus- und Weiterbildung 14
- Ausbildungs- und Prüfungsverordnung 859
- Belegsystem 18
- Berufsausübung 12
- Berufsbezeichnung 858
- Berufsverband 19
- Entbindungspfleger, Berufsausübung 12
- Erster Weltkrieg 8
- Fachhochschulen 19
- freiberuflich tätige 17
- Gebührenverordnung 865
- heilkundige Frauen 2
- Lehrbücher 4
- Leistungen 865
- leitende 16
- Mittelalter 2
- Nationalsozialismus 10
- 19. Jahrhundert 5
- Niederlassung 5
- pädagogische Aufgaben 33
- Professionalisierung 5
- Qualitätsmanagement 855
- QM-System 85
- Reichshebammengesetz 10
- Rolle im Team 37
- Rollenbild 34
- Rollenkonflikte 36
- Schwangerenberatung 16
- 17. - 18. Jahrhundert 4
- soziale Position 34
- Tätigkeitsfeld 14
- Universitäten 19

- Vergütungsvereinbarung 865
- Weimarer Republik 8
- Wochenstation 16
Hebammenarbeit, shared decision making 233
Hebammenausbildung, Anerkennung Berufsabschluss 29
- Ausbildungsniveau und Dauer 30
- Ausbildungs- und Prüfungsordnung 860
- Europa 29
- Hebammenschulen 4
Hebammenberuf 16
- Arbeitsbereiche 16
- Fortbildung 11
- Mindesteinkommen 11
- Niederlassungserlaubnis 11
Hebammenberufsordnungen 863
Hebammenbewegung 7
Hebammenbibliothek 23
Hebammenforschung 21
- Datenbanken und Literaturdienste 23
- Forschungsfragen 21
- Forschungsprozess 23
- Verbund 22
Hebammenforum 24
Hebammengeleiteter Kreißsaal 859
Hebammengemeinschaftshilfe 12
Hebammengesetz (HebG) 11, 858
- preußisches 9
Hebamme, 19. Jahrhundert 5
Hebammengremium (ÖHG) 28
Hebammenhilfe 8, 242
- Gebührenverordnungen 859
- Leistungsverzeichnis 866
- Vergütungsvereinbarung 859
Hebammenkoffer, Inhalt 364
Hebammenkreißsaal 195, 859
HebammenLiteraturDienst 23
Hebammenordnungen 3
Hebammenrolle 33
Hebammenschulen, erste 4
Hebammtätigkeit nach EU-Richtlinie 862
Hebammenteam 37
Hebammenverband, Deutscher (DHV) 24
- Europäischer (EMA) 24
- Internationaler (ICM) 24
- Österreichischer (ÖHG) 28
- Schweizerischer (SHV) 29
Hebammenwesen, Lehrerin 17
HebBo 863
Heileingriff, Einwilligung 868
Heilnahrung 714

Heimarbeiterinnen 874
Heißsterilisation 717
HELLP-Syndrom 258
- Geburt 468
- Wochenbett 616
Heparin 739
Hepatitis 243, 245
- Impfungen 744
Herpes genitalis 251
- simplex 251
Herpes-simplex-Virus 243
Herzdruckmassage 677
Herzfehler, Kind 562, 686
Herzfrequenz 643
- fetale 179, 756
- - Überwachung 306, 755
- - - Zwillinge 760
Herzfrequenzableitung, extern 757
- intern 759
Herzfrequenzaufnehmer 758
Herzfrequenzkurve 757
Herzglykoside 742
Herzmassage Notfall 486
Herzschlagfrequenz Schwangere 150
Herztonüberwachung Pinard-Hörrohr 755
Hexenverfolgung 4
HiB 745
Hilfeleistung, unterlassene 871
Hinterdamm 124
Hinterdammgriff 423
Hinterhauptshaltung 277
- Geburtsmechanik 294
- hintere 405
Hinterhauptslage s. Hinterhauptshaltung
Hirnanhangdrüse 118
Hirnstammaudiometrie 673
HIV, AIDS 251
Hochnehmen Neugeborenes 696
Hoch-Risiko 215
Hodentorsion 653
Hodge, Parallelebenen 284, 288
Höhenstand, Beckenebenen 284
- Fundus uteri 179, 510
- nach de Lee 284, 288
Hoher Geradstand 413
Hohlwarzen 194, 553
Homöopathie 747
- Auswahl des Mittels 748
- Beispiel 749
- Potenzen 748
Hormone, Plazenta 138
- Stillen 524
- Zyklus 119
Hormonersatztherapie 66

Sachverzeichnis

Hormonumstellung, postpartale 620
Hörrohr 755
Hörstörung, angeborene 672
HPL 138
Hüftbein 280, 282
Hüftdysplasie, Schweregrad 672
Hüftgelenksdysplasie 654, 688
Hüftgelenksluxation 671
hüftschonendes Hochheben 697
Hüllkurve, diastolische 775
Hülsenfrüchte 202
Humanalbumin 676
Humanes Plazentalaktogen (HPL) 524
Hutmaß 646
Hydrämie 505
Hydramnion 391
Hydrocele paratestis 652
Hydrocortison 667
Hydrogelauflagen 552
Hydrolysate 714
Hydrolyse 714
Hygiene, Definition 843
– Grundbegriffe 843
– Infektionskette 844
– Instrumentenpflege 849
– Krankenhaus 845
– persönliche 845
– Verhalten bei Unfällen 850
Hygienekommission 845
Hygienepläne 880
Hymen 110
Hymenalverschluss 653
Hyperbilirubinämie 689
Hyperemesis, Behandlung 234
– gravidarum 232
Hyperglykämie 469
– mütterliche 261
Hyperphenylalaninämie (HPA) 667
Hyperplasie Uterus 148
Hypersalivation 234
Hypertensive Erkrankungen in der Schwangerschaft (HES) 254
Hypertonie, chronische 255
– transiente 255
Hypertonus 735
– Geburt 467
Hypertrophie Kind 692, 695
– Uterus 148
Hypoallergene Nahrung 714
Hypogalaktie 555
Hypoglykämie 261, 694
– diabetische Mutter 470
– Neugeborenes 470
Hypokalzämie 694
Hypomochlion 409
Hypophyse 118

Hypophysenvorderlappen 147
Hypospadie 653
Hypothalamus 118
Hypothyreose 666
Hypotonus 735
Hypotrophie 692
Hypoxämie 764
Hypoxie 764
Hysterektomie 491

I

Ibuprofen 740
Icterus gravis 690
– praecox 690
– prolongatus 690
ICM 26
ICSI 102
IgA 530
IGF-bindendes Protein 239
Ikterus 689
Iliosakralgelenk 282
Immunglobuline 530
Immunisierung 744
Impfkalender 746
Impfungen 744
– Empfehlungen 746
– Impfpflicht 745
– Komplikationen 744
Implantation 129
Impulsechoverfahren 774
Infektion, aszendierend 243
– Definition 833
– frühe Neugeborenenperiode 681
– hämatogen 243
Infertilität, Definition 99
Informed consent 217
informierte Zustimmung 47
Infusion 742, 833
– Definition 836
– med. Berechnung 887
– Vorbereiten 837
Infusionsapparate, Gefahren 788
– Gerätetypen 788
– Sicherheitsmaßnahmen 789
Infusionspumpen 788
Infusionsspritzenpumpen 788
Initiale Brustdrüsenschwellung 497, 544, 595
Initiative Regenbogen 476
Injektion, intramuskuläre 835
– subkutane 834
Inkubator 792
Insertio velamentosa 237
Institutionskennzeichen 866

Instrumente 781
– Geburt, Nahtset 782
Instrumentenknoten 379
Instrumentenpflege 849
– Sterilgutkreislauf 849
Insulinbedarf 260
Insuline 742
Insulinwert 262
Interaktion, themenzentrierte 39
International Confederation of Midwives (ICM) 26f
Internationaler Hebammenkongress 10
Inter-Rollenkonflikt 35
Interruptio 872
Interspinallinie 288
Intervillöser Raum 136
Intra-Cytoplasmatische Spermien-Injektion (ICSI) 102
Intra-Rollenkonflikt 35
Intratubarer Gametentransfer (GIFT) 101
Intrauterine Insemination (IUI) 101
Intrauteriner Fruchttod siehe Totgeburt 471
– Tod, Mehrlingsschwangerschaft 461
Intrauterinpessar 88
Intravillöser Raum 136
In-vitro-Diagnostika 753
In-vitro-Fertilisierung (IVF) 101
IPPV (intermittend positive pressure ventilation) 791
Ischiopagus 224
Isoleuzin 667
Isopathie 747
Isovelerianacidämie (IVA) 666
Isthmus uteri 112

J

Joddefizite, pränatale 200
Jodid 739
Joule, Umrechnung 886
Juckreiz 193
Jungfernhäutchen 110

K

Kaiserschnitt siehe Sectio caesarea
Kaiserschnittkinder 441
Kalkaneus 669
Kalorie, Umrechnung 886
Kamelwehen 400
Kanalbecken 401
Kanavit 654

Sachverzeichnis

Känguru-Kreuztrage 700
Känguru-Methode 559, 675
Kapillarblut 262
Kapillarblutentnahme 840
Kardinalband 125
Kardiographie 756
Kardiotokographie siehe CTG
Karies 193
– Saugerflaschenkaries 671
Käseschmiere 134, 661, 705
Katarakt 651
Kegelkugelhandgriff 414
Keilbeinfontanelle 641
Keimscheibe 129, 223
Kei-Nuan-Punkt 234
Kephalhämatom 650, 683
Keratitis parenchymatosa 247
Kernikterus 689
Ketonurie 234
Keuchhusten 745
Kiefer-Gaumen-Spalte 651
Kinästhetik 696, 698
Kind, behindertes 560
– krankes 560
Kinderbett 697
Kindereuthanasie 10
Kindergeld 187, 597, 878
Kinderlaryngoskop 675
Kinderwagen 700
Kinderwunsch 84, 99
Kindsbewegungen 306
Kindspech 387
Kindsverlust 471
– Fehlbildungen 476
– nicht lebensfähiges Kind 477
– Zwilling 461
Kjelland-Zange 784
Klavikulafraktur 683
Klebeelektroden 792
Kleihauer-Test 237
Kletterfuß 654
Klinikaufnahme, frühe 301
Klistier 302, 814
Klitoris 109
Klitorisriss 375
Klumpfuß 688
Knie-Ellenbogen-Haltungen 309
Knie-Kopf-Lage 481
Knierolle 444
Knorksen 675
Kohärenzgefühl, salutogenetisches 39
Kohlendioxydpartialdruck 645
Kohlenhydrate 199
Kolostrum 154, 529, 656
Kommissur, hintere 109

Kommunikation, allgemeine Regeln 40
– Grundlagen 39
– Komplementär-Transaktionen 42
– Kreuztransaktionen 42
– nonverbale 40
– verbale 39
Kommunikationsmodelle 41
Konakion 654
Konfiguration 278, 418
Konformitätsbewertung 753
Kongruenz 41
Kontaktblutung 237
Kontinuierliche transkutane O2- und CO2-Partialdruckmessung 791
Kontraktionsfrequenz 272
Kontraktionsmittel 614
Kontraktionsphasen 270
Kontraktionsreflex 270
Kontraktionsring, Bandl 271
Kontraktionsstärke 272
Kontraktionstypen 275
Kontrazeption 77
– chemische Methoden 86
– hormonelle Methoden 90
– irreversible Methoden 94
– mechanische Methoden 86
Konzeption 119
Kopf, Deflexion 297
– Durchmesser 279
– Durchschneiden 298
– Einschneiden 298
– Missverhältnis 401, 403
– Überdrehung, Schulterdystokie 436
– Umfänge 279, 646
Kopfentwicklung, erschwerte 421
– forcierte 421
Kopfform, Haltungsanomalien 408
Korbzellen 523
Koriander 737
Körperausscheidungen 806
Körperfunktionen 799
Körperhaltungen, Durchtritts-, Austreibungsphase 321
– Eröffnungs-, Übergangsphase 307
Körperlänge Neugeborenes 646
Körpermasse 698
Körpertemperatur, Messung 802
– Veränderungen 803
Körperverletzung 868, 871
Kotyledone 136
Krampfanfall 256
Kraniopagus 224
Krankenbeobachtung 798
– erster Eindruck 799
Krankenversicherung 577

Krankheiten, meldepflichtige 880
Kreatinin 258
Kreislauf, enterohepatischer 689
– fetaler, Kurzschlüsse 634
kreislaufanregende Übung 507
Kreuz-Bauchtrage 702
Kreuzbein 280
Krisen, psychische 619
Kristeller-Handgriff 421
– BEL 451
– Komplikationen 423
Kryptorchismus 652
Kumarinderivate 739
Kümmel 737
Kündigungsschutz MuSchG 875
Kürettage, Indikationen 782
Küretten nach Bumm 783
Kursgestaltung, Anleiten praktischer Übungen 57
– Geburtsvorbereitung 204
– Lenken von Gruppengesprächen 57
– pädagogische Grundlagen 56
– Rolle Kursleiterin 56
Kürettage 782
Küstner 338
KVO-Betrieb (keep vein open) 788

L

Labien 109
Labienriss 374
Laboruntersuchungen vor Sectio 441
Laborwerte 888
Lachgas 357
Lackmustest 388
Lactobacillus bifidus 531
Lactose 714
Lactulose 738
Lage 276
Lagerung 697
Lagerungsregel 311
Lähmung, Erb-Duchenne 684
– Klumpke 684
Laktase 530
Laktation 520
– Hemmung 734
– Hormone 524
– induzierte 575
– Muttermilchinhalte 528
– Reflexe 526
– Stillen 532
Laktationsamenorrhoe 518
Laktobazillen 715
Laktoferrin 531
Laktogenese 525
Laktokinese 525

Sachverzeichnis

Laktose 530
Lakunen 136
LAM (Lactational-Amenorrhea-Method) 97
Lamaze-Methode 204
Lamifudin 252
Lamina basalis 114
– functionalis 114
Lammfell 699
Landeshebammengesetz 863
Langerhans-Inseln 742
Lanugobehaarung 648
Lanugohaare 134, 661
large for gestational age (LGA) 692
Laryngoskop 676
Lasix 742
Latenter Diabetes 259
Latenzphase 292
– Wassergeburt 329
Lavendelöl 707
Laxanzien 738
LCPuFA 715
LDH 258
Lea contraceptivum 87
Lebendgeburt 870
Leberhämatom 259
Leberkapselschmerz 258
Leberunreife 689
Leboyer-Methode 204
Leibesumfang 174
Leichengift 472
Leitlinien der AWMF 492
Leitstelle, knöcherne 285
Leitungsanästhesie 358, 741
Lendenlordose 312
Leopold-Handgriff 175
– fünfter 403
– Querlage 456
Letalität 608
Leukozyten 531
Leuzin 667
Leuzinose 667
Levatorspalt 122
LH 119
Lidocain 741
Lig. latum uteri 125
– rotundum 125
– sacrouterinum 125
– teres uteri 125
– umbilicale mediale 635
– venosum 635
Ligatur, lebende 338, 512
Linea terminalis 280
Linearscanner 776
Linolsäure 715
Lipolyse 262

Lippen-Kiefer-Gaumen-Segel-Spalte 561
Lippen-Kiefer-Gaumenspalte 686
Lippenspalte 651
Listeriose 243, 248
Litzmann-Obliquität 296
Lochialkeime 517
Lochialstau 604
Lochien 516
Löffel 784
Lokalanästhesie 357, 376, 741
Lösungsblutung 337
Lövset Armlösung 455
Lues 247
Luminal 676
Lungenembolie 484, 820
– Behandlung 825
Lungenödem 735
Lungenreifeförderung 743
Lungenreifeinduktion 240
Lupus erythematodes disseminatus 255
Lysin 667
Lysozym 53

M

M. bulbospongiosus 123
– – Naht 379
– levator ani 122
– sphincter ani 124
– – – Verletzung 373
Magill-Zange 675
Magnesium 739
Magnesiumsulfat 467
Makrofluktuation, CTG 767
Makroglossie 651
Makrosomie 695, 778
Maltodextrin 714
Mamille 522
Mammaabszess 550
Mangelentwicklung, intrauterine 217
Manualhilfen, Beckenendlage 450
Marcumar 739
Marmet-Technik 568
Masern, Impfungen 744
Maskenbeatmung 677, 680
Massagen 354
Maßeinheiten Umrechnung 884, 886
Mastitis puerperalis 549
– – Homöopathie 749
Materia medica 748
Materialkosten 867
Matratze 699
Mazeration 472
Mazzanti 433

MBU 395, 779
McRoberts-Manöver 427
– auf dem Hocker 431
– – den Knien 432
– Rückenlage 429
– Seitenlage 430
Mediation 39
Medikamente 730
– Dokumentation 304
– Geburtshilfe 732
– Verträglichkeit 731
Medizinprodukte 752
– Berater 754
– Betreiberverordnung 752
Medizinproduktebuch 753
Medizinproduktegesetz 752
Mehrlinge, Betreuung durch Hebamme 222
– Diagnose Schwangerschaft 217, 222
– Geburt 458
– Häufigkeit 222
– Nachgeburtsperiode 462
Mekonium 657
– grünes Fruchtwasser 387
Melaena neonatorum 658
Meldeformalitäten 577
Meldepflicht beim Gesundheitsamt 879
– standesamtliche 241
Mementos 475, 596
Menarche 116
Meningomyelozele 687
Meningozele 687
Menopause 116
Menstruation 518
– Blutung 114, 119, 808
– Typen 89
– Zyklus 118
Mentoring 39
Messung, oszillometrische 792
– transkutane 658
Metallklemmen 781
Meteorismus 737
Methergin 733
– Nachgeburtsperiode 342
Methylergometrin 733
Michaelis-Raute 177
– Beckenanomalien 402
Miconazol 707
MIDIRS Midwives Information and Resource Service 23
Mifepriston 228
Mikroblutuntersuchung (MBU) 395, 779
Mikrofluktuation, CTG 767

Sachverzeichnis

Mikromelie 653
Miktionsstörungen 162, 806
Milch, transitorische 529
Milchbildungsreflex 526
Milchbildungssteigerung 569
Milcheinschuss (IBDS) 497, 544, 595
Milchflussreflex 527
Milchleiste 520, 553
Milchmangel 555
Milchprodukte 202
Milchpumpen 565
Milchspendereflex 567
Milchstau 546
Milchzähne 641
Milchzucker 738
Milien 661
Minderjährige 869
Mineralien 738
Minimal handling 694
Minipille 92
Minprostin 732
Misoprostol 384, 732
– Nachgeburtsperiode 342
Missed abortion 242
Mittelalter 2
Mittelstrahlurin 612
– Gewinnung 818
Mongolenfleck 662
monochorisch-diamniotisch 223
monochorisch-monoamniotisch 223
Menopause 116
Mons pubis 109
Morbus haemolyticus neonatorum 690
– haemorrhagicus neonatorum 658
Morphinantagonist 676
Mortalität, Sectio 440
Morula 128
Moseskörbchen 473
Moxa-Beifußzigarre 226
Moxibustion 226
Mukoviszidose 563
Müller-Armlösung 452
Müller-Gänge 131
Mumps, Impfungen 744
Muskelerkrankungen, angeborene 254
Mutter, psychische Erkrankung 620
Mutterband, breites 114, 125
– rundes 125
Mütterberatungsstellen 13
Mutter-Kind-Bindung 533
Mutter-Kind-Wehen 400
Mutterkornalkaloide 733
Mütterliche Hyperglykämie 261
Muttermilch 528, 559

– Abpumpen 566
– Aufbewahrung 569
– Entleeren von Hand 566
– Massage der Brust 568
– Rückstände 571
– Schutzfaktoren 530
– Zusammensetzung 529
Muttermilchersatznahrung 712
Muttermilchikterus 690
Muttermilchstuhl 657
Muttermund 113
Muttermundspasmus 489
Muttermundverschluss (FTMV) 240
Mutterpass 581
Mutterrolle 158
Mutterschaftshilfe 186
Mutterschaftsrichtlinien 166, 876
Mutterschutz 186, 597
Mutterschutzgesetz 563, 874
Myelomeningozele 653
Myoepithelzellen 523
Myometrium 113, 115

N

Nabelentzündung 682
Nabelgangrän 659
Nabelgranulom 659
Nabelgrund 708
Nabelheilung 661, 708
Nabelhernie 652
Nabelkatheterset 791
Nabelpflege 708
Nabelschnur 345
– Gefäßriss 483
– Knoten 345
– Kollabieren 337
– velamentöser Ansatz 345
– Vorfall 480
– Vorliegen 480
– Vorrücken 337
Nabelschnurbruch 686
Nabelschnurgeräusche 755
Nabelschnurpunktion 221
Nabelschnurrest 659, 708
Nabelschnurumschlingung, Geburt 321
Nabelschnurzeichen 338
Nabel-Set 781
Nabelvene 634
Nachgeburtsperiode 336
– Betreuung der Familie 346
– Blutungen 487
– Definition 292
– Dokumentation 305
– Leitung 339

– Regelwidrigkeiten 487
– Überwachung 347
– Wassergeburt 331
Nachgeburtswehen 274, 338
Nachwehen 275, 511
Nachtarbeit 875
Nachtmahlzeit 717
Naegele-Obliquität 296
Naegele-Regel 145
Naegele-Zange 784
Naevus caruleus 662
– Unna-Politzer 662
Nahrungsaufbau 587
Nahrungsaufnahme, Geburt 313
Nahrungsmittel, Vor- und Nachteile 202
Nahrungszusätze 714
Naht, Dammriss 377
– Lokalanästhesie 376
Nahtmaterial 376
Nahtversorgung, Lokalanästhesie 376
Naloxon 356
Namensbändchen 655
Narcanti 676
Narkose 361, 741
Narkosebeatmungsgerät 794
Naropin 359, 741
Nasenflügeln 644, 675
Nasotrachealtubi 676
Nationale Stillkommission 551
Natriumbicarbonat 676
Nausea 809
Nävus 813
Nebacetin-Puder 709
Nebenplazenta 346, 483
Nebenwirkungen, Medikamente 731
Nelkenöltampon 385
Nepresol 736
Nestschutz 531, 744
Neugeborenenakne 661
Neugeborenenikterus, physiologischer 658
Neugeborenenperiode, frühe 656
Neugeborenes 634ff
– Abnabelung 332, 642
– Absaugen 334, 642
– Abtrocknen 642
– Anfassen 696
– Ankleiden 655
– Anpassung extrauterine 656
– Anpassungsstörungen 681
– Atmung 637, 643
– Baden 655
– Beatmungsbeutel 791
– Bekleidung 703
– Beobachtungen 675

Sachverzeichnis

- Betreuung erste Lebenstage 664
- Blut 637
- Blutdruck 636
- Blut-Hirn-Schranke 638
- Blutvolumen 637
- Darm 638, 657
- Dokumentation 655
- Ernährung 712
- Erstuntersuchung (U1) 650
- Erstversorgung 332, 335, 642
- Fehlbildungen 685
- Geburtsverletzungen 683
- Geschlechtsorgane 652, 659
- Gewichtsentwicklung 663
- Haut 661
- Hautfarbe 644
- Heben 696
- Herz 636
- Herzfrequenz 643
- Hirnentwicklung 638
- Hörscreening 672
- Hüftdysplasie und Screening 671
- Hyperbilirubinämie 689
- Infektionen 681
- Kariesprophylaxe 671
- Klassifikation 645
- Körperkreislauf 635
- Körperpflege 707
- krankes 674
- Kreislauf 635
- Lagerstätte 699
- Lagerung 696
- Leber 638
- Leberfunktion 657
- Lunge 637
- Lungenkreislauf 635
- Magen 638
- Magen-Darm-Funktion 656
- Muskeltonus 644
- Nabel 659
- Nabelpflege 708
- Nervensystem 638
- Neugeborenenikterus 658
- Neugeborenenrespirator 791
- Neugeborenen-Screening 665
- Nieren 638
- Nierenfunktion 658
- Normwerte 637
- Pflege, Überwachung 664
- Primitivreflexe 638
- Prophylaxen post partum 654
- Rachitisprophylaxe 670
- Raumausstattung 703
- Reanimation in der Klinik 675
- Reflexe 644
- Reifebestimmung 646

- Reinigungsbad 705
- Risikofaktoren 674
- Säure-Basen-Status 64
- Schädel, knöcherner 639
- Sepsis 682
- Skelett 639
- Stuhl 657
- Temperaturregulation 637
- Umgang 696
- Untersuchungen weitere 655
- unterwegs 700
- Vitalitätszustand beurteilen 643
- Vorsorgeuntersuchungen 665
- Wärmeabgabe 638
- Wärmeentwicklung 637
- Waschen 655, 704
- Untersuchungen weitere 655
- Wickeln 696
- Wickeltechniken 709
- Zahnentwicklung 641

Neuralrohrdefekte 201
Neurocranium 639
Neuronalrohr 131
Nidation 129
Niederlassungserlaubnis 858
Niedrig-Risiko 215
Niereninfektionen 252
nonshivering thermogenesis 662
Normazidität 645
Normkurven 692
Notfälle, Bradykardie 479
- Fruchtwasserembolie 484
- Nabelschnurvorfall 480
- Plazentalösung 481
- Schock 485
- Uterusruptur 484
Notfallkoffer 794
Notfallkontrazeption 94
Notfalltokolyse 479
Notsectio 442
Nottaufe 475
Notwehr 872
Nulldurchgänge, CTG 767
Nystagmus 651, 704
Nystatin 737

O

Obduktion 596
Oberschenkelfalten, asymmetrische 688
Obliquität 419
Obst 203
Obstipation 162, 612
- Medikamente 738
OBT 386, 733

Ödeme 160, 662
Oligohydramnion 140, 391f
Omega-Fettsäuren 715
Omphalopagus 224
Omphalozele 131, 652, 686
Opioid-Analgetika 740
Orasthin 733
Ordnungswidrigkeit 870
Organentwicklung 130
Ornithin 667
Ortolani-Zeichen 688
Os coccygis 280
- sacrum 280
Ösophagusatresie 391, 652, 686
Ossa coxae 280
Österreichisches Hebammengremium (ÖHG) 28
Östrogene 138, 268, 524
Oszillation 767
- silente 306
Oszillationstypen 769
Otoakustische Emissionen (OAE) 672
Ovar 116
Ovarialabszess 608
Ovarialvenenthrombose 606
Ovulation 114
- erste post partum 518
Oxytocin 269
- Antagonisten 240, 735
- Einleitung 383, 733
- Nachgeburtsperiode 332, 341
- Nebenwirkungen 733
Oxytocinbelastungstest 387
Oxyuriasis 234

P

Pagusbildung Zwillinge 224
Papillomviren 243
Paracetamol 740
Parallelebenen nach Hodge 284, 288
Parametrium 125
Parasympathikustonus 270
Partogramm 302
Partusisten 734
Patienten- und Angehörigenedukation 44
Pavlik-Bandage 672
PCA (Patient Controlled Analgesia)-Pumpen 788
PDA (Periduralanästhesie) 358, 741
- combined spinal epidural anaesthesia 360
- Durchführung 359
- Komplikationen 360
Pearl-Index (PI) 79f

Sachverzeichnis

Peergroup 63
Pelveoperitonitis 608
Penicillin, Schwangerschaft 736
Peptostreptokokken 253
Perfusor 675, 788
Periduralanästhesie siehe PDA
Perimetrium 113, 115
PEKIP Säuglingsgruppe 722
Perinatalerhebung, außerklinisch 856
– klinisch 856
Perineotomie 381
Perineum 124
– Dammrisse 372
Peritoneum 125
Personenstandsgesetz 596
Personenstandsrecht 870
Pertussis 745
Perzentilen 692
Pes adductus 688
– calcaneus 688
Petechien 661
Pethidin 356, 740
Pfannenfehlbildung 671
Pfeilnaht 279
Pfeilnahtverlauf 294
Pflanzenöle 203
Pflegetätigkeiten 814
Pflegeversicherung 577
Pflegschaft 869
Pflichtversicherungen 577
Pharmakologie 730
Pharmakotherapie 624
Phenobarbital 676
Phenylalanin 667
Phenylketonurie (PKU) 667, 561
Phimose 653, 659
ph-Wert, Fetalblut 395
– Scheide 240
Physikalische Therapie 827
Phytolacca 749
Phytomenadion 654
Piezokristalle 774
Pigmentierung 154, 193
Pikler Säugglinggruppe 722
Pilzinfektionen 737
Pinard Hörrohr 755
Placenta accreta 489
– adhaerens 487
– circumvallata 347
– incarcerata 489
– increta 489
– percreta 489
– praevia 196, 237, 482
– – Blutung 483
– – Diagnose 217
– – Einteilung 482

Plasma, venöses 262
Plasmaproteinlösung 676
Plasmavolumen 150
Plazenta, Ablösung 515
– abweichende Formen 345
– Entwicklung 134
– Form 344
– Funktionen 137
– Geburt 338
– Hormonproduktion 138
– Lösungsmodus 336
– Lösungsstörung 487
– Lösungszeichen 337
– Lösungszeit 292
– manuelle Lösung 489
– Polyp 614
– Reste 614
– Retention 487, 489
– tiefer Sitz 482
– Vollständigkeitskontrolle 342
– vorliegende 482
– Zwillinge 462
Plazentageburt, abwartende
  Gewinnung 340
– aktive Gewinnung 341
– psycho-physiologische 339
Plazentainsuffizienz 253
Plazentalösung, ausbleibende 488
– manuelle 489
– vorzeitige 237, 481
– – CTG 766
Plazentarperiode 292, 336
– Abnabeln 332
– Wassergeburt 330
Plazentaschranke 136, 138
Plexuslähmung 684
Plötzlicher Kindstod 697
Pneumonieprophylaxe 444
Pneumothorax 677
Poleinstellung 276
– Anomalie 445
Poliomyelitis 745
Polydaktylie 653
Polyhydramnion 140, 391
Polymastie 194, 553
polymerase chain reaction 244
Polymerase-Kettenreaktion 244
Polythelie 553
Portio vaginalis uteri 112
Portiokappe 87
Positionen, asymmetrische 308
Positiver endexspiratorischer Druck
  (PEEP) 791
Postpartale Depression (PPD) 620
– Psychose (PPP) 621
Postpartalzeit, Erkrankungen 619

Postplazentarperiode 347
post-term 692
Posttraumatische Belastungsstörung
  (PTBS) 71, 622
Powerpressen 317
Präbiotika 714
Präeklampsie 200, 254, 616, 742
– abwartende Therapie 467
– atypische 256
– Geburt 466
– Pathogenese 257
Präimplantationsdiagnostik 102, 166
Präimplantationsphase 128
Pränataldiagnostik 156, 216
– Alpha-Fetoprotein-Bestimmung 220
– Amniozentese 219
– Chorionzottenbiopsie 219
– Nabelschnurpunktion 221
– Triple-Diagnostik 220
Pravidel 734
Presinol 735
Pressbeginn 316
Pressen, Anleitung 317
Pressphase 292
Presswehen 274
pre-term 692
preterm premature rupture of
  membranes 239
Preterm-Milch 531
Prevotella 253
Primärversorgung 165
priming 384, 732
PR-Intervall-Analyse 761
Probiotika 714
Profamilia 873
Profil, biophysikalisches 254
Progesteron 138, 269, 524
Prolactin-inhibiting-Hormon 525
Prolaktin 525
Proliferationsphase 114
– Wundheilungsstörung 589
Promontorium 178, 280
Prophylaxen nach Sectio 444
Prostaglandin 269, 732
Prostaglandin, Einleitung 384
Prüfung, staatliche 860
psychische Erkrankungen 620
– Therapien 623
Psychohygiene 37
Psychopharmaka 625,
Psychose, postpartale (PPP) 621
Psychotherapie 624
Psyquil 356
PTT 258
Ptyalismus gravidarum 234
Pucken 711

Sachverzeichnis

Pucksäckchen 710
Pudendusanästhesie 357, 741
Puerperalisfieber 605
Puerperalinfektion 606
Puerperalsepsis 608
– Labordiagnostik 609
Puls, Definition u. Messung 799
Pulsatilitätsindex 775
Pulsed-wave-Doppler 774
Pulskontrolle 755
Pulsoxymetrie 780, 794
Punctum fixum 317
– maximum 756
Punktionsverletzungen 685
PW-Doppler 774
Pyelitis 252
Pyelonephritis 252
Pygopagus 224
Pyosalpinx 608

Q

QUAG e.V. 856
Qualität 854
Qualitätsindikatoren 856
Qualitätsmanagement 854
– Geburtshäuser 856
Qualitätssicherung 855
– Berufsordnungen 857
Querlage 456
Quick 258

R

Randsinusblutung 237
Rapport 50
Ratanhia-Myrrhen-Tinktur 704
Raumtemperatur, optimale 703
Reaktion, allergische 486
Reanimation, Erwachsene, Durchführung 486
– Geräte 794
– Neugeborene, Durchführung 676
– – Geräte 790
– – Grundschema 678
– – Materialien 675
Rechtsfähigkeit 868
Redon-Drainage 587
Redonflasche 444
Referenzwerte labormedizinischer Parameter 888
Registriermöglichkeit, kindliche Herztöne 757
Reichshebammengesetz 10, 858
Reichshebammenschaft 10

Reifeschema Ballard, Petrussa, Farr 647
Reifezeichen 646
Reifgeborenes, hypertrophes 695
– hypotrophes 694
Reinigungseinlauf 815
Reizwehen 511
Rektusdiastase 154, 510
Relaktation 575
Repertorium 748
Reproduktionsmedizin 99
Rescue Remedy 352
Resistance Index 775
Resorptionsphase, Wundheilungsstörung 589
Respiratory Distress Syndrome 681
Retikulozyten 258
Retinochorioiditis 244
Retraktion 272
Retrokollis 689
Retroplazentares Hämatom 238
Retterspitz Brustumschläge 548
Rhagaden 551
Rhesus-Inkompatibilität 181, 745
Rhesusfaktor Untersuchung 181
Richtlinien 881
Ringelröteln (Parvovirus) 243, 248
Risikoabschätzung 212
Risikokatalog, Mutterpass 214
– Mutterschafts-Richtlinien 213
– Weltgesundheitsorganisation (WHO) 214
Risikoschwangerschaft 168
Rissblutungen 491
Ritgen-Hinterdamm-Handgriff 423
Rizinus-Cocktail, Einleitung 385
Rizinusöl 385, 738
Roederer-Einstellung 418
Rooming-in 496, 664
Röteln 249, 745
– Impfungen 744
Rotlicht 832
Routinemaßnahmen, Wochenstation 664
Rubella 243, 249
Rubin, innere Rotation 435
– suprapubischer Druck 433
Rückbildung, Atmung 505
– Bauchmuskulatur 510
– Beckenboden 513
– Beckengürtel 510
– Blutwerte 505
– Darm 509
– Harnblase 509
– Haut 509
– Herz und Kreislauf 506

– Niere 509
– Ödeme 506
– Schwangerschaftsstreifen 509
– Vagina, Vulva 513
– Varizen 507
Rückbildungsgymnastik 513
Rückenlage Geburt 312
– Neugeborene 720

S

Saccharose 714
Salutogenese 623
Salutogenetisches Modell 39
Salzverlust 667
Sammelurin 820
Sandalenlücke 685
sandclock-form 406
Sauerstoffmangel, Geburtsverlauf 307
Sauerstoffmessgeräte 791
Sauerstoffpartialdruck 645
Sauerstoffsättigung 791
Saugerflaschenkaries 671
Sauggocke 424, 783
– Verletzungen 685
Säugling siehe auch Neugeborenes
– Babyschwimmen 722
– Baden 705
– Bekleidung 703
– Entwicklung im ersten Lebensjahr 719
– Entwicklungsförderung 721
– Entwicklungstabellen 721
– Ernährung 712
– Flüssigkeitssubstitution 712
– Gruppen nach Pikler 722
– PEKIP 722
– Pflege 703
– Raumausstattung 703
– Sozialverhalten 721
– Stillen 712
– Tragekurse 722
– Umgang 696
– unterwegs 700
– Wickeltechniken 709
Säuglingsanfangsnahrung 713
Säuglingsnahrung, Selbstherstellung 715
– Werbegesetz (SNWG) 532
Saugreflex 526, 528, 651
Saugverwirrung 557
Saugvorgang 535
Säure-Basen-Haushalt 779
Säure-Basen-Status 645
Scandicain 741

909

Sachverzeichnis

Schädelnähte 278
Schadenersatzansprüche 868, 874
Schafmilch 716
Schallkopf 774
Schallwellen 774
Schambein 282
Schambeinbogen, Form 178
Schambeinfuge 109
Schambogenwinkel 282
– Beckenanomalien 402
Schamlippen 109
Schaukeleinlauf 816
Scheide 110
Scheidendiaphragma 87
Scheidenflora 167
Scheiden-pH-Wert 240
Scheidenriss 373
– tiefer 375
Scheidenvorhof 110
Scheitelbeineinstellung 419
Scheitelhaltung 407, 409
Schieben oder Pressen 316
Schilddrüsenhormone 200
Schistozyten 258
Schlafphasen, Fetus 306
Schlafplatz 703
Schlafposition 697
Schlafumgebung, optimale 699
Schlagvolumen 150
Schleimpfropf, Zervix 114, 299
Schluckreflex 526
Schlupfwarzen 194
Schmerzen, Geburt 349
– Körperverletzung 872
Schmerzerleichterung 349
– Akupunktur 351
– Analgetika 356
– Aromatherapie 351
– Atmung 352
– Bachblüten 352
– Berührung, Bewegung 352
– Bewegung 307
– Kommunikation 353
– Lachgas 357
– Manualtherapie 353
– mentale Entspannung 354
– PDA 358
– Psychopharmaka 356
– Pudendusanästhesie 357
– Quaddeln 352
– Reflextherapie, lumbale 352
– Spasmolytika 356
Schmerzpumpen 688
Schnuller 571

Schock, anaphylaktischer 486
– hämorrhagischer 485
– kardiogener 485
Schockindex 485
Schoßfugenrandebene 284
Schräglage 456
Schuldfähigkeit 871
Schuldgefühle, Kindsverlust 476
Schulterdystokie 426
– Beckenmobilisation 427
– Diagnose 426
– Dokumentation 437
– Episiotomie 434
– innere Rotation 435
– suprapubischer Druck 434
– Therapieplan 433
– Wassergeburt 437
Schultergeburt 297, 318
– Beschleunigung 320
– verzögerte 426
Schultergeradstand, hoher 426
– – Eingehen mit der Hand 435
– – weitere Maßnahmen 436
– tiefer 426
Schulterquerstand, tiefer, Druck- und
    Dreh-Handgriff 437
Schürfungen 375
Schüttelfrost 826
Schutzfristen MuSchG 875
Schutzimpfungen 880
Schutzvorschriften MuSchG 874
Schwangerenberatung 13
– Arzneimittel 190
– Auswahl Geburtsort 195
– Beratungsthemen 185
– Bewegung 192
– Brüste und Bauch 193
– Drogen, Alkohol, Rauchen 190
– Genussmittel, Kaffee 190
– Geschlechtsverkehr 189
– Gesprächsgestaltung 183
– Klinische Betreuung, Komplikationen 196
– Körperpflege 193
– Mutterschutz 186
– nach Kaiserschnittgeburt 196
– Nestbautrieb 191
– pränatale Diagnostik 187
– Reisen 192
– soziale Beratung 186
– Sport 192
– Stillen 194
– Ultraschall-Untersuchungen 216
Schwangerenvorsorge 165
– Abstriche 171
– Anamnese 168

– Ausstattung 167
– Bescheinigungen 167
– Blutuntersuchungen 171
– Broschüren 167
– erste Untersuchung 170
– ethische Aspekte 166
– Infektionen 171
– Prinzipien 168
– rechtliche Grundlagen 166
– Rolle der Hebamme 165
– Vorsorgeuntersuchungen 168
– zusätzliche Untersuchungen 167
Schwangerschaft, Bauchform 153
– Bauchmuskeln 153
– Beckenendlagen (BEL) 225
– Berechnung Geburtstermin 142
– Beschwerden 160
– besondere Befunde 214
– Blutdruck 150
– Blutungen 237
– Blutveränderungen 150
– Blutwerte 236
– Brüste 154
– Dauer 142
– Diabetes 259
– Durchblutung der Organe 151
– Eisenmangelanämie 234
– Erbrechen 232
– Erkrankungen 230
– Ernährung 198
– Feststellung 142
– Gewichtszunahme 152
– Haut 154
– Herz und Blutgefäße 150
– Herz-Kreislauf-System 149
– Hormone 147
– Hyperemesis 232
– Hypertonie 254
– Infektionen 243
– Komplikationen 196, 230
– Körperform und -gewicht 152
– Lunge und Atemwege 151
– Magen-Darm-Trakt, Leber 151
– Nieren und Harnwege 151
– Physiologie 147
– Psychologie 155
– psychosoziale Probleme 231
– Ptyalismus 232
– Sexualität 189
– Skelett und Muskulatur 153
– Stoffwechsel 151
– Überwachung 755
– Uterusveränderungen 148
– Vorbesuch Themen 581
– Zervix und Vagina 149

Sachverzeichnis

Schwangerschaftsabbruch 166, 227, 242
– Absaugmethode 228
– Betreuung 228
– Fetozid 873
– Fristen 873
– gesetzliche Regelungen 872
– Indikationen 227, 872
– Medikamente 228
– Absaugmethode 228
– Rechtslage 227
– später 873
Schwangerschaftsalter 144, 146
Schwangerschaftsbeschwerden, Ausscheidungen 161
– Bewegungsapparat 163
– Kreislaufschwäche 163
– Miktionsstörungen 162
– Obstipation 162
– Ödeme 160
– Pilzinfektionen 161
– Rückenschmerzen 164
– Sodbrennen 161
– Symphysenschmerzen 164
– Übelkeit 161
– vaginaler Fluor 161
– Varizen und Hämorrhoiden 163
Schwangerschaftsstreifen 154, 509
Schwangerschaftstest 142
Schwangerschaftswehen 273
Schwangerschaftszeichen 143
– sichere, unsichere 143
Schwarzenbach-Handgriff 290
Schweigepflicht 184, 874
Schweiß 809
Schweizerischer Hebammenverband (SHV) 29
Schwellenwerttriggerung 757
Screening Stoffwechselerkrankungen 665
– – Blutentnahme 669
– – Testmethoden 668
– – Untersuchungsmaterial 670
– – Verantwortlichkeit 668
Sectio caesarea 439, 558
– – Beckenendlage 446
– – Betreuung 587, 591
– – Bonding 443
– – eilige 442
– – Einverständniserklärung 441
– – Frequenz 439
– – geplante 441
– – Indikationen 439
– – Komplikationen 440
– – Lagerung auf dem OP-Tisch 442
– – Nachteile 440

– – postoperative Überwachung 444
– – präoperative Maßnahmen 441
– – primäre 439
– – Risiken Kind 441
– – – Mutter 440
– – sekundäre 439
– – Spätfolgen 441
– – Stillposition 444
– – Übernahme aus OP 443
– – Verletzungen 685
– – Wochenbettverlauf 587
Sector-Scanner 776
Sedativa 741
Seiten-Bauchlage 311
Seitenfontanelle, hintere 641
Seitenlage 310
– erhöhte 416
Sekretionsphase 114
Selbsthilfegruppe 628
Selbstkontrolle, Scheiden-pH-Wert 240
Selbstpflege 37
Self-Attachment 347
Senkwehen 274
Sennesblätter 738
Sepsis 249
Septischer Schock 608
Serumbilirubinbestimmung 691
Sexualität, Adoleszenz 62
– Alter 67
– Geburt 64
– Pubertät 62
– Schwangerschaft 63
– Wechseljahre 66
sexually transmitted diseases 247
shared decision making, Hebammenarbeit 233
Shute-Zange 784
Siamesische Zwillinge 224
Sichelfuß 654, 688
SIDS (sudden infant death syndrome) 697
SI-Einheiten 884
Sims-Lage 311
Sinusoidale FHF-Muster 764
Sitzbad 829
Sitzbein 282
Sitzbeinstachel 282
Skalpelektrode 759
Skene-Drüsen 110
Sklerenblutungen 651
Skrotum 132
small for gestational age (SGA) 692
Sodbrennen 161
– Antazida 737
Sofortabnabelung 321, 332

Sojamilch 716
Sonnenlicht 832
Sonnenuntergangsphänomen 651
Soor 552
Soorbefall 704
Sozialgesetzbuch 855, 865
Sozialhilfe 186
Sozialpsychiatrischer Dienst (SpD) 625
Spaltblase 652
Spaltbildung Wirbelsäule 686
Spasmex 740
Spasmolytika 740
Spätabbruch 873
Spätabnabelung 333
Spätsepsis 682
Spekula 167
Spermiogenesehemmung 94
Spina bifida 131, 653, 687
Spinae ischiadicae 282
Spinalanästhesie 360
Spiralarterien 136
Spitzentriggerung 757
Spreizhose 672
Spurenelemente 199, 738
Stadthebammen 3
Stammzellen 128
ST-Analyse (STAN) 761
Stauungsverletzungen 683
Steckkupplungen 794
Steinkind 461
Steißbein 280
– Geburt 283
– Verletzungen 618
Steißlage siehe Beckenendlage
Stellenbeschreibungen 856
Stellung 276
Sterilisation 847
Sterilisationsverfahren 848
Sterilität, Definition 99
Sterilitätsbehandlungen 222
Sternengucker 407
Stethoskop, geburtshilfliches 755
– Säugling 675
Stickoxydul, Lachgas 357
STIKO 745, 880
Stillbeobachtungsbogen 538
Stillberatung 194, 607, 664
– Alkohol 541
– Ernährung 540
– Flüssigkeitsbedarf 541
– Gewichtsreduktion 541
– Jod 541
– Kaffee, Tee 541
– Medikamente 542
– Rauchen 541

Sachverzeichnis

stillbirth 472
Stillen 520
- Bedeutung 532
- - Mutter und Kind 534
- Beratung siehe Stillberatung
- Berufstätigkeit 563
- Brustschilde 564
- Grundregeln für das Anlegen 535
- Hilfsmittel 564
- Milchmenge tägliche 540
- Schwangerenberatung 194
- Stillhütchen 564
- zehn Schritte zum erfolgreichen 543
- Zwillinge 560
Stillfähigkeit 194
Stillgruppen, Informationsmaterial 543
- Internetadressen 543
Stillhindernisse 572
Stillpositionen 534
- im Liegen 537
- - Sitzen 537
- in Rückenlage 538
Stillprobleme 544
- milchbildungssteigernde Substanzen 556
- Saugverwirrung 557
- Trinkfaulheit 557
- zu viel Milch 554
- - wenig Milch 555
Stillprotokoll 544f
Stillreflexe, kindliche und mütterliche 526
Stillwehen 512
Stimmungsschwankungen 155
Stimmungstief, postpartal 620
Stirnhaltung 407, 410
Stirnnaht 279
Stoffwindel 709
Stöhnen 675
- exspiratorisches 644
Storchenbiss 662
Strabismus 651
Straftat 870
Strafverfahren 874
Streptokokken Gruppe B 243, 249
Streupuder 708
Striae 193
- gravidarum 509
Stripping 270
Strömungsverhältnis, maternoplazentar 775
Studium 20
Stuhl 807
- Veränderungen 808
Stuhlinkontinenz 613

Stupor 689
Stutenmilch 716
Subinvolutio uteri 603, 615
Substantia gelatinosa 349
Suchreflex 526
Sufenta epidural 359
Sufentanil 741
Suizidalität 625
Supervision 39
Suprapubischer Druck 433
Suprarenin 676
Surfactant 681
Surfactantproduktion 134
Sutura sagittalis 639
Symphyse 109, 282
- Schädigungen pp 616
Symphysenschmerz 164, 616
Symphysendehnung, -ruptur 616
Symphysen-Fundus-Abstand 179
Syndaktylie 653
Synechie 653
Syntocinon 733
Synzytiotrophoblasten 136
Syphilis 243, 247

T

Tachykardie 755, 763, 800
Tachypnoe 681
Tagestrinkmenge, Neugeborene 717
- Schwangere 199
- Wöchnerin 541
Tag-Nacht-Rhythmus 703
Tandem-Massen-Spektronomie 668
Tätigkeiten, vorbehaltene 858
Teratogene Faktoren 133, 731
Terminüberschreitung 299, 386
- Aufgaben der Hebamme 387
- Einleitung 383
Testosteron 131
Tetanus 745
Thalassämie 236
Thiessen-Herausleiten des Steißes 450
Thorakopagus 224
Thrombose, Begriffserklärung 820
- Behandlung 823
- Heparin 739
- Symptome 823
- Ursachen 821
Thrombosedruckpunkte 824
Thromboseprophylaxe 444, 822
Tiefer Querstand 415
Tod, antepartaler 172
- Begegnung mit totem Kind 595
Tokographie 761
Tokolyse 240, 399
Tokolytika 734

TORCH 243
Totgeburt 471, 870
- Bestattung 595
- eigene Trauer 475
- Elternmappe 476
- Erinnerungsstücke 475
- Geburtsleitung 473
- Internetseiten 476
- Kind verabschieden 473
- Trauerprozess 598
- Ursachen 472
- Wochenbett 594
Totschlag 872
Tötung, fahrlässige 870
- Feten 172
toxic shock syndrome (ATSS) 608
Toxikologie 730
Toxoplasma gondii 243
Toxoplasmose, konnatale 244
Toxoplasmose-Trias 244
TPHA-Suchtest 247
Tragesack 700
Tragetechniken 700
Tragetuch 700
Tramadol 356
Transaktionsanalyse nach Eric Berne 41
Transducer 758
Transfusionssyndrom fetofetales 223
transkutane O2- und CO2-Partialdruckmessung 791
Transmissionsrate 251
Transportinkubator 793
Trauer, eigene unverarbeitete 476
Trauerprozess 598
- Geschwister und Väter 600
- Phasen der Trauer 598
- problematische Reaktionen 599
Treponema pallidum 243
Trichterbecken 401
Triggerung 757
Trimenon, Schwangerschaft 142
Trinkfähigkeit 664
Trinkfreude 664
Trinkmenge Schwangere 199
- Neugeborene 717
- Wöchnerin 541
Tripper 247
Trophoblast 128
Trypsin 714
Tuba uterina 115
Tuberkulose, Impfungen 744

Sachverzeichnis

U

U1, Neugeborenen-Erstuntersuchung 650
Übelkeit Schwangerschaft 161
Überdrehung äußere, Schulterdystokie 436
Übergangsphase, Lagerung 311
Übergangsstuhl 657
Übertragung 386
– Definition 299
Überwachungsgeräte 790
– Erwachsene 794
– Neugeborene 790
Ultraschall 774
– Aufgabenbereiche 777
– CTG 756, 762
– Doppler-Verfahren 774, 757
– dreidimensionaler 777
– medizinische Indikationen 218
– physikalische Grundlagen 774
– Screening 216
– Sicherheitsaspekte 777
Ultrasonokardiographie 757
Umrechnung Maßeinheiten 884, 886
Unterarmlähmung 684
unteres Uterinsegment 112
unterlassene Hilfeleistung 871
Untersuchung, Becken 176
– bimanuelle 178
– Brüste Schwangerschaft 174
– Höhenstände Uterus 173
– rektale 291
– Rhesusfaktor 181
– Schwangerenvorsorge 173
– vaginale 178, 289
– – Frequenz s.p. 314
– – Tipps 288
Untersuchungsmaterial 840
Urin, Bestandteile 807
– Gewinnung 816
– Parameter 806
– Untersuchung Schwangerschaft 180
Urinstatus 258
Urobilinogen 689
Urogenitaltrakt, Störungen Wochenbett 610
Uterotonika 732
Uterus, Anatomie 111
– anteversio-anteflexio-Lage 112
– Atonie 490
– funktionale Zweiteilung 271
– Höhenstand 173, 510
– Hyperplasie 148
– Isthmus 149

– Kantungszeichen, Schröder 337
– Lage 112
– Rückbildung 510
– Rückbildungsverzögerung 603
– Ruptur 484
– Schwangerschaft 148
– unteres Uterinsegment 149

V

Vagina, Anatomie 110
Vaginalring 92
Vaginalsonde 776
Vaginalsonografie 777
Vakuumextraktion, Ausführung 424
Vakuumextraktor 786
Valin 667
Valium 356
Valsalva-Manöver 317
Varizellen (Windpocken) 243, 246, 745
Varizelleninfektion, Geburtsbeginn 247
Varizellen-Zoster-Viren 243
Varizen 163
Vasa aberrantia 237
– praevia 237
Vaterwerden 158
velamentöser Nabelschnuransatz 345, 483
Vena umbilicalis 635
Vena-cava-Kompression 312
– CTG 765
Venenverweilkanüle 837
Verbandwechsel 588
Verhütungsmethoden 79
– Vor- und Nachteile 95
Verkehrsunfälle 192
Verlegung in die Klinik, Hausgeburt 366
– zur Wochenbettabteilung 347
Vernix caseosa 134, 661, 705
Verordnungen 881
Versicherungen, freiwillige 577
Verwaiste Mütter, Betreuung 594
Vierfingerfurche 685
Vierfüßlerstand 309
– BEL-Geburt 449
– Geburt hinterer Arm 320
– Geburtsbegleitung 322
– Geburtsfotos 316
– hoher Geradstand 414
– Kontraindikationen 420
– Schulterdystokie 428
– Wirkung 415
Vier-Ohren-Modell 42

Vigantoletten 670
Vigantol-Öl 670
Virchow-Trias 821
Viruslast 252
Viscerocranium 639
Vitalzeichen, Blutdruck 801
– Kontrollen bei Geburt 313
– post partum 348
– Puls 800
– Temperatur 802
Vitamin A 201
– B 201
– C 202, 737
– D 201
– – Prophylaxe 670
– H 667
– K 201, 654
– – Mangel 657
– – Mangelblutung 658
Vollbad 828
Vollblutentnahme 840
Voltaren 740
Volumenersatzlösungen 742
Volumen, Umrechnung 887
Vomex A 737
Vorderdamm 124
Vorderhauptshaltung 407, 410
Vorhautverengung 653
Vormundschaft 869
Vorsorgeuntersuchungen, Kinderuntersuchungsheft 666
– Mutter 168, 170
Vorwehen 274
Vorzeitige Plazentalösung 481
– Wehen 238
VT, Einstellung/ Haltung 290
Vulva 109
– Fehlbildungen 653

W

Wachstum, fetales, Sono 778
– Säugling 719
Wachstumsretardierung, intrauterine 253
Wachstumsstörung 778
Wadenkrämpfe 200
Walcher Hängelage 429
Wärmebett 792f
Wärmflasche 831
Waschen, Säugling 704
Wassergeburt 328
– Kontraindikationen 329
– Plazentarperiode 330
– Schulterdystokie 437
Wecesin Puder 708

Sachverzeichnis

Wechselduschen 829
Wegegeld 867
Wehenanregung 398
Wehen, Arten 273
– Auslösung 268
– Beobachtung 305
– diskoordinierte 399
– fundale Dominanz 271
– hyperaktive 398
– hypertone 399
– Physiologie 268
– Tokolytika 734
– volle Blase 397
– vorzeitige 239
Wehenabstände 272
Wehenanomalien 397
Wehenanregung 398
Wehenaufnehmer 758
Wehenpausen 272
Wehenschwäche 397
– Therapie 313
Wehenstimulation 275
Wehensturm 398, 484
Wehentypen 275
Weichteilanomalien 400
Weißkohlblätter, Brustwickel 548
Weiterbildung 20
Wendung, äußere 227
Werbung 578
Wickel 548
– kalte 830
– warme 830
Wickeln 697
Wickeltechniken 709
Wickeltisch 703
Wiege 699
Windeldermatitis 707
Windeleinlage 709
Windelsoor 707
Windpocken 745
– Impfungen 744
Wippe 699
Wirbelsäulenspaltbildung 686
Wochenbett, Beratungen 502
– Besuche Ablauf 500
– – zu Hause 576, 583
– Betreuung 594
– – in der Klinik 496
– Blutungen, frühe 613
– – späte 613
– Fieber, Fieberhöhe 605
– Geburtsverletzungen 514
– Geschlechtsverkehr 519
– gesetzliche Definition 504
– Gymnastik 513
– Infektionen 605

– integrative Betreuung 496
– körperliche Erkrankungen 603
– medizinische Definition 504
– praktische Ausbildung 860, 863
– Probleme, Tipps und Tricks 592
– psychische Beeinträchtigungen 585
– Puerperalinfektion 606
– Temperaturmessungen 605
– Wochenfluss 516
Wochenbettbetreuung zu Hause 576
– – – Ausstattung, Materialien 579
– – – Dokumentation 578
– – – interdisziplinäre Zusammenarbeit 579
– – – organisatorische Voraussetzungen 577
– – – Themen weitere Betreuung 584
– – – Vorbesuch 583
Wochenbettfieber 606
Wochenbettgymnastik 513
Wochenbettwehen 275
– Nachwehen 511
Wolff-Gänge 131
Woods, innere Rotation 435
Wundheilung 514, 589
Wundheilungsphasen 589
Wundheilungsstörungen, Sectio 589
Wundschutzwall 514
Wundsein 707
Wunschsectio, elektive 440
Wurmbefall 234

X

Xylocain 741

Z

Zahndurchbruch 641
Zahnen 641
Zahnfleischerkrankungen 193
Zahnpflege 193
Zangemeister-Handgriff 403
Zangenextraktion, Geburt 424
– Instrumente 783
– Vorgehen 784
Zangenlöffel 785
Zangenverletzungen 685
Zavanelli-Manöver 433
Zehenzeichen 290
Zeichenblutung 299
Zellvolumen, mittleres 235
Zervixbefund, kritischer 240
Zervixdystokie 400
Zervixeinstellung 782

Zervixkanal 112
Zervixkarzinom 237
Zervixriss 491
– Naht 375
Zidovudin 252
Ziegelmehlsediment 659, 705
Ziegenmilch 716
Ziffernblatt (Feldenkrais) 208
Zilgrei-Methode 205
Zinkmangel 202
Zivilrecht 868
Zona pellucida 116, 128
Zotten 134
Zufüttern 716
Zungenbändchen, verkürztes 651
Zuziehungspflicht 858, 863
Zwangseinweisung 625
Zweieiigkeit 462
Zweitscreening 668
Zwiemilchernährung 716
Zwillinge 222, 458
– CTG 760, 772
– eineiig 224
– Geburt 458
– intrauteriner Fruchttod 461
– monozygot 223
– Plazenta 223, 463
– Schwangerschaft 222
– siamesische 224
– Transfusionssyndrom 223
– Wochenbettbetreuung 585
– zweieiig dizygot 223
Zwillingskollision 460
Zygote 128, 223
Zyklus, Menstruation 120
Zyklusanalysecomputer 85
Zystitis 252
Zystin 667
Zystinurie 667
Zytomegalie (CMV) 243, 250